国家科学技术学术著作出版基金资助出版

老年内分泌代谢病学

主　　审：潘长玉　金世鑫
主　　编：郭立新　李春霖
副 主 编：汪　耀　田　慧　潘　琦　李　剑　王晓霞
学术秘书：张　洁　苗新宇　于冬妮

人民卫生出版社

图书在版编目（CIP）数据

老年内分泌代谢病学 / 郭立新，李春霖主编 . —北京：人民卫生出版社，2021.3

ISBN 978-7-117-27930-7

Ⅰ. ①老… Ⅱ. ①郭… ②李… Ⅲ. ①老年病 - 内分泌病 - 诊疗②老年病 - 代谢病 - 诊疗 Ⅳ. ①R58

中国版本图书馆 CIP 数据核字（2019）第 130500 号

老年内分泌代谢病学

主　　编：郭立新　李春霖
出版发行：人民卫生出版社（中继线 010-59780011）
地　　址：北京市朝阳区潘家园南里 19 号
邮　　编：100021
E - mail：pmph @ pmph.com
购书热线：010-59787592　010-59787584　010-65264830
印　　刷：三河市宏达印刷有限公司（胜利）
经　　销：新华书店
开　　本：889 × 1194　1/16　　**印张：**46　　**插页：**2
字　　数：1360 千字
版　　次：2021 年 3 月第 1 版　2021 年 3 月第 1 版第 1 次印刷
标准书号：ISBN 978-7-117-27930-7
定　　价：178.00 元
打击盗版举报电话：010-59787491　E-mail：WQ @ pmph.com
（凡属印装质量问题请与本社市场营销中心联系退换）

编　者（以姓氏笔画为序）:

丁　钐（北京医院　国家老年医学中心）
于冬妮（北京医院　国家老年医学中心）
于淑一（北京医院　国家老年医学中心）
马丽超（中国人民解放军总医院第二医学中心）
王　滟（北京医院　国家老年医学中心）
王丽娟（北京医院　国家老年医学中心）
王晓霞（北京医院　国家老年医学中心）
毛永辉（北京医院　国家老年医学中心）
方保民（北京医院　国家老年医学中心）
卢艳慧（中国人民解放军总医院第二医学中心）
田　慧（中国人民解放军总医院第二医学中心）
仝战旗（中国人民解放军总医院第二医学中心）
兰　勇（北京医院　国家老年医学中心）
邢　进（北京医院　国家老年医学中心）
任姗姗（北京医院　国家老年医学中心）
刘　砺（北京医院　国家老年医学中心）
刘若琳（北京医院　国家老年医学中心）
刘敏燕（中国人民解放军总医院第二医学中心）
闫双通（中国人民解放军总医院第二医学中心）
闫雅凤（中国人民解放军总医院第二医学中心）
祁佩瑶（中国人民解放军总医院第二医学中心）
孙启虹（中国人民解放军总医院第一医学中心）
孙明晓（北京怡德医院）
孙般若（中国人民解放军总医院第二医学中心）
牟忠卿（北京医院　国家老年医学中心）
纪立伟（北京医院　国家老年医学中心）
严镜清（北京医院　国家老年医学中心）
李　伟（北京医院　国家老年医学中心）
李　剑（中国人民解放军总医院第二医学中心）
李　铭（北京医院　国家老年医学中心）
李　淼（北京医院　国家老年医学中心）
李　楠（中国人民解放军总医院第二医学中心）
李　慧（北京医院　国家老年医学中心）
李东晓（北京医院　国家老年医学中心）
李伟婧（北京医院　国家老年医学中心）
李京南（北京医院　国家老年医学中心）
李春霖（中国人民解放军总医院第二医学中心）
杨菁菁（北京医院　国家老年医学中心）
肖海英（中国人民解放军总医院海南医院）
邱　蕾（北京医院　国家老年医学中心）
何雪梅（北京医院　国家老年医学中心）
何清华（北京医院　国家老年医学中心）
谷爱民（北京医院　国家老年医学中心）
汪　耀（北京医院　国家老年医学中心）
汪明芳（北京医院　国家老年医学中心）
宋京海（北京医院　国家老年医学中心）
张　洁（北京医院　国家老年医学中心）
张李念（北京医院　国家老年医学中心）
张丽娜（北京医院　国家老年医学中心）
张秋鹂（北京医院　国家老年医学中心）
张雪珂（中国人民解放军总医院第二医学中心）
张献博（北京医院　国家老年医学中心）
陈　彤（北京医院　国家老年医学中心）
邵迎红（中国人民解放军总医院第二医学中心）
武全莹（北京医院　国家老年医学中心）
苗新宇（中国人民解放军总医院第二医学中心）
金萌萌（中国人民解放军总医院第二医学中心）
周　雁（北京医院　国家老年医学中心）
封艳超（北京医院　国家老年医学中心）
侯文博（中国中医科学院眼科医院）
贾晓凡（北京医院　国家老年医学中心）
钱　妍（中国人民解放军总医院第二医学中心）
高　磊（首都医科大学附属北京康复医院）
郭立新（北京医院　国家老年医学中心）
郭彦雪（中国人民解放军总医院第二医学中心）
唐丹丹（北京医院　国家老年医学中心）
龚　涛（北京医院　国家老年医学中心）
龚燕平（中国人民解放军总医院第二医学中心）
彭　楠（中国人民解放军总医院第二医学中心）
彭丽丽（中国人民解放军总医院第二医学中心）
蒋　蕾（北京怡德医院）
喻晓兵（北京医院　国家老年医学中心）
满富丽（北京医院　国家老年医学中心）
鲜彤章（北京医院　国家老年医学中心）
潘　琦（北京医院　国家老年医学中心）

序　言

医学是人类在长期与疾病作斗争的实践中产生和发展而成的，它的变化日新月异，其目的在于为人们提供更多的信息，以拯救更多的病患，进而提高患者的生活质量。

《老年内分泌代谢病学》是以"老年""实用"和"内分泌代谢病"为要点所编纂的一部内分泌代谢领域的临床参考书籍，参加编写的人员是有较丰富内分泌代谢诊疗经验的多年从医者。本书与其他专著的区别是重点针对老年人群，汇集了该领域多年来关于老年人群的最新数据和研究文献，并介绍了国内外和作者单位许多重要的研究成果和临床经验；本书还关注了新近的研究热点、新的指南和专家共识，对读者有临床实用价值，有启迪思考、拓展新知识的作用，具有实用性和实效性。

本书具有贴近临床、注重实际应用的特点。在具体论述内分泌腺体或系统性疾病之前，还在前两章较系统地介绍了老年医学与内分泌学的关系、衰老相关的研究进展，论述了内分泌腺体和系统的基础知识与基本理论，对各个内分泌腺体的增龄改变及内分泌腺轴的增龄变化都进行了详细阐述，有利于读者对该腺体和系统疾病的深入理解，对临床医师全面掌握和理解疾病的病因、发病机制、病理生理与临床表现都十分有益。对于老年人群有较独特临床特点的疾病，如老年甲状旁腺疾病、老年更年期变化、老年肥胖及不同内分泌代谢疾病在老年期的病理特征和临床要点（内科、老年科、内分泌），本书都有详细介绍。在老年的营养、运动与康复方面，本书也有所侧重。同时，对于老年内分泌患者的护理方面，无论是院内、社区还是家庭的护理与防护都有所涉及，全书内容可以说非常丰富，值得一读。本书引用文献较多，书末另附有中文索引，便于读者查找。

目前我国已进入老龄化社会，内分泌代谢疾病在老年人群中具有较高的发生率，老年患者已经成为我们工作的重要部分。本书在借鉴了国内外同行经验的基础上结合具体工作实践，对老年患者的内分泌疾病的发病机制、基础知识、诊断及治疗做了详细阐述，对临床应用具有一定的指导作用，有助于提高医务工作者的临床工作水平。

潘长玉　　金世鑫

潘长玉　　金世鑫

2020 年 12 月

前　言

随着经济的发展、医疗水平的提高、人类寿命的延长，我国老龄化社会已经悄然而至。截至2015年底，我国60岁及以上老年人口已达2.22亿人，占总人口的16.1%。据国家卫生服务调查分析报告所示，1993年至2013年的20年间，我国65岁以上老年人数增加108.6%，老年人慢性病患病率由50.6%增加至71.8%。老年人常见慢性病患病率高，致残率、病死率高，为社会和家庭带来沉重的经济负担。因此，老年人的疾病预防、保健、医疗、康复及由此带来的医疗相关支出的增加，已经成为全社会关注的问题。

内分泌系统对调节人体的代谢过程、生长发育、脏器功能、生殖衰老、维持机体内环境相对稳定等具有重要作用。内分泌系统的老化及其功能衰退是衰老过程重要的一环。老年人内分泌系统从腺体组织结构到激素水平、功能活动均发生了一系列的变化，这既是机体老化的过程，更是老年疾病呈现出不同于非老年患者临床表现的重要病理生理基础。内分泌腺体衰老的一般规律是腺体萎缩、重量减轻和功能减退。激素水平随年龄的增加也会发生相应改变，大多数是功能的降低，包括病理性的减退和生理性的下调；有些可能很少有改变或完全没有改变，少数可能有功能增强。例如老年人的促甲状腺激素明显减少，皮质醇激素却无显著变化。此外，老年人体内与激素特异性结合的受体普遍减少，导致生理的或内分泌系统受到刺激时的反应速度慢且程度降低，同时对药物刺激的反应性也明显降低。老年人内分泌代谢系统的疾病谱也发生了变化，如老年糖尿病、骨质疏松症、甲状腺功能减退症、痛风、血脂代谢异常、胰岛素抵抗综合征等较年轻人更常见。老年内分泌疾病的临床表现往往不典型，在诊断上易漏诊误诊，治疗时的药物种类及剂量也需要进行相应的调整。

本书的编写者主要来自北京医院国家老年医学中心和中国人民解放军总医院第二医学中心的内分泌专家和中青年医师，其结合自身的临床与科研工作，借鉴近年来国内外的指南、研究及专著，系统介绍了老年内分泌系统包括下丘脑、垂体、甲状腺、甲状旁腺、肾上腺、性腺等的常见疾病，以及老年常见的代谢性疾病如糖尿病、高尿酸血症、高脂血症、肥胖症、电解质酸碱失衡等，并对老年营养、肌少症、老年代谢异常相关的皮肤病变、老年护理等热点问题也进行了详细阐述。

为应对人口老龄化及日益高发的老年内分泌代谢疾病，提高医务工作者老年内分泌代谢疾病的临床诊治能力，我们组织编写了《老年内分泌代谢病学》，本书是具有临床实用价值的参考书，对临床医师、医学院校学生，特别是内科、内分泌科、老年科的专科医师有重要的参考价值。由于时间仓促，难免有不足之处，望有关专家学者不吝指教，以便能在以后再版时予以修订。

郭立新　　李春霖

2020年12月

前 言

[illegible]

2020年12月

目 录

第一章　内分泌腺体的增龄改变

第一节　老年医学与内分泌学的关系

老年医学是研究人类衰老的机制、人类老年性变化规律、老年疾病防治特点及老年社会医学概念等的专业学科。早在13世纪，由R. Bocon开创了老年病的研究，但直到1909年Nacher才提出老年医学（geriatrices）这一学科概念。至此之后老年医学才作为一门独立的学科出现，并逐渐发展成为临床医学中一个新的分支学科。老年医学的研究范畴包括以下5个方面。①老年基础医学：研究衰老机制、老年期的基本特征、老年器官组织形态和生理功能的衰老变化，以及探索延缓衰老的对策等；②老年流行病学：调查老年人群健康状况、常见老年病发病情况、老年人致残和死亡原因及相关因素分析，提出相应的防治规划；③老年临床医学：探索老年人患病的临床特点、老年病早期诊断和临床药理学的特殊问题、老人患病后的康复护理等，重点研究导致老年人病残和过早死亡的常见老年疾病；④老年预防医学：研究如何预防老年人的常见疾病，如何保护老年人身心健康，加强老年人保健；⑤老年社会医学：研究重点是老年人心理、智能和行为，老年人社会福利、教育、保健和环境保护等问题。

我国老年病学发展始于20世纪50年代，当时卫生部北京医院院长计苏华同志倡导开展老年医学研究。1964年北京医院在先前的基础上建立了第一个老年医学研究室，1985年在北京医院成立了卫生部北京老年医学研究所。1988年卫生部批准成立了中国老年保健医学研究会。国家在“九五”期间对老年糖尿病、骨质疏松、老年痴呆等一系列老年疾病开展了流行病学调查。国家自然科学基金、“十五”攻关课题等都列入了老年医学项目，这些举措极大地推动了老年病学的发展。

老年病学基础研究主要是针对于衰老的不断认识，衰老是老年病学一个重要组成部分。衰老是随着增龄而出现的形态结构退行性改变，包括生理功能的降低和心理功能的衰退。衰老是一个动态漫长的演化过程，具有积累性、普遍性、渐进性、内生性和有害性这五大特征。衰老又分为生理性和病理性两种：生理性衰老是指机体在生命进程中必然会发生的普遍性退行性改变；而病理性衰老是指在生理性衰老的基础上，由于某些疾病和某些外源性因素影响导致衰老的进程加剧。关于衰老的机制一个重要学说就是神经内分泌学说，该学说认为在下丘脑、垂体、肾上腺生物钟的调节下，神经元及有关激素的功能下降，从而导致全身功能退行性改变。对于没有重大疾病的老年人其内分泌系统变化呈现以下特点：①生长、生殖功能相关的激素水平明显下降，比如生长激素、性激素水平下降；②某些激素的分泌随着增龄而改变，如醛固酮，但其具有不可预测性，目前仍缺乏年龄相关的参考范围；③某些激素对靶组织的敏感性下降，如胰岛素。下面就不同腺体简要讲述老年人内分泌系统的变化。

随着年龄的增长，胰腺和甲状腺的分泌出现了较大变化。在65~74岁的老年人中血糖调节受损及糖尿病患者达40%，而在80岁以上的老年人中糖尿病发病率更高达50%。如此高的糖尿病发病率是由于随着增龄，胰腺分泌功能减退，表现为老年人在空腹及人为高血糖状态下，胰岛素快速脉冲分泌幅度减小，慢速脉冲分泌频率下降。其次，老年人胰岛素敏感性随着增龄而下降，肌肉葡萄糖转运体4下降是胰岛素敏感性下降的原因之一。即使没有糖尿病的老年人，其空腹血糖随着年龄增加而轻微增加，口服葡萄糖后血糖恢复正常的时间则有所延长。

与年龄相关的甲状腺功能异常在临床中颇为常见。5%~10%的老年女性存在T_4减低和促甲状腺激素升高。这种现象的出现难以简单地用增龄来解释，其与老年人自身免疫的变化及存在与年龄相关疾病之间的关系更为密切。生理性衰老引起促甲状腺激素的变化在碘缺乏地区表现为TSH升高，但在碘摄入临界区域TSH无明显改变。年龄对血清游离T_4水平影响不大，但T_4在外周降解逐渐减慢，这就导致随着年龄增长，血清T_3水平逐渐下降。在大多数健康老年人体内，血清T_3水平逐年下降，但仍保持在T_3正常的波动范围内，此种改变对功能的影响尚无定论。血清TSH水平随着年龄而增加考虑与增龄导致脑垂体敏感性改变及TSH糖基化异常影响其生物活性有关。在美国4%~8.5%的成年人会出现亚临床甲状腺功能减低。轻微甲状腺功能异常在超高龄老年人中十分常见，尤其是年龄大于85岁的老年人。在年轻人群中，亚临床甲状腺功能减低与动脉硬化发生相关，但是对于年龄大于65岁的人群，亚临床甲状腺功能减低与动脉硬化发生并没有关联。更有趣的是，一项荟萃分析提示，对于年轻的亚临床甲状腺功能减低患者补充甲状腺激素治疗可减少缺血性心脏病的发生，但是在年龄大于70岁的人群中却没有得到以上结论。还有研究对85岁以上亚临床甲状腺功能减低患者进行了为期4年的追踪调查，结果发现与甲状腺功能正常的老年人相比，亚临床甲状腺功能减低组老年人全因死亡率及心血管疾病死亡率较低。Van den Beld等学者对400名中位年龄在78岁的老年男性进行了为期4年的随访，结果提示低游离T_3、游离T_4的老年男性（正常的反T_3）拥有更好的生理功能及生存率；反之低游离T_3、反T_3高的老年男性（低T_3综合征）生理功能较差、生存率较低。先前研究提示甲状腺功能在一定程度上的降低可能给超高龄老年人带来受益，但是临床上判断老年甲状腺功能异常与否还应结合老年人个体的具体情况，再给予适当治疗。前瞻性组群研究提示亚临床甲状腺功能亢进增加全因死亡、缺血性心脏病死亡的风险，并增加心房颤动的发生。对于老年人出现亚临床甲状腺功能亢进是否需要治疗的争论仍在继续。《2015年欧洲甲状腺协会指南：内源性亚临床甲状腺功能亢进的诊断和治疗》建议依据TSH的抑制程度及潜在的疾病风险对亚临床甲状腺功能亢进的老年人进行治疗。当TSH水平低于0.1mIU/L持续3~6个月，如伴有明显甲状腺功能亢进症状、年龄大于65岁、绝经后妇女未应用二膦酸盐或雌激素治疗，或患者有心血管疾病风险、心脏病或骨质疏松者，需要接受抗甲状腺药物治疗。而TSH水平处于0.1~0.5mIU/L的患者，只有在年龄大于65岁或者是伴有明显甲状腺功能亢进症状及患有心脏疾病的患者才需要接受抗甲状腺药物治疗。还有荟萃分析发现老年人出现亚临床甲状腺功能亢进与认知功能障碍有关，但是目前没有证据证明抗甲状腺药物可改善老年痴呆。

同样皮质醇稳态调节也受增龄的影响，但目前其中的机制尚未可知。大量研究提示年龄会影响皮质醇的分泌节律。随着年龄增长，夜晚皮质醇水平增高，晨间皮质醇分泌高峰提前，皮质醇昼夜脉冲分泌幅度下降，并会出现更多不规律的皮质醇分泌模式。激素水平在何种程度上改变会影响年龄相关的体力、认识和情绪的变化目前还不得而知。有荟萃分析发现垂体-下丘脑-肾上腺轴分泌越活跃提示老年生理功能越佳。一项前瞻性研究，观察了400多名老年人（中位年龄61岁）糖皮质激素分泌变化对生存率的影响，结果表明全天中分泌糖皮质激素水平低平的受试者，其6年内全因死亡的风险较高。另外，还有研究发现晨起时唾液中糖皮质激素水平高的男性死亡风险较大，而夜间唾液中糖皮质激素水平高的女性死亡风险增加。醛固酮是由肾上腺皮质球状带合成的，随着增龄，醛固酮水平在基础和激发状态（低钠、直立体位）均下降。ACTH刺激醛固酮释放正常，故醛固酮水平下降的主要原因与增龄导致肾素活性下降有关。在合并肾功能不全的老年人中更容易发生尿钠增多、低钠血症、高钾血症。去甲肾上腺素水平在老年人中有所升高，肾上腺素基本不变或轻度降低。去甲肾上腺素水平升高考虑与交感神经兴奋性增强有关，而非肾上腺髓质分泌增加，这可能是一种组织对去甲肾上腺素作用减弱的代偿反应。

老年人垂体分泌促肾上腺皮质激素（ACTH）、促甲状腺激素（TSH）、生长激素（GH）的昼夜节律、幅度都较年轻人有所改变，通常这些改变较小，而GH的改变可能更具有临床意义。老年人基础或者激发后的GH、IGF-1水平都以每10年14%速度逐渐下降。GH分泌减少与生长激素释放激素（GHRH）下降、垂体对GHRH反应降低、胃饥饿素（ghrelin）降低有关。体力活动减少和脂肪组织（特别是内脏脂肪）增多也与GH减少有关，但其因果关系尚不清楚。GH分泌减少可能会影响老年人的睡眠质量。增龄对催乳素分泌频率并没有影响,但其脉冲分泌的幅度减小,夜间分泌高峰下降。多巴胺拮抗剂甲氧氯普胺在老年人中的应用更容易增加夜间催乳素的分泌,这提示催乳素水平的改变与多巴胺系统兴奋性增加有关。高催乳素血症可以引起继发性性腺功能减退及骨质疏松。老年人对抗利尿激素的调节作用下降,表现为在低血压或者低血容量的情况下,抗利尿激素不能足够释放。此外,由于老年人抗利尿激素对肾脏的作用减弱、醛固酮水平降低、心房利尿钠肽增加、对饥渴的感觉减弱,这些因素的存在都使得老年人更容易发生脱水,在临床上引起医师的重视。老年人也可能出现抗利尿激素分泌相对过多的现象。这表现为基础或渗透压刺激(盐水输注)后抗利尿激素分泌增加。由于老年人肾脏对水的清除减少,如伴有抗利尿激素分泌增加,这会使老年人容易发生低钠血症,而长期低钠将引起骨钙丢失乃至骨质疏松的发生。

随着年龄增长,在女性中变化最为显著的激素就是雌激素,50岁左右的妇女都要经历更年期的变化。绝经后女性卵巢分泌雌激素迅速下降,而促卵泡素(FSH)和黄体生成素(LH)升高,至75岁后FSH和LH开始下降。而老年男性性激素变化则较为缓慢和微弱。男性更年期时睾丸间质细胞的数量明显下降,随着年龄增长其分泌功能也逐年下降,从而导致男性血清中总睾酮和游离睾酮水平逐渐下降。肾上腺分泌功能也随年龄增长而减退,血液循环中脱氢表雄酮及硫酸脱氢表雄酮也随年龄平稳下降。无论男性女性,肾上腺分泌脱氢表雄酮的功能都随年龄逐渐下降。

目前尚不清楚老年人各个腺体功能减退是否会直接导致肌肉功能和含量及骨量的下降。老年内分泌变化是否会引起动脉粥样硬化和认知功能的减退尚无定论。但是目前有研究提示一些内分泌缺陷造成的疾病会导致人体衰老加速,如性功能减退和生长激素缺乏症;而机体适当替代了缺乏的激素后一些衰老迹象则可以逆转。虽然衰老不是单纯由于一些激素分泌下降所致,但是对于男女性更年期进行激素的替代治疗有可能延缓某些衰老进程。老年内分泌学是老年医学的重要组成部分,对老年人内分泌系统的深入研究有助于我们更好地认识衰老,为老年人保健提供更多的科学依据。

(张丽娜　郭立新)

参考文献

1. Petersen RC, Smith GE, Waring SC, et al. Aging, memory, and mild cognitive impairment. Int Psychogeriatr, 1997, 9(Suppl 1): 65-69.

2. Mariotti S, Franceschi C, Cossarizza A, et al. The aging thyroid. Endocr Rev, 1995, 16(6): 686-715.

3. Hollowell JG, Staehling NW, Flanders WD, et al. Serum TSH, T_4, and thyroid antibodies in the United States population (1988 to 1994): National Health and Nutrition Examination Survey (NHANES Ⅲ). J Clin Endocrinol Metab, 2002, 87(2): 489-499.

4. Bremner AP, Feddema P, Leedman PJ, et al. Age-related changes in thyroid function: a longitudinal study of a community-based cohort. J Clin Endocrinol Metab, 2012, 97(5): 1554-1562.

5. Waring AC, Arnold AM, Newman AB, et al. Longitudinal changes in thyroid function in the oldest old and survival: the cardiovascular health study all-stars study. J Clin Endocrinol Metab, 2012, 97(11): 3944-3950.

6. Surks MI, Ortiz E, Daniels GH, et al. Subclinical thyroid disease: scientific review and guidelines for diagnosis and management. JAMA, 2004, 291(2): 228-238.

7. Biondi B, Palmieri EA, Lombardi G, et al. Effects of subclinical thyroid dysfunction on the heart. Ann Intern Med, 2002, 137(11): 904-914.

8. Razvi S, Shakoor A, Vanderpump M, et al. The influence of age on the relationship between subclinical hypothyroidism and ischemic heart disease: a meta analysis. J Clin Endocrinol Metab, 2008, 93(8): 2998-3007.

9. Hyland KA, Arnold AM, Lee JS, et al. Persistent subclinical hypothyroidism and cardiovascular risk in the elderly: the cardiovascular health study. J Clin Endocrinol Metab, 2013, 98(2): 533-540.

10. Gussekloo J, van Exel E, de Craen AJ, et al. Thyroid status, disability and cognitive function, and survival in old age. JAMA, 2004, 292(21): 2591-2599.

11. van den Beld AW, Visser TJ, Feelders RA, et al. Thyroid hormone concentrations, disease, physical function, and mortality in elderly men. J Clin Endocrinol Metab, 2005, 90(12): 6403-6409.

12. Collet TH, Gussekloo J, Bauer DC, et al. Subclinical hyperthyroidism and the risk of coronary heart disease and mortality. Arch Intern Med, 2012, 172(10): 799-809.

13. Bahn RS, Burch HB, Cooper DS, et al. Hyperthyroidism and other causes of thyrotoxicosis: management guidelines of the American Thyroid Association and American Association of Clinical Endocrinologists. Endocr Pract, 2011, 17(3): 456-520.

14. Gan EH, Pearce SH. Clinical review: the thyroid in mind: cognitive function and low thyrotropin in older people. J Clin Endocrinol Metab, 2012, 97(10): 3438-3449.

15. Veldhuis JD, Sharma A, Roelfsema F. Age-dependent and gender-dependent regulation of hypothalamic-adrenocorticotropic-adrenal axis. Endocrinol Metab Clin North Am, 2013, 42(2): 201-225.

16. Gardner MP, Lightman S, Sayer AA, et al. Dysregulation of the hypothalamic pituitary adrenal(HPA) axis and physical performance at older ages: an individual participant meta-analysis. Psychoneuroendocrinology, 2013, 38(1): 40-49.

17. Kumari M, Shipley M, Stafford M, et al. Association of diurnal patterns in salivary cortisol with all-cause and cardiovascular mortality: findings from the Whitehall Ⅱ study. J Clin Endocrinol Metab, 2011, 96(5): 1478-1485.

18. Schoorlemmer RM, Peeters GM, van Schoor NM, et al. Relationships between cortisol level, mortality and chronic diseases in older persons. Clin Endocrinol(Oxf), 2009, 71(6): 779-786.

第二节 衰老相关研究进展

衰老(senescence)是多种因素共同作用导致生物体各项功能普遍衰弱，抵抗环境伤害和恢复体内平衡能力降低的现象或过程。衰老存在于任何生命体的任何时期，发生于不同的器官和系统，是生命运动的自然过程。衰老变化是渐进的、不可逆的、不可抗拒的，既表现在外部形态的老化，更深刻地在内部结构与生理功能方面也逐渐发生着退行性改变，这些变化打破了机体内在的平衡，最终表现为对环境适应能力的下降，导致疾病不治或死亡。

在人类预期寿命不断延长、人口日益老龄化的现代社会，衰老与长寿问题备受关注。它不仅是老年医学的核心，还涉及生命科学的许多分支学科，如分子生物学、细胞学、免疫学、神经内分泌学等。个体从迅速生长的幼年、朝气蓬勃的青年到建功立业的成年，达到生命的颠峰后便出现一系列衰老变化，既有宏观又有微观的改变，表现为多环节多层次的、错综复杂的、渐进的改变，直到生命的终点，好像有一种程控机制在起作用。衰老变化从什么时候开始？是什么原因引起的？是怎样从局部发展到全身的？这是生命科学中最复杂难解的课题。在漫长的探索中，学者们对于生物衰老的原因和机制曾提出许多假说，但至今对衰老的机制还没有满意的答案。

衰老的原因可归结为两大类：一类为遗传因素，遗传因素从根本上控制着衰老的速度和进程，对衰老的影响是决定性的，这是内因，例如同一物种有共同的寿限，而不同物种的寿限相差极大；其次，长寿者的父母多是长寿的。有报道，长寿老人中50.3%~77.9%有长寿家族史；另外，女性平均寿命普遍比男性长，雌性动物寿命较长；同卵双生子终生在不同地方生活，而寿命长短极其相似。这些都说明衰老及个体寿命是由物种和家族的遗传因素决定的。遗传因素是指生物本身与生俱来的基因，其化学本质是DNA片段组成的包含遗传信息的单位。在个体生长发育和衰老的过程中，不同的基因产生特定的酶(蛋白质)，通过酶调控着特定的生命活动，如生长基因表达的产物是生长激素，主管生长发育，生殖基因主管生殖，凋亡基因决定细胞死亡等。衰老则是由有关衰老的基因共同表达导致机体衰老。然而，既然遗传基因决定人的衰老和自然寿命，为什么绝大多数人活不到遗传因素允许的年龄呢？科学家们认为，许多内、外因素损害了基因的结构或干扰了基因的正常表达，导致代谢异常，这些因素包括了生理、心理、社会、自然环境等因素，是导致衰老的第二大类原因，可以称之为外因，衰老的进程就是内、外因素相互作用的结果。

控制衰老的基因有哪些？各种引起衰老的因素是如何相互影响、相互制约，干扰遗传基因表达呢？随着生物科学的发展，衰老机制的研究得到了长足的进展，出现了许多有关衰老机制的学说，包括遗传程序学说、氧自由基学说、DNA损伤修复学说、线粒体DNA损伤学说、差错灾难学说等。下面将从遗传及环境因素两个方面来介绍衰老相关的学说及研究进展。

一、遗传因素

遗传学说是最重要的衰老学说，以遗传控制程序论为代表。海弗里克(Hayflik)最早进行的细胞体外培养发现了细胞传代规律，认为发育进程有时间顺序性，好似计算机程控编码一样。连受精卵在母体中分裂、分化、发育成胎儿都是程控完成的。这个控制机制随着年龄增长而减弱，最终导致衰老。近代分子生物学已肯定遗传基因是主宰生物衰老及自然寿限的决定因素。基因是细胞中含特殊遗传信息的 DNA（脱氧核糖核酸）片段，种类繁多。遗传因素通过参与能量代谢、分子信号通路、自身免疫调节等病理生理过程延长人类寿命。

（一）衰老相关基因

1. 衰老基因 有无特别的衰老基因？有人认为 SOD 是抗衰老的酶，它受第 21 对染色体上的基因调节，但证据还不充分。衰老是十分复杂的过程，应当由一系列基因共同控制，由它们顺序地被激活与抑制：负责分化生长期的基因其产物激活负责生殖期的基因，而生殖期的某些基因产物转而抑制分化生长所需的某些基因，它们在一定限度内发生改变，当出现某些因子耗尽引起该基因关闭时，最终导致功能减退，如果程控的一系列基因表达正常，不受干扰和破坏，那么衰老就按预定程序进行。近年发现某些 DNA 的去甲基化和异常甲基化可使某些特异基因的表达发生改变，从而引起衰老。

2. 长寿基因 近年来从酵母中分离出与长寿和衰老有关的许多基因，一种基因 ras1 能使酵母寿命缩短，而另一种基因 ras2 能延长其寿命。在线虫中也发现有关长寿的基因，已有 6 个突变体可延寿 40%~105%。在哺乳动物中也有长寿相关基因，例如人类白细胞抗原 HLA 基因的某些位点与长寿有关。我国上海地区报道了 HLA-A9 与长寿高度相关。日本长寿地区检测了百岁老人的 HLA，显著高于对照组。美国科学家对 308 名长寿老人的血样进行分析，发现在第 4 号染色体上存在一段与常人不同的区域，有 100~500 个基因，其中可能含有人的长寿基因。又如载脂蛋白 Ee4 等位基因，它是心血管病和老年痴呆症的易感基因，称之为“短寿易感基因”。2001 年美国报道长寿老人普遍缺少 apoE-4 基因。但也有学者认为人体不存在直接控制衰老的所谓“长寿基因”，基因对寿命的影响是间接的。

3. 早老基因 1904 年发现第一例“沃纳综合征”（Werner's syndrome）患者，即早老症。患者在 20 岁开始脱发，出现多种老年病，活不到成年。1996 年报道在“早老综合征”患者体内有一种使人过早衰老的基因，它是一种编码 DNA 蛋白酶的基因，导致 DNA 复制和修复障碍，能加速端粒缩短。

4. 凋亡基因 当细胞中受损伤的 DNA 不能及时修复时，某种基因能使细胞发生程序性死亡（programmed cell death，PCD），称为“凋亡”。凋亡与衰老关系密切，是一个主动的、有控的、在调节机体细胞群数量上起着和有丝分裂互补作用的过程。凋亡细胞形态变化特点是伴有 DNA 的片段化，由细胞中一个特定的 P53 因子所调控。P53 能开启不同的基因序列，当 DNA 不正常时，P53 使凋亡基因开放，细胞发生程序性死亡。特别是，P53 具有双重性，除了命令细胞凋亡外，它还有抑癌的作用。细胞中如果缺乏 P53，机体会发生癌症早死，当 P53 太多又会使大量细胞凋亡而促进衰老。

（二）端粒与端粒酶学说

著名解剖学家劳南德·海弗里克（Leonard Hayflick），早在 20 世纪 60 年代就发现从胚胎组织中取得的细胞自我复制能力强，能传代 100 次；而从 70 岁老人身上取得的细胞只能传代 20~30 次，他首次提出了“细胞分裂极限”的概念。经过许多学者多年的研究，最终解开了“细胞分裂极限之谜”，这就是“端粒（telomere）”的确认。端粒是真核生物线状染色体末端上的一段特殊的 DNA 重复序列 TTGGGG（T 为胸腺嘧啶核苷酸、G 为鸟嘌呤核苷酸）。端粒没有功能基因，其作用主要是维护染色体结构的稳定性，控制细胞分裂。细胞每分裂一次，端粒便缩短一点，大约在分裂百次之后，端粒不能再缩短，细胞不能再分裂了，便衰老死去。这就是细胞分裂复制极限的奥秘。从不同年龄的人体（0~93 岁）取出纤维细胞进行培养，发现其传代能力不同，正好与各自端粒长度成反比。因端粒长度随增龄而缩短，所以端粒长度是衡量人体细胞衰老程度的生物学标志。不同物种的端粒长度不同，说明物种寿限差异有共同的细胞遗传学基础。

端粒作为正常细胞的“分裂钟”调节细胞生长，端粒酶则是一种核糖核蛋白复合体。在连续的细胞分裂中端粒若没有端粒酶对其的活性作用就会缩短，当缩短到一定的长度或其结构发生改变时，就会失去端粒结合蛋白的保护而激活衰老信号。端粒酶的活性与细胞增殖和凋亡密切相关，细胞端粒严重缩短和端粒酶功能不足可以促使细胞凋亡；端粒酶活性的提高可使细胞增殖增加，反之导致细胞凋亡增加。

（三）DNA 损伤修复学说

内环境（如自由基）和外环境（如紫外线、化学物质等）易损伤 DNA 链致其断裂，以一条链断裂多见。DNA 链断裂则遗传信息不能准确下传子代，但细胞具有修复 DNA 链断裂的酶系，因此遗传信息才能从亲代传至子代。该学说认为：生物衰老是 DNA 损伤修复所引起的。

1963 年菲尔·哈纳沃特发现了一个 DNA 修复系统。DNA 修复是生命的基本程序，长期以来人们错误地认为 DNA 是非常稳定的生物大分子，实际上它经常受到各种内、外化学物质的攻击。随着年龄老化，DNA 的自我修复能力下降，伤害加重以致促进衰老。有学者提出：人类疾病都是由于基因（DNA）受损所致。关于哺乳动物最高寿限与细胞 DNA 修复能力的相关性研究中，发现寿限高的动物细胞的修复能力强。用紫外线照射取自不同年龄鼠的脾细胞，比较 DNA 的修复能力，证明了老年鼠的 DNA 损伤比年轻鼠严重，而修复能力也比青年鼠低下。这些结果支持损伤学说。

最近的 2 个鼠类基因组分析表明，DNA 修复和 DNA 损伤信号基因 ATM、TP53、RAD50、PRKDC 和 XRCC5 是根据选择保留下来的，这表明更长寿命的物种基因组的维护系统是选择性压力下进化而得到的。基因和通路在长寿的物种中可更有效地维护基因组的识别，可能有助于增加在人类基因组的稳定性。

（四）核糖体假说

大细胞的衰老是由于核糖体 DNA 的变化引起的。当大细胞生长到一定时期，核糖体 DNA 即进行环状复制，通过同源重组形成超级核糖体的 DNA，然后脱离核 DNA 的束缚进行复制、分离，由于核糖体 DNA 数目的增大，导致细胞核的膨大，甚至破裂，最终导致衰老的出现。

二、环境因素

（一）氧自由基学说

哈曼（Harman）在 1956 年提出自由基学说。所谓自由基是指在电子轨道上带有一个或几个不成对电子的分子。自由基分为原子自由基（如 $H\cdot|\cdot H \xrightarrow{\triangle} 2H^{\cdot}$）、基团自由基（如 $C_6H_5-\overset{\overset{\displaystyle C}{\|}}{C}-O^{\cdot}$）和离子自由基（如 $SO_4^{\ominus\cdot}$）。

自由基反应异常是衰老过程中细胞损害的主要原因，机体内时刻产生着活性氧基团（reactive oxygen species，ROS），同时又具有自由基清除体系，以超氧歧化物（SOD）为代表，二者保持着动态平衡。但随着年龄增长，这种平衡被打破，造成自由基过剩，过量自由基可攻击细胞膜及生物大分子，可引起一系列的反应，包括不饱和脂肪酸的脂质过氧化反应、核酸及蛋白质分子交联、DNA 基因突变及生物酶活力下降等，导致细胞功能严重受损，从而产生衰老现象。细胞内脂褐素的沉积是细胞膜发生过氧化反应的产物，衰老的细胞内脂褐素明显增多，积聚到一定程度时将会影响细胞的代谢导致细胞死亡，脂褐素是细胞衰老过程中特征性物质，神经元内脂褐素蓄积是神经系统老化的标志之一。

（二）线粒体 DNA 损伤学说

线粒体 DNA（mitochondrial DNA，mtDNA）是细胞核外的重要物质，在能量代谢中作用显著。由于 mtDNA 自身修复能力有限，且裸露于线粒体内膜附近，不能得到有效的保护，在大量自由基环境中易遭受氧化破坏损伤，因此可使 mtDNA 发生大片段缺失、突变。由于 mtDNA 参与编码氧化呼吸链中的多个蛋白质亚单位，其损伤后可引起相关蛋白质的合成障碍，不能形成正常的呼吸链，进而影响 ATP 的合成，导致细胞所需的能量不足，从而出现一系列的衰老症状。

（三）神经递质学说

在正常情况下，神经递质的分泌保持在一定水平，并且相互间比例协调，从而维持其功能的稳定，但在衰老过程中，会出现脑内啡肽和单胺类神经递质代谢紊乱，并与一些老年性疾病如帕金森病、阿尔茨海默病及脑功能的减退有关。一氧化氮（NO）是一种特殊的神经递质，正常情况下神经细胞合成并释放适量 NO，不产生毒性作用，但在谷氨酸过量时就会产生过多的 NO，从而损伤周神经细胞。随着年龄增长，各类型一氧化氮合成酶（NOS）表达水平会发生相应变化，表现为较高的 NOS 活性，NO 生成也相应增多，同时脑组织中负责学习和记忆区域氧化损伤增多，脑功能衰退。

（四）交联学说

交联学说认为体内甲醛、自由基等物质可引起生物大分子胶原纤维、弹性纤维的交联及蛋白质和 DNA 的交联，这些均可导致衰老的发生。胶原纤维间的交联可使纤维结缔组织过度交联，降低小分子物质的通透性，DNA 双链的交联可在 DNA 解链时形成"Y"形结构，使转录不能顺利进行，故这些交联可能引起各种不良后果而导致衰老。从非酶基化、脂质过氧化及氨基酸的代谢和损伤性反应过程中产生的活性羰基化合物，与蛋白质氨基酸残基的羰 - 氨交联反应，是生物体内典型的和最重要的老化过程，可造成脂褐素的聚积、血管硬化和组织交联老化，这往往难于修复，不易逆转，并最终导致机体衰老。

（五）非酶糖基化衰老学说

非酶糖基化指体内蛋白质中氨基与还原糖的羰基在无酶条件下发生的反应，其高级阶段形成不溶性、不被酶降解的交联体，称晚期糖基化终产物（advanced glycation end-products，AGEs）。

堆积在老年斑附近的 AGEs 可直接加速氧化应激，破坏谷胱甘肽还原状态，从而加速细胞损害导致衰老；AGEs 还可通过信号转导机制作用于细胞受体来影响细胞功能，改变多种细胞因子的表达水平，产生一系列病理生理变化。

（六）差错灾难学说

差错灾难学说是 20 世纪 60 年代由 Medevedev 和 Orgel 提出的。由于 RNA 传递的遗传信息错误，合成了错误的有缺陷的蛋白质，随着年龄增加，错误的蛋白质越积越多，破坏正常生理功能。在老龄细胞中发现没有活性的酶有所增加，它们就是错误的蛋白质。差错论者认为在生命活动中，必然会有信息的不断丧失和错误蛋白质的积累，而且体内没有抵制恶化过程的机制，认为衰老就是"自我恶化过程"。但是为什么在生殖细胞的遗传信息传递中没有差错积累？从长寿老人（90~100 岁）体内取出的细胞进行培养，发现它们还有继续分裂能力，按照差错理论积累了大量差错，应当不能再正常分裂了。人体内有无清除错误蛋白的酶？对差错有无控制的机制？这些问题都有待解决。

（七）营养学说

营养素是代谢的物质基础，是人体活动的能量来源，营养缺乏、营养不合理或过剩都会导致衰老。20 世纪 30 年代营养学家麦卡（Mckay）发现热量限制可以明显延长实验小鼠寿命。热量限制指在保证生物体不发生营养不良的情况下，限制每日摄食总热量。从幼年开始的热量限制能减缓生长，推迟青春期，甚至延长某些死于特定原因大鼠品系的寿命，且最长寿命和平均寿命呈平行关系延长，所以热量限制被认为能减缓衰老的基本进程，而不仅是抵御特殊疾病的发生。一项来自美国威斯康星大学的研究报道了热量限制能使雌、雄猕猴的平均寿命提高 30%，并显著减少衰老相关疾病的发生率。一项来自美国国立老化研究所的研究显示，热量限制能显著减少猕猴衰老相关疾病的发生率，但是未能显著延长其寿命。对于热量限制机制的研究认为限制热量摄入可减少氧自由基的产生，从而延缓衰老。有研究发现酵母在热量限制的情况下通过激活 SIR2，即保守的 sirtuins 家族中一种 NAD^+ 依赖的蛋白去乙酰化酶来延长寿命。过表达 SIRT1（SIR2 在哺乳动物中的同源体）具有治疗小鼠糖尿病、老年痴呆、肿瘤等衰老相关疾病的作用，但目前仍未发现被广泛认可的分子机制。短期的热量限制可改善人胰岛素敏感性，降低心血管疾病风险，表明其具有潜在的改善人类健康的作用。但是由于缺乏大样本人群研究，且需要权衡热量限制引起免疫降低及对生殖系统功能等方面的影响，该学说尚有待完善和进一步的研究。

三、内分泌及神经内分泌相关因素

著名衰老生物学家郑集于 1938 年提出了代谢失调学说，从整体上阐明了衰老的机制。该学说观点认为：生物的衰老是由遗传所安排的，而衰老的机制则由代谢来表达，衰老始于细胞，细胞衰老起于代谢失调，这是细胞结构受内、外因素影响的结果。当代谢正常时，细胞衰老即按遗传安排的程序进行，达到应有的自然寿命，而细胞代谢失调，衰老进程便加快，使机体早衰早死。可以说细胞代谢失调是在遗传安排基础上生物机体产生衰老的机制。代谢随增龄而减弱是普遍现象，不仅糖、脂肪、蛋白质、核酸、矿物质等，而且酶、激素、免疫和神经递质代谢都随增龄而下降，例如人体电解质代谢的改变影响到细胞内、外液体的渗透压及酸碱平衡，钙磷代谢异常会引起骨质疏松等，这些都是衰老的表现。激素的改变在年老后更加明显，因而被激素调节的生理功能下降，这些都充分说明代谢失调导致人体衰老。从近些年关于衰老的研究进展来看，代谢失调的原因从本质上说是神经 - 内分泌 - 免疫网络功能的失调。

（一）神经内分泌功能减退学说

神经系统和内分泌系统共同控制人体衰老，

这是芬奇(Finch)1977年提出的,他认为下丘脑和垂体是调控衰老的中枢。下丘脑是神经系统的一部分,而垂体前、后叶的激素分泌受下丘脑控制,它属于内分泌系统,下丘脑-垂体-内分泌器官形成了"神经内分泌轴",控制着很多重要的生理功能。人体多种内分泌激素,作用于特定的靶器官。随年龄增加,激素及其活性物质的合成、分泌和调节功能等均发生不可逆的衰退性改变,而机体靶组织对这些物质的反应性也随之发生变化,这将促使机体内分泌系统功能发生紊乱和减退,从而加速衰老过程,例如青春期血清中生长激素含量达峰值,从40岁开始下降,到65岁后几乎很微弱。内分泌受神经内分泌轴调控,芬奇最早提出大脑是衰老的"调速器",现在认为下丘脑是生命的"起搏器",其重要性不言而喻。女性生育功能的下降明显与神经内分泌系统有关。很多证据表明卵巢和脑在停经的过程中起重要作用。神经内分泌理论有以下的实验证据支持:切除垂体并用已知的激素作替代治疗的啮齿类动物寿命得以维持甚至延长;多巴胺能药物左旋多巴(levodopa)可延长小鼠的平均寿命;大脑多巴胺能神经递质的减少在一种短寿命的大鼠中尤为显著;用司来吉兰处理的大鼠,黑质纹状体的多巴胺能神经元的活性增强,可避免发生与年龄相关的降解,并且大鼠的平均寿命和最大寿命延长。

(二)大脑Sirtuins对衰老和长寿的系统调节

沉默信息调节因子2(Sir2)蛋白家族是依赖尼克酰胺腺嘌呤二核苷酸(NAD^+)的去乙酰酶,简称Sirtuins,哺乳动物有7个Sirtuins的同系物,从Sirt1到Sirt7依次命名。Sirtuins主要参与调节各种组织能量代谢,也参与许多基本的生物学功能调节,包括DNA修复、细胞存活、压力反应、端粒和染色质调节、自噬、癌症代谢、学习和记忆、睡眠、昼夜节律和长寿等。研究证实Sirtuins在酵母、秀丽隐杆线虫和果蝇的进化过程中保守地调控衰老和长寿。最近的研究证明大脑Sirtuins在调节哺乳动物的衰老和长寿中发挥了重要作用,小鼠大脑特定部位中Sirt1的超表达能显著延迟衰老和延长它们的寿命。大脑中Sirtuins调节长寿的主要机制如下:

1. 摄食行为 下丘脑Sirt1通过调节下丘脑促进食欲的神经肽和/或使食欲减退的神经肽控制小鼠的摄食行为。Sirt1在外周组织的活性随NAD^+减少而下降,下丘脑也可能有类似的情况发生,最终可能导致衰老过程中食物摄入量减少。

2. 内分泌调节 Sirt1通过下丘脑和脑垂体合成、分泌激素来调节下丘脑-垂体轴。下丘脑通过合成和分泌特定的激素控制各种内分泌系统,这些特定的激素可以刺激或抑制控制多种生理过程的垂体激素的分泌。例如,Sirt1、FOXO1和神经细胞生长抑制因子(necdin),是一组促进哺乳动物神经元的分化和生长的多功能蛋白,在下丘脑弓状核神经元中联合表达,且已被证实其控制甲状腺功能。Sirt1抑制下丘脑弓状核酪氨酸神经肽/刺鼠相关蛋白(Npy/Agrp)表达,直接促进促甲状腺激素释放激素(TRH)的合成和分泌,激活下丘脑-垂体-甲状腺轴。另外,Sirt1也调节下丘脑-垂体-性腺轴。促性腺激素释放激素(GnRH)是一种主要在下丘脑合成和分泌的激素,刺激垂体促性腺激素分泌(促卵泡素和黄体生成素),促进性激素的产生(睾丸激素和雌激素)。敲除Sirt1的129/SV小鼠出现下丘脑GnRH表达显著减少,同时在减数分裂完成前遏止了精子形成。在敲除Sirt1的CD-129/SV和C57/BL6小鼠也可以观察到有缺陷表型的精子形成。

下丘脑Sirtuins可能调节下丘脑-垂体轴的生长激素/胰岛素生长因子1(GH/IGF-1)信号通路,具体机制仍未明确。IGF-1受到垂体前叶分泌的GH刺激后反应性地由肝脏分泌,GH的分泌则由来自下丘脑弓状核弧生成和分泌的生长激素释放激素(GhRH)调节。敲除了特定神经元中Sirt1的小鼠,大脑中Sirt1的作用消失,但其他组织如脑垂体中仍可观察到GH和IGF-1含量减低。同样,敲除了特定神经元中Sirt6的小鼠,GH和IGF-1含量也减低了,而下丘脑中GhRH分泌水平未受影响。这一发现表明下丘脑的反馈机制可能对Sirt1或Sirt6敲除小鼠无效。另一方面,Sirt6超表达的转基因小鼠的IGF-1血清水平降低。GH/IGF-1信号通路是长寿的关键途径之一,探索下丘脑Sirt1和Sirt6在GH/IGF-1信号通路中的作用将有助于了解激素依赖型衰老和长寿调控机制。

Sirtuins在下丘脑和大脑中发挥着重要的作用,这些作用随着衰老逐渐弱化。越来越多的证据指出哺乳动物下丘脑控制长寿的重要性,也肯定了有下丘脑Sirtuins参与(尤其是Sirt1)调节机制的重要作用。

（三）免疫功能退化学说

该学说认为免疫系统是衰老过程的主要调节系统之一。在正常情况下，免疫系统不会与自身的组织成分发生免疫反应，但在许多因素影响下，机体免疫系统不能识别自身组织而发生免疫反应，破坏了正常的细胞、组织和器官，从而加速机体的衰老与死亡。随着年龄的增加、胸腺退化、免疫功能下降，而老年自身免疫增加，产生的抗体不分敌我，破坏自身的细胞，这也是衰老的原因之一。在衰老的过程中，免疫系统的功能下降，如T细胞对有丝分裂原的反应下降和对感染性疾病的抵抗力下降，合成高亲和性IgG和IgA的能力不成比例丢失；自体免疫功能增强，如血清中的自体抗体增加。小鼠的最大寿命与组织相容性基因复合物中特殊的等位基因有关，这一区域的基因也与多功能氧化酶（P450系统）的调节、DNA修复和自由基清除酶有关。Caruso等提出小鼠和人类的组织相容性基因可能通过不同的机制发挥与衰老相关的作用，在小鼠中，组织相容性基因与淋巴瘤的易感性有关；在人类中，组织相容性基因与感染性疾病的易感性相关。有证据表明，细胞因子多态性可能通过与组织相容性基因相互作用而影响衰老。

（四）生物钟学说

科学家观察到人体自身存在两种节律：内源性节律，与生俱来，有遗传特性；外源性节律，与昼夜交替、温度变化、天体活动、地球自转、地磁场、静电场等因素有关。已发现人体的生物节律至少有几十种，如体温变化，睡眠与觉醒的昼夜交替，激素分泌的变化，白细胞数目的增减等。这些现象说明人体内有生物钟在调控生理生化活动，影响衰老进程。有学者认为生物钟实际上就是神经、激素及其他有调控生理功能的化学物质。20世纪90年代，科学家们宣布发现了主宰人体老化的中枢——松果体，它就是“生物钟”，它分泌的褪黑素（melatonin，MT）是生物体内普遍存在的一种吲哚类激素，具有调节昼夜节律、睡眠、内分泌、免疫功能及抗衰老等多种重要生理功能。研究发现，MT的分泌与年龄有关，衰老可伴有MT水平的下降，补充MT可通过矫正生物钟功能、增强免疫功能、抗氧化、抗应激和调整内分泌等多方面发挥作用，从而延缓衰老。动物实验表明，MT可显著改善痴呆大鼠的学习记忆障碍，明显逆转海马SOD活性、MDA含量及皮层脂褐素含量的增高，阻抑海马神经元的变性及凋亡，MT可能通过影响自由基水平对试验性老年痴呆大鼠有一定的防治作用。

四、抗衰老治疗进展

（一）抗衰老药物

尽管目前抗衰老药物并没有被药政管理部门批准过，但自古以来，通过药物来延缓衰老一直是人类追求的梦想，当今的科学家们也从未停止对抗衰老药物的研究。

1. 抗氧化剂　根据衰老的自由基理论，自由基对细胞大分子DNA、脂类和蛋白质的损伤及降低能量代谢、氧化损伤是衰老过程的直接原因，所以抗氧化剂以其清除自由基、防止自由基破坏生物膜的特性被列入抗衰老药物中，然而抗氧化剂虽具有一定延缓衰老作用，但不能增加物种的最高寿限。抗氧化剂分为非酶类抗氧化剂和酶类抗氧化剂。

（1）非酶类抗氧化剂：研究发现，维生素E、C、A及β-胡萝卜素因有抗自由基效应而应用于抗衰老。维生素E本身极易被氧化，能捕捉体内脂质自由基、超氧自由基和类脂质自由基，发挥抗氧化作用，防止脂褐素形成；保护膜磷脂中的不饱和脂肪酸，稳定生物膜结构，维持膜正常功能。维生素C是人体不可缺少的维生素，是强还原剂，能抗氧化并参与细胞间质胶原蛋白合成，降低毛细血管脆性，防治坏血病；维护细胞膜的完整性，可使氧化型谷胱甘肽还原成还原型谷胱甘肽；与体内毒物结合，转变成无毒化合物随尿排出；防治动脉粥样硬化，抗辐射。维生素A的前体β-胡萝卜素可以与膜脂双层分子结合保护细胞，免受细胞内外自由基损伤，能防治阻塞性动脉粥样硬化、冠心病、脑卒中等，具有抗氧化作用。叶黄素是在大多数水果和蔬菜中的主要类胡萝卜素之一，0.1mg/ml叶黄素的饮食可以通过上调内源性抗氧化酶延长果蝇的平均寿命。多酚又称茶鞣或单宁，是形成茶叶色香味的主要成分之一，通过提高自由基的清除能力、激活细胞内的抗氧化防御系统，从而延缓衰老。熊果酸（ursolic acid，UA）是一种存在于许多植物中的天然三萜类化合物，其生物活性主要应用于抗肿瘤、护肝、保护心血管、抗糖尿病、抗炎、抗病毒等多个领域，不良反应小。近期研究证明UA是一种较强的抗氧化剂，能强有力地抑制细胞中活性氧簇（reactive oxygen species，ROS）产生，还对 H_2O 诱导的 DNA 损伤具有保护效应，从而起到延缓衰老的作用。

（2）酶类抗氧化剂：超氧化物歧化酶（superoxide dismutase，SOD）作为机体内清除 O_2^- 的唯一金属酶类，是机体内抗过氧化损伤的第一道重要防线，是公认的最重要的抗氧化酶。故 SOD 可治疗与 O_2^- 有关的许多疾病和延缓衰老，可使氧自由基发生歧化反应而被清除。硫辛酸是二硫化合物，可通过线粒体硫辛酸酰胺脱氢酶还原成强的抗氧化剂二氢硫辛酸，能使一些被氧化的抗氧化剂如维生素 E 和维生素 C 再循环，并能提高细胞内还原型谷胱甘肽酶的含量，改善老年机体的抗氧化状态和代谢活性。其他抗氧化酶还有辅酶 Q、过氧化氢酶、过氧化物酶、谷胱甘肽过氧化物酶、还原型谷胱甘肽酶、谷胱甘肽还原酶、酪氨酸磷脂酶等。

2. 白藜芦醇与热量限制 早在 19 世纪 30 年代，就有科学家在啮齿类动物的实验中发现热量限制能延缓衰老并延长寿命。1989 年世界卫生组织证实，法国人虽摄入富含饱和脂肪酸的食物，但他们饮用的优质葡萄酒中所含的白藜芦醇大大降低了心脏病发病率和死亡率。白藜芦醇能产生类似热量限制的表型，给予白藜芦醇处理可延长酵母、果蝇和线虫等低等生物和小鼠、大鼠等啮齿类动物的寿命。对高脂喂养的小鼠给予白藜芦醇处理，观察其是否能模拟热量限制的效果，结果显示肥胖小鼠的胰岛素敏感性、运动的协调性等均得到改善。白藜芦醇能使肥胖小鼠的寿命延长至接近于未干预过的普通小鼠，然而，将白藜芦醇加入正常饮食喂养小鼠的饲料中并不能产生任何更深远的作用，提示该药可能只是抵消肥胖的负面影响，而不是以热量限制的方式延缓衰老。白藜芦醇能模拟热量限制所带来的心血管保护作用，如改善血管功能，减少心肌肥大的发生、缺血再灌注损伤、心力衰竭及与糖尿病相关的心血管并发症。白藜芦醇能模拟热量限制，延缓和改善神经退行性疾病的作用，减少帕金森病大鼠模型脑黑质中多巴胺能神经元的神经退行性变。在低等生物如酵母、果蝇和线虫中，白藜芦醇除有延长寿命的作用外，还能改善这些生物晚年的运动能力，延缓神经退行性疾病的发生。

3. 治疗其他疾病药物的抗衰老作用 随着临床应用的深入，逐渐发现治疗其他疾病的药物也具有预防或延缓衰老作用，这些药物的抗衰老作用有待更深入的研究。

阿司匹林是一种历史悠久的解热、镇痛和抗炎药。阿司匹林可以延长线虫的平均寿命，增加健康寿命和压力阻力。塞来昔布是非类固醇抗炎药物，广泛用于治疗疼痛和炎症，塞来昔布可直接作用于胰岛素信号通路中的 3-磷酸肌醇依赖性蛋白激酶-1（3-phosphoinositidedependent protein kinase-1，PDPK1），从而增加线虫寿命。

二甲双胍是广泛使用的治疗 2 型糖尿病和代谢综合征的药物，二甲双胍可以通过调节叶酸代谢和甲硫氨酸代谢从而延长线虫的寿命，寿命是否增加与大肠杆菌对二甲双胍的敏感性和葡萄糖浓度相关，同时研究也发现二甲双胍可以作用于电子传递链，激活 AMPK 蛋白激酶，从而延长老鼠的寿命，但不能延长果蝇的寿命。

西罗莫司（雷帕霉素）是一种新型大环内酯类免疫抑制剂，通过不同的细胞因子受体阻断信号传导，阻断 T 淋巴细胞及其他细胞由 G_1 期至 S 期的进程，从而发挥免疫抑制效应。雷帕霉素可以延长老鼠的寿命，即使在小鼠出生后第 600 天才开始提供雷帕霉素，都可以让小鼠生命延长。异丙肌苷是一种免疫促进剂，该药能抑制病毒的增殖，临床用于治疗病毒感染或病毒感染相关的疾病。研究表明异丙肌苷也能增强老年人的免疫能力，从而延缓衰老。

司来吉兰是一种选择性不可逆的单胺氧化酶 B 抑制剂，能够选择性和不可逆地抑制多巴胺降解从而提高脑内和中枢神经系统多巴胺水平，作为帕金森病早期的一线治疗药物及晚期辅助治疗药物被广泛应用。司来吉兰显著地增量调节抗氧化酶活性，抑制黑质中羟自由基的形成，具有良好的抗衰老作用。拉莫三嗪是一种常用的抗痉挛的药物，用果蝇作为模式生物研究拉莫三嗪的死亡率、寿命、代谢速率和运动的影响之间的相互作用，发现拉莫三嗪可降低死亡率和增加寿命，是一种有益的抗衰老药物。

4. 抗衰老激素 20 世纪 90 年代，激素疗法曾被广泛用于老年功能衰退综合征，包括褪黑素、人类生长激素、性激素、脱氢表雄酮等。研究表明，褪黑素（MT）能提高人体免疫功能，改善应激水平，调节血脂，降低患心脏病的危险性，缓和部分肿瘤（如乳腺癌）的发展进程；MT 是体内强自由基清除剂和抗氧化剂，保护细胞 DNA、蛋白质、脂质免受自由基的攻击，抑制细胞凋亡，不但能清除自由基本身，还能清除自由基前体物质。胸腺素能调节机体免疫平衡，增强T细胞免疫功能，延缓衰老。临床研究发现，脱氢表雄酮硫酸酯（DH）随年龄下降，与一些老年性疾病例如高脂血症、肥胖症、缺血性心脏病、阿尔茨海默病、肿瘤、糖尿病等有关，老年人补充小剂量DH或可作为防治老年性疾病和肿瘤的良药，有助于增强骨骼、肌肉和人体免疫功能，可使老年人精神压力减轻、改善睡眠、减轻关节疼痛等，有助于延年益寿。

5. 营养素类 抗衰老的营养素包括蛋白质、核酸、各种氨基酸、磷脂、蜂王浆等及其混合制剂，品种繁多。核酸是一种高分子化合物，由DNA和RNA两大类组成，共同负责细胞的新陈代谢。据报道核酸制剂可增强损伤细胞的修复功能。

6. 免疫调节剂 免疫调节剂的主要作用是通过提高和调节免疫功能，延缓免疫老化，提高老年人的抗病能力和免疫活力。常用制剂有转移因子、免疫胸腺因子、干扰素诱导剂等。

7. 中药 祖国传统医药学不仅在长期积累中形成了独特的抗衰老理论，而且在延年益寿的实际应用中确实发现了很多具有抗衰老作用的单味药和复方制剂。这些中药具有延寿效应；可以使实验动物脑、肝组织中脂褐素含量降低，SOD活性提高，明显有抗自由基效应；具有免疫促进剂效应；对中枢神经系统、内分泌系统、机体代谢功能均具有调节作用。例如，人们发现黄芪多糖（黄芪）可调节衰老通路，不仅减少多聚谷氨酰胺（polyglutamine，PolyQ）蛋白聚集，同时也减轻了相关的神经毒性，延长野生型和PolyQ蛋白线虫的成虫寿命。

（二）新兴的抗衰老治疗方法

1. 干细胞在抗衰老治疗中的应用 干细胞（stem cells，SC）是一类具有自我复制能力的多潜能细胞，在一定条件下可以分化成多种功能细胞，具有再生各种组织器官和人体的潜在功能。依据干细胞所处发育阶段将干细胞分为胚胎干细胞（embryonic stem cell，ESC）和成体干细胞（adult stem cell，ASC）。ESC是指当受精卵分裂发育成囊胚时内细胞团（inner cell mass，ICM）的细胞，它具有体外培养无限增殖、自我更新和多向分化的特性。无论在体外还是体内环境，ESC都能被诱导分化为机体几乎所有的细胞类型。成年动物体内的干细胞（即ASC）是一类成熟较慢但能自我维持增殖的未分化细胞。这种细胞存在于各种组织的特定位置上，一旦需要，这些细胞便可按发育途径，先进行细胞分裂，然后经过分化产生出另外一群具有有限分裂能力的细胞群。ASC包括神经干细胞、造血干细胞、骨髓间充质干细胞、内皮干细胞、脂肪干细胞等。

ESC对抗衰老的应用：ESC是从囊胚期胚胎的内细胞群中分离得到的，人类ESC是多能干细胞的主要来源，它是器官修复、再生最理想的“原配件”。当某种细胞功能衰竭导致疾病时，有可能通过移植来源于ESC的某种细胞而得到治愈。如用骨髓移植治疗白血病，用造血干细胞重建造血功能；用神经干细胞使脊髓损伤致截瘫患者重新站立，即利用神经干细胞的多向潜能性，去恢复宿主的中枢神经系统的正常结构和功能等。目前，科学家已经能够在体外鉴别、分离、纯化、扩增和培养人体ESC，并以这样的干细胞为“种子”，培育出一些人的组织器官，也就是再造人体正常的甚至年轻的组织器官，从而使人能够用上自己的或他人的干细胞或由干细胞所衍生出的新的组织器官，来替换自身病变的或衰老的组织器官。

ASC对抗衰老的应用：2007年，英国科学家Anastasia在*Nature*杂志上撰文指出，ASC对人体自我修复和组织再生至关重要，ASC的减少是人体衰老的主要原因。医学研究表明，各种不同组织的ASC存在于人的各种不同组织中，只有大约5%处于活性状态，其中约95%处于休眠状态或沉睡状态，伴随着人类机体的衰竭死亡而死亡消失。如何在人类生命存在的主要时期充分激活利用这大部分处于休眠状态下的各种细胞群，让其充分分化以代替原有逐渐衰退和代谢逐渐减慢的各种组织细胞，以达到组织器官的更新、组织器官功能的恢复，是干细胞和再生医学一直关注的课题。研究表明，干细胞因子、干细胞生长因子能激活机体整体上处于休眠状态下的各种干细胞群，以替代更新原有的因衰老或病理性等因素所造成组织细胞的衰退和老化，达到组织器官功能的恢复。科学家们已成功地从克隆干细胞中提取出胚源细胞分化因子、神经细胞生长因子、胚胎活体细胞表皮生长因子、分子氧细胞及免疫因子诱导生成剂等活性成分，用于逆转人体衰老、提高免疫力、调节体内微循环、加快新陈代谢、激活人体休眠细胞和提高人体各种功能，使人青春长驻。

2. 端粒及端粒酶 端粒长度随增龄而缩短，端粒长度是衡量人体细胞衰老程度的生物学标志，作为正常细胞的“分裂钟”调节细胞生长。端粒酶是一种核糖核蛋白复合体，在连续的细胞分裂中端粒若没有端粒酶对其的活性作用就会缩短，当缩短到一定的长度或其结构发生改变时，就会失去端粒结合蛋白的保护而激活衰老信号。端粒酶的活性与细胞增殖和凋亡密切相关，细胞端粒严重缩短和端粒酶功能不足可以促使细胞凋亡；端粒酶活性的提高可使细胞增殖增加，反之导致细胞凋亡增加。人类端粒酶主要由端粒酶反转录酶组分（hTERT）、RNA组分（hTR）和端粒酶相关蛋白等组成。通过对端粒－端粒酶的研究，科学家们开发出新的抗衰老及治疗早衰症的方法。

（1）肿瘤治疗：由于在大多数正常细胞中不能检测到端粒酶的活性，所以它（尤其是hTERT组分）有望成为肿瘤治疗的理性靶点。越来越多的科学研究表明，有效抑制端粒酶的活性可促使肿瘤细胞发生衰老或凋亡。但抑制端粒酶活性的方法存在一定风险，例如：端粒酶抑制剂是否对干细胞、生殖细胞等具有端粒酶活性的正常细胞产生严重的副作用，肿瘤细胞是否存在其他旁路途径来维持端粒的长度从而逃逸抑制剂的抑制作用。

（2）抑制衰老：向机体正常细胞导入外源性的hTERT基因，它能延长细胞寿命的同时又不影响细胞的其他正常功能，而寿命延长的细胞是否能延缓机体的衰老还需进一步的研究来证实，例如能否解决动脉硬化、肌肉退化、皮肤松弛等问题。

衰老的机制极具有复杂性，是多种因素相互作用的结果，衰老相关的各种学说各有其侧重点及科学依据，尚不能用一种理论来解释，需要进行长远的研究，而延缓衰老是生命科学研究的重点和难点之一，需要进一步深入的研究来探究各种因素在衰老及长寿过程中所发挥的作用，并应用于抗衰老的预防及治疗中。

（汪 耀 贾晓凡）

参考文献

1. 秦娇琴，庞国防，吕泽平，等．不同性别人群寿命差异的遗传学研究进展．中国老年保健医学，2015，13（2）：15-17.

2. Etzev DE, Lolov SR, Usunoff KG. Aging and synaptic changes in the paraventricular hypothalamic nucleus of the rat. Acta Physiol Pharmacol Bulg, 2003, 27(2/3): 75-82.

3. Phaneuf S, Leeuwenburgh C. Cytochrome c release from mitochondria in the aging heart: a possible mechanism for apoptosis with age. Am J Physol Regul Integr Comp Physol, 2002, 282(2): 423-430.

4. Linnane AW, Ozawa T, Marzuki S, et al. Mitochondrial DNA mutations as an important contributor to aging and degenerative diseases. Lancet, 1989, 333(8639): 642-645.

5. Gerhardt G, Cass W, Yi A, et al. Changes in somatodendritic bur not terminal dopamine regulation in rhesus monkeys. J Neurochem, 2002, 80(1): 168-177.

6. Garthwaite J, Charles SL, Chess-Williams R. Endothelium derived relaxing factor release on activation of NMDA receptors suggests role as intercellular messenger in the brain. Nature, 1988, 336(6197): 385-388.

7. Siles E, Martinez-Lara E, Canuedo A, et al. Age-related changes of the nitric oxide system in the rat brain. Brain Res, 2002, 956(2): 385-392.

8. Stadtman ER, Levine RL. Free radical-mediated oxidation of free amino acids and amino acid residues in proteins. Amino Acids, 2003, 25(3/4): 207-218.

9. Colman RJ, Anderson RM, Johnson SC, et al. Caloric restriction delays disease onset and mortality in rhesus monkeys. Science, 2009, 325(5937): 201-204.

10. Mattison JA, Ruth GS, Beasley TM, et al. Impact of caloric restriction on health and survival in rhesus monkeys from the NIA study. Nature, 2012, 489(7415): 318-321.

11. Donmez G, Wang D, Cohen DE, et al. SIRT1 suppresses beta-amyloid production by activating the alpha-secretase gene ADAMl0. Cell, 2010, 142(2): 320-332.

12. Lefevre M, Redman LM, Heilbronn LK, et al. Caloric restriction alone and with exercise improves CVD risk in healthy non-obese individuals. Atherosclerosis, 2009, 203(1): 206-213.

13. Goncharova ND, Lapin BA, Khavinson VKh. Age-associated endocrine dysfunctions and approaches to their correction. Bull Exp Biol Med, 2002, 134(5): 417-421.

14. Satoh A. Sirt1 extends life span and delays aging in mice through the egulation of Nk2 homeobox 1 in the DMH and LH. Cell Metab, 2013, 18(3): 416-430.

15. Yoshino J, Mills KF, Yoon MJ, et al. Nicotinamide mononucleotide, a key NAD(t) intermediate, treats the pathophysiology of diet and age induced diabetes in mice. Cell Metab, 2011, 14(4): 528-536.

16. Atalayer D, Astbury NM. Anorexia of aging and gut hormones. Aging Dis, 2013, 4(5): 264-275.

17. Hasegawa K. Necdin controls Foxo1 acetylation in hypothalamic arcuate neurons to modulate the thyroid axis. J

Neurosci, 2012, 32(16): 5562-5572.

18. Kolthur-Seetharam U. The histone deacetylase SIRT1 controls male fertility in mice through regulation of hypothalamic-pituitary gonadotropin signaling. Biol Reprod, 2009, 80(2): 384-391.

19. Coussens M, Maresh JG, Yanagimachi R, et al. Sirt1 deficiency attenuates spermatogenesis and germ cell function. PLoS One, 2008, 3(2): e1571.

20. Monteserin-Garcia J. Sirt1 inhibits the transcription factor CREB to regulate pituitary growth hormone synthesis. FASEB J, 2013, 27(4): 1561-1571.

21. Schwer B. Neural sirtuin 6(Sirt6) ablation attenuates somatic growth and causes obesity. Proc Natl Acad Sci, 2010, 107(50): 21790-21794.

22. Kanfi Y. The sirtuin SIRT6 regulates lifespan in male mice. Nature, 2012, 483(7388): 218-221.

23. Waidauser F, Weiszenbacher G, Tatzer E, et al. Alteration in nocturnal serum melationin levels in human with growth and aging. J Oin Endocr Metab, 1988, 66(4): 648-652.

24. 谢桂琴. 褪黑素抑制实验性老化大鼠海马注射Aβ1-40毒性作用. 中国神经科学杂志, 2003, 19(3): 167.

25. Berendschot TT, Goldbohm RA, Klopping WA, et al. Influence of lutein supplementation on macular pigment, assessed with two objective techniques. Invest Ophthalmol Vis Sci, 2000, 41(11): 3322-3326.

26. Ramos AA, Pereira-Wilson C, Collins AR. Protective effects of ursolic acid and luteolin against oxidative DNA damage include enhancement of DNA repair in Caco-2 cells. Mutat Res, 2010, 692(1/2): 6-11.

27. Agarwal B, Baur JA. Resveratrol and life extension. Ann N Y Acad Sci, 2011, 1215: 138-143.

28. Jin F, Wu Q, Lu YF, et al. Neuroprotective effect of resveratrol on6-OHDA-induced Parkinson's disease in rats. Eur J Pharmacol, 2008, 600(1-3): 78-82.

29. Richard T, Pawlus AD, Iglesias ML, et al. Neuroprotective properties of resveratrol and derivatives. Ann N Y Acad Sci, 2011, 1215: 103-108.

30. Ching TT, Chiang WC, Chen CS, et al. Celecoxib extends C. elegans lifespan via inhibition of insulin-like signaling but not cyclooxygenase-2activity. Aging Cell, 2011, 10(3): 506-519.

31. Chin RM, Fu X, Pai MY, et al. Themetabolite α-ketoglutarate extends lifespan by inhibiting ATP synthase and TOR. Nature, 2014, 510(7505): 397-401.

32. Harrison DE, Strong R, Sharp ZD, et al. Rapamycin fed 1ate in life extends lifespan in genetically heterogeneous mice. Nature, 2009, 460(7253): 392-395.

33. Borst SE, Millard WJ, Lowenthal DT. Growth hormone, exercise, and aging: the future of therapy for the frail elderly. J Am Geriatr Soc, 1994, 42(5): 528-535.

34. Avanesian A, Khodayari B, Felgner JS, et al. Lamotrigine extends lifbspan but compromises health span in Drosophila melanogaster. Biogerontology, 2010, 11(1): 45-52.

35. Zhang H, Pan N, Xiong S, et al. Inhibition of polyglutamine-mediated proteotoxicity by Astragalus membranaceus polysaccharide through the DAF-16/FOXO transcription factor in Caenorhabditis elegans. Biochem J, 2012, 441(1): 417-424.

第三节　下丘脑的增龄改变

一、下丘脑的功能

下丘脑(hypothalamus)或称丘脑下部，属于间脑的一部分，它在脑内所占的范围甚小。人的下丘脑重量仅约4g，不足全脑重量的1%，但结构复杂、联系广泛，不仅下丘脑内部的神经核团之间存在着丰富而广泛的纤维联系，中枢神经的其他部位也和下丘脑之间存在着广泛和双向的联系。下丘脑还可通过神经-体液调节途径与很多外周器官之间进行着信息交流，在维持人体自身稳定中起关键作用，调节诸如水电解质平衡、摄食、生殖、体温、内分泌及免疫反应等各种基础活动。其对内分泌的调节，除部分地通过自主神经系统外，主要通过垂体。下丘脑属于中枢神经系统，而腺垂体则对各种内分泌腺体起着重要的调节作用，二者通过垂体柄相连，下丘脑-垂体系统构成了神经内分泌学(neuroendocrinology)的核心部分。

下丘脑促垂体区肽能神经元分泌肽类激素，主要作用是调节腺垂体的活动，称为下丘脑调节肽(hypothalamus regulatory peptide, HRP)。

1. 促甲状腺激素释放激素(thyrotropic releasing hormone, TRH) TRH作用于垂体促甲状腺激素细胞引起促甲状腺素(TSH)的分泌，也可调节TSH的生物合成。TRH也可引起催乳素（PRL）的释放。TRH 对生长激素（GH）释放的影响研究结果不一。TRH 是一种内分泌激素，也是一种神经递质，参与构成脑的非特异性兴奋系统。

2. 促性腺激素释放激素（gonadotropin releasing hormone，GnRH） GnRH 可调节促卵泡素（FSH）和 LH 的分泌，生理情况下，GnRH 对垂体的作用是促进 FSH 和 LH 的分泌，但 GnRH 分泌的脉冲幅度和频率对垂体的影响程度至关重要，脉冲式给予 GnRH 可模拟正常的促性腺激素的分泌，而连续给予 GnRH 则可抑制垂体促性腺激素的分泌。GnRH 还具有促进促性腺激素合成的作用。

3. 生长抑素（somatostatin，SS） SS 几乎对所有的内分泌腺体都起负性调节作用。SS 抑制 GH 基因的转录，降低 GH 的生物合成，抑制 GH 的基础分泌，对 GH 的释放脉冲也有影响。体外研究证明，SS 可抑制大鼠垂体基础水平和刺激后的 TSH 释放，对 TSH 的分泌有抑制作用。SS 对胰岛素和胰高血糖素的紧张性分泌和刺激性分泌起调节作用，SS 与胰岛素和胰高血糖素的负反馈调节有关。SS 对所有胃肠道外分泌腺的分泌功能都具有抑制作用，从而影响胃肠道的消化吸收功能。SS 对下丘脑、肾上腺髓质的去甲肾上腺素（NE）的分泌具有明显抑制作用，但大脑皮质的兴奋性增加。

4. 促肾上腺皮质激素释放激素（corticotropic releasing hormone，CRH） CRH 的主要生理作用是促进腺垂体促肾上腺皮质激素（ACTH）细胞 ACTH 的分泌和合成。CRH 对应激反应产生的内分泌、代谢、心血管功能和行为变化起主要调节作用，通过整合心血管功能、免疫系统及行为，使机体适应于应激的改变。

5. 生长激素释放激素（growth hormone releasing hormone，GHRH） GHRH 刺激 GH 的释放，对 GH 基因的转录、腺垂体细胞的增生和分化具有促进作用。

6. PRH 与 PIH 下丘脑分泌的 PRH 能促进垂体 PRL 的分泌，而 PIH 则有抑制垂体分泌 PRL 的作用，下丘脑对垂体 PRL 的作用平时以 PIH 为主。

7. MIH 与 MRH MRH 与 MIH 作用于垂体的促黑素（MSH）细胞，调节 MSH 的合成与释放，MRH 促进其合成与释放，MIH 抑制 MSH 的合成与释放，平时以 MIH 的作用为主。

PRH、PIH、MRH、MIH 这 4 种下丘脑激素在人类尚未能肯定其存在。

8. 垂体腺苷酸环化酶激活肽（pituitary adenylate cyclase activating peptide，PACAP） 几乎所有类型的腺垂体细胞（除 TSH 细胞外）都有 PACAP 的受体，PACAP 具有广泛的促垂体激素释放作用。PACAP 在下丘脑起着神经递质和神经调质的作用。PACAP 还具有神经营养作用，参与摄食、饮食、睡眠等行为的调节，参与褪黑素生成和节律的调节。

除分泌上述肽类激素以外，下丘脑还具有重要的生物钟功能：视交叉上核（suprachiasmaticnucleus，SCN）位于视交叉背侧、第三脑室腹侧，是哺乳动物昼夜节律的起搏器，为中枢生物钟所在。SCN 自身产生昼夜节律信号，毁坏 SCN 或摘除 SCN 可造成许多节律丧失，如血中 ACTH、皮质醇、PRL 和 TSH 分泌昼夜节律的丧失，光照周期生殖反应的丧失，以及一切有关睡眠觉醒有关的节律变化也消失。

下丘脑的免疫调节作用也十分重要，下丘脑对免疫的调节，通过神经内分泌和自主神经的激素与介质实现，激素及介质则通过淋巴细胞上相应的特异性受体而发挥生物学效应。淋巴细胞膜及胞质中有皮质醇、胰岛素、生长激素、雄激素、β- 肾上腺素、乙酰胆碱受体、甲状腺激素受体。一般情况下，皮质醇、性激素、儿茶酚胺引起免疫抑制；生长激素、胰岛素、乙酰胆碱引起免疫增强。另一方面，免疫系统对下丘脑也有影响，免疫反应伴有明显的内分泌改变，主要表现为皮质醇水平升高，甲状腺激素水平降低。这种改变的意义在于通过反馈作用抑制过强的免疫反应，是通过中枢神经系统实现的。

二、衰老过程中下丘脑的变化

衰老是生理性个体的一部分，在分子水平、细胞水平和整体水平上影响着生命机体，衰老的定义就是强调功能性的能力随着年龄增长而衰退，这种程序受神经内分泌系统的调节，以达到机体活动的稳态和生存。

早在 19 世纪 50 年代，Claud Dernard 曾对复杂的生命现象做出过一个著名的论断，即内环境保持“恒定”是机体“自由和独立生存的首要条件”，身体中所有的生命机制虽然种类不同、功能各异，但只有一个目的，就是使内环境保持恒定。

1926年，Cannon把机体能维持内环境相对稳定（动态平衡）的性质称为稳态，稳态是指生理功能间相互联系、互相协调而正常运转的状态。维持稳态的机构是多层次的，不但有赖于各种细胞、组织和器官的自身调节，而且更依赖于包括内分泌系统在内的体液及自主神经系统和高位脑的神经调节。

当从机体整体来观察老化现象时，表现出个体对周围环境变化的适应能力日趋降低。机体适应能力是指机体在能基本维持内环境稳态的范围内，对周围环境变化（一般性或应激性刺激）所产生的最大限度的反应能力，而生理上的老化则意味着这种适应能力的降低以至丧失，意味着维持内环境稳态的各层次调节机制效率的普遍低下。因此，随着年龄增长，机体内的所有组织和器官在形态和功能上都发生退行性改变。

老年人的生理性变化主要是老化功能障碍，一般可分为细胞水平和器官水平的老化，也可分为细胞的衰老、间质的衰老和器官的衰老3种。例如，细胞水平的老化既可发生在细胞内，也可发生于细胞外，还可能是细胞数目减少。其机制有人认为与溶酶体、线粒体或微粒体这些亚细胞结构和自身免疫反应、交联键增多、各种代谢产物的积累等障碍有关。细胞间质的衰老主要表现在胶状基质的水分逐渐减少，亲水力降低，黏度增高，从而影响细胞的物质交换过程。也有学者认为，细胞和细胞间质的衰老才是人体衰老的基础。器官水平衰老，可按系统阐明其功能的改变，也可看出人体的整体功能、主要器官的功能随着年龄增长而呈现不同程度的降低。

20世纪50年代，Harris G指出，脑特别是下丘脑，是调节垂体和整个内分泌系统的一个十分重要的部位。自60年代开始有少数的研究者认识到下丘脑在人体衰老过程中的重要性。

下丘脑是神经内分泌系统的调节中枢，可分泌多种激素，以垂体为中介，直接或间接调节靶器官（组织）的激素分泌，并接受其他脑部位投射来的神经纤维的支配，以维持机体内环境的稳定和整合机制的平衡。衰老时，随着增龄，下丘脑的重量减轻，血液供应减少，结缔组织增加，细胞形态发生改变，机体的神经内分泌紊乱，表现为生殖功能衰退、应激能力下降和蛋白质合成减少。

衰老时，下丘脑各核团的神经细胞数目均有不同程度的减少、神经元发生皱缩。如下丘脑的内侧视前区（MPOA）的神经细胞约丢失30%，下丘脑前区（AHA）和弓状核（AKC）内的神经细胞约丢失23%。老年小鼠下丘脑构筑发生进行性紊乱，表现为控制神经内分泌的区域内树突表面减少和变质；衰老时，下丘脑的神经内分泌功能和调节功能减退。放射免疫分析表明，老龄大鼠室旁核、神经垂体、弓状核和正中隆起内加压素（VP）活性降低，老年肾脏贮水功能衰退和记忆功能减退与VP活性下降有关；也有人认为，下丘脑内VP活性的衰退与年龄无关，属于功能性障碍，因在幼龄动物也经常可见到VP分泌减少；并认为老年生殖功能的衰退是由于下丘脑促性腺激素释放激素（GnRH）分泌不足所致，而且无动情周期的老龄大鼠也与GnRH含量降低有关。

在衰老过程中，下丘脑促生长激素释放因子（GRF）、生长抑素（SOM）的含量也发生变化，这两种激素的分泌神经元主要分布于弓状核、室周旁及其邻近区域。两种激素互相协调，共同维持垂体生长激素（GH）的释放水平。衰老时，下丘脑GRF的含量和释放逐渐减少，而SOM的合成和分泌逐渐增高，从而引起垂体GH的释放周期延长、释放幅度（脉冲式分泌）和释放总量降低。衰老时，下丘脑合成和释放促肾上腺皮质激素释放因子（CRF）和促甲状腺激素释放激素（TRH）的能力逐渐降低，老年应激反应能力的衰退与这一因素直接有关；衰老时，下丘脑中枢神经递质的改变表现在：去甲肾上腺素（NA）和多巴胺（DA）的活性及更新率降低。

至于引起下丘脑衰老变化的机制，有的学者认为是由于支配下丘脑的传入神经纤维的增龄性退变导致下丘脑衰老。支持这一观点的形态学证据虽然还不足，但许多药理学实验支持这一看法，认为主要与下丘脑的去甲肾上腺素（NA）和多巴胺（DA）的活性及更新率降低有密切关系。老年时，下丘脑儿茶酚胺（CA）类递质如NA活性降低，而5-羟色胺（5-HT）的活性不变或略升高。实验表明，下丘脑CA活性降低是导致GnRH释放减少、动情周期消失的主要原因。GnRH是由下丘脑肽能神经元合成并释放的，它受下丘脑多巴胺能神经元和去甲肾上腺素能神经元所调控。下丘脑内必须有一定水平的NA和DA，才能维持GnRH的正常分泌。有人连续25天每天给23月龄的雌性大白鼠注入DA或NA，结果可使雌性大白鼠停止的性周期重新出现。也有人通过第三脑室给老龄无动情周期的大鼠注射DA,或喂食左旋多巴、麦角及其他增加脑内CA的药物,可使动物下丘脑的GnRH释放量增加、动情周期恢复,以及乳腺瘤和垂体瘤的发病率降低。老龄者乳腺瘤和垂体瘤发病率增高与下丘脑CA活性有关。在生理状况下,CA对催乳素(PRL)的释放起抑制作用,衰老时,下丘脑结节漏斗区的DA神经元活性下降,对PRL的抑制作用逐渐减弱,垂体PRL分泌加强,从而不断刺激垂体和乳腺,导致肿瘤发病率升高。

三、下丘脑-垂体轴的衰老改变

随着衰老,在正常年长个体中,促肾上腺皮质激素(ACTH)、促甲状腺素(TSH)和GH分泌的昼夜节律的时间和幅度均随增龄发生着改变。随着下丘脑-垂体-性腺轴的功能变化,女性出现绝经期,对于男性,衰老导致下丘脑-垂体-睾丸轴功能亦出现年龄相关的下降。衰老过程中下丘脑-垂体系统的变化,导致机体对内环境稳定性的调控力减弱,易导致全身性代谢紊乱、动脉粥样硬化、高血压及冠状动脉和脑动脉的血液循环障碍的发展。

1. 下丘脑-垂体-性腺轴 人们很早以前就认识到了性腺对于生殖功能的重要性,并发现其功能的减退与衰老之间存在着重要的联系。1889年法国医学家Brown Sequard将狗和豚鼠的睾丸提取液注射到自己的皮下,认为睾丸提取液具有"返老还童"的奇效。虽然对许多类似实践的结果存在争议,但直至今日性激素替代仍是治疗许多老年疾病的主要途径。

随着研究的不断深入和认识的不断发展,人们发现性腺及体内许多内分泌腺都受腺垂体的调节,而腺垂体又通过垂体柄与下丘脑相连,人们开始关注中枢神经系统(下丘脑)是否可以调节垂体和性腺的功能,以及这种调节的实现方式。20世纪70年代Andrew Schally等从猪的下丘脑中提取并鉴定出一个具有促进腺垂体促性腺细胞分泌功能的十肽分子,命名为促性腺激素释放激素(GnRH),证实了下丘脑对性腺的调控作用。1977年Besedovsky在总结前人和自己多年研究结果的基础上提出了神经-内分泌-免疫网络调节理论,下丘脑-垂体-性腺轴(hypothalamic-pituitary-gonadal axis, HPG轴)是其中重要的组成部分。下丘脑接受经中枢神经系统分析与整合后的各种信息,通过释放GnRH调节垂体促性腺激素(FSH、LH)的释放,促性腺激素又作用于性腺(雄性的睾丸和雌性的卵巢)调节性激素的分泌及生殖功能。性腺、垂体、下丘脑释放的调控因子又可以作用于上级中枢或其自身,形成反馈调节通路。

衰老过程中垂体的体积缩小,伴随着性激素水平的下降,垂体促性腺激素(FSH、LH)和下丘脑GnRH水平明显上升。衰老过程中HPG轴各环节激素分泌量改变的同时,人们注意到许多激素分泌特性也发生了变化。青年男性体内雄激素的分泌具有明显的昼夜波动节律,在每日上午8时左右达到峰值,下午降至谷底,老年男性雄激素分泌的节律性消失,绝经后女性体内雌二醇也失去节律与周期变化。同时无论男性或女性垂体促性腺激素的脉冲释放都发生较大变化,虽然关于其变化趋势有不同报道,但大部分研究表明,衰老伴随着促性腺激素与性激素分泌脉冲及波动协调性的降低和消失,提示下丘脑促性腺激素释放激素的分泌发生了变化。由于长期以来一直认为体内激素的波动主要由上级中枢(如松果体、下丘脑等)发出和调节,人们意识到衰老过程中除了性腺功能的减退外还伴随有上级中枢调节的改变或紊乱。HPG轴各环节激素分泌特性的改变,很可能是造成衰老过程中垂体、性腺对上级调控信号反应性下降的主要原因,性腺功能低下也可能是垂体、下丘脑调节紊乱的继发现象。

曾经认为卵巢卵泡的衰竭是妇女更年期发生的唯一原因。随着研究不断发展,人们注意到生殖衰老中的多种起搏点,中枢神经系统和下丘脑、垂体、性腺轴与衰老相关的改变造成了女性绝经期的变化,卵巢和大脑二者均是女性绝经期的关键因素,上位腺体功能的异常似乎先于卵巢发生。在动物模型的研究中,更深入地探讨了下丘脑活动和中年鼠向老龄鼠过渡期动情周期紊乱时排卵前LH分泌峰丧失的关系,从而提示女性绝经及性激素的改变与下丘脑老化有关。在绝经后妇女,采用5分钟取样间隔,以促性腺激素自由亚单位(FAS)作为GnRH脉冲发生活动的基本标志,检测到年轻的绝经妇女较年长者GnRH脉冲频率更快。这说明随年龄老化FAS脉冲频率显著下降是生殖轴中下丘脑年龄相关性变化的基础,且独立于性腺功能的变化。

中枢神经系统通过多种途径对HPG轴的功

能进行调节，脑内多巴胺、肾上腺素、去甲肾上腺素等单胺类及阿片肽类神经递质是已知的调节下丘脑功能的主要物质。衰老过程中下丘脑内的神经递质也发生了一定变化，β-内啡肽含量逐渐降低，P物质含量代偿性升高，脑内去甲肾上腺素、多巴胺含量有下降的趋势，5-羟色胺含量逐渐升高，单胺递质的受体和神经突触表面的转运蛋白水平显著下降，提示衰老过程中脑内单胺递质平衡被破坏，并与一些老龄疾病如帕金森病、焦虑的发病和脑功能的减退有关。

下丘脑除了调节促性腺激素的分泌外，也通过释放促肾上腺皮质激素释放激素（CRF）调节下丘脑-垂体-肾上腺（HPA）轴的功能。HPA轴与HPG轴之间存在着密切的相互调节，HPA轴分泌的促肾上腺皮质激素释放激素、促肾上腺素（ACTH）和肾上腺糖皮质激素可对HPG轴各环节产生抑制作用。衰老过程中HPG轴功能逐步减退，而海马神经元的退化，减弱了对HPA轴的抑制信号，老龄人群HPA轴激素分泌水平反而升高，从而加强了对性腺轴各环节的抑制。

2. 下丘脑调节生长激素的改变 GH分泌和血清GH浓度都随衰老而降低，不管是基础值还是对诱发性刺激的反应，并且存在血清IGF-1浓度的平行下降。GH分泌下降是由于下丘脑分泌的生长激素释放激素（GH-releasing hormone，GHRH）减少，以及垂体对GHRH的反应降低（GH脉冲幅度的降低）。GHRH可促进GH的分泌，在老年人中多次注射GHRH可使受损的GH细胞反应性恢复，提示老年人GHRH对GH细胞失控，其发生可能与老年人GH细胞中的信息传递障碍有关。GHRH通过GH细胞上的受体发挥调节GH合成及分泌的效应，老龄时GH细胞上的GHRH高亲和力受体的减少可能为GHRH刺激GH分泌受损的始动因素之一。老年垂体腺苷环化酶活性的基础值高于成年人，而GHRH刺激腺苷环化酶活性增高的变化值却显著降低，提示腺苷环化酶对GHRH的敏感性下降，GH细胞的受体和/或受体后缺陷可能包括GHRH受体与腺苷环化酶效应器之间存在失偶联。GHRH、生长抑素（SS）和食欲刺激素三种肽因子相互作用调节着GH的分泌，但这些因子的确切作用尚未阐明。随着年龄增长，下丘脑GHRH的含量和释放逐渐分泌减少，而SS的合成和分泌逐渐增加，从而引起垂体GH的释放周期、释放幅度（脉冲式分泌）和释放总量降低。GH缺乏似乎不是由食欲刺激素的减少所致，因为在年长人群中该肠因子促分泌素水平实际上是增加的。此外，在年长受试者中，身体健康状况差和脂肪较多也会造成GH分泌下降。

3. 促甲状腺激素释放激素（TRH） 随着增龄，下丘脑-垂体-甲状腺轴的活性和调节发生着改变。甲状腺激素的分泌出现不同程度的下降，TSH水平代偿性增加。在年老大鼠中的研究发现，下丘脑TRH浓度及分泌均减少，下丘脑TRH减少可能是年老动物对寒冷的耐受性下降及在寒冷刺激下TSH反应迟钝的原因。

4. 促肾上腺激素释放激素（CRH） 人类和实验动物研究均表明，HPA轴的过度激活与衰老导致的神经元功能退化有关。HPA轴的过度活化与应激有关，也是生理性调适的必需组成部分。

基础皮质醇浓度处于高水平、昼夜节律的丧失与在特定年龄认知能力下降更显著相关。老龄化与基础血液循环中皮质醇浓度升高有关。通过喂养相关昼夜节律模式研究发现，给予大鼠每天2小时的严格喂食时间表，年轻大鼠经过1周，年老的大鼠经过3周，诱导皮质醇分泌节律与喂食时间表相符合；当对大鼠转变为不同的喂养方式后，皮质醇分泌节律在年轻大鼠比年老大鼠能维持更长的时间。这表明年老大鼠的HPA轴需要更长时间来适应昼夜节律变化。

增龄对CRH的调节及CRH是否影响老化的过程仍不清楚，不同的研究报道在衰老过程中下丘脑CRH的释放和表达可增加、不变或减少。

5. HPAT轴与记忆功能衰退 衰老的显著特征之一是随增龄学习记忆功能逐渐减退，近年来研究显示，中枢学习记忆功能减退与神经内分泌免疫（NIM）网络平衡失调有关，与下丘脑-垂体-肾上腺皮质-胸腺（HPAT）轴的异常有密切关系。神经内分泌系统和免疫系统具有双向的调节作用，它们可以分泌共同的信息分子（神经肽、激素和细胞因子），通过自分泌、旁分泌或内分泌的方式作用于两大系统拥有的相同结构的受体，使两大系统内或系统之间形成相互调节的环路或网络，即神经-内分泌-免疫（NIM）网络。NIM网络之间共有的信息分子相互作用，维持动态平衡，若失衡，可引起脑老化，甚至阿尔茨海默病（Alzheimer's disease，AD）。衰老除了有认知退化现象，免疫缺陷也是其中的一个特征。免疫缺陷和认知退化两者之间的关系尚不清楚，但研究证实，AD患者大脑内的老年斑、神经纤维缠结、神经元缺失与免疫应答异常紧密相关，提示免疫应答失常能引起中枢认知功能障碍。

HPA轴在许多脑功能包括学习记忆、进食、情感等方面起着重要调节作用。肾上腺皮质分泌的皮质激素是HPA轴的终末激素，主要包括糖皮质激素（GC）、盐皮质激素（MC）和性激素三类。GC通过作用于中枢神经系统各脑分区相应受体对HPA轴起负反馈调节作用。中枢神经系统内有两类皮质类固醇受体：Ⅰ型称盐皮质激素类固醇受体（MR），Ⅱ型称糖皮质激素类固醇受体（GR）。MR主要位于海马，GR广泛分布于整个中枢神经系统，但在下丘脑和海马中浓度最高。MR和GR的平衡在记忆和行为反应中起了重要作用，在增龄过程中，MR mRNA和GR mRNA转录作用下降，海马GR、MR表达水平明显降低，与学习记忆功能的衰退有明显的平行关系。

在衰老过程中，HPA轴呈慢性亢进状态，GC分泌增加，能引起海马神经元树突萎缩、缺失等病变，引起相应的认知障碍、空间和学习记忆能力损害。另一方面，萎缩的海马由于对HPA轴抑制性调控作用降低，所以HPA轴愈呈亢进现象。

6. 生物钟与下丘脑

（1）生物钟的组成：哺乳动物生物钟由母钟和子钟组成，以维持机体不同组织的生理周期。母钟位于下丘脑视交叉上核（SCN），是昼夜节律的主要起搏器。它控制机体的行为和生理节律，包括运动、睡眠、体温和内分泌等过程，SCN切除后生理的昼夜节律消失。SCN自身节律具有内在的遗传基础，同时又受到环境信号（主要是光信号）的调控。外界光信号首先投射到视网膜上，然后再由视网膜神经节细胞将信息通过视网膜-下丘脑束传递至SCN。子钟位于外周组织（肝脏、心脏等），调控外周组织的生物钟节律。正常情况下，子钟受母钟SCN发出的各种神经、体液信号因子直接或间接的调控，使其自身时相与外界环境保持一致，即母钟与子钟时间上是偶联的。

（2）衰老对SCN的影响：SCN控制着生物体的生理和行为节律，许多研究揭示SCN受衰老的影响。

对老年大鼠SCN内部结构的研究发现，老年大鼠SCN分泌的神经递质数量发生变化。研究发现，雌性大鼠年轻时SCN中VIP mRNA含量表现出昼夜节律，到中年后VIP表达节律消失。衰老对SCN内精氨酸加压素（AVP）也有影响。对灵长类的研究表明老年动物SCN内VIP和AVP数目增加，自由运转周期缩短。衰老对SCN分泌的神经递质的影响仍待研究。

衰老还改变SCN电活动节律。有研究在记录大鼠离体下丘脑SCN切片神经元自发放电节律的过程中发现年轻大鼠和老年大鼠SCN神经元自发放电频率均呈现白昼高、夜间低的节律，其高峰出现在早上6点到8点，青年大鼠频率为（8.30±1.12）Hz，老年大鼠为（6.52±1.05）Hz，老年大鼠SCN神经元自发放电昼夜节律的振荡幅度明显降低。

衰老改变对SCN生物钟基因表达也有影响。生物钟的运行机制是由相互作用的转录/翻译反馈回路通过各种钟基因mRNA和产物蛋白的表达实现调控的。钟基因启动后，经转录、翻译生成相应的蛋白质，当此蛋白质达到一定浓度时，反馈作用于自身基因的启动部位，抑制该基因的表达，使其浓度高低以24小时周期进行振荡。在反馈回路中，正性成分（positive element），主要包括CLOCK和BMAL1等蛋白因子，启动生物钟基因，使之进行表达；负性成分（negative element），主要包括三种PER和两种CRY蛋白因子，阻断正性成分的作用，使表达减弱或停止。衰老对BMAL1和Clock基因的影响较大。Kolker等利用原位杂交技术发现老年仓鼠SCN中Perl和Per2表达节律不变，BMAL1和Clock基因表达减少。因此，衰老对生物钟的影响可能正是通过BMAL1和Clock基因表达的变化实现的。

生物钟功能紊乱会严重影响生物体的生理和行为的节律，导致免疫功能下降、内分泌失调、内环境紊乱等一系列症状，使机体更易患病，加速衰老进程。生物钟系统中最重要的钟基因之一BMAL1基因可能同衰老有直接的联系。在研究过程中研究者发现BMAL1基因缺失（$BMAL1^{-/-}$）的实验鼠与正常小鼠相比寿命明显缩短。BMAL1基因敲除（BMAL1-KO）小鼠大多数在26至52周死亡[平均寿命（37.0±12.1）周]，并且小鼠死亡率无性别差异，而同窝出生的野生型和杂合型小鼠在此期间无一死亡，平均寿命超过2年。此外，$BMAL1^{-/-}$小鼠还表现出一系列早衰的症状。$BMAL1^{-/-}$小鼠在16至18周龄时，就出现生长发育迟缓，表现为体重明显减轻，40周龄时腹部和皮下脂肪组织显著减少，心脏、脾脏、肾脏、肺和睾丸的重量显著减轻，肝脏重量无明显变化；52周龄时，体重只有野生型小鼠体重的一半。

Clock基因作为另一个生物钟核心基因具有重要作用。Oishi等研究表明在持续黑暗条件下，Clock基因突变的纯合子大鼠生物钟自由运转周期延长了4个小时，行为活动节律、体温和睡眠－觉醒节律均发生时相移动。同时，Clock基因还对许多影响新陈代谢的酶具有调控作用。Oishi等发现，Clock基因突变的大鼠肝脏内脂肪酸、酰基辅酶A合酶等消化酶表达减少，乙酰辅酶A羧化酶、ATP-柠檬酸裂解酶等一些关键酶的昼夜节律减弱。此外，Clock基因还影响生物体的体重和脂肪代谢。研究表明，Clock基因突变的纯合子大鼠饮食节律明显减弱，食欲过盛、体型肥胖，Clock基因突变的大鼠和同窝出生的大鼠相比，6周后体重便开始高于正常大鼠，继续正常饮食10周，基因突变大鼠体重明显高于野生型。同时，Clock基因突变的纯合子大鼠还表现出一系列代谢综合征，包括高瘦素血症、高血脂、肝脂肪变性、高血糖、低胰岛素血症等。

（3）褪黑素对衰老的影响：褪黑素（melatonin，MT）是吲哚类物质，主要由松果体分泌。研究证明，SCN控制MT分泌的昼夜节律，在黑暗条件下，SCN发出冲动传到颈上交感神经节，其节后纤维末梢释放去甲肾上腺素，与松果体细胞膜上的β肾上腺素受体结合，激活腺苷酸环化酶，通过cAMP-PK系统，增强褪黑激素合成酶系的活性，从而增加MT合成。因此，哺乳动物血中MT浓度呈昼夜节律性变化，夜晚达到峰值，白天降至谷值，这种规律性波动与环境的光照条件十分相关，光刺激下，视网膜的传入冲动可抑制交感神经的活动，使MT合成减少。MT作为生物钟的一种主要输出信号除了参与性腺、昼夜节律、肾上腺功能调节外，还具有抗氧化作用，在机体抗氧化防御系统中占有重要地位。MT能清除自由基，抗氧化，保护细胞膜、细胞质、细胞核的完整性；此外，MT还能显著降低与衰老有关的脂质过氧化物丙二醛（MDA）含量，同时提高抗衰老物质谷胱甘肽（GSH）含量，并抑制环磷酰胺诱导的染色体损害和H_2O_2诱导的染色体畸变，从而保护DNA。因此，MT分泌正常与否将显著影响机体的衰老进程。

四、结语

老年人内分泌系统从腺体组织结构到激素水平、功能活动均发生了一系列的变化，这既是机体老化的过程，更是老年疾病呈现出不同于非老年患者临床表现的重要病理生理基础。衰老受到基因控制，也有学者认为，衰老是由下丘脑“生物钟”所控制的。下丘脑为接受内外信息的皮质下中枢，被称为体内最重要的神经内分泌“换能器”，能将传入的神经信号转变为神经激素信号，对内分泌系统起着中枢性调节作用，同时下丘脑具有调节免疫、控制人体生物钟的重要作用。随着增龄，下丘脑的生物钟功能紊乱，内分泌激素分泌的节律、浓度产生变化，导致机体代谢改变，免疫功能紊乱，以及疾病的产生、人体的衰老及死亡。

（贾晓凡）

参考文献

1. Velduis JD. Changes in pituitary function with aging and implications for patient care. Nat Rev Endocrinol, 2013, 9(4): 205-215.

2. Moll GH, Mehnert C, Wicker M, et al. Age-associated changes in the densities of presynaptic monoamine transporters in different regions of the rat brain from early juvenile life to late adulthood. Brain Res Dev Brain Res, 2000, 119(2): 251-257.

3. Reul JM, Collins A, Saliba RS, et al. Glucocorticoids, epigenetic control and stress resilience. Neurobiol Stress, 2014, 15(1): 44-59.

4. Sorwell KG, Urbanski HF. Causes and consequences of age-related steroid hormone changes: insights gained from nonhuman primates. J Neuroendocrinol, 2013, 25(11): 1062-1069.

5. Aguilera G. HPA axis responsiveness to stress: implications for healthy aging. Exp Gerontol, 2011, 46(2): 90-95.

6. Park SW, Jang HJ, Cho KH, et al. Developmental switch of the serotonergic role in the induction of synaptic long-term potentiation in the rat visual cortex. Korean J Physiol Pharmacol, 2012, 16(1): 65-70.

7. Kumar A, Rinwa P, Kaur G, et al. Stress: Neurobiology, consequences and management. J Pharm Bioallied Sci, 2013, 5(2): 91-97.

8. Ferrari E, Fioravanti M, Magri F, et al. Corticosteroids and cognition. J Psychiatr Res, 2001, 35(3): 127-145.

9. Campos LM, Cruz-Rizzolo RJ, Watanabe IS, et al. Efferent projections of the suprachiasmatic nucleus based on

the distribution of vasoactive intestinal peptide (VIP) and arginine vasopressin (AVP) immunoreactive fibers in the hypothalamus of Sapajus apella. J Chem Neuroanat, 2014, 5 (57/58): 42-53.

10. Marcheva B, Ramsey KM, Peek CB, et al. Circadian clocks and metabolism. Handb Exp Pharmacol, 2013 (217): 127-155.

11. Oishi K, Atsumi G, Sugiyama S, et al. Disrupted fat absorption attenuates obesity induced by a high-fat diet in Clock mutant mice. FEBS Letters, 2006, 580: 127-130.

12. Ruan GX, Gamble KL, Risner ML, et al. Divergent roles of clock genes in retinal and suprachiasmatic nucleus circadian oscillators. PLoS One, 2012, 7 (6): e38985.

13. Nsdon NL. Exploiting the rodent model for studies on the pharmacology of lifespan extension. Aging Cell, 2006, 5 (1): 9-15.

14. Perelis M, Ramsey KM, Bass J. The molecular clock as a metabolic rheostat. Diabetes Obes Metab, 2015, 9 (17): 99-105.

15. Turek FW, Joshu C, Kohsaka A, et al. Obesity and metabolic syndrome in circadian Clock mutant mice. Science, 2005, 308 (5724): 1043-1045.

第四节　垂体的增龄改变

垂体位于蝶骨体的垂体凹内，借垂体柄悬于下丘脑，是体内最重要的内分泌腺，分泌多种激素，调控全身多种内分泌腺体。垂体分为前叶及后叶。垂体前叶即腺垂体，含有多种内分泌细胞，下丘脑的各种调节激素在下丘脑释放后，通过垂体门脉系统运送到垂体前叶，调节垂体前叶激素的分泌，继而作用于相应的靶器官。垂体前叶分泌的激素包括：促肾上腺皮质激素（ACTH）支配肾上腺皮质分泌糖皮质激素，促甲状腺激素（TSH）促进甲状腺分泌甲状腺激素，生长激素（GH）作用于骨骼、肌肉，催乳素（PRL）作用于乳腺，促卵泡素（FSH）和黄体生成素（LH）共同作用于睾丸和卵巢，促进雄激素、雌激素、孕激素和抑制素的分泌。此外，还有促黑素细胞刺激素（MSH）及其靶细胞（黑素细胞）。垂体后叶也叫神经垂体，下丘脑视上核、室旁核两个核团释放的抗利尿激素（ADH）和催产素沿着轴突通过轴浆运输，达到垂体后叶毛细血管，ADH 主要作用于肾脏，而催产素在女性作用于子宫、乳腺，男性作用于输精管、前列腺。

垂体的解剖和组织学在生理衰老时呈明显变化。Rundall 等报告，正常成人垂体的平均重量为400mg，至 80 岁时降至 315mg，减少约 1/5，垂体外形呈现纤维性收缩及皱褶改变。Fazekas 等报告垂体衰老的改变有较明显的弥漫性纤维化。组织学表现为细胞有效分裂锐减，血液供应减少，结缔组织增加，嫌色性及嗜碱性细胞相对增多，嗜酸性细胞相对减少，细胞形态与细胞器结构改变、破坏。这种随增龄发生的退行性改变是缓慢发展的，并不明显影响机体的功能。

老年人的垂体瘤发病率很高，并且随增龄而增多，但很少发生症状。尸检发现约 25% 的高龄老年人患有垂体腺瘤，其中大多数为微腺瘤。这些微腺瘤往往不分泌激素，为无功能瘤，给诊断带来一定难度。高龄老年人催乳素瘤的发生率反而下降。随着衰老的进展，垂体可发生含胶样物质的囊肿。老年人亦可发生自身免疫性垂体炎导致垂体功能减退。

衰老过程中，垂体激素 GH、LH/FSH 及脱氢表雄酮（DHEA）的改变会随增龄而降低，这些生理性改变被称为正常衰老模型的“三大内分泌衰老”。垂体的 GH 释放减少引起肝脏等器官产生的胰岛素样生长因子（IGF-1）减少，称为生长素分泌细胞功能衰退期，即 Somatopause。促性腺激素 LH 和 FSH 释放减少，卵巢分泌雌二醇减少，睾丸分泌的睾酮减少，分别引起月经消失或女性卵巢更年期（menopause）和男性睾丸功能衰退期（andropause）变化。产生 DHEA 的肾上腺皮质细胞的活性降低称为肾上腺更年期（仅指 DHEA 分泌减少），但临床上并无证据显示明显的垂体 ACTH 和皮质醇分泌的改变。垂体功能改变对老年人的代谢、应激、衰老等生命活动具有重要影响，随着增龄，各种垂体激素的变化不一，对机体产生了不同程度的影响。

一、生长激素（GH）

（一）生长激素的生理作用及年龄对生长激素的影响

GH 的作用是促进骨、软骨及其他组织的生长，主要是刺激蛋白质和胶原的合成及组织对循环氨基酸的摄取作用。

外周血 GH 水平存在一定的性别差异。绝经前女性血 GH 浓度较同年龄男性高 20%~50%，进入老年后这种性别差异消失。年龄是影响 GH 分泌的另一重要因素。孕 12 周的胎儿血中即可检出 GH，此后血 GH 水平不断升高，至孕 20 周时胎血 GH 浓度达 100~150μg/L（5~7.5nmol/L），以后胎血中 GH 水平逐渐降低，生后血 GH 浓度继续降低，整个儿童期血 GH 水平与成人相当，进入青春期血 GH 水平再次升高，青春期后 GH 水平逐渐降至成年水平，以后长期维持于这一水平。成年后 GH 水平缓慢下降，60~80 岁的老年人血 GH 浓度只有 20~30 岁成年人的 1/4~2/3。有人经推算发现，成年后年龄每增加 10 岁，GH 的产率约降低 14%，半衰期约降低 6%，说明老年人不仅 GH 的产生减少，而且其清除也增加。成年后垂体的 GH 脉冲式分泌进行性下降，进行生长激素释放激素兴奋试验时生长激素上升的幅度也较低，至老年期这种与年龄有关的 GH 分泌减少可类似于 GH 缺乏综合征（somatopause syndrome），表现为肌肉的容量减少，脂肪容量相对或绝对增加，血清脂蛋白升高；中枢神经系统的胆碱能活动减弱，导致生长抑素分泌增多，后者抑制 GH 的分泌；有氧代谢能力下降，所导致的“中心性肥胖”又可进一步抑制 GH 分泌。老年人 GH 水平降低还可导致损伤的修补及愈合较慢，故手术后恢复较慢，皮肤切口愈合延迟；另一方面，当身体需要血糖升高时血糖升高不足，表现为空腹血糖偏低或于劳动及应激时血糖不能维持，易发生衰弱、疲乏、头昏等症状。

（二）年龄增长引起 GH 分泌减少的原因

1. 随着年龄的增长，垂体功能逐渐减退，有研究发现，成年后腺垂体 GH 细胞的数量与年龄呈负相关，衰老时垂体 GH 细胞的百分率下降。GH 细胞在形态学上可分为三种类型：Ⅰ型含有大分泌颗粒，Ⅲ型含有小分泌颗粒，而Ⅱ型同时含有大小两种颗粒。随年龄的增长，这三种细胞的比例发生变化，Ⅱ型细胞对Ⅰ型细胞的比例上升，这种Ⅱ型细胞的增多提示老年垂体 GH 细胞的发育障碍。

2. 在人和动物中均证实存在年龄相关的 GH 分泌下降，正常老年人夜间 GH 自发性分泌的峰值下降，分泌的评价脉冲幅度、持续时间、分数随衰老逐渐下降，但脉冲频率不发生改变，24 小时多次测定 GH 发现老年人 GH 分泌的总量下降，循环血 IGF-1 水平也发生进行性下降。正常个体 GH 分泌每 10 年约减少 14%，健康老年人血清 IGF-1 浓度较健康年轻人降低 20%~80%。

GH 的分泌分为神经相和代谢相两种途径。神经相分泌受大脑生物钟的支配，与睡眠有关，表现为昼夜周期性规律，代谢相分泌则受机体代谢变化、内分泌及体内活动的影响，随时发生变化，不表现为昼夜周期。当受到精氨酸等代谢产物的高浓度刺激时，老年人与年轻人一样均能增加 GH 的分泌，但老年人的分泌量少，提示由代谢变化引起生长激素的释放途径仍发挥作用，但某些反应过程却逐渐减弱，而神经分泌减退在老年人中相当明显。

3. 随着年龄增长，下丘脑 GHRH 的分泌减少而 SS 的分泌增加；此外，老年人 GH 和 GHRH 的反应性受损，GHRH 可促进 GH 的分泌，多次注射 GHRH 可使受损的 GH 细胞反应性恢复，提示老年人 GHRH 对 GH 细胞失控，其发生可能与老年人 GH 细胞中的信息传递障碍有关。GHRH 通过 GH 细胞上的受体发挥调节 GH 合成及分泌的效应，老龄时 GH 细胞上的 GHRH 高亲和力受体的减少可能为 GHRH 刺激 GH 分泌受损的始动因素之一。老年垂体腺苷环化酶活性的基础值高于成年人，而 GHRH 刺激腺苷环化酶活性增高的变化值却显著降低，提示腺苷环化酶对 GHRH 的敏感性下降，GH 细胞的受体和 / 或受体后缺陷可能包括 GHRH 受体和腺苷环化酶效应器之间存在失偶联。

4. 随着年龄的增长，机体中脂肪所占的比例逐渐增加，脂肪的增多使 GH 分泌减少。

二、促肾上腺皮质激素（ACTH）

（一）ACTH 的生理作用

ACTH 最基本的生理作用是刺激肾上腺皮质的生长发育，促进皮质激素的合成和分泌，促进糖皮质激素分泌的作用最强。除此以外，ACTH 对内分泌系统还有一系列作用，如抑制下丘脑 CRH 的分泌，促进垂体分泌生长激素及胰岛 β 细胞分泌胰岛素，增强肾上腺髓质酪氨酸羟化酶和多巴羟化酶的活性，促进肾上腺素的合成。ACTH 对代谢有明显的影响，可促进脂肪动员，使血浆游离脂肪酸水平升高，并加速脂肪酸的氧化，促进生酮作用。ACTH 对神经系统也有明显的影响，参与多种高级神经活动，如学习、记忆等，ACTH对神经元有营养作用，可刺激周围神经再生及神经－接头的形成。ACTH还具有免疫调节作用，ACTH对免疫系统的作用主要是抑制性的，如它可抑制抗原刺激机体产生抗体的能力。ACTH可增加心率，刺激肾小球球旁器分泌肾素。

（二）ACTH的调节因素

下丘脑－垂体－肾上腺系统的功能具有明显的昼夜节律。正常人上午8时血浆ACTH和皮质醇浓度处于顶峰，以后逐渐下降，于午夜降至最低，以后复升高，如此周而复始，这种周期节律与睡眠有很大关系。下丘脑视上核在形成ACTH的昼夜节律性方面具有重要的作用。

下丘脑促肾上腺皮质激素释放激素（CRH）是调节ACTH分泌最重要的正性因子，精氨酸加压素（AVP）是另一个重要的促进ACTH分泌的下丘脑因子，它与CRH具有协同作用。糖皮质激素为调节ACTH分泌最重要的负性因子，不仅抑制ACTH的基础分泌，还强烈抑制CRH诱导的ACTH分泌。应激可使ACTH的分泌明显增加，在大多数情况下，应激主要通过影响CRH的分泌而增加ACTH的释放，而在胰岛素－低血糖诱导的ACTH分泌反应中，AVP和儿茶酚胺的作用较CRH大。

（三）ACTH的增龄改变

ACTH和皮质醇的分泌，以及皮质醇对ACTH分泌的影响或ACTH对皮质醇分泌的影响，存在不同程度的年龄相关改变。研究显示，与年轻受试者相比较，年长者的血清皮质醇浓度在24小时内变化更大，年长者平均24小时血清皮质醇浓度都比年轻人高20%~50%。年长者的血清皮质醇浓度的夜间最低值更高且出现更早。ACTH和皮质醇分泌对地塞米松抑制的敏感性在年长和较年轻女性中是相似的，但这种抑制作用的起效在年长者中更慢。年长女性接受外源性ACTH后血清皮质醇浓度增加更多，年长及年轻男性禁食后血清皮质醇浓度增加相近。这些改变程度不一且往往较小，然而，它们可能具有临床重要的长期影响。例如，夜间皮质醇分泌的改变被认为与睡眠障碍有关。据报道，年长男性更高的24小时总皮质醇分泌与更高的体脂相关，腹部脂肪增加（及胰岛素抵抗）和去脂体重减少是年长个体的典型改变，然而，平均总皮质醇暴露增加是否会造成这些改变尚不清楚。

长期以来认为随增龄，个体对应激的应答性随之降低，但研究显示并非如此。有的研究显示，对老龄大鼠使用ACTH刺激后，测定其每毫升血清最大皮质酮水平，结果显示与幼龄者几乎相同。也有一些学者对下丘脑－垂体－肾上腺皮质轴应用种种应激物，结果显示衰老并不降低老龄大鼠肾上腺皮质对应激的应答性。他们还观察了急性应激（3天）时，幼龄与老龄大鼠之间皮质醇总排出量相似，然而，慢性应激的28天，幼龄大鼠皮质醇排出量是急性应激排出量的53%，老龄大鼠为72%；同样，慢性应激的56天，幼龄大鼠皮质醇是其急性应激排出量的21%而老龄者为49%。这些结果提示，慢性应激时，皮质醇应答性的降低老龄大鼠不如幼龄者明显，但对其机制需进一步研究。

Fridman等曾对20例平均年龄81岁的老年人使用胰岛素引起的低血糖和最大剂量的外源性ACTH应激试验来测定血浆皮质醇的应答性，对另一组23例老年人测定了24小时皮质醇节律。结果表明，任何一例的下丘脑－垂体－肾上腺轴的功能均正常，并无降低的证据。Murray等对20例老年人测定可的松产生率（CPR），结果显示与青年人无任何差异。应用放射免疫法测定CPR与尿中游离皮质醇水平之间的关系，也与青年组的观察得出同样结果。Hochstaedt等测定了青年人与老年人血浆中游离与结合的17-羟类固醇，观察肾上腺皮质对ACTH的应答性，结果显示两组是相似的。Cardlidge指出，82~95岁的老年人对胰岛素引起低血糖症具有与青年人相同的应答性，他们对GH、FFA和皮质醇均做了测定，结果肯定了随增龄下丘脑－垂体－肾上腺轴对最大应激的应答性是完整的。因此，老年人垂体的ACTH储备功能仍然正常，并且在应激状态下ACTH释放功能也正常。

三、促性腺激素

（一）促性腺激素的生理作用

促性腺激素最主要的生理作用是促进配子的形成和性腺类固醇激素的合成，这两大功能分别由FSH和LH执行，但这种"分工"不是绝对的，LH对配子的形成也有调节作用，FSH也参与性腺类固醇激素生物合成的调节。

在男性，FSH为青春期睾丸发育及精子发生所必需，FSH作用于曲细精管的生精细胞，使其增殖分化为精子，还可作用于睾丸支持细胞（Sertoli细胞），使其表达雄激素结合蛋白，促进生精过程。

在女性，FSH 的作用主要是促进卵泡发育，还可促进颗粒细胞合成雌激素。LH 的作用主要是促进性腺类固醇激素的生物合成，在男性，LH 作用于睾丸间质细胞（即 Leydig 细胞），促进胆固醇进入线粒体内合成睾酮，睾酮进入曲细精管与生精细胞的雄激素受体结合，促进精子的生成。FSH 起着始动生精的作用，而生精作用的维持则有赖于 LH 的作用。在女性，LH 可刺激雌激素的合成，参与排卵，LH 高峰为排卵所必需。

（二）促性腺激素的调节因素

下丘脑 GnRH 为调节垂体 LH 和 FSH 分泌的最主要因素。垂体 LH 和 FSH 呈脉冲性分泌，这也是由下丘脑 GnRH 脉冲性分泌的特点决定的，GnRH 分泌的脉冲频率和振幅对垂体 LH 和 FSH 的分泌都有影响。

促性腺激素可刺激性腺分泌性激素，而性激素对促性腺激素的分泌又有反馈抑制作用。雌激素（主要是雌二醇）对促性腺激素的分泌既有正反馈调节作用，也有负反馈调节作用，其作用部位既可在垂体，也可以在下丘脑。通常情况下，雌激素对促性腺激素分泌的影响主要是抑制，如绝经后 LH 和 FSH 水平升高，但这种作用具有剂量和时间依赖性，短期小剂量表现为抑制作用，长时间大剂量的雌激素则促进促性腺激素的分泌，产生正反馈调节。在男性，雄激素也可作用于垂体抑制促性腺激素的分泌。孕激素（主要为孕酮）在雌激素存在的条件下，可降低下丘脑 GnRH 释放频率。在男性，雄激素（主要是睾酮）可降低下丘脑 GnRH 的释放频率。

（三）促性腺激素的增龄改变

研究表明，老年期血中黄体生成素（LH）和促卵泡素（FSH）浓度升高。人们很早以前就认识到了性腺对于生殖功能的重要性，并发现下丘脑 - 垂体 - 性腺轴（HPG）功能的减退与衰老之间存在着重要的联系。下丘脑接受经中枢神经系统分析与整合后的各种信息，通过促性腺激素释放激素（GnRH）脉冲式有节律的分泌，通过门脉循环影响垂体促性腺激素（FSH、LH）的分泌、释放，促性腺激素又作用于性腺（雄性的睾丸和雌性的卵巢），调节性激素的分泌及生殖功能。性腺、垂体、下丘脑释放的调控因子又可以作用于上级中枢或其自身，形成长轴、短轴和超短轴反馈调节通路。

曾经认为卵巢卵泡的衰竭是妇女更年期发生的唯一原因。随着研究不断发展，人们注意到生殖衰老中的多种起搏点，中枢神经系统和下丘脑、垂体、性腺轴与衰老相关的改变造成了女性绝经期的变化，卵巢和大脑二者均是女性绝经期的关键因素，上位腺体功能的异常似乎先于卵巢发生。

衰老过程中垂体的体积缩小，女性在进入中年以后，卵巢功能逐渐减退，对垂体促性腺激素的敏感性开始下降，绝经前 5~10 年，虽然雌激素水平正常，FSH 和 LH 已上升（FSH 水平在 35 岁以后逐渐上升），月经周期不规则，说明卵巢滤泡功能已逐渐降低。在 35~50 岁的正常生殖健康妇女的调查中发现，随增龄变化卵巢体积缩小，卵巢的功能降低，每次月经周期中激活的卵泡数量逐渐减少，血中雌激素水平下降，从出现内分泌紊乱迹象至绝经后 1 年的围绝经期是雌激素水平变化最为明显的阶段。最后由于初级卵泡衰竭或不能够对垂体促性腺激素起反应，即由于卵泡不足及不能分泌足量的雌激素而引起卵巢衰竭，则卵巢对垂体的促性腺激素反应衰竭，而使月经停止（绝经），绝经后卵泡逐渐停止发育，血中的雌二醇主要由肾上腺分泌的雄烯二酮转化而来，其水平仅为青年时期正常月经周期的 10% 左右，孕激素水平也降至正常卵泡期的 30%。女性停经后，由于卵巢的垂体促性腺激素受体较年轻时减少，对下丘脑、垂体的正或负反馈作用均呈进行性减退，因而依次出现 LH、FSH、GnRH 等增高。LH 及 FSH 增高可促进卵巢萎缩，伴随着性激素水平的下降。女性绝经前后促性腺激素的变化最为明显，绝经后血清 FSH 浓度可达青年时期的 10~15 倍，LH 达到 3 倍，FSH 水平的变化较 LH 更早出现而且升高幅度较大。女性绝经前 10 年即出现 FSH 水平上升，但此时 LH 并无明显变化，绝经后 FSH、LH 水平均明显上升并在 2~3 年内达到峰值，其水平将维持绝经后 10 年左右，然后逐年下降，至绝经后 30 年仍为其峰值的 40%~50%。促性腺激素水平的升高进一步反映出衰老过程中性腺功能的减退和性激素分泌的不足，性激素对 HPG 轴的中枢部位的负反馈作用降低。由于青年时期睾丸支持细胞和卵巢颗粒细胞分泌的抑制素（inhibin）也对 FSH 产生较强的抑制作用，因此随着性腺功能的减退，FSH 水平较 LH 更早升高且幅度更大。另外 FSH 的代谢廓清率低于 LH，下丘脑对性激素水平下降的反馈作用不同及 GnRH 分泌脉冲频率的改变（FSH 对 GnRH 低频率脉冲分泌更敏感）也可能是造成 FSH 水平首先上升的部分原因。

Tetsuro 的研究结果证明，更年期症状同 LH 浓度呈正相关，而与雌二醇及孕酮呈负相关。

下丘脑-垂体-性腺轴的改变在男性中比较缓慢而且不显著。男性随年龄增长进入老年阶段后，睾丸 Leydig 细胞数目较少，分泌睾酮能力下降，血清总睾酮和游离睾酮水平逐渐下降，性功能减退，由于睾丸间质细胞功能降低，反馈影响下丘脑、垂体，从而引起促性腺激素分泌增加，这可能是老年人睾酮水平降低、LH 和 FSH 分泌增加的原因。衰老影响首要部分是导致 Leydig 细胞对 LH 反应能力下降，使睾酮生成的能力下降。

四、泌乳素（PRL）

PRL 的生理作用极为复杂，包括生殖作用、免疫调节作用和渗透压调节作用等。对乳腺的作用是 PRL 最主要的作用，PRL 对泌乳的发动和维持是必需的。PRL 可增加多种乳蛋白的合成，促进脂肪酸和磷脂的合成，激活乳腺脂蛋白脂酶，从而使乳汁分泌增加。PRL 呈脉冲性释放，具有特定的昼夜节律，月经周期、妊娠、哺乳及应激对 PRL 的分泌均有影响。下丘脑对 PRL 的分泌有促进和抑制两种作用，但以抑制作用为主。下丘脑产生催乳素抑制因子（PIF）抑制垂体 PRL 的分泌，PIF 并非单一物质，主要为多巴胺。下丘脑还可产生催乳素释放因子（PRF）促进 PRL 分泌，促甲状腺激素释放激素（TRH）、血管活性肠肽（VIP）、促性腺激素释放激素（GnRH）均能促进 PRL 的分泌。雌激素、甲状腺激素、胰岛素对 PRL 的合成和分泌均有不同程度的影响。因此，PRL 的影响因素众多。有研究表明，老年女性及老年男性血浆 PRL 水平均升高，与 FSH 升高变化一致。

五、促甲状腺激素（TSH）

（一）TSH 的生理作用

TSH 的早期效应是促进甲状腺激素的释放，促进甲状腺激素的合成，促进甲状腺滤泡上皮细胞的生长，并促进血管的增生，抑制其凋亡，可增加甲状腺滤泡上皮细胞对葡萄糖的摄取，增加甲状腺球蛋白的合成和 DNA 的合成。在甲状腺外，TSH 可刺激淋巴细胞的增生，促进自然杀伤细胞增生并增强其活性。TSH 通过作用于脂肪细胞 TSH 受体而促进脂肪的分解。

（二）TSH 的分泌调节

同其他垂体激素一样，TSH 呈脉冲式释放，具有昼夜节律性，夜间 TSH 脉冲分泌的频率减小，振幅增高，夜间 TSH 的分泌多于白天。甲亢可使 TSH 分泌受抑制，昼夜节律消失，Cushing 综合征、抑郁症及严重的全身性疾病均可使 TSH 的分泌减少并损害其昼夜节律。

下丘脑分泌的 TRH 具有强大的促进 TSH 分泌的作用，而生长抑素可抑制 TSH 的分泌。甲状腺激素对垂体 TSH 的分泌具有强烈的抑制作用，发挥这一作用的是 T_3，T_4 需转变为 T_3 方可发挥作用。TSH 对其自身的分泌有负性调节作用，这一作用与多巴胺有关。其他如血管升压素、肾上腺素和去甲肾上腺素、性激素均可影响 TSH 的分泌。

（三）TSH 的增龄改变

血浆 TSH 水平在儿童和青少年期最高，但在成人期后无年龄差别。对于血清游离 T_4 浓度正常的年长个体，其血清 TSH 值的范围比年轻个体稍宽，尤其是在女性中。随着年龄从 50 岁以下增至 60 岁以上，低 TSH 水平个体的百分比从 2%~3% 增至 5%~6%，高 TSH 水平个体的百分比从 2%~3% 增至 8%~12%。这种比例增加的一部分很可能是由于包含了轻度慢性自身免疫性甲状腺炎患者和小型非毒性结节性甲状腺肿患者。

美国第三次全国营养健康调查（NHANES Ⅲ）分析认为，TSH 参考范围应以年龄为基础，种族和性别也应考虑在内，例如 30~39 岁非洲裔美国人 TSH 的第 97.5 百分位数可低至 3.24mIU/L，而大于 80 岁的墨西哥裔美国人可高达 7.84mIU/L，30~39 岁以后，年龄每增加 10 岁，血清 TSH 的第 97.5 百分位数增加 0.3mIU/L。李晨嫣等调查了碘营养充足地区中国汉族人群血清 TSH 水平，20 岁以上男女血清 TSH 正常参考范围为 0.46~5.19mIU/L，20 岁以后每 10 岁为一年龄组，各年龄组 TSH 水平没有明显差异，并未观察到老年人 TSH 水平显著上升，详见表 1-4-1。

TSH 分泌的夜间脉冲占 24 小时 TSH 分泌的大部分，年长个体夜间脉冲的幅度低于年轻个体，这一幅度的下降可能是年长个体 T_4 清除率下降后 T_4 分泌减少的原因。老年人垂体对 TRH 的敏感性较低，60 岁以上的老人做 TRH 兴奋试验时 TSH 上升的幅度较低。这种垂体前叶 TSH 的反应能力降低表明老年人这方面的储备能力和应激能力降低，但是这种储备能力降低在男性中明显，而女性中老年人与青年人的差异并不明显，这种性别差异的机制尚不清楚。

表 1-4-1 不同年龄组中国汉族人群血清 TSH 水平

年龄（岁）	人数	男性		女性	
		TSH 均值（标准差）（IU/L）	2.5%~97.5% 可信区间（mIU/L）	TSH 均值（标准差）（IU/L）	2.5%~97.5% 可信区间（mIU/L）
20~24	108	1.53（2.02）	0.35~7.78	1.75（1.62）	0.67~4.18
25~29	169	1.55（1.93）	0.30~5.66	1.73（2.05）	0.35~5.78
30~39	472	1.33（1.75）	0.47~3.23	1.63（1.91）	0.47~5.33
40~49	622	1.30（1.74）	0.48~4.61	1.55（2.00）	0.44~5.79
50~59	503	1.24（2.04）	0.45~5.10	1.63（1.83）	0.63~5.52
60~69	161	1.35（1.93）	0.42~7.57	1.53（1.71）	0.48~5.34
70~79	70	1.22（1.90）	0.17~4.53	1.43（1.75）	0.63~5.56
80~85	13	1.30（1.68）	0.47~2.51	1.52（2.35）	0.54~4.31

衰老相关的甲状腺功能异常十分常见，5%~10% 的老年女性血清甲状腺素（T_4）水平下降及促甲状腺激素浓度增高。这些异常主要由于自身免疫或者衰老相关疾病导致，而并非是由于衰老本身的原因。血清总甲状腺素或游离甲状腺素（thyroxine，T_4）浓度无年龄相关的改变；血清 T_4 结合球蛋白浓度轻度下降，甲状腺素运载蛋白浓度增加，因此，总体 T_4 结合情况没有改变；T_4 清除率随年龄增长而轻度下降，但由于 TSH 分泌减少，T_4 产生也同样减少。在经过严格筛选的健康受试者中，血清三碘甲腺原氨酸（triiodothyronine，T_3）浓度通常不会随衰老而下降，但在筛选不那么严格的年长受试者中，部分人的血清 T_3 浓度比正常年轻受试者更低，这些年长受试者可能存在一些非甲状腺疾病，减少甲状腺外 T_4 向 T_3 的转换。健康百岁老人的血清 T_3 浓度比正常年轻受试者稍低，提示年龄相关而非疾病相关的改变，但是比非百岁的年长者要高，这表明低 T_3 浓度可能是生理年龄、疾病和 / 或虚弱的标志物。

六、抗利尿激素（AVP）

（一）AVP 的生理作用及调节因素

AVP 抗利尿作用的主要部位是肾集合小管和肾髓质肾小管髓袢升支后段，其次是肾小球及其他肾单位。在 AVP 作用下，使肾小管间隙呈高渗性，促进管腔中的水流向间质，随着肾小管腔到肾髓质溶质浓度梯度的改变，水分逐渐丢失而导致尿液浓缩。AVP 还是一种强效加压剂。AVP 可促进腺垂体释放 ACTH。

AVP 的分泌受神经递质、渗透压、渴感、血容量和血压等压力及其他因素的调节。生物胺和多肽是调节 AVP 分泌的两类主要神经递质。血浆摩尔渗透压是调节 AVP 分泌的主要因素，启动中枢的渗透压受体、触发神经垂体释放 AVP 的渗透压阈值为 284mmol/kg，高于此阈值，血浆 AVP 的水平随着渗透压的升高而增加，尿液相应逐渐浓缩。血容量和血压的降低可刺激 AVP 的分泌，反之则抑制 AVP 的释放。渴感中枢可刺激 AVP 的释放，恶心、呕吐、手术牵拉肠道均可通过神经反射明显刺激神经垂体释放 AVP。

（二）AVP 的增龄改变

老年人 AVP 的血浓度低于非老年人，且老年人肾小管对 AVP 的敏感性下降，尿浓缩功能降低，这是老年人夜尿增多的原因之一，也使得他们更容易发生脱水。年长对渗透压刺激的加压素反应可能会或不会增加，而对容量不足介导的加压素反应会增加。渗透压刺激的渴感反应也平行下降。由于渴感下降及肾对加压素的反应性降低，即使加压素分泌增加，年长受试者也更容易脱水。

动物研究资料表明，大鼠的衰老与下丘脑 - 垂体后叶的功能减退有关。临床上观察到 60%~75% 以上特发性抗利尿激素分泌失调综合征（SIADH）患者是老年人。老年人低钠血症是十分常见的。有人报告，临床上 22.5% 长期住院的老年人有明显的低钠血症伴肌痉挛、反射减弱、嗜睡或癫痫发作。在非住院老年人中也观察到类似的因血钠过低所致的神经症状。以上结果提示，老年人下丘脑 - 垂体后叶对 ADH 的调节发生异常。这可部分解释老年人对由高渗盐水引起的 ADH 的升高反应较青年人敏感，而对静脉注射

ADH的抑制反应较青年人为弱。

然而,目前尚未发现老年人ADH的合成与分泌有障碍。老年人下丘脑视上核和室旁核细胞团的改变是以增加激素合成为特征的,即老年人下丘脑ADH含量及血液中ADH水平增高或正常。另外,有人报告,老龄下丘脑渗透压感受器的敏感性增高,而压力感受器的敏感性降低。

随着增龄出现的垂体功能改变,既是垂体本身老化的表现,也反映下丘脑对垂体调节功能的老化,有时是靶腺对垂体激素敏感性变化所致。对垂体功能的研究印证了衰老生物钟的理论,下丘脑通过垂体精确调控着衰老的进程,通过影响内分泌腺体而引起代谢、免疫、循环等全身多系统的衰退。

(贾晓凡)

参考文献

1. Erdem A, Erdem M, Biberoglu K, et al. Age-related changes in ovarian volume, antral follicle counts and basal FSH in woman with normal reproductive health. J Reprod Med, 2002, 4(10): 835.

2. Kronenberg HM, Melmed S, Polonsky KS. Williams Textbook of Endocrinology. 11th ed. Singapore: Elsvier, 2008.

3. Veldhuis JD, Sharma A, Roelfsema F. Age-dependent and gender-dependent regulation of hypothalamic-adrenocorticotropic-adrenal axis. Endocrinol Metab Clin North Am, 2013, 42(2): 201-225.

4. Zambrano E, Reyes-Castro LA, Nathanielsz PW. Aging, glucocorticoids and developmental programming. Age, 2015, 37(3): 9774.

5. Dorin RI, Qiao Z, Qualls CR, et al. Estimation of maximal cortisol secretion rate in healthy humans. J Clin Endocrinol Metab, 2012, 97(4): 1285-1293.

6. Katri S, Johan GE, Eero K, et al. Telomere length and hypothalamic-pituitary-adrenal axis response to stress in elderly adults. Psychoneuroendocrinology, 2015, 53: 179-184.

7. Pruessner M, Lepage M, Collins DL, et al. Reduced hippocampal volume and hypothalamus-pituitary-adrenal axis function in first episode psychosis: evidence for sex differences. Neuroimage Clin, 2014, 5(7): 195-202.

8. Gupta D, Morley JE. Hypothalamic-pituitary-adrenal (HPA) axis and aging. Compr Physiol, 2014, 4(4): 1495-1510.

9. Almela M, Hidalgo V, van der Meij L, et al. A low cortisol response to acute stress is related to worse basal memory performance in older people. Front Aging Neurosci, 2014, 15(6): 157.

10. Rao MY, Sudhir U, Anil Kumar T, et al. Hospital-based descriptive study of symptomatic hyponatremia in elderly patients. J Assoc Physicians India, 2010, 58: 667-669.

11. Canaris GJ, Manowitz NR, Mayor G, et al. The Colorado thyroid disease prevalence study. Arch Intern Med, 2000, 160(4): 526-534.

12. Cappola AR, Arnold AM, Wulczyn K, et al. Thyroid function in the euthyroid range and adverse outcomes in older adults. J Clin Endocrinol Metab, 2015, 100(3): 1088-1096.

13. Aubert CE, Floriani C, Bauer DC, et al. Thyroid function tests in the reference range and fracture: Individual participant analysis of prospective cohorts. J Clin Endocrinol Metab, 2017, 102(8): 2719-2728.

14. Boucai L, Hollowell JG, Surks MI, et al. An approach for development of age-, gender-, and ethnicity-specific thyrotropin reference limits. Thyroid, 2011, 21(1): 5-11.

15. Li C, Guan H, Teng X, et al. An epidemiological study of the serum thyrotropin reference range and factors that influence serum thyrotropin levels in iodine sufficient areas of China. Endocr J, 2011, 58(11): 995-1002.

第五节 甲状腺的增龄改变

正常甲状腺形如H形,可分为左右两个侧叶,中间以峡部相连,大多数人尚有一舌状突出的锥状叶(峡部向上伸展而形成)。甲状腺分泌甲状腺激素,包括三碘甲腺原氨酸(triiodothyronine, T_3),甲状腺素(thyroxine,四碘甲腺原氨酸,T_4),主要调节体内的各种代谢并影响机体的生长和发育。另外,在滤泡上皮旁或滤泡间的间质组织中,散在有滤泡旁细胞(明亮细胞,C细胞),分泌降钙素,主要调节骨代谢。

一、甲状腺的解剖与生理

(一)甲状腺的正常解剖

甲状腺的两个侧叶贴附于喉下部和气管上部的前面,上达甲状软骨中部,下抵第六气管软骨环。峡部多位于第二至第四气管软骨环的前方,向上伸出锥形叶,有时可达舌骨。

甲状腺是人体最大的内分泌器官，在成年人重20~30g，女性的甲状腺稍大于男性。侧叶长4~5cm，宽1~2cm，厚2~3cm。左右两叶基本对称，但右叶稍高于左叶。甲状腺的形态可有变异，峡部缺如者约占7%，有锥状叶者约占70%。

甲状腺外有纤维囊包裹，深入腺体组织，将腺体分为大小不等的小叶。囊外有颈深筋膜包绕，侧叶与环状软骨间常有结缔组织相连，吞咽时，甲状腺随喉向上下移动。但正常大小的甲状腺即使吞咽时也是看不见的。

（二）甲状腺的组织结构和功能单位

甲状腺的基本组织结构和功能单位是滤泡。滤泡呈球形，直径15~500μm，滤泡腔内含胶质体，外周为一层排列较整齐的上皮细胞，称为甲状腺滤泡细胞或腺细胞，其高度依甲状腺功能状态而变化。功能亢进时呈柱状，功能静止时呈扁平状。滤泡腔内含有胶质体，胶质内储存有滤泡细胞分泌的甲状腺球蛋白。在正常情况下，储存在甲状腺球蛋白的甲状腺素可供100天左右的代谢需要。滤泡旁有少量体积较大的滤泡旁细胞（C细胞）。

（三）甲状腺激素的合成

甲状腺激素是由甲状腺合成、储藏和释放的。合成甲状腺激素的原料是体内的碘和酪氨酸。在正常饮食情况下，人体每天摄取100~200μg碘。肠道对碘的吸收是完全的。饮食中的碘在肠黏膜上首先转化为碘化物后被吸收；皮肤、黏膜与肺也能吸收碘，肠道吸收的碘主要分布在细胞外液。血清中的碘化物浓度为0.5μg%。甲状腺有浓集碘的能力。碘进入甲状腺主要靠主动转运机制，依赖于Na^+-K^+-ATP酶系统。甲状腺浓集碘是从低浓度向高浓度浓集，是主动的浓集功能，甲状腺浓集碘的能力主要受垂体促甲状腺激素（TSH）的刺激，此外也受到体内高浓度碘化物的抑制。促甲状腺激素越高，甲状腺浓集碘的能力越强；血液中碘浓度越高，甲状腺浓集碘的能力越低。

进入甲状腺滤泡上皮细胞内有碘，在过氧化物酶的作用下转变成活性的碘，并迅速和甲状腺球蛋白上的酪氨酸合成一碘酪氨酸（T_1）和二碘酪氨酸（T_2）。2个二碘酪氨酸偶联成甲状腺素（T_4），1个二碘酪氨酸和1个一碘酪氨酸偶联成1个三碘酪氨酸（也称为三碘甲腺原氨酸T_3）。在甲状腺球蛋白表面上合成的甲状腺激素储存在滤泡的胶质中。甲状腺滤泡腔中主要成分是甲状球蛋白。当机体需要的时候，甲状腺滤泡通过胞饮作用，将滤泡腔内胶质吸收到滤泡内形成胶质滴，并与溶酶体结合形成吞噬溶酶体。溶酶体含有蛋白水解酶与肽酶。将T_4和T_3从甲状腺球蛋白上水解下并释放入血，随血运到全身发挥作用。

二、增龄与甲状腺

（一）增龄与甲状腺组织的变化

甲状腺是人体最大的内分泌器官，甲状腺在人发育成长时期起到促进全身器官发育与中枢神经成熟的作用。成年后，甲状腺承担调节组织氧化、物质代谢与行为活动的作用，因此它是维持发育与代谢功能的重要内分泌腺体。其结构、形态和功能可随年龄的增加而有所变化。但随着衰老所发生的甲状腺结构和功能的变化还存在争议。一些研究认为没有大小和重量的变化；也有研究者发现70岁后甲状腺较正常体积增大一倍，而另有报道表明甲状腺历经萎缩、纤维化和重量减轻等过程。王中丽研究发现，SD大鼠随着增龄，甲状腺被膜逐渐增厚，甲状腺组织内脂肪细胞、结缔组织增多，含淡染胶质的大或极大滤泡明显增多。

老年甲状腺纤维化和萎缩，导致腺体体积缩小，重量减轻，甲状腺滤泡的数目、大小、胶质和分泌颗粒均减少，同化碘的能力较慢，三碘甲腺原氨酸向甲状腺素的转化下降。老年期甲状腺轴的中枢段可能发生异常。由于甲状腺素分泌受下丘脑与垂体的调节，外周循环的T_4、T_3水平降低可向下丘脑与垂体反馈信息，使促甲状腺激素分泌增加。此外，在外周甲状腺素与靶细胞T_4、T_3受体的结合也可能发生变化，使结合型TT_3与游离活动型FT_3的动态平衡失调，在老年期，活力较强的T_3明显减少，FT_3亦相应减少，这是老年人甲状腺素活力下降的主要机制。

（二）增龄导致甲状腺形态的变化

随着年龄增加，甲状腺结节的发生率也增加，一些研究已经证明70岁以上妇女中90%有甲状腺结节。在低碘摄入区，甲状腺肿的发生率随年龄增长而明显增加，可有50%以上的人群受累。老年甲状腺一般的病理变化包括纤维化、滤泡上皮变平，胶质增多如淋巴细胞增加和浆细胞浸润。尽管如此，大多数老年人的甲状腺功能仍可维持正常。老年人由于颈部脊后凸、肥胖、慢性病等的影响，以触诊来判断甲状腺大小比较困难。

老年人甲状腺结节也是十分常见的疾病，其发病率随着年龄的增长而增加。有资料显示50岁以上的人群中可触及的甲状腺结节患病率大概在5%，一般人群在4%~7%；如果通过B超检查，患病率可以高达50%~70%。国内研究发现，甲状腺偶发结节的发生率为33.5%。其中单发结节为53.5%，多发结节为46.5%；随着年龄的增加，单发结节的比例逐步下降，而多发结节比例明显上升。938例中老年人群中，男女性甲状腺结节检出率分别高达37.16%和45.70%。中老年的甲状腺结节发生率高，且无论男女，结节发生率均有随年龄增加而逐渐增高的趋势，其原因可能与随着年龄增长甲状腺发生退变有关。

老年甲状腺结节性质与一般人群相似，90%以上为良性，良性结节最常见的是结节性甲状腺肿，其次为甲状腺腺瘤、慢性淋巴细胞性甲状腺炎（桥本甲状腺炎）；约10%为恶性，恶性结节中最多见的是分化型甲状腺癌，其中乳头状癌占90%以上，滤泡状癌占5%~7%，其次是甲状腺髓样癌、未分化癌、恶性淋巴瘤及罕见的继发性转移癌等。据调查老年人甲状腺癌发病率占同期甲状腺癌的14.3%~28.6%，女性多于男性。老年甲状腺癌的预后较中青年人为差。甲状腺未分化癌和恶性淋巴瘤在老年人群的发病率明显高于一般人群。

（三）增龄与甲状腺功能的变化

1. 甲状腺合成与分泌能力下降　老年人甲状腺合成和分泌甲状腺激素的能力均有明显下降。在正常成年人，据统计，老年人每日T_4的生成量较年轻人减少近20μg，而T_3的生产量减少约10μg。老年人甲状腺合成能力下降可能与老年人中碘在甲状腺积聚减少现象有关，碘原料减少，合成激素的能力自然会下降；另外，与外周组织中5'-脱碘酶活性下降亦有关系。T_3的20%直接由甲状腺腺体分泌而来，另外80%的T_3由甲状腺外组织如肝脏、肌肉和肾脏等处的T_4经5'-脱碘酶作用转化而来。随着年龄增长，5'-脱碘酶活性减弱，T_3浓度可下降10%~20%，总T_4量亦随着年龄增长而减少。

针对老年人甲状腺功能变化的研究结果很多，各研究结果不尽相同，究其原因主要是与选择的人群差异、年龄段、性别构成比差异，抗体阳性率差异及患者有无急慢性应激状态及地区摄入碘量的不同都有关。

陆佩芳等人针对1540例老年人群的甲状腺功能进行动态观察，结果发现T_3及T_4平均值在70岁后各年龄组呈显著性下降；TSH平均值呈增龄性显著增加，但90岁以上高龄老人TSH有下降趋势；FT_4及FT_3未见明显增龄性下降，但85岁以后浓度有所下降。老年人中部分对象之生理性甲状腺功能减退一般表现为下丘脑-垂体-甲状腺功能减退，即增龄性TSH水平下降，TSH对TRH之反应减退，T_3增龄性水平下降。

目前绝大多数研究结果均表明T_3、FT_3呈显著增龄性降低，TSH呈显著增龄性增加。老年人血清T_3水平可降低10%~15%，而血清T_4及FT_4多数研究显示无增龄变化，但国内仍有较大人群的甲状腺功能普查的结果发现T_4及FT_4各年龄组平均值显示增龄性减低。rT_3不同于T_3，生物学上无活性，因为它由T_4内环或酪氨酰基环脱碘生成，而不是外环或酚类环脱碘生成；T_4在外周组织通过5'脱碘酶转换成rT_3，血清rT_3的升高与衰老有独立相关性，会随年龄增长而升高，可能为机体避免过度代谢消耗的一种保护性机制。

2. T_4的生成和降解都下降　正常成年人每天大约产生85μg T_4和30μg T_3，随着机体的老化，总T_4的生成和降解效率均明显降低，但是，在健康个体的正常成年期，T_4浓度和甲状腺结合蛋白浓度保持不变。这是因为尽管老年人甲状腺激素的合成能力明显衰退，但老年人群中5'-脱碘酶活性降低，使外周T_4降解为T_3的速度减慢，因此，血清T_4并未随着年龄的增长而明显减少，有学者指出，血清FT_4、总甲状腺素（TT_4）在一生中几乎没有变化，70岁以后才有轻度的下降。

3. TSH的昼夜节律消失　有报道称，在老年人中TSH对TRH刺激的分泌应答降低至青年人的38%。这可能是老年人对甲状腺激素需要量减少的一个适应机制，然而，也有报道称TRH刺激的TSH分泌应答随增龄无变化或者甚至呈增高反应。

另有报道证实，无论是否存在抗甲状腺抗体，血清TSH水平随增龄而增加。美国70岁以上老年人15%的TSH高于正常值，在80岁及80岁以上的老人中TSH值分布的第97.5百分位数为7.5mIU/L。美国学者最近利用一项大型队列研究——心血管健康研究（CHS）的资料，分析65岁以上社区居民多次甲状腺功能测定值，平均随访13年以上。显示13年内TSH平均增加0.32mIU/L，上升13%，FT_4增加1.7%，TT_3下降13%；有287名老人在平均随访的5.1年期间死亡，死亡风险与亚甲减无关（风险比0.97，95%CI 0.66~1.43），与TSH水平无关（风险比0.94，95%CI 0.88~1.01），与TPOAb持续阳性无关（风险比1.09，95%CI 0.62~1.92），但与FT_4浓度呈正相关（FT_4每升高1ng/ml，风险比增加2.57，95%CI 1.32~5.02）。其他的大多数研究都表明FT_3水平随增龄而下降，而FT_4水平保持相对稳定，rT_3水平则随增龄而增加。

近来对百岁老人（100~110岁）的研究分析显示，百岁老人的FT_3水平较低，TSH水平也较低，在高龄人群中，血TSH水平和年龄成反比。然而rT_3水平百岁老人中较高。正常老年人在80多岁时TSH可保持不变，而当100岁以上身体极度衰老时则下降。老年人白天的TSH水平无变化，夜晚入睡前可升高约50%，睡眠TSH夜间分泌减少，主要是分泌峰的降低，但脉冲次数没有减少。因此认为TSH水平的昼夜变异在老年人是不存在的，来自健康百岁老年人和65岁以上的老年人的资料也表明夜间TSH峰值有与年龄相关的降低，甲状腺自身抗体的增加也与人类衰老相关。甲状腺激素水平低可能对老年人长寿有利。而亚临床甲亢可能使死亡率增高。已证实寿命特长者（百岁老人，中位数年龄为98岁）的TSH水平高于对照者。基于上述研究结果，有人认为对TSH水平增高的长寿老年人予以治疗益处甚微或反而有害。

（四）增龄与甲状腺激素的调节

甲状腺激素的调节是一个负反馈调节，包括下丘脑、垂体前叶和甲状腺。促甲状腺激素释放激素（TRH）在下丘脑合成和储存，刺激垂体前叶释放TSH。TSH与甲状腺细胞质膜外层上的TSH受体结合，增加甲状腺激素的合成和分泌。血清中的T_4和T_3对垂体和下丘脑的反馈作用是抑制TSH和TRH分泌。

老年人甲状腺功能变化的机制是多方面综合作用的结果。可能包括机体下丘脑－垂体－甲状腺轴的活动减弱，甲状腺本身合成释放甲状腺激素水平下降，从而负反馈使TSH逐渐升高（但代偿不足）；老年人多合并有多种慢性病，使甲状腺合成甲状腺激素减少；外周组织降解T_4的能力也下降；慢性或危重疾病中体液因素抑制5'－脱碘酶的活性，T_4向活性T_3转化途径受阻，而转化为无活性的rT_3增多；老年人长期服用一些含碘药物，可致甲状腺功能异常。T_3下降，T_4正常或下降，TSH稍有升高。

老年人T_4和T_3水平降低使甲状腺素对TSH和TRH的抑制作用减弱。TSH的生物活性也随着年龄增长而降低。部分老年男性可见TSH对TRH的反应性降低。在老年男性中这是甲状腺激素对TSH抑制作用增加而产生的平衡调节。地塞米松能抑制TSH对TRH的反应。在老年人这种能力的减退提示促甲状腺细胞（腺垂体的嗜碱性细胞）对糖皮质激素有更强的拮抗作用。甲状腺对TSH的反应性并没有随着年龄而变化。血清T_3水平的升高与TRH增加内源性TSH的分泌有关，这在老年人与年轻对照组是相似的。然而，观察24~26个月的大鼠，与3~4个月的大鼠相比，前者甲状腺细胞膜上对TSH高亲和力的结合位点减少，这反映了年老大鼠甲状腺细胞膜上的TSH刺激的腺苷酸环化酶的活性减低。在大鼠可发现与年龄相关的TSH对TRH的反应减低及T_3抑制TSH的作用减弱。T_4随着年龄增长而降低，但这种下降受到终身控制热量的限制。

（五）增龄对甲状腺激素清除的影响

碘是甲状腺激素合成的一种重要底物，主要从食物中吸收，以无机碘化物的形式进入血液循环。碘化物在甲状腺浓集并经血浆清除由肾排出。24小时尿碘测定是食物碘吸收的一个指标。随着年龄的增长，肾和甲状腺清除碘化物的速率下降。从以24小时甲状腺放射性碘摄取率估计的甲状腺碘化物清除率来看，60岁以上者的正常甲状腺组织对碘清除率即减少，80岁以上者尿碘排出也特异性减少。血清T_4的半衰期从30岁时的平均6~7天增加到70岁时的平均9.1天，T_4作用效率降低，只有健康年轻人的50%；T_4和T_3的脱碘作用减少，连续的单脱碘作用也减少，肝脏的5'－脱碘酶活性减退。表现为血液循环中T_4清除降低，T_4半衰期延长，rT_3水平上升，多是疾病或药物所致的结果。

三、老年甲状腺功能异常的特点

甲状腺功能异常在老年人中十分常见，可分为临床型甲状腺功能异常，包括临床甲状腺功能亢进（甲亢）和甲状腺功能减低（甲减），以及亚临床型甲状腺功能异常，包括亚临床甲亢和甲减。此外，非甲状腺疾病引起的甲状腺参数异常，如非甲状腺性病态综合征(euthyroid sick syndrome,ESS)也常见于老年患者。

甲状腺功能异常随着增龄其发生率逐渐增加。甲减的检出率随衰老而明显上升。老年人临床、亚临床甲减的检出率分别比临床、亚临床甲亢高10倍左右,分别为临床甲减的1.6%,亚临床甲减的15.0%。主要病因是慢性淋巴细胞性甲状腺炎,其次是碘过量、甲状腺治疗损伤(比如手术、放射性碘、外照射等)和药物(胺碘酮、锂、α-干扰素等)。老年人服用含碘药物如胺碘酮的机会增多,因此胺碘酮致甲减的发生率也较高。在老年人群中,经常可发现许多甲状腺功能减退的临床特点,尽管其血浆甲状腺激素水平的变化小到可以忽略不计。大量研究发现老年人中亚临床甲减发生率为5%~10%,尤多见于老年女性。60岁以上人群中原发性甲状腺功能减退通常继发于慢性自身免疫性甲状腺炎,其发生率估计为4.4%。Cappola AR曾调查3233例65岁以上的老年人,发生亚临床甲状腺功能亢进症47例(1.5%),亚临床甲状腺功能减退症496例(15%),甲状腺功能减退症51例(1.6%)。TGAb和TMAb水平随年龄增加至70岁达顶峰然后下降。故100岁以上年龄组的抗体水平与小于50岁的对照组基本相等。相对而言,TGAb滴度升高并不预示甲减发生的危险性会增加。老年增龄性甲状腺功能减退还可以表现为下丘脑-垂体-甲状腺功能减退,即增龄性TSH水平下降,TSH对TRH之反应减退,T_3及FT_3增龄性水平下降,健康老年人T_3降低可能与T_4转变为T_3减少有关。促甲状腺激素释放激素(TRH)及促甲状腺激素(TSH)刺激试验可以显示甲状腺合成T_3的储备功能是否正常。

老年人非甲状腺性病态综合征(ESS)是指由于严重的急性或慢性非甲状腺疾病、创伤和禁食等原因引起血液循环中甲状腺功能检测指标异常,临床上无明显甲状腺功能减退表现的一组综合征,又称之为低T_3或T_4综合征,可以继发于创伤、严重感染、烧伤、妊娠、肿瘤、外科手术和系统性疾病后期如肾功能不全和心功能不全等。各年龄段均可发生,但以老年人及老年病最为常见。血清甲状腺激素测定常表现为FT_3和T_3降低,FT_4和T_4正常或降低,而TSH通常在正常范围,rT_3明显升高。低T_3状态与甲状腺外T_3产物减少导致血清总T_3水平低有关,通常伴随血清TSH浓度正常,有些更重的疾病,血清T_4水平亦降低。ESS往往预示着老年患者预后不良。对老年住院患者7年随访结果显示,入院时低T_3与全因死亡和心血管死亡显著相关。目前认为ESS是人体处于严重疾病状态下出现的一种自我保护机制,是机体对疾病的一种适应性反应。FT_3、FT_4下降的程度往往反映了病情的轻重。老年病伴ESS者提示病情更重,因此正确判断甲状腺功能非常重要。对ESS状态患者补充甲状腺激素能否获益仍存在争议,但可以肯定其主要措施为治疗原发病。

在老年人,亚临床甲亢亦较临床甲亢多见,且甲亢的临床表现常不典型。这是因为此病呈不明显发作及其数月至数年的缓慢发展所造成,可表现为淡漠、食欲减退、心律失常、充血性心力衰竭、体重减轻等。老年人甲亢时心房颤动可致栓塞和脑卒中,心率减慢与甲状腺状态无关。与年轻人甲亢相比,老年甲亢也有体重减轻,但其病因学途径却不同。老年甲亢患者的甲状腺功能亢进的表现不典型可能是年龄相关的β肾上腺素受体脱敏作用的结果。

为了有效地早期诊断甲状腺疾病,临床医师必须重视患者的临床表现,对老年人因脏器功能衰竭、抑郁症和/或慢性疾病须住院者,进行甲状腺功能筛查试验对筛选甲状腺疾病可能是有益的。流行病学调查提示对无症状的老年甲状腺疾病患者的治疗可改善健康状况、身体功能和一些客观参数。治疗轻微甲状腺功能减退的潜在好处包括可预防进展到显性的甲减,减轻由于亚临床甲减引起的血清皮质醇水平上升,改善这些患者的生活质量。故对甲状腺疾病高发的65岁以上的老年人周期性地测量血清TSH水平非常有价值,并被认为可作为定期健康检查的一项筛查项目。

(何清华)

参考文献

1. 王中丽,罗善云,谈新提,等.增龄对大鼠甲状腺组织结构及功能的影响.武汉大学学报,2003,24:343-346.

2. Baloch Z, Carayon P, Conte-Devolxb, et al. Laboratory support for the diagnosis and monitoring of thyroid disease. Thyroid, 2003, 13(1):123-126.

3. 晓泓,陆晓婕,刘超,等.甲状腺偶发结节的筛查及随访.中国实用内科杂志,2005,25(8):823-824.

4. 万虹,滕伟平,施秉银,等.中老年人群甲状腺结节发病状况调查.老年医学与保健,2005,11(3):150-152.

5. Cooper DS, Doherty GM, Haugen BR, et al.

Management guidelines for patients with thyroid nodules and differentiated thyroid cancer. Thyroid, 2006, 16(2): 1-33.

6. Surk MI, Hollowell JG. Age-specific distribution of serum thyrotropin and antithyroid antibodies in the US population: implications for the prevalence of subclinical hypothyroidism. J Clin Endocrinol Metab, 2007, 92(12): 4575-4582.

7. Bremner AP, Feddema P, Leedman PJ, et al. Age-related changes in thyroid function: a longitudinal study of a community-based cohort. J Clin Endocrinal Metab, 2012, 97(5): 1554-1562.

8. Cappola AR, Fried LP, Amold AM, et al. Thyroid status, cardiovascular risk and mortality in older adults. JAMA, 2006, 295(9): 1033-1041.

9. Iglesias P, Ridruejo E, Munoz A, et al. Thyroid function tests and mortality in aged hospitalized patients: a 7-year prospective observational study. J Clin Endocrinol Metab, 2013, 98(12): 4683-4690.

第六节　甲状旁腺的增龄改变

甲状旁腺是人体重要的内分泌器官，它分泌甲状旁腺激素，与甲状腺C细胞分泌的降钙素和维生素D一起调节机体的钙、磷和骨质代谢。

一、甲状旁腺的解剖与发育

甲状旁腺为内分泌腺之一，是扁卵圆形小体，长3~8mm、宽2~5mm、厚0.5~2mm，位于甲状腺侧叶的后面，有时藏于甲状腺实质内；一般分为上下两对，每个重35~50mg。甲状旁腺表面覆有薄层的结缔组织被膜，被膜的结缔组织携带血管、淋巴管和神经伸入腺内，成为小梁，将腺体分为不完全的小叶。小叶内腺实质细胞排列成索或团状，其间有少量结缔组织和丰富的毛细血管，还可见散在脂肪细胞，并随年龄增长而增多。

在胚胎发育中，甲状旁腺由第3及第4对咽囊背侧的上皮细胞发育而成。在胚胎第7周，甲状旁腺的原基即逐渐与咽囊分离，并向尾侧移动；第8周，原基细胞团渐次分化，形成腺体；胚胎第15周时，第3对咽囊的背翼上皮分化成下甲状旁腺组织，而其腹翼形成胸腺。自第3对咽囊形成的1对甲状旁腺向下移动较远，在形成下甲状旁腺的过程中与胸腺的发生有密切联系，即来源于咽囊腹翼的胸腺，在下降时常将下甲状旁腺牵拉至甲状腺后缘。在下甲状旁腺和胸腺向尾端下降过程中，甲状旁腺一般与胸腺分离，而位于甲状腺下级后方附近，即位于颈胸腺残余组织（甲状胸腺韧带）的上方、齐平或其中。

上甲状旁腺从第4对咽囊的背翼上皮分化而来，但在发育过程中，由于胸腺向尾侧移动，带动了下甲状旁腺，使来源于第4对咽囊的甲状旁腺反而居于上方而成为上甲状旁腺。这是因为第4对咽囊形成的这对甲状旁腺即上甲状旁腺，其向下移动较近，多停留于甲状腺后缘的中部，有时亦可埋入甲状腺内，一般位于或接近甲状腺下动脉入口1cm处。

两对甲状旁腺细胞排列成索状，索间有毛细血管深入并逐渐演化成内分泌腺，细胞分化为主细胞，10岁以后才出现嗜酸性细胞。

二、甲状旁腺激素

（一）甲状旁腺激素（parathyroid hormone，PTH）的生物合成

PTH是甲状旁腺主细胞分泌的含有84个氨基酸的直链肽，分子量为9000，其生物活性决定于N端的第1~27个氨基酸残基。在甲状旁腺主细胞内先合成一个含有115个氨基酸的前甲状旁腺激素原（prepro-PTH），以后脱掉N端二十五肽，生成九十肽的甲状旁腺激素原（pro-PTH），再脱去6个氨基酸，变成PTH。

在甲状旁腺主细胞内，部分PTH分子可以从第33位与第40位氨基酸残基之间裂解，形成两个片段，可与PTH一同进入血中。正常人血浆PTH浓度为10~50ng/L，半衰期为20~30分钟。PTH主要在肝水解灭活，代谢产物经肾排出体外。近年从鳞状上皮癌伴发高血钙的患者癌组织中，分离出一种在化学结构上类似PTH的肽，称为甲状旁腺激素相关肽（parathyroid hormone related peptide，PTHrp），并进一步发现正常组织如皮肤、乳腺及胎儿甲状旁腺中也存在这种肽。PTHrp与PTH从来源上是同族的，尤其两者的N端1~13位氨基酸残基完全相同，PTHrp也具有PTH活性。PTHrp能导致机体产生异位甲状旁腺

功能亢进症，并带来相应的钙磷和骨代谢紊乱综合征。

（二）PTH 的生物学作用

PTH 是含有 84 个氨基酸的直链肽类激素，主要功能是影响体内钙与磷的代谢，PTH 在循环血液中的半衰期约为 20 分钟，主要在肾脏内灭活。体内钙代谢虽然受多种激素的影响，但是调节细胞外液中钙离子浓度的两种主要激素是 PTH 和甲状腺滤泡旁细胞分泌的降钙素。PTH 是调节血钙水平的最重要的激素，它有升高血钙和降低血磷含量的作用。它作用于骨细胞和破骨细胞，从骨动员钙入血，使骨盐溶解，从而使血液中钙离子浓度增高。PTH 对肾脏的直接作用是促进肾小管对 Ca^{2+} 的重吸收，减少 Ca^{2+} 从尿中排泄，使血钙升高；同时还抑制近球小管对磷的重吸收，增加尿磷酸盐的排出，使血磷降低。此外，PTH 对肾的另一重要作用是激活 α- 羟化酶，使 25- 羟维生素 D_3（25OH-D_3）转变为有活性的 1，25 二羟维生素 D_3[1，25-$(OH)_2$-D_3]。同时 PTH 通过活化维生素 D_3 间接使肠道吸收的 Ca^{2+} 增加。

（三）PTH 分泌的调节

生理情况下，PTH 的分泌有昼夜节律性，PTH 血浓度在白天平稳，夜间 20 点及凌晨 4 点有两个宽高峰，其中后一个高峰要持续到上午 8~10 点才降到基础水平。原发性甲旁亢患者 PTH 昼夜节律消失。

PTH 的分泌主要受血浆钙离子浓度变化的调节。血浆钙离子浓度轻微下降时，就可使甲状旁腺分泌 PTH 迅速增加，血钙浓度降低可直接刺激甲状旁腺细胞释放 PTH，PTH 动员骨钙入血，增强肾重吸收钙，结果使已降低了的血钙浓度迅速回升。相反，血钙浓度升高时，PTH 分泌减少。PTH 的分泌以调定点的方式来维持血清离子钙在一个很窄的范围内。低于调定点时刺激 PTH 的分泌，高于调定点时抑制 PTH 的分泌。但是 PTH 的分泌速度有一定的限度，当血清钙为 7mg/dl 时，兴奋作用最大，血清钙为 10.5mg/dl 时，抑制作用最大，高于或低于此水平不产生更大的作用。长时间的高血钙，可使甲状旁腺发生萎缩，而长时间的低血钙，则可使甲状旁腺增生。

PTH 的分泌还受其他一些因素的影响，如血磷升高可使血钙降低而刺激 PTH 的分泌。血 Mg^{2+} 浓度很低时，可使 PTH 分泌减少。另外，生长抑素也能抑制 PTH 的分泌。降钙素通过降低血钙及阻止 PTH 与受体结合，刺激 PTH 的分泌。

（四）PTH 的增龄改变

维生素 D 水平低下也是引起 PTH 释放的重要因素，这也是老年人继发性甲状旁腺功能亢进的重要原因。据报道，当 25- 羟维生素 D 水平[25(OH)D]>30μg/L 时，即接近最佳的肠钙吸收效果；而 25(OH)D 低于 30μg/L 时可刺激 PTH 开始升高。国际骨质疏松基金会将 25(OH)D 为 30μg/L 时作为补充维生素 D 的最低目标，其最佳水平为 30~50μg/L。另外，在 25(OH)D 达到 20μg/L 后，肠钙的转运效率比低于 20μg/L 时提高 45% 以上，因此 20~30μg/L 被定义为维生素 D 不足，低于 20μg/L 则为维生素 D 缺乏，低于 10μg/L 则定义为严重缺乏。

PTH 的血浓度随增龄而增高 30% 以上，这与老年人普遍存在维生素 D 水平缺乏有关。马燕测量了上海 895 例老年男性，平均年龄 76 岁，发现老年男性存在严重维生素 D 缺乏或不足，血 25(OH)D 与 PTH、年龄呈负性相关。老年人由于增龄，出现肾功能减退，1α 羟化酶活性降低，活性维生素 D 合成减少，影响肠道对钙的吸收，使血钙降低，从而刺激 PTH 的分泌。老年女性绝经后雌激素水平降低可能提高机体对 PTH 的敏感性，促进老年骨质疏松的发生。尽管随年龄的增加血清 25(OH)D 水平降低，但年龄不影响补充维生素 D 后血清 25(OH)D 增加水平。

PTH 与 25(OH)D 之间一般存在负性相关性，但有研究发现增龄对 PTH 与 25(OH)D 之间的负性相关性会产生影响。北京医院鲜彤章对 65 岁以上的住院糖尿病患者进行研究，发现年龄对 PTH 与 25(OH)D 之间的相关性有明显影响。作者针对 252 名住院糖尿病患者进行分析，发现年龄 <65 岁组，调整血肌酐后 PTH 仅与 25(OH)D 呈负相关（$r=-0.316$，$P=0.000$）；但年龄 ≥65 岁组，血清 PTH 仅与血钙（$r=-0.238$，$P=0.037$）、血磷（$r=-0.237$，$P=0.038$）呈负相关，与 25(OH)D 无关（$P=0.380$）。线性回归分析显示，调整血肌酐后，年龄 <65 岁组 PTH 随 25(OH)D 升高而下降，年龄 ≥65 岁组 PTH 不受 25(OH)D 变化影响。提示年龄影响了 PTH 与 25(OH)D 之间的相关性，其原因尚不明确，可能与老年人胃肠道吸收钙能力下降，存在对 25(OH)D 作用抵抗有关。

年龄≥65岁组PTH可独立于25(OH)D和血肌酐，直接受年龄相关因素刺激而升高，说明PTH的分泌可能与衰老过程有关。

老年甲状旁腺腺体可表现出对活性维生素D的抵抗。老年患者的甲状旁腺腺体出现萎缩，甲状旁腺细胞及维生素D受体均减少且功能下降，进入慢性肾衰竭后进一步加重，导致对活性维生素D的反应下降。低钙亦使维生素D受体的数量下调，老年患者存在严重钙缺乏时可导致患者对维生素D丧失反应。

国际骨质疏松基金会(IOF)研究小组的10名专家中的8位专家认为75nmol/L(30ng/ml)是最大限度抑制PTH的高水平血清25(OH)D浓度，能减少中老年人因甲状旁腺分泌亢进导致的骨丢失，也能降低跌倒和骨折风险，因此建议临床应以75nmol/L(30ng/ml)为老年人的正常血清25(OH)D水平。其余两位专家认为老年人群普遍较低，以50~70nmol/L(20~30ng/ml)作为老年人正常血清25(OH)D水平也许更合适。

最新研究发现，PTH的分泌和调节与心肌收缩能力有关，可作为老年心力衰竭严重程度的评估指标。PTH可改变细胞内外钙离子浓度梯度，影响细胞缩短率、增强心肌收缩力；并且可以抑制血管紧张素Ⅱ的活性，提高冠脉血流量及改变心肌自律性，进而直接影响心脏收缩功能。动物实验表明，血清PTH可以不受神经体液因素的调节而直接作用于窦房结，产生正性变时作用，改变心肌自律性而直接影响心脏的收缩功能；血清甲状旁腺激素水平与6分钟步行距离及左室射血分数呈负相关，与NT-proBNP呈正相关。反过来，心肌压力过度负荷或心肌缺血缺氧状态也是甲状旁腺激素释放的重要机制。

(何清华)

参考文献

1. Holick MF. Vitamin D deficiency. N Engl J Med, 2007, 357(3): 266-281.

2. 马燕，庞小芬．老年男性血清维生素D水平状况及其与甲状旁腺激素的相关性研究．中国骨质疏松杂志，2015, 21(4): 424-428.

3. Harris SS, Dawson-Hughes B. Plasma vitamin D and 25OHD responses of young and old men to supplementation with vitamin D_3. J Am Coll Nutr, 2002, 21(4): 357-362.

4. Durazo-Arvizu RA, Dawson-Huges B, Sempos CT, et al. Three phase model harmonizes estimates of the maximal suppression of parathyroid hormones by 25-hydroxy vitamin D in persons 65 years of age and older. J Nutr, 2010, 140(3): 595-599.

5. Schierbeek LL, Jensen TS, Bang U, et al. Parathyroid hormone and vitamin D markers for cardiovascular and all cause mortality in heart failure. Eur J Heart Fail, 2011, 13(6): 626-632.

6. Gruson D, Lepoutre T, Ahn SA, et al. Comparison between intact and bioactive parathyroid hormone assays in patients with severe heart failure. Clin Biochem, 2013, 46(4/5): 391-394.

7. Shah RV, Chen-Tournoux AA, Picard MH, et al. Galectin-3, cardiac structure and function, and long-term mortality in patients with acutely decompensated heart failure. Eur J Heart Fail, 2010, 12(8): 826-832.

8. Lundgren E, Rastad J, Thrufjell E, et al. Population-bases screening for primary hyperparathyroidism with serum calcium and parathyroid hormone values in menopausal women. Surgery, 1997, 121(3): 287-294.

9. Jorde R, Bonaa KH, Sundsfiord J. Primary hyperparathyroidism detected in a heath screening. J Clin Epidemiol, 2000, 53(11): 1164-1169.

10. 廖二元．内分泌代谢病学．3版．北京：人民卫生出版社，2012: 539-554.

11. Politz D, Norman J. Hyperparathyroidism in patients over 80: clinical characteristics and their ability to undergo outpatient parathyroidectmy. Thyroid, 2007, 17(14): 333-339.

12. Moranne O, Froissart M, Rossert J, et al. Timing of onset of CKD-related metabolic complications. J Am Soc Nephrol, 2009, 20(1): 164-171.

13. Dooley AC, Weiss NS, Kestenbaum B. Increased risk of Hip fracture among men with CKD. Am J Kidney Dis, 2008, 51(1): 38-44.

14. Coco M, Rush H. Increased incidence of hip fractures in dialysis patients with low serum parathyroid hormone. Am J Kidney Dis, 2000, 36(6): 1115-1121.

15. 鲜彤章，潘琦，王晓霞，等．年龄对住院糖尿病患者25羟维生素D和甲状旁腺素相关性的影响．中华骨质疏松和骨矿盐疾病杂志，2016, 9(3): 277-282.

第七节　性腺的增龄改变

随着年龄增长，性腺功能会逐渐衰退。女性50岁前后即进入更年期，卵巢功能开始衰退，其体积逐渐缩小，重量减轻，最后缩小为一小片结缔组织。男性睾丸的曲细精管固有膜和基底膜增厚，管腔变窄、硬化，生精上皮细胞减少。性腺激素受脑垂体支配，女性更年期过后，主要靶器官－卵巢功能停止，雌激素、雌二醇不能从卵巢分泌，只能靠肾上腺供给，因此总量显著减少。男性也有通过间脑、大脑边缘系统的自动控制机制，睾丸分泌睾酮、微量雌二醇和抑制素。有学者认为，机体内雄性激素与雌性激素比例的改变可能是老年人许多疾病发生的原因之一。有学者报道这种改变在男性多发生在50~60岁，而女性则在60~70岁。老年男性睾酮分泌水平和女性雌、孕激素水平的减少，使性功能及生育功能逐渐减退。

一、男性性腺的增龄改变

（一）睾丸组织的解剖和生理

睾丸是一对略扁的卵圆形器官，分别位于阴囊隔分隔的两侧阴囊内，阴囊不仅提供保护性包膜的作用，还能使睾丸的温度维持在比腹腔温度低约2℃的水平。成年男子每侧睾丸重20~30g，平均长径4.6cm（3.6~5.5cm），宽2.6cm（范围2.1~3.2cm），厚约3.0cm。成年人睾丸容积（18.6±4.8）ml。睾丸主要由曲细精管和间质两部分组成。睾丸白膜在后缘增厚，形成睾丸纵隔，由纵隔伸出的结缔组织隔将睾丸分成约250个锥形小叶。每个小叶有1~3条生精小管，每个睾丸有600~1200条生精小管，总长度约200m，它们占睾丸体积的80%~90%，这些生精小管间分布有大约35 000万个能分泌雄性激素的Leydig细胞及毛细血管、淋巴管、神经组织和成纤维细胞。

睾丸生精小管组成睾丸的实质部分，在生育期（从青春期到死亡），它们每天能产生大约30 000万个精子。生精小管上皮主要由各级生精细胞构成，在生精细胞之间有散在的支持细胞，后者对生精细胞的分化发育过程具有支持和调节功能，并能分泌雄激素结合蛋白和抑制素等。睾丸间质中的Leydig细胞，具有合成分泌雄激素的能力。20岁年轻人双侧睾丸的支持细胞大约有7亿个。这些细胞的初级分泌产物是睾酮，对青春期第二性征的发育、成年男性性欲和性功能的维持起直接或间接的作用。

（二）睾丸结构和功能的增龄改变

成年男性随着年龄的增加，性腺的结构和功能均有明显的退化。50岁以后，性腺组织逐渐萎缩，睾丸体积缩小、重量降低，性功能衰退。至60岁后，这一变化更加明显。70岁老人的睾丸体积相当于12岁儿童的睾丸体积。动物实验亦表明，不同月龄的小鼠的睾丸随着增龄而变化。20月龄组的睾丸平均重量较18月龄组轻。电镜显示大鼠睾丸部分基膜增厚，生精细胞排列紊乱，多数细胞器变性。精原细胞胞质可见许多空泡，初级精母细胞核周隙增宽，染色质边集，异染色质增多，胞质内线粒体空泡变性，另外还可见细胞膜内陷包裹线粒体或溶酶体等结构形成的凋亡小体。睾丸支持细胞胞质内可见内质网增生、扩张、线粒体嵴断裂、空泡变性，溶酶体增多并出现髓样小体结构。老年人睾丸曲细精管的直径缩小、生精上皮变薄，生精细胞和间质细胞数量减少，并有细胞变性和单核细胞浸润等现象，生精能力逐步下降。老年期精子生成量减少，畸形精子的数量增多，精子活动能力降低，精液量较少，受精能力减弱。睾丸内结缔组织增生，胶原纤维数量增多，白膜增厚，平滑肌纤维则减少，基膜和小血管的基膜透明变。血管壁增厚变硬，管腔狭窄，毛细血管数量及血流量减少，导致阴茎勃起障碍。据调查，阴茎勃起障碍的发生率在40岁时约占5%，到70岁时可达15%。

睾丸容积的缩小自50岁开始，到60~70岁时最为明显，并认为这是曲细精管变化所致；睾丸重量的缓慢下降是自40岁之后开始的，较之睾丸体积的变化显示得更早。中村曾测量2000例正常的日本男子（1~80岁）的睾丸体积，认为20岁时达到一定的大小，50岁以后慢慢缩小，60岁后缩小愈加明显，70岁相当于11~12岁儿童的睾丸大小。这种变化与女子闭经后的卵巢萎缩、功能停止无异。从组织结构看，50岁以后生精小管有萎缩并减少的倾向，70岁时明显缩小，精子生成能力下降。有研究报道，自50~70岁，约有三分之一的人生精小管不能生成精子；50岁之后，Leydig细胞出现形态的多样化，其分泌雄激素的功能状态改变自50岁以后变化明显。自60岁起睾丸硬度明显下降，生精小管管腔扩大并有疝状突出，精子生成减少。Smith认为，性功能改变与生精小管动脉闭塞、基质增加、基质细胞分泌的抑制素增加、造成垂体促性腺轴失常等有关。实际上，生精功能自30岁起便开始减退，到40岁以后就更为明显。黑土分析过358例事故死亡者，50岁以上生精小管退化者占32%。Schirven报道，40~50岁起精液中果糖含量减少，异常精子增加，活动度减弱。

然而，由于男性睾丸的变化是呈渐进性的，故有不少男性在50岁以后性活动能力并未见明显下降，有的甚至晚年仍能保持生育能力。但总的来说，老年人的生精能力及性行为是随着增龄而缓慢地呈现进行性减退的。老年男子的阳痿和不育的发病率明显增多，其原因可为原发的性腺衰老或由于中枢（指下丘脑、垂体等）控制失调而继发的性腺功能障碍。动物实验证实，高龄老鼠的交配动作的失败同精液进行性减少、睾酮血浆水平下降和LH血浆水平升高相平行。

（三）男性副性器官增龄改变

男性的副性器官包括附睾、输精管、精囊、前列腺、射精管、阴茎和阴囊。

老年人因雄激素分泌减少，副性器官均可出现不同程度的变化，但这些改变常呈局灶性分布。老年人附睾逐渐退化，位于其中的变性精子增多，上皮萎缩并出现淋巴细胞浸润。动物实验表明随着衰老的出现，附睾主细胞和基细胞的分裂能力减弱，并有细胞变性和脱落等现象，输精管的基底膜增厚，管腔变窄。精囊壁变薄，重量减轻，上皮随增龄而出现萎缩等变化。尿道球腺有退行性变化，前列腺的增龄性变化较明显，从40岁起，因雄激素分泌水平降低，前列腺发生衰老性改变。在40~60岁呈老年前改变，主要表现为上皮从柱状变为立方形，平滑肌萎缩，纤维数量逐渐减少，结缔组织增生充填。腺体分泌上皮细胞呈扁平状且细胞内有色素沉着。前列腺的发育受性激素的影响，由于前列腺各部对雄激素敏感性不同，这些退行性变化在前列腺内分布并不均匀，有些小叶萎缩现象较明显，主要累及腺外带；而另一些小叶萎缩并不明显，甚至出现增生现象。60岁后前列腺缓慢均匀萎缩，腺体腔内有残留分泌物形成的凝固体，继而钙化成结石堆积。老年男性因睾丸萎缩，导致性激素分泌紊乱。60岁以后有1/3或更多男性出现前列腺良性增生肥大。其特征为前列腺组织结节状增大，尤其是内带增生更明显，常导致尿道和膀胱出口堵塞，增加了逼尿肌压力，结果使膀胱代偿性肥大变厚，最终丧失代偿。前列腺肥大引起进行性排尿困难和尿潴留，导致输尿管和肾盂积水，并发肾盂肾炎，严重者最终可导致肾衰竭和尿毒症死亡。

（四）性激素和性功能增龄性改变

男性的性功能受机体内雄激素水平和神经系统的调节，并与性器官的血供等有关。雄激素包括睾酮、脱氢表雄酮和雄烯二酮，其中以睾酮为主，对激发和维持男性性欲具有决定性的作用。阴茎勃起初级中枢位于脊髓腰骶部，而机体其他的感觉器官如视、听、触和嗅觉及大脑的思维等都可影响阴茎的勃起。此外，阴茎的勃起还受流入的动脉血和流出的静脉血之间的相对平衡的影响，以及前列腺、一氧化碳和甲状腺素等的影响。老年男性的性功能有明显的减退，如性欲降低、对性刺激的敏感性减弱、阴茎勃起速度减慢、持续时间缩短、硬度减弱、射精无力、射精后的不应期延长等。

男性血清睾酮的95%由睾丸分泌，50岁以后，男性血中睾酮水平开始下降，从年轻时的600ng/dl降至200ng/dl。血中的睾酮分游离型和结合型两种，其中游离型睾酮浓度下降的时间出现较早且更加明显。神经内分泌学说认为下丘脑－垂体－性腺功能的衰退是人类老化的主要环节，睾酮的分泌受腺垂体远侧部嗜碱粒细胞合成分泌的黄体生成素（LH）的调节，LH作用于睾丸间质细胞，通过细胞膜表面的相应受体cAMP系统促进细胞合成和分泌睾酮，而LH又受下丘脑分泌的促性腺激素释放激素的调节，所以血清睾酮含量可反映下丘脑－垂体－性腺功能状态。到老年时，机体内雄激素对一系列酶的诱导作用衰退，影响机体的抗氧化系统。老年男性血清睾酮水平下降，雌二醇水平升高，睾酮/雌二醇下降，睾酮与过氧化脂质（LPO）之间呈显著的负相关，与T-SOD则呈正相关，推测老年男性低睾酮血症与体内过氧化脂质的堆积直接有关。其高雌二醇血症则受相应的酶系统T-SOD功能下降的影响。睾丸内的脂肪、蛋白质和核酸的氧化损伤增加等因素均可导致生精细胞凋亡的数量上升。

随着人类寿命的延长，男性处于中老年阶段的时间也延长，部分中老年男性会出现烦躁不安、记忆力和认知能力减退、性功能障碍、骨质疏松等症状，即迟发性性腺功能减退症（late-onset hypogonadism，LOH），LOH影响着中老年男性的身体健康及生活质量。LOH的出现与男性性激素增龄性改变密切相关。国内外大量研究发现，增龄可引起男性血清总睾酮（TT）、游离睾酮（FT）等出现规律性变化。美国马萨诸塞男子老龄化研究所调查发现，男性血清TT水平随增龄降低，年下降率为0.4%，FT和白蛋白结合睾酮（Alb-T）每年的下降率分别为1.2%、1.0%，性激素结合球蛋白（SHBG）的年增长率为1.2%。国内也有许多相关方面研究，如应俊等提示，TT、FT、双氢睾酮（DHT）与年龄呈负相关（$P<0.01$），但降低程度存在个体差异。马嵘等结果显示，随年龄增长，男性血浆中TT、FT水平逐渐下降，与年龄明显相关，且FT水平发生变化的年龄（50岁后）明显早于TT水平发生变化的年龄（60岁后），提示检测FT可能更早地发现机体激素水平的变化。申素琪等调查显示，随着年龄的增加TT变化不明显，绝大部分TT在正常水平，各年龄组之间比较也没有显著差异，而FT随着年龄的增加而降低，有明显差异，在有更年期症状者中随着年龄的增加下降更为明显（$P<0.05$）。李江源等的研究结果显示，FT、睾酮分泌指数（TSI）和游离睾酮指数（FTI）随年龄老化而逐渐下降，但TT水平随年龄老化而无明显变化。冯耀等发现，血清FT的浓度与男性年龄呈显著负相关（$P<0.05$）。周善杰等调查显示，中老年男性血清TT水平随增龄没有明显改变，而LH、SHBG、FT、生物可利用睾酮（Bio-T）、睾酮分泌指数（TSI）、游离睾酮指数（FTI）则随年龄呈现梯度性变化。刘太华等的研究结果显示，血清TT、SHBG与年龄呈正相关，FT与年龄呈负相关。综合以上国内不同时间、不同地区、不同研究对象的性激素水平调查结果，目前均普遍认可血清SHBG、FT、Bio-T水平的增龄变化规律，但对于TT的增龄变化规律却仍存在明显分歧。

二、女性性腺的增龄改变

卵巢是女性的性腺，具有产生卵子和分泌性激素的功能，其主要功能受下丘脑-垂体和卵巢内局部因素的调节。卵巢在胚胎发生及组织形态上具有独特之处，在女性的一生中，卵巢随着年龄及生理条件改变而又发生相应的变化。

女性的一生经历了新生儿期、儿童期、青春期、育龄期、更年期和老年期6个时期，从新生儿期到老年期，卵巢功能从发生发育到成熟衰退，卵巢功能的发展时期为新生儿期、儿童期及青春期，卵巢功能的成熟时期为育龄期，卵巢功能的衰退及老化时期为更年期和老年期。根据卵巢的衰退过程，更年期又分为绝经过渡期和绝经早期等，绝经过渡期是卵巢不断衰退的动态过程，临床表现为卵巢体积变小，卵泡数目减少，激素水平和月经发生变化，生育能力降低。

（一）卵巢解剖学

卵巢位于子宫阔韧带后，输卵管的后下方。卵巢以卵巢系膜与阔韧带后叶连接，此处称为卵巢门。卵巢血管、神经和淋巴管由卵巢门出入卵巢。其大小、形态因年龄而异。成人的卵巢是一对扁椭圆形的腺体，大小约4cm×3cm×1cm，活体超声测量值平均约11ml，高限为18ml，重5~6g，在排卵期或妊娠期卵巢体积增大，在绝经后正常卵巢大小上限为8ml。青春期前的卵巢表面光滑；青春期开始排卵后，其表面逐渐变得凹凸不平，呈灰白色；绝经后卵巢萎缩变小，变硬。

卵巢表面无腹膜，由一层上皮（生发上皮）覆盖，其内为一层纤维组织白膜。卵巢外层主要为生发上皮和卵巢皮质，中间为富含疏松结缔组织的髓质及与卵巢系膜相连的卵巢门。卵巢切面可辨认出发育中的卵泡、成熟卵泡、初级黄体、成熟黄体、退化黄体及白体。

（二）卵巢组织学变化

卵巢皮质随年龄而变化，婴儿期皮质区宽厚，占整个卵巢的绝大部分；生育年龄时，皮质变薄，约占其厚度的2/3；绝经后皮质区极薄，约占卵巢的1/3。皮质区是卵泡发育和卵巢内分泌功能的功能区。新生儿期含有大量的原始卵泡，青春期后卵泡开始发育。卵巢的髓质区所占的体积恰好与皮质相反，青少年期极少，随增龄而逐渐变宽，至绝经期所占体积最大。卵巢表面有生发中心，幼年时，此层上皮呈立方形或柱状，以后逐渐变扁平。生发上皮来自体腔上皮，其功能尚不很清楚。在胎儿和儿童时期，常完好保存，几乎覆盖整个卵巢；而在成年卵巢表面，则几乎完全消失。

女婴出生时，卵巢中的卵泡数目有200万个左右，青春期前，卵泡仅剩40万个，受垂体促性腺激素的作用，初级卵泡成批发育，但均在未达到成熟前闭锁。性成熟后，下丘脑-垂体-卵巢轴的调节功能建立，每月有多个卵泡发育，通常只有一个卵泡发育成熟、排卵并形成黄体。40~50岁仅剩数百个卵泡，老年人可能只残留数个。

正常成人的卵巢平均长2~3.5cm，宽1~1.9cm，厚0.5~1cm，重3~4g。中年女性随排卵次数的积累，卵巢纤维化的程度也增加，表面呈凹凸不平，硬度增加。40岁以后，卵巢萎缩，体积缩小，至绝经后可缩小到年轻时的1/2左右。育龄期妇女卵巢的平均重量为10g左右，而在60岁时则仅为5g左右。通过对不同月龄的小鼠实验观察，可见小鼠的卵巢随增龄变化而萎缩。青春期女性卵巢内初级卵母细胞约有4万个，到45岁以后减少到几百个，进入老年后，仅存十几个。组织学显示卵巢皮质变薄，有透明样间质纤维化和闭塞性动脉硬化等。通常从60岁起，卵巢功能基本消失。

（三）卵巢增龄性变化

老年女性因性腺退化等原因导致性功能逐渐衰退，通常将性成熟期与老年期之间的过渡阶段称为围绝经期，即更年期，分为绝经前期、绝经期和绝经后期。绝经前期：持续2~5年，此时卵巢的生理功能开始下降，生殖功能减退，卵泡发育不良，雌激素分泌减少，不再排卵。因卵巢失去周期性变化，所以月经周期不规律，月经量或多或少。绝经期：大约为1年，多数出现在40~60岁，此时雌激素水平过低，不能启动子宫内膜发生周期性改变。绝经后期：持续8~12年，在这一阶段内卵巢进一步退化，但间质细胞仍可分泌少量雌激素和雄激素。肾上腺皮质也可分泌少量雄激素。雄激素可在体内转化成雌酮，但此时的雌激素浓度已显著下降。

1997年林守清等报道了卵巢面积与生殖衰老的关系：从生育期到围绝经期，卵巢面积缩小约1/3，雌激素水平增高11%，子宫面积增大38%，子宫内膜萎缩2%；绝经后卵巢面积缩小56%，雌二醇下降65%，子宫面积缩小21%，子宫内膜萎缩48%。绝经3~5年后，卵巢与子宫无明显诱因继续缩小，雌二醇无明显诱因继续下降。研究结果认为：卵巢萎缩先于雌激素的下降，但产生雌激素能力衰退的速度快于卵巢的缩小。对雌激素的依赖性，子宫内膜大于子宫体。

王亚平等对418名年龄在30~68岁健康女性进行前瞻性随访观察研究，观察5年后发现，从绝经过渡期（指月经周期长度的变异性增大，以出现停经60天或以上为标志）向绝经后期早期（距离末次月经8年内）转换时雌二醇明显降低［（80.54±87.91）pg/ml vs（12.47±18.21p）g/ml］，促卵泡素明显升高［（36.61±26.21）U/L vs（63.27±21.30）U/L］，卵巢长径明显下降［（2.30±0.43）cm vs（1.79±0.11）cm］，卵巢短径显著下降［（1.50±0.31）cm vs（1.27±0.13）cm］，卵巢面积亦有明显下降，从（3.01±1.45）cm^2下降到（1.85±0.30）cm^2，提示随着增龄，卵巢萎缩明显。

郑媛媛等采用超声检查的方法对不同生殖状态的健康妇女进行观察研究。生育早期和生育峰期组的女性血清雌二醇水平明显低于生育晚期、绝经过渡期早期（以月经周期长度变异增大为标志，其定义是在相邻周期的周期长度之差超过7天，并且在首次出现后的10个周期内再次发生）和绝经过渡期晚期组（月经周期长度的变异性增大，以出现停经60天或以上为标志）（$P<0.05$），但明显高于绝经早期（距离末次月经8年内）和绝经晚期组（距离末次月经>8年以上）（$P<0.05$）；生育早期、生育峰期、生育晚期和绝经过渡期早期组的血清FSH水平明显低于绝经过渡期晚期、绝经早期和绝经晚期组（$P<0.05$），绝经过渡期晚期组的血清FSH水平明显低于绝经早期和绝经晚期组（$P<0.05$）。生育早期、生育峰期、生育晚期和绝经过渡期早期组的卵巢纵径、卵巢横径和卵巢前后径均明显高于绝经过渡期晚期、绝经早期和绝经晚期组（$P<0.05$），绝经过渡期晚期组的卵巢纵径、卵巢横径和卵巢前后径均明显高于绝经早期和绝经晚期组（$P<0.05$）。生育早期、生育峰期、生育晚期和绝经过渡期早期组的卵巢体积和卵巢面积均明显高于绝经过渡期晚期、绝经早期和绝经晚期组（$P<0.05$），绝经过渡期晚期组的卵巢体积和卵巢面积均明显高于绝经早期和绝经晚期组（$P<0.05$）。作者认为从生育早期到绝经晚期的发展过程中，卵巢功能不断减退；卵巢的各径线值及卵巢的面积和体积从生育早期到绝经晚期不断缩小，生育期及绝经过渡期早期的卵巢各径线值及卵巢的面积和体积大于绝经过渡期晚期和绝经期，绝经过渡期晚期的卵巢各径线值及卵巢的面积和体积大于绝经期。

（四）生殖管道及外生殖器随增龄的变化

老年女性输卵管萎缩，直径较细，黏膜变薄，上皮细胞扁平状，细胞游离缘的纤毛缺失，分泌能力降低。输卵管之间皱缩，管腔狭窄或闭塞，管壁平滑肌萎缩，收缩力降低。

老年妇女子宫逐渐萎缩，体积缩小至年轻时的50%左右。宫颈萎缩，宫口狭窄。子宫颈和子宫体部的黏膜萎缩变薄，功能层消失。子宫腺体稀而小。老年女性外生殖器逐渐呈衰老性改变，皮下脂肪组织和弹力纤维减少，阴毛稀少花白，大阴唇萎缩并呈分开状，不能遮盖阴道口和尿道口。组织化学显示表皮变薄，角化程度增强，真皮中的血管减少，小阴唇萎缩并较干燥，阴蒂萎缩，敏感性下降，阴道口外露，阴道壁因血供减少而较苍白，皱襞退化。黏膜萎缩变薄，上皮细胞内糖原减少。阴道pH值升高，抗感染能力降低，并易发生老年性阴道炎。黏膜下弹性纤维减少，胶原纤维增生，阴道收缩力降低，长度缩短，柔软度减弱，并因分泌物严重减少而较干燥。分泌物减少，螺旋动脉萎缩，平滑肌层变薄。盆腔韧带和肌肉松弛或萎缩，易发生子宫下垂。

（五）女性性激素和性功能随增龄的变化

女性体内的雌激素包括雌二醇、雌三醇和孕酮等。从青春期起至30岁左右，血中雌激素水平基本维持在高水平。进入更年期以后，随着卵巢功能的衰退，血清中雌激素水平也显著下降，65岁妇女的雌激素水平从青年期的87.3pg/ml下降至21.7pg/ml左右。老年妇女睾酮（T）水平升高，睾酮和睾酮/雌二醇比值与T-SOD呈显著负相关，雌二醇与过氧化脂质也呈负相关，睾酮在女性的生长、发育及维持机体内分泌的稳定中起重要作用，女性的血清睾酮主要由肾上腺皮质分泌（60%），卵巢的分泌量较少（40%）。据调查，女性从30岁起血清睾酮水平开始下降，70岁以后，其血清睾酮的浓度减低至最高值的40%左右。绝经后妇女机体FSH和LH水平逐渐升高，比年轻时可增高10倍左右，其中以FSH较强，可能与失去雌二醇和孕酮的负反馈抑制有关。用定量放射自显影方法显示，老年女性子宫内膜层和肌层的雌激素受体浓度均下降，但在内膜层中表现为每个细胞的受体量明显下降，而在肌层中则主要表现为细胞数量的减少。性激素内环境的变化是引起体内氧化-抗氧化系统失衡的重要因素之一，已有实验表明性激素可能是内源性自由基的抑制剂及SOD的增强剂，如雌二醇结构中含有能传递氢原子的酚羟基团，因此具有天然抗氧化的特性。

（何清华）

参考文献

1. 王亚平，陈蓉，林守清，等．卵巢衰老过程中血清性激素和卵巢大小的变化．协和医学杂志，2016，7(3)：163-167.

2. 郑媛媛，金燕燕，郑雅兰．超声检查对卵巢功能衰退过程中卵巢变化观察分析．中国妇幼保健，2016，31(9)：1991-1993.

3. Armstrong L, Fleischer A, Andreotti R. Three-dimensional volumetric sonography in gynecology: an overview of clinical applications. Radiol Clin North Am, 2013, 51(6): 1035-1047.

4. 廖二元，莫朝晖．内分泌学．2版．北京：人民卫生出版社，2001.

5. Halter JB, Ouslander JG, Tinetti ME, et al. Hazzards Geriatric Medicine and Gerontology. 6th ed. New York: McGraw-Hill Education, 2009.

6. 马永兴，俞卓伟．现代衰老学．北京：科学技术文献出版社，2008.

7. Harman SM, Metter EJ, Tobin JD, et al. Longitudinal effects of aging on serum total and free testosterone levels in heathy men. J Clin Endocrinol Metab, 2001, 86(2): 724-731.

8. Vermeulen A, Verdonck L, Kaufman JM. A critical evaluation of simple methods for the estimation of free testosterone in serum. J Clin Endocrinol Metab, 1999, 84(10): 3666-3672.

9. 李江源，李小鹰，李明，等．血清游离睾酮水平和睾酮分泌指数随年龄老化而降低．中华男科学杂志，2006，12(6)：555-558.

10. 周善杰，卢文红，袁冬，等．河北某地社区中老年健康男性血清生殖激素水平变化研究．中华男科学杂志，2009，15(8)：679-684.

11. Gray A, Feldman HA, McKinlay JB, et al. Age disease and changing sex hormone levels in middle-aged men: results of the Massachusetts Male Aging Study. J Clin Endocrinol Metab, 1991, 73(5): 1016-1025.

12. 应俊，姚德鸿，张庆华．血清睾酮、游离睾酮、双氢睾酮浓度与男性年龄关系的研究．中国男科学杂志，2000，14(1)：13-15.

13. 马嵘，郑宝钟．不同年龄男性血浆睾酮水平的研究．中华老年医学杂志，2004，23(8)：28-29.

14. 申素琪，徐晓燕，蔡瑞芬，等．江苏省3551例中老年男性健康调查．中华男科学杂志，2005，11(6)：438-441.

15. 冯耀，刘居理，罗明，等．血清游离睾酮浓度与男性年龄的相关性研究．中国性科学，2009，18(7)：16-17.

16. 刘太华，杨瑞峰，孔祥斌，等．不同年龄段男性血清总睾酮和游离睾酮水平分析．中国计划生育和妇产科，2014，6(9)：16-18.

17. Liu Z, Liu J, Shi X, et al. Dynamic alteration of serum testosterone with aging: a cross-sectional study from Shanghai, China. Reprod Biol Endocrinol, 2015(13): 111-117.

18. Gideon S, Sasa S, Amanda I, et al. Serum testosterone, dihydrotestosterone and estradiol concentrations in older men self-reporting very good health: the healthy man study. Clin Endocrinol, 2012, 77(5): 755-763.

第八节　肾上腺的增龄改变

肾上腺激素参与调节机体的代谢和行为，在维持内环境稳定中起到重要的作用。肾上腺皮质主要分泌肾上腺糖皮质激素、性激素和盐皮质激素，肾上腺髓质分泌儿茶酚胺如肾上腺素和去甲肾上腺素。而衰老常常伴随着机体各种器官功能（包括内分泌系统）的改变。在肾上腺疾病方面，老年人群显现出激素分泌节律和峰值的改变、肿瘤（嗜铬细胞瘤、皮质醇和醛固酮分泌肿瘤）发病隐匿、临床表现不典型等诸多特征。以下就老年肾上腺解剖结构变化、肾上腺激素分泌的变化作一简述。

一、解剖结构变化

随年龄增长，肾上腺多发生退行性改变，肾上腺皮质和髓质细胞均减少，重量逐渐减轻，70岁以上更显著。人体肾上腺大体形态上没有明显变化，但显微结构有变化包括重量减轻、皮质出现结节、皮质和髓质细胞减少、结缔组织滋长、脂褐素颗粒沉积与细胞微结构变化。肾上腺皮质结缔组织和脂褐素增加，色素沉着，脂肪组织减少，细胞器丰富，肾上腺实质组织内可能有血管扩张和出血。肾上腺皮质呈现以纤维化为特征的退行改变和腺体增生。病理学研究资料证明，随着年龄增长，肾上腺皮质有不同程度的结节性增生的趋势，在尸体解剖中十分常见。研究表明，在年龄<30岁的人群中肾上腺结节性增生的发病率为1%，年龄≥70岁为7%。在不同时间和不同人群中分别进行连续尸体解剖发现，肾上腺皮质结节性增生的检出率分别为64.6%和53.7%。临床上伴肾上腺增生的高血压患者逐渐增多，检出率10.88%。

有研究发现住院老年高血压患者CT检查肾上腺异常的检出率高，这种改变可能与年龄有关。这个研究选择老年高血压患者199例，均进行肾上腺CT扫描。将CT扫描显示肾上腺异常者作为研究组92例，未见异常为对照组107例。结果与对照组比较，研究组患者年龄偏大，（67.20±10.34）岁 vs（61.59±12.51）岁，P=0.033，醛固酮肾素活性水平符合原发性醛固酮增多症（PA）或库欣综合征诊断的比例高（48.91% vs 22.43%，P=0.05）。其中左侧肾上腺增生最常见，27.45%的患者激素水平符合PA诊断标准，显著高于国内研究报道的比例，但与国外研究报道类似。在该研究中发现肾上腺异常最常见的表现为左侧增生，与国内外文献报道一致。肾上腺异常的检出率由高到低的顺序依次为：左侧增生、双侧增生、右侧增生、左侧腺瘤、右侧腺瘤、双侧增生+左侧腺瘤或双侧腺瘤。可能是因为老年患者随年龄增长可引起肾上腺皮质血管动脉硬化，导致局灶性缺血性病变，皮质节段性萎缩，刺激下丘脑-垂体-肾上腺轴，ACTH代偿性分泌增多，促使周围皮质细胞增生，分泌亢进，但目前处于病变早期，仅有形态学的改变，内分泌功能相对静止或尚无法从血液中检测到异常的指标。

一些研究表明，5%~20%的肾上腺意外瘤患者高血压、糖尿病、腹型肥胖、骨折、血脂异常及心血管事件的发生率较高，尽管这些风险的升高与亚临床皮质醇增多症之间的因果关系还不清楚，但是这些改变与长期低水平的皮质醇过量分泌有关，常常以肾上腺自主性的下丘脑-垂体-肾上腺轴的细微变化为特征。即使是非功能性肾上腺意外瘤，其颈动脉内膜中层厚度增加及高血压的发病升高风险也会更高。

老年人下丘脑-垂体-肾上腺轴的变化特点是：①肾上腺束状带增生；②下丘脑的神经元数目减少；③海马区的糖皮质激素受体减少；④下丘脑的CRH释放增多，血ACTH和皮质醇升高；⑤地塞米松对内源性糖皮质激素的抑制作用减弱；⑥肾上腺线粒体P_{450}SCC和21-羟化酶活性增加。一般认为，增龄性老化在组织和细胞水平的过程是：毛细血管内皮细胞损伤→小动脉硬化→血流减少→代谢调节障碍→继发性组织损伤。在肾上腺皮质合成17α-羟孕烯醇酮和DHEA的过程中，必须有分子氧（O_2）作为底物。因此，老年人肾上腺衰老的特点表现为：①小动脉发生硬化后，由于血流减少，O_2和葡萄糖的供应不足，结果需氧的脱氢表雄酮（dehydroepiandrosterone，DHEA）合成不足，合成DHEA的细胞数目减少，同时伴有网状带细胞的衰老退变；②下丘脑CRH和垂体ACTH脉冲性分泌增强，皮质醇分泌增多；③肾上腺髓质的指状突细胞（interdigitating cells）释放的儿茶酚胺增多，导致肾上腺内的自由基增加，产生自由基损伤；④老年人的红细胞结合氧（O_2）的能力降低，合成DHEAS的细胞生存力下降；⑤在血浆中，硫酸脱氢表雄酮（dehydroepiandrosterone sulfate，DHEAS）可作为睾酮与血清白蛋白结合的分子变构促进剂（allosteric tacilitator），使睾酮易于与受体结合而发挥作用，当DHEAS减少时，睾酮的靶组织对睾酮的可利用性和生物作用均减弱。

二、激素分泌变化

机体在老化过程中，各组织、器官、内分泌腺等渐渐萎缩，功能逐渐下降。下丘脑－垂体－肾上腺轴和调节应激反应与维持身体内稳定有关，衰老时变化相对较轻。

（一）性激素分泌变化

血清脱氢表雄酮（DHEA）由肾上腺皮质网状带合成，是雄激素和雌激素的前体物质。随着年龄的增长，DHEA及其硫酸盐（DHEAS）水平明显下降。研究表明，老年人的肾上腺皮质生成性激素的功能明显低于成年人，DHEA和DHEAS随着年龄的增高而进行性下降，其原因是产生减少，17-酮类固醇包括代谢产物如雄酮等减少50%，不论是老年男性还是老年女性都存在DHEA缺乏。DHEAS的分泌在30岁达到高峰。而后随着年龄的增加而逐年下降，每年下降2%~3%。在70~80岁的老年人中其血清水平只有青年人的20%~30%，这可能与老年人肾上腺皮质网状带功能退化有关。在一些病理情况下，如精神抑郁和阿尔茨海默病，这一下降幅度更加明显。但老年妇女表现为低DHEAS及高皮质醇，因而皮质醇/DHEAS比值较男性为高。

流行病学和动物实验研究均表明血液循环中DHEA及DHEAS水平与机体免疫力、精力、耐力及预防肿瘤、动脉粥样硬化、老年性痴呆、感染和其他衰老所致的身体变化都有明显的联系。有资料显示，DHEAS（非DHEA）可激活肝中的过氧化物增殖活化受体-α（PPARα），其作用是作为一种生理性的肝脂肪酸代谢和过氧化物酶表达的调节因子，因此，DHEAS具有内源性抗癌作用和细胞保护作用。此外，DHEA和DHEAS还对肾上腺皮质的皮质醇分泌有调节作用，从而进一步影响机体的一系列代谢。DHEA水平高与寿命长、健康状况佳相关，故随着年龄增长，血清DHEA水平的降低可严重影响中老年男性的生活质量。有研究发现，高龄老年组血清DHEA水平、健康状况问卷SF-36明显低于老年组及中年组，老年组亦低于中年组，差异均有统计学意义。国外也有结果相似的相关研究。普遍认为男性最佳的身体功能总是伴随着最高的DHEA水平，低水平的DHEA与一般健康状态下降相一致，可以引起全身性的衰老，生活质量下降。有人曾给予老人DHEA，对其活动、肌力、睡眠及性欲等有一定帮助，但未被普遍认可。美国麻省从事老年研究的FeldMan等分析总结了40~70岁男子的性功能和活力，结果在测定的17种激素中，只有DHEA与勃起功能障碍（ED）具有直接的一致性，随着DHEA水平的降低，ED的发生率增加。这个结果进一步被Reiter的研究所证实。一些证据表明，补充适量DHEA可能会产生有益的影响，一项临床研究表明，对50~65岁健康非肥胖男性补充DHEA 6个月，膝盖屈曲/伸展的力量和腰背力量分别增加15%和13.9%，磁共振成像（MRI）显示腹部内脏脂肪及腹部皮下脂肪显著减少了7.4%和6%，口服葡萄糖耐量试验曲线下胰岛素面积和胰岛素敏感性指数显著增加。有学者报道给予老年男性DHEA补充替代治疗一年余，观察到临床症状明显改善，包括情绪、性欲、疲劳及关节疼痛逐步改善，明显提高老年人生活质量。以上研究从另一方面证明血清DHEA水平降低，对生活质量有一定影响，但也有研究结果显示给予DHEA补充治疗后未见与生活质量有明显的相关性。最近对低DHEA老人用双盲法给予外源性DHEA及安慰剂对照的试验后，发现DHEA对体质组成、耗氧量、肌肉力量、胰岛素敏感性、认知功能等未有任何影响，并未见对健康指标有何益处。因此目前认为DHEA缺乏与人的衰老有关（DHEA缺乏综合征），而DHEA可被认为是一种抗衰老或抗老化激素，DHEA不足更可能是一种衰老的标志物，没有直接的临床意义。

（二）醛固酮水平变化

醛固酮由肾上腺皮质球状带合成。老年男性女性的肾上腺皮质球状带的变化不明显，但血浆醛固酮水平随增龄而降低，尿醛固酮排出量减少，而 ACTH 刺激的醛固酮释放正常。老年人肾素活性降低，致使 AT-2 生成减少，可能是老年期醛固酮降低的重要原因，即继发性醛固酮减少症。醛固酮水平在基础和激发状态（低钠、直立体位）均下降。在合并肾功能不全的老年人容易发生尿钠增多、低钠血症、高钾血症。

老年人中原发性醛固酮增多症也有其特点。由于醛固酮水平生理性下降，因此原发性醛固酮增多症的老年患者血、尿醛固酮水平有可能在正常范围内。2010 年由上海交通大学医学院附属瑞金医院牵头在全国 11 个省、19 个临床医学中心开展的原发性醛固酮增多症流行病学调查发现，约 8.2% 的原发性醛固酮增多症患者年龄超过 65 岁，其中醛固酮瘤约占 35%，特发性醛固酮增多症约占 57%，7.3% 的患者经由体检发现。与 65 岁以下患者相比，其病程较长（$P<0.001$），肾素水平略高，但肾功能、醛固酮及电解质水平并没有显著差异。另外，还发现了年龄对肾素 - 血管紧张素 - 醛固酮系统也有影响：健康人中 ARR 水平在 40~49 岁最高，随后下降。在原发性高血压中 ARR 水平在年龄 >60 岁的患者中最高。而对于原发性醛固酮增多症患者来说年龄的影响似乎并不大。因此建议对于 40 岁以上人群做 ARR 比值和血醛固酮水平相结合的考量将有助于提高筛查的准确性。

（三）皮质醇水平变化

随着年龄的增长，男性女性的肾上腺皮质网状带明显萎缩甚至消失。皮质醇节律的改变有：肾上腺皮质随年龄的增长对促肾上腺皮质激素（ACTH）的反应性下降，老年人 ACTH 水平有一定程度的升高，但因皮质醇的分泌速率和排泄率均减少 30%，故血浆基础皮质醇浓度仍保持不变，其分泌的昼夜节律亦维持正常。也有研究发现随着年龄的增长，血皮质醇节律出现低平的昼夜变化曲线，即便是健康老人亦是如此。其可能与老年人下午及夜间皮质醇水平选择性升高，而日间皮质醇水平相对较为稳定有关。皮质醇脉冲分泌的幅度下降；夜间皮质醇浓度最低点提前，皮质醇水平较年轻人高。

也有研究显示老年人平均血清皮质醇浓度升高 20%~50%，波动较年轻人更大。相对醛固酮和肾上腺的性激素生成来说，老年人的皮质醇合成和分泌逐年增加呈亢进状态，过量的糖皮质激素是导致认知障碍和海马神经元凋亡的重要原因之一。皮质醇增多的原因不清楚，有研究发现体内脂肪量高的老年人 24 小时皮质醇分泌速率也较高。除了年龄之外，皮质醇轴的调控还存在着性别差异，例如有研究显示老年女性受外源性 ACTH 刺激后皮质醇水平升高较男性更明显，受外源性地塞米松抑制后皮质醇水平下降也更明显。

在老年危重病的治疗中，将内分泌激素水平作为整体评估的一部分，合理、谨慎的替代或干预有可能取得一定的疗效，甚至促成这一领域的新突破。临床已经尝试的小剂量激素替代或干预治疗，对重症感染和感染性休克患者的糖皮质激素治疗是多年来临床关注的问题，目前已经基本否认采用大剂量糖皮质激素干预，而用小剂量糖皮质激素治疗感染性休克已初步被认可。有学者对感染性休克患者进行了小剂量氢化可的松和氟氢可的松治疗的对照试验，结果证明，对全体观察对象及其中 ACTH 试验无反应者均能提高 28 天的累积生存率（$P<0.05$）。研究表明，老年重症患者皮质醇水平明显升高，且与病情严重程度密切相关，可尝试作为评价该类患者预后的一个指标。其皮质醇水平维持在高位，但昼夜变化不甚明显，提示该类患者 HPA 分泌功能缺乏昼夜节律性，其正常功能受到损害。血清皮质醇水平与所受应激反应的激烈程度及机体的损伤程度呈正相关，HPA 在应激状态下被激活后，垂体合成及分泌 ACTH 亦有所增加，分泌的 ACTH 不单能促进皮质醇的分泌，还能减少皮质醇的清除，促使皮质醇维持在较高的水平以对抗应激反应。有研究显示，烧伤、车祸、手术后患者皮质醇分泌剧烈增加，并与机体受损程度密切相关。针对老年休克患者的研究发现，休克患者血清皮质醇水平越高，救治越为棘手，临床生命体征、实验室指标越差，病情越严重，且病死率越高。对老年患者而言，年龄是重要的危险因素，从临床来看，年龄越大，危险性越高。随着年龄的增加，皮质醇、ACTH 水平有所降低，即基础分泌减少，而老年重症患者皮质醇、ACTH 水平升高为应激状态引起的增量分泌增加，并不存在矛盾。但也有研究显示，休克组和非休克组老年重症患者 ACTH 均处于较低水平，

考虑与这些患者垂体功能受损有关，但两组比较均未显示出显著差异，这与两组皮质醇水平各时间点均显示出显著性差异并不匹配。考虑与老年重症患者垂体功能受损程度大于肾上腺功能受损程度有关。另外。由于老年人血浆白蛋白含量下降，致使血中游离糖皮质激素浓度增高而出现医源性皮质功能亢进症。在给老年人应用糖皮质激素时就必须特别慎重，特别是在用于关节炎、哮喘、炎性肠等疾病抗炎治疗、器官移植及免疫疾病时超生理剂量的糖皮质激素可诱发或加重病情。

另外，激素分泌减少所引起的肾上腺皮质功能减退症在老年人群中的发生率也相应升高。一项来自中国台湾的回顾性研究发现，1996 年至 2008 年间，共 32 085 例住院患者伴随有肾上腺皮质功能减退，其发生率约为 0.15%，并逐年增长，尤其是在年龄大于 60 岁的患者中。肾上腺皮质功能减退可伴随着多种疾病而发生，最常见的有肺炎、慢性阻塞性肺疾病、尿路感染、糖尿病及电解质紊乱等，这一现象在 80 岁以上的患者中更为显著。

（四）儿茶酚胺变化

肾上腺髓质分泌的肾上腺素、去甲肾上腺素等儿茶酚胺类物质随增龄其血浓度升高。肾上腺素，尤其是去甲肾上腺素在衰老时增加，但受到应激时增加的幅度较年轻时为少。这种情况使老年人对应激反应减弱，因此较易受到损害。去甲肾上腺素增加来源于交感神经兴奋性增强，而非肾上腺髓质分泌增加，可能是一种组织对去甲肾上腺素作用减弱的代偿反应。

用胰岛素诱发低血糖刺激肾上腺髓质分泌儿茶酚胺，老年人呈现明显的反应延迟或反应缺失，故老年人低血糖反应表现出心动过速等交感神经兴奋症状者远不及年轻人多见。关于肾素 - 血管紧张素（RAS）系统随年龄增长出现的改变，目前普遍认为血浆肾素活性随年龄增长而下降，但血管紧张素Ⅱ（Ang Ⅱ）水平随增龄的改变其结果多不一致。有研究表明老年大鼠血浆 Ang Ⅱ水平明显下降，肾组织 Ang Ⅱ增高，提示在老年人肾脏存在局部 RAS 的激活。而在危重病患者中，肾血流灌注不足导致肾缺血时，肾小管旁细胞释放肾素增多，从而使 Ang Ⅰ和 Ang Ⅱ水平增高，醛固酮也随之升高。有报道在危重病患者中存在高皮质醇、高血管紧张素及低醛固酮的现象，且与病死率升高明显相关。Ang Ⅱ - 醛固酮分离现象可能是由于肾上腺皮质球状带对缺血、缺氧特别敏感，加上随着年龄的增高，球状带耐受能力差，易发生功能不全。大量 Ang Ⅱ可使患者体内血管强烈收缩，进一步加重血流动力学障碍和组织器官缺血、缺氧，而醛固酮的减少又可能使机体内水、电解质发生紊乱，所以存在 Ang Ⅰ - 醛固酮分离的老年危重病患者合并症多，病死率高。老年肺源性心脏病患者由于感染、气道阻塞而致缺氧，缺氧使肺血管痉挛而发生肺动脉高压，致右心室扩大。有实验表明，肺动脉高压大鼠血浆儿茶酚胺浓度明显升高，同时右心室中儿茶酚胺含量及其表达也显著升高。这提示儿茶酚胺升高可能是对肺源性心脏病患者肺动脉高压的一种主动调节过程。儿茶酚胺作为内源性激素可降低肺动脉压力，对缺氧性肺动脉高压性疾病有一定保护作用。因此，血浆儿茶酚胺水平可以作为判断肺源性心脏病患者治疗效果和预后的重要指标之一。

嗜铬细胞瘤在老年患者中有隐匿发病的特点。在老年患者中，关于肾上腺疾病发病率和类型的研究不多，有一项法国的多中心研究回顾性分析了 2005 年至 2010 年间 70 岁以上患者肾上腺肿瘤发生的特点，其中有 153 例接受手术切除肿瘤治疗。结果发现：①老年和中青年患者肾上腺肿瘤的发生率没有显著差异；②根据术前激素水平和术后病理，有 27% 为嗜铬细胞瘤，23% 为无功能腺瘤，14% 为皮质醇分泌肿瘤，另有 12% 为恶性肿瘤的肾上腺转移，而肾上腺皮质癌和醛固酮瘤的发生率分别为 7% 和 6%。其中，有 54 例（35%）的患者因肾上腺意外瘤就诊，最终 13% 的患者诊断为嗜铬细胞瘤，11% 的患者诊断为皮质醇分泌肿瘤，11% 诊断为髓样脂肪瘤，另有 8% 诊断为肾上腺皮质癌或是恶性肿瘤的肾上腺转移，包括肺癌、乳腺癌、黑素瘤或淋巴瘤。这一结果发现，老年患者嗜铬细胞瘤比例增加。一般认为嗜铬细胞瘤患者多为 30~40 岁的中年人，60 岁以上老年人的发病率很低，但事实上尸检发现嗜铬细胞瘤在 60 岁以上老年人中的检出率比认知中高很多。上海交通大学医学院附属瑞金医院也对 2002 年至 2012 年期间收治的 1576 例肾上腺意外瘤患者进行的分析发现，共有 141 例（8.9%）患者年龄超过 65 岁，其中无功能腺瘤 32 例（22.6%），嗜铬细胞瘤 25 例（17.7%），库欣综合征 15 例（10.6%）。这进一步提示了嗜铬细胞瘤在老年患者中隐匿发病的特点。已有多个病例报道指出了嗜铬细胞瘤在老年患者中临床表现的不典型性。由于缺乏典型的三联征和其他的一些临床表征，使得老年嗜铬细胞瘤的临床诊断难度明显增加。其原因可能与老年人群的伴发疾病和伴随用药及衰老本身导致的动脉硬化和心血管系统对儿茶酚胺的反应性降低有关，使得儿茶酚胺过度分泌和交感神经兴奋的表现被掩盖。

（五）其他

年龄应激综合征（stress-age syndrome）是指因年龄而引起的神经-内分泌、组织与细胞的病理损害和临床表现的一组症状群。其病理生理特点是下丘脑和其他系统出现异常的兴奋性，血儿茶酚胺、血管加压素、ACTH和皮质醇升高，血睾酮、T_4等下降，组织和血液中的阿片肽类物质增加，免疫功能受抑制，血脂谱异常并出现高凝状态和细胞的自由基损伤。在上述病理生理变化中，有些为组织适应反应，而有些可导致各器官的器质性损害。

（张 洁）

参考文献

1. 雷永富，李敏．住院老年高血压患者肾上腺CT的改变及意义．中华老年心脑血管病杂志，2015，17(5)：498-500.

2. 李晓牧，易茜露，饶圣祥，等．肾上腺CT扫描在门诊高血压患者中筛查肾上腺高血压的应用价值．中华内分泌代谢杂志，2012，28(2)：126-131.

3. 李乐乐，窦京涛，谷伟军，等．1173例肾上腺意外瘤病因构成分析．中华医学杂志，2014，94(8)：587-590.

4. Rosenbaum D，Rigabert J，Villeneuve F，et al. An abdominal CT scan in first-line is an efficient investigation of uncontrolled hypertension suspected to have an adrenal cause. Ann Cardiol Angeiol (Paris)，2012，61(3)：209-212.

5. Zografos GN，Perysinakis I，Vassilatou E. Subclinical Cushing's syndrome：current concepts and trends. Hormones (Athens)，2014，13(3)：323-337.

6. Kim BY，Chun AR，Kim KJ，et al. Clinical Characteristics and Metabolic Features of Patients with Adrenal Incidentalomas with or without Subclinical Cushing's Syndrome. Endocrinol Metab (Seoul)，2014，29(4)：457-463.

7. Tuna MM，Imga NN，Dogan BA，et al. Non-functioning adrenal incidentalomas are associated with higher hypertension prevalence and higher risk of atherosclerosis. J Endocrinol Invest，2014，37(8)：765-768.

8. 林英，王卫东，叶山东，等．老年男性下丘脑垂体肾上腺轴激素水平改变与生活质量关系的研究．中国临床保健杂志，2013，16(2)，136-138.

9. Martínez-Jabaloyas JM，Queipo-Zaragozá A，Ferandis-Cortes C，et al. Relationships between sex hormone levels in men over 50 years of age and body composition，bone quality，and quality of Life. Actas Urol Esp，2011，35(9)：515-52.

10. Keenan DM，Roelfsema F，Carroll BJ，et al. Sex defines the age dependence of endogenous ACTH-cortisol dose responsiveness. Am J Physiol Regul Integr Comp Physiol，2009，297(2)：R515-R523.

11. 文英旭，邢柏，陈太碧．老年重症患者血清皮质醇和促肾上腺皮质激素表达与病情严重程度及预后的关系．中国老年学杂志，2015，35(22)：6528-6530.

12. Nakamum Y，Rege J，Satoh F，et al. Liquid chromatography-tandem mass spectrometry analysis of human adrenal vein corticosteroids before and after adrenocorticotropic hormone stimulation. Clin Endocrinol (Oxf)，2012，76(6)：778-784.

13. Eidlitz-Markus T，Snir M，Kivity S，et al. Long-term follow-up for ophthalmologic sequelae in children treated with corticosteroids for infantile spasms. J Child Neurol，2012，27(3)：332-336.

14. Amason BG，Berkovich R，Calania A，et al. Mechanisms of action of adrenocorticotropic hormone and other melanocortins relevant to the clinical management of patients with multiple sclerosis. Mult Scler，2013，19(2)：130-136.

15. Arya R，Shinnar S，Glauser TA. Corticosteroids for the treatment of infantile spasms：a systematic review. J Child Neurol，2012，27(10)：1284-1288.

16. Fandino M，Macdonald KI，Lee J，et al. The Use of postoperative topical corticostemids in chronic rhinosinusitis with nasal polyps：a systematic review and meta-analysis. Am J Rhinol Allergy，2013，27(5)：e146-e157.

17. Veldhuis JD，Sharma A，Roelfsema F，et al. Age-dependent and gender-dependent regulation of hypothalamic adrenacorticotropic adrenal axis. Endoerinol Metab Clin North Am，2013，42(2)：201-225.

18. Veldhuis JD. Changes in pituitary function with ageing and implications for patient care. Nat Rev Endocfinol，2013，9(4)：205-215.

19. Chen YC，Lin YH，Chen SH，et al. Epidemiology of adrenal insufficiency：a nationwide study of hospitalizations in Taiwan from 1996 to 2008. J Chin Med Assoc，2013，76(3)：140-145.

20. Peix JL，Lifant JC. Adrenal tumors in the elderly // Riccardo A. Management of Urological Cancers in Older People. London：Springer-Verlag，2013：345-351.

21. Khoo JJ, Au VS, Chen RY. Recurrent urosepsis and cardiogenic shock in an elderly patient with pheochromocytoma. Case Rep Endocrinol, 2011, 2011: 759523.

22. Eisenhofer G, Lattke P, Herberg M, et al. Reference intervals for plasma free metanephrines with an age adjustment for normetanephrine for optimized laboratory testing of phaeochromocytoma. Ann Clin Biochem, 2013, 50(Pt 1): 62–69.

23. Sang X, Jiang Y, Wang W, et al. Prevalence of and risk factors for primary aldosteronism among patients with resistant hypertension in China. J Hypertens, 2013, 31(7): 1465–1471.

第九节　老年胰腺、胰岛功能和胰岛素抵抗

一、增龄对胰腺形态的影响

胰腺是一个储备功能很大的脏器，伴随年龄的增加，形态和功能都会发生变化，胰腺由腺泡、导管、内分泌细胞、胰岛血管、脂肪、结缔组织等组成，其中胰岛占胰腺容积的比例几乎不因年龄的增加而改变，数量约有100万个，只占胰腺容积的1%~2%，在调解糖代谢中起重要作用。老年人胰腺细胞绝对数量减少，脂肪浸润，加上外周对胰岛素抵抗增加，使体内胰岛素的生物活性明显降低，组织细胞膜上的胰岛素受体数目也逐渐减少，因而限制了细胞对激素的反应。

胰腺质量的变化与腺泡细胞的变化一致。胰腺大约在30岁增至最大，胰腺腺泡细胞持续增殖，40岁以后，增殖速度减慢，细胞逐渐萎缩消失，尽管细胞还在再生，但胰腺质量却逐渐降低，到60岁时，胰腺和肝脏质量降低的速度基本一致，70岁以后，胰腺质量减少开始比肝脏明显。各种炎症都可使胰腺纤维化，导致结缔组织逐渐增多。随年龄增加，胰腺导管占胰腺体积的比率增高，有报道60岁以上年龄增加10岁，胰管占胰腺体积增加0.8%。

二、增龄对胰岛β细胞功能影响

（一）流行病学调查

中国20世纪70年代资料显示，50、60、70、80岁以上不同年龄段糖尿病患病率分别为2.5%、3.6%、4.2%和6.4%。1996—2000年对60岁以上老年人随访调查的资料显示：60~69岁人群糖尿病患病率为17.6%，70~79岁为30.2%，80岁以上为37.8%，平均为28.7%，同时还有14.8%患有糖耐量减低（IGT）。国内最新流行病学调查显示，随着年龄的增长，糖尿病和糖耐量减低的患病率增高，最高峰出现在70岁以上人群，糖代谢异常的累计患病率可高达50%以上。

（二）增龄对生理状态下的胰岛β细胞功能影响

一项对20~80岁的成人调查发现，不论是男性还是女性，都出现糖耐量试验后胰岛素水平随着增龄而增加，在排除体重干扰后，胰岛素水平表现出随年龄增加而明显降低的趋势。对体质指数（即体重指数）相同且OGTT试验2小时血糖水平相同的老年人和青年人分别行静脉注射葡萄糖耐量试验（IVGTT）和精氨酸刺激试验，结果发现老年人β细胞分泌功能比青年人降低46%~56%。Annette M等调查了糖耐量正常的青年人（<35岁）和老年人（>60岁），发现增龄可以降低β细胞对葡萄糖的敏感性。在非糖尿病状态，老年人与青年人相比，口服葡萄糖1小时后胰岛素释放延迟，且空腹和餐后葡萄糖水平更高。但也有一些研究持不同观点，De Fronzo认为随年龄增加，糖代谢受损的主要原因是由于组织对胰岛素的不敏感或无应答，而血浆胰岛素对葡萄糖的反应随着年龄发生的改变不大。

（三）增龄对糖代谢异常状态的胰岛β细胞功能影响

Chiu KC等对来自三个种族的1089名老年人进行了研究，入选者均有糖尿病史，入选时HbAlc<6%，FBG<5.56mmol/L，采用稳态模型评估胰岛β细胞分泌功能及胰岛素敏感性。结果发现年龄与空腹血糖及HbAlc呈正相关，与胰岛β细胞功能呈负相关，与胰岛素敏感性无明显相关。Meneilly等研究表明高糖钳夹试验中老年T2DM患者第一时相胰岛素释放缺失，体瘦的老年糖尿病受试者不仅第一时相胰岛素释放缺失，胰岛素第二时相释放也明显减少。

（四）增龄对胰岛β细胞功能影响的机制

β细胞功能的降低是多种因素共同作用的结果，目前机制仍未完全阐明。Sung–Hee Ihm等研

究发现小鼠中老年鼠(24月龄)比青年鼠(2月龄)或者成年鼠(12月龄)胰岛的体外葡萄糖刺激胰岛素释放(GSIR)指数显著降低,青年小鼠与成年小鼠胰岛的GSIR指数差异不显著,可能是β细胞功能下降和胰岛素分泌降低的原因。Kathrin Maedler等分别对2、3月龄与7、8月龄的大鼠胰岛β细胞和年龄从17岁至74岁的53个人类器官捐献者的胰岛β细胞进行研究,发现在大鼠和人类胰腺组织切片中,PDX-1的表达随着年龄增加而减少;在大鼠胰岛中,随着增龄改变,Fas/Fas配体通路出现,可能与葡萄糖诱导的β细胞凋亡的敏感性增加及β细胞增生能力降低有关。Nigel Irwin等用老年小鼠证明,随年龄增加,GLP-1受体的激活作用降低,导致胰腺β细胞功能降低及对胰岛素敏感性的下降。有研究证明增生激酶Cdk4是胰岛β细胞增生的关键物质,而$p16^{INK4a}$肿瘤抑制剂是增生激酶Cdk4的有效抑制因子,是衰老的效应器,随着年龄增加,$p16^{INK4a}$肿瘤抑制剂在许多组织聚集,限制了胰岛的增殖与再生,导致胰岛p细胞分泌胰岛素减少。

胰岛β细胞功能的变化受到多个基因的调控,如MODY基因、葡萄糖代谢相关基因、胰岛素信号转导基因、离子通道基因、β细胞增生凋亡相关基因和胰岛素基因及其相关调节因子等,与糖尿病的发生和发展有着密切的关系。在动物研究中,胰岛素原转换酶1/3(PCI/3)、葡萄糖转运子2(GLUT2)、胰十二指肠同源盒基因-Ⅰ(PDX-Ⅰ)和胰岛素等在老年鼠中表达高于青年鼠,这些基因都是与胰岛β细胞功能特定相关的。胰岛素原转化为胰岛素受血糖调控,这个过程就需要胰岛素原转换酶PC2和PCI/3的作用,其中PCI/3是限速酶。高血糖时,β细胞受到持续的刺激,使胰岛素原在从分泌颗粒中加工处理至胰岛素分泌到细胞外的过程缩短,许多不成熟的肽链与胰岛素共同进入到了血液循环中,使外周血中胰岛素原的比例显著增加,导致血中胰岛素原/胰岛素比例升高。胰岛素基因启动子受几种转录因子调控,包括胰十二指肠PDX-Ⅰ,可能是胰岛内分泌细胞群发育的主控基因,在调控β细胞特定基因的表达方面起关键作用。

三、老年人胰岛功能的特点

(一)胰岛素抵抗

在血糖正常的老年人中,空腹血糖随着年龄的增加而轻微增加,口服葡萄糖后血糖恢复正常的时间减慢。高胰岛素正糖钳夹试验显示,在校正了肥胖程度和体力活动后,老年人的胰岛素敏感性随着增龄而下降,从而表现为胰岛素抵抗。动物实验发现,老年大鼠也存在一定的胰岛素抵抗和代偿性胰岛素分泌增加,但由于胰岛素分泌的早期时相受损,仍然会出现糖负荷后血糖增高状态,表现为OGTT后血糖达峰时间延长,血糖峰值增加,120分钟血糖曲线下面积(AUCg)增加,葡萄糖输注率(GIR)明显降低。老年人胰岛素抵抗的原因主要与以下方面有关:

1. 饮食、体重与胰岛素抵抗 导致胰岛素抵抗的原因,主要与饮食、体重有关。高脂环境是诱发胰岛素抵抗的主要危险因素,不论通过短期脂质灌注,还是高脂饮食均可导致胰岛素抵抗。对大鼠一般状况的观察显示,增龄过程中大鼠体重逐渐增加,在青年组、中年组和老年组大鼠分别为(490.6 ± 7.7)g、(690.9 ± 6.1)g、(728.9 ± 7.6)g,而相对反映内脏脂肪的肾周和附睾脂肪重量及肾周和附睾脂肪重/体重在中年组和老年组明显高于青年组,而中年组和老年组之间无统计学差异,提示大鼠中年以后可能存在内脏脂肪的相对增加,而肝脏的重量增加的同时,肝脏与体重的比却相对降低,提示肝细胞的数目减少,可能存在肝脏组织的脂肪沉积,导致了胰岛素抵抗的发生。使用稳态模型评估,HOMA-IR在青年、中年和老年组中呈递增趋势,HOMA-IR在青年、中年和老年组分别为3.09 ± 0.80、8.34 ± 0.72、13.14 ± 1.59,且各组间比较均有统计学差异(两两相比均$P<0.05$),这些可能都参与了胰岛素抵抗的发生。

2. 骨骼肌与胰岛素抵抗 骨骼肌是葡萄糖代谢的重要组织及胰岛素作用的主要靶位,通过磁共振波谱学研究发现,骨骼肌细胞内脂与胰岛素抵抗和肥胖相关长链酯酰辅酶A(LCACoA)是细胞内长链脂肪酸的活性形式,能较好地作为研究脂代谢的指标。也有研究将雄性Wistar 4~5月龄大鼠16只和22~24月龄大鼠16只分别随机分为青年对照组和老年对照组,青年高脂组和老年高脂组(高脂饲料喂养),采用正葡萄糖-高胰岛素钳夹试验的葡萄糖输注率(GIR)评价胰岛素抵抗。结果发现与对照组比较,老年高脂组和青年高脂组GIR降低,骨骼肌TG及LCACoA明显升高,差异有统计学意义。GIR与胰岛素、骨骼肌

TG 及 LCACoA 呈负相关，提示老年和高脂喂养大鼠骨骼肌 TG 与 LCACoA 含量增加，可能是老年容易发生 IR 的原因之一。这个结果与 Corcoran 等对人类的研究结果相似。该研究 IR 人群在排除体质指数、全身脂肪总量等的影响后，发现骨骼肌内脂质与 IR 最为密切。近期也有研究发现，给予高脂喂养的 C57BL/6 肥胖小鼠，通过短期的运动或饮食控制，骨骼肌内脂含量下降，胰岛素敏感性增强。

3. 老年人胰岛素受体和胰岛素调节反馈机制发生变化

（1）有研究表明老年人胰岛素分泌不随增龄而减少，但对内源性胰岛素的敏感指数较青年人降低约 1/3，提示随增龄而发生的胰岛素抵抗部位在受体水平，其原因在于受体后缺陷。老年大鼠同时有胰岛 β 细胞胰岛素受体减少，也可以表现为胰岛 β 细胞自身胰岛素抵抗。近年研究发现，胰岛素受体不仅在胰岛素外周靶组织表达，β 细胞上也存在胰岛素受体及受体后信号转导系统，其对胰岛素合成和分泌，β 细胞的增殖、生长、存活、及葡萄糖代谢都起着关键作用。随着胰岛细胞胰岛素受体及其下游信号通路的发现，胰岛细胞本身是否存在胰岛素抵抗成为了研究热点。有研究发现，β 细胞胰岛素受体基因特异敲除小鼠出现于人 T2DM 初期相似的临床特征：葡萄糖刺激的胰岛素第一相分泌丧失 80% 以上，这表明 β 细胞胰岛素信号转导障碍可导致 β 细胞分泌异常。邬云红等发现高脂饮食诱导的肥胖大鼠可出现胰岛素抵抗，胰岛上胰岛素受体和胰岛素受体底物 -2 的表达明显下降，为胰岛自身 IR 提供了有力证据。有研究将 Wistar 大鼠 30 只分为青年组和老年组，两组大鼠胰腺石蜡切片，免疫荧光双标染色，标染胰岛 β 细胞上胰岛素受体，利用软件进行荧光强度分析。免疫荧光染色显示老年组胰岛 β 细胞上胰岛素受体荧光强度减弱，荧光强度分析值青年组为 63.55 ± 5.20、老年组为 23.26 ± 2.50，差异有统计学意义（$P<0.01$）。

（2）老年大鼠外周组织出现胰岛素抵抗的同时，胰岛 β 细胞受体减少，提示增龄导致外周胰岛素抵抗的同时，胰岛 β 细胞本身可能也存在胰岛素抵抗。有研究发现，胰岛 β 细胞上胰岛素受体主要有两个亚型，即胰岛素通过 A 亚型，激活了胰岛素自身基因的转录，通过 B 亚型，激活 β 细胞的葡萄糖激酶基因的转录。大鼠胰岛 β 细胞上胰岛素受体减少，可能导致以上两种胰岛素受体亚型介导的信号传递通路障碍，从而影响 β 细胞上葡萄糖刺激的胰岛素分泌和胰岛素刺激的胰岛素分泌。这可能是增龄导致糖耐量异常的原因之一。

（二）胰岛 β 细胞功能衰竭

老年糖尿病的发生还与胰岛 β 细胞代偿功能的丧失，即 β 细胞功能衰竭有关。有学者认为老年糖尿病主要由于胰岛素缺乏所致。血中胰岛素原水平及胰岛素原 / 胰岛素比值的升高是胰岛功能衰竭的早期标志，在糖尿病前期老年患者可见到这一现象，胰岛素的早期分泌相和迟发分泌相均有降低。

老年 2 型糖尿病中导致 β 细胞功能衰竭的原因可能有：①遗传因素决定 β 细胞颗粒减少；②慢性高血糖对 β 细胞的毒性作用；③胰腺淀粉样纤维化破坏 β 细胞，老年 2 型糖尿病患者胰腺组织中胰淀素含量显著升高。β 细胞功能不全在非肥胖型老年糖尿病发病过程中可能起主要作用。

1. 胰腺的 α 胰岛细胞分泌的胰高血糖素和 β 细胞分泌的胰岛素与糖代谢有关。胰岛素在肝脏与相应的受体结合，对调节糖代谢、维持血糖稳定起着重要作用。随着年龄的增长，β 细胞数目减少，胰岛细胞渐趋萎缩，并有脂褐素沉积，胰岛素分泌因而减少，胰岛的功能减退，对葡萄糖刺激的应答能力减弱，加之肝细胞膜表面的胰岛素受体减少，对胰岛素的敏感性降低，因此 65 岁以上老年人常见糖耐量降低，易患糖尿病。老年人糖皮质激素反应性降低致使糖皮质激素对葡萄糖转运和代谢的抑制作用比青壮年者降低 3~5 倍，而且大脑耐受低血糖的能力较差，易造成低血糖昏迷。

2. 老年人的胰岛素分泌功能亦有所改变，表现为空腹及高血糖状态下，胰岛素快速脉冲分泌幅度减小，慢速脉冲分泌的频率下降。采用频繁取血的静脉葡萄糖耐量试验显示，在同样的胰岛素敏感性下，老年人的胰岛素分泌速率较年轻人慢，部分老年人前胰岛素原增加。当进展为 2 型糖尿病时，可以表现为早期胰岛素分泌减少或缺失，晚期胰岛素分泌减少。胰高血糖素的基础分泌量、对低血糖刺激的反应性及浓度不随增龄而变化。

（三）增龄对胰腺微循环改变

胰腺微循环是胰岛 β 细胞赖以生存的基础

环境，胰岛微循环障碍势必导致胰岛分泌细胞结构与功能的异常，诱发及加重T2DM的发生、发展。既往研究表明，动物模型当出现2型糖尿病时，胰腺的微循环已有了变化。使用微循环显微镜对链脲佐菌素（STZ）所致的2型糖尿病模型大鼠进行活体胰腺微循环观察发现：胰岛毛细血管排列失去丝球状构型，毛细血管数减少，走行紊乱，微血管管径变细，凹凸不平，并有不同程度的出血。Enghofer等应用体内荧光显微技术观察注射STZ后大鼠胰岛微循环状况，发现注射STZ 1小时后血管通透性增加，3小时后胰岛血流速度显著降低，提示STZ造成严重的胰岛微循环紊乱。

有研究发现，老龄2型糖尿病大鼠由于生理功能衰退，更早出现胰腺β细胞功能衰竭，胰腺血流灌注减少。随着2型糖尿病进展，老龄糖尿病大鼠胰体尾血液灌注量呈逐渐减少趋势。2型糖尿病组大鼠成模后0、4、8、12、16周，胰体尾部血液灌注量显著低于对照组。其原因为：

1. 胰腺微环境中的糖、脂代谢紊乱等循环障碍加重胰岛β细胞功能损伤和凋亡；高血糖是引发2型糖尿病微循环障碍并促使其发展的重要原因之一，血糖升高后使毛细血管开放减少，导致组织器官的血流灌注不足，造成器官功能障碍。脂代谢紊乱，促使血管动脉硬化，血管弹性下降，使胰腺微血管内膜粗糙增厚及退行性改变，造成血小板聚集；同时高血脂可改变红细胞膜构成，引起红细胞变形、携氧能力下降，最终导致胰腺部分血流灌注减少，引发微循环障碍。胰腺体尾部血液灌注量与血糖、血脂呈负相关，血糖、血脂越高，血流量越少。

2. 老龄2型糖尿病大鼠处于高血糖水平，高血糖可造成内皮细胞和血管平滑肌细胞功能受损，干扰内皮细胞产生血管活性物质如一氧化氮（NO）等代谢，最后导致内皮细胞依赖性血管舒张功能受损和胰腺区域的微循环障碍。血糖越高，对内皮细胞NO的代谢影响越大，使NO合成减少，血管处于收缩状态，胰腺血流减少。另一方面胰岛素通过活化内皮一氧化氮合酶（NOS），NO合成增多，使胰岛微血管舒张，导致胰岛血液灌注增强。老龄糖尿病大鼠β细胞受损严重，成模时胰岛素即分泌减少，对内皮NO的合成产生抑制作用，使胰岛微血管处于收缩状态，胰岛血流灌注减少。

四、老年糖尿病特点

（一）增龄导致糖代谢异常的特点是餐后高血糖

胰岛素第一时相分泌障碍、胰岛素分泌延迟和胰岛素原分泌增多是导致餐后高血糖的重要原因。60岁以上的老年人尤其常见单纯餐后高血糖（IPH），即在OGTT试验中2小时血糖>200mg/dl（11.1mmol/L）且空腹血糖<126mg/dl（7mmol/L）。欧洲大规模人群调查表示年龄在60~79岁新诊断为糖尿病的老年人中35%有IPH。心血管健康研究和Rancho Bernardo研究分别对美国老年人进行了调查，发现新诊断为糖尿病的患者中有52%~60%表现为IPH。老年糖尿病患者（包括IPH患者）发生致命的心血管疾病的风险明显增高，造成死亡率增高。老年糖尿病患者较少有因高血糖引起的“口渴、多饮、多尿及消瘦”等糖尿病“典型”临床表现，以“孤立性负荷后高血糖”为特点的糖尿病患者更是如此。许多人甚至不知道自己患有糖尿病，给疾病的诊断和治疗带来不少困难。积极干预随增龄出现的胰岛β细胞分泌功能的障碍可以预防糖尿病的发生。美国的糖尿病预防计划（DPP）及加拿大和欧洲的STOP-NIDDM试验对有IGT的老年人进行了统计。在DPP中，总数3234的受试者中20%是60岁以上的老人，生活方式改变和二甲双胍的治疗较安慰剂相比可以把糖尿病的发病率减低58%~31%。生活方式干预在老年人组效果更为明显，糖尿病的发生率降低了71%，而该年龄组用二甲双胍治疗后糖尿病的发病率降低了11%。在STOP-NIDDM中，1364个40~70岁的受试者中47%是55岁以上人群。与安慰剂组相比，阿卡波糖使糖尿病的发病率降低了25%。因为负荷后高血糖在老年人中尤其常见，对这个高危人群的筛查和治疗是非常必要的。

（二）年龄对用药种类及血糖长期控制的时间的影响

对新诊断的T2DM患者短期胰岛素强化治疗，能使初诊的T2DM患者的血糖得到快速良好的控制，可以阻止高血糖对β细胞功能的毒性作用，更使胰岛β细胞功能得到了显著改善。对任何年龄新诊断的T2DM患者短期胰岛素强化治疗均能带来长期的血糖控制，部分恢复胰岛β细胞功能，但年龄影响胰岛素强化后的用药种类及血糖长期控制的时间。有研究发现<45岁组患者胰岛素强化治疗后血糖长期控制良好的比例明显高于≥45岁组，强化治疗后需要应用药物治疗的比例明显低于≥45岁组，且<45岁组患者以应用非胰岛素促泌剂为多，≥45岁组以应用胰岛素促泌剂为多。

这其中反映细胞早相分泌的指标ΔI30/ΔG30升高发挥了重要作用。同时，1年后不同年龄组患者FPG、2hPG、HbAlc、Homa-β、Homa-IR、I30/G30和口服降糖药比例有明显差异。考虑有以下几方面因素：①正常人随着年龄增长，机体组织逐渐发生衰老、退行性变。这种变化与体内蛋白质等物质的糖基化所形成的糖基化终末产物（AGE）有关。AGE在组织形成和沉积后，引起组织老化和功能衰退。而青年人尚无明显机体组织衰老的变化，只有血糖升高的病理作用。②随年龄增长，人体内自由基水平呈增长趋势，同时自由基清除机制却呈退化趋势，结果造成体内自由基大量积聚，引发了身体多种生理功能的障碍，细胞凋亡，促进了糖尿病的发展。③随着年龄的增长，生理功能的逐渐衰退，自身调节能力差，发病时常缺乏糖尿病的典型症状，诊断糖尿病时血糖升高时间较长，长期高血糖损害葡萄糖氧化过程和葡萄糖信号传导，减少前胰岛素原的生物合成，使胰岛素分泌更趋不足。④随着年龄增大，患者β细胞对血糖刺激的反应能力降低，所分泌的胰岛素和C肽都明显减少，幅度也明显减低，可能因为高血糖长期隐性刺激β细胞，长期高血糖可抑制β细胞分泌胰岛素。而当β细胞发生组织学改变后，即使恢复正常血糖也不能完全逆转葡萄糖毒性对β细胞所造成的葡萄糖刺激的胰岛素分泌损伤。⑤随着年龄增长，记忆力逐渐减退，缺乏保健知识，治疗依从性差，文化程度、经济状况和自身素质等均影响糖尿病的控制。

在老年人，胰岛素抵抗和β细胞功能不全常同时存在，它们对老年人糖尿病发病的作用大小常因人而异。老年人易并发其他慢性疾病（如高血压），服用干扰糖代谢的药物（如β受体阻滞剂、利尿剂等）、活动量减少及某些特殊心理压力的影响均对老年人糖尿病的发生、发展起一定作用。因此，老年人2型糖尿病的发生是在多基因遗传基础上，各种后天环境因素共同作用、积累的结果。

（张 洁）

参考文献

1. Berman LG, Prior JT, Abramow SM, et al. A study of pancreatic system in man by the use of vinyl acetate casts of postmortem preparations. Surg Gynecol Obstet, 2006, 110(8): 391-395.

2. Chang AM, Smith MJ, Galecki AT, et al. Impaired beta-cell function in human aging: response to nicotinic acid. induced insulin resistance. J Clin Endocrinol Metab, 2006, 91(9): 303-3309.

3. Escrivá F, Gavete ML, Fermín Y, et al. Effect of age and moderate food restriction on insulin sensitivity in Wistarrats: role of adiposity. J Endocrinol, 2007, 194(1): 131-141.

4. Donati A, Rechia G, Cavallini G, et al. Effect of aging and anti-aging caloric restriction on the endocrine regulation of rat liver autophagy. J Gerontol A Biol Sci Med Sci, 2008, 63(6): 50-55.

5. Catalano KJ, Bergman RN, Ader M. Increased susceptibility to insulin resistance associated with abdominal obesity in aging rats. Obes Res, 2015, 13(1): 1-20.

6. 谷昭艳，杜英臻，李春霖，等．增龄对大鼠胰岛β细胞功能的影响．中华老年多器官疾病杂志，2009，8(2): 16-169.

7. Ihm SH, Moon HJ, Kang JG, et al. Effect of aging on insulin secretory function and expression of beta cell function-related genes of islets. Diab Res Clin Pract, 2007, 77(3): S150-S154.

8. Maedler K, Schumann DM, Schulthess F, et al. Aging Correlates with decreased β-cell proliferative capacity and enhanced sensitivity to apoptosis: a potential role for Fas and pancreatic duodenal homeobox-1. Diabetes, 2006, 55(9): 2455-2462.

9. Krishnamurthy J, Torrice C, Ramsey MR, et al. Ink4a/Arf expression is a biomarker of aging. J Clin Invest, 2004, 114(9): 1299-1307.

10. Park IK, Morrison SJ, Clarke MF, et al. Bmi1, stem cells, and senescence regulation. J Clin Invest, 2004, 113(2): 175-179.

11. Campisi J. Cancer and ageing: rival demons?. Nature Rev Cancer, 2003, 3(5): 339-349.

12. Lowe SW, Sherr CJ. Tumor suppression by Ink4a-Arf: progress and puzzles. Curr Opin Genet Dev, 2003, 13(1): 77-83.

13. Krishnamurthy J, Ramsey MR, Ligon KL, et al. p16INK4a induces an age-dependent decline in islet regenerative potential. Nature, 2006, 443(7110): 453-457.

14. 田慧，潘长玉，陆菊明，等．老年男性人群2型糖尿病与代谢综合征情况调查．中华老年多器官疾病杂志，

2002, 1(1): 19–22.

15. Matveyenko AV, Veldhuis JD, Butler PC. Adaptations in pulsatile insulin secretion, hepatic insulin clearance, and β–cell mass to age–related insulin resistance in rats. Am J Physiol Endocrinol Metab, 2008, 295(4): E832–E841.

16. Slawik M, Vidal–Puig AJ. Lipotoxicity, overnutrition and energy metabolism in aging. Ageing Res Rev, 2006, 5(2): 144.

17. 高宇,王英南,王丽红. 增龄对高脂喂养大鼠胰岛素抵抗和骨骼肌内脂肪的影响. 中华老年心脑血管病杂志, 2013, 6(15): 625–627.

18. 马丽超,谷昭艳,杜英臻. 增龄对 Wistar 大鼠胰岛 β 细胞胰岛素受体的影响. 中华老年多器官疾病杂志, 2011, 10(4): 310–314.

19. Ahrén B, Pacini G. Importance of quantifying insulin secretion in relation to insulin sensitivity to accurately assess beta cell function in clinical studies. Eur J Endocrinol, 2004, 150(2): 97–104.

20. 邬云红,李秀钧,李宏亮,等. 高脂饮食肥胖大鼠胰岛细胞胰岛素抵抗机制的探讨. 中华医学杂志, 2005, 85(25): 1907–1910.

21. 郭行端,叶志东,余建年,等. 血液流变学改变对胰岛素抵抗及胰岛 β 细胞功能的影响. 中国实用内科杂志, 2004, 24(11): 689–911.

22. Woodman RJ, Playford DA, Watts GF. Basal production of nitric oxide(NO) and non–NO vasodilators in the forearm microcirculation in type 2 diabetes: associations with blood pressure and HDL cholesterol. Diabetes Res Clin Prac, 2006, 71(1): 59.

23. Naruse K, Rask–Madsen C, Takahara N, et al. Activation of vascular protein kinase C–beta inhibits Akt–dependent endotheiial nitric oxide synthase function in obesity–associated insulin resistance. Diabetes, 2006, 55(3): 691–698.

第二章　下丘脑垂体轴功能

下丘脑通过垂体柄与其下方的垂体腺连接，形成形态和功能上密切联系的神经内分泌单位，并对多个内分泌腺（肾上腺、甲状腺、性腺）的功能及广泛的生理活动进行调节。这是机体生理活动的主要调节机制之一。

下丘脑通过两种方式与垂体腺发生联系，其一是通过下丘脑垂体束直接与神经垂体发生联系，下丘脑的视上核和室旁核分泌的抗利尿激素（ADH）和催产素（OX）经下丘脑垂体束的神经纤维输送到神经垂体，并在那里释放。下丘脑与垂体联系的另一种方式是通过垂体门脉血管系统。下丘脑神经核团分泌的垂体促激素通过神经末梢直接释放到垂体门脉血管内，随血流到达腺垂体，调节腺垂体激素的合成与分泌。腺垂体合成与分泌的肽类和蛋白质激素主要有6种，其结构与功能已经阐明，即生长激素（GH）、催乳素（PRL）、促肾上腺皮质激素（ACTH）、促甲状腺素（TSH）、促卵泡素（FSH）和黄体生成素（LH）。除GH和PRL以外，其他4种激素有明确的靶腺，它们分别为肾上腺、甲状腺和性腺（睾丸和卵巢），直接刺激靶腺激素合成与分泌。每一种腺垂体激素一方面其分泌接受腺垂体促激素的调节，另一方面调节靶激素的分泌。而靶激素除了受腺垂体激素控制以外，同时对下丘脑和垂体相应激素的分泌有反馈调节作用，形成下丘脑－垂体－靶腺轴，这是机体内分泌功能的主要调节方式。

如同其他器官一样，内分泌系统的正常老化表现为一个进行性的储备能力下降，引起对变化的环境适应能力的下降。这个稳态调节能力的下降反映在激素合成、代谢和活性的重要改变，但是这些变化在基础状态时可能是隐性的而无临床表现。事实上，很多激素和代谢物质的基础血浆浓度在正常年龄时是基本不变的。例如，老年人的空腹血糖变化幅度很小，但当有一个葡萄糖负荷时，健康老年人血糖升高的幅度要远远高于年轻的成年人。在某些情况下，老化的内分泌系统的功能由代偿性的改变维持，这种代偿表现为在一个负反馈系统中分泌一种激素以抵消另外一种激素功能的下降，或是以弥补代谢清除率的变化。例如，在很多睾酮水平位于正常范围的老年男性中，垂体LH的分泌和血清LH水平可能增加以弥补睾丸睾酮的减少。在另外一些情况下，衰老时的这些代偿机制在基础状态下也不足以维持正常功能。例如，肾上腺醛固酮和脱氢表雄酮的清除率随衰老不成比例地下降，引起在基础状态下与年龄相关的这些激素水平的下降。

本章节主要讨论下丘脑垂体轴的生理和增龄所致的各种紊乱。研究这些增龄性变化，既有利于揭示衰老本身对神经内分泌的影响，又可为临床某些老年性疾病的诊断性内分泌检查提供依据。

第一节　下丘脑－生长激素－促生长因子C轴与增龄

经典内分泌学认为，人体内的内分泌调节是通过许多功能调节“轴”（axis）来实现的。腺垂体生长激素（GH）的分泌受下丘脑分泌的生长激素释放激素（GRH）和生长抑素（somatotropin-release inhibiting factor，SRIF）的双重调节。GH刺激肝或其他外周组织分泌胰岛素样生长因子（IGF-1或生长介素C）介导了GH的主要生理作用。并且，IGF-1在垂体水平对GH有直接负反馈抑制作用，也间接增加生长抑素分泌。所以GH和其他腺体一样，GH的功能与分泌调节也形成下丘脑－生长激素－促生长因子C轴。

一、生长激素（GH）

（一）合成

生长激素细胞合成、储存和分泌GH，占垂体前叶细胞总数的35%~45%。正常成人垂体含GH 5~15mg，占垂体净重的5%~10%，是腺垂体合成量最多的一种蛋白质激素。

GH分子由191个氨基酸组成，由GH细胞合成、储存和分泌。循环中的GH分子含有多种异源成分：22kD和20kD单体，22kD肽是GH的主要生理成分，占垂体GH分泌的75%。22kD肽含有促进生长的作用，但是没有20kD形式那么明显的致糖尿病的作用。

（二）分泌

人类胎儿的垂体在第三个月末开始分泌GH，以后胎儿血清GH明显升高，但足月新生儿血清GH水平是低的，未成熟胎儿血清GH水平升高可能与生长抑素（SRIF）调节系统成熟较晚有关。由于垂体GH分泌是间断性出现的，整体GH分泌的准确定量需要在24小时内不间断测量分泌情况。通过频数有规则取血，可观察24小时血清中GH浓度变化是很大的，特点如下：

1. 脉冲式分泌 相应于脉冲式生长激素释放激素（GRH）分泌，GH的分泌也是脉冲式的。除了睡眠中前几个小时、餐后、运动后或无明显原因的某些情况下出现的几个脉冲外，正常基础状态下血液循环中GH水平是很低的（<3μg/L），但是低水平的基础上有自发的、间断出现的GH高峰，GH峰可达20~40μg/L。这些GH脉冲的出现不受进食、血浆中糖及其他代谢物质、类固醇激素、PRL和TSH等的水平及应激因素所影响。脉冲的频率和幅度在不同时间和不同人差异很大。血液循环中一般脉冲的数目夜间比白天多，成年女性多于男性，青春发育的青少年比成人多，幅度也大。由于24小时血GH的频率和幅度依赖年龄，故24小时GH的频率也与年龄有关。

2. 昼夜节律 正常人在入睡后45~90分钟血清GH有一个很明显的升高，最初可达50~60μg/L。这个GH高峰的出现与脑电图Ⅲ～Ⅳ级慢波睡眠有关。睡眠后延，此GH峰也后延。如果醒后再入睡，2小时内仍可出现GH高峰。这个与睡眠有关的GH高峰不被高血糖、肾上腺素受体阻断剂、氯丙嗪（冬眠灵）和苯巴比妥等所抑制，其神经通路可能牵涉5-羟色胺通路。GH这种与睡眠有关的特征性分泌已被用于儿童作为生理性GH分泌试验。

3. 运动的影响 正常人空腹过夜，早晨醒后静卧床上的GH基础水平常常测不到。起床后轻微活动可引起血清GH水平升高，所以活动后的GH空腹值高于基础值。剧烈运动引起GH更明显升高。快速爬楼梯运动已作为儿童筛选GH缺乏症患儿的GH兴奋试验。

4. 应激的影响 大多数应激刺激引起GH分泌，如外科手术、急性创伤、动脉穿刺、麻醉、休克等和精神紧张、焦虑均可使血清GH水平升高。儿童在心理上不适宜的环境中可引起持续的可逆的GH分泌抑制。

5. 代谢物质影响 GH的分泌可被营养物质改变。急性低血糖是GH分泌的强烈刺激，可使血清GH水平明显升高。血糖下降10~15mg/dl（0.56~0.83mmol/L）足以引起GH分泌。慢性、缓慢的血糖下降可能不出现GH分泌增加。给予葡萄糖使血糖升高则可降低血中的GH水平，抑制GH对应激、左旋多巴及其他药物刺激的反应，但不能阻止与睡眠有关的GH分泌。血糖对GH分泌的调节是通过中枢神经系统。下丘脑的腹内侧核和外侧下丘脑神经元对血糖水平敏感的糖受体，参与调节GH分泌。

高蛋白饮食及口服或静脉点滴精氨酸、亮氨酸、甘氨酸和赖氨酸等氨基酸可刺激GH分泌，其中精氨酸和亮氨酸作用最强。30分钟内静脉点滴0.5g/kg的精氨酸是临床上很有用的GH兴奋试验。有下丘脑疾病的患者，氨基酸不能使GH释放，故推测氨基酸调节GH分泌的作用在下丘脑。

脂肪酸对GH的分泌也有调节作用，血清自由脂肪酸水平下降可促进GH分泌，自由脂肪酸水平升高则抑制进食蛋白质和给予精氨酸后引起的GH释放。肥胖患者自发的和刺激后的GH分泌均受抑制。

6. 性别的影响 在年轻成年男性，大部分的GH在入睡后的4小时内分泌，大幅的脉冲出现在慢波睡眠中，而IGF-1在24小时中的水平保持恒定。相反，年轻女性有多个GH分泌相，白天GH的分泌基础水平高，而夜间GH分泌相对低。男性GH的分泌更表现为脉冲性，而女性则相对更具有连续性，这可能是身高增长模式和肝酶诱导模式的重要生物决定因素。

（三）作用

1. GH 的主要功能是促进生长，其基本代谢效应也是为了达到促进生长的目的。但其大部分促生长的效应是由 IGF-1 介导的。线性骨生长是复杂的激素和生长因子共同作用的结果，包括 IGF-1 在内。

2. GH 通过 IGF-1 增加蛋白质合成。GH 也降低蛋白分解，动员脂肪作为更高效的能量来源。这种节约蛋白的效能对 GH 促进生长和发育来讲是一种重要机制。

3. GH 影响碳水化合物的代谢。GH 过量时降低碳水化合物的利用，抑制细胞摄取葡萄糖，导致胰岛素抵抗。其机制可能是由于胰岛素作用的受体后缺陷，导致了糖耐量异常和继发高胰岛素血症。

二、胰岛素生长因子（IGF）

IGF 主要包括 IGF-1 和 IGF-2，是一类广谱的促生长因子，其化学结构与胰岛素原类似，为同源性多肽，它们分子组成的氨基酸有 70% 是相同的。IGF 通过 IGF 结合蛋白调节其在血清中的浓度，从而调节其生理功能。其中 IGF-1 即生长介素 C。

虽然 GH 可对靶组织直接作用，但它的许多生理功能是间接通过 IGF-1 来实现的。循环的 IGF-1 主要来源于肝脏。外周 IGF-1 通过局部旁分泌发生作用不一定依赖于 GH。因此，应用 GH 能诱导循环 IGF-1 及促进 IGF-1 在多种组织中的表达。

IGF-1 的浓度能反映 GH 的生物效应，使对 GH 生物活性的评估更为精确。血清 IGF-1 浓度明显受到不同生理因素的影响。在青春期水平升高，16 岁达到高峰，其后随着年龄的增长下降达 80% 以上。女性 IGF-1 浓度高于男性。由于 GH 是肝脏合成 IGF-1 的主要决定因素，GH 合成或功能异常（如垂体功能减退、GRH 受体缺陷或 GH 受体缺陷）使 IGF-1 水平降低。低能量状态导致 GH 抵抗，因此，恶病质、营养不良和败血症时 IGF-1 处于低水平。肢端肥大症患者 IGF-1 水平常常很高，与 GH 浓度之间呈对数性关系。了解循环中 GH 变化和相对稳定的血 IGF-1 水平之间的规律，对临床评估患者生长激素状态十分重要。

三、下丘脑激素：生长激素释放激素和生长抑素

GH 的分泌受下丘脑两种激素的调控：生长激素释放激素（GRH）和生长抑素（SRIF）。这两种激素均与 GH 脉冲式分泌的发生有关。

GRH 通过与 GRH 受体结合和启动细胞内 cAMP、Ca^{2+} 系统，刺激 GH 的分泌、合成和 GH 细胞的增生。GRH 分泌到垂体门脉系统是爆发性脉冲式的，控制着 GH 的脉冲性分泌。在结构上 GRH 属胰高血糖素 / 胰泌素家族，分布于下丘脑和肠道中。GRH 从神经元的轴突释放，经门脉血管到达腺垂体。GRH 是腺垂体分泌和合成 GH 最主要的生理性刺激物。

SRIF 不但抑制 GH 的基础分泌，而且抑制 GH 对生理性和药理性刺激，如运动、精氨酸、胰岛素低血糖和 GRH 等引起的兴奋反应。SRIF 也能抑制病理情况下如垂体 GH 分泌瘤、糖尿病及拉伦矮小症患者异常升高的血清 GH 水平。此外，在腺垂体，SRIF 还能抑制 TSH 的基础分泌和 TRH 兴奋的 TSH 分泌。SRIF 抑制 GH 分泌的机制包括与受体结合，抑制细胞内的 cAMP 系统和减少 Ca^{2+} 的水平。

GRH 分泌呈分离的尖峰状形式，造成了 GH 脉冲式分泌，而 SRIF 形成 GH 基础紧张度。

四、下丘脑 - 生长激素轴与增龄

（一）GH 分泌随增龄下降

GH 分泌在青春期达到最高水平，其后随年龄增长 GH 分泌逐渐进行性下降。老年男性和女性不仅分泌 GH 的频率下降，而且 GH 的峰值浓度也较年轻人有所减少。实际上，成年男性的 GH 分泌每 10 年下降约 14%，到 70~80 岁时，几乎 50% 的个体在一日 24 小时间基本无显著的 GH 分泌。血浆 IGF-1 水平相当于 GH 缺乏儿童的 IGF-1 水平。年龄相关的 GH 产量的降低似乎主要是由于下丘脑 GRH 分泌的减少及下丘脑 SRIF 释放增加引起的，而不是由于垂体对 GRH 反应降低。相应地，GH 分泌和 IGF-1 水平可被外源性 GRH 应用而正常化。

GH 垂体分泌水平和 IGF-1 循环水平的降低常被称为生长暂停（somatopause）。GH 减少的结果包括脂解作用和腹内脂肪沉积增加。考虑到 GH 分泌和睡眠、体力活动的相关性，这可能反映随着年老和体力活动的减少，睡眠模式的缺陷增加。在老年人无睡眠质量变化时，仅是可以部分地逆转年龄相关的 GH 分泌减少，提示生活方式的调整有可能增加老年人内源性 GH 分泌。

（二）老年人 GH 轴的影响因素

1. 性别和性激素 不同性别的 GH 分泌差异很大。年轻女性经期 24 小时 GH 浓度比年龄匹配的男性高 2~3 倍，脉冲分泌幅度比男性增加 2.4 倍，而 GH 脉冲频率、脉冲周期和基础分泌与男性相似。绝经后女性口服雌激素增加 GH 分泌和降低 IGF-1 水平，提示口服雌激素使肝脏产生 GH 抵抗。经皮给药的雌激素使 IGF-1 升高但不影响 GH 水平，但是，增加经皮雌二醇剂量使 GH 分泌增加和 IGF-1 减少，则与口服雌激素相似。

男性 GH 分泌与血清睾酮水平密切相关。原发性性腺功能减退的男性使用睾酮替代治疗可以明显增加血清 GH 和 IGF-1 的水平，与抗雌激素药他莫昔芬（20mg/d，3 周）联合应用可以抑制这种效果。由此提出了睾酮刺激 GH 的假说，即睾酮通过芳香化产生的雌激素刺激 GH 分泌。这一假说经过了 Veldhius 等的验证，他们发现，应用无法进行芳香化的雄激素如 5-α 双氢睾酮进行替代治疗不能改变 GH 分泌。

2. 营养状况 营养状况对 GH 轴有非常重要的影响，老龄化增加了营养不良的风险。空腹使血清 IGF-1 水平下降，而补充蛋白质和热量可以使 IGF-1 水平恢复正常。空腹 2 天，24 小时 GH 分泌增加近 5 倍，而 IGF-1 水平不变。进食 60 分钟内可快速恢复禁食前 GH 的分泌。

3. 体质成分、脂肪分布与肥胖 老年人脂肪增加，瘦体质下降，尤其腹腔内脂肪量增加明显。GH 的 24 小时分泌量与体质指数负相关，特别是在腹型肥胖的患者中这种关系更明显。肥胖使 GH 分泌减少，限制热量和减轻体重可以恢复正常 GH 分泌。GH 分泌下降的机制是 GH 脉冲幅度减少和 GH 的清除率增加。尽管肥胖患者 GH 分泌减少，但是 IGF-1 通常是在正常范围内。由此表明肥胖患者 IGF-1 的合成和分泌存在其他机制。

4. 睡眠 慢波睡眠的时间与 GH 分泌量直接相关。可能是因为慢波睡眠刺激 GH 分泌或者睡眠调节和 GH 分泌在下丘脑内共享神经通路。GRH 可能通过降低快速眼动睡眠期觉醒程度和增加慢波睡眠时间改善睡眠。老年人睡眠模式发生改变，包括入睡困难、睡眠总时间减少、睡眠质量下降、慢波睡眠减少，以及睡眠碎片增加，但是，快速眼动睡眠依然保留，老年睡眠模式改变可能与 GH 分泌下降有关。

5. 运动 老年人运动减少。10~20 分钟的有氧运动会使血清 GH 水平上升，运动后出现 GH 分泌高峰并持续长达 2 小时。运动的强度和持续时间影响 GH 分泌的阈值。刚达到乳酸产生的阈值的缓慢运动可以使 GH 分泌增加 2 倍，乳酸分泌阈值以下的运动未见 GH 分泌增加。横断面研究表明有氧健身运动能有效刺激 GH 分泌，与 24 小时 GH 的分泌量呈正相关。

（孙启虹）

参考文献

1. Veldhuis JD, Farhy L, Weltman AL, et al. Gender modulates sequential suppression and recovery of pulsatile growth hormone secretion by physiological feedback signals in young adults. J Clin Endocrinol Metab, 2005, 90(5): 2874-2881.

2. Marceau K, Ruttle PL, Shirtcliff EA, et al. Developmental and contextual considerations for adrenal and gonadal hormone functioning during adolescence: Implications for adolescent mental health. Dev Psychobiol, 2015, 57(6): 742-768.

3. Stroud LR, Papandonatos GD, Williamson DE, et al. Sex differences in cortisol response to Corticotropin Releasing Hormone challenge over puberty: Pittsburgh Pediatric Neurobehavioral Studies. Psychoneuroendocrinology, 2011, 36(8): 1226-1238.

4. Shahmoon S, Rubinfeld H, Wolf I, et al. The aging suppressor klotho: a potential regulator of growth hormone secretion. Am J Physiol Endocrinol Metab, 2014, 307(3): E326-E334.

5. Aulinas A, Ramírez MJ, Barahona MJ, et al. Telomeres and endocrine dysfunction of the adrenal and GH/IGF-1 axes. Clin Endocrinol(Oxf), 2013, 79(6): 751-759.

6. Shibasaki T, Shizume K, Nakahara M, et al. Age related changes in plasma growthhormone response to growth hormone releasing factor in man. J Clin Endocrinol Metab, 1984, 58(1): 212-214.

7. Lee C, Wan J, Miyazaki B, et al. IGF-I regulates the age-dependent signaling peptide humanin. Aging Cell, 2014, 13(5): 958-961.

8. Ho KY, Evans WS, Blizzard RM et al. Effects of sex and age on the 24-hour profile of growth hormone secretion in man: importance of endogenous estradiol concentrations. J Clin Endocrinol Metab, 1987, 64(1): 51-58.

9. Junnila RK, List EO, Berryman DE, et al. The GH/IGF-1 axis in ageing and longevity. Nat Rev Endocrinol, 2013, 9(6): 366-376.

10. Ashpole NM, Sanders JE, Hodges EL, et al. Growth

hormone, insulin-like growth factor-1 and the aging brain. Exp Gerontol, 2015, 68: 76-81.

11. Anisimov VN, Bartke A. The key role of growth hormone-insulin-IGF-1 signaling in aging and cancer. Crit Rev Oncol Hematol, 2013, 87(3): 201-223.

12. Chin KY, Ima-Nirwana S, Mohamed IN, et al. Insulin-like growth factor-1 is a mediator of age-related decline of bone health status in men. Aging Male, 2014, 17(2): 102-106.

13. Friend KE, Hartman ML, Pezzoli SS, et al. Both oral and transdermal estrogen increase growthhormone release in postmenopausal women—a clinical research center study. J Clin Endocrinol Metab, 1996, 81(6): 2250-2256.

14. Hickson M. Malnutrition and ageing. Postgrad Med J, 2006, 82(963): 2-8.

15. Imaki T, Shibasaki T, Shizume K, et al. The effect of free fatty acids on growthhormone-releasing hormone-mediated GH secretion in man. J Clin Endocrinol Metab, 1985, 60(2): 290-293.

16. Baker HW, Best JB, Burger HG. Arginine-infusion test for growth-hormone secretion. Lancet, 1968, 2(7684): 1193-1193.

17. Scacchi M, Pincelli AI, Cavagnini F. Growth hormone inobesity. Int J Obes Relat Metab Disord, 1999, 23(3): 260-271.

18. Clasey JL, Weltman A, Patrie J, et al. Abdominal visceral fat and fasting insulinare important predictors of 24-hour GH release independent of age, gender, and other physiological factors. J Clin Endocrinol Metab, 2001, 86(8): 3845-3852.

19. Kerkhofs M, Van Cauter E, Van Onderbergen A, et al. Sleep-promoting effects of growth hormone-releasing hormone in normal men. Am J Physiol, 1993, 264(4 Pt 1): E594-E598.

20. Kamel NS, Gammack JK. Insomnia in the elderly: cause, approach, and treatment. Am J Med, 2006, 119(6): 463-469.

21. Velloso CP. Regulation of muscle mass by growth hormone and IGF-I. Br J Pharmacol, 2008, 154(3): 557-568.

22. Vahl N, Jorgensen JO, Jurik AG, et al. Abdominal adiposity and physical fitness are major determinants of the age associated decline in stimulated GH secretion in healthy adults. J Clin Endocrinol Metab, 1996, 81(6): 2209-2215.

第二节　老年垂体瘤

垂体瘤（pituitary adenomas）是一组来自腺垂体和神经垂体及胚胎期颅咽管囊残余鳞状上皮细胞发生的肿瘤，是常见的颅内良性肿瘤，发病率占颅内肿瘤的10%~15%。近年随着对垂体疾病认识水平的不断提高及影像学的发展，垂体瘤发病率/发现率有增加趋势，人口发病率为8.2%~14.7%，尸体解剖发现率为20%~30%。垂体瘤可发生于任何年龄，以20~50岁青壮年多见，老年人较为少见。国际上通常定义年龄大于65岁为老年人，老年垂体瘤发病率占全部垂体瘤的4%~5%。垂体瘤以来自前叶的腺瘤占大多数，后叶者少见，且大部分为良性腺瘤，极少数为癌。本节主要讨论老年人垂体腺瘤，简称垂体瘤。

一、老年垂体瘤的发病机制

垂体瘤的发病机制尚未完全阐明，曾有两种学说即垂体细胞自身缺陷学说和下丘脑调控失常学说。由于垂体瘤的发生机制是多种因素共同参与的复杂过程，随分子生物学的发展，近年来已趋向将“垂体”和“下丘脑”两大学说统一起来，认为垂体瘤的发展可分为两个阶段，即起始阶段和促进阶段。在起始阶段垂体细胞自身缺陷是起病的主要原因，在促进阶段下丘脑调控失常等因素发挥主要作用。即某一垂体细胞发生突变，导致癌基因激活和/或抑癌基因的失活，然后在内外因素的促进下单克隆的突变细胞不断增殖，逐渐发展为垂体瘤。

（一）垂体瘤细胞自身缺陷

大多数有功能及无功能的腺瘤是单克隆源性的，源于某一单个突变细胞的无限制增殖。发生变异的原因为癌基因的激活和/或抑癌基因的失活。已知主要的癌基因有Gsp、Ras、C-myc及PTTG等，抑癌基因有MEN-1、p53、Nm23及$CDKN_2A$等。其中Gsp癌基因与垂体生长激素瘤（GH瘤）密切相关，40%的GH瘤中发现Gsp癌基因。Gsp基因是由Gsαa突变而正式定义的一种新的原癌基因。Gsαa基因是一个长约20kb的独立基因序列，其点突变导致Gs蛋白$αa_2$亚单位（Gsαa）变异。Gs蛋白是G蛋白家族中的一员，其功能是将刺激信号从细胞表面受体传递到腺苷酸环化酶的催化单位上，促进环磷酸腺苷（cAMP）的合成。癌基因的激活会导致胞内cAMP水平增加，cAMP可刺激细胞周期蛋白（cyclin）D_1和D_3产生cdk2和cdk4，后两者可促进细胞由G_1期进入S期。cAMP水平增加还可以诱导Ras癌基因激活，Ras癌基因与C-myc基因协同作用阻止pRb与E2F结合，从而加快细胞由G_1期进入S期。研究表明Ras基因突变及C-myc基因的异常表达可能与垂体腺瘤的侵袭性发展和恶性程度相关。另外，PTTG也被认为是功能性垂体腺瘤具有侵袭性的一个重要分子生物学指标。

抑癌基因如多发性内分泌腺瘤病1型（MEN-1）失活的原因为位于11q13等位基因的缺失。多种腺垂体肿瘤的发病机制均涉及抑癌基因P16/CDKN2A的失活，该基因的CpG岛发生频繁甲基化是导致失活的原因。因此，将来有可能发展一种治疗方法使抑癌基因的CpG岛去甲基化，恢复其抑癌作用而达到治疗目的。

（二）旁分泌与自分泌功能紊乱

下丘脑的促垂体激素和垂体内的旁分泌或自分泌激素可能在垂体瘤形成的促进阶段起一定作用。GHRH有促进GH分泌和GH细胞有丝分裂的作用。分泌GHRH的异位肿瘤可引起垂体GH瘤。植入GHRH基因的动物可导致GH细胞增生，进而诱发垂体瘤。以上均表明GHRH增多可以诱导垂体瘤的形成。某些生长因子如PTHrP、PDGF、TGFα、TGFβ、IL、IGF-1等在不同垂体瘤中都有较高水平的表达，它们可能以旁分泌或自分泌的方式促进垂体瘤细胞的生长和分化。

（三）下丘脑调节功能紊乱

下丘脑抑制因子作用的减弱对肿瘤发生可能也有促进作用。肾上腺性Cushing综合征患者在切除肾上腺后，皮质醇对下丘脑CRH分泌的负反馈抑制减弱，CRH分泌增多，易发生ACTH腺瘤；慢性原发性甲减患者也常发生垂体TSH瘤，这些现象说明缺乏正常的靶腺激素负反馈作用使下丘脑调节功能紊乱，对腺瘤的发生发展起到促进作用。

二、老年垂体瘤的分类

（一）按功能学分类

分为功能性垂体瘤和无功能性垂体瘤，按瘤细胞分泌的激素将功能性垂体瘤分为催乳素腺瘤（PRL瘤）、生长激素瘤（GH瘤）、促肾上腺皮质激素瘤（ACTH瘤）、促甲状腺激素瘤（TSH瘤）、黄体生成素/卵泡刺激素瘤（LH/FSH瘤）及混合瘤和未分类腺瘤等。老年垂体瘤以无功能性垂体瘤最常见，其次为GH瘤和大PRL瘤，ACTH瘤、TSH瘤罕见，LH/FSH瘤通常属于无功能瘤。

（二）按肿瘤大小分类

按肿瘤直径大小分类，<1cm为微腺瘤，>1cm为大腺瘤。青壮年垂体瘤以微小腺瘤为主，而老年垂体瘤以大腺瘤居多，但在尸检中老年垂体瘤以微腺瘤更常见。

（三）按生物学行为分类

分为侵袭性垂体腺瘤与非侵袭性垂体腺瘤。侵袭性垂体腺瘤其定义为“生长突破其包膜并侵犯硬脑膜、视神经、骨质等毗邻结构的垂体腺瘤”。它是介于良性垂体腺瘤和恶性垂体癌之间的肿瘤，其组织学形态属于良性，生物学特征却似恶性。侵袭性与非侵袭性垂体腺瘤的临床表现、预后均明显不同。侵袭性垂体腺瘤坏死、卒中、囊变发生率明显高于非侵袭性垂体腺瘤。由于侵袭性垂体腺瘤很难切干净、增殖指数较高、肿瘤残余组织增长快，因此术后复发率高。

三、老年垂体瘤的临床特点

老年垂体瘤最常见类型是无功能性垂体瘤，功能性垂体瘤仅占20%。老年垂体瘤生长缓慢，多以视力、视野障碍及垂体功能低下为首发症状，但由于年龄因素和伴随疾病等临床特点，通常误诊为年龄相关性眼病及生理性衰老，而延误诊治时间。老年垂体瘤病程较青壮年长，发现时肿瘤体积较大，肿瘤侵袭性明显，多伴有明显视神经受压或萎缩，从而增加手术风险，预后不理想。因此，改善老年垂体瘤预后的关键在于早发现、早诊断、早治疗，对视力进行性下降伴乏力、性欲减退的老年患者应考虑垂体瘤的可能性。

（一）激素分泌过多症候群

1. PRL瘤　老年PRL瘤临床症状不典型，PRL分泌水平不随增龄而变化，但其易受一些药物及疾病影响，导致泌乳素水平升高，给临床诊断带来困难。常见的可能引起PRL水平升高的药物包括多巴胺受体拮抗剂、某些抗高血压药（如依那普利）、阿片制剂及H_2受体阻滞剂等。引起高PRL血症常见的疾病，老年人多见于原发性甲减、慢性肾衰竭及肝硬化等。

2. GH瘤 成人为肢端肥大的表现。GH的作用主要是由胰岛素样生长因子1（IGF-1）介导完成的，后者半衰期长、浓度较为稳定，可以反映测定前24小时分泌的GH水平，是诊断GH瘤的重要指标。随增龄IGF-1分泌水平明显下降，因此IGF-1标准值需要进行年龄校正，在与年龄、性别相匹配的正常范围作为诊断和疗效判断的指标。

3. ACTH瘤 ACTH瘤在老年垂体瘤中罕见，与青壮年比，老年患者临床表现比较轻，垂体功能减退症少见，可能伴有痴呆和抑郁、皮质醇分泌异常等。因老年ACTH瘤患者常合并有糖尿病和高血压等，从而增加心血管疾病发生风险。

4. TSH瘤 少见。由于垂体TSH分泌过多，引起甲状腺功能亢进症状，抗甲状腺药物治疗无效。

5. FSH/LH瘤 在临床上多表现为无功能瘤，40%~50%的性腺腺瘤在老年男性中由于FSH、LH水平升高而被发现。

（二）激素分泌减少

垂体肿瘤压迫正常垂体组织而使激素分泌减少，表现为垂体功能减退，它可影响老年患者的生活质量和增加手术风险。经典的获得性垂体功能减退，首先出现GH缺乏，其次是低促性腺激素性性腺功能减退，继而甲状腺功能减退及肾上腺皮质功能减退。但大腺瘤的压迫会引起PRL水平的轻度升高。

（三）垂体肿瘤压迫症状

1. 头痛 头痛在老年垂体瘤患者中占5%~25%，常见于肢端肥大症患者。

2. 视力、视野障碍 老年垂体瘤常以视力、视野障碍为首发症状，其次是内分泌症状。在无功能垂体瘤中由于视交叉受压造成的视力损害占60%~80%，而在GH瘤或ACTH分泌肿瘤中少见（不足20%）。

3. 肿瘤压迫邻近组织引起的其他相应症状 由于肿瘤侵袭海绵窦或垂体卒中，可出现脑神经麻痹；垂体转移瘤也可导致眼肌麻痹等。

4. 垂体功能减退的相应症状 一般情况下，与青壮年相比，由于老年垂体瘤缺乏典型的临床症状，且易被衰老掩盖，在临床中垂体功能减退常常被低估。有文献报道，经充分术前评估，发现80%的无功能垂体瘤伴有垂体功能减退。其中，低钠血症作为垂体疾病的症状之一，在老年患者中发生率达到8%。

5. 垂体卒中 一般多发生于垂体大腺瘤，急性垂体卒中可表现为剧烈头痛、恶心、呕吐，严重者可有急性视神经障碍、眼睑下垂及其他脑神经症状，可出现神志模糊、定向力障碍、颈项强直甚至昏迷。

四、老年垂体瘤的诊断

垂体瘤的诊断主要依据病史、临床症状及体征、垂体影像学检查及内分泌功能检查（包括相应靶腺功能检查）进行综合判断。老年垂体瘤特点与青壮年不同，其临床症状不典型且激素分泌易受年龄、药物及疾病等多种因素影响，给诊断带来一定困难和干扰。随着增龄，老年人垂体前叶可能会发生形态学变化，包括垂体组织纤维化、血管改变和垂体功能异常，使下丘脑-垂体和相关外周内分泌腺（靶腺或靶器官）功能发生变化。因此，在评估下丘脑-垂体-靶腺激素水平时需要考虑年龄因素的影响。另外，老年人通常合并心脑血管等疾病，一些药物使用也会导致激素分泌水平的异常改变，有时1~2次激素测定的结果难以明确诊断，需多次测定，必要时需结合功能动态试验综合评估垂体内分泌功能状态。

五、老年垂体瘤的鉴别诊断

老年垂体瘤的诊断主要与垂体增生、肿瘤及炎症等疾病相鉴别。

（一）垂体增生

老年人垂体增生常见于甲状腺功能低下、肾上腺皮质功能低下等。实验室检查甲状腺功能提示TSH明显升高、FT_4降低及皮质醇降低，MRI检查可见垂体均匀增大，增强扫描后均匀强化，给予补充甲状腺激素或糖皮质激素后，垂体增生现象很快消失。另外，某些镇静安眠药也可导致垂体增生。

（二）肿瘤

老年垂体瘤需与其他一些引起颅内压迫、损害视交叉等疾病相鉴别。

1. 脑膜瘤 老年人脑膜瘤发展缓慢且临床症状轻、缺乏定位症状，多表现为非典型头痛或精神症状。内分泌功能检查仅有垂体柄受压引起的轻度高PRL血症，部分脑膜瘤影像学表现类似于蝶鞍区肿瘤，临床上易误诊为无功能垂体腺瘤，据文献报道约5%的影像学检查发现的蝶鞍区肿瘤误诊为垂体腺瘤。

2. 胶质瘤 老年人胶质瘤临床表现多发展快，病程短，常出现肢体定位症状及精神智力障碍，并且伴有明显的颅内压增高表现，视力改变常先发生于一侧，视力丧失发展较快，可有突眼，但无内分泌功能障碍。蝶鞍正常，视神经孔扩大。

3. 颅咽管瘤 可有视野缺损常不对称，往往先出现颞侧下象限缺损，颅内压增高可引起头痛，疼痛多位于眶后，并向颈背部放射。下丘脑损害者可伴多种下丘脑功能紊乱的表现，如尿崩症、多食或厌食、发热、肥胖等，压迫垂体门脉系统者常出现性发育不全和矮小症，少数也可出现性早熟、肢端肥大症、溢乳症等腺垂体功能亢进表现。该病可发生于各种年龄，以儿童及青少年多见。X 线表现为鞍上型者使蝶鞍压扁；鞍内型使蝶鞍扩大，常有特征性钙化影，鞍内型易与垂体腺瘤混淆，确诊依赖垂体 MRI 及内分泌功能检查。

4. 生殖细胞瘤 又称异位松果体瘤，多见于儿童及青少年，临床表现可有视力减退、双颞侧偏盲、渴感丧失、慢性高钠血症等下丘脑功能紊乱的症状，也可有尿崩症、腺垂体功能减退症。蝶鞍无异常，MRI 可显示肿瘤。

5. 颈内动脉瘤 常引起单侧鼻侧偏盲，可有眼球瘫痪及腺垂体功能减退表现，蝶鞍可扩大。如该类患者误诊为垂体瘤而行经蝶窦垂体切除术将会危及患者生命，因此垂体瘤患者需仔细排除颈内动脉瘤的可能，确诊依赖于 MRI。

6. 脑转移瘤 脑转移瘤临床常有明显定位症状及颅内压增高表现，其预后差，2 年内多死于原发病灶、脑转移灶复发及其他器官转移，占老年脑肿瘤的 11.7%~23%，男性多于女性，原发灶以肺部多见，其次是乳腺癌、甲状腺癌等。

（三）炎症

1. 淋巴细胞性垂体炎 本病多见于妊娠或产后的女性，偶见于绝经后女性。病因未明，可能为病毒引起的自身免疫性疾病，临床表现可有垂体功能减退症状和头痛（最常见）及视野缺损等垂体肿块受压症状，确诊需病理组织检查。

2. 垂体脓肿 表现为反复发热、头痛、视力减退，可伴有其他脑神经受损症状，一般病情发展迅速。影像学表现病变体积一般不大，与临床症状不相符，蝶鞍周边软组织结构强化明显。

3. 结核性脑膜炎 表现为头痛、发热，有脑膜炎病史，影像学显示有粘连性脑积水，多见于青年或儿童。

4. 球后视神经炎 起病急，视力障碍多为一侧性，大多在数周内有所恢复。常伴眼球疼痛，瞳孔调节反射障碍。本病患者无内分泌功能紊乱表现，影像学检查显示蝶鞍正常。

六、老年垂体瘤的治疗

老年垂体瘤的治疗应根据患者的年龄、一般情况，肿瘤的性质、大小和压迫症状及伴随疾病等情况制订综合治疗方案。目前，垂体瘤的治疗方法主要有三种：药物治疗、手术治疗和放射治疗。老年垂体瘤的治疗目标为：①抑制肿瘤自主分泌激素及组织生长或摘除肿瘤；②改善视力和脑神经方面的缺陷；③恢复和保存正常垂体功能；④防止肿瘤的复发；⑤防止局部和全身的并发症，提高生活质量。

（一）药物治疗

1. 催乳素腺瘤的药物治疗 多巴胺受体激动剂（DAS）是 PRL 瘤的首选治疗。DAS 能使大多数患者 PRL 水平降至正常，使 70%~80% 的肿瘤体积缩小，减轻头痛，改善视野缺损。目前主要药物包括溴隐亭和卡麦角林，其他药物还有培高利特和喹高利特。老年 PRL 瘤对 DAS 有很好的耐受性，但需警惕 DAS 的副作用，如头晕、头痛、恶心、呕吐和直立性低血压等。目前国外研究认为老年 PRL 瘤患者使用卡麦角林比溴隐亭有更好的耐受性和有效性，可作为老年患者一线用药的选择，但目前国内尚无卡麦角林。因此，溴隐亭仍为我国推荐治疗 PRL 瘤的首选药物。

2. 肢端肥大症的药物治疗 老年肢端肥大症患者对生长抑素类似物药物敏感。生长抑素类似物能够使 60%~70% 的肢端肥大症患者 GH/IGF-1 水平降至正常，使 30%~50% 的患者肿瘤体积部分缩小，且显著改善疾病所引起的心血管代谢异常。术前给予生长抑素类似物治疗可以显著减少老年患者麻醉并发症风险。生长抑素类似物有短效和长效两大类：短效主要有奥曲肽，长效包括奥曲肽（长效释放制剂）和兰乐肽（缓释制剂），其他治疗药物还包括多巴胺受体激动剂和 GH 受体拮抗剂培维索孟（pegvisomant）。

3. 库欣病的药物治疗 有关老年库欣病药物治疗的文献报道较少。药物治疗包括类固醇合成抑制剂（如甲吡酮和酮康唑）和糖皮质激素受体拮抗剂（米非司酮）等，因药物副作用多，且疗效不肯定。因此，对于老年ACTH瘤仍是首选手术或放射治疗。

4. 无功能性垂体瘤的药物治疗 目前，尚无公认的药物治疗可有效控制无功能性垂体瘤（NFPAs）。在个别研究中观察到使用多巴胺受体激动剂（DA）、生长抑素类似物或两者联用，可使肿瘤体积轻度缩小。

5. 垂体功能减退的治疗 老年人垂体功能减退治疗主要是基于甲状腺激素和肾上腺激素的替代治疗，但尚无具体对应标准。因此，为避免激素对心血管系统和骨代谢的潜在不良影响，需进行个体化评估，以决定激素替代治疗的最佳剂量。中枢性甲状腺功能减退症的治疗，应在充分肾上腺糖皮质激素替代治疗基础上，给予左甲状腺素治疗，通常起始剂量为25μg/d，此后逐渐增加剂量。目前尚缺乏老年人肾上腺激素替代治疗的年龄相关性数据，原则上推荐使用最小激素剂量改善临床症状（如虚弱和低血压），并维持血清电解质在正常范围内。性腺类固醇激素替代治疗在老年人中应慎重考虑，因为它可以潜在增加心血管副作用及类固醇依赖性肿瘤风险。老年人GH替代治疗由于副作用较青壮年多，目前尚存争议。

（二）手术治疗

1. 手术目的 老年垂体瘤以无功能性大腺瘤为主，手术目的是解除肿瘤对视路和其他组织的压迫，使视神经和垂体获得充分减压，恢复激素水平，保证正常垂体功能。

2. 手术适应证 包括各种类型较大的垂体瘤、微腺瘤中的ACTH瘤、GH瘤及药物治疗不能耐受或治疗不敏感的PRL腺瘤。

3. 手术入路的选择 由于老年垂体瘤患者可能合并一些与年龄相关甚至与长期慢性病相关的脏器功能损害，所面临手术风险较大。因此，处理老年垂体瘤时与青壮年患者有所不同，老年垂体瘤的手术治疗应慎重，综合评估患者的全身情况，术前要充分准备，慎重选择手术适应证及手术方式。目前，除极少数侵袭性巨大垂体瘤需要开颅手术外，绝大多数手术可以采用经鼻蝶窦入路手术。对于老年垂体瘤患者经蝶窦入路手术更安全、更精确、损伤小、并发症少，已成为垂体瘤切除术的主要方法。近年来随着神经内镜技术、神经导航技术、术中CT/MRI、神经电生理监测技术及鞍底重建材料的应用，经蝶窦术式又有了进一步改进，术中应用内镜经单侧鼻孔充分暴露内鼻腔及蝶窦进行垂体瘤选择性切除术，内镜技术的发展可进一步降低手术风险。

4. 手术并发症 在广泛开展经蝶窦术式后手术并发症明显减少，手术死亡率降低。与青壮年患者比，老年人术前垂体功能减退的恢复可能性小。老年患者术后并发症的发生率尚不确定，最常见的是尿崩症和脑脊液鼻漏，还可能包括有视力丧失、脑卒中或脑血管损伤、脑膜炎或脓肿、眼球麻痹及腺垂体功能减退等。因此，老年患者手术疗效除自身因素外，也受益于外科医师的经验及水平。

（三）放射治疗

随着外照射放疗（external beam radiotherapy，EBRT）和立体定向放射外科（stereotactic radiosurgery，SRS）的发展，放射治疗日益增多。放射治疗主要适用于大的侵袭性肿瘤、术后残留或复发的肿瘤，药物治疗无效或不能耐受药物治疗副作用的患者，有手术禁忌或拒绝手术的患者及部分不愿长期服药的患者。但由于放射治疗疗效慢，且放疗后可能会出现视力损害和垂体功能减退等并发症，尤其对自身垂体功能相对较低的老年患者发生该并发症的可能性更大。因此，对于术后有残瘤的患者是否进行放射治疗，目前仍有争议。一般主张术后予患者常规放疗，以控制或延缓肿瘤复发，但对于老年患者，鉴于肿瘤生长缓慢，术后不推荐常规放疗，仅对影像学证实术后肿瘤残留组织较多或复发倾向时，才主张进行放射治疗，并且需要严格控制照射量。

总之，随着增龄老年人机体逐渐衰退和内分泌功能的改变，老年垂体瘤的临床特点、诊断、治疗与青壮年不同。因此，提高对老年垂体瘤的认识，及早发现、诊断和治疗，可以改善老年垂体瘤患者的预后，提高生活质量。

（肖海英）

参考文献

1. Asa SL, Ezzat S. The pathogenesis of pituitary tumours. Nat Rev Cancer, 2002, 2(11): 836-849.

2. Daly AF, Rixhon M, Adam C, et al. High prevalence of pituitary adenomas: a cross sectional study in the province of Liege, Belgium. J Clin Endocrinol Metab, 2006, 91(12): 4769-4775.

3. Raappana A, Koivukangas J, Ebeling T, et al.

Incidence of pituitary adenomas in Northern Finland in 1992–2007. J Clin Endocrinol Metab, 2010, 95(9): 4268–4275.

4. Minniti G, Esposito V, Piccirilli M, et al. Diagnosis and management of pituitary tumours in the elderly: a review based on personal experience and evidence of literature. Eur J Endocrinol, 2005, 153(6): 723–735.

5. Suhardja AS, Kovacs KT, Rutka JT. Molecular pathogenesis of pituitary adenomas: a review. Acta Neurochir (Wien), 1999, 141(7): 729–736.

6. Vlotides G, Eigler T, Melmed S. Pituitary tumor-transforming gene: physiology and implications for tumorigenesis. Endocr Rev, 2007, 28(2): 165–186.

7. Spada A, Lania A, Ballare E. G protein abnormalities in pituitary adenomas. Mol Cell Endocrinol, 1998, 142(1/2): 1–14.

8. Turner HE, Adams CB, Wass JA. Pituitary tumours in the elderly: a 20 year experience. Eur J Endocrinol, 1999, 140(5): 383–389.

9. Kurosaki M, Ludecke DK, Flitsch J, et al. Surgical treatment of clinically non-secreting pituitary adenomas in elderly patients. Neurosurgery, 2000, 47(4): 843–849.

10. Pospiech J, Stolke D, Pospiech FR. Surgical treatment of pituitary adenomas in elderly patients. Acta Neurochir Suppl, 1996, 65: 35–36.

11. Komninos J, Vlassopoulou V, Protopapa D, et al. Tumors metastatic to the pituitary gland: case report and literature review. J Clin Endocrinol Metab, 2004, 89(2): 574–580.

12. Lamberts SW, van den Beld AW, van der Lely AJ. The endocrinology of aging. Science, 1997, 278(5337): 419–424.

13. Puchner MJ, Knappe UJ, Ludecke DK. Pituitary surgery in elderly patients with acromegaly. Neurosurgery, 1995, 36(4): 677–683.

14. Gondim JA, Almeida JP, de Albuquerque LA, et al. Endoscopic endonasal transsphenoidal surgery in elderly patients with pituitary adenomas. J Neurosurg, 2015, 123(1): 31–38.

15. Hong J, Ding X, Lu Y. Clinical analysis of 103 elderly patients with pituitary adenomas: transsphenoidal surgery and follow-up. J Clin Neurosci, 2008, 15(10): 1091–1095.

16. Locatelli M, Bertani G, Carrabba G, et al. The trans-sphenoidal resection of pituitary adenomas in elderly patients and surgical risk. Pituitary, 2013, 16(2): 146–151.

17. Kong DS, Lee JI, Lim DH, et al. The efficacy of fractionated radiotherapy and stereotactic radiosurgery for pituitary adenomas: long-term results of 125 consecutive patients treated in a single institution. Cancer, 2007, 110(4): 854–860.

18. Lillehei KO, Kirschman DL, Kleinschmidt-Demasters BK, et al. Reassessment of the role of radiation therapy in the treatment of endocrine-inactive pituitary macroadenomas. Neurosurgery, 1998, 43(3): 432–438.

第三节 下丘脑－垂体－肾上腺轴与增龄

肾上腺轴（HPA 轴）是由下丘脑、垂体和外周靶腺肾上腺共同构成的。下丘脑产生的促肾上腺皮质释放激素（CRH）刺激垂体的促肾上腺皮质激素（ACTH）分泌，ACTH 刺激肾上腺皮质束状带产生皮质醇（cortisol）。血浆皮质醇可以反馈抑制 CRH 和 ACTH 分泌。当血中皮质醇的浓度增高时抑制 CRH，使垂体 ACTH 分泌减少，当血中皮质醇浓度降低时，刺激下丘脑及垂体使 CRH 及 ACTH 分泌增多，促进肾上腺皮质分泌皮质醇增多达生理水平。这种调节是维持血中皮质醇浓度正常的稳定机制，称为长环反馈。ACTH 对下丘脑 CRH 的分泌亦有抑制作用，称为短环反馈。长反馈和短反馈的结合，保证了体内 CRH、ACTH 和皮质醇分泌的相对稳定，血管加压素（vasopressin，VP）和 CRH 有协同刺激 ACTH 分泌的作用。此外，中枢神经系统内多种神经递质参与 CRH 和 ACTH 分泌调节。HPA 轴主要参与应激反应、物质代谢和免疫功能的调节。

一、肾上腺皮质激素

肾上腺皮质产生三大类固醇激素：①糖皮质激素；②盐皮质激素；③肾上腺雄激素。因此，正常的肾上腺功能甚为重要：通过糖皮质激素调节中间代谢和免疫应答；通过盐皮质激素调节血压、血容量和电解质；通过雄激素调节女性第二性征。肾上腺轴通过快速升高皮质醇水平而在应激反应中起着重要作用。

合成类固醇激素的原料来源于膳食及内源性合成的胆固醇，肾上腺皮质通过低密度脂蛋白（LDL）受体介导而摄取胆固醇。ACTH 长期刺激可增加LDL受体数目。三种主要的肾上腺生物合成途径可产生糖皮质激素(皮质醇)、盐皮质激素(醛固酮)和肾上腺雄激素(脱氢表雄酮)。

从组织学上讲,肾上腺皮质组织由三个带组成,由外向内依次为球状带、束状带和网状带。不同条带所含的酶系不同,因此分别合成了特定的激素。球状带制造醛固酮并占成人皮质面积的15%,它由于17α-羟化酶活性缺陷,因而不能产生皮质醇或雄激素。此带醛固酮的合成主要是由肾素-血管紧张素系统和血钾调节,HPA轴与之的作用尚未明确,因此本章不做讨论。束状带是肾上腺皮质最厚的一层,占整个皮质的75%,内侧的网状带包围着髓质,束状带和网状带这两个带在功能上看是一个单位,都产生皮质醇、雄激素。这些带由ACTH调控,ACTH的过量或缺乏都会改变它们的结构和功能。当ACTH缺乏时两个带都会萎缩,当ACTH过量时两个带都会出现增生和肥大。

(一)皮质醇(cortisol)

皮质醇以游离皮质醇、蛋白结合皮质醇及皮质醇代谢产物的形式在血浆中循环。游离皮质醇是非蛋白结合形式的激素,具有生理活性,因此能直接作用于组织部位。正常情况下,循环中游离皮质醇的含量<5%。只有非结合皮质醇及其代谢产物可滤过肾小球。正常人24小时经尿排泄的游离皮质醇50~100μg。蛋白结合皮质醇其中2/3是和皮质类固醇结合球蛋白(CBG)结合,另1/3和白蛋白结合。蛋白结合的皮质醇无生物活性,不能被代谢、降解和从肾脏排泄,使激素免于灭活并有利于转运。在炎症区域皮质醇与CBG结合降低,从而增加局部游离皮质醇浓度。当皮质醇含量>25μg/dl(700nmol/L)时,超出的部分与白蛋白结合,循环中未结合的部分比例也高于平常水平。肝脏合成的CBG为糖蛋白,浓度明显地受雌激素影响。在雌激素增高的情况下,如妊娠或口服避孕药时血浆皮质醇总量可高于正常,但是,游离皮质醇在正常范围,临床上无皮质醇过多的表现。而在肝硬化和肾病综合征患者,包括CBG在内的血浆蛋白量减少也影响血浆总皮质醇浓度。大多数合成的糖皮质激素类似物与CBG的结合效率较低(约70%结合)。这可解释某些合成的类似物在较低剂量就产生库欣综合征样的效应的倾向。当血浆皮质醇含量超过CBG的结合容量时,尿游离皮质醇排量迅速增加,因此,在皮质醇增多症的诊断中测定尿游离皮质醇较血浆总皮质醇和尿皮质醇代谢产物更为敏感。

皮质醇的日常排泄范围为40~80μmol/L(15~30mg;8~10mg/m^2),具有昼夜节律。皮质醇的分解代谢主要在肝脏,血浆半衰期为60~90分钟,代谢清除率是200L/d。调节皮质醇代谢的酶主要是11β-羟类固醇脱氢酶(11β-HDS)。有两种异构体,11β-HDSⅠ主要在肝脏中表达,起着还原酶的作用,将没有活性的皮质素(即可的松)转化为活性糖皮质激素,即皮质醇。11β-HDSⅡ在多种组织中均可表达,将皮质醇转化为灭活的代谢产物皮质素。因此,有肝功能不全时应直接选用皮质醇(即氢化可的松)。正常情况下皮质素在肾上腺静脉含量极低,而在外周血液循环中皮质素和皮质醇的比例为1∶3,提示部分皮质醇在外周向皮质素转变。由于皮质素无生物活性,且降解速度比皮质醇快,实际上皮质醇向皮质素转变是皮质醇的一种降解途径。非天然皮质激素泼尼松和泼尼松龙之间也存在同样的互变关系。11β-HDSⅠ基因的变异与皮质醇的快速转化有关,可激活下丘脑-垂体-肾上腺轴(HPA轴),导致女性产生过多的肾上腺雄激素。在动物模型中,11β-HDSⅠ在网膜中的过度表达可使得局部糖皮质激素合成增多,与中心肥胖和胰岛素抵抗有关。甲亢时11β-HDSⅠ的氧化反应增强。

皮质醇和ACTH一样,呈脉冲分泌,且有昼夜节律性变化。ACTH在睡眠3~5小时后凌晨4点左右,分泌幅度开始升高,在觉醒前或觉醒时达到高峰;接着上午呈现下降趋势,至夜晚达到最低水平。皮质醇在晨醒来时达到最高水平,下午和夜间为低水平,谷值在夜间睡眠1~2小时后。

人类内源性生物钟被认为是在下丘脑的视上核部位。血浆皮质醇水平在一系列复杂的生理活动中,与习惯性睡眠-觉醒周期逐渐形成相似同步的昼夜节律。它不受急性短期变化的影响。比如延长床上休息时间、连续进食、禁食5天或缺乏睡眠2~3天都不能改变其节律。较长时间改变睡眠-觉醒习惯或在跨时区的远距离旅行后,需要1~2周时间重建节律。在全盲患者,皮质醇的分泌呈现一种与昼夜无关的周期性变化,周期为24.5~25小时。

以下情况下昼夜节律也可以发生改变。①应

激：饥饿、手术、创伤；②精神疾病：严重的焦虑症、抑郁症和躁狂－抑郁性精神病的躁狂期等；③中枢神经系统和垂体疾病；④库欣综合征；⑤酒精中毒；⑥肝病和其他影响皮质醇代谢的情况；⑦肾衰竭。

肾上腺类固醇分为糖皮质激素和盐皮质激素是任意的，大部分的糖皮质激素都有一定的盐皮质激素样特性。采用糖皮质激素这一描述是因为这一类的肾上腺类固醇最主要的作用是介导中间代谢。从总体来看，其效应是直接促进富含能量的燃料葡萄糖的产生，在此过程中并不直接降低其他所有的代谢活性。但是，长时间的激活可能导致病理状态的出现，例如库欣综合征。最重要的糖皮质激素是皮质醇（氢化皮质醇）。糖皮质激素对中间代谢的影响是通过GR介导的。糖皮质激素在中间代谢中的作用总结：①进食后，效果很弱，空腹时，增加糖原异生、糖原分解及外周酶解物的释放，维持血浆中的葡萄糖水平；②肝脏中RNA及蛋白质合成增加时，肝糖生成也增加；③对肌肉的效应是分解代谢，即葡萄糖摄取和代谢减少，蛋白质合成减少，而氨基酸释放增加；④在脂肪组织中刺激脂肪分解；⑤糖皮质激素缺乏时，可造成低血糖，而在糖皮质激素过量时，可以有高血糖、高胰岛素血症、肌肉消瘦和体重增加伴异常脂肪分布。

糖皮质激素具有抗炎特性，这主要与其对微血管系统的影响及对炎症细胞因子的抑制有关。从这一点来看，糖皮质激素是通过所谓的免疫－肾上腺轴而调节免疫反应的。这一“环状结构”是诸如败血症之类的应激的机制之一，增加肾上腺激素分泌，升高皮质醇水平，从而抑制免疫应答反应。例如，皮质醇可维持血管对循环中血管收缩药物的反应性，拮抗急性炎症期间毛细血管通透性的升高。糖皮质激素可导致白细胞增多，这反映了骨髓中成熟细胞释放增加及对白细胞通过毛细血管壁逸出的抑制作用。糖皮质激素可使循环中嗜酸细胞和淋巴样组织，尤其是T细胞，从循环中重新分布到其他区域而使其耗竭。因此，皮质醇可降低细胞介导的免疫反应。糖皮质激素还可以抑制炎症介质的产生和作用，例如淋巴因子和前列腺素。糖皮质激素可通过T淋巴细胞而抑制干扰素的合成和效应的发挥，通过巨噬细胞抑制IL-1和IL-6的合成。糖皮质激素的退热作用可通过其对IL-1的作用而得到解释，IL-1是一种内源性的致热源。糖皮质激素还可通过T淋巴细胞抑制T细胞生长因子（IL-2）。糖皮质激素可逆转巨噬细胞活性，拮抗移动抑制因子（MIF），抑制巨噬细胞黏附到血管内皮细胞上。糖皮质激素可通过抑制磷脂酶A2的活性，从而阻断来自磷脂的花生四烯酸释放而减少前列腺素和白三烯的合成。最后，糖皮质激素抑制缓激肽、血小板激活因子和5-羟色胺的合成和炎症作用。

不管应激的性质属于物理（创伤、外伤、运动）、心理（饥饿、抑郁），或是生理（低血糖、发热），皮质醇水平都可在数分钟之内对其产生反应。在应激情况下升高糖皮质激素水平可保护机体的原因尚不清楚，但在糖皮质激素缺乏情况下，这样的应激可导致低血压、休克和死亡。因此，对于肾上腺皮质功能减退症的个体来说，在应激期间糖皮质激素的给药剂量应增加。

皮质醇对机体的水分起着很大作用，通过增加自由水清除而预防水中毒；糖皮质激素同时还具有微弱的盐皮质激素样特性，大剂量促进保钠排钾；糖皮质激素还影响行为，皮质醇过多或者缺乏均可发生情感障碍。最后，皮质醇可抑制垂体POMC（阿片促黑激素皮质素原）与其衍生肽类（ACTH、β-内啡肽等）的分泌及下丘脑CRH和血管加压素的分泌。

（二）肾上腺雄激素

肾上腺所分泌的雄激素主要是脱氢表雄酮（DHEA）及其硫酸酯（DHEAS）。这些化合物每天的分泌量为15~30mg。雄烯二酮、11β-羟基雄烯二酮及睾酮的分泌量较少。DHEA是尿液中17-酮类固醇的主要前体物质。男性尿液中2/3的17-酮类固醇来源于肾上腺代谢产物，其余1/3则来源于睾丸雄激素。女性尿液中几乎所有17-酮类固醇都来源于肾上腺。少部分雄烯二酮可进一步向睾酮转化。DHEA、DHEAS和雄烯二酮的雄激素活性很弱，但它们可在外周组织转化成雄激素活性很强的睾酮和双氢睾酮（DHA）。虽然DHEA和DHEAS产量最大，但雄烯二酮生理意义更重要，因为雄烯二酮在外周组织更易转变为睾酮。

此外，在人的一生中“肾上腺雄激素”的分泌模式是：婴儿期高，儿童期降至极低水平，青春期前几年再次升高，在成年早期达到高峰（肾上腺功能初现，adrenarche）之后逐渐衰老。

ACTH刺激雄激素分泌，血浆DHEA和雄烯二酮有与皮质醇相似的昼夜节律。血浆 DHEAS 由于半衰期长而无昼夜节律改变。ACTH 急性作用可引起 DHEA 和雄烯二酮水平明显升高，但 ACTH 治疗 1 或 2 小时才能引起 DHEAS 升高。

GH 和 LH 对肾上腺雄激素分泌无直接作用。

二、促肾上腺皮质激素

促肾上腺皮质激素（ACTH）和其他多种肽类（促脂素、内啡肽、黑色素细胞刺激素）都是由较大的、分子量为 3100 的前体分子——POMC 加工而成的。POMC 可在多种不同的组织中合成，包括大脑、垂体前叶和后叶及淋巴细胞。来源于 POMC 的肽类的分泌类型取决于组织。ACTH 是一种 39 个氨基酸的肽类，在垂体前叶的嗜碱细胞中合成并储存。ACTH 是束状带和网状带的促激素，也是皮质醇和肾上腺雄激素形成的主要调节物。ACTH 与肾上腺皮质受体结合后通过 cAMP 的介导，促进类固醇的产生。

控制 ACTH 释放的主要因素包括 CRH、血浆游离皮质醇浓度、应激和睡眠－觉醒周期。应激、低血糖和甲吡酮刺激可使之增多，糖皮质激素可使之减少。

ACTH 的生理分泌是在神经系统的影响下由多种激素所介导，其中最重要的激素是促肾上腺皮质激素释放激素（CRH）。

CRH 以脉冲方式刺激 ACTH 分泌：昼夜节律引起清晨前的高峰和日间逐渐下降。这种昼夜节律受神经系统控制，并引起肾上腺皮质激素同步昼夜节律性分泌。这种 ACTH 的节律不受血液循环中皮质醇浓度的影响，即 ACTH 脉冲分泌与先前的血浆皮质醇浓度不相关。例如，原发性肾上腺功能减退（Addison 病）的患者仍持续存在这种昼夜节律。人及动物进食时 ACTH 分泌增加。许多应激可刺激 ACTH 分泌，而且多取代正常的昼夜节律变化。躯体、情感及化学性刺激因素，如疼痛、创伤、缺氧、急性低血糖、受寒、手术、抑郁、给予致热源和血管升压素都可刺激 ACTH 和皮质醇的分泌。在应激期间，ACTH 的水平升高既受 CRH 的介导，也受血管升压素的影响。

生理量皮质醇不会减弱 ACTH 对应激的反应，但大剂量外源性皮质类固醇则起抑制作用。合成的糖皮质类固醇对 ACTH 分泌的负反馈是作用在下丘脑和垂体水平的，负反馈包括快慢两种："快反馈" 对皮质醇的变化速率很敏感，而 "慢反馈" 对皮质醇的绝对水平敏感。快反馈不是通过细胞核起作用，这一现象发生太快而难以用皮质醇影响细胞核转录、翻译 ACTH 的 mRNA 来解释。随后发生的 "慢反应" 可能是通过作用于细胞核引起 ACTH 生物合成减少。临床使用的地塞米松抑制试验即是后一种负反馈形式。除了皮质醇负反馈作用外，ACTH 也抑制它自身的分泌（短环反馈）。

三、促肾上腺皮质激素释放激素

促肾上腺皮质激素释放激素（CRH）为 41 肽的氨基酸，刺激 ACTH 及其前体分子的其他产物——阿片黑皮素的分泌。人 CRH 与鼠 CRH 结构相同。CRH 的血浆半衰期长（大约 60 分钟），ADH 和血管紧张素Ⅱ都有加强 CRH 介导的 ACTH 分泌作用。相反，催产素抑制 CRH 介导的 ACTH 分泌作用。分泌 CRH 的神经元位于脑室旁核前部，TRH 神经元的侧面。人类胎盘也可以分泌 CRH，故在妊娠晚期及分娩时显著升高。此外，在血浆和多种细胞的细胞内可能存在一种特殊的 CRH 结合蛋白（CRHBP），很可能具有调节 CRH 的作用。

四、下丘脑－垂体－肾上腺轴与衰老

（一）下丘脑－垂体－糖皮质激素功能的衰老改变

与其他下丘脑－垂体－终末靶器官轴相比，下丘脑－垂体－糖皮质激素功能在人类衰老中相关的改变相对很小。皮质醇分泌率随着衰老减低，但是这和皮质醇代谢清除率降低相平行。所以，十分年老者的血浆基础皮质醇浓度也是不变的。和未变的皮质醇分泌一致，基础 ACTH 水平也不随着衰老改变。并且 HPA 轴对刺激的糖皮质激素反应在老年人中保持良好，对外源性 ACTH 刺激的皮质醇反应未变，对胰岛素诱发的低血糖的 ACTH 和皮质醇反应正常或者轻度延长。ACTH 脉冲频率在老年人中未变，提示对糖皮质激素的下丘脑调节功能未变。并且，尽管与年轻人相比，老年人皮质醇节律的幅度减少及夜间皮质醇谷值增加，ACTH 和皮质醇的昼夜节律在健康的老年人中未变。

但是也有研究报道了皮质醇对 ACTH 的分泌作用及 ACTH 对皮质醇的分泌作用随年龄发生了改变。

与年轻人相比,老年人24小时内的血浆皮质醇水平波动更剧烈。

与年轻人相比,老年人的皮质醇节律分泌相提前出现,谷值和峰值出现早。

无论男女,老年人血浆中平均皮质醇水平增加了20%~50%。

与年轻人相比,老年人在手术等应激性刺激后,皮质醇峰值水平较高,并且血清皮质醇对应激的反应延长。

地塞米松抑制试验中,老年女性和年轻女性的ACTH和皮质醇的分泌规律相同,但老年人这种抑制作用可能出现更缓慢些。

老年妇女给予外源性ACTH刺激,血浆皮质醇浓度随外源性ACTH增加得更多。

禁食时,老年男性的血浆皮质醇浓度升高与年轻男性是相似的。

以上变化具有异质性且改变微弱,似乎不足以解释下丘脑－垂体－糖皮质激素功能对危重疾病的影响。

越来越多的研究支持慢性皮质醇过量可能对生理影响更重要。夜间皮质醇分泌的变化可能是老年人睡眠障碍的病因。此外,老年女性通过测量血浆皮质醇和尿中游离皮质醇的浓度,发现增高的皮质醇与记忆力下降有关;男性皮质醇水平的升高与骨密度和骨丢失率呈负相关,提示健康人与老化相关的骨密度和骨质流失的速度是通过下丘脑－垂体－糖皮质激素功能的调节完成的。此外,无论男女,老年人皮质醇水平升高与增加的骨折风险密切相关。近来研究还发现老年人24小时结合皮质醇的生成率和体内脂肪的增加相关,典型的改变是老年人出现腹部脂肪增加及瘦体质的下降(这种症状与库欣综合征表现相似)。因此,HPA轴活性增加影响了老年人身体成分中央脂肪的分布。

(二) DHEA的衰老改变

衰老使HPA轴发生的改变称为肾上腺功能停滞(adrenopause),即血中DHEA及DHEAS水平的逐渐下降。随着时间流逝,肾上腺分泌的DHEA逐渐减少,但主要与血浆中糖皮质激素水平相关的促皮质激素的分泌却几乎没有变化。两性中的DHEA、DHEAS水平降低,与血浆中糖皮质激素水平保持恒定形成对比,这两者似乎都是与肾上腺皮质网状带功能的细胞选择性减少有关,而并非由中枢(下丘脑)衰老"起搏器"所导致。

30岁以后,血浆DHEA和DHEAS随着年龄的增长开始有明显的降低,所以,70~80岁的老人血浆DHEA和DHEAS浓度仅仅是年轻时(20~30岁)血浆浓度的20%。近来的研究揭示内源性DHEA的水平与身体的健康程度和寿命长短呈正相关,体弱的老年人DHEAS水平低于健康老年人。

DHEA分泌的下降对于生理的重要影响还不清楚。很多学者推测:随着年龄增长DHEA明显下降,或许补充DHEA可能会带来老年人身体成分和行为的改善。一项历时两年的安慰剂对照试验中,给健康的老年人补充DHEA,使之与年轻人DHEA的水平相当,结果显示身体成分、氧消耗、肌肉力量或胰岛素敏感性都没有改善,这一结果也类似于早期应用DHEA治疗的研究结果。虽然DHEA仍然被提倡用作抗衰老的食品补充剂,但是,我们并不建议使用DHEA抗衰老。

据目前已有的研究数据显示,血浆DHEA和DHEAS水平的下降是衰老的标记物,但是DHEA的"不足"没有直接的临床症状,而老年人补充DHEA也没有发现有明显的获益。

(孙启虹)

参考文献

1. Ferrari E, Cravello L, Muzzoni B, et al. Age-related changes of the hypothalamic-pituitary-adrenal axis: pathophysiological correlates. Eur J Endocrinol, 2001, 144(4): 319-329.

2. Casarotti D, Paltro M, Solerte SB, et al. Effects of aging on adrenal function in the human: responsiveness and sensitivity of adrenal androgens and cortisol to adrenocorticotropin in premenopausal and postmenopausal women. J Clin Endocrinol Metab, 2000, 85(1): 48-54.

3. Gupta D, Morley JE. Hypothalamic-pituitary-adrenal (HPA) axis and aging. Compr Physiol, 2014, 4(4): 1495-1510.

4. Bergendahl M, Iranmanesh A, Mulligan T, et al. Impact of age on cortisol secretory dynamics basally and as driven by nutrient-withdrawal stress. J Clin Endocrinol Metab, 2000, 85(6): 2203-2214.

5. Van Cauter E, Leproult R, Kupfer DJ. Effects of gender and age on the levels and circadian rhythmicity of plasma cortisol. J Clin Endocrinol Metab, 1996, 81(7): 2468-2473.

6. Jovanović I, Ugrenović S, Ljubomirović M, et

al. Folliculo-stellate cells-potential mediators of the inflammaging-induced hyperactivity of the hypothalamic-pituitary-adrenal axis in healthy elderly individuals. Med Hypotheses, 2014; 83(4): 501-505.

7. Belvederi MM, Pariante C, Mondelli V, et al. HPA axis and aging in depression: systematic review and meta-analysis. Psychoneuroendocrinology, 2014, 36(1): 426-436.

8. Seeman TE, Robbins RJ. Aging and hypothalamic-pituitary-adrenal response to challenge in humans. Endocr Rev, 1994, 15(2): 233-260.

9. Seeman TE, McEwen BS, Singer BH, et al. Increase in urinary cortisol excretion and memory declines: MacArthur studies of successful aging. J Clin Endocrinol Metab, 1997, 82(8): 2458-2465.

10. Dennison E, Hindmarsh P, Fall C, et al. Profiles of endogenous circulating cortisol and bone mineral density in healthy elderly men. J Clin Endocrinol Metab, 1999, 84(9): 3058-3063.

11. Gardner MP, Lightman S, Sayer AA, et al. Dysregulation of the hypothalamic pituitary adrenal (HPA) axis and physical performance at older ages: an individual participant meta-analysis. Psychoneuroendocrinology, 2013, 38(1): 40-49.

12. Purnell JQ, Brandon DD, Isabelle LM, et al. Association of 24-hour cortisol production rates, cortisol-binding globulin, and plasma-free cortisol levels with body composition, leptin levels, and aging in adult men and women. J Clin Endocrinol Metab, 2004, 89(1): 281-287.

13. Baulieu EE, Thomas G, Legrain S, et al. Dehydroepiandrosterone (DHEA), DHEA sulfate, and aging: contribution of the DHEAge Study to a sociobiomedical issue. Proc Natl Acad Sci U S A, 2000, 97(8): 4279-4284.

14. Davison SL, Bell R, Donath S, et al. Androgen levels in adult females: changes with age, menopause, and oophorectomy. J Clin Endocrinol Metab, 2005, 90(7): 3847-3853.

15. Leng SX, Cappola AR, Andersen RE, et al. Serum levels of insulin-like growth factor-I (IGF-I) and dehydroepiandrosterone sulfate (DHEA-S), and their relationships with serum interleukin-6, in the geriatric syndrome of frailty. Aging Clin Exp Res, 2004, 16(2): 153-157.

16. Nair KS, Rizza RA, O'Brien P, et al. DHEA in elderly women and DHEA or testosterone in elderly men. N Engl J Med, 2006, 355(16): 1647-1659.

第四节　下丘脑 - 垂体 - 甲状腺轴与增龄

甲状腺轴是由下丘脑、垂体和甲状腺共同构成的。下丘脑可分泌促甲状腺激素释放激素(thyrotropin releasing hormone, TRH)，能促进垂体前叶分泌促甲状腺激素(thyroid stimulating hormone, TSH)，TSH可促进甲状腺细胞增生及三碘甲腺原氨酸(T_3)、甲状腺素(T_4)的合成和释放。血中游离T_3、T_4的浓度过高时，又可对下丘脑及垂体前叶产生负反馈调节作用，这样即构成了下丘脑 - 垂体 - 甲状腺轴。此轴的几种激素相互调节，保证了血液循环中甲状腺激素的相对稳定，从而促进并维持机体的正常生长和发育，调节机体内环境的稳定，包括能量和热量的产生。

甲状腺疾病是老年人群中常见、难以鉴别且经常被忽略的一类疾病。甲状腺疾病的临床表现可能是隐匿的，表现为其他疾病或正常衰老过程中非特异性的症状和体征。甲状腺功能测定结果会被其他共存的急慢性疾病所干扰，也可能会受某些药物的影响。因此，懂得甲状腺轴增龄的生理变化对于早期发现老年人甲状腺疾病至关重要。

一、甲状腺激素

(一)甲状腺激素的合成与代谢

甲状腺是由两侧叶和连接二者的峡部构成的蝶形腺体，位于颈前部甲状软骨稍下方。甲状腺的体积变异很大，尤其与个体的碘营养状态有关，碘摄入量相对高的美国地区成人的平均甲状腺体积小于10ml，而临界碘缺乏的欧洲地区人群甲状腺体积大于美国。甲状腺是由无数个柱状上皮细胞围成的滤泡构成的，滤泡腔内充满胶质，甲状腺球蛋白(Tg)是胶质的主要组成物质。甲状腺增生时，上皮细胞更加柱状化、滤泡腔变小，甲状腺合成和释放激素的功能增强。

甲状腺的作用是产生足量的甲状腺激素满足外周组织需要。甲状腺激素是由TSH的靶腺器官——甲状腺滤泡上皮细胞合成和分泌的。它包括T_4即3,5,3',5'- 四碘甲腺原氨酸，和T_3即3,5,3'- 三碘甲腺原氨酸两种。T_4占甲状腺激素的

90% 以上，而 T_4 只有脱碘转化为 T_3 后才能作用于靶器官发挥生物学效应。T_4 的含量及分泌率均高于 T_3，但 T_3 活性比 T_4 大 3~5 倍。甲状腺滤泡旁细胞，即 C 细胞，在甲状腺中上 1/3 交界处，其分布密度最高。C 细胞合成降钙素，降钙素是一种降低血钙的激素，降钙素也是甲状腺髓样癌的重要标志物。

甲状腺激素合成必须满足以下三个条件：①碘——必需的原材料；②细胞功能正常；③调节机制正常，尤其是甲状腺轴的调节正常。

甲状腺具有强大的聚碘能力，血液循环中碘的含量不足 0.2μg/dl，而甲状腺中碘的浓度高出血浆 25 倍。甲状腺含碘 5~8g。甲状腺对碘的摄取是逆浓度差和逆电位差的主动转运，它由一种被称为“碘泵”的机制所完成，其活性依赖于 Na^+-K^+-ATP 酶。TSH 可通过增加“碘泵”的结合容量而促进甲状腺对碘的摄取。

甲状腺激素在 TSH 的作用下迅速释放入血。T_4 和 T_3 的释放比率为 10∶1~20∶1，还有少量反 T_3（即 rT_3，无活性）。T_4 和 T_3 分泌入血后，99% 以上与血浆中蛋白质结合，在生理情况下，血浆中 T_4 约 60% 与甲状腺激素结合球蛋白（TBG）结合，30% 与甲状腺激素结合前清蛋白（TBPA）结合，10% 与清蛋白结合。T_3 与 TBPA 结合很少，与 TBG 的结合也不如和 T_4 结合紧密。由于 T_3 和 TBG 的结合较松，容易与所结合的蛋白质分离产生生理效应。所以，通常甲状腺功能亢进时，血清 T_3 升高出现得更早、更明显。尤其是毒性结节性甲状腺肿时，上述现象最明显，但这也可能是由于甲状腺生成的 T_3 更多所致。

正常情况下，血中游离 T_3（FT_3）浓度较游离 T_4（FT_4）大 8~10 倍。血浆中甲状腺激素主要是结合型（TT_3、TT_4），仅有很少部分（正常约为 0.03% 的 T_4 和 0.3% 的 T_3）是游离型的（FT_3、FT_4），而只有未被结合的游离型的甲状腺激素对组织才有作用。例如，妊娠和应用雌激素时 TBG 水平升高，继而 TT_4 升高，但 FT_4 保持正常，患者甲状腺功能正常。游离的甲状腺激素与外周组织细胞的“激素库”相互平衡，从而保证血液循环和外周组织中激素水平的相对稳定，以调节甲状腺激素的生理效应和代谢率。

无论在生理或者病理改变时，血中甲状腺激素结合蛋白的变化，均直接影响血中甲状腺激素的浓度，如孕妇和应用雌激素者是 TBG 升高的甲状腺功能正常的人，表现为血清 TT_4 升高，FT_4 保持正常。营养不良和肾病患者是 TBG 水平降低时甲状腺功能正常的人，可以表现为 TT_4 降低。

血中 T_3 含量仅为 T_4 的 3% 左右，但 T_3 在外周的更新率远较 T_4 迅速。T_3 的血浆半衰期为 1~2 天，T_4 为 6.7 天。而且，T_3 生物活性远大于 T_4。因此，T_3 是甲状腺激素的主要活性激素，T_4 则是前体。当然，T_4 本身仍有活性。患有非甲状腺疾病的慢性病患者或甲状腺功能正常的病态综合征患者主要表现为血清 T_3 浓度降低，rT_3 浓度升高。

甲状腺激素的降解途径主要是脱碘。80% 以上 T_4 在外周组织脱碘后成为 T_3 及 rT_3，然后再进一步脱碘，或与某些有机物形成复合物。其余 20% 的 T_4 与 T_3 主要与葡萄糖醛酸或硫酸盐结合，或少量以游离型经胆汁排入肠道。另外有一小部分 T_4 和 T_3 经脱氨和脱羧的作用，形成丙酮酸或者醋酸衍生物而排出体外。

（二）甲状腺激素的生理作用

1. 维持生长发育 分泌不足或过量都可引起疾病。在脑发育期间，如因缺碘、母体用抗甲状腺药或先天缺陷而致甲状腺功能不足，可使胚胎神经细胞轴突和树突形成发生障碍，神经髓鞘的形成延缓，由此产生智力低下、身材矮小的呆小病。甲状腺激素对胎儿肺脏的发育也很重要，实验发现切除动物胚胎的甲状腺则胎肺发育不全。

2. 促进代谢 促进物质氧化，增加氧耗，提高基础代谢率，使产热增多。

3. 增加交感神经系统的敏感性 大剂量可使交感神经递质及肾上腺髓质激素的敏感性增高，导致神经过敏、急躁、震颤、心率加快、心排出量增加及血压增高等现象。

（三）甲状腺激素分泌的调节

下丘脑 - 垂体 - 甲状腺轴是体内调节甲状腺激素的主要机制，其次还有甲状腺的自身调节，是为了适应外界供碘量的增减，调节甲状腺对碘的摄取和甲状腺激素的合成，从而保证体内甲状腺激素相对稳定，而不致因碘量的多少使激素水平有急剧的波动。交感神经系统和肾上腺皮质激素、性激素及某些脑肠肽等神经体液因子，对甲状腺功能的调节，均有一定的作用。

二、促甲状腺激素释放激素

促甲状腺激素释放激素（TRH）是人类最早发现的一种产生于下丘脑的肽类激素，TRH 无种属特异性，人工合成的TRH与天然存在的TRH生物活性相同。TRH主要分布于下丘脑及其他神经组织中，此外胃肠道、胰、脾、肾也广泛分布，但含量较低。下丘脑的TRH的生成速率及含量均明显大于其他组织。TRH在外周血中的浓度很低，且容易被降解，因此在不同实验室采用放射免疫法测定的数值差别很大。血液循环中的TRH半衰期很短，在生理状态为4~5分钟，甲状腺功能亢进时仅为2分钟，甲状腺功能减低时可延长至6分钟以上。

TRH的主要生理作用是促进TSH合成和释放，是维持TSH正常分泌的生理兴奋因子。如下丘脑损伤，或切断下丘脑与脑垂体前叶的联系，TSH则分泌减少，导致甲状腺功能减退。此外，超越生理剂量的TRH对甲状腺有直接兴奋作用，刺激甲状腺素的分泌。离体动物实验研究表明，去甲肾上腺素、多巴胺及血清素可刺激TRH的释放，而内啡肽、生长抑素则抑制其分泌。甲状腺激素对TRH可能有直接的负反馈作用，也可通过刺激生长抑素及其他神经介质而间接地来调节TRH的分泌。

三、促甲状腺激素

垂体前叶促甲状腺激素细胞分泌的促甲状腺激素（TSH），对甲状腺轴的调控起重要作用，是甲状腺激素的可靠生理指标。TSH是糖蛋白激素，由α和β亚基组成，α亚基与其他糖蛋白激素（FSH、LH和绒毛膜促性腺激素）相同，β亚基为TSH所特有。不同种属的TSH结构不同，但牛、羊等哺乳动物的TSH，对人体可有类似的生物活性。TRH的刺激可调控TSH糖基化的程度和性质，并影响其生物活性。TSH的靶器官是甲状腺，它能促进甲状腺激素的合成和释放，促进甲状腺上皮细胞的增长。在甲状腺轴中调定点是由TSH确立的。

（一）TSH的生理作用及作用机制

TSH对甲状腺的作用，是通过甲状腺细胞上特异的TSH受体而发生的。当TSH与甲状腺细胞上特异的受体结合后，一方面通过促进磷脂酰肌醇酯的代谢，增加胞质内Ca^{2+}的浓度，继而激活与之相关的蛋白激酶；另一方面，通过活化环腺苷激酶系统，促使cAMP的生成增多，后者作为第二信使而发挥TSH的生理效应。上述的两条途径，对TSH的一些作用是相互协同的，如二者均可促进碘的摄取和氧化、酪氨酸的碘化及缩合等；而在另一方面则是相互拮抗的，如cAMP可促进甲状腺激素的分泌，而Ca^{2+}和二磷肌醇酯则被抑制。

（二）TSH的分泌及调节

人胚胎从第10周起即有TSH的分泌，直至35周其分泌功能基本完善。在出生后30~90分钟，由于冷环境的刺激，新生儿血中的TSH有一个突发的大量分泌，进而启动甲状腺的分泌。出生2~3天后，血中TSH降至一个较稳定的水平，于1周时，降至20μg/ml以下。在青春期发育期，又略有升高。成人在60岁以前，血中的TSH水平稳定不变，而在60岁以后，呈递增趋势，这可能与甲状腺激素的分泌减少有关。正常成人的血清TSH水平为0.5~5μg/ml（放射免疫测定法）。TSH的分泌率每日为80mIU（相当于每日0.14nmol/L）。血浆半衰期约50分钟。

正常人的TSH分泌是有昼夜节律的，夜间分泌多于白天。从入睡开始，TSH分泌逐渐增多，在23:00—02:00达顶峰，此后渐渐下降，至11:00时达低谷。TSH昼夜节律可能与TRH的节律有关，而与甲状腺素无关。在甲状腺功能亢进患者中，采用高度敏感的测定TSH的方法，仍然显示出其有正常的节律，只有在重度的甲状腺功能低下症及垂体TSH分泌瘤患者，TSH节律才消失。

许多因素都影响TSH分泌的模式。T_3和T_4是维持TSH正常分泌的最重要的生理性抑制因子，它对TSH的抑制性调节是持续性的，而且具有明显的量效关系。健康人循环中T_4水平的升高会快速抑制TSH脉冲分泌的幅度。甲状腺激素既影响在基础状态下的TSH分泌，也抑制其对TRH的兴奋反应。甲状腺激素可减少TSH细胞表面TRH受体的数目，还可通过抑制TRH的释放来抑制TSH的分泌。

大剂量的糖皮质激素可抑制TSH分泌，研究发现：这种刺激不影响垂体对TRH的反应，而是作用在下丘脑的水平。

生理上的改变，如睡眠和能量供应也对下丘脑-垂体-甲状腺系统产生重要的影响。健康志愿者空腹36小时可以明显降低TSH水平，且几乎完全抑制TSH夜间正常分泌，但是，TSH脉冲频率模式保持不变，说明这种生理改变选择性改变TSH脉冲幅度。潜在的机制可能是因为空腹使血浆瘦素水平降低介导的。研究发现饥饿的啮齿动物每日腹腔内注射瘦素两次，可以逆转下丘脑-

垂体－甲状腺轴的空腹依赖性TSH下降。研究已证明睡眠改变可以改变下丘脑－垂体的TSH分泌反应。健康年轻的受试者的急性睡眠撤出增加夜间TSH的分泌，而长期的睡眠剥夺期间和睡眠片段化使平均24小时的TSH的分泌急剧下降。

四、下丘脑－垂体－甲状腺轴与增龄

（一）甲状腺轴与年龄相关的生理变化

在下丘脑－垂体－甲状腺轴系统的生理方面，很少有年龄相关的改变。尽管随着年龄的增长，血清TSH的阵发性升高显得迟钝，但是血清TSH的水平是稳定的，并且TSH的释放依然是脉冲式的。

既往的研究显示随着年龄的增长，血清TSH浓度或无变化，或降低，或升高，此类结果的差异或许可以用种群研究的不均一性加以解释。

老年人TSH的正常与否或许反映了甲状腺疾病的发病率或与衰老相关的生理学变化。Framingham心脏研究中，随机选择社区人群为随访对象，结果发现，虽然甲状腺功能正常的老年女性的TSH水平较中年女性略有降低，但甲状腺功能正常的老年人与年轻人有相同的TSH水平。在一个健康百岁老年人（年龄100~110岁）的研究中，血清TSH水平的中位数低于65~80岁老人。这个研究数据与另一项针对健康老年人的TSH调查结果相一致。该研究显示在80岁以前，TSH水平可以保持平稳，而在大于100岁人群中可能会有TSH水平的下降。TSH水平在夜间TSH升高的高峰减低，而睡眠剥夺则可加剧夜间TSH分泌。也有研究报道TSH水平的昼夜变异在老年人是不存在的。来自健康百岁老人和65岁以上老年人的资料也表明夜间TSH峰值与年龄相关的降低。

T_4的分泌和清除相平衡地减少的结果是保持了血清T_4水平不变，血清T_3轻微地随年龄衰减，但是测量结果通常还可以保持在正常范围内。

年龄通过TRH对TSH的影响还不清楚，大多数的研究无论男性或女性都没有显示临床上的相关变化。但是，也有研究称，在老年人TSH对TRH刺激的分泌应答降低至青年人的38%，这可能是老年人对甲状腺激素需要量减少的一个适应机制。还有研究称TRH刺激TSH分泌应答随增龄呈增高反应。

24小时放射碘的摄取率亦没有随年龄产生显著的变化。

甲状腺自身抗体的增加也与人类衰老相关。583名健康受试者包括34位百岁老人的研究显示，甲状腺特异抗体随年龄增加，70~85岁有一个高峰，并伴随着总的和$CD5^+$ B细胞降低。甲状腺的抗体在老年女性中常见，发生率可达32%，但是这些抗体并不能作为甲状腺疾病的特异性筛查指标。

（二）老年人甲状腺轴的影响因素

碘营养状态影响甲状腺功能。在短期研究中发现碘缺乏时TSH水平下降约50%，但对TSH脉冲频率没有任何影响，最可能的原因是碘缺乏使甲状腺对TSH的敏感性增加了。在碘缺乏地区，如德国，随年龄增加甲状腺肿的患病率为30%~50%，60岁以上的人占15%以上，住院患者的这一比例进一步增加。老年患者甲状腺功能减退症的发生率为1%~17%，女性比男性更易患病，亚临床甲状腺功能减退症比临床甲状腺功能减退更多。

除了碘，其他微量元素如硒可能会影响甲状腺功能。与年轻人相比，90岁以上的健康老年人血清硒水平较低，同时伴有低锌。许多研究强调严重缺碘时，硒对Ⅱ型脱碘酶的正常活性的重要性。

总能量摄入对甲状腺轴有很重要的影响，不仅表现在下丘脑，也在垂体和甲状腺水平。老年人存在能量摄入不足。同样，严重非甲状腺疾病（NTI）患者的TSH水平降低模式类似于禁食，TSH脉冲幅度降低但脉冲频率不变。营养不良部分地解释了NTI时甲状腺功能异常的原因。在这些病理生理条件下，糖皮质激素轴可能被激活，会在不同程度上抑制TSH分泌。Euronut-Seneca研究中慢性病患病率为59%~92%，从而表明NTI可能在评估年龄相关的甲状腺轴的变化时带来偏倚。

最后，睡眠可能对老年人甲状腺轴发挥重要的影响。从睡眠的生理机制来说，调节我们睡眠的主要因素为睡眠－觉醒周期的昼夜节律。无论年龄大小，睡眠与觉醒都呈现出规则的交替变化。从婴儿期到成年期，每个昼夜中睡眠与觉醒周期循环的次数都会随着年龄的增长而减少，即由多相性睡眠变为单相性睡眠。与成年人相比，老年人的睡眠模式会发生明显的变化，一般表现为夜间睡眠浅而易醒，睡眠中会出现多次短暂的唤醒及早醒，在NREM睡眠的第3、4期有缺乏或缩短的程度,睡眠的效率也会下降。研究中年轻的志愿者模仿老年人的睡眠模式,每24小时允许睡眠只有4小时,持续1周后发现,受试者循环中的TSH水平下降。这表明,可能是睡眠过程,而不是老龄化改变了TSH的分泌和甲状腺轴的功能。

综上所述,下丘脑-垂体-甲状腺轴随增龄的生理变化似乎很微小,与年龄相关的甲状腺疾病特异性的改变如甲状腺自身免疫性炎症、能量摄入或者睡眠情况对老年人甲状腺轴的变化产生了间接的影响。

(孙启虹)

参考文献

1. Tabatabaie V, Surks MI. The aging thyroid. Curr Opin Endocrinol Diabetes Obes, 2013, 20(5): 455-459.

2. Bensenor IM, Olmos RD, Lotufo PA. Hypothyroidism in the elderly: diagnosis and management. Clin Interv Aging, 2012, 7: 97-111.

3. Boelaert K. Thyroid dysfunction in the elderly. Nat Rev Endocrinol, 2013, 9(4): 194-204.

4. Aggarwal N, Razvi S. Thyroid and aging or the aging thyroid? An evidence-based analysis of the literature. J Thyroid Res, 2013, 2013(6): 481287.

5. Sawin CT, Geller A, Kaplan MM, et al. Low serum thyrotropin (thyroid-stimulating hormone) in older persons without hyperthyroidism. Arch Intern Med, 1991, 151(1): 165-168.

6. Hollowell JG, Staehling NW, Flanders WD, et al. Serum TSH, T_4, and thyroid antibodies in the United States population (1988 to 1994): National Health and Nutrition Examination Survey (NHANES Ⅲ). J Clin Endocrinol Metab, 2002, 87(2): 489-499.

7. Delange F. The disorders induced by iodine deficiency. Thyroid, 1994, 4(1): 107-128.

8. Mariotti S, Barbesino G, Caturegli P, et al. Complex alteration of thyroid function in healthy centenarians. J Clin Endocrinol Metab, 1993, 77(5): 1130-1134.

9. Greenspan SL, Klibanski A, Rowe JW, et al. Age-related alterations in pulsatile secretion of TSH: role of dopaminergic regulation. Am J Physiol, 1991, 260(3 Pt 1): E486-E491.

10. Chiovato L, Mariotti S, Pinchera A. Thyroid diseases in the elderly. Baillieres Clin Endocrinol Metab, 1997, 11(2): 251-270.

11. Hoermann R, Midgley JE, Larisch R, et al. Homeostatic control of the thyroid-pituitary axis: perspectives for diagnosis and treatment. Front Endocrinol (Lausanne), 2015, 6: 177.

12. Deary M, Buckey T, Soldin OP. TSH-clinical aspects of its use in determining thyroid disease in the elderly. How does it impact the practice of medicine in aging? Adv Pharmaco epidemiol Drug Saf, 2012, 1(119): e783-e789.

第五节 下丘脑-垂体-性腺轴与增龄

性腺轴是由下丘脑、垂体和性腺共同构成的。下丘脑弓状核等部位肽能神经元分泌促性腺激素释放激素(gonadotropin-releasing hormone, GnRH),经垂体门脉系统到达垂体前叶,促进垂体前叶促性腺细胞合成与分泌卵泡刺激素(follicle-stimulating hormone, FSH)和黄体生成素(luteinizing hormone, LH),从而促进睾丸和卵巢分泌性激素。这是一个自上而下的调控过程,也是一个复杂的反馈性调节过程。下丘脑、垂体与性腺之间紧密联系,形成一个闭合反馈系统,任何一个环节出现问题都会影响性功能、女性月经及机体各种代谢功能的异常。下丘脑-垂体-性腺轴的老年变化基础知识甚多。临床应用已见到GnRH受体的激动剂(GnRH agonist)、拮抗剂(antagonist),也见到GnRH的类似物(analogue)等,但相关老年人的临床应用文献,尚未检索到。

一、促性腺激素释放激素(GnRH)

(一)GnRH的合成与分泌

GnRH由10个氨基酸残基组成,位于第8号染色体,包括4个外显子和3个内含子。合成和分泌GnRH的中枢主要有两个区域:①弓状核和室内侧核,控制GnRH的经常性或张力性分泌;②视交叉上核和视前内核,调节排卵的周期性分泌高峰,沿正中隆突的神经末梢释放入血。GnRH的合成受中枢神经递质、某些生长因子和性激素的影响,其中儿茶酚胺、5-羟色胺(5-HT)及γ-氨基丁酸(GABA)等调节GnRH的合成和分泌。GnRH

的释放呈明显的脉冲方式，在成年男性，约每2小时释放一个脉冲，女性则依月经周期的不同阶段、脉冲频率和幅度而有所不同。

（二）GnRH的生理作用

GnRH以神经分泌方式从神经末梢释出，调节垂体LH和FSH的分泌，这种调节作用可以选择性调节其中一种激素的释放。在一般生理情况下，GnRH对垂体的作用是促进LH和FSH的分泌，而在青春期、月经期血液循环中LH与FSH的比值会发生变化。虽然有LH和FSH释放因子存在，但研究结果表明是性腺类固醇激素的反馈调节改变了GnRH分泌的速率和促性腺激素细胞的反应性，或者是来自性腺的抑制素使FSH的分泌减少。GnRH还具有促进促性腺激素合成的作用。因此，GnRH能促进垂体前叶LH和FSH的合成与分泌，并且通过血液循环调节外周靶腺性腺类固醇激素的产生，是维持正常性周期不可或缺的释放激素。

GnRH受体存在于垂体促性腺激素细胞。目前已克隆出GnRH受体，其受体结构含7个穿膜区，其开放性阅读框架含1269bp（13个外显子），编码423氨基酸残基的蛋白质（47kD），表达GnRH受体的细胞仅限于特殊的几种细胞类型。在垂体外，GnRH的作用广泛，GnRH可用于治疗许多肿瘤，促进肿瘤细胞凋亡。肿瘤细胞膜上的GnRH受体与垂体的促性腺细胞不同（主要是穿膜的信号级联扩增途径不同，增加Fas配体表达），只要肿瘤是性激素依赖的，均可用GnRH或其类似物治疗。

GnRH脉冲分泌的特点和意义是：①GnRH脉冲分泌是调控生殖功能的主要方式之一；无GnRH脉冲性分泌将导致生殖器官发育停滞，脉冲分泌异常可导致一系列生殖功能障碍。②由GnRH神经元网络形成的GnRH脉冲分泌起搏点及GnRH脉冲释放是调节性功能的另一种方式。GnRH分泌刺激LH/FSH分泌，而性腺类固醇激素和肽类激素对下丘脑和垂体有负反馈调节抑制和正反馈（女性）两种方式。③GnRH对垂体的刺激为脉冲阵发性的而非持续性的。如用GnRH持续兴奋垂体的LH和FSH细胞，可导致性腺功能减退症。④GnRH的脉冲性释放导致LH和FSH的脉冲性分泌，但LH和FSH的基础性非脉冲性分泌可能还受GnRH以外的其他因素（如垂体的神经肽、神经递质、细胞因子等）的调节。⑤GnRH受体属于G蛋白偶联受体家族的成员，Gq2亚基激活后，磷脂酰肌醇转化加速，胞质内的第二信使水平增高，诱导LH和FSH的分泌和合成，但信号传导途径中的IP_3、DAG、Ca^{2+}、蛋白酶C和白三烯C4之间存在串语现象和复杂的网络调节。

（三）GnRH分泌的调节

GnRH分泌的调节机制尚未完全阐明。弓状核内的β-内啡肽和多巴胺（DA）抑制GnRH的分泌，而阿片肽受体阻滞剂（纳洛酮）则促进GnRH的释放。儿茶酚胺对GnRH的分泌也有重要调节作用。在下丘脑底部的内侧，结节漏斗区有DA能神经元和去甲肾上腺素（NE）能神经末梢，DA和血清素抑制GnRH的分泌，而NE兴奋GnRH神经元的分泌活动。此外，性腺类固醇（女性为E_2和孕酮，男性为睾酮和E_2）对GnRH的释放有负反馈调节作用。

二、垂体促性腺激素（LH和FSH）

（一）LH和FSH的合成与分泌

GnRH经垂体门脉系统到达垂体前叶，与促性腺激素细胞的特异性受体结合，通过钙-调钙蛋白和钙-依赖磷脂蛋白激酶系统的信号放大和转换，兴奋LH和FSH的合成与分泌。LH和FSH的分泌活动表现为脉冲分泌，与GnRH的脉冲频率同步。这一特性以LH表现得最完整。所以，在实验研究时常常通过LH脉冲分析来判断GnRH脉冲的变化。FSH脉冲频率与GnRH脉冲只有30%是同步的，造成这种差别的原因可能与FSH合成的速度较快而储备的分泌颗粒较少等因素有关。

促性腺激素细胞上的GnRH受体数目随GnRH分泌的量和方式及其他生理条件的改变而发生变化，从而调节LH和FSH的分泌。适当脉冲频率的GnRH释放使受体数目、促性腺激素分泌增多（升调节）；GnRH的频率太慢、太快或连续性释放，或给予外源性超生理剂量的负荷，都会引起受体数目减少和促性腺激素分泌的抑制（降调节）。此外，性腺类固醇对垂体促性腺激素细胞亦有直接的负反馈调节作用，这种作用不是直接改变受体的数目，而是改变受体后的效应。

（二）LH和FSH生理作用

LH和FSH都是由非共价键连接的两个（α和β）亚基形成的糖蛋白激素，α亚基相同，β亚基各异，具有独特的蛋白序列，决定了二聚体的特异性及活性。LH的生物半衰期约为50分钟，FSH

约为1小时。循环中的LH和FSH主要由肝和肾清除，但是具体的代谢过程尚不清楚。LH和FSH的主要生物学效能是作用于睾丸和卵巢，促进性腺发育成熟及性腺类固醇合成与分泌。

在男性，LH和Leydig细胞的膜受体结合，通过第二信使cAMP调节性腺类固醇的合成，促进胆固醇进入细胞内，激活胆固醇侧链裂链酶系统和促进胆固醇在线粒体内转化为孕烯醇酮。连续的LH刺激可使Leydig细胞上的LH受体数目减少（降调节）。在正常情况下少数LH受体被结合就可以产生最大的睾酮合成，说明Leydig细胞含有储备的或“剩余的”受体。正常人血浆睾酮亦呈脉冲式分泌，睾酮的分泌脉冲在LH脉冲后面出现。FSH的主要生理功能是促进曲细精管的成熟和调控精子生成。FSH对曲细精管的作用是通过Leydig细胞完成的，FSH和Leydig细胞的特异膜受体结合，激活腺苷环化酶，使细胞内的cAMP水平增高，激活胞质液中的cAMP依赖性蛋白激酶和各种蛋白的磷酸化作用，从而产生各种生物效应。FSH对精子生成的作用是必不可少的。正常生精过程的维持需要局部有高浓度的雄激素，后者依赖于LH对Leydig细胞的作用，而FSH亦作用于Leydig细胞，使其LH受体数目增加。睾酮促进精原细胞的分裂和初级精母细胞减数分裂，形成初级精母细胞和精子细胞，FSH促进后期精子细胞进一步成熟为精子。

在女性卵泡期早期，LH与间质细胞及卵泡膜细胞胞膜LH受体结合后，启动细胞内一系列酶系反应，合成雄激素，在FSH协同作用下使粒层细胞分泌雌激素。至卵泡期后期，颗粒细胞产生LH受体，LH的作用使颗粒细胞黄素化，并分泌黄体酮。月经周期中期LH的突发性分泌促使卵泡排卵，排卵前LH峰通过阻断卵丘内颗粒细胞的隙间连接，而诱导卵母细胞完成第一次减数分裂，引起卵泡破裂及颗粒细胞黄素化，这可能与LH能使卵巢产生一种胶原酶，引起卵泡壁的破坏有关。FSH在维持和调节卵泡的发育中也起着重要作用，主要促进卵泡发育成熟，卵巢中仅粒层细胞含有FSH受体，FSH促进粒层细胞芳香化酶活化，使雄激素转化为雌激素，FSH还能诱发晚期粒层细胞的LH受体表达，并促进新生细胞合成FSH受体，从而增加FSH对卵泡生长发育的作用。

（三）LH和FSH分泌的调节

垂体促性腺激素（LH和FSH）的脉冲分泌主要受下丘脑GnRH的脉冲调节。GnRH的脉冲分泌是GnRH细胞的固有特征，脉冲的生成来源于特殊的细胞生理机制，其中主要包括自发性电子活动、Ca^{2+}和第二信使信号和GnRH受体的调节信号。GnRH通过门脉系统到达垂体前叶，促进腺垂体促性腺激素的合成和释放。GnRH与受体结合后的作用机制不依赖于cAMP，而是通过钙和蛋白激酶C的激活起作用。

男性和女性的垂体LH和FSH分泌的调节有所不同。男性LH和FSH分泌受GnRH、睾酮和抑制素的调节，GnRH兴奋LH和FSH的合成与分泌，而性腺类固醇激素/抑制素抑制LH和FSH的合成与分泌。LH和FSH促进曲细精管成熟，LH促进睾酮分泌，而睾酮对垂体LH/FSH的分泌有抑制作用。女性卵巢在LH和FSH作用下使卵泡发育，并合成雌激素。当卵泡发育成熟时雌激素分泌达到高峰，对下丘脑–垂体产生正反馈作用，促使大量LH和FSH释放以促进排卵。由于成熟卵泡中有抑制素，可选择性抑制FSH，故FSH峰不如LH峰高。排卵后黄体形成继续分泌雌、孕激素，对下丘脑–垂体产生负反馈，使FSH和LH保持恒定的被抑制低水平，直到黄体萎缩，雌、孕激素水平下降而解除抑制，进入下一个周期。

三、睾丸和卵巢

（一）睾丸

睾丸是男性的性腺器官，位于阴囊内，为两个卵圆形的灰白色器官。睾丸的背面近外侧与附睾相连。正常睾丸组织结构中，曲细精管主要由各级生精细胞和起支持作用的Sertoli细胞组成。曲细精管之间的三角区域是睾丸的间质，由血管、神经、淋巴管、成纤维细胞、巨噬细胞、肥大细胞和Leydig细胞等成分组成。Sertoli细胞之间的紧密连接形成曲细精管的血睾屏障，间质处Leydig细胞呈圆形或多角形，胞质中含有丰富的线粒体和滑面内质网，其主要功能是合成睾酮，从而促进生殖器官正常发育和男性第二性征出现。

睾丸可以合成及分泌多种激素，包括睾酮、雌激素、抑制素、活化素和许多旁分泌与自分泌激素等。睾丸又是垂体促性腺激素的靶器官，其内分泌功能和性功能受垂体LH和FSH等的调节。而睾丸分泌的睾酮和抑制素对LH和FSH也有负反馈调节作用。在一些特定组织中睾酮能转化为双氢睾酮（DHT），两者对男性具有重要生理作用。

同时，肾上腺皮质网状带细胞也分泌性激素，包括脱氢表雄酮（DHEA）和雌二醇（E_2），以脱氢表雄酮为主。DHEA 是人体血液循环中最为丰富的甾体物质，主要以硫酸脱氢表雄酮（DHEA-S）的形式进入血液循环，在相关外周组织中转化为雄激素或雌激素发挥间接生物学效应。因此，雄激素分泌的调节除受下丘脑 GnRH 及垂体 LH 和 FSH 的调节控制外，同时还受自身调节的控制。男性 E_2 参与促性腺激素和睾酮的调节。E_2 的合成一部分由睾酮转化而来，另一部分由肾上腺分泌的 DHEA 和雄烯二酮转化而来，E_2 过高会引起睾酮下降，性功能减退。总之，睾酮等激素的调节依赖于丘脑下部－垂体－睾丸轴的复杂调节。

（二）卵巢

卵巢是女性的性腺器官，位于子宫阔韧带后，输卵管的后下方，其大小形态因年龄而异。青春期前的卵巢表面光滑；青春期开始排卵后，其表面逐渐变得凹凸不平，呈灰白色；绝经后卵巢萎缩变小、变硬。卵巢以卵巢系膜与阔韧带后叶连接，此处称为卵巢门，卵巢血管、神经、淋巴管由卵巢门出入卵巢。

成熟卵巢可合成及分泌多种激素，包括雌激素、孕酮、雄激素及其前身物质和旁分泌与自分泌激素、激素样物质、细胞因子或生长因子等。卵巢又是垂体促性腺激素的靶器官，其内分泌功能和生殖功能主要受下丘脑－垂体的调控。卵巢接受下丘脑－垂体促性腺激素的正调节，激发自身周期性活动，作用于靶器官，发生周期性变化（月经周期）；它所分泌的性激素又对下丘脑和垂体的功能产生反馈调节，调节下丘脑－垂体－卵巢间的激素分泌功能，保证机体神经内分泌功能稳定，使正常生理活动具有良好的内环境。性激素对下丘脑－垂体的反馈调节包括正反馈和负反馈。一般情况下，卵巢激素通过作用于下丘脑细胞特异的类固醇激素受体对垂体起负反馈作用，可促进中枢神经系统阿片肽类物质合成，抑制 GnRH 脉冲的幅度而抑制促性腺激素的合成。此外，下丘脑－垂体－卵巢和胎盘内的自分泌和旁分泌调节系统主要协助循环激素对各腺体的激素分泌细胞活动进行精细调节。

四、下丘脑－垂体－性腺轴与增龄

（一）下丘脑－垂体－性腺轴衰老机制

下丘脑－垂体－性腺轴分泌激素水平的变化与衰老密切相关，但目前发生机制尚不明确。下丘脑的增龄变化是导致机体衰老的中心环节。下丘脑的主要功能之一就是通过神经内分泌作用调控机体的内分泌功能和生殖活动，弓状核是下丘脑内重要的促垂体区，它在神经内分泌过程中处于特殊地位，并在下丘脑－垂体－性腺轴的调节中起重要作用。有研究表明，年龄变化导致下丘脑神经内分泌功能的紊乱与下丘脑弓状核神经元数量减少及超微结构变化有关。衰老时下丘脑 GnRH 神经元减少，GnRH 分泌量下降；垂体分泌促性腺激素的细胞体积、密度随年龄增加而进行性下降，对 GnRH 刺激反应性下降；同时中枢神经递质也发生增龄性改变，使下丘脑神经内分泌功能明显衰退。此外，随增龄性激素水平降低，可能与生殖腺轴组织内脂质过氧化的程度有关，脂质过氧化物的堆积可能影响性激素的分泌，使机体逐渐表现为衰老。

（二）性腺轴与年龄相关的生理变化

1. 下丘脑－垂体－睾丸轴 随着增龄男性性腺分泌的性激素水平减退，对下丘脑－垂体的负反馈作用减弱，同时由于降解率减少，促性腺激素明显增加。随增龄变化睾丸主要表现在曲细精管直径缩小、生精上皮变薄、精子发生能力逐渐减弱，睾丸结缔组织增生、白膜增厚、曲细精管基膜纤维化及间质纤维化，使睾丸间质细胞数量和功能降低，睾酮合成和分泌功能下降，导致血清中睾酮水平降低。

睾酮在血液中主要以 3 种形式存在，大部分睾酮与性激素结合球蛋白（SHBG）结合，约占 65%，其次与白蛋白结合者约占 35%，1%~2% 为游离睾酮，后两者合称为具有活性的生物可利用睾酮（BT）。随增龄睾酮呈下降趋势，主要是游离睾酮的下降，而总睾酮水平变化不大。30 岁以后男性睾酮含量以每年约 0.4% 的速度下降，而血清游离睾酮的下降速度是其 3 倍，且血中 SHBG 随增龄而增加，使生物活性睾酮随之下降。另外，研究发现老年男性雄激素分泌的昼夜节律消失。此外，肾上腺皮质网状带分泌的雄激素前体，如 DHEA 和 DHEA-S，由于网状带萎缩及肾上腺类固醇酶中的 17，20- 裂解酶随年龄增加而下降，使分泌细胞数量降低导致肾上腺雄激素分泌减少。因此，DHEA 和 DHEA-S 可以作为增龄的监测指标之一。有研究表明，随着增龄睾酮水平逐渐下降，而 FSH、LH 呈上升趋势，并且发现 LH 升高与睾酮下降水平并不相应，说明衰老过程中 LH- 睾酮之间正常负反馈关系被破坏。

2. 下丘脑 - 垂体 - 卵巢轴 成年女性卵巢的正常生理表现是在下丘脑 - 垂体调控下周期性排卵和分泌性激素（雌、孕激素和少量雄激素）。正常女性的生殖衰老是一个卵巢卵泡逐渐减少的过程，到更年期初级卵泡已耗尽，近绝经期一般停止排卵。随增龄变化卵巢体积逐渐缩小，表面呈白色，重量减低，皮质被结缔组织代替，细血管减少，间质细胞纤维化，卵泡数量逐渐减少，血中雌激素水平下降。女性绝经后，雌激素分泌迅速减退，血中的 E_2 主要由肾上腺分泌的雄烯二酮转化而来，其水平仅为青年时期正常月经周期的 10% 左右，孕激素水平也降至正常卵泡期的 30%。绝经后肾上腺 DHEA 和 DHEA-S 水平明显下降，提示肾上腺激素分泌功能减退；且抑制素分泌也减少，FSH 升高先于 LH，FSH、LH 释放增加并出现分离现象。由于肾上腺分泌一定量的雄激素且其功能在绝经后可以维持较长的时间，女性绝经后雄激素与雌激素水平的比值上升，使一部分妇女出现肥胖、多毛等轻度男性化表现。既往研究认为卵巢卵泡的衰竭是妇女更年期发生的唯一原因。近年来研究认为衰老受多种因素影响，中枢神经系统和下丘脑 - 垂体 - 性腺轴与衰老相关的改变导致女性绝经期的变化，卵巢和大脑二者均是女性绝经期的关键因素。中枢神经系统对下丘脑 - 垂体调节功能的异常似乎先于卵巢发生，提示女性绝经及性激素的改变与下丘脑老化有关。

衰老过程中垂体体积缩小，伴随性激素水平的下降，垂体 FSH、LH 和下丘脑 GnRH 水平明显上升。卵巢对促性腺激素敏感性降低，雌激素和抑制素降低，其负反馈功能减弱，FSH 升高，是更年期开始的最早表现。女性绝经前后促性腺激素的变化最为明显，绝经后血清 FSH 浓度急剧升高，可达青年时期的 10~15 倍，LH 达到 3 倍，FSH 水平的变化较 LH 更早出现且升高幅度较大。有报道认为女性绝经前 10 年即出现 FSH 水平上升，但此时 LH 并无明显变化，绝经后 2~3 年 FSH、LH 水平均明显上升并达到峰值，其水平将维持绝经后 5~10 年。然后逐年下降，至绝经后 20~30 年，仍为其峰值的 40%~50%。促性腺激素水平的升高进一步反映出衰老过程中性腺功能的减退和性激素分泌的不足，性激素对下丘脑 - 垂体 - 卵巢轴的中枢部位的负反馈作用降低。尽管绝经后妇女 FSH、LH 水平高于绝经前，但随年龄增长，绝经后妇女 FSH、LH 水平逐渐下降。这种促性腺激素水平的下降可能涉及下丘脑 GnRH 脉冲发生器和垂体促性腺功能的衰老变化。

随着机体的衰老，血清总的性激素水平下降，游离性激素水平下降更为明显，这在一定程度上反映了性腺功能的衰退。同时，性腺轴的高级中枢也发生了增龄性变化，下丘脑、垂体促性腺激素分泌的脉冲频率减慢、幅度降低，进一步降低了性腺对促性腺激素的敏感性。性腺本身的退化并不是性腺功能低下的唯一原因，下丘脑、垂体和更高级中枢调节能力及方式的改变也可以导致性腺功能的继发性低下。性腺轴的衰老是旧平衡的破坏与调节功能渐进降低的过程。总之，下丘脑 - 垂体 - 性腺轴在人体的衰老中起到了至关重要的作用。这一理论为预防一些老年疾病如动脉粥样硬化、绝经后骨质疏松等疾病起到很好的指导作用。

（肖海英）

参考文献

1. Perrett RM, McArdle CA. Molecular mechanisms of gonadotropin-releasing hormone signaling: integrating cyclic nucleotides into the network. Front Endocrinol (Lausanne), 2013, 4: 180.

2. Tsaneva-Atanasova K, Mina P, Caunt CJ, et al. Decoding GnRH neurohormone pulse frequency by convergent signalling modules. J R Soc Interface, 2012, 9 (66): 170-182.

3. Sharma TP, Nett TM, Karsch FJ, et al. Neuroendocrine control of FSH secretion: Ⅳ. Hypothalamic control of pituitary FSH-regulatory proteins and their relationship to changes in FSH synthesis and secretion. Biol Reprod, 2012, 86 (6): 171.

4. Naor Z, Jabbour HN, Naidich M, et al. Reciprocal cross talk between gonadotropin-releasing hormone (GnRH) and prostaglandin receptors regulates GnRH receptor expression and differential gonadotropin secretion. Mol Endocrinol, 2007, 21 (2): 524-537.

5. Binder AK, Grammer JC, Herndon MK, et al. GnRH regulation of Jun and Atf3 requires calcium, calcineurin, and NFAT. Mol Endocrinol, 2012, 26 (5): 873-886.

6. Krsmanovic LZ, Hu L, Leung PK, et al. The hypothalamic GnRH pulse generator: multiple regulatory mechanisms. Trends Endocrinol Metab, 2009, 20 (8): 402-408.

7. Bousfield GR, Dias JA. Synthesis and secretion of

gonadotropins including structure-function correlates. Rev Endocr Metab Disord, 2011, 12(4): 289-302.

8. 廖二元.内分泌代谢病学.北京:人民卫生出版社, 2012:5.

9. Kriegsfeld LJ, Silver R. The regulation of neuroendocrine function: Timing is everything. Horm Behav, 2006, 49(5): 557-574.

10. Goncharova ND. Stress responsiveness of the hypothalamic-pituitary-adrenal axis: age-related features of the vasopressinergic regulation. Front Endocrinol(Lausanne), 2013, 4: 26.

11. Kaufman JM, Vermeulen A. The decline of androgen levels in elderly men and its clinical and therapeutic implications. Endocr Rev, 2005, 26(6): 833-876.

12. Wang L, Chadwick W, Park SS, et al. Gonadotropin-releasing hormone receptor system: modulatory role in aging and neurodegeneration. CNS Neurol Disord Drug Targets, 2010, 9(5): 651-660.

13. Giannoulis MG, Martin FC, Nair KS, et al. Hormone replacement therapy and physical function in healthy older men. Time to talk hormones? Endocr Rev, 2012, 33(3): 314-377.

14. Yeap BB, Almeida OP, Hyde Z, et al. In men older than 70 years, total testosterone remains stable while free testosterone declines with age. The Health in Men Study. Eur J Endocrinol, 2007, 156(5): 585-594.

15. Araujo AB, Wittert GA. Endocrinology of the Aging Male. Best Pract Res Clin Endocrinol Metab, 2011, 25(2): 303-319.

16. Rohrmann S, Platz EA, Selvin E, et al. The prevalence of low sex steroid hormone concentrations in men in the Third National Health and Nutrition Examination Survey (NHANES Ⅲ). Clin Endocrinol, 2011, 75(2): 232-239.

第三章　老年糖尿病

第一节　老年糖尿病的流行病学特征与危害

从生理学角度解析，老年是人生走向衰亡的必然阶段。受遗传背景和环境因素的影响，每个人所经历的“老年”会相差很大，即便是相似遗传基因的种族，环境因素对基因表达的允许作用也十分明显。中华人民共和国成立以来，伴随我国社会经济的逐步发展，人民生活条件改善，人均寿命已从1949年的38岁增长至2009年的75岁，2009年我国大于60岁的老年人已经占到10%。中国仅用18年走入老龄化社会，这个过程法国历经115年，美国历经60年。2014年国家统计局发布的全国人口普查数据显示，老年人≥60岁的占15.5%（2.12亿），≥65岁的占10.1%（1.38亿），分别比2011年、2000年上升1.23、3.14个百分点。年龄的增长将会给予各种慢性疾病更多的发生机会，生活条件改善促使营养不良相关性疾病谱向营养过剩相关慢性代谢性疾病谱转变。肥胖、高血压、高血糖、血脂紊乱、高尿酸血症的检出率快速增加，且均呈随年龄增长的趋势。

我国大型糖尿病流行病学调查起始于1980年，总体人群患病率为0.67%，≥60岁的老年人中糖尿病患病率为4.3%。2007—2008年和2010年的全国糖尿病筛查报告，总体人群糖尿病的患病率已升至9.7%和11.6%，老年（>60岁）糖尿病的患病率分别为20.4%和22.9%，较2002年（6.8%）分别增长13.6%和16.1%，老年糖尿病约占糖尿病总人数的40%。

欧美国家的老龄化早于我国，英国糖尿病年龄分布图中高患病年龄段是70~80岁，男女趋势相同。中国人民解放军总医院长期随访的老年患者按发病年龄绘制的分布图与其相同（图3-1-1）。

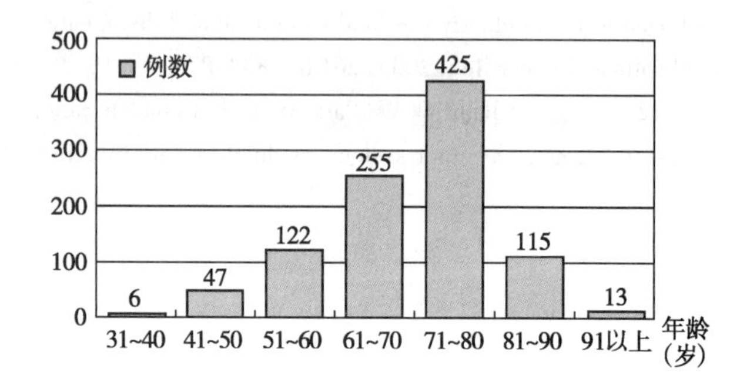

图3-1-1　老年糖尿病诊断年龄分布

糖尿病的诊断例数随年龄增长而增加，在71~80岁达到高峰，81岁后诊断例数又出现下降

不仅在中青年人群，在老年人群中糖尿病患病率仍呈随年龄增长的态势。由此可见，在我国老龄人口逐渐增加的同时，老年糖尿病人数也在大幅度增加。不仅如此，老年人群中糖尿病前期的患病人数比例远远高于中青年人群，在控制糖尿病快速发展的策略中老年患者应该是个被关注的群体。

在我国，糖尿病总体患病率城市略高于农村，但近些年的一些调查数据显示，城乡结合部亦或先富裕起来的村镇糖尿病检出率增长较快。由于研究中确定糖尿病诊断的检测方法不一致，国内报道数据相差较大，单测定空腹血糖的漏诊率在老年人群高于中青年人群。糖尿病患病率女性高于男性的趋势老年人群与中青年人群相似。

老年（≥60岁）患者中主要是2型糖尿病。近年来随着糖尿病患病率的增加，相关总死亡率也有增高。国际糖尿病联盟（IDF）公布的数据显示，2015年全球糖尿病死亡人数约500万，高于艾滋病（150万）+结核（150万）+疟疾（60万）三病所致总死亡人数，平均每6分钟就有一个人因糖尿病而离世。我国数据显示，糖尿病可致早亡，人均死亡损失寿命年为5.4~6.8人年，均为女性高于男性，60岁以上人群明显增加，与人口老龄化进展有一定关系。不同地区糖尿病死亡率可在10年间增长1.12倍，20年间增长4.15和11.61

倍。死亡原因与欧美国家主要以心血管疾病为主有所不同，国内报道主要是心脑血管疾病，在一些研究中后者甚至排位第一。其次为恶性肿瘤、肺部感染，肾衰竭。在老年人中，高血压和血脂紊乱（高 LDL-C，低 HDL-C）是心脑血管病死亡最主要的危害因素，糖尿病合并高血压和血脂紊乱将增加心脑血管疾病死亡风险 3 倍。糖尿病相关死亡主要是高血糖高渗状态、严重低血糖及糖尿病并发症，如糖尿病肾病至终末期肾衰竭，糖尿病足合并严重感染亦或导致截肢。血糖及多项代谢指标控制不良，是增加老年患者死亡率的常见原因。伴存老年综合征、营养不良、低 BMI 和吸烟也是增加老年糖尿病患者死亡的风险因素。治疗目标不明确或疏于管理、缺乏良好生活方式和自我管理能力差是老年糖尿病患者预后不良的主要决定因素。

糖尿病可能涉及每个患者老年后的 10~30 个生命年，此间个体差异很大。老年糖尿病可分为老年前患糖尿病和老年后新发糖尿病两部分。前者胰岛 β 细胞功能多较差，早发病、血糖波动大、胰岛素治疗需求多。后者是老年人中新增糖尿病的主体，以胰岛素抵抗、餐后高血糖为多见，单以空腹血糖为评定标准漏诊率高。即使是联合空腹血糖和糖化血红蛋白（HbA1c）做筛查时，仍有 1/3 比例的漏诊率。这种状况在医疗条件相对差的农村更明显，涉及我国约占 65% 的老年人群，是导致诸多老年糖尿病患者延误了早期诊断和治疗时机的因素之一。

糖尿病病程是糖尿病相关合并症发生的重要影响因素，老年前患糖尿病和老年后新发糖尿病两组糖尿病病程相差较大，美国一组数据分析除发生糖尿病直接影响的视网膜病变老年前患糖尿病组（39.4%）高于老年后新发糖尿病组（12.6%）外，合并心脑血管病变、外周血管和外周神经病变的比例两组相当。大血管病变的发生，更多与暴露于多重心血管风险因素有关。在全国调查中，老年慢性肾病（CKD）患者的常见病因第一为慢性肾小球肾炎（30.6%），糖尿病肾病（25.1%）、高血压肾病（20.5%）分别位于其后。提示对老年糖尿病患者的脏器损伤需做多因素综合评估，实施综合治疗非常重要。

住院患者中的糖尿病人数随着总体糖尿病人数的增加也在增加，来自北京的数据显示近 20 年增加了约 2 倍（合并糖尿病者占全院患者的比例从 1993 年的 4.55% 增至 2012 年的 11.97%）；在 18~29 岁组为 8.27%，在大于 80 岁组则达 30%，仍呈随年龄增长合并糖尿病比例增高的趋势。仅有 1/3 的糖尿病患者住在内分泌代谢专科，约 60% 的患者分布在各个不同专业的病区，血糖控制不好已成为影响住院天数、死亡率和医药费用的重要因素。无糖尿病史的老年人住院期间一旦发生高血糖则比已知糖尿病患者对总体预后的影响更大，院内血糖监测和控制成为需要普遍关注的问题。

（田 慧）

参考文献

1. 全国糖尿病研究协作组调查研究组．全国 14 省市 30 万人口中糖尿病调查报告．中华内科杂志，1981，20（11）：678-683.

2. Yang W，Lu J，Weng J，et al. Prevalence of diabetes among men and women in China. N Engl J Med，2010，362（12）：1090-1101.

3. Xu Y，Wang L，He J，et al. Prevalence and control of diabetes in Chinese adults. JAMA，2013，310（9）：948-959.

4. 李立明，饶克勤，孔灵芝，等．中国居民 2002 年营养与健康状况调查．中华流行病学杂志，2005，26（7）：478-484.

5. 阚芳芳，方福生，孙般诺，等．不同发病年龄老年 2 型糖尿病的临床特点．中华保健医学杂志，2015，17（5）：360-363.

6. 田慧，李春霖，方福生，等．糖化血红蛋白诊断糖尿病切点的横断面研究．中华内分泌代谢杂志，2011，27（5）：375-380.

7. 刘东云，郭雪微，鲍艳江，等．北京大兴长子营地区老年糖尿病流行病学调查研究．中国循证心血管医学杂志，2013，5（3）：260-262.

8. 国家“九五”攻关计划糖尿病研究协作组．中国 12 个地区中老年人糖尿病患病率调查．中华内分泌代谢杂志，2002，18（4）：280-284.

9. 王志会，王临虹，李镒冲，等．2010 年中国 60 岁以上居民高血压和糖尿病及血脂异常状况调查．中华预防医学杂志，2012，46（10）：922-926.

10. Ogurtsova K，da Rocha Fernandes JD，Huang Y，et al. IDF Diabetes Atlas：Global estimates for the prevalence of diabetes for 2015 and 2040. Diabetes research and clinical practice，2017，128：40-50.

11. 蔡乐，陆义春，董峻，等．昆明市官渡区 2000—2009 年糖尿病早死所致生命损失年分析．现代预防医学，2012，39（6）：1331-1336.

12. 陈忠龙，戴龙，张金华，等．厦门市 2002—2009 年糖尿病死亡趋势及寿命损失年分析．中华疾病控制杂志，2011，15（11）：935-938.

13. 邱永莉，叶寡，李新建，等．上海市因糖尿病死亡损失寿命年研究．中国卫生资源，2006，9（4）：166-168.

14. 韦再华，谢学勤，卫建敏．北京市人口老龄化及危险因素改变对糖尿病死亡率的影响．中华预防医学杂志，2005，39（4）：277-279.

15. 顾海雁，赵根明，钱孝琳，等．城市人口老龄化及危险因素改变对近 20 年糖尿病死亡率的影响．环境与职业医学，2009，26（1）：5-7.

16. 罗俊，孙惠玲，段纪俊，等．1975—2006 年武汉市居民糖尿病死亡率分析及预测．中国慢性病预防与控制，2008，16（4）：343-346.

17. Morrish NJ，Wang SL，Stevens LK，et al. Mortality and causes of death in the WHO multinational study of vascular disease in diabetes. Diabetologia，2001，44 Suppl 2：S14-S21.

18. 张化冰，向红丁，杨玉芝，等．十五省市 1991—2005 年住院糖尿病病人死因调查．中国糖尿病杂志，2009，17（1）：6-8.

19. Yang ZJ，Liu J，Ge JP，et al. Prevalence of cardiovascular disease risk factor in the Chinese population：the 2007—2008 China National Diabetes and Metabolic Disorders Study. Eur Heart J，2012，33（2）：213-220.

20. Lozano R，Naghavi M，Foreman K，et al. Global and regional mortality from 235 causes of death for 20 age groups in 1990 and 2010：a systematic analysis for the Global Burden of Disease Study 2010. Lancet，2012，380（9859）：2095-2128.

21. 苏俊，田慧，李春霖，等．老年糖尿病住院患者死亡原因分析．第一军医大学学报，2004，24（1）：110-112.

22. 苏咏明，许雯，李延兵．住院糖尿病患者死亡原因分析——附 530 例报告．新医学，2010，41（3）：163-166.

23. 张钰聪，关绍晨，吴晓光，等．北京市老年人血压、血糖、血脂水平与 4 年全死因死亡分析．临床荟萃，2013，28（2）：121-123.

24. 陈琼，陆树林，赵秀玲．老年糖尿病患者血糖控制不佳的原因调查．中国实用医药，2010，5（11）：79-80.

25. Norris SL，Lau J，Smith SJ，et al. Self-management education for adults with type 2 diabetes a meta-analysis of the effect on glycemic control. Diabetes Care，2002，25（7）：1159-1171.

26. 肖亚洲，陈立章．我国农村老年人医疗保障体系的问题与对策．中国老年杂志，2008，28（18）：107-108.

27. Selvin E，Coresh J，Brancati FL. The burden and treatment of diabetes in elderly individuals in the U. S. Diabetes Care，2006，29（11）：2415-2419.

28. 崔燕，王慧敏，魏玮，等．老年慢性肾脏病的常见病因及首发症状分析．中国全科医学，2012，15（11）：1244-1245.

29. 陈平，杨国庆，窦京涛，等．住院患者 2 型糖尿病患病率病死率及风险分析．中华糖尿病杂志，2013，5（6）：332-337.

30. 洪旭，杨华昱，陈海平．老年住院患者 22 374 例糖尿病患病率以及共患疾病分析．中华老年多器官疾病杂志，2014，13（9）：688-692.

31. 胡耀敏，刘伟，陈雅文，等．内科重症监护病房住院患者高血糖临床资料分析——上海仁济医院 2002 至 2009 年资料回顾．中华内分泌代谢杂志，2010，26（6）：448-451.

32. 韩晓菲，田慧，裴育，等．老年患者住院期间发生严重高血糖情况分析．中华老年多器官疾病杂志，2013，12（5）：363-368.

第二节　老年糖尿病的病因与发病机制

老年糖尿病患者 95% 以上为 2 型糖尿病，仅有极少数为典型 1 型糖尿病，本节主要阐述老年 2 型糖尿病（T2DM）的相关病因、发病机制。T2DM 是多基因遗传性疾病，其病因较为复杂，以遗传或宫内发育不良为先天病因，后天持续环境因素的作用下发生胰岛素抵抗和胰岛 β 细胞分泌缺陷，老年人随着增龄、超重、体力活动减少及慢性炎症等不利因素的累积更易发生糖尿病。

一、胰岛素抵抗

胰岛素抵抗（insulin resistance，IR）泛指胰岛素在周围组织（肝脏、骨骼肌及脂肪组织等）摄取和清除葡萄糖的作用减低。胰岛素抵抗在老年糖尿病人群中较为多见，对糖尿病的发生、发展起着极为重要的作用，可能为肥胖型老年糖尿病的主要致病因素。

遗传因素

胰岛素抵抗本身具有遗传易患性，目前已证实多种基因与胰岛素抵抗相关。

1. 胰岛素受体底物 -1 基因（IRS-1） IRS-1 属细胞内糖蛋白，是胰岛素信息传递的重要介质。正常情况下，胰岛素与受体结合后信号向细胞内传导，首先由 IRS-1 介导，故 IRS-1 起着承前启后的重要作用。IRS-1 表达下降是引起胰岛素抵抗的原因之一。研究表明，剔除 IRS-1 基因的小鼠对胰岛素及胰岛素样生长因子产生抵抗，腹膜内注射葡萄糖后出现糖耐量损伤，提示 IRS-1 基因与胰岛素抵抗密切相关。Rondinone 等研究发现，脂肪细胞中 IRS-1 表达量（表达量为正常人的 50% 或更低时）可作为预测胰岛素抵抗和 2 型糖尿病的指标。

2. 过氧化物酶增殖物激活受体 γ（PPARγ）基因 PPARγ 是诱导脂肪细胞分化的特异性转录因子，是核受体 PPAR 亚家族成员之一，它的激活有助于脂肪细胞的分化。同时 PPARγ 是胰岛素增敏剂噻唑烷二酮类药物（TZDs）的作用靶点，TZDs 与 PPARγ 结合发挥降血糖、降血脂及增加胰岛素敏感性的作用，PPARγ 基因突变可引起体重及胰岛素敏感性的改变。研究发现 PPARγ 基因中的一个错义突变 Pro12Ala，可以增加胰岛素敏感性，降低胰岛素水平，降低体质指数，改善胰岛素抵抗。

3. 糖原合成酶（GS）基因 GS 是糖原合成的限速酶，研究发现 2 型糖尿病（T2DM）早期及血糖正常的 T2DM 患者的一级家属中 GS 的合成和水解异常，这种障碍反映在胰岛素对 GS 的活性作用缺陷上。胰岛素抵抗主要是由于葡萄糖进入非有氧氧化途径受阻，特别是肌糖原合成受阻，故肌糖原合成酶（GYS1）基因被认为与肌肉组织胰岛素抵抗密切相关。Melander 等用转染试验分别表达了 GYS1 基因的 4 种错义突变并检测其合成酶的活性，结果发现 Pro442Ala 突变体所合成的 GS 活性明显下降，可能与胰岛素抵抗相关。

4. 钙蛋白酶 10 基因 钙蛋白酶 10 基因编码的蛋白酶属于钙依赖性非溶酶体半胱氨酸蛋白酶家族，水解在钙调节信号途径中起重要作用的其他蛋白酶，使之活化或失活，从而参与多种细胞病理生理过程。研究表明钙蛋白酶 10 可能通过改变微血管功能、影响脂肪细胞糖代谢等机制导致胰岛素抵抗。若以药物抑制钙蛋白酶的活性将导致胰岛素抵抗发生，在给予钙蛋白酶抑制剂 4 小时后，小鼠胰岛细胞对葡萄糖刺激的胰岛素分泌反应可以增加；在肌肉中，钙蛋白酶使代谢减少导致肌肉中葡萄糖运载体 4（GLUT4）增加，与 GLUT4 功能异常导致的相对胰岛素抵抗相关。此外，临床研究亦发现钙蛋白酶 10 与胰岛素抵抗、代谢综合征及多囊卵巢综合征密切相关。

此外研究发现，PI-3K 基因、小肠脂肪酸结合蛋白 2（FABP2）基因、肿瘤坏死因子 -α（TNF-α）基因、浆细胞膜分化抗原 1（PC-1）基因等亦与胰岛素抵抗相关。

5. 游离脂肪酸（FFA） 随着年龄增长和体重的增加，机体脂肪比例增加，在老年人群更为明显。在 Wistar 大鼠的研究发现，随着年龄的增加，空腹胰岛素和 FFA 均明显增加。FFA 引起胰岛素抵抗的可能机制有：①内脏脂肪释放的 FFA 直接经门静脉进入肝脏，直接影响肝脏胰岛素敏感性；②FFA 吸收进入细胞内，乙酰辅酶 A 在线粒体经过 β 氧化被利用或以甘油三酯的形式储存，多余的 FFA 生成代谢产物神经酰胺、甘油二酯（DAG）、长链酰基辅酶 A（LCA-CoA）等可激活丝氨酸激酶 PKC 等，导致胰岛素受体及其底物 IRS-1/2 磷酸化，从而抑制胰岛素受体的酪氨酸磷酸化，导致 PI3K 不能活化，GLUT4 不能转位，引起胰岛素抵抗；③FFA 升高抑制蛋白酶 B 的磷酸化，影响葡萄糖转运、糖原合成和其他胰岛素介导的作用；④对巨噬细胞、库普弗细胞具有促炎作用，通过炎症机制参与胰岛素抵抗。FFA 水平升高既是导致胰岛素抵抗的病因，又是对胰岛素抵抗代偿的结果。正常情况下，胰岛素可通过抑制脂解限速酶而抑制脂肪分解产生 FFA。T2DM 患者因胰岛素抵抗致脂肪细胞对胰岛素的抗脂解作用敏感性降低，或在脂肪组织体积增多（特别是内脏脂肪增多）情况下脂解增加，引起血清 FFA 明显升高，从而形成高 FFA 血症与胰岛素抵抗的恶性循环。

6. 瘦素（leptin） 瘦素是由肥胖基因产生的作用于下丘脑抑制食欲的一种内分泌激素，其主要的生理作用是通过单磷酸腺苷活化蛋白激酶（AMPK）通路减少能量摄入，增加能量支出。而人群研究中发现去除了性别影响后，瘦素与胰岛素敏感指数明显相关，认为瘦素是胰岛素抵抗的一个独立危险因素。那么升高的瘦素并不能引起进食减少等应有的作用，提示肥胖或 2 型糖尿病患者存在瘦素抵抗。瘦素抵抗可能与瘦素受体功能障碍、抑制瘦素信号通路物质（如细胞因子信号转导抑制蛋白 SOCS3、蛋白酪氨酸磷酸酶 PTP1B 等）的基因表达增加相关。肥胖者瘦素水平升高，存在明显的高胰岛素血症，高胰岛素水平降低胰岛素与受体的亲和力，胰岛素的作用受阻，引发胰岛素抵抗。而胰岛素抵抗促使胰岛 β 细胞分泌更多胰岛素，加重胰岛β细胞负荷，造成恶性循环，最终引发 T2DM。

7. 胰淀素（amylin） 又称胰淀粉样多肽（IAPP），是进餐后同胰岛素一起由胰岛β细胞合成与分泌的肽类激素。对 T2DM 患者的胰腺组织学检查发现，近 90% 的胰岛内有淀粉样变，将此淀粉样物质经抽提、纯化及氨基酸序列分析，发现其中有一种 37 个氨基酸多肽即 IAPP。目前认为，胰淀素作为除胰岛素、胰高血糖素外胰岛第 3 种重要的活性激素，其正常表达与分泌对血糖的调节具有重要意义。当胰淀素表达、分泌异常，局部水平升高，可能导致：①干扰胰岛素受体后的效应，拮抗胰岛素外周组织的作用；②影响脂代谢，促进脂肪分解，使血中 FFA 含量增加，从而抑制外周葡萄糖的利用，诱导胰岛素抵抗发生；③参与形成胰岛淀粉样蛋白，将其沉积在胰岛β细胞内及其周围，损伤胰岛β细胞使胰岛素分泌减少。1 型糖尿病患者存在胰淀素分泌缺乏，而 2 型糖尿病早期即高胰岛素血症期血胰淀素升高，随病程进展，胰淀素分泌逐渐下降。人胰淀素类似物普兰林肽（paramlinitide）是胰淀素的第 25、28、29 位脯氨酸取代类似物，已应用于 1 型糖尿病及胰岛素治疗的 2 型糖尿病的治疗。

8. 炎症 大量研究证实炎症反应标记物（包括 C- 反应蛋白、肿瘤坏死因子α、白介素 -6、血浆纤溶酶原激活物抑制因子 1 等）可作为 T2DM 的预测指标。美国一项心血管疾病前瞻性人群研究显示在老年人中 C- 反应蛋白（CRP）水平与糖尿病的发生密切相关。炎症发生时，炎症因子激活的一些酶可以使胰岛素受体底物磷酸化，但是它的作用部位不是酪氨酸，而是酪氨酸附近的丝氨酸 / 苏氨酸，干扰了酪氨酸磷酸化，进而导致下游磷脂酰肌醇 3- 激酶（PI3K）及蛋白激酶 B（PKB）的激活障碍，胰岛素信号传导减弱而诱发胰岛素抵抗。CRP 是机体组织受到各种损伤或炎症刺激后由肝脏产生的一种急性期蛋白，肿瘤坏死因子α（TNFα）和白介素 -6（IL-6）是刺激肝脏合成 CRP 的主要细胞因子。

（1）TNFα：是一种主要由巨噬细胞和单核细胞产生的促炎细胞因子，并参与正常炎症反应和免疫反应，研究证实 TNFα 是与胰岛素抵抗关系最为密切的炎症因子。TNFα 可能通过以下机制引起胰岛素抵抗：①诱导 IRS-1 的丝氨酸磷酸化，使之成为胰岛素受体酪氨酸激酶的抑制剂，抑制胰岛素受体活化；②下调脂肪细胞中 GLUT4 表达，抑制胰岛素依赖的葡萄糖转运；③促进脂肪分解释放 FFA，并使多种升糖激素如胰高血糖素、儿茶酚胺、皮质醇等释放增加。

（2）IL-6：可由 T、B 淋巴细胞和单核巨噬细胞产生。既往研究显示对小鼠注射 IL-6 后发现小鼠肝脏胰岛素受体磷酸化下降 60%，葡萄糖激酶 mRNA 转录降低约 40%，糖耐量试验提示胰岛素敏感性降低。反之，IL-6 缺乏的小鼠胰岛素敏感性有所改善。其导致胰岛素抵抗的可能机制有：①降低 IRS-1 受体酪氨酸磷酸化，使胰岛素信号转导受阻；②降低骨骼肌胰岛素敏感性；③细胞内 IL-6 受体与瘦素受体有相同的信号通路，与瘦素有竞争性结合位点，导致瘦素抵抗；④抑制脂联素的表达从而降低胰岛素敏感性。

二、胰岛β细胞分泌缺陷

老年糖尿病发生的另一重要原因是胰岛β细胞代偿分泌胰岛素功能的丧失（即β细胞功能衰竭）。年龄是 2 型糖尿病发病的重要危险因素，Chiu KC 等对来自三个种族的 1089 名老年糖尿病患者进行研究，结果发现年龄与空腹血糖及全血糖化血红蛋白（HbA1c）呈正相关，与胰岛β细胞功能呈负相关，年龄每增长 1 岁，胰岛β细胞功能下降 1%。血中胰岛素原水平及胰岛素原 / 胰岛素比值的升高是胰岛功能衰竭的早期标志，因胰岛β细胞受到持续刺激，使未加工处理成熟的胰岛素原分泌到细胞外，与胰岛素共同进入到血液循环中，从而使外周血中胰岛素原的比例显著增加。在糖尿病前期的老年患者中可见胰岛素原不适当分泌增高，而胰岛素的早期和迟发分泌相均降低。T2DM 中导致胰岛β细胞功能衰竭的可能原因有：①遗传基因如 MODY 基因、葡萄糖代谢相关基因、胰岛素信号转导基因、离子通道基因等决定β细胞颗粒减少；②慢性高血糖使胰岛β细胞凋亡增加；③胰腺淀粉样纤维化破坏β细胞，老年 T2DM 患者胰腺组织中胰淀素含量显著升高。胰岛β细胞功能衰竭可能在非肥胖型老年糖尿病发病中发挥主要作用。

三、不合理饮食及热量摄入

糖尿病患者中半数以上是肥胖和超重体型，肥胖是 T2DM 发病明确相关的危险因素，老年人中肥胖者明显多于非老年者，且老年性肥胖以中心型(腹型)肥胖为主。而过多的热量摄入、高脂肪膳食、不合理的营养物质比例与肥胖及糖尿病的患病率密切相关,富含纤维、植物蛋白的膳食有预防糖尿病的作用。首先是能量摄入过多,老年人体力活动少,建议每日能量摄入25~30kcal/kg,肥胖者应限制为20~25kcal/kg,且随着年龄增长,能量摄入应逐渐减少。在控制总热量的前提下安排三大营养素的分配,碳水化合物占总热量的60%左右(55%~65%),蛋白质约占15%,脂肪20%~25%。其中脂肪的量是重点,目前认为脂肪摄入过多是T2DM的重要环境因素之一。脂肪酸分为饱和脂肪酸(SFA)、单不饱和脂肪酸(MuFA)和多不饱和脂肪酸(PuFA)。食物中SFA主要存在于动物脂肪、肉及乳脂中,植物油中含量极少。MuFA主要为油酸,在橄榄油中含量最多(84%)。PuFA富含于植物油中,主要成分为亚油酸、花生四烯酸、亚麻酸等。多因素分析发现空腹胰岛素水平与脂肪、SFA摄入量呈正相关,与MuFA、PuFA摄入无相关,故老年糖尿病患者不仅应限制总脂肪量的摄入,还应限制SFA的比例,脂肪供能在总热能中应低于30%。

此外,膳食纤维(DF)能延缓食物中糖的吸收,降低餐后高糖,利于改善血糖、脂代谢紊乱,促进胃肠蠕动,防止便秘。提倡食用绿叶蔬菜、豆类、块根类、粗谷类、含糖成分低的水果等,并建议最好在两餐之间进食水果。研究认为DF降血糖机制可能为:①DF减慢胃排空速度,推迟食糜进入十二指肠的过程而延缓营养物质的消化吸收;②DF增加食糜形成大胶团而限制食物营养成分与消化酶接触,并稀释消化酶使消化酶活性降低,消化过程减慢;③DF可使肝脏中与糖分解代谢有关的酶活性升高,肝细胞上胰岛素受体数目增多,提高胰岛素敏感性。因此,增加膳食纤维、控制热量、均衡膳食亦在老年糖尿病的发病中发挥重要作用。

四、体力活动不足

长期、有规律的有氧运动可改善胰岛素敏感性,胰岛素钳夹技术研究表明,即使不伴体重下降,血浆胰岛素水平和胰岛素释放面积也减低,葡萄糖清除率增加。我国一项对493例上海老年糖尿病患者的横断面调查显示,其中不运动者占比61.1%,中低水平运动者32.6%,可见大部分老年人存在体力活动不足。那么运动改善糖代谢的机制可能为:葡萄糖是肌肉运动的主要能源物质,运动能够促使肌肉血流量增加,促进肌肉摄取和利用葡萄糖;运动还可以增强肌细胞的胰岛素受体功能,改善组织对胰岛素的敏感性;运动还可增加有氧代谢酶的活性,改善糖的分解利用过程。

五、药物

老年人易合并多种慢性疾病,如高血压、血脂紊乱、精神系统疾病等,服用干扰糖代谢的药物可能亦参与了老年糖尿病的发生。

1. 降压药物 ①β受体阻滞剂:可抑制胰岛素分泌,使非糖尿病者出现糖耐量受损或2型糖尿病。而非选择性β受体阻滞剂如普萘洛尔等对糖耐量的影响较选择性β受体阻滞剂更大,调查研究显示长期应用β受体阻滞剂导致糖尿病的发生风险增加。②利尿剂导致糖代谢异常的可能机制:噻嗪类利尿剂可能通过抑制钙离子摄取,减少钙离子进入β细胞从而抑制胰岛素分泌;诱发低血钾,使细胞内钾耗竭致胰岛素分泌受损;降低胰岛素敏感性。

2. 调脂药物 应用短效的烟酸类药物可能导致肝脏内FFA增加,从而导致胰岛素抵抗,在胰岛素分泌储备减少的患者易出现糖耐量异常或2型糖尿病。

3. 抗精神病药物 既往有研究显示抗精神病药氯氮平可引起非糖尿病者血糖升高,其导致高血糖的可能机制为:体重增加、胰岛素抵抗;拮抗多巴胺和5-HT等递质系统;对组织细胞膜上葡萄糖转运蛋白的抑制从而减少组织对葡萄糖的摄取。

4. 激素类药物 糖皮质激素、甲状腺激素、生长激素均可引起血糖升高。糖皮质激素类药物致血糖的升高呈剂量依赖性,全身用药更易引起高血糖,其可能通过促进蛋白质、脂肪分解,增加肝糖输出;影响胰岛素信号蛋白磷酸化,导致胰岛素抵抗,减少外周组织对葡萄糖利用;促进胰高血糖素分泌等多种机制导致血糖升高。

此外,苯妥英钠、沙丁醇、环孢素、他克莫司、水杨酸盐、利福平等多种药物均可能导致糖耐量异常,在老年人群中需引起警惕。

六、精神心理因素

糖尿病是一种心身疾病,据生物-心理-社会医学模式,糖尿病发病与心理社会因素关系密切。Tsai 等发现抑郁患者较正常人群进入糖尿病前期的风险高 20%，罹患糖尿病的风险高 34%。究其原因，一方面可能与生物学因素有关，抑郁、焦虑情绪引起下丘脑－垂体－肾上腺皮质轴和交感神经系统功能改变，从而影响血糖；另一方面可能与心理学因素有关，患者受抑郁、焦虑情绪的影响，在饮食、生活习惯上都变得更加不规律，容易出现贪食、少动现象，最终导致血糖升高。而老年人易出现孤单、挫折感、为身体状况担忧等不同程度的焦虑、抑郁情绪，因此不良的心理状态在老年糖尿病的发病中亦是一个不可忽略的因素。

老年人群中，胰岛素抵抗和胰岛 β 细胞分泌缺陷常同时存在，此外，体力活动不足、饮食不合理、合并用药及某些特殊心理压力的影响均对老年糖尿病的发生起一定作用。综上可见，老年人 T2DM 的发生是在多基因遗传基础上，各种后天环境因素共同作用、累积的结果，见图 3-2-1。

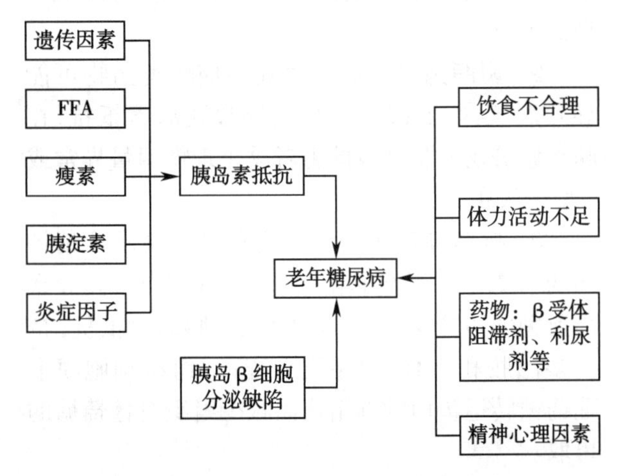

图 3-2-1　老年 2 型糖尿病的发病机制

老年 2 型糖尿病的发生是多种因素共同作用的结果

（苗新宇）

参考文献

1. Rondinone C, Sjostrom L, Smith U. Low cellular IRS 1 gene and protein expression predict insulin resistance and NIDDM. FASEB J, 1999, 13(15): 2173-2178.

2. Xi G, Wai C, White MF, et al. Down-regulation of insulin receptor substrate 1 during hyperglycemia induces vascular smooth muscle cell dedifferentiation. J Biol Chem, 2017, 292(5): 2009-2020.

3. Kadowaki T, Hara K, Yamauchi T, et al. Molecular mechanism of insulin resistance and obesity. Exp Biol Med (Maywood), 2003, 228(10): 1111-1117.

4. Orho-Melander M, Shimomura H, Sanke T, et al. Expression of naturally occurring variants in the muscle glycogen synthase gene. Diabetes, 1999, 48(4): 918-920.

5. Sreenan SK, Zhou YP, Otani K, et al. Calpains play a role in insulin secretion and action. Diabetes, 2001, 50(9): 2013-2020.

6. Perez-Martinez P, Delgado-Lista J, Garcia-Rios A, et al. Calpain-10 interacts with plasma saturated fatty acid concentrations to influence insulin resistance in individuals with the metabolic syndrome. Am J Clin Nutr, 2011, 93(5): 1136-1141.

7. Diaz-Villasnor A, Cruz L, Cebrián A, et al. Arsenic exposure and calpain-10 polymorphisms impair the function of pancreatic beta-cells in humans: a pilot study of risk factors for T2DM. PLOS One, 2013, 8(1): e51642.

8. Anastasia K, Koika V, Roupas ND, et al. Association of Calpain (CAPN) 10 (UCSNP-43, rs3792267) gene polymorphism with elevated serum androgens in young women with the most severe phenotype of polycystic ovary syndrome (PCOS). Gynecol Endocrinol, 2015, 31(8): 630-634.

9. 杜英臻，谷昭艳，李春霖，等．用高胰岛素－正葡萄糖钳夹实验探讨增龄对 Wistar 大鼠胰岛素敏感性的影响．中华老年心脑血管病杂志，2009，11(5)：369-372.

10. Sethi JK, Vidal-Puig AJ. Thematic review series: adipocyte biology. Adipose tissue function and plasticity orchestrate nutritional adaptation. J Lipid Res, 2007, 48(6): 1253-1262.

11. Chiu KC, Martinez DS, Chu A, et al. Comparison of the relationship of age and beta cell function in three ethnic groups. Clin Endocrinol (Oxf), 2005, 62(3): 296-302.

12. Pillay K, Govender P. Amylin uncovered: A review on the poly-peptide responsible for type Ⅱ diabetes. Biomed Res Int, 2013, 2013: 826706.

13. He ZX, Zhou ZW, Yang Y, et al. Overview of clinically approved oral antidiabetic agents for the treatment of type 2 diabetes mellitus. Clin Exp Pharmacol Physiol, 2015, 42(2): 125-138.

14. Younk LM, Mikeladze M, Davis SN. Pramlintide and the treatment of diabetes: A review of the data since its introduction. Expert Opin Pharmacother, 2011, 12: 1439-1451.

15. Barzilay JI, Abraham L, Heckbert SR, et al. The relation of markers of inflammation to the development of glucose disorders in the elderly. Diabetes, 2001, 50(10): 2384-2389.

16. Youngren JF. Regulation of insulin receptor function. Cell Mol Life Sci, 2007, 64(7/8): 873-891.

17. Klover PJ, Zimmers TA, Konians LG, et al. Chronic exposure to interleukin-6 causes hepatic insulin resistance in mice. Diabetes, 2003, 52(11): 2784-2789.

18. 廖二元,莫朝晖 . 内分泌学 . 2 版 . 北京:人民卫生出版社, 2007: 1361-1367.

19. Higa TS, Spinola AV, Fonseca-Alaniz MH, et al. Remodeling of white adipose tissue metabolism by physical training prevents insulin resistance. Life Sci, 2014, 103(1): 41-48.

20. 杨中方,白姣姣 . 上海市老年糖尿病患者运动锻炼的现况调查 . 上海:复旦大学, 2014: 17.

21. Pouwer F, Kupper N, Adriaanse M. Does emotional stress cause type 2 diabetes mellitus? A review from the European depression in diabetes (EDID) research consortium. Discov Med, 2010, 9(45): 112-118.

22. Tsai CH, Wu JS, Chang YF, et al. The relationship between psychiatric symptoms and glycemic status in a Chinese population. J Psychiatr Res, 2012, 46(7): 927-932.

第三节　糖耐量减低与增龄

年龄是糖耐量异常的独立危险因素,随着年龄的增加,葡萄糖耐量进行性降低。既往流行病学调查显示 60 岁以上的老年人中超过 60% 的人有糖耐量减低。血糖水平,特别是餐后血糖与年龄增长呈正相关,空腹血糖每 10 年增加 1~2mg/dl,餐后血糖则增加 6~9mg/dl。中国一项流行病学调查显示随着年龄的增长,糖尿病和糖耐量减低的患病率增高,最高峰出现在 70 岁以上人群,糖代谢异常的累积患病率可高达 50% 以上。

老年人糖耐量减低(impaired glucose tolerance, IGT)多与胰岛素抵抗有关,但随着病程的延长,胰岛 β 细胞功能进行性下降以至不能代偿外周组织胰岛素抵抗,亦是引起老年人糖耐量减低的重要因素。另外,老年人 IGT 是多方面多因素累积作用的结果,包括肥胖程度增加、体育锻炼减少、治疗用药的增加、其他共患疾病等。导致老年人 IGT 的可能机制有:①肌肉组织含量逐渐减少,脂肪组织含量逐渐增多,葡萄糖的摄取、贮存和利用能力逐渐下降;②胰岛 β 细胞的退行性改变;③胰岛 β 细胞对内源性胰岛素刺激因子如胰高血糖素、抑胃肽等的反应性降低;④拮抗胰岛素激素的分泌增加等。下面具体分析增龄与血糖异常的两大机制——胰岛素抵抗、胰岛 β 细胞功能障碍的关系。

一、增龄与胰岛素抵抗

(一)机体脂肪含量增多

随着年龄的增长,脂肪量的增多与脂肪的再分布是一个不可避免的趋势。肥胖尤其是腹型肥胖是引发胰岛素抵抗的最重要因素。腹部 CT 显示,大于 60 岁非肥胖者腹内脂肪区域比 20~40 岁的年轻人大 50%。若老年人为中度肥胖,则其腹内脂肪区域几乎为年轻人的 4 倍。而脂肪的增多,导致游离脂肪酸(FFA)及脂肪组织所产生的多种细胞因子如瘦素、脂联素、TNFα 等分泌异常,其最终均可引起胰岛素抵抗。

(二)肌肉组织减少

随着年龄的增加,运动量、运动的种类和范围逐渐减少,加之卧床机会增多,老年人肌肉总量减少,而非肌肉比例即脂肪比例增加。骨骼肌是机体利用葡萄糖的主要器官,也是产生外周性胰岛素抵抗的重要部位。目前认为老年人骨骼肌细胞内脂质含量过多,尤其是游离脂肪酸的异常蓄积,是骨骼肌胰岛素抵抗的重要原因。肌组织内增多的脂肪将优先利用葡萄糖,导致肌细胞利用葡萄糖能力下降,摄取葡萄糖减少,影响骨骼肌胰岛素信号传导,引起胰岛素抵抗。

(三)胰岛 β 细胞胰岛素受体减少

胰岛 β 细胞上存在的胰岛素受体主要有两个亚型,胰岛素通过 A 亚型磷脂酰肌醇 -3 激酶(PI3K)/ 核糖体蛋白 S6 激酶(P70S6K)和钙调蛋白激酶(CaM kinases),激活胰岛素自身基因的转录,通过 B 亚型 PI3K/ 蛋白激酶 B(PKB)信号激活 β 细胞葡萄糖激酶基因的转录。研究发现,自然衰老的大鼠胰岛上胰岛素受体减少,这可能导致胰岛素受体亚型介导的信号传导通路障碍,从而导致胰岛细胞本身发生胰岛素抵抗。

二、增龄对胰岛 β 细胞功能影响

增龄可导致机体多方面的功能降低。在中年阶段,糖代谢能力的降低就成为衰老的一个标志。随着年龄增加,IGT、T2DM 的患病率升高,这与胰岛β细胞功能的进行性减退密切相关。衰老过程中胰岛β细胞胰岛素分泌功能降低,增殖减少,凋亡增加,修复及再生能力降低可能均参与了老年糖代谢异常的发生。

（一）胰岛素分泌功能降低

研究发现老年IGT患者葡萄糖刺激的胰岛素早相分泌和胰岛素代谢效能均明显降低。在调整老年和年轻两组人群的体重后,通过53小时持续葡萄糖输注发现,老年人对葡萄糖刺激的脉冲式及搏动式分泌均减弱;另一研究用非糖刺激物精氨酸刺激后发现,老年人胰岛β细胞的分泌功能较年轻人减少了48%。因胰岛素第一时相分泌障碍、胰岛素分泌迟延,老年糖代谢异常的特点为餐后高血糖,在糖尿病前期即IGT较为多见。随增龄胰岛素分泌功能减退的原因可能为:①胰岛素原转换为胰岛素功能障碍;②葡萄糖转运蛋白2(GLUT2)表达下调;③葡萄糖氧化能力减弱;④内质网摄取Ca^{2+}能力下降等。

（二）胰岛β细胞增殖能力下降

转录水平上的调控对胰腺发育、胰岛细胞增殖分化和胰岛素的合成具有重要作用,不同转录因子可单独或协同发挥作用。胰岛β细胞特定基因如胰岛素和葡萄糖转运体2(GLUT2)的表达依赖于许多转录因子的激活。①PDX-l:是同源盒家族中的一员,近年被认为是胰岛内分泌细胞群发育的主控基因,对β细胞的功能和调控β细胞特定基因的表达起关键作用。对17岁到74岁的53个人类器官捐献者的胰岛β细胞进行实验,发现人类胰腺组织切片中PDX-1的表达随着年龄增加而减少。②叉头框M1(FoxM1):是目前研究发现可调控细胞周期及细胞分化相关基因的转录因子,老年大鼠的多个器官如肌肉、骨骼、肝脏、皮肤及胰岛中FoxM1表达下降,研究发现胰岛上皮细胞中在基因水平上抑制FoxM1可使β细胞增殖减少,提示FoxM1是调控胰岛β细胞增殖的重要因子之一。③细胞周期蛋白(D cyclins)及细胞周期依赖激酶(cyclin-dependent kinase,CDK):D cyclins及CDK可促进细胞从G期向S期分化。对于cyclin D2无功能突变的大鼠来说,可造成其在9~12周后发展为糖尿病,提示cyclin D2对成年β细胞的生长有重要作用。过表达cyclin D1的转基因大鼠其β细胞增殖能力明显增强。Cyclin D3在鼠类β细胞中含量极少,而在人类β细胞中表达量较高,可诱导β细胞增殖,且作用强于其他周期蛋白。CDK4无功能突变对鼠的β细胞功能并无影响,却可减少细胞数量,这类大鼠出生17周时,其β细胞总量仅为同龄对照鼠的10%。④$p16^{INK4a}$:是重要的细胞周期调节因子,随着年龄增加其在体内许多组织聚集,为衰老的效应器。而周期素依赖性激酶4(Cdk4)是成年哺乳动物胰岛β细胞增生的关键物质,$p16^{INK4a}$可通过与Cdk4及Cdk6结合引起构象改变而抑制Cdk4活性,进而抑制细胞周期由G_1向S期转化。研究证实$p16^{INK4a}$以年龄依赖的方式限制了胰岛的增殖与再生。

此外,老年相关的β细胞增殖能力下降可能也与一些特殊的生长因子/激素受体及其下游的信号通路成分异常有关。胰高血糖素样肽-1(GLP-1)是胃肠道分泌的重要肽类激素,应用GLP-1可使青年大鼠β细胞数量增加而对老年大鼠却无作用,表明老年胰岛β细胞对GLP-1的反应性下降。

总之,在衰老过程中调控β细胞周期的因素失衡,导致细胞周期抑制,增殖能力下降,使胰岛β细胞数量减少,胰岛素分泌不足,最终引起老年糖耐量下降。

（三）胰岛β细胞凋亡增加

胰淀素(IAPP)是由胰岛β细胞在分泌胰岛素同时分泌的一种物质,过多的胰淀素可以在胰岛β细胞内沉积下来变成淀粉样斑块,淀粉样斑块会加速β细胞的凋亡,导致胰岛体积缩小,胰岛β细胞质量降低,进而诱发血糖升高。胰淀素在糖尿病患者的胰岛中随年龄增加而沉积增多,实验发现在将IAPP加到大鼠及人的胰岛中,可在24~48小时造成细胞的凋亡及坏死。这些结果表明在老年胰岛功能的下降过程中细胞凋亡可能亦参与其中。

（四）胰岛β细胞修复和再生能力降低

目前的研究认为β细胞的增殖是由体内现有的细胞增殖来完成的,而对前体细胞的再生方面研究较少。妊娠过程增加胰岛素的用量,胰岛素的产生及分泌增加。在妊娠期间胰岛β细胞出现增生、肥大,在对44位妊娠、产后及非怀孕的妇女进行胰岛尸检中发现,妊娠及产后妇女胰岛β细胞增加主要是由胰岛再生完成的,而不是增生。有研究对人类β细胞的再生情况进行检测,研究者对10位癌症患者实施治疗期间,均给予碘苷(IdU)或溴脱氧尿苷(BrdU),在其死亡后进行尸检时发现细胞再生只出现于年龄低于30岁的患者。这一研究提示老年胰岛功能下降过程中,可能也存在着再生能力的下降。

此外,一些研究发现增龄所致端粒酶活性降低、细胞自噬异常等亦与胰岛β细胞功能障碍相关。Kuhlow等发现,端粒酶缺陷的小鼠胰岛β细胞复制能力减弱,β细胞体积下降而致胰岛素分泌能力降低,表现为糖耐量较正常小鼠明显下降。细胞自噬即细胞的“自我吞噬”,是利用溶酶体对细胞自身体内的部分细胞器进行一系列降解的过程,属于程序性死亡中的一类,是真核细胞内维持自身稳态的一种保护性机制。自噬的激活在延缓由衰老造成的线粒体DNA体细胞突变的累积方面具有关键性的作用。研究报道,敲除小鼠胰岛β细胞内自噬相关蛋白Atg7后,小鼠胰岛β细胞凋亡增多,增殖活性下降,随之β细胞量减少,胰岛素分泌功能下降,从而引起血糖升高。

积极干预随增龄出现的胰岛素抵抗及胰岛β细胞功能障碍可以预防糖尿病的发生。美国的糖尿病预防计划(DPP)及加拿大和欧洲的STOP-NIDDM试验对有IGT的老年人进行了统计,在DPP中,3234位受试者中20%是60岁以上的老年人,结果发现与安慰剂相比,生活方式改变和二甲双胍的治疗可以使糖尿病的发病率分别减低58%和31%。生活方式干预在老年人组效果更为显著,糖尿病的发生率降低了71%,而该年龄组用二甲双胍治疗后糖尿病的发病率降低了11%。在STOP-NIDDM中,1364位40~70岁的受试者中47%是55岁以上人群,与安慰剂组相比,阿卡波糖使糖尿病的发病率降低了25%。因此,生活方式的干预和药物治疗对预防糖尿病的发生是有效的。加强对老年人群IGT的筛查和干预治疗,是预防糖尿病及其并发症的重要策略。

(苗新宇)

参考文献

1. Gilden JL. Nutrition and older diabetic. Clin Geriatr Med, 1999, 15(2): 371-390.

2. Chen X, Su M, Wang C, et al. Role of insulin resistance and β cell function in the development of newly diagnosed type 2 diabetes. Wei Sheng Yan Jiu, 2015, 44(6): 881-886.

3. Morrow LA, Halter JB. Treatment of the elderly with diabetes // Kahn CR, Weir GC. Joslin's Diabetes Mellitus. 13th ed. Malvern, PA: Lea & Febiger, 1994.

4. Landi F, Cesari M, Calvani R, et al. The “Sarcopenia and Physical fRailty IN older people: multi-componenT Treatment strategies” (SPRINTT) randomized controlled trial: design and methods. Aging Clin Exp Res, 2017, 29(1): 89-100.

5. 谷昭艳,杜英臻,李春霖,等.增龄对大鼠胰岛B细胞功能的影响.中华老年多器官疾病杂志,2009,8(2):166-169.

6. Leibiger IB, Leibiger B, Moede T, et al. Exocytosis of insulin promotes insulin gene transcription via the insulin receptor/PI-3 kinase/p70s6 kinase and CaM kinase pathways. Mol Cell, 1998, 1(6): 933-938.

7. Scheen AJ, Sturis J, Polonsky KS, et al. Alterations in the ultradian oscillations of insulin secretion and Plasma glucose in aging. Diabetologia, 1996, 39(5): 564-572.

8. Gama R, Medina-Layachi N, Ranganath L, et al. Hyperproinsulinaemia in elderly subjects: evidence for age-related pancreatic beta-cell dysfunction. Ann Clin Biochem, 2000, 37(Pt 3): 367-371.

9. 马丽超,谷昭艳,杜英臻,等.增龄对Wistar大鼠胰岛β细胞胰岛素受体的影响.中华老年多器官疾病杂志,2011,10(4):310-314.

10. Enkhbold C, Morine Y, Utsunomiya T, et al. Dysfunction of liver regeneration in aged liver after partial hepatectomy. J Gastroenterol Hepatol, 2015, 30(7): 1217-1224.

11. Zhang H, Ackermann AM, Gusarova GA, et al. The FoxM1 transcription factor is required to maintain pancreatic beta-cell mass. Mol Endocrinol, 2006, 20(8): 1853-1866.

12. Reers C, Erbel S, Esposito I, et al. Impaired islet turnover in human donor pancreata with aging. Eur J Endocrinol, 2009, 160(2): 185-191.

13. Maedler K, Schumann DM, Schulthess F, et al. Aging correlates with decreased beta-cell proliferative capacity and enhanced sensitivity to apoptosis: a potential role for Fas and pancreatic duodenal homeobox-1. Diabetes, 2006, 55(9): 2455-2462.

14. Kushner JA, Ciemerych MA, Sicinska E, et al. Cyclins D2 and D1 are essential for postnatal pancreatic beta-cell growth. Mol Cell Biol, 2005, 25(9): 3752-3762.

15. Martin J, Hunt SL, Dubus P, et al. Genetic rescue of Cdk4 null mice restores pancreatic beta-cell proliferation but not homeostatic cell number. Oncogene, 2003, 22(34): 5261-5269.

16. Krishnamurthy J, Ramsey MR, Ligon KL, et

al. p16INK4a induces an age-dependent decline in islet regenerative potential. Nature, 2006, 443(7110): 453-457.

17. Law E, Lu S, Kieffer TJ, et al. Differences between amyloid toxicity in alpha and beta cells in human and mouse islets and the role of caspase-3. Diabetologia, 2010, 53(7): 1415-1427.

18. Butler AE, Cao-Minh L, Galasso R, et al. Adaptive changes in pancreatic beta cell fractional area and beta cell turnover in human pregnancy. Diabetologia, 2010, 53(10): 2167-2176.

19. Perl S, Kushner JA, Buchholz BA, et al. Significant human beta-cell turnover is limited to the first three decades of life as determined by in vivo thymidine analog incorporation and radiocarbon dating. J Clin Endocrinol Metab, 2010, 95(10): E234-E239.

20. Kuhlow D, Florian S, von Figura G, et al. Telomerase deficiency impairs glucose metabolism and insulin secretion. Aging, 2010, 2(10): 650-658.

21. Tamura Y, Izumiyama-Shimomura N, Kimbara Y, et al. Telomere attrition in beta and alpha cells with age. Age (Dordr), 2016, 38(3): 61.

22. Jung HS, Chung KW, Won Kim J, et al. Loss of autophagy diminishes pancreatic beta-cell mass and function with resultant hyperglycemia. Cell Metab, 2008, 8(4): 318-324.

23. Knowler WC, Barrett-Connor E, Fowler SE, et al. Reduction in the incidence of type 2 diabetes with lifestyle intervention or metformin. N Engl J Med, 2002, 346(6): 393-403.

24. Hivert MF, Christophi CA, Franks PW, et al. Lifestyle and Metformin Ameliorate Insulin Sensitivity Independently of the Genetic Burden of Established Insulin Resistance Variants in Diabetes Prevention Program Participants. Diabetes, 2016, 65(2): 520-526.

25. Chiasson JL, Josse RG, Gomis R, et al. Acarbose for prevention of type 2 diabetes mellitus: the STOP-NIDDM randomised trial. Lancet, 2002, 359(9323): 2072-2077.

26. Smith-Marsh D. Pharmacological strategies for preventing type 2 diabetes in patients with impaired glucose tolerance. Drugs Today (Barc), 2013, 49(8): 499-507.

27. Mizukami H, Takahashi K, Inaba W, et al. Age-associated changes of islet endocrine cells and the effects of body mass index in Japanese. J Diabetes Investig, 2014, 5(1): 38-47.

第四节　老年糖尿病的临床特点

我国已经迅速进入了老龄化社会，需要面对的一个突出问题就是慢性病的管理。糖尿病是一种随着年龄的增长其患病率和致残致死率明显增高的慢病，严重危害着老年人的生活质量和预期寿命，也给患者本人、家庭和社会带来沉重的负担。作为糖尿病的一个特殊群体，老年糖尿病患者的临床特点、治疗理念、控制目标和治疗策略具有其特殊性。了解老年糖尿病患者临床特点的特殊性非常重要，因为个体的特殊性直接影响到对该患者管理的目标、治疗的策略、方法乃至具体用药的品种和剂量、监测的内容与频率等。

老年糖尿病是指年龄≥60岁的糖尿病患者(西方>65岁)，包括60岁以前发病延续到60岁以后的和60岁以后新诊断为糖尿病的患者。其临床特点如下：

1. 老年糖尿病患者的患病率高。据国内外文献报道，全球老龄化比例急剧增加，美国糖尿病患者中有20.9%为老年人，法国75岁以上人群糖尿病患病率为20%。我国情况与此相似，2007—2008年我国糖尿病调查报告数据显示，60岁以上老年人中糖尿病患病率为20.4%，估算约为3538万，占糖尿病总患病人数的38.1%；70岁以上人群糖尿病患病率约22.0%，其中有相当一部分患者是新诊断人群。我们对一个社区老年人群进行了糖尿病的筛查，抽样2132名老年人，其中男性863人(40.5%)，女性1269人(59.5%)，平均年龄(71.6±6.6)(60~94)岁。结果显示仅33.3%的人群糖代谢正常，已经确诊的糖尿病占总人群的19.9%，新诊断糖尿病占13%，有24.3%的人群为糖代谢异常，9.5%的人群糖耐量试验中血糖正常，但已经出现高胰岛素血症。对1996—2013年间在中国人民解放军总医院随访的糖尿病患者的研究显示老年是糖尿病的高发年龄段，老年糖尿病患者中老年后患病者占83.6%。老年糖尿病不同发病年龄的分布及不同年龄段老年人群糖尿病的患病率如图3-4-1和图3-4-2所示。

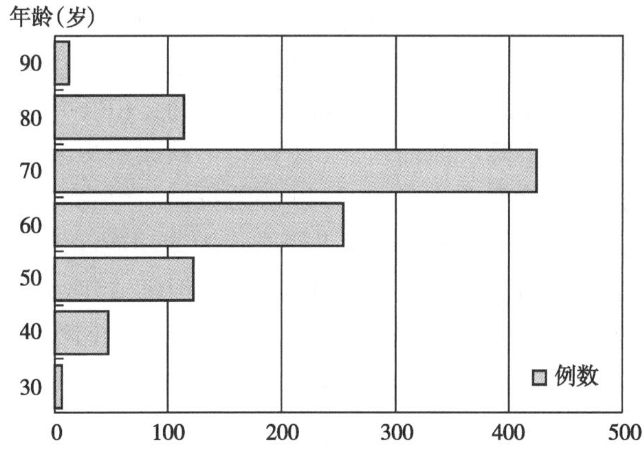

图 3-4-1　老年糖尿病不同发病年龄的分布例数

老年糖尿病的发病例数在 60~70 岁呈增加趋势，70 岁达到高峰，此后，随年龄增加而下降

2. 老年糖尿病患者的患病率增长迅速。我国老年糖尿病患者的患病率呈快速增加趋势，从1980 年的 4.30%、2002 年的 6.80% 增至 2010 年的 22.86%，约占我国糖尿病总人群的 40%；另有数量相近的糖耐量减低患者。就地区分布而言，糖尿病患病率呈城市略高于农村、女性略高于男性的趋势，这一特点老年人群与中青年人群相似。

3. 老年糖尿病中 2 型占绝大多数，起病隐匿，早期多无“三多一少”症状，且以餐后血糖升高多见。一些患者血糖升高长达数十年得不到诊断、治疗，直至以各种并发症为首发症状或以出现危及生命的急症才得以诊断。中国心脏调查显示：国内卒中患者若不进行 OGTT 而只检测空腹血糖，将漏诊 89% 的 IGR 和 14% 的糖尿病。因此，体检在老年糖尿病的早期诊断上意义重大，体检时应常规检查餐后 2 小时血糖，可以使用馒头餐试验（100g 馒头）筛查，高危人群或有条件者可以行 75g 口服葡萄糖耐量试验，最好能同时测定 HbA1c。

4. 老年糖尿病患者异质性大，个体化的综合评估非常重要。老年糖尿病患者的异质性包括身体基础健康状态和心理状态差异很大，生活习惯各不相同，合并存在着不同程度的各系统疾病，医疗支持与救助条件差度大，自我管理和调整的能力相差悬殊（受患者体能状态、经济支撑能力、生存环境、智能水平、知识和文化水平等的影响）等。如老年糖尿病可分为老年前患糖尿病和老年后新发糖尿病两种情况，两者在自身状况、临床特点、罹患其他疾病和已存在的脏器功能损伤等方面均有所不同。在环境因素相似的情况下，患病越晚提示胰岛 β 细胞代偿能力越好，相对来说糖尿病病情较轻，血糖易于控制，且合并大血管、微血管病变的比例远低于老年前患糖尿病的患者。

5. 老年糖尿病患者脏器功能的准确评估较为困难。以肾脏功能为例，临床上即使是肌酐正常的老年糖尿病患者，随着年龄的增长其肾脏功能也会出现相应减退，因此，对每一位老年糖尿病患者，包括肌酐正常的，都应该进行肌酐清除率的计算。我们对 236 例年龄在 60 岁以上的住院糖尿病患者进行过肾功能的评估，观察年龄、肌酐及肌酐清除率之间的关系。肌酐清除率的计算公式：男性为 140- 年龄（岁）× 体重（kg）/72× 血肌酐（mg/dl）；女性为 140- 年龄（岁）× 体重（kg）/85× 血肌酐（mg/dl）。结果显示 236 例糖尿病患者中肌酐清除率 ≥80ml/min 者 43 例（18.2%），70~80ml/min 者 32 例（13.6%），60~70ml/min 者 38 例（16.1%），50~60ml/min 者 62 例（26.3%），20~50ml/min 者 61 例（25.8%）。上述小样本调查显示只有 18.2% 的老年糖尿病患者肌酐清除率在相对正常范围（≥80ml/min）；随着年龄的增长，肌酐清除率呈下降趋势，见表 3-4-1 和图 3-4-3。

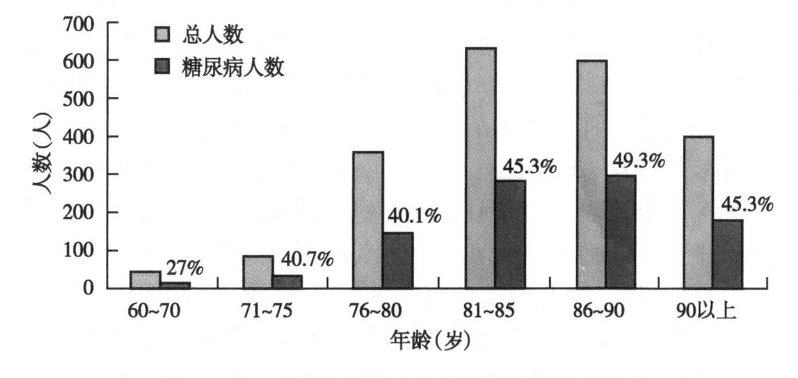

图 3-4-2　不同年龄段老年人群糖尿病的患病率

90 岁之前，老年人群糖尿病的患病率随年龄增加而升高，至 86~90 岁患病率达到高峰，为 49.3%，此后，糖尿病患病率呈下降趋势

表 3-4-1 老年 2 型糖尿病患者不同年龄组肌酐清除率

年龄（岁）	例数	肌酐清除率（ml/min）
<70	32	93.14 ± 19.12
70~79	67	68.77 ± 18.06
80~89	128	54.78 ± 13.16
≥90	9	39.92 ± 7.63

本结果与国外研究相似，提示应用基于血清肌酐、年龄、性别、体重的评估公式来测算肾小球滤过（GFR）水平时，随着年龄的增加，GFR 几乎呈线性下降。简而言之，计算老年糖尿病患者的肌酐清除率非常重要，可以帮助我们了解患者肾功能不全的分级。临床上经常作为肾功能评价指标的血清肌酐即使处于正常水平，但随着年龄的增长、器官的老化，肾脏功能可能已经出现下降。

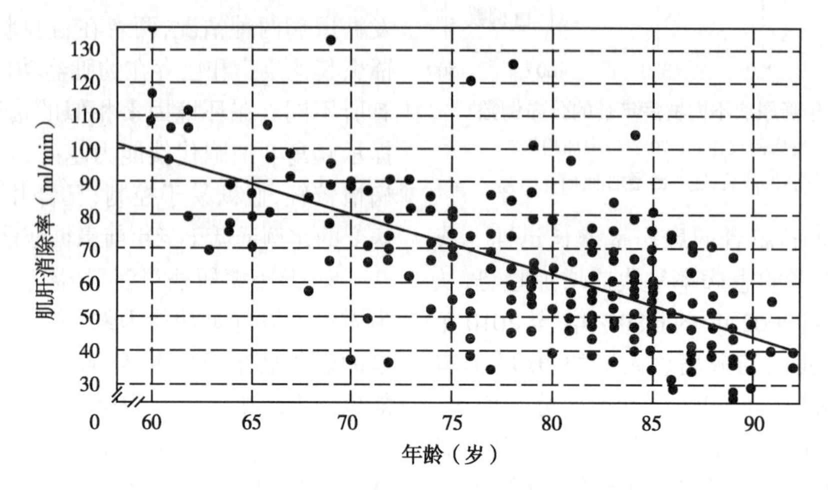

图 3-4-3 老年 2 型糖尿病患者随年龄变化肌酐清除率的改变

老年 2 型糖尿病患者的肌酐清除率随年龄增加而下降

6. 老年糖尿病患者多伴有全身各系统及重要脏器结构和功能的减退，这会对患者产生多方面的影响。如认知功能的减退会增加糖尿病教育的难度，使得“五驾马车”的治疗非常困难，治疗的依从性和效果难以保证；骨关节退行性病变会使患者的运动功能、时间及强度受限，不仅影响血糖的控制，更会加大体重控制的难度；胃肠功能的减退会影响一些药物的使用，或使药物治疗的风险增加；肝功能的潜在减退使药物之间的相互作用变得更为复杂，不仅影响治疗疗效，而且可能增加毒副作用。肾脏功能的下降会导致许多药物的药代动力学和药效学发生改变，可能导致降糖药物的缓慢蓄积，增加低血糖的发生率。心、肺等相关脏器的功能受损使治疗用药的选择难度增加，临床中需要仔细评估，谨慎权衡获益与风险比。

7. 老年糖尿病患者常合并多种代谢紊乱，如超重及肥胖，尤其是腹型肥胖、高血压、血脂紊乱、高尿酸血症、高凝状态、脂肪肝等，这些因素的聚集，加之增龄，致使患者易于发生动脉粥样硬化性血管病变。对中国人民解放军总医院门诊 679 名 2 型糖尿病患者的横断面调查（男性 352 名，女性 327 名）发现：糖尿病合并肥胖 524 人（77.2%），合并高血压 333 人（49.0%），合并血脂紊乱 316 人（46.5%）。糖尿病患者单纯血糖高而不伴有代谢异常的比例仅为 8.8%，合并一项代谢异常者占 28.9%，合并二项、三项代谢异常者分别占 43.4% 和 18.9%，按照我国 CDS 诊断标准，高达 62.3% 的糖尿病患者符合代谢综合征的诊断。多种代谢异常导致患者用药品种和数量繁多，不仅医疗资源耗费巨大，更易出现药物之间的相互作用，安全隐患极大。

8. 老年糖尿病患者，尤其是老年前发病的糖尿病患者，由于糖尿病病史较长，多数已经存在糖尿病的各种并发症。糖尿病视网膜病变明显增加跌倒及失明的风险；糖尿病肾脏病变进行性地加速进展不仅使患者承受肾衰和透析的威胁，更导致患者生活质量的急剧下降及心血管事件的高发；而糖尿病神经病变导致的情绪障碍、心源性猝死、胃肠功能紊乱、神经性膀胱、糖尿病足、截肢等更是严重威胁老年糖尿病患者生活质量及寿命的常见并发症。各种大血管并发症如冠心病、脑血管病变（尤其是缺血性脑卒中）、外周血管尤其是下肢血管病变，由于夹杂着增龄引发的退行性改变及高血糖、高血压、血脂异常、高凝状态等复杂因素,使得老年糖尿病患者容易出现各级动脉,包括大、中、小乃至微小动脉的广泛性病变,不仅容易出现全身各部位的血管事件,更重要的是给治疗增添了很大的难度,使得治疗方法复杂、风险大、效果不理想、预后不良。事实上,在老年糖尿病的高危人群ASCVD的风险就已经明显增高。我们对在糖耐量试验中血糖正常但已经出现高胰岛素血症的人群进行了研究,结果显示血糖正常但高胰岛素血症者脉搏波传导速度(baPWV)增快,合并心血管代谢危险因素增多,更易发生ASCVD。

9. 老年糖尿病患者要高度关注低血糖的问题。Cryer PE教授的名言“一次严重的医源性低血糖或由此诱发的心血管事件可能会抵消一生维持血糖在正常范围所带来的益处”对老年糖尿病患者更为适用。就低血糖而言,老年患者至少存在四个方面的问题:一是老年DM患者容易出现低血糖。使用具有促进胰岛素分泌的口服降糖药物或使用胰岛素的患者,在因旅游等原因导致的进食延迟,或因感冒等原因导致的进食减少,腹泻等原因导致的排泄增加,或运动等原因导致的消耗增加时,如果没有正确的补救措施,极易出现低血糖。二是老年糖尿病患者容易出现有临床后果的严重低血糖或夜间低血糖。由于病程较长,或神经系统病变,或曾经出现的低血糖改变了机体感知低血糖的阈值,其结果是机体对低血糖的感知能力下降、防御能力也下降,一旦出现低血糖,易于进展到严重低血糖。三是老年糖尿病患者对低血糖的耐受性差,低血糖的临床后果严重。老年糖尿病患者或多或少地具有各种血管病变或脏器功能减退,出现低血糖时会直接或间接导致心脏、大脑及肾脏缺血,加之患者较多伴有自主神经病变,易于出现无痛性心肌梗死、脑梗死或肾功能恶化。对一些处在衰竭临界点上的患者,轻微的内环境紊乱包括低血糖都有可能引发级联瀑布效应,导致多脏器功能衰竭甚至死亡。四是低血糖除了引发临床不良后果以外,对低血糖的恐惧也是阻碍血糖治疗达标的最大障碍。一项针对影响糖尿病患者血糖控制目标制订和临床决策因素的研究采用了问卷调查方法,在全球范围内对244名知名糖尿病专家进行了调研,结果显示降糖治疗方案的低血糖风险是影响血糖控制目标制订的首要因素。因此,制订一个合理的降糖目标和降糖策略,安全有效降糖成为糖尿病治疗的准则。

10. 肌少症及骨质疏松症,导致老年糖尿病患者骨折的风险增加。老年糖尿病患者常常表现为“大肚子细腿”,即在腹型肥胖的同时伴有下肢肌肉萎缩。老年人基础代谢减慢、内分泌激素改变、脂肪组织增加(尤其腹部中心脂肪组织增加明显)、肌肉组织和骨含量减少、各种机体功能的下降等,表现为典型的“少肌性肥胖”。另一方面,绝大多数老年糖尿病患者为2型糖尿病,其显著的特点为骨质量下降。加之随增龄导致的骨丢失,各种原因导致的跌倒风险增加,使得老年糖尿病患者更容易发生脆性骨折。发生骨折后,患者的血糖控制变得更加艰难,肌肉及骨骼丢失速度更快,形成恶性循环,致残和致死率更高。

11. 老年糖尿病患者全因死亡率及心血管疾病的死亡率增加。据IDF 2013年公布的数据显示,全球有510万人死于糖尿病相关疾病,占总死亡人数的8.39%。糖尿病可致早亡,人均死亡损失寿命年为5.4~6.8人年,女性高于男性,60岁以上人群明显增加。我国数据显示糖尿病的病死率明显增加,10、20、30年间分别增长1.12倍、4.15倍和11.61倍。在糖尿病血糖控制不好的地区,老年人群中糖尿病所致死亡排位在前五名。主要死亡原因是心、脑血管疾病,其次是恶性肿瘤、肺部感染、肾衰竭。糖尿病合并高血压和血脂紊乱使心脑血管死亡风险增加3倍。对中国人民解放军总医院老年糖尿病患者死亡资料的分析显示:糖尿病使全因死亡率增加1.36倍;心血管病死亡率增加3.26倍;呼吸疾病死亡率增加3.36倍;肿瘤死亡率增加1.26倍;见图3-4-4和图3-4-5。

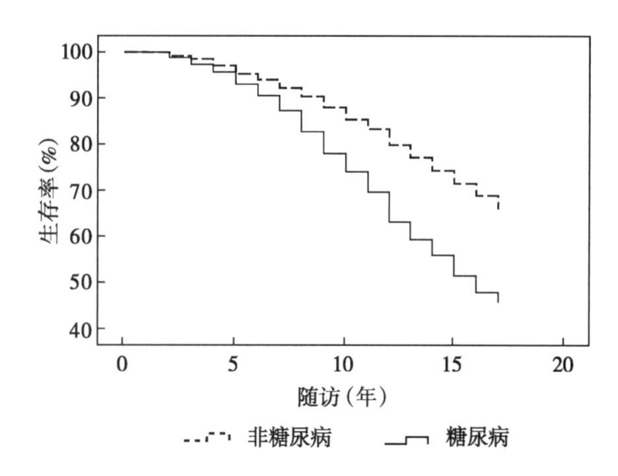

图3-4-4 老年糖尿病患者的全因死亡风险

与非糖尿病患者相比,老年糖尿病患者的全因死亡风险升高

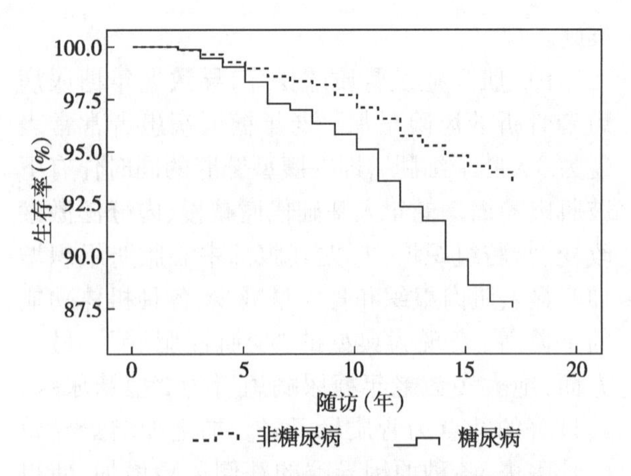

图 3-4-5 老年糖尿病心血管病死亡风险

与非糖尿病患者相比，老年糖尿病患者的心血管死亡风险升高

12. 老年糖尿病的治疗复杂，涉及方方面面的因素，需要周全考虑，尤其是需要对患者进行全面而细致的检查与评估，包括患者血糖的全貌及控制难点、患者自身糖调节的状况（胰岛功能及胰岛素敏感性）、糖尿病并发症的情况、其他并存疾病、重要脏器功能、一些风险因素（如增龄、虚弱、认知障碍、低血糖等）、患者的自我管理能力、家庭及社会支持条件等，权衡获益与风险比，慎重决定血糖的控制目标、使用降糖药物的种类、具体剂型和剂量、方便性和可行性、监测频率与应急事件的处理及救援等因素。总体来说，老年糖尿病管理的策略是需要全面评估后慎重考虑治疗获益与风险的平衡。

13. 老年糖尿病患者总体血糖控制水平不尽如人意。老年糖尿病患者上述复杂的病情特点，使得治疗的难度和风险大大增加。加之老年人思维及生活方式固化，改变观念和习惯困难，对药物副作用的担忧及对低血糖的恐惧等综合因素，使得降糖治疗困难重重。以糖化血红蛋白（HbA1c）<6.5% 为标准，中老年（年龄 >45 岁）人群血糖控制达标率在 16.8%~20.3%。但是也有有利于降糖的一面。老年人关注自己的健康，有充足的时间和规律的生活，一旦理解了治疗的意义，生活方式的改变较为彻底，且治疗的依从性大大增加。如果再有良好的社会支持条件和自我管理能力，其血糖的控制可能更为理想。如在某些北京社区和医疗保健条件好的干部人群，HbA1c 控制达标率可达到 46.5%~63.5%，说明良好的医疗保健条件、科学的管理可以提高老年糖尿病人群的血糖控制水平。简单地说，老年人的降糖治疗原则是在安全前提下的有效降糖。要以患者为中心，进行全面评估后制订个体化的降糖目标和方案，从小剂量开始用药，根据血糖监测结果进行调整，达到安全、平稳降糖。

14. 老年糖尿病治疗的关键是科学合理的全方位综合管理，在降糖治疗的同时，更需要重视多重心脑血管危险因素的综合调控，“多管齐下”，只有如此，才能降低各种血管事件的发生率。心血管多重危险因素的管理包括健康生活方式如科学饮食、合理运动、控制体重、戒烟、限酒、保持心情愉悦和情绪稳定等。就降糖而言，糖尿病相关知识的宣教与实施、适合患者的药物及剂量选择、适当频率的监测与随访，才能确保在安全前提下进行有效的治疗。中国人民解放军总医院自 1996 年开始在年度查体时加入糖尿病筛查，并对检出的糖尿病患者进行包括血糖在内的多重危险因素的院内外一条龙模式的综合管理。2009 年对该组老年糖尿病患者 688 人进行的调查结果显示：平均年龄（78.2 ± 9.1）岁（60~99 岁），糖尿病病程（11.0 ± 8.3）年（0.5~55 年），按照 2009 年我国 CDS 的控制标准，血糖、血脂、血压、BMI 的达标率都高于同期非老年糖尿病患者，其中 HbA1c 平均值为 6.6% ± 0.9%，远优于同期国内外资料显示的血糖控制水平，见表 3-4-2。这种综合管理显著改善了患者的预后。

表 3-4-2 老年糖尿病患者各项指标达标率

项目	标准	达标率（%）
HbA1c	<6.5%	50.6
	<7.0%	76.3
TCh	<5.2mmol/L	77.1
LDL-C	<2.6mmol/L	46.4
HDL-C	男性≥1.0mmol/L 女性≥1.3mmol/L	66.1
TG	<1.7mmol/L	67.8
血压	<130/80mmHg	36.3
BMI	<25kg/m^2	57.4

15. 人文关怀　医生的工作是为了治病救人。以患者为中心意味着我们必须站在患者的角度思考我们的医疗行为。糖尿病治疗过程中血糖控制的数值只是一个指标，我们更需要关注的，是我们的治疗是否解决了患者真正的问题，这既包括近期我们能否改善患者的生活质量，也包括目前的

治疗对患者中长期结局的影响。在尽量不牺牲生活质量的前提下延年益寿，力争在生命的质和量上保持与非糖尿病患者相似的水平是我们治疗的最高目标。

（李春霖）

参考文献

1. Yang W，Lu J，Weng J，et al. Prevalence of diabetes among men and women in China. N Engl J Med，2010，362（12）：1090-1101.

2. 田慧，李春霖，方福生，等．糖化血红蛋白诊断糖尿病切点的横断面研究．中华内分泌代谢杂志，2011，27（5）：375-380.

3. 阚芳芳，方福生，孙般诺，等．不同发病年龄老年2型糖尿病的临床特点．中华保健医学杂志，2015，17（5）：360-363.

4. 阚芳芳，方福生，田慧，等．老年2型糖尿病人群死亡风险的17年队列研究．中华医学杂志，2014，94（32）：2597-2611.

5. 章成国，曾桄伦，张国华，等．佛山市急性脑血管病住院患者糖代谢异常调查．中华神经科杂志，2008，41（12）：824-827.

6. O'Hare AM，Bertenthal D，Covinsky KE，et al. Mortality risk stratification in chronic kidney disease：one size for all ages? J Am Soc Nephrol，2006，17（3）：846-853.

7. 田慧，李春霖，杨光，等．二甲双胍在老年2型糖尿病患者应用的安全性评估．中华内科杂志，2008，47（11）：914-918.

8. 李立柱，邵芙玲，吴芳，等．中老年干部代谢综合征检出率及其相关因素分析．中华保健医学杂志，2010，12（6）：438-441.

9. 方福生，田慧，李春霖，等．糖负荷后胰岛素与空腹胰岛素在心血管危险因素评估中的比较．中华内科杂志，2011，50（14）：946-949.

10. 方福生，田慧，李春霖，等．高胰岛素血症与脉搏波传导速度的相关性分析．中华内科杂志，2011，50（4）：299-302.

11. Cryer PE，Davis SN，Shamoon H. Hypoglycemia in diabetes. Diabetes Care，2003，26（6）：1902-1912.

12. Miller ME，Bonds DE，Gerstein H，et al. The effects of baseline characteristics，glycaemia treatment approach，and glycated haemoglobin concentration on the risk of severe hypoglycaemia：post hoc epidemiological analysis of the ACCORD study. BMJ，2010，340：b5444.

13. Cahn A，Raz I，Kleinman Y，et al. Clinical assessment of individualized glycemic goals in patients with type 2 diabetes：Formulation of an algorithm based on a survey among leading worldwide diabetologists. Diabetes Care，2015，38（12）：2293-2300.

14. Barrett-Connor E，Ferrara A. Isolated post challenge hyperglycemia and the risk of fatal cardiovascular N disease in older women and men. Diabetes Care，1998，21（8）：1236-1239.

15. Wahl PW，Savage PJ，Psaty BM，et al. Diabetes in older adults：comparison of 1997 American Diabetes Association classification of diabetes mellitus with 1985 WHO classification. Lancet，1998，352（9133）：1012-1015.

16. Meneilly GS，Knip A，Tessier D. Diabetes in the elderly. Can J Diabetes，2013，37（Suppl 1）：S184-S190.

17. Chen MD，Pan CY，Yang LY，et al. A survey on the current status of type 2 diabetic patients who failed to achieve the glycemic control target. Chin J Endocrinol Metab，2011，27（8）：625-630.

18. Chen CC，Liu K，Hsu CC，et al. Healthy lifestyle and normal waist circumference are associated with a lower 5-year risk of type 2 diabetes in middle-aged and elderly individuals：Results from the healthy aging longitudinal study in Taiwan（HALST）. Medicine（Baltimore），2017，96（6）：e6025.

第五节　老年糖尿病的诊断标准

糖尿病的诊断是以血浆血糖（包括空腹血糖、定量糖负荷后2小时血糖、随机血糖）升高到一定水平，伴或不伴高血糖引起的临床症状为判断依据的。

糖尿病诊断标准的确定，取决于人群研究中发生与高血糖相关损害的血糖切点。在1999年世界卫生组织（WHO）确定糖尿病诊断标准之前的“埃及人”“皮马印第安人”“美国国立卫生院”等多个著名研究结果（视网膜病变发生的血糖切点）为此奠定了基础。尤其是随机、餐后或口服75g（无水）葡萄糖负荷（OGTT）后血浆血糖≥11.1mmol/L（200mg/dl）的标准至今仍沿用。有关空腹血糖最初（1985年）研究制定的糖尿病诊断标准是≥7.8mmol/L，其后的研究显示发生糖尿病和大血管病变相关的血糖变化更早，美国糖尿病学会（ADA）1997年提出了糖尿病前期的诊断标准，即空腹血浆血糖≥6.11mmol/L

(110mg/dl)至<7.0mmol/L(126mg/dl)为空腹血糖异常(IFG),以及75g(无水)葡萄糖负荷后2小时血糖≥7.8mmol/L(126mg/dl)至<11.1mmol/L(200mg/dl)归为糖耐量减低(IGT);并修改空腹血浆血糖≥7.0mmol/L(126mg/dl)为糖尿病诊断标准。随着对糖尿病早期检诊的进一步关注,发现与葡萄糖或进餐负荷后血糖对应的空腹血糖更低,2003年ADA将IFG的空腹血糖诊断标准下调至5.6mmol/L,国际糖尿病联盟(IDF)2005年也将此指标纳入代谢综合征中评估糖代谢异常的指标。2008年ADA将空腹血糖≥5.6mmol/L作为糖尿病筛查的界值,并延续至今。我国糖尿病学会(CDS)2017年颁布的糖尿病诊断标准仍采用(WHO 1999年)空腹血糖≥6.1mmol/L的界值,见表3-5-1。

表3-5-1 糖代谢状态分类(WHO 1999)

糖代谢分类	静脉血浆葡萄糖(mmol/L)	
	空腹血糖(FPG)	糖负荷后2小时血糖(2hPG)
正常血糖	<6.1	<7.8
空腹血糖受损(IFG)	6.1~7.0	<7.8
糖耐量减低(IGT)	<7.0	7.8~11.1
糖尿病	≥7.0	≥11.1

注:IFG和IGT统称为糖调节受损(IGR),也称为糖尿病前期

CDS指南中强调,在确认糖尿病的诊断时,需符合以下标准:①具有典型糖尿病症状(多饮、多尿多食、体重下降)加上随机静脉血浆血糖(不考虑之前用餐时间,一天中任意时间的血糖)检测≥11.1mmol/L,或加上②空腹血糖检测≥7.0mmol/L,或加上③葡萄糖负荷后2小时血糖≥11.1mmol/L。意即有典型糖尿病症状伴存3个检测点的任一项即可诊断,如无糖尿病症状,一日内有2个检测点符合上述标准,仍需改日重复检查。

如上所述,血糖诊断指标的确定来源于大人群的队列研究,但作为一个糖尿病患者,特别是2型糖尿病患者,在胰岛素抵抗因素的伴存下,从正常血糖到能被诊断糖尿病会经历"高胰岛素-正常糖耐量""糖尿病前期(IFG,IGT)""早期糖尿病(波动性高血糖)"和"糖尿病(无药物干预持续高血糖)"逐渐血糖水平攀升的四个阶段,显示胰岛β细胞从代偿性高负荷到逐渐衰竭的过程。1型糖尿病胰岛β细胞的损害历时很短,看不到这种演变过程。其他类型糖尿病根据其伴存胰岛素抵抗程度的多少及对胰岛β细胞损伤程度的强弱,或长或短也会经历四个阶段的血糖变化。处于不同阶段的血糖变化水平会有很大差别。

当患者处于波动性高血糖状态时,生活方式或其他有关因素的变化对血糖变化影响的效应很明显,表现为一度高血糖经几天控制饮食再查就降低很多甚至到正常。以往很多研究也显示在间隔一段时间重复OGTT时糖代谢异常诊断的变异性可达50%左右,类似情况在糖尿病前期(IGR)更多见。故一般指南都会要求检测血糖要在一定间隔时间重复结果一致时才下诊断。这样做诊断虽然精准性更强(适合基本持续高血糖状态的糖尿病患者),但会导致处于波动性高血糖的患者忽视或失去尽早保护自己的时机。有研究提示,肥胖者在符合IFG诊断时胰岛β细胞容积已丢失40%,符合糖尿病诊断时β细胞容积则丢失60%以上。一旦发现波动性高血糖(任何情况下查见静脉血浆血糖≥11.1mmol/L,或空腹血浆血糖≥7.0mmol/L),应该警示患者及早开始糖尿病的治疗性生活方式改变(饮食运动为基础),保护自己已经受损的β细胞功能,减缓糖尿病的进程。更推荐空腹血浆血糖≥5.6mmol/L,或OGTT 2小时血糖≥7.8mmol/L时就开始生活方式管理。我国著名的"大庆研究"及国际多项研究已显示生活方式干预可以减缓58%的患者向糖尿病的进展速度。

在糖尿病的诊断中,空腹血糖与进餐或OGTT负荷后血糖的不一致性也很常见。一些研究观察到经OGTT检测的新诊断糖尿病患者中有比例不等(5%~30%)的患者空腹血糖<6.11mmol/L,尤其在老年人群糖尿病筛查中,空腹血糖正常甚至低于5.6mmol/L的患者可占到相当比例。我们观察多年的老年人群中新诊断糖尿病患者空腹血糖正常者约占30%,IGR中约占70%以上,其中IGT患者约90%空腹血糖在正常范围,甚至低于5.3mmol/L。我国和欧洲的心脏病调查中,也看到不经糖负荷后的血糖检测,将分别漏诊约2/3的糖尿病。

鉴于血糖检测结果的波动性,研究者也很关注糖化血红蛋白(HbA1c)作为糖尿病的诊断标准,30余年的研究从选择糖化血红蛋白的检测亚型、检测方法到探讨其检测标准,近10年国际上采用的HbA1c检测方法已经能基本满足临床检测需求。2019年ADA推荐HbA1c≥5.7%和≥6.5%作为糖尿病前期和糖尿病诊断的标准,见表3-5-2。

表 3-5-2 糖尿病前期和糖尿病的诊断标准（ADA，2019）

糖尿病前期	糖尿病
FPG 5.6~6.9mmol/L（100~125mg/dl）=IFG	FPG≥7.0mmo/L（126mg/dl）或
75g OGTT 2h PG 7.8~11.0 mmol/L（140~199mg/dl）=IGT HbA1c 5.7%~6.4%（39~47mmol/mol）	OGTT 2h PG≥11.1mmol/L（200mg/dl）或 HbA1c≥6.5%（48mmol/mol）或
	具有高血糖或高血糖危象的典型症状，且随机 PG≥11.1mmol/L（200mg/dl）

我国因为 HbA1c 检测方法尚不统一，质量认证体系还不完全，对国人 HbA1c 诊断标准是否与美国一致也有不同看法，目前 CDS 不推荐国内采用 HbA1c 作为糖尿病的诊断标准。对于实验室参与国际实验室标准认证 HbA1c 检测的很多医院，测定 HbA1c 的数值对糖尿病诊断有很好的参考意义。我们分别对一组院校中青年人群和一组社区老年人群进行糖尿病筛查的数据进行分析，结果显示，当 HbA1c ≥6.0% 和 ≥6.5% 时诊断 IGR 和糖尿病的特异性分别为 99.6% 和 98.7%，但敏感性差仅为 38.5% 和 4.1%。国内研究结果不尽一致，多数还是支持 ADA 标准。上海宁光团队以发生糖尿病视网膜病变为截点，研究 HbA1c 诊断糖尿病的界值仍为≥6.5%，与 20 年前几个大型糖尿病诊断标准研究结果一致。

以上研究多数是在中青年人群（30~75 岁）中进行的，老年人所占比例较少，是否存在增龄相关的改变也受到很多关注。以往的人群研究中，能看到随着年龄分组增高，空腹血糖、HbA1c 有增高趋势。故有人提出，正常血糖值应随增龄而有所提高。但风险因素分析显示，目前糖尿病诊断标准涉及的血糖水平，无论是中青年还是老年都是预示发生不良结局的截点。我们在院校中青年和社区老年两个人群的糖尿病筛查中，除外已知糖尿病，老年人群总体血糖水平高于中青年人群，考虑与老年人群中糖代谢异常检出率（66.7%）显著高于中青年人群（16.0%）有关。按糖代谢异常分组再看 HbA1c 水平，两组人群 HbA1c 分层水平的差异就不显著了。可见，随年龄增高的血糖指标更多代表着糖代谢异常者总数的增加，可反映增龄与人体对高血糖承受能力的下降有关，而不能代表增龄者可耐受血糖升高对人体的损害。在老年人中，高血糖持续时间的延长（病程）与损伤程度的加重与中青年是一致的。目前尚无与中青年不同的老年人糖尿病诊断标准。

尿糖在老年糖尿病的诊断中仅作为参考，肾糖阈增高在老年人中较常见，合并肾脏疾病亦可影响肾糖阈增高或降低。国内乡镇医院都有血糖检测条件，在基层卫生院没有快速血糖检测条件时，遇到有糖尿病症状典型者，尿糖试纸检测阳性，需让患者尽早进行血糖检测确诊。症状不典型，可检测餐后 2 小时左右尿糖做筛查，有一定辅助作用。

进入老年后罹患糖尿病的风险高于中青年，各个权威学术团体的指南均提出，对未诊断糖尿病的老年人均应该定期进行糖尿病筛查。因老年人对葡萄糖负荷试验的耐受性更差，国内常采用 100g 馒头餐（相当于 75g 葡萄糖）负荷试验。馒头餐负荷后 2 小时血糖受馒头进餐后吸收度的影响，会低于 OGTT 2 小时血糖值，故不能用于糖尿病诊断。我们对照馒头餐和 OGTT 检测结果，诊断 IGR 和糖尿病的相应最佳切点，FBG 是 5.3mmol/L（敏感性 46.2%，特异性 68.5%）和 5.6mmol/L（敏感性 57.4%，特异性 76.4%）；馒头餐后 2 小时血糖是 8.2mmol/L（敏感性 63.8%，特异性 59.9%）和 9.2mmol/L（敏感性 66.4%，特异性 79.2%）。馒头餐后 2 小时血糖≥7.8mmol/L 需行 OGTT 确诊。如馒头餐后 2 小时血糖≥11.1mmol/L，直接诊断糖尿病的特异性可达 95.7%，无需再重复 OGTT。

（田 慧）

参考文献

1. Nelson RG, Wolfe JA, Horton MB, et al. Proliferative retinopathy in NIDDM: Incidence and risk factors in Pima Indians. Diabetes, 1989, 38(4): 435-440.

2. Herman WH, Ali MA, Aubert RE, et al. Diabetes mellitus in Egypt: risk factors and prevalence. Diabet Med, 1995, 12(12): 1126-1131.

3. Ford ES, Will JC, Bowman BA, et al. Diabetes mellitus and serum carotenoids: Findings from the Third

National Health and Nutrition Examination Survey. Am J Epidemiol, 1999, 149(2): 168-176.

4. American Diabetes Association. 2. Classification and diagnosis of diabetes:standards of medical care in diabetes-2019. Diabetes Care, 2019, 42(Suppl 1): S13-S28.

5. 中华医学会糖尿病学分会. 中国2型糖尿病防治指南(2013年版). 中华糖尿病杂志, 2014, 6(7): 447-498.

6. Mooy JM, Grootenhuis PA, de Vries H, et al. Intra-individual variation of glucose, specific insulin and proinsulin concentrations measured by two oral glucose tolerance tests in a general Caucasian population: the Hoorn Study. Diabetologia, 1996, 39(3): 298-305.

7. Perry RC, Shankar RR, Fineberg N, et al. HbA1c measurement improves the detection of type 2 diabetes in high-risk individuals with nondiagnostic levels of fasting plasma glucose: the Early Diabetes Intervention Program (EDIP). Diabetes Care, 2001, 24(3): 465-471.

8. Butler AE, Janson J, Bonner-Weir S, et al. Beta-cell deficit and increased beta-cell apoptosis in humans with type 2 diabetes. Diabetes, 2003, 52(1): 102-110.

9. Li G, Zhang P, Wang J, et al. The long-terra effect of lifestyle interventions to prevent diabetes in the China Da Qing Diabetes Prevention Study: a 20-year follow-up study. Lancet, 2008, 371(9626): 1783-1789.

10. 赵明星, 阚芳芳, 方福生, 等. 老年人空腹血糖5.3mmol/L与发展为糖代谢异常及心脑血管病变发病风险的队列研究. 中华内科杂志, 2016, 55(5): 340-344.

11. Bartnik M, Rydén L, Ferrari R, et al. The prevalence of abnormal glucose regulation in patients with coronary artery disease across Europe. The Euro Heart Survey on diabetes and the heart. Eur Heart J, 2004, 25(21): 1880-1890.

12. Hu DY, Pan CY, Yu JM; ChinaHeartSurvey Group. The relationship between coronary artery disease and abnormal glucose regulation in China: the China Heart Survey. Eur Heart J, 2006, 27(21): 2573-2579.

13. 田慧, 李春霖, 方福生, 等. 糖化血红蛋白诊断糖尿病切点的横断面研究. 中华内分泌代谢杂志, 2011, 27(5): 375-380.

14. Hou JN, Bi YF, Xu M, et al. The change points of HbA(1C) for detection of retinopathy in Chinese type 2 diabetic patients. Diabetes Res Clin Pract, 2011, 91(3): 401-405.

15. 刘永泉, 田慧, 方福生, 等. 馒头餐后2小时血糖在糖尿病筛查中的意义. 中华医学杂志, 2014, 94(18): 1388-1392.

第六节　老年糖尿病的急性并发症

糖尿病特有急性并发症主要包括糖尿病酮症酸中毒(diabetic ketoacidosis, DKA)、糖尿病非酮症高渗综合征(diabetic non-ketotic hyperosmolar syndrom, DNKHS; 亦称高血糖高渗综合征, hyperglycemia hyperosmolar syndrome, HHS)、糖尿病乳酸酸中毒(diabetic lactic acidosis, DLA)和糖尿病相关低血糖症。与中青年糖尿病相比,老年人发生DKA的机会较少,乳酸性酸中毒少见,发生HHS的机会更多。住院老年糖尿病患者因糖尿病急性合并症导致死亡在国内报道不一,可在5.61%~14%(总死亡中排位第5~6)。

老年人对低血糖的感知和耐受均差,在接受胰岛素促分泌剂和胰岛素治疗的老年人容易发生低血糖,更易导致严重后果(见本书相关章节)。非糖尿病特有的急性合并症,如中重度感染、心脑血管急性事件、缺血性肠炎、急性缺血性肾衰竭等在老年糖尿病患者中也常见,本节不涉及相关内容。

一、糖尿病酮症酸中毒

糖尿病酮症酸中毒(DKA),是糖尿病最常见的急性并发症,依病情轻重,即血酮体水平及体内代偿能力又分为单纯糖尿病酮症(diabetic ketosis, DK)和DK伴代谢性酸中毒(DKA)两个阶段。几乎每个糖尿病患者都有合并DKA的经历或可能性,美国每年约有10万DKA患者住院治疗,占糖尿病住院患者的2%~9%。在胰岛素用于临床之前,DKA是糖尿病患者死亡的主要原因,胰岛素的应用使DKA的病死率由60%~70%降至<5%,但如处理不当,仍可为威胁糖尿病患者生命的危险病症。

(一)酮体的生成和调节

人体的糖代谢也有个复杂的调节过程。进食过程中,食物经由胃肠道消化、吸收以葡萄糖形式进入血液,经血液运送到各组织细胞,在胰岛素的作用下由细胞膜葡萄糖转运子快速通过细胞膜进入细胞内。胰岛β细胞功能正常时，分泌的胰岛素可使血液中血糖升高并不显著，血中过多的葡萄糖会经肾脏排出。由此维持血液中葡萄糖浓度的稳态。进入细胞内的葡萄糖根据生理活动的需求分别经特异酶系列的作用进入三羧酸循环（糖酵解，提供人体能量供应）和合成糖原（能量贮存）。非进食状态下，血液中的葡萄糖来源于细胞内贮存的葡萄糖（由丙酮酸和草酰乙酸生成）及糖原的分解（糖异生）。脂肪酸转换为乙酰辅酶A（乙酰CoA）生成酮体也是非进食状态下提供能量的一个重要环节。胰岛素是促进葡萄糖酵解和糖原合成、抑制酮体生成的主要降血糖激素，胰高血糖素和肾上腺素是促进糖原分解的主要升糖激素。

酮体包括乙酰乙酸（$CH_3CHOHCH_2COOH$）和丙酮（CH_3COCH_3），为脂肪酸在肝脏β氧化而形成的化合物。在肝脏，乙酰乙酸脱去羟基成为丙酮，另可在β羟丁酸脱氢酶作用下还原生成β-羟丁酸。肝脏生成的酮体不能在肝脏利用，需经血液运送至其他组织氧化利用。正常人血中β-羟丁酸含量最多，与乙酰乙酸、丙酮的比例约为6.5∶2.5∶1。酮体生成的过程中，由脂肪酸分解而来的脂酰CoA含量增加，对乙酰CoA进入三羧酸循环和合成脂肪酸均有抑制作用，对酮体的生成有促进作用。糖异生增加，酮体生成也增快；胰岛素减少，胰高血糖素增加可激活线粒体的肉碱系统，使脂酰CoA进入加快，酮体生成增加。反之则酮体生成受抑制。

生成的酮体主要由肾脏排出（肾排酮能力强，平时20~100mg/d，酮症时可达200~400mg/d），仅部分丙酮可随呼吸由肺排出（$1/2C_{50}$ 8~15小时），如酮体生成速度超过组织利用速度及肾脏排泄速度时，血酮体水平升高，致酮血症。β-羟丁酸和乙酰乙酸均为强酸，在血中水平过高，体液和呼吸系统酸碱平衡机制不足以纠正高β-羟丁酸和乙酰乙酸引起的代谢性酸中毒，即可引起DKA。

老年糖尿病患者中胰岛素绝对缺乏的T1DM少，老年后罹患糖尿病者胰岛素缺乏相对逊色于胰岛素抵抗，遇到引起糖代谢恶化因素时，内存的胰岛素可以抑制酮体的生成，对抑制肝糖的产生仍不足，也不足以满足恶化因素所致胰岛素的需求量增加；加之老年人因口渴感下降而引起体液容量不足，高渗状态亦可抑制脂肪分解，故老年患者更易出现高血糖高渗状态但较少合并DKA。国内报道住院老年糖尿病DKA的死亡率仅为中青年患者的1/4~1/3。

（二）DKA的诱发因素

任何可使糖尿病患者原已有相对或绝对胰岛素缺乏的情况进一步加重，使体内糖的利用严重障碍，升糖激素增多，糖异生增加，脂肪分解，酮体生成过多，以致引起代谢性酸中毒的病变，均为DKA的诱因。

1. 加重胰岛素缺乏 ①1型糖尿病（TIDM）或因β细胞功能衰竭而接受胰岛素治疗的2型糖尿病（T2DM）中断胰岛素治疗；②短期内不适当的静脉输入葡萄糖液或摄入过多糖类食物，大大超过体内胰岛素有效作用范围，引起的严重高血糖、高渗对胰岛β细胞的毒性作用，使胰岛素分泌进一步减少；③偶见体内迅速产生胰岛素抗体，与胰岛素结合影响其发挥生理效应。

2. 加重胰岛素抵抗 主要为体内升糖激素分泌过多，可见于以下几种情况。①合并感染：最常见的是重症感染、高热、全身性感染或肺炎、急性胰腺炎、胆囊炎胆石症、败血症等；②脑梗死（急性期）、心肌梗死（急性期）、心功能不全、外伤、手术；③过度劳累、严重精神刺激；④妊娠、分娩时；⑤合并库欣综合征（糖皮质激素分泌过多）、垂体GH瘤、甲亢、嗜铬细胞瘤等；⑥药物影响：可见于糖皮质激素治疗后，新型抗精神病药物（氯氮平、奥氮平、利培酮等）治疗后，有报道α-干扰素、可卡因等也可诱发DKA。

3. 加重体内糖的利用障碍 饮食失调，厌食，胃肠吸收不良，合并严重腹泻、呕吐；肾性糖尿，糖由尿中丢失过多。

在胰岛素不足和升糖激素增多的影响下，葡萄糖的利用障碍常很明显，血糖高于15mmol/L，甚至可高达30mmol/L。高血糖引起的渗透性利尿则引起失水，血渗透压升高，有的患者可达330mmol/L。在因腹泻、呕吐诱发的DKA患者中，血糖多<15mmol/L，但失水的情况存在，均致血容量减少。病程稍长者，在血渗透压升高、细胞外液失水之前，即可有细胞内水分丢失引起的细胞内液丢失，出现一些脏器的功能异常。

血浆渗透压的计算（mmol/L）=

2×（血钠离子+血钾离子）+血糖+BUN

（三）DKA引起的代谢紊乱

1. 高酮血症、酮尿症和代谢性酸中毒 正常

人血酮体总量 <0.15mmol/L(<1.0mg/dl),DKA 时可升高数倍或数百倍,以 β- 羟丁酸和丙酮血浓度的增加更明显,β- 羟丁酸 / 乙酰乙酸的比值可增加数倍至数十倍。血中丙酮浓度升高为乙酰乙酸的 3~4 倍。尿酮体的排出受肾功能和肾阈的影响,丙酮没有肾阈,主要从呼吸道排出,β- 羟丁酸和乙酰乙酸有肾阈(酮阈),肾功能受损往往也伴有酮阈升高,加之目前所测尿酮体方法(亚硝酸铁氰化钠)仅能测定乙酰乙酸含量,故所测尿酮体阳性,仅能反映部分血酮体水平。经胰岛素治疗后,β- 羟丁酸下降最快,因其氧化为乙酰乙酸,使二者比值很快恢复正常,丙酮的排出较慢,常需 48 小时左右。

DKA 是引起代谢性酸中毒的原因,除 β- 羟丁酸和乙酰乙酸生成过多外,蛋白质分解时产生的酸性代谢产物、糖酵解生成的丙酮酸、氧化不足生成的乳酸、细胞内外缓冲系统调节时大量丢失的[HCO_3^-],均可加重代谢性酸中毒。其中酮体生成量与肾脏的排酮能力对酸中毒的程度影响最为显著。如酮体生成量未超过机体的排酮能力,仅为酮血(尿)症;超过机体的排酮能力,过多酮体在体内储集,则引起代谢性酸中毒。DKA 时一般为轻、中度代谢性酸中毒,血 pH 值多 >7.2,少数重症者可低至 7.0 以下,CO_2 结合力可低于 10mmol/L。

2. 电解质代谢紊乱 尽管 DKA 有高渗失水,但无高血钠,往往是低血钠(>50%)或正常血钠。总体钠的缺失是由于酮体排出时结合大量钠离子,部分钠进入细胞内补充丢失的钾,渗透性利尿又抑制肾小管对钠的再吸收,如有呕吐或摄入过少将更加重体钠不足。DKA 时,体内氯化物也大量丢失,但不如钠丢失明显,血氯可低于正常或在正常低值。

DKA 时,渗透性利尿、肾小管泌氢和合成氨的功能受损引起钾钠交换增加和应激时肾上腺糖皮质激素、醛固酮分泌增加,均促进尿钾的丢失,如有摄入不足或呕吐致食物钾补充受阻,总体钾的丢失将更显著,为 3~5mmol/kg。但随着血 pH 的下降,细胞内钾(主要由肌细胞释出)转至细胞外(pH 约下降 0.1,血钾约上升 0.6mmol/L),血钾常正常,酸中毒严重者,可呈高血钾,仅不足 10% 的患者血钾低于正常,提示体内严重失钾。

由于细胞分解代谢增加及渗透性利尿的影响,DKA 时,细胞内钙、磷、镁释出由尿中排出,但多不严重,血钙、磷、镁水平多正常;仅少数患者在纠正酸中毒的治疗后,出现手足搐搦,与潜在的总体钙镁不足有关。补充钙、镁症状可缓解。磷的丢失可影响红细胞 2,3 二磷酸苷油酸(2,3-DPG)的生成,使血红蛋白的氧离能力降低,加重组织缺氧。

3. 脂肪、蛋白质及氨基酸代谢紊乱 DKA 时由于细胞糖利用障碍及应激时胰高血糖素、糖皮质激素、肾上腺素等分泌增多,使脂肪分解加速,利用减慢。血中游离脂肪酸、甘油三酯常明显增高,脂蛋白电泳分析显示血清中以极低密度脂蛋白(VLDL)和乳糜微粒增高为主,而高密度脂蛋白(HDL)降低,与甘油三酯升高呈负相关。与此同时,肌肉等组织中蛋白质分解加速,血浆中谷氨酸、异亮氨酸、缬氨酸等成酮氨基酸浓度增加,可促使酮体的生成。成糖氨基酸浓度降低。

4. 组织缺氧 DKA 时血糖增高,使血红蛋白的糖基化增强,生成葡萄糖及甘露糖结合的糖基化血红蛋白(HbAlc)增多,这种蛋白与 2,3-DPG 结合能力低,对氧的亲和力强,使携氧红细胞在组织释放氧的能力下降,加重因葡萄糖利用障碍所引起的组织缺氧。另因磷丢失和糖酵解失常致磷酸果糖激酶及磷酸甘油醛脱氢酶活性降低,均可使红细胞内 2,3-DPG 合成减少,引起氧离困难。

(四)DKA 时的脏器病变

1. 诱发因素引起的脏器损害

(1)感染:以呼吸道、泌尿道和胃肠道感染最为多见,病变程度与脏器损害程度一致。

(2)缺血性脏器损害:多见于心、脑血管梗死,对心脑功能的影响与梗死灶的大小及脏器代偿能力有关,重症可合并心功能不全、意识障碍,少数可见于肢体血管闭塞伴发的糖尿病足(合并感染)坏疽,常累及坏足深层肌肉组织甚至合并骨髓炎。

(3)创伤:撞击伤、摔伤、骨折等伤及的相应组织、脏器损伤,亦可伴失血,加重血容量不足,可出现休克。

(4)偶见于重症肝炎或亚急性、急性肝坏死患者,在原有糖尿病的基础上合并 DKA,此时 DKA 形成与肝细胞坏死、细胞内生成的酮体和其他代谢产物释出有关,常伴有急骤增高的血 GOT、GPT 水平,预后多不佳。

2. DKA 引起的脏器损害

(1)供能组织:脂肪组织脂解加强,脂肪合成减少，释出大量游离脂肪酸入血，使血脂增高，但总体脂量可减少。肌肉组织中蛋白质分解加速而合成减弱，加之胰岛素不足使肌细胞摄取葡萄糖合成肌糖原减少，但肌酶（磷酸肌酸激酶，CPK）多正常，可有肌痛、乏力等症状。肝脏负荷过重，DKA时肝细胞摄取葡萄糖合成糖原减少，肝糖原分解输出肝糖增多，大量游离脂肪酸在肝脏生成脂酰辅酶A再转为乙酰辅酶A，生成酮体释放入血，DKA时组织缺氧加之原有糖尿病者合并不同程度的脂肪肝及代谢性酸中毒对肝细胞的进一步损害，部分重症DKA可有肝细胞受损的表现，血GTP、GOT、LDH、胆红素水平轻度升高，纠正DKA后多恢复正常。

（2）肾脏：肾脏是DKA影响最多的脏器，也是集体参与调节DKA的最主要的器官。高血糖引起肾小球高滤过及渗透性利尿，带出多种电解质，纠正酸中毒，肾小管泌氢增加，产氨增多，升糖激素过多致肾糖原异生也增强，均给肾脏功能增加很大负荷，在肾功能良好时，尚能代偿，当严重失水、循环衰竭或在原有潜在肾功能不全者，则可诱发急性肾衰竭，以致代偿作用丧失，DKA加重。

（3）心血管系统：高渗失水常使有效循环血容量不足，为保持血压，心跳往往代偿性增快，若失水达体重的10%~15%，可出现循环衰竭、脉细速、血压下降、外周血管收缩、四肢冰冷。严重电解质紊乱可影响心脏传导系统，引起心律失常。原有冠状动脉粥样硬化血管狭窄病变基础者，因高渗、循环血容量减少，血黏滞度增加，可加重血管狭窄，甚至诱发急性心肌梗死。多种综合因素加之代谢性酸中毒、缺氧对心肌细胞的损害，亦可引起心力衰竭，危及生命。

（4）肺脏：单纯DKA，血pH的改变刺激呼吸中枢呼吸变深大，速率略增快，以利丙酮的排出，调节代谢性酸中毒。当血pH降至7.2以下时，呼吸深快，呈酸中毒呼吸（Kussmaul呼吸），呼出气体有酮味，但血pH低于7.0时，则可由于呼吸中枢麻痹或严重肌无力，呼吸反变浅速，失去肺的有效代偿能力。如原合并肺部大范围感染，炎症侵及肺实质，影响有效气液交换面积，将加重肺衰竭，导致低氧血症。亦有因脱水、酸中毒致气道黏膜抵抗力下降，合并呼吸道感染或肺炎；偶见老年患者伴呕吐时误吸引起吸入性肺炎。

（5）神经系统：DKA主要影响中枢神经系统，与DKA的严重程度及中枢神经系统原有的病变基础有关。单纯DKA早期或因高渗、脱水、脑细胞缺氧出现头晕、精神萎靡等症状。随着血酮水平增高，尤其是乙酰乙酸，对脑细胞的糖代谢有抑制作用，加之脱水引起的循环血容量减少，红细胞的供氧能力下降，高渗引起脑细胞脱水等综合因素，患者可出现嗜睡、烦躁不安，继之反应低下，反射迟钝，终至昏迷。DKA引起昏迷远较糖尿病高渗昏迷少见，多见于病程长、得不到及时治疗的重症患者。国内大组病例报道见于发生DKA患者的10%~15%。如原有脑血管病变，包括动脉粥样硬化性狭窄或动脉畸形，可因DKA高渗、失水、血容量减少、血液黏滞度增加，加之肾上腺素等缩血管物质的作用，引起病变部位血管功能闭塞或血栓形成，出现供血区脑功能异常。前者在纠正DKA后可恢复至病前水平，后者为不可逆性器质病变，如发生前对DKA无警惕，常易混淆两者间的因果关系。DKA合并一过性偏瘫、局灶性中枢神经功能障碍、癫痫均有报道。在DKA时脑细胞多处于脱水状态，仅少数原合并肾功能不全者，以代谢性酸中毒改变为主，脱水程度相对较轻，脑缺氧明显，代偿性脑血管扩张，脑循环量增加，可合并轻度脑水肿，多无严重症状。在纠正DKA时，若补液速度过快，胰岛素用量大使血糖下降过快，或补充碱性液体使血pH值回升过快，均可因脑细胞内外液渗透压值及pH的差度增加，而致脑细胞水肿、酸中毒，加重神经系统损害。

（6）消化系统：单纯DKA，血糖升高，患者除口渴、喜饮外多无明显表现，合并酸中毒可有食欲不振、恶心、呕吐，以致不能进食水，症状轻重与酸中毒程度呈正相关。约22%的DKA患者可发生急性腹痛，尤以小儿为多，伴肠胀气，肠鸣音减少或消失，易误诊为急腹症。此与细胞内缺钾、缺镁引起的胃肠麻痹性梗阻有关。此外，DKA时糖皮质激素、血管活性物质等应激激素分泌过多，可致胃黏膜血管收缩、缺氧，防御能力减弱。胃肠麻痹引起胃酸滞留，进一步损害胃黏膜，引起胃底及幽门部胃黏膜糜烂，重者合并急性溃疡，均可伴发出血。极少数可因胃肠麻痹、胰液排出障碍诱发急性胰腺炎。

（7）晶状体及眼部：DKA时明显脱水，使晶体包囊皱缩，晶体混浊，屈光度改变，患者视物呈近视，脱水纠正后，病变可恢复。严重脱水泪液分泌亦受影响或近于干竭，原有慢性结膜炎症可加重，亦可合并急性结膜炎。

（8）血液系统：重症 DKA 可合并弥散性血管内凝血。少数患者可有轻度贫血、血小板减少，病因尚不明确。

（五）临床表现

1. 发病特点 任何年龄的糖尿病患者均可合并 DKA，以年轻糖尿病患者多见；有的年轻患者可以 DKA 为糖尿病的首发症状，此类情况在中老年 T2DM 患者也可发生。女性略多于男性，T1DM、平时血糖控制差者更易合并 DKA。肥胖者较少合并酮症。冬季、早春 DKA 的发病率高，可能与天寒、呼吸道易感染有关。

2. 临床症状和体征 病症常有数日至周余的发展过程，T1DM 起病较 T2DM 略快。初期除糖尿病症状加重和诱发病症的症状、体征外，仅有轻度口干、喜饮。随着 DKA 病情的加重及体内代偿能力的耗竭，逐渐出现乏力、烦渴、多饮多尿、食欲缺乏、体重下降、皮肤干燥。进一步加重则出现疲乏无力、恶心甚至呕吐，可有腹痛，不能进食水、尿少、脱水貌；心率加快，往往平静时 >90 次 /min，呼吸深大，有“酮味”；常有头晕、头痛，精神不振；病情进一步发展，呼吸频率加快，有烂苹果样“酮味”，脉细速，血压下降，周围血管收缩，四肢厥冷，原有发热（合并感染）者体温也下降，患者烦躁不安，眼球下陷，渐转至神志淡漠，反射迟钝，肌张力下降，终至昏迷（表 3-6-1）。

（六）实验室检查

1. 尿液

（1）尿糖：定性试验为强阳性，++++；肾糖阈高，肾衰时略低，1g/dl。

（2）尿酮体：定性试验（酮体粉法），+++~++++（主要测定尿中乙酰乙酸）。

（3）尿比重和渗透压：尿比重多 >1.020，尿渗透压 >500mmol/L。

（4）尿常规：可有少量尿蛋白，定性试验 ±~+，如原有肾功能不全或蛋白尿则尿蛋白可为 ++~ +++，有时可有少量红、白细胞，合并泌尿系感染时呈多量，甚至白细胞满视野，镜下血尿。偶见管型尿。

2. 血液

（1）生化检查

1）血糖（己糖激酶法）：一般在 16.7~27.8mmol/L（300~500mg/dl），极少数可达 33.3mmol/L（600mg/dl）以上，可伴高渗性昏迷，需与糖尿病非酮症性高渗昏迷相鉴别。

2）血酮体：酶法测定丙酮酸和 β- 羟丁酸含量，中国人民解放军总医院的正常值为丙酮酸 0.3~0.9mg/dl、β- 羟丁酸 0.03~0.3mmol/L。

3）血钠：可正常（30%~40%）或低于正常（60%~70%），个别高于 145mmol/L。

4）血钾：多正常或偏高，极少数高于 5.5mmol/L，约 20% 可低于正常，提示总体钾丢失明显。

表 3-6-1 DKA 分级的临床表现和酸中毒的程度

特点	糖尿病酮症	可代偿性 DKA	重症 DKA
血气分析 pH	正常	正常	<7.35
HCO_3^-	正常	<20mmol/L	<10mmol/L
SBE	正常	>-3	>-7
血 CO_2CP	22~31mmol/L	<22mmol/L	<10mmol/L
食欲减退	有或无	有	有
口渴多饮	有或无	有	有
呕吐	无	有或无	多有
腹痛	无	偶有	可有
呼吸	无变化	常深大	多深快
酮味	可有或无	有	有
心率	正常或略快	增快	快、弱
血压	正常	正常→略低	略低→下降
脱水症	不明显	轻→中	中→重
神志	清醒→嗜睡	嗜睡→淡漠	淡漠→昏迷

5）血氯：多正常（约 60%），少部分低于正常，应注意监测。

6）钙、磷、镁：水平多正常，治疗后部分可低于正常，肾功能不全可高于正常。

（2）血清酶：绝大多数 ALT、AST、LDH 正常，少数可升高，提示有肝功能损害，如合并 CK 增高，应警惕心肌病变。

DKA 不伴有急性胰腺炎时血清淀粉酶轻度升高常可见（60%），治疗后 48 小时可恢复正常。合并急性胰腺炎时呈进行性升高，与此不同。

（3）血渗透压：因脱水程度不同而不同，可正常、轻度升高（≤330mmol/L），明显升高（>330mmol/L）如达 350mmol/L 要考虑合并高渗性昏迷。

（4）血尿素氮、肌酐：肌酐多正常，除原肾功能不全病前已升高者。尿素氮常因肾前性脱水而明显升高，可达 20mmol/L（56mg/dl）以上，与脱水程度呈正相关。如无肾功能不全，纠正脱水后可恢复正常。

（5）血尿酸：可正常或轻度增高，治疗后 48 小时多恢复正常。

（6）血脂：DKA 常伴有严重高脂血症，血胆固醇、甘油三酯、LDL 均可明显升高，尤以甘油三酯升高为著，加之血液高渗、浓缩，血清可呈乳糜状，平时糖尿病控制差者合并 DKA 时脂代谢紊乱更严重。

3. 血酸碱度（主要为血气分析及 CO_2CP）

（1）依 DKA 程度而异，血气分析 pH、HCO_3^- 和 SBE 及 CO_2CP 变化可分为正常、可代偿、失代偿性代谢性酸中毒三个等级，参见表 3-6-1。

（2）亦可计算血中阴离子间隙（血钠 – 血氯 – 血 HCO_3^-，单位均 mmol/L），DKA 常 >12mmol/L。

（3）血 PO_2 可正常或偏低，合并呼吸衰竭，可降至 50mmHg 以下。

（4）PCO_2 在呼吸功能正常者多因代偿性调节而明显降低，甚至可低于 10mmHg，纠正酸中毒后可恢复正常。合并肺功能不全者，PCO_2 可高于正常。

4. 血常规

（1）白细胞：多正常或略偏高，合并细菌、霉菌感染可明显升高，合并败血症可升至 20×10^9/L，严重败血症、机体反应受抑制，也可低于正常（4.0×10^9/L）。以中性粒细胞升高为多见。

（2）红细胞及血红蛋白：因失水、循环血容量减少，血红蛋白和红细胞常偏高，如在正常低值，提示可能存在贫血。

（七）诊断与鉴别诊断

如有明确糖尿病，近期有合并感染、外伤等诱发 DKA 发生的因素或不明原因的糖尿病病情加重，有乏力、食欲缺乏、多饮、脱水、精神萎靡等症状，血尿检测有高血糖、酮尿、血气有或无代谢性酸中毒等，诊断 DKA 可成立。需注意的是对上述条件不全者勿漏诊。对原因不明的失水、酸中毒、昏迷者要考虑到 DKA 的可能性，即使无糖尿病史，也应常规检查血糖、尿酮体。另对糖尿病合并感染、创伤等情况者亦需查尿酮体，可能仅合并酮症，以便及时调整治疗。对糖尿病史明确的昏迷患者，尚须注意与非酮性高渗昏迷、乳酸酸中毒和低血糖相鉴别，见表 3-6-2。

确诊过程中，要行详细体检，有异常及时行相关脏器功能及影像学检查，以明确是否存在合并症，程度如何，便于统一制订治疗方案。

（八）治疗

1. 治疗原则 ①纠正酮症酸中毒，促进机体对血糖的利用，降低高血糖；②纠正水和电解质紊乱；③去除诱因，缓解或防止各种并发症，降低病死率。

2. 胰岛素的应用 依病情不同，可有以下方案选择：

单纯酮症，血糖高，无合并症或感染等诱因：主要为胰岛素用量不足或β细胞功能进一步衰竭，患者无明显脱水征象，可在原用胰岛素剂量或方法上进行调整，增加胰岛素剂量或次数；如原用口服降糖药者可改用胰岛素治疗，或在原有口服药的基础上加用胰岛素治疗。并均嘱其多饮水。血糖下降后酮尿可消失。

单纯酮症、无合并症、有感染或外伤等诱因、有轻度脱水征象：停用原降糖治疗，补充适量液体，静脉持续小剂量给予胰岛素（4~6U/h），纠正酮症后，改用三餐前胰岛素注射，直至外伤、感染痊愈，病情稳定后改回原降糖治疗。

酮症合并代偿或失代偿性代谢性酸中毒：均按小剂量持续静脉滴注胰岛素的治疗方案。普通胰岛素用量 4~8U/h（可有效抑制脂肪分解和肝糖异生）。治疗中第 1~2 小时监测一次血糖，根据血糖下降速度适当调整胰岛素用量。血糖下降 <10% 或酮症纠正不利，可增加胰岛素用量 1~2U/h；血糖 <13.9mmol/L 或血糖每小时下降 >4.2mmol/L，可

表 3-6-2　糖尿病酮症酸中毒、高渗昏迷与乳酸酸中毒的鉴别诊断

鉴别要点	糖尿酮症酸中毒	糖尿病高渗昏迷	乳酸性酸中毒
1. 病史			
（1）糖尿病	有或无（未诊断）	有或无（未诊断）	大多有，也可为非糖尿病患者
（2）诱因或病因	T1DM 者胰岛素中断、不足，T2DM 有感染、应激（如心肌梗死、外科情况等），胰岛素抵抗	大多数为糖尿病未妥善控制的中老年 T2DM 患者，有严重感染、胃肠病变等引起大量失水所致	糖尿病患者口服盐酸苯乙双胍片（降糖灵）等双胍类药物，休克、缺氧等多种疾病
2. 起病	较缓，以日计	较缓，常被忽视	较急，但易被忽视
3. 症状			
（1）多尿、烦渴、多饮	+~++++	++++	+~++++
（2）饥饿	+~-	++~++++	-
（3）厌食、恶心、呕吐	+~++++	+~++++	+~++++
（4）腹痛	小儿常见，成人可见，伴急性胰腺炎者有剧痛	较少见，有胃肠病者可有	可有可无，视原发病而定
（5）多汗	-	-	+~++（休克时多冷汗）
（6）深大呼吸	+~++，有酮味	+~+++	+~+++
（7）神经肌肉	神志淡漠、昏迷、嗜睡	除神志淡漠、迟钝、木僵昏迷外，尚可有灶性运动神经失常征，有阵发性偏瘫失语、反射亢进、急性卒中、同侧偏盲、眼球震颤、抽搐、血压升高等	神志淡漠、木僵、昏迷
4. 体征			
（1）皮肤	失水、干燥、少弹性	严重失水、干燥、少弹性	苍白、发绀（休克、缺氧）
（2）呼吸	深大、加速、有酮味	深大加速，可不规则	深大加速
（3）脉搏	细速软弱	细速软弱	速而沉细，休克时扪不清
（4）血压	降低，可测不出	下降，可测不出	下降，测不出
（5）眼球压力	低	低	低
（6）腹部压痛	可有肌痉挛	可有肌痉挛	急性胰腺炎时压痛明显
（7）神经反射	迟钝	加强，划跖反射可阳性	
5. 化验			
（1）尿糖	++++，肾衰时减少或消失	+~++++	-~+++
（2）尿酮	+~++++，肾衰时减少	+~++	-~++
（3）血糖	>16.65mmol/L（>300mg/dl）	>33.3mmol/L（600mg /dl），可达>111mmol/L	可正常，可增高
（4）血酮	>5mmol/L	可稍 >2mmol/L	可稍 >2mmol/L
（5）二氧化碳结合力	<13.48mmol/L（30 容积）	稍低于正常	<13.48nnol/L
（6）血 pH	降低，<7.35	正常或降低	<7.35
（7）血渗透压	稍升高，300~330mOsm/L	明显升高，常 >350mOsm/L	可升高
（8）血乳酸	一般正常，可 >2mmol/L	一般正常，可稍 >2mmol/L 可稍高	明显升高，>5mmol/L，可达 35mmol/L
（9）血乳酸 / 丙酮酸	一般正常，10/1	一般增高，>145mmol/L	明显升高，>15/1，可达 30/1
（10）血钠	常偏低或正常	可低、正常或偏高	可正常或稍低
（11）血钾	可低、正常或偏高	正常或偏高	可低、正常或偏高
（12）[HCO_3^-]	<15mmol/L		<10mmol/L
（13）BUN（NPN）	可正常，常增高（休克、肾衰时）	常轻、中度升高	正常或中度升高

减少胰岛素用量 1~2U/h［0.05~0.1U/（kg·h）］；血糖下降到 4.4mmol/L 以下，1 小时内暂停胰岛素输注，复测血糖观其变化再决定是否启用胰岛素，勿操之过急。微量输液泵控制可更稳定，准确保证胰岛素输入。老年人、合并多脏器功能不全、危重者血糖不宜降至过低，维持在 8~10mmol/L 即可，避免发生低血糖。

治疗中每 4~6 小时监测尿酮体，直至尿酮体消失；合并 DKA 者同时监测动脉血气分析。纠正 DKA 后可改用三餐前皮下注射胰岛素，维持血糖在可接受的良好水平周余，诱因控制、并发症纠正、病情完全平稳后，根据每日胰岛素需用量及患者病情酌定以后的降糖治疗方案。

小剂量静脉持续注射胰岛素的方案较原大剂量胰岛素注射的优点为：可防止血糖下降过快诱发的脑水肿（脑脊液与血浆渗透压在 4 小时内差值 >35mmol/L，即可发生脑水肿），减少低血糖的发生机会，有利于纠正电解质紊乱，间断皮下注射胰岛素的方法受局部胰岛素吸收速度及剂量调整不便等影响，目前也不提倡。

静脉给予胰岛素可加入所补给的液体中一同输入或另专辟静脉通道。定量静脉胰岛素泵或埋针式皮下胰岛素泵在 DKA 救治时均有成效。

3. 补液

（1）补液量的估算：受脱水的程度、患者年龄、脏器功能情况及平时营养状况等多因素影响，尚无一固定评估补液量的方式。可参照表 3-6-3 所示指标，根据患者具体情况判断脱水等级。

（2）补液速度：最初治疗的 3~4 小时为细胞外液补充阶段，迅速恢复循环血容量以维持心肾功能。此阶段可给予估算总量的 1/3~1/2，静脉输入，能饮水者鼓励饮水，两者结合。其后 4~8 小时补充剩余的 1/3，另 2/3 在随后时间给入，补液时须观察患者补水后的反应及各项指标的变化。心肾功能不全者适当减缓补液速度。一般 DKA 患者可在 24 小时内纠正脱水，如存在高渗状态，特别是老年患者，不宜过快，纠正脱水可延迟至 48 小时。

补充过程中须监测生命体征的变化，初期每 2 小时复查有关指标，观察治疗效果。估算的补液量常与实际需要量有一定差别，注意及时调整。

（3）补液品种的选择：纠正高渗状态，一般多先补充 0.9% 氯化钠盐水或复方氯化钠盐水，即便是血钠 >150mmol/L，生理盐水对应其仍为低渗液。如血糖 <33.3mmol/L 而血钠 >150mmol/L，可选用 5% 葡萄糖液加用高于液体中葡萄糖转换需要的胰岛素量促进血糖的利用，等于补充无钠液体。在血糖 >33.3mmol/L、血钠 >150mmol/L 时是否考虑静脉输入低渗 0.45% 氯化钠盐水，文献与专家意见并不一致。我们不推荐此方法，上述方法的安全性更优。

控制高血糖，亦先用内加胰岛素的 0.9% 氯化钠盐水或复方氯化钠盐水，胰岛素给入量为 4~8U/h，

表 3-6-3　脱水等级评估参考项目

项目	轻度脱水	中度脱水	重度脱水
皮肤	干燥、弹性尚好	干燥，弹性差	同前，眼球凹陷
意识状态	清醒，反应尚好	萎靡，反应迟钝	嗜睡→昏迷，反射迟钝
脉搏	脉率略快，尚有力	脉率快，体位性脉率改变	脉细速，较弱
血压	正常	低于平时水平或直立性低血压	降低，可测不出
尿量	>100ml/h	<100ml/h	少尿或无尿
血糖	<20mmol/L	>20mmol/L	>30mmol/L
血渗透压	正常高限或略高于正常（300~320mmol/L）	正常高限或略高于正常（>320mmol/L）	高于正常（>330mmol/L）
血尿素氮	<10mmol/L	<20mmol/L	≥20mmol/L
补液量估算（第一个 24 小时）	2~3L	3~5L	4~6L

根据血糖下降速度（患者对胰岛素的敏感程度）调整用量，待血糖降至15mmol/L左右时加用5%葡萄糖或5%葡萄糖盐水，液体内胰岛素用量按葡萄糖：胰岛素的比例，初始2~4g葡萄糖：胰岛素1U，结合之前用胰岛素量适当调整。

如血压低于正常者可适当补充胶体液、706代血浆等，必要时适量输血浆。DKA时往往细胞内糖的利用障碍致糖原储存不足，纠正DKA后仍不能正常进食者，注意葡萄糖的给入量要足，起码150~200g/d，同时需给予满足输入葡萄糖能利用的胰岛素量（原则上，"最大胰岛素量"没有上限，有记录可达到数百单位/d，但对存在肾功能不全的老年患者需注意用后体内滞留导致后发持续性低血糖）。

4. 补充电解质 DKA多伴有钠、钾、钙、磷、镁多种电解质的丢失，以前三者补充为主，补液时输入的氯化钠一般能补足体内所需，无须饮盐水或口服钠盐。

钾的补充需根据患者血钾、酸中毒情况分别处置。原则仍为见尿补钾，一般补充氯化钾，第一天用量在4~6g，可根据检测的血钾浓度进行调整。血钾<3.3mmol/L时，在应用胰岛素前需补钾至>3.5mmol/L。治疗前已有低钾血症，尿量≥40ml/h时，在胰岛素及补液治疗同时必须补钾。血钾>5.5mmol/L或患者无尿不予补钾，如无禁忌，静脉补液每升液体需加入氯化钾的量可参见表3-6-4。

表3-6-4 不同血钾水平静脉补充氯化钾的参考剂量

血钾（mmol/L）	补钾量（mmol/L）	补充氯化钾（g/L）
<3.5	40	3.0
3.5~4.5	20	1.5
4.5~5.5	10	0.75
>5.5	0	0

DKA时钙、磷、镁丢失并不显著，少数患者可在纠正酸中毒治疗中出现低钙症状、体征，可静脉补充葡萄糖酸钙或适量硫酸镁。对磷的补充意见不一，如治疗后血磷降至0.5mmol/L以下，可口服磷酸钾缓冲液，肾功能不全者忌用。胰岛素治疗可使血磷进一步向细胞内转移，严重低磷血症（<0.48mmol/L）对人体多脏器影响大（肌肉、神经、肾脏），可于补充氯化钾的同时补充磷酸钾。

5. 碱性液的应用 DKA合并的代谢性酸中毒主要是血中酮酸含量太多，纠正酸中毒以终止酮体生成为主，除血pH<7.2时，可少量静脉补充碳酸氢钠（4%~5%碳酸氢钠100~150ml），检测动脉血气或CO_2CP，如血pH回升不明显，必要时6~8小时后再给予同等量碱液。原则上不用乳酸盐溶液，因DKA时体内乳酸的产生量已增多。

6. 抗感染 根据感染部位、性质（病原菌）选用较广谱的抗生素；初始剂量要足，以尽快控制感染，去除应激因素。

7. 防治消化道出血 已有呕吐咖啡色胃内容物者，加用H_2受体拮抗剂，抑制胃酸分泌，口服云南白药，或静脉给予止血药。H_2受体拮抗剂可在治疗时常规应用，如奥美拉唑20~40mg，静脉滴注，1~2次/d，抑制胃酸分泌，病情平稳后可改口服制剂。

8. 防治脑水肿 以前大剂量胰岛素治疗DKA时脑水肿发生较常见，重者可影响中枢神经系统功能，尤以儿童和老年人后果严重，故已引起关注。在纠正DKA时防止脑水肿发生的关键因素是补充水、胰岛素、碱性药物切勿过快，血渗透压下降幅度每小时不宜超过3.5mmol/L。脑水肿多发生在DKA治疗后10小时左右（6~16小时），血糖、酸碱度有明显改善，患者意识一度好转，但又进入昏迷状态，检眼镜可见视盘水肿。脑水肿治疗，一是要适当减慢补液速度，减少胰岛素用量。血压平稳者可加用利尿剂，呋塞米10~20mg静推，观察利尿反应。可给予脱水剂，20%甘露醇125~250ml，6小时一次，肾功能不全者忌用，血压不稳定者可加用胶体制剂或血浆，提高循环血渗透压。严密观察病情变化。脑水肿可加重DKA的死亡率。

9. 合并症的治疗 主要涉及心脏（心律失常、心肌缺血，甚至急性心肌梗死，心力衰竭多见于急性左心衰），肺（感染、呼吸衰竭），脑（脑梗死、TRA，极少见脑出血，有报道青年DKA因治疗时补液过快伴发多灶性脑血肿），肾（原有糖尿病肾病、DKA至急性肾衰竭），肝脏（酶谱一过性升高）及皮肤（感染、破损、压疮），注意及时发现，治疗原则与各病原则相同。

（九）预后及治疗后遗症状

自胰岛素用于临床以来，DKA的死亡率已

降至1%左右,死亡常与治疗过晚,合并重症感染(败血症),心、脑、肾、肺功能不全及严重低血钾有关。

DKA治疗后酸中毒及失水的症状缓解较快,组织能量供应不足及缺氧所致的乏力等症状常需周余、月余方能缓解。高渗脱水时间较长的患者,治疗后可出现踝部或下肢水肿,与恢复过程中组织水钠滞留有关,多在1周后至1个月内自行恢复。因脱水造成的晶体屈光度改变在治疗后1~2周方能缓解,在此期间可有视物不清,无须特殊治疗。

二、糖尿病高渗非酮症性昏迷

(一)概述

糖尿病高渗非酮症性昏迷(diabetic hyperosmolar non-ketotic coma,HHS),现在多称之为高血糖高渗非酮症综合征(hyperglycemia Hyperosmolar non-ketotic syndrome,HHNS)或高渗性高血糖状态(Hyperosmolar hyperglycemia state,HHS),也是糖代谢严重障碍导致的急性合并症。约2/3合并HHS的患者为老年2型糖尿病,以严重失水、高血糖、高血渗透压、较轻或无酮症、伴不同程度的神经系统异常为临床特征,在有胰岛素治疗的基础上死亡率仍很高(40%~70%)。发生HHS也是院内死亡高风险的预测因素,中国人民解放军总医院高龄老年住院患者,无论有否糖尿病病史,在伴存多脏器功能不全情况下,死亡率均高达67%。如能较早救治,我国社区医院治愈率也可达82.3%。

(二)主要发病机制

1. 引起HHS的病因

(1)与DKA相似,任何可使糖尿病患者原已有相对或绝对胰岛素缺乏的情况进一步加重、使体内糖的利用严重障碍、升糖激素增多、致使血糖升高且同时存在体液丧失或补充不足均可引发HHS(参见DKA章节)。重症感染或肺部感染治疗不及时是老年糖尿病患者诱发高血糖高渗综合征最常见因素。合并心脑血管急性病变、院内治疗中液量补充限制过严也可诱发HHS。

(2)与DKA不同之处在于,同时存在总体水缺乏或失水过多较之更明显,但脂肪分解不明显(酮体生成较少)。HHS不伴存酮体生成过多与体内或肝脏尚存在一定水平的胰岛素,抑制了脂肪过多分解有关。约有1/3的HHS患者发病前无糖尿病病史,部分患者检测的HbA1c也不支持既往糖尿病的诊断。

2. 引起高渗的诱因

(1)体液丢失过多:严重烧伤、高热、胃肠道失水(呕吐、腹泻)、肠梗阻、高温出汗过多(中暑)、腹腔透析、尿崩症及严重高血糖渗透性利尿等致体液丢失。

(2)摄入或补充水分不足:自主或非自主(缺乏自我管理能力者)饮水量过少,医源性限水过度或在上述体液丢失情况下水分补充不足。老年患者渴感中枢兴奋性减退、生活自我调节能力差,更易发生重度体液补充不足。

(3)其他诱发高血糖高渗状态的因素:医源性诱发高渗状态的原因多见于应用利尿剂或脱水剂,未能平衡出入量。应用糖皮质激素、喹诺酮类抗生素是药物引发高血糖的主要原因,类似情况约2/3发生在非糖尿病患者,用药期间未能注意观察血糖变化、及时调整治疗而致使发生严重高血糖(可>50mmol/L)。两者同时存在即可发生HHS。

(三)临床表现

老年糖尿病患者多见,亦可见于无明确糖尿病诊断者。起病较缓,可有上述诱因,血糖未能良好控制而逐渐升高。初期可随血糖升高出现乏力、烦渴多尿;数日后尿量减少,表情迟钝,进行性嗜睡;1~2周后出现不同程度的意识障碍,重者昏迷,可有少尿甚至无尿。失水严重者体重明显下降,皮肤脱水征,除意识障碍外,在原有神经系统损伤的基础上可出现全身或局灶性定位症状或体征,如不同程度的偏瘫、癫痫发作、失语等(参见表3-6-2)。

(四)实验室检查

1. 血糖(己糖激酶法) 常大于33.3mmol/L(600mg/dl),有时可大于50.0mmol/L(900mg/dl)。

2. 血钠 多大于150mmol/L,有时高于180mmol/L,也可正常,甚至偏低。

3. 血渗透压 常大于350mmol/L,有时可达450mmol/L以上。

4. 血钾 一般在正常范围,也可大于4.5mmol/L。

5. 血氯 多正常,可稍增高。

6. 血尿素、肌酐 血尿素常因肾前性脱水而明显升高,可达29~32mmol/L(80~90mg/dl)以上,与脱水程度呈正相关,肌酐亦可升高数倍。如无肾功能不全,纠正脱水后可恢复正常,除原肾功能不全病前已升高者。

7. **血酮体** 可稍增高，大多数正常。

8. **血清酶** GTP、SGOT、LDH 绝大多数正常，少数可升高，提示有肝功能损害，如合并肌酸激酶增高，应警惕心肌病变。不伴有急性胰腺炎时血清淀粉酶轻度升高常可见（60%），治疗后 48 小时可恢复正常。合并急性胰腺炎时呈进行性升高，须注意鉴别。

9. **血 pH** 正常或略降低。

10. **血常规** 白细胞可明显升高，与血液浓缩、合并感染有关。血红蛋白和红细胞常偏高，如在正常低值，提示可能存在贫血。

（五）诊断与鉴别诊断

HHS 的诊断标准：血糖≥33.3mmol/L（600mg/dl），血钠 >145mmol/L，血渗透压（计算公式参见 DKA 相关内容）≥350mmol/L（或有效血浆渗透压≥320mmol/L）。

鉴别诊断：对存在高血糖者，主要鉴别 DKA（详见表 3-6-2）；对存在昏迷者，需除外可能伴存的其他神经系统疾病，如缺血性脑梗死、脑炎等。对住院老年非糖尿病患者出现脱水、意识障碍时必须除外合并 HHS 的可能，如能有计划安排血糖的检测可以防止院内 HHS 的发生。

（六）治疗

1. **纠正高血糖** 与 DKA 治疗相同，按小剂量持续静脉滴注胰岛素的治疗方案。与 DKA 不同的是需特别注意根据血糖下降速度，适当调整胰岛素用量，使血糖缓慢下降 2~3mmol/（L·h），切勿操之过急。老年人、合并多脏器功能不全、危重者血糖不宜降得太快，第一天只需降至 12~15mmol/L 即可。第 2~3 天逐渐维持在 8~12mmol/L，避免发生低血糖。

2. **纠正高渗状态**

（1）静脉补液：HHS 需按逐渐补足（分批于 2~3 日）的方案补液，避免肺水肿和脑水肿发生（参见 DKA 相关内容）。0.9% 氯化钠溶液（生理盐水）可使细胞外渗压缓慢下降，组织细胞脱水逐渐改善，避免脑水肿。对血容量不足而休克者可先输生理盐水 1000~2000ml，有利于恢复血容量和提高血压，其后根据血钠和血浆渗透压测定结果酌情调整。一般推荐前 5 小时补充生理盐水 3.5~5L，先快（前 2 小时 1000ml/h 左右）后缓（后 3 小时 500ml/h），第 6~12 小时 250~500ml/h。血糖 <13.9mmol/L，可换成 5% 葡萄糖液或 5% 葡萄糖盐水。老年患者常伴存不同程度的脏器功能不全，补液速度必须减慢，补液量需减少 1/3。如合并心、肺、肾功能不全，补液量的 1/3 可转为胃肠道补充（有吞咽功能障碍或意识障碍不能自己饮水者可留置胃管，温开水 50~100ml/h）。一般不提倡给予 0.45% 氯化钠液（重症者慎用）。有条件可测定中心静脉压指导补液过程。

（2）胃肠道补液：胃肠道补充水剂，常规饮用水（温、凉水），昏迷患者胃管注入（日补液量的 1/3~1/2），不直接进入血液循环，不增加心脏负荷，往往取得好效果。

（3）纠正诱发因素，积极抗感染，消除感染所致人体应激，需选用广谱抗生素，剂量要足（肾功能不全需酌情），治疗中需保持呼吸道通畅，避免吸入性肺炎发生。维持水电解质平衡，防治消化道、心脏、肾脏、凝血系统合并症（参见 DKA 相关内容）。

（4）预防并发症，与 DKA 相同的是需关注脑水肿和低血糖，HHS 半数患者存在意识障碍或昏迷，发生脑水肿或低血糖往往症状不典型，需要定期监测血糖和观察眼底水肿发生情况，特别是合并心、肾功能不全者平衡液体给入速度是关键。与 DKA 不同的是需注意防止静脉血栓形成，尤其是老年患者，接诊时即需进行相关检查（血管 B 超），治疗中观察相应体征（如下肢静脉血栓可出现两侧腿围变化）。

（七）预后

HHS 存在的高渗状态不仅对中枢神经系统，也对心、肾主要脏器功能影响颇大，治疗难度较 DKA 大，加之患病者多为老年，且伴存疾病较多，病死率较 DKA 明显升高（50%~70%）。救治失败常与原发病过重，脑水肿发生，继发心、肺、肾多脏器功能衰竭有关。

治愈后预防再发很重要，严格控制血糖、保持良好的生活方式（保证适当饮水量）、避免药物影响均是良策。对所有入院老年患者定期监测血糖，特别是应用糖皮质激素、喹诺酮类抗生素时提高防治意识很重要。

三、糖尿病合并乳酸性酸中毒

（一）概述

糖尿病合并乳酸性酸中毒（diabetes combined lactic acidosis，D-LA）并不常见，有文献报道仅为 0.003%，主要为继发性（非高血糖直接引起）因素。D-LA 死亡率较高，可达 60% 以上，是糖尿病急性并发症之一。汇集2006年以前国内10篇文献，80例中死亡37例（46.3%）；2008年之后3篇文献中共56例，55例为2型糖尿病，1型糖尿病仅1例，老年患者占大多数，死亡18例（32.1%），治愈率有所提高。

（二）主要发病机制和分型

乳酸性酸中毒按病因和发病机制可分为两大类：

1. A型乳酸酸中毒（与组织缺氧有关） 包括休克（心源性、感染性、失血性）、缺氧窒息（CO中毒、肺栓塞）、急性胰腺炎等。

2. B型乳酸酸中毒 可见于系统性疾病：DKA、肝病（急性、中毒性肝炎）、肾功能不全、恶性肿瘤、白血病、惊厥、贫血、饥饿。药物和毒素：双胍类降糖药（苯乙双胍是二甲双胍的20倍）、乙醇、甲醇、木糖醇、山梨醇、果糖、醋氧酚（扑热息痛）、水杨酸盐、链脲佐菌素、儿茶酚胺类、氰化物类、乙烯乙二醇、异烟肼。先天性代谢异常：葡萄糖-6-磷酸脱氢酶缺乏、果糖-1，6-二磷酸酶缺乏、丙酮酸脱氢酶缺乏、氧化磷酸化缺陷。

D-LA主要见于双胍类降糖药应用不当，主要是苯乙双胍，二甲双胍用量较大（2~3g/d）；常在进食量减少或伴存感染等因素时引发。其他可见于重症感染、酗酒、心脏病变（心肌梗死、心力衰竭）、肺部疾病（肺源性心脏病、重症肺炎）、肾脏疾病（肾衰竭）、胰腺炎、休克等，也可并存于DKA。糖尿病患者或老年人长期输入含果糖制剂可促发或加重乳酸酸中毒。

（三）临床表现

以代谢性酸中毒症状为主，起病较急，可有深大呼吸、皮肤湿冷、意识障碍及伴发疾病症状（参见附表3-6-2）。虚弱、脉细速、反应迟缓是老年患者常有症状。进食量锐减、呼吸道和泌尿道感染是常见诱发因素。

（四）实验室检查

1. 血乳酸 常>5mmol/L，有时可达35mmol/L。

2. 血pH及酸度指标 血pH常<7.0，可<6.5。碳酸氢根浓度（HCO_3^-）常低于10mmol/L，二氧化碳结合力常<20mmol/L。

3. 血酮体 正常或轻度升高。

4. 血乳酸/丙酮酸比值 明显升高，>15/1，可达30/1。

5. 阴离子间隙［（Na^++K^+）-（HCO_3^-+Cl^-）］常>18mmol/L，一般为25~45mmol/L。

6. 血糖 多正常或轻度升高。

余参见表3-6-2。

（五）诊断与鉴别诊断

D-LA的诊断依据包括：符合糖尿病诊断，存在显著的代谢性酸中毒（动脉血pH<7.2），有或无致血乳酸升高的病因，血乳酸水平显著升高>5mmol/L，血浆阴离子间隙增宽>18mmol/L。

（六）治疗

1. 纠正酸中毒 静脉输入适量的碳酸氢钠溶液，以纠正代谢性酸中毒。一般第一天用4%~5%的碳酸氢钠溶液250ml静脉输入，首剂给入后复查血气分析，根据血液酸中毒水平及治疗后反应4~8小时再次重复，使HCO_3^-逐渐升至接近正常水平，第二天继续调整至正常。一般第一天输入碳酸氢钠溶液750~1500ml。重症者可借助血液透析、血液滤过、氢离子还原剂（亚甲蓝）等方法清除药物、纠正酸中毒。

2. 胰岛素及葡萄糖 在纠正酸中毒的同时，须注意适量补充葡萄糖和胰岛素促进体内有氧代谢提供能量，尤其是合并DKA者。

3. 纠正其他代谢异常 治疗原发病、纠正其他代谢异常、保护脏器功能与DKA治疗相关内容一致。

（七）预后

D-LA死亡率高与血乳酸水平升高程度和伴发脏器功能损伤程度有关，有人报告当乳酸水平在1.4~4.4mmol/L时病死率达20%，乳酸水平在4.5~8.9mmol/L时病死率即增至74%，当血乳酸水平达到9.0~13mmol/L时病死率达90%，当血乳酸>13mmol/L时病死率高达98%。

（田 慧）

参考文献

1. 王丽娟，潘焕峰，葛焕琦．450例住院老年糖尿病患者死因分析．首都医科大学学报，2009，30（4）：471-474.

2. 张敏，张莉，陈树．住院糖尿病患者死因分析．老年医学与保健，2009，15（6）：355-356.

3. 钟学礼．临床糖尿病学．上海：上海科学技术出版社，1980.

4. Kahn CR，Weir GC，King GL，et al. Joslin 糖尿病学．14版．潘长玉，译．北京：人民卫生出版社，2007.

5. 中华医学会糖尿病学分会．中国2型糖尿病防治指南（2013年版）．中华糖尿病杂志，2014，6（7）：466-467.

6. Fayfman M，Pasquel FJ，Umpierrez GE. Management

of hyperglycemic crises: diabetic ketoacidosis and hyperglycemic hyperosmolar state. Med Clin North Am, 2017, 101(3): 587-606.

7. Pasquel FJ, Umpierrez GE. Hyperosmolar hyperglycemic state: a historic review of the clinical presentation, diagnosis, and treatment. Diabetes Care, 2014, 37(11): 3124-3131.

8. Siafarikas A, O'Connell S. Type 1 diabetes in children-emergency management. Aust Fam Physician, 2010, 39(5): 290-293.

9. Garcia-De Jesús R. Diabetic ketoacidosis in pediatrics: management update. Bol Asoc Med P R, 2008, 100(2): 52-56.

10. 韩晓菲,田慧,裴育,等. 老年患者住院期间发生严重高血糖情况分析. 中华老年多器官疾病杂志, 2013, 12(5): 363-368.

11. 郑笑,舒华芳. 社区老年高血糖高渗综合征34例诊治体会. 中国乡村医药杂志, 2014, 21(16): 23-24.

12. 田慧,郭代红,陈超,等. 加替沙星相关血糖异常临床病例分析. 药物不良反应杂志, 2006, 8(5): 339-342.

13. Yamada C, Nagashima K, Takahashia A, et al. Gatifloxacin acutely stimulates insulin secretion and chronically suppresses insulin biosynthesis. Eur J Pharmacol, 2006, 553(1-3): 67-72.

14. 高翔. 糖尿病乳酸性酸中毒20例临床分析. 山西医药杂志, 2010, 39(9): 889.

15. 黄培基,陈瑶,王健. 老年糖尿病乳酸性酸中毒20例的临床分析. 中国老年医学杂志, 2008, 28(3): 294-295.

16. 邓兆利,刘姝君. 糖尿病乳酸酸中毒16例临床分析. 临床报道-中国民间疗法, 2013, 21(10): 61-62.

第七节　老年糖尿病的慢性并发症

一、老年糖尿病眼病

老年糖尿病引起的眼部并发症很多,包括糖尿病视网膜病变(diabetic retinopathy, DR)、糖尿病角膜病变、白内障、屈光不正、青光眼、视神经异常等。老年糖尿病患者约有70%出现全身小血管和微血管病变,其中DR是老年糖尿病微血管病变中最严重的并发症之一,也是最有特征性的眼底病变。

(一)老年糖尿病视网膜病变

1. 流行病学　在经济发达国家,DR已经成为成人的主要致盲性眼病之一。在我国随着糖尿病患者增多,DR也日益成为危害老年患者视力的重要眼病。以往研究显示北京地区662例糖尿病患者中,DR占51.3%。在280例2型糖尿病患者中,DR占46.8%。美国的一组流行病学调查研究显示DR的患病率在病程小于10年组为7%,10~14年组为26%,15年及以上组为63%,而病程30年组则高达95%,由此可见,老年糖尿病的患病率很高。

2. 临床表现

(1)症状:无痛性视力减退。在病变早期,一般无眼部自觉症状。随着病情发展,引起不同程度的视力障碍、视物变形、眼前黑影飘动和视野缺损等症状,最终导致失明。急性出血时可表现为视力突然严重减退。

(2)DR体征按其病变分类。①非增殖性糖尿病视网膜病变(nonproliferative diabetic retinopathy, NPDR):病变发生在内界膜之内,眼底可有微血管瘤、出血斑、硬性渗出、棉絮斑、视网膜内微血管异常(intraretinal microvascular abnormality, IRMA)等(见文末彩图3-7-1);②增殖性糖尿病视网膜病变(proliferative diabetic retinopathy, PDR):病变发展至内界膜之外,视盘上或视网膜的新生血管形成,视网膜前出血、玻璃体积血和牵拉性视网膜脱离(见文末彩图3-7-2);③黄斑水肿:可表现在增殖期或非增殖期的任一期,局限性或弥漫性,可表现为囊样水肿,伴硬性渗出,危害中心视力(见文末彩图3-7-3)。

1)非增殖性糖尿病视网膜病变的体征

微血管瘤:微血管瘤可发生于小动脉、小静脉,主要在微血管水平。检眼镜下微血管瘤是最早可见的糖尿病性视网膜病变,表现为边界清楚的红或暗红的斑点,其大小不等,边界清楚、光滑。荧光素眼底血管造影微血管瘤多在静脉早期出现,以后逐渐增多,沿动静脉均有。微血管瘤的形成是糖尿病视网膜病变早期最常见的病变,出现在毛细血管内皮细胞基底膜增厚、周细胞减少、内皮细胞增生、血流速度减慢等之后,与局部组织缺氧,其周围区毛细血管代偿性扩张、内皮细胞增生及渗透性改变有关。

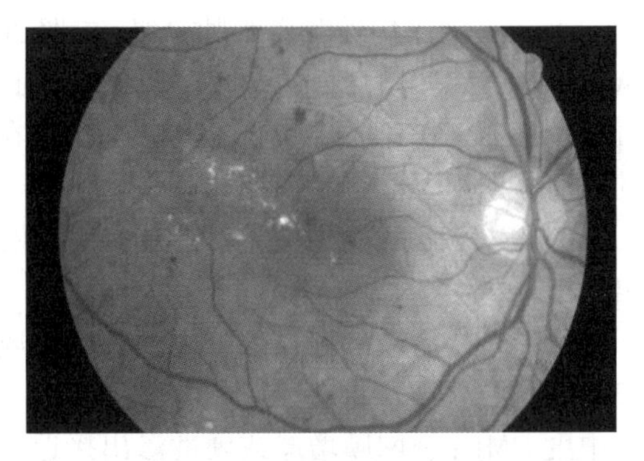

图 3-7-1　非增殖性糖尿病视网膜病变的眼底改变

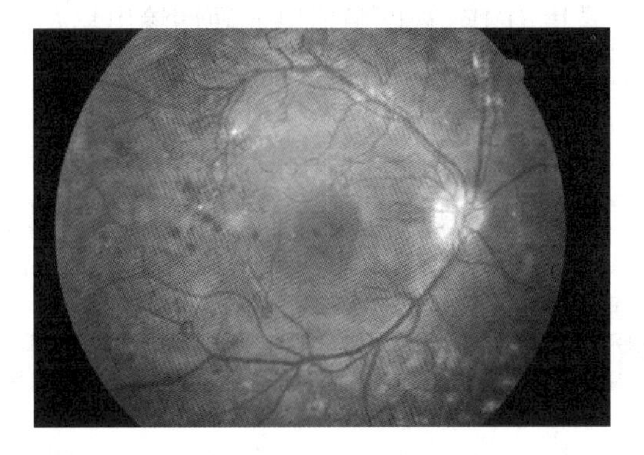

图 3-7-2　增殖性糖尿病视网膜病变的眼底改变

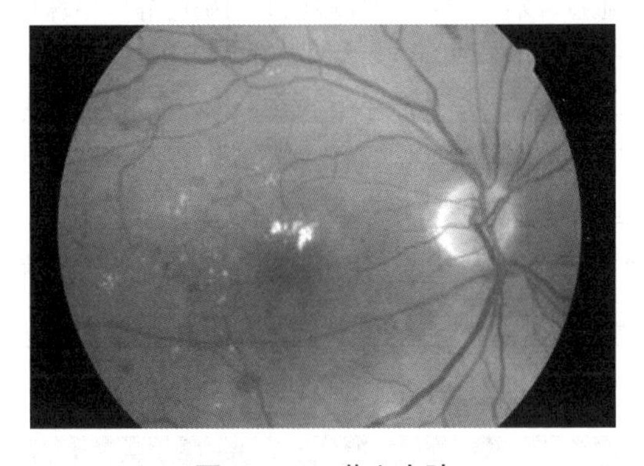

图 3-7-3　黄斑水肿

出血斑：在早期病程中，出血多位于视网膜深层，呈圆形或小点状，当病情发展，可有浅层条状或火焰状出血，甚至大片内界膜下或视网膜前出血。荧光素眼底血管造影上，出血表现为荧光遮蔽，其形态、大小与出血一致。

硬性渗出：硬性渗出为边界清晰的蜡样黄色斑点或斑块，有时围绕一个或数个微血管瘤呈环形排列，还可互相融合成大斑片状，病情好转后可逐渐吸收。病理检查及光学相干断层扫描（optical coherence tomography，OCT）显示硬性渗出位于视网膜外丛状层，由渗漏到血管外的脂类和蛋白等大分子物质组成。眼底荧光血管造影上硬性渗出于造影前可出现假荧光，造影晚期由于毛细血管扩张或微血管瘤的渗漏可出现强荧光。

棉絮斑：眼底所见为边界不清的灰白色斑，早期多在动脉附近或动脉分叉处出现，一般为1/4~1/3 视盘直径。小动脉闭锁、组织缺血、神经纤维轴浆流阻滞及细胞内水肿，是棉絮斑发生的病理基础。荧光素眼底血管造影，棉絮斑处显示视网膜毛细血管无灌注，造影早期棉絮斑呈弱荧光，晚期被其附近毛细血管代偿性扩张所致的荧光素渗漏着染，而显示荧光增强。棉絮斑一般持续存在，长达数月。如棉絮斑大量出现，表示有可能已进入增殖前期。

老年糖尿病视网膜血管病变：①小动脉闭塞和小动脉硬化；②静脉管径不均，呈梭形、串珠状或扭袢状改变；③视网膜毛细血管异常（IRMA）：IRMA 出现在接近毛细血管无灌注区，表现为视网膜毛细血管床不规则迂曲扩张。

2）增殖性糖尿病视网膜病变：PDR 最重要的标志就是新生血管增殖，临床上只要发现新生血管就表示病情已进入增殖期。新生血管可在视盘上和 / 或视网膜上生长。荧光素眼底血管造影显示，新生血管早期即显影，而且极易渗漏，典型形成网格状如扇贝，并随即渗漏呈明显强荧光，晚期持续不退且边界模糊。当病情一旦发展至 PDR，必须及时做全视网膜光凝。

PDR 包括以下几种。①糖尿病增殖性玻璃体视网膜病变：在 DR 的增殖期，新生血管一般多在视盘处沿脱离的玻璃体后表面生长，以后可进入玻璃体内。典型的新生血管膜往往与视盘或上、下血管弓相连。在病变晚期，新生血管膜上的血管可退行，而纤维组织在玻璃体内对视网膜形成牵拉，可引起玻璃体积血、牵拉性视网膜脱离及黄斑异位。②视网膜前出血及玻璃体积血：新生血管膜增殖牵拉可引起视网膜前和 / 或玻璃体积血，常在近后极部分布。③牵拉性视网膜脱离：玻璃体视网膜增殖膜可导致黄斑移位、扭曲，视网膜前膜收缩和牵拉性视网膜脱离。患者视力减退，视物发暗、视物变形及复视。有时牵拉处出现视网膜裂孔，则可合并孔源性视网膜脱离。④虹膜红变与新生血管性青光眼：在广泛的视网膜毛细血管闭锁的基础上，虹膜与房角也可出现新生血管，使房水排出受阻，眼压升高，形成新生血管性青光眼。

3）糖尿病性黄斑病变：糖尿病性黄斑病变包括侵犯黄斑区的视网膜病变，如黄斑水肿、渗出和黄斑缺血。

有临床意义的黄斑水肿：①视网膜水肿增厚在距黄斑中心500μm区域，或小于500μm；②硬性渗出位于距黄斑中心500μm区域，或小于500μm，并伴有邻近视网膜增厚；③视网膜增厚至少有1个视盘直径（disk diameter，DD）范围，其任何部位病变皆距黄斑中心1DD范围之内。

3. 分期和分型

（1）我国老年糖尿病视网膜病变分期和分型：2014年中华医学会眼科学分会眼底病学组建议将糖尿病视网膜病变分6期，其分期标准见表3-7-1。

（2）老年糖尿病视网膜病变的国际分期：参照2017年美国眼科学会糖尿病视网膜病变临床指南，国际临床糖尿病视网膜病变严重程度分级标准见表3-7-2。

（3）老年糖尿病性黄斑水肿分级：参照2003年Wilkinson等提出的糖尿病性黄斑水肿（diabetic macular edema，DME）分级标准，DME可出现在上述的任何分期内，分为4级。

无DME：后极部无明显视网膜增厚或硬性渗出；

轻度DME：后极部存在部分视网膜增厚或硬性渗出，但远离黄斑中心；

中度DME：视网膜增厚或硬性渗出接近但未累及黄斑中心；

重度DME：视网膜增厚或硬性渗出累及黄斑中心。

4. 诊断和鉴别诊断

（1）诊断依据

1）糖尿病病史：快速血糖、糖化血红蛋白水

表3-7-1 中华医学会眼科学分会眼底病学组糖尿病视网膜病变临床分期标准

分期	视网膜病变
Ⅰ（轻度非增殖期）	仅有毛细血管瘤样膨出改变
Ⅱ（中度非增殖期）	介于轻度到重度之间的视网膜病变，可合并视网膜出血、硬渗或/和棉絮斑
Ⅲ（重度非增殖期）	每象限视网膜内出血≥20个出血点，或者至少2个象限已有明确的静脉串珠样改变，或者至少1个象限视网膜内微血管异常（IRMA），无明显特征的增殖性DR
Ⅳ（增生早期）	出现视网膜新生血管（NVE）或视盘新生血管（NVD），当NVD>（1/4~1/3）DA或NVE>1/2DA，或伴视网膜前出血或玻璃体出血时称“高危增殖型”
Ⅴ（纤维增生期）	出现纤维膜，可伴视网膜前出血或玻璃体出血
Ⅵ（增生晚期）	牵拉性视网膜脱离，合并纤维膜，可合并或不合并玻璃体积血，也包括虹膜和房角的新生血管

表3-7-2 国际临床糖尿病视网膜病变严重程度分级标准

病变严重程度		散瞳后眼底镜下所见
无明显的视网膜病变		无异常
轻度NPDR		仅有微血管瘤
中度NPDR		重于仅有微血管瘤形成，但轻于重度NPDR
重度NPDR	美国定义	有下列（“4-2-1”原则）各项中的任何一项且无PDR症状 • 4个象限中每一个象限都有严重的视网膜内出血和微血管瘤 • 2个或多个象限有明确的静脉串珠样改变 • 1个或多个象限中出现中度视网膜内微血管异常（IRMA）
	国际定义	有下列（“4-2-1”原则）各项中的任何一项且无PDR症状 • 4个象限中任何一个象限有20个以上的视网膜内出血点 • 2个或多个象限有明确的静脉串珠样改变 • 1个或多个象限中出现显著视网膜内微血管异常（IRMA）
PDR		有以下一项或两项： • 新生血管形成 • 玻璃体/视网膜前出血

平检测，必要时行糖耐量试验以确诊糖尿病。

2）散瞳眼底检查：仔细检查眼底，包括周边视网膜，查找有无微血管瘤、出血斑、硬性渗出、棉絮斑、血管病变、视网膜内微血管异常、视盘上或视网膜新生血管、视网膜前出血、玻璃体积血、牵拉性视网膜脱离、黄斑水肿等。

3）荧光素眼底血管造影：以检查是否出现视网膜无灌注区、有无黄斑缺血及不明显的新生血管，以把握时机行视网膜光凝术。

（2）鉴别诊断

1）非增殖性糖尿病性视网膜病变。①视网膜中央静脉阻塞：常为单眼，突然发生。出血为视网膜神经纤维层的出血，多呈火焰状，沿视网膜静脉分布。②眼缺血综合征：出血斑大，绝大多数位于中周区，少见渗出及棉絮斑。③高血压视网膜病变：少见微血管瘤，视网膜动脉狭窄或痉挛。双眼发病。④放射性视网膜病变：通常在接受放射之后几年内发生。极少出现微血管瘤。对眼及其他部位如大脑、筛窦、鼻咽部进行放射性治疗后的任何时间均可发生。接受放射剂量超过 15~30Gy 时易发生。

2）增殖性糖尿病性视网膜病变。①视网膜新生血管增殖：可发生在视网膜动脉阻塞、视网膜静脉阻塞、视网膜血管周围炎等血管阻塞后，眼底均可见阻塞血管呈白线状，沿其引流区荧光素眼底血管造影显示大片毛细血管无灌注区，此外，并无糖尿病视网膜病变的其他表现。②增殖性玻璃体视网膜病变：非糖尿病患者因外伤、视网膜血管周围炎眼底出血、长期孔源性视网膜脱离或者手术失败后，眼底亦可出现增殖性玻璃体视网膜病变。结合病史及眼底未见糖尿病视网膜病变的其他表现即可排除。

5. 治疗

（1）积极治疗全身病：老年糖尿病一定要严格控制血糖、血压平稳，降低血脂。

（2）药物治疗老年糖尿病视网膜病变

1）羟苯磺酸钙：是一种血管保护剂，具有抗氧化功效，可减少活性氧所致的微血管的渗漏。用其治疗早期糖尿病视网膜病变可促进出血和渗出的吸收，减轻水肿。

2）卵磷脂络合碘：是在大豆中提取的大豆卵磷脂亲水基团中碱基与碘络合形成的有机碘制剂，它可以改善视网膜新陈代谢，促进出血的吸收。

3）迈之灵：一种以欧洲马栗树籽提取物为主要成分的药品，其作用为降低血管通透性、增加静脉回流、增加血管弹性及抗氧自由基作用，对于黄斑水肿有较好疗效。

4）甲钴胺：是一种甲基维生素 B_{12}，有促进轴索再生、修复损伤的神经纤维的作用，其可以改善糖尿病患者的周围神经病变。

5）球内注射糖皮质激素：代表药物为长效糖皮质激素曲安奈德及缓释型糖皮质激素 Ozurdex，其具强抗炎、抑制新生血管生成、抑制细胞增生的作用。缺点是有继发白内障及青光眼的风险。

6）球内注射抗血管内皮生长因子（vascular endothelia growth factor，VEGF）药物：抗 VEGF 药物为近年来研究的热点，国内外大量临床试验已证实其治疗 DME 的有效性和安全性。抗 VEGF 药物通过与 VEGF 受体结合从而抑制 VEGF 发挥其作用。因此抗 VEGF 药物可以降低血管通透性、抑制新生血管生成，还能促进黄斑水肿的吸收。目前可用的药物有雷珠单抗（lucentis）、阿柏西普（aflibercept）、康柏西普及贝伐单抗（avastin）。

（3）激光光凝治疗

1）局部光凝：在非增殖性糖尿病视网膜病变中封闭微血管瘤和渗漏点。治疗黄斑水肿和环形渗出。适应证：①黄斑中心凹周围 500μm 范围（1/3 视盘直径大小）的视网膜增厚或合并有硬性渗出；②视网膜增厚大于 1 个视盘大小，且部分在距黄斑中心凹的 1 个视盘直径范围内。

2）全视网膜光凝适应证。①增殖前期病变：棉绒斑增多，有大面积的毛细血管无灌注；②增殖期病变：出现视网膜新生血管及高危因素者。

3）有临床意义的黄斑水肿的治疗。①局部或格栅样光凝：荧光素眼底血管造影显示黄斑无血管区扩大，即给予治疗。有广泛黄斑缺血者不适做激光光凝。越年轻，血糖控制越好，治疗效果越好。②顽固性黄斑水肿者，可行激光光凝联合玻璃体腔内注射抗 VEGF 药物或曲安奈德。

（4）对于出现以下情况者，可行玻璃体切割术：①玻璃体大量出血引起视力下降，时间达 1 个月且用药不吸收；②增殖性玻璃体视网膜病变导致反复出血；③牵拉性视网膜脱离，尤其是累及黄斑；④黄斑出血或视网膜前膜；⑤重度新生血管和纤维增殖膜激光治疗无效；⑥前节新生血管合并玻璃体混浊。

6. 随访　无视网膜病变的老年糖尿病患者应每年散瞳检查眼底；糖尿病视网膜病变Ⅰ期每 6~9 个月散瞳检查一次眼底；糖尿病视网膜病变

Ⅱ~Ⅲ期每4~6个月散瞳检查一次眼底；增殖型糖尿病视网膜病变每1~3个月散瞳检查一次。

（二）老年糖尿病角膜病变

由于糖代谢障碍，老年糖尿病性角膜病变非常常见，其主要包括：复发性角膜上皮糜烂、浅层点状角膜炎、神经营养性角膜溃疡、手术或外伤后上皮愈合困难及干眼症等。上述角膜病变的严重程度与糖尿病的病程、血糖控制情况及糖尿病视网膜病变的严重程度相关。临床上糖尿病患者常出现瞬目减少、角膜知觉减退、泪液分泌减少，活体共焦显微镜显示角膜上皮下神经变细、分支减少、密度减低，基质细胞减少、内皮细胞形态异常等。研究表明糖尿病患者存在角膜上皮基底膜复合体的异常、上皮屏障功能受损及上皮下神经功能异常，这些可能是导致上述角膜病变的主要原因。而人工泪液、生长因子、绷带镜等在避免和治疗相关眼表疾病方面是有效的。

（三）老年糖尿病性白内障

晶状体内存在糖代谢紊乱，是白内障形成的重要生化和病理基础。老年糖尿病患者的白内障在形态上通常与老年白内障没有区别，但与非糖尿病个体比较，发病年龄有可能提前20~30年。伴有糖尿病的白内障患者，约占所有白内障患者的10%。

糖尿病性白内障，与老年性白内障相似，只是发病率较高，发生较早，进展较快，容易成熟，此型多见。发生在血糖没有很好控制的青少年糖尿病患者，多为双眼发病，发展迅速，甚至可于数天、数周或数月内发展为混浊，完全混浊。开始时在前后囊下出现典型的白点状或雪片状混浊，迅速扩展为完全性白内障，以后囊下极部多见。白内障明显影响视力时，可在血糖控制情况下施行白内障手术。

（四）老年糖尿病性屈光不正

血糖升高时，患者由正视可突然变成近视，或原有的老视症状减轻。血糖降低时，又可恢复为正视眼，当阅读时又需要配老视镜。发病机制为血糖升高、血液内无机盐含量降低、房水渗透压下降，导致房水渗入晶状体，晶状体变凸，屈光度增加。血糖降低时呈相反改变。

（五）老年糖尿病性青光眼

1. 原发性开角型青光眼 糖尿病与原发性开角型青光眼的关系目前还不清楚。有研究显示，与非糖尿病患者比较，糖尿病患者具有更高的眼内压和原发性开角型青光眼的患病率。在合并有原发性开角型青光眼的老年患者可使用β受体阻滞剂，但应注意其不良反应，因其可掩盖低血糖的症状，包括出汗、打战、坐立不安等。

2. 闭角型青光眼 有研究证实糖尿病与闭角型青光眼之间存在相关性。闭角型青光眼人群中有更高的非胰岛素依赖性糖尿病的患病率。有研究认为，糖尿病导致的自主神经功能紊乱可能是闭角型青光眼的发病原因之一，而与高血糖相关的晶体水肿可能促进了闭角型青光眼的发病。在闭角型青光眼的急性发作期，使用高渗剂进行脱水降眼压时要注意：对老年糖尿病患者，异山梨醇优于甘油。这是因为异山梨醇不会代谢为糖，而甘油可以代谢为糖和酮体。因此，老年糖尿病患者，甘油能够导致高糖血症，并有导致酮症酸中毒的风险。

3. 新生血管性青光眼 老年糖尿病虹膜新生血管的发生率为1%~17%。而在增殖性糖尿病视网膜病变中可高达65%。原因是广泛的视网膜缺血，诱发血管内皮生长因子，刺激虹膜和房角新生血管形成。表现为虹膜上出现一些细小弯曲、形态不规则的新生血管，又称虹膜红变。房角的新生血管阻塞小梁网，或牵拉小梁网，产生粘连，引起继发性青光眼。在房角关闭之前眼压即可升高，这可能是由源自虹膜新生血管的蛋白质和细胞渗漏引起的。新生血管性青光眼是老年糖尿病较常见的并发症，应尽快行全视网膜光凝术或联合进行玻璃体腔雷珠单抗注射治疗，治疗后早期的虹膜新生血管可以消退。联合使用降眼压药物控制眼压，如降压效果不理想可行滤过性手术，晚期可行睫状体光凝术。

4. 出血相关性青光眼 与眼内出血相关的青光眼并非老年糖尿病患者所特有。

（1）血影细胞青光眼：糖尿病视网膜病变引起玻璃体积血、前房积血时，变性的红细胞称血影细胞，其阻塞小梁网导致眼压升高。血影细胞性青光眼多在玻璃体积血合并玻璃体前界膜破裂后3~4周内发生，眼压升高达30~70mmHg，但房角开放。

（2）溶血性青光眼：当巨噬细胞吞噬红细胞碎片而后聚集于小梁网阻碍房水循环时，可导致溶血性青光眼。检查可见在房水中漂游的红色血细胞，通常前房角是开放的，而小梁网上覆盖有红棕色的色素。由于该病多具有自限性，一般应用药物治疗即可。偶尔需要前房冲洗。

（3）血铁质性青光眼：是由于铁质沉着病继而发生变性和炎症性改变导致房水流出通道阻塞所致。与血影细胞性青光眼相比较，血铁质性青光眼起病较晚，多在眼内出血数年后出现眼压升高，且没有血影细胞。

（六）眼球运动神经麻痹

因局部小血管阻塞和/或伴有缺血性脱髓鞘作用，糖尿病患者可能会有孤立的第Ⅲ、Ⅳ、Ⅵ对脑神经麻痹，可出现眼外肌运动障碍和复视，如展神经麻痹或动眼神经麻痹。一般可以逐渐恢复。

（七）视神经病变

1. 前部缺血性视神经病变 相对于非糖尿病患者，老年糖尿病患者发生前部缺血性视神经病变时，视力减退和视野缺损更严重。临床表现为急性单眼中度至重度视力障碍，视盘水肿伴有不同程度的视网膜神经纤维层出血，荧光素眼底血管造影可见部分视盘无灌注，视力预后不良，晚期视盘苍白萎缩。治疗糖尿病的同时可应用阿司匹林、血管扩张剂、B族维生素及局部使用糖皮质激素。

2. 视神经萎缩 老年糖尿病患者的视神经萎缩可能起因于糖尿病性视神经炎或非动脉炎型前部缺血性视神经病变。此外，全视网膜光凝对视网膜神经节细胞的破坏也是引起视神经萎缩的一个原因。

（八）感染性疾病

老年糖尿病患者的细胞免疫和体液免疫均受损，眼局部抵抗力下降，加之高糖的微环境更有利于微生物的繁殖，因此老年糖尿病患者相较于非糖尿病患者，更容易发生感染性眼病。

1. 眼内炎 研究显示老年糖尿病患者眼内手术后发生眼内炎的风险高于非糖尿病患者。老年糖尿病患者易发生伤口的延迟愈合或不愈合，且老年糖尿病患者的内眼手术难度相对大、手术时间相对长，这些原因都使得老年糖尿病患者眼内手术后发生眼内炎的概率高于非糖尿病患者。

2. 毛霉菌病 毛霉菌病是一种罕见的眼眶感染，大约50%的毛霉菌病发生在糖尿病患者。眶毛霉菌病通常起源于邻近的鼻窦，表现为完全的眼内肌和眼外肌麻痹、视力下降、突眼、上睑下垂和球结膜水肿。

3. 感染性角膜炎 老年糖尿病患者由于眼表微环境及超微结构的改变使其易于出现角膜上皮病变，在上皮病变的基础上更容易继发细菌、真菌或病毒等微生物的感染，从而引发感染性角膜炎。

（喻晓兵 侯文博）

参考文献

1. Cheung N, Mitchell P, Wong TY. Diabetic retinopathy. Lancet, 2010, 376(9735): 124-136.

2. Wang FH, Liang YB, Zhang F, et al. Prevalence of diabetic retinopathy in rural China: the Handan Eye Study. Ophthalmology, 2009, 116(3): 461-467.

3. Moss SE, Klein R, Klein BE. The 14-year incidence of visual loss in a diabetic population. Ophthalmology, 1998, 105(6): 998-1003.

4. Klein R, Klein BE, Moss SE, et al. The Wisconsin epidemiologic study of diabetic retinopathy. Ⅳ. Diabetic macular edema. Ophthalmology, 1984, 91(12): 1464-1474.

5. Ferris FL 3rd, Patz A. Macular edema: a complication of diabetic retinopathy. Surv Ophthalmol, 1984, 28: 452-461.

6. Chew EY, Klein ML, Ferris FL 3rd, et al. Association of elevated serum lipid levels with retinal hard exudate in diabetic retinopathy. Early Treatment Diabetic Retinopathy Study (ETDRS) Report 22. Arch Ophthalmol, 1996, 114(9): 1079-1084.

7. Martinez-Zapata MJ, Martí-Carvajal AJ, Solà I, et al. Anti-vascular endothelial growth factor for proliferative diabetic retinopathy. Cochrane Database Syst Rev, 2014(11): CD008721.

8. Jonas JB, Schmidbauer M, Rensch F. Progression of tractional retinal detachment following intravitreal bevacizumab. Acta Ophthalmol, 2009, 87(5): 571-572.

9. Osaadon P, Fagan XJ, Lifshitz T, et al. A review of anti-VEGF agents for proliferative diabetic retinopathy. Eye (Lond), 2014, 28(5): 510-520.

10. Avery RL, Pearlman J, Pieramici DJ, et al. Intravitreal bevacizumab (Avastin) in the treatment of proliferative diabetic retinopathy. Ophthalmology, 2006, 113(10): 1695.

11. Ahn J, Woo SJ, Chung H, et al. The effect of adjunctive intravitreal bevacizumab for preventing postvitrectomy hemorrhage in proliferative diabetic retinopathy. Ophthalmology, 2011, 118(11): 2218-2226.

12. Ryan SJ, Schachat AP, Wilkinson CP, et al. Pharmacotherapy of age-related macular degeneration // Ryan SJ. Retina. 5th ed. London: Elsevier, 2013.

13. Deak GG, Bolz M, Kriechbaum K, et al. Effect of retinal photocoagulation on intraretinal lipid exudates in diabetic macular edema documented by optical coherence tomography. Ophthalmology, 2010, 117(4): 773-779.

14. Ota M, Nishijima K, Sakamoto A, et al. Optical coherence tomographic evaluation of foveal hard exudates in patients with diabetic maculopathy accompanying macular detachment. Ophthalmology, 2010, 117(10): 1996-2002.

15. Mohamed Q, Gillies MC, Wong TY. Management of diabetic retinopathy: a systematic review. JAMA, 2007, 298(8): 902-916.

16. Oyakawa RT, Schachat AP, Michels RG, et al. Complications of vitreous surgery for diabetic retinopathy. I. Intraoperative complications. Ophthalmology, 1983, 90(5): 517-521.

17. Farahvash MS, Majidi AR, Roohipoor R, et al. Preoperative injection of intravitreal bevacizumab in dense diabetic vitreous hemorrhage. Retina, 2011, 31(7): 1254-1260.

18. Ahmadieh H, Shoeibi N, Entezari M, et al. Intravitreal bevacizumab for prevention of early postvitrectomy hemorrhage in diabetic patients: a randomized clinical trial. Ophthalmology, 2009, 116(10): 1943-1948.

19. Di Lauro R, De Ruggiero P, di Lauro R, et al. Intravitreal bevacizumab for surgical treatment of severe proliferative diabetic retinopathy. Graefes Arch Clin Exp Ophthalmol, 2010, 248(6): 785-791.

20. Arevalo JF, Maia M, Flynn HW Jr, et al. Tractional retinal detachment following intravitreal bevacizumab (Avastin) in patients with severe proliferative diabetic retinopathy. Br J Ophthalmol, 2008, 92(2): 213-216.

21. Gupta A, Bansal R, Gupta V, et al. Six-month visual outcome after pars plana vitrectomy in proliferative diabetic retinopathy with or without a single preoperative injection of intravitreal bevacizumab. Int Ophthalmol, 2012, 32(2): 135-144.

22. Saito J, Enoki M, Hara M, et al. Correlation of corneal sensation, but not of basal or reflex tear secretion, with the stage of diabetic retinopathy. Cornea, 2003, 22(1): 15-18.

23. Nepp J, Abela C, Polzer I, et al. Is there a correlation between the severity of diabetic retinopathy and keratoconjunctivitis sicca? Cornea, 2000, 19(4): 487-491.

24. Gekka M, Miyata K, Nagai Y, et al. Corneal epithelial barrier function in diabetic patients. Cornea, 2004, 23(1): 35-37.

25. Friberg TR, Ohji M, Scherer JJ, et al. Frequency of epithelial debridement during diabetic vitrectomy. Am J Ophthalmol, 2003, 135(4): 553-554.

二、糖尿病肾脏疾病(DKD)

Contunnius(1764年)和Rolls(1798年)最早认识糖尿病肾病(diabetic nephropathy, DN), Richard Bright(1893年)提出蛋白尿是糖尿病的并发症。1936年Kimmelstiel和Wilson认为肾小球毛细血管间结节病变为糖尿病肾脏疾病的基本病变。美国肾脏病基金会(National Kidney Foundation, NKF)于2007年《糖尿病及慢性肾脏病的临床实践指南》中指出既往常用的“糖尿病肾病”(DN)应被“糖尿病肾脏疾病”(diabetic kidney disease, DKD)所替代。2014年美国糖尿病协会(ADA)与NKF达成共识,认为DKD是指由糖尿病引起的慢性肾病,主要包括肾小球滤过率(glomerular filtration rate, GFR)低于60ml/(min·1.73m^2)或尿白蛋白/肌酐比值(albumin-to-creatinine ratio, ACR)高于30mg/g持续超过3个月。

(一)糖尿病肾病患病率

糖尿病的患病率随年龄增长而增加,在60~74岁时达到峰值(患病率为17.6%)。从1995年到2004年,疗养院居住人群的2型糖尿病总患病率由16%增长至23%。糖尿病肾病日益增多,在西方国家其已成为导致慢性肾衰竭的最主要原因。我国糖尿病肾病的患病率亦呈快速增长趋势,2009年至2012年我国2型糖尿病患者的糖尿病肾病患病率在社区患者中为30%~50%,在住院患者中为40%左右。2010年北京新增维持性血液透析患者中首位原发病已经为糖尿病且平均年龄有逐年增加趋势。

1. 1型糖尿病 既往1型糖尿病患者中进展至显性肾病和终末期肾脏疾病(end-stage renal disease, ESRD)的发生率较高。诊断出糖尿病20年时显性肾病的发病率为25%~45%,ESRD的发病率为4%~17%。当出现尿白蛋白重度升高(>300mg/d)后,大多数患者会进展至ESRD。然而,随着强化血糖控制及ACEI/ARB的应用,目前1型糖尿病患者发展为显性肾病和ESRD的比率已降低。此外,尿白蛋白重度升高不再预示着会不可阻挡地发展为ESRD。在DCCT/EDIC 1型糖尿病队列研究中,尿白蛋白重度升高的患者中58%的尿白蛋白恢复至低于300mg/d,12%的人恢复至低于30mg/d。

2. 2型糖尿病 老年糖尿病患者中以2型

糖尿病人群为主。有资料表明，1型和2型糖尿病患者目前的肾脏风险相当。1型糖尿病患者中从糖尿病起病到出现蛋白尿的时间及从出现蛋白尿到发展为ESRD的时间与2型糖尿病患者是相似的。英国糖尿病前瞻性研究（United Kingdom Prospective Diabetes Study，UKPDS）发现糖尿病诊断10年后，尿白蛋白中度升高、重度升高，以及血浆肌酐浓度升高（定义为≥175μmol/L）或需行肾脏替代治疗的比例分别为25%、5%和0.8%。和1型糖尿病患者的情况一样，部分因2型糖尿病而出现尿白蛋白中度升高的患者尿白蛋白可恢复至正常水平，尤其是那些血糖控制良好的患者。

（二）老年人肾脏改变

除了老年人中常见的特定肾脏疾病，如糖尿病肾病，肾脏还会发生生理性衰老。随着老化，肾脏会发生多种结构性改变，人群的肾脏总体积及肾皮质体积随着老化而减少，缺血性损伤等可导致肾小球硬化、肾小管萎缩、间质纤维化及纤维内膜增生（动脉硬化），最终导致老年人肾功能减退。GFR随着老化的下降速率符合完全正态分布，提示这主要由生理过程引起。如果将eGFR小于60ml/（min·1.73m^2）确定为慢性肾脏疾病（chronic kidney disease，CKD），则70岁以上的成人中大约有一半为CKD。老年人中确诊CKD患病率较高的原因部分在于，老年人中某些疾病倾向于多发，而对其识别有所增加。有时难以区分可预防或可治疗的特定疾病导致的肾脏结构和功能改变与不可避免的肾脏衰老改变。然而，即使无法对肾功能下降进行预防和治疗，但肾脏的衰老变化对老年患者的治疗具有一定临床意义且很重要；如果发生新的特定肾病，如糖尿病肾病或血管炎，病情可能更严重；更易发生急性肾损伤；经肾脏排泄药物的毒性蓄积；选择活体肾脏供者时需要采用与年龄相适应的标准。

（三）糖尿病肾病发病机制

糖尿病肾病的确切发病机制至今尚未阐明。长期的高血糖、糖基化终末产物、肾小球内压的升高、多种生长因子及细胞因子等因素在糖尿病肾病的发病机制中起着重要作用。

1. 高血糖及晚期糖基化终末产物 高血糖可能直接导致系膜扩张和损伤，部分原因可能是高血糖增加了系膜基质的产生或基质蛋白的糖基化。正常情况下晚期糖基化终末产物（advanced glycosylation end product，AGE）会随尿液排出，糖尿病患者（尤其是伴有肾功能不全者）循环中的AGE水平会升高。其净效应是AGE在组织中累积（部分通过与胶原蛋白交联而产生），可引起相关的肾脏和微血管并发症。

2. 血流动力学变化 糖尿病对肾血流动力学的影响包括两个方面：其一是系统性高血压直接传导至肾小球引起肾小球内压力升高；其二是肾脏内局部机制引起的肾小球内压升高。阻断肾素-血管紧张素系统后的明显获益证实了肾小球高血压和高滤过在糖尿病肾病发病中的作用。拮抗血管紧张素Ⅱ的促纤维化作用可能也是此类药物获益的一个重要因素。

3. 生长因子及细胞因子的作用

（1）肾素前体：肾素前体可与特异的组织受体结合，促进丝裂原活化蛋白激酶MAPK p44/p42A的活化。肾素前体在糖尿病肾病中可能存在致病作用，尽管长期阻滞前肾素受体未能改变血管紧张素Ⅱ活性的增加，但却明显抑制了MAPK的活化，并预防了肾病的发生。

（2）细胞因子、促纤维化因子、炎症因子和血管内皮生长因子（vascular endothelial growth factor，VEGF）等的活化可能参与了糖尿病肾病患者肾小球系膜基质的蓄积。

1）高血糖可刺激VEGF的表达增加，在糖尿病患者中VEGF可介导内皮损伤。拮抗VEGF可改善白蛋白尿，证实VEGF在糖尿病肾病发病机制中可能具有一定作用。

2）在链脲佐菌素诱导的糖尿病小鼠模型中，高血糖引起的蛋白C活化减少导致了糖尿病肾病的结构性病变，并加重了蛋白尿。而活化蛋白C在人类糖尿病肾病中的作用目前尚不清楚。

3）高血糖还可引起肾小球转化生长因子-β（transforming growth factor-beta，TGF-β）及受该因子特异性刺激的肾小球基质蛋白的表达增加。此外，糖尿病还与肾脏骨形成蛋白-7表达下降有关，后者似乎可拮抗TGF-β的促纤维化作用。TGF-β可能促进了糖尿病肾病中发生的细胞肥大和胶原合成增加。

4. nephrin蛋白的表达 Nephrin蛋白是足细胞表达的一种跨膜蛋白，其先天性突变会导致严重的芬兰型先天性肾病综合征。与微小病变型肾病的非糖尿病患者和对照者相比，糖尿病肾病患者的肾脏 nephrin 蛋白表达明显更低，电子致密裂隙膜也更少。相比之下，这三组患者之间，另外两种重要的足细胞 / 裂隙膜蛋白（即 podpcin 和 CD2AP）的表达水平相近。

5. 足细胞特异性胰岛素信号途径受损 足细胞特异性胰岛素信号途径缺陷可能也是糖尿病肾病的原因之一。通过敲除足细胞特异性胰岛素受体基因的方式，成功构建了一个小鼠模型。在无高血糖的情况下，受累小鼠出现了白蛋白尿、足突消失、细胞凋亡、肾小球基底膜增厚、系膜基质蓄积及肾小球硬化。胰岛素受体活化似乎可通过 MAPK42/44 和磷脂酰肌醇 3 激酶信号通路引发肌动蛋白细胞骨架重塑，这提示了蛋白尿的一种可能发病机制。因此，足细胞胰岛素受体可能是预防蛋白尿和 / 或糖尿病肾病发生发展的药物治疗靶点。

（四）危险因素

糖尿病肾病相关危险因素包括糖尿病家族史、黑色人种、墨西哥裔美国人或皮马印第安人血统、高血压、病程早期有肾小球高滤过的证据、血糖控制不佳、吸烟等。肥胖和年龄较大可能也是糖尿病肾病的危险因素。糖尿病发病年龄对糖尿病肾病和 ESRD 发生风险的影响尚不明确。

（五）糖尿病肾病的诊断

2019 年中华医学会糖尿病学分会微血管并发症学组发布了《中国糖尿病肾脏疾病防治临床指南》，糖尿病肾病的诊断分为病理诊断和临床诊断，临床诊断的依据有尿白蛋白和糖尿病视网膜病变。

1. 糖尿病肾病临床诊断依据

（1）尿白蛋白：目前仍缺乏比尿微量白蛋白更可靠敏感的糖尿病肾病早期检测指标。其评价指标为尿白蛋白排泄率（urinary albumin excretion，UAE）或 ACR。个体间 UAE 的差异系数接近 40%，与之相比 ACR 更加稳定且只需要检测单次随机晨尿即可，故推荐使用 ACR。尿白蛋白排泄异常的定义见表 3-7-3。

因尿白蛋白排泄受影响因素较多，需在 3~6 个月内复查，3 次结果中至少 2 次超过临界值，并且排除影响因素如 24 小时内剧烈运动、感染、发热、充血性心力衰竭、明显高血糖、怀孕、明显高血压、尿路感染，可做出诊断。

（2）糖尿病视网膜病变：糖尿病视网膜病变被 NKF/KDOQI 指南作为 2 型糖尿病患者糖尿病肾病的诊断依据之一。在大量白蛋白尿者中，糖尿病视网膜病变对糖尿病性肾小球肾病的阳性预测值为 67%~100%，阴性预测值为 20%~84%，灵敏度为 26%~85%，特异度为 13%~100%；在微量白蛋白尿者中，阳性预测值为 45% 左右，但阴性预测值接近 100%，灵敏度为 100%，特异度为 46%~62%。

2. 糖尿病肾病的筛查和肾功能评价 肾功能改变是糖尿病肾病的重要表现，根据 GFR 和其他肾脏损伤证据可进行 CKD 的分期，见表 3-7-4。

部分糖尿病患者无尿白蛋白排泄异常，但已经存在 GFR 下降，提示尿白蛋白阴性者也可能存在肾病，GFR 可作为糖尿病肾病的诊断依据之一。

一旦确诊糖尿病，应每年都进行筛检：①所有 2 型糖尿病患者应从确诊时和 1 型糖尿病患者病程超过 5 年时每年检查 1 次以评估 UAE/AER；②所有成人糖尿病患者，每年应至少检查 1 次血清肌酐，并用血清肌酐估计 GFR。然而，在老年人群中，与糖尿病性肾病无关的尿白蛋白排泄增加的患病率有所上升。对于已经在使用 ACE 抑制剂或 ACE 受体阻滞剂的老年患者，可能没有必要继续每年监测尿白蛋白排泄是否增加，或者此类监测并无帮助。

3. 糖尿病肾病临床诊断标准 我国目前仍无统一的糖尿病肾病诊断标准，2014 年《糖尿病肾病防治专家共识》推荐采用表 3-7-5 诊断标准，符合任何一项者可考虑为糖尿病肾脏病变（适

表 3-7-3 尿白蛋白排泄异常的定义

尿白蛋白排泄	单次样本 ACR（mg/g）	24 小时样本 24h UAE（mg/24h）	某时段样本 UAE（μg/min）
正常白蛋白尿	<30	<30	<20
微量白蛋白尿	30~300	30~300	20~200
大量白蛋白尿	>300	>300	>200

注：ACR：尿白蛋白 / 肌酐比值；UAE：尿白蛋白排泄率

表 3-7-4 慢性肾脏病的肾功能分期

分期	肾脏损害[a]	eGFR[ml/(min·1.73m²)]
1期(G1)	有	≥90
2期(G2)	有	60~89
3a期(G3a)	有或无	45~59
3b期(G3b)	有或无	30~44
4期	有或无	15~29
5期	有或无	<15或透析

注:[a]肾脏损害:主要指白蛋白尿(尿白蛋白、肌酐比≥30mg/g),也包括血尿、其他尿沉渣异常、影像学或病理异常等;eGFR:肾小球滤过率

表 3-7-5 糖尿病肾脏病变诊断标准

诊断标准	具体表现
	在大部分糖尿病患者中,出现以下任何一条者考虑其肾脏损伤是由糖尿病引起的:
美国肾脏基金会肾脏病预后质量倡议(NKF-K/DOQI)指南标准	(1)大量蛋白尿 (2)糖尿病视网膜病变伴微量白蛋白尿 (3)在10年以上糖尿病病程的1型糖尿病中出现微量白蛋白尿
中华医学会糖尿病分会微血管并发症组工作建议	(1)大量蛋白尿 (2)糖尿病视网膜病变伴任何一期慢性肾脏病 (3)在10年以上糖尿病病程的1型糖尿病中出现微量白蛋白尿

用于1型及2型糖尿病)。2019年《中国糖尿病肾脏疾病防治临床指南》强调了DKD通常是根据UACR升高和/或eGFR下降、同时排除其他CKD而作出的临床诊断。

NKF-K/DOQI指南(2007)等标准,强调白蛋白尿是2型糖尿病肾脏病变诊断的必要依据,但不能涵盖正常白蛋白尿的糖尿病肾病,忽略了GFR的诊断价值。我国指南提出糖尿病视网膜病变并CKD任何一期的诊断标准,避免遗漏白蛋白尿正常但eGFR下降的糖尿病肾病。

出现以下情况之一的应考虑其CKD是由其他原因引起的:①无糖尿病视网膜病变;②GFR较低或迅速下降;③蛋白尿急剧增多或有肾病综合征;④顽固性高血压;⑤尿沉渣活动表现;⑥其他系统性疾病的症状或体征;⑦ACEI或ARB类药物开始治疗后2~3个月内肾小球滤过率下降超过30%。

值得注意的是,虽然一般人群中的尿白蛋白排泄随年龄增加,但如果没有或仅存在较少共病,健康成人的24小时尿白蛋白排泄量不会随着年龄增加。因此,白蛋白尿可能是鉴别正常衰老所致CKD与其他原因所致CKD的有用标志物。对于老年人群,在临床实践中比24小时尿量应用更广泛的随机清晨首次尿液白蛋白-肌酐比值(urine albumin-to-creatinine ratio,UACR)更可能得出假性升高的结果。与24小时尿白蛋白排泄量不同,UACR通常随着正常老化而增加,部分原因为年龄相关肌肉量降低导致肌酐生成和排泄减少。如果使用随机或清晨UACR评估老年人的白蛋白尿,将UACR乘以预期24小时尿肌酸酐可能使该实验检测尿白蛋白排泄量异常升高的准确性得以改善。

GFR通常是使用肾脏病饮食调整(modification of diet in renal disease,MDRD)研究公式或慢性肾病流行病学(chronic kidney disease epidemiology,CKD-EPI)公式,通过血清肌酐估算GFR(eGFR)。根据肌酐估算GFR的公式包含一个年龄变量,用来校正正常老化中肌肉量减少所致肌酸酐生成减少的影响。该年龄变量可显示年龄相关GFR降低,后者仅通过血清肌酐检测不到。值得注意的是,年龄相关肌肉减少大致可抵消年龄相关GFR下降,所以健康老化时血清肌酐保持稳定。老化时患者保持eGFR肌酐稳定的唯一途径为血清肌酐水平进行性降低。然而,血清肌酐水平持续下降可能是疾病所致肌肉量减少引起的。如果不能确定使用eGFR判断GFR降低的准确性,可使用尿肌酸酐清除率或直接测定的GFR进一步评估老年患者的肾功能。

4. 糖尿病肾病的病理分级 肾脏病理被认为是诊断金标准。糖尿病主要引起肾小球病变,表现为肾小球系膜增生、基底膜增厚和K-W(Kimmelstiel-Wilson)结节等,是病理诊断的主要依据。糖尿病还可引起肾小管间质、肾微血管病变,如肾间质纤维化、肾小管萎缩、出球动脉透明变性或肾微血管硬化等,这些改变亦可由其他病因引起,在诊断时仅作为辅助指标。不能依据临床病史排除其他肾脏疾病时,需考虑进行肾穿刺以确诊。2010年,肾脏病理学会研究委员会首次提出了糖尿病肾病病理分级标准,在1型和2型糖尿病患者中均适用。根据肾脏组织光镜、电镜及免疫荧光染色的改变对肾小球损害和肾小管/

肾血管损伤分别进行分级、分度。肾小球损伤分为4级：Ⅰ级，GBM增厚；Ⅱa级，轻度系膜增生；Ⅱb级，重度系膜增生；Ⅲ级，一个以上结节性硬化（K-W结节）；Ⅳ级，晚期糖尿病肾小球硬化。肾小管间质用间质纤维化和肾小管萎缩、间质炎症的程度评分，肾血管损伤按血管透明变性和大血管硬化的程度评分。

（六）糖尿病肾病的防治

糖尿病肾病的治疗以控制血糖、控制血压、减少尿蛋白为主，还包括生活方式干预、纠正脂质代谢紊乱、治疗肾功能不全的并发症、透析治疗等。

1. 生活方式指导 改变生活方式包括饮食（低蛋白、低盐）、运动、戒酒、戒烟、控制体重，有利于减缓糖尿病肾病进展，保护肾功能。

2. 控制血糖 严格控制血糖可减少糖尿病肾病的发生或延缓其病程进展。糖尿病肾病患者的血糖控制应遵循个体化原则。HbA1c不超过7%，中老年患者HbA1c控制目标适当放宽至7%~9%。由于CKD患者的红细胞寿命缩短，HbA1c可能被低估。在CKD 4~5期的患者中，用果糖胺或糖化血清白蛋白反映血糖控制水平更可靠。

3. 控制血压 在2型糖尿病肾病患者中，血压对肾功能的影响比较突出，收缩压超过140mmHg的患者，其肾功能下降速度为每年13.5%，而收缩压<140mmHg者每年肾功能下降的速度是1%。

（1）控制目标：糖尿病患者的血压控制目标为140/90mmHg，对年轻患者或合并肾病者的血压控制目标为130/80mmHg。

（2）降压药物的选择：ACEI或ARB是目前治疗糖尿病肾病的一线药物。糖尿病肾病或糖尿病合并高血压的患者首选其中一种，不能耐受时以另一种替代，使用期间应监测血清肌酐及血钾水平。ACEI及ARB应用于糖尿病肾病的一级预防治疗存在争议。

1）ACEI：培哚普利在糖尿病及肾功能减退患者中无不良代谢作用，但在透析中可被清除，中重度肾功能损害患者应根据GFR变化调整剂量，起始剂量2mg/d，最大剂量不超过8mg/d，在透析患者中培哚普利清除率同肾功能正常患者。贝那普利的药代动力学和生物利用度在轻中度肾功能不全中不受影响，重度肾功能不全患者需减量，透析对贝那普利的浓度无影响，透析后无需补充药物。雷米普利在中度肾功能不全患者中需减量，且不能应用于聚丙烯腈或甲基烯丙基硫化钠高通量滤膜或血液透析。福辛普利在肾功能不全患者中应减量或停药，在透析中不可清除，但在高流量透析膜进行血液透析时较易引起类过敏反应。赖诺普利在严重的肾功能不全患者中半衰期可达40小时以上，可在体内发生蓄积，蓄积的原药可在透析中去除。

2）ARB：氯沙坦在肾功能不全患者中无需调整剂量，缬沙坦在肾功能减退的大部分患者中都无需调整用药，但在严重肾功能不全患者中用药经验不足，应谨慎用药。替米沙坦及坎地沙坦在轻中度肾功能不全患者中无需调整用量，重度肾功能不全患者禁用。厄贝沙坦在肾功能不全及血液透析的患者中可能需要调整剂量。

3）钙离子拮抗剂：非二氢吡啶类钙拮抗剂地尔硫䓬和维拉帕米能够减少蛋白尿；二氢吡啶类钙拮抗剂能维持和增加肾血流量，改善GFR，可以抑制内皮素对肾脏的影响及预防肾脏肥大。在肾功能受损时，长效钙通道阻滞剂无需减低剂量，尤其适用于合并冠心病、肾动脉狭窄、重度肾功能不全、存在ACEI或ARB使用禁忌的患者。

4）利尿剂：噻嗪类或袢利尿剂作为联合用药是否强于钙离子拮抗剂存在争议。氢氯噻嗪促进钾钠排泄，造成低钠血症时可引起反射性肾素和醛固酮分泌，在无尿或肾功能损害患者的效果差，大剂量使用易导致药物蓄积，故其慎用于该类患者，应从小剂量每日25mg开始。

5）β受体阻滞剂：美托洛尔主要经肝脏代谢，5%以原型经肾排泄，用于肾功能损害者剂量无需调整；比索洛尔50%通过肝脏代谢为无活性的代谢产物，然后从肾脏排出，剩余50%以原型药的形式从肾脏排出，轻中度肾功能不全患者剂量不需调整，当GFR<20ml/（min·1.73m^2）时每日剂量不超过10mg，肾透析患者使用经验较少。拉贝洛尔55%~60%的原型药物和代谢产物由尿排出，血液透析和腹膜透析均不易清除，应慎用于肾功能不全者。

6）其他肾素-血管紧张素系统阻断剂：ACEI或ARB类药物可以降低患者血浆醛固酮水平，但有40%服用上述药物的患者其血浆醛固酮水平反而升高，称之为“醛固酮逃避”现象，这可能与肾病进展过程有关。早期一些短期临床研究表明，ACEI/ARB与醛固酮受体拮抗剂联合治疗在降低1型糖尿病患者尿白蛋白水平方面的益处，但是需要更多临床研究证实。螺内酯应用时需监测血钾。

2 型糖尿病患者中，肾素抑制剂阿利吉仑联合氯沙坦与单用氯沙坦相比，尿蛋白更低。然而，近期一项在 2 型糖尿病患者中进行的阿利吉仑临床试验却因阿利吉仑与 ACEI/ARB 的联合应用所导致的严重不良事件所终止，包括肾衰竭、高血钾及低血压等。因此 FDA 仍将阿利吉仑禁用于已使用 ACEI/ARB 的糖尿病患者。

7）联合用药：较新的研究表明 ACEI 与 ARB 联合治疗疗效并不优于单药治疗，糖尿病患者血清肌酐水平、ESRD 发生及死亡率方面并无明显差异。如果已在联合使用 ACEI 和 ARB，则需要监测血钾和肾功能。

4. 纠正脂质代谢紊乱 低密度脂蛋白胆固醇（LDL-C）可以作用于肾小球系膜细胞上的 LDL 受体，导致系膜细胞和足细胞的损伤，加重蛋白尿和肾小球及肾小管间质纤维化的进展。糖尿病患者出现肾病综合征和肾功能不全，又会进一步加重高脂血症。

（1）控制目标值：血脂干预治疗切点为血 LDL-C>3.38mmol/L（130mg/dl），甘油三酯（TG）>2.26mmol/L（200mg/dl）。治疗目标为 LDL-C 水平降至 2.6mmol/L 以下（并发冠心病降至 1.86mmol/L 以下），TG 降至 1.5mmol/L 以下。

（2）药物的选择：他汀类药物可减少糖尿病血管疾病的发生率和肾功能减退，建议所有糖尿病患者均应首选口服他汀类药物，以 TG 升高为主时可首选贝特类降脂药。

1）他汀类：轻至中度肾功能不全患者无须调整辛伐他汀、氟伐他汀等他汀类的药物用量，但在重度肾功能不全（如 Ccr<30ml/min）时需减量或禁用。肾脏疾病不影响阿托伐他汀的血浆浓度和其降低 LDL-C 的效果，故肾功能不全患者均无须调整其用药剂量。同时，由于阿托伐他汀与血浆蛋白的广泛结合，血液透析并不能显著提高其清除率，但目前由于缺乏其在透析患者中的用药经验，故仍需谨慎用药。

2）胆汁酸螯合剂：胆汁酸螯合剂在肠道内不吸收，不参与肾脏代谢。

3）烟酸：烟酸可导致糖代谢异常或糖耐量恶化，一般不推荐在糖尿病患者中使用。烟酸和阿昔莫司在肾功能减退患者中应用证据有限，应谨慎或减量使用。

4）贝特类：贝特类药物会升高增加心血管事件风险的血清肌酐和同源半胱氨酸（Hcy）水平。肾功能减退的糖尿病患者应根据其 GFR 水平减少非诺贝特、吉非贝齐及苯扎贝特等药物，并在严重的肾功能不全患者中禁用。如非诺贝特不能用于透析，且当 GFR<50ml/（min·1.73m^2）时禁用。当患者 GFR<15ml/（min·1.73m^2）时禁用吉非贝齐。

5）胆固醇吸收抑制剂：依折麦布在不同肾功能水平下均无须调整剂量。

5. 肾脏替代治疗 GFR 低于 15ml/（min·1.73m^2）的糖尿病肾病患者在条件允许的情况下可选择肾脏替代治疗，包括血液透析、腹膜透析和肾脏移植等。

（何雪梅　毛永辉）

参考文献

1. KDOQI. KDOQI Clinical Practice Guidelines and Clinical Practice Recommendations for Diabetes and Chronic Kidney Disease. Am J Kidney Dis, 2007, 49（2 Suppl 2）: S12-S154.

2. Tuttle KR, Bakris GL, Bilous RW, et al. Diabetic Kidney Disease: A Report From an ADA Consensus Conference. Am J Kidney Dis, 2014, 64（4）: 510-533.

3. Cowie CC, Rust KF, Ford ES, et al. Full accounting of diabetes and pre-diabetes in the U. S. population in 1988—1994 and 2005—2006. Diabetes Care, 2009, 32（2）: 287-294.

4. Zhang X, Decker FH, Luo H, et al. Trends in the prevalence and comorbidities of diabetes mellitus in nursing home residents in the United States: 1995—2004. J Am Geriatr Soc, 2010, 58（4）: 724-730.

5. 许山荣，钟一红，陈波，等．上海市郊区 2 型糖尿病患者肾脏疾病及其危险因素研究．中华内科杂志，2012，51（1）: 18-23.

6. 汪珊珊，陈冬，陈明卫，等．代谢综合征对 2 型糖尿病患者糖尿病肾病的影响分析．中国慢性病预防与控制，2011，19（5）: 509-511.

7. 赵新菊，王琰，甘良英，等．北京市新增维持性血液透析患者的人口统计学及病因构成的变迁．中国血液净化，2014，13（3）: 185-189.

8. de Boer IH, Afkarian M, Rue TC, et al. Renal outcomes in patients with type 1 diabetes and macroalbuminuria. J Am Soc Nephrol, 2014, 25（10）: 2342-2350.

9. Ritz E, Orth SR. Nephropathy in patients with type 2 diabetes mellitus. N Engl J Med, 1999, 341（15）: 1127-1133.

10. Adler AI, Stevens RJ, Manley SE, et al. Development and progression of nephropathy in type 2 diabetes: the United

Kingdom Prospective Diabetes Study (UKPDS 64). Kidney Int, 2003, 63 (1): 225-232.

11. Araki S, Haneda M, Sugimoto T, et al. Factors associated with frequent remission of microalbuminuria in patients with type 2 diabetes. Diabetes, 2005, 54 (10): 2983-2987.

12. Schaeffner ES, Ebert N, Delanaye P, et al. Two novel equations to estimate kidney function in persons aged 70 years or older. Ann Intern Med, 2012, 157 (7): 471-481.

13. Makita Z, Radoff S, Rayfield EJ, et al. Advanced glycosylation end products in patients with diabetic nephropathy. N Engl J Med, 1991, 325 (12): 836-842.

14. Singh AK, Mo W, Dunea G, et al. Effect of glycated proteins on the matrix of glomerular epithelial cells. J Am Soc Nephrol, 1998, 9 (5): 802-810.

15. Hilgers KF, Veelken R. Type 2 diabetic nephropathy: never too early to treat? J Am Soc Nephrol, 2005, 16 (3): 574-575.

16. Ichihara A, Suzuki F, Nakagawa T, et al. Prorenin receptor blockade inhibits development of glomerulosclerosis in diabetic angiotensin Ⅱ type 1a receptor-deficient mice. J Am Soc Nephrol, 2006, 17 (7): 1950-1961.

17. de Vriese AS, Tilton RG, Elger M, et al. Antibodies against vascular endothelial growth factor improve early renal dysfunction in experimental diabetes. J Am Soc Nephrol, 2001, 12 (5): 993-1000.

18. Isermann B, Vinnikov IA, Madhusudhan T, et al. Activated protein C protects against diabetic nephropathy by inhibiting endothelial and podocyte apoptosis. Nat Med, 2007, 13 (11): 1349-1358.

19. Wang S, de Caestecker M, Kopp J, et al. Renal bone morphogenetic protein-7 protects against diabetic nephropathy. J Am Soc Nephrol, 2006, 17 (9): 2504-2512.

20. Benigni A, Gagliardini E, Tomasoni S, et al. Selective impairment of gene expression and assembly of nephrin in human diabetic nephropathy. Kidney Int, 2004, 65 (6): 2193-2200.

21. Welsh GI, Hale LJ, Eremina V, et al. Insulin signaling to the glomerular podocyte is critical for normal kidney function. Cell Metab, 2010, 12 (4): 329-340.

22. 中华医学会糖尿病学分会微血管并发症学组 . 糖尿病肾病防治专家共识(2014 年版). 中华糖尿病杂志, 2014, 6 (11): 792-801.

23. American Diabetes Association. Standards of medical care in diabetes-2013. Diabetes Care, 2013, 36 (1): S11-S66.

24. Levin A, Stevens PE, Bilous RW, et al. Kidney Disease: Improving global outcomes (KDIGO) CKD work group. KDIGO 2012 clinical practice guideline for the evaluation and management of chronic kidney disease. kidney Int Suppl, 2013, 3 (1): 1-150.

25. de Boer IH, Rue TC, HaU YN, et al. Tempoml trends in the prevalence of diabetic kidney disease in the United States. JAMA, 2011, 305 (24): 2532-2539.

26. Tervaert TW, Mooyaart AL, Amann K, et al. Pathologic classification of diabetic nephropathy. J Am Soc Nephrol, 2010, 21 (4): 556-563.

27. Gosmanov AR, Gosmanova EO. Long-term renal outcomes of patients with type 1 diabetes mellitus and microalbuminuria: an analysis of the DCCT/EDIC cohort. Arch Intern Med, 2011, 171 (17): 1596-1596.

28. Lachin JM, Vibeni G, Zinman B, et al. Renal function in type 2 diabetes with rosiglitazone, metformin, and glyburide monotherapy. Clin J Am Soc Nephrol, 2011, 6 (5): 1032-1040.

29. Krepinsky J, Ingram AJ, Clase CM. Prolonged sulfonylurea-induced hypodycemia in diabetic patients with end-stage renal disease. Am J Kidney Dis, 2000, 35 (3): 500-505.

30. Abe M, Okada K, Soma M. Antidiabetic agents in patients with chronic kidney disease and end-stage renal disease on dialysis: metabolism and clinical practice. Curr Drug Metab, 2011, 12 (1): 57-69.

31. Harrower AD. Pharmacokinetics of oral antihyperglycaemic agents in patients with renal insufficiency. Clin Pharmacokinet, 1996, 31 (2): 111-119.

32. Nagai T, Imamura M, Iizuka K, et al. Hypoglycemia due to nateglinide administration in diabetic patient with chronic renal failure. Diabetes Res Clin Pract, 2003, 59 (3): 191-194.

33. Russo E, Penno G, Del Prato S. Managing diabetic patients with moderate or severe renal impairment using DPP-4 inhibitors: focus on vildagliptin. Diabetes Metab Syndr Obes, 2013, 6: 161-170.

34. Inzucchi SE, Bergenstal RM, Buse JB, et al. Management of hyperglycemia in type 2 diabetes: a patient-centered approach: position statement of the American Diabetes Association (ADA) and the European Association for the Study of Diabetes (EASD). Diabetes Care, 2012, 35 (6): 1364-1379.

35. Adler A, Stevens R, Manley S, et al. Development and progression of nephropathy in type 2 diabetes: the United Kingdom Prospective Diabetes Study (UKPDS 64). Kidney Int, 2003, 63 (1): 225-232.

36. Sato A, Hayashi K, Naruse M, et al. Effectiveness of aldosterone blockade in patients with diabetic nephropathy. Hypertension, 2003, 41 (1): 64-68.

37. Parving HH, Brenner BM, McMurray JJ, et al. Aliskiren Trial in Type 2 Diabetes Using Cardio-Renal Endpoints (ALTITUDE): rationale and study design. Nephrol Dial Transplant, 2009, 24 (5): 1663-1671.

38. Imai E, Chan JC, Ito S, et al. Effects of olmesartan on renal and cardiovascular outcomes in type 2 diabetes with overt nephropathy: a muhicentre, randomised, placebo-controlled study. Diabetologia, 2011, 54(12): 2978-2986.

39. Fried LF, Orchard TJ, Kasiske BL. Effect of lipid reduction on the progression of renal disease: a meta-analysis. Kidney Int, 2001, 59(1): 260-269.

三、糖尿病神经病变

糖尿病(diabetes mellitus, DM)是一种代谢性疾病,其患病率在老年人群中显著增加。DM可以累及全身多个系统,神经系统也是常见的受累部位,糖尿病引起的神经病变大致可以分为两大类,一是原发于神经系统的糖尿病周围神经病变(diabetic peripheral neuropathy, DPN)、糖尿病脑病和糖尿病脊髓病;二是继发性神经损害,如脑血管病、糖尿病肾性脑病等。其中DPN最为常见,DPN是指在排除其他原因的情况下,糖尿病患者出现与周围神经功能障碍相关的症状和/或体征。DPN多于糖尿病数年后出现,也可以与糖尿病同时发生。在老年人群,DPN对感觉运动功能、步态及日常生活活动能力均有不利影响,是影响老年糖尿病患者生活质量的重要因素。

(一)流行病学

DPN是糖尿病最常见的并发症之一,发病率随年龄增加和糖尿病病情加重而升高。在老年糖尿病患者,DPN患病率可高达60%~90%。任何年龄均可发病,男女发病率没有差别。DPN发病率还与病程密切相关,随病程的延长其发病率逐渐增加,病程在5年以下者占20.8%,10年以上者占36.9%。上海的流行病学资料显示,在10万人口流行病学调查中,糖尿病患者150例,90%存在神经损害,其中94%为周围神经病变,62%伴有自主神经功能损害,其损害严重程度与病程密切相关。

(二)病因与发病机制

DPN与多种因素有关,高血糖、糖尿病病程长短、年龄、高血压、吸烟、身高、饮酒、高胆固醇及高甘油三酯均为DPN的危险因素。其中,最重要的危险因素是高血糖,老年是独立于病程和血糖控制情况的DPN危险因素。目前,DPN的发病机制尚不完全清楚,一般认为是多种因素共同作用的结果。

1. 血液循环障碍 糖尿病微血管病变在DPN的发生、发展中起重要作用。糖尿病通过影响血管内皮细胞功能、糖蛋白沉积、血管基底膜增厚等引起管腔狭窄,最后造成小血管阻塞,降低神经血流量和神经内膜氧水平,导致神经营养障碍,进而引起神经变性坏死。实验性DPN动物模型中供应神经的血流在第一周内可以减少50%。

2. 代谢障碍 ①高血糖激活多元膜通路,继发肌醇缺失,导致第二级信使作用的Na^+-K^+-ATP酶的二酰甘油浓度降低,而该酶的缺失是导致轴突变性和脱髓鞘的主要原因;②代谢障碍引起过度糖基化,导致低密度脂蛋白增高、平滑肌细胞增殖和神经终束血管硬化;③神经生长因子和其他营养因子缺乏;④氧化应激增高,葡萄糖自动氧化使反应性氧化产物形成,导致细胞氧化应激和线粒体功能障碍,神经元和施万细胞凋亡;⑤脂肪酸代谢改变。

此外,γ-亚麻酸缺乏、蛋白激酶C活性异常、免疫异常及遗传因素等可能也与DPN的发病有关。在老年人中,伴随于年龄增长的生物学变化对于DPN具有易化效应,如过度糖基化最终产物(advanced glycosylation end-products, AGEs)增加、多元醇途径缺陷、神经血管本身的改变、神经再生能力减低及对氧化应激耐受性减低等。

(三)病理

DPN的病理改变主要是神经纤维轴突变性、脱髓鞘与髓鞘再生并存,神经元包涵体也可以出现变性。轴突变性呈逆死性改变,由远端向近端发展;髓鞘脱失则表现出多发性、节段性的特点,慢性髓鞘再生可以形成洋葱头样结构。在疾病早期,小直径无髓及有髓神经纤维最先受累,皮下小神经末梢密度下降是DPN最早期的改变。随病情进展,大直径有髓神经纤维亦受累及。DPN血管病变可见神经外膜和内膜小血管内皮细胞肿胀,基底膜增厚、管腔狭窄甚至闭塞。

(四)分型

DPN临床表现多样,有多种分型方法,目前尚没有统一的意见,现将近年临床常用的分型介绍如下。

1. 根据临床表现分型

(1)局灶性和多发局灶性神经病:①DM脑神经病;②DM单神经病;③DM胸段神经根神经病;④DM腰骶神经根神经病。

(2)多发性周围神经病:①DM多发性周围神经病;②少见类型的DM神经病;③急性痛性DM神经病;④胰岛素治疗介导的神经病。

2. 根据临床表现和神经电生理改变分型

Ⅰ型:临床下神经病(临床上无症状,但辅助

检查可见异常）

（1）神经电生理检测异常：①神经传导速度减慢；②复合肌肉动作电位或感觉神经动作电位波幅降低。

（2）感觉定量测定异常：①音叉振动觉/触觉异常；②温度觉异常；③其他。

（3）自主神经功能检测异常：①心率减慢；②皮肤交感反应异常；③瞳孔反应潜伏期延长。

Ⅱ型：临床神经病

（1）弥漫性神经病：①远端对称性多发性周围神经病；②原发性小神经纤维神经病；③原发性大神经纤维神经病；④混合型神经病；⑤自主神经病；⑥瞳孔功能异常；⑦立毛肌（汗腺）功能异常；⑧泌尿生殖自主神经病：排尿和性功能异常；⑨胃肠道自主神经病：胃肠低张力、胆囊低张力、腹泻等；⑩心脏自主神经病。

（2）局灶性神经病：①单神经病；②多发单神经病；③神经丛神经病；④神经根病；⑤脑神经病。

（五）临床表现

DPN可以隐袭起病，也可以急性起病。根据受累神经纤维部位及类型的不同，其临床症状多种多样，表现为由各种运动、感觉或自主神经系统症状、体征组合的临床综合征。其中以感觉障碍最为常见，运动障碍相对较轻。感觉障碍可以表现为刺痛感、灼热感等刺激性症状，也可以表现为麻木、感觉缺失等阴性症状。现将常见的DPN临床综合征介绍如下，各临床综合征之间症状、体征可以相互重叠。

1. 远端对称性多发性周围神经病 是最常见的DPN类型，占到DPN 70%以上。部分患者可以没有临床症状，只能通过详细的神经系统检查和辅助检查才能发现疾病征象。通常隐袭起病，缓慢发展，临床表现对称，呈长度依耐性，多以足部感觉异常为首发症状，由远端向近端逐渐进展，当膝部受累时，双手亦出现感觉异常，表现为手套-袜套样感觉障碍。感觉症状通常持续存在，也可以呈间断性，夜间症状更明显，劳累或紧张时加剧。不同类型纤维受累，可以产生不同的感觉症状。①麻木，走路时踩棉花感，穿厚袜子感；②疼痛，可以是持续性钝痛，也可以是锐痛；③温度觉异常，发热或发冷感，足部烧灼感；④感觉过度，非疼痛性刺激引起疼痛感，如晚上睡觉时下肢和床单摩擦会产生疼痛；⑤深感觉障碍，导致平衡障碍和步态不稳，增加跌倒风险。大部分患者运动受累较轻，可以表现为下肢无力和足部小肌肉萎缩。腱反射减低在疾病早期即可出现，以双下肢为著。

2. 糖尿病自主神经病 DPN患者70%以上出现自主神经病变，属于小纤维神经病变。一般隐袭起病，进展缓慢，可影响全身多个系统。①心血管系统：可以出现直立性低血压，静息时心动过速（>100次/min），深呼吸时心率变化减少。发生心绞痛或心肌梗死时可无心前区疼痛的表现，还可以发生严重致死性心律失常。老年人直立性低血压显著增加跌倒、外伤的风险，需引起重视。②胃肠道系统：胃排空时间延长、胃酸减少，患者可有食欲减退、恶心、呕吐、早饱感和腹胀等症状。肠道肌肉蠕动缓慢可引起便秘，也可以慢性腹泻与便秘交替出现。糖尿病腹泻具有多发生在晚上、爆发性及发作性的特点。③泌尿生殖系统：性功能减退，男性勃起功能障碍和女性性功能障碍。糖尿病膀胱病变症状包括排尿不尽、排尿不畅、排尿次数减少、尿失禁和反复尿路感染等。④排汗异常：交感神经功能紊乱可表现为上肢多汗、下肢无汗，足部无汗可导致足部皮肤干裂，增加足部溃疡的发生。一种特殊类型的排汗异常称"味觉性排汗异常"，表现为进餐时头面部大量出汗。⑤瞳孔异常：瞳孔缩小或散大，对光反射迟钝，对扩瞳药物反应慢。⑥代谢异常：自主神经病变可减少升糖激素的释放，导致机体对低血糖的反应下降，可能发生严重低血糖。

3. 糖尿病单神经病或多发性单神经病 多见于老年人，单神经病常突然起病，表现为受累神经所支配区域的疼痛、感觉减退和运动无力。下肢股神经、坐骨神经及腓总神经，上肢正中神经和尺神经受累多见。糖尿病患者神经卡压及椎管狭窄也较为常见，在神经走行易受嵌压部位（如腕管、肘管、腓骨小头处）可以分别出现正中神经、尺神经及腓肠神经受压。神经卡压起病缓慢，逐步进展，如未干预将持续存在，不能自行缓解。脑神经亦可受累，如动眼神经、滑车神经、展神经和面神经等。其中以动眼神经受累最常见，表现为"瞳孔保留"的不完全性动眼神经麻痹，即患者出现复视，体检可见眼睑下垂和动眼神经支配的眼外肌麻痹，但瞳孔对光反射正常。糖尿病单神经病的机制可能为微血管性梗死。"瞳孔保留"与支配瞳孔的神经纤维走行于动眼神经表面，而微血管性梗死发生在动眼神经中央有关，该特征有助于与压迫性动眼神经麻痹鉴别，后者往往早期出现瞳孔散大、对光反射迟钝或消失。大部分糖尿病脑神经病变可在3~5个月内完全缓解。多发性单神经病是指多条周围神经先后受累，症状、体征通常不对称。

4. 糖尿病性腰骶神经根神经丛病 也称糖尿病性肌萎缩、糖尿病近端神经病或Bruns-Garland综合征，临床少见，与血管病变引起周围神经近端缺血性坏死有关。常见于腰骶神经根神经丛分布区，主要累及股神经，其次是闭孔神经和坐骨神经。急性或亚急性起病，首先出现受累神经支配区疼痛和感觉障碍，以大腿剧烈疼痛最为常见，数天或数周后出现肌肉无力、肢体活动受限及肌萎缩，以下肢近端为主，单侧或双侧均可受累。大多数患者会出现体重减轻。胸腹部神经根也可受累，表现为一个或数个胸腹部节段剧痛和感觉迟钝，伴有腹肌无力，多为单侧性。颈部神经根受累相对少见。糖尿病性腰骶神经根神经丛病通常为自限性疾病，可于半年到一年缓解。

5. 近年引起重视的几种DPN

（1）DM前周围神经病（neuropathy associated with prediabetes，NAP）：指空腹血糖受损（空腹血糖达6.1~7.0mmol/L）或糖耐量异常（口服葡萄糖耐量试验2小时血糖达7.8~11.1mmol/L）时合并的多发性周围神经病。NAP多累及无髓鞘小纤维，神经损害多表现在神经远端，为对称性感觉神经病或痛性神经病。典型者表现为足部麻刺感、撕裂感或烧灼痛。夜间足痛可影响睡眠，也可出现不安腿综合征。男性患者常伴有性功能障碍，其他自主神经功能障碍少见。

（2）快速降低血糖引起的周围神经病：长期慢性高血糖患者，当血糖在短时间内迅速下降时，出现DPN或原有DPN症状突然加重。主要表现为急性痛性周围神经病变、手套－袜套样感觉减退或感觉异常，也可以出现对称性肢体无力、四肢远端肌肉萎缩，以大鱼际肌、小鱼际肌和骨间肌萎缩较常见，腱反射减低或消失。

（3）糖尿病神经性恶病质（diabetic neuropathic cachexia）：多见于血糖控制不理想的男性糖尿病患者或者突然发生血糖波动者，如酮症酸中毒等。急性起病，临床表现为体重快速下降，剧烈的神经痛。除了周围神经受累外，患者常常伴有抑郁、失眠及阳痿等症状。疾病呈自限性，改善血糖控制及增加体重有助于缓解症状。在老年人常需与恶性肿瘤鉴别。

（4）胰岛素介导的周围神经病：少见，通常指没有周围神经病的糖尿病患者，在应用胰岛素治疗后，很快出现急性痛性神经病。症状一般持续数周或数月后自发缓解。

（六）体格检查及辅助检查

1. 神经系统体格检查 主要检查针刺痛觉、温度觉、振动觉（使用128MHz音叉）、压力觉（使用Semmes-Weinstein 10g单纤维尼龙丝）及踝反射。DPN感觉障碍通常以下肢远端更为明显，应重点检查。以上检查中如果有两项或以上阳性，筛查DPN的敏感性可高达80%以上。疾病后期，患者可以出现足部或手部小肌肉萎缩的体征。自主神经功能检查主要是观察有无足部皮肤发凉、干燥、变薄及溃疡，测量卧立位血压并同时记录心率的变化，若血压明显下降而心率没有反射性增加，提示自主神经系统功能障碍。为了便于研究及量化评估，研究者制定了一些评分量表，根据足外观、踝反射、感觉检查等项目进行评分。目前广泛使用的有密歇根DPN评分和多伦多DPN评分。其中密歇根DPN评分诊断的特异性为95%，敏感性为80%。需要注意的是，部分正常老年人可以出现腱反射减低、震动觉阈值升高的现象。

2. 辅助检查

（1）实验室检查：对于周围神经病患者，应常规进行空腹血糖、糖耐量试验和糖化血红蛋白测定，明确有无糖尿病。同时，应根据鉴别诊断的需要选择不同的化验检查，如血常规、肝肾功能、肿瘤筛查、免疫指标、免疫固定电泳、甲状腺功能、叶酸和维生素B_{12}检测等，必要时可进行重金属等毒物筛查、腰椎穿刺脑脊液检查等。部分DPN患者脑脊液蛋白含量增高，平均0.6g/L，很少超过1.2g/L。

（2）神经电生理检查：神经电生理检查能够客观反映周围神经病变，对于无症状的DPN患者，神经电生理检查是诊断的重要依据。需要注意的是，正常老年人即可出现运动和感觉神经传导速度减慢、动作电位波幅降低。所以，在老年人群，电生理检查的正常参考值需进行年龄校正，以除外年龄因素的干扰。当病史和体检已经能够明确周围神经病变及其类型时，神经电生理检查并非必需。

（3）神经传导测定：感觉和运动神经传导测定应至少包括上、下肢各2条神经。感觉神经动作电位波幅降低，以下肢远端更为明显，传导速度相对正常。在以自主神经功能障碍为主要表现的患者，感觉传导可以正常。疾病早期，运动神经传导检查远端运动潜伏期和传导速度可以正常，后期可以出现复合肌肉动作电位波幅降低，传导速度轻度减慢。在合并嵌压性周围神经病的患者，跨嵌压部位感觉及运动传导速度均明显减慢。F波和H反射可有潜伏期延长。

（4）针极肌电图检查：可见异常自发电位，运动单位时限增宽、波幅增高，大力收缩时运动单位募集减少，反映运动神经损害。在以自主神经或感觉神经受累为主的周围神经病变，针极肌电图检测的阳性率较低。

（5）皮肤交感反应：有助于发现交感神经通路异常。表现为潜伏期延长，波幅降低或引不出波形。

（6）振动感觉阈值：简便、无创、重复性及患者耐受性好。振动感觉阈值>25V时，发生足部溃疡的风险很高。

（7）定量感觉试验：计算机辅助的定量感觉试验可以定量评估各种感觉异常，检查方法可靠，但操作烦琐，检查结果受室内温度、测试部位皮肤厚度等影响，常用于DPN的临床研究。

（8）活组织检查：包括皮肤活检和神经活检。皮肤活检采用皮肤钻孔针取直径4.5mm、深度1~2mm皮肤，定量分析表皮神经纤维密度和形态学改变，有助于小纤维神经病的诊断。神经活检一般取材腓肠神经，可以反映神经受损的性质、严重程度，主要用于鉴别诊断，如血管炎等非糖尿病性神经病变，并非诊断DPN的常规手段。

（9）影像学检查：主要用于鉴别诊断。老年人颈椎、腰椎病变常见，对于神经根或神经丛病变者，可选择MRI等影像学检查排除脊柱与椎管内病变、盆腔内占位性病变等疾病。

（10）自主神经功能检查：包括心率变异性、Valsalva试验、握拳试验、24小时动态血压监测等。胃肠道功能紊乱的患者可进行胃排空试验。存在泌尿系统症状的患者可进行膀胱残余尿量及尿动力学检查。

（七）诊断及鉴别诊断

DPN临床表现多种多样，目前尚无统一的诊断标准。2013年《糖尿病周围神经病诊断和治疗共识》提出DPN诊断的基本条件：①明确患有糖尿病；②存在周围神经病变的临床和/或电生理依据；③排除导致周围神经病变的其他原因。目前一般认为，患者如果存在典型的神经病变症状且合并肢体远端感觉缺失及踝反射缺失等客观体征，或存在多个神经系统体征不伴有症状，均高度提示DPN。以下5项检查中有2项或2项以上异常则诊断为DPN：①温度觉异常；②尼龙丝检查足部感觉减退或消失；③振动觉异常；④膝反射消失；⑤神经传导速度有2项或以上减慢。

DPN为排除性诊断，临床上常需要鉴别的疾病包括：慢性炎性脱髓鞘性多发性神经根神经病，营养缺乏，中毒，异常球蛋白血症，肝功能不全，肾功能不全，甲状腺功能减退，恶性肿瘤，结缔组织病，感染性疾病，淀粉样变性及遗传病等。糖尿病脑神经病变需要与颅内动脉瘤、Bell麻痹等鉴别。糖尿病多发性单神经病需要与血管炎鉴别。

老年人常常是多种慢病的共病个体，往往同时服用多种药物，加之随年龄增长出现的生理性周围神经和自主神经系统功能减退，均一定程度上增加了老年人DPN的诊断难度。然而，老年人DPN容易合并严重的并发症，如糖尿病足、直立性低血压、反复跌倒及外伤、无痛性心肌梗死等，因此早期诊断及治疗显得尤为重要。

（八）治疗

目前尚缺乏专门针对老年人DPN治疗的临床试验，临床上仍以控制血糖、改善症状等治疗为主。对于失去独立生活能力的老年人，照料者的教育至关重要。

1. 控制血糖 合理控制血糖是预防和治疗DPN最重要的措施，它可以降低DPN的风险。改变生活方式可以预防甚至逆转神经病，控制饮食和适当运动能够增加表皮内神经纤维密度。应通过改变生活方式和合理使用降糖药物积极控制血糖和糖化血红蛋白水平，保持血糖平稳。建议将糖化血红蛋白控制在7%以内，同时避免发生低血糖，具体控制程度应个体化。老年人由于血糖自我监测不足、药物间相互作用等诸多因素，合理控制血糖具有一定难度。此外，老年人发生低血糖风险较高，多数学者建议适度放宽血糖控制水平。

2. 针对发病机制的治疗 目前尚无药物能有效逆转DPN的进展，以下药物理论上可以作用于DPN不同的发病环节，但用于DPN治疗尚缺乏有力的循证医学依据。

（1）改善微循环：提高神经细胞的血供和氧供。可选用的药物有前列环素E_2、己酮可可碱、山莨菪碱、西洛他唑及活血化瘀类中药等。

（2）神经营养及修复：临床常用多种B族维生素（如硫胺素和甲钴胺等）作为针对神经营养

修复的辅助治疗药物,此外有研究显示神经营养因子、C肽、肌醇、神经节苷脂和亚麻酸等可能有一定疗效。

（3）抗氧化应激:通过抑制脂质过氧化,减少氧化应激损伤。可用的药物有α-硫辛酸等。

（4）改善代谢紊乱:通过可逆性抑制醛糖还原酶而发挥作用,如依帕司他等。

3. 对症治疗

（1）神经痛的治疗:神经痛是影响DPN患者生活质量的主要因素之一,许多患者需要用药物控制疼痛,常用的药物有:①疼痛部位局部使用辣椒素。②抗惊厥药:可选用的药物有普瑞巴林、加巴喷丁、卡马西平、奥卡西平、丙戊酸钠、拉莫三嗪和托吡酯等。普瑞巴林可作为一线用药。卡马西平对发作性疼痛的效果优于持续性疼痛。③三环类抗抑郁药:常用的药物有阿米替林,对合并睡眠障碍的DPN神经痛患者效果更好,但其存在明显的抗胆碱能副作用,如嗜睡、视物模糊、口干及排便困难等,在老年人尤为明显。该类药物还能影响老年人的认知功能,需谨慎使用。④选择性5-羟色胺和去甲肾上腺素再摄取抑制剂:常用的药物有文拉法辛和度洛西汀。⑤其他:包括阿片类制剂和非甾体抗炎药等。

（2）自主神经功能异常的治疗:胃轻瘫的患者应选用易消化的食物,少食多餐,西沙比利等胃肠动力药物能有效改善症状,甲氧氯普胺、红霉素也有一定疗效。其中,甲氧氯普胺由于存在镇静、谵妄、尿潴留及帕金森综合征等副作用,老年人应尽量避免使用。糖尿病性腹泻患者可短期使用四环素、红霉素或者可乐定。明显直立性低血压患者,非药物措施有睡眠时抬高床头、少量多餐、足够的盐摄入、使用弹力袜等,药物治疗有米多君、氟氢可的松等,但作用往往有限。勃起功能障碍者可选用磷酸二酯酶-5抑制剂等药物,女性性功能障碍可通过使用阴道润滑剂、治疗阴道感染及必要时全身或局部激素替代治疗得到改善。

4. 非药物治疗

（1）外周神经减压术,适用于合并有嵌压性周围神经病的患者,有助于改善嵌压部位的血流,改善疼痛等症状,可减低肢体溃疡和截肢的发生率。

（2）经皮神经电刺激、针刺治疗和脊髓电刺激等,后者可用于某些难治性神经痛,长期疗效需大样本研究证实。

（李伟　龚涛）

参考文献

1. 中国医师协会内分泌代谢科医师分会.糖尿病周围神经病变诊疗规范(征求意见稿).中国糖尿病杂志,2009,17(8):638-640.

2. Lu B, Yang Z, Wang M, et al. High prevalence of diabetic neuropathy in population-based patients diagnosed with type 2 diabetes in the Shanghai downtown. Diabetes Res Clin Pract, 2010, 88(3): 289-294.

3. Suganya N, Bhakkiyalakshmi E, Sarada DV, et al. Reversibility of endothelial dysfunction in diabetes: role of polyphenols. Br J Nutr, 2016, 116(2): 223-246.

4. Wada R, Yagihashi S. Role of advanced glycation end products and their receptors in development of diabetic neuropathy. Ann N Y Acad Sci, 2005, 1043: 598-604.

5. Al-Rejaie SS, Aleisa AM, Abuohashish HM, et al. Naringenin neutralises oxidative stress and nerve growth factor discrepancy in experimental diabetic neuropathy. Neurol Res, 2015, 37(10): 924-933.

6. Brownlee M. The pathobiology of diabetic complications: a unifying mechanism. Diabetes, 2005, 54(6): 1615-1625.

7. Loseth S, Stalberg EV, Lindal S, et al. Small and large fiber neuropathy in those with type 1 and type 2 diabetes: a 5-year follow-up study. J Peripher Nerv Syst, 2016, 21(1): 15-21.

8. Erdogan C, Yucel M, Degirmenci E, et al. Nerve excitability properties in early preclinical diabetic neuropathy. Diabetes Res Clin Pract, 2011, 94(1): 100-104.

9. Vinik AI, Maser RE, Mitchell BD, et al. Diabetic autonomic neuropathy. Diabetes Care, 2003, 26(5): 1553-1579.

10. Bhandari S, Yadalla D. Incidence of pupillary involvement, course of anisocoria and ophthalmoplegia in diabetic Oculomotor nerve palsy. Indian J Ophthalmol, 2013, 61(9): 533-534.

11. Dyck PJ, Windebank AJ. Diabetic and nondiabetic lumbosacral radiculoplexus neuropathies: new insights into pathophysiology and treatment. Muscle Nerve, 2002, 25(4): 477-491.

12. Garber AJ, Handelsman Y, Einhorn D, et al. Diagnosis and management of prediabetes in the continuum of hyperglycemia: when do the risks of diabetes begin? A consensus statement from the American College of Endocrinology and the American Association of Clinical Endocrinologists. Endocr Pract, 2008, 14(7): 933-946.

13. Dabby R, Sadeh M, Lampl Y, et al. Acute painful neuropathy induced by rapid correction of serum glucose levels in diabetic patients. Biomed Pharmacother, 2009, 63(10): 707-709.

14. Knopp M, Srikantha M, Rajabally YA. Insulin neuritis and diabetic cachectic neuropathy: a review. Curr Diabetes Rev, 2013, 9(3): 267-274.

15. Ozaki K, Sano T, Tsuji N, et al. Insulin-induced hypoglycemic peripheral motor neuropathy in spontaneously diabetic WBN/Kob rats. Comp Med, 2010, 60(4): 282-287.

16. Pittenger GL, Ray M, Burcus NI, et al. Intraepidermal nerve fibers are indicators of small-fiber neuropathy in both diabetic and nondiabetic patients. Diabetes Care, 2004, 27(8): 1974-1979.

17. 中华医学会神经病学分会肌电图与临床神经电生理学组,中华医学会神经病学分会神经肌肉病学组. 糖尿病周围神经病诊断和治疗共识. 中华神经科杂志, 2013, 46(11): 787-789.

18. Smith AG, Russell J, Feldman EL, et al. Lifestyle intervention for pre-diabetic neuropathy. Diabetes Care, 2006, 29(6): 1294-1299.

19. Leishear K, Boudreau RM, Studenski SA, et al. Relationship between vitamin B12 and sensory and motor peripheral nerve function in older adults. J Am Geriatr Soc, 2012, 60(6): 1057-1063.

20. Ziegler D, Low PA, Litchy WJ, et al. Efficacy and safety of antioxidant treatment with alpha-lipoic acid over 4 years in diabetic polyneuropathy: the NATHAN 1 trial. Diabetes Care, 2011, 34(9): 2054-2060.

21. Vinik AI, Casellini CM. Guidelines in the management of diabetic nerve pain: clinical utility of pregabalin. Diabetes Metab Syndr Obes, 2013, 6: 57-78.

第八节 老年糖尿病的药物治疗

2型糖尿病是一种进展性疾病。对2型糖尿病的自然病程研究显示,胰岛细胞功能随着病程的延长而逐渐衰退,胰岛素抵抗的程度变化不大。糖尿病的医学营养治疗和运动治疗是控制2型糖尿病高血糖的基本措施。当饮食和运动不能使血糖控制达标时,应及时采用包括口服药治疗在内的药物治疗。随着对糖尿病病因、病理生理学认识的深入,各种不同作用机制的降糖药物相继被开发并应用于糖尿病患者。2018年美国糖尿病协会(ADA)糖尿病医学诊疗标准指出,医疗照护机构的老年糖尿病患者需要被仔细评估,以确定其血糖管理的目标并根据他们的临床及机体情况选择合适的降糖药物。以下介绍临床常用抗高血糖药物。高血糖的药物治疗多基于导致人类血糖升高的两个主要病理生理改变——胰岛素抵抗和胰岛素分泌受损。以下介绍我国临床常用的降糖药物。

一、口服降糖药物

根据作用效果的不同,口服降糖药物可以分为促胰岛素分泌剂(磺脲类、格列奈类、二肽基肽酶-4抑制剂)和通过其他机制降低血糖的药物(双胍类、噻唑烷二酮类、α-糖苷酶抑制剂等)。

任何口服降糖药物均不能单独使用就可使血糖得到永久的控制。因此,随着糖尿病病程的进展,对外源性的血糖控制手段的依赖性逐渐增大。有效控制高血糖往往需要多种口服药物之间的联合治疗或口服药物与注射剂(如胰高血糖素样肽-1受体激动剂,胰岛素)之间的联合治疗。

(一)二甲双胍

目前临床上使用的双胍类药物主要是二甲双胍。许多国家和国际组织制定的糖尿病指南中推荐二甲双胍作为2型糖尿病患者控制高血糖的一线用药和联合用药中的基础用药。在2018年美国糖尿病协会(ADA)糖尿病医学诊疗标准中,二甲双胍是老年2型糖尿病患者的一线用药。《中国2型糖尿病防治指南(2017年版)》中也将二甲双胍推荐为我国2型糖尿病口服药物治疗的一线首选药物。国外几乎所有的以循证医学为基础的指南均推荐二甲双胍作为2型糖尿病患者一线首选用药,其中有国际糖尿病联盟(IDF)2015指南、美国糖尿病学会-欧洲糖尿病学会(ADA-EASD)2015年联合声明、美国内分泌医师协会(AACE)与美国内分泌学会(ACE)联合颁布的2型糖尿病患者综合治疗共识声明2016年版、英国国家健康与护理研究所(NICE)2015年指南:成人2型糖尿病的管理等。

1. 作用机制 双胍类药物不是通过刺激胰岛β细胞增加胰岛素的分泌,而是直接作用于糖的代谢过程,促进糖的无氧酵解,增加肌肉、脂肪等外周组织对葡萄糖的摄取和利用,从而保护已受损的胰岛β细胞功能免受进一步损害,有利于糖尿病的长期控制。本品抑制肠道吸收葡萄糖，并抑制肝糖原异生，减少肝糖输出，可使糖尿病患者血糖及糖化血红蛋白降低。

2. 药代动力学 口服二甲双胍非缓释制剂主要在小肠吸收。在空腹状态下口服二甲双胍0.5g的绝对生物利用度为50%~60%。同时进食略减少药物的吸收速度和吸收程度。国内口服本品药代动力学试验结果表明，口服后达到血中药物峰浓度的时间为2小时。二甲双胍几乎不与血浆蛋白结合，按照常用临床剂量和给药方案口服本品，可在24~48小时内达到稳态血药浓度。清除迅速，血浆半衰期为1.7~4.5小时，口服本品后24小时内肾脏排泄90%。

3. 用量 二甲双胍的剂量调整原则为“小剂量起始，逐渐加量”。起始剂量为0.5g，每日2次，随餐服用。根据患者状况，逐渐增加剂量。1~2周后加量至最大每日2g。临床研究显示，在每日0.5~2g的剂量范围内，二甲双胍的降糖效果与剂量呈正相关。每天0.5g二甲双胍可以降低HbA1c 0.6%（减去安慰剂效应后，以下同），2g可以降低HbA1c 2.0%，且胃肠道反应与1000mg或1500mg无明显差异。

国际糖尿病联盟和《中国老年2型糖尿病诊疗措施专家共识（2018年版）》都推荐二甲双胍为一线首选用药，并没有限制二甲双胍的具体使用年龄。即年龄并非二甲双胍治疗的禁忌，但需要监测肾功能（3~6个月检查1次）。老年糖尿病患者合理应用二甲双胍可以达到良好的降糖效果，而且较少的低血糖风险对老年患者也有一定益处。说明书推荐在血肌酐水平>123.8μmol/L的女性患者和血肌酐>132.6μmol/L的男性患者禁用二甲双胍。因血肌酐受年龄、肌肉含量等因素的影响，不能准确反映老年患者的肾脏功能，因此国际上更推荐应用肌酐清除率和肾小球滤过率来评估糖尿病患者的肾脏功能。80岁以上患者[eGFR<45ml/（min·1.73m^2）除外]如掌握好适应证，从小剂量起始，在合理监测条件下，应用二甲双胍仍然可取得良好效果。通常不用最大剂量。老年患者的eGFR为45~59ml/（min·1.73m^2）者，应该减少剂量；如果eGFR<45ml/（min·1.73m^2），则不能使用。适合我国CKD患者的eGFR评估公式为：eGFR[ml/（min·1.73m^2）]=175×Scr–1.234（mg/dl）×年龄–0.179（女性×0.79）。当估计患者出现急性肾功能或肝功能异常时，可以暂停使用二甲双胍。

4. 药品不良反应 二甲双胍常见不良反应包括腹泻、恶心、呕吐、胃胀、乏力、消化不良、腹部不适及头痛。这些不良反应的发生往往见于二甲双胍治疗的早期，大多数患者可耐受。有的患者因为刚开始使用二甲双胍时出现不良反应就停止使用二甲双胍。这种做法欠妥。

医师或药师可建议患者刚开始服用二甲双胍时从小剂量开始，逐渐加量是减少胃肠道反应的有效方法。单独使用二甲双胍不易导致低血糖，但二甲双胍与胰岛素或促胰岛素分泌剂联合使用时可增加低血糖发生的危险性。

COSMIC研究证实，二甲双胍严重不良事件发生率与其他治疗方案无差异，无论是全因死亡率、乳酸性酸中毒死亡率、因乳酸性酸中毒住院率、全因住院率、其他代谢疾病相关住院率在二甲双胍与其他降糖药物之间均无显著性差异。

还有一项荟萃分析纳入347项研究，观察时间为2001—2010年，26%年龄在65岁以上的96 295例患者。其结果显示长期应用二甲双胍不增加乳酸性酸中毒风险。乳酸性酸中毒发生率在二甲双胍组为4.3例/100 000患者·年，在未使用二甲双胍组为5.4例/100 000患者·年，且与二甲双胍组患者相比，二甲双胍组患者血清乳酸自基线的变化水平无显著性差异。

5. 药物相互作用 二甲双胍作为临床广泛应用的降糖药物，经常与多种药物合用，特别是老年患者。建议医师在使用与二甲双胍存在药物相互作用、影响其血药浓度的药物时应监测血糖，严密观察药品相关不良反应。

（1）最重要的药物相互作用是二甲双胍与含碘造影剂的相互作用。目前，普遍认为含碘造影剂增加二甲双胍相关乳酸酸中毒的风险，主要原因是碘造影剂可能导致肾小球滤过率下降，而二甲双胍主要以原型从肾脏滤过排出，一旦肾脏滤过率下降，二甲双胍在体内蓄积，即增加乳酸酸中毒的风险。所以二甲双胍说明书指出“接受血管内注射碘化造影剂者，应暂时停用本品”。

（2）二甲双胍与呋塞米合用，二甲双胍的AUC增加，但肾清除无变化；同时呋塞米的C_{max}和AUC均下降，终末半衰期缩短，肾清除无改变。

（3）经肾小管排泄的阳离子药物（例如阿米洛利、地高辛、吗啡、普鲁卡因胺、奎尼丁、奎宁、雷尼替丁、氨苯蝶啶、甲氧苄啶和万古霉素）理论上可能与二甲双胍竞争肾小管运转系统，发生相互作用，因此建议密切监测、调整本品和/或相互作用药物的剂量。

（4）如同时服用某些可引起血糖升高的药物，如噻嗪类药物或其他利尿药、糖皮质激素、吩噻嗪、甲状腺制剂、雌激素、口服避孕药、苯妥英、烟酸、拟交感神经药、钙通道阻滞药和异烟肼等时要密切监测血糖，而在这些药物停用后，要密切注意低血糖的发生。

（5）二甲双胍有增加华法林的抗凝血倾向。

（6）树脂类药物，如苏合香、血竭、乳香与二甲双胍同服，可减少二甲双胍的吸收。

6. 临床应用与疗效 二甲双胍说明书适应证为：①本品首选用于单纯饮食及体育运动不能有效控制的2型糖尿病，特别是肥胖的2型糖尿病；②对于1型或2型糖尿病，本品与胰岛素合用，可增加胰岛素的降血糖作用，减少胰岛素用量，防止低血糖发生；③本品也可与磺酰脲类口服降糖药合用，具协同作用。

（1）单独使用二甲双胍的疗效：临床试验显示，二甲双胍可以使HbA1c下降1%~2%，并可使体重下降。著名的英国前瞻性糖尿病研究（United Kingdom Prospective Diabetes Study，UKPDS）是一项多中心、随机、对照、纳入1704例超重2型糖尿病患者的研究，患者被随机分为常规管理组（n=411）、二甲双胍强化治疗组（n=342）和磺脲类/胰岛素强化治疗组（n=951），评估比较口服降糖药、胰岛素强化治疗或常规管理措施治疗新诊断、超重的2型糖尿病（T2DM）患者血糖疗效与安全性。结果显示，二甲双胍的降糖效果与磺脲类药物或胰岛素治疗效果相似。研究还显示，二甲双胍治疗可以降低全因死亡、任何糖尿病相关终点及卒中的风险，即二甲双胍具有心血管保护作用。一项研究通过调查问卷的形式对参加1997年UKPDS研究后的所有幸存者进行了10年随访研究，观察早期糖尿病强化治疗的微血管获益是否持续存在，以及该治疗对大血管是否存在长期获益。在UKPDS 10年随访研究中再次明确：二甲双胍治疗组大血管并发症及死亡风险的获益具有延续效应。

荟萃分析研究结果也同样支持二甲双胍的有效性。Hirst JA等的荟萃分析筛查了1950—2010年，MEDLINE/EMBASE/Cochrane图书馆关于二甲双胍单药或联合治疗12周以上随机对照研究，共35项研究进入主要分析。结果显示，二甲双胍单药或联合治疗均较其他口服降糖药物更显著降低HbA1c（平均变化值为-1.12%，95%CI -1.32%~-0.92%）。

除了外国人群的研究数据证实了二甲双胍的明确疗效，在中国人群中也有验证二甲双胍疗效的研究。纪立农等在不同体重的中国新诊断2型糖尿病患者中开展的前瞻性平行对照研究证实，二甲双胍有效降低HbA1c约1.8%，且不受体质指数的影响。在另一个随机分组、前瞻性对照研究中，新诊断的2型糖尿病患者经过短期胰岛素治疗后，每日2g二甲双胍的疗效与甘精胰岛素的降糖疗效相当。

杨光等对1996年1月至2006年12月住院并使用二甲双胍的228例老年患者进行的回顾性分析发现，肥胖和非肥胖老年2型糖尿病患者使用二甲双胍治疗后FBG、PBG、HbA1c、总胆固醇、低密度脂蛋白胆固醇均有显著降低（$P<0.01$），但两组间比较无统计学差异。体重、体质指数和甘油三酯在肥胖组和非肥胖组均有显著降低，且在肥胖组降低更明显（$P<0.01$）。两组治疗前后肝肾功能无显著差异，228例患者无乳酸酸中毒发生。

（2）在单药降糖疗效不佳时联合其他降糖药物继续使用

1）二甲双胍基础上加用磺脲类药物。在中国人群中的研究（二甲双胍基础上加用消渴丸或格列本脲，随机、双盲双模拟、多中心、治疗48周）证实二甲双胍基础上加用消渴丸和格列本脲可进一步改善血糖，HbA1c较基线下降0.45%~0.59%。

2）二甲双胍基础上加用α-糖苷酶抑制剂：一项为期6个月的随机、双盲、安慰剂平行对照研究，入选152例超重的二甲双胍治疗失效的2型糖尿病患者，平均BMI 25~35kg/m^2。随机加用阿卡波糖（100mg，每天3次，n=74）或安慰剂（n=78）。所有患者均维持二甲双胍治疗，剂量为850mg/d。研究结果证实，在二甲双胍基础上加用阿卡波糖进行治疗，可全面改善血糖控制。

3）二甲双胍基础上加用噻唑烷二酮类药物：在中国人群中的研究（TREND）证实，低剂量二甲双胍疗效不佳的2型糖尿病患者中增加二甲双胍剂量与联合罗格列酮治疗均可以显著降低患者的HbA1c和FPG。在二甲双胍单药治疗效果不佳的2型糖尿病欧美患者基础上加用罗格列酮的研究结果显示，2型糖尿病患者中二甲双胍与罗格列酮联合治疗可以显著降低患者的HbA1c、FPG和PPG。

4）二甲双胍基础上加用 DPP-4 抑制剂：二甲双胍单药控制不佳基础上，加用 DPP-4 抑制剂（西格列汀、维格列汀、阿格列汀、沙格列汀）的安慰剂对照研究。结果显示，在二甲双胍基础上加用 DPP-4 抑制剂，降低 HbA1c 达 0.6%~1.1%。在二甲双胍单药控制不佳的中国 2 型糖尿病患者中加用 DPP-4 抑制剂与安慰剂的对照研究显示，与安慰剂相比，二甲双胍联合 DPP-4 抑制剂降低 HbA1c 达 0.4%~0.9%。在对平均年龄为 74.2 岁的 987 名患者为期两年的随访中，二甲双胍联合维格列汀组与二甲双胍联合其他药物（磺脲类或噻唑烷二酮类）组相比，前者的患者依从性及代谢控制方面更好，并且低血糖发生率、心血管事件发生率及总费用更低。

5）二甲双胍基础上加用 GLP-1 激动剂：在二甲双胍控制不佳的中国 2 型糖尿病患者中对比艾塞那肽每日使用制剂和每周使用制剂降糖疗效的研究结果显示，二甲双胍联合 GLP-1 激动剂可以降低 HbA1c 达 1.12%~1.43%。在二甲双胍单药控制不佳基础上，加用 GLP-1 受体激动剂（艾塞那肽、利拉鲁肽、艾塞那肽长效缓释注射液、他司鲁肽）的安慰剂对照研究证实，二甲双胍基础上加用 GLP-1 受体激动剂治疗，进一步降低 HbA1c。

6）二甲双胍基础上加用基础胰岛素：一项在 30 例二甲双胍 + 磺脲类控制不佳的 2 型糖尿病患者中应用甘精胰岛素或中效胰岛素（睡前注射）+ 二甲双胍 1000mg，每日 2 次、治疗 3 个月的研究结果显示，二甲双胍基础上加用胰岛素治疗，显著降低 FPG。

单用二甲双胍血糖控制不达标而加用其他药物改善血糖控制的临床证据还有很多。我们可以在 PubMed 数据库中检索到 100 多篇关于此类的循证医学证据。而关于单用阿卡波糖效果不佳、在阿卡波糖治疗基础上联合其他药物治疗的文章仅数篇。因此，当前尚没有在阿卡波糖和 DPP-4 抑制剂单药治疗疗效不佳时加上其他的降糖药物能够进一步改善血糖的充足临床证据。上述临床疗效的证据不支持阿卡波糖和 DPP-4 抑制剂为 2 型糖尿病的一线首选用药。

虽然促胰岛素分泌剂（磺脲类药物、格列奈类药物）有很好的降糖疗效，但因为有导致低血糖的风险，很难被推荐为初诊 2 型糖尿病患者的首选一线用药。

（二）磺脲类药物

磺脲类药物是目前许多国家和国际组织制定的糖尿病指南中推荐的控制 2 型糖尿病患者高血糖的主要用药。目前在我国上市的磺脲类药物主要为格列本脲、格列美脲、格列齐特、格列吡嗪和格列喹酮。消渴丸是含有格列本脲和多种中药成分的固定剂量合剂。磺脲类药物治疗糖尿病的疗效确切，价格较低，已有数十年临床应用经验。《中国 2 型糖尿病防治指南（2017 年版）》中将该类药物置于一线药物的治疗备选药物或二线、三线药物治疗主要治疗药物的位置。

1. 药代动力学 磺脲类药物的降糖作用持续时间通常与这些化合物的半衰期有关。常用的磺脲类都与蛋白质高度结合（90%~100%），不同的药物结合特性不同。食物不减少药物的吸收率，但会延缓一些药物的达峰时间。

（1）格列本脲：口服吸收快，蛋白结合率很高，约为 95%，口服后 2~5 小时血药浓度达峰值，持续作用 24 小时。半衰期为 10 小时。主要在肝脏代谢，其代谢产物也可刺激胰岛素分泌，所以代谢产物也有降糖作用。格列本脲及代谢产物经肝、肾排出各约 50%。

（2）格列齐特：口服后在胃肠道迅速吸收，2~6 小时血药浓度达峰值，持续时间可达 24 小时。血浆蛋白结合率为 92%，半衰期为 10~12 小时。格列齐特主要在肝脏代谢失去活性，60%~70% 随尿液排泄（其中仅 5% 为原型），10%~20% 随粪便排出。

（3）格列吡嗪：在胃肠道吸收较快，最高药效时间与进餐后血糖达峰时间较一致。主要经肝脏代谢，代谢产物无药理活性。①普通片：口服后达峰时间为 1~2.5 小时，清除半衰期 3~7 小时，65%~80% 的药物经尿液排出，10%~15% 从粪便排出。第 1 日排出 97%，第 2 日全部排出。②格列吡嗪控释片：口服 2~3 小时血药浓度开始升高，6~12 小时达到高峰。连续每日服用 1 次格列吡嗪控释片，在 24 小时的剂量间隔中格列吡嗪维持了有效的血药浓度，峰谷波动明显低于每日 2 次的格列吡嗪片。服用格列吡嗪控释片第 5 天后达到稳态血药浓度。③格列吡嗪分散片：健康成人口服 10mg 后，约 2.5 小时达血药浓度峰值，半衰期为 1.04~9.95 小时。

（4）格列喹酮：口服吸收完全，口服后 2~3 小时血药浓度达峰值，作用可持续 8 小时，半衰期为 1~2 小时，95% 经肝脏很快代谢，代谢产物几乎无降糖活性，并由胆汁分泌进入肠道随粪便排出，仅5%经肾排出。它是第二代磺脲类降糖药中主要经粪便排出的唯一药物。

（5）格列美脲：口服后吸收迅速而完全，空腹或进食时服用本品的吸收无明显影响，仅稍微减低吸收速率。口服后2~3小时达血药峰值。蛋白结合率大于99%，平均半衰期5~8小时。本品在肝脏内经细胞色素P450 CYP2C9代谢成无降糖活性的代谢物，58%经尿排泄，35%经粪便排泄。在尿中没有检出原型药物。

2. 不良反应 磺脲类药物较常见的不良反应为胃肠道症状（如恶心、上腹胀满）、头痛等，减少剂量即可缓解。如果使用不当可导致低血糖，特别是在老年患者和肝、肾功能不全者，活动过度者，不规则进食、饮酒或肝功能损害者。还可导致体重增加。其他不良反应少见并很轻微。个别患者可出现皮肤过敏。偶见贫血报道。

有文献报道，使用磺脲类药物1年的患者中，19%的患者至少会发生1次低血糖反应。其中年龄≥65岁，估算肾小球滤过率（eGFR）≤30ml/（min·1.73m^2），联合中长效胰岛素的患者，使用磺脲类药物更易发生低血糖反应。

众所周知，磺脲类药物在老年人中应用最大的问题是容易引起低血糖反应。Laires等人通过回顾性分析发现，在28 371名使用磺脲类药物的患者中，只有50%的患者在治疗1年内未停止磺脲类药物的治疗，其中47.4%的患者停止了磺脲类药物的治疗，2.5%未达到滴定剂量。而患者停止磺脲类药物治疗的主要原因就是患者用药期间发生了低血糖反应。

近来有文献研究了使用磺脲类药物治疗的29 485名患者发生低血糖反应的危险因素。患者的平均年龄为70.8岁（62.2~77.8岁），糖尿病病程8.2年（4.3~12.8年）。该文作者将严重低血糖反应定义为需额外帮助、导致意识丧失、昏迷、惊厥及/或急诊入院。结果发现有2.8%的患者发生严重低血糖反应，1.8%的患者发生昏迷，1.7%的患者需立即入院治疗。经校正后，事件发生率为3.9%，其中昏迷为1.9%，立即入院治疗的为1.6%。研究者认为磺脲类引起低血糖反应与糖尿病教育的缺乏、老龄、eGFR下降、低体质指数（BMI）及低甘油三酯水平相关。

在最近的几十年里，越来越多的证据提示，除了体重增加、低血糖风险意外，磺脲类药物的使用可能与心血管风险增加相关。加拿大糖尿病协会（CDA）2013年的临床实践指南指出，老年2型糖尿病患者，随着年龄的增长，应该注意磺脲类药物可能引起严重的或致命的低血糖。2015年美国ADA的临床实践指南中列出了磺酰脲类的不良反应包括低血糖、体重增加，并可能减轻心肌缺血预适应。

Green AJ等对促进糖尿病致病危险因素的早期评估与管理研究（SHIELD）的调查，共纳入2801例2型糖尿病患者，历时5年。在接受口服降糖药治疗的患者中，有52%的患者使用的是磺脲类药物，其低血糖反应发生率显著高于未服用磺脲类药物者（28% vs.19%）。与第二代药物（如格列吡嗪、格列美脲）相比较，长效制剂（如氯磺丙脲、格列本脲、格列吡嗪缓释剂）更容易引起低血糖。贾贺等系统评价了格列美脲与格列本脲治疗2型糖尿病患者的疗效，检索PubMed、万方等数据库从建库至2010年12月间的有关文献。其荟萃分析的结果显示，与格列本脲相比，格列美脲在降低血糖的同时，还能改善胰岛素抵抗及减轻体重，且低血糖发生率低，显示磺脲类药物是安全、有效的治疗2型糖尿病的药物。GUIDE双盲研究证实，格列齐特缓释片与格列美脲相比，降糖效果基本一致，但在强化治疗组，格列齐特缓释片的低血糖发生率更小（3.7% vs.8.9%）。

UKPDS研究证实，接受磺脲类药物或胰岛素强化治疗的患者HbA1c水平与二甲双胍组相接近，但磺脲类药物使患者体重增加1.7kg。ADOPT研究中对纳入的4351例2型糖尿病患者研究显示，经5年的治疗，格列本脲组患者体重第1年增加1.6kg，之后保持稳定，平均体重年增加约3.3%。格列本脲和格列美脲都有促进脂肪组织细胞肥大的效果，但格列本脲更为明显。

3. 药物相互作用 口服磺脲类药物的药物相互作用具有药效学和药代动力学的原因。第二代磺脲类药物（格列吡嗪、格列本脲）与第一代磺脲类的不同之处在于，它们是以非离子形式而不是以离子形式与白蛋白高度结合。因此，这些药物不易与其他蛋白质结合性高的药物（如保泰松、水杨酸或某些磺脲类抗感染药物）相互作用。文献曾报道过上述药物可增强第一代磺脲类降糖药物（甲苯磺酰脲）的作用效果。与磺脲类药物治疗相关的药物相互作用详见表3-8-1。

表 3-8-1 与磺脲类药物治疗相关的药物相互作用

药物	临床意义	机制	处理	临床重要性
可能增加低血糖风险的药物				
酮康唑	增加低血糖风险	抑制 CYP2C9	监测血糖水平,可能需要减低磺脲类药物剂量	中等
氟康唑	增加低血糖风险	抑制 CYP2C9	监测血糖水平,可能需要减低磺脲类药物剂量	中等
贝特类药物	增加低血糖风险	抑制 CYP2C9	监测血糖水平,可能需要减低磺脲类药物剂量	中等
ACE 抑制剂	增加低血糖风险	因扩张血管而增加组织敏感性	观察患者是否发生低血糖症状	低
乙醇	延长低血糖发生时间	抑制糖异生	指导患者限制饮酒和避免空腹饮酒,指导患者了解低血糖症状	高
氟喹诺酮类药物	可能发生重度低血糖	未知	观察患者是否发生低血糖症状	低,但需要谨慎
H_2 拮抗剂	增加低血糖风险	抑制 CYP2C9	观察患者是否发生低血糖症状	低
DPP-4 抑制剂	增加低血糖风险	可能协同效应	减低磺脲类药物剂量	中等
GLP-1 类似物	增加低血糖风险	可能协同效应	减低磺脲类药物剂量	中等
可能降低药理学效应的药物				
利福平	降低疗效,血糖水平可能升高	诱导 CYP2C9	监测血糖水平,可能需要减低磺脲类药物剂量	中等
非选择性β受体阻滞剂	降低疗效,血糖水平可能升高	可能阻滞胰腺中的 $β_2$ 受体	观察患者是否发生血糖水平增加,指导患者了解不受β受体阻滞剂影响的低血糖症状,优先使用心脏选择性β受体阻滞剂	中等
波生坦	肝脏毒性,可能降低疗效	肝脏转氨酶升高	禁忌使用其他药物	高

在一篇基于美国 Medcare 数据库 465 918 例患者的在 2006—2011 年回顾性研究发现,其中有 71 895 名 2 型糖尿病患者在服用磺脲吡嗪或格列美脲类药物的基础上又加用了华法林。研究者发现,这类患者出现低血糖或相关症状去急诊就诊或住院的患者比例多于仅服用上述 2 种降糖药的患者。以上结果提示,这 2 种药物与华法林之间存在一定的相互作用。

4. 药效 磺脲类降糖药具有广泛的循证医学证据。如 UKPDS 证实,接受磺脲类或胰岛素强化治疗的患者 HbA1c 水平与二甲双胍组相接近。一项题为“糖尿病治疗和血管保护行动:培哚普利 - 吲达帕胺片与格列齐特缓释片对照评估研究”,即培哚普利 - 吲达帕胺片(百普乐)与格列齐特缓释片(达美康)对照评估试验(action in diabetes and vascular disease: preterax and diamicron-controlled evaluation trial, ADVANCE)为磺脲类降糖药也增加了有力证据。此外许多临床试验显示,磺脲类药物可以使 HbA1c 降低 1%~2%。磺脲类药物是目前许多国家和国际组织制定的糖尿病指南中推荐的控制 2 型糖尿病患者高血糖的主要用药。

有不少文献表明,磺脲类降糖药有诱导胰岛β细胞凋亡的作用,其机制主要是钾通道关闭后 Ca^{2+} 内流的超负荷和胰岛β细胞活化后产生的大量自由基损伤,但此观点目前仍有争议。UKPDS 研究的结果显示,磺脲类药物继发失效的原因主要是随着糖尿病的进展,胰岛β细胞分泌功能逐渐减退所致。所以磺脲类降糖药对胰岛β细胞凋亡作用是否直接导致该类药物继发性失效，现在还不能过早下结论。

5. 剂量与临床应用 磺脲类降糖药物单独应用时非常有效并相对安全，还有价格较低且使用方便的特点。但是，一些临床医师更愿意选择降糖作用机制多样、不增加体重或导致低血糖的二甲双胍作为初始用药。出于安全的考虑，使用磺脲类药物时应从小剂量开始，每1~2周加量1次，逐渐达到预期降糖目标。超过最大量的剂量并不能产生更好的作用，却可能使患者面临不良反应的危险。

如治疗需选择磺脲类药物，老年患者应首选短、中效的磺脲类药物，如格列吡嗪、格列齐特和格列喹酮等，而避免应用一代磺脲类药物及二代磺脲类药物中的格列本脲。格列吡嗪被认为在降糖过程中对胰岛的刺激作用较弱，低血糖发生的风险较低的品种。格列喹酮更适用于轻中度肾功能不全的老年患者。老年患者使用磺脲类药物应从小剂量开始，逐步增加剂量，若达到次最大推荐剂量仍未取得进一步的降糖效果，应考虑改用或联合应用其他降糖药物治疗。

（三）噻唑烷二酮类

噻唑烷二酮类常被称为胰岛素增敏剂。此类药物包括罗格列酮与吡格列酮。《中国2型糖尿病防治指南（2017年版）》中将该类药物置于二线或三线主要治疗药物的位置。

1. 作用机制 此类药物的作用机制尚不完全清楚。有研究显示，这类药物降低肌肉和肝脏的胰岛素抵抗，由此促进葡萄糖的利用和降低肝葡萄糖生成，也就是要通过增加靶细胞对胰岛素作用的敏感性而降低血糖。胰岛素抵抗的改善降低了胰岛素、葡萄糖、游离脂肪酸和甘油三酯水平。

2. 药代动力学 罗格列酮可完全被吸收，约1小时达到血浆峰浓度。血浆半衰期为3~4小时。罗格列酮主要在肝脏代谢，主要通过CYP2C8代谢，以复合代谢物的形式2/3经尿，1/3经粪便排泄。

对轻或重度肾功能损害或需血液透析的患者，本品的药代动力学参数与肾功能正常者相比，无显著临床差异，故肾衰竭患者无须调整剂量。作用依赖于基因转录和蛋白质生成，它们的起效和作用时间不依赖血浆半衰期。这类药物的起效时间为1~2周，但最大效果出现在用药8~12周后。

如果使用该类药物，需要格外注意老年患者的心衰风险、跌倒和骨质疏松的风险。

3. 药品不良反应

（1）心血管系统损害：已经报道噻唑烷二酮类可以引起内皮细胞通透性增加而导致血浆容量增加及周围水肿。当噻唑烷二酮类与胰岛素合用时，周围水肿的发生会显著增加。研究证实，该类药物并不直接影响心脏左心室收缩或者舒张功能。与噻唑烷二酮类相关的外周水肿和血浆容量增加是该类药物诱发和加重心功能不全的主要病理机制。

值得注意的是，心功能不全多出现在首次给药或增加剂量后不久，因此首次给药或增加剂量后要密切观察病情。目前的共识是，对纽约心脏病学会心功能分级（NYHA）为Ⅰ级（患者有心脏病，但日常活动量不受限制，一般体力活动不引起过度疲劳、心悸、气喘或心绞痛）和Ⅱ级（心脏病患者的体力活动轻度受限制。休息时无自觉症状，一般体力活动引起过度疲劳、心悸、气喘或心绞痛）的心力衰竭患者，在严密的监测下仍可慎用噻唑烷二酮类药物；而对Ⅲ级（患者有心脏病，以致体力活动明显受限制。休息时无症状，但小于一般体力活动即可引起过度疲劳、心悸、气喘或心绞痛）和Ⅳ级（心脏病患者不能从事任何体力活动，休息状态下也出现心衰症状，体力活动后加重）患者禁用该类药物。

Nissen等对涉及27 847例2型糖尿病患者的42项随机、双盲、对照临床研究进行的荟萃分析提示，与安慰剂或其他降糖药物对照组相比，在罗格列酮组中心肌梗死的发病风险增加了43%（P=0.03）。然而，在美国退伍军人糖尿病研究（VADT）结果中，未能证实Nissen荟萃分析的结果。VADT临床研究显示，在强化组和标准组患者中，第1年分别有85%和78%患者应用罗格列酮（文迪雅），而在第3年末仍有72%和62%的患者使用该药。包括罗格列酮在内的任何所用药物均与死亡增加无显著相关，虽然强化治疗组有降低心血管事件风险作用，但是无统计学意义。因此，目前尚不能对罗格列酮的心脏安全性进行结论性评价。

鉴于Nissen等在《新英格兰医学杂志》上发表的文章引起学术界和公众对马来酸罗格列酮心脏安全性的担心，国际上多个药物管理机构和学术组织均及时发表了他们对该问题的立场和给患者的建议，如美国食品与药物管理局（FDA）目前对该研究所报告的心血管事件增加的临床意义无法肯定；心肌缺血事件在目前的马来酸罗格列酮片（文迪雅）的说明书里已被列入安全警告部分。2010年10月，我国原食品药品监督管理局对罗格列酮的使用进行了限制，要求各级医疗机构要加强罗格列酮及其复方制剂使用的管理。对于使用罗格列酮及其复方制剂的患者，应评估心血管疾病风险，在权衡用药利弊后方可继续用药。其他的药物管理机构和学术组织，包括我国中华医学会糖尿病学分会和中华医学会内分泌学分会均发表了与FDA相类似的观点。2013年，美国FDA内分泌和代谢药物及药物安全性和风险管理委员会在对RECORD研究进行分析讨论的基础上，提出了放宽罗格列酮使用限制的建议。

2型糖尿病患者本身是心血管疾病的高危人群。而心血管疾病又是2型糖尿病的常见并发症，约有70%~80%的2型糖尿病患者最终死于心血管疾病。因此，在临床工作中，临床医师很难判断正在服用马来酸罗格列酮的患者新出现的心脏问题是否与服用该药物相关。

Lincoff等进行的荟萃分析说明，吡格列酮可以显著降低糖尿病患者死亡、卒中及心肌梗死的风险，心血管性死亡风险增加了64%（P=0.06）。

（2）肝毒性：1997年曲格列酮获得美国FDA认证，但在2000年3月由于它的肝毒性而撤离市场。1999年，美国FDA认证了罗格列酮和匹格列酮。罗格列酮引起的转氨酶升高与安慰剂相比分别为0.26%、0.25%。匹格列酮引起的转氨酶升高与安慰剂相比分别为0.2%、0.2%。

（3）骨密度降低和骨折：有研究提示，噻唑烷二酮类降糖药物在改善胰岛素抵抗降血糖的同时，可增加骨质疏松症及骨质疏松骨折的风险。ADOPT研究深层次分析显示，女性患者在罗格列酮治疗组的骨折发生率比二甲双胍和格列本脲治疗组高（格列本脲组为3.5%，二甲双胍组为5.1%，罗格列酮组为9.3%），最常见的部位包括足和上肢骨折。文献报道，罗格列酮可能会加速骨质的流失、BMD降低甚至引发致死性骨折。RECORD研究也证实其增加骨折发生的风险，尤其是女性患者。但目前所有罗格列酮致骨质疏松的临床资料均来自国外文献，对中国人群的骨骼影响未见报道。目前，女性患者罗格列酮治疗组骨折发生率升高的发生机制并不清楚。

4. 药物相互作用 经细胞色素P450代谢的药物体外代谢试验表明，在临床使用剂量下，罗格列酮对主要的P450酶没有抑制作用。体外试验资料证实，罗格列酮主要通过CYP2C8代谢，极少部分经CYP2C9代谢。①罗格列酮与CYP2C8抑制剂（如吉非贝齐）联合用药，可能升高罗格列酮血药浓度。所以当罗格列酮与CYP2C8抑制剂联合应用时，由于可能增加与剂量相关不良反应的风险，需要减低罗格列酮的应用剂量。②罗格列酮与CYP2C8诱导剂（如利福平）联合用药，可能降低罗格列酮的血药浓度。当罗格列酮与CYP2C8诱导剂联合应用时，应考虑密切监测血糖变化，调整糖尿病的治疗方案。

①吡格列酮与CYP2C8抑制剂（如吉非贝齐）联合用药，吡格列酮的AUC升高3倍。由于潜在的与剂量相关不良反应的风险，需要减低吡格列酮的应用剂量。②吡格列酮与CYP2C8诱导剂（如利福平）联合用药，导致吡格列酮的AUC降低54%。当吡格列酮与CYP2C8诱导剂联合应用时，应考虑密切监测血糖变化，必要时增加吡格列酮的剂量。

5. 药效 临床试验显示，噻唑烷二酮类可以使HbA1c下降1.0%~1.5%。一项大型随机对照研究ADOPT也显示了一致的数据，即单用马来酸罗格列酮治疗可以控制血糖长达近5年，优于二甲双胍和磺脲类药物。RECORD是一项于2001年启动的大型前瞻性、随机对照研究，该研究的对象包括4447名欧洲和澳大利亚患者。研究人员发现，研究的第5年，在两种传统药物（磺脲类或二甲双胍）的基础上加用马来酸罗格列酮的患者糖化血红蛋白（糖尿病最重要的整体血糖监测标准）分别下降了0.28%和0.44%。

6. 剂量与临床应用 罗格列酮起始剂量为4mg，每日1次或2次。如空腹血糖控制不理想，可加量至一日8mg或与二甲双胍联用，与进食无关。最大推荐剂量为每日8mg。服用吡格列酮一次15mg，一日1次。一日最高剂量为45mg。服用匹格列酮一日为15~30mg，一日1次，必要时可增加至一日45mg（一日最大剂量）。

（四）格列奈类药物

格列奈类药物为非磺脲类促胰岛素分泌剂。我国上市的有瑞格列奈、那格列奈和米格列奈。《中国2型糖尿病防治指南（2017年版）》中将该类药物置于一线药物治疗备选药物或二线、三线药物主要治疗药物的位置。

1. 作用机制 本类药物主要通过刺激胰岛素的早期分泌而降低餐后血糖，具有吸收快、起效快和作用时间短的特点。

2. 药代动力学 瑞格列奈经胃肠道快速吸收，导致血药浓度迅速升高。服药后1小时内血药浓度达峰值，然后迅速下降，4~6小时被清除。口服生物利用度为56%，血浆半衰期约为1小时。瑞格列奈与人血浆蛋白的结合率大于98%。瑞格列奈在肝脏由细胞色素P450 CYP3A4代谢，代谢物产物无活性。瑞格列奈及其代谢产物主要自胆汁随粪便排泄，粪便中的原型药物少于1%。很小部分（小于8%）以代谢产物从尿排出。

那格列奈片餐前服用后迅速吸收，药物浓度平均峰值通常出现在服药1小时内。相对生物利用度约为72%。每日三餐前给予2型糖尿病患者那格列奈60~240mg共1周后，那格列奈显示出线性的药代动力学特征，AUC和C_{max}均如此。并且T_{max}不依赖于药物剂量。那格列奈大部分（97%~99%）与血浆蛋白结合，主要是血浆白蛋白和少量的α_1-酸性糖蛋白。在那格列奈0.1~10μg/ml的测试范围内其与血浆蛋白结合的能力与药物浓度无关。那格列奈在清除前主要通过混合功能氧化酶系代谢，主要由细胞色素CYP2C9代谢（70%），部分由CYP3A4代谢（30%）。那格列奈及其代谢产物的清除迅速彻底。血药浓度迅速降低，清除半衰期平均为1.5小时。服药后6小时内约75%的[^{14}C]那格列奈可在尿中回收。大部分（83%）的[^{14}C]那格列奈在尿中排泄，另10%在粪便中排泄。所服药物的6%~16%以原型在尿中排泄。餐后服用那格列奈，其吸收程度不受影响，但吸收速度降低，表现为峰浓度（C_{max}）降低和血浆达峰时间（T_{max}）延迟。因此推荐餐前服用那格列奈。

3. 药品不良反应 服用瑞格列奈或那格列奈有可能发生低血糖。这些反应通常较轻微，给予碳水化合物较易纠正。与其他药物合用可能会增加低血糖发生的危险性。此外，还有以下不良反应：①极少数患者由于血糖改变剧烈可导致视觉异常，尤其是在治疗开始时，一般无需停药；②胃肠道不良反应，如腹痛、腹泻、恶心、呕吐和便秘；③个别病例出现肝功酶指标升高，但其中多数病例为轻度和暂时性，可以恢复；④轻度过敏反应，如瘙痒、发红、荨麻疹，由于化学结构不同，一般不会与磺脲类药物之间有交叉过敏反应。

4. 药物相互作用 瑞格列奈的代谢受CYP2C8和CYP3A4的影响。在健康志愿者中开展的临床研究表明，CYP2C8是瑞格列奈的代谢过程中起主要作用的酶，而CYP3A4强抑制剂的作用有限。但如果CYP2C8的作用受到抑制，CYP3A4的影响将会相对增强。因此，应避免CYP2C8抑制剂吉非贝齐与瑞格列奈合用。如果必须合用，应密切监测患者的血糖水平，必要时需要减少瑞格列奈的剂量。利福平是一种CYP3A4强诱导剂，也是CYP2C8诱导剂，在瑞格列奈的代谢过程中同时起诱导和抑制作用。利福平和瑞格列奈合用可能会减低瑞格列奈的用药剂量，应根据血糖水平调整瑞格列奈的使用剂量。诱导CYP3A4的化合物苯妥英可能降低瑞格列奈片血浆水平。在不了解其诱导或抑制的程度时，应禁忌上述药物与瑞格列奈片合并使用。

那格列奈约70%通过细胞色素P450酶CYP2C9，部分通过CYP3A4（30%）代谢。那格列奈对下列药物的药代动力学特征无影响：华法林（CYP3A4和CYP2C9底物）、双氯芬酸（CYP2C9底物）、曲格列酮（CYP3A4底物）和地高辛。那格列奈与其他口服降糖药物，如与二甲双胍或格列本脲之间不存在具有临床意义的药代动力学方面的相互作用。

格列奈类与其他药物的相互作用如下：①单胺氧化酶抑制剂（MAOI）、非选择性β受体阻断药、ACE抑制剂、非甾体抗炎药、水杨酸盐、奥曲肽、乙醇及促合成代谢的激素可增强这类药物的降血糖作用。β受体阻断药可能会掩盖低血糖症状。乙醇可能会加重或延长由瑞格列奈片所致的低血糖症状。②口服避孕药、噻嗪类、皮质激素、达那唑、甲状腺激素和拟交感神经药可以减弱这类药物的降血糖作用。③不影响地高辛、茶碱和华法林的药代动力学特性，西咪替丁也不影响这类药物的药代动力学特性。④研究结果显示瑞格列奈片主要由P450（CYP3A4）诱导剂代谢。

5. 药效 由目前临床研究可知，格列奈类药物可降低HbA1c 0.3%~1.5%。蔡晓凌等对瑞格列奈在中国T2DM患者中与其他口服降糖药物相比的相对疗效及安全性进行了荟萃分析。研究共纳入96项研究。在降低HbA1c方面，瑞格列奈优于安慰剂及磺脲类药物，与α-糖苷酶抑制剂、那格列奈、二甲双胍、噻唑烷二酮相当；在降低空腹血糖方面，瑞格列奈优于安慰剂、磺脲类药物及那格列奈,与 α- 糖苷酶抑制剂、二甲双胍、噻唑烷二酮相当;在降低餐后血糖方面,瑞格列奈与那格列奈和噻唑烷二酮相当,优于安慰剂、α- 糖苷酶抑制剂、二甲双胍及磺脲类药物。

蔡晓凌等也对那格列奈在亚洲 T2DM 患者中与其他口服药物相比的相对疗效及安全性进行了荟萃分析,共纳入 43 个研究。在降低 HbA1c 方面,那格列奈优于安慰剂及 α- 糖苷酶抑制剂,与磺脲类药物、瑞格列奈和米格列奈相当;在降低 FPG 方面,那格列奈劣于瑞格列奈,与安慰剂、α- 糖苷酶抑制剂、磺脲类药物和米格列奈相当;在降低餐后血糖方面,那格列奈与瑞格列奈、磺脲类药物、α- 糖苷酶抑制剂和米格列奈相当。

6. 剂量与临床应用 瑞格列奈的适应证为用于饮食控制、减轻体重或运动锻炼不能有效控制其高血糖的 2 型糖尿病(非胰岛素依赖型)患者。瑞格列奈可与二甲双胍并用。二者协同功效比各自单独使用时更能有效控制血糖。

瑞格列奈应在主餐前服用(即餐前服用)。在口服本品 30 分钟内即出现胰岛素分泌效应。通常在餐前 15 分钟内服用本药,服药时间也可掌握在餐前 0~30 分钟内。

那格列奈可以单独用于经饮食和运动不能有效控制高血糖的 2 型糖尿病患者。也可用于使用二甲双胍不能有效控制高血糖的 2 型糖尿病患者。那格列奈不适用于对磺脲类降糖药治疗不理想的 2 型糖尿病患者。

那格列奈常用的剂量为餐前 120mg,可单独应用,也可与二甲双胍联合应用,通常于餐前服用。

(五)α- 糖苷酶抑制剂

国内上市的 α- 糖苷酶抑制剂有阿卡波糖、伏格列波糖和米格列醇。《中国 2 型糖尿病防治指南(2017 年版)》中将该类药物放在一线备选药物及二线或三线主要治疗药物的位置。

1. 作用机制 α- 糖苷酶抑制剂的结构类似寡糖(假寡糖),能通过竞争性结合 α- 葡萄糖苷酶上的碳水化合物结合位点,使碳水化合物不能水解为单糖,阻止其被吸收而降低餐后血糖。适用于以碳水化合物为主要食物成分和餐后血糖升高的患者。

上述 3 种不同的 α- 糖苷酶抑制剂主要区别在于所抑制的酶谱不同,伏格列波糖对多糖酶类几乎没有影响,米格列醇的抑制作用则更为广泛,详见表 3-8-2。

2. 药代动力学

(1)阿卡波糖:口服吸收很少被吸收。生物利用度为 1%~2%,血浆蛋白结合率低。口服 200mg 后,代谢半衰期为 3.7 小时,消除半衰期为 9.6 小时。

(2)伏格列波糖:在胃肠道不吸收,或仅有微量吸收,在组织中主要分布于肠黏膜及肾脏,在体内很少代谢,主要以原型存在于血浆中。据报道,成年男性一次口服 0.2mg,一日 3 次,连续服药 7 日,血浆中没有检测出本品;单次服用 2mg,血浆及尿液中也未检测出本品。

(3)米格列醇:与阿卡波糖相比,米格列醇更易在小肠吸收,口服给药的吸收程度随剂量增加而降低。口服 25mg 药物的生物利用度为 100%,口服 100mg 药物的生物利用度为 50%~70%,在更高剂量时吸收可达饱和。其蛋白结合率低于 4%,分布容积为 0.18L/kg。较少在体内代谢,95% 以上以原型自尿液排出。剂量超过 25mg 时,由于吸收不完全,可有少量药物经尿液重吸收。半衰期为 2 小时。

3. 药品不良反应

(1)胃肠道反应:常有胃肠胀气和肠鸣音,偶有腹泻,极少见有腹痛。这些不良反应是由于未吸收的 α- 糖苷酶抑制剂在小肠中发酵引起,可以通过缓慢增加 α- 糖苷酶抑制剂的剂量使患者逐渐适应胃肠道不适。医师或药师可建议患者开始服药时从小剂量开始,逐渐加量。这是减少不良反应的有效方法。单独服用本类药物通常不会发生低血糖,并可减少反应性低血糖的风险。合用 α- 糖苷酶抑制剂的患者如果出现低血糖,治疗时需使用葡萄糖或蜂蜜,而食用蔗糖或淀粉类食物纠正低血糖的效果差。

表 3-8-2 3 种 α- 糖苷酶抑制剂对各种 α- 糖苷酶的抑制作用

药物	麦芽糖酶	异麦芽糖酶	葡萄糖淀粉酶	蔗糖酶	α- 淀粉酶	海藻糖酶	乳糖酶
阿卡波糖	+	+	+	+	+	-	-
伏格列波糖	+	+	-	+	-	-	-
米格列醇	+	+	+	+	+	+	+

（2）肝功能异常：仅极少数病例报告中患者服用阿卡波糖引起血清转氨酶一过性升高。如转氨酶升高，应减少药量或停药。在米格列醇的资料中，未见肝功能异常的报道，因米格列醇较少在体内代谢，可以预测它对肝功能没有影响。伏格列波糖偶见伴随黄疸及 AST、ALT 上升等严重肝功能障碍。

（3）低血糖：阿卡波糖、米格列醇或伏格列波糖和其他降糖药联用的患者可发生低血糖。应使用葡萄糖治疗这些低血糖反应，因为α-糖苷酶抑制剂会限制蔗糖（食用糖）的吸收，延缓葡萄糖的生成和吸收。

4. 药物相互作用 由于α-糖苷酶抑制剂延缓糖类通过肠道，能引起肠道菌群对多糖发酵，产生气体或引起腹泻等，这种情况可能影响某些药物的胃肠道吸收。

5. 药效 α-糖苷酶抑制剂的降糖效果在一定剂量范围内呈剂量依赖性。本类药物对α-糖苷酶的抑制作用是可逆的，目前还没有药物治疗失效的报道。

（1）单药治疗：荟萃研究表明，α-糖苷酶抑制剂可使 HbA1c 下降 0.5%~0.8%。在 1991—1999 年，有 13 项较长期的研究（治疗持续时间 3~24 个月）对阿卡波糖进行了评估，这些研究一致报道了空腹血糖减低（1.3mmol/L ± 0.3mmol/L）、餐后血糖减低（2.9mmol/L ± 0.8mmol/L），范围为 1.7~4.4mmol/L，HbA1c 下降 0.9% ± 0.25%，范围为 0.5%~1.3%。

与单独应用二甲双胍和磺脲类药物相比，阿卡波糖在降低血糖及 HbA1c 浓度方面疗效略低，但如果人群选择合适，阿卡波糖可明显降低血糖。Essen Ⅰ研究比较了阿卡波糖 100mg，每日 3 次和格列本脲 3.5mg，每日 2 次的降糖疗效。对于降低空腹血糖、餐后血糖和平均 HbA1c 方面，两种药物疗效相似。Essen Ⅱ研究比较了阿卡波糖、二甲双胍和安慰剂在治疗 2 型糖尿病的血糖控制能力，在降低 HbA1c 浓度方面，阿卡波糖 100mg，每日 3 次与二甲双胍 850mg，每日 2 次的疗效没有显著差别。

（2）联合用药：2 型糖尿病作为一种慢性、进行性疾病，需要长期维持治疗，随着病情的发展，单药治疗很多时候不能满意控制血糖。α-糖苷酶抑制剂与其他药物联用的情况如下：

1）α-糖苷酶抑制剂与双胍或磺脲类药物联用：因为α-糖苷酶抑制剂与双胍和磺脲类药物有着不同的作用机制，所以当与这些药物联合用药时，能够达到更好的降糖效果。在 3 种α-糖苷酶抑制剂中，涉及阿卡波糖的研究较多。多项临床研究表明，与安慰剂相比，通过与阿卡波糖联合治疗，餐后血糖可以得到进一步降低（平均达 2.47mmol/L），空腹血糖下降达 1.21mmol/L，而 HbA1c 则下降了 0.7%。此外，联合用药还可降低磺脲类药物低血糖的发生率。一项研究表明，单独格列本脲治疗组低血糖的发生率为 29%，联合阿卡波糖治疗组低血糖的发生率为 10%，而单独用阿卡波糖治疗组无低血糖发生。

2）α-糖苷酶抑制剂与胰岛素联用：对于单独应用胰岛素治疗血糖控制不稳定的 2 型糖尿病患者，加用阿卡波糖是安全有效的。Kelley 等对 145 名饮食和胰岛素治疗血糖控制不满意的 2 型糖尿病患者加用阿卡波糖 50mg，每日 3 次的疗效和安全性进行了评估。结果显示，HbA1c 平均值可减少 0.69%。阿卡波糖与饮食干预和胰岛素治疗联合使用可以将胰岛素的用量减少 15%~20%。阿卡波糖除了具有节省胰岛素作用外，还可减少下一餐餐前低血糖的发生。

1 型糖尿病患者对治疗的反应变化大，血糖波动性较大。虽然阿卡波糖不能单独应用治疗 1 型糖尿病，但如在饮食及胰岛素联合治疗的基础上加用阿卡波糖，餐后高血糖下降，使血糖控制更加平稳，且低血糖的发生率下降，尤其是夜间低血糖的发作次数减少。

2005 年 1 月，*Diabetes Care* 发表了荷兰学者 Van de Laar 等对α-糖苷酶抑制剂治疗 2 型糖尿病的 41 项随机对照试验的荟萃分析。该研究评价α-糖苷酶抑制剂单一疗法对 2 型糖尿病患者的治疗作用。研究者系统检索了 Cochrane 中心注册的对照试验、MEDLINE、EMBASE、Current Contents、LILACS 正在进行的试验数据库及参考文献列表。试验入选标准：至少持续 12 周的随机对照试验，α-糖苷酶抑制剂单一疗法并与任何其他治疗方法进行对比。测定指标包括下列中的一项：病死率、发病率、糖化血红蛋白、血糖、血脂、胰岛素水平、体重或不良反应。这项综述最后纳入 41 项研究（30 项使用阿卡波糖，7 项使用米格列醇，1 项使用伏格列波糖，另 3 项比较不同的α糖苷酶抑制剂），同时限定了异质性。结果显示：①未发现α-糖苷酶抑制剂降低病死率和发病率的证据；②与对照组相比，α-糖苷酶抑制剂明显使糖化血红蛋白（阿卡波糖降低 0.77%，米格列醇降低 0.68%）、空腹和负荷后血糖及负荷后胰岛素水平降低；③阿卡波糖的剂量超过 50mg，每日 3 次时，对糖化血红蛋白的作用没有变化，但是不良反应明显增加；④阿卡波糖使体质指数降低 0.17kg/m^2（95%CI 0.08~0.26）。所有 α- 糖苷酶抑制剂对血脂均无影响。虽然 α- 糖苷酶抑制剂控制血糖的作用逊于磺酰脲类药物，但前者能降低空腹和负荷后胰岛素水平。α- 糖苷酶抑制剂与其他药物进行比较的资料很少。研究者最后得出结论：未发现 α- 糖苷酶抑制剂降低病死率和发病率的证据，但是该类药物降低血糖和负荷后胰岛素水平的作用比较显著，其对血脂无影响。阿卡波糖的剂量不宜超过 50mg，每日 3 次。

6. 剂量与临床应用 阿卡波糖说明书适应证：配合饮食控制，用于：①2 型糖尿病；②降低糖耐量减低者的餐后血糖。伏格列波糖说明书适应证：改善糖尿病患者餐后高血糖。

α- 糖苷酶抑制剂可以单独使用或与磺脲类、二甲双胍或者胰岛素联用。阿卡波糖片每次 50mg，每日 3 次。以后根据血糖逐渐增加到每次 100mg，每日 3 次。米格列醇片一次 25mg，一日 3 次；维持剂量一次 50mg，一日 3 次。伏格列波糖片 0.2mg，每日 3 次。α- 糖苷酶抑制剂应在开始进餐时口服。应指导患者每餐第一口饭时嚼服药片。

（六）二肽基肽酶 -4 抑制剂

2010 年以后，国内外上市的二肽基肽酶 -4 抑制剂（DPP-4 抑制剂）有西格列汀、维格列汀、沙格列汀、利格列汀及阿格列汀。《中国 2 型糖尿病防治指南（2017 年版）》中将该类药物置于二线或三线主要治疗药物的位置。

1. 作用机制 二肽基肽酶 -4 抑制剂类药物通过抑制 DPP-4 活性、减少 GLP-1 在体内的失活，增加 GLP-1 在体内的水平。GLP-1 以葡萄糖依赖形式促进胰岛素分泌，抑制胰高血糖素分泌，具有增加饱腹感、延缓胃排空时间、抑制胰岛 β 细胞凋亡和促进增殖等作用，改善≤α 及 β 细胞功能障碍。DPP-4 抑制剂由于其作用靶点独特，而且有效性及安全性较好，在糖尿病治疗药物中受到广泛的关注。

2. 药代动力学 DPP-4 抑制剂中不同化学结构类型的药物之间，结合特征没有本质区别，但在作用强度、结合持续时间和选择性上有区别。各种 DPP-4 抑制剂的半衰期及对 DPP-4 酶的抑制不尽相同。西格列汀的半衰期为 12.4 小时，24 小时抑制 DPP-4 活性达 96%，每天需服药 1 次，持续 24 小时降低血糖水平。维格列汀的半衰期为 2~3 小时，抑制 DPP-4 活性达 95%，每天需服药 2 次。沙格列汀母体半衰期为 2.5 小时，抑制 DPP-4 活性达 80%，代谢产物半衰期为 3.1 小时，每天需服药 2 次。二肽基肽酶 -4 抑制剂的药代动力学特征见表 3-8-3。

3. 不良反应 西格列汀在本品单药治疗及本品与二甲双胍或吡格列酮联合治疗的对照临床研究中，不良反应（包括低血糖）和因临床不良反应导致停药的总体发生率在治疗组和安慰剂治疗组之间相似。在本品单药治疗或本品与吡格列酮或格列美脲 ± 二甲双胍联合治疗的安慰剂对照临床研究中，发生率≥5% 并且高于安慰剂治疗组患者的不良反应为鼻咽炎（单药治疗）、上呼吸道感染、头痛（与吡格列酮联合治疗）、低血糖、鼻咽炎。

表 3-8-3 二肽基肽酶 -4 抑制剂的药代动力学特征

特征	西格列汀	维格列汀	沙格列汀	阿格列汀	利格列汀
吸收百分数（%）	>87	85	>75	>75	NA
口服生物利用度	87	85	75	70	30
t_{max}（h）	1~4	1~2	Sax：2 活性产物：4	1~2	1~3
Vss（L）	198	71	151	300	368~918
蛋白结合率（%）	38	9.3	<10	20	70
CYP 代谢	少量（CYP3A4 和 CYP2C8）	少量（约 55% 经非 CYP 途径水解代谢，LAY151）	CYP3A4/5（与强效 CYP3A4/5 抑制剂合用时 2.5mg/d）	很少代谢	很少代谢
$t_{1/2}$（h）	8~14（12.4）	2~3	Sax：2.5 活性产物：3.1	21.4	120
肾脏排泄（%）	87（80% 原型）	85（21%~33% 原型）	75（24% 原型；36% 活性产物）	76（95% 原型）	<5

维格列汀最常见的不良反应有头痛、鼻咽炎、咳嗽、便秘、头晕和增加出汗量等。低血糖的发生率与安慰剂相似。

患者服用沙格列汀后，大多数人耐受性较好。在一项上市研究中，给予2型糖尿病患者2周每天50mg（说明书推荐治疗剂量的10倍）的沙格列汀。结果未发现与剂量相关的不良反应或实验室检查结果异常。它上市后的报告中最多的不良反应为头痛、上呼吸道感染及泌尿系感染。沙格列汀无论作为联合治疗或单药治疗时，不良反应特征均相似。在Ⅲ期随机对照试验中，在作为联合治疗评价时，应用沙格列汀治疗时的低血糖发生率较低，而且与安慰剂相近。

在一项关于老年患者长期使用沙格列汀的安全性研究中，老年组患者205例，平均年龄为69岁。有99例使用沙格列汀，106例患者使用安慰剂。青年组患者共1055例，平均年龄52岁。有531例使用沙格列汀，524例患者使用安慰剂。不考虑年龄分层，不同治疗组的不良反应发生率是相似的。在沙格列汀组与安慰剂组（二甲双胍、格列美脲及噻唑烷二酮）出现药物相关不良反应分别为36人与32人。出现的不良反应为低血糖（指血血糖低于50mg/dl）。沙格列汀组与安慰剂组分别为1人、2人。老年组中，沙格列汀与安慰剂组相比，严重不良反应的发生人数分别为8人、14人，而青年组沙格列汀与安慰剂组相比，严重不良反应的发生人数为49人与44人。总体来说，大于65岁的2型糖尿病老年人长期使用沙格列汀的安全性与对照组相似，耐受性较好。

与用安慰剂相比，使用利格列汀临床研究中报道≥5%患者出现更多的不良反应（如鼻咽炎）。利格列汀和磺酰脲类药物联用治疗患者，与安慰剂和磺脲类联用治疗患者比较，低血糖症报道更为常见。杨婷等利用系统评价的方法评价了利格列汀的安全性，共纳入10个随机对照研究。利格列汀单药治疗或联合治疗，试验组和对照组不良反应和严重不良反应的发生率相似，无显著性差异。常见不良反应包括低血糖、鼻咽炎、上呼吸道感染和头痛等，其中上呼吸道感染的发生率试验组高于安慰剂组，其他不良反应的发生率试验组与安慰剂组相似。作者认为，利格列汀治疗2型糖尿病的安全性良好。

2015年8月，FDA对DPP-4抑制剂发布安全警告，因多种DPP-4抑制剂（包括西格列汀、沙格列汀、利格列汀及阿格列汀）可能导致严重或致残性的关节痛。FDA针对此类药物添加了风险警告。FDA在公告中建议，接受DPP-4抑制剂治疗的患者可以继续使用该药治疗。但是，一旦患者出现严重的持续性关节痛，应立即咨询医务人员。医务人员也应该考虑到这类药物可能导致严重关节痛的不良反应，并适时停药。

4. 药物相互作用 在药物相互作用研究中，西格列汀对以下药物的药代动力学不存在具有临床意义的影响：二甲双胍、罗格列酮、格列本脲、辛伐他汀、华法林及口服避孕药。根据这些数据，西格列汀不会对CYP同工酶CYP3A4、2C8或2C9产生抑制作用。根据体外研究数据，西格列汀也不会抑制CYP2D6、1A2、2C19或2B6或诱导CYP3A4。在2型糖尿病患者中，二甲双胍每日两次多剂量给药与西格列汀联合治疗不会显著改变西格列汀的药代动力学。在2型糖尿病患者中进行的人群药代动力学分析显示，联合用药不会对西格列汀的药代动力学产生具有临床意义的影响。接受评估的药物是2型糖尿病患者常用的药物，其中包括降胆固醇药物（如他汀类药物、贝特类药物、依折麦布）、抗血小板药物（如氯吡格雷）、抗高血压药物（如ACE抑制剂、血管紧张素受体阻断药、β受体阻断药、钙离子通道阻滞药、氢氯噻嗪）、镇痛剂和非甾体类抗炎药（如萘普生、双氯芬酸、塞来昔布）、抗抑郁药（如布普品、氟西汀、舍曲林）、抗组胺类药物（如西替利嗪）、质子泵抑制剂（如奥美拉唑、兰索拉唑）及治疗勃起功能障碍的药物（如昔多芬）。

沙格列汀主要经肝脏细胞色素P450同工酶CYP3A4/5代谢。许多研究已证实在与糖尿病患者经常使用的二甲双胍、吡格列酮、格列本脲、辛伐他汀或地高辛同时给药时，沙格列汀的药代动力学特征并未改变。沙格列汀与二甲双胍、吡格列酮、格列本脲、辛伐他汀、口服避孕药、地高辛等药物联用相对安全，不存在有临床意义的药代动力学方面的不良相互作用，临床可以根据需要选择联用而无需调整上述药物的剂量。但沙格列汀说明书推荐，与CYP3A4/5强抑制剂（酮康唑、伊曲康唑、奈法唑酮、阿扎那韦、克拉霉素、泰利霉素）同时使用时，会引起沙格列汀血药浓度升高，沙格列汀的剂量限定为每日2.5mg。

利格列汀是CYP同工酶CYP3A4的弱至中等抑制剂，但是对其他CYP同工酶并无抑制，也不是CYP同工酶的诱导剂，包括CYP1A2、2A6、

2B6、2C8、2C9、2C19、2D6、2E1、4A11。利格列汀与强 CYP3A4 或 P- 糖蛋白诱导剂（如利福平）合并使用时可能会降低利格列汀的疗效，建议使用其他替代药物。

阿格列汀是嘧啶二酮类抑制剂的代表化合物。在 30μmol/L 条件下，对酶 CYP450 和离子通道没有任何影响。健康志愿者服用阿格列汀，再与二甲双胍、吡格列酮、格列本脲、西咪替丁、炔诺酮、炔雌醇、环孢素、华法林或地高辛等药物合用时，其药动学参数无变化。

5. 药效 包括我国 2 型糖尿病患者在内的临床试验显示，西格列汀可降低 HbA1c 1.0%。蒋媛对西格列汀联合其他降糖药物治疗 2 型糖尿病的随机对照试验，按照 Cochrane 系统评价方法对纳入研究进行质量评价。共纳入 17 项随机对照研究，合计 3643 例患者。荟萃分析结果显示，西格列汀组在降低患者 HbA1c 水平、空腹血糖水平、体质指数方面均优于对照组，两组比较差异有统计学意义。

一项比较西格列汀与磺脲类药物的研究纳入了 65~85 岁的单纯饮食和运动后血糖仍控制不佳的老年 2 型糖尿病患者。其中西格列汀组 197 例，格列美脲组 191 例，随访 30 周后，与基线水平相对比，西格列汀组 HbA1c 降低 0.32%、空腹血糖降低 14.5mg/dl、低血糖发生率为 0.8%、体重减少 0.4kg；而格列美脲组 HbA1c 降低 0.51%、空腹血糖降低 21.2mg/dl、低血糖发生率为 4.7%、体重增加 1.1kg。可以看出格列美脲组在降低 HbA1c 和空腹血糖方面要优于西格列汀组，但同时低血糖反应的发生率和体重水平也有所增加。

占美等对维格列汀与安慰剂比较治疗 2 型糖尿病的疗效进行了系统评价，共纳入 13 项随机对照研究。荟萃分析结果显示：单药治疗时，维格列汀降低患者 HbA1c 的疗效优于安慰剂（$P<0.000\,01$），但在控制体重方面不及安慰剂（$P=0.0006$）。

Schweizer 等的研究中，有效性评价的数据来自 7 项单独使用维格列汀片（50mg，每日 2 次）或与二甲双胍合用的研究；安全性评价的数据来自 38 项观察期在 12~104 周的Ⅱ期及Ⅲ期临床试验，干预措施为单独使用维格列汀片（50mg，每日 2 次）或与二甲双胍、噻唑烷二酮类、磺脲类或胰岛素合用。75 岁以上患者与 75 岁以下患者做比较，在 75 岁以上的患者中，维格列汀单药治疗后 HbA1c 较基线值（8.3%）下降 0.9%（$P<0.0001$），与二甲双胍合用治疗后较基线值（8.5%）下降 1.1%（$P=0.0004$），与 75 岁以下的患者情况相似。使用维格列汀治疗后 75 岁以上老年患者与 75 岁以下患者体重分别降低 0.9kg 和 0.2kg。

占美对沙格列汀治疗 2 型糖尿病的疗效进行了系统评价，结果共纳入 7 个随机对照研究。荟萃分析结果显示：在降低患者 HbA1c 水平方面，不同剂量的沙格列汀组均明显优于安慰剂组，其差异有统计学意义。

王颖峥对沙格列汀联合二甲双胍治疗 2 型糖尿病的疗效进行了系统评价，共纳入 5 项随机对照研究研究。荟萃分析结果显示：在降低患者 HbA1c 水平方面，沙格列汀组明显优于安慰剂对照组（$P=0.00$），也优于阳性药物对照组（$P=0.00$）。在降低患者 FPG 水平方面，沙格列汀组的治疗效果明显优于安慰剂对照组（$P=0.00$）。

Schernthaner 等一项涉及老年患者使用利格列汀的有效性与安全性的研究中，有 841 名患者每日服用 5mg 的利格列汀，490 人使用安慰剂。患者的平均年龄为（71.0 ± 4.6）岁，平均 HbA1c 为 8.0% ± 0.8%。63.5% 的患者使用 2 种或 2 种以上的降糖药。两组的药物不良事件与药品不良反应均相似。利格列汀与安慰剂组的低血糖发生率分别为 21.4% 与 25.7%。严重的低血糖发生率分别为 1.0% 及 1.8%。经过 24 周后，减去安慰剂效应后，利格列汀可减少 HbA1c −0.62% ± 0.06%（95%CI −0.73~−0.51）。研究者认为利格列汀对于老年 2 型糖尿病患者是有效和安全的。研究者认为，对于利格列汀引起的低血糖和其他药品不良反应是可以有效控制的。

在一项观察维格列汀的疗效研究中，Schweizer 等评价了使用维格列汀 50mg 每日 2 次治疗的 301 名 ≥75 岁的患者治疗 24 周后的疗效。患者的 HbA1c 从 8.3% 下降了 0.9%（$P<0.0001$）。如维格列汀加用二甲双胍后，HbA1c 从 8.3% 下降了 1.1%（$P=0.0004$）。上述变化与年轻患者相似。两种方案对应的老年患者的体重变化分别为 −0.9kg（$P=0.0277$）及 −0.2kg（无统计学差异）。研究者没有报告肯定与维格列汀有关的低血糖事件及严重的事件。研究者认为老年人使用维格列汀的安全性与年轻人相似。

6. 剂量与临床应用 西格列汀单药或与二甲双胍联合治疗的推荐剂量为 100mg，每日 1 次。本品可与或不与食物同服。沙格列汀推荐剂量为 5mg，每日 1 次，服用不受进餐时间的影响。利格列汀推荐剂量为 5mg，每日 1 次，不受进餐或空腹的影响。

当维格列汀与二甲双胍或噻唑烷二酮类药物合用时，维格列汀的每日推荐给药剂量为100mg，早晚各给药1次，每次50mg。维格列汀可以餐时服用，也可以在非餐时服用。当维格列汀与磺脲类药物合用时，维格列汀的推荐给药剂量为50mg，每日清晨给药1次。在此类患者人群中，维格列汀每日100mg给药方案的疗效并不优于维格列汀每日50mg给药方案。不推荐使用100mg以上的剂量。尚未确立维格列汀与二甲双胍、噻唑烷二酮类药物或与二甲双胍、磺脲类药物合用的每日3次治疗方案的安全性和有效性。

（七）GLP-1类似物

目前国内上市的GLP-1受体激动剂为艾塞那肽注射液和利拉鲁肽注射液，均需皮下注射。

1. 作用机制 GLP-1受体激动剂通过激动GLP-1受体而发挥降低血糖的作用。GLP-1受体激动剂以葡萄糖依赖的方式增强胰岛素分泌、抑制胰高血糖素分泌，并能延缓胃排空，通过中枢性的食欲抑制来减少患者的进食量。

2. 药代动力学 2型糖尿病患者皮下注射艾塞那肽注射液后2小时达到中位血浆峰浓度，单次皮下注射后，平均表观分布容积为28.3L。艾塞那肽注射液经蛋白质降解后，主要通过肾小球滤过清除。在人体的平均表观清除率为9.1L/h，平均终末半衰期为2.4小时。其药代动力学特性不受剂量的影响。在轻中度肾功能不全（肌酐清除率30~80ml/min）患者中，艾塞那肽的清除率仅有轻微的下降。

3. 药品不良反应 GLP-1受体激动剂常见的不良反应为胃肠道不适、恶心、呕吐等，主要见于初始治疗时，上述症状的发生频度与严重程度一般可随着时间延长逐渐减轻。

4. 药物相互作用 艾塞那肽延缓胃排空作用可减少口服药物的吸收程度和速度。对正在口服需快速通过胃肠道吸收药物的患者，使用本品时应该谨慎。对疗效依赖于阈浓度的口服药物，如抗生素，建议患者在注射本品前至少1小时服用这些药物。

在体外研究中已经证实，利拉鲁肽和其他活性物质之间发生与细胞色素P450和血浆蛋白结合有关的药代动力学相互作用的可能性极低。利拉鲁肽对胃排空的轻度延迟可能会影响同时口服的其他药物的吸收。相互作用研究并未表明药物的吸收出现了任何与临床相关的延长。

5. 药效 一系列真实世界临床实践的证据表明，使用1.2mg利拉鲁肽12周后即可显著降低HbA1c，其降糖水平与一系列相关临床试验结果相似。而在使用利拉鲁肽至少48周的患者中，HbA1c更可显著降低。此外，与“金标准”的RCT试验纳入的高度同质性的患者不同，真实世界研究包括了根据临床医师判断予以处方每日1次利拉鲁肽1.2mg的2型糖尿病患者，异质性较高，使用利拉鲁肽患者的基线HbA1c差异较大（平均7.8%~9.6%）。而这些基线血糖控制水平不一的患者在使用利拉鲁肽治疗后，在研究终点时HbA1c均显著降低。这提示利拉鲁肽在2型糖尿病患者的临床实践治疗中降糖疗效明确，并且在不同患者不同阶段疗效相当。

在控制体重方面，由meta分析结果可见，使用每日1次利拉鲁肽1.2mg治疗后，患者体重较基线水平平均下降4.57kg，且差异具有统计学意义；在使用利拉鲁肽至少48周的患者中，体重可更显著降低，平均达5.12kg。而在3期RCT试验中，以LEAD-2、LEAD-3试验为例，使用利拉鲁肽1.2mg的治疗组在26周时可使患者体重平均分别降低2.1kg和2.6kg。真实世界临床实践研究中，利拉鲁肽在研究终点时平均降低体重达4.57kg，优于临床对照试验研究结果。

6. 剂量与临床应用 艾塞那肽的起始剂量为每次5μg，每日2次，在早餐前和晚餐前60分钟内皮下注射。不应在餐后注射本品。根据临床效果，在治疗1个月后剂量可增加至10μg，每日2次。本品适用于单用二甲双胍或磺脲类药物最大可耐受剂量治疗后血糖仍控制不佳的患者，与二甲双胍或磺脲类药物联合应用。本品可用于与二甲双胍联合治疗，可继续使用二甲双胍的目前剂量。在磺脲类药物治疗基础上加用本品时，应当考虑减少磺脲类药物的剂量以降低患低血糖的风险。

艾塞那肽说明书记载已在282名65岁及以上患者和16名75岁患者中使用艾塞那肽，没有观察到与年轻患者间的安全性或有效性的差异。

利拉鲁肽的起始剂量为每天0.6mg。至少1周后，剂量增加至1.2mg。为了进一步改善降糖效果，在至少1周后可将剂量增加至1.8mg。推荐每日剂量不超过1.8mg。

本品可用于与二甲双胍联合治疗，无需改变二甲双胍的剂量。本品用于与磺脲类药物联用时，应当考虑减少磺脲类药物的剂量以降低患低血糖的风险。

利拉鲁肽说明书记载年龄不会对利拉鲁肽的药代动力学产生与临床相关的影响。因此,不需要根据年龄进行剂量的调整。该药在年龄≥75岁患者中的使用经验有限。

二、老年人的安全降糖方案

老年糖尿病患者理想的血糖控制应当是既能预防和减少糖尿病血管并发症,也能尽可能降低低血糖风险。所有老年糖尿病患者的血糖管理都应该从改变生活方式开始,当仅依靠生活方式干预已不能维持血糖达标时,即应开始口服降糖药物治疗。药物方案应个体化并根据患者的具体临床情况制订,包括并发症情况、患者体重、医院水平、陪护情况等。用药以“低起点,慢速度”为原则,逐步增加剂量。

目前尚缺乏针对老年糖尿病患者血糖控制的大型临床研究。前些年ACCORD、ADVANCE、VADT等研究带给医师老年糖尿病降糖治疗风险与获益的思考。特别是ACCORD研究的结果,带来了对强化降糖可获益的质疑和反思。ADA曾就此发表声明,病程长、有严重低血糖病史、进展期动脉粥样硬化性疾病、高龄等状况存在下要权衡强化治疗风险与心血管获益的关系。在《2013年国际糖尿病联盟老年2型糖尿病管理指南》中老年2型糖尿病患者降糖目标以HbA1c值作为参考,功能独立类老年人应为7.0%~7.5%,功能依赖类老年人应为7.0%~8.0%,对于虚弱的患者则可放宽至8.5%。事实上,在临床中除了HbA1c,由于餐后高血糖更易监测,也经常被许多医师作为参考值用来调整治疗方案。

对于口服降糖药物,《2013年国际糖尿病联盟老年2型糖尿病管理指南》首先推荐二甲双胍用于2型糖尿病老年患者的药物。低血糖风险较低的磺脲类药物也作为一线药物。对于仅使用单种药物无法控制血糖达标时,则可以二甲双胍为基础,添加小剂量磺脲类药物。但应注意,此方案在优化了高血糖控制的同时也增加了低血糖的发生风险。因格列本脲的降糖作用较强且持续作用可达24小时,如果该药剂量过大或老年患者饮食与运动管理不善时,可能导致低血糖发生的风险较大,所以老年患者应避免使用格列本脲。Andersen SE等人通过meta分析的方法检索了目前已发表的随机对照试验,利用头对头的方式比较了磺脲类药物不同品种间发生低血糖的相对风险。作者一共纳入了13个关于磺脲类药物的临床试验及14个非磺脲类降糖药物试验(总计16 260例患者)。仅把低血糖作为药品不良事件,患者HbA1c降低0.66%~0.84%。结果发现,相对于格列吡嗪、格列美脲及格列苯脲,发生低血糖反应最少的是磺脲类药物(格列齐特)。三线治疗可采用3种口服降糖药物联用,但该方案可能存在费用较高及药物相互作用等问题,建议仅作为拒绝使用胰岛素治疗的患者不得已的选择。医师可酌情选择近年来进入我国市场的DPP-4抑制剂、GLP-1受体激动剂,也可根据患者经济情况、血糖控制情况综合考虑。治疗过程中需要注意监测患者血糖变化特点,以求优势互补,减少血糖波动,平稳控制血糖。

当判断患者存在糖尿病胰岛素分泌不足的情况时,需要使用胰岛素促泌剂、必要时联合基础胰岛素的方案。最新的证据表明,对于老年糖尿病患者而言,长效胰岛素较其他胰岛素更为安全、有效、方便和简单。因此,每日1次的长效胰岛素为初始胰岛素治疗的首选。在胰岛素治疗的同时,在除外禁忌证的情况下,二甲双胍等口服降糖药物可以继续服用。这样既可以满足机体对胰岛素的需求,也可以发挥机制互补的作用,达到减少胰岛素剂量、协同降糖的目的。

老年糖尿病患者发生感染、急性心脑血管病变、跌倒、骨折的风险明显增加。处于这些应急情况时,在监测血糖的基础上,胰岛素治疗是控制高血糖的常用药物。对老年患者而言,多次胰岛素注射(强化治疗)适用于新诊断老年糖尿病伴存高血糖(HbA1c>9.0%)、合并感染或急性并发症、处于手术或应激状态、应用拮抗胰岛素作用的药物(如糖皮质激素)等特殊情况。因存在明显的胰岛素抵抗、高糖毒性等加重胰岛β细胞损伤的因素,需积极采用短期一天多次胰岛素治疗模式,尽早纠正高血糖,减轻β细胞毒性。等老年患者病情稳定后重新评估,调整治疗方案。一般不推荐老年患者使用操作难度大的多次胰岛素治疗作为常规降糖方案。

老年人糖尿病患病率高,与年龄有关的生理改变(如老年患者肾脏、肝脏功能减退,药物的代谢与排泄减慢),可能会影响老年2型糖尿病患者治疗药物的选择。此外,老年患者并发症多,合并疾病多,临床表现不典型,常以糖尿病并发症来就诊。血糖控制目标和方案应该个体化,考虑个人功能状态、共患或伴发疾病(如动脉粥样硬化、冠心病、血脂紊乱等),尤其应考虑是否发生过心血管疾病、低血糖、微血管等并发症。老年患者的治疗方案应循序渐进，治疗目标需适度放宽。从而在有效控制老年糖尿病患者血糖的同时，减少低血糖等不良事件的发生，改善老年患者的生活质量。

（纪立伟　郭立新）

参考文献

1. 中华医学会糖尿病学分会．中国 2 型糖尿病防治指南．北京：北京大学医学出版社，2014：23-25.

2. Deusenberry CM, Coley KC, Korytkowski MT, et al. Hypoglycemia in hospitalized patients treated with sulfonylureas. Pharmacotherapy, 2012, 32（7）: 613-617.

3. Schloot NC, Haupt A, Schütt M, et al. Risk of severe hypoglycemia in sulfonylurea-treated patients from diabetes centers in Germany/Austria: How big is the problem? Which patients are at risk? Diabetes Metab Res Rev, 2016, 32: 316-324.

4. Green AJ, Bazata DD, Fox KM, et al. Quality of life, depression, and healthcare resource utilization among adults with type 2 diabetes mellitus and concomitant hypertension and obesity: a prospective survey. Cardiol Res Pract, 2012, 404: 107.

5. Mazzola N. Review of current and emerging therapies in type 2 diabetes mellitus. Am J Manag Care, 2012, 18（1）: 17.

6. 贾贺，韩萍．格列美脲与格列本脲治疗 2 型糖尿病疗效的系统评价．中国糖尿病杂志，2011，19（12）：926.

7. Schernthaner G, Grimaldi A, Di Mario U, et al. GUIDE study: double-blind comparison of once-daily gliclazide MR and glimepiride in type 2 diabetic patients. Eur J Clin Invest, 2004, 34（8）: 535.

8. Scheen AJ. ADOPT study: which first-line glucose-lowering oral medication in type 2 diabetes? Rev Med Liege, 2007, 62（1）: 48.

9. UK Prospective Diabetes Study（UKPDS）Group. Intensive blood-glucose control with sulphonylureas or insulin compared with conventional treatment and risk of complications in patients with type 2 diabetes: UKPDS 33. Lancet, 1998, 9（131）: 837.

10. UK Prospective Diabetes Study（UKPDS）Group. Effect of intensive blood-glucose control with metformin on complications in overweight patients with type 2 diabetes: UKPDS 34. Lancet, 1998, 9（131）: 854.

11. Kahn SE, Haffner SM, Heise MA, et al . Glycemic durability o f rosiglitazone, metformin, or glyburide monotherapy. N Engl J Med, 2006, 355（23）: 2427-2443.

12. 蔡晓凌，周灵丽，罗樱樱，等．瑞格列奈在中国 2 型糖尿病患者中疗效及安全性的荟萃分析．中国糖尿病杂志，2013，21（10）：907-912.

13. 蔡晓凌，罗樱樱，韩学尧，等．那格列奈在亚洲 2 型糖尿病患者中疗效及安全性的荟萃分析．中国糖尿病杂志，2013，21（10）：913-917.

14. α- 糖苷酶抑制剂治疗 2 型糖尿病——来自 cochrane 系统评价和荟萃分析的结果．世界核心医学期刊文摘·心脏病学分册，2005，1（4）：12.

15. 杨婷，路敏，周颖，等．利格列汀治疗 2 型糖尿病安全性的系统评价．药品评价，2013，10（6）：16-20.

16. 王颖峥，路敏，周颖，等．沙格列汀联合二甲双胍治疗 2 型糖尿病有效性和安全性的 meta 分析．药物不良反应杂志，2012，14（5）：277-281.

17. 占美，吴逢波，吴斌，等．艾塞那肽治疗 2 型糖尿病的系统评价．中国药房，2010，21（42）：3991-3994.

18. American Diabetes Association. Standards of Medical Care in Diabetes-2018. Diabetes Care, 2018, 41（Suppl 1）: s119-s125.

19. Ji L, Han P, Wang X, et al. A randomized clinical trial of the safety and efficacy of sitagliptin and metformin co-administered to Chinese patients with type 2 diabetes mellitus. J Diabetes Investig, 2016, 7（5）: 727-736.

20. Cheng Q, Yang S, Zhao C, et al. Efficacy of metformin-based oral antidiabetic drugs is not inferior to insulin glargine in newly diagnosed type 2 diabetic patients with severe hyperglycemia after short-term intensive insulin therapy. J Diabetes, 2015, 7（2）: 182-191.

21. 杨光，李春霖，田慧，等．非肥胖老年 2 型糖尿病患者使用二甲双胍的疗效及安全性．中华老年多器官疾病杂志，2010，9（5）：417-420.

22. Sicras-Mainar A, Navarro-Artieda R. Use of metformin and vildagliptin for treatment of type 2 diabetes in the elderly. Drug Des Devel Ther, 2014, 8: 811-818.

23. Romley JA, Gong C, Jena AB, et al. Association between common sulfonylureas and serious hypoglycemic events: retrospective cohort analysis. BMJ, 2015, 351: h6223.

24. Iqbal N, Allen E, PÖhman P. Long-term safety and tolerability of saxagliptin add-on therapy in older patients（aged ≥65 years）with type 2 diabetes. Clin Interv Aging, 2014, 9: 1479-1487.

25. Schernthaner G, Barnett AH, Patel S, et al. Safety and efficacy of the dipeptidyl peptidase-4 inhibitor linagliptin in elderly patients with type 2 diabetes: a comprehensive analysis of data from 1331 individuals aged ≥65 years. Diabetes Obes Metab, 2014, 16（11）: 1078-1086.

26. Schweizer A, Dejager S, Foley JE, et al. Clinical experience with vildagliptin in the management of type 2 diabetes in a patient population ≥75 years: a pooled analysis from a data base of clinical trials. Diabetes Obes Metab, 2011, 13（1）: 55-64.

27. Laires PA, Tang J, Fan CP, et al. Impact of hypoglycemic events and HbA1c level on sulfonylurea discontinuation and down-titration. Expert Rev Pharmacoecon Outcomes Res, 2017, 17（2）: 213-220.

第九节　老年糖尿病的胰岛素治疗

随着人口年龄的老化，糖尿病患病率在老年人群中逐渐上升，老年糖尿病患者人数骤增，给社会及家庭带来沉重的负担。2013 年国际糖尿病联盟的资料显示，在 60~79 岁人群中，糖尿病的患病率为 18.6%，占成年糖尿病患者 35% 以上。我国老年人群患病率也明显增加：2007—2008 年我国关于糖尿病患病率的调查报告显示，大于 60 岁老年人中糖尿病患病率为 20.4%，占总患者数的 38.1%。随着糖尿病病程进展，胰岛 β 细胞的功能不断减退，当联合 2 种口服药物尚不能使患者血糖达到良好控制时，就需要及时启动胰岛素治疗。对于年轻糖尿病患者，经过适当饮食控制及口服药物治疗血糖仍未达到充分控制，推荐其进行胰岛素治疗无疑是安全有效的。胰岛素治疗不但可以延缓糖尿病慢性并发症的发展，还有利于减少国家医疗开支。然而，对于老年人同样的胰岛素治疗却可能达不到预期收益。在大多数关于胰岛素治疗的大型研究中，由于各种因素老年人群往往被排除在研究人群之外。Mannucci 等分析了包括老年糖尿病受试者的 3 个大型研究后发现对于药物治疗疗效不佳的老年糖尿病患者加用胰岛素治疗是安全有效的，低血糖风险小。但我们必须认识到老年糖尿病患者出现糖尿病相关并发症及其他共存疾病的比例增加。同时，老年人基础代谢率较低，神经反应比较迟钝或存在神经病变，容易发生无症状性低血糖。另外，随着年龄增长，糖尿病患者心血管疾病患病率呈升高趋势，听力、视力、认知能力、自我管理能力和运动耐力均下降，各器官功能逐渐衰退，这些因素的存在可能增加胰岛素治疗不良反应发生的风险。由于研究数量有限，目前研究人群偏移，我们仍需针对老年糖尿病患者进行大规模临床试验来确定老年患者应用胰岛素的安全性和有效性。

老年糖尿病患者的胰岛素治疗还可能会给患者及家庭带来不便，如果出现低血糖等副作用可能严重影响老年患者的健康。由于严格血糖控制往往会增加老年患者出现严重低血糖的风险，这可能进一步引发严重的骨折，增加低血糖相关痴呆、缺血性心脏病和脑卒中的发作，导致患者致残或死亡。1981 年瑞典学者指出，在瑞典发生严重低血糖患者年龄的中位数是 75 岁，其中 21% 的患者年龄大于 85 岁，其总体死亡率达 20%。另一方面，相比年轻的糖尿病患者，老年患者常常由于其年龄较大，在需要启动胰岛素治疗时得不到必要的胰岛素治疗。因此，何时及如何开始老年患者的胰岛素治疗是目前临床上需要解决的一个重要问题。

对于老年糖尿病患者，胰岛素治疗有以下优势：第一，胰岛素是一种天然激素，在老年糖尿病患者中都会出现程度不同的胰岛素分泌不足的情况，应用胰岛素治疗可以弥补胰岛素分泌不足的缺陷。目前临床上应用的胰岛素仅在人胰岛素结构的基础上稍作分子修饰，故过敏概率极低。第二，胰岛素与其他药物之间无明显的相互作用，鲜有绝对禁忌证，临床应用很广泛。第三，经过适当的剂量调整和必要的血糖监测，胰岛素可用于肝肾功能不全、无法进食和处于重大疾病状态的老年患者。第四，胰岛素价格相对低廉，对于大多数患者高血糖的调控均有良好效果，性价比高。但胰岛素的临床应用也存在以下不足：胰岛素治疗需要皮下注射或者静脉应用才能发挥效力，这给老年糖尿病患者的应用带来了很大困难。首先，一些老年糖尿病患者很难克服皮下注射胰岛素的心理障碍。再者，随着老年糖尿病患者年龄增长，其听力、视力、认知能力和自我管理能力呈现下降态势，这给胰岛素的应用带来极大障碍，一旦过量注射胰岛素或者误餐将增加老年患者低血糖的风险。

目前临床上应用的胰岛素制剂品种较多，包括动物来源、基因合成人胰岛素或胰岛素类似物。按皮下注射后起效时间分为速效、短效、中效、长效和超长效，以及根据需求配置的不同比例短（速）中效预混制剂，可根据老年患者具体血糖变化情况选用，见表 3-9-1。

表 3-9-1　临床常见胰岛素一览表

制剂		来源	浓度	作用时间		
类别	名称			起效	最强	持续
超短效人胰岛素类似物	赖脯胰岛素注射液	基因重组	100U/ml	0.25 小时	0.5~1 小时	2~5 小时
	门冬胰岛素注射液	基因重组	100U/ml	10~20 分钟	1~3 小时	3~5 小时
	重组赖脯胰岛素注射液	基因重组	100U/ml	0.25 小时	0.5~1 小时	2~5 小时
短效(RI)胰岛素	普通胰岛素注射液	动物	40U/ml，80U/ml	0.5~1 小时	2~4 小时	5~7 小时
	普通胰岛素注射液	动物	40U/ml，80U/ml	10~30 分钟	15~30 分钟	0.5~1 小时
	生物合成人胰岛素注射液	人重组基因	40U/ml，100U/ml	0.5 小时	1.5~3.5 小时	7~8 小时
	重组人胰岛素注射液	人重组基因	40U/ml，100U/ml	0.5 小时	1~3 小时	4~8 小时
中效(NPH)胰岛素	低精蛋白锌胰岛素注射液	动物	40U/ml，80U/ml	2~4 小时	8~12 小时	18~24 小时
	精蛋白生物合成人胰岛素注射液	人重组基因	40U/ml，100U/ml	1.5 小时	4~12 小时	24
	精蛋白锌重组人胰岛素注射液	人重组基因	40U/ml，100U/ml	—	—	—
	精蛋白重组人胰岛素注射液	人重组基因	40U/ml，100U/ml	2~4 小时	8~12 小时	18~24 小时
长效(PZI)胰岛素	精蛋白锌胰岛素注射液	动物	40U/ml	3~4 小时	12~24 小时	24~36 小时
超长效人胰岛素类似物	甘精胰岛素注射液	基因重组	100U/ml	—	2~4 天达稳态	24 小时
	重组甘胰岛素注射液	基因重组	100U/ml	—	2~4 天达稳态	24 小时
	地特胰岛素注射液	基因重组	100U/ml，333U/ml	—	2~3 天达稳态	24 小时
预混胰岛素	精蛋白锌胰岛素注射液(30R)	动物	40U/ml，100U/ml	0.5 小时	2~8 小时	24 小时
	30/70 混合重组人胰岛素注射液	人基因重组	40U/ml，100U/ml	0.5 小时	2~8 小时	24 小时
	50/50 混合重组人胰岛素注射液	人基因重组	100U/ml	0.5 小时	2~8 小时	24 小时
	精蛋白重组人胰岛素混合注射液(30/70)	人基因重组	100U/ml	0.5 小时	2~8 小时	18~24 小时
	精蛋白重组人胰岛素混合注射液(50/50)	人基因重组	100U/ml	0.5 小时	2~8 小时	24 小时
	精蛋白生物合成人胰岛素注射液(预混 30R)	人基因重组	40U/ml，100U/ml	0.5 小时	2~8 小时	24 小时

续表

制剂		来源	浓度	作用时间		
类别	名称			起效	最强	持续
预混胰岛素	精蛋白生物合成人胰岛素注射液(预混50R)	人基因重组	100U/ml	0.5 小时	2~8 小时	24 小时
	门冬胰岛素 30 注射液	基因重组	100U/ml	10~20 分钟	1~4 小时	24 小时
	门冬胰岛素 50 注射液	基因重组	100U/ml	10~20 分钟	1~4 小时	14~24 小时
	精蛋白锌重组人胰岛素混合注射液 70/30	基因重组	40U/ml, 100U/ml	—	—	—
	精蛋白重组人胰岛素注射液(预混 30/70)	基因重组	40U/ml, 100U/ml	0.5 小时	2~8 小时	24 小时
	精蛋白锌重组赖脯胰岛素混合注射液(25R)	基因重组	100U/ml	0.25 小时	30~70 分钟	15 小时
	精蛋白锌重组赖脯胰岛素混合注射液(50R)	基因重组	100U/ml	0.25 小时	30~70 分钟	15 小时

由表 3-9-1 可看出短效胰岛素或超短效胰岛素的特点是作用时间短,起效快,应用方便,便于随时调整剂量,一般适用于以下情况:①在强化治疗时与中效或长效胰岛素配合,用于进餐后血糖调控;②胰岛素泵治疗时选择短效胰岛素或超短效胰岛素;③糖尿病急性并发症,如糖尿病酮症酸中毒、高渗性昏迷抢救静脉滴注;④严重感染、手术、心脑血管事件应激状态时应用;⑤单独用于餐后血糖的调控。

中长效胰岛素起效慢、药效持久,主要作为基础胰岛素治疗,以补充基础胰岛素分泌不足,常与口服药联用或在强化治疗时睡前注射以控制空腹血糖。

预混胰岛素是短效胰岛素和中效胰岛素按一定比例混合而成,可同时调控空腹和餐后血糖,常用于在生活方式调整和口服降糖药物联合治疗基础上,糖化血红蛋白仍大于 7% 的糖尿病患者;或者在患者接受四针强化胰岛素治疗后,血糖控制平稳,为了使患者应用胰岛素注射更为便捷,可将胰岛素治疗方式调整为预混胰岛素每日早、晚餐前皮下注射。预混胰岛素适用于尚存部分胰岛功能,且血糖控制相对稳定的 2 型糖尿病患者,并且需要患者饮食配合,否则会导致血糖波动及低血糖风险增加。预混胰岛素的缺点是部分患者午餐后血糖控制欠佳,必要时可于午餐时加服一片调节餐后血糖的口服药。

一、老年糖尿病患者胰岛素治疗的适应证

目前公认的老年糖尿病患者胰岛素应用的适应证为:①联合 2 种以上口服降糖药治疗后 HbA1c 仍大于 7.0% 者,可以起始胰岛素治疗,一般首选基础胰岛素治疗。但对饮食控制差、肥胖、自身胰岛素分泌水平不低的患者不宜过早应用胰岛素,需先严格进行生活方式管理并减轻体重,再考虑胰岛素的应用。②对于新诊断老年糖尿病患者存在高血糖(HbA1c>9.0%)状态、合并感染或急性并发症、处于手术或应激状态、应用拮抗胰岛素作用的药物(如糖皮质激素)等特殊情况,以及存在明显的胰岛素抵抗、高糖毒性、高脂毒性等加重胰岛 β 细胞损伤的因素,应尽早启用胰岛素治疗,可采取一天多次胰岛素注射的强化治疗方式,尽快纠正高血糖状态。病情稳定后重新评估,调整治疗模式。一般不推荐老年患者在常规降糖治疗中采用操作难度大、多次胰岛素注射的治疗模式。③合并肝、肾功能不全,口服降糖药不宜应用时。④合并严重糖尿病慢性并发症者。⑤消瘦、营养不良的老年糖尿病患者,或合并慢性消耗性疾病(如结核、肿瘤等)者。

胰岛素的治疗有多种选择，如果以控制基础高血糖为目标，2 型糖尿病老年患者往往可以选择每日一次长效胰岛素类似物或中效胰岛素每日注射一次或两次的治疗方式，也有一些血糖控制不佳的 2 型糖尿病老年患者需要一日多次胰岛素注射的强化治疗。1 型糖尿病老年患者需要联合基础胰岛素和餐前短效及超短效胰岛素治疗以控制血糖，还有一些 1 型糖尿病患者会选择胰岛素泵控制血糖。对于老年糖尿病患者起始胰岛素时应该从小剂量开始，避免低血糖的发生，如果需要起始大剂量胰岛素治疗，则需密切监测血糖变化。

二、老年糖尿病患者应用胰岛素治疗的相关考虑

胰岛素注射对于老年糖尿病患者来说意味着巨大的挑战，患者对胰岛素注射本身即会产生恐惧，他们害怕注射产生的疼痛、带来的低血糖、脂肪萎缩等副作用，畏惧胰岛素注射复杂的过程和繁复的注射频率。故及时向老年患者解释胰岛素应用的必要性和及时疏导患者心理的恐惧是十分必要的。

认知功能受损在老年人群中相当普遍，而糖尿病的老年患者亦是如此。有研究提示认知功能障碍与血糖水平有一定关系，但是纠正高血糖对认知功能障碍的改善极为有限。所以在启动胰岛素治疗之前，对老年患者进行智能评估是极其重要的，医师应当判断该老年患者是否具有独立进行胰岛素注射的能力。虽然有研究提示老年糖尿病患者还是能够有效地使用填充式胰岛素笔，但是仍需评估其视力以确保其胰岛素注射剂量的正确。约 1/3 的老年糖尿病患者通常会合并白内障、青光眼、黄斑变性或糖尿病视网膜病变，这些疾病可能会影响患者视力，影响其观察胰岛素注射笔的视窗，因此使用能够产生“咔嚓”声或者带有放大镜的胰岛素注射装置对这些老年糖尿病患者来说十分必要。还有些胰岛素注射装置带有注射剂量和时间的记忆功能，这对于老年患者胰岛素注射的提示或家人对老人胰岛素治疗的监督无疑产生了有益作用。

在老年患者接受胰岛素治疗之前，除了评估其生理和智能情况，还需要详细了解其社会情况，比如该老年患者是否与家人同住，该患者生活是否能自理，是否有家属能定期监测患者的胰岛素治疗和血糖情况。这些对于评估老年糖尿病患者使用胰岛素后发生低血糖的风险及判断其胰岛素注射的最佳时机是十分重要的。

基于老年糖尿病患者病生理的特点，《2013 年国际糖尿病联盟老年 2 型糖尿病管理指南》中指出，老年糖尿病患者的治疗决策应基于以下几点：

1. 全面评估和风险分层，包括评估老年患者的主要风险：低血糖、高血糖及其后果、跌倒、疼痛、药物相关不良反应。

2. 全面评估应纳入对一般健康状态的评估，因为一般健康状态与患者的功能状态密切相关。

3. 合并症的严重程度和 / 或虚弱程度的评估。

4. 预期寿命和实施姑息治疗的时机评估。

5. 应为患者的家庭成员 / 照顾者、医疗专业人员和其他护理人员提供必要的教育支持。

三、血糖的控制目标和胰岛素的应用策略

《2013 年国际糖尿病联盟老年 2 型糖尿病管理指南》依据患者生活能力的不同将老年患者分为以下几类，临床医师应根据患者的不同状态来设定患者血糖控制的目标及选择适宜类型的胰岛素治疗。

老年糖尿病患者的功能分类：

类别一：功能独立患者，可独立生活，日常活动未受到明显影响，不需要或仅需要最小限度的照顾者看护。

类别二：功能依赖者，日常生活（如沐浴、穿衣、个人护理）受限，可能需要额外的医疗和社会保健服务。又分为两亚类：亚类 A，虚弱患者，非常虚弱，近期体重下降，行动能力和体力严重受限，在护理机构中长住的风险增高；亚类 B，有一定程度的认知障碍，导致记忆力受损，有一定程度的定向障碍或者性格改变，不能自理。

类别三：临终关怀患者，合并严重或恶性疾病，预期寿命短于 1 年。

对于功能独立的老年糖尿病患者，糖化血红蛋白控制在 7.0%~7.5% 为宜；对于功能依赖的糖尿病患者，糖化血红蛋白控制在 7.0%~8.0%，对于虚弱及痴呆的老年糖尿病患者，糖化血红蛋白控制在 8.5% 以下即可；而对于临终关怀的糖尿病患者则要避免症状性高血糖的发生。

功能正常的老年糖尿病患者在血糖控制不佳

时应及时启动胰岛素治疗，切勿延误胰岛素治疗的起始时机，胰岛素起始方案可以使用每日一次的基础胰岛素或每日两次的预混胰岛素治疗。功能依赖的老年患者应选用较为简单且低血糖风险较小的胰岛素治疗方案，避免使用复杂的方案，减轻治疗负担，以降低患者用药错误的风险。对于痴呆的患者应教育家庭成员和/或照顾者识别不易察觉的低血糖。对于临终关怀的糖尿病患者应该及时停用胰岛素治疗。

四、胰岛素的应用

（一）基础胰岛素的应用

基础胰岛素在临床上常用于空腹血糖的调控，监测空腹血糖的变化，稳步提高剂量以达到空腹血糖良好的控制，防止低血糖发生。目前临床上常用的基础胰岛素有中效胰岛素、长效胰岛素（甘精胰岛素和地特胰岛素）及超长效胰岛素（德谷胰岛素）。目前没有临床试验证明何种基础胰岛素疗效更优于其他类型的基础胰岛素。与中性鱼精蛋白锌离子注射液（NPH）相比，长效胰岛素类似物，如甘精胰岛素和地特胰岛素被人体吸收后药物代谢动力学曲线平稳，无明显作用峰值，血药浓度日间变异性小，从而使患者基础血糖得以良好控制并减少低血糖发生风险，应用更为方便灵活，经济有效。另外，与NPH和甘精胰岛素相比，地特胰岛素无明显增重效应。研究发现，消瘦糖尿病患者应用地特胰岛素后体重有所增加，而体质指数超标患者应用地特胰岛素后体重呈现下降趋势。近期对为期12周以上的甘精胰岛素和地特胰岛素随机对照试验所做的系统回顾提示：两种胰岛素类似物在患者血糖控制和临床有效性和安全性上无明显差异。但是要达到相同血糖控制，地特胰岛素需求量较高，且需要一天注射两次；而甘精胰岛素每日注射一次即可达到相同效果。

目前一种新型超长效胰岛素德谷胰岛素即将上市，其半衰期大于24小时，在最终投药96小时后仍能在患者体内检测到德谷胰岛素的存在，这使得隔日注射一次胰岛素或者是一周注射三次胰岛素成为可能。这为受胰岛素注射频率限制或需要他人照料的老年糖尿病患者带来了便利。由于德谷胰岛素超长半衰期和在体内变异性低的特点，使不固定时间灵活注射德谷胰岛素成为可能。研究发现不定时注射德谷胰岛素与定时应用德谷胰岛素和甘精胰岛素的疗效相似，确定的低血糖和夜间低血糖发生率亦相似。这可能使老年糖尿病患者的胰岛素治疗变得更为便捷。

有研究表明，与平均年龄53岁患者相比，老年2型糖尿病患者（平均年龄69岁）加用长效胰岛素对于达到同等水平血糖的良好控制一样有效，且不会增加低血糖发生率。长效胰岛素初始剂量可为0.2IU/（kg·d），一般在睡前任意时间注射，再依据患者空腹血糖水平，每3~5天缓慢地调整胰岛素注射剂量2~5IU，直至空腹血糖达到满意的标准。但如果空腹血糖降到6mmol/L以下，应及时减量，防止低血糖发生。

但对于不能应用长效胰岛素的老年糖尿病患者可以选择每晚注射一次或早晚各注射中效胰岛素以控制基础血糖。如果出现中午误餐，老年患者出现低血糖的风险将明显增加，这时就需要老年患者在上午10点左右、下午3点左右及睡前适当加餐，以防止低血糖发生；并建议患者家属在患者夜间休息时监测夜间血糖防止夜间低血糖的发生。一般来说，在老年糖尿病患者并发其他疾病或者饮食不佳时，基础胰岛素可以不停用。因为停用基础胰岛素后可能会导致患者出现血糖升高或者导致糖尿病酮症酸中毒等急性糖尿病并发症的发生。

（二）预混胰岛素的应用

预混胰岛素治疗方案分三种：①每日1次，适用于生活方式干预且服用两种及以上口服药至最大剂量后糖化血红蛋白仍不达标的患者，一般起始量为0.2IU/（kg·d），晚餐前注射，根据患者的空腹血糖情况适当调整。②每日2次，适用于新诊断2型糖尿病患者伴明显的临床症状且糖化血红蛋白大于9%，或者生活方式干预合并两种及以上口服药达最大剂量后糖化血红蛋白仍大于7%者，抑或口服降糖药联合基础胰岛素治疗后糖化血红蛋白仍大于7%者，对于前两种情况，一般起始量为0.2~0.4IU/（kg·d）或12IU/d，通常在早餐前和晚餐前各注射一次，早晚餐前剂量按1∶1分配，早餐前胰岛素的剂量根据晚餐前血糖水平进行调整，晚餐前的胰岛素用量根据次日空腹血糖水平进行调整。对于已应用基础胰岛素的患者，一般基础与预混胰岛素按1∶1.3的比例转换，早晚餐前剂量仍按1∶1分配。③每日3次，适用于预混胰岛素每日注射2次治疗后糖化血红蛋白仍大于等于7%或血糖控制不达标,需要基础+餐时胰岛素强化治疗,但不愿接受该治疗方式的患者。对于已经应用预混胰岛素的患者,早晚餐前等量转换已使用的胰岛素剂量,午餐前加2~4IU或每天胰岛素总量的10%,并可能需要减少早餐前胰岛素剂量2~4IU,监测空腹、三餐前后、睡前血糖以调整胰岛素剂量。预混胰岛素一般适用于2型糖尿病患者,且启动预混胰岛素治疗后患者需要有一个相对稳定的进餐习惯,并停用胰岛素促泌剂,以预防低血糖发生。由于1型糖尿病患者胰岛素分泌缺乏,血糖谱较脆,预混胰岛素很难适应1型糖尿病患者的临时进食或者很难与患者的进食相匹配,所以不推荐1型糖尿病的老年患者应用预混胰岛素治疗。

(三)基础加餐时胰岛素治疗的应用

餐前给予短效或超短效胰岛素结合睡前给予中效胰岛素或长效胰岛素的治疗俗称“三短一长”的胰岛素治疗,该方案需要每日注射胰岛素4次,降糖效果更为有效确定,并且更适用于进餐时间不固定或每餐碳水化合物摄入不固定的老年患者。老年患者的初始剂量为0.3~0.8IU/(kg·d),早餐前胰岛素注射剂量占总剂量的25%~30%,中餐前占15%~20%,晚餐前占20%~25%,睡前剂量占全天剂量的20%左右。餐前胰岛素的剂量调整可根据餐后2小时血糖水平和该顿餐前血糖情况综合考虑,通常每2~3天增加2~4IU。睡前胰岛素调整参照基础胰岛素的应用进行。该方案的特点为更接近生理性胰岛素分泌模式,同时提供基础和餐时胰岛素,注射方式更为灵活,便于老年患者根据自己饮食状态进行胰岛素剂量的调整,但每日多次胰岛素注射给老年患者带来了不便。

(四)餐时胰岛素的应用

有些老年糖尿病患者空腹血糖控制尚可,仅餐后血糖和糖化血红蛋白水平较高,这时可启用短效或超短效胰岛素于餐前注射,有效地控制餐后血糖。还有一些老年人进餐不固定或是餐前遗忘了胰岛素的注射,这时于餐后给予超短效胰岛素注射是行之有效的。超短效胰岛素起效快,作用时间短,不易造成低血糖的发生。与长效胰岛素相比,对于肾功能不佳的老年糖尿病患者,超短效胰岛素引起低血糖的风险更小。

(五)特殊状态下胰岛素的应用

老年糖尿病患者在急性应激时,如重症感染、急性心肌梗死、脑卒中或急症手术时,容易造成代谢紊乱迅速恶化,这时应启动胰岛素治疗,维持血糖水平在7~11mmol/L,待病情缓解再调整糖尿病治疗方案。在老年糖尿病患者施行择期手术,尤其是全麻手术时,至少于手术前3天改用胰岛素治疗,围术期的输液按2~4g葡萄糖加入1IU的短效或超短效胰岛素的比例调配以控制血糖。待患者逐步恢复饮食后可先采取餐前胰岛素注射联合基础胰岛素皮下注射的治疗方式,但剂量应该较术前剂量有所减少,再根据血糖监测结果调整胰岛素的剂量。

(六)胰岛素与口服降糖药物的联用

将胰岛素和胰岛素增敏剂联用或与调节餐后血糖的口服降糖药联用,在理论上是有优势的。但是针对老年糖尿病患者关于胰岛素与口服降糖药联用的安全性和有效性的研究尚缺乏。与低剂量胰岛素联用口服降糖药相比,通过调节胰岛素剂量即可达到老年糖尿病患者血糖的良好控制,特别是对于已经应用胰岛素的老年患者来说,增加胰岛素剂量而增加的成本较少,而增加口服降糖药会增加潜在不良反应的风险和经济负担,因此胰岛素与口服降糖药物联用的实际效益仍不明确。胰岛素联用噻唑烷二酮类药物或磺脲类药物会增加患者体重上升和水肿的风险。对于每日注射两次以上胰岛素治疗的老年患者来说,联用胰岛素促泌剂会导致低血糖风险增加,故这种状态下不建议联合胰岛素促泌剂治疗。对于心功能有潜在风险的老年糖尿病患者,噻唑烷二酮类药物可能会引发或者加重充血性心力衰竭的发生,并且增加男女前臂骨折的风险,故不建议存在上述隐患的老年患者应用噻唑烷二酮类药物。

二甲双胍是唯一具有明确指征与胰岛素联用的口服降糖药。越来越多的循证医学证据提示二甲双胍治疗的优势,若老年糖尿病患者没有应用二甲双胍的禁忌证,在患者接受胰岛素治疗同时,应维持二甲双胍的治疗。胰岛素与二甲双胍联用可降低胰岛素的使用剂量,避免外源性高胰岛素血症带来的心血管风险及胰岛素应用导致体重增加的副作用。

(七)胰岛素泵的应用

持续皮下胰岛素输注又称胰岛素泵治疗,它是1型糖尿病患者较好的治疗选择,它可较好地模拟生理状态下胰岛素分泌模式,使血糖获得有效控制,从而延缓和减少糖尿病并发症的发生。由于胰岛素泵的操作需要患者有较高的理解力和自觉性，所以老年糖尿病患者胰岛素泵的应用并不是很普及。故目前有关老年糖尿病患者应用胰岛素泵的研究数据尚不充足。初步研究表明与年轻糖尿病患者相比，年龄在50~65岁的糖尿病患者应用胰岛素泵治疗可达到同等程度血糖的良好控制，并可降低低血糖发生风险。专家推荐如果老年糖尿病患者已经应用了胰岛素泵治疗，建议患者继续应用。胰岛素泵可以设置多组不同的基础率，还可以根据进食情况随时调整餐前负荷量，应用灵活便利，能在最大程度上模拟生理胰岛素的分泌。但是随着老年糖尿病患者年龄的增长，其操作能力和认知能力进行性下降，胰岛素泵的操作对于老年患者就显得十分繁复。所以只有接受过胰岛素泵操作培训且能独立操作胰岛素泵的老年糖尿病患者或者是家人或陪护人员才适合接受胰岛素泵治疗。

五、胰岛素的副作用

胰岛素注射可能会引起以下副作用。①疼痛：老年患者接受胰岛素治疗时往往会畏惧其注射的疼痛，其实只要规范应用胰岛素注射装置，胰岛素注射引起的疼痛是很轻微的。②皮肤感染：严重的皮肤感染极其少见，但注射部位起“红点”较常见，可能与皮肤不洁、注射时无菌操作不严有关。③皮下淤血：由注射时损伤皮下毛细血管引起，淤血未吸收前不要在此处继续注射。一般皮下淤血在一周后可自行吸收，不用特殊处理。④脂肪垫：由于长期在同一部位注射胰岛素，可刺激皮下脂肪增生肥大，形成脂肪垫或结节，如在脂肪垫部位注射胰岛素，将影响其吸收。故需要叮嘱老年糖尿病患者每个注射位点每月只能接受一次胰岛素注射。⑤体重增加：注射胰岛素后常引起腹部肥胖，老年糖尿病患者多见。故需要老年患者注意生活方式的干预，尽量减少体重的增加。⑥胰岛素抵抗：常见于肥胖、胰岛素用量偏大的2型糖尿病患者，在无糖尿病酮症酸中毒的情况下，每日胰岛素用量大于200U、持续48小时以上者可以考虑存在胰岛素抵抗。⑦屈光不正：多出现于初始胰岛素治疗后，由于血糖迅速下降，引起眼晶状体、玻璃体渗透压改变，晶状体内水分外溢致使屈光率下降，视物模糊，一般2~4周自愈。⑧胰岛素抗体：长期使用动物胰岛素可使体内产生胰岛素抗体，影响胰岛素的吸收和降糖作用。改用人胰岛素和胰岛素类似物可减少抗体的形成。⑨水肿：糖尿病未控制前，高血糖可导致体内失水、失钠、细胞外液减少。当接受胰岛素治疗后，血糖得到有效控制，体内可出现水钠潴留，即会出现颜面与四肢水肿，一般数日内可自行吸收。胰岛素治疗初期或注射剂量较大时，可出现不同部位水肿，但随着胰岛素的继续使用，常常可自行消失。⑩低血糖：是胰岛素治疗最常见的副作用，老年糖尿病患者要特别警惕低血糖的发生，应用胰岛素时起始量要小，调整剂量要慢，做到“低起点、慢速度”，逐步调整剂量。

总之，胰岛素治疗是老年糖尿病患者行之有效的治疗方式，近期研究表明年龄大于65岁的糖尿病患者及早启动胰岛素治疗有利于其血糖的控制，并不增加患者低血糖的风险和治疗费用，但是与年轻患者相比应用胰岛素后老年患者更容易出现夜间低血糖，所以在老年糖尿病患者应用胰岛素治疗前应该评估患者的功能状态、认知水平和抗低血糖风险的能力，尽量选择简便易行的胰岛素注射方式，加强患者和陪护人员对患者血糖的监测及胰岛素注射的认识，起始胰岛素治疗时注意起始剂量要小，调整剂量时速度要慢，逐步达到适宜的血糖控制。

（张丽娜　郭立新）

参考文献

1. Mannucci E, Cremasco F, Romoli E, et al. The use of insulin in elderly patients with type 2 diabetes mellitus. Expert Opin Pharmacother, 2011, 12(18): 2865-2881.

2. Rossetti P, Ampudia-Blasco FJ, Ascaso JF. Old and new basal insulin formulations: understanding pharmacodynamics is still relevant in clinical practice. Diabetes Obes Metab, 2014, 16(8): 695-706.

3. Davies MJ, Derezinski T, Pedersen CB, et al. Reduced weight gain with insulin detemir compared to NPH insulin is not explained by a reduction in hypoglycemia. Diabetes Technol Ther, 2008, 10(4): 273-277.

4. Blonde L, Merilainen M, Karwe V, et al. Patient-directed titration for achieving glycaemic goals using a once-daily basal insulin analogue: an assessment of two different fasting plasma glucose targets--the TITRATE study. Diabetes Obes Metab, 2009, 11(6): 623-631.

5. Gough SC, Harris S, Woo V, et al. Insulin degludec: overview of a novel ultra long-acting basal insulin. Diabetes Obes Metab, 2013, 15(4): 301-309.

6. Lee E, Chang A, Blaum C, et al.Comparison of safety

and efficacy of insulin glargine and neulral protamine hagedom insulin in older adults with type 2 diabetes mellitus: results from a pooled analysis.J Am Geriatr Soc, 2012, 60(1): 51-59.

7. Ligthelm RJ, Kaiser M, Vora J, et al. Insulin use in elderly adults: risk of hypoglycemia and strategies for care. J Am Geriatr Soc, 2012, 60(8): 1564-1570.

8. Anon. Drugs for type 2 diabetes. Treat Guidel Med Lett, 2014, 12(139): 17-24.

9. Sharma V, Aggarwal S, Sharma A. Diabetes in elderly. J Endocrinol Metab, 2011, 1(1): 9-13.

10. Matejko B, Cyganek K, Katra B, et al. Insulin pump therapy is equally effective and safe in elderly and young type 1 diabetes patients. Rev Diabet Stud, 2011, 8(2): 254-258.

11. Bhattacharya R, Zhou S, Wei W, et al. A real-world study of the effect of timing of insulin initiation on outcomes in older medicare beneficiaries with type 2 diabetes mellitus. J Am Geriatr Soc, 2015, 63(5): 893-901.

12. Levin PA, Zhou S, Gill J, et al. Health outcomes associated with initiation of basal insulin after 1, 2, or ≥3 oral antidiabetes drug(s) among managed care patients with type 2 diabetes. J Manag Care Spec Pharm, 2015, 21(12): 1172-1181.

13. Bae JP, Duan R, Fu H, et al. Risk factors for nocturnal hypoglycemia in insulin-treated patients with type 2 diabetes: A secondary analysis of observational data derived from an integrated clinical trial database. Clin Ther, 2017, 39(9): 1790-1798.e7.

14. Levin P, Zhou S, Durden E, et al. Clinical and economic outcomes associated with the timing of initiation of basal insulin in patients with type 2 diabetes mellitus previously treated with oral antidiabetes drugs. Clin Ther, 2016, 38(1): 110-121.

15. Wróbel MP, Wystrychowski G, Psurek A, et al. Association between hypoglycemia and the type of insulin in diabetic patients treated with multiple injections: an observational study. Pol Arch Med Wewn, 2014, 124(4): 173-179.

第十节　老年糖尿病患者的外周血管病变与足部管理

在每天的医疗实践中，外周动脉疾病(peripheral arterial disorder, PAD)经常被忽视、误诊且得不到充分的治疗；这一现象在老年患者中更突出，因为具有典型PAD症状(如疼痛、跛行)患者不到50%，更不幸的是，这些症状还被误认为与其他一些常见老年性疾病(如风湿性关节炎、神经病变)所致。目前，老年人群中PAD的确诊患病率不明，这为鉴别由单纯的PAD所致或同时合并其他疾病的步态异常或跌倒带来了困难。因此，当老年患者出现功能障碍或跌倒时，我们都应警惕是否出现PAD。另外一个让我们忽视PAD的原因是其相对良性的病情进展。因为不损伤心、脑等重要器官，PAD并不像冠心病或脑血管疾病那样被重视。这最终导致PAD的严重并发症被忽视，这些并发症包括下肢动脉进行性发展的斑块甚至截肢。PAD 5年内死亡率大概是30%，高于许多恶性肿瘤疾病。大部分患者死于血管并发症，这些并发症通常源于心脑血管突发事件，而非下肢血管病变。但最近的研究结果表明：PAD患者出现血管事件的概率是一般心脑血管病变患者的两倍。因此，PAD近年来被认为是一个重要的心血管疾病危险因素，可用于筛查心血管疾病高危人群。控制该危险因素，就能减少功能障碍的发生。

一、发病机制

糖尿病患者动脉硬化的发病机制目前未阐明。多数学者认为是由动脉内皮损伤，血小板聚集和黏附力增强，脂类代谢紊乱，激素调节异常，内分泌失调等多种因素所致。

(一)动脉壁内皮损伤

动脉壁内皮作为一种自然屏障，它可防止血液中的大分子物质透过内皮层，进入动脉壁内层，对动脉内层起到保护作用。如果内皮层损伤，内皮的裂隙增大，则有利于脂蛋白浸润至内皮下层。同时，血小板在损伤部位容易黏附，促进动脉粥样硬化发生和发展。不少实验研究证明，在动脉内皮层施加任何慢性损伤，如机械的、炎症的、免疫的或化学的等损伤，均可加速、加重动脉粥样硬化的发生和发展。

(二)动脉壁内膜平滑肌细胞增殖

内膜细胞来源于中层的平滑肌细胞。当内膜胆固醇堆积或动脉内皮损伤，致使血小板黏附力增高和聚集力增强，可使中层平滑肌细胞透过内弹力层的小窗移行到内皮下层增殖。这些平滑肌细胞中如有脂质堆积，即成为泡沫细胞。这是由于细胞中溶酶体功能不足，不能水解胆固醇，特别是胆固醇油脂酸堆积过多而形成的。从平滑肌细胞的体外培养中可看到它能合成胶原弹力纤维和氨基葡萄聚糖（GAGS），后者增多可与LDL结合呈不溶性物质而沉淀下来，以致阻碍了LDL输送出动脉壁，这就导致了动脉硬化纤维斑块的形成。

（三）血小板聚集黏附力增强

在正常情况下，血管内凝血和抗凝功能保持动态的平衡，使血管内的血流通畅，如果失去平衡，就会出现凝血加强，血栓形成或纤溶加强而导致出血发生。糖尿病患者主要表现为凝血加强，血栓形成而阻塞血管腔，导致下肢供血不足，可发生缺血性坏疽。

（四）脂类代谢紊乱

一般认为，高胆固醇血症、高低密度脂蛋白血症及高β-脂蛋白血症为高脂血症，是导致大血管动脉硬化的主要致病因素。已知糖尿病患者脂肪及脂蛋白代谢异常，是导致动脉粥样硬化的重要因子或危险因素。在病理检查中发现动脉粥样硬化斑块主要以胆固醇、胆固醇酯、磷脂、甘油三酯等沉积为主。但有关胆固醇对动脉粥样硬化发生的确切机制还没有完全阐明。

（五）激素调节异常

近些年来认为，动脉粥样硬化与高胰岛素血症有关。胰岛素过多可刺激动脉壁中层平滑肌细胞增殖，加速胆固醇、胆固醇酯和脂肪合成而沉积在动脉管壁上，并抑制脂肪分解和胆固醇酯分解，形成高脂血症及高脂蛋白血症，促进动脉硬化。虽然1型糖尿病患者缺乏内源性胰岛素分泌而处于低胰岛素水平，但由于使用外源性胰岛素治疗时，常常会产生高胰岛素血症，同样也会促进动脉硬化的产生。另外，有人发现糖尿病患者的病情没有得到很好控制时，生长激素（GH）往往要比普通人群高，还发现生长因子、表皮生长因子、成纤维细胞生长因子、神经生长因子等有类似胰岛素生长因子的作用，尤其是成纤维生长因子，可促进血管内皮细胞有丝分裂。以上提示动脉粥样硬化可能与生长因子、激素调节异常有关。

（六）其他因素

高血糖、微血管病变、微循环障碍、种族、遗传、高血压、肥胖症、营养过剩、体育运动少、吸烟、酗酒等，均对糖尿病动脉粥样硬化有关，但发病机制尚不清楚。

二、老年血管病变的病理生理学特点

老年糖尿病的易感因素包括有年龄相关的胰岛素分泌减少和胰岛素敏感性下降，体力活动减少、肥胖，以及患有其他疾病和服用影响血糖的药物等。

（一）遗传因素

有证据表明老年糖尿病有很强的遗传成分，2型糖尿病家族史的老年人到一定年龄易发病，同时其兄弟姐妹也更容易患病。

（二）年龄相关的代谢变化

老年人口服葡萄糖对胰岛素分泌的递减幅度较静脉注射更为明显，表现在老年人β细胞对肠促胰岛素的反应是减少的。老年糖耐量受损最重要的发病机制是胰岛素介导的葡萄糖利用的抵抗，老龄化过程本身也是胰岛素抵抗的最重要原因。同时，随着年龄增加，无活性的胰岛素原相应增多也是老年易患糖尿病的原因。

（三）生活方式

与青壮年糖尿病相似，生活方式在老年糖尿病中也占有重要地位。中心性肥胖及随年龄增长缺乏运动两种因素都与糖代谢异常密切相关。饮食习惯方面，流行病学研究表明，高饱和脂肪、高糖、低复杂碳水化合物饮食习惯易发展为糖尿病。此外，因老年人常见的疾病如心血管疾病的存在，药物对糖代谢的影响亦不可忽视，如噻嗪类利尿剂，它可以使潜在的糖代谢异常发展为糖尿病。

（四）炎症因子

炎症因子与老年糖尿病及大血管并发症风险的增加相关。肿瘤坏死因子α（TNF-α）、C反应蛋白（CRP）均能增加老年糖尿病风险。长期慢性的炎性刺激亦会影响血管内皮功能，进一步导致动脉粥样硬化，从而引起大血管并发症的发生。

三、外周血管病变

糖尿病影响了下肢的微血管和大血管的血液循环。1型糖尿病患者的皮肤毛细血管压是增加的，这种异常可以在糖尿病控制后得到逆转。这种毛细血管压力的增加与血流自动调节的缺失、动静脉短路的开放、充血反应受损、毛细血管血流变化和基底膜增厚有关。微血管病变是肾脏病变、眼底病变或许还有神经病变的发病因素。但是，在足溃疡发病中的直接作用还不明确。糖尿病患者常有大血管病变。估计，糖尿病患者周围血管病变患病率是非糖尿病患者的20倍。

血脂紊乱、血小板功能障碍、血凝增加和内皮功能损害均在动脉硬化的发病中起着作用。糖尿病周围血管病变的表现与非糖尿病患者相同，间歇性跛行、休息时疼痛、溃疡和坏疽是主要的临床表现。但是，并存的周围神经病变可以掩盖血管病变的症状，严重的缺血发生时，患者可以没有疼痛。

虽然最常被累及的动脉是股腘段血管，但与非糖尿病患者相比较，糖尿病患者膝以下较小的血管如胫腓血管更广泛地被累及，病变程度严重。这意味着，整个血管病变均可被累及，更容易引起截肢。并存的心脑血管病变使得糖尿病患者血管手术后的长期存活时间缩短。中层动脉钙化是糖尿病患者常见的血管问题，可以在X线片上被观察到。中层动脉钙化使足踝的动脉压假性升高。一般认为，足趾的动脉不会钙化，故趾的收缩压可以代替踝部血压指数，作为观察足部血液供应的指标。如果踝的收缩压高于肱动脉压75mmHg，这就高度提示有中层动脉钙化，这时的踝动脉压的可参考性差。

有周围血管病变的患者应该被转诊到有血管外科的单位，以便患者能够接受血管造影、周围血管成型术或血管重建术。对任何病情稳定的有跛行但无疽证据的患者最好的劝告是"停止吸烟和保持步行"。为了更有效，患者应该坚持走到跛行的程度，甚至可以跛行一段距离，这可能有利于建立血液的侧支循环。如果行走的距离下降，糖尿病间歇性跛行患者的血管重建外科手术应该予以考虑，即使还没有出现坏疽。间歇性跛行距离的下降标志着糖尿病患者早期进展急速的动脉血管病变。应该提倡在出现坏疽征象之前就进行干预。

四、外周血管疾病的流行病学

从流行病学角度来看，70岁以上人群，70%的死亡直接或间接由动脉粥样硬化血栓形成所致。动脉粥样硬化疾病的病因很多，包括遗传、代谢性疾病、炎症、生活方式，局部或全身血管情况。其中最主要的危险因素有老年、吸烟、高血压、脂代谢紊乱、2型糖尿病、缺乏锻炼和腹型肥胖。INTERHEART研究表明，90%以上的心血管疾病和上述危险因素有关，其中只有年龄是无法控制的。

高龄是PAD的主要危险因素，其他的还包括吸烟、糖尿病、高血压、脂代谢紊乱和高半胱氨酸血症。

吸烟不光诱导，而且加重PAD的发生发展，同时还影响介入治疗的血运重建。

尽管作为一个危险因素，高血压不像吸烟、糖尿病那样对PAD的影响广泛而严重，但还是应当控制血压。

脂代谢紊乱：高总胆固醇/高密度脂蛋白胆固醇（TC/HDL-C）是PAD最佳预后指标，该比值的降低可延缓病程、减缓缺血的发生。

同型半胱氨酸代谢异常是动脉粥样硬化症的重要危险因素，与年龄高度相关，在年轻人中尤其显著。

PAD患者心血管疾病死亡率为2.5%，而健康对照人群仅为0.5%。合并PAD的冠心病患者，死亡率为25%。与作为心血管疾病风险预后因素的PAD联合应用时，ABI也可以作为潜在的器官功能受损标志。

五、老年糖尿病外周血管病变的诊断

（一）临床表现

1. 无症状期 尽管间歇性跛行是PAD患者最常见的临床表现，但大多数具有PAD病理过程的患者并不出现典型的肢体缺血症状。一些研究甚至评价了仅依靠间歇性跛行将低估PAD的患病率。该期无症状的主要原因是侧支循环的建立，肌肉活动对缺血的调整，受影响最低肌肉群的募集。此外，功能受限及其他合并症导致患者活动不足，一些老年患者没有机会发现存在间歇性跛行。另一方面，慢性缺血调整肌肉功能也是老年患者无症状的原因之一。在女性衰老及健康研究亚组中，那些低ABI但又没有跛行的患者具有如下特点：行走缓慢、起立较正常者费时，站立平衡评分低，周步行距离缩短；当矫正了年龄、性别、种族和合并症的因素后，亦具有上述特点。其他研究也有类似结果。因此，老年患者中寻找器官功能受损的证据是诊断PAD的常用手段，应强调这种手段的重要性。此外，那些ABI指数低但又没有跛行的患者也可以出现其他器官功能受损，并且有心血管疾病的不良进展。实际上，当强调血管损伤的严重程度是影响预后的最重要因素时，应该知道损伤严重程度与临床表现并没有关系。

2. 跛行 跛行被定义为：因活动导致的血供

障碍而出现的肢体特定肌肉群的疲劳、不适或者疼痛。这些症状在休息时不出现。跛行与其他因素导致的缺血鉴别很重要（栓子形成、Berger 病、其他原因致动脉炎），尤其应与其他疾病导致的下肢疼痛（假性跛行）鉴别，这些疼痛可能是肾脏疾病、脊柱疾病、骨关节炎、严重的静脉阻塞性疾病和外周神经炎的结果。

动脉狭窄的部位通常与特定的肢体症状有关。如股动脉和腘动脉阻塞通常与腓肠肌疼痛有关，胫前动脉受累通常致腓肠肌疼痛、足痛或麻木感。髂动脉阻塞性疾病会造成腰臀、大腿、腓肠肌的疼痛。

可根据临床症状的严重程度，对 PAD 患者进行分级。这种分级不光有利于不同专业医师对疾病的理解和沟通，同时有重要的临床治疗价值。尽管间歇性跛行与动脉实际的阻塞关系不大，但是不同的治疗手段与改善患者的生活治疗程度密切相关，因此，这些分级标准是决定采取保守疗法还是血运重建的关键。如表 3-10-1 所示，随分级升高，下肢动脉缺血的临床表现加重。

表 3-10-1　PAD 患者临床症状的 Fontaine 分级

Fontaine 分级	临床表现
Ⅰ	无症状期
Ⅱa	轻度跛行（>150m）
Ⅱb	中 - 重度跛行（<150m）
Ⅲ	缺血性静息痛溃疡或坏疽

3. 严重肢体缺血　严重肢体缺血被定义为患肢静息痛及由远段肢体严重血供障碍所致的肢体残缺。这种疼痛表现为锐痛，通常是在患肢休息时出现，仰卧位或者患肢抬高时尤其明显。有时候需要麻醉药品止痛，但使用麻醉药品在老年患者中容易产生严重的副作用。因此，尽量不要使用这些药品，但是如果不能避免，使用时应尽量小心。这些患者也可能患皮肤营养性损害、组织残缺、溃疡或坏疽。缺血性溃疡非常疼痛（除非同时合并神经病变），这些溃疡表面干燥，边界不规则、无法扪及局部动脉搏动；经常出现在冰冷、苍白或发绀足部的脚趾。这些溃疡还经常并发周围组织的感染。严重肢体缺血可以作为下肢 PAD 患者的首发症状，老年糖尿病患者发病率较高。因为其动脉病变累及小动脉时，容易出现严重肢体缺血。严重肢体缺血出现时，间歇性跛行反而被忽略了。从无症状期到间歇性跛行再到严重肢体缺血，多数 PAD 是逐渐发展的，但有时也会出现急性缺血。当出现疼痛、麻痹、感觉异常、无脉、苍白“5P”综合征时，提示急性缺血发生。急性缺血的患者通常被作为急症，需要血管外科医师评估病情。

（二）实验室检查

1. 踝肱指数（ABI）　ABI 正常值为 0.9~1.3。ABI>1.3 时，提示动脉有钙化，应进一步检查。ABI<0.9 时，提示有下肢血管病变。如果患者 ABI<0.6 或趾动脉压 <55mmHg 或踝动脉压 <70~80mmHg，则提示有严重肢体缺血。检测 ABI 是最常用的方法，由于其易操作、便宜、客观可信和无创等特点，目前最容易被人们所接受，而且在无典型的下肢血管病变患者中，其敏感性和特异性分别为 85.3% 和 85.7%。

2. 足背动脉经皮氧分压（$TcPO_2$）　$TcPO_2$ 可用于了解周围血液供应情况。当 $TcPO_2$<30mmHg 和趾动脉压 <30mmHg 时，表明已有的溃疡难以愈合。

3. 多普勒超声（DUS）　DUS 能直接显示病变动脉部位和范围，可以发现血管内膜改变、管腔狭窄及扩张等，在糖尿病下肢血管病变的定性及定位诊断方面有独到价值。

4. CT 血管成像（CTA）　由于需要含碘对比剂和暴露在 X 射线下，因此 CTA 不作为临床首选。

5. MR 血管成像（MRA）　MRA 完全无创，而且图像效果与 DSA 相类似，是术前和术后长期随访的理想方法，已越来越广泛地应用于临床。

6. 数字减影血管造影（DSA）　DSA 由于其固有缺点如穿刺、对比剂、X 线辐射等，往往不被患者所接受。

7. 高光谱成像技术　研究表明它在检测血管病变及其严重程度上有较好的准确度。

上述方法对于糖尿病下肢血管病变的诊断均有一定价值。一旦诊断为糖尿病下肢血管病变，临床上应该进行 Fontain 或 Rutherford 分类。该分期对治疗方案的确立有重要意义。

六、糖尿病下肢血管病变的治疗

（一）足部保健

选择合适的鞋袜可以避免压力性损伤，使

用皮肤保湿霜可以预防皮肤干燥及皲裂。每日自己或手足病医师对足部的检查及清洗，是减少皮肤溃疡、坏死和截肢的有效途径。这些措施在糖尿病患者被证明是有效的，但是目前还没有研究评价上述措施在老年糖尿病PAD患者的有效性。

（二）控制危险因素

主要措施包括戒烟、控制血糖、减重、纠正高血脂、控制血压等。

（三）运动疗法

有研究表明运动疗法能改善间歇性跛行症状。以家庭为基础的步行虽然不能增加糖尿病下肢血管病变患者的步行距离，但是能提高步行速度，改善生活质量。跛行锻炼计划有严格的规定：患者需步行至疼痛实在无法耐受，每次步行时间大于30分钟，每周3次，坚持6个月以上。

（四）药物治疗

1. 前列腺素类 前列地尔注射液是前列腺素 E_1 制剂——脂微球前列腺素 E_1，为脂球包裹的前列腺素 E_1，能选择性地聚集在损伤的血管和炎性反应部位，可改善糖尿病患者微循环状态及神经组织血流。研究显示，使用前列地尔4周，对于糖尿病下肢动脉血管病变具有肯定的治疗作用。该类药物可以扩张股动脉、腘动脉、胫后动脉和足背动脉的内径，增加其血流量，但是其最主要的靶向部位在胫后动脉和足背动脉，扩张这些较小的肢端动脉，可有效改善症状。关于口服制剂如贝前列素钠片的研究结果并不一致。Matsumoto等研究发现，患有动脉硬化症的间歇性跛行患者连续服用贝前列素钠片40μg，每日3次，12周后，患者血浆内皮素-1水平下降，间歇性跛行症状得到改善，无痛行走距离和最大行走距离分别增长了138%和133%。然而，Mohler等在美国进行一项大型随机试验却显示，连续服用贝前列素钠片并不能改善间歇性跛行的症状和提高患者生活质量。

2. 己酮可可碱 己酮可可碱是一种影响血流动力学的药物，美国FDA在1984年批准其用于治疗跛行，通常口服剂量为400mg，每日3次。有临床研究提示其可改善最大步行距离，然而，批准后试验提示，该药并不能使患者的步行距离出现具有临床意义的增加。

3. 西洛他唑 西洛他唑是一种磷酸二酯酶抑制剂，具有抗血小板、舒张血管、抗增殖等作用，对于改善下肢血管病变间歇性跛行的症状具有重要作用，但不能用于心力衰竭患者。1999年时被美国FDA批准使用。Pande等对多项随机、双盲、安慰剂对照研究进行分析发现，服用西洛他唑片24周的患者，其最大步行距离及无痛行走距离均较服用安慰剂组增加25%以上，且服用剂量100mg每日2次组的效果优于50mg每日3次组。

4. 调脂药物 美国心脏协会（ACC）指南提出，对于具有高心血管疾病危险的糖尿病下肢血管病变患者，建议将低密度脂蛋白（LDL）水平控制在1.8mmol/L以下（<70mg/dl）。心脏保护研究（HPS）表明有间歇性跛行症状的患者服用阿托伐他汀片80mg/d，能有效改善跛行的症状，增加无痛行走的时间。因此ACC建议有下肢血管病变的患者使用他汀类药物治疗。

5. 抗血小板药物 2011年，加拿大心血管学会（CCS）指南指出，对于无明显心、脑血管疾病的下肢血管病变患者，推荐使用小剂量阿司匹林片（75~162mg/d）。

6. 其他药物 研究表明，雌激素替代疗法能降低绝经后妇女下肢血管病变的发生率。

（五）介入治疗

对内科保守治疗无效，下肢缺血严重或间歇性跛行症状影响工作和生活的患者，可采用介入治疗。介入技术主要包括经皮球囊血管成形术、血管内支架植入术等，适合病变局限尤其是近端大血管狭窄的患者，而且由于其创伤小、恢复快、疗效显著、可重复应用等特点，轻易被患者接受。研究表明，糖尿病下肢血管病变患者的介入治疗成功率可达98.4%，且术后ABI明显增加。

（六）手术治疗

当患者介入治疗失败或者不适合介入治疗时，可选用开放手术。开放手术可成功用于所有病变，有研究显示术后1年保肢率达到78%~85%，明显高于未手术治疗的患者。但是手术伴随着一定的致残率和死亡率，术前需行完整的动脉造影以明确下肢动脉狭窄、闭塞的位置及远端血管和侧支循环的情况。当各种方法均无效或肢体发生坏疽及继发难以控制的感染危及生命者，应当采取截肢手术。此手术应注意截肢平面的判断，可通过血管造影或超声检查进行判断，以免造成不恰当的截肢甚至多次反复截肢。对于终末期患者，镇痛和支持治疗是最好的选择，同时也可考虑辅助外科治疗。皮肤重建能有效覆盖大面积的组织丢失。但是对于腰交感神经切除术的应用仍有争议。

（七）干细胞移植治疗

干细胞移植治疗糖尿病足是一项新技术。目前临床上主要应用自体干细胞移植。因干细胞具有多向分化的特性，在缺血环境下可诱导新生血管的形成。研究表明，自体干细胞移植对糖尿病足治疗有效，且无明显不良反应。该方法不仅能增加 $TcPO_2$，而且能促进溃疡愈合、缓解静息痛。近年的荟萃分析也显示，除上述作用外，干细胞治疗还能延长步行时间并保住肢体。但是这一技术应用时间短，许多问题仍待研究。

综上所述，目前国内、外对糖尿病下肢血管病变的研究已取得了一定的成果。但由于其病变的复杂性，至今仍没有一种方法可以将其完全治愈。要求在临床实践中，提高对糖尿病下肢血管病变的认识，依据指南，及时发现和诊断，并进行合适的治疗，尽可能地减少其发病率、致残率和致死率，改善糖尿病患者的预后。

（兰　勇）

参考文献

1. Jeon CH, Han SH, Chung NS, et al. The validity of ankle-brachial index for the differential diagnosis of peripheral arterial disease and lumbar spinal stenosis in patients with atypical claudication. Eur Spine J, 2012, 21(6): 1165-1170.

2. Schaper NC, Andros G, Apelqvist J, et al. Diagnosis and treatment of peripheral arterial disease in diabetic patients with a foot ulcer. A progress report of the International Working Group on the Diabetic Foot. Diabetes Metab Res Rev, 2012, 28 Suppl 1: 218-224.

3. Chin JA, Wang EC, Kibbe MR. Evaluation of hyperspectral technology for assessing the presence and severity of peripheral artery disease. J Vasc Surg, 2011, 54(6): 1679-1688.

4. 中华医学会糖尿病学分会．中国2型糖尿病防治指南(2010年版)．中国糖尿病杂志，2012，20(1)：s23-s24.

5. Collins TC, Lunos S, Carlson T, et al. Effects of a home-based walking intervention on mobility and quality of life in people with diabetes and peripheral arterial disease: a randomized controlled trial. Diabetes Care, 2011, 34(10): 2174-2179.

6. 李静宜，李强，王薇，等．前列地尔脂微球载体注射液对糖尿病下肢动脉血管病变的影响．中国实用内科杂志，2007，27(8)：597-599.

7. Matsumoto T, Iwasa K, Kyuragi R, et al. The efficacy of oral beraprost sodium, a prostaglandin I_2 analogue, for treating intermitten claudication in patients with arteriosclerosis obliterans. Int Angio, 2010, 29(2 suppl): 49-54.

8. Pande RL, Hiatt WR, Zhang P. A pooled analysis of the durability and predictors of treatment response of cilostazol in patients with intermitten claudication. Vasc Med, 2010, 15(3): 181-188.

9. Bell AD, Roussin A, Cartier R, et al. The use of antiplatelet therapy in the outpatient setting: Canadian Cardiovascular Society Guidelines. Can J Cardiol, 2011, 27 Suppl A: S1-S59.

10. Rockman CB, Maldonado TS, Jacobowitz GR, et al. Hormone replacement therapy is associated with a decreased prevalance of peripheral arterial disease in postmenopausal women. Ann Vasc Surg, 2012, 26(3): 411-418.

11. Xiao L, Huang DS, Tong JJ , et al. Efficacy of endoluminal interventional therapy in diabetic peripheral arterial occlusive disease: a retrospective trial. Cardiovasc Diabetol, 2012, 11: 17.

12. Hinchliffe RJ, Andros G, Apelqvist J, et al. A systematic review of the effectiveness of revascularization of the ulcerated foot in patients with diabetes and peripheral arterial disease. Diabetes Metab Rev, 2012, 28(Suppl 1): 179-217.

13. European Stroke Organisation, Tendera M, Aboyans V, et al. ESC Guidelines on the diagnosis and treatment of peripheral artery disease: document covering atherosclerotic disease of extracranial carotid and vertebral, mesenteric, renal, upper and lower extremity arteries: the Task Force on the Diagnosis and Treatment of Peripheral Artery Diseases of the European Society of Cardiology (ESC). Eur Heart J, 2011, 32(22): 2851-2906.

14. Dubsky M, Jirkovsku A, Bem R, et al.Treatment of critical limb ischemia and diabetic foot disease by the use of autologous stem cells. Vnitr Lek, 2011, 57(5): 451-455

15. De Haro J, Acin F, Lopez-Quintana A, et al. Meta-analysis of randomized, controlled clinical trials in angiogenesis: gene and cell therapy in peripheral arterial disease. Heart Vessels, 2009, 24(5): 321-328

16. Meijer WT, Hoes AW, Rutgers D, et al. Peripheral arterial disease in the elderly: the Rotterdam Study. Arterioscler Thromb Vasc Biol, 1998, 18(2): 185-192.

17. McDermott MM, Ferrucci L, Simonsick EM, et al. The ankle brachial index and change in lower extremity functioning over time: the Women's Health and Aging Study. J Am Geriatr Soc, 2002, 50(2): 238-246.

18. Doland NC, Liu K, Criqiu MH, et al. Peripheral artery disease, diabetes, and reduced lower extremity functioning. Diabetes Care, 2002, 25(1): 113-120.

19. McDermott MM, Liu K, Greenland P, et al. Functional decline in peripheral arterial disease: associations with the ankle brachial index and leg symptoms. JAMA, 2004, 292(4): 453-461.

20. Long TH, Criqui MH, Vasilevskis EE, et al. The correlation between the severity of peripheral arterial disease and carotid occlusive disease. Vasc Med, 1999, 4(3): 135-142.

21. Hirsch AT, Haskal ZJ, Hertzer NR, et al. ACC/AHA 2005 Practice Guidelines for the management of patients with peripheral arterial disease (lower extremity, renal, mesenteric, and abdominal aortic): a collaborative report from the American Association for Vascular Surgery/Society for Vascular Surgery. Circulation, 2006, 113: e463-e654.

22. Aboyans V, Criqui MH, Denenberg JO, et al Risk factors for progression of peripheral arterial disease in large and small vessels. Circulation, 2006, 113(11): 2623-2629.

第十一节　老年糖尿病伴发疾病

近年来我国人口老龄化问题日益突出,糖尿病及其慢性并发症是糖尿病防控的重点,也是影响患者预期寿命和生命质量的重要因素。近年来人们对糖尿病并发症防治的认识有所提高,但糖尿病发生机制复杂,与多种因素相关,一些疾病与糖尿病的发生具有近似机制或“共同土壤”,这些与糖尿病同时出现或先后发生的疾病对糖尿病的治疗及并发症的处理产生了影响。

一、老年糖尿病与牙周炎

牙周炎被认为是糖尿病的“第六大并发症”。它是导致牙齿缺失最主要的原因之一,其将严重影响到老年人的咀嚼、消化、吸收等功能,糖尿病与龋齿之间存在显著的相关性,并且糖尿病也是导致牙齿脱落的主要原因之一,牙齿缺失造成牙列缺损会严重影响患者咀嚼、辅助发音的功能及美观,同时还可能影响口颌系统的健康。因此对牙周炎的预防和积极治疗显得至关重要,加强口腔疾患的控制,及时修复牙列缺损,有助于消化系统及整个机体的健康水平。

(一)老年糖尿病患者发生牙周炎流行病学

糖尿病是牙周炎的一个主要危险因素,与非糖尿病人群相比,糖尿病人群牙周炎的发生风险增加近3倍。糖尿病患者牙周炎的患病率目前报道不一。有学者对辽宁省289例2型糖尿病患者进行牙周检测,发现牙周炎的患病率为97.7%。糖尿病患者牙周炎的患病率极高,与人群的年龄、血糖控制水平、地区经济、文化程度相关。而在中、老年人群中,牙周炎患病率高达60%~70%,且糖尿病患者年龄越大,病程越长,牙周炎发生率越高。有相关调查,随机选取北京地区9个干休所80岁以上男性共150名,发现老年糖尿病组牙周炎患病率为73.3%,非糖尿病组35.6%,两组间存在显著差异($P<0.001$);老年糖尿病组牙列缺损率为93.3%,非糖尿病组78.9%,两组间存在明显差异($P<0.05$),提示老年糖尿病患者与牙周炎及牙列缺损存在显著相关性。

(二)老年糖尿病患者发生牙周炎的机制

糖尿病与牙周炎存在双向关系,即糖尿病是罹患牙周炎的危险因素,牙周炎也对糖尿病的发生和控制产生消极影响。糖尿病易于发生牙周炎的机制如下:①血管病变。研究发现,在持续高血糖影响下,糖尿病患者的牙龈组织微血管形态和功能均发生不同程度的病理改变,出现微循环功能障碍,血小板的黏膜、聚集能力加强,抗凝血因子减少和红细胞的脆性增加,从而造成组织缺氧及血管内皮损伤,使牙龈组织微血管阻塞,牙龈氧供不足,氧利用率降低,对牙周炎有促发和加重作用。②糖基化终末产物(AGEs)。AGEs能刺激吞噬细胞释放多种炎症因子,从而激活破骨细胞和胶原酶,导致骨和牙周组织破坏。③白细胞功能缺陷。糖尿病患者白细胞数量和质量缺陷,防御能力减弱,全身抵抗力低下,细胞免疫功能减退,促进细菌尤其是厌氧菌感染。同时糖尿病患者机体代谢发生改变,龈沟液中的脲和葡萄糖水平升高,牙龈胶原降解增加,龈沟液中氨基酸含量也可增加,可使牙菌斑进一步附着而引起或加重牙周炎症。④病损愈合障碍。糖尿病患者易出现病损愈合障碍,因为高血糖状态可抑制位于循环末端组织内成纤维细胞和成骨细胞的活性,使骨基质、胶原生成减少,造成牙周、四肢等部位修复再生能力下降,同时还可激活胶原酶,引起胶原破坏,牙槽骨丧失,牙齿松动脱落。加上老年人唾液分泌量减少,认知和自理能力减退,血糖升高或控制不佳时，高度糖基化作用增强，引起小血管壁与基底膜增厚，管腔变窄，多形淋巴细胞功能异常，使胶原合成和骨基质炎症介质产生异常，造成血管内皮损伤，有利于病菌及其毒素的侵袭和感染的发生，加重牙周炎的发展。⑤遗传因素。研究发现1型糖尿病与人白细胞抗原（HLA）中DR、DQ基因的不利组合有关，这种不利的组合可能会导致失控、过度的炎症反应。所以推测DR、DQ区基因的不利组合可能是1型糖尿病与重度牙周炎之间共同的遗传学基础，使两病常伴发。

（三）老年糖尿病合并牙周炎患者炎性因子变化

在我国2型糖尿病患者群中，牙周炎易感性更加显著，他们体内大量炎症因子表达发生变化如下：①刺激黏附分子、趋化因子，启动炎症反应；②增加破骨细胞活性，诱导基质金属蛋白酶合成，破坏牙周组织；③影响糖脂代谢，增加其他促炎性因子血中释放。这些炎症细胞因子中hs-CRP、IL-6及TNF-α的特异性及敏感性均较高，并为临床诊治及疗效判定提供了有用标志物。提示老年2型糖尿病合并中、重度牙周炎患者血清炎性细胞因子表达明显。

（四）糖尿病性牙周炎的免疫特征

炎症在糖尿病性牙周炎病变的发生、进展及组织破坏中发挥着重要作用。炎症感染的牙周组织局部炎症细胞积聚，产生大量炎症介质释放入循环系统，对全身产生一定的影响，尤其在伴糖尿病时，单核巨噬细胞、树突状细胞及淋巴细胞产生的炎症介质可加重胰岛素抵抗，促进高血糖的发生，血糖控制不佳，又将加重牙周局部炎症，并加速牙周组织破坏并削弱损伤组织的自我修复能力，形成恶性循环。

研究表明伴有2型糖尿病的老年牙周炎患者牙周附着丧失比非糖尿病牙周炎组更重，并且这种情况在60~69岁年龄的人群中更加显著。动物实验表明：糖尿病牙周炎组的结缔组织附着丧失量及牙槽骨高度丧失量均明显高于牙周炎组、糖尿病组及正常组，糖尿病加重了牙周炎牙周组织的破坏程度。牙周炎进展性破坏尤其是牙槽骨的吸收，主要是通过上调机体单核细胞及巨噬细胞产生的促炎细胞因子实现的，这种作用在病变活跃部位更为显著。用厌氧菌的LPS刺激糖尿病性牙周炎患者的单核细胞，其分泌TNF-α和IL-1水平远远高于单纯牙周炎患者。

高血糖状态也与固有免疫的激活有关，主要表现为炎症细胞产生的炎症因子水平升高，包括IL-1β、IL-6、IL-8、TNF-α。研究表明糖尿病患者血糖控制不佳与血清IgA和IgG抗体水平升高相关，并且抗体水平升高可能是血糖控制不佳时牙周炎加重的原因，在糖尿病性牙周炎的发生发展中发挥着重要作用。

（五）糖尿病与牙周炎的关系

牙周炎对血糖控制也是一个消极影响因素。Iacopino在研究牙周炎对糖尿病的作用时发现，牙周袋内有害细菌可进入血液中，引起机体的炎性反应并激活某些炎症因子，若这种状态长期存在，免疫炎症可损伤或破坏胰岛β细胞，从而引起或加重糖尿病。对糖尿病合并牙周炎患者进行牙周炎治疗可改善血糖控制水平。一项Meta分析包括485例接受牙周炎治疗的糖尿病合并牙周炎患者，在3~9个月的随访中，糖化血红蛋白（HbA1c）降低了0.4%。提示重视糖尿病患者牙周炎的控制，可更好地控制血糖水平，提高生活质量。

T2DM患者对糖尿病与牙周炎关系普遍缺乏认知，内分泌医师也对此关注不足。2011年，一项针对内分泌医师及T2DM患者对糖尿病与牙周炎关系的认知调查结果发现，T2DM患者对口腔保健知识认知正确率在1.5%~40.2%，牙周炎关注组与未关注组在“牙周炎可能影响血糖”“改善牙周炎对预防糖尿病有效”的认知程度差异有统计学意义。85.9%的患者表示在被明确告知糖尿病和牙周炎关系后会主动关注该问题。内分泌医师对牙周炎关注率、询问率分别为13%和3.8%。因此，医患双方应提高对糖尿病和牙周炎并存危害的认知，改进诊治策略与流程，以改善患者预后。

（六）维生素D对老年糖尿病性牙周炎的免疫调节作用

在老年糖尿病性牙周炎发生发展过程中，炎症反应扮演了重要角色。目前认为炎症是一种机体的免疫反应，固有免疫发挥了主要作用，适应性免疫也发挥了一定的作用。维生素D对免疫系统具有重要的调节作用，尤其固有免疫反应方面，它作用于相关免疫靶细胞，调节机体炎症反应，增强机体抗感染能力，对老年糖尿病性牙周炎的防治起重要作用。

在免疫系统中，树突状细胞、单核/巨噬细胞、T淋巴细胞是维生素D_3的主要靶细胞，这些细胞在固有免疫反应和适应性免疫反应中发挥着重要作用。在老年糖尿病性牙周炎中，炎症机制在疾病的发生发展中起关键作用，一方面感染和高血糖状态会引起相关免疫细胞激活和炎症介质的释放，另一方面炎症介质和细胞免疫反应的激活又会进一步加重牙周病灶的组织损伤、骨质破坏及胰岛素抵抗。维生素 D_3 能通过多种机制抑制机体过度的免疫反应，下调炎症细胞因子，上调抗炎因子，从而发挥抗炎和对胰岛的保护作用。故维生素 D_3 及其类似物可能在老年人糖尿病性牙周炎中发挥辅助性治疗作用。

（七）老年糖尿病合并牙周炎患者综合治疗

老年糖尿病患者牙周病发病率高，对老年人生活影响很大，必须积极防治。对于同时患有糖尿病和牙周病的患者，两病兼顾的综合治疗要优于单一的糖尿病治疗或牙周病治疗。牙周病是感染性疾病，传统的牙周基础治疗方法是机械地去除感染物质，包括龈上洁治术和龈下刮治术、抗感染等牙周基础治疗。目前对于老年糖尿病合并牙周炎采用单纯牙周基础治疗效果不尽如人意，研究发现，良好的血糖控制有助于糖尿病合并牙周炎的康复。

我们提倡糖尿病患者的牙周病治疗的同时，应该治疗糖尿病，在有效控制患者血糖的基础上，进行系统的牙周病治疗。这样牙周病的疗效是显著的。建议口腔科医师建立整体治疗的观念，在接诊牙周炎老年人时积极筛查血糖情况，发现异常应尽早内分泌科就诊。此外坚持早晚刷牙、饭后漱口，经常按摩牙龈以促进血液循环，并通过定期口腔检查，及时去除牙结石和注意咬合创伤，才能取得较为理想的治疗效果。在治疗中要注意以下几点：①应给患者饮食建议，内科医师指导控制血糖在 7mmol/L 以下，就诊应安排在早餐后，防止低血糖；②治疗中采用无痛和无创技术，减轻患者的紧张情绪，尽量缩短就诊时间，必要时用镇静剂；③合理应用抗生素；④应强调复查、复治、口腔卫生护理，增进疗效。

二、糖尿病与阻塞性睡眠呼吸暂停低通气综合征（OSAHS）

OSAHS 与肥胖、胰岛素抵抗、T2DM 相关，而 T2DM 可促进 OSAHS 的发生，尤其是存在自主神经病变的患者。West 等研究显示糖尿病患者 SAHS 的患病率可达 23%，在 65 岁以上老年人患病率可达 20%~40%。Kuna 等针对肥胖的 T2DM 的患者研究发现，经多导睡眠监测新诊断的不同程度的 OSAHS 的发病率高达 75%。在一项针对北京三甲医院的研究显示，住院 T2DM 患者 OSAHS 的患病率达 66.7%，其中中重度 OSAHS（呼吸暂停低通气指数≥15 次 /h）的患病率达 20.0%。在 OSAHS 患者中，间歇低氧或睡眠间断所导致的生理性应激可以直接加重胰岛素抵抗，引起血糖波动，促进糖尿病的发生。Otake 等对 679 例 OSAHS 患者及 73 例非 OSAHS 患者进行研究发现，OSAHS 组糖尿病患病率远高于对照组（25.9% 比 8.2%，$P<0.01$），重度 OSAHS 患者胰岛素抵抗较轻中度 OSAHS 患者和非 OSAHS 患者更为明显。

T2DM 可促进 OSAHS 的发生，这种关联独立于肥胖之外，而 OSAHS 是糖尿病患者血糖紊乱的独立危险因素。OSAHS 引起糖尿病患者胰岛素抵抗加重和血糖稳定性受损的机制尚不清楚，可能与下列因素有关：①交感神经系统激活。通过增加糖原分解及诱导糖异生引发胰岛素抵抗。OSAHS 可增加交感神经活性，这可能与夜间低氧有很大关系，而阻塞性呼吸暂停时反复的觉醒亦可增加其活性。②低氧的直接影响。OSAHS 发生时患者处于低氧状态，致使部分丙酮酸未经氧化而还原成乳酸，经肝脏转化为糖，促使血糖升高。睡眠片断和间歇低氧均可降低胰岛素敏感性，加重胰岛素抵抗。③下丘脑 - 垂体 - 肾上腺功能失调。低氧和睡眠结构紊乱可以引起糖皮质激素水平异常升高，导致或加重胰岛素抵抗。④全身炎症反应。OSAHS 患者炎性标记物升高，通过抑制脂肪及肌肉组织对糖的摄取、增加对抗胰岛素的激素水平来影响糖代谢。⑤脂肪细胞因子。OSAHS 患者瘦素水平升高，脂联素水平降低。然而，这种改变是否依赖于肥胖症，或 OSAHS 经过治疗是否会有所改善尚不明确，因此无法证实其因果关系。⑥睡眠结构不佳。研究发现，选择性抑制健康青年慢波睡眠不引起觉醒和低氧，但可降低胰岛素敏感性，导致胰岛素抵抗。此外，OSAHS 所致疲劳、嗜睡亦可引起机体活动减少，增加糖尿病患病危险。

对于合并 OSAHS 的糖尿病患者，治疗 OSAHS 可显著改善血糖控制水平。持续气道正压通气（CPAP）是无解剖结构异常 OSAHS 患者的首选治疗方式。有学者对 25 例合并 OSAHS 的 T2DM 患者实施了 3~4 个月 CPAP，发现患者 HbA1c 水平明显下降。研究者认为，OSAHS 患者 HbA1c 下降幅度与CPAP治疗天数及每天治疗时间有关。CPAP的疗效常见于每晚治疗时间大于4小时的患者,常规治疗时间不足者效果不明显。笔者对收住北京医院的36例OSAHS合并T2DM患者进行了至少30天、每晚至少4小时的CPAP治疗,结果显示CPAP治疗后HbA1c、空腹血糖、胰岛素抵抗指数均较前显著降低分别为9.1%±2.2%比7.1%±1.0%、(9.6±3.0)mmol/L比(6.5±1.1)mmol/L、3.4±1.9比2.6±2.0。在临床工作中,若发现某些T2DM患者存在OSAHS的易感因素(如中老年人、肥胖、上气道解剖结构异常、白天嗜睡、夜间打鼾、睡眠呼吸暂停、夜尿增多),则应积极进行OSAHS筛查及治疗,同时积极控制血糖,防止并发症的发生。

三、老年糖尿病与抑郁

(一)糖尿病与抑郁的流行病学情况

抑郁是一种常见的精神障碍,医学上主要指一种以情绪低落为主要特征的精神状态,老年抑郁症是一种严重的慢性病,常伴有其他各种症状,严重影响身心健康及生活质量。随着生物-心理-社会-医学模式逐渐被人们接受,社会心理因素与躯体疾病的关系日益被重视,糖尿病被认为是一种心身疾病,其与抑郁的相互影响也逐渐被大众认识。有研究对18 814例美国成人糖尿病患者进行统计,其中抑郁的患病率为8.3%~27.8%。也有报道在新诊断糖尿病患者中30%左右患过抑郁,为非糖尿病患者的2倍。国内报道的糖尿病患者抑郁症的患病率似乎更高。刘彦君等对106例T2DM患者调查发现,其抑郁的患病率为38.3%。而在社区60岁以上2型糖尿病患者调查中发现,45.35%(39例)合并抑郁,其中轻度抑郁占33.72%(29例),中度抑郁占9.30%(8例),重度抑郁占2.33%(2例)。

(二)老年糖尿病患者发生抑郁的机制

Eaton等发现中老年糖尿病患者抑郁的发病率显著高于年轻人。糖尿病患者易发生抑郁的原因可能如下:①可能与神经内分泌因素有关,Lustman和Clouse研究发现,高血糖可作为一种应激原激活下丘脑-垂体-甲状腺轴(HAP轴),促进机体产生一系列应激反应。同时,老年糖尿病患者存在下丘脑-垂体-肾上腺(HPA)轴的活性过度,包括部分患者出现血浆皮质醇升高,糖皮质激素的增高可损伤海马、蓝斑等,导致神经元丢失,使海马发生器质性病变,导致中枢神经系统的某些结构受到损害从而产生负性情感,在临床表现为抑郁等消极情绪。②糖尿病患者长期严格的饮食控制、锻炼及治疗要求消耗大量精力,服药甚至注射胰岛素,甚至普遍存在着“使用胰岛素病情就严重,要终生依赖胰岛素注射度日”的观点,均使患者的生活习惯受到不同程度的干扰,对患者生活产生影响;此外经济因素如糖尿病及并发症对收入的影响、检查和治疗费用高、支出增加及社会支持减少等均可成为糖尿病人群中抑郁发生的有关因素;担心药物的副作用、低血糖反应、功能障碍性并发症,甚至丧失社会功能,对生存质量有明显影响,使患者更易于发生抑郁障碍。③糖尿病作为一种慢性疾病带来应激影响,糖尿病造成的1个或多个脏器损害,或治疗中的其他原因使患者对糖尿病可能引起严重的躯体并发症的威胁过分担心。④老龄:有学者认为,65岁以上的老年人中有20%患者有轻至重的抑郁。

(三)抑郁对糖尿病的影响

抑郁与糖代谢控制不佳关系密切,抑郁程度越严重,糖代谢控制越差。抑郁症是T2DM发病的危险因素。抑郁影响血糖的可能机制为:①抑郁症会导致神经内分泌改变,特别是下丘脑-垂体-肾上腺轴和中枢神经系统功能的改变,进而引起氢化可的松和儿茶酚胺分泌增加,甘油三酯及胰岛素水平升高,胰岛素分泌减少;同时拮抗胰岛素的激素如皮质醇、生长激素和一些神经肽等分泌增加,促进糖异生,导致血糖升高。②抑郁症患者常有许多不健康的生活方式,例如饮食不规律、暴饮暴食、缺乏运动等。另外,这些都会增加其患糖尿病的风险。

但是,老年人包括肾上腺皮质在内的各种内分泌腺体功能趋向降低。也有研究发现干预抑郁症治疗前后血浆皮质醇的变化无统计学差异,提示可能血浆皮质醇的变化并非老年糖尿病胰岛素的敏感性提高的重要因素。

(四)老年糖尿病合并抑郁障碍患者临床特点

老年期抑郁症的临床特点为躯体不适-抑郁的躯体化,认知损害多,疑病观念强烈,易激惹,而其他症状不典型。抑郁可能是躯体疾病的一种直接后果,即反应性抑郁障碍。有慢性并发症、血糖较高及使用胰岛素的老年糖尿病患者情绪障碍较突出;合并抑郁障碍的老年糖尿病患者依从性较差,血糖控制不佳,波动性较大,并发症较多。这是因为：①抑郁障碍通过降低对治疗的依从性部分地与血糖控制较差有关。使患者对血糖的自我监测依从性较差，治疗时间延长，疗效缓慢。②糖尿病病史愈长，抑郁焦虑发生率愈高，抑郁障碍患者的自主神经功能紊乱，容易导致血糖波动性较大。③抑郁障碍患者多合并血液高黏滞综合征，致微循环灌注不足，而致并发症发生率增高。④抑郁焦虑患者可出现内分泌紊乱及免疫功能低下，糖尿病患者抑郁和焦虑情绪与血浆5-羟色胺水平的下降及促肾上腺皮质激素、白细胞介素-6、白细胞介素-2受体的水平升高明显相关，通过HPA轴引起内分泌及免疫功能低下。

（五）抗抑郁治疗对老年糖尿病患者的影响

1. 接受抗抑郁治疗的老年糖尿病患者，可增加患者的依从性，使血糖良好控制，减少低血糖的发生率，减少入院率，减缓并发症的发展，明显降低糖化血红蛋白的水平。夏威夷糖尿病患者的研究中发现，抑郁症的症状和糖化血红蛋白之间存在显著的相关性。其机制可能为：①降低患者的抑郁水平，可增加其治疗糖尿病的依从性，提高降血糖的疗效；②改善患者的心境，调节自主神经功能，使血糖控制趋于平稳，有研究显示在给予抗焦虑和抗抑郁剂合并治疗后，患者睡眠改善，焦虑和抑郁情绪也得以改善，相关生化免疫指标也趋于正常，血糖也随之下降。因此对于有明显抑郁及焦虑的患者给予适量抗抑郁及焦虑治疗是有好处的。

2. 改善抑郁症状明显增加了患者的运动时间和频率。胰岛素抵抗是2型糖尿病发病的环节之一，胰岛素敏感性降低源于胰岛素抵抗引起的胰岛素受体的数目和功能的下降，而运动增加胰岛素的敏感性。运动可以使糖尿病大鼠骨骼肌细胞膜胰岛素结合力增加，这种增加是由于胰岛素受体数量的增加，与血浆中游离脂肪酸（FAA）的变化密切相关，血液循环中FAA升高可在多个层面影响葡萄糖代谢，使胰岛素作用的靶组织如肝脏、肌肉和脂肪组织表现为胰岛素抵抗。Bieger WP报道高甘油三酯血症可减少胰岛素受体的数量，运动后游离脂肪酸下降与胰岛素受体数目呈负相关。运动训练引起血清TG和FAA下降被认为是受体数量增加的重要原因。

3. 研究发现，糖尿病教育和心理治疗可以舒缓机体的应激状态，缓解患者由于焦虑及心理压力等紧张所引起的生长激素和肾上腺皮质激素等升糖激素的大量分泌，改善抑郁症状，从而有利于控制血糖、防止并发症的发生。也有研究表明，应激处理训练可降低HbA1c，但严重者须心理加药物治疗。治疗焦虑症心理疗法和药物干预是必需的，心理联合药物治疗是焦虑症的最佳方案。而老年糖尿病患者除了一般的心理社会因素之外，年龄的逐渐增高、身体功能的每况愈下、加之长年的高血糖状态及长期控制饮食、抗拒治疗的负性情绪时有发生，所以在老年糖尿病治疗过程当中，在合理饮食、适当运动、降糖药物治疗及糖尿病教育的同时，结合应用抗抑郁、抗焦虑治疗，有助于患者稳定情绪，提高老年糖尿病患者的生活质量。

由此可见，焦虑抑郁性情感障碍是影响糖尿病患者代谢控制及生活质量的重要因素。糖尿病与抑郁共病率高，相互影响，严重影响患者生活质量。因此，在临床工作中应积极关注糖尿病患者精神状况，并及时给予治疗，以达到更好的血糖控制、延缓并发症发生。

四、糖尿病与认知功能障碍

糖尿病可引起多种中枢神经系统病变，糖尿病与认知功能异常逐渐引起人们的重视。认知功能障碍泛指各种原因导致的不同程度的认知功能损害，包括轻度认知功能损害，甚至痴呆。目前糖尿病与认知功能障碍的关系已得到证实：糖尿病不仅是血管性痴呆的高危因素，同时可作为独立于血管性因素之外的危险因素，增加阿尔茨海默病（AD）发生的风险。

流行病学资料显示，糖尿病患者的认知功能障碍患病率及患病风险较无糖尿病人群明显增加。一项前瞻性研究显示，在对1892名中年人群随访的30年中，有309人（16.3%）患痴呆，其中糖尿病患者痴呆的发生率明显增高，风险比达2.83。糖尿病患者发生认知功能改变较非糖尿病患者风险增加1.2~1.5倍，发生痴呆的风险为1.6倍。老年糖尿病患者发生认知障碍的风险较高。一项研究对824名年龄>55岁的神职人员进行长达9年的观察，在校正年龄、性别、教育程度后，发现糖尿病患者的AD风险增加了65%。

糖尿病与认知功能障碍明显相关。谭纪萍等对80例老年2型糖尿病患者（40例血糖控制佳，40例血糖控制差）与80例老年无糖尿病者进行配对比较分析发现，老年2型糖尿病患者认知功能与老年无糖尿病者相比较低，而40例血糖控制差者认知功能较控制佳者相比较低。也有研究发现糖尿病病程和患者蒙特利尔认知评估量表得分呈负相关性，患者的糖尿病病程越长，脑功能受到的损害也就越严重，糖尿病病程不断延长对患者的总体记忆功能产生了不良影响，且对各个记忆功能领域也产生了较大影响，其认知功能的得分就越低。

糖尿病发生认知功能障碍的可能机制有以下几个方面。①血糖控制水平：急性高血糖对认知功能的影响机制目前尚不清楚，推测可能为血糖急性升高导致血浆胶体渗透压升高、酸中毒、电解质紊乱等，从而使局部脑血流和脑神经元发生严重的失代偿，影响神经传导速度及神经递质受体的功能。慢性高血糖通过直接毒性作用，对血流动力学的影响、对血管内皮细胞的影响等直接或间接影响神经细胞或神经元而导致认知功能障碍。此外低血糖也可引起认知功能障碍，低血糖状态可影响大脑能量代谢，使神经元坏死从而造成认知功能障碍。②高胰岛素血症或胰岛素缺乏、AGEs、炎症介质的参与、脂毒性等因素也可影响糖尿病患者的认知功能。③动脉硬化对糖尿病患者认知功能影响明显，认知功能衰退与颈动脉内中膜厚度之间关系密切。随着糖尿病的病程不断延长，糖尿病患者动脉弹性会逐渐下降，动脉硬化的程度加重，导致血管内中膜厚度增加，脑血流速度减慢，引起脑部缺氧缺血，从而导致糖尿病患者认知功能受到损害。

糖尿病认知功能障碍重在预防。有效控制血糖是防治糖尿病性认知功能障碍的基础。有临床及动物研究表明，应用胰岛素能改善认知功能并延缓脑部的形态学改变，但不能逆转大脑的形态学改变。用罗格列酮治疗的非糖尿病认知功能障碍患者中，认知功能有明显改善，但也有研究认为噻唑烷二酮类药物对认知功能的影响与其降糖作用有关。降糖药物对糖尿病性认知功能障碍的确切作用还有待深入研究。另有研究显示，运动可通过保护血－脑屏障的完整性，减少大分子物质的浸润，从而保护认知功能。

糖尿病认知功能障碍发病机制复杂，严重影响了患者的生活质量。在糖尿病诊疗过程中应对患者认知功能加强重视，实现真正有效防治。

五、糖尿病与恶性肿瘤

研究发现，糖尿病患者有更高的罹患肿瘤风险。Coughlin 等对 467 922 名男性和 588 321 名女性调查显示，糖尿病患者罹患恶性肿瘤的风险较正常人群高，且糖尿病是直肠癌、胰腺癌、女性乳腺癌、男性肝癌和膀胱癌的独立危险因素。另外，合并糖尿病的癌症患者死亡率也普遍升高，糖尿病患者所有癌症的死亡率是非糖尿病患者的 1.41 倍。糖尿病增加恶性肿瘤的患病风险，机制可能如下：①目前已发现大多数肿瘤细胞胰岛素受体（IR）和胰岛素样生长因子受体（IGFR）表达上调，且胰岛素受体 A 亚型可介导由胰岛素刺激的有丝分裂，引起肿瘤细胞的增殖和转移。②糖尿病诱导体内激素水平的改变，影响与内分泌相关肿瘤的发生。动物模型实验表明高胰岛素血症水平会刺激肿瘤的生长。③糖尿病患者体内存在细胞免疫调节功能紊乱，T 淋巴细胞亚群比例失调。免疫功能受损，突变的细胞可逃过宿主的免疫监视而存活，突变细胞增生从而诱发恶性肿瘤。④高血糖作用：高血糖能促进表皮生长因子（EGF）表达和表皮生长因子受体（EGFR）信号通路激活，从而激活下游各信号通路，促进细胞增殖；同时，高血糖能促进活性氧簇（ROS）增多，造成 DNA 破坏。这两种途径可能是高血糖促进肿瘤发生发展的机制。另一方面，对于肿瘤细胞来说，葡萄糖是唯一的能量来源，长期高血糖可作为营养基促进肿瘤细胞的生长。⑤慢性炎症和氧化应激：糖尿病患者的代谢异常会导致氧化应激增强，并引起持续的促炎症状态，这种状态会降低细胞抗氧化能力，促使细胞向恶性转变。高浓度的多种自由基和氧化剂会产生 ROS，ROS 能通过造成 DNA 损伤和激活癌基因的方式促进癌症产生。

T2DM 还可影响恶性肿瘤的治疗与预后。糖尿病人群的恶性肿瘤患病率较高，且肿瘤分期较晚，治疗效果较差，预后不良。在临床工作中，需重视糖尿病患者肿瘤的筛查，尽快制定相应的风险评估工具和有效的肿瘤预防策略，争取早诊断、早治疗。

糖尿病作为一种全身系统疾病，与多种疾病存在密切关系且相互影响，甚至互为因果，共同决定着疾病的走向和转归。在临床工作中，我们应拓宽诊疗思路，不仅对糖尿病及其并发症作出及时诊断，还要密切观察有无共患疾病，以便于早发现、早治疗，提高患者的生活质量和生存周期。

（郭立新）

参考文献

1. 赵华,王小泉,赵红宇,等. 广州地区糖尿病患者牙周炎症程度对血清超敏 C 反应蛋白水平的影响. 中国医药科学,2012,2(15):12-13.

2. 谷宇新,张金廷,李庆星,等. 牙周感染与 2 型糖尿病患者血清白细胞介素 -6 水平的关系. 实用口腔医学杂志,2007,23(2):246-248.

3. 王丹,周晓佳,刘冰阳,等. 2 型糖尿病伴牙周炎患者糖化血红蛋白与肿瘤坏死因子 -α 水平的相关性分析. 中国医科大学学报,2010,39(12):1024-1026.

4. Kaur G, Holtfreter B, Rat mann W, et al. Association between type 1 and type 2 diabetes with periodontal disease and tooth loss. J Clin Periodonto, 2009, 36(9): 765-774.

5. 谢宗朝,董福生. 糖尿病对大鼠牙周组织及诱导型一氧化氮合酶分布的影响. 中华老年口腔医学杂志,2009,7(2):80-82

6. Mormann M, Thederan M, Nackchbandi I, et al. Lipop-olysaccharides (LPS) induce the differentiation of human monocytes to osteoclasts in a tumour necrosis factor (TNF) alpha-dependent manner: a link bet-ween infection and pathological bone resorption. Mol Immunol, 2008, 45(12): 3330-3337

7. Firat ET, Dag A. Bidirectional relationship between diabetes mellitus and periodontitis. Turk Klin Tip Bilim Derg, 2009, 29(2): 481-487.

8. Giulietti A, van Etten E, Overbergh L. Monocytes from type 2 diabetic patients have a pro-inflammatory profile. 1, 25-Dihydroxy vitamin D_3 works as anti-inflammatory. Diabetes Res Clin Pract, 2007, 77(1): 47-57.

9. Awartani F. Serum immunoglobulin levels in type 2 diabetes patients with chronic periodontitis. J Contemp Dent Pract, 2010, 11(3): 1-8.

10. Santos Tunes R, Foss-Freitas MC, Nogueira-Filho Gda R. Impact of periodontitis on the diabetes-related inflammatory status. J Can Dent Assoc, 2010, 76(a35): 1-7.

11. Eaton WW, Armenan H, Gallo J, et a1. Depression and risk for onset of type Ⅱ diabetes. A prospective population-based study. Diabetes Care, 1996, 19(10): 1097-l102.

12. 陈灏珠. 实用内科学. 12 版. 北京:人民卫生出版社,2005:2767.

13. Grandinetti A, Kaholokula JK, Crabbe KM, et al. Relationship between depressive symptoms and diabetes among native Hawaiians. Psychoneuroendocrinology, 2000, 25(3): 239-246.

14. 谭纪萍,王鲁宁,王炜援. 老年人轻度认知功能损伤危险的病例对照研究. 中华流行病学杂志,2010,27(1):55-57.

15. Bajaj M. Free fatty acid induced peripheral insulin resistance augments splanchnic glucose uptake in healthy humans. Am J Physiol Endocrinol Metab, 2002, 283(2): E346-E352.

16. Stumvool M. Type 2 diabetes principles of pathogensis and therapy. Lancet, 2005, 365: 1333-1346.

17. Bouzakri K, Karlsson HK, Vestergaard H, et al. IRS-l serine phosphorylation and insulin resistance in skeletal muscle from pancreas transplant recipients. Diabetes, 2006, 55(3): 758-791.

第十二节　老年糖尿病合并感染的处理原则

感染在糖尿病患者中十分常见。据加拿大人口资料的研究数据表明,在为期 1 年余的时间内,约有 50% 的糖尿病患者因感染而就诊。而在老年这一特殊群体中,糖尿病合并感染常导致严重的结局。据英国研究数据显示,在感染相关死亡率的风险中,糖尿病患者的风险明显增高,远高于非糖尿病患者(RR 1.8)。而老年糖尿病人群则是其发生感染相关死亡率风险的主要来源。老年糖尿病人群的防御功能受损,对感染的感知与识别能力下降、血糖与感染之间形成恶性循环、高龄与糖尿病血管病变引起的脏器功能障碍带来的抗菌药物限制,均不同程度增加了老年糖尿病患者防治感染的难度。相对其高发病率、高死亡率,糖尿病合并感染的指南却相对缺乏。本节从老年糖尿病患者的发病机制、老年糖尿病合并的常见感染疾病、感染的严重程度评估、感染的微生物判定、糖尿病患者抗感染药物选择及老年糖尿病合并感染的防治原则等不同层面,对老年糖尿病合并感染的处理,提供一些诊治思路。

一、糖尿病合并感染的发病机制

糖尿病易合并感染是多因素共同作用的结果。病原体进入人体是否发病,主要取决于病原体的致病力与机体的防御功能。

（一）机体防御功能减退

糖尿病患者长期高血糖状态下，机体免疫防御功能受损。

中性粒细胞是机体固有免疫防御系统的主要成员，能快速被感染病灶招募、激活，吞噬并释放细胞因子杀死病原体，是机体抗感染过程中的重要防线。葡萄糖酵解为白细胞提供能量，而糖尿病患者的葡萄糖酵解率降低，白细胞功能受抑制。血糖控制欠佳的糖尿病患者，中性粒细胞功能失活，氧化-抗氧化失衡及调理吞噬功能缺失，趋化、黏附、吞噬及杀菌功能，均较非糖尿病人群下降；并依血糖及代谢紊乱的控制程度而改变。

单核巨噬细胞参与机体固有免疫及特异性免疫过程，具有吞噬病原体、免疫抗原呈递等功能。糖尿病患者的巨噬细胞吞噬及免疫抗原呈递功能下降。而淋巴细胞作为特异性免疫应答的主要成员，在糖尿病患者中，外周血T淋巴细胞与B淋巴细胞功能失活。B淋巴细胞功能下降，使分泌免疫球蛋白减少。

参与免疫的蛋白合成减少、功能减低：长期代谢控制不良的糖尿病患者，蛋白质代谢受损，体内蛋白质合成减慢、分解加速，使免疫球蛋白、补体、抗体和酶等重要物质生成减少，而糖基化使免疫球蛋白、补体等功能减低，从而减弱了机体对感染的防御能力。

细胞因子表达异常：如C型凝集素，可识别入侵细菌表面的甘露糖，并启动免疫反应。但糖尿病患者的C型凝集素分子被体内过多葡萄糖干扰，相当于蒙上一层“糖衣”，导致识别功能失效。

（二）高血糖利于病原体繁殖

高血糖，一方面使血浆胶体渗透压升高，抑制了白细胞等炎症细胞的趋化、黏附、吞噬等功能；另一方面，有利于病原菌的繁殖，尤其在呼吸道、泌尿道、外阴皮肤等部位，易促进肺炎球菌、链球菌、大肠杆菌及念珠菌等的感染。

（三）糖尿病并发症促进感染发生发展

糖尿病患者易发生血管病变，导致局部血液循环障碍，血流缓慢，组织供血减少，影响局部组织对感染的反应。而组织缺氧，有利于厌氧菌生长，严重时可引起组织坏死。伴有微循环障碍的患者，静脉或口服抗菌药物吸收缓慢，影响其作用发挥，易导致感染迁延不愈。

糖尿病神经病变，则使患者出现肢端感觉异常，对刺激不敏感，一旦损伤，不易早期发现，并导致感染，并由于微循环差，伤口不易愈合。伴神经源性膀胱的糖尿病患者，可出现尿潴留，常需留置尿管，加之尿糖增多利于细菌生长，易发生尿路感染。

（四）感染对糖尿病血糖控制不利，形成恶性循环

感染，可使糖耐量受损者［IGR，包括空腹血糖损害（IFG）和葡萄糖耐量减低（IGT）］发展为临床糖尿病；亦可使糖尿病患者血糖出现波动，易诱发酮症酸中毒。此外，部分抗感染药物通过肝脏代谢，可干扰正常糖代谢，使血糖波动，增加血糖控制难度；长期抗菌药物应用，可造成菌群失调，继发真菌感染等，从而形成感染-血糖波动-加重感染的恶性循环，使感染病情恶化并不易控制。

二、老年糖尿病合并常见感染

按照糖尿病合并感染的部位分类，糖尿病合并呼吸道感染的发生率最高，其次为泌尿系统感染与皮肤软组织感染。

老年糖尿病合并呼吸道感染

呼吸道与外界直接相通，是常见感染的好发部位之一。老年患者，常由于咳嗽反射及吞咽功能下降、胃食管反流性疾病、口腔卫生、脑血管病、基础心肺疾病、免疫功能受损等全身多因素影响，发生呼吸道感染的概率显著增加。同时，不少研究发现，糖尿病患者肺泡上皮细胞增厚，肺毛细血管基底膜增厚，从而导致肺容量下降，肺弥散功能低下、肺顺应性降低。红细胞2,3-二磷酸甘油酸合成减少、糖化血红蛋白增加，导致血红蛋白氧离曲线左移，不利于氧的释放，加重组织缺氧。糖尿病性自主神经病变可导致气道反应性下降、支气管舒张性下降，从而易于发生各类呼吸道感染。

呼吸道感染的范畴较宽，可根据感染的持续时间，分为急性感染，如急性支气管炎、肺炎等，以及慢性感染，如慢性支气管炎、支气管扩张、肺结核等；亦可根据解剖结构，分为上呼吸道感染与下呼吸道感染；亦可根据感染发生的地点，分为社区获得性或院内获得性；亦可根据感染病原菌分类，分为细菌性、病毒性、真菌性或结核感染。根据不同的分类，可协助判断呼吸道感染的解剖部位及严重程度、病原谱及可选择的治疗方案等。

老年糖尿病合并呼吸道感染，致病菌有如下特点：因免疫功能低下，部分条件致病菌成为常见的致病菌；革兰氏阴性菌以铜绿假单胞菌、变形杆菌、克雷伯杆菌多见；真菌感染增多，如白念珠菌、曲霉菌、毛霉菌，其中约90%毛霉菌感染者为糖尿病患者；随着近年来细菌谱的变化，革兰氏阳性球菌感染的比例也呈上升趋势；因抗菌药物的长期使用，常有以革兰氏阴性杆菌感染为主的细菌和真菌混合感染。

抗感染治疗宜采取降阶梯治疗及个体化治疗原则（详见本节“五、老年糖尿病抗感染药物的选择”）。对反复呼吸道感染的老年糖尿病患者，推荐接种肺炎疫苗、流感疫苗，以减少呼吸道感染的发生。

本文针对性选择与老年糖尿病患者密切相关又特殊的呼吸道感染——肺结核为例，进行阐述。

1. 老年糖尿病合并肺结核 结核是一种古老的疾病。至今，结核病仍影响着世界上约1/3的人口，每年有880万人发病，结核感染者中，每年约有160万人死亡。临床医师很早就已经认识到结核病与糖尿病之间存在着某种联系。Christie Y. Jeon等对从PubMed及EMBASE筛选出的13篇文献资料进行meta分析显示，所纳入的研究都来自亚洲，不论研究设计方法、种族、地域及当地的结核病流行情况如何，糖尿病患者结核病发病率较非糖尿病人群增加了3倍左右。糖尿病与结核病合并流行的趋势已引起全球公共卫生的巨大担忧。

美国的研究表明，糖尿病是肺结核独立的危险因素。不同类型糖尿病在两病并发的情况并不一致。合并肺结核在1型糖尿病中比2型糖尿病中更多见。1型糖尿病合并肺结核的相对危险度是人群的26倍，而2型糖尿病合并肺结核的相对危险度是人群的7倍。

（1）发病机制：糖尿病易并发结核病的机制较为复杂，可能与以下因素有关。

1）糖代谢紊乱：糖尿病直接损害患者固有免疫和适应性免疫反应，导致患者易患结核病。动物实验已经证实，与血糖正常鼠相比，糖尿病鼠感染结核分枝杆菌后，体内细菌负荷更高，体内IFN-γ、IL-12、结核分枝杆菌抗原反应性T细胞下降，导致在抗结核感染中起关键作用的Th1特异性免疫减弱。人类细胞在高胰岛素环境中，Th1/Th2、IFN-γ/IL-4比例下降，导致Th1免疫减弱。

2）脂肪代谢紊乱：糖尿病患者常伴有高甘油三酯血症，甘油三酯的代谢产物之一甘油，不仅是结核杆菌繁殖生长的重要能量来源，而且影响结核分枝杆菌菌体成分中类脂质的构成和比例，影响毒力株的特征。糖尿病患者血浆丙酮酸水平升高，丙酮酸有促进结核杆菌生长的作用，是陈旧性结核病灶重新活动及结核感染的重要条件。

3）蛋白质代谢紊乱：蛋白质代谢紊乱可引起低蛋白血症、营养不良而降低机体防御功能。长期高血糖可促进体内多种蛋白质非酶性糖基化而形成高级糖基化终末产物，导致免疫球蛋白生物活性下降，巨噬细胞功能降低，组织局部防御功能下降。结核分枝杆菌是单核-巨噬细胞内专性寄生菌，这些病理生理变化最终有利于结核病的发病。

（2）临床表现：肺结核病常起病隐匿，呈慢性经过，在老年患者中尤其显著。糖尿病控制不良者，起病可较急、较重，呈亚急性病程而易被误诊为社区获得性肺炎。有研究报道糖尿病合并结核者症状更多，发热、咯血的比例更高，PPD试验阳性率明显降低，血沉亦可能因血黏度增高而不增快。胸部影像学表现不典型，以斑片影为多见，于短期内出现渗出、浸润，并易于形成干酪样坏死、多发空洞及支气管播散，可能与高糖环境促进结核菌生长有关；肺部结核病变部位亦不典型，常不发生于继发性肺结核的好发部位，而是病变范围广泛，多叶受累、下叶受累常见。

糖尿病合并肺结核者肺结核的病情发展与高血糖症的程度呈明显相关性：糖尿病增加了活动性结核、培养证实的结核、肺结核（伴或不伴有肺外结核）的危险性。接受短程督导抗结核治疗时，肺结核合并糖尿病患者治疗6个月后，痰菌转阴率低于非糖尿病患者，治疗失败或死亡的风险高于非糖尿病患者，死亡原因可能为肺结核相关的呼吸衰竭或糖尿病昏迷。

此外，肺结核合并糖尿病患者的2年内复发率（20.0%）显著高于单纯肺结核患者（5.3%）。其可能原因为：①耐药性。Mona Bashar的研究显示，糖尿病与耐多药肺结核联系密切，其患耐多药肺结核危险是非糖尿病人的5倍。②药代动力学研究结果。药代动力学研究显示服用相同剂量利福平后结核病合并糖尿病患者药时曲线下面积AUC低于对照组2倍，仅有6%糖尿病组患者最高血药浓度高于 8mg/L，而非糖尿病患者 47% 达到这一浓度；③糖尿病患者合并结核病时，控制血糖与结核病的营养疗法互相矛盾，抗结核药物导致血糖波动与糖尿病的治疗也构成矛盾，这不仅使糖尿病的治疗受到影响，也会相应降低抗结核治疗的疗效。

糖尿病并发结核病时，抗结核药物对糖尿病及其并发症产生的影响也不可忽视：异烟肼（INH）可干扰正常糖代谢，使血糖波动；异烟肼与维生素 B_6 的化学结构相似，两者合用可竞争同一酶系统而促进维生素 B_6 代谢，造成维生素 B_6 缺乏，易产生末梢神经炎，加重糖尿病性周围神经病变；利福平（RFP）为肝酶诱导剂，可加速口服磺脲类降糖药（如 D860）的灭活，缩短其半衰期而影响降糖效果；异烟肼（INH）、对氨基水杨酸钠（PAS）在尿中的代谢产物可使班氏试剂中的硫酸铜还原为硫酸亚铜而使尿糖呈假阳性反应；乙胺丁醇（EMB）用于两病并发者，可增加患者球后视神经炎、下肢麻木感；链霉素、阿米卡星、卷曲霉素等对糖尿病肾病有不利影响；氟喹诺酮类药物也偶有引起氮质血症的报道；治疗结核性脑膜炎、心包炎时，较长期并用糖类皮质激素也可诱发应激性高血糖或出现临床糖尿病。

（3）糖尿病及肺结核病病情程度判断标准

1）两病并发时糖尿病病情评定

轻度：空腹血糖 <11.1mmol/L（200mg/dl），多为 40 岁以上成年人，糖尿病症状轻微或不明显，一般不会发生酮症酸中毒，饮食控制或口服抗糖尿病药物即可控制血糖。

中度：空腹血糖 11.1~16.6mmol/L（200~300mg/dl），以成年或青年多见，有糖尿病症状，偶有酮症酸中毒，胰岛素用量在 50U/d 左右，口服抗糖尿病药物也可能有效。

重度：空腹血糖 >16.6mmol/L（300mg/dl），青年或消瘦中年人为主，糖尿病症状明显，病情不稳定，活动、饮食、情绪波动易使病情变化而易发生酮症酸中毒且病情严重。一般口服抗糖尿病药物无效，需要用胰岛素治疗，其用量一般大于 50U/d，但应注意，本型对胰岛素敏感，易发生低血糖。

2）两病并发时肺结核病情评定

肺结核病变严重程度按照病变的范围及有无空洞分为：

轻度：胸片无空洞病变，病灶范围相加不超过两个肺野；

中度：胸片有空洞病变，病灶范围相加不超过两个肺野；

重度：胸片有空洞病变，病灶范围相加超过两个肺野。

（4）糖尿病合并肺结核病的治疗：糖尿病与肺结核病并发时，如不能有效控制糖尿病，抗结核治疗难以奏效；结核菌感染加重胰腺负担，使血糖不容易控制到理想水平。因此，既要积极有效地治疗糖尿病，同时应予以合理的抗结核治疗，坚持两病并发、两病兼治的治疗原则。

1）坚持糖尿病治疗的 5 项原则：教育与心理治疗、饮食治疗、药物治疗、运动疗法与糖尿病病情监测。

2）抗糖尿病药物的临床应用：当血糖≥11.1mmol/L（200mg/dl）并有以下情况之一者应首先使用胰岛素治疗：①肺内病变范围相加超过 2 个肋间，且有空洞；②糖尿病合并肺结核与肺外结核；③糖尿病合并血行播散性肺结核；④儿童糖尿病合并肺结核。当空腹血糖降至 11.1mmol/L（200mg/dl）以下，根据病情可考虑停用胰岛素，改口服抗糖尿病药物维持治疗。

3）结核病患者对营养要求较高，糖尿病并发活动性肺结核时，适当增加总热量及蛋白质摄入量，每日主食 300~400g，副食中蛋白质 50~80g，全日蛋白质总摄入量为 100g 左右，脂肪 60g 左右。运动需量力而行，结核中毒症状明显或咯血者暂不宜进行较强的活动或体育锻炼。

4）两病并发时糖尿病的控制标准：①理想控制标准为治疗后糖尿病症状消失，空腹血糖 <7.2mmol/L（130mg/dl），餐后 2 小时血糖 <10.0mmol/L（180mg/dl）；②较好控制标准为治疗后糖尿病症状基本消失，空腹血糖 <8.3mmol/L（150mg/dl），餐后 2 小时血糖 11.1~13.9mmol/L（200~250mg/dl）；③控制不佳是治疗后糖尿病症状仍存在或部分存在，空腹血糖 >8.3mmol/L（150mg/dl），餐后 2 小时血糖 >13.9mmol/L（250mg/dl）。

两病并发时，抗结核化疗应选择合计 2 价以上抗结核药物联合化疗，避免结核分枝杆菌产生耐药。化疗方案可选择短程二阶段方案：2HPZE（S）/4（7）HR；亦可选择标准化疗方案 6HPS（E）/12HP（E）（H：异烟肼；R：利福平；Z：吡嗪酰胺；S：链霉素；E：乙胺丁醇；P：对氨基水杨酸钠；小写阿拉伯数字为化疗月数，/ 前为强化治疗期，/ 后为巩固治疗期）。标准化疗方案疗程为 1 年半至

2年,如果强化期满,患者痰中结核分枝杆菌仍为阳性,则应延长强化期2个月,复查痰菌至阴转再进入巩固治疗期。

(5)糖尿病合并肺结核病的预防:糖尿病患者应避免直接接触活动性肺结核患者;对结核菌素阴性的糖尿病患者可接种卡介苗,并每年定期做胸部X线检查,以便早期发现肺结核病患者;糖尿病患者出现原因不明的血糖波动或呼吸道症状时,更应及时做胸部X线检查及痰的结核分枝杆菌检查,以明确糖尿病患者是否并发结核病;对结核病患者,尤其是抗结核治疗效果不好的患者,应常规做尿糖及血糖检查,可疑糖尿病者及时行糖尿病相关检查以明确诊断,一并治疗。

2. 老年糖尿病合并泌尿系统感染 尿路感染是临床常见的感染性疾病。尤其伴有复杂因素的患者,其尿路感染的发生率较正常者高12倍。

复杂性尿路感染是指尿路感染同时伴有获得感染或者治疗失败风险的合并疾病,如泌尿生殖道的结构或功能异常,或其他潜在疾病。符合复杂性尿路感染有2条标准,尿培养阳性及包括以下至少1条合并因素:留置导尿管、支架管或间歇性导尿;残余尿 >100ml;任何原因引起的梗阻性尿路疾病,如膀胱出口梗阻、神经源性膀胱、结核和肿瘤;膀胱输尿管反流或其他功能异常;尿流改道;化疗或放疗损伤尿路上皮;围术期和术后尿路感染;肾功能不全、移植肾、糖尿病和免疫缺陷等。

糖尿病合并尿路感染,均属于复杂性尿路感染。国内复杂性尿路感染的细菌谱特点是大肠埃希菌感染比例降低,而产超广谱β内酰胺酶(ESBLs)菌株比例升高,以及肠球菌感染比例升高。

尿路感染中,女性发病明显高于男性(女性尿道短,病菌易侵袭)。当糖尿病患者继发神经源性膀胱尿潴留时,更易发生尿路感染。下尿路感染常见症状为尿频、尿急、尿痛等,上尿路感染则以肾区疼痛、发热较为多见。而老年糖尿病患者感觉灵敏度下降,症状常不典型。

对于复杂性尿路感染,清洁中段尿培养菌落计数女性 >10^5cfu/ml,男性 >10^4cfu/ml,或所有患者导尿留取的尿标本细菌菌落计数 >10^4cfu/ml 具有诊断价值。

其他相关检查如影像学检查(如超声、腹部平片、尿路造影和泌尿系CT)主要目的是寻找泌尿生殖道结构、功能异常或其他存在易发感染的疾病。

老年尿路感染抗菌药物可选择氟喹诺酮、哌拉西林+β内酰胺酶抑制剂、头孢菌素(2代以上)、碳青霉烯等药物;如病情严重并提示尿培养革兰氏阳性球菌时,应经验性选择万古霉素、替考拉宁等,并根据肌酐清除率、血药浓度等调整剂量。治疗疗程一般在体温正常或合并症情况清除后3~5天。

3. 老年糖尿病合并皮肤软组织感染 皮肤软组织感染(skin and soft tissue infection,SSTI)是由化脓性致病菌侵犯表皮、真皮和皮下组织引起的炎症性疾病。SSTI临床常见,并涉及范围广泛,从浅表的局限性感染,到深部组织坏死性感染,甚至肢残,危及生命。其他病原微生物如分枝杆菌、真菌感染也可引起SSTI。

皮肤屏障功能破坏与机体免疫功能下降是发生SSTI的主要诱因。糖尿病则正是皮肤软组织感染的诱因之一。常见引起SSTI的病原菌有葡萄球菌、链球菌、铜绿假单胞菌、肠球菌、不动杆菌及大肠杆菌等。按照院内外感染来源可分为社区获得性SSTI和院内获得性SSTI。在院内获得性SSTI中,主要是金黄色葡萄球菌感染,且MRSA比例较高。常见浅表局限性SSTI,病原菌相对简单且明确,主要是金黄色葡萄球菌和化脓性链球菌。但在特殊感染或条件致病(如糖尿病)的情况下,SSTI的致病菌十分复杂,条件性或少见致病菌常成为主要病原菌,并存在多种细菌混合感染的可能。

分级、分类诊断是帮助制定SSTI处理程序的基础。通常按照病情严重程度,将SSTI分为4级:

1级:无发热,一般情况良好,但须除外蜂窝织炎;

2级:有发热,一般情况稍差,但无不稳定并发症;

3级:中毒症状重,或至少有1个并发症,或有肢残危险;

4级:脓毒症或感染危及生命。

按SSTI复杂程度分为单纯SSTI和复杂SSTI,后者指存在明显的基础疾病,或有明确的创伤等并发的SSTI。

应力求早期获得SSTI致病菌结果。标本可来源于溃疡或创面分泌物、活检组织、穿刺组织、血液等，并以确保分离鉴定的致病菌为真正的致病菌为原则。

治疗原则：应分级、分类治疗，外用药物和系统给药治疗相结合，药物治疗和手术治疗相结合。

（1）外用抗菌药物治疗：外用抗菌药物治疗在防治SSTI中占有较重要地位。这是因为：①直接作用于皮肤靶部位，对表皮或真皮浅层感染效果最佳；②根据不同部位和病变深浅选择不同剂型；③药物在局部停留时间长，能较好地发挥抗菌作用；④减少抗菌药物系统用量；⑤外用吸收少，可避免发生系统给药的不良反应及菌群失调等。

（2）系统抗菌治疗：应根据病史、临床表现、结合分级、分类诊断，尤其是可能的诱因或危险因素，选择针对常见或可能致病菌的抗菌药物。

（3）外科治疗：包括切开引流、手术切除病灶等。

SSTI预防：恢复并维护正常的皮肤屏障功能；提高机体的免疫力，糖尿病患者需及时控制血糖水平；对皮肤屏障功能障碍的患者，一般不主张常规应用抗菌药物预防SSTI，尤其是系统用药。必要时予外用药物为主，减少耐药菌的产生。

4. 糖尿病足感染　糖尿病足感染是SSTI的特殊类型，约四分之一的糖尿病患者会在其一生中发生足部溃疡。当其控制不佳时，可出现严重并发症，因此在此单独提出。

糖尿病足合并感染通常起源于外伤，从而发生复杂性溃疡，处理不当可引起坏疽，严重者需截肢。

《中国糖尿病足防治指南（2019版）》指出，糖尿病足患者感染的危险因素包括：长期血糖控制不佳、高龄、糖尿病史长、足溃疡分级较高、溃疡存在时间长（>30天）、下肢血管病变严重、保护性感觉丧失、肾功能不全、赤脚行走史等。年龄>60岁是发生糖尿病足感染的独立危险因素。

感染的典型表现为炎性反应表现，即红、肿、热、疼痛和触痛，或出现脓性分泌物。存在周围神经病变（疼痛或触痛缺失）或缺血性病变（红、肿、热表现不明显）的患者，上述症状可不典型。

区分非感染与感染的糖尿病足。①非感染：伤口为溃疡，组织无红肿、发热、疼痛和硬结、水肿；②轻度感染：溃疡周围组织炎症小于2cm，感染局限于皮肤和表皮组织；③中度感染：溃疡周围炎症大于2cm，皮下组织受累和/或形成深部脓肿，淋巴结炎症、坏疽，感染累及肌肉、骨、关节和韧带；④严重感染：出现全身中毒症状、代谢不稳定等。严重感染的临床表现还包括进展迅速的蜂窝织炎，组织出现捻发音、巨大硬结、颜色异常、坏疽和坏死、瘀斑和瘀点，甚至出现发热寒战、血压下降、意识障碍、呕吐及一般情况恶化。

糖尿病足感染通常由革兰氏阳性细菌引起；而深部感染多为多种细菌的混合感染，包括厌氧菌、革兰氏阳性/阴性菌，因此建议行革兰氏染色及深部组织培养。

治疗糖尿病足感染需要多学科团队合作，包括感染科医师、外科医师、骨科医师及护理人员等。

（1）糖尿病足的局部处理：糖尿病足合并感染后，伤口形成溃疡面，局部血运差，免疫功能异常，感染创口愈合能力差。保持患者足部环境卫生，注意足部清洁，对创口以外的足部皮肤每日以温水清洗，软布擦拭保持干燥；对创面定期换药，清洁溃疡面，清除分泌物，去除坏死组织，并予无菌敷料覆盖。足部创口较深者可用生物棉填塞，有脓肿或趾间坏疽者需填入填充条。需注意避免过度清除损伤正常组织导致感染范围扩大。换药需注意观察创面面积及新生肉芽组织的生长情况。

（2）局部及系统抗菌药物治疗详见老年糖尿病合并皮肤软组织感染章节。

三、感染严重程度的评估

既往感染的严重程度通常以脓毒症、脓毒性休克来进行评估。但随着对Sepsis认识的逐渐深入，人们希望以生物学指标和病理生理学机制来定义Sepsis。更改Sepsis系列定义的核心是为了实现：早期发现，早期治疗；及时保护患者脏器功能；降低病死率。

根据2016年2月发表在*JAMA*上的最新Sepsis和Sepsis Shock第3次国际会议定义标准，脓毒症及脓毒性休克已无法包含现在的Sepsis和Sepsis Shock的全部定义。因此，为保证严谨，本节以Sepsis和Sepsis Shock进行叙述。

Sepsis定义为：由于宿主对机体感染做出应答导致的危及生命的器官功能障碍（organ dysfunction，OD）。器官功能障碍（OD）在Sepsis新定义中，工作组推荐应用SOFA评分≥2作为诊断危及生命的器官功能衰竭标准，见表3-12-1。

表 3-12-1 序贯器官衰竭评估(SOFA)

器官系统	指标	得分
呼吸系统:PaO_2/FiO_2 [mmHg(kPa)]	≥400(53.3)	0
	<400(53.3)	1
	<300(40)	2
	<200(26.7)+机械通气	3
	<100(13.3)+机械通气	4
凝血系统:血小板计数($\times 10^9/L$)	≥150	0
	<150	1
	<100	2
	<50	3
	<20	4
肝脏:胆红素[mg/dl(μmol/L)]	<1.2(20)	0
	1.2~1.9(20~32)	1
	2.0~5.9(33~101)	2
	6.0~11.9(102~204)	3
	>12(204)	4
平均动脉压(mmHg)	≥70mmHg	0
	<70mmHg	1
循环:药物剂量[μg/(kg·min)]	多巴酚丁胺(任意剂量)或者多巴胺剂量≤5	2
	多巴胺剂量>5或者(去甲)肾上腺素≤0.1	3
	多巴胺剂量>15或者(去甲)肾上腺素>0.1	4
中枢神经系统:Glasgow 昏迷评分	15	0
	13~14	1
	10~12	2
	6~9	3
	<6	4
肾脏:肌酐(μmol/L)和24小时尿量(ml/24h)	<1.2(110)	0
	1.2~1.9(110~170)	1
	2.0~3.4(170~299)	2
	3.5~4.9(300~440)或者尿量<400ml/d	3
	>5.0或者尿量<200ml/d	4

Sepsis Shock:在脓毒症基础上经充分液体复苏后仍需使用升压药物治疗,和/或发生低血压(MAP ≥65mmHg)和/或高乳酸血症(乳酸值>2mmol/L)。

临床工作中,快速SOFA(qSOFA)被认为更加实用便捷,可利用简单床旁数据对可疑感染并有明显临床恶化风险的患者进行评估。快速SOFA(qSOFA)评分包含3部分:呼吸次数≥22次/min,精神状态的变化(GCS),收缩压≤100mmHg。以qSOFA评分为基础,对器官功能衰竭作出进一步检查,开始恰当地治疗,判断是否需要对患者进行重症监护或者增加各项指标的检测频率。但值得提出的是,在其他更可靠评估存在的情况下,qSOFA评分并不独立对器官功能衰竭进行判定。

四、感染病原微生物的判定

1. 病原微生物培养　留取恰当的标本进行微生物学培养有助于感染病原的鉴定及抗菌药物方案的确定。建议尽可能在抗菌药物使用之前留取标本(如血、尿、伤口分泌物、呼吸道分泌物或其他可能的感染源标本)。因为在首次给予抗菌药物治疗后几小时内细菌可能被杀死,所以血培养标本最好在抗菌药物应用前抽取。建议同时留取两个或两个以上不同部位的血培养,以提高培养的敏感性。当患者出现寒战或发热体温上升期时,建议同时留取两套血培养标本,每套血培养应包括需氧菌、厌氧菌的培养。建议对超过48小时的血管通路至少留一份血标本,抽取量应大于10ml。

2. 当感染病原菌的鉴别诊断涉及侵袭性真菌病时,建议采用1,3-β-D葡聚糖检测(G试验)和/或半乳甘露聚糖(GM试验)和抗甘露聚糖抗体(2C)。重症感染患者是否合并系统性真菌感染的鉴别诊断常具有挑战性,G试验或GM试验有助于重症感染患者的真菌(尤其是念珠菌、曲霉菌等)的快速筛查。

3. 建议应用降钙素原对可疑感染的重症患者进行脓毒血症的早期诊断及停药时间评估。

一项包含30个临床试验的Meta分析显示,应用降钙素原诊断脓毒血症的敏感性为0.77(95%CI 0.72~0.81),特异性为0.79(95%CI 0.74~0.84),AUC为0.85(95%CI 0.81~0.88),提示降钙素原是重症感染患者脓毒血症早期诊断的有效指标。同时,应用降钙素原作为脓毒症停用抗菌药物的辅助手段,可减少抗菌药物应用时间而不增加病死率。

五、老年糖尿病抗感染药物的选择

抗感染药物分为系统用药和局部用药。抗感染药物局部用药的选择详见本节“二”中“老年糖尿病合并皮肤软组织感染”的相关内容;本文仅就抗感染药物系统用药进行阐述。

抗感染治疗遵循个体化治疗的原则。抗感染药物的选择,应把握以下原则:①明确诊断,根据临床特点对致病菌进行经验性判断,或根据微生物鉴定结果,选择能覆盖致病菌(符合适应证范围)的抗菌药物;②对有效的抗菌药物的抗菌谱/组织浓度/药代动力学和药效学特征/耐药性等情况综合衡量,择优选择;③根据患者生理、病理和免疫状态,如肝肾功能状态、老年患者等,选择合适抗菌药物并制订合理的给药方案。常见致病菌及药物选择见表3-12-2。

六、老年糖尿病患者感染的防治原则

老年糖尿病患者的感染防治原则中,控制血糖与抗感染治疗具有同等重要的地位。

1. 严格控制血糖 在感染期间,机体胰岛素需要量通常增加。当糖尿病血糖控制不佳时,尤其在感染期,可导致代谢及感染相关并发症。一方面,高血糖促进感染加重,使感染难以控制;另一方面,感染进一步影响糖代谢,导致血糖波动,血糖控制难度增加。因此,积极控制血糖在糖尿病合并感染的治疗中是至关重要的一环。老年糖尿病患者,感染期易发生感染伴随的一过性意识障碍,感知能力下降,因此在感染与降糖药使用期间需密切监测血糖,警惕低血糖的发生。当处于感染急性期或严重感染时,建议停用口服降糖药,予胰岛素控制血糖。当合并呼吸道感染伴有低氧血症时,需慎重使用双胍类降糖药,以免诱发乳酸酸中毒。感染急性期结束或恢复时,重新评估患者各脏器功能,调整降糖治疗。

2. 抗感染治疗的注意事项 在老年糖尿病人群中,值得提出的几点是:①老年糖尿病患者感染常发现迟且病情重,Meta分析显示,如果初始抗感染治疗未采取恰当的抗菌药物治疗,将增加Sepsis/Sepsis Shock患者的发病率及病死率;因此推荐早期应用广谱抗菌药物,采取降阶梯治疗策略;一旦有明确病原学依据,根据病原学结果选择具有高度针对性和敏感性的抗生素,进行目标治疗;②老年糖尿病患者肾功能常受损,而肾功能的评价,不应依赖血肌酐水平,而应按照肌酐清除率来计算;③对有既往脏器基础疾病或可疑复杂感染的糖尿病患者,需警惕病原菌为耐药致病菌的可能性(如铜绿假单胞菌、耐甲氧西林金黄色葡萄球菌),如能参考患者既往微生物培养结果及药敏结果,在感染初期,使用广谱抗菌药物或联合用药,将耐药菌予以覆盖;④用药期间,需严密观察药物的疗效与毒副作用。

3. 病灶处理 糖尿病合并皮肤软组织感染时,加强对病灶的清创引流,有利于降低细菌载量,亦有利于帮助血糖控制,减少并发症如脓毒血症、骨髓炎等发生的可能。

4. 患者教育 感染常常威胁着老年人群的生命,而老年糖尿病患者合并感染时风险更高。而糖尿病合并感染的患者再发生感染的风险,亦较未发生感染的糖尿病患者高。防病大于治病,

表3-12-2 常见致病菌与药物选择

致病菌	好发部位	药物选择
金黄色葡萄球菌	皮肤软组织感染、呼吸道感染、血行感染	敏感株:青霉素、头孢菌素;MRSA:万古霉素、替考拉宁、利奈唑胺
肺炎链球菌	呼吸道感染	青霉素、头孢菌素、氟喹诺酮等
铜绿假单胞菌	呼吸道感染、泌尿系统感染	具抗铜绿假单胞菌活性的青霉素、头孢菌素、碳青霉烯、氟喹诺酮等
大肠杆菌	泌尿系统感染、皮肤软组织感染	青霉素,头孢菌素、氟喹诺酮等
肠球菌	泌尿系统感染、皮肤软组织感染	敏感株:头孢菌素、碳青霉烯、万古霉素等;耐药株:替考拉宁、利奈唑胺
厌氧菌	皮肤软组织感染、呼吸道感染、泌尿系统感染	青霉素、头孢菌素、硝基咪唑、克林霉素等

因此，指导老年糖尿病患者在日常生活中预防与识别感染，以进行早期发现、早期诊断、早期治疗，对感染的严重程度及预后均有重要意义。①指导老年糖尿病患者或陪护进行最适的血糖控制管理，可减少发生致命性感染的风险；②保持环境干净及个人卫生，减少接触感染源的概率；反复呼吸道感染的老年人群，可予接种疫苗等方式减少显性感染或减轻感染程度；③部分老年糖尿病患者在感染初期，感染常不能被自我感知，或为体征先于症状，当出现发热、意识改变或障碍等情况时，需及时去医院就诊。

（杨菁菁　方保民）

参考文献

1. American Diabetes Association. Standards of Medical Care in Diabetes. Diabetes Care, 2016, 39: S1-S108.

2. Sinclair A, Morley JE, Rodriguez-Mañas L, et al. Diabetes mellitus in older people: position statement on behalf of the International Association of Gerontology and Geriatrics (IAGG), the European Diabetes Working Party for older people (EDWPOP), and the International Task Force of Experts in Diabetes. J Am Med Dir Assoc, 2012, 13(6): 497-502.

3. Atreja A, Kalra S. Infections in diabetes. J Pak Med Assoc, 2015, 65(9): 1028-1030.

4. Pasechnik IN, Ryabov AL, Vershinina MG. Sepsis and diabetes mellitus: state of the issue. Khirurgiia (Mosk), 2016(1): 80-84.

5. Harries AD, Kumar AM, Satyanarayana S, et al. Addressing diabetes mellitus as part of the strategy for ending TB. Trans R Soc Trop Med Hyg, 2016, 110(3): 173-179.

6. Leow MK, Dalan R, Chee CB, et al. Latent tuberculosis in patients with diabetes mellitus: prevalence, progression and public health implications. Exp Clin Endocrinol Diabetes, 2014, 122(9): 528-532.

7. Nitzan O, Elias M, Chazan B, et al. Urinary tract infections in patients with type 2 diabetes mellitus: review of prevalence, diagnosis, and management. Diabetes Metab Syndr Obes, 2015, 8: 129-136.

8. Lipsky BA, Berendt AR, Cornia PB, et al. 2012 Infectious Diseases Society of American Clinical Practice Guideline for the Diagnosis and Treatment of Diabetic Foot Infections. Clin Infect Dis, 2012, 54(12): e132-173.

9. Hoppe LE, Kettle R, Eisenhut M, et al. Tuberculosis--diagnosis, management, prevention, and control: summary of updated NICE guidance. BMJ, 2016, 352: h6747.

10. Singer M, Deutschman CS, Seymour CW, et al. The Third International Consensus Definitions for Sepsis and Septic Shock (Sepsis-3). JAMA, 2016, 315(8): 801-810.

11. 中国医师协和皮肤科医师分会 . 皮肤及软组织感染诊断和治疗共识 . 临床皮肤科杂志，2009, 38(12): 810-812.

12. 尿路感染诊断与治疗中国专家共识编写组 . 尿路感染诊断与治疗中国专家共识(2015 版)——尿路感染抗菌药物选择策略及特殊类型尿路感染的治疗建议 . 中华泌尿外科杂志，2015, 36(4): 245-248.

第十三节　老年糖尿病的运动与康复治疗

一、老年糖尿病的运动治疗

(一) 运动的生理效应和代谢调节

运动时骨骼肌收缩，要求心血管及呼吸系统做出协同的生理反应，以满足机体代谢率增加的需要。二者之间协同作用充分时可减少因能量转换导致的机体内器官系统的应激反应。这种协同作用是在良好的心肺功能及骨骼肌肉、神经、内分泌系统的共同作用下实现的。

1. 运动中循环系统的反应　运动过程中，为了平衡增加的心输出量，机体会出现血压升高，参与活动的组织血管扩张，不参与活动的组织血管收缩，完成血流的重新分布。随着运动强度的增加，心率和每搏输出量的增加导致心输出量增加。这两个主要因素使参与运动的组织血流增加，增加了组织的供氧。

老年人动脉硬化逐渐加重，心脏结构也随年龄增加发生变化。左心房扩大，心肌细胞增加、左心室重量增加及左心室前壁增厚使左心室顺应性下降，安静状态下和活动时的心输出量下降，活动时的最大心率下降等因素使老年人运动中循环系统的适应性下降。容易在运动中出现血压的骤然升高，或因运动突然中止而出现直立性低血压。

2. 运动中呼吸系统的反应　运动时肺泡毛细血管和组织中的气体交换增加以满足耗氧量和二氧化碳排出量增加的代谢需求。为了使肺泡毛细血管气体交换增加，多种机制共同调节使肺通气量增加。为了增加肺泡和参与活动组织的气体交换，肺泡和组织内毛细血管床的血流速度也相应增加。随着运动强度增加，潮气量和呼吸频率增加。在高强度运动时，潮气量达到平台期，为了使通气量进一步增加需要加快呼吸频率。为此，呼吸肌的需氧量也会增加。中等强度运动时呼吸肌疲劳并不会成为限制成年人运动的常见原因。而合并阻塞性肺疾病、过度肥胖或运动强度过大时会出现呼吸肌疲劳而限制运动。有氧运动和抗阻运动都可以使呼吸肌得到有效的锻炼以增强运动中参与呼吸系统调节的能力。

老年人呼吸系统会出现年龄相关的肺气肿样改变，肺的弹性回缩能力下降，气道闭合时间提前，无效腔通气增加，动脉氧分压下降，呼吸流量下降，一秒量和肺活量均下降，胸壁僵硬，肌肉力量下降等诸多因素使老年人肺的通气、换气功能下降，呼吸系统的顺应性下降。

3. 运动中骨骼肌肉系统的反应 有氧运动可以改善肌肉利用氧的能力和肌肉耐力。肌纤维周围的毛细血管增多，其内的肌红蛋白和线粒体增加，从细胞膜弥散至线粒体的距离缩短，物质交换所需的时间缩短，使骨骼肌有氧代谢能力得到提高。以上这些因素使肌肉和血液中的氧气、二氧化碳、营养物质、代谢废物、热量交换速度增加，肌肉能够在有氧环境下更快地产生 ATP 以满足运动的能量需求，并加速疲劳相关代谢产物的清除。最终使个体的有氧运动能力得以改善。抗阻运动使肌肉增大。这种肌肉体积的增大本质上是肌纤维体积的增加。虽然肌纤维数量增加也会引起肌肉体积增大，但可能只有当肌细胞体积达到上限时，肌纤维数量才开始增加。

随着年龄增加，瘦体重下降，体脂增加，在 80% 的缺乏体力活动的老年人中都会出现肌少症、骨质疏松等机体改变，使老年人的运动能力下降。积极有效的运动可以改善老年人肌少症和骨质疏松的发生、发展。

4. 运动中神经和内分泌系统的反应 神经系统在运动中的适应性可以改善个体的运动能力。通过运动训练，在进行次级量负荷时参与支配的神经数减少，这是因为运动单位的活性改善或运动单位的利用率更高。运动单位的同步性越好，固定时间内参与运动支配的数量越多，同时可以增强力量。

大于 60 岁的老年人每年丢失 1% 的脑容量和皮质神经元。30 岁起至 70 岁脑血流量将减少 20%，对疼痛的快速反应减弱，姿势反射受损，反应时（指从接受刺激到机体做出反应动作所需的时间）增加至少 30%。神经系统衰老的多种表现增加了老年人活动中跌倒或受伤的风险，同时也提示老年人进行灵活性、平衡能力及柔韧性练习对运动安全性的重要作用。

内分泌腺体和组织也有运动适应性。腺体内激素的合成、受体的敏感性、激素释放量等都受到运动的影响，多种内分泌激素的适应性调节使机体能够在运动中保持稳态。在短期运动和长期运动训练过程中内分泌系统向靶细胞传递各种重要的信息，并且在运动中和运动恢复中参与调节多种代谢功能以维持机体的稳态。例如：运动中血胰岛素浓度下降，同时肝脏中肝糖原分解释放葡萄糖，这是运动中维持血糖稳定的最重要的调节方式。

老年人胰岛素抵抗程度逐渐增加，对碳水化合物的耐受性下降。醛固酮、肾素、降钙素和生长激素的分泌水平下降。甲状腺素、皮质醇、胰岛素、肾上腺素、甲状旁腺素等激素水平也轻度下降。当运动改善了胰岛素敏感性后，老年人可能更容易发生低血糖。参与血压调节的多种激素水平下降使老年人在运动中容易出现血压的较大波动。

5. 运动中的能量代谢 静息状态和运动时正常血糖水平的维持有赖于复杂的交感神经系统和内分泌系统的调节。虽然血糖水平通常是通过肝脏内的糖原合成和糖异生及能量转化而维持相对稳定的，但肌肉收缩增加血糖的摄取。运动强度和持续时间是影响运动中能量消耗的主要因素。任何活动都可以使静息状态只消耗脂肪的状态转变为消耗脂肪、血糖、肌糖原及少量蛋白质的混合耗能模式。运动的初始阶段，能量由肌糖原供应。当肌糖原耗竭后，肌肉增加对血糖的摄取率及脂肪组织释放的游离脂肪酸的摄取率。肌肉内的脂肪多用于持续时间较长的活动和运动后恢复阶段的能量供应。随着运动时间的延长，肝糖异生增强而保持血糖相对稳定。肌肉中存在静息和运动两种葡萄糖摄取模式。2 型糖尿病患者静息和餐后胰岛素依赖的肌糖原储存模式受损，而运动时非胰岛素依赖的肌糖原储存模式仍保持正常，且这种葡萄糖摄取量增加的状态在运动后仍能持续数小时。老年人基础代谢率下降,肌肉组织减少使肌糖原相当减少,运动中肌糖原更易耗竭,不适合较长时间的运动。

(二)运动的益处

1. 运动的益处 体力活动可以降低全因死亡率,改善心肺健康、代谢健康,维持或减轻体重,改善肌肉骨骼健康,改善精神健康并增加幸福感。研究表明主要的健康获益是通过每天或每周数天进行中等强度的体力活动获得的。进行规律的体力活动,并坚持更长时间或强度更大的体力活动比体力活动较少者有更多的健康获益。

2. 糖尿病患者运动的益处

(1)运动的短期益处:有氧运动可以改善葡萄糖水平并增加胰岛素活性,在不使用外源性胰岛素或胰岛素促泌剂的患者中几乎不增加低血糖的风险。这种作用在一次有氧运动后或分次进行的总量一定的有氧运动后能够持续24~72小时。抗阻运动可以使空腹血糖降低,这种作用在一次运动后可以维持24小时。有氧运动联合抗阻运动更有利于血糖控制,可能与运动时间较长、能量消耗增加及抗阻运动使肌肉含量增加等相关。太极和瑜伽都是较好的有氧运动联合抗阻运动的模式。运动后全身的胰岛素活性也可以得到改善,并持续2~72小时。

(2)运动的长期益处:坚持长期有氧运动和抗阻运动或者二者联合的运动能够改善胰岛素活性、血糖控制及肌肉的脂肪氧化和贮存。长期的抗阻运动还能够增加肌肉含量。此外,还使血脂水平得到不同程度的改善。减轻体重并进行有氧运动可以使血脂得到更好的控制。长期的有氧运动还可以使血压轻度下降,收缩压下降表现得更为突出。通过长期运动使健康状态改善能够显著降低全因死亡率和心血管死亡率。

(三)运动方案的设计

运动方案或运动处方是为了满足个体的健康目标而制订的。因此在制订老年糖尿病患者运动处方时应兼顾健康相关体适能的各个方面,并注意提高平衡性、灵活性,避免过度使用性损伤及疾病相关的一些风险,还应结合个体的实际情况,提高运动处方的可操作性和依从性。

1. 运动和体力活动的定义 运动是一种有计划、有组织、可重复的,以促进或维持多种体适能的体力活动。体力活动是指由骨骼肌收缩所引起的、在静息能量消耗的基础上进一步导致能量消耗增加的任何身体运动。运动和体力活动有时会交换使用,但它们并不是同义词。

体适能是指个体拥有或获得与完成体力活动相关的能力。包括健康相关体适能和技术相关体适能。健康相关体适能包括心血管耐受性、身体成分、肌肉力量和灵活性。技术相关体适能包括灵活性、协调性、平衡性、力量、反应时间和速度。

2. 体力活动强度的表示方式 为了更详细地表示体力活动、运动和体适能,需要对体力活动的强度进行描述。常用的描述体力活动强度的方式有最大耗氧量百分比、储备摄氧量、储备心率、最大心率或代谢当量。

代谢当量(METs)是一种简单有效的描述多种体力活动强度的方法,容易被医护人员和患者理解和应用。根据代谢当量的不同,可将体力活动强度大致分为三个水平:轻体力活动是指能量需求 <3METs,中等强度体力活动是指3~6METs,重体力活动是指 >6METs。表3-13-1列举了不同体力活动对应的代谢当量,医生可根据患者的情况,选择不同强度的体力活动。

表3-13-1 体力活动强度分级

强度	相对强度		各种体适能水平的绝对强度范围(METs)			
	VO_2R(%) HRR(%)	Maximal HR (%)	12METs VO_{2max}	10METs VO_{2max}	8METs VO_{2max}	6METs VO_{2max}
低	<20	<50	<3.2	<2.8	<2.4	<2.0
较低	20~40	50~64	3.2~5.4	2.8~4.6	2.4~3.8	2.0~3.1
中等	40~60	64~77	5.4~7.6	4.6~6.4	3.8~5.2	3.1~4.1
较大	60~85	77~94	7.6~10.3	6.4~8.7	5.2~7.0	4.1~5.3
大	85~100	94~100	10.3~12	8.7~10	7.0~8	5.3~6
最大	100	100	12	10	8	6

注:HR,心率;HRR,储备心率;METs,代谢当量单位[1MET=3.5ml/(kg·min)];VO_{2max},每分最大摄氧量;VO_2R,储备摄氧量

因为个体的体力活动能力受多种因素影响。如随年龄增长而下降,有运动习惯的个体体力活动能力较强等。因此个体之间的相对运动强度是不同的。例如,老年人和青年人都进行强度为3METs的运动时,老年人的相对运动强度更高。相对运动强度一般用占最大摄氧量的百分比表示,即%VO_{2max},制订老年人运动处方时更应考虑相对运动强度。

3. 运动处方的基本内容 一次完整的运动应包括热身、拉伸、相关运动和整理活动,这对于身体功能退化的老年人尤为重要。热身的目的是提高体温和降低运动后肌肉损伤的风险。应包括5~10分钟的低至中等强度的有氧运动和肌肉耐力活动。拉伸的目的是放松肌肉、提高韧带的柔韧性,增加骨骼肌肉在运动中的适应能力,有助于运动后骨骼肌肉的放松。相关运动是运动处方的主要内容,应包括20~60分钟有氧、抗阻和神经肌肉运动。整理活动的目的是使机体的心率和血压逐渐恢复至安静水平,同时消除在较剧烈运动中肌肉所产生的代谢产物。

4. 运动处方的制订原则 运动处方是可调整、个体化的运动方案,它包括运动的频率(Frequency)、强度(Intensity)、时间(Time)、类型(Type)、运动总量(Volume)和运动进度(Progress),即FITT-VP原则。FITT-VP的多种组合取决于个体的特点和运动目标,应根据个体的年龄、健康状况、基础运动能力、运动的目标和目的及工作生活环境等进行调整。

5. 有氧运动处方

(1)运动频率:建议多数人的运动频率是每周进行3~5天的有氧运动,运动频率随运动强度而变。每周运动时间累计至少150分钟,不建议患者尤其是老年患者每周仅1~2天进行运动量较大的运动,尽管这样的方案也有健康获益,但会增加肌肉骨骼损伤和心血管以外的风险。

(2)运动强度:运动强度与健康获益存在明确的量效反应,即运动强度越大对健康的益处越大,但相应的损伤风险也会增加。因此,建议采用中等强度的运动。可以通过监测心率来判断运动强度。目标心率=最大心率×强度%。最大心率=220-年龄。例如,65岁的个体希望进行50%强度的运动,则他的最大心率为155次/min,运动中的目标心率为77次/min。老年患者还要考虑某些药物对心率的影响。此外,也可以通过主观疲劳感觉来判断运动强度。

(3)运动量和运动持续时间:运动持续时间用一段时间内进行的体力活动总时间(如每天、每周)来表示,或者用总的能量消耗表示。可以是连续的也可以是一次10分钟,一天多次,间隔进行。研究证明,每周通过体力活动累计消耗1000kcal(4184kJ)能量可以获得明确的健康收益。这一体力活动量大约相当于每周运动150分钟或每天运动30分钟,或每天额外步行3000~4000步。对于以降低体重为目标的个体来说,每天应进行50~60分钟,每周总计300分钟的中等强度运动。

(4)运动方式:建议进行大肌肉群、规律的有氧运动,如健步走、游泳、有氧健身操、动感单车等。根据年龄、运动技能、体力活动水平及健康状况选择不同的运动方式。如推荐老年糖尿病患者进行健步走、广场舞或太极拳等。

(5)运动进展速度:取决于个体的健康状况、运动能力和运动目标。在不断提高运动强度和时间的过程中逐渐达到运动目标。建议在最初的4~6周内,每1~2周将每次运动时间延长5~10分钟。开始规律地运动1个月后,再根据个体的情况,在以后的4~8个月逐渐增加运动的频率、强度和时间。

6. 抗阻运动处方

(1)运动频率:每周应对每个大肌肉群(如胸部、肩部、上背部、下背部、腹部、臀部和下肢)进行2~3次练习。同一肌肉群练习的时间间隔应至少为48小时。例如:周一、周四进行下肢肌肉练习,周二、周五进行上肢肌肉练习。

(2)运动强度:用阻力负荷表示。通常选择60%~80%的最大负重量(1-RM)。例如,某患者用尽全力一次最多可以用手臂提起20kg的重物,那么该患者手臂的最大负重量为20kg。该患者在进行手臂力量练习时选择的负重量应为12~16kg。患者也可以根据运动中疲劳感觉来判断负重量,选择的重量应满足每组练习进行8~12次后感觉到疲劳。如果可以进行12次以上,说明负荷量偏低,如果达不到8次,说明负荷量偏大。对于没有规律进行抗阻运动或年老、体弱的个体来说,也可以利用自身肢体的重量进行自重练习。

(3)运动量和运动持续时间:进行抗阻训练时,对每一肌群应运动2~4组。每组重复8~12次。目前没有明确抗阻运动的具体时间。按照计划完成相应的练习次数即可。

（4）运动方式：应选择包括多关节的混合运动，如俯卧撑、仰卧起坐、蹬腿等。在锻炼时还应注意练习相对肌群，如进行伸展和屈曲的练习。老年患者在选择运动方式时应尽量避免那些引起血压严重升高的运动。

（5）运动进展速度：开始抗阻训练的初期应采用小负重、多重复、各个肌群交替练习的原则。在肌肉耐力提高的过程中，应以增加重复次数、缩短组间休息时间来增加运动量，而不是增加负重量。这样可以有效降低肌腱损伤的风险，也能够提高个体的依从性。

7. 老年糖尿病患者运动方案的制订 老年人因衰老或合并多种疾病对生理功能造成了多种影响，主要包括运动能力下降、身体成分改变、心理和认知能力变化、慢性疾病和躯体残疾的风险增加等。服用药物、潜在的疾病及衰老状态对老年人运动中的心肺功能调节能力有不同程度的影响，如老年人最大心率下降、最大心输出量下降、安静和运动时血压较高、肺活量下降、肌肉力量、柔韧性、骨量下降等。因此在制订运动方案的运动量和运动强度时要充分考虑这些因素。老年糖尿病患者多数病程较长，已出现不同程度的糖尿病慢性并发症。因此，应注意避免运动中血压波动较大对糖尿病视网膜病变的影响，避免因足部感觉下降导致的足部损伤，并警惕无症状心肌缺血、直立性低血压等。在运动过程中还应避免跌倒的风险。

建议老年糖尿病患者从低强度运动开始，缓慢逐步增加运动量和运动强度。在制订运动强度方案时应采用相对运动强度，这样能够有效减少因运动强度过大导致的多种风险。如果用10分量表表示主观疲劳感觉，0分相当于静坐时的疲劳感觉，10分相当于竭尽全力，中等强度则为5~6分，较大强度为7~8分。步行是一种安全有效的运动方式，有条件的也可以进行游泳或水中步行等。老年患者也应进行每周不少于2天的抗阻运动，以低负重或自重练习为主。此外，适度的柔韧性练习和灵活性练习有利于预防跌倒和运动损伤。老年患者常见的练习方式包括单腿站立、脚跟脚尖站立、闭眼站立、前后脚交替走等。

（四）运动的风险及其预防

1. 健康个体的运动风险及预防

（1）心血管系统的风险：通常，心血管系统正常的健康个体进行运动时不会引起心血管事件的发生。健康个体进行中等强度体力活动时诱发心脏骤停或心肌梗死的风险更低。年轻个体因运动导致的猝死约1/100 000~1/30 000，成年人运动中猝死或急性心肌梗死的风险高于年轻人，而静坐少动的个体或不常参加强度较大运动的个体在运动中发生猝死和心肌梗死的风险更高。缺乏体力活动可导致冠状动脉粥样硬化的发生，而这些个体在进行较大强度运动时心脏收缩频率和冠状动脉搏动增加了冠状动脉的扭曲程度，可能会导致冠状动脉内斑块的脱落或破裂，进一步引起血小板聚集或急性血栓形成。

明确诊断冠心病的个体在运动中发生心脏意外的风险最高。因此在对患者给予运动指导之前应对患者进行风险评估或危险分层。

出现以下情况时应禁止运动：静息心电图提示严重的心肌缺血、急性心脏事件2天以内、不稳定型心绞痛、引起症状或血流动力学变化的未控制的心律失常、严重的主动脉狭窄、未控制的心力衰竭、急性肺栓塞、急性心肌炎或心包炎、怀疑或已知动脉瘤撕裂及急性全身感染等。

出现以下情况时应在医师指导下开展运动：冠状动脉左主干狭窄、中度狭窄性心脏瓣膜病、电解质异常、安静时严重高血压（收缩压 >200mmHg 或舒张压 >110mmHg）、心动过速或心动过缓、肥厚型心肌病、存在运动可加重的神经肌肉、骨骼肌肉及风湿性疾病、高度房室传导阻滞、室壁瘤、未控制的代谢性疾病（如糖尿病、甲状腺功能亢进或黏液性水肿）、慢性感染性疾病（如单核细胞增多症、肝炎和艾滋病等）及精神或躯体障碍导致运动能力显著低下。

（2）运动相关心脏事件的预防：较大强度运动相关的心脏事件的发生率较低，因此目前仍没有公认的有效测试此类风险的建议。但AHA曾发表声明指出，内科医师不应高估运动风险，因为规律体力活动的获益显著高于运动的风险。声明中还提供了几项降低较大强度运动时心脏事件风向的策略。

临床医师和护理人员应了解运动相关事件的病理基础，进而可以对参加体力活动的个体进行大致评估。

参加运动的个体应了解心脏病的常见症状，如心悸、心绞痛等，并在出现此类症状时及时就医。

参加运动的个体应根据自身不同的运动能

力、日常体力活动水平和环境来调整自己的运动计划。

当静坐少动个体准备开始进行运动前,应进行危险分层或运动测试。临床工作者在给这类患者制订运动处方时应遵循由少到多、由轻到重的递增模式。

(3)骨骼肌肉系统的风险:不恰当的运动计划可能会使运动中骨骼肌肉系统的风险增加。运动中骨骼肌肉系统的损伤主要包括急性损伤(如肌肉拉伤、关节扭伤、关节脱位、骨折)和慢性损伤(如肌肉酸痛、肌腱炎、关节炎、软骨软化、疲劳性骨折等)。可通过进行热身、整理运动、拉伸及变换运动方式等降低这类损伤发生的风险。

2. 糖尿病患者运动中的风险及预防

(1)低血糖:是所有糖尿病患者在运动中最常见的问题,是使用胰岛素或口服降糖药的患者最关注的问题。血糖 <3.9mmol/L 定义为低血糖,血糖 <4.4mmol/L 时糖尿病患者低血糖的风险会显著增加。运动会导致快速的血糖下降,即使未达到低血糖的标准,也会导致患者出现低血糖症状。

有条件的患者在运动前后或运动计划有调整时对血糖进行监测。制订运动计划时考虑胰岛素和口服降糖药的作用时间也可以有效避免低血糖的发生。应避免在胰岛素作用峰值的时段运动。同时应避免对运动的肢体注射胰岛素,腹部注射胰岛素可以减少运动诱发低血糖的风险。

由于运动后有迟发性低血糖的风险,因此也应避免在睡前运动,减少夜间低血糖的风险。如果必须在睡前或傍晚运动,应适当增加碳水化合物的摄入量。为了预防运动诱发的低血糖,运动前应根据血糖水平和运动强度调整碳水化合物的摄入量或胰岛素注射量。如果运动前的血糖 <5.6mmol/L,应多摄入 20~30g 碳水化合物。此外,尽量安排每日相对固定的时间进餐和运动也能够减少低血糖事件的风险。

(2)高血糖伴或不伴酮症:主要表现为多尿、口渴感增强、多饮、疲劳、虚弱伴或不伴有酮臭味的深大呼吸。对于感觉良好、尿酮体阳性、血酮体阴性的患者,可以进行少量低强度的运动,避免大强度的运动。多尿可导致脱水,可能影响体温调节。因此,高血糖患者在高温环境下运动时应注意监测是否出现了热病的相关症状和体征,运动过程中及时补充足够的液体可以降低此类事件发生的风险。

(3)高血压:运动中可能出现快速血压升高,会增加视网膜病变患者视网膜剥离和玻璃体积血的风险。各期糖尿病视网膜病变的患者都应避免较大强度的有氧运动和抗阻训练。

(4)自主调节能力减弱:糖尿病自主神经病变可以引起多种反应减弱,可能导致患者不能及时地识别低血糖、心绞痛或直立性低血压。因此,在运动中应注意对血糖、心率、血压的监测。不应以绝对运动强度来制订此类患者的运动计划,可以运动主观疲劳感觉分级来控制运动强度。

(5)足部损伤:伴有周围神经病变和周围血管病变的糖尿病患者足部损伤的感觉能力和修复能力下降,因此运动时应加强足部的防护措施。选择宽松、透气、柔软的鞋袜,并在运动前后检查足部的皮肤有无破损。

(张献博)

参考文献

1. 美国运动医学学会. ACSM 运动测试与运动处方指南[M]. 9 版. 北京:北京体育大学出版社, 2015.

2. National Institute on Aging at NIH.Exercise and Physical Activity: Your Everyday Guide from the National Institute on Aging. National Institute on Aging. National Institute of Health, Publication No.09-4258, 2009.

3. American College of Sports Medicine, ACSM's Guidelines for Exercise Testing and Prescription.10th ed, Philadelphia : Lippincott Williams & Wilkins, 2018.

4. Viña J, Rodriguezmañas L, Salvadorpascual A, et al. Exercise: The lifelong supplement for healthy ageing and slowing down the onset of frailty. J Physiol, 2016, 594(8): 1989.

5. 中华医学会糖尿病学分会. 中国 2 型糖尿病防治指南(2013 年版). 中华内分泌代谢杂志, 2014, 30(10): 26-89.

6. Colberg SR, Sigal RJ, Yardley JE, et al. Physical activity/exercise and diabetes: A position statement of the American Diabetes Association. Diabetes Care, 2016, 39(11): 2065.

7. Moreira BS, Sampaio RF, Furtado SR, et al. The relationship between diabetes mellitus, geriatric syndromes, physical function, and gait: A review of the literature. Curr Diabetes Rev, 2016, 12(3): 240.

8. Neufer PD, Bamman MM, Muoio DM, et al. Understanding the cellular and molecular mechanisms of physical activity-induced health benefits. Cell Metab, 2015, 22(1): 4.

9. Ferriolli E, Pessanha FP, Marchesi JC. Diabetes and exercise in the elderly. Med Sport Sci, 2014, 60: 122-129.

10. Tessier D, Ménard J, Fülöp T, et al. Effects of aerobic physical exercise in the elderly with type 2 diabetes mellitus. Arch Gerontol Geriatr, 2000, 31(2): 121-123.

11. Kadoglou NP, Iliadis F, Angelopoulou N, et al. The anti-inflammatory effects of exercise training in patients with type 2 diabetes mellitus. Eur J Cardiovasc Prev Rehabil, 2007, 14(6): 837-843.

12. Blair SN, Sallis RE, Hutber A, et al. Exercise therapy-the public health message. Scand J Med Sci Sports, 2012, 22(4): e24-e28.

13. Ross R, Blair SN, Arena R, et al. Importance of assessing cardiorespiratory fitness in clinical practice: A case for fitness as a clinical vital sign: A scientific statement from the American Heart Association. Circulation, 2016, 134(24): e653-e699.

14. Mavros Y, Kay S, Anderberg KA, et al. Changes in insulin resistance and HbA1c are related to exercise-mediated changes in body composition in older adults with type 2 diabetes: Interim outcomes from the GREAT2DO trial. Diabetes Care, 2013, 36(8): 2372-2379.

15. Myers J, Mcauley P, Lavie C J, et al. Physical activity and cardiorespiratory fitness as major markers of cardiovascular risk: their independent and interwoven importance to health status. Prog Cardiovasc Dis, 2015, 57(4): 306-314.

二、老年糖尿病的康复治疗

康复治疗，广义上讲，包括运动治疗和物理因子治疗两种方式，运动治疗在前面已经详细介绍，下面介绍的重点是物理因子治疗。在老年糖尿病患者的血糖控制方面，物理因子是降糖药物的重要补充，而在老年糖尿病患者并发症的预防和治疗方面，物理因子发挥着不可替代的作用。下面，我们详细介绍物理因子在老年糖尿病中的具体应用。

（一）全身性物理因子治疗

1. 水疗 水疗治疗疾病的机制包括温度作用、化学刺激作用、机械作用。水疗的适应证广泛，副作用少，几乎所有糖尿病患者均可以接受水疗，尤其是老年患者，他们常合并有各种心血管、皮肤、骨关节、肌肉、神经、精神疾患，水疗是治疗这些合并症的重要手段。应注意的是，老年人接受水疗时，应监测其血压、心率及身体耐受情况，如出现血压及心率异常波动，或疲乏、面色苍白等不适，应停止水疗；另外，水疗室应配备防护栏杆、防滑地面，最大限度地降低老年人的跌倒风险。具体水疗方式包括以下几种。

（1）温水浴：温水，即36~38℃的淡水，主要利用的是其温度作用。温水浴能够促进血液循环、降低交感神经兴奋性、调节情绪、缓解肌肉痉挛、缓解疼痛，从而有利于老年糖尿病患者的血糖控制，也有利于皮肤瘙痒、肢端发凉、紧张焦虑等症状的缓解。

（2）气水浴：气水，即含有饱和气体的水，主要利用的是其化学刺激作用。二氧化碳浴有舒张血管、降压、利尿的作用，可应用于伴有高血压、动脉硬化、心功能不全的患者。氡气浴有镇静、镇痛、降压的作用，可应用于伴有神经衰弱、慢性疼痛、高血压的患者。硫化氢浴有改善微循环、促进肉芽生长、促进骨骼及末梢神经再生的作用，可应用于伴有溃疡、慢性湿疹、骨关节炎、皮肤感觉障碍的患者。

（3）水中运动：水中运动相比陆地运动，其优势主要源于水的机械作用。第一，水的浮力降低了关节面压力，从而减轻关节面磨损；第二，水的浮力帮助达到减重步行的效果，有利于改善下肢无力患者的步态；第三，水的阻力能够调动更多肌群参与运动，有助于消耗能量，促进糖代谢；第四，水的静水压力可以促进静脉和淋巴回流，减轻肢端水肿；第五，水的冲击作用可以促进血液循环、放松肌肉、缓解疼痛。很多老年糖尿病患者因为伴有肥胖、骨关节炎、慢性疼痛、肢体无力等疾病，无法耐受陆地上常规的有氧及抗阻运动，对于他们，在水中进行主动或被动运动是较为合适的运动方式。

2. 高压氧疗 高压氧对糖尿病的治疗作用体现在：第一，通过改善胰岛β细胞的微循环与细胞代谢，促进胰岛素分泌；第二，通过促进糖的有氧代谢而降低血糖，同时抑制糖的无氧酵解而减少乳酸生成，进而减轻代谢性酸中毒；第三，通过改善组织氧供，纠正末梢神经缺氧，促进糖尿病周围神经病变的恢复；第四，通过增加血液含氧量，缓解动脉硬化引起的组织慢性缺氧的症状。对于老年患者应注意的是，体质衰弱、严重营养不良、酮症酸中毒时，不宜进行高压氧治疗。

（二）糖尿病足的物理因子治疗

糖尿病足的发生发展源于多种因素的共同作用，这些危险因素包括：周围神经病变导致的感觉减退，自主神经病变导致的排汗减少、皮肤干燥，周围血管病变导致的循环障碍，血糖控制不佳导致的伤口愈合困难,足部不适宜的机械压力导致的足部破溃。在糖尿病足的康复治疗中,应根据病情选择合适的物理因子,达到预防发生、促进恢复的作用。

1. 紫外线 紫外线通过多种机制促进伤口愈合。大剂量照射能够促使坏死组织脱落,小剂量照射具有杀菌、促进细胞分裂、激活免疫系统的作用,因而紫外线尤其适用于糖尿病足溃疡合并感染的治疗。紫外线的穿透性差,作用较为表浅,对于较深甚至形成窦道的溃疡,可通过导子将紫外线引入深部。

2. 超短波 超短波可使患处血管扩张、血流加速、血管壁通透性增高,利于水肿的消散及炎性代谢产物的清除,小剂量短时间的超短波可以增强网状内皮系统功能,使吞噬细胞数量增多、吞噬能力增强,同时增强患处血液内白细胞碱性磷酸酶的活性,有利于炎症的控制及消散。超短波相比紫外线,其局部作用深度更深,可到达骨,糖尿病足的治疗将超短波与紫外线配合使用效果最佳。

3. 气压式血液循环仪 穿戴于患肢的气压式血液循环仪器交替进行充气和放气过程,可用于糖尿病足的预防和治疗。原理是,充气加压过程促使血液及淋巴回流,减轻肢端水肿,放气减压过程快速增强肢体供血供氧,增强局部抗感染能力,减轻局部组织营养不良。

4. 高压氧 高压氧尤其适用于糖尿病足慢性溃疡的治疗。它可提高血氧分压、组织氧分压,缓解闭塞血管远端组织的缺氧状态;它可促进毛细血管的增生及侧支循环建立,增加患肢血供;高浓度的组织氧还可抑制厌氧菌的生长及毒素产生,有利于控制感染。

5. 矫形器 在足前段和足跟穿戴楔形鞋垫有助于分散足底局部压力负荷,但这类鞋垫会改变人体的步态和平衡策略,对于那些伴有本体感觉障碍的老年糖尿病患者,可能因难以建立新的平衡策略而增加跌倒风险。另一种器械是穿戴于患肢的膝关节助行器,它能够帮助减轻患肢负重,辅助离床活动,但目前尚缺乏膝关节助行器在糖尿病足溃疡愈合中的有效性研究。

(三)糖尿病周围神经病变的物理因子治疗

糖尿病周围神经病变的常见症状为感觉缺失、疼痛和肌无力。目前临床上的治疗方法多以营养神经、抗氧化应激、止痛类的药物治疗为主。对于老年糖尿病患者,如果能配合适当的物理因子治疗,不仅有助于缓解症状,减少症状带来的继发性损害,还能减少药物用量,而这对于合并多种疾病、服药负担很重的老年人来说很有意义。

1. 疼痛 有止痛作用的物理因子很多,一线治疗方法包括经皮神经电刺激疗法、间动电疗法、干扰电疗法、高压低频脉冲电刺激、半导体激光照射、超声波治疗。如以上方法无效,可尝试脊髓电刺激治疗。

2. 感觉缺失 常选用有促进神经再生作用的物理因子,如氦氖激光照射、电磁场疗法、微弱直流电。

3. 肌无力 可在进行肌力增强训练(根据病情选择运动方式:被动运动 / 助力运动 / 主动运动 / 抗阻运动)的同时,配合神经肌肉电刺激治疗。

(四)糖尿病自主神经病变的物理因子治疗

糖尿病自主神经病变可累及多个系统,表现多样。累及心血管系统可表现为静息时心动过速、直立性低血压、无症状性心肌梗死等,累及皮肤可表现为皮肤纹理改变、瘙痒、水肿、静脉突出、指(趾)甲脱落、汗液分泌异常等,累及消化系统可表现为食管动力障碍、胃排空障碍(胃轻瘫)和肠道功能紊乱等,累及泌尿生殖系统可表现为膀胱功能障碍、阴茎勃起功能障碍、性交痛等。

针对自主神经病变,目前临床上多以药物对症治疗为主,疗效有限,而事实上,物理因子对自主神经系统的双向调节作用,可以有效地缓解以上提到的许多症状。例如,对于胃轻瘫可进行低中频电刺激,对于大便失禁可通过生物反馈技术进行排便训练,对于神经源性膀胱可进行盆底肌训练、膀胱生物反馈训练,对于心律失常、血压波动可选择脉冲磁和高压电位进行治疗。

(邢 进 刘若琳 高 磊)

参考文献

1. 乔志恒,华桂茹 . 理疗学 . 3 版 . 北京:华夏出版社,2013.

2. 郭万学 . 理疗学 . 北京:人民卫生出版社,1987.

3. Meredith-Jones K, Waters D, Legge M, et al. Upright water-based exercise to improve cardiovascular and metabolic health: a qualitative review. Complement Ther Med, 2011, 19(2): 93-103.

4. Bowling FL, Reeves ND, Boulton AJ. Gait-related

strategies for the prevention of plantar ulcer development in the high risk foot. Curr Diabetes Rev, 2011, 7(3): 159-163.

5. Paton J, Glasser S, Collings R, et al. Getting the right balance: insole design alters the static balance of people with diabetes and neuropathy. J Foot Ankle Res, 2016, 9: 40.

6. Elraiyah T, Tsapas A, Prutsky G, et al. A systematic review and meta-analysis of adjunctive therapies in diabetic foot ulcers. J Vasc Surg, 2016, 63(Suppl 2): 46S-58S. e1-e2.

7. Castelnuovo G, Giusti EM, Manzoni GM, et al. Psychological treatments and psychotherapies in the neurorehabilitation of pain: Evidences and recommendations from the Italian consensus conference on pain in neurorehabilitation. Front Psychol, 2016, 7: 115.

8. Stein B, Everhart KK, Lacy BE. Gastroparesis: A review of current diagnosis and treatment options. J Clin Gastroenterol, 2015, 49(7): 550-558.

第十四节　老年糖尿病教育

糖尿病是一种终身性疾病,患者的行为和自我管理的能力是糖尿病控制是否成功的关键。老年人是糖尿病多发群体,发病率和死亡率较高。加强对老年糖尿病患者的教育,可以增强患者的临床依从性,改善糖尿病控制现状,预防各种急、慢性并发症的发生和发展,提高患者的生活质量,延长寿命。同时,随着社会的发展,越来越多的老年糖尿病患者积极探求糖尿病的防治知识及健康技能,以提高自身的生存质量。

一、教育内容

1. 糖尿病的基础知识教育　糖尿病的基础知识教育包括糖尿病的自然进程,临床表现,糖尿病的急、慢性并发症。患者对疾病的认识态度对糖尿病控制有很大的影响。通过对糖尿病基础知识的了解,老年糖尿病患者树立战胜疾病的信心。

2. 饮食教育　饮食营养治疗是老年糖尿病治疗的重要组成部分,是所有治疗的基础。根据患者的体重、运动量、血脂、血压、饮食喜好等情况由营养师制订具体的饮食计划。教育内容应包括食品交换份的使用,能量的摄入,食物的升糖指数,合理进食水果,食物中应有足够的碳水化合物、矿物质、维生素和膳食纤维。

(1)膳食中碳水化合物所提供的能量应占总能量的50%~60%。每日定时进餐,保证碳水化合物的均匀摄入。

(2)肾功能正常的老年糖尿病患者,蛋白质的摄入量占供能比的10%~15%,其中优质蛋白应占50%。有蛋白尿的患者蛋白宜限制在0.8g/(kg·d),肾小球滤过率下降者,应予低蛋白饮食,0.6g/(kg·d)。

(3)膳食中脂肪提供的能量占供能比的30%。饱和脂肪酸摄入量不超过总能量的7%,尽量减少反式脂肪酸摄入。食物中胆固醇摄入量<300mg/d。

(4)膳食纤维的来源包括豆类、谷物类、水果、蔬菜和全麦食物。提高纤维摄入对老年糖尿病患者的健康有益。建议膳食纤维每日14g/1000kcal。进食水果时间推荐在两餐中间,血糖控制稳定时,每次可进食200g水果。血糖控制不理想的患者,可用西红柿、黄瓜代替水果。

(5)老年糖尿病患者的食盐限制在每天6g以内,合并高血压的患者更应严格限制。

(6)喜食甜食的老年患者,可以适量摄入糖醇和非营养甜味剂。

(7)应用胰岛素或促进胰岛素分泌的药物者,提倡晚餐少吃1口饭,换成烤馒头片等在睡前吃,可以预防夜间低血糖,减轻晚餐后高血糖。

(8)老年糖尿病患者提倡菜饭比为1.5(或2):1,例如进食薄皮大包子,胃内形成"馅包皮"。

(9)喜食粥的老年糖尿病患者,建议煮大中颗粒玉米的粥,而不是玉米面粉粥。

(10)白薯(红薯)、山药、芋头、土豆等不要煮食,以免吸收快导致高血糖。例如土豆可做醋熘土豆丝、青椒土豆丝等。

(11)不推荐老年糖尿病患者饮酒,酒精可能诱发低血糖。若饮酒应避免空腹饮酒,女性每日饮酒的酒精量不超过15g,男性不超过25g(15g酒精相当于450ml啤酒、150ml葡萄酒或50ml低度白酒),每周饮酒不超过2次。饮酒的酒精所含能量应计算入当日总能量中。

(12)对于老年糖尿病患者进餐后不宜立即坐沙发看电视或上床睡觉,提倡饭后溜达10~15分钟。

膳食模式有很多种,但不论何种膳食模式都

要求在专业人员的指导下完成，同时监测血脂、肾功能等变化。老年糖尿病患者中营养不良和肥胖是并存的，应注意营养搭配，避免体重过轻。

3. 运动教育 运动在老年糖尿病患者的综合管理中占重要地位。运动可以改善胰岛素抵抗，协助控制血糖，减少心血管危险因素，还可以维持机体的功能和肌肉的力量，老年糖尿病患者运动要遵循因人而异、循序渐进、持之以恒、适度的原则。根据个人的喜好和病情调整运动方式和运动量。以散步、快走、游泳、打太极拳、慢跑为宜。运动时间宜在餐后 1 小时后开始进行。通常建议每周 3~5 次，每次 20 分钟到 60 分钟的运动。每周进行 2 次抗阻运动，锻炼肌肉力量和耐力。既往不活动的老人在开始新的运动计划之前应行药物的评估调整及心血管危险的判断。运动中应有运动前的充分热身和运动中的休息时间。运动量应为最大心率时的 50%~60%。对于活动受限或有关节疾患的老人，游泳是比较好的选择。同时要求教育老人在运动前和运动后检测血糖，以免发生低血糖。选择平整的运动场地和适合的鞋，避免运动中摔倒导致骨折，避免空腹运动。血糖 >16.7mmol/L、血糖波动大、有急性并发症、急性感染、增殖性视网膜病变、严重肾病、严重心血管疾病（不稳定型心绞痛、严重心律失常、一过性脑缺血发作）等情况禁忌运动。病情稳定后可逐步恢复运动。

4. 戒烟 吸烟有害健康。吸烟与肿瘤、糖尿病大血管病变、糖尿病微血管病变、过早死亡的风险增高有关。应劝诫每一位吸烟的老年糖尿病患者戒烟。对患者吸烟状况及尼古丁依赖程度进行评估，提供咨询、戒烟热线等帮助其戒烟。

5. 口服药物的教育 讲解药物的种类、作用时间和特点，服用药物的时间和方法，以保证药物的最佳疗效，同时又可避免药物引起的低血糖。多数老年糖尿病患者由于多种疾病同时存在，导致服用药物种类和数量多，服用时间不同，同时，老年患者记忆力下降，所以经常会有漏服药物发生。通过教育，使老年患者认识到正确服用药物的重要性，提高其重视程度，同时可以制作卡片，放在醒目的地方以提醒服药的时间。

6. 胰岛素治疗的教育 胰岛素治疗是控制高血糖的重要手段。开始胰岛素治疗的老年糖尿病患者均应通过接受针对性的教育来掌握胰岛素治疗相关的自我管理技能。

（1）胰岛素种类：根据来源和化学结构的不同，胰岛素可分为动物胰岛素、人胰岛素和胰岛素类似物。根据作用特点的差异，胰岛素又可分为超短效胰岛素类似物、常规胰岛素、中效胰岛素、长效胰岛素和预混胰岛素。向患者讲解胰岛素的种类、药物的起效时间和维持作用时间，以正确选择注射胰岛素的时间。

（2）心理疏导：老年糖尿病患者对胰岛素的注射都会存在一定程度的心理障碍，如焦虑、恐惧和担心等。因此，在决定胰岛素治疗后，应对老年糖尿病患者进行充分的心理疏导，帮助其克服心理障碍，使患者确信，胰岛素不仅可以提高生活质量，而且可以延长生命，从而主动接受胰岛素治疗。

对于老年糖尿病患者，教育者可以采取演示生理盐水或胰岛素稀释液的自我注射方法自我注射，再让患者自行注射，可以缓解患者对注射的恐惧。

（3）注射技术：糖尿病注射技术是影响血糖控制的一项重要影响因素。患者可根据个人需要和经济状况选择胰岛素注射装置（胰岛素注射笔、胰岛素注射器或胰岛素泵）。胰岛素注射装置的合理选择和正确的胰岛素注射技术是保证胰岛素治疗效果的重要环节。对老年糖尿病患者推荐使用注射笔，因其剂量调节容易、准确、使用方便、便于携带。接受胰岛素治疗的患者均应接受胰岛素注射相关的教育以掌握正确的胰岛素注射技术。

胰岛素注射部位有前臂外侧三角肌、大腿前外侧、腹部和臀部。不同注射部位吸收胰岛素的速度依次是：腹部、前臂外侧、大腿前外侧。

注射前检查胰岛素，短效胰岛素应始终保持澄清样液，其他类型的胰岛素在混合后应保持均匀的雾状。预混的胰岛素应摇匀后使用。

应用胰岛素笔，注射前 75% 酒精消毒注射部位，待酒精干后以 90° 角垂直注射，注射后应停留 15 秒再拔针，使胰岛素完全吸收。注射完毕后应将针头外帽套回针头上，并且拧松针头，小心地将针头放入针头盒内丢弃。

在注射中应选择合适的针头，排气后再自行注射。同时应遵守针头一针一换的原则。

在注射过程中，要轮换注射部位，两次注射点应相距 2cm 以上。可以提供注射部位轮换图让老年患者更好地理解与执行。

消瘦的老年糖尿病患者，注射胰岛素时应用三指捏起皮肤，以保证胰岛素真正注射到皮下。

教授老年糖尿病患者胰岛素注射技术时，教

育者需要耐心细致反复讲解和示范，同时要求老年患者在模拟皮肤上反复练习，直到掌握。尽量要求其家属或照顾者陪同学习并掌握胰岛素注射技术，以减少患者因怕学不会产生的不安和担心。

（4）胰岛素储存：任何一种胰岛素制剂，在被使用时，必须具有完整的生物效应。瓶装的胰岛素开封后，需储存在冷藏室中，冷藏保存3个月，温度在2~8℃，胰岛素不能冷冻。安装好的笔芯式胰岛素，可以使用或携带1个月以上。胰岛素不能暴露在热和直接光晒下。当乘飞机旅行时，将胰岛素放在手提袋中，不能放在托运行李中，因为托运温度冷冻点以下胰岛素可能发生变性。另外托运的行李有可能丢失或被延误。在炎热的天气里外出，建议将胰岛素储存在带有冰袋的专用胰岛素笔中。

（5）胰岛素的副作用：①低血糖，注射胰岛素的老年糖尿病患者需增加血糖监测次数；②体重增加；③胰岛素水肿；④胰岛素抗体和过敏反应；⑤胰岛素注射引起的局部脂肪萎缩和脂肪肥大：严格执行注射部位的轮换可以预防。

自注射治疗开始（此后至少每年一次），医护人员应与患者就各项教育进行讨论，确保患者能够充分掌握所有的注射技术，每次就诊或访视时，应就患者目前的注射操作情况进行询问和观察，视诊并触诊检查部位。

7. 老年糖尿病患者的自我监测

（1）糖化血红蛋白（HbA1c）：糖化血红蛋白是评价长期血糖控制的金指标，也是临床调整治疗方案的重要依据，在治疗之初建议每3个月检测一次，一旦达到治疗的目标可6个月检查一次。

（2）自我血糖监测（SMBG）：在开始血糖检测的同时，应教育患者血糖检测的目的、意义和重要性。并辅导患者正确解读血糖监测的结果和应采取的相应措施。

时间点：①餐前血糖监测，适用于注射基础、餐时或预混胰岛素的老年患者；②餐后血糖监测，适用于注射餐时胰岛素的患者和采用饮食控制和运动控制血糖的患者；③睡前血糖监测，适用于注射胰岛素的患者，特别是晚餐前注射胰岛素的患者；④夜间血糖监测，用于了解有无夜间低血糖，特别是出现了不可解释的空腹高血糖时；⑤运动前后宜监测血糖。

SMBG方案：①采用生活方式干预控制的老年糖尿病患者，可根据需要有目的地通过血糖监测了解饮食控制和运动对血糖的影响来调整饮食和运动。②口服降糖药治疗者每周监测2~4次空腹或餐后血糖，或在就诊前1周内连续监测3天，每天监测7个时间点的血糖（三餐前后和睡前）。③使用胰岛素治疗者可根据胰岛素治疗方案进行相应的血糖监测：使用基础胰岛素的患者应监测空腹血糖，使用预混胰岛素者应监测空腹和晚餐前血糖，使用餐时胰岛素者应监测餐后血糖或餐前血糖。④血糖控制非常差或病情危重而住院治疗者应每天监测4~7次血糖，直到血糖得到控制。出现低血糖或怀疑低血糖时应及时监测血糖。⑤血糖仪每年应进行1~2次的校准。当临床症状和血糖结果不相符时，需及时到医院抽取静脉血。⑥自我检查指尖血糖的注意事项：保证手指温暖，70%酒精消毒指尖皮肤，待干后，针刺破皮肤的血流要充分，轻微挤压即有充足的血流流出，若因血流过少而用力挤压，可造成血糖过低。保证一针一换。

（3）低血糖：年龄是严重低血糖的独立危险因素。低血糖对于老年糖尿病患者危害巨大，有时甚至致命。然而在老年患者中，这种致命的危害常无症状而直接导致功能损害，如跌倒、骨折及恶化的认知功能。同时，认知功能的损害也使患者无法自我判断低血糖的发生。减少严重的低血糖事件需要对老年糖尿病患者进行教育，提高他们对低血糖早期症状的认识，熟知低血糖的症状和急救办法。

低血糖的诊断：对于接受药物治疗的老年糖尿病患者，只要血糖水平 <3.9mmol/L 就属低血糖范围。

低血糖的临床表现：低血糖表现为交感神经兴奋和中枢神经症状。如出现心悸、焦虑、出汗、饥饿感等，进而出现神志改变、认知障碍、抽搐和昏迷。老年患者发生低血糖时常可表现为行为异常或其他非典型症状。有些老年患者发生低血糖后，可无先兆症状直接进入低血糖昏迷。另外，夜间低血糖因难以发现常常得不到及时处理，需要照顾者学会辨别低血糖的症状并采取相应的措施。

低血糖的对策：出现有症状的低血糖时，应立即进行血糖监测以明确是否发生低血糖，如果无条件监测血糖，按低血糖处理。立即口服15~20g糖类食品（以葡萄糖为佳），停止活动，休息15分钟后再次监测血糖。如果症状没有好转或血糖仍低于3.9mmol/L,需再次口服15g糖类食品。症状好转或血糖在3.9mmol/L以上,但距离下次就餐时间在1个小时以上,应进食含淀粉或蛋白质食物。如果老年糖尿病患者低血糖直接发生无先兆症状低血糖昏迷,陪护者应就近将患者送入医院,告知医师患者有糖尿病,给予血糖监测同时予50%葡萄糖液静推或胰高血糖素0.5~1mg肌内注射。

为防止低血糖发生,建议患者经常进行自我血糖监测。发生低血糖后协助患者或家属寻找和分析原因,避免再次发生低血糖。老年糖尿病患者,应每日携带糖尿病急救卡。急救卡上须注明患者姓名、年龄、家人联系方式、所患疾病、所用药物。同时对患者家属进行相关培训。

对于老年糖尿病患者,不建议尿糖监测,老年人和肾病者肾糖阈升高。

（4）糖尿病急性并发症的监测：

糖尿病酮症酸中毒（DKA）：DKA主要表现有多尿、烦渴多饮和乏力症状加重。失代偿阶段出现食欲减退、恶心、呕吐,常伴头痛、烦躁、嗜睡等症状,呼吸深快,呼气有烂苹果味,病情进一步发展,会出现严重失水现象,尿量减少、皮肤黏膜干燥、眼球下陷,脉快而弱,血压下降、四肢厥冷;到晚期,各种反射迟钝甚至消失,终至昏迷。

高血糖高渗综合征（HHS）：多见于老年2型糖尿病患者。

糖尿病乳酸性酸中毒：主要是体内无氧酵解的糖代谢产物乳酸大量堆积,导致高乳酸血症,进一步出现血pH降低,即为乳酸性酸中毒。糖尿病合并乳酸性酸中毒的发病率低,病死率高。老年糖尿病大都发生在伴有肝、肾功能不全或慢性心肺功能不全等缺氧性疾病的患者。

老年糖尿病患者急性并发症的病死率明显高于一般成人。HHS多发于老年人,半数以上无糖尿病病史。DKA的发生多有诱因,如感染、胰岛素治疗中断等。老年人因肝肾功能减退、心肺功能异常等易发生乳酸酸中毒。尤其应用苯乙双胍者,教育患者和陪护者知晓上述急性并发症及症状,良好地控制血糖,及时治疗感染及其他诱因,预防急性并发症的发生。

（5）糖尿病慢性并发症：慢性并发症是老年糖尿病防治重点。老年糖尿病大血管病变以动脉粥样硬化为基本病理改变。心、脑血管并发症是老年糖尿病致残、致死的主要原因。

心、脑血管病变：危险因素主要是血压、血脂。老年糖尿病患者严格遵医嘱进行血压控制。教育患者坚持服药、控制体重、限制饮酒、保持心理平衡。老年糖尿病患者每年应至少检查一次血脂（包括LDL-C、总胆固醇、甘油三酯及HDL-C）。接受调脂药物治疗者,根据评估疗效的需要可增加检测次数。老年糖尿病患者保持健康的生活方式是维持健康的血脂水平和控制血脂紊乱的重要措施,主要包括减少饱和脂肪、反式脂肪和胆固醇的摄取;增加n-3脂肪酸、黏性纤维、植物固醇的摄入;维持合理的体重;适度运动。

正确测量血压：测量血压应在相似的时间、相对固定的部位测量才有可比性,每天最好测量早、午、晚三次,这样可以全面了解血压的变化情况,就诊时为医师提供数据,作为调整降压药物的依据。

老年糖尿病肾病：是多种危险因素共同作用的结果。

糖尿病视网膜病变：随年龄增大而增加,多与糖尿病肾病共同存在。老年糖尿病患者合并白内障、青光眼、耳聋、运动受限、跌倒或骨折的风险明显增加。对老年糖尿病患者来说,定期做眼底检查尤为重要。初诊断糖尿病者,确诊后应尽快进行眼底检查和其他方面的眼科检查。无糖尿病视网膜病变患者推荐1~2年进行1次检查;轻度病变患者每年1次,重度病变患者每3~6个月1次,避免失明。

下肢动脉病变：相比年轻的糖尿病患者,老年糖尿病患者下肢动脉病变发病率更高。对于老年糖尿病患者应该进行常规下肢动脉粥样硬化病变（LEAD）的筛查。伴有LEAD发病危险因素（如合并心脑血管病变、血脂异常、高血压、吸烟或糖尿病病程5年以上）的老年糖尿病患者应该每年至少筛查1次。

糖尿病周围神经病变（DPN）：老年糖尿病患者在诊断糖尿病后至少每年筛查1次（糖尿病神经病变）DPN,对于糖尿病病程较长,或合并眼底病变、肾病等微血管并发症的患者,应每隔3~6个月进行复查。患周围神经病变的老年患者应加强足部护理,以降低足溃疡的发生。

老年综合征：老年糖尿病患者易出现功能缺陷、认知障碍、抑郁、跌倒、尿失禁、营养不良等,严重影响老年人生活质量,并且成为控制糖尿病的障碍。教育者应鼓励其进行功能恢复训练、心理辅导,合理选择降糖药物,避免低血糖的发生。老年糖尿病患者发生抑郁和各种神经精神症状的概率明显高于非糖尿病患者。应鼓励老年糖尿病患者培养爱好，增加与人交流，进行自我调节，保持开朗的心情，转移不良心境，指导患者主动分析不良心理因素的来源，主动加以避免，减少不良心理因素的发生。并教育其家人多给予关心和支持，减少抑郁的发生。如一旦发现应给予适当的看护。

8. 糖尿病足 糖尿病足是糖尿病最严重的和治疗费最高的慢性并发症之一，老年糖尿病患者是糖尿病足的高危人群。糖尿病足治疗困难，重者可导致截肢。糖尿病足的基本发病因素是神经病变、血管病变和感染，这些因素共同作用可导致组织的溃疡和坏疽。在所有的糖尿病慢性并发症中，糖尿病足是相对容易识别、教育后预防比较有效的并发症。通过对所有的老年糖尿病患者及其家属进行足部护理的健康教育，至少可以使一半以上的糖尿病足引起的截肢得到避免。有足病危险因素的老年糖尿病患者应由专业的糖尿病足医护人员进行教育和管理，尽可能降低糖尿病足发病危险。教育内容应包括定期去医疗机构检查是否存在糖尿病足的危险因素。教育患者和家属进行足的保护，穿着合适的鞋袜，去除和纠正容易引起溃疡的因素。

老年糖尿病患者和家属应遵循以下足部护理要求：

（1）每日洗脚，用浅颜色干布擦干双脚，尤其是擦干足趾间；洗脚的水温要合适，准备便于查看的水温计，控制水温低于37℃；洗脚后检查双足，特别是足趾间，备一个手把镜，便于检查。视力欠佳的老年患者需要请有经验的他人来帮助检查足。洗脚后用适量的油膏类护肤品涂抹脚跟、脚背等皮肤干燥的部位，足趾间不能涂抹。

（2）对于老年糖尿病患者禁用热水袋、电热器等物品直接保暖足部。

（3）避免赤足行走。

（4）禁止自行修剪胼胝或用化学制剂来处理胼胝或趾甲，由专业人员修除胼胝或过度角化的组织。

（5）穿鞋前先检查鞋内是否有异物或异常，不穿过紧或有毛边的袜子或鞋。

（6）每天洗脚后更换袜子，袜子选择浅色的纯棉或羊毛袜，不穿高过膝盖的袜子。

（7）水平地剪趾甲，一旦有问题，及时找专科医师或护士诊治。

教会老年患者正确选择鞋袜。合适的鞋子应是鞋内有足够的空间，透气良好，鞋底较厚硬而鞋内柔软，能够使足底压力分布合理。不能选择尖头、鞋底薄、细跟的鞋。

凡是合并严重周围神经病变的老年糖尿病患者，一旦出现足踝部畸形、水肿和皮肤温度升高或溃疡者，都应及时咨询专业人员。

9. 其他 老年糖尿病患者还应注意保持口腔环境清洁，去除局部刺激因素，保持口腔卫生有助于减少感染。教育患者定期口腔检查，养成良好的卫生习惯。

二、老年糖尿病患者的教育方式

糖尿病教育在老年糖尿病综合疗法中发挥着举足轻重的作用。老年糖尿病患者是一个广阔的异质人群，有年轻起病的，也有老年起病的，对疾病的认知存在很大的不同。老年人的糖尿病教育应贯穿始终，而且由于老年人常有的认知障碍，所以教育对象应包括其家属或照顾者。不同的糖尿病健康教育方式对提高老年糖尿病患者学习糖尿病知识和技能的积极性，以及对知识和技能掌握运用的程度是不同的。选择有效的健康教育方式对老年糖尿病患者提高自我管理能力至关重要。

健康教育的具体方式：对患者实施多样化的教育手段。集体授课、小组学习讨论和一对一教育相结合的组织形式，不但节约时间和成本，患者还可以从有相似成功经验的同伴中获得支持。

集体授课：主要以讲解糖尿病基本知识为主。首先课程的设置应针对老年患者通俗易懂，每次针对一个问题讲解，时间应控制在40分钟以内。授课形式可以采取专业人员讲课、课后答疑解惑、看患者教育短片、知识竞赛，发放健康教育宣传册等形式，让患者有参与活动的积极性，帮助他们整理学到的知识、技能，不断提高自我管理技巧。而且可以把自己的成功经验与别人分享，为他人提供支持。

小组学习讨论：例如在饮食教育中向患者展示多种食物模型，利用食物的仿真模型进行模拟配餐等，使患者对食物有直观的认识。小组学习还可以采取“看图说话”的教育方式，表演小型情景剧，做小游戏等，患者的参与性可以激发患者的学习兴趣，患者之间可以直接讨论，通过相互讨论及医护人员的点评方法澄清，增强患者对错误认知的辨识能力。

一对一教育：针对老年患者领悟力、操作能力低，胰岛素注射技术、血糖监测等需要进行一对一的教育。另外，系列讲座后，结合患者的年龄、文化水平、身体条件等个体差异，有的放矢地进行个性化指导，整体地、全面地看待患者，让其表达期望，澄清想说出、想改变的内容以达到最终的教育预期。教育者可以鼓励患者进行日志和饮食、运动日记记录，日记记录可以帮助老年患者发现自己在生活方式方面的不足之处，每次血糖监测的时间与结果，能比较直观地体现生活方式干预效果，坚定患者自我管理的信心。教育完成后及时给予正面反馈，鼓励支持他们继续坚持。

三、老年糖尿病患者教育中的注意事项

1. 对于老年糖尿病患者，美国糖尿病控制与并发症的临床试验（DCTT）结果显示：开展糖尿病教育，取得患者主动合作是达到良好控制的前提。教育者于教育开始与患者及其家属建立信任关系对后续的教育效果会起到很好的作用。

2. 评估每个老年糖尿病患者的特点和需求，选择其容易接受的教育方法。教育过程中，针对老年患者注意力不集中、记忆力差、听视力下降的特点，应以温柔的语调运用简单易懂的语言，简化教材，用图文并茂的资料进行讲解。教育进度放慢，多做示范，每步逐点指导。充分利用图片、录像等多种教学方式，鼓励家属或陪护者陪同接受教育和相关培训。

3. 对于老年糖尿病患者集中教育后，如果不能有效地复习，教育效果可能会逐渐淡化。因此，有必要在此类教育之后一段时间内加强重复，反复教育、长时间教育。并用记忆辅助措施，如笔记本或发放课件加强记忆。

4. 教育过程中发现，女性患者较男性患者依从性高，可能是老年男性缺乏对自身的关注。因此在教育过程中应针对两者的性格特点进行宣教，对老年男性患者更应以科学原理结合其自身健康状况变化，配合家属的辅助引导进行循序渐进的指导，逐渐提高其对自身的关注及疾病的认识。

5. 纳入家庭成员的教育干预可以提高家庭支持水平，提高的家庭支持水平反过来又起到了强化教育效果的作用。对家属进行教育，引起家属对患者的重视，家属保持积极乐观的态度有助于患者消除负性情绪，积极对抗疾病。同时患者和家庭成员的融入，增加了患者对自身疾病预防和护理的控制感和自我效能。老年糖尿病患者更多的是愿意向家人讨论自己的疾病，因此家庭支持是重要的情感和行为支持。在实施患者教育的同时要包含那些有意愿、有能力帮助患者的家庭成员，让他们参与到患者的日常促进健康行为中，以提高患者的健康意识和自我护理技能。

6. 现代社会空巢老人不断增加，其面对疾病和疾病治疗过程中缺乏家人的照顾和关心，这些会直接影响到老年糖尿病患者心理状况。因此，无人陪伴患者应给予更多的关注，增加随访的频率，既可以监督患者日常的生活方式，又可以通过沟通让患者体会到更多的关爱，获得心理支持，以提高患者的依从性。

7. 教育者每次教育均应设定目标、制订计划，并评价教育结果。在教育环境中悬挂设计精美的海报，加深患者对血糖监测、自注胰岛素的方法、并发症的预防、低血糖的症状、各项代谢指标控制标准等内容的理解。

8. 糖尿病教育应有长期性、持续性的特点。在美国糖尿病自我管理教育国家标准 2008 年版中，要求向患者提供更多的支持和随访，以保持有效的自我管理行为改变的理念，保证自我管理的效果。可以建立每月的电话随访、义诊服务为患者提供持续的信息、技术和情感支持，促使患者愿意参与疾病的管理，建立良好的生活方式。

9. 研究显示，由于老年慢性病患者的复杂状况，为了增加教育效果，个体化的教育干预计划和教育策略应该被考虑和重视。

四、教育者要求

进行糖尿病教育要讲究时机和技巧，这需要教育者在教育中掌握一些社会心理学方面的沟通技巧。同时要求教育者不断接受糖尿病教育知识的培训，以胜任教育者角色。

（谷爱民）

参考文献

1. 汪耀 . 实用老年病学 . 北京：人民卫生出版社，2014.

2. 迟家敏 . 实用糖尿病学 .4 版 . 北京：人民卫生出版社 . 2015.

3. 汪耀，孙明晓 . 糖尿病社区诊疗手册 . 天津：天津科学技术出版社，2011.

4. 中华医学会糖尿病分会 . 中国 2 型糖尿病防治指南 . 北京：北京大学医学出版社 . 2013.

5. 金福碧，郑和昕，林玲萍．老年2型糖尿病患者2年健康教育的效果分析．中华护理杂志，2012，47（5）：448-450.

6. 罗蔓，Marcia Petrini，程秀华，等．家庭支持对老年糖尿病患者足护理教育效果的影响．中华现代护理杂志，2014，20（22）：2738-2740.

7. 刘艳红，余桂芳，龙彩霞，等．个体化健康教育对老年糖尿病患者知识掌握程度的影响．现代临床护理，2009，8（7）：70-72.

8. 胡杏娟，罗彩华．多元化教育对老年糖尿病患者使用胰岛素笔依从性的研究．按摩与康复医学，2013，4（10）：204-205.

9. 张育平，叶翠英，赵仪．体验式健康教育对老年2型糖尿病患者自我管理能力的影响．中华现代护理杂志，2012，18（17）：2012-2013.

10. 蔡昶虹．影响降糖药物治疗糖尿病依从性相关因素病例对照研究．临床和实验医学杂志，2011，10（19）：1540-1541.

11. 朱青．饮食教育对老年糖尿病患者饮食治疗依从性的影响．中国现代医生，2012，50（32）：107-109.

12. Hun JY，Chen PF，Livneh H，et al. Long-term effectiveness of the Diabetes Conversation Map Program：A prepost education intervention study among type 2 diabetic patients in Taiwan. Medicine（Baltimore），2017，96（36）：36.

13. Pahra D，Sharma N，Ghai S，et al. Impact of post-meal and one-time daily exercise in patient with type 2 diabetes mellitus：a randomized crossover study. Diabetol Metab Syndr，2017，9：64.

14. Mehta S，Mocarski M，Wisniewski T，et al. Primary care physicians' utilization of type 2 diabetes screening guidelines and referrals to behavioral interventions：a survey-linked retrospective study. BMI Open Diabetes Res Care，2017，5（1）：1.

15. Pokorna J. Importance of education in the prevention of diabetic foot syndrome. Neuro Endocrinol Lett，2017，38（4）：255-256.

第十五节　老年糖尿病研究重点与进展

在糖尿病总患病率增加的同时，老年人群患病率也明显增加，按我国老龄化发展趋势，在老龄人口增加的同时糖尿病患病率也增长，预示老年糖尿病人数将大幅增加。面对庞大的老年糖尿病患病人群，制订更适合于老年人特点的疾病管理策略及更合理的个体化治疗方案注定是一个挑战，也是当今老年糖尿病的研究重点之一。

由于老年人糖尿病的一些临床特点，不但并发微血管病变和心脑血管疾病的比例高，还经常共患抑郁、老年痴呆、骨质疏松等其他多种疾病，致自理能力减退、治疗依从性差、易发生低血糖等。因此老年糖尿病患者的治疗方案中需要兼顾考虑的因素很多，在药物的选择上也以安全性为第一考虑因素。最新的一些国内外研究中对二甲双胍在老年糖尿病患者中的应用较以往有了新的认识，二甲双胍的使用已没有具体的年龄限制，符合二甲双胍药物说明书适应证者，同样是老年人糖尿病的一线首选用药。

糖尿病人群的心血管病死亡率至少是普通人群的2~3倍，目前的国内外糖尿病指南均已明确将糖尿病视为冠心病等危症，并主张对糖尿病患者进行积极地降脂治疗，尤其是他汀类药物，但在老年糖尿病患者中他汀类药物的预防作用又如何呢？下面将就以上热点问题逐一进行讨论。

一、综合评估制订老年糖尿病患者个体化的治疗目标

（一）老年人糖尿病的个体化血糖控制目标

1. 循证医学研究结果告诉我们降糖治疗达标的必要性，但老年糖尿病患者如何在安全治疗的前提下使血糖达标，需个体化的评估策略作依据。

糖尿病治疗使血糖达标是延缓和降低糖尿病患者血管并发症的重要手段。糖尿病控制和并发症研究（DCCT）、英国前瞻性糖尿病研究（UKPDS）都证明了HbA1c水平的下降与糖尿病微血管并发症间的因果关系，强化血糖控制（HbAlc<7%）可减少糖尿病微血管病变的发生，但单纯强化降糖可减少糖尿病大血管并发症的依据不足。而且2008年公布的ACCORD、VADT等研究结果不仅未能证实更严格的血糖控制可减少糖尿病大血管并发症，却观察到血糖控制更严格反而增加了全因死亡。分析推测可能是这些研究选择的受试者均为高龄、糖尿病病程长（超过8年），且其中30%~40%为已有心血管疾病的患者；为达到血糖控制目标HbAlc ≤6.0%，采用多种药物（包括胰岛素）联合治疗，血糖降低较快，使强化治疗者中

严重低血糖及体重增加的发生率较高，可能增加了心血管事件及死亡风险。这就为我们提出了一个新的问题：是否所有的老年糖尿病患者都用同一个理想的 HbA1c 作为达标标准？

即往糖尿病临床试验多排除老年患者，但是近期的血糖控制策略试验纳入了 60 多岁或 70 多岁的老年患者。这些试验证明，强化血糖控制（HbA1c<6.5%）在短期内很少或者根本不会减少晚期微血管和心血管疾病发生风险，反而会增加低血糖的发生风险，甚至有研究显示，其还会增加患者死亡率。后续研究显示，在 10 年观察期间，强化血糖控制的长期心血管益处可能会显现。

2. 老年人糖尿病的治疗现状 虽然在老年人糖尿病患者中有了个体化血糖控制目标的概念，但在临床上的控制情况又如何呢？ 2012 年美国糖尿病协会（ADA）指南就强调，要依据患者预期寿命、自我治疗能力和患者偏好进行个性化糖尿病治疗。ADA 提供分层框架，根据患者的健康状况分为健康、复杂、非常复杂，其 HbA1c 目标分别设定为<7.5%、<8.0%、<8.5%。利用这一框架，Lipska 等在《美国医学会杂志－内科学》2015 年 3 月刊中描述了如何在国家健康与营养调查研究（NHANES）（2001—2010）中根据健康状况为老年糖尿病患者的糖尿病治疗强度进行分级。达到 HbA1c<7.0% 目标的老年患者占 61.0%，3 个健康状况等级在这一比例上并无明显差别。达到 HbA1c<7.0% 目标的老年患者中，54.9% 接受胰岛素或磺脲类治疗，这一比例在 3 个健康状况等级间较为接近（健康状况非常复杂的患者占 60.0%）。在国内一项住院老年糖尿病患者的血糖控制情况的调查研究中显示，在合并有一种以上严重并发症，生命预期较短的患者中 HbA1c<7.0% 的比例也接近 1/3，以上研究表明，众多健康状况复杂的老年患者通过用药也达到了较低的血糖控制目标，说明过度治疗较为普遍。

过度治疗这一定义存在争议，并且是相关研究的重要局限。近期的糖尿病治疗指南体现了这一争议。ADA 指南并未提出 HbA1c 下限，允许治疗达到非常低的 HbA1c。相比之下，2013 年美国老年医学会（AGS）糖尿病治疗指南提出针对每种健康状况的血糖控制下限（如健康的 HbA1c 下限为 7.0%~7.5%）。因此，对于 1 例健康的 75 岁的服用格列吡嗪患者，若 HbA1c 为 6.5%，根据 ADA 指南判断为适当治疗，如根据 AGS 糖尿病治疗指南则判断为过度治疗。

Lipska 等报道的另一个重要局限是无从知晓被认定为过度治疗的患者的治疗偏好。尽管治疗效果不佳或者风险更大，一些健康状况复杂的患者还是可能偏好持续的强化治疗。复杂的健康状况可能限制医师的临床用药。如 Lipska 等的定义，健康状况非常复杂的患者可能会长期存在糖尿病，产生 β 细胞功能不良，当这种情况出现时，医师可能会被迫使用胰岛素。近期被诊断为糖尿病较为年轻的预期寿命较长的患者更有可能从强化血糖控制中受益，但很多患者仍然治疗不足。然而，解决此类患者的治疗不足问题的措施，可能无意间被用于患有多种慢性疾病的老年患者的治疗，因而造成过度治疗。

3. 老年人血糖的个性化控制目标 制订个体化目标的目的是在治疗中使患者的生存获得最大利益和最小风险，落实过程中需兼顾来自医师角度的判断与患者的承受能力。老年糖尿病患者的降糖治疗最终目标与非老年患者一样是预防或延缓糖尿病并发症，改善生活质量。诸多循证医学研究已经表明不能用同一个 HbA1c 目标值指导所有糖尿病患者的血糖管理，老年人糖尿病的血糖控制目标应当实施个体化标准和分类原则框架相结合。

近年的欧洲、美国、日本乃至国内的糖尿病权威协会均对老年糖尿病患者的控制目标做出了新的规定。由于老年糖尿病患者实际情况差异很大，应在全面评估的基础上，遵循个体化的原则，选择不同的控制标准。

2019 年美国糖尿病协会（ADA）指南对于老年糖尿病患者的血糖控制目标做出了较明确的推荐。对于并存慢性疾病少、认知和机体功能基本正常的老年糖尿病患者，应有较严格的降糖目标（如 HbA1c<7.5%），对于并存多种慢性疾病、认知功能障碍、机体功能缺陷的老年糖尿病患者，应有较宽松的降糖目标（如 HbA1c<8.0%~8.5%），但要控制高血糖以避免急性并发症的发生。ADA 建议在全面评估的基础上，遵循个体化的原则，选择不同的控制标准分层设定控制目标。此外由于老年糖尿病患者常合并其他代谢异常，在综合评估治疗风险的基础上，应根据老年糖尿病的特点，选择合适的血压、血脂等控制目标。2019 年 ADA 指南对于老年糖尿病患者的治疗控制目标见表 3-15-1。

表 3-15-1 2019 年 ADA 对于老年糖尿病患者中血糖、血压、血脂的治疗控制目标

患者特征 / 健康状况	预期寿命	推荐的 HbA1c 目标	空腹或餐前血糖（mg/dl）	睡前血糖（mg/dl）	血压（mmHg）	血脂
健康（并存慢性疾病少，认知和机体功能基本正常）	较长的预期寿命	<7.5%	90~130（5.0~7.2mmol/L）	90~150（5.0~8.3mmol/L）	<140/90	他汀类药物控制血脂（除非存在禁忌证或不耐受的情况）
复杂 / 中等健康（多种并存慢性疾病或 2 项以上辅助检查证实的日常生活能力受损，或轻到中度认知功能障碍）	中度预期寿命、高治疗负担、高低血糖风险、高受伤风险、高跌倒风险	<8.0%	90~150（5.0~8.3mmol/L）	100~180（5.6~10.0mmol/L）	<140/90	他汀类药物控制血脂（除非存在禁忌证或不耐受的情况）
非常复杂 / 不健康（需要长期接受护理或慢性疾病晚期或中到重度认知功能障碍或 2 项以上辅助检查证实的日常生活能力缺陷）	预期寿命有限，是否存在获益不确定	<8.5%	100~180（5.6~10.0mmol/L）	110~200（6.1~11.1mmol/L）	<150/90	需考虑他汀类药物益处和不良反应；二级预防为主

2013 年国际糖尿病联盟（IDF）指南根据老年糖尿病患者功能状态严重程度逐渐放宽了血糖控制指标，具体标准见表 3-15-2。

表 3-15-2 2013 年 IDF 指南根据老年糖尿病患者功能状态严重程度设定的血糖控制指标

患者分类	HbA1c 控制目标
生活自理	7.0%~7.5%/53~59mmol/mol
生活不能自理	7.0%~8.0%/53~64mmol/mol
• 衰弱	可放宽至 8.5%/70mmol/mol
• 痴呆	可放宽至 8.5%/70mmol/mol
临终状态	避免高血糖症状

注：考虑患者的功能状态、合并症情况（尤其是心血管疾病），以及低血糖风险病史和微血管并发症，对于老年住院患者，通常空腹血糖目标为 <8.0mmol/L，餐后血糖目标为 <10.0mmol/L，临终患者血糖控制在 9~15mmol/L 即可

《中国老年 2 型糖尿病诊疗措施专家共识（2018 年版）》中也对老年糖尿病患者的血糖控制目标做出了分层设定，见表 3-15-3。

（二）综合评估确定老年糖尿病患者个体化血糖控制目标及治疗策略

虽然不同国家和地区对于老年糖尿病患者个体化治疗目标已有较明确的分层控制目标，但是在临床中如何将患者分层，并做出具体的治疗策略就应该建立在对患者综合评估的基础之上。目前国内外尚未建立统一的老年糖尿病患者的综合评估体系，亦无可参考的综合评估老年糖尿病患者的指南，但根据临床经验及老年人综合评估（躯体健康、功能状态、心理健康和社会环境状态）方法的建立和推广，可以对老年糖尿病患者进行以下几方面的评估：①糖尿病的病程、血糖控制水平、胰岛功能状态及并发症的评估；②合并疾病和多种用药的评估；③脏器功能的评估；④整体功能评估（应包括老年人的营养状态、预期寿命、自理能力和认知功能等）。老年糖尿病患者的队伍日益壮大，在确定他们的个体化治疗目标时应进行综合评估，并根据评估的结果制订具体的治疗计划和措施，既确保安全有效的血糖控制，又尽量减少糖尿病各种并发症的发生、进展和致残致死率，提高老年糖尿病患者的生活质量及寿命。

二、老年糖尿病共患疾病及其影响

（一）老年糖尿病共病抑郁症

1. 老年糖尿病与抑郁共病的现状 抑郁症是老年人最常见的精神疾病之一。老年糖尿病共病抑郁的现象非常普遍。美国一项针对老年

表 3-15-3 《中国老年 2 型糖尿病诊疗措施专家共识(2018 年版)》中对于血糖控制的标准

HbA1c 水平	适用人群
<7.0%	适用于新诊断、病程 <10 年、胰岛 β 细胞功能尚存、预期生存期 >10 年、低血糖风险低,以非胰岛素促泌剂类降糖药物治疗为主、自理能力好或有良好辅助生活条件的老年糖尿病患者。或是自我管理能力强、医疗条件较好且应用胰岛素促泌剂或胰岛素治疗、能规避低血糖风险的老年患者。对于能早期发现血糖异常、早期开始自我管理和治疗的老年糖尿病患者有条件可以控制 HbA1c<6.5%,达到血糖正常化水平,更好地保护自身胰岛 β 细胞功能,减少糖尿病并发症风险
7.0%~7.5%	适用于预期生存期 >5 年、有中等程度并发症及伴发疾病,有低血糖风险,应用胰岛素促泌剂类降糖药物或以多次胰岛素注射治疗为主、自我管理能力欠佳的老年糖尿病患者
8.0%~8.5%	适用于血糖控制有难度的糖尿病患者,需避免高血糖所造成的直接损害。如预期寿命 <5 年、有严重低血糖发生史、反复合并感染、急性心脑血管病变(应激性高血糖)、急性病入院治疗期间、完全丧失自我管理能力也无他人良好护理等情况,尚需避免严重高血糖(>16.7mmol/L)引发的糖尿病急性并发症和难治性感染等情况的发生

糖尿病共病抑郁的调查研究显示,多达 30% 的老年糖尿病患者同时伴有显著的抑郁症状,其中 12%~18% 的患者符合抑郁症诊断标准。糖尿病患者共病抑郁的百分比显著高于在年龄和性别上相匹配的其他居民。Meta 分析结果显示:糖尿病患者的抑郁症患病率(17.6%)显著高于糖尿病患者(9.8%),女性糖尿病患者抑郁症患病率(23.8%)高于男性患者(12.8)%。在中国,2 型糖尿病患者共病抑郁比率为 21.8%~60%,为普通人群的 3~5 倍。抑郁症会增加糖尿病的发病率和死亡率,降低糖尿病患者的生活质量,并增加医疗成本。

2. 糖尿病共病抑郁的特点和机制 综合国内外多项研究,糖尿病共患抑郁症具有如下特点:①中老年患病率高于年轻人,女性高于男性;②肥胖的糖尿病患者更容易发生抑郁症;③社会层次、家庭经济状况、受教育程度及对疾病的认知程度与糖尿病共病抑郁症存在相关性。一系列研究数据表明,同抑郁症和糖尿病两种疾病单独发病比较,当两种疾病共存时,其预后、各阶段严重程度、并发症、治疗依从性和死亡率均较差。

糖尿病可增加抑郁症发病风险,加重抑郁症的症状负担,糖尿病并发症会降低抑郁症患者生活质量,并导致抑郁症患者脑血管病变。共病抑郁后,糖尿病患者的记忆力、能量水平和执行控制能力都受到影响,从而使得糖尿病患者的自我管理能力受损。糖尿病和抑郁症分别与认知功能障碍存在密切联系。最近的流行病学研究发现:糖尿病和抑郁共病会对脑部健康产生负协同效应,使患者老年痴呆(如阿尔茨海默病)的患病风险增加。几种生物机制可以解释糖尿病和抑郁症共病对大脑健康的毒性作用:首先,糖尿病和抑郁症是心血管和脑血管疾病(如血管性痴呆和阿尔茨海默病)的危险因素,共病能进一步增加心血管和脑血管发病风险;其次,抑郁症与下丘脑垂体轴的失调有关,这可增加糖皮质激素的产生,使负反馈机制受损,高皮质醇血症和代谢综合征有关,同时也是血管性痴呆和阿尔茨海默病的危险因素;最后,慢性抑郁或抑郁症复发与海马萎缩有关。

3. 老年糖尿病共病抑郁的预防和早期治疗 一项在基层医疗机构进行的老年抑郁症的临床试验(PROSPECT 研究)的数据显示:循证治疗抑郁症,可以降低共病糖尿病患者的死亡率。相较于仅接受普通医疗服务的糖尿病共病抑郁的老年患者而言,通过干预抑郁症状,可使死亡率减少 24%。因此,在基层医疗机构中对社区老年糖尿病患者开展系统的抑郁症状筛查及定期随访非常重要,可较早发现抑郁症状,使患者能够得到及时、有效的治疗。对于老年糖尿病共病抑郁的症状而言,可选择药物治疗、心理治疗或联合治疗,另外还包括运动或行为干预治疗和电休克等多种治疗方案。对患有亚抑郁症状的老年糖尿病患者而言,心理治疗比药物治疗更有用。

(二)老年糖尿病共病认知功能障碍

衰老过程与大脑特定的结构和神经生理变化相关,导致认知能力不同程度地下降。众所周知,2 型糖尿病与认知能力下降的风险密切相关。在以往的研究中已经表明,老年糖尿病患者的认知功能障碍导致医疗保健服务的使用增加,并与整体功能状态下降相关。这使得我们应该在临床评估过程中定期筛查老年糖尿病患者中存在的认知功能障碍。要重点强调的是,老年人随年龄的增长代谢率下降,而前额叶皮层对葡萄糖的利用大于大脑皮层任何其他区域，因此老年糖尿病患者执行功能出现障碍的风险显著增高。许多有关认知功能和血糖控制关系的研究表明，不仅空腹血糖在认知功能中起着重要的作用，餐后血糖的漂移也预测老年糖尿病患者认知功能的下降。

事实上我们一直认为，改善血糖控制对老年糖尿病患者的认知能力有积极的影响。然而更重要的是要区分糖尿病患者中的正常认知老化和糖尿病影响下的认知功能障碍，从而在老年患者中通过血糖的改善来力争“提高”认知功能。

（三）老年糖尿病共病骨质疏松及跌倒

众所周知，糖尿病可导致糖、蛋白质、脂肪代谢等多种代谢异常，此外还常伴有骨代谢异常。糖尿病性骨质疏松症是糖尿病在骨骼系统出现的严重并发症，是以骨量的减少或骨组织结构的破坏为特征的周身性骨骼疾病。糖尿病与骨质疏松症都是老年常见疾病。随着人口的老龄化，许多老年糖尿病患者在诊断不久就发现骨量下降，特别是在股骨颈骨折和腰椎骨折的老年患者中，约有 1/3 患有糖尿病。

而且，越来越多的证据表明，糖尿病是跌倒风险的主要预测因子之一。跌倒可能导致骨折、血糖控制恶化，并降低糖尿病患者的生活质量。不幸的是，即使是非伤害性跌倒也可能导致跌倒后综合征，其特征是焦虑、身体功能下降和社交活动减少。一项涉及 9247 名年龄在 67 岁或以上女性的骨质疏松性骨折的研究表明，患有糖尿病的女性比没有糖尿病的女性跌倒率更高。作者特别指出，无论是非胰岛素治疗还是胰岛素治疗的糖尿病患者，比较非糖尿病患者的跌倒风险都是增加的。妇女的健康和衰老研究也显示，糖尿病与失能老年妇女跌倒风险增加相关。这些研究表明，下肢功能及平衡力减弱、关节炎、肌肉骨骼疼痛、抑郁、视力不良、周围神经病变、附加药物治疗和胰岛素治疗都是女性糖尿病患者跌倒的重要的预测因子。

（四）老年综合评估工具在老年糖尿病护理中的应用

老年糖尿病患者，其并发症和合并症较多，再加上老年患者身体功能不断减弱，所以在治疗和护理方面应给予足够重视。老年综合评估工具（comprehensive geriatric assessment，CGA）是一种多维度、全方面检测评估老年人健康功能的工具，主要包括身体功能评估、全面医疗评估、心理 / 认知功能评估和综合社会环境因素评估，其在完善治疗方式、改善患者预后、提高患者整体生活质量方面在国外医学界被普遍认可。

CGA 作为多维度检测评估老年人健康功能水平的护理方式，是现代生物 - 心理 - 社会医学模式转变的产物，从生活自理能力、社会功能、认知情感功能及生活环境等方面进行全面、详尽评估，为患者制订最合理的个性化方案，打破了仅就疾病评估的传统评估的局限性，强调老年人机体的整体功能、活动能力和生活质量。CGA 的干预在一定程度上能够改善患者不健康的饮食习惯，提升患者控糖意识，有效改善血糖控制水平。CGA 护理方法最贴近患者需求，制订个案护理方案，采取最有效的医疗方式，适时进行效果评价，促进了老年糖尿病患者生活能力及生命质量的提升。CGA 护理能有效降低患者并发症发生率，有效缓解患者抑郁情绪，增进患者的身心健康。

三、二甲双胍在老年糖尿病治疗中的应用

二甲双胍自 1957 年问世，应用于临床已有 50 多年的历史，是当前全球应用最广泛的口服降糖药之一。近年来有多种新型降糖药物上市，但二甲双胍仍是在全球使用量迅速增加的经典口服降糖药物，并有良好的卫生经济学效益证据。国内外主要糖尿病指南均建议：无论患者超重与否，除非有肾损伤的证据，否则均应从开始就使用二甲双胍治疗，且联合治疗的方案中都应包括二甲双胍，这体现了二甲双胍在糖尿病治疗中的“基石”地位。然而，在临床工作中，尤其在老年糖尿病患者的治疗中，仍有部分医师和患者对二甲双胍的使用存在误区。《2013 年国际糖尿病联盟老年 2 型糖尿病管理指南》和《中国老年 2 型糖尿病诊疗措施专家共识（2018 年版）》都把二甲双胍作为一线首选用药，指出对二甲双胍的使用没有具体的年龄限制。

（一）临床地位

二甲双胍是治疗 2 型糖尿病的一线首选用药，具有可靠的短期和长期降糖疗效。二甲双胍单药治疗疗效不佳的患者，联合其他口服降糖药可进一步获得明显的血糖改善。联合胰岛素可降低血糖、改善血脂，同时减轻胰岛素引起的体重增加，减少胰岛素用量。该药具有心血管保护作用，是目前唯一被糖尿病指南推荐为有明确心血管获益证据的降糖药物，这一优势也在最新的一项针对美国退伍军人的大型临床研究中得到证实。二

甲双胍具有良好的安全性和耐受性,低血糖的发生率低,胃肠道反应多为一过性,不直接导致肾脏损害,也是目前老年糖尿病治疗的低风险降糖药物之一。

(二)二甲双胍在老年糖尿病患者中的应用及注意事项

虽然对年龄与肾功能损害度放宽应用,二甲双胍在老年人仍宜个体化慎重选择适用安全患者,且严密观察病情。80岁以上者肾功能储备小,一般慎重推荐应用二甲双胍。eGFR正常,生活自理者需应用剂量减少,且严密观察,肾、肝、心、肺功能低下,低血氧、低血压,酸中毒、血乳酸高等,手术外伤、发热等和碘造影均暂时停服二甲双胍(见2016年11月格华止说明书)。"二甲双胍有肾损害"是没有理论和实践根据的,但在老年人,仍需要定期监测肾功能(3~6个月检查1次)。如掌握好适应证,从小剂量起始,在合理监测条件下,应用二甲双胍仍可取得良好的效果,因此年龄并非二甲双胍治疗的禁忌。老年患者的eGFR在45~60ml/(min·1.73m^2)者,应减少剂量;如果eGFR<45ml/(min·1.73m^2)则不建议使用。但也有专家呼吁将这一限制放宽,允许对轻至中度但病情稳定的慢性肾病患者进行二甲双胍治疗,可以仅在eGFR<30ml/(min·1.73m^2)时停止使用二甲双胍。

二甲双胍不经过肝脏代谢,无肝脏毒性。目前肝功能不全老年糖尿病患者使用二甲双胍的临床资料较少。由于肝功能严重受损会明显限制乳酸的清除能力,建议血清转氨酶超过3倍正常上限时应避免使用,血清转氨酶轻度升高的患者使用时应密切监测肝功能。造影或全麻术前患者使用二甲双胍注意事项:肾功能正常患者,造影前不必停用,但使用对比剂后应在医师的指导下停用48~72小时,复查肾功能正常后可继续用药;而对于肾功能异常的患者,使用对比剂及全身麻醉术前48小时应当暂时停用二甲双胍,之后还需停药48~72小时,复查肾功能结果正常后可继续用药。

(三)二甲双胍的安全性

二甲双胍主要以原型由肾脏从尿中排出,清除迅速,12~24小时大约可清除90%。二甲双胍肾清除率约为肌酐清除率的3.5倍,且经肾小管排泄是二甲双胍清除的主要途径,因此二甲双胍对肾脏没有损害;而且有研究提示二甲双胍可能具有肾脏保护作用。二甲双胍通过胃肠道吸收进行血液循环,几乎不与血浆白蛋白结合,不经过肝脏代谢,不竞争肝脏P450酶,在体内也不降解,而是直接作用于肝脏和肌肉,减少肝糖异生,增加肌肉葡萄糖酵解。因此二甲双胍无肝毒性,推荐剂量范围内用药的肝功能正常者,不会造成肝损害。

乳酸酸中毒也是糖尿病患者的急性并发症之一,但目前尚无确切的证据支持二甲双胍的使用与乳酸酸中毒有关,肝肾功能正常患者长期应用不增加乳酸酸中毒风险。有研究及荟萃分析显示,使用二甲双胍的乳酸酸中毒发生率与其他降糖治疗差异无统计学意义;在肾功能正常的患者中使用二甲双胍不增加乳酸酸中毒风险。因二甲双胍直接以原型经肾脏排泄,因此有肾功能损害时易发生二甲双胍与乳酸在体内蓄积,有可能会增加乳酸酸中毒风险。故建议肾功能受损[eGFR<45ml/(min·1.73m^2)]和低氧血症患者应避免使用。

(四)二甲双胍的降糖外作用

二甲双胍可能通过减少心血管疾病的危险因素而达到心血管保护的作用,并通过有效改善糖尿病和非糖尿病患者的胰岛素抵抗,起到直接或间接的心血管保护作用;二甲双胍还可以直接改善血管内皮细胞功能,增加血流量,其降低死亡和心肌梗死的作用优于磺脲类和胰岛素。

二甲双胍能够改善脂肪的合成与代谢,从而降低2型糖尿病患者血浆TG、LDL-C及TC水平,但对HDL-C改变不明显。

NAFLD及非酒精性脂肪性肝炎(NASH)是世界上最常见的肝脏疾病,虽然NAFLD的病因尚不清楚,但一些证据表明这种疾病的致病因素就是胰岛素抵抗,因此中华医学会肝病学分会脂肪肝和酒精性肝病学组提出:除非存在明显的肝损害(如血清转氨酶大于3倍正常值上限)、肝功能不全或失代偿期肝硬化等情况,否则NAFLD患者可安全使用胰岛素增敏剂(二甲双胍和噻唑烷二酮类)等药物。而且多项研究显示二甲双胍对肝脏炎症、脂肪变性和纤维化有改善。

糖尿病可能是多种肿瘤,如乳腺癌、胰腺癌、结直肠癌、子宫内膜癌等的危险因素,二甲双胍可激活AMP激活的蛋白激酶(AMPK)通路,而AMPK通路的激活有可能抑制肿瘤的发生和发展。

(五)二甲双胍在老年糖尿病患者年龄相关合并症中的作用

老年糖尿病患者本来就很容易受年龄相关合

并症包括癌症、老年痴呆症、心血管疾病、抑郁症和衰弱相关性的疾病(包括贫血、跌倒、体重下降、凝血功能障碍或步态障碍)的影响。而这5个年龄相关的合并症也直接导致老年糖尿病患者的生活质量差、心理压抑、失能、住院时间延长及增加死亡率。

一项在美国退伍老兵中进行的,关于探究二甲双胍治疗与年龄相关合并症之间相关性的研究结果有力地证明了二甲双胍的使用对相关合并症发病率均有降低作用,尤其降低心血管风险及癌症发病率显著,同时相关死亡率均有下降。但是目前国内外其他有关二甲双胍对年龄相关合并症发病率及死亡率影响的研究还很少,需要在老年人中开展更多确定二甲双胍多效性的前瞻性研究加以证实。

四、他汀类药物在老年糖尿病中的应用

老年糖尿病患者常常合并多种代谢异常,尤其是血脂代谢异常。大量研究证实,应用他汀类药物心血管事件可下降15%。对仅有血管粥样硬化相关检测异常者,LDL-C也需要降低至 <2.6mmol/L,有其他心脑血管病变风险因素者LDL-C<1.8mmol/L,未能达此标准者应该长期服用他汀类药物。

老年是应用他汀后发生疾病的易感因素[见2016年立普妥(阿托伐他汀)说明书],须监测肌痛、肌无力和血肌酸激酶、肝功能。事实上,虽然许多研究已经在中年人中建立了心血管预防的他汀类药物功效,但只有少数研究表明,用他汀类药物治疗的老年患者的死亡率降低。此外,以前的研究没有探讨他汀类药物治疗与老年糖尿病患者个体死亡风险的相互作用。一项发表于2015年的大型回顾观察性研究表明,在社区住院老年糖尿病患者的总体研究中,他汀类药物治疗与3年死亡率降低有关。重要的是,这项研究结果表明,严重损害的健康和功能状态或非常高龄患者并没有影响他汀类药物治疗与降低死亡率之间的联系。因此,即使严重的多维损伤(如脆弱、肢体或认知功能损伤等)或非常高的年龄也不应被视为老年糖尿病患者他汀类药物治疗的禁忌证。而且,由于这些患者的随访时间限于3年,我们不能排除不同死亡风险的患者的有效性差异可能随着更长的随访而出现。然而,这3年可以被认为是死亡风险较高的年长且虚弱人群的重要随访时期。

越来越多的证据表明,老年患者他汀类药物治疗的总胆固醇水平与死亡率无关。这可能表明了他汀类药物抗炎、抗氧化剂或其他“多效性”作用会降低死亡率。目前,他汀类药物治疗对老年受试者的影响,如对身体脆弱、身体和认知功能及制度化等方面的影响是有争议的,需要更多的临床试验进一步证实。

(邱蕾 汪耀)

参考文献

1. Calles-Escandon J, Lovato LC, Simons-Morton DG, et al. Effect of intensive compared with standard glycemia treatment strategies on mortality by baseline subgroup characteristics: the Action to Control Cardiovascular Risk in Diabetes (ACCORD) trial.Diabetes Care, 2010, 33(4): 721-727.

2. Berkowitz SA, Meigs JB, Wexler DJ. Age at type 2 diabetes onset and glycaemic control: results from the National Health and Nutrition Examination Survey (NHANES) 2005-2010.Diabetologia, 2013, 56(12): 2593-2600.

3. Lipska KJ, Barley CJ, Inzucchi SE. Use of metformin in the setting of mild to moderate renal insufficiency. Diabetes Care, 2011, 34(6): 1431-1437.

4. Huang ES. Potential overtreatment of older, complex adults with diabetes. JAMA, 2015, 314(12): 1280-1281.

5. 中国老年学学会老年医学会老年内分泌代谢专业委员会,老年糖尿病诊疗措施专家共识编写组. 老年糖尿病诊疗措施专家共识(2013年版). 中华内科杂志, 2014, 53(3): 243-251.

6. James PA, Oparil S, Carter BL, et al. 2014 evidence-based guideline for the managementof high blood pressure in adults: report from the panel members appointed to the Eighth Joint National Committee (JNC 8). JAMA, 2014, 311(5): 507-520.

7. Inzucchi SE, Bergenstal RM, Buse JB, at al. Management of Hyperglycemia in Type 2 Diabetes, 2015: A Patient-centered Approach: Update to a Position Statement of the American Diabetes Association and European Association for the Study of Diabetes. Diabetes Care, 2015, 38(1): 140-149.

8. 中华医学会糖尿病学分会. 中国2型糖尿病防治指南(2013年版). 中华糖尿病杂志, 2014, 6(7): 447-498.

9. Garber AJ, Abrahamson MJ, Barzilay JI, et al. American As-sociation of Clinical Endocri- nologists' comprehensive diabetes management algorithm 2013 consensus statement- executive summary.Endocr Pract, 2013, 19(3): 536-557.

10. Klarenbach S, Cameron C, Singh S, et al. Cost-effectiveness of second-line anti-hyperglycemic therapy in patients with type 2 diabetes mellitus inadequately controlled on metformin Can Med Assoc J, 2011, 183(16): E1213-E1220.

11. Kooy A, de Jager J, Lehert P, et al. Long-term effects of metformin on metabolism and microvascular and macrovascular disease in patients with type 2 diabetes mellitus. Arch Intern Med, 2009, 169(6): 616-625.

12. Owen RJ, Hiremath S, Myers A, et al. Canadian Association of Radiologists Consensus Guidelines for the Prevention of Contrast-Induced Nephropathy: Update 2012. Can Assoc Radiol J, 2014, 65(2): 96-105.

13. Muskiet MH, Smits MM, Morsink LM, et al.The gut-renal axis: do incretin-based agents confer renoprotection in diabetes? Nat Rev Nephrol, 2014, 10(2): 88-103.

14. Gallo JJ, Morales KH, Bogner HR, et al.Long term effect of depression care management on mortality in older adults: follow-up of cluster randomized clinical trial in primary care. BMJ, 2013, 346(2): f2570.

15. Hong J, Zhang Y, Lai S, et al. Effects of metformin versus glipizide on cardiovascular outcomes in patients with type 2 diabetes and coronary artery disease. Diabetes Care, 2013, 36(5): 1304-1311.

16. Ma J, Liu LY, Wu PH, et al. Comparison of metformin and repaglinide monotherapy in the treatment of new onset type 2 diabetes mellitus in China. J Diabetes Res, 2014, 2014: 294017.

17. Wang H, Ni Y, Yang S, et al. The effects of gliclazide, metformin, and acarbose on body composition in patients with newly diagnosed type 2 diabetes mellitus. Curr Ther Res Clin Exp, 2013, 75: 88-92.

18. Jalving M, Gietema JA, Lefrandt JD, et al. Metformin: Taking away the candy for cancer? Eur J Cancer, 2010, 46(13): 2369-2380.

19. 母义明，纪立农，宁光，等. 二甲双胍临床应用专家共识. 中国糖尿病杂志，2014，22(8): 673-681.

20. Wang CP, Lorenzo C, Habib SL, et al. Differential effects of metformin on age related comorbidities in older men with type 2 diabetes. J Diabetes Complications, 2017, 31(4): 679-686.

21. Cicero AF, Tartagni E, Ertek S. Metformin and its clinical use: new insights for an old drug in clinical practice. Arch Med Sci, 2012, 8(5): 907-917.

22. 谭潇，于普林. 老年医学团队工作. 中华老年医学杂志，2015，34(7): 706-708.

23. Abbatecola AM, Paolisso G, Sinclair AJ. Treating diabetes mellitus in older and oldest old patients. Curr Pharm Des, 2015, 21(13): 1665-1671.

第四章 老年低血糖症

第一节 老年糖代谢的特点

糖是人体重要的能量来源，大脑和红细胞几乎不能利用其他能量物质，主要依赖葡萄糖功能。人体通过复杂的糖稳态调节机制，保持血糖在 4.0~5.5mmol/L 的范围内，这些调节机制包括中枢和肾上腺素能自主神经系统，胰岛素、胰高血糖素、生长激素、皮质醇等内分泌系统，肝脏、肾脏、肌肉和脂肪等能量储存和代谢器官的协同调节。随着年龄的增长，人体上述糖代谢稳态调节机制出现衰退和异常导致老年人出现糖代谢不稳定，既有高血糖的倾向，也有低血糖时反调节机制不足导致严重低血糖的趋势。高血糖倾向最终导致糖耐量受损或糖尿病，而使用降糖药物在老年人中低血糖发生率也较高。老年人常同时合并其他慢性疾病，长期使用多种药物，更容易有衰弱和跌倒风险增加，而这些因素又会影响到老年人低血糖的发生和结局。因此，应该重视老年人的糖代谢特点和相关的低血糖风险。

老年人高血糖倾向的机制包括：内脏脂肪增加、肌少症、脂联素水平下降、肿瘤坏死因子升高、胰岛β细胞数量下降、肝脏胰岛素清除下降等。低血糖机制包括：肝糖输出抑制延迟、低血糖无觉察、刺激儿茶酚胺分泌的血糖阈值下降、胰高血糖素和肾上腺素释放幅度下降、对低血糖的自主神经症状觉察下降、持续的中枢神经缺糖症状等。

一、高血糖倾向

研究发现，老年人有高血糖的倾向，主要原因包括胰岛素抵抗增加和胰岛素分泌减少。使用降糖药物治疗高血糖过程中又带来了低血糖风险。年龄增加伴随着糖代谢倾向于高血糖和糖耐量受损的趋势。年龄相关的高血糖趋势增加后，糖尿病和高血糖状态发生率增加。

使用高胰岛素－正常血糖钳夹的方法定量评价胰岛素敏感性发现，与年轻人相比，老年人胰岛素敏感性下降，胰岛素抵抗增加。同时也发现老年人的葡萄糖氧化率下降，老年人腹部脂肪增加、活动量下降、肌少症、线粒体功能障碍、激素改变（例如胰岛素样生长因子－1 和去氢表雄酮等激素的下降）和氧化应激及炎症状态等因素都参与了胰岛素抵抗，最终导致老年人的血糖升高倾向。增龄伴随着身体脂肪分布的影响，皮下脂肪减少而内脏脂肪增加，引起了胰岛素抵抗。另一个年龄相关的变化是骨骼肌的减少或肌少症，随着体力活动的减少，也增加了糖耐量受损的风险。老年人通过抗阻力训练增加的肌肉量能改善糖代谢。脂肪细胞分泌的脂联素通过增加脂肪氧化而改善胰岛素抵抗，肿瘤坏死因子－α 能引起食欲减退、体重下降和胰岛素抵抗。增龄会导致脂联素降低而肿瘤坏死因子－α 增加，最终增加胰岛素抵抗。但是胰岛素敏感性并不因为年龄增加而降低，而是由于身体成分改变和体型的改变。在一项 145 名健康老年人和 58 名年轻人的横断面研究中，空腹血糖、餐后血糖和胰岛素在老年人中都更高。老年人表现出更高的试验餐餐后血糖，糖化血红蛋白也与年龄呈负相关。在一项横断面研究中，非糖尿病患者中年龄低于 40 岁患者糖化血红蛋白 97.5 百分位是 6.0%，而年龄大于 70 岁者为 6.6%。

同时，老年人胰岛β细胞功能逐年下降也是导致高血糖倾向的原因。胰岛β细胞功能在老年人逐渐退化，胰岛功能大约以每年 0.7% 的速度线性下降，在糖耐量受损的患者中下降速度加倍。这是由于年龄下降导致的胰岛β细胞体积下降，与细胞的凋亡有关。餐后血糖调节受到年龄的影响。胰岛素分泌功能常用口服糖耐量试验（OGTT）反映，当人体摄入 75g 葡萄糖后，肠道的糖负荷将触发神经和肠促胰素的反应，从而刺激胰岛β细胞分泌胰岛素。在生理情况下，进餐后的混合食物也同样刺激到上述反应。在老年人中，增龄导致糖负荷后第一小时内的胰岛素分泌量逐渐下降。同时也发现老年人基础胰岛素分泌的脉冲分泌频率和分泌量都较年轻人下降，而脉冲式胰岛素分泌对调节肝脏和骨骼肌葡萄糖输出非常重要，这也可能导致老年人的高血糖趋势。同时老年人肠促胰素分泌量也明显下降，这也是其餐后高血糖的重要原因。

我国杨文英教授等人于2007—2008年进行的一项全国14省市抽样调查46 239名年龄≥20岁成人使用OGTT法评价糖代谢状态的糖尿病流行病学研究显示，糖尿病患病率随年龄增加而增加，在年龄≥60岁人群中糖尿病患病率高达20.4%，糖尿病前期患病率为24.5%。糖尿病前期患者随着年龄增长，每年又有相当比例患者进入糖尿病状态。

二、老年糖尿病患者更容易出现低血糖

虽然老年人有上述高血糖的倾向，老年糖尿病患者使用降糖药物治疗的低血糖风险较中年人增加，患有1型糖尿病的老年人使用胰岛素治疗平均每周会出现2次中等程度的低血糖，虽然在过去20年胰岛素剂型、类似物和给药方式发生了很多改进，低血糖仍然很常见，是糖尿病患者血糖达标的最大障碍。

低血糖是糖尿病药物治疗过程中最常见和严重的并发症，可能导致卒中、心肌梗死、受伤甚至死亡。老年人使用降糖药物发生低血糖的风险增加，这些风险因素包括药物相关的低血糖、反复的疾病和使用多种药物，在老年人中常发生这些情况。年龄相关的肝脏氧化酶功能下降可能影响磺脲类药物的代谢，年龄相关的肾功能下降也导致磺脲类和胰岛素代谢的下降。年龄相关的症状感知下降和保护性反调节激素反应的下降也是老年人容易出现低血糖的原因。同时，老年人接受低血糖相关教育较少可能也是原因之一。

在诊断糖尿病的年龄大于65岁的患者中有75%患者使用磺脲类或胰岛素治疗，随着肠促胰素等新型降糖药物的上市，该比例可能有所下降，但由于二甲双胍受肾脏功能限制，而单用α-糖苷酶抑制剂降糖效力不强，磺脲类等胰岛素促泌剂和胰岛素仍是老年糖尿病患者的常用药物。目前并不了解上述药物治疗引起老年糖尿病患者低血糖和严重低血糖的发生率，合并急性疾病或原有慢性疾病发生病情变化是发生低血糖的危险因素，同时年龄也是发生低血糖的危险因素。2015年发表的加拿大急诊室回顾性分析，2008年到2010年发生低血糖的成年人中，2/3患者患有2型糖尿病，而其平均年龄为73岁，提示老年糖尿病患者更易发生低血糖。其中63%患者使用磺脲类药物，不足1%患者使用肠促胰素。不同医学中心报道的不同人群的老年糖尿病患者低血糖发生率具有差异，在近期的几个大型研究中报告严重低血糖的患病率在30%~40%，大约是1.0~1.7次/人年，病程大于15年的1型糖尿病患者发生率则大于3次/人年。一些临床试验中观察到的严重低血糖发生率低，与入选标准排除了低血糖高危的患者和观察时间较短有关。在使用胰岛素治疗的2型糖尿病患者中有7%~25%的患者每年至少有一次严重低血糖发生，并且低血糖发生率随使用胰岛素治疗的时间延长而增加。磺脲类药物也会造成低血糖，严重低血糖患病率约为7%。长效的剂量比如格列本脲更容易出现低血糖，尤其是在老年人群中。

在生活方式干预的基础上严格的血糖控制曾被认为能预防糖尿病微血管病变和糖尿病大血管病变的发生。但三个大型前瞻性研究，ADVANCE（Action in Diabetes and Vascular Disease）、ACCORD（Action to Control Cardiovascular Risk in Diabetes）和VADT（Veterans Affairs Diabetes Trial）研究并没有发现严格控制血糖能够达到预防2型糖尿病患者发生心血管初级终点事件。并且被随机分配到强化治疗组的患者较常规治疗组更容易发生低血糖。在糖尿病研究中，低血糖是衰弱和多种共患疾病的标志而非不良事件的直接原因。在ACCORD研究中，强化组过高的死亡率并不能直接用低血糖发生率高来解释。在ADVANCE研究中，低血糖与一系列心血管或非心血管不良结局有关。低血糖与这些不良结局及低血糖的关系对标准化降糖和强化降糖组的患者是均等的。在三个研究中，事后分析都发现发生严重低血糖的患者有更高的致残和致死率。在老年人中严格控制血糖可能增加低血糖的发生，而低血糖事件将导致直接和间接的卫生经济负担。即使不是严重的低血糖发作，对糖尿病患者的自我管理、睡眠和生活质量都有负面影响。在韩国发生严重低血糖带来的平均医疗花费约相当于没有并发症的糖尿病

患者年治疗费用的1.35倍。老年人群中2型糖尿病患病率高，因此在使用降糖药物治疗中发生低血糖和严重低血糖的人群数量惊人，也会造成相应的疾病负担，值得重视。

三、非糖尿病老年人低血糖风险

虽然低血糖是糖尿病患者最常见的并发症，但是有很多文献也关注了非糖尿病患者发生低血糖的发病率。年龄会增加糖耐量受损和发生高血糖的倾向，住院非糖尿病老年患者中的低血糖也不少见。在高血糖发生率升高同时也有一些患者有低血糖风险，虽然原因尚不完全明确。

老年人较年轻人更容易发生低血糖，原因包括营养不良或使用多种药物。低血糖的风险因素包括败血症、合并有多器官功能衰竭、使用多种药物和进展期的恶性肿瘤。低血糖在老年人表现为更少的症状或症状不典型，没有肾上腺素能体征，这是由于缺乏反调节机制，尤其是在与急性疾病相关的应激情况下。低血糖与老年住院患者的不良结局也相关。

低血糖在住院老年患者中常见，在一项70岁以上5404名患者的病例对照研究中，1年低血糖的发生率（定义为血清葡萄糖低于3.3mmol/L）为5.2%，其中58%患者是非糖尿病患者。女性、败血症、恶性肿瘤和痴呆都是低血糖的风险因素。

随着年龄的增加，血糖代谢稳态控制减弱，除了倾向于高血糖和糖耐量受损，同时对低血糖反应发生了生理学改变，容易对低血糖无感知。中枢神经系统主要依赖葡萄糖供能，因此为了保持大脑的正常供能，需要持续的葡萄糖供应，而低血糖中由于葡萄糖减少能导致严重的大脑供能障碍，例如意识混乱、嗜睡、行为异常、言语不清、视物模糊、偏瘫、抽搐和昏迷。低血糖诱导的反调节激素分泌在健康老年人也发生改变。老年人胰高血糖素和肾上腺素在低血糖时的释放都受损，减少了自主神经症状，没有颤抖和出汗这些报警症状。在高胰岛素－正常血糖钳夹试验中，年轻人刺激胰高血糖素和肾上腺素产生的血糖阈值更高，约3.3mmol/L，而在老年人为2.8mmol/L，年轻人对低血糖的肾上腺素反应幅度也更大。但是，生长激素、去甲肾上腺素和皮质醇释放的阈值在不同年龄没有明显差别。老年人低血糖时没有自主神经兴奋者被称为无觉察的低血糖，可能与神经内分泌反调节机制的变化和持续的低血糖将导致反应时间延长有关。

在一些衰弱的老年人，代谢倾向于低血糖而非高血糖，主要是由于营养不良和共患病。已经观察到的代谢改变是其他的心血管代谢标记物包括总胆固醇和肥胖及其他的代谢综合征组分。代谢倾向于低血糖也被其他证据证实，在老年看护院中有一些老年人逐渐减停了降糖药物也没有糖代谢异常加重。低血糖的危险因素包括败血症、使用多种药物、多器官功能衰竭和恶性肿瘤。由于广泛的其他危险因素，营养不良和多器官衰竭更像是一个低血糖的促发因素而非原因。败血症患者更容易发生低血糖的原因可能是增加了糖的利用；肝脏和肌肉糖原的耗竭，肝脏糖异生的减少，可能是由于对应激激素的反应下降。噻嗪类利尿剂、阿司匹林、普萘洛尔和血管紧张素转换酶抑制剂在老年人中使用也可能与低血糖相关。在肾功能不全的患者中，低血糖与糖异生异常有关，肾脏糖异生占全身总糖异生的40%。但是，老年住院患者低血糖直接增加不良结局的原因的生理解释尚缺乏。低血糖的危险因素如急性疾病和恶性肿瘤也是增加死亡的危险因素。低血糖可能是健康状态不佳的标记物，这些比低血糖本身更可能是导致死亡增加的原因。相关研究也很难校正，比如对衰弱就很难定量或测量，这些混杂因素可能影响结论。低血糖可能增加了共患疾病的不良反应或是衰弱的标记物而非直接原因。低血糖带来的风险在校正共患疾病后变弱，提示共患疾病有潜在的危害。共患疾病可能增加了患者发生低血糖和终点事件的风险，并不是低血糖与终点事件之间存在因果关系。因此，低血糖已经被认为是老年人衰弱的生化标记。其他生化标记例如低蛋白、低胆固醇、慢性炎症状态或肾功能受损是衰弱的预测因子。白蛋白低于3g/dl是老年患者新发活动障碍的独立预测因子。白蛋白也和衰弱指数呈负相关。入院后高敏C-反应蛋白（h-CRP）也与住院患者的死亡率相关。老年人血糖和死亡率的关系变得复杂，类似于胆固醇、体重和肌酐与死亡率的关系呈现U形曲线。高血糖独立于业已存在的糖尿病预测不良事件。这种U形关系被称为反向流行病学，其机制并不明确。营养不良、炎症和功能下降是存在这种反向流行病学人群的共同特征。衰弱或残存功能下降是这些生化指标和不良结局关系之间的主要混杂因素。目前衰弱综合征的定义主要是依靠表现得分，包括难以解释的体重下降、握力下降、自觉乏力、行走速度变慢、低体力活动。这些定义对于快速筛查可能是合适的，但将生化质变包含在内，可能可以更能反映多系统的状态。临床中还需要进一步的研究。

增龄相关的改变是糖代谢有高糖倾向和对低血糖无感知。一些高龄老人可能存在代谢状态改变，由于有营养不良和其他一些共患疾病，他们有低血糖倾向。住院老年患者的低血糖与败血症、恶性肿瘤、器官功能障碍或使用多种药物有关。住院老年患者发生低血糖可能是不良事件的危险因素。低血糖与不良事件之间的关系可能是同时存在共患疾病和衰弱造成的，而非低血糖与不良事件之间有直接的因果关系。低血糖和其他衰弱相关的生化指标类似，例如低胆固醇、低白蛋白。对于这些患者保持营养状态和体力活动非常重要。

综上，老年人高血糖的倾向是容易出现糖尿病和糖耐量受损，而老年人使用降糖药物类型中胰岛素和胰岛素促泌剂所占比例较高，上述药物容易导致低血糖。而老年人对低血糖的防御机制受损、对低血糖症状感知能力下降，更容易出现严重低血糖。低血糖在老年人群中更容易造成认知功能下降、跌倒及骨折风险增加和心律失常等心血管不良事件。老年人中非糖尿病较糖尿病患者低血糖发生率较低，但在一些重症或衰弱的非糖尿病老年患者中由于肌少症、肾上腺皮质功能减退等因素也容易出现低血糖，并与致残、致死率呈正相关，可能是衰弱的生化标记。

（鲜彤章）

参考文献

1. Kalyani RR, Egan JM. Diabetes and altered glucose metabolism with aging. Endocrinol Metab Clin North Am, 2013, 42(2): 333-347.

2. Mazza AD. Insulin resistance syndrome and glucose dysregulation in the elderly. Clin Geriatr Med, 2008, 24(3): 437-454, vi.

3. Yang W, Lu J, Weng J. Prevalence of diabetes among men and women in China. N Engl J Med, 2010, 362(12): 12.

4. Sircar M, Bhatia A, Munshi M. Review of hypoglycemia in the older adult: Clinical implications and management. Can J Diabetes, 2016, 40(1): 66-72.

5. Gehlaut RR, Dogbey GY, Schwartz FL, et al. Hypoglycemia in Type 2 Diabetes--More Common Than You Think: A Continuous Glucose Monitoring Study. J Diabetes Sci Technol, 2015, 9(5): 999-1005.

6. Paty BW. The Role of hypoglycemia in cardiovascular outcomes in diabetes. Can J Diabetes, 2015, 39 Suppl 5: S155-S159.

7. Nicolucci A, Pintaudi B, Rossi MC, et al. The social burden of hypoglycemia in the elderly. Acta Diabetol, 2015, 52(4): 677-685.

8. Migdal A, Yarandi SS, Smiley D, et al. Update on diabetes in the elderly and in nursing home residents. J Am Med Dir Assoc, 2011, 12(9): 627-632, e622.

9. 袁申元，杨光燃. 低血糖症. 国外医学·内分泌分册，2005, 25(1): 3.

10. Brutsaert E, Carey M, Zonszein J. The clinical impact of inpatient hypoglycemia. J Diabetes Complications, 2014, 28(4): 565-572.

第二节　老年低血糖的定义及低血糖病理生理特点

一、老年低血糖的定义

目前，糖尿病和低血糖定义中并没有专门针对老年人群列出特异性的定义。一般将血浆葡萄糖浓度降低程度达到引起临床症状或体征，包括交感神经兴奋和心脑功能异常，定义为临床低血糖。引起低血糖的症状或体征的葡萄糖阈值是有变异性的。比如，对于反复低血糖的患者低血糖阈值降低，对于血糖控制欠佳的糖尿病患者低血糖阈值升高。因此，并没有单一的数值作为低血糖准确的切点。而低血糖的症状和体征是非特异性的，同时血浆葡萄糖浓度可出现假性降低，诊断时应仔细鉴别。通常，过夜空腹血浆葡萄糖浓度 >3.9mmol/L 为正常，2.8~3.9mmol/L 提示血糖水平偏低，而 <2.8mmol/L 则提示低血糖。但确诊低血糖症最可信的依据是 Whipple 三联征。个体化的低血糖症确诊须以 Whipple 三联征为基础，血糖阈值可根据实际情况作调整。三联征包括：低血糖表现符合低血糖常见症状或体征、可信的测定方法测得血浆葡萄糖糖浓度偏低和将血葡萄糖浓度升高后症状或体征缓解。发作时血糖值除 <2.8mmol/L 或为 2.8~3.9mmol/L 外，“基线血糖明

显升高伴血糖快速下降时低血糖阈值可明显高于3.9mmol/L”也应十分重视。假性低血糖源于白细胞和红细胞增多而耗糖增多，常见于血清葡萄糖浓度测定，血浆葡萄糖浓度测定由于与细胞分离快，少有假性低血糖。正常情况下，血糖的来源和去路保持动态平衡，血糖水平在较窄的范围内波动，当平衡被破坏时可引起高血糖或低血糖。低血糖不是一种独立的疾病，而是由多种病因引起的葡萄糖水平降低，一般以血浆葡萄糖≤2.8mmol/L作为低血糖症的诊断标准。对于没有糖尿病的老年患者，低血糖较罕见，Whipple三联征对于诊断低血糖更可靠。

但对于老年糖尿病患者，应将所有对个体带来潜在风险的血糖阈值定义为低血糖。目前美国糖尿病协会（ADA）和我国糖尿病诊治指南推荐糖尿病患者的低血糖定义为血浆葡萄糖≤3.9mmol/L。这一定义比非糖尿病患者的更宽泛，主要由于此人群有潜在的无症状低血糖风险。将血糖阈值定义为3.9mmol/L以下，可最大程度地避免交感神经系统激活，降低心血管事件风险，同时将其定义高于2.8mmol/L可有一个“边界”效应，为患者摄取碳水化合物或严密监测血糖变化赢得时间，避免低血糖进展为需要他人帮助方能缓解的严重低血糖甚至低血糖昏迷。

二、老年低血糖病理生理特点

（一）正常的糖代谢稳态和低血糖防御机制

年龄增加是低血糖的危险因素，机体预防和纠正低血糖的机制是生理性的反调节机制。这些机制包括内源性胰岛素分泌减少、胰高血糖素分泌增加、交感神经系统兴奋、肾上腺素分泌增加及持续低血糖时皮质醇和生长激素分泌增加。上述反调节机制的靶点包括肝糖原、肾糖原分解和糖异生。

正常情况下，内源性葡萄糖流入和流出循环系统的速度是被机体协同调控的，胰岛素降低血糖，升糖激素升高血糖。升糖激素或称为反调节激素包括胰高血糖素和肾上腺素，胰岛素与反调节激素使血糖保持平衡。大脑主要依靠葡萄糖供能，避免低血糖的最大意义是保持大脑的持续能量供应。机体进餐或禁食的状态下，外源性葡萄糖进入循环的量差异很大，在运动和静止时葡萄糖的消耗变化也很大，不论机体进餐与否和运动与否，机体都有能力保持葡萄糖代谢稳态。当葡萄糖进入循环的速度低于其清除速度时就会出现低血糖。葡萄糖进入循环包括：消化食物中的碳水化合物和内源性产生葡萄糖，利用葡萄糖的组织包括大脑和周围组织，如肌肉、脂肪、肝脏和肾脏等。

在健康的成人，空腹血糖保持在3.9~6.1mmol/L，平均5.0mmol/L。空腹状态下，葡萄糖产生和利用速度在10~14μmol/（kg·min），平均为12μmol/（kg·min）。肝脏是内源性葡萄糖最重要的来源，尤其是在空腹状态下。内源性葡萄糖不只来源于肝脏，肾脏既能产生葡萄糖也能利用葡萄糖，肾脏葡萄糖的产生受激素的调节、受到胰岛素的抑制和肾上腺素的刺激，肾脏产生葡萄糖净效应在低血糖时增加。

糖异生和糖原分解对于保持血糖浓度十分重要。人体内糖原能产生25~130g葡萄糖，平均70g葡萄糖，即便在空腹状态葡萄糖的利用已经下降的情况下，成人平均糖原也不足以提供超过8小时的能量。当禁食延长到24~48小时，血糖开始下降，肝糖原储备下降到10g以下，糖异生成为葡萄糖的主要来源。由于氨基酸是糖异生的主要原料，肌肉蛋白被降解，骨骼肌和脂肪的糖利用终止。随着脂肪水解和生酮作用增强，循环中酮体水平增加，酮体成为大脑主要的能量物质。大脑葡萄糖使用量下降一半，这样可以降低维持血糖所需的糖异生速度，也减少了蛋白的消耗。葡萄糖在餐后较空腹时升高，受到进餐中碳水化合物含量、胃肠道吸收速度的影响。一旦外源性摄入葡萄糖增加，内源性葡萄糖产生下降，骨骼肌、肝脏和脂肪利用葡萄糖增加。运动增加骨骼肌的葡萄糖利用，可达到禁食状态的数倍，内源性葡萄糖产生一般加速以保持血糖稳定。因此，血浆葡萄糖正常情况下被控制在一个相对狭窄的范围中，虽然可能处于不同的代谢状态变异较大，但都尽量保持全身葡萄糖平衡，避免低血糖。

血糖降低到相应的血糖阈值之下能引起一系列的防御机制。第一反应是胰岛素分泌减少，血糖在生理范围内的下降就能减少β细胞的胰岛素分泌量，这有利于肝糖和肾糖的输出，对胰岛素敏感的组织如肌肉组织对葡萄糖的利用也会下降。第二个对低血糖的生理防御是胰高血糖素分泌增加，在血糖刚刚下降到生理范围以下时启动，可以刺激肝糖产生，主要是通过增加肝糖原分解。刺激胰高血糖素产生的信号主要来自胰岛内胰岛素的下降。第三个生理防御是肾上腺髓质分泌肾上腺素，也是在血糖刚刚低于生理值时就开始升高，刺激信号来自中枢神经系统，主要通过 β_2 肾上腺素受体刺激肝脏和肾脏糖输出。肾上腺素的升糖作用也包括了对胰岛素敏感组织糖利用的限制，动员糖异生的前体物质如从肌肉中动员乳酸、氨基酸，从脂肪中动员甘油，通过 α_2 肾上腺素受体抑制胰岛素的分泌。对胰岛素分泌的影响在肾上腺素对血糖的作用中十分重要。单纯只有 β_2 受体作用的话，由于它同样可以刺激胰岛素分泌，对低血糖影响不大。β_2 肾上腺素能作用由于有增加胰岛素分泌的作用，也限制了肾上腺素对低血糖纠正的作用幅度，避免过度纠正低血糖。这些生理的相互作用解释了为什么在内源性胰岛素分泌不能改变的患者中，例如 1 型糖尿病患者中，肾上腺素升高血糖的程度更高，血糖对肾上腺素更敏感。循环中的肾上腺素几乎主要来源于肾上腺髓质，但在静息和运动时循环中的去甲肾上腺素主要来源于交感神经节，而在低血糖时循环中去甲肾上腺素主要来源于肾上腺髓质。当低血糖持续存在时，皮质醇和生长激素分泌增多，这是应对持续低血糖的防御机制。在急性低血糖中上述胰岛素、胰高血糖素和肾上腺素是最重要的激素防御机制。这些生理性防御低血糖的机制可很大程度上维持血糖稳态，不出现临床上的低血糖或有症状的低血糖。当上述机制不足以抵御血糖下降，出现更低的血糖，将促发更强的交感－肾上腺反应，导致症状产生。低血糖生理反调节机制之间也有整合，胰岛内血糖下降抑制胰岛素分泌并刺激胰高血糖素分泌，中枢和周围神经系统葡萄糖水平下降，通过下丘脑，刺激交感－肾上腺反应，导致肾上腺素分泌增加和神经源性症状。这些神经源性反应引起人体对低血糖的觉察并引发行为方面对低血糖的防御，比如进食碳水化合物。

低血糖的症状和体征是非特异的。临床低血糖是指能引起症状和体征的低血糖，常常有 Whipple 三联征，包括低血糖的症状体征，监测到可信的低血糖值，通过将血糖值升高能缓解症状和体征。中枢神经系统缺糖症状是大脑缺糖的直接后果，包括认知功能受损、行为改变、神经运动异常和癫痫甚至昏迷。神经源性症状或自主神经症状很大程度上是自主神经兴奋导致的生理性改变，例如儿茶酚胺介导的心悸、颤抖、焦虑和乙酰胆碱介导的出汗、饥饿和感觉异常。中枢神经可能也与饥饿感的产生有关。个体对低血糖的感知和觉察主要源于上述神经源性报警症状。低血糖体征包括皮肤苍白和多汗，是皮下交感能血管收缩和胆碱能活跃汗腺造成的，心率和血压的升高是由儿茶酚胺增加造成的。

（二）老年低血糖病理生理学特点

1. 对低血糖的激素分泌特点　在糖尿病患者和老年人中，对低血糖的防御机制都较健康年轻人有不同程度的降低。糖尿病病程的增加、年龄对内分泌的影响和老年人神经系统与心血管系统的改变都会影响其对低血糖的反应。增龄本身就会对低血糖反调节激素的分泌产生影响。由于老年人具有一定的异质性，关于老年人与年轻人反调节激素比较的不同研究得到不同的结论，比如健康的老年人低血糖时反调节激素与年轻人基本相同，部分研究发现胰高血糖素在老年人中释放略延迟，而在合并多种慢性疾病或衰弱的老年人中，胰高血糖素分泌延迟且幅度减弱，皮质醇激素分泌量减少或不变，生长激素分泌减少。由于胰高血糖素升高是低血糖的重要激素防御机制，老年人的相应激素改变将使老年人低血糖恢复延迟，更容易进展为严重低血糖。

同时老年糖尿病患者由于胰岛功能衰退，外源性使用胰岛素或促泌剂，在低血糖中非常重要的激素防御机制是胰岛素分泌量的下降，同时在胰岛内胰岛素下降的信号也会被 α 细胞感知，促进胰高血糖素的分泌。在外源性使用胰岛素或促泌剂时，胰岛素浓度并不能因低血糖而下降，上述防御机制不能启动，也是导致老年糖尿病患者更容易出现低血糖的原因。

2. 对低血糖的神经反应特点　糖尿病可导致对低血糖的自主神经反射过程减弱，无症状低血糖增加。血糖下降时，血糖不能有效地回升，胰腺、肾脏和肝脏的保护性反应减少。交感神经的适应性改变在所有糖尿病患者中都存在。大脑依靠肾脏、肝脏和胰腺的代偿反应，也是调节失衡的受害者。大脑的主要能量来源是葡萄糖，当血糖不能有效回升时，大脑的能量供应减少，它将不能完成缓解低血糖的动作。即使在无认知功能障碍的患者中，低血糖缓解之后需要再过1小时大脑才能完全恢复到之前的功能状态。老年人的生理学改变还包括口服药和胰岛素的药代动力学变化，尤其是药物的吸收、分布和肾脏清除。这些改变并不能只通过计算肾小球滤过率来评估，也受身体脂肪含量和性别的影响。

老年人对低血糖自主神经症状的感知能力下降，虽然肾上腺素分泌量可能没有变化，但随着年龄增加，β肾上腺素受体反应能力下降。研究观察到在老年人中在同样血糖2.8mmol/L时，脉搏增加幅度较年轻人小，显示出对交感神经反应性下降。

3. 其他药物与疾病的影响 除了老年糖尿病患者使用胰岛素和胰岛素促泌剂导致低血糖外，其他一些药物和食物也会影响血糖。乙醇可抑制肝糖输出，在空腹状态，减少肝糖原输出而摄入较多酒精抑制糖异生，导致低血糖，酒精引起的低血糖可以是致命的。其他可能引起或加重低血糖的药物还包括加替沙星、生长抑素、锂剂等，这主要来源于一些零散的药物不良反应报告。非选择性的β受体阻滞剂也因抑制β肾上腺素受体反应而降低了对低血糖的神经反应和相应的低血糖报警症状。

低血糖有时会出现在重病的老年患者中，肝脏功能严重或迅速受损时会出现肝源性低血糖。肾功能异常时，胰岛素在肾脏的代谢减慢，同时肾脏糖原输出和糖异生减少都是导致低血糖的因素。皮质醇通过动员糖异生前体物质和增加糖异生相关酶活性支持糖异生，老年人合并重症感染或败血症时处于相对的肾上腺皮质功能不全，即在应激时肾上腺皮质激素分泌不能相应地大幅度增加，也可能是出现低血糖的原因。同时在败血症时肌肉和巨噬细胞丰富的组织如肝脏、脾和肺消耗葡萄糖增加，也是低血糖的原因。在心衰的患者中也有低血糖风险增加，可能是由于血乳酸水平增加抑制了糖异生。在极度虚弱的老年人中由于肌肉、脂肪减少，葡萄糖成为主要的能量物质，而糖异生底物不足，也是导致低血糖风险增加的原因。老年人随年龄增加生长激素分泌量下降，对于持续低血糖的防御能力也相应下降。

4. 老年糖尿病患者中低血糖相关的自主神经功能衰竭 老年人低血糖中有相当比例是糖尿病患者并发低血糖，无糖尿病患者的低血糖相对少见。老年糖尿病患者中低血糖相关的自主神经功能衰竭（hypoglycemia-associated autonomic failure，HAAF）是指近期发生的低血糖、运动和睡眠可导致之后发生的低血糖时生理性的反调节机制反应不足和对低血糖无察觉。其机制包括肾上腺素反应减弱和交感神经反应减弱并导致相关症状减少。这些缺陷将导致恶性循环，造成反复低血糖。HAAF是自主神经功能衰竭的一种功能表现形式，虽与糖尿病慢性并发症中的自主神经病变不同，但在已有自主神经病变的患者中会表现得更突出。近期发生的低血糖，即便是无症状的夜间低血糖将在再次发生低血糖时出现肾上腺素和交感神经反应下降，临床表现为对低血糖的感知下降。老年人在肾上腺素分泌减少的基础上更容易出现无症状低血糖和对低血糖防御能力下降。在2~3周之内避免血糖降低到3.9mmol/L以下将有助于自主神经功能恢复，对低血糖的觉察和防御能力都能有所恢复。在老年1型糖尿病和长病程的2型糖尿病都可出现HAAF。除了低血糖之后的HAAF，运动后HAAF表现为较强的运动后6~15小时出现的无症状低血糖，常在夜间发作。睡眠相关的HAAF是由于在睡眠中交感肾上腺反应进一步被抑制而产生的对低血糖无感知或防御能力下降。HAAF的机制尚需进一步研究明确，主要与下丘脑和交感肾上腺的能量代谢和反应有关。目前发现的HAAF的危险因素包括：绝对的内源性胰岛素缺乏；严重的自发性低血糖、无症状低血糖或最近发作的低血糖、剧烈运动等病史；过于严格的降糖目标。

5. 老年人低血糖更易造成损伤 老年人更容易发生低血糖，老年人发生低血糖也更容易造成损伤。研究发现急性低血糖可影响认知能力，并且反复发生低血糖可引起脑功能改变。低血糖前期可引起血脑屏障葡萄糖转运体（GLUT）增加，慢性低血糖还可引起神经元GLUT3和血脑屏障GLUT1表达增加。在急性和慢性低血糖时，脑血流亦受到影响。较长时间的重度低血糖可严重损害脑组织，造成认知功能障碍。脑组织缺糖的早期可出现充血，多发出血性瘀斑；而后则由于脑细胞膜Na^+-K^+泵受损，Na^+大量进入脑细胞而出现脑水肿和脑组织点状坏死。晚期则发生神经细胞坏死，形成脑组织软化。神经系统的各个部位对低血糖的敏感性不同，大脑皮质、海马、小脑、尾状核及苍白球最为敏感，其次是脑神经核、丘脑、下丘脑和脑干，脊髓的敏感性较低。虽然机制不同，低血糖对大脑的损害与脑部缺血性损害相似，临床中有一些低血糖被误诊为脑血管意外。重度低血糖常伴有脑组织对氧的摄取率下降，而脑对缺氧的耐受性更差，这就更加重了低血糖对脑部的损害。老年人有相当比例患者存在脑血管疾病基础或认知功能障碍，低血糖可能加重上述疾病，或与上述疾病重叠，导致误诊。低血糖和痴呆的关系是双向的。低血糖增加了痴呆的发生风险（不论是血管性痴呆还是阿尔茨海默病）。同时，认知功能障碍的患者由于不能及时识别和治疗低血糖，也容易发生低血糖，同时在使用降糖药物的准确性方面也有障碍。低血糖患者伴随的精神运动迟滞和认知功能受损同样需要医务人员的重视。一些老年人在出现急症、感染或住院时可能出现谵妄，这可能导致他们发生用药错误或低血糖风险增加。认知功能障碍还会阻碍患者采取适当的措施终止低血糖的发生。

衰弱加重和跌倒的风险增加：老年人常伴有衰弱，例如肌少症、乏力和功能障碍，在此基础上发生低血糖将导致功能进一步减退，衰弱加重。低血糖导致的跌倒在老年糖尿病患者中常见，在此人群中跌倒通常是多种病因的，包括有糖尿病的慢性大血管和微血管病变，以及年龄相关的共患疾病，低血糖作为一个主要的加重因素。老年糖尿病患者的治疗一直面临挑战，低血糖发作是糖尿病治疗的主要并发症，尤其是使用胰岛素和其他一些口服降糖药物的患者。跌倒可能是老年人糖尿病患者低血糖的第一个症状，有一系列相关的不良事件，包括骨折、生活质量下降和死亡。在衰弱的老年患者中跌倒带来的风险远大于那些相对健康的中年人。除了跌倒的高风险，这些患者骨质疏松的患病率高，糖尿病和多种药物治疗是糖尿病患者发生骨质疏松的主要原因，在合并骨质疏松的患者中因低血糖跌倒可能带来严重危害。在成人中约有一半人会出现夜间低血糖，在老年人群中特别有害，它的危害性在于这些发作可能被患者、护理者和医师忽视。夜间低血糖的患者可能出现夜尿增多、视物模糊、平衡障碍或步态异常，老年人原本夜间跌倒风险就高，这些状况会进一步增加跌倒风险。

心律失常的风险增加：老年人发生低血糖的后果可能是灾难性的。低血糖增加了心血管事件的发生。急性低血糖使 QT 间期延长，可导致致命性的室性心律失常。睡眠时迷走反应较强，也会增加室性异位电活动的概率。

综上，老年人由于低血糖多环节防御机制的功能下降而更容易发生低血糖。老年人低血糖主要是老年糖尿病患者合并低血糖，非糖尿病患者的低血糖较少见。同时，老年人出现低血糖可能引起认知功能下降、衰弱、跌倒和心律失常等不良后果，应引起临床工作者的重视。

（鲜彤章）

参考文献

1. Kalyani RR, Egan JM. Diabetes and altered glucose metabolism with aging. Endocrinol Metab Clin North Am, 2013, 42(2): 333-347.

2. Malabu UH, Vangaveti VN, Kennedy RL. Disease burden evaluation of fall-related events in the elderly due to hypoglycemia and other diabetic complications: a clinical review. Clin Epidemiol, 2014, 6: 287-294.

3. Heller S, Chow E. Hypoglycaemia in diabetes. Medicine, 2014, 42(12): 727-731.

4. Abdelhafiz AH, Bailey C, Sinclair A. Hypoglycaemia in hospitalized non-diabetic older people. Review. Eur Geriatr Med, 2012, 3(3): 174-178.

5. Garber AJ. Hypoglycaemia: a therapeutic concern in type 2 diabetes. The Lancet, 2012, 379(9833): 2215-2216.

6. Graveling AJ, Frier BM. Hypoglycaemia: an overview. Prim Care Diabetes, 2009, 3(3): 131-139.

7. Alsahli M, Gerich JE. Hypoglycemia. Endocrinol Metab Clin North Am, 2013, 42(4): 657-676.

8. Morales J, Schneider D. Hypoglycemia. Am J Med, 2014, 127(Suppl 10): S17-S24.

9. Sherifali D. Hypoglycemia: the dangerous side of great control. Can J Diabetes, 2015, 39(Suppl 4): 1-5.

10. Graveling AJ, Frier BM. Impaired awareness of hypoglycaemia: a review. Diabetes Metab, 2010, 36(Suppl 3): S64-S74.

11. Chan O, Sherwin R. Influence of VMH fuel sensing on hypoglycemic responses. Trends Endocrinol Metab, 2013, 24(12): 616-624.

12. Fernández Anguita MJ, Martínez Mateo V, Cejudo del Campo Díaz L, et al. Transient electrocardiographic abnormalities during hypoglycemia. Endocrinol Nutr, 2016, 63(2): 96-97.

第三节 低血糖的病因分类及临床特点

低血糖是一种以血浆葡萄糖水平降低、交感神经兴奋及中枢神经系统功能障碍为特征的临床综合征，可由多种药物和疾病引起。其病因复杂，临床表现多种多样且轻重不一。临床上最常见的是与糖尿病治疗相关的低血糖，主要为促胰岛素分泌剂如磺脲类和格列奈类降糖药，以及使用外源性胰岛素过量引起的低血糖。其他与糖尿病治疗无关的低血糖则比较少见。

一直以来，低血糖被认为是某些疾病的伴随症状，直到胰岛素被广泛用于糖尿病的治疗，低血糖作为胰岛素治疗最常见的不良反应，同时发现在非糖尿病人群中发生的低血糖与其存在高胰岛素血症有密切相关，最早于1926年报道一例严重低血糖合并高胰岛素血症的患者最后证实为胰岛细胞瘤。随着人们对胰岛素及其反调激素的认识和检测水平不断提高，此后又逐渐发现了一类非胰岛素介导的低血糖。目前关于低血糖的临床分类方法很多，依据是否有胰岛素参与，可以简单地分为胰岛素介导的低血糖和非胰岛素介导的低血糖；依据是否进餐分为空腹低血糖（或餐前低血糖）和餐后低血糖；依据是否存在器质性疾病，分为功能性低血糖和器质性低血糖等。但以上各种分类方法均有交叉和重复现象，本文主要根据各种临床情况进行分类，以增加临床实用性。

一、反应性低血糖

反应性低血糖（reactive hypoglycemia）是指进食后由于食物的刺激引起机体反应过度产生的一类低血糖。又称为餐后低血糖或功能性低血糖（functional hypoglycemia）。临床上，反应性低血糖又包含以下几种类型，一类是我们通常所说的功能性低血糖，顾名思义，此类低血糖应属于一种精神神经症状，而非器质性疾病所致，多为自主神经功能失调或迷走神经亢进刺激胰岛β细胞分泌胰岛素增多导致的低血糖。通常见于餐后2~4小时发生低血糖。有资料显示，至少10%的健康人群的血糖最低值可低于2.8mmol/L（50mg/dl），其口服葡萄糖耐量试验（OGTT）正常。第二类是指经外科胃肠道手术后（包括肥胖治疗手术）的患者于进餐后1~2小时发生的低血糖，也称为消化性低血糖（alimentary hypoglycemia），如胃大部切除和胃空肠吻合术、幽门成形术、胃迷走神经切除术等，有报道此类低血糖的发生率约为5%~37%，此类患者进食后，由于食物快速进入肠道，一方面导致餐后血糖快速升高，另一方面通过刺激肠道分泌肠促胰素，两个方面同时刺激胰岛素分泌增加引起餐后低血糖。不同于胃大部切除后倾倒综合征（dumpling syndrome）所致的低血糖，多于进餐后1小时内发生低血糖。第三类为早期糖尿病性低血糖，为糖尿病早期的一种临床表现，由于胰岛素延迟分泌，表现为OGTT服糖后1~2小时血糖升高，服糖后3~4小时，甚至5小时后发生低血糖，但并非所有血糖低于正常的人都会出现低血糖的症状，况且OGTT的可重复性较差。有报道，101例早期糖尿病患者行OGTT，服糖后4~5小时血糖<2.8mmol/L，其中仅有不到5%有餐后低血糖症状。

二、胰岛素瘤

胰岛素瘤（insulinoma）是胰腺内分泌肿瘤中发病率最高的一种肿瘤，约占功能性胰内分泌肿瘤的70%左右，因胰岛β细胞瘤或增生导致胰岛素分泌过多引起的低血糖症并不多见，其病理改变以良性腺瘤最常见，其次为增生，癌和胰岛母细胞瘤少见。胰岛素瘤的胰岛素分泌为自主分泌，不受低血糖的抑制。其中90%为单发，80%直径在2cm以下。胰岛素瘤的临床表现复杂多样，可能与低血糖的程度有关。其诊断常依据经典的Whipple三联征和高胰岛素血症，一旦诊断确立应尽早手术切除肿瘤。关于胰岛素瘤的资料国内较少，一项国外资料显示，自1927年梅奥诊所（Mayo clinic）报道第一例胰岛素瘤患者，此后近60年间该中心又发现经病理证实的胰岛素瘤患者260例，年龄在8~82岁，平均47岁，女性患者占59%，患病率约为每年4/100万人，其中恶性肿瘤占5.8%，7.6%为多发性内分泌腺瘤病Ⅰ型的一部分。此外，胰岛素瘤还可同时伴有甲旁亢、垂体肿瘤等。

三、非胰岛细胞肿瘤致低血糖

非胰岛细胞肿瘤致低血糖（non-islet-cell tumor hypoglycemia，NICTH）临床少见，多见于胸腔、腹腔及盆腔的巨大肿瘤，其中以间质瘤和／或纤维瘤及肝细胞癌最常见。此外有报道NICTH还见于腺癌、胃肠道间质瘤、各种肉瘤、肾细胞癌及淋巴瘤、浆细胞瘤、卵巢及睾丸细胞瘤、乳腺分叶状瘤等。20世纪70~80年代，从此类患者血中检测出具有胰岛素活性的胰岛素样肽类物质（IGF-1），此后又检测出异常的IGF-2，也具有胰岛素样活性，可导致低血糖发生。其降糖机制可能为抑制肝糖输出、增加骨骼肌对葡萄糖的利用及抑制胰岛素的反调激素如胰高血糖素和生长激素的分泌等。资料显示NICTH并无性别差异，男女患病率相近，发病年龄从2岁至87岁不等，平均年龄56岁左右，临床上，凡未明确病因的低血糖患者均应考虑NICTH的可能，但并非所有上述肿瘤都会产生低血糖，只有极少部分属于NICTH，有报道在800例胸腔间质瘤患者中，仅有5%为NICTH。

四、药物诱导性低血糖

国外一项关于药物不良反应的研究发现，在所有因药物不良反应住院的患者中，因低血糖住院的患者约占23%，大多数病例为糖尿病且正在使用降糖药物治疗的患者，尤其是磺脲类和胰岛素两类药物。实际上，目前临床上大多数药物诱导的低血糖（drug-induced hypoglycemia）均与此两类药物有关。然而，也有不少报道关于其他药物与低血糖的发生相关，虽然多数仍是发生在糖尿病患者，也有在健康的非糖尿病人群发生低血糖的报道，具体机制尚不明确。下面介绍与低血糖相关的一些药物。

1. 酒精与空腹低血糖 在某些情况下，酒精可以诱发空腹低血糖，常见于成年男性，尤其在低能量摄入或长时间未进食状态下，且有中量或大量饮酒史（摄入酒精50~300g），此时可通过血液或呼吸检测到酒精浓度增高。动物和人体研究均证实酒精导致空腹低血糖的原因主要是其抑制肝脏的糖异生作用，酒精在肝脏被氧化为乙醛和乙酸时使还原型NADH增加，分别使肝肾氧化乳酸和谷氨酸为丙酮酸和α酮戊二酸的能力下降，使糖异生的原料减少，导致低血糖发生。实际上，酒精并不抑制糖原的分解，故只有持续空腹时间较长，储存的糖原耗竭以后，如果此时酒精的作用仍持续存在时，才有可能发生低血糖。此外，长期大量饮酒可引起酒精性肝病和肝硬化，也可以导致空腹低血糖的发生。有研究显示，寒冷等因素也会促进酒精诱发空腹低血糖的发生。大量试验证实，对于正在使用胰岛素治疗的糖尿病患者，酒精可能会加重胰岛素引起的低血糖，而对于磺脲类药物此种现象并不常见。

2. 其他抗高血糖药物 目前临床上广泛使用的磺脲类药物以外的其他口服降糖药物，包括双胍类、噻唑烷二酮类、α糖苷酶抑制剂、DPP-4抑制剂等，单独应用以上药物很少发生低血糖，但与磺脲类药物或胰岛素联合使用时，也容易导致低血糖发生。

3. ACEI/ARB类药物 有许多报道此类药物与低血糖发生相关，可能与其改善胰岛素的敏感性有关。

4. β受体阻断剂 有报道美托洛尔和普萘洛尔等β肾上腺素受体阻断剂与低血糖发生相关，患者多数为正在使用胰岛素治疗的糖尿病患者，但具体机制尚不清楚。事实上，β受体阻断剂可以抑制胰岛素的分泌，增加反调激素如肾上腺素、生长激素和皮质醇的水平。临床上，此类药物常常会掩盖低血糖引起的交感神经兴奋的表现，从而延误低血糖的早期发现，加重低血糖对机体造成的危害。

5. 其他药物 如阿司匹林、华法林、双香豆素，呋塞米及其他利尿剂，苯二氮䓬类、环丙沙星、多西环素、利多卡因、西咪替丁、抗疟疾药物及抗精神病药物利培酮等均有报道与低血糖发生有关。

五、自身免疫性低血糖

自身免疫性低血糖（autoimmune hypoglycemia）大致分为两种情况，一种是体内针对胰岛素产生的胰岛素抗体相关的低血糖；另一种是针对胰岛素受体产生的胰岛素受体抗体相关低血糖。这两种内生的自身抗体可以产生自身免疫性低血糖，虽然临床上非常少见，但因其易与胰岛素瘤相混淆，故鉴别意义较大。

1. 胰岛素抗体相关的低血糖 体内的胰岛素抗体（insulin antibody，IA）为多克隆的免疫球蛋白G,可以出现在起始胰岛素治疗的患者体内,也可以出现在从未注射外源性胰岛素的个体中,甚至在健康人群中也可以检测到IA。有报道在起始胰岛素治疗的糖尿病患者中40%~100%会产生IA,不论是使用纯化的动物胰岛素或人胰岛素及胰岛素类似物如门冬胰岛素,都可能产生IA。有报道在新诊断未经治疗的1型糖尿病患者中40%左右体内可检测出IA。在无糖尿病和其他自身免疫性疾病的健康人中1%~8%可以检测到IA。体内IA的存在会改变胰岛素的药代动力学,如降低了循环中游离胰岛素的水平,同时增加了胰岛素的半衰期,结果导致餐后血糖水平升高,每日胰岛素的需要量增加。众多资料显示,IA的存在并不影响糖尿病患者日常的血糖控制及预后,这种产生于胰岛素治疗后的IA似乎也并不会导致低血糖的发生,同时,该病还多伴有其他自身免疫性疾病和硫脲类药物服用史,尤其是Graves病和服用甲巯咪唑的患者最常见,日本曾报道197例与IA相关的低血糖患者,其中44%服用硫脲类药物,且半数服用甲巯咪唑。此外,有报道其他药物如谷胱甘肽、卡托普利、青霉素G、亚胺培南、异烟肼、氯吡格雷等也可诱发自身免疫性低血糖。新近报道一例在80岁老年患者静脉应用人血清白蛋白出现与胰岛素自身免疫相关的严重低血糖。关于IA引起低血糖的机制有多种解释:一是IA的缓冲效应,即胰岛素和IA结合后形成复合物,在某种特殊情况下迅速解离,使血中游离胰岛素水平突然升高,产生低血糖;二是胰岛素和IA结合后形成复合物延长了胰岛素的作用时间;三是IA的抗独特型抗体可直接激活IA;四是IA直接刺激胰岛素释放。目前数据多支持第一种解释。该病的诊断要点是低血糖伴血胰岛素水平升高,血胰岛素水平常大于100μU/ml,而血C肽水平受抑制在较低水平或与增高的胰岛素水平不匹配,此特点可区别由胰岛素瘤或注射外源性胰岛素产生的高胰岛素血症引起的低血糖。临床上与IA相关的低血糖较少见,大多数患者为中年发病,也有少数儿童和老年发病;发病无明显性别差异,低血糖的表现多种多样且轻重不一,但多数为餐后发生低血糖,持续时间短暂且多能自行恢复,也有少数空腹低血糖和运动后诱发低血糖的报道,严重且持久的低血糖少见。偶有高血糖与低血糖交替发作。糖皮质激素可以缓解和预防此类低血糖的发作。

2. 胰岛素受体抗体相关的低血糖 临床上胰岛素抵抗分为A型和B型胰岛素抵抗,前者是胰岛素受体的原发性缺陷,后者以出现胰岛素受体抗体为特征。20世纪70年代中期,曾有报道6例女性糖尿病伴极度胰岛素抵抗和黑棘皮病的患者,尽管胰岛素抵抗患者临床以高血糖或糖耐量异常为特征,但在一例B型胰岛素抵抗患者随访中发现有空腹低血糖史,另一患者发生严重和难治性低血糖。报道中与胰岛素受体抗体相关的低血糖患者均为女性,且多有自身免疫性疾病史。另有报道在霍奇金病患者中出现胰岛素受体抗体和低血糖。此类低血糖可发生于空腹状态,也可在进餐后发生,且程度常较严重,发作时血糖水平可降至15~30mg/dl,患者除了有交感神经兴奋的症状,还会出现焦虑、定向障碍,甚至意识模糊等神经系统表现。部分患者先经历胰岛素抵抗及高血糖阶段,后发生低血糖;也有部分患者以突发低血糖起病。实验室检查发现血胰岛素水平常与血糖水平不匹配,即血糖水平较低,但血胰岛素水平升高,此时易与分泌胰岛素增多的胰岛素瘤相混淆,查C肽或前胰岛素水平可与之鉴别。关于胰岛素受体抗体引起低血糖的机制有两种解释,一是胰岛素受体抗体结合胰岛素受体后导致循环中胰岛素的清除下降,从而增加了循环中胰岛素的半衰期;二是胰岛素受体抗体结合胰岛β细胞膜的胰岛素受体,干扰其对自身短负反馈的调节,当血中胰岛素水平升高时,胰岛β细胞不能抑制自身胰岛素的分泌,结果使胰岛素水平进一步升高,进一步加重低血糖。大剂量激素被认为是自身免疫性低血糖最有效的治疗方法,随着抗体滴度的下降,低血糖得以迅速改善。

六、重要器官或脏器功能衰竭致低血糖

1. 严重肝肾功能不全 肝脏是人体糖代谢的主要器官,严重的肝功能损伤如广泛的肝脏实质破坏、晚期肝硬化、重症肝炎等可影响肝糖原的合成、储存和分解及使糖异生的作用减弱;此外肝脏还是胰岛素清除的重要器官之一,严重的肝病可以使体内胰岛素的清除下降,结果导致低血糖的发生风险增加。临床上以空腹低血糖多见,也称之为肝源性低血糖。肾脏也是调节血糖代谢的器官之一,严重肾功能不全者肾脏的糖异生作用减弱、胰岛素的清除下降,也与低血糖的发生密切

相关。

2. 反调激素分泌不足或缺乏 人体内的反调激素包括胰高血糖素、肾上腺素、皮质醇及生长激素，正常人体对低血糖的生理调节是反调激素水平升高，进而提高血糖水平，如果垂体前叶、肾上腺等器官功能低下或衰竭导致以上反调激素分泌不足或缺乏，就容易发生低血糖或使低血糖持续加重。临床上单一激素分泌不足或缺乏时往往很少发生低血糖，多种激素联合缺乏是自发性低血糖的一个重要因素。资料显示：老化过程会影响反调激素的调节，在非糖尿病老年人群中，由于生理功能的减退，老年人体内反调系统中的胰高血糖素和生长激素及肾上腺素的分泌能力下降。结果可能使老年人低血糖的发生风险增高及对低血糖的感知和处理能力下降。在老年人群中尤其是合并糖尿病的患者，低血糖发生时，其体内正常生理反应存在不同程度的减弱甚至消失，糖尿病病程越长，以及老化对内分泌系统、神经系统和心血管系统的衰退都会使老年人对低血糖的反应减弱，临床上常表现为无症状性低血糖或无感知性低血糖的发生率增高，且长期严重的低血糖可导致脑功能不可逆的损伤甚至死亡。老化过程还对口服降糖药和胰岛素的药代动力学产生影响，表现在对药物的吸收、分布及肾脏的清除能力的改变，又使低血糖不易恢复，且持续时间更长或反复发作。此外，老年人体内启动或激活血糖反调系统的血糖阈值比年轻人要低，研究发现，在非糖尿病人群，体内激活胰高血糖素和肾上腺素释放增加的血糖阈值在30岁以下的年轻人为3.3mmol/L，而在65岁以上老年人群为2.8mmol/L。临床上，老年人低血糖发生时的中枢神经系统症状往往容易被误认为脑血管疾病，如短暂性脑缺血发作、血管性迷走神经发作等，有时甚至被误认为神经精神异常表现。国外一项497 900例65岁以上老人的研究证实：痴呆和认知功能障碍是低血糖发生风险增加的独立危险因素。老年低血糖的后果常常是严重的，约半数老年低血糖发生在夜间，不易被察觉，加上老年人对低血糖的反调能力及处理能力的下降，常常使低血糖持续加重，严重者导致昏迷甚至死亡。

（李东晓）

参考文献

1. Sircar M, Bhatia A, Munshi M. Review of hypoglycemia in the older adult: Clinical implications and management. Can J Diabetes, 2016, 40(1): 66-72.

2. Bodnar TW, Acevedo MJ, Pietropaolo M. Management of non-islet-cell tumor hypoglycemia: A clinical review. J Clin Endocrinol Metab, 2014, 99(3): 713-722.

3. Service FJ. Classification of hypoglycemia disorders. Endocrinol Metab Clin North Am, 1999, 28(3): 501-517.

4. Murad MH, Coto-Yglesias F, Wang AT, et al. Drug-induced hypoglycemia: A systematic review. J Clin Endocrinol Metab, 2009, 94(3): 741-745.

5. Redmon JB, Nuttail FQ. Autoimmune hypoglycaemia. Endocrinol Metab Clin North Am, 1999, 28(3): 603-617.

6. Gardner DG, Shoback D. Greenspan's Basic and Clinical Endocrinology.9th ed. New York: McGraw-Hill Medical, 2011: 658-670.

7. Zoungas S, Patel A, Chalmers J, et al. Severe hypoglycemia and risks of vascular events and death. N Engl J Med, 2010, 363(15): 1410-1418.

8. Hodge M, McArthur E, Garg AX, et al. Hypoglycemia incidence in older adults by estimated GFR. Am J Kidney Dis, 2017, 70(1): 59-68.

9. Kamei S, Kaneto H, Shigemoto R, et al. Human serum albumin: Possible cause of insulin autoimmune syndrome. J Diabetes Investig, 2016, 7(6): 919-920.

10. Yamada E, Okada S, Saito T, et al. Insulin autoimmune syndrome during the administration of clopidogrel. J Diabetes, 2016, 8(4): 588-589.

11. Nannipieri M, Belligoli A, Guarino D, et al. Risk factors for spontaneously self-reported postprandial hypoglycemia after bariatric surgery. J Clin Endocrinol Metab, 2016, 101(10): 3600-3607.

12. Nagamine T. Severe hypoglycemia associated with risperidone. Psychiatry Clin Neurosci, 2016, 70(9): 421.

13. Willard DL, Stevenson M, Steenkamp D. Type B insulin resistance syndrome. Curr Opin Endocrinol Diabetes Obes, 2016, 23(4): 318-323.

14. Iglesias P, Díez JJ. Management of endocrine disease: a clinical update on tumor-induced hypoglycemia. Eur J Endocrinol, 2014, 170(4): R147-R157.

15. Kandaswamy L, Raghavan R, Pappachan JM. Spontaneous hypoglycemia: diagnostic evaluation and management. Endocrine, 2016, 53(1): 47-57.

第四节 低血糖对老年认知功能、心脑血管系统的影响

一、低血糖对老年认知功能的影响

糖尿病尤其是老年糖尿病患者中有相当比例的患者合并有认知功能障碍，认知功能障碍和痴呆明显损害患者的各种生理功能，增加跌倒和骨折的风险、加重抑郁综合征，导致生活质量的下降，是2型糖尿病患者不良预后的风险预测因素。在一项对老年糖尿病为期2年的随访中，认知功能障碍低于正常水平者较高于正常水平者死亡率增加20%。在ACCORD研究的亚组分析ACCROD-MIND研究中，糖化血红蛋白每增加1%，认知功能测试的得分也更低。认知功能持续下降导致的痴呆在老年糖尿病患者中是常见的。在年龄≥65岁的糖尿病患者中痴呆发生率为16%，而在年龄≥75岁的患者中高达24%。与无糖尿病相比，糖尿病患者发生阿尔茨海默病的相对风险是1.56（95%CI1.41~1.73），血管性痴呆的相对风险是2.27（95%CI1.94~2.66），各种类型的痴呆相对风险是1.73（95%CI1.65~1.82）。持续的高血糖增加了发生脑血管病的风险，通过内皮功能障碍和氧化应激等机制增加血管性痴呆的风险，蛋白糖基化和淀粉样代谢等可增加阿尔茨海默病的发生风险。为了避免高血糖造成的慢性并发症，糖尿病患者都被鼓励争取达到较理想的血糖控制目标。但在降糖治疗过程中，低血糖风险也随之而来，低血糖是糖尿病治疗达标的主要障碍，已知严重低血糖会损害患者的认知功能，但对于轻中度低血糖与痴呆之间的关系尚有争议，没有得到一致的结论。

老年糖尿病患者的低血糖发生率往往被低估，由于老年人相关的伴发疾病和合并用药更多，低血糖的发生率也更高。随着年龄增加，对低血糖的生理调节机制下降，无症状低血糖的发生率大大增加。由于老年人的异质性，针对老年人低血糖发生率的流行病学研究很少，那些在护理院居住的老年人与健康的老年人相比，更容易发生低血糖。美国一项回顾性人群研究对19 932名年龄≥65岁的糖尿病患者进行调查显示，致命性或需要住院的严重低血糖在使用磺脲类患者中发生率为1.23%，在使用胰岛素治疗者中达到2.76%。德国一项为期12个月的前瞻性糖尿病登记研究，调查3347名年龄中位数为66.1岁的糖尿病患者，任何程度的低血糖发生率为14.1%。老年人发生低血糖的风险似乎更高，年龄≥75岁者和年龄<60岁者低血糖发生率分别为12.8%和9.0%。老年人的低血糖症状可以是非特异性的，比如虚弱或乏力，因此也难以被本人或医务人员识别，真实的低血糖发生率往往是被低估的。在痴呆的患者中低血糖的诊断变得更加困难，患者可能表现为易激惹或行为异常，而无法做出主诉。

（一）低血糖和认知功能障碍

葡萄糖是神经元能够使用的主要能量来源，在大脑组织中不能被合成和储存，因此大脑的能量供应非常依赖正常的血糖，持续的葡萄糖供应对保持正常的认知功能是十分重要的。短暂的低血糖导致一过性而可逆的认知功能障碍，而持续或严重的低血糖可能导致永久的神经元损伤。老年人大脑更脆弱，对低血糖造成的损伤也更易感。随着年龄增加，亚临床或无症状的低血糖将进一步减少机体对后续发生的低血糖的觉察度，这是由于低血糖将降低对低血糖产生反应的阈值。换句话说，一次低血糖可能导致更多次的低血糖，形成恶性循环并最终导致低血糖后脑病。低血糖增加了血小板聚集和纤维蛋白原产生，并可能因此导致血管病变，加速脑血管损伤，导致大脑萎缩和认知功能障碍。严重的低血糖还会影响血脑屏障的完整性并损伤对学习和记忆最重要的大脑区域，比如海马区。对于因增龄而变得脆弱的大脑，低血糖可能加速潜在的病理反应或激发新的大脑退行性变，导致认知功能的进一步受损。

流行病学研究显示，对于低血糖和认知功能之间相互关系的研究比较困难，目前已发表的研究并不能得出一致的结果。主要是由于认知功能障碍的定义不同，糖尿病的病程、低血糖的频率及强度在不同研究中存在较大的差异。首先认知功能下降是一个多种因素导致的大脑功能下降的综合征，表现为记忆力和思维能力下降，并足以引起

日常生活功能的下降，但神志并未受累，其致病因素也并非单一病因。阿尔茨海默病是最常见的认知功能障碍的病因，但血管性痴呆、混合型痴呆和其他病因（例如，路易体痴呆和帕金森病的痴呆）也可能是糖尿病患者认知功能障碍的原因。轻度的认知功能障碍，可能是由正常智力向上述病因造成的痴呆过渡的阶段，同时也与糖尿病和低血糖相关。

低血糖的异质性也是难以明确低血糖和认知功能障碍因果关系的原因。轻中度低血糖的发生常被低估，常在患者自我处置后好转而缺乏实验室检查的证据，而严重的低血糖往往由于症状典型、有实验室证据而更可信，但只占总低血糖事件的一小部分。严重低血糖与认知功能障碍和痴呆的发生风险相关。但轻中度低血糖对认知功能的影响尚不清楚，反复慢性的低血糖甚至可能提高对再次发生低血糖造成认知损害的耐受性，但对长期预后的影响尚不确定。

低血糖的风险因素包括年龄、糖尿病病程、慢性并发症和降糖药物的选择，使用胰岛素或磺脲类药物的患者更容易发生低血糖，肝肾功能异常也可增加低血糖风险。由于酒精可减少内源性葡萄糖的产生并减少肝脏的糖异生，酒精是另一个可能导致低血糖的因素。血糖控制差、糖化血红蛋白高和血糖波动大常伴有更高的低血糖相关的认知功能障碍风险。而老年糖尿病患者同时存在多种上述风险，因此更容易发生低血糖，也更容易发生低血糖相关的认知功能下降。

（二）低血糖和认知功能下降关系的临床证据

在对 4635 名 ICU 外科患者使用胰岛素输注保持严格的血糖控制，研究发现他们在 ICU 期间低血糖发作次数与 1 年后的认知功能受损有关。老年糖尿病人群研究也发现自我报告的严重低血糖与之后认知功能下降有关，并且独立于之前是否有认知功能障碍病史，横断面调查和前瞻性队列研究均显示低血糖与痴呆风险有关。患有糖尿病的老年患者严重低血糖与认知功能受损和痴呆有关，认知功能也代表了患者自我管理药物治疗的能力。前瞻性队列研究发现有低血糖病史的患者每年发生痴呆的风险较无低血糖者增加 2.39%，并且这一结果是独立于血糖控制情况和其他共患疾病的。另一项前瞻性随访 12 年的人群研究也发现，与未发生低血糖的糖尿病患者相比，经历一次低血糖事件的患者发生痴呆的风险增加 2.1 倍。

一项美国的大型长期随访队列研究，纳入 16 667 名平均年龄 65 岁的 2 型糖尿病患者，最长随访了 27 年，发现严重低血糖发作者伴有痴呆风险的增加，严重低血糖的定义为导致住院的低血糖，并且严重低血糖发生率和痴呆的发病率之间存在量效关系。发生低血糖次数增多，发生痴呆的风险也逐级升高，1 次、2 次和 3 次发作对应的风险增加分别是 26%、80% 和 94%，并且是独立于血糖控制、糖尿病类型和共患疾病的。另一项前瞻性研究中评价低血糖和痴呆之间的关系，783 名平均年龄 74 岁的老年糖尿病患者，有低血糖发作的患者发生痴呆的风险是未发生者的 2 倍，在随访 12 年时，多因素调整后的相对风险是 2.1（95%CI1.0~4.4），在调整年龄、性别、教育水平、种族和共患疾病后仍有统计学意义。在一项大型的中国台湾人群研究中，对没有痴呆病史的 15 404 名 2 型糖尿病随访 7 年，也发现严重低血糖发生率与痴呆发病率之间的量效关系。

（三）低血糖导致认知功能障碍的可能生理机制

在低血糖时，在大脑的几个区域的葡萄糖感受器起到突出作用，此处常是血脑屏障薄弱或缺乏之处，因此允许葡萄糖敏感的神经元直接监测血糖浓度，在监测脑内和脑脊液葡萄糖浓度的同时，葡萄糖感受神经元能将葡萄糖氧化的速度和量转换为神经信号并调节神经的代谢率。葡萄糖敏感的神经元可能是葡萄糖兴奋或葡萄糖抑制的，葡萄糖兴奋和抑制的相互平衡可以调节和保持血糖浓度在稳定的生理范围内并保证大脑充足的葡萄糖供应。反复地暴露于低血糖可能打破了这种平衡。

大脑处于低血糖时，星状细胞可能在糖调节中起到重要作用，星状细胞和神经元是偶联的。这样葡萄糖感受可以被其他物质调节，包括脂肪酸、胰岛素、瘦素和一些神经肽类物质。星状细胞 - 神经元乳酸穿梭假说推测在神经元活动中，星状细胞对谷氨酰胺能产生反应，增加了葡萄糖利用，增强糖酵解和乳酸释放，星状胶质细胞有糖原储备能力，而糖原酵解对于大鼠海马学习是十分重要的。动物研究发现严重的低血糖可导致海马区和其他皮质区的神经元坏死。急性和严重的低血糖相关的交感 - 肾上腺素能刺激是由于反调节激素的释放，可能导致一系列生理和行为改变。

虽然这些症状和体征可能是短暂的，并在输入葡萄糖后逆转，但研究证据表明低血糖在海马区域，尤其是齿状回可导致永久性神经损害。

既往的研究表明反复的轻度低血糖可导致神经元尤其是海马区神经元突触功能下降甚至死亡，但也有动物模型显示反复的轻度低血糖对接下来的严重低血糖有保护作用，但其他的研究显示反复的中度低血糖也可导致智力下降，持续的认知功能受损。在致命性低血糖的糖尿病患者的神经病理学研究发现，大脑不同区域对低血糖有不同的敏感性。对处于植物状态同时使用胰岛素治疗糖尿病的患者，在出现明显低血糖后行CT和功能MRI的检查发现并不是所有的神经元对低血糖都呈现相同的损伤敏感性，在一些区域对低血糖表现得更易损，包括海马区、颞叶、脑皮质、黑质和基底节区。而已有不少研究显示，痴呆患者的图像和空间记忆都与颞叶和海马的功能相关。

动物研究表明海马对低血糖极度敏感，其损害类似于慢性缺血或急性缺氧造成的损害。急性和严重的低血糖可以导致一过性缺血和局灶性神经损害，并可能导致神经细胞死亡。低血糖引起的炎症、凝血功能异常和内皮功能障碍，均可导致大脑梗死和痴呆。低血糖被报告可激活纤溶系统并导致血小板功能异常。它还可以刺激儿茶酚胺的释放，导致外周血红细胞计数增加和肾上腺素能机制调节这些变化。一些炎症标记物在低血糖时增加，从而导致内皮功能损伤和凝血功能异常。这些炎症过程、凝血功能缺陷和内皮功能异常可以导致大脑血管结构异常，最终引起神经细胞死亡和随之而来的痴呆。低血糖除了可导致认知功能障碍，还可导致脑血管事件。急性的低血糖导致显著的生理改变影响心血管系统和一些血液学参数，作为交感肾上腺素能激活和反调节激素释放的结果。这些反应的主要作用是升高血糖，保护大脑免受缺糖的影响，通过改善局部血流和改变代谢变化，将血糖恢复正常。但这些生理改变是有潜在的病理生理的一面，可能会导致内皮功能损害尤其是在已经有内皮功能异常的糖尿病患者中尤为明显。急性的血流动力学和血液学改变将增加局部组织缺血风险和大血管事件。白细胞激活、血管收缩、炎症介质和细胞因子的释放，这些表明急性和反复的低血糖可加重糖尿病脑血管病变，尤其是在已经有动脉粥样硬化和易栓倾向的老年糖尿病患者中。

在低血糖急性发作时，词汇和视觉记忆下降，工作记忆、延迟记忆、视觉运动和视觉空间能力和整体认知功能受损。在不少个体中，即使启动了反调节机制将血糖升高到接近正常，这些神经功能异常仍持续存在。在年轻的糖尿病患者中，曾观察到海马区的肿胀，反映出对低血糖的病理反应。但在DCCT研究中，确实观察到反复严重低血糖发作和认知功能受损之间密切相关。老年的大脑更容易受到低血糖的损伤。

线粒体是神经功能重要的细胞器，由于这些细胞有限的糖酵解功能使得它们高度依赖有氧氧化磷酸化来提供足够的能量需求。线粒体产生的活性氧簇（ROS）过多可能是糖尿病慢性并发症的原因。同时一些基础研究发现，在反复发生低血糖的1型糖尿病大鼠大脑有缺血性损伤，反复发作低血糖增加了脂质过氧化并损坏了大脑线粒体功能中抗氧化机制。反复低血糖可导致大脑线粒体功能和神经细胞完整性受损，海马是哺乳动物重要的整合学习和记忆的大脑结构，对糖稳态的反应尤其敏感，证据表明反复严重的低血糖可能导致亚临床大脑损害和永久的认知功能受损。

低血糖后反应性或治疗后高血糖可能产生类似"缺血后再灌注"的作用，加重认知功能损害。其机制包括：葡萄糖再灌注引起过氧化损害，可引起神经元细胞死亡，并且促使过氧化反应增加；葡萄糖再灌注引起细胞自噬，研究显示低血糖后给予葡萄糖再灌注时可以观察到神经细胞中细胞自噬的标志物的增加；葡萄糖再灌注导致动物海马神经元损害，低血糖后血糖速度恢复过快可导致海马神经元损害；葡萄糖再灌注引起循环系统内氧化应激反应增加，从而影响中枢神经系统，参与低血糖后葡萄糖再灌注损伤。上述低血糖后葡萄糖再灌注损伤的研究主要集中在基础动物研究，人体内研究较少，是目前研究的热点，该研究领域的进展将有助于指导临床对低血糖后纠正低血糖的方式和速度。同时，由于低血糖本身和低血糖后再灌注都可导致对机体的损害，预防低血糖，尤其是老年糖尿病患者的低血糖十分重要，动态血糖监测系统可能对此有十分重要的意义。

（四）低血糖和痴呆的双向联系

老年低血糖患者中存在痴呆和低血糖之间的双向联系。认知功能障碍的患者对于完成识别和治疗低血糖这一任务有困难，更容易发生低血糖，低血糖进一步损害认知功能，形成恶性循环。

低血糖和痴呆之间的双向相关关系是，痴呆可能促进了低血糖的发生。在ADVANCE研究中，严重的认知功能障碍常伴有严重低血糖的发生风险增加，HR为2.10（95%CI 1.14~3.87）。ACCORD试验的事后分析也显示更差的认知功能增加了2型糖尿病患者严重低血糖的风险。因此就可能存在一个恶性循环，当患者认知功能下降，控制糖尿病和血糖的能力下降，更容易发生低血糖，随之导致的低血糖相关痴呆风险也是增加的。低血糖尤其和老年糖尿病患者密切相关。严重和致命的低血糖风险与随着年龄增加使用降糖药物种类增加或使用胰岛素增加有关。低血糖的发生率升高还与没有低血糖报警症状、胰高血糖素分泌减少和低血糖时的神经运动表现改变有关，这些过程导致人们无法采取措施阻止低血糖的进一步发生。目前得到因果关系还比较困难，由于那些存在隐匿的认知功能受损的患者，虽然没有被诊断认知功能障碍，但他们有更高的发生低血糖的易感性。使用胰岛素或胰岛素类似物等药物治疗者低血糖风险增加，年龄也是低血糖的风险因素之一。当血糖下降到一定程度时，年龄增加减少了低血糖报警症状并改变了神经运动功能。目前在虚弱的老年人中使用个体化的降糖目标，以减少低血糖的发生。

二、低血糖对老年糖尿病患者心血管的影响

低血糖是糖尿病患者降糖治疗中的常见不良反应，低血糖发生时常有一些震颤、出汗、心动过速、饥饿感等症状，这些症状在患者摄入碳水化合物，血糖恢复后症状缓解。低血糖发作伴随着交感神经活性的增加和儿茶酚胺的大量释放，引起心率增快、血压升高，可能导致动脉粥样硬化斑块的不稳定，这些血流动力学的改变增加了心肌耗氧量，同时低血糖还引起血小板聚集和血小板活性增加，在有心血管疾病基础或高危因素的人群中可能造成心脏和大脑缺血。

（一）低血糖与心血管事件的临床证据

目前为止，有5个大型的比较强化降糖治疗与标准治疗策略的临床研究，包括在相对年轻的1型糖尿病患者中进行的DCCT研究和在2型糖尿病患者中进行的UKPDS、ACCORD、VADT和ADVANCE研究。低血糖与不良心血管结局之间的关系尚不十分明确。但严重低血糖和不良事件之间的关系是十分明确的，严重低血糖明显增加了心血管死亡率和全因死亡率。在VADT研究中严重低血糖者的心血管死亡率增加4倍以上，在ACCROD研究中，严重低血糖者年死亡率大于2.8%。上述结果也直接导致了在2013年世界多个糖尿病治疗指南将降糖治疗目标改为更宽松和更个体化的治疗目标，并且在制订降糖目标时要考虑到既往的严重低血糖病史、大血管和微血管病变和其他共患疾病的影响。

在DCCT研究中，受试者平均年龄27岁，随访10.5年，在强化治疗组虽然有更高的低血糖和严重低血糖发生率，但在随访多年后，强化治疗组心血管事件发生风险较标准治疗组降低41%。至少在这一大规模临床研究中显示，对于1型糖尿病患者使用强化的胰岛素降糖治疗虽然增加了严重低血糖的发生率，却没有发现相应的长期的心血管损害。

在2型糖尿病的研究中，UKPDS研究的是新诊断的2型糖尿病患者，仅有2%患者在基线时患有心血管疾病，但ACCORD、VADT和ADVANCE研究中的2型糖尿病患者平均病程在10年左右，平均年龄较大，并且在基线时有30%左右患者也已存在心血管疾病。在上述4个大型临床研究中，强化治疗组发生低血糖的风险是标准治疗组的1.9~3.0倍，心血管相关死亡在不同研究中具有异质性，与标准治疗相比，强化治疗在ACCORD研究中增加了心血管相关死亡，在ADVANCE和UKPDS研究对心血管相关死亡的影响是中性的。对于这4个研究的荟萃分析，显示强化降糖治疗，增加了严重低血糖的发生，降低了初次发生心肌梗死的风险，对于脑卒中的影响是中性的，但对于心血管相关死亡的影响的结果是不一致的。

几项临床研究前瞻性比较了发生低血糖和未发生低血糖患者发生严重心血管事件的发生率，这些研究得出一致的结论，低血糖确实是心血管结局的危险因素。在瑞典进行的对684名患有不稳定型心绞痛或心肌梗死的2型糖尿病的前瞻性观察研究，发现住院期间的低血糖能够预测2年后的死亡风险。在门诊患者进行的研究也发现低血糖是死亡的风险因素之一。

在ACCORD研究中，强化治疗组患者有更

高的低血糖发生率，但在强化治疗组中发生低血糖患者的死亡率是2.8%/年，而在标准治疗组发生低血糖患者的死亡率是3.7%/年，因此并不能得出强化治疗组低血糖风险增加是强化治疗组死亡率增加的原因，并且提示因强化治疗带来的低血糖与标准治疗中的低血糖所引起的后果不同。

ACCORD研究因在强化治疗组较标准治疗组有更高的死亡率而提前终止，事后分析严重低血糖确与死亡相关，但也发现低血糖并不能解释死亡率增加的全部，比如在强化治疗组反复多次低血糖反而有更低的死亡率，同时，在强化组严重低血糖的相对死亡风险是1.28，而在标准治疗组严重低血糖的相对死亡风险是2.87。提示严重低血糖和死亡相关，而与其是否强化治疗无关，但这毕竟是事后分析的结果，真正导致强化治疗组死亡增加的原因难以完全明确。

心血管疾病包括心肌梗死、稳定型心绞痛、心力衰竭和卒中，其显著地增加了糖尿病患者致死率和致残率。预防心血管事件是糖尿病治疗的基本目标，目前的降糖治疗已被证实能降低糖尿病微血管病变的发生率，尚未明确是否能降低大血管病变的发生，但同时降糖治疗带来的低血糖风险可能增加了糖尿病患者的心血管死亡风险，因此降糖治疗相关的低血糖风险日益受到重视。

（二）低血糖影响心血管疾病的可能机制

低血糖可影响血小板聚集和改变炎症反应，低血糖明显增加P–选择素的表达，后者是血小板活化的标记，同时纤维蛋白原和Ⅷ因子表达增多，纤溶酶原激活物抑制剂下降。全身纤溶平衡的削弱和血小板–单核细胞聚集加强增加了糖尿病患者在低血糖时发生急性缺血事件的生物学基础。低血糖还增加血液循环中的炎症介质，例如CD40、CD40的配体、白介素–6和超敏C–反应蛋白。氧化应激和其他炎症前或致动脉粥样硬化标记物，例如血管黏附分子–1、细胞黏附因子–1和E选择素、血管内皮生长因子、肿瘤坏死因子–α等。但是在一项1066名2型糖尿病患者参与的队列研究中，虽然严重低血糖和大血管事件发生风险呈正相关，炎症标记物并不能预测随访4年内心血管事件的发生。因此，低血糖和心血管事件之间的关系是复杂的。大量证据表明内皮功能异常是亚临床动脉粥样硬化的早期标记物。低血糖对内皮功能的早期影响尚不完全明确，一些研究显示低血糖可导致动脉僵硬指数等血管内皮功能指标恶化。

低血糖的交感肾上腺素能激活，儿茶酚胺释放对心血管系统有显著的作用，直接改变心脏收缩、心肌工作、心脏射血和耗氧量。这会导致已有冠心病的患者出现缺血甚至梗死。过量的儿茶酚胺还能直接影响血小板聚集并有致心律失常作用。一些小规模的研究发现提示低血糖可能的心脏风险，对19个有冠心病的2型糖尿病患者进行24小时动态心电图检查，在血糖低于3.9mmol/L时有更高频率的心电图提示心肌缺血改变。类似的研究还发现在血糖低于3.5mmol/L时观察到QT间期延长。在健康人、1型和2型糖尿病患者中都发现试验性诱导的低血糖可导致QT间期延长。低血糖时同时行24小时动态心电图显示QT间期显著延长，而QT间期延长可以预测死亡率，无症状的低血糖发作和室性期前收缩或短阵室性心动过速相关。发生低血糖后会损害自主神经功能，降低心率变异度，是糖尿病患者不良事件的预测因子。过量的儿茶酚胺还能导致低血钾，增加细胞内钙，这些都可能延迟去极化，可能导致致死性心律失常。低血糖可能通过上述致恶性心律失常作用增加老年患者猝死风险。

目前的证据提示，发生严重低血糖者确实有更高的心血管死亡率，但低血糖与死亡之间的因果关系并不明确。低血糖更有可能与其他能引起死亡率升高的混杂因素相关，即容易在标准治疗时就发生低血糖可能是衰弱或其他身体功能改变的标记。同时增加低血糖和死亡风险的因素包括年龄、病程、肝脏疾病、肾脏疾病、认知功能减退、癌症、使用多种药物和由于其他慢性疾病造成的体重下降。今后对于这些混杂因素进行严格分层的研究可能可以更好地回答低血糖与心血管事件之间的关系。

三、老年1型糖尿病和2型糖尿病患者低血糖的区别

随着1型糖尿病患者寿命的延长，糖尿病分型诊断水平的提高，老年1型糖尿病患者人数逐年增加，此人群具有特殊性，低血糖风险较高，低血糖带来的损害更明显，应引起更多的关注。老年糖尿病患者治疗同时合并有老年综合

征，包括行动不便、认知功能障碍和衰弱，更易受到医源性损伤。研究显示，在相同HbA1c水平下，1型较2型糖尿病患者低血糖风险更高，在老年患者中，即使更高的HbA1c目标也尚不足以预防老年患者出现低血糖。研究显示，使用持续血糖监测系统监测老年1型糖尿病患者，即使HbA1c在较高的水平（8%），仍有65%患者在监测的3天时间内经历1次以上的低血糖事件。

1型较2型糖尿病患者面临更多的预防低血糖的困难。1型较2型糖尿病患者的治疗措施有限，除了胰岛素外没有其他治疗选择，且老年1型糖尿病患者很少使用胰岛素泵治疗，而使用常规的胰岛素治疗，更易发生低血糖。老年1型糖尿病患者常有更长的病程、更高的糖尿病慢性并发症患病率，而糖尿病视网膜病变和糖尿病肾病都可增加低血糖风险。同时由于更高的糖尿病自主神经病变患病率，老年1型糖尿病患者更容易发生无症状低血糖，导致低血糖反复发作，造成恶性循环。由于1型糖尿病患者完全依赖外源性胰岛素且对胰岛素相对敏感，较2型糖尿病患者更难以维持血糖稳态，在低血糖后常有反跳性高血糖，血糖的剧烈波动将带来更多危害。上文提到的低血糖后葡萄糖再灌注损伤研究也较多集中在1型糖尿病领域。因此，应重视老年1型糖尿病低血糖的基础和临床研究，减少低血糖相关损伤，提高老年1型糖尿病患者的生存率和生活质量。

（鲜彤章）

参考文献

1. Scheen AJ. Central nervous system: a conductor orchestrating metabolic regulations harmed by both hyperglycaemia and hypoglycaemia. Diabetes Metab, 2010, 36(Suppl 3): S31-S38.

2. Reutens AT. Epidemiology of diabetic kidney disease. Med Clin North Am, 2013, 97(1): 1-18.

3. Bordier L, Doucet J, Boudet J, et al. Update on cognitive decline and dementia in elderly patients with diabetes. Diabetes Metab, 2014, 40(5): 331-337.

4. Lu FP, Lin KP, Kuo HK. Diabetes and the risk of multi-system aging phenotypes: a systematic review and meta-analysis. PLoS One, 2009, 4(1): e4144.

5. Cukierman-Yaffe T, Gerstein HC, Williamson JD, et al. Relationship between baseline glycemic control and cognitive function in individuals with type 2 diabetes and other cardiovascular risk factors: the action to controlcardiovascular risk in diabetes-memory in diabetes (ACCORD-MIND) trial. Diabetes Care, 2009, 32(2): 221-226.

6. Yaffe K, Falvey C, Hamilton N, et al. Diabetes, glucose control, and 9-year cognitive decline among older adults without dementia. Arch Neurol, 2012, 69(9): 1170-1175.

7. Barbagallo M, Dominguez LJ. Type 2 diabetes mellitus and Alzheimer's disease. World J Diabetes, 2014, 5(6): 889-893.

8. Enzinger C, Fazekas F, Matthews PM, et al. Risk factors for progression of brain atrophy in aging: six-year follow-up of normal subjects. Neurology, 2005, 64(10): 1704-1011.

9. Munshi M, Grande L, Hayes M, et al. Cognitive dysfunction is associated with poor diabetes control in older adults. Diabetes Care, 2006, 29(8): 1794-1799.

10. Jagielski AC, Jiang CQ, Xu L, et al. Glycaemia is associated with cognitive impairment in older adults: the Guangzhou biobank cohort study. Age Ageing, 2015, 44(1): 65-71.

11. Tournoy J, Lee DM, Pendleton N, et al. Association of cognitiveperformance with the metabolic syndrome and with glycaemia in middle-aged and older European men: the European male ageing study. Diabetes Metab Res Rev, 2010, 26(8): 668-676.

12. Chen JM, Chang CW, Chang TH, et al. Effects of statins on incident dementia in patients with type 2DM: a population-based retrospective cohort study in Taiwan. PLoS One, 2014, 9(2): e88434.

13. Vischer UM, Bauduceau B, Bourdel-Marchasson I, et al. A call to incorporate the prevention and treatment of geriatric disorders in the management of diabetes in the elderly. Diabetes Metab, 2009, 35(3): 168-177.

14. Maraldi C, Volpato S, Penninx BW, et al. Diabetes mellitus, glycemic control, and incident depressive symptoms among 70- to 79-year-old persons: the health, aging, and body composition study. Arch Intern Med, 2007, 167(11): 1137-1144.

15. UK Hypoglycaemia Study Group. Risk of hypoglycaemia in types 1 and 2 diabetes: effects of treatment modalities and their duration. Diabetologia, 2007, 50(6): 1140-1147.

16. Frier BM. How hypoglycaemia can affect the life of a person with diabetes. Diabetes Metab Res Rev, 2008, 24(2): 87-92.

17. Frier BM. Morbidity of hypoglycemia in type 1 diabetes. Diabetes Res Clin Pract, 2004, 65(suppl 1):

S47-S52.

18. Tattersall RB, Gill GV. Unexplained deaths of type 1 diabetic patients. Diabet Med, 1991, 8(1): 49-58.

19. Thordarson H, Sovik O. Dead in bed syndrome in young diabetic patients in Norway. Diabet Med, 1995, 12(9): 782-787.

20. Sartor G, Dahlquist G. Short-term mortality in childhood onset insulindependentdiabetes mellitus: a high frequency of unexpected deaths in bed. Diabet Med, 1995, 12(7): 607-611.

21. De Fronzo RA, Hendler R, Christensen N. Stimulation of counter regulatory hormonal responses in diabetic man by a fall in glucose concentration. Diabetes, 1980, 29(2): 125-131.

22. Robinson RT, Harris ND, Ireland RH, et al. Changes in cardiac repolarization during clinical episodes of nocturnal hypoglycaemia in adults with type 1 diabetes. Diabetologia, 2004, 47(2): 12-315.

23. Robinson RT, Harris ND, Ireland RH, et al. Comparative effect of human soluble insulin and insulin as part upon hypoglycaemia-induced alterations in cardiac repolarization. Br J Clin Pharmacol, 2003, 55(3): 246-251.

24. Hilsted J, Bonde-Petersen F, Norgaard MB, et al. Haemodynamic changes in insulin-induced hypoglycaemia in normal man. Diabetologia, 1984, 26(5): 328-332.

25. Hutton RA, Mikhailidis D, Dormandy KM, et al. Platelet aggregation studies during transient hypoglycaemia: a potential method for evaluating platelet function. J ClinPathol, 1979, 32(5): 434-438.

26. Takeda H, Kishikawa H, Shinohara M, et al. Effect of alpha 2-adrenoceptor antagonist on platelet activation during insulin-induced hypoglycaemia in type 2 (noninsulin-dependent) diabetes mellitus. Diabetologia, 1988, 31(9): 657-663.

27. Fisher BM, Quin JD, Rumley A, et al. Effects of acute insulin-induced hypoglycaemia on haemostasis, fibrinolysis and haemorheology in insulin-dependent diabetic patients and control subjects. Clin Sci (Lond), 1991, 80(5): 525-531.

28. Wright RJ, Frier BM. Vascular disease and diabetes: is hypoglycaemia an aggravating factor? Diabetes Metab Res Rev, 2008, 24(5): 353-363.

29. Desouza C, Salazar H, Cheong B, et al. Association of hypoglycemia and cardiac ischemia: a study based on continuous monitoring. Diabetes Care, 2003, 26(5): 1485-1489.

30. Gill GV, Woodward A, Casson IF, et al. Cardiac arrhythmia and nocturnal hypoglycaemia in type 1 diabetes: the "dead in bed" syndrome revisited. Diabetologia, 2009, 52(1): 42-45.

31. Marques JL, George E, Peacey SR, et al. Altered ventricular repolarization during hypoglycaemia inpatients with diabetes. Diabet Med, 1997, 14(8): 648-654.

32. Shirayama H, Ohshiro Y, Kinjo Y, et al. Acute brain injury in hypoglycaemia-induced hemiplegia. Diabet Med, 2004, 21(6): 623-624.

33. The Action to Control Cardiovascular Risk in Diabetes Study Group. Effects of intensive glucose lowering in type 2 diabetes. N Engl J Med, 2008, 358(24): 2545-2559.

34. Duckworth W, Abraira C, Moritz T, et al. Glucose control and vascular complications in veterans with type 2 diabetes. N Engl J Med, 2009, 360(2): 129-139.

35. The ADVANCE Collaborative Group. Intensive blood glucose control and vascular outcomes in patients with type 2 diabetes. N Engl J Med, 2008, 358(24): 2560-2572.

第五节 胰岛素瘤

一、疾病概述

胰岛素瘤(insulinoma)为胰岛β细胞肿瘤，于1927年由Wilder首先报告，是一种少见的胰腺神经内分泌肿瘤(pancreatic neuroendocrine neoplasms, pNENs)。pNENs依据激素的分泌状态和患者的临床表现，分为功能性和无功能性pNENs。无功能性pNENs约占pNENs的75%~85%，功能性pNENs约占20%。常见的功能性pNENs包括胃泌素瘤和胰岛素瘤，胃泌素瘤多见于十二指肠或胰腺，而胰岛素瘤一般位于胰腺。

胰岛素瘤是一种以分泌大量胰岛素而引起发作性低血糖症候群为特征的疾病，为器质性低血糖症中较常见的病因，发病为(1~4)/100万人口，占所有胰腺肿瘤的1%~2%。可以发生在任何年龄，无明显性别差异。胰岛素瘤90%为单发，也可多发，多发生在胰腺组织，肿瘤发生于胰头、体、尾的概率大致相近，也可发生在胰腺外组织，如十二指肠壁、肝门、胰腺附近等。约 10% 的胰岛素瘤与其他内分泌腺瘤如肾上腺瘤、甲状旁腺瘤、垂体瘤同时存在，与甲状旁腺瘤和垂体瘤组成Ⅰ型多发性内分泌腺瘤病。根据其是否合并Ⅰ型多发性内分泌腺瘤病（MEN-Ⅰ），可将胰岛素瘤分为两大类，一类为散发性胰岛素瘤，占其总数的 90%~95%，另一类为 MEN-Ⅰ相关胰岛素瘤，约占 5%~10%，其可同时合并垂体瘤、甲状旁腺瘤等其他内分泌肿瘤。

二、发病机制

胰岛素瘤的发病机制目前尚不完全清楚，可能与遗传和一些获得性的因素有关。在胰岛细胞的分化演进过程中，许多影响正常分化、增殖、凋亡的基因及蛋白都有可能参与胰岛素瘤的发病。目前研究最为广泛的、比较详细且与胰岛素瘤密切相关的抑癌基因是 Men1 基因。Men1 基因位于 11q13，含有 10 个外显子，编码 9kb 的 DNA 片段，其可发挥类似抑癌基因样作用，该基因发生突变后，其抑癌作用消失，继而促进肿瘤发生。另外 Men1 基因可翻译合成 610 个氨基酸残基的多肽即 Menin，Menin 在内分泌组织和非内分泌组织中广泛表达，主要以核蛋白的形式与其他已知功能的蛋白质相互作用，在调节基因转录、维持基因稳定、调控细胞分裂和增殖中起重要作用。研究发现，Men1 基因在 Men1 相关胰岛素瘤和散发型胰岛素瘤发病中发挥较为关键的作用。近年来发现，恶性胰岛素瘤的发生与 Men1 基因突变也有关。但也有研究发现，在 43 例散发性胰岛素瘤标本中，只有 1 例检测到该基因突变，提出了该基因在散发型胰岛素瘤发病中作用可能有限。

染色体的杂合缺失和基因异常可能在胰岛素瘤发病中起着一定作用。有研究发现，Men1 抑癌基因的杂合缺失在散发型胰岛素瘤中起作用。

有研究提出抗凋亡相关基因及通路可能在胰岛素瘤发病中起着重要作用，甚至比促肿瘤因素更为重要。抗凋亡作用可以通过激活抗凋亡基因及蛋白的活化，也可以通过使促凋亡基因及蛋白失活来实现，其中参与的基因有 Bcl-2、BIRC5、Notch、Bax、P53 等，从而促进肿瘤的发生及演进，但目前有些具体机制仍不明了，其在胰岛素瘤发生中的作用需要更进一步的研究。

在老年人，胰岛素瘤的发病机制目前尚不完全清楚，可能与多种因素有关。随着年龄的增加，有些内分泌腺的功能降低，有些内分泌腺的功能变化不大，有些腺体则功能减退，还有少数腺体的功能增强，这些改变既有病理性的也有生理性的。导致这些变化的因素有激素受体及受体后机制水平的不同，也有激素的合成和分泌率、代谢清除率及组织反应性或敏感性的不同，这些改变是非常复杂的。老年人血中游离胰岛素及结合胰岛素的含量较高，拮抗胰岛素的物质增加，胰岛素的合成、结构及性质可能有一些变化。同时，一些遗传、基因因素在老年胰岛素瘤的发病过程中也起着重要的作用。

三、生理病理变化

（一）胰岛素瘤的生理病理变化

根据胰岛细胞超微结构和免疫细胞化学的特性，人的胰岛细胞分为 α、β、D、pp 和 G 细胞，可能还有 F 细胞。胰岛 β 细胞多分布在胰岛中央，约占胰岛细胞总数的 3/4，分泌胰岛素及少量胰岛素原。胰岛素瘤可发生在胰腺的任何部位，胰腺头、体、尾的发病率基本相同，发生在胰尾者稍为多见，但胰头及钩突部位不易发现。

胰岛素瘤是胰岛细胞瘤中最常见的一种，约 50% 的肿瘤为单纯 β 细胞瘤，但有些是 β 细胞与 α、δ-、PP 和 G 细胞的混合性肿瘤。胰岛素瘤可由瘤细胞、结缔组织和沉积于瘤细胞和毛细血管间的淀粉样物质所构成。光镜下可见大小不等的胰岛 β 细胞排列成索状或团块状，细胞胞质淡染，呈多角形、立方形或柱状，胞核呈圆或卵圆形。电镜下见瘤细胞内有丰富的线粒体和功能性细胞器，部分胰岛素瘤含有典型的 β 细胞分泌颗粒，部分瘤细胞不含有分泌颗粒，故无论是光镜还是电镜都很难鉴别瘤细胞的具体类型。胰岛素瘤分为四种类型：电镜下或免疫组织化学检查，瘤细胞呈几种不同形态：Ⅰ型，腺瘤由典型 β 颗粒细胞组成；Ⅱ型，腺瘤大部分为典型 β 颗粒细胞，少数由不典型 β 颗粒细胞混合组成；Ⅲ型，腺瘤由不典型 β 颗粒细胞组成；Ⅳ型，几乎全部由无颗粒细胞组成。

胰岛素瘤主要的变化，一是胰岛素瘤患者血中胰岛素原含量升高，胰岛素原活性的比例增高，并且胰岛素原生物活性各异，恶性胰岛素瘤伴肝转移时血中胰岛素原含量明显升高。而正常人血清胰岛素原只占免疫活性胰岛素的25%以下。二是肿瘤细胞储存胰岛素的能力有缺陷，使得大量胰岛素和C肽不受控制地释放入血。在正常生理情况下，胰岛素及胰高血糖素分泌的调节维持正常血糖浓度，血糖水平和胰岛素释放是负反馈的调节方式，血糖浓度下降时，可直接促进胰高血糖素的分泌，抑制胰岛素的分泌，当血糖降至1.96mmol/L时，胰岛素分泌几乎完全停止。但对胰岛素瘤的患者来说，这种生理反馈现象则丧失，以致胰岛素持续不断地从胰岛细胞内逸出，抑制肝糖原分解，导致低血糖综合征。

（二）老年胰腺结构和功能的变化

随着年龄的增长，胰腺结构和功能也会发生一些改变，主要表现在：

1. 胰腺位置降低 正常胰腺位置平齐第12胸椎，横跨第1、2腰椎前方。随着年龄增长，十二指肠圈渐下移，胰腺位置随之下移，有时甚至可低达第2骶椎水平。

2. 胰腺导管变粗 Sahel等分析了125例70岁以上的正常老年人的ERCP结果，发现主胰管管径随着年龄增长而逐步增粗。国外另一组尸检资料表明，随着年龄增加，胰管直径以每年0.8%的速度增宽，增宽的胰管边缘平滑，仍保持鼠尾状，老年人胰管扩张表现为散在的间断性胰管分支的扩张，小叶间导管上皮呈扁平、多层角化，胰管有增殖倾向，部分呈肿瘤状增殖。另外70岁以上人群中，有5.8%显示胰管不全性狭窄，但无其他病变存在。

3. 胰腺重量减轻 腺泡细胞萎缩，胰腺重量在30岁时最重，约70g，50岁以后开始减轻，60岁时约55g，80岁时约43g。随着年龄增长，胰腺腺泡细胞萎缩，50岁以后可减少60%，胰腺内纤维物质增多，伴有局灶性脂肪沉积。

4. 胰腺分泌功能改变 既往认为，老年人胰腺对非特异性刺激的分泌反应降低，Moesner等仔细比较了平均年龄为32岁和59岁的两组人群，发现老年人胰腺分泌速率和碳酸氢盐排出量比年轻人少。在刺激后，脂肪酶、淀粉酶和胰蛋白酶的分泌量也较低，但Rosenberg等报告，50岁以下和以上人群的标准胰泌素试验后胰液或碳酸氢盐分泌量无差异，而胰泌素反复刺激后，老年人胰腺反应性降低，分泌的胰液量、碳酸氢盐量和淀粉酶含量较年轻人低。

（三）老年胰岛β细胞群数量和功能

1. 胰岛β细胞群数量 胰岛β细胞数量的维持主要取决于β细胞新生、增殖、肥大及凋亡之间的动态平衡。从胚胎到老年，胰岛β细胞群不断更新。生理条件下，胚胎期和新生期是胰岛β细胞增殖的高峰期。出生后则以增殖为主。成年后胰岛β细胞仍以缓慢速度增殖，但随年龄增长β细胞增殖是否有改变尚未完全明确，结论也有较大分歧。

2. 胰岛β细胞功能 增龄是否对胰岛素合成产生影响尚存争议。胰岛素分泌节律也随着年龄而改变，生理状态下，空腹胰岛素呈现脉冲式分泌，即每8~15分钟规律地出现一次快速低振幅小脉冲，60~140分钟出现一次大脉冲。Meneilly等采用高糖持续灌注发现，老年人空腹状态下胰岛素分泌节律紊乱，脉冲分泌频率和幅度均减小，脉冲间隔延长，昼夜节律紊乱。这一改变主要原因可能是老年β细胞对葡萄糖反应能力的降低。

四、临床表现

（一）胰岛素瘤临床表现

胰岛素瘤的典型症状，是空腹及发作时低血糖的典型表现为Whipple三联征：①非特异性低血糖症状；②发作时血糖低于2.8mmol/L（50mg/dl）；③供糖后原有症状迅速减轻或消失时的血糖值正常。在血糖低于2.8mmol/L时即可出现临床症状，甚至未低于2.8mmol/L时就可能出现症状。低血糖发作常常发生在空腹时，如清晨、傍晚、午餐前，也可发生于运动或劳累后，有时可因精神刺激发生等情况而诱发，详见表4-5-1。

临床表现主要有两方面：交感神经兴奋和脑细胞低糖。

1. 交感神经兴奋症状 主要是由于低血糖引起的代偿性儿茶酚胺大量释放导致，主要表现为心悸、冷汗、饥饿无力、面色苍白、四肢发凉、手足震颤等。低血糖发生时，机体要代偿性加速肾上腺素分泌，促进糖原转化为葡萄糖，维持血糖水平。在低血糖早期和昏迷前，机体可能出现脉搏加快、血压增高、心悸出汗等交感神经兴奋的表现。胰岛素瘤的主要代谢改变为低血糖，低血糖可能导致中枢神经障碍甚至昏迷及交感、肾上腺能系统兴奋的临床征群。

表 4-5-1 胰岛素瘤的临床表现

症状	Crain 发生率（%）	国内发生率（%）	症状	Crain 发生率（%）	国内发生率（%）
意识丧失	58	80	头痛	20	—
不稳状态	54	15.6	震颤	18	6.7
易疲劳感	41	37.8	饥饿感	14	22.2
昏睡	40	44.4	Babinski 征阳性	13	2.2
出汗	36	37.8	感觉异常	13	4.4
蒙眬状态	35	26.7	易激动	11	—
脑缺血发作	30	—	一过性偏瘫	10	2.2
视力障碍	30	2.2	腹痛	8	—
记忆力丧失	30	55.6	心悸	3	15.6
痉挛	24	33	大小便失禁	—	13.3
行为异常	20	35.6	低血糖	—	2.2

注：Crain 报道的资料为 193 例，国内报道的资料为 45 例

2. 神经精神方面症状 主要是由于低血糖引起的神经精神方面的脑细胞低糖症状，主要表现为头晕、头疼、视力模糊、易激动、焦虑不安、精神恍惚或反应迟钝，也可能出现性格改变、举止失常情况，甚至严重时可能出现意识不清、昏迷、惊厥。全身组织细胞的能量主要来自葡萄糖、脂肪和蛋白质，但脑组织中能量来源主要是葡萄糖氧化供能，但脑组织中糖原储存量极少，低血糖时脑细胞葡萄糖供能减少，导致大脑代谢障碍。低血糖早期对脑细胞的损害是暂时性、可逆性的，但如低血糖反复发作持续时间过长则可导致大脑皮质、中脑、脑桥和延髓脑细胞严重损害，发生不可逆的病理变化，产生一系列神经、精神症状。

胰岛素瘤的临床表现与血糖降低程度不一定成比例，初发者血糖未降至 2.8mmol/L 以下即可出现症状，久病者的血糖可降至 0.95mmol/L 仍清醒自如。症状出现常与血糖降低速度有关。血糖迅速降低时，常伴有交感神经兴奋表现，发生心悸、乏力、饥饿、苍白、冷汗和手足震颤等；缓慢降低时，表现为思想不集中、思维和语言迟钝、不安、头晕、视力模糊和步态不稳，有时出现狂躁、感觉和行为异常。血糖长期降低时，神经精神症状和交感神经兴奋两类症状可同时出现，但也有患者仅有神经精神系统症状或肾上腺素增多症状。部分胰岛素瘤患者的低血糖状可以自行缓解，但部分患者需要进食或静脉注射葡萄糖后才能缓解。一些患者通过适当加餐（尤其是夜间）可以预防发作，但这部分患者体重可能会增加。

胰岛素瘤患者病程长，进展缓慢，在最初发病时症状比较轻，持续时间短，每年可能发作 1~2 次。随病程的延长，症状可能发作频繁，逐渐加重，甚至一日数次。长期低血糖如不及时治疗，可使大脑皮质、中脑、脑桥和延髓脑细胞严重受损，病情逐渐加重。患者可表现为精神异常、思维错乱、行为异常、痴呆狂躁，或表现为与癫痫大发作相似的症状，如突然意识丧失、瞳孔散大、牙关紧闭、四肢抽搐、大小便失禁等。反复发作可导致神经系统不可逆的损害。

（二）老年胰岛素瘤的特点

老年胰岛素瘤的临床表现往往不典型，神经精神症状往往不易被发现，也不易与其他神经疾病引起的症状鉴别。各个年龄的人群对于低血糖反应的不同，拮抗低血糖反应的激素水平没有明显差别，但是中年的受试者在低血糖时，有更明显的自主神经症状，而老年人则没有。老年人在低血糖时，精神运动协调性受损发生的时间可能更早，程度也更高。在低血糖过程中，有一半的中年人能够正确地报告他们的血糖降低了，而老年人中只有部分人能够察觉低血糖。针对以上老年人群的情况，在观察老年胰岛素瘤患者的临床表现

时应综合考虑。

老年患者有时因低血糖症状不明显而被忽视。老年人肝糖原的合成减少，肾上腺素能神经对低血糖反应的敏感性减低，生长激素合成和分泌减少等，致使糖原分解、糖异生作用减弱从而引起低血糖发生。而且，老年人的低血糖可以无心悸、多汗等急性低血糖的症状，而表现为脑功能障碍昏迷，甚至诱发心肌梗死或急性左心衰而危及生命。低血糖引起的儿茶酚胺分泌使血管收缩，在有心脑血管功能受损的老年人，可诱发心肌梗死及脑梗死。老年人血糖在未达到低血糖时，可能已有生命器官如心或脑血管损害。低血糖特别是严重低血糖可导致严重的组织损伤，年轻人能很好地耐受低血糖状态，在老年人可能导致生命危险。

在老年人群，部分老年人存在认知功能障碍，低血糖在有认知功能障碍的老年人有时比高血糖产生的危害更大。在认知功能障碍的老年人发生低血糖时，如损害轻未能察觉，可能在很长时间得不到适当监护，发生摄食或服药增加或减少，严重情况可导致各器官疾病加重。老年人群常常伴有痴呆，严重的痴呆病常不知饥渴，如果得不到仔细的照顾，体重减轻及脱水迅速发生，这种改变会进一步损害认知功能，甚至影响生命。

五、诊断

胰岛素瘤的诊断，主要根据 Whipple 三联征。

（一）定性诊断

1. 血糖 正常人血糖浓度为 3.9~6.1mmol/L，胰岛素瘤患者发作时血糖低于 2.8mmol/L（50mg/dl）。低血糖常发生在清晨、傍晚，也可发生于长期禁食、运动或劳累后。

2. 胰岛素和 C 肽 正常人空腹静脉血浆胰岛素浓度，一般在 5~20mU/L 范围内，很少超过 30mU/L。胰岛素瘤出现低血糖症并伴相对较高的血浆高胰岛素水平。但肥胖症、肢端肥大症、皮质醇增多症、妊娠后期、口服避孕药等可致高胰岛素血症。胰岛 β 细胞瘤性低血糖时，大多数胰岛素原水平升高，尤其是低血糖患者在测定胰岛素和 C 肽数据出现不一致时，测定胰岛素原是非常必要的，对鉴别内源性胰岛素和外源性胰岛素所致低血糖症是有诊断价值的。但不能仅因胰岛素原升高，而做出低血糖症的诊断。胰岛素分泌模式常常是脉冲式分泌及周期性分泌，不同时间测定胰岛素水平差异较大，因此不能单纯根据血浆胰岛素测定诊断胰岛素瘤。一般采用胰岛素释放指数作为诊断指标。

（1）胰岛素释放指数 =［血浆胰岛素（μU/ml）］/［血浆葡萄糖（mg/dl）］，正常人 <0.3，而胰岛素瘤患者 >0.3。非胰岛素分泌增多性低血糖（如反应性功能性低血糖）时，血糖值低，血浆胰岛素值也低，比值变化不大。胰岛素释放指数对确定内源性高胰岛素血症更有意义，但血糖正常时的比值升高无临床意义。血糖很低而胰岛素无明显升高时，可计算胰岛素释放修正指数。

（2）胰岛素释放修正指数 =［血浆胰岛素（μU/ml）× 100］/［血浆葡萄糖 −30（mg/dl）］，正常人 <50μU/mg，>85μU/mg 提示本病可能。

（3）C 肽测定：C 肽和胰岛素同时从胰岛 β 细胞分泌，可反映胰岛素细胞的分泌功能。正常人空腹血清 C 肽为（3.33 ± 0.08）mmol/L，95% 胰岛素瘤患者 C 肽 ≥ 300pmol/L，当胰岛 β 细胞增生时，血清 C 肽水平也增加。由于外源性胰岛素不含 C 肽，不会干扰 C 肽测定，故正在应用胰岛素治疗的患者如同时有胰岛素瘤，血浆 C 肽测定有助于区分外源性胰岛素引起的低血糖症。然而低血糖症由于磺脲类药物引起者，不能用 C 肽测定排除。

3. 饥饿 – 运动试验 患者晚餐后禁食，次晨 8 时测血糖。如无明显低血糖，则继续禁食并密切观察，每 4 小时或出现症状时测血糖、胰岛素和 C 肽。如仍不出现低血糖，则在禁食后 12、24、36 和 48 小时各加做 2 小时运动，以促使低血糖发作。一般禁食的最长时间为 72 小时，但如中途发生严重低血糖反应或诊断已经明确者不必再进行本试验。胰岛素瘤患者多在禁食 12~36 小时出现低血糖，几乎全部在 24~36 小时出现低血糖发作，并伴胰岛素不适当分泌，空腹血浆胰岛素升至 100~220μU/ml。由于健康人当血糖浓度为 1.66mmol/l（30mg/dl）时，胰岛素分泌降低至 0~1mU/l。几乎所有胰岛素瘤病例的胰岛素释放指数和胰岛素释放修正指数均明显升高。如果禁食 72 小时仍无发作，则本病的可能性很小。

4. 刺激试验

（1）葡萄糖刺激胰岛素释放试验（行 4 小时 OGTT，同时测定血糖和胰岛素），如胰岛素高峰超过 150μU/ml 为阳性。

（2）甲苯磺丁脲（D860）刺激试验和胰高血

糖素试验，可刺激胰岛素大量分泌而诱发低血糖，对患者比较危险，应严格掌握适应证，并在医师监护下进行。这类试验目前应用较少，对老年患者来说风险较大，不易应用。

（二）定位检查

定位检查包括侵入性检查和非侵入性检查。非侵入性检查包括腹部超声、CT 和核磁检查。侵入性检查包括超声内镜检查（EUS）、选择性动脉钙刺激静脉采血测定胰岛素（ASVS）、经皮经肝门静脉置管分段取血测胰岛素（PTPC）等检查。

1. 腹部超声 腹部 B 超是胰岛素瘤的首选检查方法，它的优点是无创、安全、方便、费用相对低廉。但由于胰腺位置较深，胰岛素瘤的体积较小，同时腹部超声检查受腹部脂肪、肠管积气等因素影响，导致 B 超检查时很难定位瘤体，导致胰岛素瘤的检出率、准确率相对较低。有文献报道，腹部超声的敏感性在 9%~64%。

2. CT 检查 胰腺 CT 检查是检查胰岛素瘤常用的方法，它的优点是安全、无创、易于操作、费用适中。CT 检查可以显示胰岛素瘤的确切位置及其与周围组织结构的关系，并能帮助判断是否有转移。典型的胰岛素瘤是富血供肿瘤，在增强 CT 扫描动脉期显像时胰岛素瘤比胰腺其他组织密度高，有利于提高肿瘤的检出率。随着 CT 技术上改进和性能的增加，使用多源 CT 扫描可以增加胰岛素瘤的检出率达。胰腺 CT 检查是胰岛素瘤定位中应用比较广泛的影像学检查方法。

3. 磁共振检查 磁共振（MRI）检查对胰岛素瘤组织分辨力高，优点是安全、非侵入性、易于操作。MRI 对胰岛素瘤的定位诊断优于其他的术前影像学检查，敏感性高，动态增强 MRI 对胰岛素瘤术前定位诊断准确率更高。胰岛素瘤典型 MRI 表现：T_1 加权相，肿瘤较正常胰腺组织呈轻度减弱信号，与周围胰腺组织边界不清晰；T_2 加权相，常多呈高信号，边界清晰。随着 MRI 检查中脂肪抑制的技术开展，采用 T_1WI ＋抑脂技术和 T_2WI ＋抑脂技术快速多层面动态增强扫描，可增强腹腔脏器信号的动态范围，提高胰腺与胰周被抑制脂肪的信号对比度，降低呼吸运动等造成的伪影，有利于发现病灶。MRI 是定位胰岛素瘤的重要手段。

4. 超声内镜检查（EUS） EUS 是近年来发展起来的，将超声与内镜相结合的一种侵入性检查技术，经内镜通过十二指肠及胃体部同时，可以在上消化道腔内对胰腺及其邻近结构进行近距离检查，由于其分辨率高且更加接近靶组织和器官，因此可对胰腺进行更为精准的观察。胰岛素瘤 EUS 表现为低回声影、圆形、有明确边界。EUS 是当前临床中经常选择的方法，EUS 检查阳性率与操作者水平及肿瘤部位密切相关，报道检出率 86.6%~92.3%。对于直径 >1cm 的病灶检出率接近 100%，具有极高的推广应用价值，但是对于 <0.5cm 的病灶诊断仍具有一定的困难。

虽然 EUS 是术前定位胰岛素瘤的可靠方法，但是应用 EUS 检测胰岛素瘤仍存在几个问题：①EUS 可能产生假阳性和假阴性的结果，检查的准确性很大程度上要依赖检查者的经验。②部分胰岛素瘤在术前检查被遗漏，因为它们在超声上是完全等回声信号。低体质指数、女性和年轻人可能导致检查结果出现假阴性。③EUS 检测胰岛素瘤的敏感性要依赖肿瘤的位置、大小，EUS 对胰腺头部肿瘤的敏感性高，对胰腺尾部和胰腺外的肿瘤敏感性低。一旦肿瘤位置确定，术前穿刺活检可以帮助诊断胰岛素瘤。由于 EUS 的发展使得 EUS 引导下细针穿刺活检 FNA 在诊断胰岛素瘤时非常有用，因为大多数有功能的肿瘤体积较小。EUS 引导下 FNA 技术越来越流行，可能成为胰岛素瘤诊断和分期的标准方法。

5. 选择性动脉钙刺激静脉采血测定胰岛素（ASVS） ASVS 是一种较新的胰岛细胞瘤功能定位法，在选择性动脉插管造影后，经股静脉插管至右肝静脉，先取肝静脉血测胰岛素基值，然后经股动脉分别在胃十二指肠动脉、脾动脉、肠系膜上动脉及肝动脉插管，分别快速注射葡萄糖酸钙（0.2~0.4mg/kg），一般在 30、60、120 秒三个时间点采取肝静脉血测胰岛。当肿瘤供血动脉内注射钙剂后肿瘤受到刺激，短时间内分泌大量胰岛素，一般 30~60 秒达高峰，2 分钟后恢复近基础值。结果判断标准是：计算每次激发后不同时相中胰岛素峰值与激发前基础值的比值，如果血胰岛素升高在基础值 2 倍以上，可认为属于阳性反应。

在没有动脉的解剖变异情况下，如果从胃十二指肠动脉或肠系膜上动脉注入钙剂，阳性反应提示胰岛素瘤位于胰腺的头颈部。如果自近端脾动脉或中脾动脉注入钙剂，那么阳性反应说明肿瘤位于胰腺体部或胰尾部，而自肝固有动脉注入钙剂后的阳性反应表示已发生肝转移。但是，有时可因动脉解剖变异而发生阳性反应，此时可根据反应最显著者来估计肿瘤的部位。有报道称此方法对胰岛素瘤检出的准确率可达85.7%~100%，但此方法费用高、创伤大、技术复杂，且可导致致命性的低血糖反应，故目前在胰岛素瘤的诊断中多不主张使用。该检查方法属于有创检查，对于老年患者，尤其是合并多种疾病的患者来说，风险较大，副作用多，选择时应慎重。

6. 经皮经肝门静脉置管分段取血测胰岛素（PTPC） PTPC 检查是一种侵入性胰岛素瘤检查方法，通过分段静脉取血测定胰岛素含量，判断瘤体位置。该检查方法的优点是准确率较高，不受肿瘤的大小、位置和血供情况限制；但缺点是操作复杂，费用较高，患者不易耐受，且操作过程中受血管变异等因素影响。具体操作方法：将导管插入脾静脉近脾门处，逐渐后退，分段取血，退至肠系膜上静脉汇合处，改变导管方向进入肠系膜上静脉分段取血，最后取门静脉血，分别测量胰岛素含量。离肿瘤越近的静脉血样胰岛素含量越高，离肿瘤越远的静脉血样胰岛素含量越低，将各段的测定值作一曲线，激素升高的峰值所在的区段即肿瘤所在的区段。该方法操作复杂，目前临床应用不多。

7. 术中超声内镜（IOUS） IOUS 是一种侵入性的检查手段。具体方法：在手术探查胰腺过程中，应用超声检查胰腺组织，这样可排除腹壁、肋骨和胃肠道气体干扰，使影像学更清晰，增加胰岛素瘤的检出率。还可同时显示胰腺组织中胰管、胰段胆管、脾静脉、肠系膜上血管的位置，以及肿瘤和这些脏器组织的毗邻关系，有利于手术方式的选择，减少手术并发症。此方法不仅可以发现隐匿的胰岛素瘤，还可以有效地发现术前不易发现的肿瘤，如胰头及钩突深部小的肿瘤。对于术中难以定位诊断的肿瘤，也可在超声引导下穿刺活检来明确病变性质。因此，IOUS 在目前术中检查中较为常用。

腹腔镜超声检查是近年来出现的一种定位胰岛素瘤的新技术，在腹腔镜引导下用超声探头直接探测胰腺表面，可准确定位胰岛素瘤，特别是对于行腹腔镜手术的胰岛素瘤患者，腹腔镜超声的应用使得肿瘤定位准确，保障了手术安全可行。

六、鉴别诊断

胰岛素瘤主要以空腹低血糖为主要表现，但有时低血糖症不明显，需与其他引起低血糖的疾病鉴别。

1. 功能性低血糖 功能性低血糖主要见于一些自主神经功能不稳定或处于焦虑状态的人，是低血糖症常见的类型。低血糖发作常由高糖饮食诱发，发作时间常在早餐后 1.5~3 小时发作或在进食大量葡萄糖（或蔗糖）后，晨起空腹发作较少，每次发作时间约 15~20 分钟或更久，可自行缓解。功能性低血糖症发作时血糖不低于 2.2mmol/L，症状轻，很少发生知觉丧失，往往症状与血糖值不相符，一般能耐受 72 小时禁食。发作时不宜进高糖食物，因高糖食物虽能缓解低血糖不适，但也会进一步刺激胰岛素分泌，加重症状。胰岛 β 细胞瘤，常空腹发作，发作时血糖低于 2.8mmol/L，给予补充糖类后症状能迅速缓解。

2. 高胰岛素血症性低血糖症

（1）糖尿病早期：部分糖尿病早期患者在进食后 3~5 小时常有轻度自发性低血糖表现，是由于 β 细胞对葡萄糖刺激的胰岛素分泌性延迟反应，可行糖耐量试验鉴别。

（2）慢性肝病：由于肝脏调整血能力不足，同时肝脏对胰岛素灭活作用减少，从而可能导致空腹低血糖，血浆 IRI 正常或增高，见于弥漫性肝损害和严重肝功能不全者。此外，餐后高血糖与糖耐量降低也是肝硬化的表现，故鉴别并无困难。糖原贮积症时，也可因糖原分解酶缺陷而致低血糖症，多见于儿童，临床有肝脾显著肿大。

3. 药物性低血糖 常见导致低血糖的药物有胰岛素、磺脲类药物、乙醇、水杨酸制剂等。

（1）胰岛素：胰岛素常见的副作用是低血糖，如胰岛素注射剂量过量，或注射胰岛素后摄食量过少、活动量过大，均可能产生低血糖反应。

（2）磺脲类药物：磺脲类药物主要促进胰岛素分泌，不适当的胰岛素分泌可能引起低血糖，引起低血糖的程度与药物半衰期、代谢速度等有关。服格列本脲的患者可在剂量不变、几周甚至几个月后出现低血糖。氯磺丙脲，使用时如加量过快，则较易诱发低血糖，大多数患者在服用 1 周内出现低血糖。当患者同时合并有肝肾病变、肾上腺皮质功能不足或摄入食物减少时，应警惕出现低血糖。

（3）乙醇：当连续大量饮酒而其他食物摄入较少时，可产生低血糖。若在长期饥饿状态下大量饮用乙醇，甚至可因严重低血糖导致死亡。

其他药物如奎宁、氯奎宁、青霉胺、左氧氟沙星、加替沙星和干扰素等，可导致高胰岛素血症性低血糖症。

4. 升糖激素分泌不足引起的低血糖症 常见于以下 3 种情况：

（1）甲状腺功能减退症：由于甲状腺素分泌减少，导致糖在肠道内吸收缓慢，糖原分解减弱，且肾上腺皮质功能也相对低下，空腹血糖可低至 2.8mmol/L，出现低血糖状态。本病主要以全身乏力、怕冷、皮肤黄而干燥、水肿、毛发脱落、反应迟钝和便秘等为主要表现。化验甲状腺功能有助于鉴别诊断。

（2）慢性肾上腺皮质功能减退症：肾上腺皮质功能减退可能导致皮质醇激素分泌减少，该激素为升糖激素，如分泌不足可能导致出现低血糖症状，多发生于空腹或进食前，有时在餐后 1~2 小时也可发生，由于患者对胰岛素敏感，血糖易于下降，同时血糖值 3.3mmol/L 左右即可发生症状。但本病有特殊色素沉着，以及乏力、体重下降和低血压。化验相关激素水平可以帮助判断。

（3）腺垂体功能减退症：部分病例有阵发性低血糖表现，一般是由于继发性肾上腺功能减退、甲状腺功能减退和生长激素缺乏所致。临床上常同时有肾上腺皮质功能减退和性腺功能减退的表现，化验相关激素水平可以帮助判断。

5. 胰岛 β 细胞增生引起胰源型非胰岛素瘤低血糖综合征 胰岛 β 细胞增生可引起胰岛素分泌增加，出现低血糖状态。胰腺影像检查阴性或高胰岛素血症不明显时，应考虑此种可能。延长的 OGTT 试验显示血清胰岛素仅轻度升高，确诊有赖于病理检查。

6. 胃肠道性低血糖 胃大部切除术或胃空肠吻合术后，部分患者由于进食糖类迅速吸收，胰岛素反应性分泌增多，而于进食后 1~2 小时出现低血糖症。

7. 脑干功能紊乱导致的低血糖症 脑干性低血糖症可归入内源性高胰岛素血症性低血糖中。脑干功能紊乱（Chiari 畸形、脑疝、肿瘤、外伤、感染和脊髓膜膨出症）常伴有间歇性高胰岛素血症。脑干功能紊乱时，通过神经反射引起间歇性胰岛素分泌及发作性低血糖症。

8. 非 β 细胞肿瘤所致的低血糖症 非 β 细胞肿瘤导致的空腹低血糖症，这种情况多见于体积较大的间皮来源的纤维肉瘤、间皮瘤、横纹肌肉瘤、肾上腺皮质肿瘤和类癌等。部分患者在原发肿瘤被切除后还能引起轻度血糖症，原因尚不清楚。原发性肝癌伴低血糖症的发病机制有以下几种可能：IGF-2 相关性低血糖症，胰岛素分泌过多，肝组织被大量破坏，肝糖生成不足。

七、治疗

（一）一般治疗

饮食疗法可能对减轻一些患者的症状是有效的，少量多餐可能避免低血糖发作，可应用吸收缓慢的食物，如面包、土豆、大米较好。当低血糖发作时，快速口服葡萄糖以纠正低血糖症，例如水果汁或蔗糖等。病情严重的、难治性低血糖患者，可采用持续静脉输入葡萄糖的治疗方法。在预期发作的时间前口服或静脉注射葡萄糖。

（二）手术治疗

手术切除肿瘤是治疗胰岛素瘤的有效方法，一旦确诊应及早手术。对于良性胰岛素瘤患者来说，大多数可以通过手术治愈。手术操作选择取决于肿瘤团的特点、类型、大小和位置。手术方法有肿瘤摘除、肿瘤局部切除、胰体尾或胰尾切除、胰十二指肠切除术等。单发或散在的、不大而表浅的肿瘤，可考虑采用肿瘤摘除术。对胰体尾部较大而深在的肿瘤，或多发肿瘤，或胰岛增生病例可行胰体尾或胰尾切除术，但应尽可能保留脾脏。胰腺局部切除术后并发症多，死亡率高，选择要慎重。对于良性、体积小和 / 或胰体、胰尾部的肿瘤，腹腔镜下切除是常应用的方法。对于恶性胰岛素瘤来说，因其易侵犯局部周围软组织或淋巴组织、肝脏组织，同时其比恶性导管外分泌肿瘤恶性度低，有时有严重的激素分泌症状，一般不能用药物治疗，建议进行手术治疗。对于恶性胰岛素瘤患者，直接治疗肿瘤本身可以帮助控制低血糖。胰腺内巨大肿瘤或恶性胰岛素可行 Whipple 手术。如恶性胰岛素瘤已有肝转移，则尽可能将原发瘤或转移瘤切除，这可能减轻患者的症状，延长生存期。术中探查不到的肿瘤是较为棘手的情况，原因可能是肿瘤很小，隐藏在较厚的头部胰腺组织内或脾门胰尾部，或为异位胰岛素瘤，另一种情况可能是胰岛增生，以往用盲目胰腺切除术，但现在大多认为这一方法成功率不高。

胰岛素瘤患者有时因找不到肿瘤，或未完全清除的多发的肿瘤术后症状未缓解而需要再次手术。对这类患者，术前做血管造影和 PTPC 在内的全面检查有重要的参考价值，术中超声检查对手术也有帮助。在手术时重点探查胰腺头钩部，并对可疑部位进行穿刺细胞学检查。还要考虑有异位肿瘤的可能,探查包括肠系膜根部、脾门附近、腹腔动脉周围、十二指肠后等胰周组织。必须特别注意多发肿瘤,或胰岛增生合并胰岛素瘤的可能,要在血糖监测下进行肿瘤切除以免遗漏。胰岛素瘤切除的治愈率非常高,但也要注意到,出现潜在胰腺术后并发症的风险,尤其是胰腺术后瘘。

(三)药物治疗

除一般饮食和对症治疗外,在下列情况下可能需要药物治疗:解除低血糖症状;作为术前准备,在手术前期需要应用药物治疗使得血糖达到正常范围;已有转移而不能切除恶性胰岛素瘤者;拒绝手术治疗或手术有禁忌证的患者;手术未找到腺瘤或切除腺瘤不彻底,术后仍有症状者;对于不能通过手术治疗的患者,例如弥散β细胞的疾病、多发胰岛素瘤。恶性胰岛素瘤的药物治疗可减缓临床症状,即使有些病例已转移至肝和局部淋巴结,其病程仍可长达5~6年,故仍需积极治疗。常用的药物有:

1. 二氮嗪 为噻嗪类利尿剂的衍生物。由于开放ATP敏感性K^+通道,能直接抑制β细胞分泌胰岛素,兴奋β肾上腺素能神经促进糖异生,减少外周葡萄糖的利用,升高血糖。二氮嗪剂量范围100~200mg/次,1~2次/d,口服,维持期用量较开始治疗量逐渐减少。二氮嗪可以控制50%~60%患者的低血糖,用来治疗胰岛素瘤患者已有20余年。二氮嗪治疗可以导致大约1/2患者出现液体潴留,但这些患者通常联合应用利尿剂治疗,并不会造成明显液体潴留。二氮嗪还可能导致多毛和恶心等副作用。

2. 生长抑素 生长抑素是胰岛素分泌较强的抑制剂,主要通过与生长抑素受体起作用,抑制胰岛素分泌和外周许多胃肠激素的作用。长效生长抑素类似物(奥曲肽、兰瑞肽)可以用来控制胰岛素瘤患者低血糖,对35%~50%的患者有效,于不能手术治疗胰岛素瘤的患者是一个可行的方法,已成为胰岛素瘤药物治疗的有效替代物。治疗开始应用短效的奥曲肽注射液,每天2~4次,或20~30mg长效奥曲肽注射液每4周给药1次。生长抑素同二氮嗪合用可起到协同治疗作用。此外,奥曲肽对胰腺内分泌肿瘤有抗增殖的作用、抗肿瘤作用。该类药物可能会抑制低血糖时机体的调节机制,导致患者出现严重的低血糖。开始应用生长抑素类药物治疗需要评估全身的耐受性,尤其是胃肠道副作用方面。

3. 链佐星素 强力阻抑制DNA及蛋白质合成,还有抑制糖异生和吡啶核苷酸合成的作用。对高龄、体弱者不能手术的恶性胰岛细胞瘤患者,可采用链佐星素,此药可以减少低血糖症发作的频率,使肿瘤变小及患者存活时间延长。链佐星素,用量为20~30mg/kg,连续5天为一疗程。休息6~8周后重复,或每周静注一次,连续8周总量为8~10g,休息8周后重复。还可动脉插管化疗局部灌注。约60%的患者可以减轻症状。其他化疗药物有替加氟(呋喃氟尿嘧啶)、氟尿嘧啶等。有报告显示链佐霉素与氟尿嘧啶联合应用效果比单独用药好。该药的副作用主要为胃肠道反应(恶心和呕吐)和肾脏损害。首先出现蛋白尿(1~2g/24h),继之发生肾小管酸中毒、肾性糖尿和氮质血症。但对骨髓无抑制作用。氯脲霉素为链佐星的衍生物,作用与链佐星相似,但肾毒性很小。

4. 其他药物 如二氮嗪(氯苯甲噻二嗪)、长效胰高血糖素、交感神经阻滞剂、糖皮质激素类药物和钙通道阻滞剂等。糖皮质激素类药物对减轻症状有一定的效果,但由于常带来显著的副作用,不常规使用。苯妥英钠引起高血糖的机制不明,可能是由于抑制了胰岛分泌胰岛素,苯妥英钠中毒时常伴有高血糖症甚至高渗性高血糖状态。临床上胰岛素瘤低血糖发作易被误认为癫痫发作,使用苯妥英钠治疗而使部分症状得以缓解,导致诊断更为延误,应引起注意。但一般仅1/3病例有效,且长期应用可导致严重共济失调。

(四)其他治疗方法

对于胰岛素瘤患者,除了一般治疗、手术治疗、药物治疗外,还有其他治疗方法。对于因某些原因不能手术完全切除胰岛素瘤的患者,新的方法有酒精消融,或使用放射标记的生长抑素类似物与相应受体结合治疗、EUS引导酒精消融,射频消融,胰腺胰岛素瘤栓塞。

已有报道,应用EUS引导酒精注射消融和CT引导射频消融治疗胰岛素瘤。胰岛素瘤栓塞是另一种非手术的选择,因为胰岛素瘤血管造影在动脉期是高密度影,可以直接栓塞肿瘤。虽然这个方法仍有争议,这个方法治疗胰岛素瘤是否是可行的,这种方法仍可作为某些特定人群的一个选择,例如那些拒绝手术,或老龄、一般状态差,已经经历过多个腹部手术,以及那些因其他原因可能会增加手术后并发症的人群。

射频治疗可以减少肝脏肿瘤的团块,因此可以减少激素内分泌症状。选择性的单独栓塞或联合动脉内化疗的方法建立可以同时减轻内分泌激素症状和肝脏转移灶。虽然经验有限,但是肝移植对于恶性胰岛素瘤多发肝转移而无肝外转移的患者是很好的选择。对于有恶性单发胰岛素瘤的患者,甚至有肝转移的患者。积极的序贯的多种治疗(化疗栓塞、射频、肝切除、肝移植)可以延长患者生存期。

恶性胰岛素瘤是罕见的肿瘤。许多恶性胰岛素瘤的患者,肿瘤不能被手术切除,药物治疗效果有限,在预防低血糖发作方面有限。对胰岛素瘤患者进行持续的血糖监测可以探测低血糖,监测对药物治疗的反应。持续的血糖监测使用 CGMS 泵。有研究报道,持续血糖监测是有效的预防低血糖的装备,可以在有神经症状之前发现血糖,立即补充葡萄糖。

八、结语

胰岛细胞瘤诊断要点如下,胰岛细胞瘤生化拟诊依据包括(1)~(3),定位诊断见于(4):

(1)"临床上健康"的认定,可排除"不健康、饮食不正常、消化异常"相关的低血糖。

(2)无糖尿病(病史、血糖、HbA1c 数据),则排除:胰岛素、磺脲类、格列奈药物引起的低血糖,最好测胰岛素、自身免疫抗体 IAA。

(3)捕捉血浆糖 <2.8mmol/L 的宝贵时刻测定的血浆葡萄糖、胰岛素和 C 肽,计算每 mg/dl 血浆葡萄糖所对应的 μU/ml 的血浆胰岛素(切点 0.3)或 C 肽。升高的血浆胰岛素和/或升高的血浆 C 肽,符合胰岛素瘤。捕捉方法包括,发作低血糖症状时,空腹时抽血。必要时进行 72 小时饥饿试验诱发低血糖。

(4)胰岛细胞瘤定位诊断,超声、CT、MRI 三大影像定位不满意。术中超声定位价值大。

(5)胰岛素瘤恶性率 <10%,诊断时转移的百分率小于 10%,非胰腺内定位甚少。

附:其他神经内分泌肿瘤

多发性内分泌腺瘤病(multiple endocrine neoplasia,MEN)是指某一个体先后发生 3 种内分泌腺和/或神经内分泌肿瘤或增生。根据病因及肿瘤组合不同,MEN 可分为 MEN-Ⅰ型和 MEN-Ⅱ型。其中 MEN-Ⅰ型肿瘤来源于内分泌腺、神经内分泌细胞和非内分泌组织。MEN-Ⅰ综合征中胰岛肿瘤的特点是:胰岛内 α、β、δ、PP 细胞都可发生肿瘤,多为多灶性,而单独某种胰岛内细胞瘤多为单个,胰腺内分泌细胞如分泌胰岛素可能引起低血糖。

Von Hippel-Lindau 病(VHL)是一种少见的涉及多系统的常染色体显性遗传性肿瘤综合征,表现为家族性多发性中枢神经系统和内脏器官的良、恶性肿瘤和囊肿,主要表现为视网膜成血管细胞瘤、中枢神经系统成血管细胞瘤、胰腺囊肿、肾细胞癌和/或多发性腺瘤等。其中胰腺病变主要有胰腺囊肿、浆液性囊腺瘤和腺癌,也可伴发胰岛细胞瘤,是由小泡核、多角形的细胞巢组成的,大多生长缓慢,无症状,但也可生长很快,引起胆道阻塞。胰岛细胞瘤除分泌胰岛素外,还分泌胰高血糖素、胃泌素、生长抑素、血管活性肠肽、降钙素和胰多肽等激素,分泌胰岛素可能引起低血糖情况。另外还有部分肿瘤,具有神经内分泌功能,分泌胰岛素引起低血糖,这类患者往往可以低血糖为首发症状,在诊治过程中,应根据原发疾病进行治疗。

(马丽超)

参考文献

1. Shin JJ, Gorden P, Libutti SK. Insulinoma: PathoPhysiology, loealization and management. Future Oneol, 2010, 6(2): 229-237.

2. Familiar C, Antón T, Moraga I, et al. About a case of multiple endocrine neoplasia type 1. Review of some clinical manifestations and treatment controversies. Endocrinol Nutr, 2011, 58(2): 84-89.

3. Dimitriadis GK, Weickert MO, Randeva HS, et al. Medical management of secretory syndromes related to gastroenteropancreatic neuroendocrine tumours. Endocr Relat Cancer, 2016, 23(9): R423-R36.

4. Parbhu SK, Adler DG. Pancreatic neuroendocrine tumors: contemporary diagnosis and management. Hosp Pract (1995), 2016, 44(3): 109-119.

5. Aggeli C, Nixon AM, Karoumpalis I. Laparoscopic surgery for pancreatic insulinomas: an update. Hormones (Athens), 2016, 15(2): 157-169.

6. Chiruvella A, Kooby DA. Surgical Management of Pancreatic Neuroendocrine Tumors. Surg Oncol Clin N Am, 2016, 25(2): 401-421.

7. Tamm EP, Bhosale P, Lee JH, et al. State-of-the-art

Imaging of Pancreatic Neuroendocrine Tumors. Surg Oncol Clin N Am, 2016, 25(2): 375-400.

8. Anderson CW, Bennett JJ. Clinical presentation and diagnosis of pancreatic neuroendocrine tumors. Surg Oncol Clin N Am, 2016, 25(2): 363-374.

9. Kann PH. Endoscopic ultrasound in endocrinology: Imaging of the adrenals and the endocrine pancreas. Front Horm Res, 2016, 45: 46-54.

10. Fernandez Ranvier GG, Shouhed D, Inabnet WB. Minimally invasive techniques for resection of pancreatic neuroendocrine tumors. Surg Oncol Clin N Am, 2016, 25(1): 195-215.

11. Antonakis PT, Ashrafian H, Martinez-Isla A. Pancreatic insulinomas: Laparoscopic management. World J Gastrointest Endosc, 2015, 7(16): 1197-1207.

12. Tarchouli M, Ali AA, Ratbi MB, et al. Long-standing insulinoma: two case reports and review of the literature. BMC Res Notes, 2015, 8: 444.

13. Granberg D. Biochemical testing in patients with neuroendocrine tumors. Front Horm Res, 2015, 44: 24-39.

14. Rosenbaum JN, Lloyd RV. Pancreatic neuroendocrine neoplasms. Surg Pathol Clin, 2014, 7(4): 559-575.

15. Rossi RE, Massironi S, Conte D, et al. Therapy for metastatic pancreatic neuroendocrine tumors. Ann Transl Med, 2014, 2(1): 8.

16. Qin SY, Lu XP, Jiang HX. EUS-guided ethanol ablation of insulinomas: case series and literature review. Medicine (Baltimore), 2014, 93(14): e85.

17. Mehrabi A, Fischer L, Hafezi M, et al. A systematic review of localization, surgical treatment options, and outcome of insulinoma. Pancreas, 2014, 43(5): 675-686.

18. Patel S, Narwari M, Parekh D. Insulinoma: case report and review of diagnostic and treatment modalities. J Assoc Physicians India, 2013, 61(6): 423-426.

19. Su AP, Ke NW, Zhang Y. Is laparoscopic approach for pancreatic insulinomas safe? Results of a systematic review and meta-analysis. J Surg Res, 2014, 186(1): 126-134.

20. Ro C, Chai W, Yu VE, et al. Pancreatic neuroendocrine tumors: biology, diagnosis, and treatment. Chin J Cancer, 2013, 32(6): 312-324.

21. 耿德章. 中国老年医学. 北京: 人民卫生出版社, 2002.

第五章　老年肥胖症

第一节　老年能量代谢的特点

人类生长发育到成熟期以后，形态结构和生理功能方面必然出现一系列退行性变化，这些变化的发生往往是全身性的和多方面的，衰老的研究开始于整体水平和器官水平的研究，向着细胞机制和分子机制的方向进展。

一、能量

能量（energy）是营养学的基础，是营养研究的重要内容，人体一切的活动都与能量代谢密不可分。能量是维持人体体温及一切生命活动的基础。人体不仅在活动时需要能量，在安静状态时也需要能量以维持体温、心跳、呼吸等各项生命活动。

人体主要通过摄取食物而获得能量，食物中能量则是通过植物吸收太阳能并转化为化学能储存下来的物质。食物中的能量主要储存在糖类、脂肪和蛋白质分子内部的化学键中。人体摄入食物后，通过一系列的化学反应，获取食物中的能量，以维持人体的体温、循环、消化、吸收、分泌、神经传导等一切生命活动。

二、基础代谢

基础代谢（basalt metabolism，BM）是维持生命活动的最低能量消耗，即人体在清醒、静卧、空腹（进食后12~14小时）、思想放松、室温适宜（18~25℃）时维持呼吸、心跳、体温、循环、腺体分泌、筋肉紧张度等生理活动所消耗的能量。基础代谢率（basalt metabolism rate，BMR）指单位时间内人体每平方米体表面积所消耗的基础代谢能量。

三、老年能量代谢的变化

老年人在身体组成、生理功能与营养代谢方面均与年轻人不同，能量代谢有其自身特点，身体组成产生的变化，使得瘦体重减少、基础代谢率下降。与成年人对比，老年人的体力活动水平平均降低约20%。因此，能量消耗呈现逐渐减少的趋势。

（一）身体组成

增龄给身高和身体成分都带来显著的变化。40岁左右身高开始下降，60~80岁身高的下降速度加快，大约每10年降低2cm。身高随年龄而降低主要由脊柱后凸（驼背）、椎间盘压缩、椎骨退化造成的，因此也有人认为，多年从事负重工作的人身高下降速度较快。人的体重通常在25~50岁处于上升阶段，其后开始逐步下降。体重的增加同时伴有体脂增加和瘦体重下降。男女性老年人的体脂平均值一般分别约为26%和38%（男性和女性青年分别为15%和25%）。瘦体重主要反映肌肉蛋白质的含量，肌肉的萎缩使得肌力逐渐下降，出现易于疲劳、腰酸背痛的症状，从而导致行动迟缓、动作笨拙。这种体成分的改变将增加老年人疾病的发病率，促使生理功能减退。老年人的瘦体重水平较年轻人降低，老年男性的瘦体重为47~53kg（青年男性为56~59kg），女性为31~41kg（青年女性为38~42kg）。青年男性的肌肉约占体重的45%，到了70岁左右可以下降至<27%。有氧运动可有效地氧化体内脂肪而使体脂下降，而对去脂体重的影响较小。抗阻运动对减少体脂和增加瘦体重均有良好效果。老年人抗阻运动后，会引起骨骼肌产生适应性肥大、质量增加，表现为瘦体重增加。同时，构成血管组织的胶原蛋白出现变形，使得血管弹性降低、动脉硬化、管腔狭窄。肺泡和支气管出现萎缩，容易形成肺气肿和支气管炎。骨密度也逐渐降低，骨矿物质减少，骨质变脆，易于发生骨折，与此同时，一些软

骨变硬，失去弹性，使关节的灵活性降低，脊柱弯曲，形成驼背、身高缩短。由于体细胞减少，水分含量也降低，使得皮肤出现干燥松弛、弹性降低的情况。皮肤胶原纤维变形，引起结缔组织收缩，使皮肤出现皱纹。毛发发根毛囊组织萎缩，毛发脱落，水分减少使得毛发干燥，毛发色素减少而出现白发。

（二）生理功能

随着年龄的增加，许多器官和组织的功能细胞逐渐减少，细胞的再生能力降低甚至丧失。除了细胞的数量以外，细胞的生理功能也逐渐降低。在大鼠中，随着年龄的增加，其肾单位明显减少。在人体中，增龄的改变可以表现为肾血流量、肾小球滤过率和肾小管对葡萄糖的重吸收能力均明显下降。

老年人的消化功能减退，消化液分泌减少，胃酸不足甚至缺乏，营养素的生物利用率下降，所以钙、铁、锌、叶酸、维生素 B_6 及维生素 B_{12} 的需求量相对增加。同时胰液分泌减少、胆囊舒缩功能减退，使得脂肪消化不良。肠黏膜萎缩和肠道血管减少，使得消化道吸收能力降低。肠蠕动减少、肠壁肌肉紧张度降低、饮水过少可造成慢性便秘。

老年人心率减慢，每单位时间的心搏出量减少，运动时心脏负担相对增加。随年龄增加，血管出现动脉硬化，血压逐渐升高。

老年人的免疫能力随年龄增长而下降，感染风险增加，甚至产生自身免疫现象，表现为生成自身抗体增多、产生自身反应性 T 细胞、引起多器官损伤。免疫功能的下降主要表现为 T 细胞功能的变化，包括增殖反应、细胞毒性和迟发过敏反应降低。而体液免疫反应在老年人变化较小。

老年人记忆力明显下降，容易忘记新近事物，主要由于大脑细胞逐渐减少，但人脑的潜力很大，经常使用的脑细胞只占脑细胞总数的一小部分，且脑细胞功能具有代偿能力，因此尽管记忆力逐渐下降，但进入老年以后头脑仍可十分清醒。常用脑的人，记忆力和思维力都比不常用脑的人衰退更慢。

（三）老年人能量代谢的特点

人体每日的能量消耗主要由基础代谢、体力活动及食物特殊动力这三方面构成。基础代谢的下降和体力活动的减少，使得老年人能量的需求相对降低。60 岁以后较青年期减少约 20%，70 岁以后减少约 30%。

人体的基础代谢随着年龄的增加而降低，与中年人相比，老年人的基础代谢率降低约 15%~20%。造成老年人这一变化的原因可能与机体合成代谢降低、分解代谢增加及体内瘦体组织（lean body mass，LBM）重量的降低有关。不同部位的 LBM 的代谢率不同，如脑、心、肾和肝等内脏的代谢率比肌肉高 15~25 倍。利用分层扫描技术分别比较躯干和肢体的 LBM 变化，可见内脏体积变化受衰老的影响较小。因此，老年人 LBM 变化对基础代谢的影响主要来自肌肉和骨组织的丢失。随着年龄的增加，许多器官和组织的功能性细胞逐渐降低，细胞再生能力降低甚至丧失，除细胞数量外，细胞的生理功能也降低。实验证明，完整器官和组织切片的能量代谢也随增龄而下降，如大鼠心肌线粒体的氧化磷酸化，ATP 合成率和 ATP 酶活性都随年龄的增加而下降。

（四）老年人对能量的需求量

《中国居民膳食指南（2016）》中推荐，65~79 岁健康城市居民男性平均能量需求量为 2050kcal/d，女性为 1700kcal/d；80 岁以上男性为 1900kcal/d，女性为 1500kcal/d。

在临床工作中，还应该考虑到每个患者个体差异的存在，根据不同的情况，给予个体化的建议。应综合考虑患者的生理状态、疾病情况、体质指数等因素，为患者制订适宜的能量供应标准。

（五）老年能量代谢与线粒体的关系

现有的研究结果显示，衰老的发展过程中，各种细胞、组织和器官的功能下降都与线粒体功能异常密切相关，线粒体的完整性和功能的齐全性是细胞生存和功能正常进行的前提和保证。线粒体是细胞的动力工厂，通过呼吸作用将葡萄糖、脂肪酸和蛋白质等生物大分子物质氧化分解，并释放出能量供应机体的需求。在机体衰老发生的过程中，线粒体的变化主要体现在三个方面：

1. 线粒体形态和数量的变化 线粒体是细胞进行氧化呼吸和能量转换的主要场所，可存在于除成熟红细胞以外的所用真核细胞中。衰老时的机体代谢缓慢，细胞功能下降、数目减少，线粒体数量下降、产能减少、摄取钙离子的能力下降，使得内源性自由基的产生增加，细胞内钙缓冲能力改变，从而改变了细胞内的递质释放、细胞生长和酶系统的激活等。

2. 线粒体的氧化损伤 线粒体是细胞呼吸氧化的主要细胞器和中心，也是内源性活性氧产生的最重要的细胞器。正常生理状态下，内源性自由基的产生与消除处于一种动态平衡之中，伴随着抗氧化能力的下降和内源性氧自由基产生的增多和累积，这种动态平衡被打破。内源性氧自由基主要来源于线粒体的呼吸链，复合物Ⅰ和复合物Ⅲ是内源性氧自由基在呼吸链上产生的主要部位。衰老时，线粒体的电子传递链功能降低，复合物Ⅲ中辅酶Q部位聚集的电子增多，内源性的氧自由基产生增加。

3. 线粒体的DNA突变 在衰老过程中，内源性氧自由基不断增加，线粒体DNA裸露，易成为内源性氧自由基攻击的对象，引起线粒体DNA突变。主要包括3种：①缺失突变，可以造成线粒体功能下降，而缺失常发生于与衰老相关的退行性疾病；②点突变，主要发生在编码蛋白质与tRNA区；③串联重复。点突变和缺失突变的发生率最高。

（六）骨骼肌代谢

肌酸是一种氨基酸，是磷酸肌酸的前体物质。一个体重70kg的正常人体内肌酸总量大约为120g，其中95%存在于骨骼肌，脑、肝、肾等仅有少量分布。肌酸在肌肉中的主要作用是以磷酸肌酸的形式储存和提供能量。肌肉中大约60%的肌酸以磷酸肌酸的形式存在，是能量供应的重要物质。肌酸最终代谢产物为肌酐，以尿液排出体外。通过测定尿肌酐，可了解机体肌酸的储备情况。一个体重70kg的男性，每天约有2g肌酸转化为肌酐。

随增龄改变，骨骼肌也出现适应性改变。首先，Ⅱ型肌纤维数量随增龄而渐进性地减少，同时细胞内脂肪储量逐渐增加。老年人（70~73岁）股外侧肌横截面肌纤维数量比年轻的成年人（19~37岁）减少大约110 000根，肌纤维数量下降约23%。80岁老年人Ⅱ型肌纤维数量比年轻的成年人少30%。另一份关于肌肉横截面积的研究发现人类在30~80岁瘦体重减少20%~30%。另一方面，随着年龄增长，肌纤维组成也发生变化，Ⅱ型肌纤维减少，Ⅰ型肌纤维百分比增大，对骨骼肌能量代谢系统产生了较大影响。因为Ⅱ型肌纤维主要涉及爆发用力及短时间的肌肉募集方式，能量载体复合物的变化可能影响磷酸肌酸系统和糖酵解系统。研究发现，老年人（52~79岁）肌细胞内磷酸肌酸水平比年轻成年人（18~36岁）低5%，老年人肌酸水平高5%，然而，ATP浓度、ATP/ADP比率和能量转化势能没有随年龄受到影响，ATP酶和肌酸激酶对ATP释放能量及磷酸肌酸的生成起到关键作用，虽然随年龄增高细胞内磷酸肌酸水平下降，但运动后，老年人细胞内肌酸水平显著降低，磷酸肌酸/总肌酸比率显著增加，说明运动能够增加老年人肌细胞内磷酸肌酸水平，增强磷酸肌酸能量系统。

研究证明，肌酸也可以帮助维持Ⅱ型肌纤维质量，增加Ⅱ型肌纤维直径，促进肌肉肥大的机制包括：①肌酸可以刺激细胞内结合水的增加，使细胞渗透压升高，刺激蛋白质的合成，而蛋白质合成的增加则刺激了去脂体重的增加和肌肉力量的增长；②肌细胞肿胀，使机体出现蛋白水解和氨基酸氧化减少，改变基因转录因子，增加卫星细胞有丝分裂活动；③由于磷酸肌酸系统功效增强，ATP再生率增加，运动量增加；④增加肌球蛋白重链mRNA和蛋白表达。因为老年人肌细胞内有较低的总肌酸水平，且体内内源性总肌酸水平较低，所以肌酸补剂对老年人骨骼肌的作用可能比肌酸对年轻人的作用更深刻，可以增强老年人的肌肉力量，使肌肉肥大，增加肌肉耐力和提高运动能力。

（七）心肌能量代谢

1. 衰老心脏的心肌能量代谢特点主要是结构的变化，即心室形态、心室容量及心肌重量的变化。单位容积内供氧水平降低，心肌缺氧。心肌能量供应主要来自脂肪酸，故脂肪酸代谢的变化对心脏功能的影响至关重要，衰竭心肌细胞中脂肪酸氧化酶活性降低，伴随出现脂肪酸氧化水平降低，葡萄糖氧化及糖酵解的水平增加，终末期总氧化供能受抑制。其机制可能与细胞线粒体的形态异常、数量减少、体积变小和氧化功能减退有关。衰老的心肌细胞ATP酶活性降低，产生ATP明显减少，且无氧糖酵解供能途径增加，乳酸堆积，导致心肌细胞酸中毒损伤，心肌收缩及舒张力减弱，形成恶性循环。

2. 合并缺血性心脏病患者，心肌氧供应不足是其能量代谢的限制因素。缺氧状态下，脂肪酸氧化和葡萄糖氧化均降低，ATP合成减少，无氧糖酵解水平上升，组织内乳酸和H^+水平增加，造成心肌组织酸中毒。心肌梗死急性期，心肌组织中有氧代谢的关键酶表达下调，糖酵解的关键酶表达上调，心肌缺血激活AMP活化蛋白激酶，进而刺激脂肪酸氧化增加，脂肪酸合成等量的ATP需消耗比葡萄糖更多的氧，造成氧利用率低，氧耗相对增加。心肌缺血引起心肌能量代谢改变是心衰发病的重要原因。

3. 合并瓣膜疾病老年人常出现心腔扩大或心室壁增厚，相当比例的瓣膜疾病患者最终发展成心衰。心腔扩大导致单位心肌毛细血管减少，单位心肌氧供减少，衰竭心肌ATP酶的活性降低，出现心肌能量代谢障碍，同时，神经内分泌过度激活，导致左室重构，加重心肌损伤。

4. 糖尿病患者合并心衰时，机体心肌细胞能量代谢的底物以葡萄糖为主，以脂肪酸为辅。介导葡萄糖氧化供能的胰岛素，是心衰患者心肌能量代谢不可或缺的因素。而糖尿病患者体内的胰岛素相对或者绝对不足，引起心肌细胞做出适应性改变，即葡萄糖氧化降低，脂肪酸摄取及氧化增加，加重心肌细胞酸中毒及心肌损伤，导致心肌收缩能力减弱。未控制的糖尿病患者，脂肪酸氧化供能占心脏能量总需求的90%~100%，糖代谢障碍、血糖浓度增高导致心肌过快搏动，从而消耗更多的能量；同时胰岛素对脂肪酸氧化有抑制作用，加重心肌缺氧的状态。

心衰患者无论是合并缺血性心肌病，还是肥厚型心肌病，都以脂肪酸代谢水平降低，糖代谢水平早期增高、晚期降低为总趋势；合并糖尿病的心衰患者，由于胰岛素抵抗，糖代谢障碍，脂肪代谢占优势，加重缺氧，还会产生更多有害中间产物，导致心肌结构和功能损伤。而糖酵解氧利用率高，甚至能在无氧环境中完成。因此，抑制脂肪酸代谢，促进糖代谢，有效利用有限的氧，可产生更多能量，改善心肌供能。

ATP合成通过氧化磷酸化过程完成，因此直接刺激心肌细胞氧化磷酸化，可有效增加ATP的合成，从而改善心肌能量供应，保证心肌正常收缩。PCG-1对氧化磷酸化酶有上调作用，可以作为促进ATP合成的一种方法。与此同时，作为氧化磷酸化过程中电子传递的载体，辅酶Q_{10}治疗也可增加机体ATP合成。外源性补充促ATP生成的底物磷酸肌酸，促进AMP和ADP向ATP转化的速率。磷酸肌酸可保护细胞膜结构，维持细胞能量代谢水平，增强心肌收缩，维持血流动力学稳定。磷酸肌酸钠对冠心病慢性充血性心衰有较好的疗效，可逆转左室重构。

总之，老年营养代谢根据身体组成与生理功能的改变而出现能量代谢降低，蛋白质合成减慢，脂肪积累，易于过氧化，糖耐量下降，水总量和细胞内液及所含钾、镁、磷均减少，酶的含量及活力下降，激素及其受体的敏感性降低，维生素、微量元素的生物利用率不足，易于出现骨质疏松、心脑血管疾病、癌症、糖尿病、白内障等慢性病。故而依据这些代谢特点，采取合理的营养措施，可在老年多发病的防治上起到重要作用。

（张 洁）

参考文献

1. Tang DN, Wei JM, Zhu MW, et al. Prevalence nutritional risk and malnutrition and nutrition support in eldly hospitalized patients. Chin J Geriatr, 2011, 30: 974-976.

2. Wang H, Li H, Lu CQ, et al. Analysis of risk factors associated to malnutrition in inpatients. Chin J Geriatr, 2010, 12: 992-995.

3. Shetty P. Energy requirements of adults. Public Heahh Nutr, 2005, 8(7A): 994-1009.

4. Heymsfield SB, Harp JB, Rowell PN, et al. How much may I eat?Calorie estimates based upon energy expenditure prediction equations. Obes Rev, 2006, 7(4): 361-370.

5. Roberts SB, Dallal GE. Energy requirements and aging. Public Health Nutr, 2005, 8(7A): 1028-1036.

6. Gaillard C, Alix E, Sail A, et al. Energy requirements in frail elderly people: a review of the literature. Clin Nutr, 2007, 26(1): 16-24.

7. Weiss CO, Cappola AR, Varadhan R, et al. Resting metabolic rate in old-old women with and without frailty: variability and estimation of energy requirements. J Am Geriatr Soc, 2012, 60(9): 1695-1700.

8. Barcel M, Torres O, Masearó J, et al. Assessing nutritional status in the elderly evaluation of chumlea equations for weight. Nutr Hosp, 2013, 28(2): 314-318.

9. 王东霞，顾平，顾明霞，等．老年腹型肥胖者血清脂联素和糖脂代谢与高血压的关系．中华老年心脑血管病杂志，2008，10(1): 18-20.

10. 马小虎，李琳．膳食营养干预对老年糖尿病患者糖脂代谢的作用分析．航空航天医学杂志，2016，27(4): 468-469.

11. Koonen DP, Febbraio M, Bonnet S, et al. CD36 expression contributes to age-induced cardiomyopathy in mice. Circulation, 2007, 116(19): 2139-2147.

12. Lopaschuk GD, Ussher JR, Folmes CD, et al. Myocardial fatty acid metabolism in health and disease. Physiol Rev, 2010, 90(1): 207-258.

13. Ormerod JO, Ashrafian H, Frenneaux MP. Impaired energetic in heart failure-a new therapeutic target. Pharmacol

Ther, 2008, 119(3): 264-274.

14. Dyck JR, Lopaschuk GD. AMPK alterations in cardiac physiology and pathology: enemy or ally. J Phsiol, 2006, 574(Pt1): 95-112.

15. Sambandam N, Lopaschuk GD, Brownsey RW, et al. Energy metabolism in hypertrophied heart fail. Heart Fail Rev, 2002, 7(2): 161.

16. How OJ, Aasum E, Severson DL, et al. Increased myocardialoxygen consumption reduces cardiac efficiency in diabeticmice. Diabetes, 2006, 55(2): 466-473.

17. 王敏，张文斌，周斌全，等. 葡萄糖浓度变化对乳鼠心肌细胞的影响及其机制的探讨. 中华心血管杂志，2008, 36(11): 1027-1031.

18. Barth AS, Tomaselli GF. Cardiac metabolism and arrhymias. Circ Arrhythm Electrophysiol, 2009, 2(3): 327-335.

第二节　脂肪组织与内分泌

一、老龄化对脂肪组织影响

脂肪组织根据分布、形态和功能等的不同，可分为白色脂肪组织和棕色脂肪组织两类。棕色脂肪组织的细胞因含有大量的细胞色素 C 和线粒体而呈棕色，其含量较低，仅占正常成人体重的 1%；其分布有限，仅见于颈、肩、腋窝、肩胛间部位及皮下、甲状腺、肾门、自主神经和嗜铬细胞，其形状呈多边形，直径约为 60μm，内含多个小脂滴；其主要功能为产生热量。而白色脂肪组织在体内的含量高，占正常成人体重的 20%；其广泛分布于全身皮下及腹腔内；其形状呈圆形，直径约为 67~98μm，每个细胞含 0.6μg 脂滴（为单个大脂滴），血管供应少，因而呈白色；其功能较多，除了储存能量外，还具有广泛而复杂的内分泌等功能。每一正常成人有（26.6 ± 1.8）× 10^9 个白色脂肪细胞，其在幼儿期大量增殖，到青春期数量达到巅峰，此后数量一般不再增加。肥胖者白色脂肪细胞数量较正常人增加 3~5 倍，细胞的直径和脂质含量较正常人增加 2~3 倍。

（一）老年与脂肪重新分布

在老年阶段，机体脂肪总量趋于下降或者保持稳定，但会出现大量的脂肪重新分布，脂代谢障碍使机体选择性地失去皮下脂肪，增加内脏脂肪和肌内脂肪，皮下脂肪组织丢失，而大网膜脂肪组织比较稳定。脂肪从皮下转移到腹部内脏、肌肉、肝脏、骨髓、骨骼肌、心脏和胰岛 β 细胞及其他的异位位点，从而引起胰岛素抵抗和血脂异常，因此，脂肪的重新分布是胰岛素抵抗的标志，也增加了老年人代谢综合征（如糖尿病、高血压、高血脂、高体重）和动脉粥样硬化等的风险，在老年女性中更为常见。

内脏脂肪与皮下脂肪的不同：腹部内脏脂肪（大小网膜、肠系膜、腹腔内脏）与皮下脂肪相比，除了其代谢产物通过门静脉与肝脏直接相连外，两个部位的脂肪组织在受体分布、受体后信号转导及脂代谢关键酶的表达及活性等方面也存在显著差异。

1. 与皮下脂肪相比，内脏脂肪细胞对胰岛素的敏感性降低，糖利用率较低，并且更易分解，造成血浆游离脂肪酸（FFA）的升高，增加肝脏内糖异生和葡萄糖的输出，降低骨骼肌及肝脏对胰岛素的敏感性，从而引起血糖升高。其主要机制与胰岛素和受体结合后细胞内信号转导减弱，导致胰岛素的抗脂解作用明显降低有关。不同部位的脂肪组织，胰岛素受体 mRNA、蛋白的表达及胰岛素与受体结合能力差别不显著，在内脏脂肪细胞，胰岛素受体底物 -1（IRS-1）的表达明显降低，而在皮下脂肪组织，胰岛素使其受体和受体底物磷酸化的作用要高 4 倍和 3 倍。

研究发现，2 型糖尿病女性患者的胰岛素敏感指数与内脏脂肪的面积呈显著负相关。肥胖男性血糖水平与内脏脂肪面积呈正相关，糖利用率与之呈负相关，去除皮下脂肪这一影响因素后，相关性仍有显著性意义。在绝经后的肥胖女性，同样可以观察到糖利用率与内脏脂肪面积呈负相关，而与皮下脂肪面积及总体脂无关。皮下脂肪面积的变化在内脏脂肪面积恒定的情况下与葡萄糖利用无明显相关性，说明内脏脂肪影响糖代谢的作用独立于皮下脂肪。有研究发现，非肥胖者根据体质指数（BMI）和胰岛素敏感指数分为两组，在 BMI 无显著性差异的情况下，伴有胰岛素抵抗组比胰岛素敏感指数正常组的内脏脂肪面积多 70%。在胰岛素抵抗大鼠中，切除了内脏脂肪后，肝脏及外周肌肉和皮下脂肪等的胰岛素的敏感性得到明显改善，有力地说明了内脏脂肪堆积在胰岛素抵抗发生中的重要作用。

2. 内脏脂肪较皮下脂肪更易分解，脂肪组织在内脏的堆积是导致FFA升高的主要原因。有研究表明，无论是肥胖还是非肥胖患者，儿茶酚胺类激素促进脂肪分解的作用在内脏脂肪远大于皮下脂肪，而胰岛素及其他抗脂激素（前列腺素E及腺苷等）在内脏脂肪组织的活性则明显降低。这一区别主要与脂肪细胞膜上的儿茶酚胺类受体的分布及受体后信号转导有关。在内脏脂肪细胞，具有脂肪分解作用的肾上腺素受体β_1、β_2、β_3高表达，β_1、β_3受体的敏感性分别是皮下脂肪细胞的6倍和50倍，而具有抗脂解作用的α_2受体表达却明显降低。有研究发现，将正常人的皮下及大网膜的脂肪细胞前体同时进行体外培养、诱导、成熟，大网膜和肠系膜脂肪的分解速率比前者高出6倍，脂肪组织因分布部位不同而存在的差异并非是周围环境所致，而是因为内在的根本性差异。

脂肪分解过程中的关键酶——激素敏感性脂酶（HSL）和甘油三酯合成的重要酶——脂蛋白脂酶（LPL）在维持脂代谢平衡中发挥着重要作用。两种酶的表达及活性都因脂肪组织分布区域的不同而存在差异。大鼠内脏脂肪HSL mRNA和蛋白的表达及活性较皮下脂肪组织增高，LPL mRNA水平降低20%。酰化刺激因子（ASP）是人体内甘油三酯合成的重要刺激因子，可发挥类胰岛素的作用，而促进FFA的酯化和甘油三酯的合成，降低餐后甘油三酯。而胰岛素可促进ASP的分泌，检测脂肪细胞上125I-ASP的结合率发现，内脏脂肪细胞ASP受体的亲和力明显降低，ASP的分泌减少。

（二）老年人脂肪细胞的体积减小

脂肪组织的发生是脂肪细胞数目增加和体积增大共同作用的结果，即前体脂肪细胞的增殖和分化。脂肪组织随着衰老而减少的原因不是因为脂肪细胞的数目减少，而是由于脂肪细胞的体积减小。在衰老的过程中，脂肪祖细胞积累脂肪的能力及对胰岛素的敏感性下降，进一步导致了体积小、胰岛素抵抗和功能障碍的脂肪细胞增加。

（三）老年人前体脂肪细胞增殖和分化能力的降低

不同解剖部位的前体脂肪细胞与脂肪细胞生物学特性差异也很大。前体脂肪细胞的增殖能力随增龄降低的现象仅发生在皮下的前体脂肪细胞，大网膜前体脂肪细胞未发现类似情况。人腹部皮下、肠系膜和大网膜前体脂肪细胞的基因表达图谱不同，如脂肪酸结合蛋白-4（fatty-acid binding protein-4，FABP4）、C/EBP-α、PPAR-γ有明显差异。其中，肠系膜的前体脂肪细胞与皮下前体脂肪细胞基因表达图谱更为接近，其中的差异基因多是参与脂代谢的基因。从原代细胞培养结果来看，皮下、肠系膜和大网膜的前体脂肪细胞增殖和分化能力也存在着显著差异，其脂肪组织特性也不同。人腹部皮下的前体脂肪细胞具有最强的分化能力，肠系膜的前体脂肪细胞具有中等分化能力，大网膜的前体脂肪细胞分化能力最低。而随着衰老，出现不同来源的前体脂肪细胞功能变化，导致了老年人脂肪的重新分布和代谢功能障碍，与年轻个体比较，从老年人体内分离出前体脂肪细胞并以诱导分化剂处理，其细胞内累积较少的脂滴。随着年龄的增长而呈现脂肪细胞分化能力的降低，至少部分原因是由于生脂的关键转录因子表达减少。甘油三磷酸脱氢酶是脂肪细胞分化决定基因的表达产物，其表达量随着年龄的增加而减少。

（四）老年人脂肪在非脂肪组织异位累积

在机体衰老的过程中，脂肪在除脂肪组织的其他部位（如肝脏、骨骼和肌肉等组织）异常累积。发生这一现象的机制可能与在肌肉、骨髓和其他组织中的多能间充质干细胞异常分化，生成脂肪细胞样细胞，取代其组织所特有的细胞类型有关。在所有的间充质细胞类型中，巨噬细胞与前体脂肪细胞最为接近，都表达aP2、PPARγ和许多其他相同的细胞因子。与其他的间充质细胞一样，从老龄小鼠分离的前体脂肪细胞不能分化为具有完全功能的脂肪细胞，只是呈现脂肪细胞的部分表型。

（五）老年与脂肪炎症

伴随着老龄化，前体脂肪细胞和巨噬细胞都会引起脂肪组织炎症。功能障碍的前体脂肪细胞释放较多的促炎症因子和趋化因子，这些因子的释放进一步招募并激活巨噬细胞。脂肪组织中巨噬细胞大量增加，T淋巴细胞、肥大细胞被激活，与脂肪组织产生炎症因子有关，在正常体重个体中尤为明显。巨噬细胞产生的细胞因子诱发前体脂肪细胞释放脂毒性的游离脂肪酸，脂毒性脂肪酸分布至不同器官引起脂肪异位沉积、器官功能障碍和代谢疾病，这些情况会随着老龄化的进行而逐步恶化。在肥胖个体中，腹腔脂肪比皮下脂肪累积了更多的巨噬细胞。在年轻动物中，内脏脂肪中巨噬细胞的比例最高，随着年龄的增加，其数目也会持续增加，而皮下脂肪组织的巨噬细胞开始时数量较少，但也会随着年龄的增长而增加。皮下脂肪比腹腔内脏脂肪多10~20倍，因而皮下脂肪中的巨噬细胞也会对整个机体产生系统性的影响。在人大网膜脂肪组织中，年龄与巨噬细胞的百分比呈显著的正相关，然而皮下脂肪组织中巨噬细胞的数量随年龄的增加其变化不大。充分的证据表明，脂肪组织中巨噬细胞的数量会随着年龄和肥胖程度的增加而增多，且呈现部位依赖性，这与脂肪组织由于炎症反应而引起的脂肪组织功能障碍和系统功能障碍有关。

（六）老年与脂毒性

随着老龄化而出现的不同来源的前体脂肪细胞功能变化导致了老年人脂肪的重新分布和代谢功能障碍。来自老年个体前体脂肪细胞中的游离脂肪酸通过产生脂毒性破坏生脂。在前体脂肪细胞、巨噬细胞和其他的免疫效应器中，游离脂肪酸通过刺激脂解、诱导细胞因子的释放，使其进入一个自我构建的恶性循环中。代谢失调的脂肪细胞开始分泌促炎症因子和趋化因子。这些因子会改变T细胞亚群，吸引肥大细胞，招募单核细胞，并激活巨噬细胞，巨噬细胞分泌的各种因子加速了脂肪细胞中脂肪酸的释放，阻止前体脂细胞分化为脂肪细胞。所有这些过程都有助于脂肪组织和其他组织产生脂毒性，诱发细胞的应激反应，甚至产生更多的炎症因子和趋化因子，进一步阻碍正常生脂，并释放出更多的脂毒性脂肪酸。脂肪酸所产生的细胞毒性叫做脂毒性（lipotoxicity），其中饱和脂肪酸（saturated fatty acids）包括棕榈酸和硬脂酸，饱和脂肪酸比不饱和脂肪酸（unsaturated fatty acids）如棕榈烯酸、油酸、亚油酸的毒性更大，这可能与饱和脂肪酸产生神经酰胺有关。小的脂肪细胞可以通过合成甘油三酯来抵抗脂肪酸过多所产生的脂毒性。由炎症因子、脂毒性及年龄相关的变化激活细胞的应激反应都会导致MAD细胞的形成。MAD细胞来源于异常分化的间充质细胞，导致脂肪在非脂肪组织累积。在老年个体中，前体脂肪细胞在毒素的作用下会凋亡得更快，并且分化成正常脂肪细胞的能力减弱。分化能力的降低可能与有害脂肪酸的增加有关，有害脂肪酸的增加减弱了脂肪细胞的抵抗力并加速了前体脂肪细胞的凋亡和脂肪组织的失调。

二、老年脂肪组织的内分泌功能

脂肪组织是一个活跃的内分泌器官，能分泌多种脂肪细胞因子，如肿瘤坏死因子α、纤溶酶原激活抑制因子-1、白细胞介素-6、瘦素、抵抗素及脂联素等，在能量代谢平衡及多种疾病中发挥着重要的作用。这些生物活性因子涉及不同的功能，包括脂质代谢、血管再生、胰岛素敏感性、食欲和能量平衡、血压的调节和炎症。脂肪组织还可合成和分泌瘦素、血管紧张素、胰岛素抵抗素、性激素、脂联素、前列腺素 E_2 及前列腺素 I_2 等激素、蛋白质，同时，在白色脂肪组织内，又存在一个完整的肾素-血管紧张素系统。其作用非常广泛，具有经典的内分泌、旁分泌及自分泌功能。

（一）瘦素

瘦素是1994年被发现的，由肥胖基因编码、在脂肪组织高度表达的激素。人类的肥胖基因位于7号染色体长臂31带的7亚带，长20kb，由3个外显子和2个内含子组成。编码产物原称肥胖蛋白，即OB蛋白。瘦素是由146个氨基酸残基构成的亲水性蛋白质激素，相对分子质量为16 000。瘦素mRNA主要在白色脂肪组织中表达，在棕色脂肪组织中表达较少，在其他不少组织也有表达。皮下脂肪组织中瘦素的mRNA表达水平明显高于大网膜脂肪组织，是瘦素的最主要来源。瘦素mRNA的表达同脂肪细胞的数目及大小呈正相关。糖皮质激素、雌激素、胰岛素、泌乳素、白细胞介素-1、肿瘤坏死因子及进食等，均可促进瘦素mRNA的表达；而环磷酸腺苷、曲格列酮、睾酮及寒冷、长期饥饿，则抑制其表达。正常成人瘦素的分泌率为（797±283）ng/min；腹部脂肪中的瘦素净产率为（3.2±0.5）·100/（g·min）；半衰期为（25±4）min。雌激素有促进白色脂肪组织合成和分泌瘦素的作用，而雄激素为抑制作用。因此，正常青少年或成年人，无论年龄大小，血清瘦素水平均为女性高于与其体质指数匹配的男性。肥胖和正常成人，瘦素的分泌均有明显的昼夜节律，分泌高峰在夜间。血清中的瘦素有60%以上与蛋白结合，同蛋白结合的瘦素有5种，相对分子质量分别为90 000、240 000、280 000、450 000及750 000。文献资料中介绍的血清瘦素水平，如无特指，均为游离和结合瘦素的总水平，游离的瘦素具有生物学作用。生物活性的部位位于瘦素蛋白C端的106~140位氨基酸。瘦素有Ra、Rb、Rc、Rd、Re共5种不同受体，广泛分布在许多不同的组织中，发挥不同的生物学作用。

瘦素的主要生物学作用，在中枢功能是调控进食、消耗能量，在维持体脂含量稳定方面发挥重要作用；其外周作用，如抑制胰岛素分泌、促进脂肪分解，导致胰岛素抵抗等，也与代谢综合征关系密切。空腹血浆瘦素水平与皮下脂肪面积呈显著正相关，与内脏脂肪面积则无相关性。但内脏脂肪对瘦素的作用更为敏感，故在某种意义上，皮下脂肪可视为瘦素的分泌组织，而与其促进内脏脂肪的分解，产生大量FFA有关。其具体作用机制主要通过抑制神经肽Y和食欲素的合成与分泌，降低食欲和减少脂肪的堆积。神经肽Y由弓状核合成、室旁核分泌，是目前已知的最强效的食欲刺激肽，其次是食欲素。因瘦素缺乏或瘦素受体异常等基因缺陷所致的肥胖较罕见，绝大多数肥胖是瘦素抵抗和高瘦素血症，而临床上试用重组瘦素治疗肥胖症的疗效显著，其原因尚不清楚。

（二）脂联素

脂联素是1995年由Scherer等发现的又一脂肪组织特异性表达的激素，具有改善胰岛素敏感性、抗炎与抗动脉粥样硬化等作用，代谢综合征患者血浆脂联素水平明显降低。脂联素是脂肪细胞表达最为丰富的激素，脂联素主要在白色脂肪组织中表达，棕色脂肪组织、单核细胞、主动脉壁及骨髓细胞等表达较少。血清中脂联素水平个体差异较大，范围为3~17mg/L，女性高于男性。脂联素同胰岛素抵抗、2型糖尿病、冠心病的关系密切，是2型糖尿病和动脉粥样硬化等疾病的保护因子。许多动物实验和临床研究表明，血清脂联素水平与机体的胰岛素敏感性呈显著正相关，因此被视作糖化血红蛋白等价物广泛应用于流行病学研究。

脂联素也是至今发现的唯一与肥胖呈负相关的脂肪细胞特异性蛋白，当肥胖患者减重后脂联素水平可升高。胰岛素增敏剂噻唑烷二酮类（TZD）药物也增加脂联素水平。体外研究发现，内脏大网膜脂肪组织分泌的脂联素与BMI呈显著负相关。糖尿病患者与正常人相比，内脏脂肪组织的脂联素却明显降低，而皮下脂肪的脂联素mRNA与蛋白水平无明显差异。胰岛素和药物罗格列酮可使大网膜脂肪组织脂联素的分泌明显增加。提示代谢综合征患者脂联素的降低主要与内脏脂肪组织脂联素分泌减少有关。儿茶酚胺、肿瘤坏死因子α、糖皮质激素、胰岛素等抑制其表达。其机制主要与脂联素激活腺苷酸活化蛋白激酶（AMPK），促进骨骼肌脂肪酸的氧化，降低脂质在骨骼肌的堆积，减少FFA进入肝脏，其通过增加肝和肌细胞对胰岛素的敏感性而促进甘油三酯的分解，并抑制A型巨噬细胞清道夫受体的表达，阻止巨噬细胞向泡沫细胞的转化，改善肝脏的胰岛素抵抗，降低肝糖的生成和极低密度脂蛋白（VIDL）的合成有关。脂联素还可抑制血管内皮的炎症反应及血管平滑肌细胞的增殖、迁移，降低血管细胞黏附因子1（VCAM-1）和A类清道夫受体的表达，抑制巨噬细胞向泡沫细胞的转变，起血管内皮损伤修复、抗动脉粥样硬化作用。

脂联素与瘦素均是由脂肪细胞分泌的脂肪激素，参与维持人体能量代谢平衡，并与糖尿病、胰岛素抵抗、肥胖症有着密切联系。有研究表明代谢综合征患者存在高瘦素低脂联素的特点。脂联素/瘦素比值（A/L比值）是新近发现的可用于评估肥胖及胰岛素抵抗的优良指标，与单独血脂联素或瘦素比较，它与胰岛素抵抗存在更密切的相关性。脂联素具有改善胰岛素抵抗，增加胰岛素敏感性，调节脂质代谢，抗炎及抗动脉粥样硬化作用；瘦素、脂联素一正一负，在代谢综合征的发病机制中起重要作用。

体脂对瘦素的影响有性别差异，在男性瘦素与腹部皮下脂肪显著相关，在女性瘦素与体质指数相关，胰岛素是独立于体脂之外的调节瘦素的因素。瘦素可抑制胰岛素的分泌，并拮抗肝脏中胰岛素的生物活性，一旦瘦素的调节被破坏，就可能导致肥胖及高血糖。

研究发现，老年男性患者空腹血脂联素水平与BMI、腰围、臀围、腰臀比、腹部皮下脂肪面积及腹部总脂肪面积均呈显著负相关。老年男性代谢综合征患者存在血清高瘦素低脂联素的特点。血脂联素、瘦素水平与腹部脂肪沉积有相关性，瘦素、脂联素与肥胖、2型糖尿病、脂质代谢紊乱、胰岛素抵抗等方面均有密切的相关性，提示脂联素、瘦素水平的改变可能是老年男性代谢综合征的发病机制之一。

（三）内脂素

内脂素是新近发现的一种新的脂肪细胞因子，主要由内脏脂肪分泌产生，其具有类胰岛素活性，可降低血糖并能促进脂肪的合成与聚集，因此可能是与肥胖有关的一个肽类激素。

有研究发现老年人网膜脂肪组织内脂素mRNA表达显著高于皮下脂肪组织，且肥胖组明显高于非肥胖组，但皮下脂肪组织内脂素mRNA表达无差异。另外血浆内脂素的浓度与网膜脂肪组织内脂素mRNA表达呈正相关，而与皮下组织不相关。均提示内脂素主要在内脏脂肪组织中表达。Chen等发现内脂素与WHR呈正相关，且WHR是血浆内脂素水平的独立相关因素，这也进一步提示内脂素与内脏脂肪之间存在紧密联系，即内脏脂肪含量越多，内脂素基因表达水平越高。血浆内脂素与腹型肥胖、脂代谢紊乱有关。

（四）肾素血管紧张素系统

白色脂肪组织表达血管紧张素原，并将其转变为血管紧张素Ⅱ所需的肾素及血管紧张素Ⅰ转化酶，是仅次于肝脏的血管紧张素原的主要来源。血管紧张素原由脂肪细胞大量分泌，转化生成血管紧张素Ⅱ，直接参与高血压的发生。研究发现，内脏脂肪组织血管紧张素原的分泌水平是皮下脂肪组织的2倍，血浆血管紧张素的升高主要是由于脂肪组织在内脏的堆积。肥胖患者因白色脂肪组织的肾素－血管紧张素系统过度表达，导致血管紧张素原和血管紧张素Ⅱ升高，可能与其易发高血压有关，患者减轻体重后血压可下降至正常。

（五）胰岛素抵抗素

胰岛素抵抗素，是一种主要在白色脂肪组织表达，由114个氨基酸残基构成，富含丝氨酸和胱氨酸的激素。人类的胰岛素抵抗素同大鼠和小鼠的胰岛素抵抗素有60%以上的同源性。在血清及离体的白色脂肪组织培养液中，均可检测到胰岛素抵抗素。白色脂肪组织增多和进食，可促进胰岛素抵抗素的表达，女性高于男性。胰岛素增敏剂——噻唑烷二酮类药物，可下调其表达，降低血清胰岛素抵抗素的水平，减轻胰岛素抵抗。反之，用含有胰岛素抵抗剂的食物诱发肥胖小鼠，于腹腔注射兔抗胰岛素抵抗素抗体，阻断胰岛素抵抗素的作用后，可明显减轻胰岛素抵抗，使血糖降至正常水平。提示胰岛素抵抗素具有拮抗胰岛素作用，可能是肥胖患者易发2型糖尿病的关键之一。

（六）纤溶酶原激活物抑制剂－1

脂肪组织是合成和分泌PAI-1的重要部位，代谢综合征患者血PAI-1水平常明显升高，从而抑制体内纤溶系统的激活，促进血栓形成。有研究将皮下脂肪组织及内脏脂肪组织同时体外培养72小时后，分别测定脂肪细胞PAI-1 mRNA的表达及培养基中PAI-1的含量，发现肥胖者两个部位的脂肪组织PAI-1的合成与分泌均高于正常人，但以内脏脂肪组织的增加为主。Bastelica等观察到正常人大网膜脂肪细胞的PAI-1 mRNA水平明显高于皮下脂肪细胞。

总之，脂肪组织不再仅仅是储存、提供能量的器官，还具有内分泌、自分泌和旁分泌功能，在脂肪组织局部存在复杂的自分泌和旁分泌调控网络。

（张　洁）

参考文献

1. Hughes VA, Roubenoff R, Wood M, et al. Anthropometric assessment of 10-y changes in body composition in the elderly. Am J Clin Nutr, 2004, 80(2): 475-482.

2. Heilbronn L, Smith SR, Ravussin E. Failure of fat cell proliferation, mitochondrial function and fat oxidation results in ectopic fat storage, insulin resistance and type Ⅱ diabetes mellitus. Int J Obes Relat Metab Disord, 2004, 28(4): S12-S21.

3. Tchkonia T, Thomou T, Zhu Y, et al. Mechanisms and metabolic implications of regional differences among fat depots. Cell Metab, 2013, 17(5): 644-656.

4. Goodpaster BH, Krishnaswami S, Harris TB, et al. Obesity, regional body fat distribution, and the metabolic syndrome in older men and women. Arch Intern Med, 2005, 165(7): 777-783.

5. Garg A, Agarwal AK. Lipodystrophies: Disorders of adipose tissue biology. Biochim Biophys Acta, 2009, 1791(6): 507-513.

6. Weisberg SP, McCann D, Desai M, et al. Obesity is associated with macrophage accumula- tion in adipose tissue. J Clin Invest, 2003, 112(12): 1796-1808.

7. Cinti S, Mitchell G, Barbatelli G, et al. Adipocyte death defines macrophage localization and function in adipose tissue of obese mice and humans. J Lipid Res, 2005, 46(11): 2347-2355.

8. Harman-Boehm I, Bluher M, Redel H, et al. Macrophage infiltration into omental versus subcutaneous fat across different populations: Effect of regional adiposity and the comorbidities of obesity. J Clin Endocrinol Metab, 2007, 92(6): 2240-2247.

9. Sevastianova K, Sutinen J, Kannisto K, et al. Adipose

tissue inflammation and liver fat in patients with highly active antiretroviral therapy-associated lipodystrophy. Am J Physiol Endocrinol Metab, 2008, 295(1): E85-E91.

10. Trayhurn P, Wood IS. Adipokines: inflammation and the pleiotropic role of white adipose tissue. Br J Nutr, 2004, 92(3): 347-355.

11. Fukuhara A, Matsuda M, Nishizawa M. Visfatin: a protein secreted by visceral fat that mimics the effects of insulin. Science, 2005, 307(5708): 426-430.

12. Chen MP, Chung FM, Chang DM. Elevated plasma level of visfatin/pre-B cell colony-enhancing factor in patients with type 2 diabetes mellitus. J Clin Endocrinol Metab, 2006, 91(1): 295-299.

13. Rattarasarn C, Leelawattana R, Soonthornpun S, et al. Regional abdominal fat distribution in lean and obese Thai type 2 diabetic women: relationships with insulin sensitivity and cardiovascular risk factors. Metabolism, 2003, 52(11): 1444-1447.

14. Gabriely I, Ma XH, Yang XM, et al. Removal of visceral fat prevents insulin resistance and glucose intolerance of aging: an adipokine-mediated process?Diabetes, 2002, 51(10): 2951-2958.

15. Harmelen V, Dicker A, Ryden M, et al. Increased lipolysis and decreased leptin production by human omental as compared with subcutaneous preadipocytes. Diabetes, 2002, 51(7): 2029-2036.

16. Pujol E, Rodríguez-Cuenca S, Frontera M, et al. Gender- and site-related effects on lipolytic capacity of rat white adipose tissue. Cell Mol Life Sci, 2003, 60(9): 1982-1989.

17. Laplante M, Sell H, MaeNaul KL, et al. PPAR-gamma activation mediates adipose depot-specific effects on gene expression and lipoprotein lipase activity: mechanisms for modulation of postprandial lipemia and differential adipose accretion. Diabetes, 2003, 52(2): 291-299.

18. He G, Pedersen SB, Bruun JM, et al. Differences in plasminogen activator inhibitor 1 in subcutaneous versus omental adipose tissue in non-obese and obese subjects. Horm Metab Res, 2003, 35(3): 178-182.

19. Fisher FM, McTeman PG, Valsamakis G, et al. Diffemnees in adiponectin protein expression: effect of fat depots and type 2 diabetic status. Horm Metab Res, 2002, 34(11-12): 650-654.

20. Motoshima H, Wu X, Sinha MK, et al. Differential regulation of adiponectin secretion from cultured human omental and subcutaneous adipocytes: effects of insulin and rosiglitazone. J Clin Endocrinol Metab, 2002, 87(12): 5662-5667.

21. Giacchetti G, Faloia E, Mariniello B, et al. Overexpression of the renin-angiotensin system in human visceral adipose tissue in normal and overweight subject. Am J Hypertens, 2002, 15(5): 381-388.

22. Tchkonia T, Corkey BE, Kirkland JL. Current views of the fat cell as an endocrine cell: Lipotoxicity. Endocrine Updates, 2006, 26: 105-123.

23. Guo W, Pirtskhalava T, Tchkonia T, et al. Aging results in paradoxical susceptibility of fat cell progenitors to lipotoxicity. Am J Physiol Endocrinol Metab, 2007, 292(7): E1041-E1051.

24. Murano I, Barbatelli G, Parisani V, et al. Dead adipocytes, detected as crown-like structures, are prevalent in visceral fat depots of genetically obese mice. J Lipid Res, 2008, 49(7): 1562-1568.

25. Kemaloglu CA. Nanofat grafting under a split-thickness skin graft for problematic wound management. Springer Plus, 2016, 5(1): 138.

26. Tamburino S, Lombardo GA, Tarico MS, et al. The role of nanofat grafting in vulvar lichen sclerosus: a preliminary report. Arch Plast Surg, 2016, 43(1): 93-95.

27. Park KG, Park KS, Kim MJ, et al. Relationship between serum adiponectin and leptin concentrations and body fat distribution. Diabetes Res Clin Pract, 2004, 63(2): 135-142.

第三节 老年内分泌变化与肥胖的关系

一、增龄与脂肪分布

老年人内分泌功能紊乱会增加肥胖的发生率,老年肥胖状态也会引起内分泌系统激素代谢异常,同时激素代谢异常后也会导致脂肪的分布、功能的异常。

肥胖是一种慢性疾病,它的发病与内分泌功能紊乱密切相关。肥胖患者常伴随着高胰岛素血症和胰岛素抵抗,其作用机制和临床意义还没有完全被阐明。脂肪组织亦是一种分泌激素的内分泌器官,能分泌多种内分泌激素如瘦素、脂联素等参与机体代谢性疾病的发生。

衰老是引起代谢减低和代谢相关疾病最常见的病因,包括2型糖尿病、心血管病和卒中,胰岛素抵抗是代谢综合征的主要成分，常见于老年人，主要损害包括无限制的肝糖异生、脂质产生和糖原合成及骨骼肌摄取葡萄糖缺陷。腹型肥胖常见于老年人，是肥胖和代谢综合征的主要因素。

人体脂肪增加主要发生在30~70岁，70岁以后可能增加、减少或不变。计算机断层扫描（CT）研究表明，随年龄增长，男性和女性老年人皮下脂肪逐渐减少，而沉积在腹腔内的内脏脂肪逐渐增加，内脏脂肪堆积伴随胰岛素抵抗产生，是2型糖尿病、冠心病、卒中和死亡的独立危险因素。

二、各内分泌系统功能异常与肥胖的关系

（一）老年人下丘脑功能异常与肥胖

下丘脑又称丘脑下部，位于大脑腹面、丘脑的下方，是调节内脏活动和内分泌活动的较高级神经中枢所在。通常将下丘脑从前向后分为三个区：视上部位于视交叉上方，由视上核和室旁核所组成；结节部位于漏斗的后方；乳头部位于乳头体。下丘脑位于丘脑下钩的下方，构成第三脑室的下壁，界限不甚分明，向下延伸与垂体柄相连。下丘脑面积虽小，但接受很多神经冲动，故为内分泌系统和神经系统的中心。它们能调节垂体前叶功能，合成神经垂体激素及控制自主神经功能。下丘脑分泌的释放抑制激素、垂体分泌的促激素和靶腺合成的激素，形成一个激素网，调节着机体的许多活动，包括人体的体温平衡、摄食行为、维持机体水平衡、血压调控、内分泌和情绪反应等重要生理过程。

用埋藏电极刺激清醒动物下丘脑外侧区，则引致动物多食，而破坏此区后，则动物拒食；电刺激下丘脑腹内侧核则动物拒食，破坏此核后，则动物食欲增大而逐渐肥胖。由此认为，下丘脑外侧区存在摄食中枢，而腹内侧核存在所谓饱食中枢，后者可以抑制前者的活动。用微电极分别记录下丘脑外侧区和腹内侧核的神经元放电，观察到动物在饥饿情况下，前者放电频率较高而后者放电频率较低；静脉注入葡萄糖后，则前者放电频率减少而后者放电频率增多。说明摄食中枢与饱中枢的神经元活动具有相互制约的关系，而且这些神经元对血糖敏感，血糖水平的高低可能调节着摄食中枢和饱中枢的活动。

老年人由于年龄逐渐增加，神经元逐渐萎缩，另外一些常见的本身的病变（如肿瘤、炎症、退行性病变等），其他诸如物理因素、血管疾病、周围脑组织病变或全身疾病等，容易导致激素的合成和分泌异常，临床上不仅表现为功能亢进或功能减退，同时还会出现神经症状。若影响到摄食中枢的神经元功能，可能会导致过度摄食，从而增加肥胖的发生概率。

（二）老年人垂体功能减退与肥胖的关系

1. 老年人垂体功能变化 脑垂体是重要的内分泌器官，分泌促肾上腺皮质激素、促黑激素、生长激素（GH）、泌乳激素、促性腺激素、促甲状腺激素等多种激素，与生长、发育、生殖等有关。生长激素由垂体分泌，并受下丘脑生长激素释放激素（GHRH）和生长抑素（SS）所调节。这两种肽对GH的分泌起一种相反作用。

随着增龄，垂体的GH分泌量进行性下降，男性GH的增龄变化不显著，女性在50岁以后GH水平降低，GH分泌在成年后达到最高水平，以后逐渐下降，到达老年期，下降更多，成年人GH的分泌，约每年下降14%，至70~80岁以后，约半数老人已无明显GH分泌。血浆IGF-1水平，相应每10年下降7%~13%，到70~80岁时，约40%的老人血浆IGF-1水平相当于GH分泌有缺陷的儿童。血浆IGF结合蛋白-3（IGFBP-3）的水平，在健康老人中随老年而下降，但是否会影响老年人IGF-1的代谢活性尚不明确。

GH的分泌异常与肥胖密切相关。垂体功能减退和GH缺乏症往往伴随着肥胖，这也许与GH失去分解脂肪的作用有关。GH发挥作用的主要靶器官是肝脏和脂肪组织，而肥胖的表征就是脂肪组织堆积。GH及其介导的胰岛素样生长因子-1、2和胰岛素样生长因子结合蛋白等调节因子广泛参与糖、脂质、蛋白质和能量代谢等过程。近期研究还发现GH及其介导的因子还可影响瘦素、脂联素等脂肪因子的代谢。

2. 老年人生长激素变化与肥胖的关系 老年人这种与年龄有关的GH分泌减少，可表现为肌肉的容量减少，脂肪容量的相对或绝对增加，血清脂蛋白升高，中枢神经系统的胆碱能活动减弱，导致生长抑素分泌增多，SS抑制GH的分泌，有氧代谢能力下降，其所导致的中心性肥胖又可进一步抑制GH。但随年龄老化，GH下降引起IGF-1同时下降，低IGF-1水平会增加包括2型糖尿病、冠心病、肌少症、骨质疏松和衰弱等情况，类似于性激素伴随GH/IGF-1随年龄下降的不良后果。

既往研究表明肥胖患者GH通常分泌减少，不仅血浆GH水平降低，且对生理性刺激（如睡眠、饥饿和锻炼）和药物刺激（如精氨酸、胰岛素和左旋多巴等）激发反应低下。24小时频繁多次采样的GH累积值与BMI呈负相关。胰岛素引起的低血糖通常能刺激GH增加，但在肥胖者这种反应比较迟钝。而有关GH对机体体脂质量、体脂分布影响的研究结果不完全一致。GH不能减轻肥胖个体的体重，但对内脏脂肪质量有影响。

（三）甲状腺功能增龄性变化与肥胖的关系

1. 老年人甲状腺功能异常发生率增加 老年人的甲状腺无论从组织学、生物化学和功能上都有明显的改变。在老年人群中，甲状腺各激素水平多显示出增龄性改变，常见T_3、T_4呈现增龄性减低，其中T_3的增龄性减低趋势更显著，T_4则多数情况下呈较弱的增龄性减低趋势或无显著变化；血清反T_3呈现显著的增龄性升高；促甲状腺激素有较弱的增龄性升高趋势。

在老年人甲状腺功能异常中，甲状腺功能减退症的检出率随年龄的增长显著增加。甲状腺功能减退症是由于甲状腺激素合成和分泌减少或组织利用不足导致的临床综合征。20世纪70年代，Tunbridge等调查首次指出甲状腺功能减退症的发生率在老年人中有增加趋势，而其中绝大多数表现为亚临床甲减。以后又有很多研究表明，随着衰老的发生，甲减的发病率上升尤其明显，有报道60岁以上的老年人约有0.5%~5%患甲减，5%~10%患者患亚临床甲减。

老年人甲状腺功能减退增多可能与下列因素有关：随着年龄的增长，老年人的全身脏器功能出现不同程度的减退，甲状腺也发生纤维化、腺体萎缩、功能减低；随着增龄，甲状腺自身抗体增高的比例逐渐增加，故自身免疫性甲状腺炎（桥本病）的发生增加；同时老年人由于之前的甲状腺疾病行甲状腺部分切除术或因甲亢行^{131}I治疗及颈部放疗史的比例均较年轻人高，因此患亚临床甲减的比例也增高，同时老年人常因为某些慢性疾病需长期应用某些可能影响甲状腺功能的药物（如糖皮质激素、胺碘酮等）。北京医院有关干部门诊中老年健康查体人群的甲状腺功能的特征研究显示60岁以上老年人群甲减（包括临床和亚临床甲减）的总检出率为6.6%，而80岁以上老年人群的甲减检出率高达12.1%，随年龄增长检出率显著升高。

2. 老年人甲状腺功能异常可导致老年肥胖增加 老年人随着增龄促甲状腺激素（TSH）水平逐渐升高，而TSH增高与心血管危险因素具有显著相关性，包括高血压、高胆固醇、胰岛素抵抗、体重增加等。目前较多研究认为TSH升高与肥胖相关参数（如体质指数、腰臀比等）呈正相关。De Moura Sousa和Sichieri综述了近10年来在甲状腺功能正常及亚临床甲减人群中分析TSH水平和肥胖相关参数之间相关性的研究，纳入分析的29个研究中有18个研究结果显示血清TSH与肥胖相关参数呈正相关，如Iacobellis等研究结果显示，在甲状腺功能正常的肥胖女性中血清TSH水平与体质指数存在正相关，相关系数0.44；而Chikunguwo等的研究选取了病态肥胖患者作为研究对象，结果显示血清TSH水平与体质指数也呈正相关，且相关系数高达0.91；在纳入分析的29个研究中，两项前瞻性研究亦认为血清TSH与体质指数存在正相关，其中一项长达7年的大样本前瞻性研究发现TSH与体质指数呈正相关。

目前有许多研究提示TSH水平与肥胖尤其是腹型肥胖呈现正相关性。Laelaustra等研究结果显示甲状腺功能正常的3533例男性升高的血清TSH是代谢综合征发生的重要危险因素，与胰岛素抵抗存在显著正相关性。Dvořáková等研究显示男性研究对象TSH水平与腰臀比、腹部皮下脂肪厚度呈正相关。Alevizaki等研究显示血清TSH水平与皮下脂肪面积存在正相关性。Lambrinoudaki研究显示女性绝经期后，甲状腺功能正常状态下，TSH与腰臀比呈正相关。

TSH与肥胖相关性的可能机制是TSH可通过作用于脂肪细胞上表达的促甲状腺激素受体，直接刺激前脂肪细胞分化及脂质生成，并可能参与调节脂肪因子的分泌。当然亦有相反研究显示，即在小于66岁年龄段并未发现血清TSH水平与内脏脂肪面积存在正相关性。因此还需要更多的研究深入阐明TSH与肥胖之间的相关性。

3. 肥胖可导致老年人甲状腺功能异常 肥胖者甲状腺对TSH的反应性减低，垂体对TRH的反应性也减低。肥胖患者常伴有甲状腺功能的异常，虽然研究结果不尽相同，但大多数研究显示肥胖患者血清TSH水平升高、FT_4水平降低。张皎月等测定了1322名正常人群的甲状腺功能，发现超重组血清TSH水平明显升高。Rotondi等研究显示，甲状腺功能正常的病态肥胖（体质指数

<40kg/m^2）患者较甲状腺功能正常且体重正常人群，血清 TSH 水平明显升高，FT_3 及 FT_4 水平降低，但 FT_4/FT_3 比值无明显差异。

老年人血清 TSH 在正常范围的上限或略高，与肥胖的程度呈正相关，而肥胖程度与血清游离甲状腺素（FT_4）水平呈负相关，游离三碘甲腺原氨酸（FT_3）水平较正常体重人群增高。对甲状腺功能正常人群的研究发现，低水平的 FT_4 与胰岛素抵抗（IR）有关，且与代谢综合征 5 个指标中的 4 个（腹型肥胖、高密度脂蛋白胆固醇、甘油三酯、血压）存在相关性，并且这种关联性是独立于胰岛素抵抗之外的；当 BMI>40kg/m^2 时，IR 的严重程度与 TSH 的水平呈正相关，这些研究提示甲状腺功能即使在正常水平偏低，也容易增加心血管疾病的风险，且这种相关性可能与脂代谢紊乱、肥胖有关。

（四）老年人性腺功能减退与肥胖的关系

1. 老年人性腺功能增龄性减退 睾丸是男性的性腺器官，可合成分泌睾酮、雌激素、抑制素、活化素和许多旁分泌和自分泌激素。睾酮通过弥散进入血液循环，有 98% 在血浆中与白蛋白和性激素结合球蛋白（SHBG）结合，与白蛋白结合的睾酮约占血浆睾酮总量的 54%，与 SHBG 结合占 44%，游离睾酮占 2%。男性性功能随着增龄逐渐下降，主要表现为由 30 岁起生精功能开始减退，40 岁以后更明显，伴随性腺功能由盛渐衰的转变过程，睾酮水平随着年龄逐渐变化，老年男性睾酮水平（T）明显下降，表现为青壮年处于高浓度水平，中年 45 岁左右睾酮水平开始下降，至 50~59 岁下降明显，其含量为青壮年浓度的 41%~45%，至老年时已经显著下降，为青壮年浓度的 35%，以后下降较缓慢，基本在低水平范围内波动，至 70~90 岁，血清睾酮为青壮年的 30% 左右，仍在低浓度正常范围内波动，但没有完全丧失睾酮分泌的表现；另外随着年龄的增加，孕酮和雌二醇逐渐增多，黄体生成素（LH）和卵泡刺激素（FSH）逐渐增多，同时可表现出一系列症状。

年龄对性激素有着明确的影响，国内李江源等检测了不同年龄健康男性（共 1080 例）的雄激素水平，结果表明健康成年男子游离睾酮随增龄而降低，SHBG、FSH 和 LH 随增龄而增高的变化规律。游离睾酮虽少，但具有生理活性，其随增龄而逐渐减少；而结合型睾酮无生物活性，结合型睾酮随增龄而增加。随着增龄，睾酮结合球蛋白增加，所以血清生物活性睾酮浓度呈增龄性减少更显著。有许多健康老年人，有一定程度的原发性睾丸功能衰竭，有总睾酮和游离睾酮或者有生物活性的睾酮水平降低；亦有些老年人出现明显的睾丸功能衰竭，除总睾酮明显低于正常之外，还伴有雄激素缺乏，并出现更年期综合征的症状，如潮热、性欲减退和男性乳房发育，而更多的老年人只有睾酮水平的降低和相对非特异性症状如阳痿、性欲减退、骨质减少和肌肉软弱。睾酮显著的缺乏，常见于虚弱的老年男性。

2. 老年男性性腺功能减退与肥胖的关系 老年男性肥胖与总睾酮、SHBG 水平的减少有关，腰围的增加、内脏脂肪的堆积与总睾酮及游离睾酮呈负相关。应用计算机断层扫描（CT）研究进行分析发现，性腺功能减退的男性与同年龄具有正常性腺功能的男性比较，皮下脂肪与内脏脂肪含量均呈增加趋势。对男性的临床观察研究揭示低雄性激素及低 SHBG 与腹型肥胖有关。对性腺功能减退的青年男性及具有低于正常睾酮水平的肥胖患者或老年男性给予睾酮治疗可以降低总的体脂肪及内脏的脂肪含量。

老年男性肥胖人群总睾酮、SHBG 均值低于非肥胖人群，总睾酮水平与体质指数呈负相关，而雌二醇与总睾酮比值则高于非肥胖人群，提示肥胖与性激素水平相互作用、相互影响。研究发现，腹型肥胖会导致血清总睾酮、SHBG 的下降，即总睾酮和 SHBG 水平与内脏脂肪呈负相关。

近年来，一些对中老年男性的研究表明代谢综合征（MS）患者睾酮水平减低，而低睾酮水平会增加代谢综合征的风险，认为睾酮与胰岛素抵抗、BMI、血压、血脂等相关；而另一些研究认为，睾酮与 MS 无关，仅 SHBG 是代谢综合征的独立危险因素，SHBG 水平降低与男性 MS 患病风险增加有关。在老年男性中 SHBG 水平降低与 MS 患病风险增加密切相关，SHBG 可能是 MS 的独立预测因子，而睾酮、游离睾酮和血清可用睾酮水平降低与 MS 风险增加未见明显关联，其中的机制有待进一步研究。

Chubb 等对 2502 名既往无糖尿病病史的澳大利亚社区老年男性（年龄 >70 岁）的研究认为，较低水平的睾酮和 SHBG 水平均与 MS 风险增加有关，但较低水平 SHBG 对 MS 及其各组分的影响均明显大于睾酮，由此认为 SHBG 与 MS 关系可能更为密切。Pang 等对我国上海地区 437 名男性

(年龄45~90岁)的研究结果也显示:MS组SHBG水平较非MS组明显减低,随MS异常代谢组分个数的增加,SHBG、睾酮水平减低,而游离睾酮水平没有显著变化;SHBG与BMI、HDL-C、TG和睾酮水平相关,回归分析后,得出较低水平SHBG与中老年男性MS发生独立相关,而睾酮、游离睾酮均与MS无明显相关性。肖海英等观察了1505名60~96岁老年人,平均年龄在75岁,研究发现SHBG水平的降低与老年男性MS的患病率增加有关,而血清游离睾酮和生物可利用睾酮水平与MS患病率未见明显关联,其中的机制仍有待进一步研究。

3. 老年女性性腺功能减退与肥胖的关系 女性绝经以后随着性激素水平的下降很快丧失生殖功能,生理性老化过程明显加快。女性在生殖年龄期间,卵巢有三个部分可合成激素,即成熟的卵巢滤泡、有功能的黄体和卵巢皮质的间接细胞。绝经以后剩下的滤泡萎缩,大量结缔组织增生,导致对垂体的强烈刺激不能产生反应,绝经10年以后卵泡结构基本消失,因此间质细胞是卵巢唯一产生激素的地方。

随着增龄雌二醇水平明显降低,35~40岁急骤下降,停经后妇女卵巢分泌雌二醇明显减少,60岁时降到最低点,可致血中浓度减少约90%,甚至减少到测不出。停经后雌激素和雄激素的比例亦有改变,雌激素的分泌下降2~6倍,而雄激素水平仅减少1.5~2倍。据研究对围绝经期妇女进行年龄估计并测定血清雌二醇水平,发现血清雌二醇水平与估计年龄及真实年龄间差值显著相关,即高雌二醇水平的妇女看上去年轻,而低雌二醇水平的妇女看上去较真实年龄老,提示性激素的变化与衰老密切相关。孕酮来自肾上腺,其水平随增龄逐渐下降。围绝经期妇女卵巢内分泌功能衰退,由于卵泡分泌抑制素、雌激素和孕激素减少,对下丘脑垂体的负反馈作用减弱而出现下丘脑与垂体功能亢进,表现为雌激素水平下降及FSH、LH水平的上升。

随着卵巢功能逐渐衰退,体内性激素之间的平衡发生了很大的变化,同时发生一系列糖和脂肪代谢的紊乱,体脂分布有向男性化方向发展的趋势,体脂分布异常,特别是腹内脂肪积聚,参与了胰岛素抵抗相关疾病的发生和发展。女性进入围绝经期,雌激素分泌减少,而肾上腺皮质功能代谢亢进,糖皮质激素分泌增加,促进脂肪吸收和储存,形成"发福型"体型。围绝经期妇女存在体重、血压的增高,而卵巢功能的衰退所致的雌二醇水平下降可能是肥胖、血压增高的原因之一。女性卵巢的功能逐步衰退,导致肥胖和胰岛素抵抗,内脏脂肪与激素水平成反比,当雌激素下降到一定程度时就会出现内脏脂肪的堆积,这可能与雌激素的直接作用有关,尤其是孕激素、雄激素和雌激素一样,在脂肪组织中亦有表达。皮下脂肪组织具有较高密度的雌激素和孕激素的受体,而内脏脂肪具有较高密度的雄性激素受体。此外,皮下脂肪组织中含有很少的雄激素,雌激素可以影响雄激素在皮下脂肪组织中的表达。

(何清华)

参考文献

1. Tunbridge WM, Evered DC, Hall R, et al. The spectrum of thyroid disease in a community: the Whickham survey. Clin Endocrinol(Oxf), 1977, 7(6): 481-493.

2. Takashima N, Niwa Y, Marmami T, et al. Characterization of subclinical thyroid dysfunction from cardiovascular and metabolic viewpoints: the Suita study. Circ J, 2007, 71(2): 191-195.

3. 李新,屈婉莹,于治国,等. 健康高龄老年人甲状腺激素水平变化趋势分析. 中华老年医学杂志, 2011, 30(4): 269-271.

4. De Moura, Souza A, Sichieri R. Association between serum TSH concentration within the normal range and adiposity. Eur J Endocrinol, 2011, 16(1): 11-15.

5. Laelaustra M, Hurtado-Roca Y, Sendin M, et al. Lower-normal TSH is associated with better metabolic risk factors: A cross sectional study on Spanish men. Nutr Metab Cardiovasc Dis, 2015, 25(12): 1095-1103.

6. Dvorákovú M, Hill M, Cerovska J, et al. Relationship between pituitary-thyroid axis hormones and anthropometric parameters in Czech adult population. Physiol Res, 2008, 57 Suppl 1: S127-S134.

7. Alevizaki M, Saltiki K, Voidonikola P, et al. Free thyroxine is an independent predictor of subcutaneous fat in euthyroid individuals. Eur J Endocrinol, 2009, 161(3): 459-465.

8. Lambrinoudaki I, Armeni E, Rizos D, et al. Indices of adiposity and thyroid hormones in euthyroid postmenopausal women. Eur J Endocrinol, 2015, 173(2): 237-245.

9. Martinez-deMena R, Anedda A, Cadenas S, et al. TSH effects on thermogenesis in rat brown adipocytes. Mol Cell Endocrinol, 2015, 4: 151-158.

10. Ma S, Jing F, Xu C, et al. Thyrotropin and obesity: increased adipose triglyceride content through glycerol-3-phosphate aeyltransferase 3. Sci Rep, 2015, 5: 7633-7639.

11. Parthsarathy V, HÖlscher C. Thyroid stimulating reduces chronic inflammation induced by irradiation in the mouse brain. Eur J Pharmacol, 2013, 700(1/3): 42-50.

12. Westerink J, van der Graaf Y, Faber DR, et al. The relation between thyroid-stimulating hormone and measures of adiposity in patients with manifest vascular disease. Eur J Clin Invest, 2011, 41(2): 159-166.

13. 张皎月，陈璐璐，孙晖，等. 正常人群甲状腺功能与脂肪代谢的相关性分析. 中国糖尿病杂志，2013，21(3): 214-222.

14. Rotondi M, Leporati P, La Manna A, et al. Raised serum TSH levels in patients with morbid obesity: is it enough to diagnose subclinical hypothyroidism? Eur J Endocrinol, 2009, 160(3): 403-408.

15. Suvarna JC, Rane PP. Serum lipid profile: a predictor of clinical outcome in dengue infection. Trop Med Int Health, 2009, 14(5): 576-585.

16. Michalaki MA, Vagenakis AG, Leonardou AS, et al. Thyroid function in humans with morbid obesity. Thyroid, 2006, 16(1): 73-78.

17. Albert SG, Haas MJ, Mooradian AD. The effects of recombinant human growth hormone (rhGH) supplementation on adipokines and C-reactive protein in obese subjects. Growth Horm IGF Res, 2007, 17(1): 19-25.

18. Festen DA, Van Toorenenbergen A, Duivenvoorden HJ, et al. Adiponectin levels in prepubertal children with Prader-Willi syndrome before and during growth hormone therapy. J Clin Endocrinol Metab, 2007, 92(4): 1549-1554.

19. 李江源，李小鹰，李明，等. 健康成年男子性激素水平调查. 中华老年心脑血管病杂志，2004，6(4): 232-236.

20. Derby CA, Zilber S, Brambilla D. Body mass index, waist circumference and waist to hip ratio and change in sex steroid hormones: the Massachusetts Male Ageing Study. Clin Endocfinol, 2006, 65(1): 125-130.

21. Kaplan SA, Meehan AG, Shah A. The age related decrease in testosterone is significantly exacerbated in obese men with the metabolic syndrome. What at are the implications for the relatively high incidence of erectile dysfunction observed in these men? J Urol, 2006, 176(4 Pt 1): 1524-1527; discussion 1527-1528.

22. Tsujimura A, Miyagawa Y, Takezawa K, et al. Is low testosterone concentration a risk factor for metabolic syndrome in healthy middle-aged men? Urology, 2013, 82(4): 814-819.

23. Rao PM, KeHy DM, Jones TH. Testosterone and insulin resistance in the metabolic syndrome and T2DM in men. Nat Rev Endocrinol, 2013, 9(8): 479-493.

24. Pang XN, Hu Y, Yuan Y, et al. Lower levels sex hormone-binding globulin independently associated with metabolic syndrome in preelderly and elderly men in China. J Geriatr Cardiol, 2013, 10(1): 28-33.

25. Chubb SA, Hyde Z, Almeida OP, et al. Lower sex hormone binding globulin is more strongly associated with metabolic syndrome than lower total testosterone in older men: the Health in Men Study. Eur J Endocrinol, 2008, 158(6): 785-792.

26. 肖海英，卢艳慧，龚燕平，等. 老年男性血清性激素水平与代谢综合征的相关性. 中华医学杂志，2016，96(9): 702-706.

第四节　肥胖的评定方法

肥胖症（obesity）公认的定义是体内脂肪量占理想体重 20% 以上，而不是指实际体重超过理想体重 20% 以上。临床上也可能通过肉眼观察结合后一种定义来判断肥胖者，但后述肥胖定义对于某些特别的个体如健美和举重运动员是不适用的。在当前的医学技术条件下，还不能快速、准确地测定人体内的脂肪量，有的方法如计算机断层扫描（CT）或磁共振成像（MRI）等，虽可以较精确地测定体脂百分比，但这些仪器设备比较昂贵，多用于科学研究；有的方法如电阻抗法虽简单易行，但是并不准确，只能作为参考；在临床上和流行病学调查中，估计肥胖程度最实用的是人体测量学指标。

一、人体测量法

（一）标准体重

Broca 法：标准体重（kg）=［身高（cm）-100］×0.9

简易计算法：标准体重（kg）= 身高（cm）-105

比较实测体重与标准体重以判定是否存在肥胖。实测体重低于标准体重 10% 者为消瘦；实测体重在标准体重 ±10% 以内为体重正常；实测体重大于标准体重的 10% 而小于 20% 者为超重；实测体重超过标准体重20%而小于30%者为轻度肥胖;实测体重超过标准体重30%而小于50%者为中度肥胖;实测体重超过标准体重50%以上者为重度肥胖。

值得注意的是,老年人由于椎间盘萎缩,椎体高度变低,脊柱缩短,导致身高降低,Mitchell报道,每增加20岁,身高会减少4.2cm。男性40~60岁平均身高降低2.3cm,女性降低2.7cm。故在计算标准体重时,老年患者的身高应进行实际测定而不能仅仅靠询问获得。

标准体重法应用较为广泛,但精确度不高,不能衡量局部体脂。值得注意的是,某些人按体重衡量尚未达到肥胖的标准,但却存在着与肥胖症相似的高胰岛素血症和胰岛素抵抗,具有易患2型糖尿病、高甘油三酯血症、冠心病的倾向,即正常体重代谢性肥胖。

(二)体质指数

体质指数(body mass index,BMI)是国际流行的一种标准体重计算方法,是WHO推荐的国际统一使用的肥胖分级标准参数。

计算公式:BMI=体重(kg)/[身高(m)]^2

WHO 1998年公布的标准为:BMI在18.5~24.9kg/m^{2}为正常范围;25.0~29.9kg/m^{2}为超重;≥30kg/m^{2}为肥胖。而2014年5月16日,在美国临床内分泌医师协会(AACE)第23届科学年会(AACE 2014)上,AACE和美国内分泌学会(ACE)联合发布肥胖诊断和管理的新框架,提出了新的肥胖诊断标准,要包括两方面内容:①采用根据种族差异校正后的BMI进行筛查;②筛查肥胖相关并发症并评估其严重性。因此,一个完整的肥胖诊断不仅包括BMI水平,还包括体重增加对健康的影响。肥胖相关并发症包括代谢综合征、糖尿病前期、2型糖尿病、脂质代谢异常、高血压、非酒精性脂肪性肝病、多囊卵巢综合征、睡眠呼吸暂停、骨关节炎、胃食管反流、压力性尿失禁、残疾/不能运动等。依据其对身体的影响,肥胖可分为0级(无并发症)、1级(轻至中度并发症)、2级(严重并发症)。以非酒精性脂肪性肝病为例,若患者无脂肪变性属于0级,1级是指有肝脏脂肪变性但未发展到肝炎或者肝纤维化,一旦患者出现脂肪性肝炎则属于2级。肥胖的诊断和分级见表5-4-1。

由于不同地区或国家的BMI可有一些差异,2000年WHO西太平洋地区肥胖特别工作组提出亚洲人正常BMI为18.5~22.9kg/m^2;≥23.0kg/m^{2}为超重;≥25.0kg/m^{2}为肥胖。其中25.0~29.9kg/m^{2}为Ⅰ度肥胖;≥30kg/m^{2}为Ⅱ度肥胖。《中国成人超重和肥胖症预防与控制指南(试行)》(2003年)提出了我国成人BMI的分类标准:<18.5kg/m^{2}为消瘦;18.5~23.9kg/m^{2}为正常;24.0~27.9kg/m^{2}为超重;≥28kg/m^{2}为肥胖。

近年来,老年人BMI与死亡率的关系令人关注。一项大型荟萃分析显示,BMI在24~31kg/m^{2}的范围内死亡风险较低,相比BMI>33kg/m^{2}者,BMI<23kg/m^{2}者死亡风险更高。另一项针对日本老年糖尿病患者的研究也显示,当BMI<18.5kg/m^{2}时死亡风险显著增加,在75岁以上老年患者中更加明显。随着年龄的增加,人体肌肉量逐渐减少,同时伴有脂肪量的增加。在此过程中,如果没有适度的能量及蛋白质营养支持,容易发生肌少症(sarcopenia),这成为老年人体重降低的主要原因。

用BMI来判断老年患者是否肥胖有局限性:①缺乏老年患者合理体重的正常参考值;②体液量改变可明显影响体重,如脱水、水肿、腹水等;③老年人的肌肉组织与其脂肪组织相比,肌肉组织的减少较多,计算的BMI值可能过低估计其肥胖程度;体重改变本身不能反映身体成分的变化情况,故应同时测定人体组成以确定体重改变的成分。

表5-4-1 2014年AACE肥胖诊断和分级标准

诊断	人体测量指标	临床指标	诊断	人体测量指标	临床指标
正常体重	BMI<25kg/m^2		肥胖1级	BMI≥25kg/m^2	至少存在1种轻度至中度肥胖相关并发症
超重	BMI 25.0~29.9kg/m^2	无肥胖相关并发症	肥胖2级	BMI≥25kg/m^2	至少存在1种重度肥胖相关并发症
肥胖0级	BMI≥30kg/m^2	无肥胖相关并发症			

（三）腰围、腰臀比

腰围是衡量脂肪在腹部蓄积（即中心性肥胖）程度的最简单、实用的指标。腹部脂肪增加（即腰围大于界值）是肥胖相关性疾病的独立危险性预测因子。腰围测量方法为：受试者直立，双脚分开30~40cm，在第十二肋骨下缘与髂嵴连线中点，用软尺沿水平方向围绕腹部一周，紧贴而不压迫皮肤，在正常呼气末记录腰围，精确到0.1cm。腰围正常值：男 <90cm，女 <80cm。

臀围测量位置为臀部最大伸展度处，皮尺水平环绕，精确到0.1cm。

腰臀比 = 腰围（cm）/ 臀围（cm）。WHO建议：男性腰臀比 >0.90，女性腰臀比 >0.85为中心性肥胖。

利用腰围和腰臀比判断肥胖的优点是能很好地反映腹内脂肪的变化。腰臀比与CT扫描测量的腹部脂肪面积明显相关，故腰臀比可视为表示腹部脂肪积聚的良好指标，但测量者的经验、手法等会影响测定结果。

（四）皮褶厚度

人体脂肪大约有2/3贮存在皮下组织，通过测量皮褶厚度，不仅可以了解皮下脂肪厚度，判断身体的肥瘦程度，还可以用所测得的皮下脂肪厚度推测全身的脂肪重量，评价人体成分构成的比例。皮褶厚度是用特制的卡钳测量不同部位的皮褶厚度，一般测4个部位（肱三头肌、肱二头肌、肩胛下和髂嵴），有的测7个部位（胸、腋、肱三头肌、肩胛下、腹、股和髂前上棘），也有只测肱三头肌、腹和髋上3处皮褶厚度者。测定方法为：用左手拇指和示指将被测部位的皮肤和皮下组织夹提起来，在该皮褶提起点下方用皮褶计测量其皮褶厚度，右手拇指松开皮褶计卡钳钳柄，使钳尖部充分夹住皮褶，在皮褶计快速回落后立即读数。每处要连续测量3次，精确到0.1mm，取其平均值。

根据测量得到的皮褶厚度，可以推算脂肪占总体重的比例，具体如下：

体脂百分比 %=（4.570+ 身体密度 −4.142）× 100

目前尚无中国人群的身体密度计算公式，可参考日本以青少年为对象所得的计算身体密度的公式：

男性：15~18岁身体密度 =1.0977−0.00146X

19岁以上身体密度 =1.0913−0.00116X

女性：15~18岁身体密度 =1.0931−0.00160X

19岁以上身体密度 =1.0897−0.00133X

X= 肩胛下角皮褶厚度 + 肱三头肌皮褶厚度（mm）

正常人的体脂百分比，青年男性为体重的15%~18%，女性为20%~30%。如果男性的体脂百分比超过20%，女性超过30%，就可视为肥胖。

皮褶厚度法是测量体脂的既简单可靠又经济的方法，所用的仪器也相对便宜和便携，所以被广泛应用于临床和一些流行病学调查，但测量结果受测量者熟练程度的影响，也受被测者皮肤坚实度的影响，松软的皮肤组织易于受压，所测结果会偏小，因此对于结缔组织疏松的老年人往往难以获得准确的测量结果。由于个人体脂分布不同和皮下脂肪深度不同（范围从0.1~0.7mm），因此用皮褶厚度不能精确反映全身实际的脂肪量。此外，皮褶厚度还受年龄和性别的影响。尽管皮褶厚度测定不是非常精确，但仍不失为评定肥胖简单可信的评判方法之一。

二、皮下和腹部脂肪测定法

（一）B超法

B超是通过声像图来检测分析各器官组织的正常规律和异常变化的。在声像图中，不同组织有不同的回声强度和声音衰减。组织内含水分越多，声音衰减越大；含胶原蛋白越多，声音衰减越大；组织中声速高的，声音衰减也大。脂肪组织由脂肪细胞堆积而成，脂肪中含水量很低，脂肪组织的声速比多数其他组织的声速低50~100m/s，特别是皮下组织要低300~600m/s。根据这一特性，B超能清楚地显示不同部位脂肪组织的切面图像特征。因为脂肪组织与相邻的皮肤、肌肉组织回声特性有显著差别，故而从B超图像上可以准确直观地分辨脂肪组织的边界。

测量方法：

1. 皮下脂肪厚度 中国中西医结合肥胖病研究学组1992年编写的《单纯性肥胖病的诊断、疗效评定标准及病历书写要求》（第三次修订版）和1998年公布的《单纯性肥胖病的诊断及疗效评定标准》中，都提出B超测定法测定位点为4个：A点为右三角肌下缘臂外侧正中点；B点为右肩胛下角；C点为脐旁右侧3cm；D点为右髂前上棘。国外Fanelli等研究提出了B超测定的7个部位：①肱二头肌，肌肉隆起的中点；②肱三头肌，上臂后方肩峰与鹰嘴连线的中点；③肩胛下角下方；④腰部，腋中线肋下缘与髂嵴连线的中点；

⑤髂嵴上，即腋中线髂嵴上斜褶处；⑥大腿，大腿前方腹股沟褶至髂嵴连线的中点；⑦小腿肚，小腿后方最大周径处。近年来的研究表明，在这7个部位中，以肱三头肌、腰部及大腿部的测量值最为可靠，也最准确，可采用回归方程Db（体内脂肪总量%）=1.103 77-0.001 63Y_2（腰部脂肪厚度）-0.002 73Y_3（大腿部脂肪厚度）计算全身脂肪总量。以上采用B超对皮下脂肪的测定方法，应当根据临床和科研的不同要求进行选择。

2. 腹内脂肪厚度

（1）富沢昌弘法：此法由日本富沢昌弘发明。脐正中横切，从皮肤表面到腹白线距离定为S_1，从腹白线到椎体前距离定为V_1；右侧腹部横切，皮肤表面到腹外斜肌距离定为S_2，从腹膜到椎体右缘的距离定为V_2。按计算公式：内脏脂肪指数（UVI）=（V_1+V_2）/（S_1+S_2），UVI>3.0为内脏型肥胖；UVI<3.0则为皮下型肥胖。

（2）艾默里尼法：由艾默里尼发明。测定方法：取剑突与脐连线中点横切，测量皮肤与皮下脂肪界面至腹白线的距离定为A，表示皮下脂肪厚度。取腹膜线正中至腹主动脉后壁的距离定为B，表示腹内脂肪厚度。计算脂肪指数（FI）=（A+B）/身高^2（mm/m^2）。FI>29mm/m^2为肥胖，其中B/A>3为内脏型肥胖，B/A<3为皮下型肥胖。

研究表明，B/A值与UVI值呈正相关，FI与BMI亦呈正相关，因此测定脂肪指数可以正确判定肥胖类型。用超声测定皮下脂肪的厚度与卡钳法所测皮褶厚度有相关性。但此方法的缺点是：①探头所采用的信号频率未能统一，范围在2.5~7.5MHz；②探头压力要恒定难以做到，所施于探头的压力不同会影响测定结果。

（二）计算机断层扫描（CT）法

此方法用于检测人体组成的原理是把X射线衰减的很小差异与组织物理密度的差异相关联起来以重建扫描区下面组织的二维图像。

每个扫描图像或重建是像素（pixel），或图像成分，每个约1mm×1mm，安排成行和圆柱形。扫描或薄片厚度是已知的（小到1mm，大到10~30mm），这种扫描厚度是指容素（voxel）。对每一组织而言，CT扫描器测量那个容素的X线衰减，而不管其余的不相关的组织。重建的图像不代表切割处的表面图像，而是代表这张片的整个厚度的平均值。X线衰减的幅度反映在像素的浓淡上，同时以亨氏单位（Hounsfield Units，HU）标出CT值。在CT扫描上显示的灰色级别用相同的线性衰减系数，用于常规的X线照片。例如，低密度表现为黑色，高密度表现为白色。空气和骨骼分别代表吸收高低的两端，因此可看到骨骼、脂肪和无脂肪组织的高度对比图像。一张扫描片完成约需10秒钟，扫描的片数取决于扫描的目的。一次CT扫描经典的放射量最多为0.015~0.03Gy。

从带有游标的检查支架去查找感兴趣的结构，然后用软件测定每张扫描片图像中的脂肪、骨骼、肌肉或内脏的横切面积。因为薄片厚度是知道的，在重建图像中由每种器官或组织所占有的相对表面面积可计算出来。当在结构之间截然边界，而在X线照片中的密度明显不同时，则把连续扫描片中像素以组织图画出来，把像素分为无脂肪和脂肪组织，因为每个像素的容积是知道的，在每张扫描片中的脂肪和无脂肪的组织容积可以形成每张CT片中的像素数目，同时将所有照的CT片加起来。从断层图像中所得到的脂肪组织是代表脂肪细胞（即甘油三酯和蛋白质基质），因而在测定脂肪重量时，必须假定脂肪组织的固定成分为甘油三酯。另一种方法是测定脂肪组织的容积，就是把适当的脂肪容素的数目加起来，同时假定脂肪组织有恒定的密度。

此方法中被检者要接触离子放射，不宜多次反复重做。孕妇和儿童禁用此种方法。且此种测定脂肪含量的方法价格相对较高，也难以在临床上广泛应用。测定腹部不同部位所得的脂肪面积是不同的，Heymsfield等测定了43名男性［年龄（45.9±16.6岁）］、53名女性［年龄（53.4±15.4岁）］腹部6个横切面CT片上的肌肉、骨骼、腹内脂肪、腹膜后脂肪、皮下脂肪和6个腹部CT片的总面积。各组织的CT值以HU单位来区分：肌肉为-50~+150HU，骨骼为+150HU，脂肪组织为-200~-50HU。脂肪和肌肉组织的分界点-50HU，肌肉和骨骼的分界点为+150HU。CT扫描部位将腹面分为6个平面：平面1（剑突）为剑突下缘；平面4（下腹部）为髂嵴的头缘；平面2（中腹部1）和平面3（中腹部2）分别为平面1和4连线的1/3和2/3处；平面6（耻骨联合）为耻骨联合上缘；平面5（上骨盆）为平面4和6的中点处。用笔将图像上各种组织的周围画出线来，用计算机平面计测量出各组织的面积和总面积，腹内脂肪面积和皮下脂肪面积测量结果见表5-4-2。

表 5-4-2　腹内和皮下脂肪面积测量结果

扫描部位	男（cm²）		女（cm²）	
	腹内脂肪	皮下脂肪	腹内脂肪	皮下脂肪
剑突	44.1 ± 40.6	77.4 ± 6.67	24.9 ± 15.5	111.5 ± 79.6
中腹 1	78.9 ± 77.3	76.3 ± 72.4	37.1 ± 36.4	107.9 ± 71.4
中腹 2	96.0 ± 77.6	98.2 ± 89.5	59.3 ± 54.6	134.2 ± 78.8
下腹	73.3 ± 52.3	192.0 ± 128.0	19.4 ± 7.1	251.1 ± 112.0
上盆腔	56.4 ± 40.3	180.8 ± 114.8	59.0 ± 41.6	235.2 ± 108.1
耻骨联合	—	173.7 ± 102.9	—	248.6 ± 116.1

研究发现男性腹型肥胖的比例明显高于女性，且随着年龄增大，该比例呈上升趋势。

（三）磁共振（MRI）法

此方法用来测量人体组成的原理是：原子核主要由中子和质子组成。原子核具有像磁铁的特性，当外界磁场引入到人体某一部分时，每个核或磁性力矩都试图与外界磁场变为一线。假如一放射频率波引向人体组织，某些核从放射波吸收能量，并使磁场转变导向。当放射波被关掉，被激活的核发射它们吸收放射波的信息，可将这种信息通过计算机成像。生物学中最常用的核是氢（H），在人体内含量最丰富的元素就是氢。人体中氢原子大多数存在于水分子中。磁共振成像对氢核敏感。事实上磁共振就是评估局部和全身水的含量。人体组织中，不同的组织有不同程度的水化，脂肪是不含水的组织。由于各组织水化程度不同，反映在磁共振成像中为黑白深浅不一的图像。磁共振成像有 T_1 和 T_2 相。脂肪在 T_1 相中呈黑色，在 T_2 相中则呈白色，界线非常分明。如同在 CT 中一样，可根据图像中的脂肪分布计算出局部脂肪组织的面积。

Mirko Otto 等对 18 名（4 男，14 女）胃旁路手术后的成年肥胖患者分别在术前和术后 6 周、12 周、24 周采用 MRI 法测定了皮下脂肪和内脏脂肪，MRI 的扫描区域为从肝脏的上缘到第三腰椎的下缘，分为 30 个扫描平面。根据每一层面上皮下脂肪、内脏脂肪的面积，以及扫描层厚，可分别得出皮下脂肪及内脏脂肪容量（cm^3）。同时，在第二腰椎和第三腰椎之间取一平面测量皮下脂肪和内脏脂肪面积（cm^2）。受试者在术前和术后 6 个月的皮下脂肪和内脏脂肪测量结果见表 5-4-3。

表 5-4-3　皮下和内脏脂肪测量结果

测量部位	术前	术后 6 个月
皮下脂肪容量（cm^3）	4494 ± 939	2637 ± 817*
内脏脂肪容量（cm^3）	1197 ± 964	623 ± 775*
皮下脂肪面积（cm^2）	612 ± 111	367 ± 94*
内脏脂肪面积（cm^2）	181 ± 101	88 ± 61*

注：与术前相比，*$P<0.001$

研究者认为，与广泛应用的生物电阻抗法相比，单层 MRI 扫描在测量内脏脂肪面积方面更具优势。

三、其他

（一）水下称重法

采用受试者水下称重，根据水的密度，利用浮力定律计算出实际人体密度（Db）。根据全身体密度由脂肪组织密度和去脂组织密度构成，两者密度分别为 0.90 和 1.10，利用公式计算出身体脂肪量和体脂百分比。常用的体脂百分率计算公式由 Brozek 或 Siri 提出。

Brozek 公式：% 体脂 =100（4.530/Db）-4.142

Siri 公式：% 体脂 =100（4.530/Db）-4.5

如果体脂大于 30%，则由 Siri 公式所计算出的值比由 Brozek 公式计算所得值高些。

用该法预测脂肪组织和去脂组织在理论上误差为 3%~4%，这是由去脂组织的密度和化学组成的不确定性造成的，这种不确定性主要是指水的含量及骨骼密度。在实际测量中，变异还可能来源于胃肠道气体容量及肺部残余气体，一般残余肺容积大小约为 1~2L，胃肠道气体容量约 50~300ml，在密度测量方法精确度允许范围内，故忽略不计。

虽然水下称重法得到的仅是两组分模型，但由于其对脂肪的测量较为精确，是目前公认的体成分测定的“黄金标准法”，故经常用作标准来校验其他方法。但该方法要求特定的设备，操作复杂，难以推广，且对受试者体能状况有一定的要求，故对体质较弱的人群应慎用，如老年人。

（二）总体钾测定法

此方法是用 $^{40}K^{+}$ 来测定身体中无脂肪组织的重量，再从实际体重中减去无脂肪组织的量即得体脂重量。此方法的原理为：①钾只存在于无脂肪的组织中，脂肪组织中不存在钾，$^{40}K^{+}$ 含量与人瘦组织之间高度相关；②钾在瘦组织中的含量男女有所不同，男性为 68.1mmol/kg 瘦组织，女性为 64.2mmol/kg 瘦组织；③在 1.46MeV 下，$^{40}K^{+}$ 可发射出有特异性的 γ 射线，可用能检测全身 γ 射线的检测器来测量。

检测时，被检者只穿轻的外衣，穿纸制拖鞋。斜靠在一特制的金属椅上，前面对着一个直径 20cm、厚 10cm 的铊激活的碘化钠结晶屏。由被检者发生的 γ 射线穿透碘化钠结晶产生闪烁信号。闪光由 4 个光放大器将信息输到光谱分析器 100 个通道中任何一个，到达哪一个通道取决于脉冲幅度。$^{40}K^{+}$ 由光峰中的脉冲数来测定。测定时间为 30 分钟。为了减少背景干扰，检测应在有 20cm 厚的钢壁房间中进行。瘦组织的重量可按下列公式计算：瘦组织重量（kg）= 测定出来的总钾量 /68.1（男）或 64.2（女）。从总体重中减去瘦组织重量即得到脂肪重量。再按公式：脂肪重量 / 总体重 ×100= 体脂百分比。如果脂肪重量占体重 20% 或 20% 以上则判定为肥胖。

Forbes 等用此方法检测 50 人，其中男性 42 人，年龄 11~44 岁；女性 8 人，年龄 7~23 岁；体重范围 22~105kg。结果男性钾含量为 35~58mmol/kg，女性为 23~52mmol/kg。男性脂肪含量为 16%~48%，女性 24%~67%。但受试者包括胖与不胖者，因此不能作为正常值。

（三）生物电阻抗测定法

生物电阻抗法（bioelectrical impedance analysis，BIA）建立在各个组织导电率不同的基础上。含有较多水分和电解质的组织是很好的导体，电阻抗较低；而脂肪组织、空气和骨骼是不良导体，电阻抗很高。通过放置在手和脚上的电极向人体施加一个微小的交流测量电流，在较低频率和较高频率时测量的电阻值可以用于计算细胞外液和总体水，然后计算得出体内蛋白质、骨骼肌、体脂肪等含量。目前认为，瘦体组织由约 70% 的水、20% 的蛋白质和 10% 的骨及矿物质构成，因此，在测量伴有胸腔积液或腹水患者的体成分时，瘦体组织的丢失易被掩盖，从而影响对机体组成成分判断的准确性。

BIA 法具有操作简便、安全性好、非侵入性等特点，且其用于体成分分析的准确性也早已得到许多研究的证实，但值得注意的是，BIA 法测量身体成分的准确性易受饮水及活动水平的影响，且对于体内佩戴心脏起搏器等电子医疗设备者不宜使用。

（四）双能 X 线吸收法

双能 X 线吸收法（dual energy X ray absorptiometry，DEXA）是在利用骨密度测定仪测量骨密度的基础上，扩展和延伸用于测定身体脂肪组织、非脂肪组织和骨矿物质含量的方法。其主要原理是该装置由一种超稳定 X 线发生器发射一束宽波长的射线束，通过 X 线束滤过式脉冲技术可获得两种能量的 X 线，即高能（80~100keV）和低能（40~50keV）两束不同能量的弱 X 线，X 线穿过受检部位后，被与 X 线管球同步的高及低能探测器所接受，由于受检部位的吸收量与射线所穿过的组织量成正比，当探测扫描系统将接收的信号传送到计算机进行数据处理，就可以计算出身体脂肪组织、非脂肪组织和骨矿质含量等参数。

应用 DEXA 对 135 例肥胖者及对照组 75 例正常体重者进行全身及局部包括上肢、下肢、躯干的脂肪含量测定，发现 DEXA 测量人体内全身的脂肪含量判断肥胖症的切点为男性 23%，女性 29%，其准确率高。

DEXA 具有很高的准确性和良好的重复性，可作为测定人体组成成分特别是脂肪成分含量的一种准确、可靠方法。然而，DEXA 测量身体组成成分时存在一定误差。由于低能 X 线的薄束会产生 X 射线的硬化偏差，而硬化偏差的程度与组织的厚度相关，所以被测组织的厚度是影响 DEXA 准确性的一个潜在因素。此外，DEXA 是建立在“X 线分光光度测量法”的测试原理基础上的，存在少量的辐射，因此不适用于孕妇等特殊人群。

国内外研究对人体脂肪含量的测定很重视。常用的肥胖程度测量、判断方法也很多。但目前尚无一种既简单又精确的测定体脂的理想方法，且采用单一方法可能难以全面而准确地衡量体脂情况。故在实际应用中，可根据不同的目的选用两种或两种以上不同的测定方法进行综合判断。目前,传统的水下称重法、皮褶厚度法已趋于被生物电阻抗及双能X线吸收法替代。而体钾测定等因需特殊设备、价格昂贵、方法繁杂、操作难度大等原因,多用于科研而不适宜作为常规的临床检测方法。临床上推荐使用简单、准确和价廉的测定方法。评估总体脂,可选用上述的体质指数、理想体重等参数,或通过生物电阻抗法和双能X线吸收法测定。评估局部体脂或腹型肥胖,可测量腰围、腰臀比;也可根据实际条件选用超声、CT或MRI等检查来测量总体脂和局部体脂。Lukaski建议:如果只需得到肥胖定性信息,可采用体重、皮褶厚度和上臂围;如要观察疾病营养治疗的效果,则需用较精确的方法。另外还要根据检测人群来进行检测方法的选择,因为不同年龄段、不同性别、不同种族和不同营养的人其肥胖的患病率也有所不同,因此应建立不同年龄和不同性别正常值,如美国以BMI评判肥胖的值就比我国的大。

(孙明晓　王丽娟)

参考文献

1. Kruizenga HM, Van Tulder MW, Seidell JC, et al. Effectiveness and cost-effectiveness of early screening and treatment of malnourished patients. Am J Clin Nutr, 2005, 82(5): 1082-1089.

2. Garvey WT, Garber AJ, Mechanick JI, et al. American association of clinical endocrinologists and american college of endocrinology position statement on the 2014 advanced framework for a new diagnosis of obesity as a chronic disease. Endocr Pract, 2014, 20(9): 977-989.

3. 中华人民共和国卫生部疾病控制司. 中国成人超重和肥胖症预防控制指南(试行). 北京:人民卫生出版社, 2003.

4. Winter JE, Macinnis RJ, Wattanapenpaiboon N, et al. BMI and all-cause mortality in older adults: a meta-analysis. Am J Clin Nutr, 2014, 99(4): 875-890.

5. Tanaka S, Tanaka S, Iimuro S, et al. Body mass index and mortality among Japanese patients with type 2 diabetes: pooled analysis of the Japan diabetes complications study and the Japanese elderly diabetes intervention trial. J Clin Endocrinol Metab, 2014, 99(12): E2692-E2696.

6. Mamtani M, Kulkarni H, Dyer TD, et al. Waist circumference independently associates with the risk of insulin resistance and type 2 diabetes in mexican american families. PLoS One, 2013, 8(3): e59153.

7. Baumgartner RN, Heymsfield SB, Roche AF, et al. Abdominal composition quantified by computed tomography. Am J Clin Nutr, 1988, 48(4): 936-945.

8. Otto M, Farber J, Haneder S, et al. Postoperative changes in body composition--comparison of bioelectrical impedance analysis and magnetic resonance imaging in bariatric patients. Obes Surg, 2015, 25(2): 302-309.

9. Gronemeyer SA, Steen RG, Kauffman WM, et al. Fast adipose tissue (FAT) assessment by MRI. Magn Reson Imaging, 2000, 18(7): 815-818.

10. Forbes GB, Gallup J, Hursh JB. Estimation of total body fat from potassium-40 content. Science, 1961, 133(3446): 101-102.

11. Lukaski HC. Methods for the assessment of human body composition: traditional and new. Am J Clin Nutr, 1987, 46(4): 537-556.

12. Moissl UM, Wabel P, Chamney PW, et al. Body fluid volume determination via body composition spectroscopy in health and disease. Physiol Meas, 2006, 27(9): 921-933.

13. Lukaski HC, Johnson PE, Bolonchuk WW, et al. Assessment of fat-free mass using bioelectrical impedance measurements of the human body. Am J Clin Nutr, 1985, 41(4): 810-817.

14. Baumgartner RN, Chumlea WC, Roche AF. Estimation of body composition from bioelectric impedance of body segments. Am J Clin Nutr, 1989, 50(2): 221-226.

15. Thomson R, Brinkworth GD, Buckley JD, et al. Good agreement between bioelectrical impedance and dual-energy X-ray absorptiometry for estimating changes in body composition during weight loss in overweight young women. Clin Nutr, 2007, 26(6): 771-777.

第五节　老年肥胖的常见原因

随着生活水平的提高和医疗技术的进步,人类的寿命越来越长。目前,全球都面临着人口老龄化的问题。在欧洲,65岁以上的老龄人口已占15%以上。在美国,预计到2030年,老年人口比例将达到20%。而我国在20世纪末就已进入老龄化社会。据统计,2013年我国老年人口数量已达到2.02亿，比例达到14.8%，预计2030年这一比例将升至23.2%。随着年龄的增加，老年人常患有多种慢性疾病，活动能力下降，能量消耗减少，与年轻人相比，更容易出现肥胖的问题。而合并肥胖症的老年人，患心脑血管疾病、肿瘤、阿尔茨海默病、骨关节炎等疾病的概率明显升高，严重影响老年人的生活质量和预期寿命。所以，对于老年肥胖患者，我们应给予更多的关注。

一、老年肥胖症的流行病学

传统的观点认为，肥胖的患病率和体脂肪的比例随年龄的增加而增加。这种变化在60岁时达到顶峰，之后，体重变化会很小，甚至出现下降。80岁以上的肥胖患者（BMI ≥30kg/m^2）的比率仅为50~59岁患者的一半。出现这种现象可能有以下几种原因：肥胖的老年患者更易患心脑血管病、肿瘤等，预期寿命会低于非肥胖的老年患者；高龄老年患者患消耗性疾病或营养不良的可能性更大，这些患者的体重甚至可能出现下降。

但是目前的流行病学资料显示，肥胖和严重肥胖（BMI ≥40kg/m^2）的患病率在老年患者中仍可能是增加的。2008年的苏格兰健康调查（The Scottish Health Survey）结果显示，虽然整体的老年人肥胖率尤其是老年女性的肥胖率没有明显的增加，但是在60~70岁的患者，BMI仍是持续增加的。并且，在50~70岁的年龄段，与1998年相比，2008年的数据显示无论老年男性和女性，腰围都增加了5~10cm。法国的ObEpi调查结果显示，65岁以上老年人肥胖的患病率是17.9%，无明显性别差异。严重肥胖（BMI ≥40kg/m^2）的患病率是1.1%。65~69岁年龄段的肥胖患病率为19.5%，而80岁以上的肥胖患病率为13.2%。腹型肥胖（男性腰围大于102cm和女性腰围大于88cm）的发生率为47.6%。在西班牙，65岁以上老人肥胖的患病率是35%（男性30.6%，女性38.3%），腹型肥胖（男性腰围大于102cm和女性腰围大于88cm）的患病率为61.6%（男性50.9%，女性69.7%）。在美国，60岁以上老人的肥胖症（BMI ≥30kg/m^2）的患病率不断升高，从1990年的23.6%升高到2000年的32%和2010年37.4%。BRFSS研究调查了52 921名65岁以上的老年患者，肥胖的发生率为20.3%。65~74岁年龄组，肥胖的患病率为25%，明显高于75~84岁组的16.6%和85岁以上组的9.9%。

我国在2004年对全国12个城市的60岁以上的老年人进行了肥胖症患病情况的调查。该调查采用的是中国肥胖问题工作组数据汇总分析协作组（2002年）推荐的诊断标准，即BMI ≥24kg/m^{2}为超重，BMI ≥28kg/m^{2}为肥胖；男性腰围≥85cm，女性≥80cm为腹型肥胖；腰臀比≥0.93为肥胖。调查结果显示，超重率为男性35.90%，女性37.70%；肥胖率为男性9.10%，女性16.57%；腹型肥胖率为男性45.26%，女性58.11%。不同年龄组比较，超重率：男性60岁后随增龄而下降；女性60岁后随增龄而下降。肥胖率：男性65岁以后随增龄而下降；女性65岁后随增龄而下降。腹型肥胖率：男性高峰在70岁，70岁以前呈明显的随增龄而上升，75岁后下降；女性高峰出现在最高年龄组，呈典型的增龄性上升，年龄组间有显著性差异（$P<0.01$）。近几十年，随着我国经济水平的提高，生活方式的改变，肥胖症的患病率明显升高。但遗憾的是，目前尚缺乏最新的对老年人肥胖症患病率的数据。

二、老年人肥胖的发病机制

（一）身体成分改变及能量代谢改变

伴随着年龄的增长，身体成分和代谢也会发生明显的改变。20岁到70岁，非脂肪组织（主要是肌肉）会逐步减少40%，而脂肪组织会不断增加。与躯干相比，外周的非脂肪组织减少得更加明显。70岁之后，非脂肪组织和脂肪组织都会下降。随着年龄增长，脂肪组织的分布也会改变。内脏脂肪会明显增加，这种现象在老年女性更为明显。同时，骨骼肌和肝脏的脂肪含量也会增加。肌肉内和肝脏内脂肪的增加会通过释放的脂肪细胞因子和游离脂肪酸增加胰岛素抵抗。胰腺内脂肪增加会使胰腺β细胞功能受损。

由于骨骼肌的丢失，20岁后基础代谢率每年降低2%~3%，50岁后每年降低4%，相当于每日减少627.9kJ（150kcal）。从20岁到70岁，基础代谢率会下降约30%。随着年龄的增加，患者体力活动逐步减少，脂肪氧化减少导致餐后能量消耗减少。体力活动的减少导致的能量消耗减少大约占老年人能量消耗减少的一半。与年轻男性相比，女性和老年人的脂肪氧化减少。这会致老年人更容易出现脂肪堆积，并且使能量消耗也减少。这些因素都会使老年人的能量消耗减少。如果不相应地减少能量的摄入，就会产生能量的正平衡，体脂肪就会增加。

（二）慢性炎症状态和内分泌激素改变

老年和肥胖都会引起机体的慢性炎症和内分泌激素的改变。躯干和内脏的脂肪沉积比外周的脂肪沉积会产生更多的炎性脂肪细胞因子，使炎症负荷增加。低水平的慢性炎症状态会引起肌肉组织减少、免疫功能下降、认知功能减退，加重动脉粥样硬化和胰岛素抵抗。TNF-α 在胰岛素抵抗、大血管病变、阿尔茨海默病等患者中都有增加。有研究表明老年人循环中的 TNF-α 含量增加，并且与 2 型糖尿病患者的代谢相关。IL-6 同样在代谢综合征的患者中也会增加，并且是出现大血管并发症的标记物。TNF-α 和 IL-6 都会引起肌肉含量减少，与老年人肌少症相关。Rotterdam 研究显示，C 反应蛋白、IL-6、α_1 抗糜蛋白酶和血管内皮因子 -1 都与胰岛素抵抗有关，证实了炎症反应对于胰岛素抵抗的作用。此外，脂肪组织也会分泌很多的细胞因子，从而影响肝脏、骨骼肌、内分泌腺体的功能。

生长激素和 IGF-1 减少与老年人尤其是肥胖的老年人的肌肉减少、骨骼肌减少和心血管病变有关。生长激素释放肽的作用是促进生长激素的释放，在肥胖的老年患者中，其表达是下降的。循环中游离脂肪酸的浓度增加也会抑制生长抑素的表达。

肥胖的老年患者内分泌改变包括雌激素下降（女性）、总的睾酮（男性和女性）和游离睾酮（男性）下降，性激素结合蛋白和脱氢表雄酮减少，泌乳素和皮质醇增加，甲状腺激素改变（游离 T_4 和反 T_3 增加，游离 T_3 减少）和继发于低维生素 D 的甲旁亢。此外，还有生长激素和 IGF-1 减少。生长激素和 IGF-1 减少与老年人尤其是肥胖的老年人的肌肉减少、骨骼肌减少和心血管病变有关。生长激素释放肽的作用是促进生长激素的释放，在肥胖的老年患者中，其表达是下降的。循环中游离脂肪酸的浓度增加也会抑制生长激素的表达。腹型肥胖和胰岛素抵抗的老年患者上述激素的变化更明显。

三、老年肥胖的特殊类型——少肌型肥胖

2004 年 Roubenoff 提出“少肌型肥胖”这个概念。“少肌型肥胖”指脂肪的增加伴随着瘦体重（肌肉和骨骼）的减少，即相对于整个体重来说患者的肌肉相对低下，包括数量和功能的低下。病理表现为线粒体功能下降，肌肉蛋白合成减少，肌纤维的数量减少，肌肉纤维的功能降低。这种改变会导致功能下降，生活质量降低，摔倒风险增加，致残率和死亡率增加。其原因有以下两个方面。一是因为脂肪组织产生的炎性细胞因子如 TNF-α 和 IL-6 会使肌蛋白退化并导致肌肉的失用；二是与促进肌肉合成的激素减少有关，如睾酮和 IGF-1。

少肌型肥胖的患者的致残和死亡风险更高。Baumgartner 等的研究表明，肥胖和少肌都与残疾明显相关（肥胖的 OR：男性为 1.34，女性为 2.15；少肌的 OR；男性为 3.78，女性为 2.96），如同时合并肥胖和少肌，出现残疾的风险比单独有一项者更高（男性 OR 值为 8.77，女性为 11.98）。Janice 等对 4252 名 60~79 的男性进行了平均 11.3 年的随访，研究发现少肌和中心型肥胖的老年男性患者的心血管疾病的患病率和全因死亡率更高，少肌型肥胖的患者的全因死亡率最高。

目前尚缺乏非常有效的检查方法和标准确诊少肌型肥胖。总的来说，肌肉的力量比数量对于健康和功能更有意义。测量肌肉力量的方法常用握力计，这种方法相比测量肌肉量的方法（DEXA\CT\电阻抗体成分测量）更简易、方便，临床上更易于采用。使用肌肉量来诊断少肌的研究中，肌少症的患病率为 4%~12%。如使用 BMI 和握力计的方法，少肌型肥胖的患病率约为 4%~9%。对于少肌型肥胖的患者，控制体重的同时更要注重保持或增加肌肉的量和功能。

四、老年肥胖对健康的危害

老年肥胖的并发症主要与代谢综合征有关（糖耐量异常、高血压、高脂血症和心血疾病）。发生代谢综合征的年龄高峰为男性 50~70 岁和女性 60~80 岁。1992 年的退伍军人老龄化规范管理队列研究纳入了 1792 名男性，观察了腹部脂肪与 2 型糖尿病的风险。结果显示年龄相关的脂肪组织增加是中年和老年糖代谢受损的重要危险因素。对于老年人，与年龄增加相比，体脂肪的增加尤其是腹部脂肪的增加与 2 型糖尿病有更强的相关性。代谢综合征被认为是脑卒中的已知风险，也与亚临床的缺血性脑损伤有关，比如可能影响未来的认知功能。近期的一项 meta 分析表明，BMI 与阿尔茨海默病和血管性痴呆有 U 形的相关性。肥胖同样会增加心衰的风险，BMI ≥30kg/m^2

的患者心衰风险会增倍，腰围和体脂比例增加也可以预测这种风险。有文献报道肥胖的老年患者脂肪肝的患病率（男性肥胖者 18.8%，女性肥胖者 21.6%）明显高于非肥胖老年患者脂肪肝的患病率（男性 3.8%，女性 3.3%）。其他肥胖相关性的疾病还包括骨关节炎、呼吸系统疾病（如低通气综合征和阻塞型睡眠呼吸暂停综合征）、某些类型的肿瘤、认知能力下降、性功能减退和尿失禁。肥胖也可能与白内障的形成和年龄相关性黄斑变性的进展有关。

老年人脂肪增加对死亡率的不良影响相对较小。2001 年 Heiat 等学者提出与年轻人和中年人相比，老年人肥胖对死亡率的影响相对较小，并且 BMI 的阈值较高的观点。Bender 的研究显示老年男性和女性（BMI 在 25~32kg/m^2）的死亡率并没有明显增加。另一项研究显示对于 65~74 岁的老年人，BMI 在 25~27kg/m^2 并不增加心血管死亡率和全因死亡率，而 BMI ≥27kg/m^2 是心血管死亡率和全因死亡率的预测因子。同时研究还发现对于 75 岁以上的老人，肥胖明显与全因死亡相关。但是也有研究有不同的结论。中国香港的一项针对老年患者的研究，入组了 2032 名老人（其中男性 999 人，女性 1033 人），平均年龄 80 岁，调整年龄和性别后，全因死亡率与 BMI 和体力活动呈负相关。总的来说，循证证据多表明死亡率随 BMI 增加，在相同 BMI 的情况下，死亡率随年龄下降。

死亡风险最高的是同时合并少肌和肥胖的老年人。老年人的低 BMI 和体重下降是预测死亡的强的独立因素。既往体重也是影响死亡率的重要因素。较胖的老年人增加 10% 的体重和较瘦的老年人减轻 10% 的体重，患病风险都比既往体重稳定的老年人要高。

目前尚不清楚何种检测脂肪的方法能最好地预测老年人肥胖对健康的不良影响。BMI 与体内脂肪的相关性在中青年中比较好。由于老年人身体成分的改变及由于椎体骨压缩性骨折导致的身高变矮，BMI 可能低估或高估了老年人的肥胖程度。所以，与年轻人相比，BMI 与老年人疾病风险的相关性更低。并且目前尚缺乏足够的数据来确定合适的 BMI 值定义不同种族的老年人肥胖。老年人体脂肪分布的异常（网膜的、系膜的、肌肉内的和肝脏内脂肪增加）会增加胰岛素抵抗。腰围也许是能更好地预测老年人肥胖对健康危害的一个指标，但是目前尚缺乏足够的数据来定义判断切点值。

五、老年肥胖减重的获益和风险

肥胖老年患者减重的获益与风险的长期前瞻性研究的数据较少。但西布曲明心血管终点试验分析（其中包括许多老年人，平均年龄 63 岁）表明对于心血管疾病和 / 或糖尿病患者，在予饮食、生活方式干预的基础上，与安慰剂组比较，西布曲明组在 1 年内能减轻体重，并降低血管结局事件和死亡率。

2005 年，美国营养协会和北美肥胖研究协会修订了 1998 年的 NIH 指南。提出减重对非脂肪组织的不良影响如骨和肌肉质量的损失可能会影响减重的风险和受益比率（表 5-5-1）。在非超重的老年人，体重减轻和脂肪减少与髋部骨折的风险增加有关。在年轻的成年人，单纯由饮食引起的体重减少包括 75% 的脂肪组织和 25% 的非脂肪组织，老年人中也是类似的结果。肥胖者除了有大量的脂肪组织外，肌肉量一般也会更多，用来支持较重身体的日常运动和体育锻炼。然而老年人中，这种情况可能不同。老年人可能肥胖和少肌同时存在，即前文中提到的少肌型肥胖。

表 5-5-1　老年肥胖患者减重相关的获益与风险

获益	风险
减少糖耐量受损患者发展成为 2 型糖尿病的风险	如果不结合体育锻炼，可能增加肌肉损失的风险
改善血糖、血脂、血压，降低心血管风险	骨量减少，增加骨质疏松和骨折的风险
可能降低心血管死亡的风险	增加某些特殊蛋白和维生素缺乏的风险
改善呼吸功能，有利于睡眠呼吸暂停综合征的控制	如果减重过快，胆结石和胆囊炎的风险会增加
改善日常生活和活动的能力，减少骨骼肌肉相关的疾病	
改善抑郁状态、提高生活幸福感和生活质量	

因此，对于合并代谢并发症和功能限制的肥胖老年患者，可能会受益于减重治疗。评估身体成分对于确定老年人是否受益于减重特别重要，可以根据身体成分，建议采取合理的措施，减重治疗的同时应减少肌肉和骨骼的损失。

（于冬妮）

参考文献

1. Baumgartner RN, Wayne SJ, Waters DL, et al. Sarcopenic obesity predicts instrumental activities of daily living disability in the elderly. Obes Res, 2004, 12(12): 1995-2004.

2. Bray GA. Medications for obesity: mechanisms and applications. Clin Chest Med, 2009, 30(3): 525-538, ix.

3. Davidson LE, Hudson R, Kilpatrick K, et al. Effects of exercise modality on insulin resistance and functional limitation in older adults: a randomized controlled trial. Arch Intern Med, 2009, 169(2): 122-131.

4. Diabetes Prevention Program Research G, Crandall J, Schade D, et al. The influence of age on the effects of lifestyle modification and metformin in prevention of diabetes. J Gerontol A Biol Sci Med Sci, 2006, 61(10): 1075-1081.

5. Garrow JS, Summerbell CD. Meta-analysis: effect of exercise, with or without dieting, on the body composition of overweight subjects. Eur J Clin Nutr, 1995, 49(1): 1-10.

6. Han TS, Wu FC, Lean ME. Obesity and weight management in the elderly: a focus on men. Best Pract Res Clin Endocrinol Metab, 2013, 27(4): 509-525.

7. Horie NC, Cercato C, Mancini MC, et al. Long-term pharmacotherapy for obesity in elderly patients: a retrospective evaluation of medical records from a specialized obesity outpatient clinic. Drugs Aging, 2010, 27(6): 497-506.

8. Janssen I, Mark AE. Elevated body mass index and mortality risk in the elderly. Obes Rev, 2007, 8(1): 41-59.

9. Kennedy RL, Chokkalingham K, Srinivasan R. Obesity in the elderly: who should we be treating, and why, and how?. Curr Opin Clin Nutr Metab Care, 2004, 7(1): 3-9.

10. Kennedy RL, Chokkalingham K, Srinivasan R. Obesity in the elderly: who should we be treating, and why, and how?. Curr Opin Clin Nutr Metab Care, 2004, 7(1): 3-9.

11. Kennedy RL, Malabu U, Kazi M, et al. Management of obesity in the elderly: too much and too late?. J Nutr Health Aging, 2008, 12(9): 608-621.

12. Lang IA, Llewellyn DJ, Alexander K, et al. Obesity, physical function, and mortality in older adults. J Am Geriatr Soc, 2008, 56(8): 1474-1478.

13. Leveritt M, Abernethy PJ, Barry B, et al. Concurrent strength and endurance training: the influence of dependent variable selection. J Strength Cond Res, 2003, 17(3): 503-508.

14. Li F, Fisher KJ, Harmer P. Prevalence of overweight and obesity in older U. S. adults: estimates from the 2003 Behavioral Risk Factor Surveillance System survey. J Am Geriatr Soc, 2005, 53(4): 737-739.

第六节　老年肥胖的非手术治疗

老年减重治疗的目标包括高风险的2型糖尿病患者的糖尿病前期预防、降低血压、改善骨关节炎、提高运动能力和身体素质。老年肥胖患者是否需要减重，需要医师个体化的评价和指导。在进行减重治疗前，医师需评估老年患者的BMI、体成分（是否是少肌型肥胖）、是否合并肥胖相关的并发症及是否合并严重的全身疾病。合并肥胖相关并发症如糖尿病、高脂血症和高血压等而身体情况较好，预期寿命较长的老年患者应接受减重治疗。对于老年人体重管理的措施与年轻人并无不同，包括生活方式的干预（涉及饮食、体力活动）、药物和手术治疗。但需要与其年龄相适应（如肾或肝功能下降对药代动力学的影响）。关于老年肥胖患者的药物和手术治疗的长期前瞻性循证研究较少，目前的中外指南并没有明确提出老年肥胖患者减重药物和手术治疗的适应证。所以目前老年肥胖患者的主要减重措施仍是生活方式干预（膳食计划和锻炼）。

一、生活方式干预

增加体力活动和经常锻炼可能对初期减重的作用并不大，但是有助于维持减重的效果和防止体重反弹，并对保持瘦体重（主要是肌肉和骨骼）有作用。运动包括有氧运动、阻力训练、平衡训练和柔韧性训练，可能对老年人特别有益，因为它提高了老年人的物理功能和防止衰弱。行为疗法包括自我监控、设定减重目标、社会支持、持续体重控制，预防体重反弹。适度的负能量饮食，增加体力活动能适度地减轻体重。体重减少的速度约为0.4~0.9kg/周或6个月减重8%~10%，改善肥胖引起的相关的并发症和身体功能障碍。

评估生活方式干预的有效性的研究必须仅为老年人或研究中包含大量的老年人。在糖尿病预防研究中，肥胖男性和女性，最高年龄为84岁，干预手段包括至少每周2.5小时适度体力活动，减少总能量摄入，脂肪占总能量的25%以下，再加上一个生活方式顾问。随访3.2年时，通过饮食和运动减重每公斤体重可以减少16%的2型糖尿病的发生率，对于60~85岁年龄组，每100例患者可以减少3.3例患者患糖尿病，是25~44岁年轻患者组的一半。对60岁以上的患者进行减重干预的回顾性研究表明，减重可以显著改善葡萄糖耐量和身体功能，降低骨关节炎、糖尿病、冠心病的发病率。负面结果包括骨密度和瘦体重略有下降。既往的研究往往过分关注对心血管疾病的风险影响，而对肥胖其他的并发症如膀胱功能、性健康、情绪和生活质量等不够重视。

改变老年人的生活方式会面临特殊的挑战，比如老年人常合并多种疾病，生活质量不良，认知功能障碍与抑郁，分离，孤独、丧偶、生活依赖他人等。这些阻碍使老年人很难改变生活方式。部分老年患者由于慢性残疾而活动困难，会减少身体对能量的消耗。并且老年人还常有视力、听力受损，经济水平下降等阻碍。Villareal团队进行了一项小型的研究，将华盛顿的虚弱和肥胖的老年人随机分为对照组和生活方式干预组。生活方式干预包括减少3140kJ（750kcal）的能量摄入，行为干预及每周进行3次，每次90分钟的运动。研究观察了6个月。有冠心病和代谢综合征的患者，干预组的体重和脂肪减少更明显，身体代谢成分改善，血液中CRP和IL-6水平下降。对于虚弱的患者，生活方式干预可以改善虚弱的状况，增加肌肉强度和质量，提高静态和动态平衡试验。生活方式干预还可以改善胰腺细胞β和α细胞功能，增加胰岛素清除率和使胰岛素敏感性增加一倍。唯一的不利影响是增加的骨转换和使髋骨量减少2%~3%。最近，Villareal等人报道了一个更大的包括107名虚弱的肥胖老年受试者的研究结果。该研究随访1年。患者被随机分为对照组，饮食干预组[减少500~750kcal能量摄入组，蛋白质摄入1g/（kg·d）]，运动干预组和饮食联合运动干预组。所有受试者均接受1500mg钙和10μg的维生素D。与对照组比较，饮食组和运动组均可以改善虚弱状态，但是饮食联合运动组的效果最好。联合干预组使患者达到最佳的身体状态、功能状态和有氧运动能力。在饮食干预组和饮食联合运动组的体重和脂肪量的减少是相似的。饮食加锻炼组，通过生活方式干预，患者的生活质量提高了，唯一的潜在不利影响是瘦体重和骨矿物质密度稍有下降，在饮食干预组分别为5%和2.6%，在饮食加运动干预组分别为3%和1.1%。

ADAPT研究是一项针对关节炎的患者进行饮食运动干预的研究，入组患者均患有膝关节的骨关节炎且年龄大于60岁，随机分为4组，即仅给予健康生活建议的组、饮食控制组、运动组、饮食联合运动组。体重减少最明显的是饮食控制组和饮食联合运动组。身体功能均改善，但是改善最多的是饮食联合运动组。疼痛评分在运动组下降6%，饮食组下降15%，饮食联合运动组下降30%。这些获益在研究6个月就开始出现，并一直持续到18个月研究结束。8年随访结果表明，与仅接受健康生活方式建议的一组比较，饮食控制组和饮食联合运动组能减少50%的死亡率。

（一）饮食控制

由于节食引起的体重减少包括脂肪减少和非脂肪组织的减少，可能会加重年龄相关的肌肉减少，损害身体功能。一项每日总能量减少1842kJ（440kcal）的为期6个月的研究结果显示，体重减少10%，其中脂肪减少16.3%，非脂肪组织减少下降。所以应对老年肥胖患者的饮食建议进行相应的调整，以减少肌少症的发生。在健康的状态下，肌肉的分解与合成是平衡的。肌少症可能是由于肌肉的分解增加，这种变化与脂肪组织产生的细胞因子增加和肥胖机体的慢性低水平的炎症反应有关。由于老年人常有厌食，所以肌肉的合成也可能减少。胃底部下降松弛和胆囊收缩素增加引起的早饱、脂肪摄入量增加、瘦素水平增加、老年男性睾酮水平下降均可以引起老年人厌食，导致食物摄入减少，蛋白质摄入不足。所以，对于少肌的患者和少肌的高危患者，能量的摄入应比普通患者（减少 834~3126kJ，即 200~750kcal/d）高。在减少能量摄入的同时，应保持甚至增加蛋白质的摄入。因为饮食中的蛋白质和氨基酸是延缓和防止肌肉蛋白代谢的重要方法。所以，在肾功能正常的情况下，饮食中应包括足够的优质蛋白的量（高达 1.5g/kg）。与年轻人不同的是，老年人同时进食碳水化合物时，蛋白质的合成减弱，而同时进食脂肪并没有这种影响。年龄增加并不会影响蛋白质的合成代谢，碳水化合物会减弱蛋白质的合成。这是由于胰岛素抵抗对肌肉蛋白合成有影响。运动非常重要，即使仅散步 45 分钟，也可以增强胰岛素促进肌肉蛋白合成的作用。

蛋白质应在每餐都有摄入，以适应衰老引起的代谢功能的下降，如消化的改变、胃排空速度的下降、内脏吸收和周围脏器利用率的改变。而且与年轻人不同的是，老年人需要更多的蛋白质和氨基酸来满足骨骼肌肉的蛋白合成。蛋白摄入增加也可以减轻能量负平衡饮食引起的饥饿感。同时应避免摄入蛋白过多引起肾功能减退。另一个促进蛋白质合成的策略是补充必需氨基酸，可尝试使用精氨酸和谷氨酰胺或精氨酸和赖氨酸的混合物。优化的亮氨酸的摄入量，从最低要求 2g/d，可以增加到 6~8g/d，因为亮氨酸可以增加蛋白质的合成和降低蛋白质分解。富含亮氨酸的食物是豆类（大豆）和动物产品（鱼、牛肉）。对老年受试者额外添加含亮氨酸的混合营养餐可使肌肉蛋白质合成增加 56%，并且补充对 - 羟基 - 丁酸甲酯（HMB，亮氨酸代谢产物，2~3g/d）也可增加全身蛋白质合成。饮食中还需补充其他的微量元素，如维生素 D（与蛋白质的合成和肌肉的健康状态有关）、镁元素（低镁血症与胰岛素抵抗有关）、维生素 B_6、维生素 B_{12} 和硒。

（二）运动

许多研究都证实了在节食的基础上加上运动能使肥胖的老年患者获益更多。虽然运动并不能使体重减少、内脏脂肪减少得更多。进行高负荷的运动可以刺激观察腹部和臀部的脂肪分解并减少血清 CRP 和 IL-6 水平，提示慢性炎症降低。虚弱的老年人进行适量的运动可以减少单纯节食引起的非脂肪组织和肌肉组织的损失，增强肌肉的力量，并通过减少肌肉间脂肪的含量和降低慢性炎症水平来增加肌肉的质量。运动可以使糖耐量减低或 2 型糖尿病的老年肥胖患者减少非脂肪组织和肌肉组织质量的衰减损失和预防 1 型高氧化肌纤维和 2 型有氧糖酵解的肌纤维的损失。饮食联合运动可以改善机体耐力、肌肉力量，降低血浆甘油三酯和低密度脂蛋白胆固醇，降低舒张压，降低肝内脂肪含量，改善胰岛素敏感性。一项关于老年肥胖患者（年龄≥60 岁，BMI>30kg/m^2，随访时间 >1 年）的长期体重干预的 meta 分析报告指出，联合运动和饮食干预，能使体重下降得最多并同时降低血清总胆固醇水平。Weinheimer 等人对单独饮食或运动及联合饮食和运动对中老年人非脂肪组织包括对肌肉的影响进行了系统性回顾分析，结论是对于进行饮食控制的患者，增加运动可使非脂肪组织的损失从 24% 降低到 11%。证实了在老年人中运动对于减少非脂肪组织损失的效果与青年人相似。

美国运动医学学院推荐进行多种形式（力量、耐力、平衡、灵活性）的锻炼以提高和保持老年人的生理功能。抗阻训练已被公认为一项可以通过刺激蛋白质的合成、增加肌肉质量和力量、改善老年人身体功能的有效运动方式。耐力训练可以提高有氧能力。多数的研究均推荐一个复合形式的每周 3 次 90 分钟的运动方案，包括 15 分钟的平衡训练、15 分钟的灵活性、30 分钟的有氧运动和 30 分钟的高强度抵抗。

为了更详细地研究每种运动对身体的影响，Davidson 等将 136 名 60~80 岁的肥胖老年人随机分为 4 组：对照组、抗阻力运动组、有氧运动组、有氧运动与抗阻力运动结合组。6 个月后，抗阻力运动组体重下降了 0.6kg，有氧运动组体重下降了 2.3kg，有氧运动与抗阻力运动结合组体重下降了 2.8kg。腹部脂肪、内脏脂肪和耐力在有氧运动组和联合运动组明显增加。骨骼质量和肌肉力量仅在抗阻力运动组和联合运动组有增加。胰岛素抵抗在有氧运动组减轻了 31%，联合运动组减少了 45%，而在抗阻力运动组没有改善。所以，有氧运动联合抗阻力运动是改善老年肥胖患者的胰岛素抵抗和提高身体功能的最佳选择。单纯进行有氧运动则是第二选择。有两项研究证实了运动的重要性。其中一项研究将虚弱的老年患者，随机分为饮食控制组和运动组，12 周后，饮食控制组体重下降了 7.1%，而运动组体重没有下降。饮食组由于体重下降，非脂肪组织减少了 4.8%，而运动组增加了 2.7%。运动还可以使骨骼肌的细胞因子（TNF-α、IL-6）的表达下降，而生长因子和合成代谢增加。与这个研究类似，另一项 65~80 岁的中等虚弱的老年人进行运动，结果显示虽然体重不会发生明显改变，但是身体成分有改善，脂肪组织减少而非脂肪组织有增加，肌肉量、耐力和身体功能都有明显增加。进行复合型运动，可以增加 50% 的基础和餐后的蛋白合成率。

运动对老年人生活质量也有明显的改善作用。有荟萃分析观察了体力活动对老年人健康相关的生存质量的影响。一项对无临床疾病的老年人进行的 36 项研究的荟萃分析，其结论是运动可以明显改善心理健康状况、自我认知、幸福感。另一项对于社区居住的老年人的 11 项研究的荟萃分析，用 SF-36 量表进行分析，结果表明身体功能可以得到明显改善。Schechtman 和 Ory 则研究了运动干预对于虚弱的老年人的作用，使用的是一种改进的 SF-36 量表，研究结果表明运动可以改善情绪，有利于提高社会活动能力。

虽然运动可以改善身体成分、提高胰岛素敏感性，但是减轻体重的作用并不明显。所以，还需将饮食控制与运动结合。有一项 12 周的研究显示，有代谢综合征的肥胖老年患者，运动组和运动联合饮食控制组均能改善代谢指标，但是联合组的体重下降和皮下脂肪减少得更加明显。另一项对 288 名合并心血管疾病的肥胖老年人的研究，将受试者随机分为对照组、运动组、饮食控制组和饮食控制联合运动组，观察 18 个月。饮食联合运动组的体重下降最明显，能更好地维持减少后的体重，体能测试也是最好的。

对肥胖的老年患者进行运动指导时更应该注重运动的可行性与安全性。SCAMOP 研究纳入了 619 名 75~83 岁的 BMI 在 20~53kg/m^2 老年患者。目的是为了研究他们在运动时的困难和阻碍。与非肥胖（BMI 20~29.9kg/m^2）的老年患者相比，中度肥胖（BMI 30~34.9kg/m^2）的患者不能运动的风险为 2 倍，重度肥胖（BMI ≥35kg/m^2）的风险为 4 倍。不运动的主要原因包括身体疾病、疲劳、疼痛、对摔倒和损伤的担忧、运动时可能出现的身体不适和户外运动的不安全感等。这些问题在重度肥胖的老年人中更加明显。一项共纳入 33 090 名 60~70 岁的老年患者的荟萃分析结果为我们提供了一些克服上述运动阻碍的建议。不仅仅要给予运动的建议，更重要的是要设立一个运动的目标，鼓励进行适当强度的运动，定期进行自我监控。还可以开展团体运动，团体成员之间建立联系，相互交流和鼓励，更有利于坚持运动。

二、药物

在很多的减重药物的临床研究中都排除了肥胖的老年患者。有很多药物被研发用于治疗肥胖，但也有很多药物因为安全性等问题退出了市场。减重药物主要作用于能量平衡的不同环节，减少能量的摄入（降低食欲或增加饱腹感），减少营养物质的吸收，提高能量消耗或营养物质的利用。欧洲要求减重药物一年减重至少 10%，并与安慰剂组相比有明显差异。美国 FDA 要求减重药物比安慰剂组一年有大于 5% 的减重。而且美国和欧洲都要求维持两年或两年以上的减重效果，同时也需要有改善心血管疾病危险因素等次要终点的统计学差异和临床意义，要求对糖尿病、高血压、血脂异常等亚组也有效。只有长期的研究才能评定药物治疗的临床意义，尤其是降低患病率和死亡率。但是遗憾的是关于减重药物目前尚缺乏较长时间的临床研究，并且很多临床研究中都排除了老年患者。

（一）抑制食欲的药物

早期抑制食欲的药物，如苯丙胺和其类似物，主要作用于中枢神经系统。它们是拟交感胺类，刺激下丘脑及周围组织去甲肾上腺素效应的释放。通过诱导能量缺乏来引起脂肪消耗和体重减少，能量消耗增加的同时抑制食欲。随着医疗技术进展，发现 5-HT$_{2c}$ 和 5-HT$_{1b}$ 受体可介导 5- 羟色胺降低食欲的作用。所以，许多的单胺再摄取抑制剂被尝试作为减肥药，它们独立作用于 5-HT$_{2c}$ 和 5-HT$_{1b}$ 受体以抑制摄取，增强了 5- 羟色胺对这些受体的作用。舍曲林、氟西汀这类抗抑郁药在临床试验中发现有减重作用。只有西布曲明曾被批准用于减重，但是由于耐受性和体重减少不能持久等问题，也退出了市场。与能量代谢有关的内源性大麻素系统、开胃肽类神经递质包括神经肽 Y（NPY）、甘丙肽和黑素浓集激素（MCH）、黑皮质素和黑皮质受体等也曾被作为减重药物的研发靶点，但是由于这些物质与情绪、生殖等也密切相关，所以目前还没有相关的药物。

胃肠道肽类激素可以引起饱腹感，调控能量摄入。GLP-1 及其类似物可以降低食欲，此外还

可以作用于胰岛 α、β 细胞，通过增强葡萄糖依赖的胰岛素分泌，减少餐后胰高血糖素分泌、减少肝糖输出；抑制胃肠道蠕动和胃液分泌，延缓胃排空，使人体产生饱腹感。GLP-1 类似物不仅能用于 2 型糖尿病患者血糖控制，而且多个国内外研究都显示 GLP-1 类似物有减轻体重、减少内脏脂肪的额外获益。美国 FDA 已经正式批准此类药物用于减重。但我国的 SFDA 尚没有批准此类药物用于肥胖患者。

（二）抑制营养吸收药物

在欧洲，目前仅有奥利司他可长期被用于 BMI ≥35kg/m² 的肥胖患者和 BMI 在 27~30kg/m² 同时合并有肥胖并发症的患者。奥利司他是脂酶抑制剂，能减少高达 1/3 的食物中脂肪的吸收，减少能量摄入约 1250kJ/d（300kcal/d）。在生活方式干预及饮食控制的基础上，与安慰剂比较，加用奥利司他可以额外减少 2~3kg 的体重，并且由于体重的减轻还可以改善糖代谢、血压。还有研究表明奥利司他可以额外有不依赖于体重减少的改善血脂紊乱和胰岛素抵抗的作用。奥利司他的副作用主要是胃肠道反应，包括胀气、大便失禁、油斑、脂肪泻（主要发生在进食高脂肪餐，即餐中大于 20g 脂肪后）；脂溶性维生素（A、D、K 和 E）减少，但不会到缺乏的水平。所以对于服用奥利司他的患者应额外补充维生素。补充脂溶性维生素如维生素 D 应在服用奥利司他 2 小时之前。由于老年人更易有内外括约肌功能受损，所以部分老年人可能出现大便失禁。在一项长达 2 年的老年患者使用奥利司他的研究中发现，奥利司他对于 65 岁及以上的老年患者与年轻患者同样有效，而胃肠道副作用并没有多于年轻患者。

（三）增加能量消耗的药物

能量消耗包含 3 个部分：基础能量消耗、食物热效应和主动运动。大部分久坐的人的基础能量消耗占总能量的 2/3，且与无脂肪组织成正比。甲状腺素或对交感神经系统有直接作用的药物可提高基础消耗 30% 以上，因此是药理作用的潜在靶点。但是由于此类药物会产生严重的副作用，所以也没有被用于减重。

此外，老年人常合并多种疾病，服用多种药物，应避免使用可能引起体重增加的药物，尽量使用不增加体重甚至有减重作用的药物。常见的引起体重增加的药物和替换品见表 5-6-1，尤其是在糖尿病患者中，磺脲类药物、格列奈类药物、胰岛素增敏剂（TZD）类和胰岛素都会增加体重，阿卡波糖、二甲双胍和 DPP4 抑制剂对体重是中性的，GLP-1 类似物有显著的减轻体重的作用。一项荟萃分析表明 GLP-1 类似物可以减少 2.9% 的体重（95%CI 2.2~3.63）。

肥胖是一个重大的公共卫生问题。随着人口的急剧增长，社会的老龄化，老年人的肥胖率也在不断上升。肥胖同时会带来许多并发症，影响了老年人的日常生活和生活质量，同时也大大增加了医疗成本。合理地治疗老年肥胖患者，将明显改善老年人的健康状况，提高生活质量，并且节省了大量的医疗开支。虽然目前老年肥胖的治疗尚没有明确的 BMI、腰围和体脂百分比切点，但是一些荟萃分析表明与肥胖相关的死亡率在 BMI ≥30kg/m² 时会明显增加。所以治疗应针对老年肥胖不是超重（BMI 划分标准）的患者和合并肥胖相关的并发症、功能损害、代谢综合征的患者。同时在减重的同时应尽量减少对肌肉和骨骼的影响，避免肌少症。生活方式干预是治疗的第一步，它能很好地改善老年肥胖。合理膳食包括每日减少 500kcal 的能源摄入，大量的优质蛋白和充足的钙、维生素 D，行为疗法和复合型运动。复

表 5-6-1　可能导致体重增加的药物和替代药物

药物分类	可能导致体重增加的药物	可替代的药物
降糖药	磺脲类、噻唑烷二酮类、格列奈类、胰岛素	α 糖苷酶抑制剂、二甲双胍、DPP4 抑制剂、GLP-1 类似物
抗抑郁药	三环类抗抑郁药、单胺氧化酶抑制剂、选择性血清素再摄取抑制剂（帕罗西汀）	氟西汀、舍曲林
抗精神病类药物	氯氮平、利培酮、奥氮平	无替代
抗惊厥药	丙戊酸、卡马西平	托吡酯
抗高血压药物	β 受体阻滞剂	ACE 抑制剂

合型的运动包括灵活性训练、平衡训练、有氧运动和耐力训练。在大多数研究中生活方式治疗的坚持率在75%左右。在指导患者的运动时,应充分了解患者的运动风险,并对患者进行合适的指导。由于目前很多的减重药物和减重手术的研究均排除了65岁以上的老年患者,所以老年肥胖患者的药物治疗和手术治疗尚需更多的研究数据来证实其安全性和有效性。

(于冬妮)

参考文献

1. Roubenoff R. Sarcopenic obesity: the confluence of two epidemics. Obes Res, 2004, 12(6): 887-888.

2. Schrager MA, Metter EJ, Simonsick E, et al. Sarcopenic obesity and inflammation in the InCHIANTI study. J Appl Physiol (1985), 2007, 102(3): 919-925.

3. Shea MK, Houston DK, Nicklas BJ, et al. The effect of randomization to weight loss on total mortality in older overweight and obese adults: the ADAPT Study. J Gerontol A Biol Sci Med Sci, 2010, 65(5): 519-525.

4. Villareal DT, Apovian CM, Kushner RF, et al. Obesity in older adults: technical review and position statement of the American Society for Nutrition and NAASO, The Obesity Society. Obes Res, 2005, 13(11): 1849-1863.

5. Villareal DT, Banks M, Sinacore DR, et al. Effect of weight loss and exercise on frailty in obese older adults. Arch Intern Med, 2006, 166(8): 860-866.

6. Villareal DT, Chode S, Parimi N, et al. Weight loss, exercise, or both and physical function in obese older adults. N Engl J Med, 2011, 364(13): 1218-1229.

7. Villareal DT, Miller BV 3rd, Banks M, et al. Effect of lifestyle intervention on metabolic coronary heart disease risk factors in obese older adults. Am J Clin Nutr, 2006, 84(6): 1317-1323.

8. Villareal DT, Shah K, Banks MR, et al. Effect of weight loss and exercise therapy on bone metabolism and mass in obese older adults: a one-year randomized controlled trial. J Clin Endocrinol Metab, 2008, 93(6): 2181-2187.

9. Villareal DT, Smith GI, Sinacore DR, et al. Regular multicomponent exercise increases physical fitness and muscle protein anabolism in frail, obese, older adults. Obesity (Silver Spring), 2011, 19(2): 312-318.

10. von Ruesten A, Steffen A, Floegel A, et al. Trend in obesity prevalence in European adult cohort populations during follow-up since 1996 and their predictions to 2015. PLoS One, 2011, 6(11): e27455.

11. Waters DL, Baumgartner RN, Garry PJ, et al. Advantages of dietary, exercise-related, and therapeutic interventions to prevent and treat sarcopenia in adult patients: an update. Clin Interv Aging, 2010, 5: 259-270.

12. Weinheimer EM, Sands LP, Campbell WW. A systematic review of the separate and combined effects of energy restriction and exercise on fat-free mass in middle-aged and older adults: implications for sarcopenic obesity. Nutr Rev, 2010, 68(7): 375-388.

13. Xu WL, Atti AR, Gatz M, et al. Midlife overweight and obesity increase late-life dementia risk: a population-based twin study. Neurology, 2011, 76(18): 1568-1574.

14. Zamboni M, Mazzali G, Fantin F, et al. Sarcopenic obesity: a new category of obesity in the elderly. Nutr Metab Cardiovasc Dis, 2008, 18(5): 388-395.

15. Khera R, Murad MH, Chandar AK, et al. Association of pharmacological treatments for obesity with weight loss and adverse events: A systematic review and meta-analysis. JAMA, 2016, 315(22): 2424-2434.

16. Han TS, Wu FC, Lean ME. Obesity and weight management in the elderly: a focus on men. Best Pract Res Clin Endocrinol Metab, 2013, 27(4): 509-525.

17. Li Z, Heber D. Sarcopenic obesity in the elderly and strategies for weight management. Nutr Rev, 2012, 70(1): 57-64.

第七节 老年肥胖与代谢手术

一、减重代谢手术的历史、成果

肥胖症是营养物质过剩导致的体内脂肪堆积的复杂慢性疾病。传统的运动疗法、饮食控制、药物治疗、中医中药治疗及食疗等都可以起到控制体重的作用。手术治疗减重近年发展迅猛,得益于它是目前唯一能使重度肥胖患者获得长期有效且稳定减重疗效的方法,并且能有效缓解甚至完全控制其相关并发症,尤其是2型糖尿病。

外科减重手术以欧美最为发达。1954年，kreman等就完成了第一例空回肠旁路手术，从而开创了手术减重的先河。1982年，Pories等发现了手术治疗肥胖症时手术对于2型糖尿病肥胖患者存在疗效，遂引入到2型糖尿病治疗领域。2009年美国糖尿病协会、2011年国际糖尿病联盟（IDF）都明确指出，减肥手术可以作为治疗肥胖合并2型糖尿病的重要措施。我国外科手术治疗肥胖症起步较晚，在20世纪80年代开始有少数报道，但由于开腹手术创伤大而未广泛开展。2000年我国完成了首例腹腔镜下的垂直绑带式胃减容术，2007年中华医学会外科学分会多个学组共同制定了《中国肥胖病外科治疗指南》。2010年，国内的减肥手术也紧跟国际步伐进入肥胖合并2型糖尿病领域，颁布了《中国糖尿病外科治疗专家指导意见（2010）》。2012年相关领域的专家达成了《2型糖尿病外科治疗标准化临床路径——2型糖尿病内外科诊疗流程》的共识。同年，中国医师协会外科医师分会肥胖和糖尿病外科医师委员会（CSMBS）成立，进一步推动了代谢外科在我国的发展。2014年，发布了最新的《中国肥胖和2型糖尿病外科治疗指南（2014）》。伴随着规范化的代谢手术开展，肥胖及糖尿病患者获得了可喜的近期及中期疗效。我国的肥胖及糖尿病外科将继续向规范、健康的道路发展。

二、老年减重手术的现状

近年来，随着人民生活水平的提高，肥胖患者逐渐增多，老年肥胖患者的人数也显著上升。减重手术因其相对安全、减重效果显著且持久而被越来越多的外科医师及肥胖患者所接受。2013年，全球减重手术的例数达50万例，在西方国家减重手术已经成为一种常规的减重治疗方式，欧洲、美国等各个地区已将减重手术纳入肥胖患者减重管理指南中，2011年，国际糖尿病联盟也将代谢减重手术推荐为合并肥胖的2型糖尿病患者的一种治疗手段，代谢手术在非重度肥胖2型糖尿病患者中的应用也逐渐受到更多人的认可。饮食、运动、药物等治疗方式都可以达到减轻体重的目的，但外科手术治疗是重度肥胖患者大量减重并且长期维持稳定的减重效果的唯一手段。

对于老年患者，尤其是合并心血管疾病、关节病的老年患者，运动疗法往往受到极大限制，运动时间及强度较年轻患者大大降低，导致减重效果欠佳，因此减重手术在老年肥胖患者中是否适用受到了人们的极大关注。随着减重手术的普及，老年患者减重手术的例数也在上升，根据美国一项数据统计，1999—2005年间老年患者减重手术例数占所有成人减重手术的2.7%，而2009—2013年上升至10.1%。尽管对于老年减重手术仍有争议，越来越多的证据表面老年肥胖患者施行减重手术是安全有效的，也有越来越多的机构接受减重手术作为老年肥胖患者的一种常规治疗手段。

三、老年患者的手术风险及获益

在减重手术开展的早期，老年患者减重手术的安全性与有效性受到了极大的争议，有文献认为，老年患者减重手术的术后死亡率及并发症发生率高，而且减重效果远不如年轻患者，甚至有文献将老年患者列为减重手术的禁忌证。老年患者本身合并较多的系统性疾病，如高血压、心脏病，各器官功能也在逐渐衰退，身体基础状况较差，任何手术操作的风险都较年轻患者高。而且糖尿病、关节炎等肥胖相关合并症，其病程越长，可逆性越小。对于肥胖这类良性非致死性疾病，必须保证患者手术治疗足够安全，手术的获益大于风险，才能进行手术治疗。但是，随着减重代谢手术的广泛应用，越来越多的证据表明老年肥胖患者施行减重手术是安全有效的。

Nelson等分析了25例65岁以上接受胃旁路术的老年患者（包括开腹和腔镜术式），术后并发症发生率为20%，死亡率为4%（1例患者死于感染性休克）。Hazzan等报道了55例60岁以上接受腔镜减重手术的老年患者，术后早期死亡病例为0，并发症发生率为7.3%，平均住院时长为2.8天，他们认为腔镜减重手术对于老年患者是安全的。Soto等回顾了35例60岁以上接受腹腔镜袖状胃切除术的患者，术后并发症发生率8.4%，死亡率为0。多中心的大样本回顾分析也证实了老年肥胖患者的减重手术是相对安全的。Victorzon等回顾分析了8149例60岁以上接受减重手术的老年患者，术后死亡率为0.01%，术后并发症发生率为14.7%。Dorman等对接受减重手术的48 378例患者进行年龄分层的回归分析（其中大于65岁的老年患者占4.1%），结果显示，随着年龄的增长，术后早期死亡率随之上升，但各年龄组之间并没有显著的统计学差异，老年患者术后并发症的发生率也与其他年龄组没有差异，仅表现为老年患者住院时间相对较长。Gebhart 等对 2009—2013 年间的减重手术进行分析，并与 1999—2005 年间的数据进行对比，发现 2009—2013 年间，老年患者的平均住院时长大于非老年患者，术后早期并发症发生率也稍高于非老年患者，而术后死亡率无明显统计学差异，而在与 1995—2009 年间的数据进行对比后发现，前者老年患者的平均住院时长及住院期间死亡率均较后者显著降低，可以看出老年患者减重手术的安全性显著提升，而老年患者本身为高危人群，术前并发症显著高于非老年患者，导致了老年患者手术的安全性仍稍低于非老年患者。

老年减重手术安全性的提高可能受到以下因素影响。首先，腹腔镜技术的普及与提升在提高减重手术安全性中起着至关重要的作用，早期的开放手术对术前合并症较多、身体基础较差的老年患者是一次打击，随着年龄的增加，体内生长因子随之下降，导致了皮肤的愈合减慢，所以老年患者接受开放手术后切口相关并发症明显增多，为老年患者术后恢复带来不利影响，而腹腔镜的普及创伤小，术后恢复快、住院时间短，使得老年患者术后并发症发生率及病死率大大降低。其次，随着减重手术的开展，手术的例数增多，相应的手术经验、手术技巧随之成熟，手术导致的并发症发生率及病死率大为降低。最后，围术期管理的完善、麻醉技术的进步也为老年患者减重手术的安全性提供保障。

目前，对减重手术有效性的评价主要分为三方面：①术后多余体重减少百分比（excess weight loss%，EWL%）；②肥胖相关合并症的缓解；③生活质量（quality of life，QOL）的改善。

Ramirez 等分析了 42 例 70 岁以上腹腔镜减重手术的患者，术后 12 个月 EWL% 为 47.7%，术后高血压、高脂血症、糖尿病、退化性关节病的用药分别减少 56%、54%、53%、66%，睡眠呼吸暂停缓解率 33%。Gebhart 等在对 26 篇文献进行回顾分析时发现，老年患者术后平均 EWL% 为 53.77%（随访 1 年），其中 14 篇文献报道了糖尿病缓解率，平均为 54.5%（33%~83%），14 篇文献报道了高血压缓解率，平均为 42.5%（14%~88%），10 篇文献报道了高脂血症的缓解率，平均为 41.2%（2.8%~83%）。Willkomm 等对比了 65 岁以上老年患者与 65 岁以下的非老年患者，术后 EWL% 相近（74.8% vs 77.8%），在术后糖尿病及高血压的缓解率方面，非老年患者略高于老年患者。Gonzalez-Heredia 等对 <55 岁、55~65 岁、>65 岁三组患者进行线性回归分析，术后 6 个月、12 个月及 24 个月的 EWL% 在三组中均无统计学差异，提示年龄并非术后 EWL% 的预后指标。

综上，已有越来越多的证据表明，老年患者接受减重手术是安全的，其术后早期并发症发生率及死亡率较低，同时，老年患者术后减重效果及肥胖相关合并症的缓解效果也令人满意。诚然，老年患者与非老年患者相比，手术风险较高、术后减重较少、肥胖相关合并症缓解较少，但经过谨慎权衡风险 / 收益比后，减重手术是可以使部分老年患者受益的。

四、老年患者代谢手术的适应证及禁忌证

（一）适应证

目前，减重代谢手术的适应证主要以 BMI 作为参考指标，而各个国家对 BMI 的截断值各不相同，欧美地区普遍的手术指征为 BMI ≥ $40kg/m^2$ 或 BMI ≥ $35kg/m^2$ 伴有显著的肥胖相关合并症（如 2 型糖尿病、高血压、阻塞性睡眠呼吸暂停综合征等），而亚太地区的手术指征为 BMI ≥ $37kg/m^2$ 或 BMI ≥ $32kg/m^2$ 伴有显著的肥胖相关合并症。这是因为亚太地区极重度肥胖的人群较欧美少，肥胖类型多为腹型肥胖，在相对较低的 BMI 水平下肥胖相关代谢性疾病即可发生，因此亚太地区的 BMI 标准低于欧美地区。近年来有新的观点认为，肥胖的定义应从“以 BMI 为中心”转变为“以肥胖相关并发症为中心”，更强调了肥胖相关并发症对健康的影响，肥胖的管理也从减轻体重、减小 BMI 转变为肥胖相关并发症的缓解，但相应的手术适应证并无统一说法。

《中国肥胖病外科治疗指南（2014）》中规范了手术治疗肥胖症的适应证。有以下①~③之一者，同时具备④~⑦情况的，可考虑行外科手术治疗：①确认出现与单纯脂肪过剩相关的代谢紊乱综合征，如 2 型糖尿病、心血管疾病、脂肪肝、脂代谢紊乱、睡眠呼吸暂停综合征等，且预测减重可以有效治疗。②腰围：男性≥ 90cm，女性≥ 80cm；血脂紊乱：TG（甘油三酯）≥ 1.70mmol/L；和 / 或空腹血 HDL-Ch（高密度脂蛋白胆固醇）：男性 <0.9mmol/L，女性 <1.0mmol/L。③连续 5 年以上稳

定或稳定增加的体重，BMI ≥32kg/m²（应指患者正常情况下有确认记录的体重及当时的身高所计算的系数，而如怀孕后2年内等特殊情况不应作为挑选依据）。④年龄16~65岁。65岁以上者，由于肥胖相关的并发症顽固且复杂，应根据术前各项检查权衡手术利弊，再决定手术与否。16岁以下青少年患者要综合考虑肥胖程度、对学习和生活的影响，以及是否有家族遗传性肥胖病史、本人意愿。⑤经非手术治疗疗效不佳或不能耐受者。⑥无酒精或药物依赖性，无严重的精神障碍、智力障碍。⑦患者了解减肥手术术式，理解和接受手术潜在的并发症风险；理解术后生活方式、饮食习惯改变对术后恢复的重要性并有承受能力，能积极配合术后随访。

《中国肥胖和2型糖尿病外科治疗指南（2014）》推荐2型糖尿病患者的外科治疗指征如下：①T2DM病程≤15年，且胰岛仍存有一定的胰岛素分泌功能，空腹血清C肽≥正常值下限的1/2；②患者的BMI是判断是否适合手术的重要临床标准（表5-7-1）；③男性腰围≥90cm、女性腰围≥85cm时，可酌情提高手术推荐等级；④建议年龄为16~65岁。

对于老年患者，手术例数近年来才逐渐增多，总体样本量较小，而且减重代谢手术本身是一种新兴的术式，正处于探索阶段，对老年患者这一人群的研究则更为不成熟，所以并无指南对老年肥胖患者的手术适应证进行统一的规范。老年患者的手术适应证与成人肥胖患者相同，不同的是，对老年患者应进行更为全面细致的术前评估，多学科进行合作，谨慎评估老年患者的风险/收益比，保证患者选用手术治疗能比非手术治疗得到更多获益，事实证明，经过严格选择的老年肥胖患者是可以通过减重手术获得极大受益的。

（二）禁忌证

①严重精神的障碍；②严重的智力缺陷；③酒精或药物成瘾；④终末期器官功能障碍；⑤肝硬化合并严重的门脉高压；⑥合并恶性肿瘤。

五、老年患者代谢手术的种类与选择

根据不同手术方式造成体重减轻的原理不同，减重代谢手术的方式分三类：限制摄入、减少吸收或两者兼有。目前，临床上常见的手术方式有以下4种：腹腔镜可调节胃绑带术（laparoscopic adjustable gastric banding，LAGB）、腹腔镜Roux-en-Y胃旁路术（laparoscopic Roux-en-Y gastric bypass，LRYGB）、腹腔镜胃袖状切除术（laparoscopic sleeve gastrectomy，LSG）、胆胰分流-十二指肠转位术（biliopancreatic diversion with duodenal switch，BPD-DS）。其中LAGB和LSG是限制摄入的术式，LRYGB限制摄入与减少吸收两者兼有，BPD-DS是以减少吸收为主的术式。据统计，2011年全球范围内成人减重手术开展最多的术式是RYGB（包括开腹和腹腔镜），约占46.6%，其次为SG（27.8%）和AGB（17.8%）。在老年患者中，也有同样的结论。随着对减重术式的探讨，近年，胃袖状切除手术的数量正在大幅攀升。由于其手术操作相对低风险，并发症发生率低，效果稳定，正在得到专家的青睐。

（一）Roux-en-Y胃旁路术

胃旁路术是最早应用于肥胖患者的减重术式，是减重代谢外科最常用的术式，在持续减轻体重和缓解肥胖相关合并症方面都有着显著的效果，被认为是手术治疗病态肥胖症合并糖尿病的金标准术式。胃旁路术在减重原理上是一种兼具限制摄入与减少吸收的手术方式，通过建立一个胃小囊来限制食物的摄入，并通过改变胃肠道正常结构来减少吸收，同时可影响胃肠道激素水平，改善胰岛素抵抗。胃旁路术是一种创伤相对较大的术式，对正常解剖结构改变明显，术式相对复杂，对手术技巧要求高，导致其术后早期并发症的发生率相对较高。

表5-7-1　2型糖尿病患者的外科治疗指征

BMI（kg/m²）	临床情况	手术推荐等级
≥32.5		积极手术
27.5~32.5	患有T2DM，经改变生活方式和药物治疗难以控制血糖且至少符合额外的2个代谢综合征组分或存在合并症	可考虑手术
25.0~27.5	患有T2DM，经改变生活方式和药物治疗难以控制血糖且至少符合额外的2个代谢综合征组分或存在合并症	慎重开展手术

根据西方国家大样本荟萃分析报道，胃旁路术后1年多余体重减少百分比（EWL%）为65%~70%，T2DM缓解率为80%~85%。围术期死亡率约为0.5%，术后并发症（吻合口漏、出血、切口感染、肺栓塞等）发生率约为5%。远期并发症包括倾倒综合征、吻合口狭窄、边缘性溃疡、闭合线开裂及内疝。

手术方法为在胃近端建立一个容积为15~30ml的胃小囊，与远端的胃完全分离，旷置残余的远端胃、十二指肠及大约40cm的近端空肠，然后将远端空肠提起与胃小囊吻合形成Roux袢，最后将近端空肠与远端空肠吻合，近端空肠形成胆胰袢。Roux袢的长度根据患者的肥胖程度在75cm到150cm之间选择。标准的75cm Roux袢的胃旁路术通常可以减重50kg，大约是体重超重部分的65%~70%，减少术前BMI 35%。减重可在1~2年达到平台期，在达到减重最低点以后，可能会有10kg左右的体重反弹。胃旁路术是可逆的，但手术恢复原有生理解剖状态后，患者会不可避免地再度增重。患者术后需要终生补充维生素和微量元素，并对营养相关指标进行定期监测。

Thereaux等对腹腔镜胃旁路术后的患者进行分析，发现老年患者和年轻患者相比，体重下降相对较少（27.5% vs 31.8%），高血压、睡眠呼吸暂停和血脂异常的缓解率也较低。Vanommeslaeghe等回顾分析了250例接受腹腔镜胃旁路手术的老年患者，术后平均EWL%为59.3%，糖尿病、高血压、睡眠呼吸暂停、高脂血症和关节疼痛的缓解率分别94.6%、77.6%、88.0%、77.1%和57.6%。可以看出，与非老年患者相比，老年肥胖患者虽然手术效果欠佳，但手术仍可为老年患者带来显著的体重降低及明显的合并症缓解。

胃旁路术是一种创伤相对较大的手术，它改变了原有的胃肠道结构，这对术前合并症较多、身体基础情况较差的老年人来说是一种不小的打击。也有人担心，胃旁路术是一种限制摄入与减少吸收兼具的手术方式，术后营养相关并发症发生率较高，而这对于本身就可能存在营养障碍的老年患者来说会带来更多问题。早期认为增龄是胃旁路术后30天病死率的危险因素之一，但早期的研究包括开腹和腹腔镜的手术方式，开腹对老年患者创伤大，术后病死率高。随着腹腔镜胃旁路术的开展，已有多项单中心报道认为，老年患者胃旁路术后住院时间相对较长，但术后死亡率和并发症发生率与其他年龄组并无统计学差异。可以认为，腹腔镜胃旁路术对老年患者也是安全可行的。总体来说，腹腔镜胃旁路术在老年肥胖患者中手术的安全性及远期效果，仍需多中心的长期随访资料进一步证实。

胃旁路术可以使一些长期的2型糖尿病、高血压病等慢性疾病得到更为有效的控制。在综合考虑这些慢性疾病对患者生存质量、生存期的影响及手术风险的情况下，部分老年患者可以选择腹腔镜胃旁路术。

（二）腹腔镜胃袖状切除术

最初，胃袖状切除术是作为胆胰分流－十二指肠转位术的第一部分，2003年Regan等将胃袖状切除术作为腹腔镜胃旁路术的一期手术，以降低极重度肥胖症患者的手术风险。逐渐有研究发现，单纯行胃袖状切除术也可以达到减重的目的，且术后减重效果显著。2007年，美国代谢与减重外科学会认可胃袖状切除术不仅可以作为高危肥胖症患者的一期手术，也可以作为独立的减重手术。由此，胃袖状切除术作为独立的手术方式开展起来，并且因其减重效果好、手术操作简单、手术安全性高而逐渐受到减重外科医师的青睐，手术例数在世界范围内迅速增长。据国际肥胖与代谢外科联盟在2011年的统计，胃袖状切除术占全部减重手术的27.8%，仅次于胃旁路术，而在亚太地区，胃袖状切除术的手术例数甚至已超过胃旁路术。

胃袖状切除术是一种限制性的手术方式。手术首先需要完全游离胃底和胃大弯，应用32~36Fr球囊胃管作为胃内支撑，距幽门2~6cm处作为胃袖状切除起点，向上切割闭合，完全切除胃底，完整保留贲门，建立容积为60~80ml的袖状胃。胃袖状切除术仅仅缩小了胃的容积，不改变正常的胃肠道解剖结构，可改变部分胃肠激素水平，但胃总体的消化吸收功能不受影响，所以术后营养相关并发症少。术后6~12个月可减少超重部分的30%~60%。术后4年可发生体重反弹，主要由袖状胃的逐渐扩张导致。

胃袖状切除术的术后并发症发生率介于胃旁路术与胃绑带术之间，减重效果也介于二者之间。Carlin等对比了LAGB、LSG及RYGB三种术式，总的术后并发症发生率LAGB最低（2.4%），其次为LSG（6.3%），并发症最多的为RYGB（10.0%），而术后多余体重减少百分比 LSG 稍低于 RYGB，但显著高于 LAGB。胃袖状切除术在缓解肥胖相关合并症方面也有显著的疗效，但胃旁路术疗效更好。

胃袖状切除术适用于所有符合减重手术适应证的患者，尤其适用于极重度肥胖患者，可作为极重度肥胖患者的一期手术，使患者的肥胖程度得到快速控制，消除一定的手术高危因素，再根据术后减重情况决定是否需要行二期手术，二期手术通常在一期手术后的 6~18 个月进行。2011 年一项国际专家共识认为，胃袖状切除术适用于高危患者，其中包括老年患者。

（三）腹腔镜可调节胃绑带术

胃绑带术是目前所有代谢手术中创伤最小的手术，手术操作简单，手术时间短，具有可调节性、可逆转性，不改变正常胃肠道解剖结构，术后并发症发生率极低，几乎没有术后死亡的病例，但其减重效果相对较差，术后 EWL% 低于胃旁路术和胃袖状切除术，远期效果仍有待探讨，目前国际及国内手术例数在明显降低。

胃绑带术是一种单纯限制摄入的手术方式。在胃的上部通过绑带建立一个胃小囊，胃小囊限制在 15ml 左右，主要位于胃前壁。在胃前壁缝合以固定胃绑带，并将绑带的前侧段完全包埋。连接注水泵后固定在腹直肌前鞘上。通过注水泵来调节胃小囊的容积是该手术治疗中的关键一环，决定着治疗的效果。术后 1 个月开始首次注水，此后根据减重情况决定注水量的增减，术后第 1 年至少每 3 个月随访一次，需要终生监测。胃绑带术完全可逆，绑带可通过腔镜摘除，对于术后效果不佳的患者，可改行其他任何减重手术。

由于胃绑带术创伤小，手术时间短，术后并发症发生率最低，所以可作为高危人群的首选术式，包括老年患者。腹腔镜手术总体的安全性在提高，胃袖状切除术及胃旁路术的安全性也显著提高，胃绑带术在安全性方面的优势逐渐减小，胃袖状切除术同样可作为高危人群的首选术式，而胃绑带术减重效果欠佳、长期疗效不确切导致其手术例数近年来呈下降趋势，在成人减重手术中所占比例从 2008 年的 42.3% 下降至 2011 年的 17.8%。

（四）胆胰分流 – 十二指肠转位术

胆胰分流 – 十二指肠转位术是减重效果和肥胖相关合并症缓解效果最好的术式，可以纠正胰岛素抵抗，但手术技术要求高，操作难度大，术后并发症发生率及病死率均高于其他术式，术后更易发生营养相关并发症，不建议常规应用该术式治疗肥胖症。术后 1 年 EWL% 为 70%，减重效果可长期维持，基本不会出现体重反弹，T2DM 缓解率达到 95%~100%。术后并发症的发生率约为 5.0%，手术相关病死率为 1.0%。

该术式的主要原理是吸收不良。先行胃袖状切除术，保留胃幽门并在十二指肠上段将其横断，在距离回盲瓣约 250cm 处将小肠横断，十二指肠横断远端以吻合器闭合，十二指肠横断近端与小肠远端吻合，将小肠横断近端与回肠在距离回盲瓣 50~100cm 处进行吻合。术后易发生维生素、微量元素和蛋白质的缺乏，需终身补充营养物质，定期监测。

六、老年患者代谢手术的并发症及处理

（一）出血

包括胃肠道出血和腹腔内出血，胃旁路术后出血发生率为 0.94%~3.9%，胃袖状切除术后出血发生率为 1.2%~5.6%，胆胰分流 – 十二指肠转位术后出血发生率更高，可达 5%~10%，而胃绑带术后出血发生率仅为 0.005%。胃旁路术常见的出血部位为胃 – 空肠吻合口、残余的胃大囊、胃小囊、空肠 – 空肠吻合口，术后早期多为吻合口出血或残余胃出血，晚期多为胃 – 空肠吻合口附近的溃疡出血。胃袖状切除术后出血主要是切割吻合器闭合的手术切缘出血。

危险因素：肝硬化、肝脾大、2 型糖尿病、凝血功能障碍、腹部手术史、高龄、极重度肥胖、长期应用抗凝药物等。

临床表现：根据出血部位不同，临床表现也有所不同。腹腔内出血往往发生在术后早期，早期症状隐匿，后期可有心动过速、低血压、少尿等低血容量性休克症状，查体可有腹肌紧张、腹膜刺激征，腹腔引流出现血性引流液。胃肠道出血表现为呕血、黑便或便血，出血量大时也可出现低血容量性休克症状，慢性胃肠道出血症状轻微，可表现为缺铁性贫血、便潜血阳性等。值得注意的是，胃肠道出血有时可导致血块堵塞空肠 – 空肠吻合口，引起肠梗阻，导致肠腔内压力升高，进而诱发胃 – 空肠吻合口破裂，致使一系列严重并发症的发生。旷置的残余胃内出血可在很长一段时间内

没有症状。

诊断和治疗：出现典型的胃肠道出血症状诊断往往较为容易，胃镜和肠镜一般可以探查到出血部位，同时可行内镜下止血，如怀疑胃肠道出血但内镜下不能找到出血部位，则需要考虑旷置的残余胃或十二指肠出血。出现血流动力学不稳定表现，如低血压、持续严重的心动过速、血细胞比容下降超过10%或输血后血红蛋白仍持续下降，往往需要立即手术止血。

（二）胃肠道瘘

多为术后早期出现，是一种严重的术后并发症，可导致术后病死率显著升高。胃旁路术后胃肠道瘘的发生率为1%~5.6%，最常见的部位为胃－空肠吻合口。吻合口张力过大、血运障碍、局部缺血可导致瘘的发生。

危险因素：男性高龄、极重度肥胖、修正手术、术前合并症多、手术医师经验不足。

临床表现：主要表现为腹膜炎和脓毒血症。症状包括高热、寒战、心动过速、呼吸急促、神志改变、恶心、呕吐、腹痛。实验室检查可有白细胞升高。患者体型肥胖可能给腹部查体带来困难。腹腔引流可出现混浊液体。

诊断：上消化道造影可用于诊断胃－空肠吻合口瘘，但对诊断空肠－空肠吻合口瘘和残余胃瘘帮助不大。腹部CT对消化道瘘的敏感性和特异性均较高，推荐作为首选的辅助检查。诊断性腹腔镜探查是诊断的金标准。

治疗：保守治疗适用于生命体征平稳、瘘口小而局限，包括禁食禁水、胃肠减压、应用广谱抗生素、全肠外营养和充分引流。瘘口一般在1~2周后愈合，此时可逐渐过渡到经口进食。对于血流动力学不稳定或保守治疗不能控制的胃肠道瘘患者，需立即手术治疗，彻底清除腹腔内污染物，修补瘘口，并放置引流管充分引流。

（三）血栓性疾病

包括深静脉血栓（DVT）和肺栓塞（PE），减重术后血栓性疾病发生率为0.1%~1.3%，多于术后2周内发生。危险因素包括血液高凝状态、BMI过高、血栓病史、心力衰竭、静脉功能不全、激素替代治疗、男性、手术时间长、阻塞性睡眠呼吸暂停等。肥胖患者是血栓性疾病的高危人群。

临床表现：DVT表现为下肢疼痛、肿胀，肥胖患者下肢肿胀往往难以发现；PE表现为低氧血症、呼吸急促、心动过速、胸痛，需要与胃肠道瘘、肺炎、肺不张进行鉴别。

诊断和治疗：彩色多普勒超声检查可诊断DVT，PE可通过CT肺血管造影或核素肺通气/灌注扫描诊断。治疗以抗凝治疗为主。

预防：术后早期下床活动，使用弹力袜，术后预防性应用低分子肝素。

（四）边缘性溃疡

边缘性溃疡可发生于任何将小肠与胃进行吻合的手术，其定义是发生在胃－空肠吻合口上或附近的溃疡，在胃旁路术后发生率为0.6%~2.5%，在术后早期和晚期均可发生。边缘性溃疡的确切发病机制不清，吸烟、使用非甾体类抗炎药、幽门螺杆菌（Hp）感染、手术操作不当、对缝线及吻合器的异物反应、胃大囊－胃小囊瘘等可能与溃疡的发生有关。

临床表现：常见的症状有上腹痛、恶心、呕吐、反酸等，部分患者因进食某些高热量食物能缓解疼痛而导致体重增加，而部分患者会因进食后腹痛而出现营养不良。随着溃疡进展，可能会出现溃疡出血、穿孔、梗阻等并发症，并出现相应症状，部分患者以并发症的症状起病。

诊断：边缘性溃疡在上消化道造影中表现为胃－空肠吻合口附近的龛影，上消化道造影可以同时评估有无消化道瘘或梗阻。口服造影剂后行CT检查对诊断边缘性溃疡具有重要意义，同时可帮助排除其他可引起上腹痛的病因。胃镜检查是诊断的金标准，同时可在内镜下取活检检测Hp感染。

预防和治疗：术前戒烟，停用非甾体类抗炎药，筛查Hp，如Hp阳性则进行根除治疗，术后应用质子泵抑制剂预防边缘性溃疡。治疗上首选药物治疗，应用大剂量质子泵抑制剂、H_2受体阻滞剂或硫糖铝治疗。胃镜下可对某些病因引起的溃疡进行治疗，如异物反应引起的溃疡，可在胃镜下移除腔内的缝线。药物治疗和内镜治疗失败的患者需要二次手术进行修复。

（五）肠梗阻

肠梗阻是胃旁路术常见的术后并发症，发生率约为1%~11%，腹腔镜胃旁路术后肠梗阻最常见的病因是内疝，而开腹胃旁路术后肠梗阻最常见的病因是腹腔内粘连。术后30天内发生的肠梗阻的主要病因包括吻合口狭窄、吻合口水肿、肠腔内血块梗阻、Roux肠袢成角、嵌顿性腹壁疝。术后30天后发生的肠梗阻通常由内疝、腹壁疝、粘连性疾病等引起。

临床表现：通常不具特异性，常见症状有腹痛、腹胀、恶心、呕吐、吞咽困难。Roux 肠袢梗阻通常表现为恶心、腹胀、上腹痛，呕吐后上述症状可暂时缓解，呕吐物为未消化的食团，不含胆汁。胆胰袢梗阻会导致残余的胃大囊扩张，出现恶心、腹胀、呃逆、肩部疼痛，但不会出现呕吐。空肠－空肠吻合口以下部位梗阻可同时出现 Roux 袢和胆胰袢梗阻症状，因为胃肠道内容物会逆行进入残余的胃大囊内，呕吐物为胆汁。由于胃小囊容量有限，患者通常不会发生大量呕吐。

诊断：X 线平片对诊断胃旁路术后肠梗阻意义不大。CT 检查需要口服造影剂，对肠梗阻的诊断有较大帮助，但敏感性仅为 51.1%。因此，诊断性腹腔镜的指征应适当放宽。

治疗：严格规范的保守治疗无效需要尽早手术干预。

（六）内疝

内疝是胃旁路术特有的并发症，发生率为 0.3%~6.2%，占胃旁路术后肠梗阻病因的 42%~61%。胃旁路手术会创造出 2~3 个潜在间隙，结肠后位吻合的 Roux 肠袢从横结肠系膜中穿过，需创造出一个横结肠系膜的缺损，此缺损会逐渐扩大，小肠可通过此缺损形成内疝，这种内疝发生率最高，占 46%；彼得森间隙是 Roux 肠袢系膜、横结肠系膜与后腹膜之间的空隙，是在提起 Roux 袢与胃小囊吻合时产生的间隙，结肠前和结肠后吻合均有该间隙，小肠可通过此间隙形成彼得森疝，占内疝的 13%；在空肠－空肠吻合口处，Roux 肠袢系膜与胆胰袢系膜之间存在一处缺损，此缺损也可成为内疝的通道，占内疝的 41%。结肠后吻合较结肠前吻合的术式内疝的发生率更高，因为结肠前吻合不会产生第一种肠系膜缺损。胃旁路术后任何时期均有可能发生内疝，但术后 1~3 年发生率最高，这可能与此时腹腔内的脂肪减少、肠系膜缺损扩大有关。

临床表现：多为非特异性症状，包括腹痛、恶心、呕吐和腹胀，症状可反复发作。内疝嵌顿可导致急性肠梗阻、肠绞窄坏死、肠穿孔，出现相应的临床表现。

诊断：胃旁路术后出现间歇性或急性的小肠梗阻表现，需考虑到内疝的可能。CT 扫描对诊断有帮助，但 CT 对内疝的漏诊率约为 20%，影像学检查不能完全排除内疝的可能。

治疗：出现内疝保守治疗无效需手术治疗，术中关闭所有肠系膜缺损，探查全部小肠，并切除已无生机的肠段，部分可在腹腔镜下进行。

（七）吻合口狭窄

胃旁路术后胃－空肠吻合口狭窄的发生率约为 5%，吻合口边缘慢性溃疡、吻合口有张力、吻合口缺血或高胃酸分泌（如胃小囊容积过大）等均可导致吻合口狭窄的发生。常见的临床表现有餐后上腹痛、恶心、呕吐未消化的食团、进行性吞咽困难，因进食困难逐渐出现营养不良，患者多在术后 2 周至 3 个月开始出现症状。上消化道造影对诊断有帮助，但大部分确诊仍需胃镜检查，内镜不能通过或吻合口直径小于 10mm 可诊断吻合口狭窄。一线治疗方式为内镜下球囊扩张，扩张至大约 15mm 可明显减轻症状，且不会使体重产生明显的反弹或发展为倾倒综合征。术后早期发生的吻合口狭窄内镜扩张的成功率高，因为此时发生的狭窄通常是单纯的黏膜过度增生引起的。术后 3 个月发生的狭窄仍有扩张成功的可能，但 1/3 的患者需要手术修复。

空肠－空肠吻合口狭窄发生率为 0.4%~1.2%，多为术后 10~15 天出现症状。狭窄多发生于吻合口的 Roux 肠袢部分。患者多表现为不全肠梗阻症状。上消化道造影和 CT 检查可做出诊断。吻合口水肿导致的狭窄多可经保守治疗痊愈。手术操作不当导致的吻合口狭窄多需要手术修复，在狭窄部位的近端重新进行侧侧吻合。

（八）急性残余胃扩张

急性残余胃扩张是一种罕见并发症，发生率 0.6%，通常可以发生在胃绑带减重术后，但是具有潜在的致死性。急性残余胃扩张可发生在胆胰袢梗阻或麻痹性肠梗阻之后，残余胃扩张导致吻合器闭合的残端破裂，大量胃内容物流入腹腔，发展为严重的腹膜炎。患者可表现出剧烈的上腹痛、呃逆、左上腹胀，严重者可出现脓毒性休克症状。腹平片或 CT 可确诊。治疗：立即放置经皮胃造瘘管减压，待患者病情稳定后再行治疗胆胰袢梗阻，如病情进行性加重，需要急诊手术处理。

七、老年代谢手术后的膳食及随访

（一）术后营养管理

根据《中国肥胖和 2 型糖尿病外科治疗指南

(2014)》推荐,减重术后营养管理原则如下:①每日摄入足够水分,建议≥2000ml。②每日摄入足够蛋白质,建议为60~80g/d,对于行BPD-DS的患者术后应在此基础上增加30%蛋白摄入量。③补充足量的多种维生素与微量元素,在术后3个月内,全部以口服咀嚼或液体形式给予。术后补充每日必需量的2倍,并额外补充适量的铁、枸橼酸钙、维生素D及维生素B_{12}。行BPD-DS的患者术后还应补充脂溶性维生素,包括维生素A、D、E及K。④尽量减少碳水化合物与脂肪的摄入。

(二)随访

任何方式的减重代谢手术术后都需要严密随访,甚至终生随访,并配合终生的饮食习惯改变,只有减重手术配合饮食、运动治疗才能达到理想的效果。

通常在术后第1年内,第1、3、6、12个月进行随访,此后每半年门诊随访。对于行胃绑带术的患者,门诊随访的次数需要增加,以便对绑带进行调节,首次调节在术后1个月进行,首次注水量要小于4ml,此后根据体重的变化调整总注水量,每次增加注水量0.5~1.0ml,总量不超过9ml。胃旁路及袖状胃切除手术患者需严密监测营养状况变化。

随访的目的主要是掌握患者体重减轻的情况,肥胖相关合并症的缓解情况,是否有手术并发症发生,有无营养物质、维生素和矿物质的缺乏,对患者进行饮食、运动指导,必要时进行心理辅导。

随访项目包括营养和运动调查、体重、腹围、皮下脂肪、血压、血糖、血清胰岛素和C肽、糖化血红蛋白、OGTT、血脂、血清维生素与微量元素水平、骨密度、血尿常规、血生化等检查。

八、小结

随着人口老龄化的进展,老年肥胖人群的数量也在不断攀升,肥胖所带来的相关并发疾病严重地影响着老年人群的生活质量,减重代谢手术的开展也为解决老年肥胖及相关并发症带来了新的选择。但由于老年人群生理特点的特殊性,手术风险相对增加。经过近年的不断探索,循证研究发现减重手术若于慎重选择、严把手术指征后进行,对老年人群仍是利大于弊,可以有效地改善老年人群的生活质量,降低心脑血管并发症的发生率。随着经验的不断累积,我们相信老年代谢减重手术也将为老年肥胖人群带来更有益的选择。

(李伟婧　宋京海)

参考文献

1.《中国肥胖病外科治疗指南》编写组.中国肥胖病外科治疗指南(2007).中国实用外科杂志,2007,27(10):759-762.

2. 中国医师协会外科医师分会肥胖和糖尿病外科医师委员会.中国肥胖和2型糖尿病外科治疗指南(2014).中国实用外科杂志,2014,34(11):1005-1010.

3. 郑成竹,丁丹.肥胖症及代谢疾病的外科手术治疗.中国实用外科杂志,2010,30(3):173-175.

4. Herron DM. Bariatric Surgery Complications and Emergencies. New York: Springer International Publishing, 2016.

5. Agrawal S. Obesity, Bariatric and Metabolic Surgery: A Practical Guide. New York: Springer International Publishing, 2016.

6. Choi SH, Kasama K. Bariatric and Metabolic Surgery. Berlin Heidelberg: Springer-Verlag, 2014.

7. Nelson LG, Lopez PP, Haines K, et al. Outcomes of bariatric surgery in patients > or =65 years. Surg Obes Relat Dis, 2006, 2(3): 384-388.

8. Hazzan D, Chin EH, Steinhagen E, et al. Laparoscopic bariatric surgery can be safe for treatment of morbid obesity in patients older than 60 years. Surg Obes Relat Dis, 2006, 2(6): 613-616.

9. Soto FC, Gari V, de la Garza JR, et al. Sleeve gastrectomy in the elderly: a safe and effective procedure with minimal morbidity and mortality. Obes Surg, 2013, 23(9): 1445-1449.

10. Victorzon M, Giordano S. Bariatric surgery in elderly patients: a systematic review. Clin Interv Aging, 2015, 10: 1627-1635.

11. Dorman RB, Abraham AA, Al-Refaie WB, et al. Bariatric surgery outcomes in the elderly: an ACS NSQIP study. J Gastrointest Surg 2012, 16(1): 35-44; discussion 44.

12. Gebhart A, Young MT, Nguyen NT. Bariatric surgery in the elderly: 2009-2013. Surg Obes Relat Dis, 2015, 11(2): 393-398.

13. Ramirez A, Roy M, Hidalgo JE, et al. Outcomes of bariatric surgery in patients >70 years old. Surg Obes Relat Dis, 2012, 8(4): 458-462.

14. Willkomm CM, Fisher TL, Barnes GS, et al. Surgical

weight loss >65 years old: is it worth the risk? Surg Obes Relat Dis, 2010, 6(5): 491-496.

15. Gonzalez-Heredia R, Patel N, Sanchez-Johnsen L, et al. Does Age Influence Bariatric Surgery Outcomes? Bariatr Surg Pract Patient Care 2015, 10(2): 74-78.

16. Thereaux J, Poitou C, Barsamian C, et al. Midterm outcomes of gastric bypass for elderly (aged >/= 60 yr) patients: a comparative study. Surg Obes Relat Dis, 2015, 11(4): 836-841.

17. Vanommeslaeghe H, Deylgat B, Van Cauwenberge S, et al. Laparoscopic Roux-en-Y gastric bypass in the elderly: feasibility, short-term safety, and impact on comorbidity and weight in 250 cases. Surg Endosc, 2015, 29(4): 910-915.

18. Carlin AM, Zeni TM, English WJ, et al. The comparative effectiveness of sleeve gastrectomy, gastric bypass, and adjustable gastric banding procedures for the treatment of morbid obesity. Ann Surg, 2013, 257(5): 791-797.

第六章　老年甲状腺疾病

第一节　老年甲状腺解剖学、组织学概述

一、甲状腺的解剖

（一）甲状腺的形态、位置和毗邻

甲状腺略呈“H”形或蝴蝶形，位于颈前正中，气管两侧，相当于 C_5~C_7 水平，由左、右两个侧叶和中间较狭窄的峡部组成。甲状腺左、右两侧叶似圆锥形，凸面尖部指向前方和侧面，两侧叶最大直径 4~5cm，横向宽度最大为 2~3cm，前后厚度最大为 1.5~2cm。甲状腺侧叶的上端紧贴甲状软骨的后上部，侧叶的下端圆钝，与第 5~6 气管软骨环平齐；侧叶的前面贴附有舌骨下肌群，后外侧面隔颈动脉鞘与颈总动脉相邻；侧叶的内侧面环抱着气管、环状软骨和咽、食管的外侧面。甲状腺下动脉在侧叶内侧面经过，喉返神经行经气管、食管之间的沟内而与侧叶的内侧面相邻。甲状腺峡部的位置有一定变异性，但通常在平齐第 2~4 气管软骨环水平连接两个侧叶。部分甲状腺还存在锥状叶，是甲状舌管下段的残留。该部分组织由甲状腺峡部伸出，有时通过纤维结缔组织与舌骨相连。锥状叶多见于甲状腺峡部的左侧，部分甚至仅与左叶相连。肿大的甲状腺可能向下扩展，达到胸骨后面。侧叶过分肿大可压迫喉、食管和喉返神经，致使呼吸、吞咽困难和发音困难。甲状腺具有两层被膜，内层是真正的被膜，称纤维囊，包裹着腺组织并伸入腺实质内，将腺体分隔成若干小叶。外层被膜来自颈深筋膜的气管前层，称为甲状腺鞘膜。这两层膜之间借疏松结缔组织连接，有进入腺体的血管穿行。甲状腺鞘膜在侧叶上端增厚为甲状腺悬韧带，连于甲状软骨板侧面。此外，还有甲状腺侧叶固定带及峡部固定带。这些韧带可使甲状腺随咽、喉的活动而上下移动。

（二）甲状腺的血管和淋巴

甲状腺的动脉供应来自成对的甲状腺上、下动脉和单个的甲状腺最下动脉，后者有无不定。甲状腺的动脉：①甲状腺上动脉是颈外动脉的第一个分支，平对甲状软骨稍上方发出，行向内下分支入甲状腺侧叶的上极。其发出喉上动脉入喉，营养喉黏膜和喉肌。②甲状腺下动脉是锁骨下动脉的甲状颈干的分支之一，在颈总动脉的后方上行，约至环状软骨水平，弓形向内向下，经颈总动脉和迷走神经的后方至甲状腺后缘分支进入腺体。③甲状腺最下动脉，出现率约 10%，起于头臂干或主动脉弓，其大小变化很大。若此动脉存在，其上行于气管的前方，至甲状腺峡部的下缘。在甲状腺手术或气管切开时都应予以注意。

甲状腺的静脉：①甲状腺上静脉，收集甲状腺上极处的血液，与同名动脉伴行，注入颈内静脉；②甲状腺中静脉，有无不定，常自侧叶中、下 1/3 交界处走出，注入颈内静脉；③甲状腺下静脉，收集甲状腺下极处的静脉血，注入头臂静脉。两侧甲状腺下静脉间有多数吻合支，在气管之前形成甲状腺奇静脉丛。甲状腺下静脉掩盖于气管前方，进行紧急气管切开术时应予注意。

甲状腺的血管在腺体表面或在被膜下的腺体实质中吻合成丰富的血管网。此外，尚有来自食管、喉、气管等处的小动脉进入甲状腺。因此在甲状腺次全切除中，虽然甲状腺主要血管已结扎，还有血液渗出。

甲状腺的淋巴，主要注入颈外侧上、下深淋巴结，少数注入颈前淋巴结、甲状腺淋巴结、气管旁淋巴结和气管前淋巴结，再至颈外侧深淋巴结。也可直接汇入胸导管。

二、甲状腺的组织学

甲状腺分左右两叶，中间以峡部相连。甲状腺的重量从儿童到青年时期是逐渐增加的，成

年后逐渐稳定，老年后甲状腺重量渐渐降低。成年人甲状腺平均重20~40g。甲状腺表面被覆着薄层结缔组织被膜，该被膜伸入甲状腺实质，将甲状腺组织分成许多大小不等的小叶，每个甲状腺小叶内含有20~40个甲状腺滤泡和滤泡旁细胞。

（一）甲状腺滤泡

甲状腺滤泡（follicle）是甲状腺的特征性结构。正常甲状腺约有50万~150万个滤泡，这些滤泡大小不等，呈圆形、椭圆形、多边形或不规则形，直径0.02~0.9mm，由单层的滤泡上皮细胞（follicular epithelial cell）围成，中间为滤泡腔，腔内充满胶质（colloid）。滤泡上皮细胞通常呈立方形，其顶部位于滤泡中央可吸收细胞外胶质，滤泡上皮细胞核呈圆形或近卵圆形，位于细胞中央，具有细腻的颗粒状染色质，核仁不明显。滤泡细胞的基底部借薄层纤维血管间质与毛细血管网相连，丰富的毛细血管网紧紧包绕在滤泡周围。滤泡上皮细胞的高低随腺体的功能状态而改变。当功能活跃时，细胞增高呈柱状，滤泡腔内胶质减少；腺体功能不活跃时，细胞变低呈扁平状，腔内胶质增多。滤泡腔内的胶质是滤泡上皮细胞的分泌物，呈均质状，嗜酸性，在光镜下经苏木精-伊红染色（hematoxylin-eosin staining）成红色无定形物，其主要成分是碘化的甲状腺球蛋白，该蛋白是三碘甲腺原氨酸（triiodothyronine，T_3）和四碘甲腺原氨酸（甲状腺素）（tetraiodothyronine，thyroxine，T_4）的前体。胶质染色的深浅可能会受滤泡上皮细胞激素合成和释放功能的影响，滤泡功能较弱者胶质通常嗜伊红较深。功能较强的滤泡内胶质的边缘会参差不齐，即在与滤泡上皮相邻处的胶质会出现大小不一、数量不等的“吸收空泡”，这反映了上皮细胞吸收功能的增强。胶质的性状通常是均一的，有时也可见到由强嗜酸性物质形成的沙粒体样结构。在滤泡胶质中还可以见到圆形或类圆形的空隙，空隙内可能存在草酸钙结晶。结晶是细小的、境界清楚的、有折光性的不规则物质，应用偏振光显微镜观察可以见到双折光性。这种结晶自儿童和青春期阶段开始出现，成人时期最多见，可据此种草酸钙结晶来协助鉴别甲状腺和甲状旁腺组织。

电镜下，在滤泡细胞近顶部外侧缘，有桥粒和细胞间桥相互连接。滤泡上皮基底面有完整的基底膜，基底膜外的结缔组织中有丰富的有孔毛细血管。滤泡上皮细胞的游离面有少量微绒毛，其长度随甲状腺激素合成水平的增加而增长。胞质内有丰富的粗面内质网，核上部有发达的高尔基复合体，线粒体和溶酶体也较多，有初级溶酶体和次级溶酶体。细胞顶部含有中等电子密度、体积较小的分泌颗粒（直径150~200nm），还有由胞吞形成的低电子密度、体积较大的胶质小泡（直径约1μm）。

甲状腺滤泡上皮细胞具有合成和分泌甲状腺激素（thyroid hormone）的功能。甲状腺激素的形成需要经过合成、储存、碘化、重吸收、分解和释放等过程。滤泡上皮细胞从血液中摄取氨基酸，在粗面内质网合成甲状腺球蛋白的前体，运至高尔基复合体加糖并浓缩形成分泌颗粒，以胞吐（exocytosis）的方式排入滤泡腔内储存。滤泡上皮细胞有很强的聚碘能力，可以从血液中摄取碘离子，并在过氧化物酶的作用下使其活化，再进入滤泡腔与甲状腺球蛋白结合，形成碘化的甲状腺球蛋白。在腺垂体分泌的促甲状腺激素（thyrotropin，thyroid stimulating hormone，TSH）的作用下，滤泡上皮细胞以胞吞（endocytosis）的方式将碘化的甲状腺球蛋白重新吸收入细胞质内，成为胶质小泡，胶质小泡再与溶酶体融合，由蛋白水解酶将其分解，形成大量的T_4和少量的T_3，经细胞基底部释放入毛细血管内。

免疫组织化学显示，滤泡上皮细胞胞质甲状腺球蛋白和低分子量细胞角蛋白（cytokeratin，CK）均呈阳性，波形蛋白（vimentin）也可呈阳性。正常的滤泡上皮细胞表达各种转录因子，如甲状腺转录因子1（thyroid transcription factor-1，TTF-1）、甲状腺转录因子2（thyroid transcription factor-2，TTF-2）和PAX8（Paired Box 8）。甲状腺过氧化物酶和促甲状腺激素受体（TSH receptor）在滤泡上皮细胞中也可通过免疫组化显示。此外，生长因子如表皮生长因子（epidermal growth factor，EGF）、转移生长因子（transforming growth factor-α，TGF-α）和生长因子受体如表皮生长因子受体（epidermal growth factor receptor，EGFR）在滤泡上皮细胞中也有表达。

（二）甲状腺滤泡旁细胞

甲状腺滤泡旁细胞（parafollicular cell）又称C细胞，是滤泡的另一种组成成分。C细胞在甲状腺中的分布数量较少，一般不足甲状腺细胞总数的0.1%。其在整个甲状腺中的分布不均匀，一般多位于侧叶的正中或偏上的中部，与胚胎发生时期中甲状腺原基与后鳃体的融合部位相对应，很少见于甲状腺上下极或峡部。C 细胞位于甲状腺滤泡之间和滤泡上皮细胞之间，单独或成小团分布于滤泡细胞周围或与其并列。在滤泡上皮细胞之间的 C 细胞位于基底膜上，其细胞顶部常被邻近的滤泡上皮细胞覆盖，因此，C 细胞与滤泡腔内胶质是相互分离的。C 细胞的形态从圆形到梭形不等，在常规 HE 染色标本上，不易区分出 C 细胞，一些提示可能为 C 细胞的形态特征包括：胞质着色淡，胞质呈透明或微细颗粒状，与相邻的滤泡上皮细胞相比较，C 细胞的核较大，颗粒更为细微。银染法可见胞质内有嗜银颗粒。C 细胞的电镜下超微结构特征是胞内存在膜性分泌颗粒。此种颗粒是储存降钙素（calcitonin）的，有两型：Ⅰ型颗粒，直径约 280nm；Ⅱ型颗粒，密度较高，直径约 130nm。C 细胞的胞质内也有粗面内质网、高尔基复合体和多量的线粒体及游离核糖体。细胞核呈圆形或椭圆形，含有细颗粒状染色质。C 细胞常邻近毛细血管网。

C 细胞最具特异性和常用的免疫组织化学鉴别方法是降钙素染色。此外，降钙素基因相关肽（calcitonin gene related peptide，CGRP）、TTF-1、低分子量角蛋白、癌胚抗原（carcino-embryonic antigen，CEA）、嗜铬蛋白及其他一些神经内分泌多肽在 C 细胞的免疫组化显示中也呈阳性。

甲状腺的结构受年龄、性别、生理状态、营养状况和疾病状态等因素的影响，在组织学上可有一定的形态学差异。老年甲状腺的组织学变化见下文。

三、老年甲状腺的形态学特点

文献报道，增龄对老年人群甲状腺体积的影响不一：临床病理研究和采用超声学估测甲状腺体积的方法，通常认为老年人的甲状腺随增龄而发生腺体的萎缩，表现为甲状腺重量和体积的减小。然而，另有一些研究显示老年人群的甲状腺的重量和体积是增大的。

一般认为，老年甲状腺的增龄性改变有甲状腺平均滤泡体积的减小、甲状腺滤泡腔内胶质含量的减少、甲状腺纤维化增加、甲状腺结节的增多和甲状腺局部淋巴细胞浸润的增多。

一项纳入了 6391 名年龄 20~95 岁患者的前瞻性队列研究，通过对患者进行甲状腺超声检查和细针抽吸活检发现，甲状腺结节的检出率随年龄增长而增加，平均结节数量从 1.5 个（在 20~30 岁患者组中）增加至 2.2 个（>70 岁患者组中；*P*<0.001），显示多结节的检出风险每年升高 1.6%（OR 1.02，*P*<0.001）。该研究还显示，新检出甲状腺结节的恶性风险随年龄增加而下降。

Blumenthal 等对 625 例既往无甲状腺疾病病史的尸体解剖研究发现老年甲状腺在组织学上常见 4 种改变。①大滤泡性改变：是最常见的一种增龄相关甲状腺损害，表现为甲状腺滤泡均一性增大，滤泡上皮细胞形态变得扁平，滤泡腔内的胶质滞留，滤泡间纤维组织增加。囊性的滤泡直径可达正常滤泡直径的 2~3 倍，这种大滤泡可单独出现或数个大滤泡聚集出现。电镜下，可见这种大滤泡的上皮细胞顶端（滤泡腔面）的微绒毛数量明显减少，微绒毛的形态也变得扁平。②小滤泡性异常改变：是由立方形或柱状上皮围成小管状结构，常见数个或多个管状结构无明确界限的聚集出现，围成管状结构的上皮细胞中有嗜酸性细胞，这种嗜酸性细胞的早期改变是正常滤泡上皮细胞中出现浓染且增大的细胞核。电镜下，可以见到这种嗜酸性细胞含有丰富的线粒体，但是细胞的许多线粒体的嵴变短、变钝。嗜酸性细胞含有同滤泡上皮细胞相似的溶酶体，推测嗜酸性细胞来源于滤泡上皮细胞。嗜酸性细胞的胞质中存在有代表线粒体终末降解产物的致密核线粒体小体结晶包含物，嗜酸性细胞的细胞核增大，外形不规则，富含染色质，细胞核中有时可见到与衰老动物或人的其他器官中所见相似的结晶包含物。小管状结构和嗜酸性细胞共同出现或单独出现嗜酸性细胞聚集最常见于甲状腺淋巴细胞浸润的部位，但有时在没有淋巴细胞浸润的情况下，甲状腺小叶内也可见到小管状结构和嗜酸性细胞出现。③淋巴细胞浸润性改变：甲状腺间质的淋巴细胞浸润性改变在正常的老年甲状腺和仅有大滤泡性损害的甲状腺中是较罕见的。即使是小的局灶淋巴细胞浸润也常伴随一些小滤泡性损害或嗜酸性细胞。淋巴细胞浸润的程度差别很大，从小的局灶浸润到大量的淋巴细胞聚集甚至出现生发中心取代原来甲状腺组织的情况均可出现。④C 细胞的改变：主要表现为电镜下胞质分泌颗粒的减少和类似于嗜酸性细胞的线粒体结构改变。

（刘 砺）

参考文献

1. Morley JE. The aging endocrine system. Evaluation and treatment of age-related disorders. Postgrad Med, 1983, 73(3): 107-120.

2. Berghout A, Wiersinga WM, Smits NJ, et al. Determinants of thyroid volume as measured by ultrasonography in healthy adults in a non-iodine deficient area. ClinEndocrinol (Oxf), 1987, 26(3): 273-280.

3. Hintze G, Windeler J, Baumert J, et al. Thyroid volume and goiter prevalence in the elderly as determined by ultrasound and their relationships to laboratory indices. Acta Endocrinol, 1991, 124(1): 12-18.

4. Denham MJ, Wills EJ. A clinico-pathological survey of thyroid glands in old age. Gerontology, 1980, 26(3): 160-166.

5. Mahne A, El-Haddad G, Alavi A, et al. Assessment of age-related morphological and functional changes of selected structures of the head and neck by computed tomography, magnetic resonance imaging, and positron emission tomography. Semin Nucl Med, 2007, 37(2): 88-102.

6. Boelaert K. Thyroid dysfunction in the elderly. Nat Rev Endocrinol, 2013, 9(4): 194-204.

7. Kwong N, Medici M, Angell TE, et al. The Influence of Patient Age on Thyroid Nodule Formation, Multinodularity, and Thyroid Cancer Risk. J Clin Endocrinol Metab, 2015, 100(12): 4434-4440.

8. Blumenthal HT, Perlstein IB. The aging thyroid. I. A description of lesions and an analysis of their age and sex distribution. J Am Geriatr Soc, 1987, 35(9): 843-854.

第二节　甲状腺激素的合成与代谢及碘的作用

甲状腺是内分泌系统中的重要器官之一，也是人体内最大的内分泌腺。甲状腺的主要作用是合成分泌甲状腺激素（thyroid hormone，TH）。血浆中甲状腺激素含量极少，但是它在调节物质能量代谢、促进生长发育、维持器官组织的正常功能中均有十分重要的作用。甲状腺激素的本质是碘化酪氨酸，碘是甲状腺激素合成的重要原料，碘在人体内的代谢也与甲状腺密切相关。

一、碘的代谢

（一）碘在自然界的分布

碘属于卤族元素，原子序数为53，原子量为126.9，是人体重要的微量元素。碘在自然界广泛存在，但分布并不均衡。通常来讲，距离海洋越远或海拔越高的地区，环境中的碘含量越低。海水中含碘量约为50μg/L，而内陆地区水中的含碘量仅为海水的1/10左右，雨水中的含碘量更低，一般不超过2μg/L。空气中的含碘量亦相差悬殊，海洋上空的空气中含碘量可高达100μg/m^3，而内陆地区空气中碘含量仅为1μg/m^3。地球表层的土壤里含碘量较高，一般为3~9mg/kg，而岩石中的碘含量就低得多。海盐的碘含量较高，可达到200μg/kg，但内陆地区岩盐的碘含量仅为海盐的1/2左右。因此，海洋性食品通常富含碘，而非海洋性食品通常含碘量较低。

（二）碘在人体中的分布

正常人体内含碘20~50mg或0.3~0.8mg/kg。外周循环中含碘量很低，血浆中含碘仅约30~60μg/L，主要以有机碘化物的形式存在，与蛋白结合形成蛋白结合碘。器官组织中如肌肉、脑、淋巴结、卵巢中也含有微量的碘，但均小于0.1μg/g。部分组织器官可以从循环中浓聚碘，其中甲状腺是人体内最大的浓聚碘池。甲状腺含碘浓度约为0.4mg/g，总量约为8~15mg，是外周循环中碘浓度的20~40倍，通常甲状腺中的含碘量可供3个月左右的生理需要。此外，乳腺、唾液腺及胃肠中的消化腺、松果体也可从外周循环中浓聚少量的碘。

（三）碘在人体中的代谢

人体内碘主要来源于饮食，其中约80%~90%来源于食物，10%~20%来源于饮用水，5%来自空气。碘供给量通常应为生理需要量的2倍左右，以预防甲状腺肿的流行。一般认为安全摄入量范围是100~500μg/d。WHO对不同人群推荐的每日碘摄入量如表6-2-1所示。

进入人体内的碘主要以I^-形式被吸收，因此胃肠道内过多的钙镁及氟离子会妨碍碘在肠道内的吸收。吸收的碘进入循环中，多数迅速地被甲状腺摄取，结合在甲状腺滤泡胶质内，只有少部分经肾排出体外。

表 6-2-1 不同人群推荐的每日碘摄入量

人群(年龄,岁)	每日碘摄入推荐量(μg/d)
0~5	90
6~12	120
>12	150
妊娠期及哺乳期	250

I^-在肾小球中完全被滤过,其清除率不受Cl^-及其他负离子的影响,与血浆I^-及滤过负荷无关,但受到肾小球滤过率的影响。尿碘约占人体排出碘的85%,在相对稳定条件下,人体排出的碘相当于摄入的碘,因此尿碘是碘摄入量的较好标志物,可在流行病学研究中用于评价人群的碘摄入量。研究显示,人群尿碘低于50μg/L的地区,90%的人有甲状腺肿;尿碘低于20μg/L时,几乎肯定会出现地方性克汀病。尿碘在50~100μg/L的地区,儿童的生长和智力也会受到不同程度的影响。表6-2-2显示了不同尿碘中位数提示人群碘缺乏病(iodine deficiency disorders,IDD)流行程度。

表 6-2-2 人群尿碘值提示碘缺乏病流行程度

IDD 流行程度	重度	中度	轻度	无
尿碘中位数(μg/L)	<20	20~49	50~99	>100

循环中由甲状腺摄取的碘,主要用于合成甲状腺激素。合成的甲状腺激素释放入血后,这部分激素碘主要在肝内代谢,经粪便排出体外。粪碘约占总排出碘的10%。呼吸与皮肤排汗也可以排出少量的碘。此外,乳汁中含有有机碘为血浆的20倍,哺乳期女性泌乳也是人体丢失碘的一个重要途径。碘在人体内的主要代谢途径见图6-2-1。

二、甲状腺激素的合成

(一)碘的转运

碘转运进入甲状腺是甲状腺激素合成的第一步。甲状腺碘池浓度约为细胞外液碘池浓度的20~40倍,所以I^-需要通过主动转运形式逆电化学梯度从循环中进入甲状腺滤泡细胞胞质,进而被转运至甲状腺滤泡腔中,活化后参与甲状腺激素的合成。

碘的浓聚由甲状腺滤泡细胞中数个转运蛋白介导完成,其中主要有2个步骤。首先,血浆中的碘先被转运到甲状腺滤泡细胞内,这是甲状腺激素合成的限速步骤,这一过程是由位于滤泡细胞基底质膜及侧质膜上的转运蛋白——钠碘同向转运体(Na^+/I^- symporter,NIS)介导的。接着,细胞内的碘被转运到滤泡胶质中,参与这一转运的主要是位于甲状腺滤泡细胞顶膜上的两个蛋白,分别是pendrin,即pendred综合征基因(pendred syndrome gene,PDSG)编码蛋白和人类顶膜碘转运体(human apical iodide transporter,hAIT),后者是溶质转运体家族5成员8基因的表达蛋白。碘转运机制的异常将导致甲状腺的病理改变,引起甲状腺疾病,这也为许多甲状腺疾病的诊断治疗提供了基础。

NIS是一种跨膜糖蛋白,属于溶质转运体家族,它含有643个氨基酸,形成13个跨膜结构域,N端位于胞外,C端在胞内。人NIS基因定位在人类第19号染色体的短臂上(19p12-13.2),含15个外显子和14个内含子,TSH是NIS转录表达的主要调控因子。TSH除了调控NIS基因的表达水平,还可以通过转录后修复水平的调控,决定NIS在基底膜及侧质膜上的正确定位,这对于NIS的

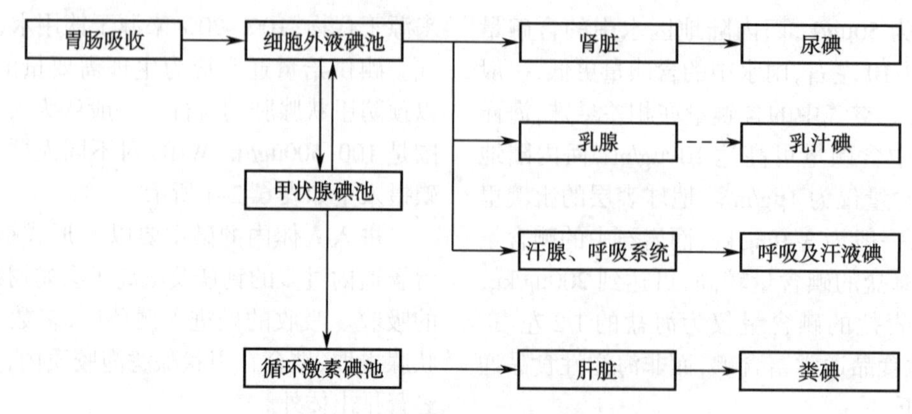

图 6-2-1 碘在人体内的主要代谢途径

活性尤为重要。NIS 蛋白主要定位在甲状腺滤泡细胞基底膜及侧质膜上，在唾液腺、泪腺、妊娠期和哺乳期的乳腺组织等器官中也有少量表达。甲状腺滤泡细胞中，NIS 依赖钠 - 钾 -ATP 酶产生的钠电化学梯度作为驱动转运 I^- 进入细胞，每向细胞内转运 2 个 Na^+ 同向转入一分子 I^-。除了 I^- 外，NIS 也可以转运 TcO_4^-、ClO_4^- 和 SCN^-，这解释了放射性 TcO_4^- 作为甲状腺扫描工具的应用和 $KClO_4^-$ 阻碍碘摄取的能力。但另一方面，NIS 对碘的亲和力远高于其他无机阴离子，如溴化物和氯化物，这说明了甲状腺转运机制具有选择性。

与正常甲状腺组织相比，绝大多数甲状腺癌及其转移灶 NIS 的表达减低，这促成甲状腺肿瘤细胞的摄碘能力降低或丧失。因此，放射性核素成像时呈现“冷”结节。研究发现，甲状腺癌及其转移灶碘摄取降低的分子机制主要有两种：一是 NIS 的表达降低或缺失，其次是 NIS 的错误定位，即细胞内表达增加而基底质膜及侧质膜表达降低。这表明 NIS 摄碘功能的维持不仅与表达数量相关，也与表达部位有关。先天性甲减在新生儿中发生率为 1∶3000，这种染色体隐性遗传疾病临床表现为不同程度的甲减、甲状腺肿大、摄碘降低或缺如，以及唾液 / 血浆碘比率降低。若不予治疗，将导致新生儿发育障碍，最终导致呆小症。NIS 突变造成的碘转运缺陷是导致先天性甲减的主要原因之一。在自身免疫性甲状腺疾病（autoimmune thyroid diseases，AITD）包括桥本甲状腺炎（Hashimoto’s thyroiditis，HT）及 Graves 病（Graves disease，GD）的研究中发现，仅有少量患者血清中可以检测到 NIS 抗体，提示 NIS 可能不是 AITD 的主要抗原，但目前对其生物学机制和效应尚不清楚。

Pendrin 是含有 780 个氨基酸的高度疏水性跨膜蛋白，具有 11 或 12 个跨膜结构域，C 端和 N 端均位于细胞胞质内，相对分子质量为 110~115kD。人 pendrin 由 PDSG 编码，定位于 7q22-31，含有 21 个外显子，甲状腺转录因子 1、TSH 和 Tg 均可调节其基因表达水平，而 I^- 浓度对该基因表达没有调控作用。Pendrin 蛋白是一种 I^-/Cl^- 转运子，通过 I^- 和 Cl^- 在细胞膜内外的交换将胞质内的 I^- 转运到滤泡腔内。Pendrin 蛋白主要表达在甲状腺、内耳和肾脏，也有文献报道其在子宫内膜和胎盘、乳腺、肺、前列腺、睾丸等也有表达。在甲状腺滤泡细胞中，pendrin 蛋白主要定位于细胞顶膜。大多数学者认为，pendrin 蛋白的表达量与甲状腺良性病变组织功能的高低相一致。在正常甲状腺组织中，pendrin 蛋白的表达具有异质性，即不同的滤泡细胞染色程度不相同，但几乎所有的滤泡细胞均有 pendrin 蛋白的表达。Pendrin 蛋白在低功能腺瘤中表达较正常甲状腺组织中低，而在 Graves 病、高功能甲状腺腺瘤患者组织中的表达较正常甲状腺组织明显增高。在甲状腺乳头状癌组织中 pendrin 蛋白表达明显降低，甚至表达完全呈阴性；在甲状腺滤泡癌和髓样癌中几乎没有表达。大量实验结果表明，pendrin 蛋白表达与甲状腺癌的分化程度有关，分化好的癌系其表达水平高于分化差的癌系。高分化的甲状腺癌组织中 pendrin 蛋白表达也比低分化的甲状腺癌组织高。多数 AITD 患者血清中可检测到 pendrin 抗体，而且研究发现该抗体与 TPO、Tg 抗体相关，但与 TSH 受体抗体无显著相关性，其对于 AITD 的诊断意义尚需要进一步研究。

目前普遍认为，当碘离子从基底膜侧吸收到甲状腺滤泡上皮细胞后，pendrin 及时将碘离子转运到滤泡胶质内，在甲状腺过氧化物酶（thyroid peroxidase，TPO）催化下使碘有机化，与甲状腺球蛋白结合，合成甲状腺激素前体，维持甲状腺的正常功能。但通过定向摧毁小鼠 PDSG 会引起严重的内耳功能障碍，而甲状腺功能正常，因此推测在甲状腺滤泡上皮细胞的顶膜上，可能还存在其他的碘转运系统。2002 年发现了一种新的基因——SLC5A8，该基因位于 12q23，其编码蛋白含有 610 个氨基酸，与 NIS 有很高的同源性。免疫组化提示该编码蛋白表达于人甲状腺滤泡细胞的顶膜上，将其命名为 hAIT。该蛋白具有 Na^+/短链脂肪酸共转运体的作用。正常的甲状腺组织中，hAIT 同 NIS 及 pendrin 表达一样，也具有异质性，即在各个细胞中的表达水平不一。hAIT 基因转录水平及 hAIT 蛋白表达在高功能甲状腺组织，如 Graves 病及高功能腺瘤中，与正常甲状腺组织差异不大，在低功能甲状腺组织中，两者的表达仅仅轻度降低或正常；而在甲状腺癌中，两者表达均显著降低。到目前为止，hAIT 在甲状腺中表达的研究很少。图 6-2-2 显示了甲状腺滤泡细胞介导碘转运的主要转运蛋白及转运过程。

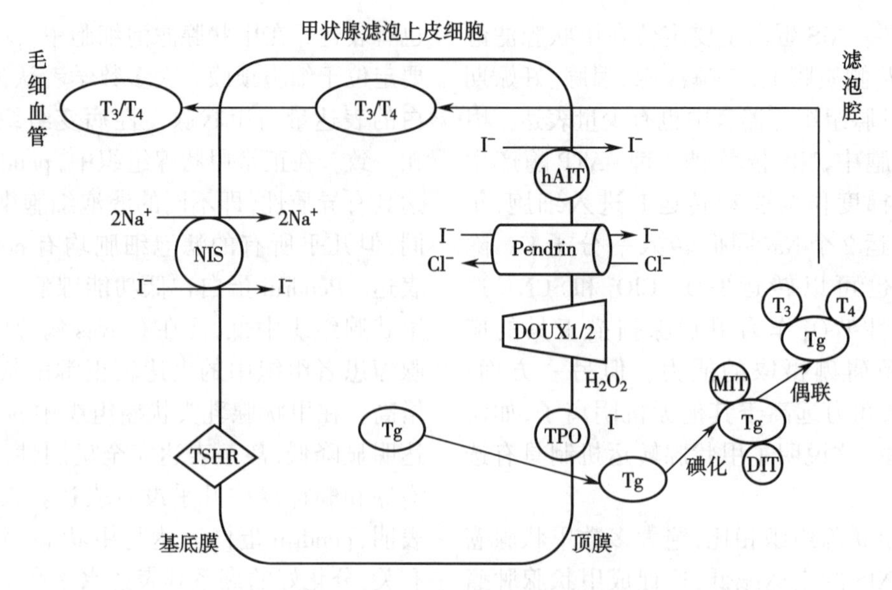

图 6-2-2　甲状腺激素合成示意图

（二）碘的氧化与有机化

进入甲状腺滤泡中的 I⁻ 首先需要氧化变成活性碘，才能参与到甲状腺激素的合成。碘的氧化需要 TPO 的催化及 H_2O_2 等氧化剂的参与完成。

TPO 是甲状腺激素合成的关键酶，参与 I⁻ 的氧化和碘化酪氨酸，以及单碘酪氨酸（monoiodotyrosine，MIT）与双碘酪氨酸（diiodotyrosine，DIT）偶联形成 T_3/T_4 的所有甲状腺激素合成过程。TPO 是一个膜结合、糖基化的血色素蛋白酶，含有 933 个氨基酸，分子量 103kD，糖基占分子量 10% 左右。TPO 位于滤泡细胞顶膜的滤泡腔面，主要包括三个结构域：一个跨膜结构域，一个最大的胞外结构域游离于滤泡腔内，以及胞内一个约 61 个氨基酸的结构域尾巴。人类 TPO 基因定位于 2 号染色体短臂，含有 17 个外显子和 16 个内含子，表达水平受 TSH 调控。TPO 在甲状腺滤泡细胞内质网中形成，在高尔基体内完成糖基化分泌到胞质中，但胞质中的 TPO 因为没有折叠成正确的三级结构，不具备酶活性，且很快被降解。只有少数定位于细胞顶膜的 TPO 才能获得正确折叠的三级结构及酶活性。TPO 是甲状腺滤泡细胞微粒体重要的自身抗原，是自身免疫性甲状腺疾病的重要标记物，约 70%~80% 的 Graves 病和 90% 的桥本甲状腺炎患者血清中可检测到 TPO 抗体。

H_2O_2 作为 TPO 的作用底物在体内甲状腺激素的形成中起着重要的作用。甲状腺中的 H_2O_2 主要来源于还原型烟酰胺腺嘌呤二核苷酸磷酸氧化酶（主要是 DUOX1/2）、细胞色素酶 C 氧化酶、单胺氧化酶和黄嘌呤氧化酶等。

在 TPO 作用下，利用 H_2O_2 等生物氧化剂将进入滤泡的碘化物氧化为高氧化状态进而发挥碘化剂的作用。活化的碘在 TPO 催化下，不是与游离的氨基酸结合，而是通过与甲状腺球蛋白（thyroglobulin，Tg）的酪氨酸残基结合，形成单碘酪氨酸与双碘酪氨酸，这就是碘的有机化，也是甲状腺激素前体的生成过程（见图 6-2-2）。

有机碘化反应速度与 TSH 对甲状腺的刺激有关；碘的氧化和有机碘化作用可被氰化物（CN⁻）、叠氮化物、抗甲状腺药物及高浓度 I⁻ 抑制（WOLFF-CHAIKOFF 效应）；另外，甲状腺组织中的抗坏血酸（维生素 C）和还原型谷胱甘肽等也可以抑制碘化作用。先天性有机碘化作用缺陷严重者可引起甲状腺肿样先天性甲状腺功能减退，轻微者则甲状腺肿不伴甲状腺功能减退。

Tg 是甲状腺激素的前体及储存形式，是甲状腺中含量最丰富的蛋白质。它是由两个单体肽链组成的二聚体糖蛋白，分子量为 660kD。人 Tg 基因定位于第 8 号染色体的长臂 8q24，促甲状腺激素和环腺苷酸（cAMP）都能影响到 Tg 基因的转录表达。Tg 单体是含有 2767 的氨基酸残基的多肽链，前 19 个残基为前导肽。每条单体含有 67 个酪氨酸残基和 20 个糖基化位点，C- 末端含酪氨酸比 N- 末端丰富。这些酪氨酸残基中有 25~30 个被碘化，6~8 个残基可形成碘化原氨酸活性分子。多数自身免疫性甲状腺疾病患者血清中含有抗 Tg 的自身抗体，TgAb 是 AITD 重要的生物标记物。

（三）甲状腺激素的合成

经碘氧化和有机化形成的 MIT 和 DIT 没

有激素活性，只有通过碘化酪氨酸分子间的偶联形成的碘化甲状腺原氨酸，即三碘甲腺原氨酸（triiodothyronine，T_3）和四碘甲腺原氨酸（tetraiodothyronine，T_4）才能发挥甲状腺激素的生物学效应。碘化酪氨酸的偶联反应也是由TPO催化完成的。Tg上没有发现非碘化的甲状腺原氨酸，所以T_4和T_3必然来源于碘化酪氨酸前体。从DIT合成T_4需要TPO催化两分子DIT偶联产生一种由醚桥连接的双碘化环通过醚桥连接的结构，与之相伴的是在DIT残基位点上由于酚羟基集团的作用生成了一个脱氢丙氨酸；而T_3由有一分子MIT及一分子DIT偶联形成。在正常碘化条件下，每分子Tg约含3~4个T_4分子，而5个Tg分子中才含有1个T_3分子。Tg分子C端的第三个残基是主要的T_3生成位点。图6-2-3显示了T_4和T_3的分子结构示意图。

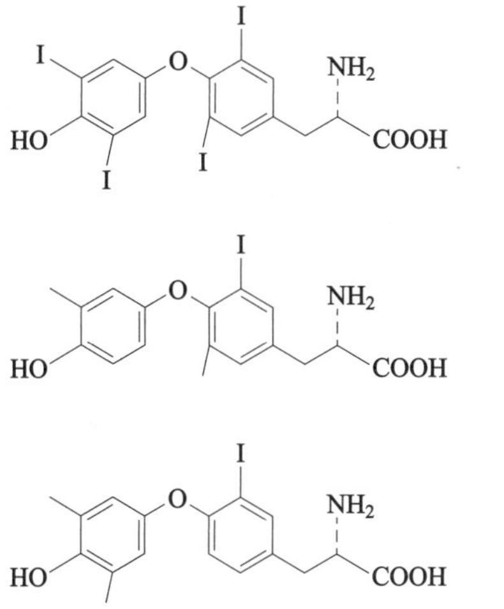

图6-2-3　甲状腺激素分子结构示意图

因为偶联反应受TPO催化，所以凡是抑制碘有机化反应的化学药剂（如硫脲类）或者大剂量碘实际上也会抑制偶联反应。Tg的天然结构在偶联反应中也起到主要作用。破坏了Tg的天然结构，虽然不影响MIT和DIT的形成，但是能明显减少T_4和T_3的形成。

（四）甲状腺激素合成调控

1. 促甲状腺激素（thyroid-stimulating hormone，TSH）的调控作用　TSH是糖蛋白激素，由腺垂体或胎盘合成分泌，含有α和β两个亚基，通过非共价键连接形成，TSH必须在两个亚基联合形成完整的分子后才具备生物活性。

TSH是T_3和T_4合成分泌的主要调控因子，它通过与甲状腺滤泡上皮细胞的TSH受体结合后发挥作用。其主要调控机制包括：①通过调节碘转运体表达增强甲状腺浓聚碘的能力；②增强TPO表达与活性；③增加cAMP及H_2O_2浓度，促进甲状腺球蛋白的碘化；④增加滤泡细胞顶膜假足及胶质的胞饮、吞噬溶酶体的形成，促进甲状腺激素分泌；⑤促进甲状腺上皮细胞增殖与生长。

2. 碘的调控作用　甲状腺中I^-本身对甲状腺激素的合成亦有调节作用，其机制主要包括：①Wolff-chaikoff阻滞与逃逸现象。Wolff-chaikoff阻滞现象是指当甲状腺中的I^-增加到一定浓度时，甲状腺球蛋白的碘化及甲状腺激素的合成即可减少甚至停止。这是甲状腺固有的一种保护性反应，防止摄入大量碘时的毒性作用。当碘量继续增加，这种抗甲状腺作用又会消失，称为逃逸现象。②T_3/T_4的自身比值调节。碘缺乏时，生成的T_3与T_4比值增加；碘过多时，T_3与T_4比值降低。

3. 甲状腺球蛋白对碘转运体的调节　Tg可以抑制TSH介导的NIS基因增强子的活性进而影响NIS介导的I^-摄取，同时作为pendrin的转录因子，增加该通道蛋白的表达。说明在甲状腺激素合成过程中还有这三者互相调节。

三、甲状腺激素的代谢

（一）甲状腺激素的储存

在Tg上形成的甲状腺激素，在甲状腺滤泡内以胶质的形式储存。甲状腺激素储存量很大，正常情况下，激素的总转换速度很低。大量激素的储存，可为一旦激素生成停止且循环中激素耗尽时提供较长时间的保护。正常人给予中等剂量的抗甲状腺药物两周后，血清T_4水平稍有下降，而TSH浓度并不升高。因此，储存甲状腺激素是甲状腺的重要功能之一。甲状腺储存的激素可供机体使用50~120天之久。在各内分泌腺储存激素的量上居首位。所以应用抗甲状腺药物时，需要较长时间的用药才能奏效。

（二）甲状腺激素的分泌

免疫化学分析证明正常人血清中有Tg存在，淋巴组织是正常条件下Tg进入循环的通道。但Tg不是在外周水解而为外周循环提供T_4和T_3，而是在滤泡细胞中经蛋白裂解后将T_4和T_3直接释放进入循环。当甲状腺受到TSH刺激后，滤泡细胞顶端即活跃起来，伸出伪足，将含有T_4和T_3及其他碘化酪氨酸的Tg胶质小滴，通过胞饮作用吞入甲状腺滤泡细胞内，吞入的Tg与溶酶体结合形成吞噬体，并在溶酶体蛋白水解酶的作用下，将 T_4、T_3、MIT 及 DIT 水解下来，Tg 分子较大，一般不进入血液循环，而 MIT 和 DIT 分子虽小，但是很快经脱碘酶进行脱碘，脱下来的碘大部分储存在甲状腺内，供给新合成的激素所用，另一部分则从滤泡细胞中释放，进入血液循环，最终由肾排出。而 T_4 和 T_3 对滤泡细胞内的脱碘作用不敏感，可迅速进入循环中。由于 Tg 分子上的 T_4 数量远超过 T_3，因此甲状腺分泌的激素主要是 T_4，约占总量的 90% 以上。此外还有微量的反 T_3（reverse triiodothyronine，rT_3）、MIT 和 DIT 进入血液循环。已经裂解的 Tg 将被蛋白水解酶水解。

（三）甲状腺激素的转运

T_4 和 T_3 释放入血后，以两种形式在血液中进行运输，一种是与血浆蛋白质结合，另一种则呈游离状态，两者之间可以互相转化，维持动态平衡，游离的甲状腺激素在血液中含量甚少，然而正是这些激素才能进入细胞发挥作用。结合型的甲状腺激素是没有生物活性的。能与甲状腺激素结合的血浆蛋白质有三种：甲状腺激素结合球蛋白（thyroxine-binding globin，TBG）、甲状腺激素转运蛋白（transthyretin，TTR）和白蛋白（albumin，Alb）。它们可与 T_4 或 T_3 发生不同程度的结合，血浆中 99.8% 的 T_4 是与蛋白质结合的。T_4 与 TBG 的结合受 TBG 和 T_4 含量的变化影响。TBG 在血浆中的浓度为 10mg/L，可以结合 100~260μg T_4。T_3 与各种蛋白的结合力比 T_4 小得多，主要与 TBG 结合，但只有与 T_4 结合量的 3%。所以 T_3 主要以游离形式存在。

（四）甲状腺激素的代谢

血浆 T_4 半衰期为 7 天，T_3 的半衰期为 1.5 天，20% 的 T_4 和 T_3 在肝内降解，与葡萄糖醛酸或硫酸结合后，经胆汁排入小肠，在小肠内重吸收极少，绝大部分被小肠液进一步分解，随粪便排出。其余 80% 的 T_4 在外周组织脱碘酶的作用下生成 T_3（45%）和 rT_3（55%）。T_4 的脱碘反应如果发生在外环（酚基环）生成 T_3，如果脱碘反应发生在内环（酪氨酸环）则形成 rT_3。外周组织中的 T_4 脱碘形成的 T_3 是血浆中 T_3 的主要来源，血浆中 75% 的 T_3 来源于 T_4，其余来自甲状腺。由于 T_3 的活性比 T_4 大 2~4 倍，所以从 T_4 转化为 T_3 是甲状腺激素发挥激素活性的重要步骤。rT_3 仅有少量是甲状腺分泌的，绝大部分是 T_4 脱碘而来。T_4 浓度减少，脱碘酶活性增加，T_4 向 T_3 转化增多，而妊娠、饥饿、应激及代谢紊乱、肝脏疾病和肾衰竭等均会使 T_4 转化为 rT_3 增多。T_3 和 rT_3 可以经脱碘变成二碘、一碘及不含碘的甲状腺原氨酸。另外，还有少量的 T_4 和 T_3 在肝肾组织内脱氨基和羧基，分别形成四碘甲状腺醋酸和三碘甲状腺醋酸。

参加脱碘反应的脱碘酶主要可分为三类，即Ⅰ型 5' 脱碘酶、Ⅱ型 5' 脱碘酶和 5- 脱碘酶（Ⅲ型），它们主要的理化性质及功能作用如表 6-2-3 所示。

表 6-2-3　三种脱碘酶主要特征

脱碘酶	Ⅰ型	Ⅱ型	Ⅲ型
分子量	29 000	30 500	31 500
组织定位	中枢神经、垂体（？）、肝脏、肾脏、甲状腺	中枢神经、垂体、脂肪组织、胎盘、甲状腺、骨骼肌	中枢神经、胎盘、皮肤
脱碘位点	外环和内环	外环	内环
反应底物	$rT_3>T_4>T_3$	$T_4 \geq rT_3$	$T_3>T_4$
生理作用	提供血浆 T_3、灭活 T_3 和 T_4，降解 rT_3	提供血浆 T_3 和细胞内 T_3	灭活 T_3 和 T_4

（李　淼）

参考文献

1. Bresner L, Banach R, Rodin G. Cancer-related worry in Indian thyroid cancer survivors. J Clin Endorinol Metab, 2015, 100(3): 977-985.

2. Portulano C, Paroder-Belenitsky M, Carrasco N. The Na+/I- symporter (NIS): mechanism and medical impact. Endocr, 2014, 35(1): 106-149.

3. Riesco-Eizaguirre G, Gutierrez-Martinez P, Garcia-Cabezas MA. The oncogene BRAFV600Eis associated with a high risk ofrecurrence and less differentiated papillary thyroid carcinomadue to the impairment of Na+/I- targeting to the

membrane. Endocr Relat Cancer, 2006, 13(1): 257.

4. Seissler J, Wagner S, Schott M, et al. Low frequency of autoantibodies to the human Na^+/I^- symporter in patients with autoimmune thyroid disease. J Clin Endocrinol Metab, 2000, 85(2): 4630-4634.

5. Calil-Silveira J, Serrano-Nascimento C, Kopp PA, et al. Iodide excess regulates its own efflux: a possible involvement of pendrin. Cell Physiol, 2016, 310(7): 576-582.

6. Porra V, Bernier-Valentin F, Trouttet-Masson S, et al. Characterization and semiquantitative analyses of pendrin expressed in normal and tumoral human thyroid tissues. J Clin Endocrinol Metab, 2002, 87(4): 1700-1707.

7. Kemp EH, Sandhu HK, Watson PF, et al. Low frequency of pendrin autoantibodies detected using a radioligand binding assay in patients with autoimmune thyroid disease. J Clin Endocrinol Metab, 2013, 98(2): 309-313.

8. Rodriguez AM, Perron B, Lacroix L, et al. Identification and characterization of a putative human iodide transporter located at the apical membrane of thyrocytes. J Clin Endocrinol Metab, 2002, 87(7): 3500-3503.

9. Lacroix L, Pourcher T, Magnon C, et al. Expression of the apical iodide transporter in human thyroid tissues: a comparison study with other iodide transporters. J Clin Endocrinol Metab, 2004, 89(3): 1423-1428.

10. Ehlers M, Thiel A, Bernecker C, et al. Evidence of a combined cytotoxic thyroglobulin and thyroperoxidase epitope-specific cellular immunity in Hashimoto's thyroiditis. J Clin Endocrinol Metab, 2012, 97(4): 1347-1354.

11. Di Jeso B, Arvan P. Thyroglobulin from molecular and cellular biology to clinical endocrinology. Endocr Rev, 2016, 37(1): 2-36.

12. Cooper-Kazaz R, van der Deure WM, Medici M, et al. Preliminary evidence that a functional polymorphism in type 1 deiodinase is associated with enhanced potentiation of the antidepressant effect of sertraline by triiodothyronine. J Affect Disord, 2009, 1(116): 113-116.

13. Maia AL, Kim BW, Huang SA, et al. Type 2 iodothyronine deiodinase is the major source of plasma T3 in euthyroid humans. J Clin Invest, 2005, 115(9): 2524-2533.

14. Martinez ME, Karaczyn A, Stohn JP, et al. The type 3 deiodinase is a critical determinant of appropriate thyroid hormone action in the developing testis. Endocrinology, 2016, 157(3): 1276-1288.

第三节　甲状腺激素的生理及作用机制

甲状腺激素对人体的许多基本生命活动有广泛和重要的生理作用和调节作用。其中，甲状腺激素最主要的作用是产热和促进物质能量代谢的作用。同时，甲状腺激素也对人体的生长、发育、神经及心血管系统的功能有重要的促进和调节作用。当甲状腺激素过量或不足时，除成年人的脑、睾丸和脾等少数器官外，机体大部分器官和组织都会受到其影响或伤害。

老年人由于生理性的器官功能和代谢功能衰退，老年人的甲状腺功能也出现生理性的减退，随之伴发的是老年甲状腺分泌激素的产热和促进物质能量代谢作用也有所减低。这是机体自我保护的结果。但正常情况下，老年人这种生理性的甲状腺功能减低幅度较小，且个体差异较大，因人而异。老年人这种生理性的甲状腺功能减低与病理性的甲状腺功能减低相比还是有很大的差别的，老年人生理性的甲状腺功能减低一般在甲状腺功能的正常范围内，多数不超过甲状腺功能的正常值，只是在正常值的中线偏低部位或是亚临床状态范围内，但大样本研究老年人还是与年轻人有明显统计学差异的，故有些检验机构对老年人的甲状腺功能正常值范围进行了稍许数值调整或重新按年龄划分，也是基于上述原因。一些身体状况极差及应激状态或濒临死亡的老年人也常常会出现甲状腺功能减低的状况，这也是机体自我保护的结果，特别是一些急性应激状态或濒死状态的老年患者，可能出现一过性的甲状腺功能减低状况，主要病情缓解后甲状腺功能即可恢复正常，故对这类患者应密切监视，谨慎治疗。特别是对心、肺衰竭和功能不佳的老年患者，短暂的甲状腺功能减低、不当的积极治疗会增加老年人的基础代谢率，增加心肺负担，加重患者病情，从生理角度讲对患者是不利的。

正常情况下，甲状腺激素在促甲状腺激素（TSH）的作用下释放入血并受TSH的调控。在基础状态时，甲状腺上皮细胞通过微胞饮作用从腺泡腔中摄取富含甲状腺球蛋白（Tg）的胶质，形成胶质小滴。胶质小滴在胞质中向细胞基底部移动时，与溶酶体融合成吞噬体。吞噬体在溶酶体的酸性蛋白水解酶作用下，Tg被水解，同时释放出甲状腺激素进入血液，其主要释放产物为甲状腺素T_3和T_4。T_3和T_4的释放比率大约为10∶1~20∶1。此外，还释放少量反T_3（3，3'，5'-三碘甲腺原氨酸，rT_3）。T_3和T_4分泌入血以后，99%以上与血浆中的蛋白质结合。在生理情况下，血浆中的T_4大约60%与甲状腺激素结合球蛋白（TBG）结合，30%与甲状腺激素结合前清蛋白（TBPA）结合，10%与清蛋白结合。T_3与TBPA结合很少，与TBG的结合也不如T_4结合得紧密，故正常情况下，血中游离T_3（FT_3）浓度约是游离T_4（FT_4）的8~10倍。血浆中的甲状腺激素主要存在形式是与蛋白结合的结合型，只有很少部分（正常约0.03%的T_4和0.3%的T_3）以游离型存在，而恰恰是只有这些未与蛋白结合的、少量的游离型的甲状腺激素对组织才有作用，与蛋白结合的结合型T_3和T_4只是作为强大的"原料库"存在。游离的甲状腺激素与结合型甲状腺激素相互平衡，从而保证血液循环和外周组织中激素水平的相对稳定，进而调节和保障甲状腺激素的生理效应与人体代谢速率相对稳定。因为游离型甲状腺激素是发挥生物效应的物质，所以血中的游离型甲状腺激素比总的（游离型和结合型的总和）甲状腺激素对机体的作用更为重要，游离型甲状腺激素的浓度水平对临床诊断和病情判断也更重要一些。另外，血液中甲状腺激素结合蛋白的变化，不论是生理或病理改变，一般均会影响血液中甲状腺激素的浓度。由于T_3与TBG的结合较松，更容易与所结合的蛋白质分离产生生理效应，进而TBG的浓度变化更容易影响T_3的浓度。尽管血液中T_3含量仅为T_4的3%左右，但T_3在外周的更新率远较T_4迅速。T_3的血浆半衰期为1~2天，T_4为6~7天。而且，T_3的生物活性远大于T_4。因此可以认为，T_3是甲状腺激素的主要活性激素，T_4是其前体。当然，T_4本身仍有一定的生物活性。甲状腺激素的降解途径主要是脱碘。80%以上的T_4在外周组织脱碘后成为T_3及反T_3，然后再进一步脱碘或与某些有机物形成复合物。其余20%的T_4与T_3主要与葡萄糖醛酸或硫酸盐结合，或少量以游离型形式经胆汁排入肠道。另外有一小部分T_4和T_3经脱氨或脱羧作用，形成丙酮酸或醋酸衍生物而排出体外。

总之，甲状腺激素T_4与T_3均具有生理作用，T_4在外周组织中可转化为T_3，T_3为甲状腺的主要作用激素，活性较大。T_4除作为T_3的激素原或前体外，其本身也具生理作用，大约占全部甲状腺激素作用的35%。

目前确定的甲状腺激素生理作用途径主要有：①甲状腺激素作用于细胞膜上的钠-钾-ATP酶，促使体内ATP（三磷酸腺苷）生成ADP（二磷酸腺苷）增加，促进线粒体的呼吸，增加氧的消耗和产热，进而调节细胞的能量和物质代谢。因为成年人脑、睾丸和脾不存在甲状腺激素的线粒体结合部位，故这些组织缺乏甲状腺激素的产热作用。②甲状腺激素通过与其核受体（主要为T_3受体）的作用，影响细胞内的DNA、RNA及蛋白质的代谢，这一作用途径简称甲状腺激素的核作用途径。核途径激素作用的机制是：由激素的活化形式与特异亚细胞单位（核受体）相互作用起始，继而导致具有各自特征的激素应答。在各种动物组织中，已鉴定的T_3核结合位点具有相似的结合性和物理化学性质，是这个作用途径的主要证据。甲状腺激素作用细胞的细胞核受体，存在T_3和T_4两种结合位点，但T_3结合位点的亲和力较T_4高10倍。上述两个方面的作用相辅相成、相互制约、密切相关。

成年人正常生理情况下，增龄因素引起的甲状腺激素变化并不十分明显，但身体状况比较差和高龄老年人（80岁以上）的甲状腺激素多有T_3、T_4及甲状腺结合球蛋白减低的情况，这是老年机体代谢减慢和降低机体基础耗氧的重要自我保护机制，也是老年人机体的活动能力和对外界的反应能力下降的原因之一。

有研究显示：健康百岁老人（年龄100~110岁）血清TSH水平中位数低于65~80岁的老年人，夜间TSH峰值降低与年龄增加有关。这可能是老年人甲状腺激素需要量减少的一个适应机制。甲状腺自身抗体的增加与衰老也有关系。

近年的研究发现，有些甲状腺疾病与甲状腺内的H_2O_2生成异常有关。正常情况下甲状腺内的H_2O_2受到一些酶的限制和调控处于相对稳定和平衡的状态，为甲状腺激素的合成提供了适宜的条件。但当某些原因使该平衡被打破，则导致一些甲状腺自身免疫性疾病的发生。如：双向过氧化物酶2（UUOX2）突变时，甲状腺所产生的H_2O_2不足，引起T_3、T_4合成障碍，造成甲状腺功能减低。碘摄入过多或细胞内反应性氧族增加时，诱导H_2O_2产生增加，发生自身免疫性甲状腺炎。

以下分述甲状腺激素的主要生理作用和作用机制。

一、产热及对物质和能量代谢的作用

（一）产热效应

甲状腺激素最重要的作用是可以使基础代谢率增加、产热和促进机体能量代谢。虽然机体的基本氧化产热过程并非必需甲状腺激素参与，但甲状腺激素能增加机体物质代谢率、氧耗量和产热量，增强机体的活动能力和对外界的反应能力。

无论在整体还是体外离体组织，甲状腺激素均可使氧耗量和基础代谢率增加。这一反应通常需要数小时甚至数天的潜伏期，在绝大多数组织（除脾、脑和睾丸等）都能很明显地观察到这一结果。有研究表明，1mg 甲状腺素 T_4（相当于 1g 甲状腺干粉）可使二氧化碳总排出量增加 400g，基础代谢率增加 28%。甲状腺素 T_3 较 T_4 的作用更明显，但维持时间相对较短。T_3 的产热作用较 T_4 大约强 3~5 倍。给动物注射甲状腺激素 T_4 需经 24~48 小时，T_3 需经 18~36 小时出现产热效应，组织离体实验表明心、肝、骨骼肌、肾等组织耗氧量大增，但脑、脾、性腺、淋巴结、皮肤等组织几乎不受影响。

临床上患者的症状也反映出甲状腺激素的作用。甲状腺功能亢进时，产热量增加，基础代谢率升高（甚至增加 100%），故甲状腺功能亢进的患者怕热喜凉，极易出汗。而甲状腺功能减低时，基础代谢率下降（严重时可降低 50%~60%），故甲状腺功能减低的患者喜热恶寒，少汗。这两种情况都会使患者不能很好地适应环境温度的变化。甲状腺激素产热效应的机制并未完全阐明，但有研究显示与钠 - 钾 -ATP 酶密切相关，因为用 Ouabain 抑制此酶活性，可使 T_4 的产热作用减少 30%~90%，甚至完全消除。

（二）对物质及能量代谢的作用

1. 对蛋白质代谢的作用　甲状腺激素对蛋白质的代谢有重要作用。刺激蛋白质合成也是甲状腺激素产热的原因之一（包括刺激一些特殊酶的合成引起的其他代谢变化）。生理量的 T_4 或 T_3 使肌肉、肝和肾的蛋白质合成明显增加，细胞数增多、体积增大，尿氮减少，出现正氮平衡。但当甲状腺激素分泌过多时，则加速蛋白质分解，也可促使骨的蛋白质分解，导致血钙升高，尿钙减少，引起骨质疏松。其中，肌肉蛋白质分解加速，可使肌肉收缩无力，肌酐含量降低而尿酸含量增加。

实验研究表明，甲状腺激素对蛋白质代谢的作用，取决于接受器官的代谢状态和甲状腺激素所用剂量的大小。在切除甲状腺的大鼠，给予中等剂量的 T_4 可增强蛋白质合成，减少氮的排出。而给予大剂量 T_4 则抑制蛋白质合成，增加血浆、肝和肌肉中游离氨基酸浓度。用兔骨髓切片与不同浓度 T_4 在体外温育，对蛋白质合成也呈类似的双向反应。甲状腺激素分泌不足时，蛋白质合成减少，肌肉也收缩无力，但组织间黏蛋白增多，能结合大量水分子和正离子，引起黏液性水肿，指压不凹陷是其特点。

生长速率的变化也可以反映甲状腺激素对蛋白质的合成作用，表现为双向性。对未成熟的动物和人类，甲状腺功能减低时生长减慢，而用替代剂量的甲状腺激素可使生长恢复，但剂量过大时则又抑制生长。成人甲状腺功能减低时，用 ^{15}N 标记甘氨酸实验表明蛋白质代谢速率降低，用放射性碘标记血清白蛋白观察表明，此蛋白的合成和降解都减慢，经替代剂量的甲状腺激素治疗后可恢复正常。

总之，甲状腺激素可刺激蛋白质的合成代谢和分解代谢，但过量的甲状腺激素使蛋白质的降解大于合成，导致蛋白质缺失，使肌肉减少、肌力减弱和体重减轻，蛋白质分解代谢增加，氨基酸进入肝脏增多，糖原异生增加。甲状腺激素减低时常伴有轻度正氮平衡，对蛋白质降解的影响大于对合成的影响，使蛋白质合成减少，而且蛋白质更新减少。所以，无论甲状腺功能亢进或减低都有碍于生长、发育和机体组织结构的维持。

2. 对糖代谢的作用　甲状腺激素使糖的吸收、利用、糖原合成与分解均加速。甲状腺激素促进小肠黏膜对糖的吸收，加强糖原分解，抑制糖原合成，可以升高血糖，但是 T_4 与 T_3 也加强外周组织对糖的利用，又可使血糖降低。故甲状腺功能亢进时血糖常升高，特别是餐后 1 小时左右的血糖升高明显，有时会出现糖尿。大剂量的甲状腺激素由于促进糖的吸收，促进肝糖原的分解，使血糖升高，重型患者可出现高血糖或糖耐量减低。另一方面，由于甲状腺激素也加速外周组织对糖的利用作用，故多数轻型甲亢患者的血糖可维持在正常范围内。

甲状腺激素对糖代谢的作用有时也依赖于其他激素或与其他激素（如儿茶酚胺和胰岛素）共同调控。甲状腺激素能增强肾上腺素的糖原分解作用，并能调节肾上腺素促糖原分解作用和升高血糖作用的幅度，这可能是增强腺苷酸环化酶-cAMP系统反应的结果。甲状腺激素能加强胰岛素的糖原合成和对葡萄糖的利用作用。此外，甲状腺激素的作用还与剂量有关，有时也呈现双向反应。例如当存在胰岛素时，小剂量 T_4 使大鼠的糖原合成增加，而大剂量使肝糖原分解加速导致糖原耗竭。T_4 调控肾上腺素的糖原分解作用也呈双向性，小剂量加强而大剂量抑制。甲状腺素能促使胰岛素降解，并加强儿茶酚胺对胰岛素分泌的抑制作用，故甲亢患者可有血糖轻度升高，而甲减患者容易对外源性胰岛素过度敏感。因老年糖尿病患者或糖调节受损者较多，老年患者应尤其注意上述影响。建议老年人除要经常检查血糖情况外，也要相对定期（每年）检查甲状腺功能的情况。

3. 对脂肪代谢的作用 甲状腺激素对脂肪代谢作用涉及其脂肪的合成、转运和降解等多方面作用和多个作用环节。总的来说，其降解的作用大于合成。甲状腺激素过多时，总体效应是使脂肪储备减少，使甘油三酯、磷脂和胆固醇等血浆的浓度降低，甲状腺激素不足时则呈相反的变化。

甲状腺激素通过多种途径降低血浆中胆固醇，既促进胆固醇排出，又促进胆固醇转变为胆酸。当胆固醇的排出和降解高于其合成时，血中胆固醇含量降低。甲状腺激素还刺激LDL受体的生成和LDL的降解，并且加速LDL的转运，使血浆胆固醇浓度降低。因为亲水的胆固醇70%包含在疏水的LDL中形成微粒，便于在血液中运输，当细胞膜表面LDL受体增多时，血浆中就有更多的LDL与LDL受体结合，向胞质中伸入形成囊泡，然后与受体分离（受体可再循环到细胞表面），运至溶酶体内被降解。与LDL一起进入细胞的胆固醇也增多，因而血浆胆固醇就减少。

T_3 和 T_4 对脂肪代谢的作用，也有部分原因是由于增强了儿茶酚胺的活性，通过腺苷酸环化酶-cAMP系统，使脂质分解加快所致。当甲状腺功能亢进时机体脂肪储备逐步消耗，故可使体重减轻，血浆甘油三酯、胆固醇、磷脂减少；相反，甲状腺功能减低时，血浆胆固醇及其他脂质增多，体重增加。

综上所述，甲状腺激素对糖、脂肪、蛋白质的代谢大多有双向作用，既促使其吸收和合成，又促使其降解和利用，并且与剂量有关。小剂量促进吸收与合成，大剂量促进降解和利用。故甲状腺功能亢进的患者，由于蛋白质、糖和脂肪的分解代谢增强，患者常感饥饿，食欲亢进，但又明显消瘦。

4. 对维生素和其他物质代谢的作用 甲状腺激素增加对辅酶和维生素的需求。甲状腺功能亢进时对水溶性维生素（如维生素 B_1、核黄素、维生素 B_{12} 及维生素C）的需要增加，故通常情况下，甲亢患者的这些维生素在组织中的浓度降低。一些水溶性维生素受到甲状腺激素的影响在转变成辅酶的过程中也可能会发生障碍。脂溶性维生素的代谢也受到甲状腺激素的影响，如：暗适应所需的维生素A醛（视黄素）需要从维生素A转换而成，而维生素A又在肝脏中由胡萝卜素合成，这一合成需甲状腺激素的参与。当甲状腺功能减低时，胡萝卜素的这种转化不能很好地完成，故在血液中堆积，可使皮肤发黄（称为胡萝卜素血症），但患者巩膜不黄，故可与黄疸相鉴别。甲状腺功能亢进患者对维生素A的需求增加，组织中的维生素A浓度降低。甲状腺功能亢进动物对维生素D和E的需求也增加，补充不足，可导致缺乏。

二、对生长发育的影响

甲状腺激素有促进组织分化、促进人体生长和发育的作用。在人类和哺乳动物，甲状腺激素是维持正常生长和发育不可缺少的激素，尤其对骨和脑的发育尤为重要。年龄越小，甲状腺激素不足对生长发育的受阻越明显，正在生长中的动物切除或破坏甲状腺则生长停止。儿童甲状腺功能减低，可使生长停顿或延缓，给予甲状腺激素后又可恢复生长或缓解。甲状腺激素刺激骨化中心发育、软骨骨化和长骨生长。甲状腺功能减低的患儿骨骺骨化中心出现的时间推迟，比实际年龄要晚若干年，故骨龄比实际年龄幼稚，其骨髓闭合也晚。值得特别注意的是胚胎期胎儿骨的生长并不必需甲状腺激素，故先天性甲状腺发育不全的胎儿，出生时身长可基本正常，而出生后数周至3~4个月出现长骨生长停滞。故治疗克汀症应在出生后3个月前补给甲状腺激素，过迟难以奏效。而在缺碘地区预防呆小症应在妊娠期即予补碘，以免在胚胎期因缺碘造成甲状腺激素合成不足，使胎儿出生后甲状腺功能减低。胚胎期甲状腺激素不足，脑的发育会发生明显障碍，神经细胞变小变少，轴突、树突和髓鞘均减少，胶质细胞也减少。神经组织中的磷脂、蛋白质、各种酶和递质含量都降低。甲状腺激素不仅促进生长,对各组织的分化成熟也不可缺少,幼儿缺少甲状腺激素不但身材短小,姿态和外形似乎停留在幼童阶段,鼻眶轮廓及牙齿发育也受影响。

三、对机体各系统的影响

(一)对神经系统的影响

甲状腺激素不仅与神经细胞的生长发育有关,而且与神经系统的正常功能密切相关。婴儿甲状腺功能减低者,智力减退,呈痴呆状,甚至聋哑。成人,特别是老年甲状腺功能减低者,中枢神经系统兴奋性降低,运动和语言迟缓,记忆力减退,表情淡漠,思维能力低下,神经反射减弱,终日嗜睡,脑电图 a 波延长或消失(反映兴奋性降低)。反之,甲状腺功能亢进者或甲状腺素应用过多者,则中枢神经兴奋性亢进,表现为神经反射增强,急躁易怒,烦躁不安,语言增多,注意力不易集中及肌肉纤颤,甚至有兴奋性躁狂。故当老年人出现一些性格或精神明显变化及甲状腺疾病的一些症状如表情淡漠、思维能力低下、运动和语言迟缓或烦躁不安、语言增多、肌肉纤颤、兴奋躁狂时应注意检查一下甲状腺功能。

甲状腺素也能兴奋交感神经系统。临床上甲状腺毒症的症状很多与交感神经系统兴奋的表现相似,如紧张、易出汗、焦虑、颤抖、怕热、心悸、心动过速等,而且这些症状可以用肾上腺受体阻滞剂来缓解或消除。故推测甲状腺素可能增加儿茶酚胺的分泌,普萘洛尔对其阻断作用在甲状腺毒症患者较正常人强。这也说明在甲状腺毒症患者伴有交感神经激活表现时,例如甲状腺危象或急症手术时,用一些 β 肾上腺素受体阻断剂是合适的。

(二)对心血管系统的影响

甲状腺激素可不依赖儿茶酚胺直接作用于心血管系统。甲状腺激素能使心肌细胞中的收缩蛋白——肌动蛋白和肌凝蛋白的数量增加,并增加心肌细胞的钠 - 钾 -ATP 酶,为收缩蛋白提供能量,增加耗氧量,进而增强心肌收缩力。甲状腺激素还影响窦房结功能和房室传导。甲亢动物心肌细胞复极化时间缩短,心房兴奋组织的有效不应期缩短,舒张期的去极化自律性增加,窦房结的激动自律性也加快,引起窦性心动过速,当心房兴奋性增高到一定程度时可发生窦性颤动。由于同时有房室结容易通过,故常伴有快速的心室率。

甲状腺功能亢进患者心率加快,常有心悸、憋气感,活动后加剧,静止时心率常超过 100 次 /min。由于心肌收缩力加强,心每搏量增加,加上心率加快,故心输出量增加,还可导致收缩压升高。另一方面甲状腺激素使产热增多,外周血管扩张(皮肤含血量可增加一倍),使外周阻力降低,导致脉压增宽。甲状腺激素分泌越多,基础代谢率越高,心率越快,脉压越大。过多的甲状腺激素增加心肌耗氧量,可引起冠状动脉相对供血不足。故甲状腺功能亢进患者合并冠心病者常诱发心绞痛,即使冠状动脉正常也可能出现心绞痛甚至心肌梗死。甲状腺功能亢进患者因长期未能满意控制或伴有潜隐性心脏病常发生甲亢性心脏病。这是由于心肌耗氧量增加,营养过度消耗,心肌糖原耗竭,使心肌细胞轻度萎缩甚至发生灶性坏死。另一方面心肌因血流动力学变化,负荷加重,久之可导致心力衰竭。甲状腺功能减低患者,则与甲状腺功能亢进患者相反,心肌收缩力减弱,心动过缓,心率减慢,每搏量减少,心输出量减少。由于甲状腺激素减少,胆固醇降解及排出小于其合成,故可发生高胆固醇血症,是形成动脉硬化和冠心病的成因之一。但由于心肌氧耗减少程度比冠状动脉血供减少更显著,故即使有冠状动脉狭窄,但很少有心绞痛发生,心肌梗死也不常见。而用甲状腺激素替代疗法后,心肌耗氧量增加,反而会发生心绞痛。甲状腺功能减低患者严重时也可发展成心脏病,但很少发生充血性心衰。甲状腺功能减低患者常伴有贫血,因常有纳食减少加上吸收不良,骨髓代谢率降低,常表现为缺铁性贫血,单纯补铁剂有时无效,必须同时给甲状腺激素。

甲状腺功能亢进患者肾血流没有明显变化,但黏液性水肿能引起肾血流量减少,用甲状腺制剂治疗后可恢复。

(三)对其他内分泌腺体的影响

1. 对性腺的影响 甲状腺功能对生殖功能和性腺影响是多方面的。在女性,甲状腺功能亢进时常有月经稀少甚至闭经,甲状腺功能低下时可有月经不规则,早期出血增加,晚期出血减少,并可导致闭经和不育,即使受孕也易流产。动物实验表明甲状腺功能减低时有卵巢萎缩,动情周期延长甚至缺如,卵泡发育停滞,附性器官退化,生殖力明显减退。在男性,严重的甲状腺功能减低患者如克汀病患者其男性生殖器睾丸、阴茎、阴囊发育不全,睾丸不降、第二性征不出现或不明显,并有性欲下降,精子数下降。动物实验表明甲状腺功能减低时,睾丸曲细精管发生退行性变。

2. 对肾上腺的影响 给动物甲状腺激素,肾上腺明显肥大,重量增加,组织学检查表明主要是肾上腺皮质束状带和网状带肥大。切除甲状腺后肾上腺会萎缩。甲状腺激素使肾上腺增大的原因,可能是前者使机体对皮质激素的需要增加。甲状腺功能亢进患者尿中17-羟皮质醇增加。而切除肾上腺的动物给甲状腺激素会缩短其寿命。黏液性水肿患者皮质醇的合成减少。

甲状腺功能亢进患者尸检有时常见肾上腺皮质退化萎缩,认为是由于甲状腺素分泌增多,使机体对皮质激素的需求增加,肾上腺皮质适应性增加分泌,长期如此最后造成肾上腺皮质功能衰竭所致。据此认为,甲状腺功能亢进至危象期时,应用肾上腺激素是有益处的。

(四)对血液系统的影响

甲状腺激素对红细胞的生成有影响,动物和人切除甲状腺后能产生贫血。大部分甲状腺功能减低患者(黏液性水肿患者)有贫血,服用甲状腺素后有好转。但对正常个体,甲状腺激素并没有明显的红细胞增生效应。甲状腺功能减低患者的贫血可能是因为基础代谢率降低造成适应性氧耗减少而引起的,当用二硝基类药物以增高代谢率时,血中甲状腺激素浓度不改变但红细胞数可上升。黏液性水肿患者易发生巨细胞贫血,可能与患者常有胃酸缺乏和维生素 B_{12} 吸收障碍有关。甲状腺功能亢进患者偶有贫血可能与营养不良有关。

切除甲状腺后周围血液中白细胞尤其是中性粒细胞呈一过性增高,甲状腺毒症患者白细胞及中性粒细胞减少,且减少程度与疾病严重程度呈依从关系。

(五)对胃肠及消化道的影响

甲亢患者,因肠蠕动增加,大便次数会增加或有腹泻。甲减患者,因肠蠕动减少可出现便秘。大约38%甲亢患者、53%甲减患者有胃酸缺乏。前者发生原因不明,后者可能是机体代谢低下所致。甲亢患者可伴有高胃泌素血症,但与 T_3 浓度高低无关,治疗后可复原,机制不明。

甲状腺激素可造成肝糖原缺乏,故可诱发或伴发糖尿病。甲亢患者可有肝功能异常,甚至有肝实质性改变,出现肝大甚至黄疸。治愈甲亢后,肝功能一般情况下可恢复正常。

(李 铭 严镜清)

参考文献

1. Hater JB, Oaslarder JG, Tinctti ME, et al. 哈兹德老年医学. 6版. 李小鹰,王建业,译. 北京:人民军医出版社,2015:1433-1434.

2. Ohye H, Sugawara M. Dual oxidase, hydrogen peroxide and thyroid diseases. ExpBiol Med (Maywood), 2010, 235 (4): 424-433.

3. Faggiano A, Del Prete M, Marciello F, et al. Thyroid diseases in elderly. Minerva Endocrinol, 2011, 36(3): 211-231.

4. Van de Meerendonk HW, Mijnhout GS, Groeneveld PH. Unexplained anaemia in men: be aware of hypogonadism. Ned Tijdschr Geneeskd, 2012, 155(31): A4633.

5. Carreon-Rodriguez A, Perez-Martinez L. Clinical implications of thyroid hormones effects on nervous system development. Pediatr Endocrinol Rev, 2012, 9(3): 644-649.

6. Duntas LH, Brenta G. The effect of thyroid disorders on lipid levels and metabolism. Med Clin North Am, 2012, 96 (2): 269-281.

7. Papaleontiou M, Haymart MR. Approach to and treatment of thyroid disorders in the elderly. Med Clin North Am, 2012, 96(2): 297-310.

8. Mannisto T, Vaarasmaki M, Pouta A, et al. Thyroid dysfunction and autoantibodies during pregnancy as predictive factors of pregnancy complications and maternal morbidity in later life. J Clin Endocrinol Metab, 2010, 95(3): 1084-1094.

第四节 垂体-甲状腺轴功能相关检查

甲状腺是人体最大的内分泌腺,其分泌的甲状腺激素在人体生长发育及物质代谢和能量代谢中发挥重要作用,是调节人体糖、脂肪、蛋白质代谢,保持体温恒定,促进人体生长发育的重要物质。甲状腺激素(thyroid hormone, TH)包括三碘甲腺原氨酸(T_3)和甲状腺素(T_4),其主要作用是通过 T_3 同受体及其他相关蛋白质相互作用后,调控靶基因的转录和蛋白质的表达而实现的。

甲状腺的基本组织结构和功能单位是甲状腺滤泡。滤泡细胞旁有少量体积较大的滤泡旁细胞

(C细胞)。滤泡腔内含有大量胶质体,胶质内贮存有滤泡细胞分泌的甲状腺球蛋白(Tg)。合成的TH以Tg形式储存于甲状腺滤泡腔内。在正常情况下,贮存在Tg中的TH可供应100天左右的代谢需要。

甲状腺功能主要受下丘脑分泌的促甲状腺激素释放激素(thyrotropin releasing hormone,TRH)与垂体分泌的促甲状腺激素(thyroid Stimulating Hormone,TSH)的调节。此外,甲状腺还可进行自身调节。TSH是调节甲状腺功能的主要激素。

老年是生命过程中组织与器官趋向老化,生理功能日趋衰退的阶段。内分泌系统同样会出现衰老趋势,老年期甲状腺激素的分泌逐渐减少可以看作是机体的一种自我调节、自我保护的过程。健康老年人下丘脑TRH的合成和释放随着年龄的增长而逐渐减少,TSH水平维持在正常或正常低限,甲状腺激素分泌减少,血清T_3随增龄逐渐下降,反T_3(rT_3)增高,但血清总T_4(TT_4)和游离T_4(FT_4)的水平与年轻人相比无显著差异。一方面是由于老年人基础代谢率降低、热量摄入减少,另一方面由于老年人常常合并有糖尿病、高血压、心脏病、感染及肝、肾功能异常等各种病理生理情况,1型脱碘酶活性降低,T_4向T_3转换减少,造成血清T_3降低。老年人体内T_4分泌也减少,但由于垂体对血液循环中T_3、T_4的反馈调节敏感性增加,同时身体其他脏器对甲状腺激素敏感性降低,血液循环T_4的降解也减少,所以血清T_4浓度能保持相对稳定。

一、实验室检查

临床上检测垂体-甲状腺轴功能常用的实验室检查见以下几种。①血中垂体-甲状腺激素检测:包括检测血中总甲状腺激素(TT_4)、总三碘甲腺原氨酸(TT_3)、游离甲状腺激素(FT_4)、游离三碘甲腺原氨酸(FT_3)、反三碘甲腺原氨酸(rT_3)及促甲状腺激素(thyroid stimulatinghormone,TSH);②甲状腺相关自身抗体和甲状腺蛋白检测:包括检测血中甲状腺过氧化酶抗体(thyroid peroxidase antibodies,TPOAb)、甲状腺球蛋白(thyroglobulin,Tg)、甲状腺球蛋白抗体(thyroglobulin antibodies,TgAb)、TSH受体抗体(TSH receptor antibodies,TRAb)等;③与甲状腺素结合的血浆蛋白检测:甲状腺素结合球蛋白(thyroxine binding globulin,TBG)等;④评估饮食摄入碘含量:尿碘检测;⑤甲状腺髓样癌(medullary thyroid carcinoma,MTC)的相关标志物检测:降钙素(calcitonin,CT)等;⑥甲状腺组织学及形态学检测:包括甲状腺细针穿刺(fine needle aspiration,FNA)和细胞学检查。

(一)垂体-甲状腺激素检查

垂体与甲状腺之间存在着稳定的相互调节关系,与其他垂体-靶腺轴不同的是,尽管垂体TSH有昼夜节律变化,但这种稳定的调节关系没有昼夜节律变化,TSH的这种节律变化对T_4、T_3血清水平基本无影响。因此甲状腺激素和垂体TSH均在一相对狭小的范围内波动。

T_4是甲状腺腺体分泌的主要激素,血液中的T_4完全来源于甲状腺的分泌,而T_3大多由T_4在外周组织脱碘形成。血液中甲状腺激素大多与甲状腺激素结合蛋白结合,形成TT_4及TT_3,而具有生理活性的是FT_3及FT_4。

反T_3(reverse T_3,rT_3)主要来源于T_4,在外周组织(如肝、肾等)经5'-脱碘酶作用生成,与T_3在化学结构上属异构体,但几乎无生理活性。在衰老过程中,人体组织对热量的需求不断下降,会造成不具有产热活性的rT_3增多,相反T_3的生成减少,可能是机体为避免过度代谢消耗的一种保护性机制。老年人体能衰弱(physical frailty)多见,常因合并其他严重疾病、饥饿状态或某些药物(胺碘酮、糖皮质激素、丙硫氧嘧啶、含碘造影剂等)导致Ⅰ型脱碘酶活性抑制,Ⅲ型脱碘酶活性增强,血中T_3产生减少,T_4转换为反T_3(rT_3)增多,T_3脱碘形成T_2增多,出现正常甲状腺功能性病态综合征(euthyroid sick syndrome,ESS),是机体的一种保护性反应。ESS需要与甲减引起的病态T_3降低鉴别。ESS时T_3降低伴rT_3增高,TSH正常或稍低,疾病的严重程度一般与TT_3减低的程度相关。患者的基础疾病经治疗恢复期可以出现一过性TSH增高。

一般情况下血液标本中的甲状腺激素不论贮存在室温还是冰箱或低温冷冻均比较稳定,溶血、脂血、黄疸都不会对免疫分析产生明显干扰,但在测定FT_4和FT_3时,不宜对标本进行稀释,因为稀释之后反应不呈线性。导致TT_4、TT_3升高的主要原因主要有甲亢、高TBG血症(对TT_4的影响大于对TT_3的影响)、家族性异常白蛋白血症、药物(如胺碘酮、含碘造影剂、β受体阻滞剂、奋乃静、氟尿嘧啶、苯丙胺、海洛因等)及甲状腺激素抵抗综合征。导致TT_4、TT_3降低的原因有甲减(一般来说,轻型甲减的TT_3不一定下降,用TT_4来诊断甲减较TT_3敏感)、缺碘性甲状腺肿、低TBG血症、药物(如二硝基苯酚、保泰松、硫氰酸盐、肝素钠等可竞争性结合血中 TBG,使 TT_4、TT_3 下降;另一类药物如苯妥英钠、水杨酸类、氯贝丁酯等可抑制 TBG 合成而致血 TBG 下降),以及全身性疾患或慢性病变(慢性肾衰、慢性心衰、糖尿病、心肌梗死、肺源性心脏病等)。FT_4 和 FT_3 不受血清中 TBG 变化的影响,直接反映了甲状腺的功能状态,其敏感性和特异性均高于 TT_3 和 TT_4,某些药物,如胺碘酮、肝素钠等可使 FT_4 升高,因此,FT_3 测定更适合于甲亢和 L-T_4 治疗中药物是否过量的判断。在通常情况下,rT_3 的浓度与 TT_3 和 TT_4 的变化平行,有些甲亢早期或甲亢复发初期患者可仅表现为 rT_3 升高。在重症营养不良或某些全身性疾病时,rT_3 也可明显升高,而 TT_3 明显降低(低 T_3 综合征),此时如加用甲状腺激素治疗,反而有害于机体的恢复。目前临床上测定 FT_4、FT_3 多采用间接测定法(免疫测定法),与最精准的直接检测法(用物理的方法,借半透膜经平衡透析或超滤的方法)比较,血清 FT_4、FT_3 的结果发现存在不一致性,尤其在非甲状腺疾病状态时这种情况就更为明显。而血清 TT_4、TT_3 测定结果在血清甲状腺素结合蛋白没有变化时相当稳定。因此,用现有的检测方法,有时仅仅依靠 FT_4、FT_3 的检测不能对患者做出准确判断,尚需结合 TT_4 及 TT_3 的结果。

TSH 是垂体分泌的促甲状腺激素,TSH 检测是明确甲状腺功能的重要初筛试验。在下丘脑 - 垂体 - 甲状腺轴反馈功能正常的情况下,TSH 在甲状腺疾病中的变化更为敏感和特异,对于甲减和甲亢的诊断更具价值。TSH 检测首选检测标本为血清,而不是乙二胺四乙酸(EDTA)或肝素抗凝的血浆。血清可在 4~8℃贮存 1 周,否则建议 -20℃贮存。血清 TSH 水平有昼夜变化,夜间达峰值,最低值见于 10:00 至 16:00,仅为峰值的 50%。TSH 的参考值上限有向低值方向移动的趋势,甲状腺功能正常的大多数(>95%)健康人群的血清 TSH 浓度低于 3.0mIU/L。TSH 与甲状腺激素成反比关系,除甲亢及甲减外,疾病急性期,血清 TSH 水平会短暂降低,并在恢复期上升。其他引起 TSH 升高的因素有:儿童期、某些药物的使用(如普萘洛尔),或甲状腺功能正常个体及某些垂体异常患者所分泌的生物活性异常的 TSH 异构体。引起 TSH 降低的因素有:妊娠早期(20 周内)、某些药物的使用(如糖皮质激素、多巴胺、苯妥英钠、卡马西平和呋塞米等)会使得 TSH 水平降低。如检测中发现 TSH 结果与 T_4 或者 T_3 不一致,通常是由于技术原因,包括检测系统的清洗过程不彻底,或者携带污染物、标本内的部分干扰物质与检测试剂发生交叉反应(如嗜异性抗体、人抗鼠抗体),所测 TSH 可能仅有免疫活性而生物学功能不足或实验室检查在检测过程中错换标本。一旦排除了技术原因,可进行 TRH 兴奋试验或者甲状腺激素抑制试验进一步明确原因。

(二)甲状腺自身抗体检测

涉及自身免疫性甲状腺疾病(autoimmune thyroid disease,AITD)的自身抗体主要有 3 种:TPOAb、TgAh 和 TRAb。甲状腺自身抗体检测结果取决于不同的检测方法,在灵敏度和特异性上存在差异,检测的标准化尚未完全确立。甲状腺自身抗体正常参考值范围应通过 120 名无任何甲状腺病史的"正常"志愿者的检测而确定。志愿者的确认标准:男性,年龄 <30 岁,血清 TSH 水平在 0.5~2.0mIU/L,无甲状腺肿,无个人或者家族甲状腺疾病史,无非甲状腺自身免疫性疾病(如狼疮或 1 型糖尿病)。

TPO 是甲状腺激素合成过程中的关键酶,TPOAb 与甲状腺组织免疫性损伤密切相关,参与桥本甲状腺炎和萎缩性甲状腺炎发病中的组织破坏过程,引起临床上甲减症状。TPOAb 的出现通常早于甲状腺功能紊乱。推荐临床应该采用特异性好、灵敏度高且以天然或重组人类 TPO 作为抗原的免疫检测技术。TPOAb 阳性患者使用 α- 干扰素、白细胞介素 -2 的免疫调节制剂、锂或胺碘酮治疗时甲状腺功能紊乱、甲减的发生率明显增高。TPOAb 是妊娠期间的甲状腺功能紊乱和产后甲状腺炎、流产和体外受精受孕失败的危险因素。

TgAb 的病理作用仍不清楚,通过血清 TgAb 检测判断是否患有甲状腺自身免疫性疾病,尚存在争议。由于 Tg 的免疫结构极为复杂,Tg 制品的特性因提取人体甲状腺组织和纯化的过程不同而存在差异,不同 TgAb 的检测方法的定量或定性结果难以一致,但至少应该选用免疫分析法而不是凝集法。因为低水平的 TgAb 可干扰大多数检测血清 Tg 的方法。灵敏度高的 TgAb 定量检测是血清 Tg 的一个重要辅助试验。在分化型甲状腺癌(differentiated thyroid carcinoma,DTC)患者的筛查、术后随访和评估预后有重要用途。每份送往实验室进行 Tg 检测的血清标本都应该同时检测 TgAb,低水平的 TgAb 可干扰 Tg 检测,根据所用 Tg 检测方法不同,结果可能出现不同方向的偏离,甚至无法检测。

TSH受体（TSHR）目前可以检测出3种TRAb：促甲状腺激素刺激抗体（TSH stimulating antibodies，TSAb）、TSH受体阻滞抗体（TSH receptor blocking antibodies/TSH-stimulating blocking antibodies. TBAb/TSBAb）和甲状腺生长刺激免疫球蛋白（thyroid growth-stimulating immunoglobulins，TGI）。其中TSAb与TSHR胞外结构N端相结合，模拟TSH的激活作用，而TBAb/TSBAb与TSHR胞外结构C端相结合，阻断TSH的激活作用，TGI的生物活性目前尚不清楚。目前采用的免疫定量检测结果仅能提示存在针对TSH受体的自身抗体，但是不能区分该抗体的生物学功能。

（三）甲状腺球蛋白（thyroglobulin，Tg）检测

Tg是甲状腺激素合成的前体蛋白，反映出甲状腺的大小、甲状腺炎症或损伤程度和TSH受体激活的情况，并受碘摄入量的影响。临床上Tg测定主要用于分化型甲状腺癌甲状腺全切术后肿瘤复发的检测。也可以鉴别外源甲状腺激素所致的甲状腺毒症，其特征为血清Tg不增高。目前，临床上多采用免疫定量检测方法，但判读检测结果时，需考虑甲状腺自身抗体（如TgAb）的干扰及高浓度标本的“钩状”效应等问题所导致的血清Tg检测结果偏低，以避免漏诊甲状腺癌患者术后的复发和转移。

（四）TBG的检测

血清中的TBG是影响TT_3和TT_4的决定性因素。为了消除TBG对TT_3和TT_4测定的干扰，一方面可直接测定血清TBG，另一方面可用游离T_3指数（FT_3I）和游离T_4指数（FT_4I）来校正。由于目前临床上FT_3和FT_4的测定方法已相当成熟，为避免TBG的影响，有些地区选择直接测定FT_3和FT_4替代TT_3和TT_4的检测。影响血清中TBG含量的主要因素如表6-4-1所示。

表6-4-1　影响血清TBG变化的主要因素

TBG升高	TBG下降
妊娠	使用雄激素
新生儿期	使用糖皮质激素
高雌激素血症	肢端肥大症（活动期）
他莫昔芬（三苯氧胺）	肾病综合征
口服避孕药	重症全身性疾病状态
急性间歇性血卟啉病	遗传性低TBG血症
传染性肝炎	
慢性活动性肝炎	
胆汁性肝硬化	

（五）尿碘检测

碘是合成甲状腺激素的重要原料，也是影响垂体、甲状腺功能及甲状腺测试结果的重要原因之一。碘缺乏可使TSH升高，T_4降低，T_3保持正常或正常偏高水平。由于大多数摄入的碘是从尿液中排出的，检测尿碘排量可以准确地估计从食品中摄入的碘量，特别是反映近期摄入的碘量，是调查地区性碘量摄入水平的流行病学重要依据之一。但尿碘的检测对评估个体长期摄碘状态并无帮助，所以临床上应用较少。

（六）降钙素的检测

成熟降钙素（CT，32个氨基酸）是甲状腺髓样癌（MTC）主要的肿瘤标志物，应用于MTC诊断和治疗监测，CT水平与肿瘤大小呈正相关，超过10ng/L（pg/ml）提示MTC。MTC细胞几乎均表达CT及癌胚抗原（CEA），尤其对于C细胞增生、微小癌及限于甲状腺内的MTC，CT呈现高表达，而有的晚期恶性度高的MTC的CEA呈高表达，CT则表达很少。这表明CEA是C细胞早期分化的标志物，而CT为终末分化的标志。如怀疑MTC，应同时检测患者的血清CT及CEA。如果CEA增高而CT不高，或者CEA及CT均不高，提示MTC为分化差的癌。MTC术后患者血清CT的倍增时间与肿瘤预后密切相关。少于6个月时，患者5年及10年的生存率分别为25%及8%，6~24个月患者生存率分别为92%及37%，而>24个月时，生存率将近100%。部分MTC术后患者CT水平下降缓慢，因此第一次术后CT检测应不早于术后两周。另外，能够引起CT增高的其他因素有：激素刺激（如胰高血糖素、胃肠道激素、去甲肾上腺素）、肾衰竭、孕妇、白血病。

（七）甲状腺细针穿刺和细胞学检查

由于甲状腺结节细针穿刺（fine needle aspiration，FNA）可提供病理组织学诊断依据，术前评估甲状腺结节良恶性时，是灵敏度和特异性最高的方法，近年来被广泛推荐应用。从文献报道的资料分析，FNA对甲状腺结节的诊断价值准确度为85%~100%（平均95%），特异度为72%~100%（平均92%），敏感度为65%~98%（平均83%），假阴性率1%~11%（平均5%）。基于以上事实，近年来主张先作FNA，再依据病理学检查结果选择手术、追踪或T_4抑制治疗。但要注意的是，FNA不能区分甲状腺滤泡状癌和滤泡细胞腺瘤。

凡直径 >1cm 的甲状腺结节，均可考虑 FNA 检查。但在下述情况下，细针抽吸活检（fine-needle aspiration biopsy，FNAB）不作为常规：①经甲状腺核素显像证实为有自主摄取功能的“热结节”；②超声提示为纯囊性的结节；③根据超声影像已高度怀疑为恶性的结节。直径 <1cm 的甲状腺结节，不推荐常规行 FNAB。但如存在下述情况，可考虑超声引导下 FNAB：①超声提示结节有恶性征象；②伴颈部淋巴结超声影像异常；③童年期有颈部放射线照射史或辐射污染接触史；④有甲状腺癌或甲状腺癌综合征的病史或家族史；⑤^{18}F-FDG PET 显像阳性；⑥伴血清 CT 水平异常升高。

甲状腺细胞病理学的判读有一定的难度，与穿刺抽吸的部位、细胞量、涂片和染色的质量等有关。与触诊下 FNA 相比，超声引导下在可疑征象的部位取材行 FNA 检查的成功率和诊断准确率更高，目前临床多采用此种方式。为提高 FNA 的准确性，也可采取在同一结节的多个部位重复穿刺取材，对于囊实性结节，可以选择在超声引导下在囊实性结节的实性部位取材，同时进行囊液细胞学检查。此外，经验丰富的操作者和细胞病理诊断医师也是保证 FNA 成功率和诊断准确性的重要环节。

判定 FNA 结果一般采用 Bethesda 甲状腺细胞病理报告系统（表 6-4-2）。经 FNA 仍不能确定良恶性的甲状腺结节，对穿刺标本进行某些甲状腺癌的分子标记物检测，例如 BRAF 突变、Ras 突变、RET/ 甲状腺乳头状癌（PTC）重排等，能够提高确诊率。检测术前穿刺标本的 BRAF 突变状况，还有助于 PTC 的诊断和临床预后预测，便于制订个体化的诊治方案。

二、B 超检查

高分辨超声显像检查具有无创伤、无放射线接触和可任意重复等优点。超声检查除主要用于确定甲状腺形态和体积，协助甲状腺炎（尤其是急性或亚急性）的诊断外，在甲状腺结节的诊断方面主要是用于发现可疑结节或“甲状腺意外瘤”（thyroid incidentalomas）。另外也常用于诊断甲状舌管囊肿、细针穿刺的引导、甲状腺结节的治疗和甲状腺癌术后的病情追踪。

对于已知或怀疑有甲状腺结节、结节性甲状腺肿，以及其他影像学检查偶然发现的甲状腺结节（如 CT、MRI 及 ^{18}F-FDG PET/CT）都应进行甲状腺及颈部淋巴结的超声检查。对于家族性分化型甲状腺癌（differentiated thyroid carcinoma，DTC）患者，没有证据表明超声筛查可以降低甲状腺癌的发病率和死亡率。

超声评估的内容包括：腺体大小、回声是否均匀，结节的大小、位置、超声特征，颈部中央区和侧方是否存在可疑淋巴结。对于促甲状腺激素（thyroid-stimulating hormone，TSH）增高，甲状腺核素扫描检查发现甲状腺结节的患者，超声应评估相应的高功能区域及其他正常功能区域，以发现需行 FNA 的特殊结节。对于明确的甲状腺结节，超声报告的内容应包括：结节的大小（三个径线）、位置、内部结构（实性、囊性比例或海绵状）、回声（低、等、高）、边缘、钙化类型、形态（是否纵横比大于 1）及血流情况。根据结节的特殊超声特征，按甲状腺影像报告和数据系统分级（TI-RADS），推断结节的恶性风险（表 6-4-3）。结合结节大小，帮助临床医师做出是否行 FNA 的决策。

既往认为甲状腺结节的可疑征象包括：微钙化、低回声、血流信号增多、边缘浸润及纵横比 >1，最新的研究提示，高度怀疑恶性结节特异性（中位数 >90%）最高的 3 个特征是微钙化、边缘不规则及纵横比 >1，因此，2015 年美国甲状腺学会（American Thyroid Association，ATA）《成人甲状腺结节与分化型甲状腺癌诊治指南》降低了低回声

表 6-4-2 Bethesda 甲状腺细胞病理报告系统

FNAB 结果	结节为恶性的可能性	可能的病变类型
取材无法诊断或不满意	1%~4%	细胞成分太少或仅为炎症成分
良性	0%~3%	胶质结节、桥本甲状腺炎、亚急性甲状腺炎或囊性病变等
不确定	5%~30%	细胞增生较活跃或滤泡性病变
可疑恶性	60%~75%	可疑乳头状癌、髓样癌、转移癌或淋巴瘤
恶性	97%~99%	乳头状癌、髓样癌、转移癌或淋巴瘤

表 6-4-3 甲状腺影像报告和数据系统分级(TI-RADS)

分级		解释
0 级		影像学评估不完全,需要进一步评估
1 级		阴性发现
2 级		良性发现
3 级		可能良性发现(小于 5% 恶性可能)
4 级	4a 级	低度可疑恶性(5%~45% 恶性可能)
	4b 级	中度可疑恶性(45%~75% 恶性可能)
	4c 级	高度可疑恶性(75%~95% 恶性可能)
5 级		典型恶性征象(≥95% 恶性可能)
6 级		已行活检证实的恶性肿瘤

特征的权重,删减了血流信号丰富这个超声特征。虽然,结节内大钙化与微钙化同时存在时,恶性风险与微钙化单独存在相关,但如果一个结节伴有不完整的环状钙化,并且钙化的外部能够看到软组织的边缘,那么这个结节高度怀疑为恶性,并且病理诊断可能会发现不完整钙化的区域有肿瘤的侵犯。ATA 2015 年《成人甲状腺结节与分化型甲状腺癌诊治指南》提出超声恶性风险分层的概念,按照甲状腺结节的超声特征,将甲状腺结节分为高度可疑恶性(恶性风险 70%~90%)、中度可疑恶性(恶性风险 10%~20%)、低度可疑恶性(恶性风险 5%~10%)、极低度可疑恶性(恶性风险小于 3%)和良性结节(恶性风险小于 1%)。

高度可疑恶性的甲状腺结节以乳头状癌多见,超声征象为:实性低回声或囊实性结节中的实性成分为低回声的结节,同时具有以下一项或多项超声特征:①边缘不规则(浸润性、小分叶或毛刺);②微钙化;③纵横比大于 1;④边缘钙化中断,低回声突出钙化外;⑤甲状腺被膜受侵。当结节大于 1cm 时应进行诊断性 FNA,排除或证实为恶性;结节小于 1cm 时,应结合患者年龄和个人意愿进行综合评估,密切随访,定期超声评估结节和颈部淋巴结。

中度可疑恶性的超声征象为:①实性低回声结节;②边缘光滑、规则;③无微钙化;④无纵横比大于 1;⑤无被膜外侵犯。中度可疑恶性诊断 PTC 的灵敏度为 60%~80%,特异性低于高度可疑恶性。

低度可疑恶性的超声征象为:①等回声或高回声实性结节;②囊实性结节的实性部分偏心,无微钙化、边缘规则、纵横比≤1 及无腺体外侵犯。低度可疑恶性结节大于 1.5cm 可行 FNA,15%~20% 的甲状腺癌为等回声或高回声,且大部分为滤泡癌和滤泡型乳头状癌(follicular variant of papillary thyroid carcinoma, FVPTC)。

极低度可疑恶性结节的超声征象为:①"海绵"样的结节;②囊实性结节的实性部分不偏心,无微钙化、边缘规则、纵横比≤1 及无腺体外侵犯。此类结节大于 2.0cm 可行 FNA。良性结节主要为囊性结节,不需要行 FNA。

超声实时组织弹性成像(real-time tissue elastograph, RTE)是近年来新发展起来的超声新技术,逐渐受到关注,它通过探测肿瘤硬度的彩色成像,为鉴别甲状腺肿瘤的良、恶性提供新的途径。利用 RTE 分别测定甲状腺和肿瘤的弹性系数,然后运用一个四分计分系统,甲状腺 / 肿瘤弹性系数之比 >4,强烈提示甲状腺恶性病变。有一些大型研究结果发现弹性成像的结果多变,阳性预测值仅为 36%,阴性预测值为 97%。对于部分患者出现的假阳性或假阴性,可能与恶性病变内部液化、坏死或良性病变内部机化、钙化有关。目前 RTE 并不能如同常规超声一样广泛地应用于临床对甲状腺的检查。

三、核素检查

甲状腺相关的核素检查主要包括甲状腺摄 ^{131}I 率检查、甲状腺核素扫描和全身 ^{131}I 扫描。

甲状腺摄 ^{131}I 率检查的原理为放射性 ^{131}I 具有与碘相同的生化特性,并释放 γ 射线。根据甲状腺能特异性浓聚碘的能力,测定甲状腺对示踪量的 ^{131}I 的摄取数量,以百分率表示。甲状腺摄 ^{131}I 检查主要用于甲状腺功能亢进症病因的鉴别,和甲状腺功能亢进症放射性 ^{131}I 治疗前的检查。如由病毒感染引起的亚急性甲状腺炎,炎症使甲状腺细胞的摄碘功能受损,细胞通透性增加,使甲状腺滤泡中储存的甲状腺素大量释放到血液中,临床表现为甲亢,血清 T_3、T_4 水平升高,但吸 ^{131}I 率明显降低。

甲状腺核素扫描方法学上可分为甲状腺静态显像、断层显像、甲状腺动态显像、甲状腺亲肿瘤显像和甲状腺放射免疫显像等,目前临床广泛使用的是甲状腺静态显像。用于甲状腺显像的显像剂有:$^{99}Tc^{m}O_4^-$、^{123}I、^{131}I、^{99}Tc^{m}-MIBI、^{67}Ga、^{201}Tl、^{99}Tc^{m}- 二巯基丁二酸等。$^{99}Tc^{m}O_4^-$ 的半衰期和能量适用于甲状腺显像,且其来源方便、价格便宜,可反映甲状腺摄取功能，是最常用的显像剂。甲状腺组织具有很强的选择性摄取或浓聚碘及 ^{99m}锝的能力，而病变组织不摄取。甲状腺静态显像利用单光子发射计算机体层显像仪在体外收集甲状腺内放射性碘或 ^{99m}锝发射的γ射线的分布情况来显示其形态，主要适用于评价甲状腺功能（首选 ^{123}I）、确定甲状腺病变范围（首选 ^{99m}Tc）及计算甲状腺重量。长期以来，对甲状腺结节患者的诊断，都推荐核素扫描检查，根据扫描图的特征，将甲状腺结节分为"热""温""凉""冷"四类。如为"温"结节，一般在使用左甲状腺素（L-T_4）抑制治疗6周后再做扫描检查，如结节仍持续浓聚放射碘，则为自主功能性结节。所谓"冷"结节包括了凡丧失摄碘功能的病变，而"热"结节或"温""凉"结节均无法排除恶性病变可能。但核素扫描受显像仪分辨率所限，容易遗漏一些较小的结节，对结节的良恶性判断的特异性不高。目前主要用于：①"热"结节的诊断。在单个（或多个）结节伴有血清TSH降低时，甲状腺核素显像可判断结节是否有自主摄取功能（"热结节"）。"热结节"绝大部分为良性，一般不需FNA。②甲状腺癌术后追踪病情，了解转移情况。③胸骨后甲状腺、异位甲状腺、甲状腺发育不全的诊断。④甲状腺功能亢进症放射性碘治疗前检查。

甲状腺断层显像不常规应用，主要用于精确计算甲状腺重量和定位深而小的甲状腺结节。甲状腺动态显像又称放射性核素甲状腺血管造影。当甲状腺静态显像示"冷结节"时，若甲状腺动态显像显示结节处血流灌注增加，则甲状腺癌的可能性较大；若结节不显影或略显影，提示甲状腺良性病变的可能性较大。甲状腺亲肿瘤显像利用亲肿瘤显像剂能被肿瘤细胞摄取的特点，使常规甲状腺静态显像发现的冷结节，在早期时像或延迟显像"被填充"，可以为甲状腺癌的诊断提供更多的依据。分化型甲状腺癌及转移灶具有合成和分泌Tg的功能，癌组织中的Tg含量明显高于正常组织。甲状腺放射免疫显像通过使用放射性核素标记一定量的特异性抗体TgAb，进入人体血液循环后，在肿瘤部位与Tg结合，产生特异性浓聚，从而为临床判断肿瘤的位置、性质及肿瘤范围、是否转移等提供科学依据。如疑为甲状腺髓样癌，则使用放射性核素标记的降钙素进行特异显像。

^{131}I全身显像（WBS）对于DTC转移灶的确定有重要价值，但非功能性转移灶可为阴性。一般来说甲状腺癌行清甲治疗前，并不推荐使用诊断性全身 ^{131}I显像，因为WBS所用的低剂量 ^{131}I几乎全部被残留甲状腺组织摄取，不能有效显示摄碘性转移灶，并使正常甲状腺组织和摄碘性转移灶减低了对随后用于治疗的高剂量 ^{131}I的摄取。一般在 ^{131}I清甲治疗后2~10天内进行WBS，清甲后的 ^{131}I WBS及SPECT/CT融合显像可发现部分摄 ^{131}I的颈部淋巴结转移甚至远处转移灶，并因此能改变DTC的分期和风险分层。WBS是对DTC进行再分期和确定后续 ^{131}I治疗适应证的基础。

四、CT、MRI、PET-CT

CT、MRI、PET-CT在甲状腺结节良恶性的鉴别上并不优于甲状腺超声，且价格昂贵，因此不作为临床的常规检查项目。

虽然CT在发现结节及结节的定性诊断方面不及超声检查，但CT分辨率高、组织结构显示清晰，对甲状腺癌结节的大小、数量、位置及肿物与周围组织的解剖关系可作出明确诊断，对手术治疗有重要价值。拟行手术治疗的甲状腺结节，术前可行颈部CT或MRI检查，显示结节与周围解剖结构的关系，寻找可疑淋巴结，协助制订手术方案。增强CT对病变血供的显示方面有独特的优势，并在胸骨后甲状腺肿、甲状腺癌中央组淋巴结转移及粗大或环形钙化的观察上优于超声。但为了不影响术后可能进行的 ^{131}I显像检查和 ^{131}I治疗，CT检查中应尽量避免使用含碘造影剂。

MRI主要对软组织有较高分辨率，能够较好地发现一些小肿瘤，详细提供病灶的形态学信息，明确肿瘤是否侵犯周围组织器官及有无颈部淋巴结转移等，对临床分期评价及选择合适的治疗方案有重要意义，且无放射线摄入。但MRI对钙化灶的灵敏度要低于CT。

PET-CT将核医学功能图像与解剖图像同机融合，能够反映甲状腺结节摄取和葡萄糖代谢的状态，与传统的单纯解剖影像或单纯功能影像相比有更广阔的应用前景。常用显像剂有 ^{18}F-FDG、^{11}C-蛋氨酸和 ^{11}C-胆碱，分别反映葡萄糖、蛋白质和胆碱代谢，其中以 ^{18}F-FDG的应用最为广泛。并非所有的甲状腺恶性结节都能在PET-CT中表现为阳性，而某些良性结节也会摄取 ^{18}F-FDG。因此，甲状腺原发部位的肿瘤很少有必要行 ^{18}F-FDG/PET，其主要用于甲状腺癌术后复发和转移灶的检测，特别适用于术后Tg升高而 ^{131}I全身显像阴性的患者。

（蒋 蕾）

参考文献

1. 中华医学会内分泌学分会. 中国甲状腺疾病诊治指南.（2009-07-08）[2018-09-10]. http://www. china-endo. org/news_show. asp ? id=204. html.

2. 中华医学会检验分会卫生部临床检验中心，中华检验医学杂志编辑委员会. 甲状腺疾病诊断治疗中实验室检测项目的应用建议. 中华检验医学杂志，2012，35（6）：484-492.

3. 蒋蕾，孙明晓. 内分泌代谢系统疾病 // 汪耀. 实用老年病学. 北京：人民卫生出版社，2014：157-163.

4. Haugen BR，Alexander EK，Bible KC，et al. 2015 American Thyroid Association management guidelines for adult patients with thyroid nodules and differentiatedthyroid cancer：the American Thyroid Association Guidelines Task Force on Thyroid Nodules and Differentiated Thyroid Cancer. Thyroid，2016；26（1）：1-133.

5. 李新，屈婉莹，于治国，等. 健康高龄老年人甲状腺激素水平变化趋势分析. 中华老年医学杂志，2011，30（4）：269-271.

6. 中华医学会内分泌学分会，中华医学会外科学分会内分泌学组，中国抗癌协会头颈肿瘤专业委员会，等. 甲状腺结节和分化型甲状腺癌诊治指南. 中华核医学与分子影像杂志，2013，33（2）：96-115.

7. 马春旭，袁卫红. 甲状腺结节影像学诊断研究进展. 国际放射医学核医学杂志，2014，38（1）：48-53.

第五节 老年甲状腺功能亢进症

甲状腺毒症（thyrotoxicosis）是指血液循环中甲状腺激素过多，引起以神经、循环及消化等系统兴奋性增高和代谢亢进为主要表现的一组临床综合征。其中由于甲状腺腺体本身功能亢进，合成和分泌甲状腺激素增多所导致的甲状腺毒症称为甲状腺功能亢进症（hyperthyroidism）。

老年甲状腺功能亢进症是指年龄在 60 岁以上的患者出现的甲状腺功能亢进症。随着年龄增大，甲状腺自身分泌功能降低，以及甲状腺激素的结合力下降、组织对激素的反应能力减弱及其他伴随疾病等因素的影响，当老年人患甲亢时，甲亢的临床表现却多不典型，易被误诊、漏诊或延迟诊断。

一、流行病学

随着年龄的增长，老年人的全身脏器功能出现不同程度的减退，甲状腺功能亢进的发病率远低于甲状腺功能减退。国外报道，60 岁以上者患病率为 0.5%~2.5%，在所有甲亢患者中，60 岁以上的老年甲亢患者约占 10%~37%。近年来随着甲状腺功能检测技术的提高，老年甲亢的发病率似有增加趋势，北京医院 715 例 60 岁以上老人查体发现甲亢发病率为 1.1%，有报道称 70 岁以上人群中，甲亢的患病率为 2%~3%。亚临床甲亢较临床甲亢发病率更高。男性亚临床甲亢的发病率为 2.8%~4.4%，女性为 7.5%~8.5%，60 岁以上的女性会高达 15%。Diez 对 313 例老年甲亢患者的性别和年龄分布情况的分析结果如表 6-5-1。

表 6-5-1 不同年龄和性别的老年甲亢患者分布情况

人群	甲亢[n（%）]	亚临床甲亢[n（%）]	合计
50~64 岁	73（53.7）	63（46.3）	136
≥65 岁	94（53.1）	83（46.9）	177
男性	40（59.7）	27（40.3）	67
女性	127（51.6）	119（48.4）	246
合计	167（53.4）	146（46.6）	313

甲亢对全因死亡率的影响仍然存在争议，一些研究表明其死亡率增加，可能与甲亢时全身性炎症有关，因此推断显性甲亢患者死亡率比甲状腺功能正常者更高，而另一些研究表明死亡率无增加，甚至比老年甲状腺功能正常者死亡率更低，可能与诊断年龄及血清甲状腺激素水平有关，此争议还有待进一步研究。

二、病因

与中青年甲亢不同，一般认为老年人甲状腺功能亢进症大多因毒性多结节性甲状腺肿引起，其次为毒性弥漫性甲状腺肿（Graves 病）、医源性甲亢和毒性甲状腺腺瘤。在美国，老年人甲亢最常见的原因为 Graves 病。老年亚临床甲状腺功能亢进（亚甲亢）的病因有 Graves 病、自主甲状腺腺瘤、多结节甲状腺肿和甲状腺炎，但在碘摄入轻中度低下人群，亚甲亢的主要原因是功能自主性甲状腺结节。垂体 TSH 瘤较为罕见。具体老年甲亢病因分为原发性和继发性两类，原发性包括：毒性多结节性甲状腺肿、毒性弥漫性甲状腺肿（Graves disease）、甲状腺功能自主的毒性甲状腺腺瘤、甲状腺癌及碘甲亢，继发性指垂体 TSH 瘤。

三、临床表现

老年人由于内分泌功能减退，下丘脑和脑垂体对甲状腺的调节作用减弱，甲状腺组织也出现萎缩，一部分腺体细胞被纤维组织所代替，甲状腺激素的合成与分泌减少，同时外周组织对甲状腺激素反应减弱，所以，老年甲亢起病缓慢，病程较长，症状较轻微、不典型，容易误诊、漏诊。

老年甲亢与年轻人相比，出现心率加快、体重减轻等典型表现者仅占 25%~30%，多无心悸、多食、多汗等表现，反而表现为厌食、恶心、呕吐、便秘，甚至发生恶病质。其中周期性瘫痪较少，骨质疏松较多。

1931 年 Lanay 首先提出淡漠型甲亢（apathetic hyperthyroidism），约占老年甲亢的 20%。其发病机制具体不清，可能是由于甲亢长期未得到治疗，机体严重消耗所致。常表现为乏力、心悸、厌食、抑郁、嗜睡和体重明显减少。病情多严重，易发生危象，患者可迅速进入半木僵状态或昏迷，且体温不升高、心率可不太快，可有谵妄。实验室检查显示甲状腺功能亢进的改变，多呈轻度增高或正常高值，出现临床表现与试验结果不相平行。

（一）心血管系统

10%~20% 的甲亢患者以心脏疾病为主要表现，有时甚至是老年人甲亢患者的唯一表现。老年甲亢可与心血管病互为因果。心律失常，特别是心房纤颤非常常见，高达 50%，约是中青年甲亢患者的 8 倍。在老年人不明原因的心房纤颤中约有 10% 是甲亢引起的。老年甲亢伴心房颤动与年轻人不同，由于老年人 β 受体数目减少，多伴缺血性心脏病而心率不快，多不超过 100 次 /min，甲亢控制后转为窦性心律的可能性较小。甲亢时易发生心力衰竭、心绞痛和心肌梗死等，因此当老年人发生了心房颤动或难以控制的心力衰竭时，应考虑是否有甲亢的可能。甲亢所致的心律失常、心力衰竭对洋地黄类药物通常剂量的治疗反应欠佳，一旦甲亢控制，洋地黄对原有心脏病的良好效果即可恢复。

（二）消化系统

胃肠道症状与老年人胃肠功能减退、胃酸缺乏、胃蠕动减弱、低骨钙高血钙、心力衰竭等原因有关，起病慢。食欲亢进者少，不到 1/4，相反厌食者约占 1/3~1/2，有些患者以恶心、呕吐、腹痛、消瘦、便秘或腹泻与便秘交替为主要表现，甚至发生恶病质，易被误诊为慢性肠炎、消化系统的恶性肿瘤。也有的表现为肝功能异常，甚至肝脾大等。

（三）神经精神系统

老年人以“淡漠型甲亢”多见，起病隐袭，发病机制不清楚，可能与交感神经对 TH 不敏感或儿茶酚胺耗竭有关，易误诊为脑血管病，主要表现为神志淡漠、反应迟钝、回答问题迟缓、抑郁、无欲、淡漠，若长期未得到诊治易发生甲亢危象。也可有精神病样症状如多疑、躁狂、幻觉、妄想等。

（四）肌病

常见乏力和肌肉软弱无力症状，表现为四肢远端肌无力、肌萎缩，上、下楼和蹲起时行动困难。老年甲亢震颤较为多见，尤其双手平举向前伸出时发生。但因老年人震颤可由多种原因引起，因此并不具备诊断的特异性。甲亢性肌病可通过甲状腺功能的改善而逐渐恢复。

（五）甲状腺肿大

弥漫性甲状腺肿少见，即使甲状腺肿大也常为轻度，必须仔细检查方能触及，能闻及血管杂音者更少。有甲状腺肿大者以毒性结节性甲状腺肿大居多，眼征少而轻微，不到半数，可出现眼睑下垂、眼神呆滞甚至眼球凹陷等。突眼多为双侧、少数为单侧，经过治疗多数可恢复，顽固性重症突眼在老人中甚为罕见。

（六）骨质疏松

甲亢患者由于 IGF 结合蛋白（IGFBPs）增多，抑制了 IGF-1 的促合成作用而导致骨矿丢失，引起骨质疏松，尤其在老年人中骨折风险明显增高。临床上发现，甲亢患者骨质重吸收标志物（血浆钙、尿羟脯氨酸）、骨生成标志物（血浆碱性磷酸酶和骨钙素）及骨胶原降解标志物（尿吡啶交联）均明显升高。有学者建议，对于无甲亢病史但有骨质疏松的老年男性应常规检测甲状腺功能。

四、辅助检查

（一）实验室检查

由于老年甲亢临床表现特异性差，因此实验室检查尤为重要。老年甲亢的实验室检查以血清 T_3、

T_4、TSH 及促甲状腺素受体抗体（TRAb）最敏感、最具诊断意义。血清 TSH 降低是老年甲亢最早出现的指标。与年轻人相比，老年甲亢血清 TSH 降低或为 0，游离甲状腺激素（FT_4）、游离三碘甲腺原氨酸（FT_3）不如年轻人明显，也可仅有 FT_3 或 FT_4 升高，即 T_4 甲亢、T_3 甲亢。TRAb，尤其是甲状腺刺激抗体（TSAb）是 Graves 病的致病性抗体，该抗体阳性说明甲亢病因是 Graves 病。甲状腺过氧化物酶抗体（TPOAb）和甲状腺球蛋白抗体（TgAb）的阳性率在 Graves 病患者显著升高，是自身免疫病因的佐证。老年甲亢患者血清 TG、总胆固醇（TC）、低密度脂蛋白胆固醇（LDL-C）水平较一般老年人明显降低，并可出现一过性糖耐量异常。

（二）影像学检查

老年高发甲状腺结节，甲亢常为结节性甲状腺肿，需常规做甲状腺 B 超检查明确结节性质，必要时行甲状腺穿刺。

（三）核医学检查

由于甲状腺激素测定的普遍开展及 TSH 检测敏感度的提高，甲状腺 ^{131}I 摄取率已不作为甲亢诊断的常规指标。但是甲状腺 ^{131}I 摄取率对甲状腺毒症的原因仍有鉴别意义。老年甲亢时 ^{131}I 摄取率增高，高峰前移。但老年人常因患有多种疾病，服用多种药物，许多药物能够影响吸 ^{131}I 试验的准确性，需加注意。甲状腺核素扫描对甲状腺结节性质的判断具有一定价值，对结节性甲状腺肿伴甲亢和自主高功能腺瘤的诊断意义较大。因此对于伴有结节的老年甲亢患者应该做此项检查。

五、诊断及鉴别诊断

老年甲亢常起病隐匿，以某一系统的突出表现而掩盖甲亢的典型症状，容易被误诊为心脏病、胃肠道疾病，甚至恶性肿瘤等。因此，老年患者中出现原因不明的心动过速且休息或睡眠时心率仍快，阵发性或持续性房颤，对洋地黄制剂反应差，以及存在表情淡漠、厌食、腹泻、消瘦或衰竭等情况均应考虑甲亢的可能，应及时检查甲状腺功能，做到早期诊断，及时治疗。

血清敏感 TSH（sensitive TSH，sTSH）是国际上公认的诊断甲亢的首选指标，可以作为单一指标进行甲亢的筛查。临床甲亢是指血清 TSH 降低（一般小于 0.1mIU/L），TT_3、TT_4、FT_3、FT_4 增高。老年人也可仅有 FT_4 或 FT_3 升高，即 T_4 甲亢和 T_3 甲亢。亚临床甲亢则指 TSH 低于正常下限而 TT_3、TT_4、FT_3、FT_4 水平正常。

甲状腺 B 超可以及时发现甲状腺结节，Graves 病表现为弥漫性甲状腺肿大，血流丰富，而老年人多见结节性甲状腺肿，表现为甲状腺多发结节，边界较清晰，结节周边可有血流，结节内可以出现囊性变。甲状腺核素扫描高功能腺瘤呈现典型的热结节，周围组织和对侧甲状腺组织受抑制或者不显像。甲状腺吸 ^{131}I 率检查降低提示破坏性甲状腺毒症（例如亚急性甲状腺炎、安静型甲状腺炎）、碘甲亢和外源性甲状腺激素摄入过多所致甲状腺毒症，而升高并高峰前移提示甲状腺自身功能亢进所致的甲状腺毒症。老年人常因患有多种疾病长期服用多种药物，许多药物能够影响吸 ^{131}I 试验的准确性，尤其是含碘的多种营养素、胺碘酮和造影剂等，分析结果时需综合考虑。甲状腺毒症的种类和鉴别如表 6-5-2 所示。

表 6-5-2　甲状腺毒症的种类和鉴别

甲状腺毒症	最敏感指标（TSH）	甲状腺毒症原因	^{131}I 摄取率
Graves 病	↓	TSAb	↑
毒性腺瘤	↓	功能自主	↑
毒性多结节	↓	功能自主	↑
甲状腺癌	↓	功能自主	↑
垂体 TSH 瘤	↑或正常	TSH ↑	↑
垂体抵抗 T_3/T_4	↑↑	TSH ↑	↑
碘甲亢	↓	?	↓
亚甲炎	↓	释放↑	<5%~10%
减肥药	↓	外源性	↓
卵巢甲状腺肿	↓	功能自主	↓
绒癌	↓	hCG 类似 TSH 作用	↑

六、治疗

甲亢的治疗包括一般治疗、口服药物治疗、放射性碘治疗和手术治疗。

（一）一般治疗

包括免碘饮食，休息，补充足够热量和营养。尤其是淡漠型甲亢患者，由于长期消耗且年龄较大，应注重全身支持治疗及心理安慰，并给予高蛋白、高维生素饮食。

（二）抗甲状腺药物（antithyroid drugs，ATD）治疗

目前，除美国外，ATD仍为一线治疗。常用的抗甲状腺药物有他巴唑（tapazole）和丙硫氧嘧啶（PTU），其主要机制为抑制甲状腺激素的合成和TSH受体抗体形成。近年来研究认为他巴唑的免疫抑制作用的主要靶点是甲状腺滤泡细胞，作用效果主要取决于药物在甲状腺内的浓度。PTU有抑制T_4在外周组织中转化成T_3作用。甲巯咪唑（MMI）可一日一次给药且黏附性更高，肝损害发生率更是显著低于PTU，而PTU作为二线药物，其不良反应较大，因此，目前倡导成人和老年甲亢患者首选甲巯咪唑。

药物治疗过程大致可分3个阶段：症状控制阶段、药物剂量递减阶段和维持阶段。症状控制阶段一般需1~3个月，他巴唑15~20mg每日1次顿服，其疗效与传统的10mg每日3次的疗效相似，而药物的副作用大大减少。同时，每日1次顿服提高患者的治疗依从性，对记忆力减退的老年人尤为适宜。PTU的常规使用剂量为100mg，每日3次。药物剂量递减阶段一般需2~3个月。当达到临床症状基本缓解，甲状腺功能检测甲状腺激素基本恢复正常时，可以开始减药。每月根据FT_3、FT_4、TSH情况，调整剂量。维持剂量一般为每天甲巯咪唑（他巴唑）2.5~5mg，维持剂量过小，甲亢复发率增高。总疗程在18~24个月。有资料显示若治疗恰当，ATD对Graves病的治愈率可达80%，对毒性结节性甲状腺肿者仅能控制不能治愈，而对破坏性甲状腺炎者无效。治愈率与甲状腺大小、病程长短等因素相关。甲亢与治疗前血清T_3、T_4水平较高、男性、甲状腺肿大明显、TRAb升高等因素相关。

对于老年人长期服用胺碘酮在内的高碘所致甲亢，由于摄碘率下降，对^{131}I缺乏敏感性，^{131}I治疗效果差，且碘甲亢具有自限性的特点，特别是无基础性甲状腺疾病的患者，甲亢症状可在几周后自发消退，故多采用ATD治疗。有研究表明，高剂量的甲巯咪唑（40mg/d）与高氯酸钾（1.0g/d）联用，可迅速控制胺碘酮导致的甲亢。

ATD的主要副作用是皮疹、皮肤瘙痒、白细胞减少症、中毒性肝病和血管炎等。他巴唑的副作用呈剂量依赖性，PTU的副作用则是非剂量依赖性的。粒细胞缺乏是ATD的严重不良反应，老年患者发生粒细胞缺乏的危险性较中青年高，多数发生在ATD起始治疗的2~3个月或再次用药的1~2个月，也可以发生在服药的任何时间。患者主要表现为发热、咽痛、全身不适。中毒性肝病和血管炎主要由PTU引起，他巴唑导致的胆汁淤积性肝病较为罕见。所以老年甲亢的药物治疗应该从小剂量开始，并将甲状腺功能控制在正常高限即可，以免引起药物性甲减。在用药过程中应定期化验血常规及肝功能，尤其是出现发热、咽痛症状时，应及时进行相关检查，并酌情给予升白细胞及护肝药物。如果中性粒细胞小于1.5×10^9/L则应立即停药。他巴唑和PTU存在交叉反应，当其中一种药物引起粒细胞缺乏时，通常不能换用另一种药物继续治疗。

（三）合并用药

在抗甲状腺药物减量或在甲亢治疗过程中出现了甲减时常加用甲状腺干制剂或左甲状腺素，以保持下丘脑－垂体－甲状腺轴的平衡。甲状腺肿及突眼较重时，也在开始应用抗甲状腺药物的同时合用小剂量甲状腺激素，以防甲状腺肿及突眼加重。国外研究认为，“滴定疗法”（逐渐将药物剂量减至最低维持剂量）不良反应较小，而“阻断替代疗法”（高剂量ATD以阻断甲状腺素产生同时用替代剂量的LT_4）不良反应较大，但两者缓解率相当。而老年人由于常合并有冠心病，因此建议尽量采用“滴定疗法”，如必须使用甲状腺激素，应该从小剂量开始，以免因心脏负担加重导致心力衰竭，或者诱发心绞痛，甚至发生心肌梗死。甲亢患者心悸明显者可以给予β受体阻滞剂，如普萘洛尔（心得安）10~20mg，每日3次，或美托洛尔25~50mg，每日2次。但老年患者如合并患有支气管哮喘、心力衰竭、房室传导阻滞者禁用，合并2型糖尿病者慎用。失眠者可以给予苯二氮䓬类镇静药。

（四）放射性碘治疗

考虑到口服药治疗的高复发风险，以及老年

患者依从性差等原因，在欧美等国家多数老年甲亢患者建议选择 ^{131}I 治疗，《中国甲状腺疾病诊治指南》也已将老年甲亢列为放射性 ^{131}I 治疗的适应证之一。^{131}I 治疗老年甲亢的优点主要是与 ATD 治疗相比，^{131}I 治疗复发率低，肝损伤、白细胞降低等不良反应少，在甲减发生率、突眼的转归、老年甲亢合并精神障碍、甲亢性肌病的疗效上无统计学差异，但 ^{131}I 治疗对老年甲亢性心脏病的疗效优于 ATD 治疗。^{131}I 治疗的主要缺点是近期可发生放射性甲状腺炎引起一过性甲亢，远期的主要并发症是永久性甲减，但甲减比甲亢易于治疗，且治疗药物无明显不良反应。因老年人对同位素的敏感性比较差，常需要重复治疗，多次小剂量法致永久性甲减的发生率低于大剂量法，但 10 年内累积发生率仍可达 20%~30%。治疗多结节性毒性甲状腺肿的剂量一般大于常规剂量。

由于治疗过程中，放射性甲状腺炎可以造成的一过性甲亢，可能诱发老年患者潜在的心血管风险，故对于老年患者，尤其是甲状腺激素水平较高的患者，开始 ^{131}I 治疗前，可以先给予抗甲状腺药物控制甲状腺功能，β 受体阻滞剂控制心率，减少快速性心律失常、心力衰竭及心肌供血不足的危险性。特别对于存在心血管风险的患者，^{131}I 治疗后有时也需要短期口服抗甲状腺药物治疗，一般选择治疗后 1~2 周开始，以避免与碘循环相互干扰，从而降低治疗效果。

（五）手术治疗

老年人由于多患有循环、呼吸、内分泌代谢及神经系统等多种疾病，心肺功能常常不能耐受手术治疗，只有在甲状腺肿大并引起压迫症状或者怀疑有恶性肿瘤可能的情况下才考虑手术治疗，其余情况均不作首选。老年甲亢术后甲减发生率高，术中腺体残留 8~10g 可有效减少甲减的发生。

七、亚临床甲亢

亚临床甲亢的主要不良后果是发展为临床甲亢和增加冠心病、心律失常、骨折和老年痴呆的发病危险。EARS 研究发现，亚临床甲亢的患者诊断后不经治疗，2 年、5 年、7 年后有 0.5%~0.7% 的患者进展为临床甲亢，其中 81.8%、67.5%、63.0% 仍为亚临床甲亢，而 17.2%、31.5%、35.6% 的患者则恢复正常。我国的研究显示，亚临床甲亢 5 年发展为临床甲亢者为 5.4%。因此，多数人认为，对于亚临床甲亢需积极治疗，以减少心血管和骨骼系统并发症的风险。老年人如诊断亚临床甲亢需在 2~4 个月时复查，以排除一过性 TSH 降低。对确诊为持续性亚临床甲亢的老年患者，原则上将 TSH 划分为两部分，血清 TSH 在 0.1~0.4mIU/L 为部分抑制，血清 TSH 小于 0.1mIU/L 为完全抑制。血清 TSH<0.1mIU/L 时应进一步检查以明确原因。若由于甲状腺炎导致的亚甲亢，常可自行缓解，无须治疗。若由于 Graves 病或结节性甲状腺疾病所致的亚甲亢按照老年甲亢的治疗方法规范治疗。血清 TSH 在 0.1~0.4mIU/L 间的患者，合并严重骨质疏松、冠心病、心房颤动或明显甲亢症状的患者应考虑规范治疗，无甲亢症状且无心脏病史者，可每半年复查甲状腺功能，直到恢复正常。无甲亢症状的有心脏病者可用 β 受体阻滞剂或对症治疗。

老年甲亢作为甲亢的特殊类群，其发病率近年来逐渐增长，但临床症状及体征不典型，因此易误诊或漏诊，但如不能及时治疗，可导致严重心血管疾病或甲亢危象，造成死亡的严重后果，应引起临床医师的高度警惕。老年甲亢的确诊主要还是依靠实验室检查，其结果也有别于中青年甲亢，有其特征性表现。我国目前在老年甲亢的治疗上仍以 ATD 为主，^{131}I 治疗正逐渐受到重视和患者的接受，手术治疗虽不作首选，但也是老年甲亢不可缺少的手段之一。

八、甲状腺毒症危象

任何原因引起的甲状腺毒症均可发生甲状腺毒症危象，大多见于 Graves 病、毒性多结节甲状腺肿等，或者是准备不充分的甲状腺手术。典型的甲状腺毒症危象常常有感染、外伤、手术等诱因，表现为高热，大汗，恶心、呕吐和腹痛，明显心动过速（120~159 次 /min 或更快），可伴肺水肿或充血性心衰，呈现明显精神异常。

老年甲亢因为症状多不典型，容易被误诊、漏诊，而得不到及时的治疗，使病情加重，发生甲亢危象。老年甲亢危象时也与成人表现不同，缺乏高热、大汗淋漓、心率过速、呕吐、腹泻、谵妄等典型表现，而多表现为体温和心率不增加或者增高不多，呈木僵或昏迷状态，甚至安静地死去，需引起高度重视。

老年甲状腺毒症的治疗原则与年轻人无明显差异，选用丙硫氧嘧啶 300~400mg，每 4 小时 1 次，可经口服、胃管、肛门，抑制甲状腺激素的合成

及 T_4 向 T_3 的转化。静脉滴注碘化钠250mg/6h，可延缓甲状腺的 T_4 和 T_3 分泌。由于老年人常常合并糖尿病、骨质疏松、冠心病等疾病，心肺功能差，激素及β受体阻滞剂的应用需要谨慎。

（蒋蕾）

参考文献

1. 中华医学会内分泌学分会．中国甲状腺疾病诊治指南．（2009-07-08）[2018-09-10]. http://www.china-endo.org/news_show.asp?id=204.html.

2. 蒋蕾，孙明晓．内分泌代谢系统疾病 // 汪耀．实用老年病学．北京：人民卫生出版社，2014：157-163.

3. Cappola AR, Fried LP, Arnold AM, et al. Thyroid status, cardiovascular risk mortality in older adults. JAMA, 2006, 295(9): 1033-1041.

4. Biondi B, Bartalena L, Cooper DS, et a1. The 2015 European Thyroid Association Guidelines on Diagnosis and Treatment of Endogenous Subclinical Hyperthyroidism. Eur Thyroid J, 2015, 4(3): 149-163.

5. Balm Chair RS, Butch HB, Cooper DS, et a1. Hyperthyroidism and other causes of thyrotoxicosis: management guidelines of the American Thyroid Association and American Association of Clinical Endocrinologists. Thyroid, 2011, 21(6): 593-646.

6. 金世鑫．内分泌代谢病诊治精要．郑州：郑州大学出版社，2001：339, 360-361.

第六节　老年甲状腺功能减退症

甲状腺功能减退症（hypothyroidism，甲减）是由于甲状腺激素分泌和合成减少或组织利用不足导致的全身代谢减低综合征。老年甲减是指年龄大于60岁的甲减患者。

一、流行病学

临床上甲状腺功能减退的发病率为1%左右，女性多于男性。20世纪70年代，Tunbridge等调查首次指出甲状腺功能减退的发生率在老年人中有增加趋势。7年之后，Framingham研究再次证实了这一发现。对于老年甲减的发病率，文献报告不一，从4.4%至11%不等，北京医院715例60岁以上老人健康查体甲减发病率为7.1%。这可能与不同研究人群、研究地区碘营养状况及诊断甲减所采用TSH和 FT_4 的数值切点等因素的差异有关。

亚临床甲减症指血清TSH增高，TT_3 和 TT_4 正常。以往文献报道亚甲减在各国普通人群中的发病率报道差异较大，为4%~10%。老年亚临床甲减的发生逐年增加，从5%到15%不等。在老年女性中，甚至有报告高达35%。多数患者为轻度亚甲减，TSH<10mIU/L者占75%，其中，甲状腺自身抗体阳性者占50%~80%。随着年龄的增长，TSH正常值上限也逐渐升高，这可能是一种随年龄增长而发生的自然衰老现象。

各研究结果不尽相同，究其原因，一方面可能由于人群的选择和种族差异，白种人高于黑种人。另一方面，各个地区人群碘摄入量的差异也对研究结果有很大影响，尤以中国的资料最为典型。在碘缺乏区TSH随年龄增加而下降，而在碘富集区TSH随年龄增加而升高。此外，也应考虑到这些研究之间的时间跨度较大，检测技术及检测水平不同也对其研究结果有不小的影响。

二、病因

老年甲减98%以上系由甲状腺本身疾病引起。最常见的病因是自身免疫性甲状腺炎，其次是甲亢治疗后发生的甲减（包括甲状腺手术治疗和放射性碘治疗）。此外，碘过量所致的甲减更常见于老年人，可能是由于老年人暴露于含碘的药物（如胺碘酮或碘造影剂）机会更多所致，尤其是自身免疫性甲状腺疾病的患者，受高碘摄入影响更明显，更易从甲状腺功能正常发展到甲减。甲状腺激素抵抗极为罕见。老年甲减病因分类见表6-6-1。

三、临床表现

老年甲减起病隐袭，发展缓慢，症状常常不典型，易造成误诊、漏诊。老年甲减的症状与甲状腺激素不足引起产热效应低、中枢神经系统兴奋性降低、外周交感神经兴奋和糖、脂肪、蛋白质代谢异常密切相关。老年甲状腺功能减退主要以神经

表 6-6-1　老年甲减的病因分类

原发性	继发性	甲状腺激素抵抗综合征（罕见）
桥本甲状腺炎（慢性淋巴细胞性甲状腺炎）	垂体外伤、炎症、坏死	
无痛性甲状腺炎	垂体肿瘤	
亚急性甲状腺炎	垂体手术或放射治疗后	
甲状腺全切或次全切除术后	垂体前叶功能减退	
甲亢 ^{131}I 治疗后	下丘脑外伤	
颈部疾病放射治疗后	下丘脑肿瘤细胞浸润	
甲状腺内广泛病变（如甲状腺癌、白血病、转移癌或淀粉样变性等浸润）	下丘脑射线损害	
自身免疫性疾病（1 型糖尿病、血管炎、系统性红斑狼疮、类风湿等引起）		
TH 合成障碍		
缺碘性地方性甲状腺肿		
碘过多（每日摄入碘 >6mg，见于原有甲状腺疾病者）		
药物诱发（胺碘酮、碳酸锂、硫脲类、磺胺类、对氨基水杨酸钠、过氯酸钾、保泰松、硫氢酸盐等）		

系统、心血管系统、消化系统的症状为主，表现为乏力、畏寒、体重增加、淡漠、记忆力减退、思维迟钝、动作减慢、肌肉无力或痉挛、食欲减退、便秘、眼或胫骨前水肿等，这些症状易与衰老本身伴随的症状混淆而不易引起足够重视，这可能与衰老过程本身伴随甲状腺激素水平的变化有一定关系。

（一）一般表现

乏力、怕冷是最常见的症状，常伴有皮肤干燥、毛发脱落、面色苍白水肿、表情淡漠、少言懒动、食欲减退但体重增加。由于贫血及胡萝卜血症可致手脚掌呈姜黄色。

（二）心血管系统

心脏是甲状腺激素的重要靶器官之一，甲状腺功能减退可导致多种心血管并发症的出现。甲状腺功能减退使心肌细胞 Na^+-K^+-ATP 酶的活性和肌质网 Ca^{2+}-ATP 酶的活性降低，影响肌球蛋白 ATP 酶的活性，使心肌收缩力降低。甲状腺激素分泌减少可造成心肌细胞内水钠潴留，细胞肿胀、变性、坏死、断裂，心肌细胞间质黏蛋白及黏多糖沉积，血管内皮舒缩功能障碍，血管通透性增加，使心肌黏液性水肿、纤维化、收缩力减退、心排血量减少，临床上出现心动过缓（<60 次 /min）。心脏扩大，心音减弱，心脏超声检查常提示有心包积液，同时可伴胸腔积液或腹水，但很少发生心包压塞。

老年甲减和冠心病在临床上均属常见的疾病，由于甲状腺功能减退时，脂质代谢紊乱产生高脂血症，表现为高胆固醇、高甘油三酯、高低密度脂蛋白血症，尤其是高 LDL-C 血症，同时血管内皮细胞功能障碍引起凝血及血管屏障功能改变，血管平滑肌细胞舒张性下降导致舒张期高血压及激活的脂质过氧化反应等因素，均促进动脉粥样硬化的发生与发展，使老年甲减患者更易罹患冠心病。两者均有心血管症状的表现，心电图可有 T 波改变，血心肌酶增高。但老年甲减患者由于心肌耗氧量少，很少发生心绞痛及心衰。部分患者表现为抑郁，部分患者为慢性心律失常，因严重心动过缓而代偿性出现阵发性心房纤颤、短阵室速，如出现与临床症状不相符的酶学升高应常规检查甲状腺功能。

（三）消化系统

常有厌食、腹胀、便秘，严重者出现麻痹性肠梗阻。由于胃酸缺乏或吸收维生素 B_{12} 失常，可伴缺铁性贫血或恶性贫血。临床上遇到贫血伴心动过缓应怀疑甲减，并进行相应检查。

（四）精神神经系统

由于中枢神经系统兴奋性降低，患者表现为记忆力减退、反应迟钝较突出，常伴有淡漠、嗜睡、精神抑郁，严重者可出现幻觉、木僵、精神分裂或昏睡。因黏蛋白沉积小脑致小脑功能障碍，部分患者出现共济失调、走路不稳。

（五）肌病

老年甲状腺功能减退患者肌病比较多见，主要累及肩部和背部肌肉，可有肌肉无力，也可有肌肉疼痛、强直或痉挛等症状，肌收缩后弛缓延迟，肌肉触之较硬，有压痛，叩之有“肌丘”现象，腱反射延迟。经甲状腺激素治疗后肌痉挛可以消失，则可确诊为甲减性肌痉挛。老年甲减因症状较少，有时在常规查血时发现血中肌酸激酶升高，被误诊为急性无痛性心肌梗死。

（六）骨关节

老年甲减患者常有关节疼痛、僵硬、麻木、肿胀，少数可有积液、滑膜增厚，X线检查可有骨质密度增高，易误诊为风湿病。此外，由于甲状腺激素分泌减少造成肾脏对尿酸的排泄减少，甲减患者可以出现高尿酸血症，甚至出现假性痛风，关节渗出液中含有焦磷酸钙结晶，这点可与真性痛风鉴别。甲状腺激素减少可以造成骨形成和骨吸收减少，引起骨质疏松，此时可伴有骨痛，受凉后症状加重。

（七）内分泌系统

老年甲减患者可以出现性欲减退、阳痿，女性可有高泌乳素血症甚至溢乳。垂体MRI检查可以发现患者垂体增大。肾上腺皮质功能大多降低、血尿皮质醇降低，但很少出现皮质醇减少的症状。

偶伴原发性自身免疫性肾上腺皮质功能减退症和1型糖尿病。

（八）血液系统

由于甲状腺激素减少造成造血功能下降，加之促红素生成减少和胃酸缺乏、维生素 B_{12} 吸收障碍等有关原因，多数甲减患者有轻中度贫血，可以是正常色素或小细胞低色素贫血。

（九）黏液性水肿昏迷

由于老年甲减发病隐匿，进展缓慢，症状不典型，常与一些衰老性的症状混淆，延误治疗，导致严重后果。患者在寒冷、感染、手术、麻醉、镇静药等诱因下，出现嗜睡、低温（<35℃）、呼吸减缓、心动过缓、血压下降、四肢肌肉松弛、腱反射减弱或消失，严重者可有昏迷、休克，心、肾功能不全，也成为甲减危象，需要及早抢救。

四、辅助检查

（一）血生化与血常规

甲减患者血生化常常提示血糖多偏低，血TC、LDL-C、TG增高，血尿酸增高，心肌酶谱可以升高。正常色素性贫血，也可有缺铁性贫血，恶性贫血少见。

（二）甲状腺功能检查

甲状腺功能检测是诊断老年甲减的一线指标。老年人甲状腺组织及功能与青壮年相比有明显的差异和改变，其甲状腺激素水平亦会发生较大变化。因此，只有建立老年人的甲状腺相关激素的参考范围，才能正确评价高龄人群的甲状腺功能状态。

原发性甲减患者的血清TSH增高，TT_4 和 FT_4 降低。TSH、TT_4 和 FT_4 的水平与病情程度相关。血清总 T_3（TT_3）和游离 T_3（FT_3）的水平可正常或减低。TT_4 或 FT_4 下降先于 TT_3 或 FT_3，rT_3 明显减低。

血清中 T_4 大多与蛋白结合，发挥生理效应的是 FT_4，但是 FT_4 浓度的检测目前大多采用非直接检测法，受到的影响因素较多，结果有时不准确。TT_4 浓度的检测虽然很准确，但是易受结合蛋白的影响，即便甲状腺功能正常的老年人，在接受雌激素或胺碘酮治疗时也会出现 TT_4 升高，而卡马西平等药物则会导致 TT_4 减低。

亚临床甲减仅有TSH水平增高，TT_4 和 FT_4 水平正常。继发性甲减主要包括由于垂体和下丘脑疾病导致的中枢性甲减，化验血清TSH、TT_4 和 FT_4 水平均降低。

甲状腺过氧化物酶抗体（TPOAb）、甲状腺球蛋白抗体（TgAb）是确定原发性甲减病因的重要指标和诊断自身免疫性甲状腺炎（包括桥本甲状腺炎、萎缩性甲状腺炎）的主要指标。一般认为TPOAb的意义较为肯定。亚临床甲减患者如果伴有血清TPOAb阳性，则进展为临床甲减的风险显著增加。

（三）尿碘

尿碘不是老年甲减患者常规检查项目，但对于怀疑碘摄取过量导致的甲减患者，检测尿碘排出量具有辅助诊断价值。

五、诊断及鉴别诊断

详细地询问病史有助于老年甲减的诊断。如甲状腺手术、甲亢放射性碘治疗、Graves病、桥本甲状腺炎病史和家族史等。老年甲减主要症状以代谢率减低和交感神经兴奋性下降为主。病情轻的早期患者可以没有特异症状。典型表现为畏寒、乏力、手足肿胀感、嗜睡、记忆力减退、体重增加、关节疼痛、声音改变、便秘等。要注意临床上较为少见，但提示典型的严重甲减的特征性症状，例如腕管综合征、睡眠呼吸暂停、垂体增生伴有或不伴有高泌乳素血症和溢乳。另外，在重度甲减出现几周后可能会出现低钠血症。由于老年甲状腺功能减退症状的不典型，对老年人往往很难仅凭临床症状及体征来诊断。加之在老年人中亚临床甲状腺功能减退的患病率更高，更缺乏明显的症状及体征，仅能靠实验室检查确诊。

血清 TSH、TT_4、FT_4 是诊断甲减的第一线指标。血清 TSH 的测定是诊断甲状腺功能异常最敏感的方法，在甲状腺功能异常早期，尤其在 FT_4 还未检测出异常时，TSH 首先出现变化。TGAb、TPOAb 的检测有助于明确甲减的病因。因为 T_3 主要来源于外周组织 T_4 的转换，而老年人由于 1 型脱碘酶活性降低，T_4 向 T_3 的转换减少，可造成血清 T_3 降低，所以 T_3 水平不作为诊断原发性甲减的必备指标。

临床上发现 TSH 增高的患者，应排除其他原因引起的 TSH 升高。常见的原因见以下几种情况。①TSH 测定干扰：被检者体内存在抗 TSH 自身抗体可以引起血清 TSH 测定值假性增高，但 TT_4 和 FT_4 正常；②低 T_3 综合征的恢复期：低 T_3 综合征恢复期时，由于机体解除了应激状态，血中皮质醇、儿茶酚胺水平下降，解除了对 TRH 的抑制作用，同时 5'- 单脱碘酶（5'-MDI）活性恢复正常，血清 TSH 可以增高至 5~20mIU/L，是机体对应激状态的一种调整；③20% 的中枢性甲减患者表现为轻度 TSH 增高（5~10mIU/L）；④肾功能不全：10.5% 的终末期肾病患者有 TSH 增高，可能与血清中 TSH 清除减慢、过量碘摄入、结合于蛋白的甲状腺激素从肾脏丢失过多有关；⑤糖皮质激素缺乏也可以导致轻度 TSH 增高；⑥生理适应：有研究显示，当人体暴露于寒冷环境中 9 个月时，血清 TSH 水平可升高 30%~50%。

目前国外多项指南均推荐对于老年人，尤其是老年女性，应该常规进行甲状腺功能的筛查。尤其是有以下情况更应该重视，及时检测甲状腺功能可减少老年甲减的误诊和漏诊。①有自身免疫性甲状腺炎、既往甲状腺功能异常、甲状腺手术、甲亢放射性碘治疗或非甲状腺相关的头颈部恶性肿瘤的放射照射治疗史等；②有自身免疫性疾病，如 1 型糖尿病、肾上腺皮质功能减退、恶性贫血、斑秃、白癜风等；③有精神病病史、新出现精神症状或痴呆；④有乏力、体重增加、皮肤改变、便秘、高血压、高血脂、心律失常、久治不愈的冠心病、心衰、不明原因的肌病等临床表现；⑤有胺碘酮或锂等用药史。

老年甲减诊断并不困难，关键在于提高对疾病的认识，对疑有老年甲减的患者应及时进行甲状腺功能检查，做到早期诊断、早期治疗。甲减鉴别诊断如表 6-6-2。

表 6-6-2　甲减鉴别诊断

TSH	FT_4	诊断
>10mIU/L	↓	原发性甲减
	正常	亚临床甲减
	↑	甲状腺激素抵抗#
5~10mIU/L	↓	早期或轻度原发性甲减；中枢性甲减伴 TSH 免疫活性升高
	正常	早期或轻度亚临床甲减
	↑	甲状腺激素抵抗可能#
0.5~5mIU/L	↓	中枢性甲减*；水杨酸或苯妥英钠等药物治疗中
<0.5mIU/L	↓或正常	甲亢治疗中；中枢性甲减

注：TPOAb 阳性提示病因为自身免疫性甲状腺炎，TPOAb 阴性提示其他疾病引起；*TSH 轻度升高和正常时需要注意中枢性甲减的可能；# 甲状腺激素被效应细胞抵抗时，TSH 升高或轻度升高，均伴有 FT_4 升高

六、治疗

（一）控制目标

老年甲减的治疗目标为临床甲减症状、体征消失，血清 TSH、TT_4、FT_4 维持在正常范围。正常老年人血清 TSH 值较高，所以保持较高的血清促甲状腺激素值可能比较适合老年甲减患者。对于中枢性甲减患者，调整药物的治疗目标是使 FT_4 正常，而不是以 TSH 的数值为目标。

（二）药物选择

甲减的治疗药物主要是甲状腺激素制剂，目前临床有两种药物可供选择：左甲状腺素（levothyroxine sodium，L-T_4）和甲状腺片（含有 T_4 和 T_3 两种成分）。前者是人工合成的，后者是动物甲状腺的提取物。自从 1970 年，有文献记载外周 T_4 需经过脱碘转化为有生物学活性的 T_3 才能发挥生理效应以来，L-T_4 单药治疗逐渐成为治疗甲减的主流，替代了既往使用甲状腺片，尤其对于老年甲减患者，由于甲状腺片服药后吸收迅速，老年患者对 T_3 的作用较为敏感，服药后易出现心悸

等不适，更加建议使用 $L-T_4$。1999 年发表的一项研究报道了 $L-T_4$ 和 $L-T_3$ 联合用药的好处，随后大量的研究引用了这一结果，并再次验证了两药联合的优势，但没有证实这一用法在提高认知力和情绪方面比单用 $L-T_4$ 的优势，且老年患者多合并心脏疾病，联合治疗容易诱发心脏疾病，因此在老年患者中慎用。

（三）剂量调整

左甲状腺素（$L-T_4$）替代疗法一般需终身替代。治疗的剂量取决于患者的病情、年龄、性别、体重和个体差异。尽管老年患者对 $L-T_4$ 的吸收效率较低，但其对 $L-T_4$ 代谢清除也减慢，加之老年人体质指数下降、服用其他药物会产生相互作用等因素，服用剂量一般要少于年轻患者约 20%~25%。并且随着年龄的增长，替代剂量可能需要逐渐减少。另外，由于老年甲减的病因多为自身免疫性甲状腺疾病，随着时间推移，甲状腺细胞受损程度增加，对 $L-T_4$ 替代治疗的剂量需求增加，部分患者需要增加药量。原则上替代治疗从小剂量开始，逐渐加量，大约 1.0μg/（kg·d）。

老年患者使用 $L-T_4$ 前需常规评价心脏状态，无论甲减的程度，如无冠心病依据，起始剂量一般为每天 25~50μg，如合并心血管系统疾病，可以从更低的每天 12.5μg 开始，每 3~4 周增加 12.5~25μg，直到血清 TSH 降至正常范围。服药期间密切随访，防止药量过量。有心绞痛症状或心率过快时要及时减量。原有冠心病心绞痛者起始剂量更少，同时加强抗心绞痛治疗。心绞痛症状可能会限制甲状腺功能的正常达标。冠心病的最佳治疗方案，需要考虑到足够的 $L-T_4$ 剂量以使血清 TSH 水平达到或接近正常而无心绞痛再发。如果在增加剂量期间发生胸痛、胸闷或头晕等症状，那么可以停药 2~3 天，然后重新从较低的剂量开始用药，再增加剂量时，增量要更小，调整时间的间隔要更长。对于需要立即实施急诊冠状动脉旁路移植术的不稳定型心绞痛或左冠状动脉主干闭塞患者，即使有中重度甲减，手术也是可以安全实施的。但对于可择期手术的患者，应在甲状腺功能恢复正常后进行。近年也有研究显示，在无心血管疾病的甲状腺功能减退患者中，开始甲状腺素替代治疗时即用足全量是安全的，并且与低起始剂量的疗法相比更方便、经济。但是这种方法在老年人中使用仍需谨慎。在老年甲减患者的激素替代治疗过程中，剂量控制是最重要的，替代治疗后应将血清 TSH 水平控制在达到或接近正常范围。

对于中枢性甲减患者，因其多为垂体前叶功能减退引起，常合并有肾上腺功能不全，需要首先补充糖皮质激素，待肾上腺皮质功能恢复后，才能补充甲状腺激素，否则容易诱发肾上腺危象。

重新建立下丘脑 - 垂体 - 甲状腺轴的平衡一般需要 4~6 周时间，所以治疗初期，应每间隔 4~6 周测定相关激素指标，然后根据检查结果调整 $L-T_4$ 剂量，直至达到治疗目标。治疗目标达到后，需要每 6~12 个月复查甲状腺激素指标，由于甲状腺激素的需要量与气候有一定关系，建议检查在冬季或夏季进行。

（四）服药时间

$L-T_4$ 的半衰期是 6 天，可以每日 1 次服药。$L-T_4$ 的理想服药时间为早餐前 30~60 分钟，接受肠道营养的老年甲减患者（如需鼻、胃管给药的患者），应在餐前至少 1 小时服用。与其他药物的服用间隔至少应在 4 小时。一些食物如葡萄柚汁、浓咖啡、高纤维膳食、黄豆、牛奶、豆浆等，也会影响 $L-T_4$ 的吸收，建议患者食用这类食物时，与 $L-T_4$ 服药的时间间隔应≥4 小时。$L-T_4$ 的每日剂量是固定不变的，一旦发现遗漏，应在当天或随后的几天补足剂量。对于那些依从性较差的患者，应保证每周的剂量以便保证相似的临床安全性、有效性及可接受的 TSH 水平。

（五）不良反应

不良反应多与药量不合适有关。由于甲减本身可以引起心室功能受损、脂类代谢紊乱、增加血小板黏着度、改变纤维蛋白溶解活性及血凝状态，导致动脉粥样硬化的风险增加，补充甲状腺激素后，心肌的耗氧量增加，可能诱发心绞痛和室上性心律失常。甲状腺激素的过量也可导致骨质疏松症、肌肉功能受损及情感障碍。

（六）药物相互作用

老年甲减患者常常合并有多种疾病，肠道吸收不良和氢氧化铝、质子泵抑制剂、考来烯胺、硫糖铝、二膦酸盐、钙剂、雌激素、雷洛昔芬、硫酸亚铁和食物纤维添加剂等可影响 $L-T_4$ 的吸收。苯巴比妥、舍曲林、苯妥英钠、卡马西平、利福平、异烟肼、氯喹等洛伐他汀和胺碘酮等老年人的常用药物可以加速 $L-T_4$ 的清除。服用这些药物时需要监测甲状腺功能，及时调整药量。

（七）黏液性水肿昏迷的治疗

由于老年甲减症状隐匿，常常被患者及家属忽视，使得病情不能及时得到治疗，发展为黏液性水肿，甚至昏迷。对于此类患者，应该尽快补充足量的L-T_4或甲状腺片，可使用负荷量的L-T_4（4μg/kg），昏迷患者可以使用鼻饲。可予以氢化可的松静滴，患者清醒、血压稳定后逐渐减量。感染常是黏液性水肿昏迷的诱因之一，而且发生黏液性水肿昏迷后也容易并发感染，因此需要积极抗感染治疗。并同时加强支持对症治疗，包括保温、辅助通气、纠正电解质及酸碱平衡紊乱等治疗方案。

（八）亚临床甲状腺功能减退

对老年人的亚临床甲状腺功能减退是否进行甲状腺激素替代治疗至今仍存在争议，大量对亚临床甲减患者行甲状腺激素替代治疗的临床对照研究结果差异很大。一些前瞻性的研究证明了亚临床甲减包括轻微的TSH水平升高，导致了冠状动脉粥样硬化性心脏病（ASCVD）的标志物如血脂升高、颈动脉内膜增厚。亚临床甲减本身也是记忆力下降、认知力受损、抑郁等某些神经心理疾病的危险因素。老年亚临床甲减的主要不良后果为发展为临床甲减，尤其是甲状腺抗体阳性患者。因此部分学者认为，亚临床甲减的治疗可以改善甲减症状，避免进展为临床甲减，同时可能有利于预防与亚临床甲减有关的心血管死亡和全因死亡，改善情感、认知功能及其他大脑功能。但并非所有的研究都得出类似的结论。对亚临床甲减进行治疗的潜在风险主要在于进展为亚临床甲状腺功能亢进。目前绝大多数学者认为，可将亚临床甲减分为两种情况，对于血清TSH>10.0mIU/L的患者应给予治疗，治疗目标依年龄而异，65~80岁维持TSH<7mIU/L；>80岁维持TSH<10mIU/L。也有学者建议≥85岁的老人即使TSH≥10mIU/L也无需治疗，因为该年龄段亚临床甲减不仅无害，反而与延长寿命有关。应定期监测TSH水平，防止L-T_4过量导致心房颤动和骨质疏松。当血清TSH在4.0~10.0mIU/L时不主张给予L-T_4替代治疗，仅监测TSH变化即可。对于此类患者同时合并TPOAb阳性，需密切观察TSH变化，因为这类患者发展为临床甲减的概率较大。

（蒋　蕾）

参考文献

1. 中华医学会内分泌学分会．中国甲状腺疾病诊治指南．（2009-07-08）[2018-09-10]. http://www. china-endo. org/news_show. asp？id=204. html.

2. 蒋蕾，孙明晓．内分泌代谢系统疾病//汪耀．实用老年病学．北京：人民卫生出版社，2014：157-163.

3. 中华医学会内分泌学分会《中国甲状腺疾病诊治指南》编写组．甲状腺疾病诊治指南——甲状腺功能减退症．中华内科杂志，2007，46（11）：967-971.

4. Garber GR，Cohia RH，Ghanb H，et al. Clinical practice guidelines for hypothyroidism in adults：cosponsored by the American Association of Clinical Endocrinologists and the American Thyroid Association. Thyroid，2012，22：1201-1235.

5. Jonklaas J，Bianco AC，Bauer AJ，et al. Guidelines for the treatment of hypothyroidism. Thyroid，2014，24（12）：1670-1751.

第七节　老年甲状腺炎

甲状腺炎（thyroiditis）包括以某种形式的甲状腺炎症为特征的一组表现形式多样的疾病。既包括引起急性症状（如发热）伴严重甲状腺疼痛的疾病，如亚急性甲状腺炎和感染性甲状腺炎，也包括没有临床上明显的炎症且疾病主要表现为甲状腺功能障碍或甲状腺肿的疾病，如无痛性甲状腺炎和纤维性甲状腺炎。

一、甲状腺炎的分类

甲状腺炎可以根据已知或疑似病因、病理学或临床特征进行分类。但更多的学者倾向于根据是否伴有甲状腺疼痛和压痛对甲状腺炎进行分类，因为是否存在疼痛症状经常主导着我们对诊断的考虑。

（一）伴有甲状腺疼痛和压痛的甲状腺炎

伴甲状腺疼痛和压痛的甲状腺炎，包括亚急性、感染性、创伤性及放射性甲状腺炎。疼痛性桥本甲状腺炎非常罕见。

1. 亚急性甲状腺炎　也称作亚急性非化脓性甲状腺炎、de Quervain甲状腺炎或亚急性肉芽肿性甲状腺炎。由于许多患者甲状腺炎发病前有上呼吸道感染病史，并且亚急性甲状腺炎病例簇集发生与柯萨奇病毒或其他病毒感染流行相关，所以推测亚急性甲状腺炎是由病毒感染或病毒感染后的炎症性过程引起的。该病的详细描述见本节第三部分。

2. 感染性甲状腺炎 可呈急性或慢性。在儿童患者，多由邻近喉部的梨状隐窝的瘘管传播至甲状腺引起。也可见于免疫缺陷的患者，发生伴有脓肿形成的急性感染，可能是由革兰氏阳性或阴性菌引起，这些细菌通过血行播散到达甲状腺。

3. 放射性甲状腺炎 偶尔有因 Graves 病所致甲状腺功能亢进并接受放射性碘治疗的患者，在 5~10 日后出现甲状腺疼痛和压痛，这是由于放射诱导的甲状腺滤泡细胞的损伤和坏死及相关炎症所致。颈部疼痛和压痛通常轻微，并在数日至 1 周时可自发消退。

4. 触诊或创伤导致的甲状腺炎比较少见。

（二）不伴有甲状腺疼痛和压痛的甲状腺炎

不伴疼痛和压痛的甲状腺炎的病因包括无痛性甲状腺炎、产后甲状腺炎、药物导致甲状腺炎、桥本病及纤维性甲状腺炎。

1. 无痛性甲状腺炎 主要特点为出现短暂性甲状腺功能亢进，有时随之出现甲状腺功能减退，然后甲状腺功能恢复。该病又被称为无症状性甲状腺炎、伴甲亢自发缓解的淋巴细胞性甲状腺炎或者亚急性淋巴细胞性甲状腺炎。此病被认为是桥本甲状腺炎的一个变异形式，是甲状腺自身免疫性疾病谱的一部分。给予干扰素 α、白细胞介素 -2 或锂也可导致无痛性甲状腺炎，然而这些情况下的发病机制可能不同。

对于甲亢症状和 / 或甲状腺功能指标提示甲亢，时间小于 2 个月且存在弥漫性甲状腺肿或无甲状腺肿大的任何女性（非产后）或男性，其甲状腺功能亢进的原因均应考虑到无痛性甲状腺炎。其诊断的关键点为持续时间短的轻度甲状腺功能亢进、极小或无甲状腺肿大，以及无 Graves 眼病和胫前黏液水肿。

2. 产后甲状腺炎 在临床上和发病机制上与无痛性甲状腺炎相似，定义为女性于分娩（或自然流产或人工流产后）后 1 年之内发生的甲状腺炎。产后甲状腺炎与无痛性甲状腺炎的区别在于，患者的血清甲状腺球蛋白抗体或甲状腺过氧化物酶抗体滴度更高，并且出现永久甲减的可能性更大。

3. 药物导致的甲状腺炎 接受干扰素 α、白细胞介素 -2、胺碘酮、锂剂和酪氨酸激酶抑制剂治疗的患者可能出现无痛性甲状腺炎。

4. 桥本病及纤维性甲状腺炎 在本节第四、五部分做详细介绍。

甲状腺炎的分类见表 6-7-1。

表 6-7-1 甲状腺炎的分类

名称	别称或原因
伴有甲状腺疼痛和压痛的甲状腺炎	
亚急性甲状腺炎	亚急性肉芽肿性甲状腺炎
	亚急性非化脓性甲状腺炎
	de Quervain 甲状腺炎
感染性甲状腺炎	
放射性甲状腺炎	
触诊或外伤后甲状腺炎	
不伴有甲状腺疼痛和压痛的甲状腺炎	
无痛性甲状腺炎	无症状性甲状腺炎
	甲亢自发缓解型淋巴细胞性甲状腺炎
	亚急性淋巴细胞性甲状腺炎
- 发生于产后	产后甲状腺炎
- 药物相关	干扰素 -α
	白细胞介素 -2
	锂剂
	酪氨酸激酶抑制剂
慢性淋巴细胞性甲状腺炎	桥本（Hashimoto）甲状腺炎
- 产后加重	产后甲状腺炎
胺碘酮相关性甲状腺炎	
纤维性甲状腺炎	Riedel 甲状腺炎
	侵袭性甲状腺炎

二、老年甲状腺炎的主要类型

桥本病是上述甲状腺炎中患病率最高的一种，尤其多见于中老年女性。由于老年人群罹患心律失常、肿瘤、抑郁症的比例高于中青年人群，因此更多老年人服用胺碘酮、接受抗肿瘤药物治疗（如白细胞介素 -2、酪氨酸激酶抑制剂等）及抗抑郁（锂剂）治疗，因此由上述药物引起的无痛性甲状腺炎较年轻人更多见。纤维性甲状腺炎是侵袭型甲状腺疾病的一种类型，多见于 30~50 岁女性。IgG4 相关性甲状腺炎是 IgG4 相关性疾病（平均发病年龄59~68岁)的一部分,老年人更多见。而亚急性甲状腺炎多见于青壮年,而非老年人群。急性感染性甲状腺炎常见于儿童或者存在免疫缺陷人群。

三、亚急性甲状腺炎

(一)流行病学

亚急性甲状腺炎的发病率为每年12.1/100 000,女性约为男性患病率的4倍,发病率随年龄增长而下降。

(二)发病机制和病理改变

亚急性甲状腺炎被认为是由病毒感染或病毒感染后的炎症过程引起的。大部分患者在发病前有上呼吸道感染史(通常在发病前2~8周)。大量病例已经被报道与柯萨奇病毒、腮腺炎病毒、麻疹病毒、腺病毒和其他病毒感染有关。甲状腺自身免疫并未在亚急性甲状腺炎中起主要作用,但该病与HLA-B35关系密切。

无论什么因素引发亚急性甲状腺炎,所导致的甲状腺炎症都会损伤甲状腺滤泡并激活储存于滤泡内的甲状腺球蛋白发生水解,从而引起大量甲状腺素和三碘甲状腺素释放入血,导致临床和生化甲状腺功能亢进。由于甲状腺滤泡细胞受损及TSH的分泌因T_4和T_3血清浓度升高受到抑制,新的激素合成停止,因此甲状腺功能亢进状态仅持续到贮存的甲状腺球蛋白被耗尽之前。随着炎症反应消退,甲状腺滤泡细胞再生并重新开始合成和分泌甲状腺激素,从甲状腺功能正常随后变为甲状腺功能减退。甲状腺功能减退状态持续存在,直至甲状腺能够合成和分泌足够的甲状腺激素使患者恢复正常稳态。各时期通常持续2~8周。

亚急性甲状腺炎的甲状腺通常呈中度肿大,甲状腺穿刺活检显示出中性粒细胞、淋巴细胞、组织细胞及巨细胞的广泛浸润,甲状腺滤泡破裂和塌陷,以及甲状腺滤泡细胞坏死。随后甲状腺可能出现部分纤维化,但最终会恢复正常。

(三)临床表现

1. 症状 约96%的患者的主诉症状为疼痛。疼痛可能局限于甲状腺区域,或放射至上颈部、颌部、喉部、胸上部、耳部和枕部。其他常见症状还有发热、乏力、不适、厌食和肌痛。

2. 体征 甲状腺多为轻度或中度弥漫性或不对称性肿大,触诊甲状腺质地坚硬且多伴有压痛。大部分患者发病时即累及双侧甲状腺叶,但疼痛、压痛和甲状腺肿大可只限于单侧甲状腺,或始于一侧,数天甚至数周后扩散至对侧。

3. 实验室检查 ①甲状腺功能:多数会出现暂时性的甲亢,约持续2~8周。随后可能出现短暂的通常无症状的甲状腺功能减退,持续2~8周或更长,但几乎都会完全恢复。15%的患者最终发展为永久性甲状腺功能减退症。血清甲状腺过氧化物酶抗体或甲状腺球蛋白抗体通常检测不到或者滴度很低。②红细胞沉降率通常大于50mm/h并可能超过100mm/h,C反应蛋白也可能升高。

4. 影像学检查 对于亚急性甲状腺炎患者,在甲亢进行吸碘率检查,会显示碘摄取率很低(通常小于1%~3%),这得以区别于Graves甲亢,后者吸碘率是增高的。超声诊断提示甲状腺呈现弥漫性或局部低回声,且甲状腺血流量降低。

(四)诊断和鉴别诊断

亚急性甲状腺炎的诊断主要基于临床表现。大部分患者通过临床表现即足以确诊,表现包括颈部疼痛、疼痛通常向上放射至颌部、明显的甲状腺压痛和弥漫性甲状腺肿。甲状腺功能亢进的症状和体征可能存在也可能不存在,但血清TSH水平通常受抑制(通常小于0.1mIU/L),游离T_4和T_3水平升高。甲状腺功能亢进阶段出现红细胞沉降率升高和/或C反应蛋白水平升高,以及放射性碘摄取率低(通常低于1%~3%)有助于确定诊断。

甲状腺疼痛和甲状腺肿的鉴别诊断包括急性感染性甲状腺炎和甲状腺结节内出血。感染及出血均可引起严重的甲状腺疼痛和压痛,但甲状腺异常多在单侧。超声和细针针吸活检有助于鉴别。

(五)治疗

对于症状轻微或就医和确诊时症状已在消退的患者,可不需要治疗。应该每2~8周监测甲状腺功能检查,以明确甲状腺功能亢进是否缓解、监测是否出现甲状腺功能减退及随后甲状腺功能是否恢复正常。

大部分患者需要使用非甾体类抗炎药或泼尼松行抗炎治疗。可先给予非甾体类抗炎药(如布洛芬,一日600~900mg)分次服用。若2~3天无改善,仍高热或疼痛难以忍耐,则应该停用非甾体类抗炎药,开始使用泼尼松(一日30~40mg)治疗,在症状改善后及时减药。泼尼松治疗的疗程通常需要2~8周。本病的甲状腺功能亢进并非由甲状腺激素合成过多引起，因此不应使用硫脲类药物。甲状腺功能减退通常不需要治疗，除非出现明显甲减症状，或者TSH水平持续大于或等于10mIU/L，则建议给予左甲状腺素补充治疗6~8周，随后应停药后4~6周时重新评估甲状腺功能以确定是否发生永久性甲减。

四、纤维性甲状腺炎

纤维性甲状腺炎，又称为Riedel甲状腺炎，是一种与单个核细胞炎症有关的纤维化过程，炎症可从甲状腺蔓延至甲状腺周围的软组织。甲状腺周围组织纤维化可累及甲状旁腺（造成甲状旁腺功能减退）、喉返神经（造成声音嘶哑）、气管（造成气管压迫）、纵隔和前胸壁。与之相比，甲状腺其他炎症性病变不会蔓延至甲状腺包膜外。纤维性甲状腺炎是多灶性纤维硬化这一全身性疾病中甲状腺局部受累的表现。纤维硬化可能累及腹膜后间隙、纵隔、眶后间隙和胆道。纤维性甲状腺炎极为罕见，其发病率为1.06/100 000，女性患该病的可能性是男性的4倍，最常在30~50岁发病。

（一）病因

纤维性甲状腺炎的病因尚不清楚。许多患者的纤维组织中存在单个核细胞和血管炎，且其血清抗甲状腺抗体的浓度很高，这支持存在自身免疫机制。多灶性纤维硬化似乎是一种原发性纤维化性疾病，伴B或T淋巴细胞产生的细胞因子诱导的成纤维细胞增生。

纤维性甲状腺炎可作为与IgG4有关的全身性疾病的一部分而发生。在3例纤维性甲状腺炎患者切除的甲状腺组织标本中，已证实存在过量的IgG4阳性浆细胞。

（二）临床表现

1. 症状 患者可表现为一种缓慢生长的无痛性甲状腺肿；如累及甲状腺外，患者可能出现颈前部受压、吞咽困难、声音嘶哑、呼吸困难或甲状旁腺功能减退、局部性阻塞性肺炎和上腔静脉综合征。约1/3的患者可能出现甲状腺功能减退。

2. 体征 甲状腺两叶通常会扩大，但增大可能不是对称性的；甲状腺肿是没有压痛的、如“岩石”般坚硬，且可紧密黏附于周围软组织和肌肉，这些肌肉包括胸锁乳突肌、胸骨舌骨肌和胸骨甲状肌；因此，甲状腺几乎不随吞咽而移动。纤维化过程可能包围食管和气管，邻近的淋巴结可能增大。

3. 实验室检查 甲状腺功能多正常，或出现亚临床或明显的甲状腺功能减退，其中甲状腺功能减退的发生率为25%~32%。血清甲状腺自身抗体浓度升高，但抗体的滴度可能低于桥本甲状腺炎患者。建议测定血钙磷和PTH明确有无甲状旁腺受累。

4. 影像学检查 放射性核素显像经常提示摄取程度极低。采用计算机断层扫描或磁共振成像可更好地显示纤维化的范围。细针穿刺或开放性活检经常帮助明确诊断。

（三）治疗

在未经治疗的情况下，纤维性甲状腺炎通常呈缓慢进展，也可能趋于稳定甚至可自发消退。死亡通常是由支气管受压和呼吸困难引起的复发性肺炎导致的。

1. 左甲状腺素 针对甲减的替代治疗，但该药对甲状腺肿或进行性扩大的纤维硬化很少有任何作用。

2. 糖皮质激素 在少数患者中，在疾病早期时使用糖皮质激素进行治疗可减少甲状腺增大并诱导颈部包块软化。

3. 他莫昔芬 在一项研究中，纳入了4例经糖皮质激素治疗和手术后，仍有进行性症状性疾病的患者，发现他莫昔芬在所有患者中都产生了主观和客观改善，包括甲状腺肿的体积至少减小了50%。他莫昔芬的作用机制尚不明确，但可能与TGF-β介导的成纤维细胞增生的减少有关。每次10~20mg、每日2次的剂量已被用于治疗纤维性甲状腺炎。

4. 利妥昔单抗和吗替麦考酚酯 也有治疗成功的报告。

5. 手术 只限于缓解阻塞症状，如通过楔形切除甲状腺峡部来缓解气管压迫。

五、桥本甲状腺炎

桥本甲状腺炎（即慢性自身免疫性甲状腺炎）是碘充足地区甲状腺功能减退的最常见原因。可在多达10%的美国人群中见到甲状腺功能减退，且其患病率随着年龄的增加而升高。Rehman等报告甲状腺功能减退在老年女性中患病率约5%~20%，在老年男性中约3%~8%，其中1/3患者的甲状腺自身抗体为阳性。男性和女性的患病比率为1∶7。由于自身免疫介导的累及甲状腺上皮细胞凋亡的甲状腺破坏，桥本甲状腺炎在临床上的特征为甲状腺逐渐减退、甲状腺肿形成或两者皆有。几乎所有患者都有针对一种或多种甲状腺抗原的高浓度抗体、甲状腺的弥漫性淋巴细胞浸润（主要包括甲状腺特异性 B 细胞和 T 细胞）及滤泡破坏。

（一）病理改变

该疾病的两种主要形式是甲状腺肿大型自身免疫性甲状腺炎及甲状腺萎缩型自身免疫性甲状腺炎，其共同的病理特征为淋巴细胞浸润，而其共同的血清学特征是存在高血清浓度的甲状腺过氧化物酶（thyroid peroxidase，TPO）抗体和甲状腺球蛋白（thyroglobulin，Tg）抗体。

特有的组织病理学异常为大量的淋巴细胞浸润、淋巴生发中心及甲状腺滤泡的破坏。严重疾病患者中也可见到可能由 TSH 诱导的纤维化和滤泡细胞增生的区域。甲状腺内的淋巴细胞为 T 淋巴细胞和 B 淋巴细胞。甲状腺滤泡中的滤泡细胞之间可能见到 T 细胞和浆细胞。

（二）甲状腺抗原

慢性自身免疫性甲状腺炎中存在几种直接针对甲状腺抗原的抗体和抗原特异性 T 细胞。主要的抗原包括：甲状腺球蛋白（Tg）、甲状腺过氧化物酶（TPO）和 TSH 受体。

（三）遗传易感性

桥本甲状腺炎的原因被认为是遗传易感性和环境因素共同作用的结果，见表 6-7-2。此病具有家族聚集性，有时单独出现，有时与 Graves 病同时出现。

表 6-7-2　桥本甲状腺炎的免疫机制

甲状腺损伤介导机制
分子模拟
旁观者激活
甲状腺细胞 HLA 抗原表达
促发因素
遗传易感性
甲状腺损伤
感染
辐射暴露
药物
压力
性激素
妊娠和胎儿微嵌合体
碘摄入

（四）促发因素

感染、应激、性激素、妊娠、碘摄入及辐射暴露是桥本甲状腺炎已知的可能促发因素。母体甲状腺中的胎儿微嵌合体也是一种可能的促发因素。

1. 感染　尽管在实验动物中可通过某些病毒感染诱导甲状腺炎，但尚无已知的感染会在人类引起桥本甲状腺炎。

2. 应激　机制包括由非抗原特异性机制诱导的免疫抑制，这可能是由于皮质醇或促肾上腺皮质激素释放激素对免疫细胞的作用引起的，随之而来的是导致自身免疫性甲状腺疾病的免疫亢进。这种机制可能在产后甲状腺炎中起作用。目前尚无证据证实情绪或心理应激与桥本甲状腺炎之间的关联。

3. 性激素　桥本甲状腺炎的女性多于男性，这表明性激素具有一定作用。但是，年纪较大的妇女比年纪较轻的妇女可能更容易患桥本甲状腺炎，这表明雌激素的存在与缺失可能不是重要的因素。

4. 碘摄入增加与部分地区患病率增高相关。

5. 辐射暴露　在切尔诺贝利核事故地区，受到辐射暴露的儿童出现甲状腺自身抗体的频率较高。在一项纳入 4299 例受试者的以人群为基础的研究中，160 例受试者有电离辐射的职业暴露。近 60% 的受试者曾在核电站工作过，而其余的受试者为医疗或实验室工作人员。有辐射暴露的女性受试者中有 10% 符合自身免疫性甲状腺疾病的标准（抗 TPO 抗体 >200U/ml，且超声检查中为低回声），而在无辐射暴露的受试者中这一比例仅为 3.4%。暴露于电离辐射 5 年以上的受试者的风险特别高。

6. 胎儿微嵌合体　已确定在自身免疫性甲状腺炎患者的母体甲状腺腺体内存在胎儿细胞。这种胎儿细胞可能引发甲状腺的移植物抗宿主反应，并在桥本甲状腺炎的发生中发挥重要的作用。

（五）临床表现

桥本甲状腺炎起病隐匿，进展缓慢，早期的临床表现常不典型。甲状腺肿大呈弥漫性、分叶状或结节性肿大，质地大多韧硬，与周围组织无粘连。常有咽部不适或轻度咽下困难，有时有颈部压迫感。偶有局部疼痛与触痛。随病程延长，甲状腺组织破坏出现甲减相关症状，表现为怕冷、心动过缓、便秘甚至黏液水肿。桥本甲状腺炎可以和Graves病并存，称为桥本甲状腺毒症（Hashitoxicosis）。血清中存在甲状腺刺激抗体（TSAb）和TPOAb，组织学兼有桥本甲状腺炎和Graves病两种表现。临床上表现为甲亢和甲减交替出现，可能与刺激性抗体或阻断性抗体占主导作用有关。

桥本甲状腺炎也可同时伴有其他自身免疫性疾病，成为内分泌多腺体自身免疫综合征Ⅱ型的一个组成成分，即甲减、1型糖尿病、甲状旁腺功能减退症、肾上腺皮质功能减退症。

（六）治疗和随访

1. 随访 如果甲状腺功能正常，随访则是桥本甲状腺炎处理的主要措施。一般主张每半年到1年随访1次，主要检查甲状腺功能，必要时可行甲状腺超声检查。

2. 治疗 如果出现甲减或亚临床甲减，则予以左甲状腺素替代治疗。

六、IgG4相关性甲状腺炎

（一）IgG4相关性疾病的概念

免疫球蛋白G4相关性疾病（immunoglobulin G4-related disease，IgG4-RD）是一类原因不明的慢性、进行性的自身免疫病，患者血清IgG4水平明显升高，受累脏器有大量淋巴细胞和IgG4阳性浆细胞的浸润，并伴有组织纤维化而发生肿大或结节性、增生性病变。IgG4-RD可累及单个脏器，也可累及多个脏器。临床表现因受累脏器不同而各异，可出现阻塞、压迫症状或因脏器纤维萎缩而导致功能衰竭。

（二）IgG4相关性甲状腺炎

目前认为IgG4-RD中的两种甲状腺受累类型，包括Reidel甲状腺炎和桥本甲状腺炎的纤维变异型。

Riedel甲状腺炎可作为与IgG4有关的全身性疾病的一部分而发生。与IgG4有关的全身性疾病的特点是：以IgG4阳性浆细胞和小淋巴细胞为主的淋巴浆细胞性组织浸润，伴纤维化、闭塞性静脉炎、血清IgG4水平升高。在3例Riedel甲状腺炎患者切除的甲状腺组织标本中，已证实存在过量的IgG4阳性浆细胞。

Li等发现部分桥本甲状腺炎患者的甲状腺组织中存在IgG4阳性浆细胞浸润和纤维化，伴血清IgG4增加，从而提出IgG4相关性桥本甲状腺炎的概念。IgG4相关性桥本甲状腺炎表现为弥漫性淋巴细胞浸润、明显的间质纤维化及甲状腺滤泡上皮细胞的重度变性；而非IgG4相关性桥本甲状腺炎患者中的上述病理改变轻微，提示前者可能与IgG4-RD更为接近。10%的桥本甲状腺炎是纤维化表型，患者甲状腺质地坚硬，增大迅速，有严重的颈部压迫症状，甲状腺功能减退明显，病理学上可见甲状腺实质组织被纤维组织所取代，但不会突破腺体的外膜。有研究者认为重度纤维化型桥本甲状腺炎可能是IgG4浸润所致炎性反应的晚期表现，即IgG4相关性桥本甲状腺炎是一种早期纤维化表现。

目前也可以认为，IgG4相关性桥本甲状腺炎与Riedel甲状腺炎的鉴别点在于，当IgG4-RD仅累及甲状腺时表现为IgG4相关性桥本甲状腺炎；累及多个器官时，则表现为Riedel甲状腺炎。

对于经病理明确诊断的IgG4相关性甲状腺炎，可以早期使用糖皮质激素治疗，以延缓纤维化的进程。

（王晓霞）

参考文献

1. Pearce EN, Farwell AP, Braverman LE. Thyroiditis. N Engl J Med, 2003, 348(26): 2646.

2. 中华医学会内分泌学分会，中国甲状腺疾病诊治指南编写组. 中国甲状腺疾病诊治指南——甲状腺炎. 中华内分泌代谢杂志，2008，47(9): 784-788.

3. Kon YC, DeGroot LJ. Painful Hashimoto's thyroiditis as an indication for thyroidectomy: clinical characteristics and outcome in seven patients. J Clin Endocrinol Metab, 2003, 88(6): 2667.

4. Paes JE, Burman KD, Cohen J, et al. Acute bacterial suppurative thyroiditis: a clinical review and expert opinion. Thyroid, 2010, 20(3): 247.

5. McLaughlin SA, Smith SL, Meek SE. Acute suppurative thyroiditis caused by Pasteurella multocida and associated with thyrotoxicosis. Thyroid, 2006, 16(3): 307.

6. Stang MT, Yim JH, Challinor SM, et al. Hyperthyroidism after parathyroid exploration. Surgery, 2005, 138(6): 1058.

7. Mai VQ, Glister BC, Clyde PW, et al. Palpation thyroiditis causing new-onset atrial fibrillation. Thyroid, 2008, 18(5): 571.

8. Espiritu RP, Dean DS. Parathyroidectomy-induced thyroiditis. Endocr Pract, 2010, 16(4): 656.

9. Mannavola D, Coco P, Vannucchi G, et al. A novel tyrosine-kinase selective inhibitor, sunitinib, induces transient

hypothyroidism by blocking iodine uptake. J Clin Endocrinol Metab, 2007, 92(9): 3531.

10. Heufelder AE, Goellner JR, Bahn RS, et al. Tissue eosinophilia and eosinophil degranulation in Riedel's invasive fibrous thyroiditis. J Clin Endocrinol Metab, 1996, 81(3): 977.

11. Fatourechi V, Aniszewski JP, Fatourechi GZ, et al. Clinical features and outcome of subacute thyroiditis in an incidence cohort: Olmsted County, Minnesota, study. J Clin Endocrinol Metab, 2003, 88(5): 2100.

12. Ruchala M, Szczepanek E, Sowinski J. Sonoelastography in de Quervain thyroiditis. J Clin Endocrinol Metab, 2011, 96(2): 289.

13. Erdoğan MF, Anil C, Türkçapar N, et al. A case of Riedel's thyroiditis with pleural and pericardial effusions. Endocrine, 2009, 35(3): 297.

14. Dahlgren M, Khosroshahi A, Nielsen GP, et al. Riedel's thyroiditis and multifocal fibrosclerosis are part of the IgG4-related systemic disease spectrum. Arthritis Care Res (Hoboken), 2010, 62(9): 1312.

15. Hollowell JG, Staehling NW, Flanders WD, et al. Serum TSH, T_4, and thyroid antibodies in the United States population (1988 to 1994): National Health and Nutrition Examination Survey (NHANES Ⅲ). J Clin Endocrinol Metab, 2002, 87(2): 489.

16. Rehman SU, Cope DW, Senseney AD, et al. Thyroid disorders in elderly patients. South Med J, 2005, 98(5): 543-549.

17. Barin JG, Afanasyeva M, Talor MV, et al. Thyroid-specific expression of IFN-gamma limits experimental autoimmune thyroiditis by suppressing lymphocyte activation in cervical lymph nodes. J Immunol, 2003, 170(11): 5523.

18. Walsh JP, Ward LC, Burke V, et al. Small changes in thyroxine dosage do not produce measurable changes in hypothyroid symptoms, well-being, or quality of life: results of a double-blind, randomized clinical trial. J Clin Endocrinol Metab, 2006, 91(7): 2624.

19. Li Y, Nishihara E, Kakudo K. Hashimoto's thyroiditis: old concepts and new insights. Curr Opin Rheumatol, 2011, 23(1): 102.

20. Li Y, Nishihara E, Hirokawa M, et al. Distinct clinical, serological, and sonographic characteristics of hashimoto's thyroiditis based with and without IgG4-positive plasma cells. J Clin Endocrinol Metab, 2010, 95(3): 1309.

第八节　甲状腺结节

甲状腺结节（thyroid nodules）是指甲状腺内的单发或多发性结节性疾病，可表现在多种甲状腺疾病上，包括甲状腺炎症、自身免疫性甲状腺病、甲状腺腺瘤、结节性甲状腺肿及甲状腺新生物等多种病变，多数为良性病变。2010年我国10城市流行病学调查显示，甲状腺结节总发病率为18.6%。女性约为男性的4倍，随年龄增加比例在增加。近年来，用高分辨超声检查，发现在女性人群中发生率高达20%~76%，男性17%~25%。尸检资料中曾显示，甲状腺结节的检出率为37%~57%。

一、分类

甲状腺结节有多种分类方法，对临床意义最大的分类方法是按良、恶性进行分类（见表6-8-1）。大多数甲状腺结节是良性的，恶性病变约占5%~10%。

（一）良性结节

多结节性甲状腺肿是最常见的甲状腺结节样病变。一项回顾性研究纳入了具有一个或多个主要结节（dominant nodule）的多结节甲状腺肿患者，这些患者在超声引导下行细针抽吸活检，研究发现，5%的患者具有甲状腺癌，这与孤立性结节患者中的甲状腺癌发生率相近。另一项研究也显示，孤立性结节的恶性风险高于非孤立性结节。因此，多结节性甲状腺肿中超声有疑点的结节应该当作单个结节来进行评估。

良性大滤泡性甲状腺结节代表2种不同的病变过程：真正的单克隆腺瘤和多结节甲状腺肿中的胶体结节。但两者细针抽吸活检表现（大滤泡性）看起来相似，都是良性的。

小滤泡性或细胞性“腺瘤”是一个独特的诊断性问题，它们与滤泡状癌的区别仅为无被膜和血管侵犯。因此，仅仅通过细针抽吸活检的病理结果很难区分两者，通常需要切除小滤泡状病变以排除癌性病变，除非可以通过甲状腺闪烁显像证实其有自主功能。对具自主功能的结节进行细针抽吸活检可能显示为小滤泡状病变，但这些结节几乎总是良性的。

（二）恶性结节（即甲状腺癌）

甲状腺癌的主要分类见表 6-8-1。

表 6-8-1 甲状腺结节的分类

甲状腺结节的分类
良性
多结节性甲状腺肿
桥本病
囊肿（胶质、单发或出血性）
滤泡性腺瘤
大滤泡性结节
小滤泡性（或细胞性）腺瘤
嗜酸细胞性腺瘤（Hürthle 细胞性腺瘤）
恶性
乳头状癌
滤泡细胞癌
微侵袭型或广泛侵袭型
嗜酸细胞型（Hürthle 细胞型）
髓样癌
未分化癌
甲状腺淋巴瘤
甲状腺转移癌（乳腺癌、肾癌等）

分化型甲状腺癌（乳头状癌和滤泡状癌）占所有甲状腺癌的 90% 左右，通常预后良好。有报道较年轻的患者尤其是 40 岁以下的乳头状癌患者在初始手术治疗后，远期（25 年）死亡率不到 2%。隐匿性甲状腺乳头状微小癌（小于 1cm）的发生率更高得多。例如，在美国，尸检的所有甲状腺中有 6%~13% 存在乳头状微小癌。这一患病率在其他一些国家还要更高，如芬兰达到 36%。因此，乳头状微小癌很常见。然而，这种微小癌的自然病程并不确定。大约 15% 的所有分化型甲状腺癌可能表现为侵袭性。它们可发生转移，在癌症侵袭穿过甲状腺被膜进入周围软组织的较年长患者中，远期死亡率为 35%~65%。未分化癌、部分髓样癌和甲状腺淋巴瘤的死亡率也较高，但这些肿瘤的发生率比分化型甲状腺癌低很多。

二、流行病学和危险因素

（一）流行病学

对未经筛查的受试者采用超声的调查显示，20%~76% 的女性具有至少一个甲状腺结节。德国是一个相对碘缺乏的地区，在此地区进行的 96 278 例超声筛查发现，33% 的男性和 32% 的女性存在甲状腺结节或甲状腺肿，其中 11.9% 的人结节大于 1cm。结节性甲状腺肿的患病率随年龄增长而增加，26~30 岁的女性和男性的患病率分别为 2.7% 和 2.0%，36~40 岁的女性和男性则分别为 8.7% 和 6.7%，45~50 岁的女性和男性分别为 14.1% 和 12.4%，而 55 岁以上的女性和男性则分别为 18.0% 和 14.5%。

我国老年人甲状腺结节的流行病学资料不多，江苏地区 60 岁以上男性和女性的甲状腺结节（超声诊断）患病率分别为 24.3% 和 44.7%。另一项南京地区 40 岁以上人群的流行病学研究发现 60 岁以上男性和女性的甲状腺结节患病率（超声诊断）分别为 23.0% 和 36.6%。北京医院一组高龄老年人甲状腺超声的资料显示甲状腺结节的检出率达到 72.03%，其中 90 岁以上超高龄男性的结节检出率甚至达到 81.6%。不同国家、不同地区甲状腺结节的患病率存在较大的差异，其差异可能与遗传、自身免疫、受检人群的年龄构成差异及碘摄入量等有关。

在任何年龄组，女性罹患甲状腺结节的风险均高于男性。

（二）甲状腺结节的危险因素

多数研究表明女性、老年及电离辐射暴露和碘缺乏地区人群好发甲状腺结节。日本学者分析了日本长崎和广岛原子弹爆炸后 50 年的资料，对周围地区 4000 余例生存者进行了 B 超检查后发现，44.8% 有甲状腺结节，女性人群的检出率明显高于男性（51.0% vs 32.2%），而一项针对日本健康成年人的调查中男性和女性的甲状腺结节检出率分别为 18.5% 和 21.0%，40 岁以上的女性检出率达 35.3%，故考虑前一研究甲状腺结节检出率高的原因与受核辐射有关。另外，研究发现吸烟能增加甲状腺结节的发病率，这种关系在低碘地区更明显，而碘充足地区无显著差异。还有研究表明甲状腺多发结节的发病率在吸烟人群中明显增加，这可能和烟草中存在促甲状腺增生物质有关。但我国有类似的研究表明吸烟与甲状腺结节的患病率无关。

研究表明，胰岛素样生长因子 1 水平，与男性甲状腺结节有关，并与男性和女性的甲状腺肿都有关。多项研究也发现，肥胖、糖代谢异常是甲状腺结节的危险因素之一。一项报告发现，子宫肌瘤女性发生甲状腺结节的风险是子宫正常者的2倍。

国内近年还有一项涉及15 308人健康调查的研究表明职业对甲状腺结节的发病率有影响。精神经常处于紧张状态的职业甲状腺结节的发病率最高,可能与职业性紧张引起或加重甲状腺疾病有关,同时文化程度的高低与甲状腺结节的患病率也有关,文化程度越高的人群,甲状腺结节患病率越高。甲状腺结节的危险因素见表6-8-2。

表6-8-2 甲状腺结节的危险因素

与甲状腺结节风险增加有关的因素
年龄
性别
甲状腺外照射史
吸烟
胰岛素样生长因子1水平、肥胖、糖代谢异常
子宫肌瘤
职业压力
可能降低甲状腺结节风险的因素
使用口服避孕药
使用他汀类药物

另外,部分研究发现口服避孕药和使用他汀类药物,与超声发现的结节风险降低有关。

(三)甲状腺癌的危险因素

已经明确的甲状腺癌危险因素包括:年龄、性别和甲状腺外照射史。

我国成人甲状腺结节发病率为18.7%,且随年龄增长而增加。儿童中的甲状腺结节是恶性肿瘤的可能性为成人的2倍。在甲状腺结节患者中,男性恶性肿瘤的发生率是女性的2倍(8% vs 4%),60岁以上和30岁以下的成人中恶性发生率比30~60岁者高。头颈部照射治疗痤疮、扁桃体或腺样体炎症或胸腺增大等病史,也与甲状腺结节和甲状腺癌发生率增加有关。两项大型病例系列研究发现,有头颈部照射史的患者中20%~27%存在甲状腺结节,30%~33%的结节为恶性,但部分是微小癌。尚无证据显示辐射相关甲状腺癌比其他甲状腺癌更具侵袭性。造血干细胞移植使甲状腺癌相对危险度增至3.26,如果移植是在10岁以前进行的,则相对危险度为24.6。相比于直径小于2cm的甲状腺结节,甲状腺癌似乎更常见于直径≥2cm的结节。一项纳入4955例患者的研究显示,1.0~1.9cm的甲状腺结节的恶性风险是10.5%,而2.0~2.9cm、3.0~3.9cm和大于4cm的结节恶性风险分别是14%、16%和15%。

三、诊断方法

(一)B超检查

B超检查是甲状腺结节首选的诊断方法,可以发现结节的位置、形态、大小、数目、边界、内部结构、回声特征、血流状况及颈部淋巴结情况。不仅可用于判别结节性质(良恶性),还可在超声引导下对甲状腺结节进行定位、穿刺、治疗和随诊。B超检查可判断甲状腺结节是单发还是多发;是囊性、实性还是混合性;有无包膜及包膜是否完整;有无血流及血流状况。

目前超声经常使用TI-RADS分级报告体系来描述甲状腺结节。TI-RADS分级代表的含义如下:

0级:超声检查不满意或不能完全评价,需其他影像学检查;

1级:阴性(未发现病灶);

2级:良性病变(无恶性特征);

3级:可能良性病变(恶性可能非常小,小于5%);

4级:可疑恶性病变(低到中度可能恶性,5%~80%可能恶性,由低到高可分为4a、4b、4c,建议活检);

5级:高度提示恶性病变(几乎肯定为恶性病变,大于80%可能恶性,应考虑活检或手术治疗);

6级:病理已证实恶性病变。

(二)CT、MRI和PET检查

CT检查可判断结节是单发还是多发,是高密度、低密度还是混合密度,结节是否被强化。在评估甲状腺结节良恶性方面,CT和MRI检查不优于超声,因此不是常规检查项目。拟行手术治疗的甲状腺结节,术前可行颈部CT或MRI检查,显示结节与周围解剖结构的关系,寻找可疑淋巴结,协助制订手术方案。为了不影响术后可能进行的^{131}I显像检查和^{131}I治疗,CT检查中应尽量避免使用含碘造影剂。

^{18}F-FDG PET显像能够反映甲状腺结节摄取和代谢葡萄糖的状态。并非所有的甲状腺恶性结节都能在^{18}F-FDG PET中表现为阳性,而

某些良性结节也会摄取 ^{18}F-FDG，因此单纯依靠 ^{18}F-FDG PET 显像不能准确鉴别甲状腺结节的良恶性。

（三）核素扫描显像检查

核素检查可判断结节是热结节、温结节、凉结节还是冷结节。但核素检查不易发现直径小于 10mm 的结节。对主要适用于甲状腺结节合并甲亢或亚临床甲亢者，应明确结节是否为“热结节”，以作出高功能腺瘤或毒性结节性甲状腺肿的诊断。当结节囊性变或为甲状腺囊肿时，甲状腺核素显像也表现为“冷结节”，此时应结合甲状腺超声结果一起分析。

（四）实验室检查

1. 甲状腺功能检查 所有甲状腺结节患者均应检测血清促甲状腺激素（TSH）水平，一般同时测定血清 T_3 和 T_4 水平。但此检查不能帮助区分结节的良恶性。

2. 甲状腺自身抗体 TGAb、TPOAb 升高支持桥本甲状腺炎的诊断。

3. 降钙素测定 主要用于髓样癌的诊断。降钙素（CT）由甲状腺滤泡旁细胞（C 细胞）分泌。血清 CT>100pg/ml 提示甲状腺髓样癌（MTC）。但是，MTC 的发病率低，血清 CT 升高但不足 100ng/ml 时，诊断 MTC 的特异性较低，因此指南不建议也不反对应用血清 CT 指标筛查 MTC。

4. 甲状腺球蛋白（Tg）监测 分化型甲状腺癌（DTC）时 Tg 可能会升高。Tg 是甲状腺产生的特异性蛋白，由甲状腺滤泡上皮细胞分泌。多种甲状腺疾病均可引起血清 Tg 水平升高，包括分化型甲状腺癌、甲状腺肿、甲状腺组织炎症或损伤、甲状腺功能亢进症（甲亢）等，因此血清 Tg 不能鉴别甲状腺结节的良恶性，一般用于甲状腺癌行甲状腺全切后的随访观察原癌的复发和转移。

（五）经皮甲状腺活检

获取甲状腺结节组织时，两种最常见的方法是使用注射器的细针抽吸活检（fine-needle aspiration biopsy，FNAB）和不进行抽吸的细针毛细血管采样（fine-needle capillary，FNC）。可仅通过触诊进行活检，但目前更多的是在超声引导下进行活检。其他技术包括粗针抽吸活检和切割针活检，但这些技术现较少使用。

1. 细针抽吸活检 是获取细胞病理学检查所需样本的一种简易而安全的门诊操作。施行 FNAB 时可联合局部利多卡因麻醉，具体操作是反复移动一根穿入结节的 25G 或 27G 穿刺针。穿刺针与一支 10ml 的注射器相连，穿刺后反复抽吸，吸出物直接涂于玻片上，并进行固定和染色。大部分的甲状腺实性结节在抽吸中可获取充分标本，但从有广泛囊性变的结节中获取足够样本则存在困难。当重复的 FNAB 无法得到确切的诊断信息时，建议转做粗针抽吸活检或切割针穿刺活检以获得组织病理学结果。

细针抽吸活检（FNAB）是鉴别结节良、恶性较为可靠和有价值的诊断方法，可用于术前明确癌肿的病理学类型，有助于确定手术方案，减少不必要的甲状腺结节手术。超声引导下 FNAB，可提高甲状腺癌的诊断率。目前有不少学者将细胞 DNA 图像分析及流式细胞学技术、电子显微镜检查技术、免疫细胞化学技术、肿瘤标志物检测、激素受体测定等现代细胞和分子生物学技术应用于 FNAB。值得注意的是 FNAB 不能区分滤泡状癌和滤泡细胞瘤。FNAB 的敏感性、特异性、准确性受穿刺技术、取材部位、染色方法、诊断经验等诸多因素的影响。

（1）直径 >1cm 的甲状腺结节，均可考虑 FNAB 检查。但在下述情况下，FNAB 不作为常规：①经甲状腺核素显像证实为有自主摄取功能的“热结节”；②超声提示为纯囊性的结节；③根据超声影像已高度怀疑为恶性的结节。

（2）直径 <1cm 的甲状腺结节，不推荐常规行 FNAB。但如存在下述情况，可考虑超声引导下 FNAB：①超声提示结节有恶性征象；②伴颈部淋巴结超声影像异常；③童年期有颈部放射线照射史或辐射污染接触史；④有甲状腺癌或甲状腺癌综合征的病史或家族史；⑤^{18}F-FDG PET 显像阳性；⑥伴血清降钙素水平异常升高。

（3）我国《甲状腺结节和分化型甲状腺癌诊治指南（2012 年）》中建议在判定 FNAB 结果方面采用以下判定方法（表 6-8-3）。而美国甲状腺协会（ATA）则建议使用标准的 Bethesda 报告系统。

（4）经 FNAB 仍不能确定良恶性的甲状腺结节，对穿刺标本进行某些甲状腺癌的分子标记物检测，例如 BRAF 突变、Ras 突变、RET/PTC 重排等，能够提高确诊率。检测术前穿刺标本的 BRAF 突变状况，还有助于甲状腺乳头状癌的诊断和临床预后预测，便于制订个体化的诊治方案。

表 6-8-3　我国指南建议的 FNAB 结果判读

FNAB 结果	结节为恶性的可能性	可能的病变类型
取材无法诊断或不满意	1%~4%	细胞成分太少或仅为炎性成分
良性	0~3%	胶质结节、桥本甲状腺炎、亚急性甲状腺炎或囊性病变等
不确定	5%~30%	细胞增生较活跃或滤泡性病变
可疑恶性	60%~75%	可疑乳头状癌、髓样癌、转移癌或淋巴瘤
恶性	97%~99%	乳头状癌、髓样癌、转移癌或淋巴瘤

2. 细针毛细血管采样(FNC)　也称为细针非抽吸活检,是 FNAB 的一种方法变异。区别在于在穿刺过程中使用 25~27G 穿刺针但不连接注射器来获取样本。将穿刺针移出结节之后,再用注射器将样本转移至玻片上,对其进行涂片、染色,并送行细胞学检查。采用连接注射器但无负压抽吸的穿刺针进行 FNA 操作,也可产生类似效果。相比 FNC,FNAB 采用的负压抽吸可能会导致更多的组织破坏和出血,可能会影响对标本的解读。在临床实践中,实施穿刺的医师通常会联合使用 FNAB 和 FNC 这两项技术。

3. 粗针抽吸活检　粗针抽吸活检与 FNAB 相似,但使用的穿刺针更粗(范围为 21~15G)。将获取的标本装入一支管内,并制备细胞块进行组织病理学分析。此项技术可获取较多样本,但由于所用的穿刺针更粗,会担心患者出现疼痛和出血。当重复的 FNAB 无法得到确切的诊断信息时,建议转做粗针抽吸活检。

4. 切割针穿刺活检　也是 FNAB 的一种替代方法。使用切割针穿刺活检可获取细条状的甲状腺组织以进行组织病理学分析。但由于切割针穿刺活检出血风险较高,且穿刺针价格昂贵,一般不作为首选。与 FNA 可对同一结节的多个区域进行取样不同,切割针穿刺活检只能获取单个组织条。但相对于通过 FNAB 获得的是细胞病理学结果,该方法获得的组织病理学结果能提供甲状腺组织结构的更多信息。对于经过重复 FNAB 仍未获得明确诊断的患者,可考虑行超声引导下的切割针穿刺活检。

四、甲状腺结节的临床评估

甲状腺结节临床评估的关键是良、恶性的鉴别。

大多数甲状腺结节患者没有临床症状。合并甲状腺功能异常时,可出现相应的临床表现。部分患者由于结节压迫周围组织,出现声音嘶哑、压气感、呼吸吞咽困难等压迫症状。

下述病史和体格检查结果提示甲状腺癌可能:①童年期头颈部放射线照射史或放射性尘埃接触史;②全身放射治疗史;③有分化型甲状腺癌(differentiated thyroid cancer,DTC)、甲状腺髓样癌(medullary thyroid cancer,MTC)或多发性内分泌腺瘤病 2 型(MEN-2 型)、家族性多发性息肉病、某些甲状腺癌综合征(如 Cowden 综合征、Carney 综合征、Werner 综合征和 Gardner 综合征等)的既往史或家族史;④男性;⑤结节生长迅速;⑥伴持续性声音嘶哑、发音困难,并可排除声带病变(炎症、息肉等);⑦伴吞咽困难或呼吸困难;⑧结节形状不规则、与周围组织粘连固定;⑨伴颈部淋巴结病理性肿大。

高分辨率超声检查是评估甲状腺结节的首选方法。某些超声征象有助于甲状腺结节的良恶性鉴别。下述两种超声改变的甲状腺结节几乎全部为良性:①纯囊性结节;②由多个小囊泡占据 50% 以上结节体积、呈海绵状改变的结节,99.7% 为良性。而以下超声征象提示甲状腺癌的可能性大:①实性低回声结节;②结节内血供丰富(TSH 正常情况下);③结节形态和边缘不规则、晕圈缺如;④微小钙化、针尖样弥散分布或簇状分布的钙化;⑤同时伴有颈部淋巴结超声影像异常,如淋巴结呈圆形、边界不规则或模糊、内部回声不均、内部出现钙化、皮髓质分界不清、淋巴门消失或囊性变等。

FNAB 是甲状腺结节诊断的金标准。经 FNAB 仍不能确定良恶性的甲状腺结节,对穿刺标本进行某些甲状腺癌的分子标记物检测,例如 BRAF 突变等,能够提高确诊率。当重复的 FNAB 无法得到确切的诊断信息时,有条件且技术成熟的医院建议转做粗针抽吸活检以获得组织病理学结果。如果仍然得到不确定的诊断信息时,则要考虑是否需要开放活检或直接手术术中冰冻切片活检。

老年人群的甲状腺结节临床评估流程与其他人群相似,见图 6-8-1。

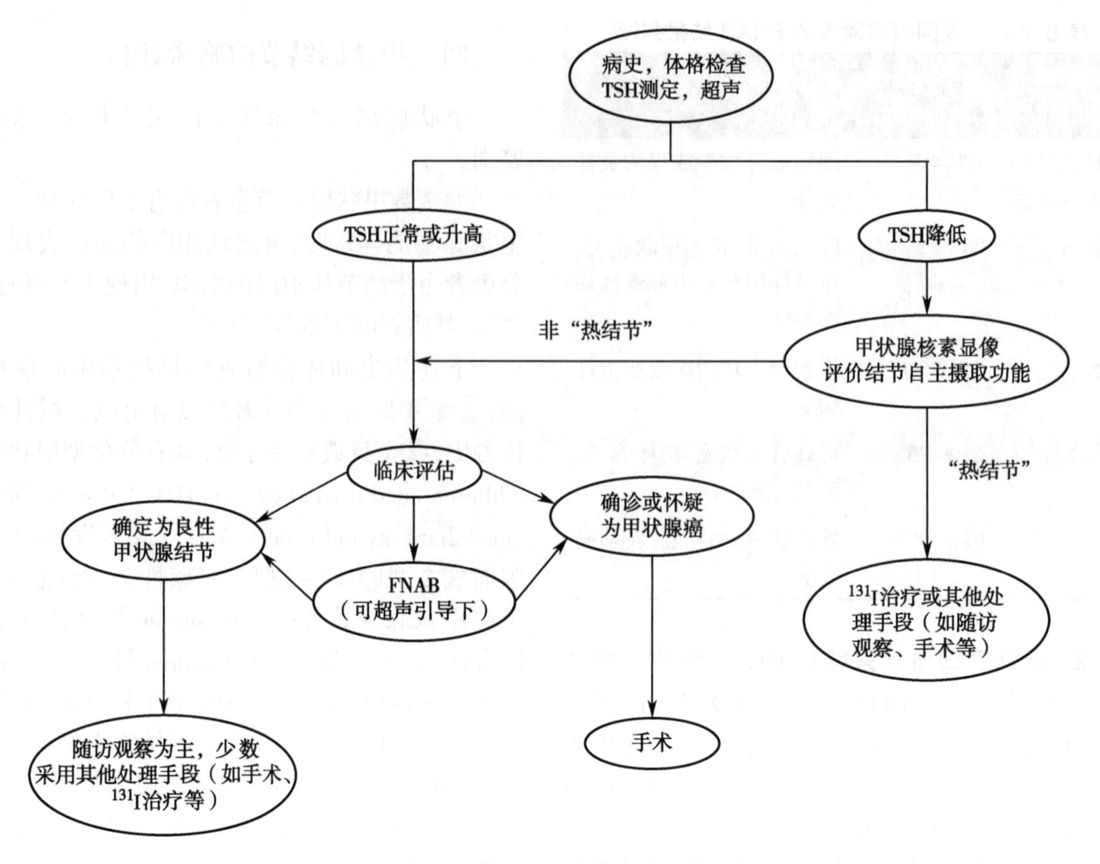

图 6-8-1　老年人群的甲状腺结节临床评估流程

五、处理原则

（一）良性甲状腺结节的处理

1. 多数良性甲状腺结节仅需定期随访，无需特殊治疗。每隔 6~12 个月进行随访。每次随访必须进行病史采集和体格检查，并复查颈部超声和甲状腺功能（如初次评估中发现甲状腺功能异常者）。少数情况下，可选择手术治疗、TSH 抑制治疗、放射性碘（radioiodine，RAI）即 ^{131}I 治疗，或者其他治疗手段。

2. 下述情况下，可考虑手术治疗甲状腺结节：①出现与结节明显相关的局部压迫症状；②合并甲状腺功能亢进，内科治疗无效者；③肿物位于胸骨后或纵隔内；④结节进行性生长，临床考虑有恶变倾向或合并甲状腺癌高危因素。

3. 不建议常规使用 TSH 抑制疗法治疗良性甲状腺结节；可在小结节性甲状腺肿的年轻患者中考虑采用。长期抑制 TSH 可导致亚临床甲亢，引发不良反应（如心率增快、心房颤动、左心室增大、心肌收缩性增加、舒张功能受损等），造成绝经后妇女的骨密度（BMD）降低，因此，对于老年良性甲状腺结节患者不推荐使用 TSH 抑制疗法。

4. ^{131}I 主要用于治疗有自主摄取功能并伴有甲亢的良性甲状腺结节。

（二）恶性甲状腺结节的处理

如果诊断考虑为甲状腺癌（90% 为分化型甲状腺癌，DTC），则首选手术治疗。根据具体情况选择术后 ^{131}I 治疗和 TSH 抑制治疗。其中，手术治疗最为重要，直接影响后续治疗和随访，并与预后密切相关。DTC 治疗的总体发展趋势是个体化的综合治疗。关于甲状腺未分化癌和髓样癌的诊断和处理与 DTC 不同，将单独介绍。

六、老年甲状腺癌诊治中的一些特殊问题

（一）发病率高，病理类型与年轻人不同

一份综述回顾了 4 个回顾性队列和 1 个前瞻性队列，发现因甲状腺结节行手术的老年人群，经手术证实的甲状腺癌的比例占 20%~36.4%，这一比例高于不足 70 岁的人群。在老年人中甲状腺癌占所有甲状腺疾病的约 30%，而在年轻患者中这一比例为 6%~8%。尸检中的统计数据显示，30% 的年龄在 65 岁至 75 岁的受试者中存在隐匿性甲状腺癌。

在甲状腺恶性肿瘤中，分化型甲状腺癌在任何年龄都是最常见的，其中乳头状癌是主要的病理类型，老年患者与年轻患者相比，女性与男性的比例降低。而滤泡性甲状腺癌更可能发生在老年人，发病高峰年龄在40~60岁，相比于乳头状癌，滤泡细胞癌的远处转移更早，年长的男性患者更易出现早期复发，预后也更差。甲状腺髓样癌和未分化癌是相对罕见的，但是这些病理类型的发病率在老年人中显著增高。甲状腺未分化癌通常发生在60岁以上的患者中，诊断时的平均年龄为65岁，在80岁以上的患者中达到甲状腺癌所有病例的50%的发病率。其中女性患者占60%~70%，未分化癌则是所有病理类型中预后最差的。

年龄被认为是最重要的影响甲状腺癌患者预后的病理因素。由Toniato A等人进行的研究表明患有分化型甲状腺癌的老年患者有更高的复发率和死亡率，显示年龄是不良结局的独立预测因素。

（二）手术仍是老年甲状腺癌的首选治疗

1. 虽然有研究表明，70岁以上人群行甲状腺手术并发症的发生高于70岁以下者，但对于确诊的甲状腺癌，仍然推荐手术治疗为首选治疗。

2. 由于滤泡状癌往往发生于较年长患者，与乳头状甲状腺癌相比，其更多呈现出侵袭性临床病程、远处转移及高死亡率，因此，所有大于等于45岁的滤泡状癌患者（以及45岁以下且肿瘤大于4cm、存在肉眼可见的多发灶、存在肉眼可见的肿瘤包膜或甲状腺外组织浸润、分化不良和/或甲状腺外转移的患者），都应行完全或近全甲状腺切除术。如果实施甲状腺腺叶切除术，评估手术切片时意外发现滤泡状癌，则应在瘢痕明显形成前的数日至数周内安排甲状腺全切术。对于无法耐受二次手术的老年患者，也可使用较低剂量的放射性碘来清除残余的甲状腺组织。

3. 对于老年人群中更多见的、预后很差的未分化癌，如果已经不具备手术机会或者合并多种疾病手术风险大，则考虑姑息治疗，或辅助以放疗和化疗。关于未分化癌将单独介绍。

（三）老年人放射性碘治疗中需关注的问题

对于甲状腺癌手术后，需要进一步进行放射性碘治疗的老年人群，需注意以下问题。

1. 采用^{131}I清除术后残留的甲状腺组织称为清甲治疗。清甲治疗后，合并其他慢性疾病和/或高龄的DTC患者，持续甲减加上清甲后^{131}I的损伤，基础疾病病情可能在短期内加重，需密切观察、及时处理。

2. 采用^{131}I清除手术不能切除的DTC转移灶称为清灶治疗。适用于无法手术切除但具备摄碘功能的DTC转移灶（包括局部淋巴结转移和远处转移）的治疗。高龄、伴随其他严重疾病或无法耐受治疗前甲减者，不宜采用^{131}I清灶治疗。

（四）老年甲状腺癌手术后的TSH抑制治疗

1. 清甲治疗前需要升高血清TSH水平。血清TSH>30mIU/L后可显著增加DTC肿瘤组织对^{131}I的摄取。升高TSH水平可通过两种方式实现。①升高内源性TSH水平：全/近全甲状腺切除术后4~6周内暂不服用L-T_4，或停用L-T_4至少2~3周，使血清TSH水平升至30mIU/L以上。②使用重组人TSH（rhTSH）：在清甲治疗前，每日肌内注射rhTSH 0.9mg，连续两日，同时无需停用L-T_4。rhTSH尤其适用于老年分化性甲状腺癌（DTC）患者。

2. 对于老年DTC患者，要同时兼顾肿瘤复发危险度和TSH抑制治疗的副作用风险，老年人、绝经后女性都属于TSH抑制治疗的副作用风险的高风险人群。具体控制目标见表6-8-4。

表6-8-4 老年甲状腺癌患者术后TSH抑制治疗的控制目标

风险分层		DTC的复发危险度			
		初治期（术后1年）		随访期	
		高中危	低危	高中危	低危
TSH抑制治疗的副作用风险	高危*	<0.1mIU/L	0.5#~1.0mIU/L	0.1~0.5#mIU/L	1.0~2.0mIU/L（5~10年）**

注：*老年人、绝经后女性都属于TSH抑制治疗的副作用风险的高风险人群，应个体化抑制TSH至接近达标的最大可耐受程度，予以动态评估，同时预防和治疗心血管和骨骼系统相应病变；**5~10年后如无病生存，可仅进行甲状腺激素替代治疗；#表格中的0.5mU/L因各实验室的TSH正常参考范围下限不同而异

3. 对术后的DTC患者，抑制治疗的L-T_4剂量通常高于单纯替代剂量，平均为1.5~2.5μg/(kg·d)；老年(尤其80岁以上)患者中，达到TSH抑制的L-T_4剂量较年轻人低20%~30%，原因在于老年人甲状腺激素外周降解率的降低大于口服吸收率的下降。50岁以上的患者，如无心脏病及其倾向，初始剂量50μg/d；如患者为高龄老年人或有冠心病等高危因素，初始剂量可以12.5~25μg/d，甚至更少，增量更缓、调整间期更长，并严密监测心脏状况。

4. 老年患者TSH抑制治疗期间心血管系统副作用的防治　对需要将TSH抑制到低于TSH正常参考范围下限的老年DTC患者，需评估治疗前基础心脏情况，定期监测心电图，必要时行动态心电图和超声心动图检查；定期进行血压、血糖和血脂水平监测，必要时可测定颈动脉内膜中层厚度以协助评估动脉粥样硬化的危险性。研究表明使用肾上腺素受体阻滞剂(β受体阻滞剂)3~4个月后，外源性亚临床甲亢带来的心脏舒张功能和运动耐力受损可以得到显著改善，并能控制心血管事件(尤其是心房颤动)的相关死亡率。我国《甲状腺结节和分化型甲状腺癌诊治指南(2012年)》指出，对于需要将TSH抑制到低于TSH正常参考范围下限的、所有年龄大于65岁的患者，无论是否有基础心脏病，均建议使用β受体阻滞剂，以减少TSH抑制治疗带来的心血管事件。当TSH<0.1mIU/L时，建议使用β受体阻滞剂，当TSH为0.1~0.5mIU/L时，可以考虑上述治疗。

七、甲状腺未分化癌

甲状腺未分化癌是来源于甲状腺滤泡上皮的未分化型肿瘤。与分化型甲状腺癌明显不同，未分化癌多见于老年人，极具侵袭性，疾病进展十分迅速，治疗结局差，死亡率接近100%。

(一)流行病学特征

未分化癌发病率很低。与分化型甲状腺癌相比，未分化癌患者的年龄更大，诊断时的平均年龄为65岁，小于50岁的患者不足10%。其中女性患者占60%~70%。高达一半的患者有多结节性甲状腺肿病史，约20%甲状腺未分化癌患者有分化型甲状腺癌的病史，且大多数是乳头状癌，但合并滤泡状癌的情况也有报道。

(二)临床表现

1. 症状　甲状腺未分化癌的主要症状是快速增大的颈部包块，见于约85%的患者。不断增大的甲状腺肿瘤可引起颈部疼痛和压痛，并压迫(或侵犯)上呼吸道和消化道从而导致呼吸困难(约35%的患者)、吞咽困难(30%)、声音嘶哑(25%)、咳嗽(25%)。患者可出现全身症状，包括厌食、体重减轻、乏力和不明原因发热。

2. 体征　大多数患者在体格检查时可发现双侧不对称的甲状腺增大。甲状腺肿通常质硬且呈结节状，结节直径通常大于5cm，少数患者表现为孤立性结节或弥漫性甲状腺肿。甲状腺肿通常与周围结构固定，不随吞咽移动。其他体征包括气管受压或受侵袭导致的喘鸣、气管偏移和声带麻痹，以及胸骨后肿瘤生长引起静脉扩张、上腔静脉综合征。

(三)诊断与评估

甲状腺超声表现对甲状腺未分化癌不具特异性。未分化癌的诊断常依靠细针抽吸活检获取细胞，或粗针或手术活检获取组织进行细胞学检查来确立。

确诊后的评估包括实验室评估(表6-8-5)和影像学检查。

表6-8-5　甲状腺未分化癌的实验室评估内容

评估项目	评估的意义
实验室	
TSH和FT_4	明确甲状腺功能状态
血钙磷	评估是否存在恶性肿瘤相关的高钙血症
甲状腺球蛋白	评价转移性分化型甲状腺癌的可能性，并帮助确定转移性病变是否来自肿瘤内的高分化部分
其他(血常规、肝肾功能)	
影像学	
颈部超声	甲状腺及颈部淋巴结的基本评估
颈部和纵隔CT	确定甲状腺肿瘤的范围，判断肿瘤有无大血管和上呼吸道、消化道侵犯
PET(颈部到盆腔)	原发甲状腺肿瘤、颈部和纵隔淋巴结及远处转移灶均可^{18}FDG摄取增强
MRI或CT(脑部)	确定脑部转移灶

（四）治疗与预后

由于大多数患者在诊断时已处于疾病晚期，通常不具备手术指征。然而，若肿瘤局限于甲状腺，或局部区域肿瘤是可切除的，只要肉眼可见的肿瘤可以被切除，应尝试完全切除。完全切除后，通常联合术后放疗、化疗、靶向治疗等综合治疗手段。甲状腺未分化癌侵袭性极强，诊断后的中位生存期为3~7个月，1年生存率仅为20%。预测预后较差的因素包括诊断时年龄较大、男性、以呼吸困难为主诉症状。

（王晓霞）

参考文献

1. Gharib H, Papini E, Paschke R, et al. AACE/AME/ETA Task Force on Thyroid Nodules. American Association of Clinical Endocrinologists, Associazione Medicine Endocrinologi, and European Thyroid Association Medical Guidelines for Clinical Practice for the Diagnosis and Management of Thyroid Nodules. Endocr Pract, 2010, 16 Suppl 1: 1-43.

2. Haugen BR, Alexander EK, Bible KC, et a1.2015 American Thyroid Association Management Guidelines for Adult Patients with Thyroid Nodules and Differentiated Thyroid Cancer: The American Thyroid Association Guidelines Task Forceon Thyroid Nodulesand Differentiated Thyroid Cancer. Thyroid, 2016, 26(1): 1-133.

3. 中华医学会内分泌学分会，中华医学会外科学分会内分泌学组，中国抗癌协会头颈肿瘤专业委员会，等. 甲状腺结节和分化型甲状腺癌诊治指南. 中华内分泌代谢杂志，2012，28(10): 779-797.

4. Reiners C, Wegscheider K, Schicha H, et al. Prevalence of thyroid disorders in the working population of Germany: ultrasonography screening in 96278 unselected employees. Thyroid, 2004, 14(11): 926.

5. 路万虹，滕伟平，施秉银，等. 中老年人群甲状腺结节发病状况调查. 老年医学与保健，2005，11(3): 150-152.

6. 冯尚勇，朱妍，张真稳，等. 江苏社区人群甲状腺结节的流行病学研究. 中华内分泌代谢杂志，2011，27(6): 492-494.

7. 杨昱，王志国，吴阳，等，南京市40岁以上人群甲状腺结节的流行病学调查. 中华内分泌代谢杂志，2013，20(9): 785-787.

8. 刘玉琴，张书全，陈万青，等. 中国2003—2007年甲状腺癌发病死亡现状及流行趋势分析. 中国流行病学杂志，2012，33(10): 1044-1048.

9. 邱蕾，孙明晓，汪耀，等. 中年至超高龄老年人甲状腺结节的特点. 中华内分泌代谢杂志，2014，30(2): 115-118.

10. Anil C, Akkurt A, Ayturk S, et al. Impaired glucose metabolism is a risk factor for increased thyroid volume and nodule prevalence in a mild-to-moderate iodine deficient area. Metabolism, 2013, 62(7): 970-975.

11. Huan Q, Wang K, Lou F, et al. Epidemiological characteristics of thyroid nodules and risk factors for malignant nodules: a retrospective study from 6304 surgical cases. Chin Med J, 2014, 127(12): 2286-2292.

12. Zheng L, Yan W, Kong Y, et al. An epidemiological study of risk factors of thyroid nodule and goiter in Chinese women. Int J Environ Res Public Health, 2015, 12(9): 11608-11620.

13. Canete EJ, Sison-Pena CM, Jimeno CA, et al. Clinicopathological, biochemical, and sonographic features of thyroid nodule predictive of malignancy among adult Filipino patients in a tertiary hospital in the Philippines. Endocrinol Metab, 2014, 29(4): 489-497.

14. Ajmal S, Rapoport S, Batlle HR, et al. The natural history of the benign thyroid nodule: What is the appropriate follow-up strategy? J Am Coll Surg, 2015, 220(6): 987-992.

15. Knudsen N, Laurberg P, Perrild H, et al. Risk factors for goiter and thyroid nodules. Thyroid, 2002, 12(10): 879-888.

16. Rendina D, Palma D, Filippo G, et al. Prevalence of simple nodular goiter and hashimoto's thyroiditis in current, previous, and never smokers in a geographical area with mild iodine deficiency. Horm Metab Res, 2015, 47(3): 214-219.

17. Wang K, Yang Y, Wu Y, et al. The association between insulin resistance and vascularization of thyroid nodules. J Clin Endocrinol Metab, 2015, 100(1): 184-192.

18. Mariotti S, Franceschi C, Cossarizza A. The aging thyroid. Endocrine Rev, 1995, 16(6): 686-715.

19. Bahn RS, Burch HB, Cooper DS, et al. American Thyroid Association; American Association of Clinical Endocrinologists. Hyperthyroidism and other causes of thyrotoxicosis: management guidelines of the American Thyroid Association and American Association of Clinical Endocrinologists. Thyroid, 2011, 21(6): 593-646.

20. Nikiforov YE, Steward DL, Robinson-Smith TM, et al. Molecular testing for mutations in improving the fine-needle aspiration diagnosis of thyroid nodules. J Clin Endocrinol Metab, 2009, 94(6): 2092-2098.

21. Samir AE, Vij A, Seale MK, et al. Ultrasound-guided percutaneous thyroid nodule core biopsy: clinical utility in patients with prior nondiagnostic fine-needle aspirate. Thyroid, 2012, 22(5): 461-467.

22. Lee ST, Kim SW, Ki CS, et al. Clinical implication

of highly sensitive detection of the BRAF V600E mutation in fine-needle aspirations of thyroid nodules: A comparative analysis of three molecular assays in 4585 consecutive cases in a BRAF V600E mutation-prevalent area. J Clin Endocrinol Metab, 2012, 97(7): 2299-2306.

23. Toniato A, bernardi C, Piotto A, et al. Features of papillary thyroid carcinoma in patients older than 75 years. Updates Surg, 2010, 63(2): 115-118.

第九节　老年常用药物对甲状腺功能的影响

衰老本身会对甲状腺激素和TSH的产生和代谢产生影响（详见本书第一章第四节），并且老年人经常处于多病共存的状况，会同时服用多种药物来治疗不同的疾病。因此在评估老年患者的甲状腺功能时，临床医师必须了解各种药物与甲状腺功能之间的相互作用，才能得出正确的结论。本节将首选讨论不同药物对甲状腺功能产生影响的机制。随后将选择老年患者中较常使用的一些药物，如增强CT使用的含碘造影剂、抗心律失常药胺碘酮、抗肿瘤药酪氨酸受体抑制剂、糖皮质激素等进行更详尽的介绍。

一、机制

在讨论不同药物与甲状腺激素间的相互作用之前，有必要对甲状腺激素代谢和药物影响的途径进行简要的回顾。

（一）甲状腺激素的合成、转运和代谢

膳食中的碘以碘化物的形式被吸收，并迅速分布于细胞外液，细胞外液中也含有从甲状腺中释放的碘化物和碘化甲腺原氨酸通过甲状腺外脱碘作用生成的碘化物。碘化物逆化学梯度和电梯度被转运至甲状腺腺泡细胞内。碘化物的转运与钠的转运相关联，依靠钠－碘转运蛋白完成转运。其他离子（如高氯酸根和高锝酸根）也通过相同的机制被转运到甲状腺中，因此，这些离子是碘化物转运的竞争性抑制剂。在甲状腺腺泡细胞中，碘化物迅速扩散至细胞顶端，并转运至可与顶端细胞膜相融的胞吐小泡中。碘化物在这些小泡中被迅速氧化并与甲状腺球蛋白的酪氨酸残基共价结合（有机化），之后碘化的酪氨酸残基发生偶联，形成T_4和T_3。碘化物的氧化和碘化酪氨酸残基的偶联均是被甲状腺过氧化物酶所催化的。

T_4均在甲状腺内生成；大部分T_3（80%）由T_4在甲状腺外脱碘生成，其余由甲状腺生成；rT_3几乎全部来自T_4的甲状腺外脱碘。约80%的T_4发生脱碘，40%形成T_3，40%生成rT_3，其余20%与葡萄糖甘酸和硫酸共轭结合，脱去氨基和羧基，形成四碘甲腺乙酸（tetraiodothyroacetic acid, tetrac）。T_4脱碘生成T_3，导致生物学活性增加，但T_4的其他代谢产物无生物学活性。

由于血清中99.95%以上的T_4和99.5%以上的T_3都处于结合状态，血清中结合蛋白（尤其是TBG）浓度的改变对T_4和T_3的血清总浓度及其部分代谢会产生显著影响。然而，它们不会改变游离激素的浓度，也不会改变T_4和T_3的绝对代谢速率。

（二）不同药物对甲状腺功能产生影响的机制

甲状腺激素的生成既受到垂体TSH的调节，同时营养状态、激素和疾病等相关因素也会参与甲状腺外T_4向T_3的转化。药物能影响甲状腺激素系统的任一方面，包括TSH分泌，以及T_4和T_3在甲状腺中的产生、在血清中的转运及其代谢。影响的结果可能是明显的甲状腺功能障碍，也可能虽未导致具有临床意义的甲状腺功能障碍，但有可能因存在甲状腺功能指标的异常而被误判结果。

表6-9-1列出了可能引起甲状腺功能异常的药物及其发生机制。

二、碘造影剂

老年人群是冠心病和恶性肿瘤的高危人群，因此会有更多机会使用含碘的造影剂（如增强CT和冠脉造影时使用的放射对比剂）。含碘的造影剂每毫升的含碘量可高达350~500mg，而一次增强CT要使用60~100ml造影剂，因此患者可能会接受数千毫克甚至上万毫克的有机碘，而有机碘可部分脱碘形成无机碘，无机碘是能够被甲状腺利用的形式。而如上所述，推荐的成人每日最低碘摄入量才150μg/d，差距巨大。使用造影剂后对甲状腺功能的影响，与使用者基础的甲状腺功能状态密切相关。

表 6-9-1 可能引起甲状腺功能异常的药物及机制

可以导致甲减的药物
抑制甲状腺激素的合成或释放：硫脲类药物，锂，高氯酸盐，氨鲁米特，沙利度胺，碘和含碘药物包括胺碘酮、造影剂、含碘祛痰剂、碘化钾溶液、局部消毒剂
减少 T_4 的吸收：考来烯胺，考来替泊，考来维仑，氢氧化铝，碳酸钙，硫糖铝，硫酸铁，雷洛昔芬，奥美拉唑，兰索拉唑，司维拉姆（磷酸盐结合剂碳）
免疫调节药物：干扰素 -α，白细胞介素 -2，伊匹单抗，阿伦单抗，PD-1 药物（pembrolizumab，nivolumab）
抑制 TSH：多巴胺
导致破坏性甲状腺炎：舒尼替尼
增加 3 型脱碘酶活性：索拉非尼
增加 T_4 清除率和抑制 TSH：贝沙罗汀
可以导致甲亢的药物
刺激甲状腺激素合成和 / 或释放：碘，胺碘酮
免疫调节药物：干扰素 -α，白细胞介素 -2，伊匹单抗，阿伦单抗，PD-1 药物
引起甲状腺功能指标异常而无甲状腺功能障碍的药物
降低血清甲状腺素结合球蛋白（TBG）水平：雄激素，达那唑，糖皮质激素，烟酸
升高血清 TBG：雌激素，他莫昔芬，雷洛昔芬，美沙酮，5-氟尿嘧啶，氯贝丁酯，海洛因，米托坦
减少 T_4 与 TBG 的结合：水杨酸盐，双水杨酯，呋塞米，肝素（通过游离脂肪酸），某些 NSAID
增加 T_4 清除率：苯妥英，卡马西平，利福平，苯巴比妥
抑制 TSH 分泌 - 多巴酚丁胺，糖皮质激素，奥曲肽
影响外周组织中 T_4 向 T_3 的转化：胺碘酮，糖皮质激素，用于胆囊造影术的造影剂（例如，碘番酸），丙基硫尿嘧啶，普萘洛尔

（一）基础甲状腺功能正常的个体很少发生碘造影剂诱发的甲状腺功能异常

保护机体不受外源碘摄入大幅变化影响的关键因素是甲状腺滤泡细胞的自身调节。突然暴露于过多的血清碘离子可抑制碘离子的有机化，从而减少激素生物合成，该现象称为 Wolff-Chaikoff 效应。因该效应的存在，可以保护大部分无基础甲状腺疾病的造影剂使用者不出现甲状腺功能的异常。在一项研究中，来自碘缺乏地区的 788 例未经筛选的患者在冠状动脉造影后，12 周内只有 2 例患者发生甲状腺功能亢进，这 2 例患者的基线 TSH 水平均正常，甲状腺超声未显示结节证据。

（二）碘造影剂诱发的甲亢

在北美和其他碘充足的人群中，对于有自主性甲状腺结节的患者，在暴露于碘化造影剂之后，可发生碘诱发的甲状腺功能亢进。例如，在一项纳入 73 例患者（平均年龄 65.7 岁）的前瞻性研究中，暴露于 X 线摄影造影剂之后有 2 例患者出现甲状腺功能亢进。在另一项研究中，暴露于增强 X 线摄影造影剂之前即存在血清 TSH 浓度低于正常和甲状腺锝摄取增加的患者发生甲状腺功能亢进的风险较高。碘造影剂诱发的甲状腺功能亢进通常开始于用碘后的数周甚至数月；单次大剂量的碘就足以引起。大部分患者的碘暴露史十分明显。

碘造影剂诱发的甲状腺功能亢进对于老年患者尤其重要，原因为老年患者的甲状腺结节的患病率高于较年轻患者，且更难在临床上发现甲状腺功能亢进，以及老年人更常有基础心脏疾病。一项回顾性研究纳入 60 例甲状腺功能亢进的老年住院患者（平均年龄 80 岁），其中 62% 的患者最初并未疑诊甲状腺功能亢进，许多患者仅在甲状腺功能常规筛查时诊断出来。15% 的患者表现为淡漠型甲状腺功能亢进，23% 的患者在诊断前 6 个月内使用了含碘造影剂。应当告知已知有多结节性甲状腺肿和 / 或亚临床型甲亢的老年患者有关碘造影剂诱发的甲状腺功能亢进的风险，如可能应考虑将 CT 增强扫描替换为备选方案，例如 CT 平扫、磁共振成像。对于已知有结节性甲状腺肿和 TSH 浓度为正常低限或低于正常的老年患者，建议在患者暴露于碘造影剂后 3~4 周测定甲状腺功能，以评估有无碘诱发的甲状腺功能亢进。

（三）碘造影剂诱发的甲减

对于基础有自身免疫性甲状腺炎患者，使用碘造影剂可能会诱发或加重甲状腺功能减退。存在碘造影剂诱发的甲状腺功能减退风险的患者包括：慢性自身免疫性甲状腺炎患者、接受过放射性碘或甲状腺次全切除术以治疗 Graves 甲状腺功能亢进的患者。此类患者对于碘离子对其自身有机化的抑制效应似乎非常敏感，部分程度上是由于钠 / 碘转运体的持续活性。钠 / 碘转运体的这种持续活性导致甲状腺激素合成的抑制时间延长及 TSH 增高。因此，由于未能从急性 Wolff-Chaikoff 效应中逃脱，这些患者可发生甲状腺功能减退。

碘诱发的甲状腺功能减退在停用碘之后通常能迅速（1~2 周内）自发缓解。大多数患者不需要甲状腺激素替代治疗。由于存在基础甲状腺疾病，发生一过性碘造影剂诱发的甲状腺功能减退的患者存在以后发生永久性甲状腺功能减退的风险。

三、胺碘酮

心律失常是老年心脏病中最常见的并发症，发病率高，其发生随年龄增长而增高。Manyari 等报道，无心脏疾病的 60 岁以上老年人中，74% 有房性心律失常，64% 有室性心律失常。同时，当老年患者罹患高血压、冠心病、风湿性心脏病及糖尿病等合并心律失常时，更易发生致命性心律失常，其中室性心律失常最常见。胺碘酮是一种Ⅲ类抗心律失常药物，对心肌除极和复极有多种作用，因此非常有效。然而，胺碘酮有很多副作用，甲状腺功能异常（包括甲状腺功能亢进和减退）是其常见的副作用之一。

碘对维持正常甲状腺的功能必不可少，它只能通过摄入含碘或加碘的食品而获得。美国医学研究所食品和营养委员会推荐的成年人每日碘摄入量为 150μg。与之相比，一个胺碘酮分子中含有 2 个碘原子，估计每口服 100mg 胺碘酮，经肝脏代谢会释放约 3mg 无机碘进入体循环，如果使用的胺碘酮剂量为 200mg，会产生 6mg 碘，这显著增加了每日碘负荷。同时胺碘酮的亲脂性很高，会浓集于脂肪组织、心肌、骨骼肌和甲状腺。机体清除胺碘酮的半衰期约为 100 日。因此，停药后很久也可出现胺碘酮的毒性。

（一）胺碘酮影响甲状腺功能的机制

胺碘酮对甲状腺功能的影响可分为两种，一种是药物本身特性的影响，另一种是碘产生的影响。

胺碘酮对甲状腺的直接影响包括：抑制 T_4 外环的 5'- 单脱碘酶的作用，继而减少 T_3 的生成；阻断 T_3 与其核受体的结合；减少某些甲状腺激素相关基因的表达；对甲状腺的直接毒性作用（破坏性甲状腺炎）。

胺碘酮对甲状腺的其他影响是由于其含碘量很高。

（二）胺碘酮诱发的甲状腺功能异常的分型

1. 胺碘酮引起的甲状腺功能减退 甲状腺功能正常者接受胺碘酮治疗常会发生甲状腺功能的暂时性改变。然而，大多数患者在胺碘酮治疗期间的甲状腺功能保持正常。一项试验显示，接受胺碘酮治疗的患者中有 5% 发生了显性甲减（TSH>10mU/L），但另有 25% 的患者发生了亚临床甲减。

2. 胺碘酮诱发性甲状腺毒症（amiodarone-induced thyrotoxicosis，AIT） 胺碘酮诱发性甲状腺毒症有两种类型。Ⅰ型是甲状腺激素的合成增加，而Ⅱ型是破坏性甲状腺炎引起的 T_4 和 T_3 过量释放。然而，这两种类型之间通常很难区分，有些患者可能同时出现这两种机制。

（三）服用胺碘酮发生甲状腺功能异常风险的预测因素

个体发生胺碘酮引起的甲减或甲亢的风险，取决于基础甲状腺状态和膳食碘摄入量。

1. 有基础自身免疫性甲状腺疾病的患者发生胺碘酮引起的甲减的风险最高，因为他们“不能逃脱”Wolff-Chaikoff 效应。

2. 结节性甲状腺肿患者发生Ⅰ型 AIT 的风险增加。胺碘酮提供的过量碘增加了底物的量，导致甲状腺激素合成增加和甲亢。

3. 破坏性甲状腺炎，即Ⅱ型 AIT，通常发生于无基础甲状腺疾病的患者。

4. 膳食碘摄入量也会影响个人发生胺碘酮引起甲状腺功能异常的风险。在碘充足的区域，胺碘酮引起的甲减似乎多于甲亢。相反，在缺碘地区，胺碘酮引起的甲亢（通常为Ⅰ型 AIT）多于甲减。

（四）临床表现和诊断

1. 胺碘酮引起的甲状腺功能减退 胺碘酮相关甲减的临床表现和诊断，与其他任何原因引起的甲减相似。甲减和甲减症状的发生时间，最早可在胺碘酮治疗开始后的 2 周，最晚可在 39 个月。

在开始胺碘酮治疗后几周，需评估患者的甲状腺功能，之后每几个月评估 1 次，以确定是否发生显性甲减。应该通过筛查血清 TSH 值，在患者出现症状之前即诊断出甲减。由于甲状腺功能正常的患者在开始胺碘酮治疗后的头 3~6 个月血清 TSH 浓度可有轻度升高（10~20mU/L），所以，只有当血清 T_4 浓度处于正常低值或偏低，或 TSH 轻度升高一直持续时，才能诊断为胺碘酮引起的甲减。

2. AIT 的临床表现和诊断 胺碘酮引起的甲亢的临床表现经常被掩盖，因为胺碘酮具有阻断 β 受体的活性，使甲状腺激素过量引起的很多肾上腺素能表现变得微弱。常见的症状和体征包括新发或复发的房性心律失常、缺血性心脏病或心力衰竭加重,或不明原因的体重减轻、烦躁或低热。

区分Ⅰ型和Ⅱ型非常重要,因为这两型的治疗方法不同。然而,用临床标准可能很难区分,部分原因是有些患者可能同时存在两种机制。有基础自身免疫性结节或甲状腺肿的情况下的Ⅰ型,往往发生于开始胺碘酮治疗后的早期(一项研究显示中位时间3.5个月),而Ⅱ型的发生晚得多(中位时间为30个月)。甲状腺功能检测对区分Ⅰ型和Ⅱ型AIT没有帮助。有研究显示,Ⅰ型AIT患者的血清甲状腺球蛋白浓度较高,而血清白介素-6浓度较低;也有研究显示,白介素-6浓度对区分Ⅰ型与Ⅱ型没有帮助。24小时放射性碘摄取率通常也不能区分Ⅰ型和Ⅱ型AIT,因为无论是Ⅰ型还是Ⅱ型AIT,以胺碘酮的形式摄入的大量碘都会导致大多数患者的24小时摄碘率低于1%。彩色血流多普勒超声(color flow Doppler sonography,CFDS)可能是区分这两种AIT的最好方法,有两项研究表明,CFDS可区分Ⅰ型(血流增强)与Ⅱ型(无血流),80%的患者可通过CFDS分型。有研究用^{99m}Tc甲状腺扫描来区分Ⅰ型(正常或升高)和Ⅱ型(降低)AIT。关于Ⅰ型和Ⅱ型AIT的鉴别总结于表6-9-2。

(五)治疗

1. 胺碘酮引起的甲状腺功能减退 如果可以停用胺碘酮,治疗之前无明显甲状腺疾病的患者的甲减常常会缓解。而对于有基础慢性自身免疫性甲状腺炎且抗甲状腺过氧化物酶抗体滴度较高和有甲状腺肿的患者,在停用胺碘酮后甲减可能持续,所以这类患者需要永久性T_4替代治疗。左甲状腺素替代治疗的目的是使血清TSH浓度恢复正常,需要注意的是,由于胺碘酮对垂体内T_4代谢和T_3生成可能有影响,还可能对甲状腺激素的作用有影响,所以可能需要给予的剂量比常规剂量更高。

2. AIT的治疗 对于Ⅰ型AIT患者,硫脲类药物通常有效,不过起效可能较慢,一般需要使用高于平均水平的剂量,例如甲巯咪唑30~40mg/d,同时仔细监测是否出现不良反应。患者如果继续使用胺碘酮,则需持续使用硫脲类药物。如果之后停用胺碘酮,则应持续使用硫脲类药物直至尿碘检测结果恢复正常,这可能需要6~8个月,之后可以尝试逐步减少抗甲状腺药物的剂量。Ⅰ型AIT患者因放射性碘摄取率低而不宜选择放射性碘治疗。如果抗甲状腺药物治疗无效,应接受甲状腺切除术。

对于Ⅱ型AIT患者,给予中等大剂量的皮质类固醇,即使继续使用胺碘酮也一样。我们通常起始给予泼尼松40~60mg/d,继续治疗1~3个月再减量,以避免甲亢加重。通常最早在1周时见到一定的改善。一项研究纳入66例患者,60%的患者在1个月内甲状腺功能恢复正常,16%的患者的甲亢持续超过3个月。Ⅱ型AIT患者可能在甲亢消退时发生暂时性甲减,有时是永久性甲减,这种情况下应给予T_4替代治疗。

对于分型鉴别不清的AIT,初始治疗可选择泼尼松40mg/d加甲巯咪唑40mg/d。快速缓解则提示为Ⅱ型AIT,最初疗效不佳则提示为Ⅰ型AIT。

表6-9-2 Ⅰ型和Ⅱ型AIT的鉴别

鉴别	Ⅰ型AIT	Ⅱ型AIT
发生机制	甲状腺激素的合成增加	破坏性甲状腺炎
发病时间	较早	较晚
甲状腺肿大	常有多结节性或弥漫性甲状腺肿	一般没有甲状腺肿或有轻度弥漫性甲状腺肿
T_3,T_4	升高	升高
TSH	降低	降低
吸碘率	降低	降低
甲状腺扫描	^{99m}Tc摄取正常或升高	^{99m}Tc摄取降低
彩色血流多普勒超声	血流增加	无血流
治疗选择	硫脲类药物	糖皮质激素

四、酪氨酸激酶抑制剂

（一）酪氨酸激酶抑制剂引起的甲状腺功能异常的类型

酪氨酸激酶抑制剂（tyrosine kinase inhibitor，TKI），如舒尼替尼、索拉非尼、伊马替尼和莫特塞尼等，越来越广泛地用于治疗胃肠道间质瘤、肾细胞癌、肝细胞癌、慢性髓系白血病及其他癌症。口服上述药物常可引起甲状腺功能减退。甲状腺功能减退可能发生于原本甲状腺功能正常的患者，也可能发生在破坏性甲状腺炎和一过性TSH抑制之后。

舒尼替尼最常引起甲状腺功能障碍，据报道30%~80%使用舒尼替尼治疗的患者出现亚临床甲状腺功能减退。索拉非尼治疗可导致3型脱碘增加，这会使T_4和T_3的代谢增加，对于先已存在甲状腺功能减退的患者，使用索拉非尼可能使甲状腺激素的需求量增加。

（二）酪氨酸激酶抑制剂引起的甲状腺功能异常的机制

TKI广泛针对酪氨酸激酶，即血管内皮生长因子受体的激酶抑制剂，可能通过引起毛细管退化和甲状腺缺血而引起甲状腺功能减退。其他可能的机制还包括破坏性甲状腺炎、碘摄取受损、甲状腺过氧化物酶活性降低或TSH的清除减少。

老年人群是恶性肿瘤的高发人群。对于使用TKI的老年人，即使发生了临床或亚临床甲减，也可能因为症状的不典型而被忽视。应加强对该人群甲状腺功能的监测。

五、其他药物

（一）糖皮质激素

药理剂量的糖皮质激素，如泼尼松超过20mg/d或其等效药物，可抑制TSH的分泌，正在药理剂量糖皮质激素的患者血清TSH值通常在0.08~0.4μU/ml的范围内。更高剂量的糖皮质激素（如高于地塞米松超过4mg/d）则可通过抑制5'-单脱碘酶的作用，可抑制甲状腺外T_4向T_3的转化而降低T_3的浓度。另外糖皮质激素还可以降低血清TBG的水平。

（二）质子泵抑制剂

老年人群的胃食管反流病（GERD）的患病率接近10%。质子泵抑制剂作用于胃酸分泌的终末环节，抑酸作用强大，是患有GERD的老年患者经常使用的药物。而正常胃酸分泌对甲状腺激素的正常吸收似乎是必要的。奥美拉唑、兰索拉唑，可能还包括其他减少胃酸分泌的药物，都会干扰甲状腺激素的吸收。因此服用质子泵抑制剂的老年甲减患者，质子泵抑制剂和甲状腺素应间隔数小时给药。

（三）碳酸钙和雷洛昔芬

绝经后女性和老年男性是罹患骨质疏松症的主要人群，而碳酸钙是骨质疏松的基础治疗药物之一。碳酸钙可减少外源性T_4的吸收。在一项前瞻性队列研究中，20例甲状腺功能减退患者日摄入碳酸钙（含元素钙1200mg），持续3个月，游离T_4和总T_4的平均血清浓度在碳酸钙共同给药期间分别显著下降8%和7%，TSH的平均血清浓度升高69%（从1.6mU/L升至2.7mU/L，$P=0.008$），有20%患者的血清TSH浓度超出正常范围（最高达7.8mU/L）。而在停用碳酸钙后，所有变化全部消失。因此服用碳酸钙的甲减患者，碳酸钙和甲状腺素应间隔数小时给药，并建议监测甲状腺功能，也可能需要增加左甲状腺素的剂量。而另一种抗骨质疏松药，选择性雌激素受体调节剂雷洛昔芬，则通过升高血清TBG的浓度，引起总T_4和总T_3升高，而游离T_4、游离T_3和TSH正常。

（四）胆汁酸结合树脂

老年人经常因高脂血症服用调脂药物。用于治疗高胆固醇血症的胆汁酸结合树脂（考来烯胺和考来替泊）能与甲状腺激素结合并减少其吸收。无甲状腺疾病的甲状腺功能正常患者使用这些树脂不会发生不良反应。但甲状腺功能减退患者同时使用胆汁酸结合树脂和左甲状腺素时，如两药都需要使用，应当在给予胆汁酸结合树脂后数小时再给予T_4。亚临床甲状腺疾病或放射性碘治疗引起甲状腺储备有限的甲状腺功能正常患者，在接受胆汁酸结合树脂治疗期间也有发生甲状腺功能减退的风险。

（五）通过影响TBG水平而影响甲状腺功能的药物

有些药物可能升高或降低血清TBG浓度，从而引起总T_4和T_3（而非游离T_4和T_3）血清浓度的相应变化。血清TSH浓度则无变化。使血清TBG升高的药物中，最重要的是雌激素或选择性雌激素受体调节剂（包括口服避孕药、他莫昔芬和雷洛昔芬）。对于开始雌激素替代疗法的甲状腺功能减退女性，可能需要调整甲状腺激素的剂量。能使血清TBG降低的药物中，最重要的是雄激素。一些药物（如水杨酸盐类、双水杨酯、芬氯酸和呋塞米）通过阻断激素与TBG的结合而降低血清 T_4 和 T_3 浓度。

（王晓霞　陈 彤）

参考文献

1. Basaria S, Cooper DS. Amiodarone and the thyroid. Am J Med, 2005, 118(7): 706.

2. Tsadok MA, Jackevicius CA, Rahme E, et al. Amiodarone-induced thyroid dysfunction: brand-name versus generic formulations. CMAJ, 2011, 183(12): E817.

3. Bogazzi F, Bartalena L, Dell'Unto E, et al. Proportion of type 1 and type 2 amiodarone-induced thyrotoxicosis has changed over a 27-year period in Italy. Clin Endocrinol (Oxf), 2007, 67(4): 533.

4. Tomisti L, Materazzi G, Bartalena L, et al. Total thyroidectomy in patients with amiodarone-induced thyrotoxicosis and severe left ventricular systolic dysfunction. J Clin Endocrinol Metab, 2012, 97(10): 3515.

5. Yagishita A, Hachiya H, Kawabata M, et al. Amiodarone-induced thyrotoxicosis late after amiodarone withdrawal. Circ J, 2013, 77(12): 2898.

6. Shinohara N, Takahashi M, Kamishima T, et al. The incidence and mechanism of sunitinib-induced thyroid atrophy in patients with metastatic renal cell carcinoma. Br J Cancer, 2011, 104(2): 241.

7. Groot JW, Zonnenberg BA, Plukker JT, et al. Imatinib induces hypothyroidism in patients receiving levothyroxine. Clin Pharmacol Ther, 2005, 78(4): 433.

8. Brassard M, Neraud B, Trabado S, et al. Endocrine effects of the tyrosine kinase inhibitor vandetanib in patients treated for thyroid cancer. J Clin Endocrinol Metab, 2011, 96(9): 2741.

9. Makita N, Iiri T. Tyrosine kinase inhibitor-induced thyroid disorders: a review and hypothesis. Thyroid, 2013, 23(2): 151.

10. Verloop H, Smit JW, Dekkers OM. Sorafenib therapy decreases the clearance of thyrotropin. Eur J Endocrinol, 2013, 168(2): 163.

11. Rhee CM, Bhan I, Alexander EK, et al. Association between iodinated contrast media exposure and incident hyperthyroidism and hypothyroidism. Arch Intern Med, 2012, 172(2): 153.

12. Conn JJ, Sebastian MJ, Deam D, et al. A prospective study of the effect of nonionic contrast media on thyroid function. Thyroid, 1996, 6(2): 107.

13. Fricke E, Fricke H, Esdorn E, et al. Scintigraphy for risk stratification of iodine-induced thyrotoxicosis in patients receiving contrast agent for coronary angiography: a prospective study of patients with low thyrotropin. J Clin Endocrinol Metab, 2004, 89(12): 6092.

14. Markou K, Georgopoulos N, Kyriazopoulou V, et al. Iodine-induced hypothyroidism. Thyroid, 2001, 11(5): 501.

15. Teng W, Shan Z, Teng X, et al. Effect of iodine intake on thyroid diseases in China. N Engl J Med, 2006, 354(26): 2783.

16. Martin FI, Deam DR. Hyperthyroidism in elderly hospitalised patients. Clinical features and treatment outcomes. Med J Aust, 1996, 164(4): 200.

17. Muller R, Siggelkow H, Emrich D, et al. Prophylactic application of thyrostatic drugs during excessive iodine exposure in euthyroid patients with thyroid autonomy: a randomized study. Eur J Endocrinol, 1996, 134(3): 337-341.

18. Sachmechi I, Reich DM, Aninyei M, et al. Effect of proton pump inhibitors on serum thyroid-stimulating hormone level in euthyroid patients treated with levothyroxine for hypothyroidism. Endocr Pract, 2007, 13(4): 345-349.

19. Singh N, Singh PN, Hershman JM. Effect of calcium carbonate on the absorption of levothyroxine. JAMA, 2000, 283(21): 2822-2825.

20. Siraj ES, Gupta MK, Reddy SS. Raloxifene causing malabsorption of levothyroxine. Arch Intern Med, 2003, 163(11): 1367-1370.

第十节　甲状腺功能正常全身病态综合征

在发生某些非甲状腺疾病时，血清甲状腺激素和TSH的代谢可以出现显著的变化，这种现象称为非甲状腺性的甲状腺病态综合征（nonthyroidal illness syndrome，NTIS）、正常甲状腺功能性病态综合征（euthyroid sick syndrome），最常称为低 T_3 综合征（low T_3 syndrome），严重者为低 T_3/T_4 综合征（low T_3/T_4 syndrome）。它是其他严重疾病或药物不良反应，是甲状腺生理性代偿适应性现象，表现为5'-单脱碘酶的抑制，T_3 降低和 rT_3 升高同时发生，如图6-10-1示。

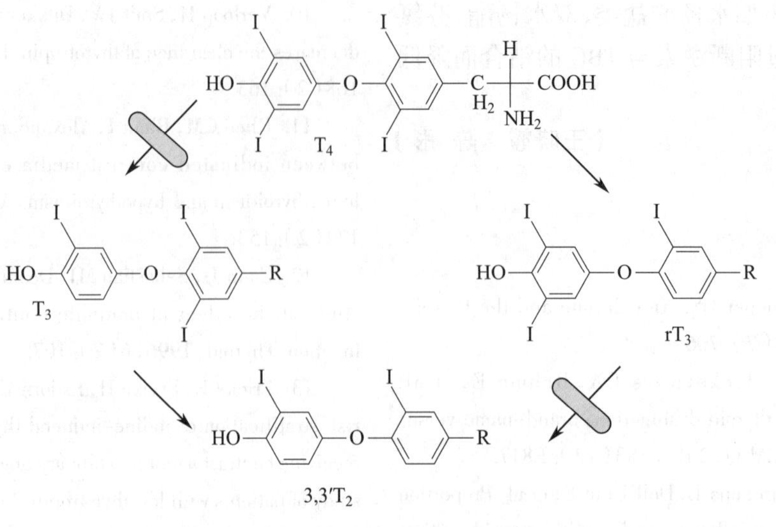

图 6-10-1　5'- 单脱碘酶的抑制

长圆形框表示 5'- 单脱碘酶活性被抑制。在 NTIS 时，甲状腺激素的代谢出现异常，5'- 单脱碘酶活性受到抑制，导致 T_4 向 T_3 的转化减少，rT_3 的代谢也降低

甲状腺功能异常在老年住院患者中的比例逐渐升高，尤其是 NTIS 在住院老年患者中可以达到 32%~62%，它被认为是短期存活率的强烈独立预测因子。然而老年住院患者的预后依赖一系列的因素（如急性应激、严重慢性疾病或药物方面的影响），这些因素同样也可能干扰甲状腺功能，因此有关 NTIS 与老年患者预后关系是有争议的，而在临床状况稳定及出院后，NTIS 是否会影响长期预后也是未知的。

一、发病机制

各种因素对 TH 合成与分泌的影响可以是原发因素，也可能是其他病理生理过程的继发性结果，导致 NTIS 血清 T_3、T_4、rT_3 及 TSH 变化的因素有许多环节，包括下丘脑 - 垂体 - 甲状腺轴的调节和 TH 的合成、分泌、代谢等，见表 6-10-1。

表 6-10-1　在危重疾病时可能导致下丘脑 - 垂体轴改变的因素

主要因素	常见病因
抑制 5'- 单脱碘酶活性的病因	严重疾病、饥饿，糖皮质激素、β 受体阻滞剂、胺碘酮、硒缺乏、细胞因子、脂肪酸
降低 TSH 分泌的因素	严重疾病、饥饿、糖皮质激素、儿茶酚胺、阿片类药物
抑制甲状腺激素与血浆蛋白结合因素	严重疾病、糖皮质激素、呋塞米、华法林、游离脂肪酸、苯妥英钠、卡马西平、水杨酸

（一）下丘脑垂体的调节

NTIS 时，下丘脑室旁核的 TRH mRNA 生成减少，使得 TSH 的夜间脉冲释放减少，血清 TSH 水平下降。TRH 主要受 T_3/T_4 的调节，其调节方式是 $T_3\beta_2$ 受体和磷酸化的 cAMP 反应元件结合蛋白（CREB，phosphorylated form of cyclic adenosine 5'-monophosphate response element binding protein）与 TRH 基因结合位点的竞争。NTIS 时，虽然血 T_3 降低，但因下丘脑的 TRH 神经元表达的 TRH 因 CREB 的竞争和其他调节因子（regulatory factors）的作用而下调，故引起 TSH 降低。这些调节因子包括弓状核（arcuate nucleus）分泌的黑色素刺激素 α（αMSH）、可卡因或苯丙胺调节性转录因子（cocaine-and amphetamine-regulated transcript，CART）、agouti- 相关蛋白（agouti-related protein，AGRP）及神经肽 Y（NPY）。

（二）甲状腺激素与血浆蛋白结合受抑制

已从 NTIS 患者血清中分离出抑制 T_3 与血清蛋白质结合的物质（如脂质），组织中也发现了类似的物质，它可能改变细胞摄入激素的量，通过抑制甲状腺激素与血浆蛋白质的结合，导致 TT_4 水平降低而血清游离激素水平正常。

（三）5'- 单脱碘酶活性降低

在老年严重慢性病或急性病时，可以代偿性出现 5'- 单脱碘酶的抑制，产生镜像关系的 T_3 甚至 FT_3 减少，同时 rT_3 升高，常伴 TSH 正常，而在严重病态消减时 TSH 可稍升高。NTIS 患者血清中含有 5'- 单脱碘酶抑制剂，使 T_4 向 T_3 的转化障碍，rT_3 代谢障碍，故血 T_3 降低，rT_3 升高。一些药物如糖皮质激素、普萘洛尔、胺碘酮可以抑制 5'- 单脱碘酶活性。细胞因子 IL-1β、IL-6、TNF-α、IFN-γ 等亦可抑制其活性，5'- 单脱碘酶活性被抑制的原因主要有：外源性糖皮质激素治疗；循环中有去离子活性的抑制剂，如游离脂肪酸；某些药物如胺碘酮和大剂量的普萘洛尔；细胞因子，如 TNF-α、IFN-γ、NF-κB、IL-6。

（四）甲状腺激素代谢障碍

用示踪物进行 TH 的合成、分泌与代谢研究发现，TH 由高特异性、高亲和性和低结合力的 TH 转运体（52~62kD）携带而进入靶细胞，除垂体组织以外，其他组织转运每一种 TH 的转运体都是专一的，但都依赖于细胞的能量供应（如细胞膜内外的钠离子梯度）。在急性疾病情况下，T_4 转运进入 T_3 生成细胞的能力下降，因而使血清 T_3 浓度降低，导致 NTIS。

二、老年甲状腺功能变化

（一）TSH 升高在某些老年人中常见

在健康老年人和某些特殊长寿种族中，TSH 可以升高，他们的后代中 TSH 水平可以增高或正常。TSH 的分泌受 T_4 水平调整，但在高龄老年人和年轻人中，甲状腺对垂体的反馈是不一样的，同时 TSH 水平也受肝肾代谢和年龄改变影响，生理性分泌迟钝、夜间峰值降低都可能会导致老年人 TSH 水平降低。从临床的角度看，TSH 轻度增加不能被认为是一个明确的生存期延长的预测因子，它本身并不代表一个亚临床甲减需要替代治疗的诊断线索，不会带来任何实际获益。

（二）甲状腺激素水平可能是长寿和健康老年人的一种标志

在健康老年人中，T_4 和 T_3 的分泌是减低的，FT_3 水平只有在 90 岁以上和百岁老人中是减低的，而其他人群中无此发现。90 岁以上和百岁老人的后代，以及独立生活的老年男性中都存在 FT_4 水平降低，FT_4 水平降低与 4 年生存期更长和更好的体力表现有关。也有研究发现，FT_4 增加一个单位，死亡风险增加超过两倍，低 F_4 水平与高终末期生存率相关。提示降低的甲状腺素减低能量合成及需要，氧化应激降低、分解代谢受抑制，从而适应高龄老年人群的生存和活动。

三、老年人 NTIS 特点

在老年人中，甲状腺激素水平可以帮助监测主要健康状态，预测短期和长期的临床预后，反映疾病的严重程度，评价生活质量与生存状态。

（一）血 TSH 水平是老年住院 NTIS 患者出院后的一个早期恢复指标

有研究观察了 146 名老年人[平均年龄（85.9 ± 6.2）岁]入院及出院后 1 个月的甲状腺功能变化情况。84.9% 患者出现 NTIS，出院后 35% 患者恢复正常。出院后血 TSH 和 FT_3 水平较入院时都明显上升[TSH 2.19 vs 2.53mU/L, $P<0.01$; FT（33.3 ± 0.7）vs（3.7 ± 1.0）pmol/L, $P<0.001$]。甲状腺功能恢复正常与甲状腺功能持续异常的患者相比，入院时 TSH[1.27（0.69~1.89）mU/L vs 1.69（0.96~2.91）mU/L, $P<0.05$]水平明显偏低。提示 35% 因急症住院的老年患者，由于 NTIS 状态的纠正，甲状腺功能在出院后 1 个月会恢复正常。入院时血 TSH 水平是甲状腺功能恢复正常的唯一负相关变量。

（二）FT_4 水平升高与高龄老年男性全因死亡率相关

有研究调查了社区居住的 3885 名甲状腺功能正常的 70~89 岁老年男性，随访（6.4 ± 1.5）年，发现 FT_4 水平升高与高龄老年男性全因死亡率相关，并且独立于传统的危险因素和合并症以外。另一个研究观察了 450 名因急性疾病住院的高龄老年患者（平均年龄 84 岁），在甲状腺功能正常的老年人群中，FT_4 水平升高是长期较差生存状态的一个标志。也有研究发现，NTIS TT_4 低于 4μg/dl 时，死亡的可能性约为 50%，TT_4 低于 2μg/dl 时，死亡的可能性可达 80%，提示 TT_4 的降低程度可以反映疾病的严重程度，并与疾病的预后有关。

（三）rT_3 升高与独立生活老年人的短期生存率相关

rT_3 升高是 NTIS 的特征性改变之一，代表急症患者死亡率的增加。Alsanut 研究纳入了 440 名独立生活的 65 岁以上的老年人，并观察这组人群 1988—2005 年的生活状况。发现在单因素分析中，死亡时间和 rT_3 及 FT_3 显著相关（$P<0.0001$）。在调整了其他混杂变量，rT_3 是唯一与短期死亡率相关的因素（$P=0.014$），提示独立生活老年人中，rT_3 可能与 NTIS 具有等效性，反映了老年人健康状况的下降。Van den Beld 得出相似结论，发现超

过 25% 的独立生活的老年男性都存在 rT_3 升高，并表现为体力降低。因此，除了经典的 NTIS，在非严重疾病个体中，rT_3 升高也不少见，有可能是一个全球性的健康状况较差的表现。

四、老年人存在的 NTIS 类型

（一）低 T_3 综合征

低 T_3 综合征是临床 NTIS 最常见类型。存在基础病因，血 TT_3 降低，FT_3 正常或降低，TT_4 正常，FT_4 正常或升高，血 rT_3 升高，TSH 正常，一般可诊断低 T_3 综合征。由于蛋白与激素结合降低对 T_4 的影响大于 T_3，故 FT_4 往往增加；NTIS 时，TSH 的波动范围可以达到 0.2~10mU/L，因此需结合 T_3 和 T_4 来综合诊断。

（二）低 T_3/T_4 综合征

患者存在严重的消耗性疾病，如肝硬化、肾功能不全、烧伤、重症感染、长期饥饿、神经性厌食、重大手术后、恶性肿瘤等，血 TT_3、TT_4、FT_3 均降低，FT_4 正常或降低。且血 T_3 或 T_4 低下预示肝硬化、晚期充血性心衰及其他严重的全身性疾病的死亡率增加。血 T_4 低下同时伴显著降低的 T_3 患者预后最差，两周死亡率达 68%~100%。

（三）高 T_4 综合征

高 T_4 综合征常见于重症肝胆疾病，血 TT_4 升高，FT_4 升高或正常，TT_3 正常，FT_3 正常低值或降低，血清 rT_3 升高。应与 T_4 型甲亢鉴别，后者主要见于既往过多暴露于碘的老年人，如应用胺碘酮治疗或用含碘口服胆囊造影剂者，这些药物降低肝脏摄取 T_4 并降低 T_4 向 T_3 转化，血清 FT_4 常升高。高 T_4 综合征时血 rT_3 升高，TSH 正常可鉴别。

五、不同程度病情状态下甲状腺激素变化

筛查甲状腺功能时，任何明显的合并症（器质性或功能性）本身都可能会引起甲状腺功能的变化。

（一）饥饿状态及轻度的病态

较为常见，尤其在老年人当中，可见于 50%~70% 住院非甲状腺疾病患者，可以只表现为一些非特异性症状。往往通过检查甲状腺功能筛查出来，可能与机体的适应性、保护性反应有关。NTIS 可以表现为 TT_3、FT_3 下降，rT_3 升高，T_4 及 TSH 尚在正常范围。可能与外周 T_4 向 T_3 转化减弱，rT_3 廓清减慢有关。

（二）在中重度的 NTIS 患者中

T_3 降低很常见，可以达到 50%，TT_4、FT_4 也可以下降，rT_3 升高更明显，可达 2~3 倍，TSH 仍为正常甚至下降。提示患者下丘脑垂体反应能力明显受损。在重症监护室中，甲状腺功能异常的比例超过 70%，出现 T_3 降低，T_4 降低可以达到 50%。

（三）病情发展至严重持久阶段

T_3 降低更为明显，T_4 进一步降低，rT_3 仍较高，TSH 下降更明显。TSH 在临床上被认为是最敏感和最有特异性的甲状腺功能，在急性住院患者中多达 3% 的患者 TSH 可以 <0.1mIU/L（正常范围是 0.3~4.0mIU/L），75% 的患者 TSH 降低可以归因于 NTIS 或者使用糖皮质激素或多巴胺导致 TSH 被抑制。

（四）在疾病的恢复过程中

T_3 降低程度减轻，但仍低于正常。T_4 可以升高、正常，也可以降低。TSH 可以突然升高，超过正常范围，提示垂体分泌 TSH 功能好转。疾病恢复 1~2 个月后甲状腺功能逐渐恢复正常。

六、诊断

老年患者的 NTIS 诊断主要根据原发疾病的临床症状、严重程度、实验室检查和甲状腺激素变化情况，在排除原发性、继发性甲状腺疾病和药物影响的前提下，可以诊断 NTIS。临床常见于严重全身性疾病，尤其在老年体弱者、因急性病而并用多巴胺和糖皮质激素者、疾病慢性迁延者、进食少营养差者等，导致生物保护型甲状腺 5'- 脱碘酶抑制和垂体 TSH 分泌减少。甲状腺激素变化的特点为血清 FT_3 下降和 rT_3 升高，TSH 水平正常或下降是主要诊断依据，提示垂体和下丘脑的负反馈减弱。NTIS 时，TSH 可低于 0.01μU/ml，提示甲亢可能；TSH 升高提示不排除甲减可能。见表 6-10-2。

表 6-10-2 NTIS 甲状腺功能变化

全身严重程度	甲状腺功能			
	FT_4	FT_3	rT_3	TSH
轻	正常	降低约 50%	升高约两倍	正常
中	降低	降低约 90%	升高约数倍	正常
重	降低	几乎测不到	—	降低

七、鉴别诊断

（一）与原发性甲状腺疾病鉴别

原发性甲状腺疾病时，往往表现为TSH升高，FT_4、TT_4先减低，FT_3后降低，rT_3正常。老年人和伴有其他自身免疫疾病的患者，常伴有甲状腺过氧化物酶抗体滴度升高，合并甲状腺疾病。NTIS患者一般不会出现典型的低血清FT_4水平和高TSH水平（甲减模式）或高血清FT_4水平和低TSH水平（甲亢模式）；甲状腺疾病多伴有TSH对TRH反应异常，NTIS时，反应多正常或降低。特殊情况下，当NTIS合并甲状腺疾病时，可以出现甲状腺指标的一过性正常，容易漏诊。如甲减患者合并NTIS时，血清TSH降低可能忽视甲减的存在。甲亢患者在NTIS时，血清T_3、T_4降至正常范围而掩盖了甲亢状态。因此对NTIS病程中有可疑临床表现的患者或甲状腺功能临床不能合理解释时应注意随访，2~4周后及时复查甲状腺功能。

（二）与垂体功能减退的鉴别

老年患者往往合并垂体功能减退，尤其垂体坏死性甲减，一般无rT_3升高。当严重疾病合并NTIS时，下丘脑功能广泛受到抑制，也可以出现一过性的中枢性肾上腺皮质功能减退，是否合并原发疾病可以鉴别。重症监护室中的NTIS患者，测量皮质醇激素一般都高于30μg/dl，如果低于20μg/dl，应给予皮质醇补充治疗。绝经后女性，FSH是评价垂体功能的重要指标，FSH和LH水平下降会超过50%，睾酮水平也会出现相似程度的下降，但对男性价值有限。

（三）与药物作用鉴别

老年患者往往合并应用多种药物，而许多药物对甲状腺激素的代谢都有着明显的影响，主要机制见表6-10-1，有些药物如碘造影剂、多巴胺、肝素、呋塞米等会影响甲状腺素的合成和代谢，另外，许多常用药物如碳酸钙、硫酸亚铁、氢氧化铝、硫糖铝、考来烯胺等会影响胃肠道对左甲状腺素的吸收，这使得NTIS与真正甲状腺疾病的鉴别更为困难。

八、老年疾病与NTIS

（一）糖尿病

与年轻、病史短的糖尿病患者相比，老年人更容易出现NTIS。有学者观察了不同年龄、不同病程、不同血糖控制状况及有无急慢性并发症的糖尿病患者的甲状腺功能状态，发现糖尿病患者FT_3、FT_4水平低于正常对照组，1型糖尿病低于2型糖尿病。年龄越大、病程越长、血糖控制越差、并发症越多，发生NTIS的可能性越大，尤其是糖尿病肾病及酮症酸中毒患者。这些患者的TSH水平无明显差异。

（二）心脏疾病

心衰患者合并NTIS可达到70%，低甲状腺素水平是重症心衰患者高死亡率的预测因子。有研究显示，T_3/rT_3比值低的心衰患者6周生存率明显降低，1年后的生存率仅为37%，而该比值正常者1年生存率为100%。

甲状腺激素可以增加心脏变时变力能力，增加组织需氧量，使心肌收缩力增加；T_3直接作用于血管平滑肌，造成全身血管阻力降低；并通过激活肾素－血管紧张素－醛固酮系统，增加促红细胞生成素的分泌，使得血容量增加。这些改变在急性心肌梗死、充血性心脏衰竭，以及心肺旁路手术后患者中都曾发现。有研究发现，扩张型心肌病和NTIS患者服用甲状腺激素后心室舒张末期容积、每搏量输出量明显增加的同时心率却下降。有学者随机观察了142例接受冠状动脉旁路手术后患者，静脉用T_3或安慰剂，应用T_3的患者的心输出量增加、全身血管阻力降低，但并不能改变患者的预后。

（三）慢性肾脏疾病

甲状腺素水平与慢性肾脏疾病患者的心血管事件风险关系密切。既往研究显示，FT_3降低的终末期肾脏疾病（ESRD）患者，心血管事件风险增加。Xu G将176名CKD患者根据FT_3水平分为$FT_3<4.0$pmol/L和$FT_3>4.0$pmol/L两组，结果发现低FT_3组心血管事件明显增加（HR 1.81，P=0.038），血清FT_3和IL-6与左室质量指数（left ventricular mass index，LVMI）及心血管事件有相关性，低FT_3与高IL-6是慢性肾脏疾病患者心血管事件的强烈预测因子。动物实验中，甲状腺素替代治疗可以改善和逆转缺血性及中毒性急性肾衰竭，但在人体试验中未有严重发现。Acker等随机入组了59例急性肾衰竭的患者同时给予静脉T_4及安慰剂治疗。T_4组给予甲状腺素后导致了进行性及持续性的TSH降低，但对肾衰竭无明显效果，而且死亡率较对照组明显升高（43% vs 13%，P=0.01），且与TSH降低相关，提示甲状腺素替代治疗没有使急性肾衰竭的NTIS患者获益。

（四）慢性呼吸系统疾病

老年患者多合并慢性呼吸系统疾病。有研究评价了老年重症下呼吸道感染的患者30例，其中19例伴随NTIS，17例存活，13例死亡。死亡组T_3、T_4均明显降低，尤其T_4降低更明显，与存活组比较差异有统计学意义。低T_3、低T_4综合征及T_3<0.5nmol/L各3例全部死亡，T_4<65nmol/L 6例死亡4例，提示T_3、T_4水平可以作为老年重症下呼吸道感染患者预后评估的重要指标之一。随病情加重，TSH水平无下降且死亡组高于生存组，两组间差异有统计学意义。

（五）手术

老年患者手术并发症及死亡率较高，可能与NTIS有关。有学者研究了66例>70岁接受急诊手术治疗的患者，发现34例（51.5%）发生NTIS，这些患者急性生理及慢性健康状况Ⅱ评分更高（10.9分 vs 8.6分，P=0.004）、白蛋白水平更低（34.7g/L vs 40.8g/L，P=0.0001）、皮褶厚度更小（11.8mm vs 14.6mm，P=0.03）、死亡率更高（20% vs 0%）、住院时间更长（17.8天 vs 11.8天 P=0.03）。此外这些患者存在更高的血浆皮质醇（937nmol/L vs 741nmol/L，P=0.04）、去甲肾上腺素（358ng/L vs 250ng/L，P=0.01）及白介素-6（347ng/L vs 113ng/L，P=0.01）浓度，提示老年手术患者NTIS与营养不良、交感神经兴奋性升高及预后不良相关，研究也提示血ALB水平<35g/L是NTIS特异性标志。

（六）精神障碍

老年患者甲状腺功能异常往往以精神症状为主要表现。这些患者可以表现为T_4升高，TSH正常或升高，提示HPT轴功能活跃。大多数情况下，在住院2周内甲状腺功能可以恢复正常。这样的患者TSH水平被抑制，通常FT_4水平是正常的。

九、治疗

NTIS患者是否应该给予激素替代治疗，一直是一个进退两难的困境。

有学者主张T_3替代治疗，因为研究表明血清T_4水平低于4μg/dl时死亡风险增加，对于血清T_4明显下降者可以给予替代治疗。由于T_4转化成T_3减少，形成无活性的rT_3，给予LT_4治疗多增加rT_3水平，不能马上提高T_3水平。因此目前多主张给予T_3连续治疗，初始剂量75μg/d，3天后减为50μg/d，同时给予T_4替代治疗，使得血T_3水平达到正常低值。在对上千例心肌梗死后患者进行观察后发现，与使用β受体阻滞剂相比，甲状腺素治疗可以降低14%的病死率。但也有阴性结果，对24例NTIS患者中的12例给予静脉T_4 1.5μg/kg治疗，治疗组和观察组各有80%患者死亡。因此，对于不同患者，医师应该评估病情，权衡利弊，再决定是否给予治疗。

（张 洁 郭立新）

参考文献

1. Warner MH, Beckett GJ. Mechanisms behind the nonthyroidal illness syndrome: an update. J Endocrinol, 2010, 205(1): 1-13.

2. Tognini S, Marchini F, Dardano A, et al. Non-thyroidal illness syndrome and short-term survival in a hospitalised older population. Age Ageing, 2010, 39(1): 46-50.

3. Economidou F, Douka E, Tzanela M. Thyroid function during critical illness. Hormones, 2011, 10(2): 117-124.

4. Bello G, Ceaichisciuc I, Silva S, et al. The role of thyroid dysfunction in the critically ill: a review of the literature. Minerva Anestesiol, 2010, 76(11): 919-928.

5. Corsonello A, Montesanto A, Berardelli M, et al. A cross-section anal ysis of FT3 age-related changes in a group of old and oldest-old subjects, including centenarians' relatives, shows that a down-regulated thyroid function has a familial component and is related to longevity. Age Ageing, 2010, 39(6): 723-727.

6. Rozing MP, Houwing-Duistermaat JJ, Slagboom PE, et al. Familial longevity is associated with decreased thyroid function. J Clin Endocrinol Metab, 2010, 95(11): 4979-4984.

7. Rozing MP, Westendorp RG, de Craen AJ, et al. Leiden Longevity Study (LLS) Group. Low serum free triiodothyronine levels mark familial longevity: the Leiden Longevity Study. J Gerontol A Biol Sci Med Sci, 2010, 65(4): 365-368.

8. Over R, Mannan S, Nsouli-Maktabi H, et al. Age and the thyrotropin response to hypothyroxinemia. J Clin Endocrinol Metab, 2010, 95(8): 3675-3683.

9. Surks MI, Boucai L. Age- and race-based serum thyrotropin reference limits. J Clin Endocrinol Metab, 2010, 95(2): 496-502.

10. Formiga F, Ferrer A. Thyrotropin serum values and 3-year mortality in nonagenarians. J Gerontol A Biol Sci Med Sci, 2010, 65(11): 1250-1251.

11. Parle J, Roberts L, Wilson S, et al. A randomized controlled trial of the effect of thyroxine replacement on cognitive function in community- living elderly subjects with subclinical hypothyroidism: the Birmingham Elderly Thyroid study. J Clin Endocrinol Metab, 2010, 95(8): 3623-3632.

12. van de Ven AC, Netea-Maier RT, Medici M, et al. Underestimation of effect of thyroid function parameters on morbidity and mortality due to intra-individual variation. J Clin Endocrinol Metab, 2011, 96(12): E2014-E2017.

13. Ceresini G, Ceda GP, Lauretani F, et al. Mild thyroid hormone excess is associated with a decreased physical function in elderly men. Aging Male, 2011, 14(4): 213-219.

14. De Alfieri W, Costanzo S, Borgogni T. Biological resilience of older adults versus frailty. Med Hypothese, 2011, 76(2): 304-305.

15. Huber M, Knottnerus JA, Green L, et al. How should we define health ? BMJ, 2011, 343: d4163.

16. Yeap BB, Alfonso H, Hankey GJ. Higher free thyroxine levels are associated with all-cause mortality in euthyroid older men: the Health In Men Study. Eur J Endocrinol, 2013, 169(4): 401-408.

17. Iglesias P, Muñoz A, Prado F, et al. Serum thyrotropin concentration is an early marker of normalization of low triiodothyronine syndrome in aged hospitalized patients after discharge. J Endocrinol Invest, 2010, 33(9): 607-611.

18. De Alfieri W, Nisticò F, Borgogni T. Thyroid hormones as predictors of short- and long-term mortality in very old hospitalized patients. J Gerontol A Biol Sci Med Sci, 2013, 68(9): 1122-1128.

19. Xu G, Yan Y, Liu Y. The cardiovascular disease risks of nonthyroidal illness syndrome and inflammatory responses on patients with chronic kidney disease: from the association to clinical prognosis. Cardiovasc Ther, 2014, 32(6): 257-263.

第七章 脂质代谢紊乱

第一节 老年脂质生化与代谢特点

人体内存在众多脂类物质，普遍分布于各组织器官中，并在生理过程中起到重要作用。脂质可以作为激素或激素前体、细胞内外信使物质、储存和提供能量储备的主要形式，新陈代谢过程中的能源，以及生物膜结构和功能的组成部分。脂类与动脉粥样硬化及心脑血管疾病等有密切关系。老年人中常见脂质代谢异常，其原因尚未完全明确，但可能与增龄、性别、饮食和锻炼有关。

一、血脂的分类

血浆所含脂类统称为血脂，按其组成可划分为：

1. 甘油三酯（triglyceride，TG） 由一个甘油分子与三个脂肪酸通过酯键相结合而成。每克甘油三酯产生的热量为糖类和蛋白质的两倍以上。它是体内脂肪的主要成分，提供机体高度浓缩和足够的能量储备。

2. 游离脂肪酸（free fatty acid，FFA） 指血清中未与甘油和胆固醇等酯化、含量很少的脂肪酸，主要是长链脂肪酸，与血清白蛋白结合而在血液中转运，又称非酯化脂肪酸，可分为饱和脂肪酸及不饱和脂肪酸，区别在于后者具有一个以上的双键结构。

3. 胆固醇（cholesterol，C） 胆固醇是具有环戊烷多氢菲结构的高级醇，在血液循环中绝大部分是与脂肪酸酯化的胆固醇酯，和载脂蛋白结合运输。它既是细胞膜的主要成分又是类固醇激素、维生素 D_3 和胆汁酸的前体。

4. 磷脂（phospholipid） 大部分由甘油、脂肪酸、磷脂和含氮碱组成，称为甘油磷脂，根据组分又可分为磷脂酰胆碱（卵磷脂）、溶血卵磷脂、脑磷脂（磷脂酰乙醇胺），构成细胞膜组成部分，无甘油磷脂如神经磷脂含有神经氨基醇，构成一些有髓神经纤维的髓鞘。

二、甘油三酯代谢

（一）甘油三酯合成

甘油三酯合成所需的甘油及脂肪酸主要有两个来源，一为外源性，即摄入来自饮食的脂肪，经胰脂肪酶分解为甘油、游离脂肪酸和甘油一酯吸收入血，另一来源为内源性，由肝脏等器官合成或由脂肪组织动员释放出来。肝脏、脂肪组织和小肠黏膜上皮细胞均可合成甘油三酯。长链脂肪酸在肠黏膜细胞内与甘油一酯在脂酰转移酶（acyl transferase）作用下重新合成甘油三酯，这称为甘油一酯合成途径。肝脏和脂肪细胞也能够合成甘油三酯，葡萄糖循环糖酵解途径中间产物类磷酸二羟丙酮在甘油磷酸脱氢酶作用下生成 3 磷酸甘油（α 磷酸甘油），在脂酰转移酶的作用下，与两分子乙酰 CoA 生成磷脂酸（phosphatidic acid）。后者在磷脂酸磷酸酶的作用下，水解脱去磷酸生成一、二甘油二酯。然后在转酰酶的催化下，再加上一个分子脂酰基生成甘油三酯，这称为甘油二酯途径，又称磷脂酸途径。甘油三酯生成后与载脂蛋白结合成极低密度脂蛋白并由肝细胞分泌入血而运输至肝外组织。

（二）甘油三酯分解代谢

脂肪组织内的脂肪细胞是甘油三酯的储存库，在许多生理条件下如运动、禁食、应激，或病理状态如糖尿病未得到控制时，脂肪组织中的甘油三酯在脂肪酶作用下分解为甘油和脂肪酸。

1. 甘油三酯脂解 甘油三酯首先被甘油三酯酶催化水解成甘油二酯，再相继被甘油二酯脂酶、甘油单酯脂酶催化水解成甘油和游离脂肪酸。游离脂肪酸释放入血与白蛋白运输至各处，甘油被肝脏摄取，被甘油激酶催化生成 3 磷酸甘油，进入糖酵解途径或糖异生。游离脂肪酸－白蛋白的去向取决于血流量。在激烈运动中内脏血管床血流减少，游离脂肪酸被送至肌肉。根据代谢水平的不同，被肝脏摄取的游离脂肪酸可重新合成甘油三酯或磷脂（在VLDL中输出），氧化为二氧化碳，或转变为酮体。甘油二酯在脂肪细胞内能重新酯化成甘油三酯。

2. 脂解调节 甘油三酯的分解速度可以受激素的影响而改变，甘油三酯脂酶是直接的限速酶故又称激素敏感脂肪酶（hormone sensitive lipase，HSL）。胰高血糖素、肾上腺素和去甲肾上腺素与脂肪细胞膜受体作用，激活脂肪酶组织腺苷酸环化酶。促使cAMP形成从而刺激cAMP依赖蛋白激酶，激活腺苷酸环化酶，使细胞内cAMP水平升高，进而激活cAMP依赖蛋白激酶，将HSL磷酸化而活化之，促进甘油三酯水解，促进脂肪动员，这些激素称为脂解激素（lipolytic hormones），胰岛素和胰岛素前列腺素可抑制cAMP合成，有抗脂肪分解作用，成为抗脂解激素（antilipolytic hormones）。生长激素、糖皮质激素和甲状腺激素也有促使脂肪分解作用，但速度较慢。

（三）老年人甘油三酯代谢特点

膳食脂肪是决定血脂尤其甘油三酯水平的重要因素。老年人空腹及餐后血甘油三酯水平均高，餐后升高更明显，研究发现在不同年龄段健康人群中，30岁以上者年龄越大，餐后血甘油三酯清除越慢。脂溶性维生素——维生素A经吸收后构成乳糜微粒的一部分，其餐后水平在50岁以上人群明显提高，且清除率较年轻志愿者下降，表明老年人血脂清除能力降低。利用核素^{99m}Tc-DTPA显示青年人食物半数清除时间平均为49.69分钟，老年人可达123.23分钟。随着年龄增长，膳食脂肪刺激的胰脂肪酶分泌和酶活性也略有降低。研究还发现老年人粪便中脂肪含量较青中年增高。提示老年人甘油三酯升高可能与胃排空延迟和肠道吸收有关。同时，年龄越高，生长激素水平越低，55岁以后结合性生长激素浓度较30多岁时降低30%，其促脂肪分解作用相应减低，研究发现在健康老年大鼠中如注射生长激素可降低其血甘油三酯水平，提示高甘油三酯血症可能与生长激素降低有关。

三、脂肪酸代谢

脂肪酸既可以作为合成甘油三酯的底物，更是机体主要能量来源之一。骨骼肌、心肌等肌肉组织利用脂肪酸氧化产生ATP以获取能量。

（一）脂肪酸β氧化

由于氧化过程是在脂酰辅酶A分子上的β碳原子进行氧化，故称为β氧化，可分为活化、转移、β-氧化共三个阶段。脂肪酸首先由脂酰CoA合成酶活化为硫酯——脂肪酰CoA，该酶如位于内质网膜上可活化长链脂肪酸，进入内质网用于甘油三酯合成。而线粒体膜上的脂酰CoA合成酶活化的长链脂酰CoA在肉毒碱脂酰转移酶（carnitine acyl transferase）催化下和肉毒碱反应，生成辅酶A和脂酰肉毒碱，进入线粒体基质，通过四步反应，即脱氢、加水、再脱氢和硫解，生成一分子乙酰CoA和一分子少两个碳原子的新脂酰CoA。乙酰CoA进入三羧酸循环。

（二）酮体的产生

酮体（acetone bodies）包括乙酰乙酸、β-羟丁酸和极少量的丙酮。酮体是脂肪酸正常分解代谢所生成的中间产物，在正常情况下血中只存有少量酮体，但在某些情况下，如禁食剧烈运动或高脂肪饮食，特别在糖尿病患者内源性胰岛素的绝对或相对不足时，导致脂肪动员加速，大量脂肪酸进入肝脏内为酮体生成提供原料，或肝代谢失常，产生酮体增多，导致酮血症和酮尿症。乙酰乙酸和β-羟丁酸都是酸性物质，因此酮体在体内大量堆积会引起酸中毒。

（三）老年人脂肪酸代谢特点

与甘油三酯类似，老年人中血浆FFA升高。在动物实验中，任意进食年轻大鼠、控制热量饮食老年大鼠、任意进食老年大鼠三组之间，最后一组大鼠的内脏脂肪堆积最明显。对比体质指数与身体脂肪含量比例相匹配的一组年轻人（平均年龄21岁 ±1岁）和老年人（71岁 ±2岁），老年组的基础FFA水平和FFA氧化水平均增高，即使输注胰岛素仍高于年轻组。研究证实，脂肪细胞释放FFA增多与代谢活跃组织如心肌和骨骼肌的氧化利用FFA能力下降有关。网膜组织经门脉系统释放大量FFA和甘油入血，而这一过程会因为肥胖带来的胰岛素抵抗和脂肪组织不能再酯化脂肪酸所加剧。血浆高FFA不仅导致胰岛素抵抗风险增加，而且大量流入肝脏可促进糖异生和使VLDL生成增多，进一步加重代谢负担。

四、胆固醇代谢

胆固醇广泛存在于全身各处，其中约 1/4 分布在脑及神经组织中，肝、肾与肠等内脏以及皮肤、脂肪组织亦含较多的胆固醇，以肝为最多，肌肉较少，肾上腺、卵巢等组织胆固醇含量比例高达 1%~5%，但总量很少。

（一）胆固醇的生物合成

胆固醇既可以来源于动物性食物，也可由体内组织合成，称为内源性胆固醇。人体内几乎所有组织都能合成胆固醇，如肝脏、皮肤、肾上腺、性腺、脑、小肠等，肝脏的合成能力最强，合成量最多，占总量的 10%~20% 以上。胆固醇的合成是细胞液和微粒体中胆固醇合成酶系的作用下，利用糖和脂肪分解产生的乙酰 CoA 为基本原料合成胆固醇，途径大致可以概括为 5 个阶段：①三个分子乙酰 CoA 缩合成 3- 羟基 -3 甲基戊二酸单酰辅酶 A（HMG-CoA）；②通过 HMG-CoA 还原酶转变为甲羟戊酸；③甲羟戊酸通过一系列的磷酸化反应，成为活泼的焦磷酸化合物，然后相互缩合增长碳链，成为含有 30 个碳原子的鲨烯；④固醇载体蛋白将在胞液中形成的鲨烯携带入微粒体，在其中环化成羊毛固醇；⑤羊毛固醇再通过一系列氧化和还原步骤切除三个甲基，并通过双键的重排和修饰，即产生 27C 产物——胆固醇，见图 7-1-1。

（二）胆固醇合成的调节

正常人每天约合成 1~1.5g 胆固醇，参与合成的酶类众多，其中 HMG-CoA 还原酶是调节胆固醇合成最重要的限速酶。调节胆固醇合成的生理药理因素主要通过对 HMG-CoA 还原酶发挥作用。

1. 膳食对肝胆固醇合成的反馈抑制 胆固醇本身是 HMG-CoA 还原酶强有力的抑制物，肝细胞中胆固醇水平增高能够直接抑制 HMG-CoA 还原酶的活性，因此从膳食中摄取的胆固醇含量增多时，这种抑制作用可以避免血浆胆固醇合成过度。反之，如果细胞中胆固醇缺乏，则可通过增加还原酶活性促进胆固醇生物合成。但此反馈抑制机制对肠黏膜细胞内的胆固醇合成影响较小，因为大量摄入高胆固醇食物后可观察到血浆胆固醇升高。在饥饿状态下通常 HMG-CoA 还原酶合成减少，因而胆固醇的合成速度也随之变慢。

2. 激素对胆固醇的调节 蛋白激酶可促进 HMG-CoA 还原酶磷酸化而丧失活性，在蛋白磷酸酶作用下又可以脱去磷酸恢复酶活性，胰高血糖素等通过第二信使 cAMP 影响蛋白激酶，加速 HMG-CoA 还原酶磷酸化失活，从而抑制此酶。胰岛素则能促进该酶脱磷酸从而使酶活性增加，还能诱导 HMG-CoA 还原酶上调，以增加胆固醇合成。甲状腺素亦可促进 HMG-CoA 还原酶合成，使胆固醇合成增多，但其同时又促进胆固醇转变为胆汁酸，增加胆固醇的转化，而且此作用强于前者，故当甲状腺功能亢进时，患者血清胆固醇含量反而下降。

3. 游离脂肪酸与乙酰辅酶 A 的调节 营养物质代谢产生的 FFA 与乙酰 CoA 不仅可以合成脂肪，还可以诱导 HMG-CoA 还原酶的合成，促进胆固醇的增加。运动可使血浆游离脂肪酸含量减少，从而使胆固醇的合成同样减慢，适当节制饮食并合理运动是调节机体胆固醇的合成、控制血浆胆固醇浓度的有效措施。

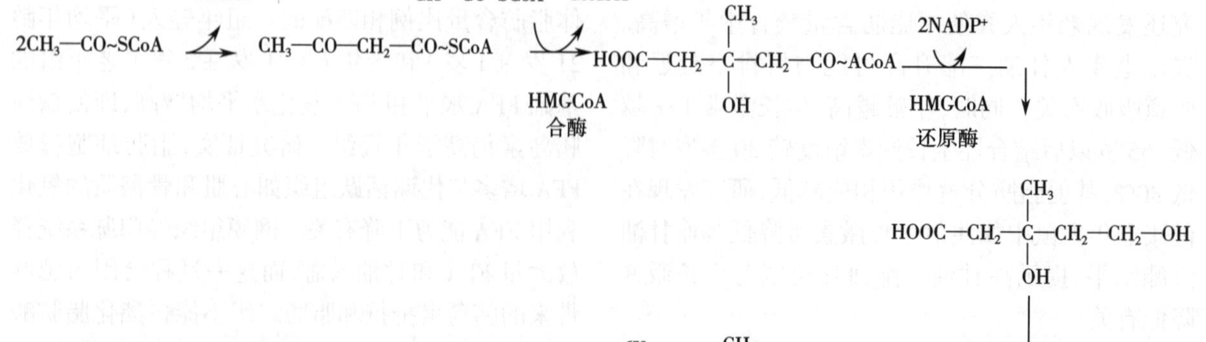

$2CH_3—CO\text{\textasciitilde}SCoA$ →（CoASH）→ $CH_3—CO—CH_2—CO—SCoA$ →（$CH—CO—SCoA$，CoASH；HMGCoA 合酶）→ $HOOC—CH_2—C(CH_3)(OH)—CH_2—CO\text{\textasciitilde}ACoA$ →（2NADPH+H⁺ → 2NADP⁺；HMGCoA 还原酶）→ $HOOC—CH_2—C(CH_3)(OH)—CH_2—CH_2—OH$ → $CH_3—C(CH_3)═CH—CH_2—O—Ⓟ Ⓟ$ →（6X）→ 鲨烯C30 → 羊毛固醇C30（环）→ 胆固醇，C27

图 7-1-1 胆固醇合成途径

（三）胆固醇分解

人体中胆固醇不能彻底分解为 CO_2 和 H_2O，主要通过在肝脏转化为胆汁酸，或者以胆汁中游离胆固醇形式排出体外。胆固醇在肝脏实质细胞中内质网 7α 羟化酶的作用下为 7α- 羟化生成 7α 羟胆固醇，再转变为胆酸与鹅脱氧胆酸。胆酰 CoA 和鹅脱氧胆酰 CoA 也可与甘氨酸或牛磺酸结合，生成结合型胆汁酸，分泌并储存在胆囊内，分泌到肠道后可以促进脂质乳化和吸收。胆汁酸绝大部分在回肠末端及盲肠结肠区被重吸收，再经门脉血流转运回肝脏，称为胆汁酸的肠肝循环。胆固醇 7α 羟化酶是胆汁酸合成的限速酶，胆汁酸水平升高时反馈抑制该酶活性。而中断胆汁酸循环可以增加胆固醇 7α 羟化酶的活性，如进食纤维素多的食物可促进胆汁酸的排泄，以及减少其重吸收，可解除其 7α 羟化酶的抑制，加速胆固醇转化为胆汁酸，因而可降低血清胆固醇的含量。甲状腺素能够增加 7α 羟化酶及侧链氧化酶的活性，加速胆固醇向胆汁酸转化从而降低血浆胆固醇水平。

（四）胆固醇与类固醇激素

胆固醇的另一个重要去向是合成类固醇激素。机体合成的所有类固醇激素的前体都是胆固醇，用于肾上腺及性腺组织类固醇激素合成的胆固醇有三种来源：80% 是血浆胆固醇脂蛋白中的胆固醇、自身合成的胆固醇，以及储存在脂质小滴内的胆固醇或胆固醇酯。由血浆中摄取的主要是低密度脂蛋白胆固醇（low density lipoprotein cholesterol，LDL-C），也有少部分是高密度脂蛋白胆固醇（high density lipoprotein cholesterol，HDL-C）。以 LDL-C 为例，与细胞表面相应受体结合后形成受体复合物囊泡进入胞内，胆固醇通过类固醇生成急性调节蛋白（steroidogenic acute regulatory protein，StAR）转移到线粒体内膜上，再经过裂链酶的催化转换为孕烯醇酮，再进一步产生各种类固醇激素。

（五）老年人胆固醇代谢特点

老年人血浆胆固醇普遍升高，目前认为与增龄及性别因素有关。实验动物中，24 月龄大鼠血脂水平升高，胆固醇合成增加，并发现 HMG-CoA 还原酶活性提高。目前认为这与增龄导致的活性氧（reactive oxygen species，ROS）上升有关。ROS 水平增高可激活 P38 和 AMPKα，在高表达 HMG-CoA 还原酶的人类癌 HepG2 细胞中，过氧化氢刺激后 ROS 通过 p38/AMPK 途径介导 HMG-CoA 还原酶去磷酸化，使其活性增高导致胆固醇合成增加。同时年龄相关的胰岛素敏感性下降诱导与胆固醇代谢有关的多种因子产生变化，比如胰岛素诱导基因 1 蛋白随年龄增加而表达降低，间接导致 HMG-CoA 还原酶降解缓慢，胆固醇合成增多。性激素也在老年人胆固醇升高中起到重要作用，人群中男性胆固醇水平呈持续上升趋势，而女性则在绝经期后出现明显升高。在老龄雌性大鼠，雌激素下降伴有血浆胆固醇明显升高及 HMG-CoA 还原酶持续激活，LDL 受体表达较年轻对照组下降，这导致细胞摄取 LDL 减少，胆固醇合成增多。给予雌性老年大鼠 17β 雌醇可以改善高胆固醇血症，并增加 LDL 受体的表达。雌激素不仅提高 HDL 还降低 LDL，而且可能从调节 AMPK 活性角度抑制 HMG-CoA 还原酶活性及胆固醇合成。有研究显示男性体内睾酮与血脂异常发生率及动脉粥样硬化性疾病呈明显负相关。低睾酮水平与总胆固醇、甘油三酯、LDL-C 的升高和 HDL-C 的下降有关。一项研究显示给予老年人适当的睾酮补充可以改善血脂代谢异常。虽然睾酮与血脂代谢的关系尚不十分明确，但已知睾酮可以激活肝脏脂蛋白酯酶，其活性增加有助于游离脂肪酸向周围组织转运，睾酮还通过对三羧酸循环酶活性的影响促进游离脂肪酸进入三羧酸循环氧化，使胆固醇合成减少，抑制甘油三酯吸收，促进甘油三酯代谢利用。老年男性睾丸间质细胞功能减退，合成睾酮能力下降，在老年男性高胆固醇血症的形成中可能起到一定作用。此外有研究发现 7α 羟化酶的活性在老年人降低，导致胆汁酸生成减少。多方面原因导致胆固醇水平增高。

五、脂蛋白代谢

血脂以脂蛋白的形式存在并运输。脂蛋白以非极性的甘油三酯和胆固醇酯等为核心，表面是亲水性的载脂蛋白和胆固醇磷脂，从而使脂蛋白可在血液中运输。脂蛋白是血浆脂类运输并参与代谢的基本形式。脂蛋白可分为四类，即乳糜微粒（chylomicrons，CM）、极低密度脂蛋白（very low density lipoprotein，VLDL）、低密度脂蛋白（low density lipoprotein，LDL）和高密度脂蛋白（high density lipoprotein，HDL）。载脂蛋白

(apolipoprotein)又可分为A、B、C、D、E五类及其亚类。

(一)乳糜微粒

膳食中的甘油三酯、胆固醇等经小肠吸收后，由十二指肠和空肠黏膜细胞合成CM，经淋巴管进入血液后失去部分apoA，同时接受来自HDL的apoC和apoE，血管内皮细胞中广泛分布的脂蛋白脂肪酶(lipoprteinlipase，LPL)被获得ApoC Ⅱ的CM激活，将CM核心中的甘油三酯水解成脂肪酸和甘油，FFA被脂肪组织与肌肉吸收重新酯化成甘油三酯，剩余的CM残体中的一些载脂蛋白和表面磷脂等又转运至HDL，肝细胞膜上的apoE受体可识别CM残余颗粒，经细胞吞噬作用所清除。

(二)极低密度脂蛋白

VLDL主要成分是肝细胞自身合成的甘油三酯与载脂蛋白apoB100、apoA Ⅰ和apoE等及少量磷脂和胆固醇及其酯。小肠黏膜细胞也能生成少量VLDL。循环中的VLDL也与HDL交换获得apoC Ⅱ后激活LPL，从而催化甘油三酯水解，但同时在胆固醇酯转移蛋白(cholesteryl ester transfer protein)协助下VLDL的磷脂、胆固醇可转移至HDL，并将HDL的胆固醇酯转至VLDL，使VLDL转变为中间密度脂蛋白(IDL)。IDL可通过肝细胞膜上的apoE受体而被吞噬利用，还可进一步被水解生成LDL。

(三)低密度脂蛋白

LDL中主要脂类是胆固醇及其酯，载脂蛋白为apoB100。在血中可被肝及肝外组织细胞表面存在的apoB100受体识别，经胞吞作用进入细胞后胆固醇酯水解为胆固醇及脂肪酸。这种胆固醇可以通过抑制HMG-CoA还原酶活性减少细胞内胆固醇的合成，还能够激活脂酰CoA胆固醇脂酰转移酶生成胆固醇酯而贮存，重要的是还可以抑制LDL受体蛋白基因的转录，减少LDL受体蛋白的合成，降低细胞对LDL的摄取。

(四)高密度脂蛋白

HDL中的载脂蛋白包括apoA、apoC、apoD和apoE等，脂类以磷脂为主。新生的HDL为HDL3，HDL3一方面与CM和VLDL不断进行载脂蛋白交换，另一方面摄取血中肝外细胞释放的游离胆固醇，经卵磷脂胆固醇脂酰基转移酶(LCAT)催化以生成胆固醇酯。在胆固醇酯转运蛋白和肝酯酶等协同作用下完成胆固醇从外周到肝细胞的逆向转运，防止胆固醇在血中聚积。

(五)老年人脂蛋白代谢特点

老年人最常见的脂蛋白异常为血浆TC及LDL升高，HDL降低。肝脏结构改变是老龄相关高脂血症的重要影响因素，包括脂蛋白异位，内吞功能减低，肝血流减少。首先，肝窦状内皮细胞结构改变产生毛细血管化，使肝脏摄取脂蛋白的能力降低。其次，肝窦状内皮细胞清除功能因增龄而下降，老龄与老年大鼠CM转运至Dises间隙的过程几乎被完全阻断了。而LDL受体表达水平也有所下降，影响肝细胞摄取胆固醇。肝脏清除CM能力下降，加重肝外组织处理CM的负担。第三，老年人肝血流减少，使肝脏清除脂肪能力下降，这可能是老年人高脂血症最主要的原因。增龄伴随的生长激素减少可能与血浆脂蛋白升高有关。研究发现生长激素可以调节LDL受体，刺激肝脏VLDL和ApoE的分泌，改变ApoE和Apo100之间的比例，注射生长激素可以改善老龄大鼠的高胆固醇血症。此外，增龄本身可导致载脂蛋白合成减少，老龄大鼠中发现HDL的重要组成ApoB和ApoE合成减少，可能导致与VLDL及CM载脂蛋白交换不充分，使血脂水平升高。

(丁钐　李慧)

参考文献

1. Pallottini V.3-Hydroxy-3-methylglutaryl-coenzyme A reductase modulator: toward age- and sex-personalized medicine. Expert Opin Ther Pat, 2015, 25(10): 1079-1083.

2. Krysiak R, Żmuda W, Marek B, et al. Age may determine the effect of hypolipidemic agents on plasma adipokine levels in patients with elevated low-density lipoprotein cholesterol levels. Endokrynol Pol, 2016, 67(3): 271-276.

3. Trapani L, Pallottini V. Age-related hypercholesterolemia and HMG-CoA reductase dysregulation: Sex does matter (a gender perspective). Curr Gerontol Geriatr Res, 2010: 420139.

4. Tao QQ, Chen Y, Liu ZJ, et al. Associations between apolipoprotein genotypes and serum levels of glucose, cholesterol, and triglycerides in a cognitively normal aging han Chinese population. Clin Interv Aging, 2014, 9: 1063-1067.

5. Ji HP, Myung HL, Jee-Seon S, et al. Effects of Age, Sex, and Menopausal Status on Blood. Korean Circ J, 2015, 45(2): 141-148.

6. Hui HL, Jian JL. Aging and dyslipidemia: A review of potential mechanisms. Ageing Res Rev, 2015, 19: 43-52.

7. Cleeman JI. Executive summary of the third report of

the National Cholesterol Education Program (NCEP) expert panel on detection, evaluation, and treatment of high blood cholesterol in adults (adult treatment panel Ⅲ). JAMA, 2001, 285(19): 2486-2497.

8. Lewington S, Whitlock G, Clarke R, et al. Blood cholesterol and vascular mortality by age, sex, and blood pressure: a meta-analysis of individual data from 61 prospective studies with 55000 vascular deaths. Lancet, 2007, 370(9602): 1829-1839.

9. Berrougui H, Khalil A. Age-associated decrease of high-density lipoprotein-mediated reverse cholesterol transport activity. Rejuvenation Res, 2009, 12(2): 117-126.

10. Malkin CJ, Pugh PJ, Jones RD, et al. Testosterone as a protective factor against atherosclerosis-immunomodulation and influence upon plaque development and stability. J Endocrinol, 2003, 178(3): 373-380.

11. Zhang N, Zhang H, Zhang X, et al. The relationship between endogenous testosterone and lipid profile in middle-aged and elderly Chinese men. Eur J Endocrinol, 2014, 170(4): 487-494.

12. Maarten S, Peter S, Marieke S, et al. Adaptive reciprocity of lipid and glucose metabolism in human short-term starvation. Am J Physiol Endocrinol Metab, 2012, 303(12): E1397-E1407.

13. Kalish BT, Fell GL, Nandivada P, et al. Clinically Relevant Mechanisms of Lipid Synthesis, Transport, and Storage. J Parenter Enteral Nutr, 2015, 39(1 Suppl): 1-10.

14. Calder PC. Functional Roles of Fatty Acids and Their Effects on Human Health. JPEN J Parenter Enteral Nutr, 2015, 39(1 Suppl): 18S-32S.

15. Bankaitis VA, Garcia-Mata R, Mousley CJ. Golgi membrane dynamics and lipid metabolism. Curr Biol, 2012, 22(10): R414-R424.

16. Watt MJ, Hoy AJ. Lipid metabolism in skeletal muscle: generation of adaptive and maladaptive intracellular signals for cellular function. Am J Physiol Endocrinol Metab, 2012, 302(11): E1315-E1328.

第二节　血脂异常的分型

血脂异常是指由于人体脂质代谢障碍导致血中胆固醇（TC）、低密度脂蛋白胆固醇（LDL-C）、甘油三酯（TG）超过正常范围和/或高密度脂蛋白胆固醇（HDL-C）水平低于正常范围。

血脂异常根据原因和需求有不同的分类方法。

一、表型分类

表型分类目前是按照WHO分型方法。

1. Ⅰ型高脂蛋白血症　血清呈乳糜血外观，放置后上层奶油样，下层清亮；血浆中乳糜微粒（CM）增加，脂蛋白电泳时显示CM带加深，血脂测定以TG升高为主，而TC正常或轻度增加，此型较为罕见。

2. Ⅱa型高脂蛋白血症　血清外观清亮，血浆中仅有低密度脂蛋白（LDL）增加，脂蛋白电泳时显示β带加深，血脂测定则主要是TC升高，TG正常，此型临床上比较常见。

3. Ⅱb型高脂蛋白血症　血清外观清亮，血浆中极低密度脂蛋白（VLDL）和LDL均增加，脂蛋白电泳时显示前β带加深，血脂测定提示TC和TG升高，此型临床上相当常见。

4. Ⅲ型高脂蛋白血症　此型又称家族性异常β脂蛋白血症，血清外观混浊，血浆中CM和VLDL水平增加，脂蛋白电泳时显示宽β带，血脂测定TC和TG均明显升高。

5. Ⅳ型高脂蛋白血症　血清外观混浊，放置后不分层，血浆中VLDL增加，脂蛋白电泳时显示前β带加深加宽，血脂测定TG水平明显升高，TC正常或偏高。

6. Ⅴ型高脂蛋白血症　放置后上层奶油样，下层混浊，血浆中CM和VLDL水平均升高，脂蛋白电泳时显示CM带加深，血脂测定TC和TG升高，以TG升高为主。

二、临床分类

表型分类有利于诊断和治疗，但过于烦琐，临床上我们通常简单地分为四型。

1. 高胆固醇血症　总胆固醇和LDL-C任意一项升高。正常人的血总胆固醇应低于5.2mmol/L，如超过5.7mmol/L可诊断为高胆固醇血症。血总胆固醇升高的确切病因尚不详知。多数发病原因为遗传基因缺陷或者遗传因素与环境因素相互作用所致。少数患者的发病是由于其他疾病，如甲状腺功能过低、慢性肾病、糖尿病所致，或某些药物，如氢氯噻嗪、泼尼松或地塞米松等，长期服用导致血胆固醇增高。

2. 高甘油三酯血症 血甘油三酯升高。凡血甘油三酯超过 1.7mmol/L,即可诊断。病因多与饮食有关,长期进食含糖类过多食品、饮酒、吸烟,以及体力活动过少都可导致甘油三酯水平升高。甘油三酯明显升高常见于家族遗传疾病,与遗传基因异常有关,这些患者的血液抽出后,上层往往像奶油状,下层则混浊,容易发生急性胰腺炎。糖尿病、胆道阻塞等疾患也常导致高甘油三酯血症。

3. 混合型高脂血症 任意胆固醇成分和甘油三酯同时升高。

4. 低高密度脂蛋白血症 HDL-C 降低。

三、病因分类

根据脂蛋白代谢紊乱的原因可分为原发性高脂血症和继发性高脂血症。

(一)原发性高脂血症

常指由于先天遗传基因缺陷或后天的饮食习惯及生活方式和其他环境因素等所引起的血脂异常。许多原发性高血脂蛋白血症存在基因缺陷,是多基因遗传性疾病,血脂谱水平作为一类多基因性状受遗传及环境因素的共同影响。脂蛋白相关基因的结构变异可能引起基因功能改变,从而影响到脂蛋白的合成和代谢导致血脂谱水平的异常。故许多高脂血症具有家族聚集性,甚至有明显的遗传倾向,本质是由于遗传基因异常所致的血脂代谢紊乱,统称为家族性高脂血症(familial hyperlipidemia)。家族性高脂血症分为以下 8 种:

1. 家族性高胆固醇血症 是一种常染色体显性遗传病,其发病机制是细胞膜表面的低密度脂蛋白受体(LDL-R)缺如或异常,造成血浆胆固醇和低密度脂蛋白胆固醇水平升高,临床上常有多部位的黄色瘤、特殊的角膜环和早发的冠心病史。临床表型为Ⅱ a 或Ⅱ b。

2. 家族性载脂蛋白 B_{100} 缺陷症 发病机制是由于 2 号染色体上 apoB 基因突变造成 apoB100 上 3500 位的氨基酸被置换,影响 LDL 的代谢,导致血浆胆固醇和低密度脂蛋白胆固醇水平升高,但在临床上与家族性高胆固醇血症很难鉴别。临床表型为Ⅱ a 或Ⅱ b。

3. 家族性混合型高脂血症 是一种常见的血脂异常,发病机制不清楚,胆固醇和甘油三酯都升高,VLDL 和 LDL 均增加,无黄色瘤,有冠心病家族史。临床表型为Ⅱ b。

4. 家族性异常 β 脂蛋白血症 是一种特征性的隐性遗传病,apoE 基因变异是该型血脂异常发病的必要条件。apoE 基因变异,导致含有 apoE 的乳糜颗粒、VLDL 和 IDL 的代谢发生障碍,引起血浆中乳糜颗粒、VLDL 和 IDL 水平升高,临床上多有掌皱黄色瘤。临床表型为Ⅲ型。

5. 多基因家族性高胆固醇血症 较为常见,但基因缺陷尚不清楚,这类患者的 apoE 基因型多为 E4 杂合子或 E4 纯合子,临床上对该型的诊断基于家族中有两名或以上成员胆固醇水平升高,但家族成员均无黄色瘤。

6. 家族性脂蛋白(a)过多血症 可能与胆固醇酯转运蛋白(CETP)基因突变有关,血浆胆固醇轻度升高,低密度脂蛋白胆固醇正常或减低,甘油三酯正常,高密度脂蛋白胆固醇升高,家族成员无黄色瘤。

7. 家族性高甘油三酯血症 常染色体显性遗传,具体基因缺陷不清楚,以甘油三酯升高为主,可有轻度胆固醇水平升高,VLDL 升高明显,家族中其他成员无其他类型的高脂血症。临床表型为Ⅳ型。

8. 家族性脂质异常高血压 其遗传基因缺陷尚不清楚,主要表现为过早发生家族性高血压伴富含甘油三酯的脂蛋白代谢异常。

(二)继发性血脂异常

某些疾病在发病过程中导致脂质代谢紊乱,进而出现高脂血症,治疗和控制这些疾病后使异常的血脂可得以纠正。继发性高脂血症常指继发于糖尿病、肾病综合征、甲状腺功能减退症、肝病等疾病,在病理演变过程中造成的脂代谢紊乱,原发病好转或治愈,血脂异常也可随之好转或恢复正常。此外,某些药物如利尿剂、β 受体阻滞剂、糖皮质激素等也可能引起继发性血脂升高。其中高胆固醇血症主要见于糖尿病、肾病综合征、甲状腺功能减退症和库欣综合征等。尚有某些药物产生高胆固醇血症,如利尿剂、β 受体阻滞剂、可的松、口服避孕药、环孢素等。高甘油三酯血症常见于糖尿病未控制时、肾病综合征、接受透析肾衰患者、原发性肥胖、糖原累积病(Ⅰ型为主)、慢性乙醇中毒、肾脏疾病(尿毒症)、系统性红斑狼疮及长期使用利尿剂、可的松、雌激素、维生素 A 类等。脂蛋白谱异常主要见于肝胆胰疾病,如胆道阻塞、肝内胆小管肝炎、胰腺炎与胆汁性肝硬化等。其中甲状腺疾病、肾脏疾病、糖尿病及饮酒对血脂代谢的影响最为常见。

1. 甲状腺与血脂代谢异常 甲状腺激素是人体内一种重要的内分泌激素,可促进人体生长发育,并且对物质和能量代谢产生许多影响。在脂肪代谢方面,甲状腺激素可促进脂肪酸氧化,加速胆固醇的降解,并且增强儿茶酚胺与胰高血糖素对脂肪的分解作用。甲状腺激素可诱导肝脏HMG-CoA还原酶的合成,从而增加胆固醇的合成,但同时又促进胆固醇在肝转变为胆汁酸,当体内甲状腺激素水平在正常范围内时,脂类的合成与分解处于平衡状态,体内血脂能维持在正常水平。而当甲状腺功能出现异常时,甲状腺激素水平变化影响参与脂肪代谢的受体和酶的活性,体内的血脂会发生相应的变化,而血脂紊乱可引起心脑血管等多种疾病。

一般认为,血脂与甲状腺激素水平呈负相关。甲状腺功能亢进时血清总胆固醇和低密度脂蛋白胆固醇的浓度降低,机制可能有以下几个方面:①促使胆固醇外运及外周组织利用胆固醇,加速其转化为胆汁酸并从胆汁中排泄;②腺苷环化酶系统功能增强,影响组织对儿茶酚胺、生长素等脂肪动员激素的作用而促进脂肪分解,并使脂蛋白脂酶活性增强,血清中TG清除率增加;③肝酯酶活性增强,HDL-C水平下降;LDL受体活性增强,LDL分解代谢增加,LDL-C水平下降。

甲减时,患者体内肝脏中胆固醇合成增加且胆固醇向胆酸转变减少,而细胞内的胆固醇增加可引起下列变化:胆固醇合成限速酶(HMG-CoA还原酶)活性下降;卵磷脂胆固醇脂酰基转移酶(LCAT)被活化;细胞膜上LDL受体活性下降,直接造成LDL依赖受体的降解途径受损,引起LDL水平和载脂蛋白apoB水平升高。同时由于LDL的主要脂质成分是胆固醇,能携带70%的血浆胆固醇,故LDL颗粒增加是甲状腺功能减退时胆固醇升高的主要原因。甲减患者体内甲状腺激素含量减少,TG合成相对增多,脂蛋白酯酶(LPL)活性下降,内源性和外源性脂肪清除受到抑制,从而可使TG部分分解率下降为正常人的一半,最终导致甲减患者血中TG升高。

2. 肾脏疾病与血脂异常 血脂异常在慢性肾脏病(chronic kidney disease,CKD)患者中十分常见,肾病综合征的患者常常伴有总胆固醇和低密度脂蛋白胆固醇水平升高,进行透析治疗的尿毒症和肾移植后患者则主要为血浆胆固醇升高,而无肾病综合征的CKD患者主要以富含TG的脂蛋白降解减少为主。机制可能有以下几个方面:①大量蛋白尿导致低蛋白血症,从而机体上调羟甲基戊二酰辅酶A还原酶的表达,促进低密度脂蛋白胆固醇的合成;②肾病综合征的患者常常伴有低密度脂蛋白受体缺失,导致肝脏摄取游离胆固醇减少;③肾病综合征患者肝脏7α-羟化酶水平下降,酰基辅酶A胆固醇脂肪酰转移酶活性增强,导致肝脏对胆固醇的分解下降;④糖尿病肾病患者常常出现多种脂蛋白异常,包括血浆极低密度脂蛋白胆固醇、低密度脂蛋白胆固醇及甘油三酯水平升高,高密度脂蛋白水平下降,主要与患者体内胰岛素抵抗导致脂蛋白分解代谢降低有关;⑤血液透析患者多表现为低密度脂蛋白胆固醇水平正常,甘油三酯水平升高和高密度脂蛋白胆固醇水平降低。但有指南指出55.7%血液透析患者可合并低密度脂蛋白胆固醇大于1g/L,主要与以下因素有关:合并微炎症状态和营养不良;使用高通量的聚砜或三乙酸纤维素膜影响血浆甘油三酯、高密度脂蛋白胆固醇及脂蛋白(a)-Ⅰ水平;透析中的抗凝剂肝素可促进内皮细胞表面释放脂蛋白脂肪酶,使体内组织中脂蛋白脂肪酶储备减少,引起脂溶活性减少和脂蛋白分解代谢缺陷。肾移植血脂异常主要表现在总胆固醇、低密度脂蛋白胆固醇和甘油三酯水平升高,高密度脂蛋白胆固醇水平往往正常,这主要与免疫抑制剂使用有关。

3. 糖尿病与血脂代谢异常 2型糖尿病患者存在胰岛素分泌缺陷和胰岛素抵抗,同时脂质代谢紊乱也是2型糖尿病患者普遍具有的临床特点,常伴有TG、TC、LDL-C、ApoB的升高和HDL-C、ApoAⅠ的下降,并且随着糖尿病病程的进展,脂代谢紊乱越来越明显。目前认为2型糖尿病患者的脂质代谢紊乱与胰岛素抵抗有着密切的关系,考虑可能有以下几个方面:①正常生理状态下,胰岛素抑制肝酯酶的活性,肝酯酶能促进脂蛋白中的TG分解;存在胰岛素抵抗时,肝酯酶活性增加,导致TG大量分解,导致游离脂肪酸(FFA)水平显著升高,并释放入血;FFA在肝脏作为底物合成极低密度脂蛋白(VLDL),VLDL又在肝酯酶的诱导下转变成LDL-C,FFA的升高间接引起血浆中LDL-C升高。②胰岛素抵抗同样引起细胞内脂溶酶活性增加,使脂肪细胞中的TG分解,生成FFA,在此过程中,体内一些细胞因子也随着发生变化,如脂联素减低、IL-6升高、TNF-α升高等。研究表明,脂联素降低、TNF-α升高均可促进胰岛素抵抗的发生，间接导致糖尿病患者的脂质紊乱。③胰岛素抵抗可抑制总蛋白结合转运蛋白A1，又称胆固醇流出调节蛋白，其可介导胞内的游离胆固醇转运至胞外，与高密度载脂蛋白颗粒结合形成HDL-C，参与胆固醇的逆向转运。所以，发生胰岛素抵抗时，使胆固醇的胞外流出受阻，减少了HDL-C的生成，引起血浆中HDL-C减低。④2型糖尿病的高糖环境使体内产生大量糖基化终末产物，同时也产生了大量的氧自由基，sLDL在体内极易被氧化，所以，体内生成大量氧化低密度脂蛋白（OXLDL）。⑤同时肝脏中脂质进出不平衡引起肝脏脂肪积累（非酒精性脂肪性肝病），导致大量VLDL颗粒和TG水平增加。对于代谢控制不良的1型糖尿病患者，甘油三酯（TG）和极低密度脂蛋白甘油三酯（VLDL-TG）升高，高密度脂蛋白胆固醇（HDL-C）降低，总胆固醇（TC）和低密度脂蛋白胆固醇（LDL-C）水平可能上升。TG升高的原因与胰岛素绝对缺乏使脂蛋白酯酶活性降低，富含TG的脂蛋白脂解缺陷、清除减少有关；另一方面胰岛素的缺乏致脂肪分解加快，促进TC和VLDL的合成和分泌。

4. 饮酒与血脂异常 饮酒与血脂异常有着密切关系，适量饮酒可升高高密度脂蛋白胆固醇，载脂蛋白A1，降低低密度脂蛋白胆固醇，并随着饮酒量和时间产生不同的影响。一般来讲每月饮酒≥2次持续半年以上为有饮酒习惯；少量饮酒是指每日饮用乙醇量<10g/d，过量饮酒则为≥30g/d，两者之间为适量。

（1）饮酒对VLDL和LDL影响：动物实验和人体实验结果显示饮酒后VLDL-TG和LDL-TG均明显升高，这可能与饮酒后的初始效应是肝脏合成VLDL增加，并以富含甘油三酯和磷脂为特点有关。长期小到中剂量（<60g/d）的饮酒表现是脂蛋白脂酶活性增强使VLDL分解及TG向HDL转运的速率加快导致VLDL-TG水平下降，血中LDL水平也轻度降低。大量饮酒（>60g/d）对VLDL的影响是升高VLDL-TG，而对VLDL胆固醇的影响不大，而LDL较少量饮酒者更低。有研究显示大量饮酒者LDL-TG升高，而LDL- C降低，提示酗酒者体内主要是产生富含甘油三酯的颗粒。饮酒者LDL降低可能与以下机制相关：VLDL向LDL转化减少；LDL乙酰化，加速LDL的清除；LPL活性增加，促进LDL分解代谢；酒精刺激细胞膜LDL受体表达增强，从而促进LDL清除。

（2）饮酒对HDL的影响：饮酒可升高HDL，但不同剂量升高HDL亚型仍有争议。饮酒升高HDL-C可能与下列因素有关：HDL原料供增加；直接刺激肝脏合成HDL增加；转移到其他脂蛋白或肝脏的胆固醇酯减少；HDL分解代谢减慢。

5. 肝脏疾病 阻塞性肝病可导致异常脂蛋白-X的生成，这种脂蛋白由LDL样颗粒构成，但胆固醇酯含量明显降低，脂蛋白-X的堆积造成面部和手掌区域的黄瘤形成。而胆道结石、肝脏肿瘤、胆汁性肝硬化、胆道闭锁等所致的胆道阻塞，使胆酸、胆固醇排入胆道发生障碍，引起血浆游离胆固醇和TG升高。

6. 血液和免疫系统疾病 多发性骨髓瘤的异型蛋白可抑制血浆CM和VLDL的清除。系统性红斑狼疮患者体内自身抗体与肝素结合，抑制脂蛋白脂酶（LPL）的活性。

四、老年人血脂异常

流行病调查显示，60岁以前的总胆固醇、低密度脂蛋白胆固醇和甘油三酯水平随着年龄增长而逐渐升高，至60~69岁时达到高峰，70岁以后逐渐下降，而高密度脂蛋白胆固醇在此过程中保持相对稳定，但其抗氧化能力减弱。我国的数据显示男性在65岁以前，TC、LDL-C、TG水平随着年龄增加而增高，之后逐年下降。目前认为LDL-C、TC水平升高及HDL-C降低是心脑血管事件的独立危险因素，因此老年人群中LDL-C和TC水平的升高使该人群发生心血管事件的风险增加。

年龄相关的血脂变化主要与体内脂质转运和代谢上某些环节变化有关：①老年人肝细胞表面LDL受体数量逐渐减少，LDL-C代谢率降低，从而使LDL-C水平升高；②老年人肠道吸收胆固醇增加，或胆汁中排泄胆固醇减少，肝的胆固醇储量增加，反馈抑制LDL受体的表达，增加血浆LDL-C水平；③老年期的脂肪组织增加，存在胰岛素抵抗等情况，加速脂质分解作用，游离脂肪酸增多，为VLDL合成提供原料，常表现为高TG、低HDL-C和小而密LDL增多；④脂蛋白脂酶活性降低，使餐后乳糜颗粒和VLDL清除率减慢，导致餐后高TG。老年人血脂异常的分类基本与普通人一致，但由于家族性血脂异常多在年轻人群中发现，故老年人血脂异常的分类常采用临床分型和病因分型。

（一）临床分型

1. 高胆固醇血症 血清TC水平升高。

2. 高甘油三酯血症　血清 TG 水平升高。

3. 混合型高脂血症　血清 TC 和 TG 均升高。

4. 低高密度脂蛋白血症　血清 HDL-C 水平降低。

（二）病因分型

1. 原发性高脂血症。

2. 继发性高脂血症　老年人常见的病因为糖尿病、肾病综合征、慢性肾脏病、甲状腺功能减退、肝脏疾病和骨髓瘤等。由于老年人常患多种疾病，往往服用药物的种类较多，也可引起血脂异常，如利尿剂升高 TC 和 TG，β 受体抑制剂升高 TG 和降低 HDL-C，糖皮质激素可促进脂肪分解使 TC 和 TG 水平升高。

（李　慧）

参考文献

1. Fredrickson DS. An international classification of hyperlipidemias and hyperlipoproteinemias. Ann Intern Med, 1997, 75(3): 471-472.

2. Sarzosa Reran V, Astudillo Calle MA. Relationship of thyroid-stimulating hormone leves to development of dyslipidemia and determination of an ideal cut-off point to start replacement therapy. Endocrinol Nutr, 2012, 59(10): 575-582.

3. Sankhla M, Mathur K, Rathor JS, et al. Obesity and abdominal adiposity in diabetic dyslipidemia. Indian J Clin Biochem, 2011, 26(4): 426-427.

4. Wilson DJ, Gahan M, Haddad L, et al. A world Wide Web site for low-density lipoprotein receptor gene mutations in familial hypercholesterolemia: Sequence-based, tabular, and direct submission data handing. Am J Cardiol, 1998, 81(12): 1509-1511.

5. Santamarina-Fojo S. The familial chylpmicronemia syndrome. Endocrinol Metab Clin North Am, 1998, 27(3): 551-567.

6. Sasaki S, Kawai K, Honjo Y, et al. Thyroid hormones and lipid metabolism. Nippon Rinsho, 2006, 64(12): 2323-2329.

7. Isaacs A, Aulchenko YS, Hofman A, et al. Epistatic effect of cholesteryl ester transfer protein and hepatic lipase on serum high-density lipoprotein cholesterol level. J Clin Endocrinol Metab, 2007, 92(7): 2680-2687.

8. Mooradian AD. Dyslipidemia in type 2 diabetes mellitus. Nat Clin Pract Endocrinol Metab, 2009, 5(3): 150-159.

9. 叶平，陈红，王绿娅．血脂异常诊断和治疗．2 版．北京：人民军医出版社，2013：12.

10. Sozio M, Crabb DW. Alcohol and lipid metabolism. Am J Physiol Endocrinol Metab, 2008, 295(1): 10-16.

第三节　非酒精性脂肪性肝病

非酒精性脂肪性肝病（nonalcoholic fatty liver disease, NAFLD）是一种获得性的代谢应激性肝损伤，它与遗传易感性和胰岛素抵抗密切相关。NAFLD 包括非酒精性脂肪肝（nonalcoholic fatty liver, NAFL）、非酒精性脂肪性肝炎（nonalcoholic steato hepatitis, NASH）及其相关肝硬化和肝细胞癌（hepatocellularcarcinoma, HCC）。NAFLD 这一术语在 1980 年被提出，随着对疾病认识的不断深入，越来越多的证据显示 NAFLD 是一组高度异质性的疾病，与代谢功能障碍密切相关。2020 年 3 月，有专家小组在 *Gastroenterology* 杂志发布声明，提出以新命名“代谢相关脂肪性肝病（metabolic associated fatty liver disease, MAFLD）”取代 NAFLD。

一、非酒精性脂肪性肝病的流行病学

在 NAFLD 流行病学研究方面，对于成年人的 NAFLD 发病率国内外已有许多研究。欧美等西方发达国家普通人群中 NAFLD 患病率达 20%~33%。日本 Omagariki 等对 3432 例成年人的流行病学调查发现，21.8% 的成年人患有 NAFLD。2014 年老年 2 型糖尿病患者的 NAFLD 检出率为 49.19%，与以往 2 型糖尿病患者肝脏尸检 NAFLD 诊断率 49.4% 相符。

2009 年发表的一项研究表明：随着肥胖、血脂异常等代谢疾病的流行，NAFLD 在我国成人患病率已经高达 15% 以上，已成为我国第一大慢性肝脏疾病，而且越来越多的 NAFLD 发生于慢性病毒性肝炎和酒精滥用患者。中国 4226 名（>60 岁）老年组和 3145 名从同一队列随机选择的较年轻的对照组（<60 岁）的病例对照研究表明，老年人 NAFLD 患病率（26.7%）高于非老年人（22.8%），老年人中性别发病率无差异，男性和女性患病率分别为 26.6% 与 27.0%。但在 50 岁以下组，男性

NAFLD 患病率显著高于女性，男性患病率峰值在 40~49 岁，男性年龄≥65 岁者年龄与 NAFLD 患病率呈负相关；然而 50 岁以上女性患病率呈逐年增加趋势，至 70 岁以上时逐渐下降。

研究结果还显示，45~54 岁年龄组的 NAFLD 是心血管疾病死亡的独立危险因素。闭经前的女性因雌激素的保护，发生 NAFLD 较少，低龄女性 NAFLD 更多地与肝酶升高有关；在老年女性中，雌激素水平下降，减少了脂肪酸的氧化，从而增加肝内脂肪生成，并影响皮下脂肪再分配和内脏脂肪积累，促进代谢综合征和 NAFLD 的发生和发展，易发生严重纤维化，致使非酒精性脂肪性肝炎（NASH）相关的肝硬化显著增加。

NAFLD 患者中有 10%~20% 的个体将进展为非酒精性脂肪性肝炎，还有报道称其进展为肝硬化的比率达 16%。Ascha 等的研究表明，在近 3 年的随访中，非酒精性脂肪性肝炎相关的肝硬化患者会有 12.8% 患者进展为原发性肝细胞癌。在美国，非酒精性脂肪性肝炎相关的肝硬化是导致肝移植的第三大原因，并且呈逐年上升趋势，照此推算，至 2020 年，NAFLD 相关的肝硬化将成为导致肝移植的首位原因。所以，非酒精性脂肪性肝炎也会像其他导致肝硬化的肝脏疾病一样，引起肝脏恶性肿瘤的发生。目前，我国尚无 NAFID 及非酒精性脂肪性肝炎导致原发性肝细胞癌的权威流行病学数据。

二、非酒精性脂肪性肝病的发病机制

NAFLD 的发病机制尚未完全清楚，可能与以下因素有关。

1. NASH“初次打击” 有一些因素会造成脂肪酸在肝内聚集，比如：外周血游离脂肪酸浓度上升，肝脏中脂肪酸的合成水平上升，肝脏摄取脂肪酸增加，肝细胞线粒体 β 的氧化功能下降，甘油三酯与载脂蛋白 B 结合后以 VLDL 的形式输出。而脂肪在肝脏内的积聚是造成肝脏脂肪变性的共同机制。

2. NASH“二次打击” 出现在肝脏发生炎症、坏死或者纤维化之后的氧化应激是造成 NASH 二次打击的重要因素，氧化应激的出现可能与线粒体功能障碍有关，也可能与肝细胞色素活性增加等因素有关。

3. 胰岛素抵抗 胰岛素抵抗在 NAFLD 的发生发展中起了重要作用。胰岛素抵抗、脂质代谢紊乱与非酒精性脂肪性肝病之间存在着复杂的因果关系。有临床研究显示，与正常人相比，非酒精性脂肪肝患者的血清胰岛素、胰岛素抵抗指数均明显升高，提示非酒精性脂肪肝患者存在胰岛素抵抗。高胰岛素血症可能造成脂肪组织分解，产生更多的游离脂肪酸，肝脏中存储脂肪过多造成血脂代谢紊乱，进而造成细胞膜结构功能异常，肝细胞对于胰岛素的敏感度进一步降低。很多研究认为高甘油三酯血症患者体内游离脂肪酸水平上升后，通过干扰胰岛素与胰岛素受体的结合，引起胰岛素抵抗。另外，游离脂肪酸升高还会抑制胰岛素信号传导，减少机体对胰岛素的清除，进一步加重胰岛素抵抗。

4. 线粒体功能被破坏 非酒精性脂肪肝患者的线粒体超微结构发生异常，呼吸活性降低并出现氧化磷酸化缺陷，进而造成超氧化离子与过氧化氢的大量生成。此脂肪酸的氧化反应是产生氧自由基的重要原因。

5. 瘦素 瘦素缺乏、减少的人或动物通常会存在血脂异常，且骨骼与肝脏等组织中脂肪沉积现象较为严重，同时胰岛素抵抗也较严重。有人用瘦素替代治疗的方式，显著减轻了营养不良患者的肝脏脂肪堆积的症状。

6. 肝脏的铁元素负荷过量 有研究提示非酒精性脂肪肝患者体内存在血色病基因 Cys282Y，转铁蛋白或铁蛋白的饱和度异常上升。但也有研究资料不支持非酒精性脂肪肝的发病与肝脏铁负荷大有关。

三、NAFLD 的基因多态性

目前，流行病学研究有力证明了 NAFLD 的种族差异性及家族遗传性。NAFLD 的种族差异性、家族聚集性、病理表现、临床表现的巨大差异提示基因对其形成的重要作用。有研究结果显示编码 NADH6 脱氢酶基因的启动子区域 DNA 甲基化修饰水平与 NAFLD 的严重程度密切相关，其修饰水平越高，NAFLD 越严重。以下为基因多态性与 NAFLD 之间的一些关系：①影响脂肪酸代谢的基因。微粒体甘油三酯转运蛋白基因 493 G/T，编码胆固醇调节元件结合蛋白（SREBP-lc）基因 18 号外显子 54G/C 多态性，apoEE2/3 型及相关的一些酶的基因突变影响肝脏甘油三酯的合成、贮存、转运以影响脂肪变性的强度，从而影响 NASH 和肝硬化的进程。②影响胰岛素敏感性的基因。脂联素 45G、276GT、抵抗素 -420C/G、瘦素受体

G3057A、瘦素基因 –2548G/A、PPARγ161TT、TNFα 基因 –238 位的多态性、细胞介素（IL）B–511T/C，影响着胰岛素的分泌及外周组织其敏感性，从而影响着肝脏脂肪的沉积。③氧化应激相关基因。线粒体中的锰超氧化物歧化酶基因 1183T/C、Nrfl 基因多态性、铁超负荷和 HFE 基因突变、PPARγ 共活化物 –1α（PPARGC1A）、PPARγval227ala 基因、CYP2EI、肝脂肪酶基因（LIPC）启动子 –514 位点等基因的突变使机体处理氧化应激的能力下降，从而损害肝细胞。因此，在 NAFLD 发病机制的各个环节，基因多态性均起了重要作用。

四、NAFLD 与代谢疾病或相关心血管疾病的关系

NAFLD 与 2 型糖尿病、动脉粥样硬化性心血管疾病密切伴随，并且 NAFLD 是这些相关疾病的独立预测因素。在 2 型糖尿病患者中，NAFLD 的患病率可高达 70%，2 型糖尿病一旦合并 NAFLD，不但糖代谢会更加紊乱，并且增加 NASH 的发病风险，加速其向肝纤维化、肝硬化的进展。NAFLD 和 2 型糖尿病形成恶性循环，造成糖代谢紊乱和不良肝病结局。

有前瞻性研究表明，NAFLD 增加 T2DM 发病风险。Bae 等对 7849 例基线无糖尿病者进行为期平均 4 年的随访，NAFLD 患者的糖尿病发病率为 9.9%，无 NAFLD 者的糖尿病发病率为 3.7%，校正年龄、性别及空腹血糖水平后，NAFLD 对发生糖尿病的风险比为 1.33（95%CI 1.07~1.66）。Fan 等对 358 例 NAFLD 患者及 788 名无 NAFLD 者进行 4~7 年随访，发现糖尿病的发病率分别为 20.3% 和 5.2%。Shibata 等对 3189 例糖代谢正常的人群进行平均 4 年随访，NAFLD 人群糖尿病的发病率明显高于非 NAFLD 人群，校正年龄、体质指数等因素后，NAFLD 发生糖尿病的风险比为 5.5（95%CI 3.6~8.5，P<0.001）。上述研究证实了 NAFLD 可以增加 2 型糖尿病的患病率，NAFLD 患者是 2 型糖尿病的高危人群。

NAFLD 还能增加心血管疾病的风险。NAFLD 与动脉粥样硬化、代谢综合征、2 型糖尿病的组合是一种高风险的相互作用。除了最常见的动脉粥样硬化性心脏病，心律失常和非风湿性主动脉瓣硬化也被列入 NAFLD 的心血管并发症，比如新发房颤。房颤的一些强危险因素如肥胖、冠心病、高血压、心脏瓣膜疾病均随年龄增长而增长，NAFLD 与房颤共享多种心脏代谢危险因素，NAFLD 不仅与房颤相关联，而且通过炎症介质的释放，包括 C 反应蛋白、白细胞介素 6、肿瘤坏死因子等，导致全身低度炎症反应，即炎症衰老；炎症反应通过诱导心肌结构和心房电重构，在房颤发生发展中持续发挥作用。在老年人中 NAFLD 的诊断可能是一种“警报”，提示多重心血管危险因素并存。

有国内研究提示，中老年男性 NAFLD 与骨质疏松性骨折有关。系列调查发现 NASH 是结肠腺瘤和晚期肿瘤的独立危险因素，且显示了强烈的年龄依赖的相关性，提示在老年 NASH 患者中筛查大肠癌具有重要意义。

五、老年 NAFLD 的特点

Noureddin 等进行的 NASH 临床研究中基于肝脏组织学数据，横断面分析 65 岁以上 NAFLD 患者一年肝病的进展。相比于非老年 NAFLD 患者，老年患者 NASH 的发病率（56% 比 72%，P=0.02）及晚期纤维化发病率（25% 比 44%，P=0.002）均明显升高。相比于非老年 NASH 患者，老年 NASH 患者患晚期纤维化率高（35% 比 52%，P=0.03），而且常伴随有特征性的严重肝脏病理学改变，如气球样变性、巨大线粒体、嗜酸体、Mallory 小体（$P \leqslant 0.05$）等。

老年 NAFLD 患者的主要死亡原因为心血管疾病和恶性肿瘤，NASH 特别是合并进展性肝纤维化的患者肝病死亡率显著增高。NAFLD 相关的 HCC 的高危因素为增龄、2 型糖尿病和肝硬化，所以及时监测和有效的治疗，对改善老年患者生存率有重要意义。

老年认知功能减退也可能与肝病相关联，即肠 – 肝 – 脑轴。终末期肝衰竭和脑病之间的关系已经很明确，除此之外，可能在认知功能和不严重的肝病之间，还存在更微妙的机制连接彼此，由 NAFLD 导致某些形式的认知能力下降。NAFLD 还被推测是老年痴呆症的额外风险因素，并与颈动脉粥样硬化相关。

老年患者低质量的饮食、活动受限、服用药物增加、与年龄有关的神经退行性疾病等均可导致肠道蠕动减少，导致有害细菌过度生长和后续营养及维生素吸收障碍，最终将改变肠道菌群的组成，表现为厌氧菌和促炎因子增加，促进健康的双歧杆菌减少；肠道菌群移植可改善 NAFLD 的胰岛素敏感性，膳食益生元能降低餐后血糖和胰岛素浓度，而

不影响总能量的摄入，还能改善炎症标志物和免疫功能。富含益生菌的酸奶有望能够提高老年人的肠道健康，进而改善 NAFLD 的胰岛素敏感性。

另外，老年人肝脏细胞色素 P450 活性降低，这会影响药物在体内的代谢，增加药物性肝损伤的易感性。在老年 NAFLD 的药物治疗中，用药需更加谨慎。

六、诊断与鉴别诊断

有关 NAFLD 的诊断，在各个指南中有不同的诊断标准，在此以中华医学会肝病学分会脂肪肝和酒精性肝病学组等制定的《非酒精性脂肪性肝病防治指南（2018 更新版）》为基础进行介绍，也简要介绍亚太肝脏研究学会（Asian Pacific Association for the Study of the Liver，APASL）最新颁布的《代谢相关脂肪性肝病诊断和管理临床实践指南》。

（一）诊断与评估（《非酒精性脂肪性肝病防治指南（2018 更新版）》）

NAFLD 的诊断需要有弥漫性肝细胞脂肪变的影像学或组织学证据，并且要排除乙醇（酒精）滥用等可导致肝脂肪变的其他病因。因无特异性症状和体征，大部分患者因偶然发现血清 ALT 和 GGT 增高或者影像学检查发现弥漫性脂肪肝而疑诊为 NAFLD。NAFLD 的评估包括定量肝脂肪变和纤维化程度，判断有无代谢和心血管危险因素及并发症、有无肝脏炎症损伤及是否合并其他原因的肝病。

1. “非酒精性”的界定 “非酒精性”是指无过量饮酒史（男性饮酒折合乙醇量小于 30g/d，女性小于 20g/d）和其他可以导致脂肪肝的特定原因。为此，在将肝组织学或影像学弥漫性脂肪肝归结于 NAFLD 之前，需要除外酒精性肝病（ALD）、基因 3 型 HCV 感染、自身免疫性肝炎、肝豆状核变性等可导致脂肪肝的特定肝病，并除外药物（他莫昔芬、胺碘酮、丙戊酸钠、甲氨蝶呤、糖皮质激素等）、全胃肠外营养、炎症性肠病、乳糜泻、甲状腺功能减退症、库欣综合征、β- 脂蛋白缺乏症、脂质萎缩性糖尿病、Mauriac 综合征等导致脂肪肝的特殊情况。在将血清 ALT、AST 和 / 或 GGT 增高及隐源性肝硬化归结于 NAFLD 之前，需除外可以导致肝脏酶学异常和肝硬化的其他原因。然而，“非酒精性”肝病的真实内涵是指营养过剩、胰岛素抵抗（insulin resistance，IR）及相关代谢紊乱诱导的慢性肝损害。事实上，脂肪肝可由“非酒精”因素（IR 和代谢紊乱）与乙醇（酒精）滥用、基因 3 型 HCV 感染等一种或多种病因共同导致，慢性 HBV 感染也常因 IR 和代谢紊乱并发 NAFLD，而 NAFLD 患者可能比对照人群更易发生药物中毒性肝损害，慢性或急性肝功能衰竭可以发生在 NASH 背景上。临床上，需要重视肥胖、T2DM、代谢综合征（metabolic syndrome，MS）在其他原因肝病患者肝脏损伤和肝硬化及 HCC 发病中的促进作用，并加强合并 NAFLD 的其他肝病患者代谢和心血管危险因素及其并发症的防治。

2. 肝脂肪变的诊断 病理学上的显著肝脂肪变和影像学诊断的脂肪肝是 NAFLD 的重要特征，肝脂肪变及其程度与肝脏炎症损伤和纤维化密切相关，并可预测 MS 和 T2DM 的发病风险。常规的上腹部影像学检查可以提供对肝脏、胆囊、胰腺、脾脏、肾脏等疾病诊断的有用信息，作出弥漫性脂肪肝、局灶性脂肪肝、不均质性脂肪肝的影像学诊断。B 超是临床应用范围广泛的影像学诊断工具，根据肝脏前场回声增强（“明亮肝”）、远场回声衰减，以及肝内管道结构显示不清楚等特征诊断脂肪肝。然而，B 超对轻度脂肪肝诊断的敏感性低，特异性亦有待提高，因为弥漫性肝纤维化和早期肝硬化时也可观察到脂肪肝的典型特征。受控衰减参数（CAP）是一项基于超声的肝脏瞬时弹性成像平台定量诊断脂肪肝的新技术，CAP 能够检出 5% 以上的肝脂肪变，准确区分轻度肝脂肪变与中 – 重度肝脂肪变。然而，CAP 与 B 超相比容易高估肝脂肪变程度，当 BMI>30kg/m^2、皮肤至肝包膜距离 >25mm 及 CAP 的四分位间距（IQR）≥40dB/m 时，CAP 诊断脂肪肝的准确性下降。CAP 区分不同程度肝脂肪变的诊断阈值及其动态变化的临床意义尚待明确。CT 和常规 MRI 检查诊断脂肪肝的准确性不优于 B 超，主要用于弥漫性脂肪肝伴有正常肝岛及局灶性脂肪肝与肝脏占位性病变的鉴别诊断。磁共振波谱（MRS）分析能够检出 5% 以上的肝脂肪变，准确性很高，缺点是花费高和难以普及。应用 BMI、腰围、血清 TG 和 GGT 水平等指标组合的脂肪肝指数、肝脂肪变指数等，对脂肪肝的诊断性能存在年龄、种族群体等差异，主要作为影像学诊断脂肪肝的替代工具用于流行病学调查和某些特殊的临床情况。

3. 脂肪性肝炎的诊断 鉴于 NASH 是单纯性脂肪肝进展至肝硬化和 HCC 的中间阶段且难以自行康复，在 NAFLD 患者中识别 10%~30% 的 NASH 更具临床意义，然而现有影像学技术和实验室检查等无创方法不能准确诊断 NASH。对于 NAFLD 初诊患者，详细了解 BMI、腰围、代谢性危险因素、并存疾病和血液生化学指标，可以综合判断其是否为 NASH 高危人群。MS、血清 ALT 和细胞角蛋白 -18（CK-18M30 和 M65）水平持续增高，提示 NAFLD 患者可能存在 NASH，需要进一步的肝活检组织学检查证实。血清 ALT 正常并不意味着无肝组织炎症损伤，ALT 增高亦未必是 NASH。尽管存在创伤和并发症，以及取样误差和病理观察者之间差异等缺点，肝活检至今仍是诊断 NASH 的"金标准"。肝活检可准确评估肝脂肪变、肝细胞损伤、炎症坏死和纤维化程度，肝脂肪变、气球样变和肝脏炎症合并存在是诊断 NASH 的必备条件。欧洲脂肪肝协作组提出的 SAF 积分（肝脂肪变、炎症活动和纤维化各自计分之和）比美国 NASH 临床研究协作网推荐的 NAFLD 活动性积分（NAS）更能提高病理医生诊断 NASH 的一致性，并减少观察者之间的误差。这些积分系统是通过半定量评估 NAFLD 的主要病理改变，从而对 NAFLD 进行病理分型和分期，以及进行临床试验时的疗效评价。肝活检的费用和风险应与估计预后和指导治疗的价值相权衡。

4. 肝纤维化的评估 鉴于肝纤维化是唯一准确预测肝脏不良结局的肝脏病理学改变，在 NAFLD 患者中诊断显著肝纤维化和肝硬化对预后判断的价值大于区分单纯性脂肪肝与 NASH。许多因素可以影响 NAFLD 患者肝纤维化的动态变化，应用临床参数和血清纤维化标记物不同组合的多种预测模型，可粗略判断有无显著肝纤维化（≥F2）和进展期肝纤维化（F3、F4），其中 NAFLD 纤维化评分（NFS）的诊断效率可能最高。然而，现有的肝纤维化无创预测模型并不符合"诊断准确性报告标准"对诊断性检测的质量要求。近年来，影像学技术的进展显著提高了肝纤维化的无创评估能力。基于 FibroScan® 的振动控制瞬时弹性成像（VCTE）检测的肝脏弹性值（LSM）对 NAFLD 患者肝纤维化的诊断效能优于 NFS、APRI、FIB-4 等预测模型，有助于区分无 / 轻度纤维化（F0、F1）与进展期肝纤维化（F3、F4），但是至今仍无公认的阈值用于确诊肝硬化。肥胖症会影响 FibroScan® 检测成功率，高达 25% 的患者无法通过 M 探头成功获取准确的 LSM。此外，LSM 判断各期纤维化的阈值需要与肝病病因相结合；重度肝脂肪变（CAP 值显著增高）、明显的肝脏炎症（血清转氨酶 >5ULN）、肝脏淤血和淤胆等都可高估 LSM 判断肝纤维化的程度。基于 MRI 的实时弹性成像（MRE）对 NAFLD 患者肝硬化诊断的阳性预测值与 VCTE 相似，但 MRE 阴性预测值更高。当无创方法高度疑似存在进展期肝纤维化时需要肝活检验证，病理学检查需明确描述肝纤维化的部位、数量，以及有无肝实质的重建和假小叶。高度可疑或确诊肝硬化包括 NASH 肝硬化、NAFLD 肝硬化及隐源性肝硬化。

5. 代谢和心血管危险因素评估 NAFLD 与 MS 互为因果 代谢紊乱不但与 T2DM 和心血管疾病高发密切相关，而且参与 NAFLD 的发生和发展。疑似 NAFLD 患者需要全面评估人体学指标和血液糖脂代谢指标及其变化。鉴于心血管事件是影响 NAFLD 患者预后的主要因素，所有 NAFLD 患者都应该进行心血管事件风险评估。建议采用改良的国际糖尿病联盟的标准诊断 MS。对于 NAFLD 患者需要常规检测 FBG 和 HbA1c，甚至进一步做标准 75g 葡萄糖 OGTT，筛查 FBG 调节受损、糖耐量异常和糖尿病。除 PNPLA3I148M 多态性相关的 NAFLD 以外，IR 几乎是 NAFLD 和 NASH 的共性特征。HOMA-IR 是用于评价群体 IR 水平的指标，计算方法如下：FBG 水平（mmol/L）× 空腹胰岛素（FINs）水平（mU/L）/22.5，健康成人 HOMA-IR 指数大约为 1。无糖调节受损和糖尿病的 NAFLD 患者可以通过 HOMA-IR 评估胰岛素的敏感性，瘦人脂肪肝如果存在 IR，即使无代谢性危险因素亦可诊断为 NAFLD，随访中 HOMA-IR 下降预示 NAFLD 患者代谢紊乱和肝脏损伤程度改善。人体成分测定有助于发现常见于瘦人的隐性肥胖［体脂含量和 / 或体脂占体重百分比增加］和肌少症。

6.《非酒精性脂肪性肝病防治指南（2018 更新版）》推荐内容

证据等级：

A：代表进一步研究不大可能改变对该疗效评估结果的信心；

B：代表进一步研究有可能使我们对该疗效评估结果的信心产生重要影响；

C：进一步研究很有可能影响该疗效评估结果，且该评估结果很可能改变。

推荐等级：

1：充分考虑到了证据的质量、患者可能的预后情况及治疗成本而最终得出的推荐意见；

2：证据价值参差不齐，推荐意见存在不确定性，或推荐的治疗意见可能会有较高的成本疗效比等，更倾向于较低等级的推荐。

推荐意见 1：NAFLD 是健康体检肝功能酶学异常的主要病因，血清 ALT 和 GGT 增高者应筛查 NAFLD（A1）。

推荐意见 2：肥胖症、高 TG 症、T2DM 和 MS 患者需要通过肝功能酶学和 B 超筛查 NAFLD（A1）。

推荐意见 3：鉴于不健康的生活方式在 NAFLD 的发病中起重要作用，疑似 NAFLD 患者需调查饮食及运动习惯（A1）。

推荐意见 4：鉴于肥胖症、高血压病、T2DM 和 MS 是 NAFLD 患者疾病进展的危险因素，需加强这类患者代谢、心血管和肝病并发症的监测（B1），合并 IR 或腹型肥胖的瘦人 NAFLD 同样需要定期随访（B2）。

推荐意见 5：鉴于 NAFLD 与 T2DM 互为因果，建议 NAFLD 患者定期检测 FBG、糖化血红蛋白（HbA1c），甚至做口服葡萄糖耐量试验（OGTT），以筛查糖尿病（A1）。

推荐意见 6：鉴于 NAFLD 患者心脑血管疾病相关病死率显著增加，建议 NAFLD 患者定期评估心脑血管事件的发病风险（A1）。

推荐意见 7：NASH 肝硬化患者应该根据相关指南进行胃食管静脉曲张和肝细胞癌的筛查（B1），目前尚无足够证据推荐对 NAFLD 患者筛查结直肠肿瘤（C1）。

推荐意见 8：临床疑诊 NAFLD 和 NASH 时，需要排除过量饮酒、基因 3 型 HCV 感染、肝豆状核变性、自身免疫性肝炎及药物性肝损害等可以导致肝脂肪变的其他病因（A1），并判断是否并存慢性乙型肝炎等肝脏疾病（B1）。

推荐意见 9：慢性病毒性肝炎合并 NAFLD 及 NAFLD 合并药物性肝损害，可能会导致更为严重的肝脏损伤，需要客观评估代谢性危险因素在这类患者肝脂肪变和肝损伤中的作用（B1）。

推荐意见 10：病理学和 / 或影像学发现的脂肪肝患者，除需检测肝功能生化指标外，还应筛查 MS 相关组分，并重视适量饮酒与代谢性危险因素在脂肪肝发病中的交互作用（A1）。

推荐意见 11：HOMA-IR 是评估无糖尿病人群 IR 的替代方法（A1），有助于体重正常且无代谢危险因素的隐源性脂肪肝患者 NAFLD 的诊断（B2）。

推荐意见 12：脂肪肝的影像学诊断首选 B 超检查（A1），B 超还可以提供额外的诊断信息。CAP 是脂肪肝定量评估的替代工具（B1）。

推荐意见 13：NASH 的诊断需通过肝活检组织学检查证实，诊断依据为肝细胞脂肪变合并气球样变和小叶内炎症（A1）。建议根据 SAF 积分将 NAFLD 分为单纯性脂肪肝、早期 NASH（F0、F1）、纤维化性 NASH（F2、F3）及 NASH 肝硬化（F4）。

推荐意见 14：合并 MS、T2DM、血清氨基酸转移酶和 / 或 CK-18 持续增高的 NAFLD 患者是 NASH 的高危人群，建议肝活检组织学检查明确诊断（A2）。

推荐意见 15：血液肝纤维标记物和评分系统及肝脏瞬时弹性检测可以用于排除 NAFLD 患者存在进展期肝纤维化（A2），并可用于随访监测肝纤维化的进展（C2）。这些无创诊断方法即使联合应用对间隔纤维化和早期肝硬化诊断的准确性也较低，建议用肝活检组织学检查证实（B2）。

推荐意见 16：当无创性检测方法不能判断脂肪性肝炎或肝酶异常的病因时，建议肝活检组织学检查协助诊断（B1）。在将隐源性肝硬化归因于 NAFLD 肝硬化时需认真排除其他原因（C2）。

（二）亚太肝脏研究学会 2020 年版《代谢相关脂肪性肝病诊断和管理临床实践指南》

代谢相关脂肪性肝病（MAFLD）的新诊断标准基于肝脂肪变性的证据（肝组织学、非侵入性生物标志物或影像学），以及以下三种情况中至少一种：①超重或肥胖；②2 型糖尿病；③≥2 种代谢功能障碍的表现（如超重或肥胖、高血压、血脂异常、2 型糖尿病、代谢综合征、肌少症、胰岛素抵抗、缺乏体力活动、高热量饮食等）。可以看出，这是基于代谢功能障碍这一关键因素的诊断标准，无须考虑酒精摄入或其他伴随的肝脏疾病。根据新的定义和诊断标准，MAFLD 不再是一个排除性的诊断，因此可以与其他肝病共存。

七、预防与治疗

NAFLD 患者大多合并出现代谢综合征的表现，老年 NAFLD 患者更是如此。治疗 NAFLD 的首要目标为改善胰岛素抵抗，防治代谢综合征及其相关终末期器官病变，从而改善患者生活质量和延长存活时间；当然，也要减少肝脏脂肪沉积并避免因“二次打击”而导致 NASH 和肝功能失代偿，NASH 患者则需阻止肝病进展。本节就生活方式改变和药物治疗介绍了《非酒精性脂肪性肝病防治指南（2018 更新版）》的相关内容，另外也介绍了 2020

年亚太肝脏研究学会《代谢相关脂肪性肝病诊断和管理临床实践指南》治疗建议、2015 年日本胃肠病学会非酒精性脂肪性肝病 / 非酒精性脂肪性肝炎的循证医学临床治疗指南的防治要点。

1. 生活方式的改变 生活方式的改变是被普遍推荐的一线方法，主要在饮食和运动两方面进行控制。

低热量饮食和增加体力活动的生活方式改变是治疗肥胖症、减轻胰岛素抵抗的重要方法。在对老年 NFALD 进行生活方式指导时，必须全盘考虑老年人的情况，比如老年人的物理极限、需要足够热量供应、其他合并疾病、年龄等而进行个体化定制。在不影响心肺功能、安全的前提下，任何形式的运动对身体都是有益的。食物的种类宜多样化，总热量需合理。建议老年 NAFLD 患者的饮食做到粗细搭配、少盐少糖、少量多餐。

2. 药物治疗 生活方式调整效果不佳者可考虑药物治疗，对老年 NAFLD 患者，这样的选择可能比改变生活方式更有效。遗憾的是，迄今没有针对老年 NAFLD 患者的具体治疗建议，个体化处方可能有效的药物，更多的是针对代谢危险因素的治疗。

血脂异常的 NAFLD 患者常常需要积极的处理。他汀类药物是用于心血管疾病初级预防和二级预防的最有效药物，对老年 NAFLD 患者相对也是非常安全的和有益处的，很多小样本的研究数据都表明他汀类药物对 NAFLD 肝组织学有益处。但对于 NAFLD 导致 ALT 升高的患者，用药要谨慎。

胰岛素增敏剂噻唑烷二酮类药物是目前的指南推荐的适用于 NASH 患者的治疗用药，如吡格列酮，但停药后对肝脏的有益效果就会消失，而且长期应用吡格列酮能增加皮下脂肪量和体重，还能增加膀胱癌、充血性心脏衰竭的风险，限制了它在老年人中的广泛应用。

血管紧张素受体阻滞剂（ARB）被广泛用于抗高血压，安全性较好。一些动物和人类小样本研究表明，ARB 改善血清肝酶水平和 NAFLD 的组织学特征。尚需大规模的临床试验来证实这些结果。

维生素 E（800IU/d）已被证明能改善 NASH 的组织学炎症，但不建议用于糖尿病患者，大剂量补充维生素 E 与各种原因死亡率的增加有关；维生素 D 可促进钙的吸收，防止患者跌倒和骨折，低维生素 D 状态与 NAFLD 及其组织学严重程度，应及时补充和监测。

二甲双胍是用于 2 型糖尿病治疗的一线药物。但它对血清转氨酶只有少许效果，不能改善 NAFLD 者的肝脏组织学。因此，二甲双胍不适用于非糖尿病的 NAFLD 患者。

3. 2015 年日本胃肠病学会非酒精性脂肪性肝病 / 非酒精性脂肪性肝炎的循证医学临床治疗指南要点内容：

（1）关于生活方式相关的干预措施和减肥手术对 NAFLD 治疗的指导意义：①通过饮食和锻炼疗法实现减重 3~12 个月，改善肝脏功能和组织学结构（证据级别 A，强度 1 级）。②使用低热量的饮食减重以实现改善 NAFLD 患者的肝功能和脂肪肝的变化。为改善 NAFLD，建议优先考虑能量的优化摄入和限制脂质的比例营养摄入（证据级别 C，强度 2 级）。③虽然运动对肝脏组织学的影响不明确，仍建议实施运动疗法。因为，即使单纯的运动也能提高 NAFLD 患者肝功能及脂肪肝的变化（证据级别 B，强度 2 级）。④对 NAFLD 并发严重肥胖的患者，减肥手术能有效改善肝脏脂肪变及 NASH 患者的炎症水平（证据级别 B，强度 N/A 级）。

（2）关于药物对 NAFLD 治疗的指导意义。①噻唑烷二酮类药物：合并胰岛素抵抗的 NASH 患者推荐使用吡格列酮（证据级别 A，强度 2 级）；②维生素 E：维生素 E 能改善 NASH 患者的肝生化学和组织学参数，推荐 NASH 患者使用维生素 E（证据等级 A，强度 2 级）；③二甲双胍：二甲双胍对肝组织学无显著影响，因而不推荐使用二甲双胍作为一个特异性的治疗方案治疗合并有肝脏疾病的 NASH 患者（证据级别 B，强度 2 级）；④熊去氧胆酸：不推荐使用常规剂量的熊去氧胆酸治疗 NAFLD/NASH 患者（证据级别 B，强度 2 级）；⑤降脂药物：推荐 HMG-CoA 还原酶抑制剂用于合并高胆固醇血症的 NAFLD/NASH 患者（证据级别 B，强度 2 级）；⑥依折麦布：推荐依折麦布用于合并高胆固醇血症的 NAFLD/NASH 患者（证据级别 C，强度 2 级）；⑦血管紧张素 Ⅱ 受体拮抗剂（ARB）：推荐血管紧张素 Ⅱ 受体拮抗剂（ARB）用于合并高血压的 NASH 患者（证据级别 C，强度 2 级）；⑧肝移植：推荐合并进展期肝衰竭的 NASH 患者进行肝移植，因为进行移植后的总体存活率与其他原因导致的肝衰竭患者的移植后生存率大致相同（证据级别 B，强度 2 级）；⑨铁还原疗法：不推荐铁还原疗法治疗 NAFLD/NASH 患者（证据级别 B，强度 2 级）。

以上2015年日本NAFLD建议的对象是成人，对于老年患者来说，由于肝肾对药物的代谢能力减弱及合并用药种类往往较多，更要注意用药的安全性。

（周　雁）

参考文献

1. EASL, EASD, EASO. EASL-EASD-EASO Clinical Practice Guidelines for the management of non-alcoholic fatty liver disease. J Hepatol, 2016, 64(6): 1388-1402.

2. Byrne CD, Targher G. NAFLD: a multisystem disease. J Hepatol, 2015, 62(1 Suppl): S47-S64.

3. Wang FS, Fan JG, Zhang Z, et al. The global burden of liver disease: the major impact of China. Hepatology, 2014, 60(6): 2099-21084.

4. Fan JG. Epidemiology of alcoholic and nonalcoholic fatty liver disease in China. J GastroenterolHepatol, 2013, 28 Suppl 1: s11-s17.

5. 中华医学会肝病学分会脂肪肝和酒精性肝病学组，中国医师协会脂肪性肝病专家委员会．非酒精性脂肪性肝病防治指南(2018更新版)．现代医药卫生，2018，34(5)：641-649.

6. Bac JC, Rhee EJ, Lee WY, et a1. Combined effect of nonalcoholic fatty liver disease and impaired fasting glucose on the development of type 2 diabetes. A 4-year retrospective longitudinal study. Diabetes Care, 2011, 34(3): 727-729.

7. 牛同红，张梅，姜曼，等．非酒精性脂肪性肝病相关基因多态性的研究进展．临床肝胆病杂志，2013，29(12)：947-951.

8. Watanabe S, Hashimoto E, Ikejima K, et al. Evidence-basedclinical practice guidelines for nonalcoholic fatty liver disease/nonalcoholic steatohepatitis. Hepatol Res, 2015, 45(4): 363-377.

9. 王炳元，刘露露．老年人非酒精性脂肪肝．中华肝脏病杂志，2016，24(2)：92-95.

10. Jiri K, Shimizu Y. Liver physiology and liver diseases in the elderly. World J Gastroenterol, 2013, 19(46): 8459-8467.

11. Dunn W, Sanyal AJ, Brunt EM, et a1. Modest alcohol consumption isassociated with decreased prevalence of steatohepatitis in patients with non-alcoholic fatty liver disease (NAFLD). J Hepatol, 2012, 57(2): 384-391.

12. Neuschwander-Tetri BA, Loomba R, Sanyal AJ, et a1. Famesoid X nuclear receptor ligand obetieholic acid for non-cirrhotic, non-alcoholic steatohepatifis (FLINT): a multicentre, randomised, placebo-controlled trial. Lancet, 2015, 385(9927): 956-965.

13. Romeo S, Kozlitina J, Xing C, et al. Genetic variation in PNPLA3 confers susceptibility to nonalcoholic fatty liver disease. Nat Genet, 2008, 40(12): 1461-1465.

14. Pirolac J, Gianotti TF, Burgueno AL, et al. Epigenetic modification of liver mitochondrial DNA is associated with histological severity of nonalcoholic fatty 1iver disease. Gut, 2013, 62(9): 1356-1363.

15. Ortiz-Lopez C, Lomonaco R, Orsak B, et a1. Prevalence of prediabetes and diabetes and metabolic profile of patients with nonalcoholic fatty liver disease (NAFLD). Diabetes Care, 2012, 35(4): 873-878.

第四节　血脂异常与心血管疾病

血脂是血浆中的胆固醇(TC)、甘油三酯(TG)和类脂(如磷脂)等的总称。循环血液中的TC和TG必须与载脂蛋白结合形成脂蛋白，才能被运输至各组织进行代谢。血脂异常是指总胆固醇、甘油三酯、低密度脂蛋白胆固醇(LDL-C)或极低密度脂蛋白胆固醇(VLDL-C)增高，高密度脂蛋白胆固醇(HDL-C)减低，以及上述情况的不同组合，这些均是动脉粥样硬化(AS)的危险因素，可导致各种心血管疾病的发生。

一、胆固醇、LDL-C与冠心病

长期以来，在临床中以TC及LDL-C增高最受关注。早在20世纪30年代，Muller GL的研究表明高胆固醇血症与冠心病(CHD)有关；后又有学者Shepherd J等进一步明确了TC及LDL-C升高是CHD最主要的独立危险因素之一，降脂治疗能显著减少CHD事件。近年来相关研究也显示从3.63mmol/L开始，随TC水平的增加，缺血性心血管病(ICVD)发病危险增高；随着LDL-C水平的增加，ICVD发病的相对危险及绝对危险上升的趋势及程度与TC相似。

高胆固醇血症与动脉粥样硬化的研究最早始于1913年，Racmeister等人发现在动脉粥样硬化的发展阶段患者血浆胆固醇水平升高，最早在病因上把两者联系起来。现今已有大量流行病学研究证据表明血清总胆固醇和LDL-C与冠心病发病率和病死率有直接关系，而在无冠心病的人群中血浆 LDL-C 水平与冠心病发生率有着直接关系，对于已有冠心病的人群中 LDL-C 水平与冠心病再发事件直接相关。

（一）流行病学研究

1. 七国研究 七国研究（seven countries study）是以美国、荷兰、芬兰、希腊、日本、意大利和前南斯拉夫 7 国 16 个队列的 12 763 名 40~59 岁的男性为研究对象，经过 10 年的调查研究发现血总胆固醇均值与饮食中脂肪热量百分比有显著相关性，心血管病的病死率随总胆固醇水平升高而增加，血总胆固醇水平对冠心病的发生有着重要影响。

2. 美国弗雷明汉心脏研究 美国弗雷明汉心脏研究（Framingham heart study，FHS）始于 1948 年，以弗雷明汉全镇 28 000 名居民中 30~60 岁的 5209 名男女为研究对象，每 2 年对心血管的相关检查项目复查一次，并对这些人群的第 2 代子女也进行了研究，探讨遗传与环境因素对冠心病的影响及相互之间的作用。该研究首先提出冠心病危险因素这一概念，并肯定了血总胆固醇、LDL-C、HDL-C 与冠心病的关系。30 年的随访证实总胆固醇水平高于 7.8mmol/L 的人群中 90% 可发生冠心病。而在单变量分析时发现，LDL-C 水平与冠心病的危险性呈正相关，HDL-C 水平与之呈显著负相关。

3. 英国白厅研究 英国白厅研究（Whitehall study）以英国 40~64 岁的政府雇员为研究对象，探讨总胆固醇是否并在何种程度上影响冠心病的病死率。经过 10 年的追踪观察发现全组的总胆固醇水平从低到高与冠心病的危险性之间呈一种直接且连续的正相关，不能划分某一水平的总胆固醇使冠心病的病死率更低。作者认为应对所有人群采取全面预防高胆固醇策略，只要人群的平均血总胆固醇水平有轻度的下降，其总体效果也要好于仅对少数高危人群采取降低胆固醇的政策好。

4. 英国地区性心脏研究 英国地区性心脏研究（British regional heart study，BRHS）对英国城镇的 40~59 岁的男性进行了 4.2 年的随访，研究发现在发生冠心病的患者中除 HDL-C 外其他各项血脂水平都升高，血总胆固醇水平最高的 1/5 患者发生冠心病的风险是血总胆固醇处于最低水平的 1/10 人群的 3 倍。该研究认为血总胆固醇水平升高是发生冠心病的最重要因素。

5. 多危险因素干预试验研究 多危险因素干预试验研究（multiple risk factor intervention trial，MRFIT）将 35~57 岁的英国男性按年龄和血总胆固醇水平分别分为 5 组，结果显示 6 年随访期间，冠心病的死亡风险随着年龄和血总胆固醇水平增加而进行性升高；血清总胆固醇水平与发生冠心病的风险为一条连续的曲线，表明即使总胆固醇水平 <5.2mmol/L，冠心病的风险仍然随着胆固醇的水平升高而轻度升高。MRFIT 的结论为血总胆固醇水平升高是导致冠心病病死率上升的最重要单一危险因素，血清胆固醇水平与冠心病的首发或再发呈正相关趋势，即胆固醇水平越高，危险性越大。血总胆固醇与冠心病的关系非阈值性关系，而是一种连续性逐渐加强的关系。

6. 脂质临床研究 脂质临床研究（lipid research clinic，LRC）对 40~69 岁男性进行 10 年的追踪观察，发现总胆固醇、HDL-C、LDL-C 水平正常范围者其血脂水平上升与男性心血管疾病发生率增加有关。原有冠心病者随着血总胆固醇增高，10 年内心血管病病死率从 3.8% 升至 19.6%。分析各类脂蛋白水平发现，升高的总胆固醇酯动脉粥样硬化的强度与 LDL-C 水平密切相关。

（二）LDL-C 致动脉粥样硬化的机制

LDL 在动脉粥样硬化的发生发展中发挥着重要作用。LDL 核心的脂肪酸中含有大量的不饱和脂肪酸，容易发生自身氧化。LDL 经氧化修饰形成的脂蛋白为氧化低密度脂蛋白（OX-LDL）。OX-LDL 由氧化程度不同的 LDL 颗粒组成。正常情况下血中的 LDL 与肝细胞膜上的 LDL 受体结合，通过胞饮作用进入肝细胞，而肝细胞内 LDL 的积聚可以使肝细胞膜上的 LDL 受体下调，避免胆固醇进一步蓄积。经过氧化后的 OX-LDL 不能被 LDL 受体识别，而与巨噬细胞的 SR-A Ⅰ结合，且该途径没有负反馈，结合速度快、数量大。OX-LDL 通过下列途径促进动脉粥样硬化的发生发展：

1. 促进泡沫细胞的形成 泡沫细胞的形成是动脉粥样硬化过程中最重要的病理学标志。OX-LDL 被巨噬细胞摄取后，导致巨噬细胞内大量脂质颗粒蓄积，形成泡沫细胞；同时 OX-LDL 形成过程中产生的中间代谢产物具有细胞毒作用，进一步诱导巨噬细胞转化为泡沫细胞；OX-LDL 刺激巨噬细胞分泌巨噬细胞集落刺激因子，后者可介导巨噬细胞的激活、分泌、增殖、聚集和退化，并凋亡成为泡沫细胞。

2. 促进细胞黏附于内皮并向内皮下趋化 单核细胞对动脉内皮黏附增多是动脉粥样硬化的

早期表现之一。OX-LDL 直接吸引血液中的单核细胞,同时激活内皮细胞,促进趋化因子、黏附因子和粒细胞 - 单核细胞集落刺激因子的合成与分泌,促进循环中的单核细胞黏附于血管内皮细胞,进而迁移到内皮下,增生和分化为巨噬细胞,进而泡沫化。

3. 诱导平滑肌细胞增生、移行、产生平滑肌源性泡沫细胞 OX-LDL 诱导平滑肌细胞从血管中膜移行入内膜诱导生长因子,促进平滑肌细胞增生,分泌基质使血管内膜增厚,纤维帽形成。平滑肌细胞内吞 OX-LDL 形成平滑肌细胞源性泡沫细胞。

4. 促进血小板黏附、聚集、血栓形成 OX-LDL 刺激组织因子等表达,促进血小板黏附、聚集、血栓形成;同时抑制前列环素 I2(PGI2)合成酶,使 PGI2 合成减少,激活血小板环化酶,使血栓素 A2 增加,促进血小板聚集,引起血管痉挛和血栓形成。

5. 损伤血管内皮 LDL 氧化过程中产生的过氧化物可以直接损伤内皮细胞。OX-LDL 使内皮细胞对 LDL 的通透性增高,脂质发生空泡变性,浆膜皱缩,甚至细胞坏死。

6. 产生抗 OX-LDL 自身抗体 LDL 免疫复合物的诱导作用比 OX-LDL 更强,LDL 免疫复合物可激活巨噬细胞,引起白介素 -2 和肿瘤坏死因子 -α 等细胞因子释放,扩大病灶范围。

OX-LDL 造成的血管内皮细胞损伤是 AS 发病的关键,AS 从发病到斑块的形成是一个慢性炎症的发展变化过程。AS 斑块破裂和斑块凝集形成的血栓则成为急性冠脉综合征的主要病理产物。由此可见 LDL-C 水平可作为预测冠心病的独立危险因素来使用。

(三)降低低密度胆固醇对冠心病的影响

不管采用何种手段只要使 LDL-C 水平下降就可以减少与动脉粥样硬化相关的事件发生,血清 LDL-C 每下降 1%,冠心病风险将减少 2%。干预实验可采用饮食控制或 / 和调整药物治疗,一级预防试验是对尚无动脉粥样硬化临床表现的人员进行干预,预防其发生冠心病,包括饮食控制和药物干预。二级预防旨在控制危险因素,防止冠心病病情加重,延长患者存活时间,降低并发症和病死率。

1. 一级预防研究

(1)洛杉矶退伍军人研究(Los Angeles veterans study, LAVS):目的是研究调整饮食结构是否降低血脂和预防冠心病。干预组限制脂肪摄入,降低食物中饱和脂肪酸和胆固醇比例,增加多不饱和脂肪酸,干预组 TC 平均下降 13%,发生动脉粥样硬化率低于对照组 31.4%,结论是调整饮食结构能降低血浆胆固醇水平,有助于预防冠心病。

(2)奥斯陆一级预防研究(Oslo primary prevention trial):对具有冠心病高危因素但无冠心病临床证据的 40~49 岁男性高胆固醇血症者进行饮食干预,干预组总心血管事件发生次数减少 43.6%,心血管病死率下降 46.7%。

(3)西苏格兰冠心病预防研究(west of Scotland coronary prevention study, WOSCOPS):是首个他汀类药物的一级预防试验,目的是观察控制高胆固醇血症对冠心病一级预防的效果,随机安慰剂对照研究治疗组接受普伐他汀 40mg/ 晚,平均随访 4.9 年,治疗组 TC 下降 20%, LDL-C 下降 26%, HDL-C 上升 5%,冠心病事件的危险度相对降低 31%。试验结论是在无冠心病的高胆固醇男性中,普伐他汀降脂治疗能显著降低心肌梗死和冠心病死亡风险。

(4)阿托伐他汀糖尿病协作研究(collaborative atorvastatin diabetes study, CARDS):主要研究降脂治疗在糖尿病患者中的冠心病一级预防作用,随机双盲予以阿托伐他汀或安慰剂,平均随访 4 年,结果显示治疗组 LDL-C 水平下降 40%,重要心血管事件减少 37%,卒中减少 48%。结论是对于无冠心病的糖尿病患者,阿托伐他汀治疗可以安全高效地降低首次发生心血管事件和脑卒中的风险。

(5)盎格鲁 - 斯堪的纳维亚心脏结局试验(Anglo-Scandinavan cardiac outcomes trial, ASCOT):是一项前瞻性随机降压联合降脂的终点研究,与安慰剂组比较,阿托伐他汀使 LDL-C 降低 35%,主要终点事件发生率显著下降 36%,脑卒中发生率下降 27%,心血管事件和血管重建术降低了 21%,提示他汀类药物治疗高血压合并多危险因素的患者能有效地减少心血管事件。

2. 二级预防研究

(1)北欧辛伐他汀生存研究(Scandinavian simvastatin survival study, 4S):是首次以他汀类药物治疗控制单一因素的冠心病随机预防临床试验,入组人群是 35~70 岁的冠心病合并高胆固醇血症患者,使用辛伐他汀治疗后 TC、LDL-C 和 TG 分别下降 25%、35%、10%, HDL-C 上升 8%,冠心病死亡相对风险减少 30%。该研究显示对冠心病患者应用辛伐他汀治疗能有效降低 TC 和

LDL-C,显著减少冠心病的病死率和致残率。在此研究中还进行了年龄的亚组分析,研究者根据受试者的年龄分为≥65岁组和<65岁组。在不同亚组中血脂的改变是相似的。在65岁以上的老年组主要心血管事件的相对风险是0.66,动脉粥样硬化相关事件的相对风险是0.67,辛伐他汀降脂治疗后所降低的主要心血管事件和动脉粥样硬化相关事件的相对风险与年轻组相似。

(2)胆固醇和冠心病复发事件试验(cholesterol and recurrent events,CARE):CARE试验将4S研究发现延伸至具有正常胆固醇水平的冠心病人群,结果显示对TC<6.22mmol/L的心肌梗死患者进行降脂治疗显著减少冠心病事件的发生率和病死率。

(3)普伐他汀对缺血心脏病的长期干预(LIPID):对原有心肌梗死或不稳定型心绞痛的冠心病患者随机予以普伐他汀或安慰剂,随访6.1年,结果显示与安慰剂组相比,药物组LDL-C水平降低25%,TC降低18%,冠心病病死率降低24%,各种原因导致的死亡危险性降低22%,显示在胆固醇水平有很大不同的心肌梗死或不稳定型心绞痛患者中降胆固醇治疗使各种冠心病相关事件发生率明显降低。

(4)阿托伐他汀与血管重建术比较研究(atovastatin versus revascularization treatment investigator,AVERT):入选无症状或轻中度心绞痛患者LDL-C≥2.98mmol/L,经冠脉造影证实至少存在一支主要冠状动脉狭窄,随机接受PCI或阿托伐他汀药物治疗,结果显示药物组LDL-C降低46%,血管再建组降低18%,两组相比药物组心肌缺血事件发生危险降低36%,结论是对稳定型心绞痛患者预防心脏缺血事件的发生,积极的降脂治疗至少与介入治疗同样有效。

(5)治疗达新目标试验(treat to new target,TNT):入选稳定型心绞痛患者,LDL-C<2.59mmmol/L,接受不同剂量的阿托伐他汀治疗,研究结果显示对于稳定型心绞痛患者LDL-C降至1.81mmol/L能够进一步降低心脑血管事件发生的风险。

以上各项研究主要探讨CHD危险与血TC和LDL- C的关系,但近些年来研究显示除了总胆固醇和LDL- C外,其他血脂成分也与CHD的发病有着密切关系。

二、甘油三酯与冠心病

甘油三酯是否具有致动脉粥样硬化性,是近年来动脉粥样硬化领域内的热点,既往专家们认为TG与冠状动脉硬化性心脏病没有明确的相关性,但是随着研究的深入和循证医学证据的增多,人们逐渐认识到TG与冠心病具有一定的相关性。特别是借助于冠状动脉造影手段,越来越多的研究发现TG与冠状动脉粥样硬化的关系。

1. 哥本哈根男性研究(Copenhagen male study,CMS) 这是一项为期8年的前瞻性研究,入选无明显冠心病的白种人男性2906人,根据TG水平分组,人群中第一次发生CHD的危险与极限TG水平呈正相关,即使校正了LDL的水平,CHD与TG关系仍然不变,提示中老年男性血清TG水平升高是CHD的一个重要危险因素,强度超过血清TC水平,并独立于其他危险因素。

2. 英国卡尔菲利心脏病研究(Caerphilly heart disease study,CHDS) 是一项CHD的前瞻性研究,对英国中年男性进行随访,并通过对发生CHD的人群进行多因素回归分析发现TG水平与CHD显著相关且相对危险度强于TC、HDL-C,该研究结果同样支持高甘油三酯是CHD的独立危险因素。

3. 美国心肺血研究所Ⅱ型冠心病干预研究(NHLBI) 该研究是将116例高胆固醇血症患者随机分为考来烯胺治疗组和安慰剂组,观察5年降低胆固醇治疗对冠状动脉粥样硬化病变的影响,并测定其中57名受试者的血脂各类脂蛋白浓度,2年后复测,结果发现2年内IDL(甘油三酯含量占22%)总量变化最能预测5年内冠状动脉粥样硬化的进展,这是第一个研究观察到富含甘油三酯脂蛋白在冠状动脉粥样硬化病变进展中的重要作用。

4. 降胆固醇动脉粥样硬化研究(CLAS) 随机观察考来替泊(降胆宁)联用烟酸降低胆固醇治疗2年,并与安慰组比较对动脉粥样硬化的影响结果显示冠脉病变进展者,TC、LDL较非病变者高,同时甘油三酯也较非动脉粥样硬化进展者高,该结果支持富含甘油三酯的脂蛋白在动脉粥样硬化病变过程中起重要作用。

5. 前瞻性心血管慕尼黑研究(PROCAM) 该研究对年龄40~65岁男性进行为期8年随访观察,显示在258例主要冠脉事件者中,血甘油三酯水平明显高于无冠脉事件者。多因素分析提示血浆甘油三酯水平是冠脉事件的独立危险因素,TG大于1.9mmol/L者发生冠脉事件的危险性是

TG <1.2mmol/L 者的 2.6 倍。

6. 苯扎贝特冠状动脉粥样硬化干预试验（BECAIT） 该研究是第一个双盲、安慰剂对照和随机观察贝特类药物抗动脉粥样硬化的试验，研究采用血管造影法评价 92 名年轻男性心肌梗死后使用苯扎贝特 5 年内冠心病进展的情况，结果显示苯扎贝特在显著降低甘油三酯水平后，能够减慢局限性冠状动脉粥样硬化的进程，尤其是基础狭窄小于 50% 的轻到中度动脉粥样硬化病灶，并降低心肌梗死后存活的年轻患者冠心病事件的发生率。

7. 退伍军人管理局 HDL-C 干预试验（VA-HIT） 以低 HDL-C 水平为主要血脂异常的冠心病者为研究对象，观察研究对象在应用药物后降低 TG、升高 HDL-C 是否可以减少冠心病事件的发生。采用随机双盲安慰剂对照研究，治疗组使用吉非贝齐观察 5 年显示吉非贝齐治疗后 TG 降低 31%，HDL-C 升高 6%，LDL-C 无明显变化，非致死性心肌梗死或冠心病死亡发生的相对风险下降 22%。

8. 赫尔辛基心脏研究（Helsinki heart study） 是一项多中心、随机、双盲、安慰剂对照的 CHD 一级预防的临床研究，随访 5 年，以 CHD 事件为终点，一组服用吉非贝齐，一组服用安慰剂，5 年后药物组与安慰剂组相比 TG 下降 43%，HDL-C 升高 11%，而 LDL-C 仅降低 9%，但 CHD 事件却下降了 34%，表明降低 TG 可以减少 CHD 事件。

新近的研究显示空腹甘油三酯和禁食甘油三酯均是动脉粥样硬化的危险因素，但非空腹甘油三酯水平更具有重要意义。有研究显示餐后甘油三酯水平与心血管事件相关，且独立于其他危险因素，而空腹甘油三酯水平与冠心病相关性很小。

高甘油三酯导致 CHD 的机制比较复杂，除了通过各种富含甘油三酯的脂蛋白（triglyceride-rich lipoprotein，TRL）与血管壁之间的相互作用，例如活化内皮细胞、形成泡沫细胞等直接促进动脉粥样硬化外，还通过胰岛素抵抗、凝血功能异常、纤溶活性降低、血管炎症等途径间接增加 CHD 的风险。

总之无论是流行病学调查，还是临床循证医学研究及有关 TRL 代谢研究都表明 TG 与动脉粥样硬化的发生发展都关系密切，高甘油三酯血症是 CHD 的独立危险因素这一观点越来越受到重视。

三、HDL-C 与冠心病的关系

HDL 是血浆中主要的脂蛋白之一，在所有脂蛋白中颗粒体积最小、密度最高。HDL 颗粒由外壳和核心两部分组成，外壳主要含有磷脂、游离胆固醇和载脂蛋白，核心主要由甘油三酯和胆固醇酯组成。HDL 具有明显的异质性，根据颗粒大小和脂质含量不同，HDL 分为若干亚型，其中大而富含脂类的 HDL2 和小而密度较大的 HDL3 是两个主要亚型。HDL2 被认为具有心脏保护作用，而 HDL3 和心血管疾病的风险呈正相关。HDL-C 具有防治动脉粥样硬化的作用，HDL-C 含量减少，其抑制新生斑块生长的作用和稳固斑块稳定性的作用减弱，抑制斑块破裂的作用随之减弱，故增加了冠心病及罹患其他心血管病的风险。

四、高浓度 LP(a) 与冠心病的关系

高浓度 LP(a) 是动脉粥样硬化、冠心病及血栓形成的一个独立危险因素。1988 年国际 LP(a) 议将脂蛋白(a)定为动脉粥样硬化的独立危险。通常以 300mg/L 为重要分界，高于此水平冠心病的危险性明显增高。研究结果显示：冠心病患者血浆 LP(a) 浓度约为对照组的 2~3 倍，LP(a) 为一独立的冠心病危险因素，与高血压、吸烟、饮酒和其他血脂成分无相关性；冠状动脉病变程度与 LP(a) 浓度密切相关；有或无冠心病家系调查证实，LP(a) 水平具常染色体显性遗传特征，LP(a) 水平受一个显性主基因控制，同时不排除次要基因和环境的影响；不同种族有较大的差异，主要与遗传有关，基本不受性别、年龄、体重和降胆固醇药物的影响。国外文献认为高 LP(a) 是动脉粥样硬化形成与发展的最有价值的指标。

对老年人的流行性病学研究显示老年人总病死率及心血管病病死率与 LDL-C 水平呈 U 形关系，LDL-C 低于 2mmol/L 或高于 5mmmol/L 时总病死率及心血管病病死率升高，在 3~5mmol/L 时总病死率和心血管病病死率最低。血脂异常是老年 CHD 患者的主要危险因素，LDL-C 和 TC 水平升高的老年人发生 CHD 和冠脉事件的风险增加，此外由于老年人 CHD 的绝对风险较高，LDL-C 和 TC 预测价值明显高于 60 岁以内的人群。HDL-C 水平降低见于发生心脑血管事件的老年 CHD 患者。血浆 TG 水平升高容易导致 VLDL 转变为致动脉粥样硬化的小而密的 LDL，也增加老年人群的 CHD 风险。胆固醇是人体合成生命活动所需激素维持正常免疫功能和神经系统功能必不可少的物质，对维持细胞功能和组织结构也同样重要，随着年龄增长低胆固醇与老年人的病死率关系越

来越明显。TC 和 LDL-C 与心血管事件、脑卒中和病死率呈 U 形曲线,故需要在治疗中特别注意。

在 2004 年关于中国人群营养与健康的调查显示:我国成人血脂异常患病率为 18.6%,估计全国血脂异常现患人数 1.6 亿,各地区、城乡、饮食等多种因素都有可能导致血脂异常的发生,提示血脂异常值得关注;该调查还表明我国人群的血脂水平与西方发达国家有较明显的差异,我国成人 TC 水平较欧美人低 25%~30%。2007 年制定的《中国成人血脂异常防治指南(2007 年)》,为我国血脂异常的防治提供了依据。在 2011 年 6 月,欧洲心脏病学会(ESC)和欧洲动脉粥样硬化学会(EAC)携手发布了《欧洲血脂异常防治指南》,推出了 SCORE 风险积分进行心血管风险危险评估,该风险积分输入因素包括年龄、性别、收缩压、胆固醇、吸烟等,对一般人群 10 年间首发致死性心血管事件风险进行评估;LDL-C 仍是血脂干预的首要目标,而并未将 HDL-C 作为干预靶点,仅将低水平 HDL-C 作为 CHD 的独立显著预测因素,认为可以考虑进行干预治疗。2013 年 11 月,美国心脏协会(AHA)和美国心脏病学会(ACC)联合更新了《ACC/AHA 降低成人动脉粥样硬化性心血管风险胆固醇治疗指南(2013 年)》,该指南强调,对胆固醇治疗的推荐应关注动脉粥样硬化性心血管疾病(ASCVD)事件包括冠心病、LDL-C 水平,基于循证证据明确的以下 4 类他汀获益人群要直接启动他汀治疗:①临床存在 ASCVD 的患者;②原发性 LDL-C 升高≥190mg/dl 的患者;③无 ASCVD,年龄 40~75 岁,LDL-C 70~189mg/dl 的糖尿病患者;④无 ASCVD 或糖尿病,年龄 40~75 岁,LDL-C 70~189mg/ml,10 年 ASCVD 风险≥7.5% 的患者。推荐使用合适的他汀治疗强度,放弃 LDL-C 或非高密度胆固醇(NHDL-C)作为治疗靶目标。新指南强调他汀治疗目标是降低 ASCVD 事件的风险,而不是 AS 的减少或胆固醇参数的达标,新指南进一步彰显“以循证为基石,以降低心血管事件为最终目标”的核心宗旨。2014 年我国胆固醇教育计划血脂异常防治建议提出,因 LDL-C 是致 AS 的基本因素,在降脂治疗中,应将 LDL-C 作为主要干预靶点,在 LDL-C 达标的基础上,力争将 TG、HDL-C 控制在理想水平。

根据总体的弗雷明汉风险评分可以将老年人分为四大类,即高危、中高危、中危和低危,且高危中有一部分是极高危。不存在年龄之外的危险因素的老年人 10 年绝对风险 <10% 者属于低危者,对于这些除了年龄外没有其他危险因素的老年人是否予以降脂治疗存在争论。老年人中血脂异常对冠心病的相对危险度比年轻人中低,但老年人绝对风险高且冠心病的归因风险高。CARE 研究显示 >65 岁的老年人予以降脂治疗 5 年,每 1000 个患者中可以减少 27 例致命性冠心病事件。相比之下同期予以治疗的年轻冠心病者中只能减少 11 例致命性冠心病事件。故予以老年人调脂治疗可以预防心血管事件的发生。

(李 慧)

参考文献

1. Kannel WB, Castelli WP, Gordon T, et al. Serum cholesterol , lipoproteins, and the risk of coronary heart disease; The Framingham Study. Ann Intern Med, 1997, 74(1): 1-12.

2. Rose G, Shipley M. Plasma cholesterol concentration and death from coronary heart disease: 10 year results of the Whitehall study. Br Med J, 1986, 293(6542): 306-307.

3. Keya A, Kimura N, Kusukawa A, et al. Lessonse from serum cholesterol studies in Japan, Hawaii and Los Angeles. Ann Intern Med, 1958, 48(1): 83.

4. Stamler J, Wentworth D, Neaton JD. IS relationship between serum cholesterol and risk of premature death from coronary heart disease continuous and graded? Finding in 356 222 primary screenees of the Multiple Risk Factor Intervention Trial (MRFIT). JAMA, 1986, 256(20): 2823-2828.

5. Frick MH, Elo O, Haapa K, et al. Helsinki Heart Study: Primary prevention trial with gemfibrozil in middle age men with dyslipidemia. N Eng J Med, 1987, 317(20): 1237.

6. Shepherd L, Cobbe SM, Ford I, et al. Prevention of coronary heart disease with pravastin in men with hypercholesterolemia. N Eng J Med, 1995, 333(20): 1301-1307.

7. The Scandinavian Simvaslatin Survival Study Group. Randomised trial of lowering in 4444 patients with coronary heart disease: the Scandinavian Simvaslatin Survival Study (4S). Lancet, 1994, 344(8934): 1383-1389.

8. The Long-Term Intervention with Pravaslatin in Ischaemic disease (LIPID) study group. Prevention of cardiovascular event and death with pravaslatin in patients with coronary heart disease and a broad range of initial cholesterol levels. N Engl J Med, 1998, 339(19): 1349-1357.

9. Colhoun HM, Betteridge DJ, Durrington PN, et al. Primary prevention of cardiovascular disease with atorvaslatin in type 2 diabetes in the Collaborative Atorvaslatin Diabetes Study (CARDS): multicenter randomized placebo controlled

trial. Lancen, 2004, 364 (9425): 685-696.

10. Sever PS, Dahlof B, Poulter NR, et al. ASCOT investigators. Prevention of coronary and stroke event with atorvaslatin in hypertensive patients who have average or lower-than-average cholesterol concentrations, in the Anglo-Scandinavian Cardiac Outcomes Trial-Lipid Lowering Arm (ASCOT_LLA): a multicenter randomized controlled trial. Lancet, 2003, 361 (9364): 1149-1158.

11. Haiter JB, Ouslander JG, Tinetti ME, et al. 哈兹德老年医学 . 6 版 . 李小鹰,王建业,译 . 北京:人民军医出版社, 2015.

12. Jeppesen J, Hein HO, Suadicani P, et al. Triglyceride concentration and ischemic heart disease: an eight-year follow-up in the Copenhagen Male Study. Circulation, 1998, 97 (11): 1029-1036.

13. Egger M, Smith GD, Pfluger D, et al. Triglyceride as a risk factor for ischaemic heart disease in British men: effect of adjusting for measurement error. Atheroslerosis, 1999, 143 (2): 275-284.

14. Freiberg JJ, Tybjaerg-Hansen A, Jensen JS, et al. Nonfasting triglycerides and risk of ischemic stroke in the general population. JAMA, 2008, 300 (18): 2142-2152.

15. The BIP study Group. Secondary prevention by raising HDL cholesterol and reducing triglycerides in patients with coronary artery disease: the Bezafibrate Infarction Prevention (BIP) study. Circulation, 2000, 102 (1): 21-27.

第五节　老年血脂异常的危害、治疗时机与目标

流行病学研究数据告诉我们,导致老年人死亡的主要疾病是心脑血管疾病和恶性肿瘤。心脑血管疾病的最主要病因是动脉粥样硬化,而血脂异常是动脉粥样硬化病变的最主要致病因素,更是冠心病和脑卒中等最常见心脑血管疾病的独立危险因素。因此,针对老年人的血脂异常控制具有非常重要的社会意义。

一、老年血脂异常的危害

血脂异常对老年人造成的危害远远大于一般成人。研究表明,血脂异常不仅是老年人冠心病进展和再发冠状动脉事件的独立预测因素;而且血脂异常引发老年人冠心病的绝对危险度显著高于一般成人,这主要是由于老年人大多已存在不同程度的动脉粥样硬化及相关靶器官损害。据报道,在年龄 >65 岁老年人中,66.7%~75.0% 有确诊的心血管病或亚临床型心血管病,因此,若血脂异常继续存在必将加速动脉粥样硬化的发展,进而导致严重心脑血管事件的发生。另外,很多老年人同时并存多种心脑血管病危险因素,诸如血脂异常、高血压、糖尿病等,现有的流行病学和临床研究显示,多种心血管病危险因素并存,会彼此形成恶性循环,大大加速心脑血管病的进程,而且这种互相协同的效果绝不仅仅是简单的相加,多个危险因素共同作用的结果远远超过单个危险因素作用之和。

老年人群中血脂异常患病率很高。按照《中国成人血脂异常防治指南(2007 年版)》推荐的标准,2010 年在中国内地 31 个省(直辖市、自治区)和新疆生产建设兵团开展了第 3 次中国慢性病监测,总计在 162 个监测点调查了 19 981 名≥60 岁居民,结果显示高甘油三酯血症为 10.8%、高总胆固醇血症为 4.9%、低高密度脂蛋白胆固醇血症为 41.2% 和高低密度脂蛋白胆固醇(LDL-C)血症为 3.6%。与 2002 年中国居民营养与健康状况调查结果相比,2010 年我国老年人血脂异常患病率呈明显上升趋势。同时,≥60 岁居民血脂异常知晓率为 18.74%,治疗率为 12.05%,控制率为 6.94%。可见,我国≥60 岁居民血脂异常患病率高,但知晓率、治疗率和控制率仍处于较低水平,这与老年血脂异常对老年人造成的巨大危害形成鲜明对比。

(一)血脂异常与心脑血管疾病

血脂异常的危害遍及全身,其中最主要的是心脑血管疾病。美国 Framingham 研究等多个大型研究证实,冠心病的发病与血清低密度脂蛋白水平呈正相关,而与高密度脂蛋白胆固醇呈负相关。多重危险因素干预试验(MRFIT)显示胆固醇水平下降与冠心病的死亡率呈正性曲线关系,根据该曲线计算出,血浆胆固醇水平每下降 1%,冠心病的危险性可下降 2%。还有多个大型研究证实,冠心病发病率、死亡率与总胆固醇(total cholesterol, TC)和低密度脂蛋白胆固醇(low-density lipoprotein cholesterol, LDL-C)水平呈显著正相关,调整血脂水平可以使冠心病的发病率、

死亡率显著下降。这些冠心病的一级预防研究除了MRFIT，还有欧洲协作研究（The European Coopertative Trial）、赫尔辛基心脏研究（HHS）、血脂研究临床中心的冠心病一级预防试验（LRC-CPPT）等。LDL-C可导致内皮功能损伤和缺陷。LDL-C被氧化后进而诱导血管内皮的损伤，使内皮细胞变性、坏死和脱落。血管内皮损伤后，内皮下层组织暴露，脂质就会通过损伤的内皮进入到血管壁，沉积于血管内皮下，启动炎症反应，逐渐形成粥样硬化斑块。粥样硬化斑块可分为稳定斑块和不稳定斑块，稳定斑块相对不易破裂，但会逐渐变大，使血管腔变窄，造成心脏、大脑的血液供应减少，从而引起心绞痛、脑供血不足；不稳定斑块容易没有先兆地发生破裂，斑块一旦破裂，斑块内的物质就会立即涌出形成血栓，引发急性心肌梗死、脑卒中，甚至是猝死。

脑卒中是严重危害中老年人的常见病。在中国，脑卒中每年新发病例150万~200万，并呈上升趋势，50%~70%脑卒中存活者遗留有严重残疾。动脉粥样硬化是脑卒中的基本病因，其中血脂异常尤其是低密度脂蛋白胆固醇（LDL-C）升高是缺血性脑卒中/短暂性脑缺血发作的重要危险因素之一。

血脂异常与高血压也有密切关系。CONSIDER研究显示我国门诊高血压患者81.1%合并血脂异常。DYSIS研究提示接受调脂治疗的血脂异常患者约66%合并高血压。China-Reality研究显示门诊血脂异常患者中，52%合并高血压。由此可见血脂异常和高血压关系之密切。同时合并高血压与血脂异常的患者特别是LDL-C升高的患者心血管病死率增加，心血管病患病风险可增加3~4倍。在多个危险因素共同作用下，富含胆固醇脂蛋白颗粒进入动脉内皮下层，启动动脉粥样硬化的过程。血压升高导致血流剪切力及血管紧张素Ⅱ释放增加，造成血管内皮受损，炎症介质释放增加，巨噬细胞聚集等促进动脉粥样硬化的发生和发展。高血压与胆固醇异常是临床上最常见且可干预的动脉粥样硬化危险因素，二者具有协同作用。

（二）血脂异常与非酒精性脂肪性肝病

非酒精性脂肪性肝病（non-alcoholic fatty liver disease，NAFLD）是以肝细胞脂肪变性及脂肪过度蓄积但无过量饮酒史为特征的一组疾病，在我国慢性肝病的发病率仅次于病毒性肝炎，其与脂质代谢紊乱、肥胖等多种因素有关。研究表明，脂质代谢紊乱在NAFLD的发生和发展中起着十分重要的作用。血脂紊乱，尤其是甘油三酯升高及高密度脂蛋白胆固醇（high-density lipoprotein cholesterol，HDL-C）降低与NAFLD密切相关。非酒精性脂肪肝患者中，高甘油三酯血症及低HDL胆固醇血症的发病率也分别为64%及30%~42%。血脂异常作为NAFLD发病的危险因素已被多数研究所证实。脂代谢紊乱，可以导致肝脏脂肪储存和水解异常，增加脂肪酸从脂肪组织向肝脏转运，使大量脂肪沉积于肝脏，导致肝细胞脂肪变性，同时导致脂肪过氧化，活化炎症因子促进肝脏纤维化。已有研究表明，在老年女性中，一方面，血脂异常发病率高，另一方面，由于雌激素的下降，减少了脂肪酸的氧化，从而增加肝内脂肪生成，并影响皮下脂肪再分配和内脏脂肪积累，促进代谢综合征和NAFLD的发生和发展，更易发生严重纤维化，致使非酒精性脂肪性肝炎（NASH）相关的肝硬化显著增加。因此，老年人中往往血脂异常和NAFLD关系更为密切，且NAFLD造成的危害往往更大。

（三）血脂异常与2型糖尿病

2型糖尿病患者血脂异常的发生率明显高于非2型糖尿病患者，血脂异常是2型糖尿病患者心血管并发症发生率增加的重要危险因素。英国糖尿病研究（UKPDS）的结果显示，血脂异常是糖尿病患者发生致死性和非致死性心肌梗死的首要危险因素。我国20家中心城市三甲医院内分泌专科门诊2型糖尿病血脂异常现状的调查显示：78.5%的2型糖尿病患者伴有血脂异常。2型糖尿病患者常因胰岛素抵抗等导致极低密度脂蛋白（very low-density lipoprotein，VLDL）、甘油三酯（triglyceride，TG）产生过多和清除缺陷。2型糖尿病患者的血脂谱以混合型脂代谢紊乱居多，其特征性的血脂谱包括：空腹和餐后TG水平均升高，即使空腹血糖和TG水平控制在正常范围，往往餐后高TG依旧存在。HDL-C低于正常；TC水平和LDL-C正常或轻度升高，且LDL-C发生质变，小而致密的LDL-C水平升高，富含甘油三酯脂蛋白的载脂蛋白apoB-100和apoB-48水平升高，apo-CⅢ水平也升高。

（四）血脂异常与慢性肾脏病

老年患者中CKD患病率很高。血脂异常是CKD患者常见的并发症，还能加快CKD本身的进展，血脂异常与CKD之间存在极为紧密的关系。血脂异常导致肾损伤的过程，是一个较为漫长的过程，在显著的临床症状出现以前，通常会有一段无症状时期。已有大量证据表明：血脂异常在CKD的发生发展中起了重要的作用。早在1982年，Moorhead等人首次提出了脂质肾毒性学说，该学说认为血脂异常是肾小球硬化发生发展的独立致病因素。Ruan等也通过一系列实验证实炎症是脂质异常造成肾脏损害的关键因素，炎症因子（IL-1β、TNF-α等）在其中起了重要的作用。而血脂异常引起肾脏损害的具体分子机制尚需进一步研究。血脂异常既可直接损伤肾小球细胞，又可损害肾小管细胞，直接影响CKD患者的预后。血脂异常导致CKD进展的机制可能如下：血脂异常可导致肾脏毛细血管的内皮细胞损伤，致使其通透性增加，持续脂代谢异常加重和促进肾脏纤维化的进程；另外，血液中的血浆脂蛋白沉积于血管壁的内膜，导致肾脏血管平滑肌细胞逐步发展成肾动脉硬化、肾脏缺血缺氧及肾脏内固有细胞纤维化病变，最终导致肾间质纤维化增生和肾小球硬化；而且，肾脏纤维化后致使大量脂蛋白在肾小管沉积，激活血液循环中的单核细胞，加重了损伤肾脏的炎症反应。

（五）血脂异常与急性胰腺炎

人们已经普遍认为血脂异常是急性胰腺炎疾病发病的一个重要因素。特别是高甘油三酯血症与急性胰腺炎两者间的关联性极为紧密。依据有关调查发现，在急性胰腺炎的发病原因中，血脂异常就占1.3%~3.5%，高甘油三酯血症是诱发急性胰腺炎疾病的一个危险因子。血脂异常引起急性胰腺炎的发病机制较为繁杂，当前普遍认为是因为TG的分解产物会直接伤害腺泡细胞，促进胰蛋白酶原激活，产生胰腺微循环障碍而导致急性胰腺炎。目前对于血脂异常合并急性胰腺炎严重程度的评判，依然存在一定的争议。有研究者发现，与胆源性胰腺炎相比较，血脂异常所致急性胰腺炎需要的住院时间更长，且将会引发诸多的并发症。Balachandra等人在对高脂血症和相关疾病之间的关系进行研究时，指出血脂异常和疾病的严重程度、并发症等之间，并没有明显的关联。血脂异常特别是严重的高甘油三酯血症可以引发急性胰腺炎已有定论。

（六）血脂异常与肿瘤

有些研究提示血脂异常还与肿瘤有关。Mutoh等对家族性腺瘤性息肉病研究发现，息肉进展为结直肠癌患者的血清TG水平较未发生癌变者显著升高。Kim等的研究证实代谢综合征与结直肠腺瘤的发生和恶变有关。代谢综合征特别是腹型肥胖是结直肠肿瘤的危险因素，而血脂异常是代谢综合征的重要组分，其可能通过胰岛素抵抗、氧化应激及炎性通路等途径发挥致癌作用。

综上所述，血脂异常对老年人造成的危害很大，其对健康的影响主要表现在导致心脑血管疾病或其他动脉粥样硬化相关性疾病。还有些研究显示血脂异常与老年痴呆、胆石症、眼底出血、高尿酸血症等其他疾病有关，在此不一一赘述。

二、血脂异常的治疗时机

（一）调脂治疗的获益

降低胆固醇水平主要通过生活方式的改变和他汀类药物等调脂药物的使用。使用他汀类药物的目的在于预防全身动脉粥样硬化性病变的进展，使心脑血管及其他与动脉粥样硬化性病变相关事件全面减少。自1994年起，第一项他汀的临床研究即4S研究奠定了他汀类药物在动脉粥样硬化性心血管疾病防治中的基石地位。随后发表的HPS研究是迄今规模最大的他汀类药物研究。20 536例心血管高危患者，既包含冠心病患者，也包含单纯糖尿病、治疗中的高血压（41%）、外周动脉疾病等高危患者，与安慰剂比较，在辛伐他汀40mg治疗组全因死亡风险降低13%，主要冠状动脉事件风险降低27%，致死或非致死性血管事件风险降低24%。HPS研究证实心血管高危患者接受他汀治疗能显著获益。HPS研究11年延长随访的结果显示，尽管在HPS研究结束后，安慰剂组患者也同样给予应用他类药物治疗，且5年后两组胆固醇几乎处于相同的水平，但辛伐他汀治疗组在前5年的获益在随后6年内长期持续，这说明他汀的早期治疗值得推崇。荟萃分析显示，坚持他汀治疗的时间越长，LDL-C下降幅度越显著，患者获益越多。CTT荟萃分析研究对包含170 000例、26个他汀类药物随机试验的综合分析显示，LDL-C每降低1mmol/L，心血管死亡即可降低20%，所有原因造成的总死亡降低10%，同时主要心血管事件风险降低23%，缺血性脑卒中风险降低17%。对包含了全球97 981例患者的26项大型临床试验结果进行荟萃分析，结果表明：他汀类药物可降低21%的卒中危险；LDL-C水平每降低10%，颈动脉内膜中膜厚度（CIMT）减少0.73%/年，卒中危险降低15.6%，获益与基线

LDL-C 水平无关，而与 LDL-C 的降低幅度有关。强化降低胆固醇预防卒中（SPARCL）研究是迄今唯一一项专门针对卒中 /TIA 二级预防的前瞻性随机双盲试验。共纳入 4731 例 6 个月内有卒中 /TIA 而无冠心病的患者，以卒中 /TIA 为主要终点事件。研究结果显示阿托伐他汀强化治疗（80mg/d）可显著地降低 16% 的卒中相对危险、23% 的卒中 TIA 相对危险、43% 的致死性卒中相对危险。SPARCL 研究亦表明不同亚型的缺血性卒中患者的获益差异无统计学意义，因此他汀类药物治疗和预防缺血性卒中和其他血管事件时不必考虑缺血性卒中的亚型。他汀类药物不仅可以有效降低脑卒中患者的血脂水平，近年的研究发现他汀还可通过改善血管内皮、稳定斑块、抗栓、抗氧化、减弱炎性细胞因子反应、延缓动脉粥样硬化程度、保护神经等多种途径起到保护脑及血管的多效性作用。

现有的循证医学证据显示，老年人进行合理的调脂治疗同样可以获得确切收益。PROSPER、WOSCOPS、AFCAPS/RexCAPS、ASCOT-LLA 及 HPS 试验的老年亚组分析均证实，他汀类药物可显著减少老年人心血管事件和心血管死亡。CTT 荟萃分析显示，他汀类药物在降低相对危险度方面，老年人和年轻人之间无显著差异，表明老年人同样可从一级预防中终生获益。4S 研究结果显示，辛伐他汀可使年龄 >60 岁人群的总病死率降低 35%、冠心病病死率降低 42%。Gransbo 等对高龄老年心肌梗死后服用他汀类药物的研究显示，他汀类药物治疗可显著降低与心血管疾病相关的死亡率而不增加癌症的发生率。CARE 研究对 1283 例 65~75 岁心肌梗死后老年患者进行的亚组分析显示，普伐他汀可使年龄 >65 岁老年人主要冠状动脉事件减少 32%，冠心病死亡减少 45%，脑卒中减少 40%。Afilalo 等对 9 项临床试验 19 569 例老年冠心病患者的荟萃分析显示，他汀类药物的合理应用可显著降低老年冠心病患者非致死性心肌梗死、首发脑卒中风险及老年冠心病总病死率的发生，表明他汀类药物对老年冠心病患者的二级预防也可发挥非常重要的作用。

（二）从不同指南看血脂异常的治疗时机

目前，国内外发布的血脂异常防治指南的核心内容均包括动脉硬化性心血管疾病（arteriosclerotic cardiovascular disease，ASCVD）发病总体危险的评估方法和危险分层的标准。LDL-C 或 TC 水平对个体或群体 ASCVD 发病危险具有独立的预测作用，但个体发生 ASCVD 危险的高低不仅取决于胆固醇水平高低，还取决于同时存在的 ASCVD 其他危险因素的数目和水平。相同 LDL-C 水平个体，其他危险因素数目和水平不同，ASCVD 总体发病危险可差异明显。更重要的是，ASCVD 总体危险并不是胆固醇水平和其他危险因素独立作用的简单叠加，而是胆固醇水平与多个危险因素复杂交互作用的共同结果。这导致同样的胆固醇水平，可因其他危险因素的存在而具有更大的危害。因此，全面评价 ASCVD 总体危险是防治血脂异常、启动调脂治疗的必要前提。对于 ASCVD 高发的老年人群，评价 ASCVD 总体危险，不仅有助于确定血脂异常患者调脂治疗的决策，也有助于临床医师制订出个体化的综合治疗决策，从而最大程度降低老年患者 ASCVD 总体危险。

1. 中国成人血脂异常防治指南（2016 年修订版） 2016 年 10 月 24 日，《中国成人血脂异常防治指南（2016 年修订版）》正式颁布。该部指南由国家心血管病中心、中华医学会心血管病学分会、中华医学会糖尿病学分会、中华医学会内分泌学分会及中华医学会检验医学分会等联合制定，对 2007 年发布的上一版指南进行了修订。

该指南也将总体心血管危险评估作为血脂异常治疗决策的基础。在进行危险评估时，已诊断 ASCVD 者直接列为极高危人群；符合如下条件之一者直接列为高危人群：①LDL-C ≥4.9mmol/L（190mg/dl）；②1.8mmol/L（70mg/dl）≤LDL-C<4.9mmol/L（190mg/dl）且年龄在 40 岁及以上的糖尿病患者。符合上述条件的极高危和高危人群不需要按危险因素个数进行 ASCVD 危险分层。不具有以上 3 种情况的个体，在考虑是否需要调脂治疗时，应按照图 7-5-1 的流程进行未来 10 年间 ASCVD 总体发病危险的评估。本次指南修订的危险分层按照 LDL-C 或 TC 水平、有无高血压及其他 ASCVD 危险因素个数分成 21 种组合，并按照不同组合的 ASCVD 10 年发病平均危险按 <5%、5%~9% 和 ≥10% 分别定义为低危、中危和高危。另外对于 ASCVD 10 年发病危险为中危的人群，如果具有以下任意 2 项及以上危险因素者，其 ASCVD 余生危险为高危。具有以下任意危险因素，包括：①收缩压 ≥160mmHg（1mmHg=0.133kPa）或舒张压 ≥100mmHg；②非 HDL-C≥5.2mmol/L（200mg/dl）；③ HDL-C<1.0mmol/L（40mg/dl）；④体质指数≥28kg/m^2；⑤吸烟。

符合下列任意条件者,可直接列为高危或极高危人群:
极高危:ASCVD 患者
高危:(1)LDL-C ≥4.9mmol/L 或 TC ≥7.2mmol/L
(2)糖尿病患者 1.8mmol/L ≤LDL-C<4.9mmol/L 或 3.1mmol/L ≤TC<7.2mmol/L 且年龄≥40 岁

不符合者,评估 10 年 ASCVD 发病危险:

危险因素个数*	血清胆固醇水平分层(mmol/L)		
	3.1 ≤TC<4.1 或 1.8 ≤LDL-C<2.6	4.1 ≤TC<5.2 或 2.6 ≤LDL-C<3.4	5.2 ≤TC<7.2 或 3.4 ≤LDL-C<4.9
无高血压 0~1 个	低危(<5%)	低危(<5%)	低危(<5%)
2 个	低危(<5%)	低危(<5%)	中危(5%~9%)
3 个	低危(<5%)	中危(5%~9%)	中危(5%~9%)
有高血压 0 个	低危(<5%)	低危(<5%)	低危(<5%)
1 个	低危(<5%)	中危(5%~9%)	中危(5%~9%)
2 个	中危(5%~9%)	高危(≥10%)	高危(≥10%)
3 个	高危(≥10%)	高危(≥10%)	高危(≥10%)

ASCVD 10 年发病危险为中危且年龄小于 55 岁者,评估余生危险:

具有以下任意 2 项及以上危险因素者,定义为高危:
◎ 收缩压≥160mmHg 或舒张压≥100mmHg
◎ 非 -HDL-C ≥5.2mmol/L(200mg/dl)
◎ HDL-C<1.0mmol/L(40mg/dl)
◎ BMI ≥28kg/m^2
◎ 吸烟

图 7-5-1 ASCVD 危险评估流程

*包括吸烟、低 HDL-C 及男性≥45 岁或女性≥55 岁。慢性肾病患者的危险评估及治疗参见特殊人群血脂异常的治疗。ASCVD:动脉粥样硬化性心血管疾病;TC:总胆固醇;LDL-C:低密度脂蛋白胆固醇;HDL-C:高密度脂蛋白胆固醇;非 -HDL-C:非高密度脂蛋白胆固醇;BMI:体质指数;1mmHg=0.133kPa

血脂异常治疗的宗旨是防控 ASCVD,降低心肌梗死、缺血性卒中或冠心病死亡等心血管病临床事件发生危险。由于遗传背景和生活环境不同,个体罹患 ASCVD 危险程度显著不同,调脂治疗能使 ASCVD 患者或高危人群获益。临床应根据个体 ASCVD 危险程度,决定是否启动药物调脂治疗(Ⅰ类推荐,A 级证据)。

2. ACC/AHA 血脂指南(2013 年) 该指南推荐了以下人群需选择高强度他汀:①动脉粥样硬化性心血管疾病(ASCVD)且年龄<75 岁需高强度他汀,使 LDL-C 至少降低 50%,除非存在禁忌证或出现他汀类相关不良事件;②LDL-C ≥4.2mmol/L,推荐同上;③糖尿病,年龄 40~75 岁,LDL-C 在 1.8~4.1mmol/L,估测 10 年 ASCVD 风险 ≥7.5%,可能需要高强度他汀;④没有临床 ASCVD 或糖尿病的患者,如果 LDL-C 在 1.8~4.1mmol/L,且估测的 10 年 ASCVD 风险 > 7.5%。高强度他汀类药物治疗则为合理选择。高强度他汀指阿托伐他汀 40~80mg 或瑞舒伐他汀 20~40mg。2013 年 ACC/AHA 降胆固醇治疗指南明确指出高强度他汀不适用于亚洲患者,其他推荐是否适合中国人群还有待于进一步验证,该指南对于老年患者是否适用更要慎重权衡。在中国的具体临床操作中,为谨慎起见,特别是对于老年人,除非有明确的强适应证,一般较少使用高强度他汀方案。

3. 2016 年欧洲血脂异常管理指南 该指南也非常重视总体心血管危险评估,血脂异常危险分层见表 7-5-1。根据不同 LDL-C 水平及心血管风险的治疗推荐见表 7-5-2。

表 7-5-1　血脂异常危险分层(风险评估采用 SCORE 系统)

危险等级	LDL-C	非 HDL-C
低危、中危	<3.4mmol/L(130mg/dl)	<4.1mmol/L(160mg/dl)
高危	<2.6mmol/L(100mg/dl)	<3.4mmol/L(130mg/dl)

注:ASCVD:动脉粥样硬化性心血管疾病;LDL-C:低密度脂蛋白胆固醇;非 HDL-C:非高密度脂蛋白胆固醇

表 7-5-2　针对不同 LDL-C 水平及心血管风险的治疗推荐

危险分层	判定标准
极高危	(1)明确心血管疾病:包括既往心肌梗死、急性冠脉综合征(ACS)、冠脉血运重建(PCI、冠脉搭桥)和其他血管血运重建、卒中和短暂性脑缺血发作(TIA)、外周动脉疾病(PAD)及影像学检查如冠脉造影或颈动脉超声发现明显斑块 (2)糖尿病(DM)合并靶器官损伤,例如出现蛋白尿,或伴有吸烟、高血压、血脂紊乱等主要危险因素之一 (3)严重慢性肾脏病[GFR<30ml/(min·1.73m^2)] (4)10 年致命性心血管风险≥10%
高危	(1)单一危险因素显著提高,尤其是胆固醇 >8mmol/L(>310mg/dl,例如家族性高胆固醇血症)或血压≥180/110mmHg (2)大多数其他糖尿病患者(一些年轻 1 型糖尿病患者可能属于中低危) (3)慢性肾脏病 3 期[GFR 30~59ml/(min·1.73m^2)] (4)10 年致命性心血管风险≥5% 但 <10%
中危	10 年致命性心血管风险≥1% 但 <5%
低危	10 年致命性心血管风险 <1%

4. 脑卒中调脂起始治疗的建议　颅内外动脉粥样硬化是缺血性卒中发生的独立危险因素。他汀类药物用于卒中一级预防,LDL-C>3.9mmol 应该作为预防启动他汀类药物治疗的阈值。阿托伐他汀与颈动脉斑块的致血栓作用研究(ATROCAP)、降胆固醇的血管生物学研究(ARBITER)等多项他汀类药物对颈动脉内膜影响的研究均显示,在胆固醇水平并不高(LDL-C 3.5~3.9mmol/L)的情况下,强化他汀药物治疗能够稳定易损的颈动脉粥样硬化斑块,逆转动脉粥样硬化进程。

另外,一些血管内影像学检查如血管内超声检测冠状动脉斑块体积的变化可以预测 ASCVD 事件的发生。ASCVD 包括冠心病、动脉粥样硬化性卒中和外周血管疾病。REVERSAL、ASTEROLD、IRIS-4、SATURN、COSMOS、ARTMAP 共六个临床试验应用血管内超声的方法共同证实了:他汀治疗显著降低 LDL-C 同时升高 HDL-C,可以逆转动脉粥样硬化斑块。汇集这 6 项他汀治疗动脉粥样硬化患者得到的结论为:他汀治疗后 LDL-C 显著降低到 1.4~2.1mmol/L(53~79mg/dl),斑块保持不进展,若同时升高载脂蛋白 A1(Apo-A1)>9%(达到 1.35~1.5g/L)和 HDL-C>8% 达到 1.2~1.4mmol/L(45~55mg/dl)可以观察到斑块的逆转。以上 6 个临床试验的证据主要来自冠状动脉。

针对缺血性卒中/TIA 的一级预防人群,应该常规检测血脂水平,如果 LDL-C>3.9mmol/L 应进行生活方式改善并启动他汀类药物治疗;LDL-C ≤ 3.9mmol/L 并伴有颅内和/或颅外大动脉粥样硬化证据的患者,推荐使用他汀类药物治疗,减少缺血性卒中/TIA 的风险。在缺血性脑卒中急性期,既往他汀主要作为预防性药物,近年来随着他汀多效性研究证据的增多,越来越多的研究者主张他汀应作为治疗性药物尽早应用在急性期甚至超早期。一般来说,缺血性脑卒中早期的缺血病灶由一个位于区域中央的坏死区及围绕其周边的缺血半暗带区组成,缺血半暗带区神经细胞功能性电活动暂时中止,但细胞结构和基本功能尚相对保持完整,若不能及时恢复灌注,24 小时内将逐渐被核心坏死区取代。因此,缺血性脑卒中发生后的几乎所有临床工作均是围绕着如何避免缺血半暗带区变成坏死区而展开的。动物实验表明：在缺血性脑卒中大鼠模型中，急性期早期启用阿托伐他汀，较对照组可显著减轻脑水肿、缩小24小时后梗死灶体积和改善神经功能，其机制可能与炎症抑制有关。在缺血性卒中急性期给予脑梗死患者常规剂量他汀，使LDL-C水平<2.59mmol/L或降低血脂水平30%~40%，即可显著改善患者的临床预后：在提高生存率、减小梗死灶体积、改善神经功能缺损、降低卒中严重程度等方面均有突出表现。临床研究证实：在缺血性脑卒中急性期应用辛伐他汀，以改良Rankin量表为评价标准，结果提示3天后的神经功能评分即有明显的改善。系统回顾性研究也发现，在缺血性脑卒中起病前进行了他汀治疗，发生卒中后常可取得更好预后。总之缺血性脑卒中发生后，早期给予他汀类药物治疗可以显著改善患者预后。

5. 老年血脂异常的调脂治疗时机 目前，高龄老年的调脂治疗缺乏足够的循证医学证据。已经公布的调脂治疗临床试验，入选人群年龄基本上均<80岁，缺乏>80岁人群的研究结果。各国指南对高龄老年人调脂治疗，也无明确的表述。近年来，有不少学者对高龄老年人调脂治疗提出不同意见，尤其是高龄老年人调脂治疗一级预防。因此，高龄老年人群进行调脂治疗的收益及风险需要进一步的研究。我国成人血脂防治建议指出，调脂治疗防治冠心病的临床益处不受年龄的影响，对于老年心血管危险人群同样应进行积极的调脂治疗。欧洲ESC/EAS血脂异常管理指南对老年人调脂治疗的建议指出，老年心血管病患者和年轻人一样，推荐他汀类药物。

三、血脂异常的治疗目标

血脂异常尤其是LDL-C升高是导致ASCVD发生、发展的关键因素。大量临床研究反复证实，无论采取何种药物或措施，只要能使血清LDL-C水平下降，就可稳定、延缓或消退动脉粥样硬化病变，并能显著减少ASCVD的发生率、致残率和死亡率。国内外血脂异常防治指南均强调，LDL-C在ASCVD发病中起着核心作用，提倡以降低血清LDL-C水平来防控ASCVD危险。由于不同的血脂治疗指南的治疗靶目标有些差异，下面分述我国和欧美指南对血脂治疗目标的要求。

（一）我国和欧美等指南的血脂异常治疗目标

1. 中国成人血脂异常防治指南（2016修订版） 该指南推荐以LDL-C为首要干预靶点（Ⅰ类推荐，A级证据）。而非HDL-C可作为次要干预靶点（Ⅱa类推荐，B级证据）。将非HDL-C作为次要干预靶点，是考虑到高TG血症患者体内有残粒脂蛋白升高，后者很可能具有致动脉粥样硬化作用。调脂治疗设定目标值已为临床医师所熟知并习惯应用。然而，有部分国外新发表的血脂异常诊疗指南不推荐设定调脂目标值。其理由是：尚无随机对照研究证据支持具体的血脂治疗目标值是多少，也不知道何种血脂目标值能带来ASCVD危险最大幅度的降低。然而，若取消调脂目标值则会严重影响患者服用调脂药的依从性。从调脂治疗获益的角度来说，长期坚持治疗更重要。只有在设定调脂目标值后，医师才能更加准确地评价治疗方法的有效性，并能与患者有效交流，提高患者服用调脂药的依从性。因此《中国成人血脂异常防治指南（2016修订版）》依旧设立了调脂治疗需要设定目标值（Ⅰ类推荐，C级证据）。该指南根据ASCVD的不同危险程度，确定调脂治疗需要达到的胆固醇基本目标值，并推荐将LDL-C降至该目标值。具体目标值见表7-5-3。

所有强化他汀治疗的临床研究结果均显示，数倍增量他汀确实可使ASCVD事件发生危险有所降低，但获益的绝对值小，且全因死亡并未下降。在他汀联合依折麦布治疗的研究中也得到相似的结果，将LDL-C从1.8mmol/L降至1.4mmol/L，能够使心血管事件的绝对危险进一步降低2.0%，相对危险降低6.4%，但心血管死亡或全因死亡危险未降低。提示将LDL-C降至更低，虽然存在临床获益空间，但绝对获益幅度已趋缩小。

如果LDL-C基线值较高，若现有调脂药物标准治疗3个月后，难以使LDL-C降至基本目标值，则可考虑将LDL-C至少降低50%作为替代目标（Ⅱa类推荐，B级证据）。临床上也有部分极高危患者LDL-C基线值已在基本目标值以内，这时可将其LDL-C从基线值降低30%左右（Ⅰ类推荐，A级证据）。非HDL-C目标值比LDL-C目标值约高0.8mmol/L（30mg/dl）。不同危险人群非HDL-C治疗目标值见表7-5-1（Ⅰ类推荐，B级证据）。

表 7-5-3 不同 ASCVD 危险人群 LDL 或非 HDL-C 治疗达标值

总心血管风险%（SCORE系统）	LDL-C 水平				
	<70mg/dl <1.8mmol/L	70~100mg/dl 1.8~2.6mmol/L	100~155mg/dl 2.6~4.0mmol/L	155~190mg/dl 4.0~4.9mmol/L	≥190mg/dl ≥4.9mmol/L
<1	不干预	不干预	不干预	不干预	改善生活方式，控制不佳考虑药物治疗
推荐等级/证据水平	Ⅰ/C	Ⅰ/C	Ⅰ/C	Ⅰ/C	Ⅱa/A
1~5	不干预	不干预	改善生活方式，控制不佳考虑药物治疗	改善生活方式，控制不佳考虑药物治疗	改善生活方式，控制不佳考虑药物治疗
推荐等级/证据水平	Ⅰ/C	Ⅰ/C	Ⅱa/A	Ⅱa/A	Ⅰ/A
5~10或高危	不干预	改善生活方式，控制不佳考虑药物治疗	改善生活方式联合药物治疗	改善生活方式联合药物治疗	改善生活方式联合药物治疗
推荐等级/证据水平	Ⅱa/A	Ⅱa/A	Ⅱa/A	Ⅰ/A	Ⅰ/A
≥10或极高危	改善生活方式，控制不佳考虑药物治疗	改善生活方式联合药物治疗	改善生活方式联合药物治疗	改善生活方式联合药物治疗	改善生活方式联合药物治疗
推荐等级/证据水平	Ⅱa/A	Ⅱa/A	Ⅰ/A	Ⅰ/A	Ⅰ/A

2. 2013 年 ACC/AHA 血脂指南 2013 年，美国心脏病学会（ACC）、美国心脏学会（AHA）与美国心肺血液研究所（NHLBI）联合制定的《2013 ACC/AHA 降低成人动脉粥样硬化风险之血胆固醇治疗指南》。该指南的最大变化为取消 LDL-C 和非高密度脂蛋白胆固醇的推荐目标，即对合并有心血管疾病的患者不再推荐 LDL-C 低于 100mg/dl、70mg/dl 的达标值和理想值。此指南对靶目标控制的理念，较以前指南和其他国家指南变化较大。

该指南制定者认为，既往指南设定的胆固醇治疗目标目前存在一些临床应用问题，并且在已接近但尚未达到目标的患者中尤为显著。此外，LDL-C 目标的应用可能导致非他汀类降 LDL-C 药物过渡治疗的情况出现。虽然该指南放弃了胆固醇治疗目标，但并不意味着无须重复测定 LDL-C，原因在于胆固醇水平仍为患者能否从耐受剂量的他汀药物中实现最大获益的最佳标志物，并且是患者依从性的重要标志物。

为了使 LDL-C 水平相对降低，该指南确定了适当他汀类药物治疗的四组一级和二级预防患者，并要求临床医师专注于减少此类患者的心血管疾病事件。上述四组患者及治疗推荐包括：

（1）伴有临床动脉粥样硬化性心血管疾病（ASCVD）的患者，对其采用瑞舒伐他汀（20~40mg）或阿托伐他汀（40~80mg）等高强度治疗，使 LDL-C 水平至少降低 50%，除非存在禁忌证或出现他汀类相关不良事件。

（2）LDL-C>190mg/dl，包括家族性高胆固醇血症患者，治疗推荐同上。

（3）糖尿病患者，年龄 40~75 岁、LDL-C70~189mg/dl、无动脉粥样硬化性心血管疾病证据，采用中等强度他汀类治疗使 LDL-C 水平降低 30%~49%。

（4）无心血管疾病或糖尿病证据但 LDL-C 70~189mg/dl 且动脉粥样硬化性心血管疾病 10 年风险 >7.5% 的患者，采用中等或高强度他汀类治疗。对于动脉粥样硬化性心血管疾病 10 年风险

>7.5% 的患者，高强度他汀类药物治疗则为合理选择。

2013 年 ACC/AHA 降胆固醇治疗指南明确指出高强度他汀不适用于亚洲患者，临床实践中也发现大多数亚洲人不适用类似阿托伐他汀每日 80mg 的大剂量，特别是老年人。

3. 2016 年欧洲血脂异常管理指南 该指南推荐 40 岁以上无心血管疾病、糖尿病、CKD 或家族性高胆固醇血症依据且无症状人群使用 SCORE 系统等风险评估系统评估总风险。推荐 LDL-C 作为筛查、风险评估、诊断和治疗的主要血脂分析指标，建议将甘油三酯用于风险评估。对于心血管风险极高危患者，推荐 LDL-C 目标为 <1.8mmol/L（70mg/dl）或降低至少 50%（基线 LDL-C 介于 70~135mg/dl）；对于心血管风险高危患者，推荐 LDL-C 目标为 <2.6mmol/L（100mg/dl）或降低至少 50%（基线 LDL-C 介于 100~200mg/dl）；对于中低危人群，考虑 LDL-C 目标值为 <3.0mmol/L（115mg/dl）。

4. 脑卒中调脂目标建议 《中国缺血性脑卒中和短暂性脑缺血发作二级预防指南 2014》建议，综合我国国情和国际指南建议，推荐他汀类药物治疗的强度分为高强度（LDL-C 降低 ≥50%）和中等强度（LDL-C）降低 30% ~ 50%。在实际工作中，LDL-C 目标值仍然是临床医生评估他汀类药物治疗疗效和依从性的重要参考，建议将 LDL-C<1.8mmol/L（70mg/dl）作为评估降低胆固醇治疗的参考目标值。但此目标值缺乏充分证据，不宜作为治疗评价的唯一标准。2011 年 AHA/ASA《缺血性卒中和 TIA 二级预防指南》对进入二级预防阶段的患者 LDL-C 目标值做了严格的规定：LDL-C<1.8mmol/L 或使 LDL-C 下降幅度 ≥50%，并首次规定了他汀防治卒中不再依附于冠心病。

（二）老年人血脂异常的控制目标

由于大部分循证医学证据来自 75 岁以下人群，所以老年患者是否接受强化他汀治疗，目前还存在争议。现有的具有较大影响力的多中心调脂研究中，JUPITER 研究人选年龄为 60~71 岁，AFCAPS Tex-CAPS 研究入选年龄为 45~73 岁，ALLHAT-LLT 平均年龄为（66.0 ± 7.6）岁，ASCOT-LLA 平均年龄为（66.0 ± 8.5）岁，SPARCL 研究虽然年龄在 21~92 岁，但年龄 >75 岁老年患者所占比例也不足 0.15%。国内至今鲜见在年龄 >75 岁患者中进行的大规模研究，这是导致老年患者尤其是高龄老年调脂治疗明显滞后的主要原因之一。但是越来越多的研究显示，强化他汀治疗即使对于老年患者，也有着重要价值。

几项他汀研究的亚组分析及胆固醇治疗试验（CTT）分析证实，在年龄组间的效果和不良事件率是相似的。这表明对选择的老年患者进行强化他汀治疗可能是有益的。积极降胆固醇治疗减少心肌缺血研究（MIRACL），入选 3086 例急性冠脉综合征患者（ACS），阿托伐他汀每日 80mg，治疗 16 周，一级终点老年组 14%，非老年组 22%，两组绝对风险下降相似。普伐他汀或阿托伐他汀评估和抗感染治疗研究（PROVE-ITTIMI 22），入选 4162 例 ACS 患者，阿托伐他汀每日 80mg 与普伐他汀 40mg 对比，治疗 6 个月后的 LDL-C 降低更为显著。其中 624 例大于 70 岁。高龄组（>70 岁）相对风险下降（RRR）和绝对风险下降（ARR）分别是 40% 和 8%。减少一个事件需要治疗的患者数量（NNT）为 12；<70 岁组 RRR 和 ARR 分别是 26% 和 2.3%，NNT 为 40 时，>70 岁组受益更大。强化降脂治疗新靶点研究（TNT）的再分析，10 001 例稳定型冠心病中有 3809 例大于 65 岁，阿托伐他汀每日 80mg 或 10mg，随访 4.9 年，RRR 和 ARR 分别为 19% 和 2.3%，ARR 与低于 65 岁组接近（2.3%），两组的 NNT 接近，分别为 34 和 26。评估老年人血脂目标研究（SAGE），入选 893 例 65~85 岁（平均 72 岁）老年冠心病患者，阿托伐他汀每日 80mg（强化组）与普伐他汀（中等强度组）每日 40mg，随访 12 个月，强化组血脂改善更显著，心血管事件发生率更低，总死亡率比中等强度组降低 77%。

但对 TNT 研究老年亚组的分析表明，随着年龄增加，大剂量他汀组主要心血管事件发生率降低，但相关的不良反应明显增加，患者的停药率增加。积极降脂进一步减少临床终点试验（IDEAL）中，对于稳定型冠心病的老年患者，未发现强化他汀治疗的明显获益，而不良反应及中断治疗的患者明显增加。上述研究提示，单纯依靠增加他汀类药物的剂量不是强化降脂治疗的唯一方法，也不是最好的方法。不宜为片面追求 LDL-C 的降幅而过度加大剂量。迄今仍缺乏为高龄老年人设计的前瞻、随机对照、大规模临床试验，需要更多证据来证明大剂量他汀使老年人获益。目前来看，他汀类药物依旧是老年人降胆固醇治疗的首选一线药物。应根据患者特点和胆固醇水平估算达标可能需要的剂量，选择适合的低－中强度他汀，同时兼顾老年患者年龄、耐受性和经济条件。药理学研究发现，同等剂量他汀治疗下，亚洲人血浆他汀水平明显高于高加索白种人，可能因亚洲人代谢他汀的肝酶和药物转运蛋白在遗传学上与白种人有别。例如，已经发现同等剂量瑞舒伐他汀在亚洲人中的血药浓度高于白种人，而同等剂量他汀在中国患者中的不良事件发生率高于欧美患者。

对于老年人，考虑血脂指标达标的同时，特别需要兼顾安全性。

（周 雁）

参考文献

1. 李剑虹，王丽敏，米生权，等.2010 年我国成年人血脂异常知晓率和治疗率及控制率调查. 中华预防医学杂志，2012，46（8）：687-691.

2. 李红娟，刘军，郭翔宇，等. 中国门诊高血压患者合并多重心血管病危险因素现状：CONSIDER 研究. 中华心血管病杂志，2011，39 增刊：252.

3. Zhao S，Wang Y，Mu Y，et al. Prevalence of dyslipidemia inpatients treated with lipid-lowering agents in China：results of the dyslipidemia international study（DYSIS）. Atherosclerosis，2014，235（2）：463-469.

4. 陈灏珠，林果为，王吉耀. 实用内科学. 14 版. 北京：人民卫生出版社，2013：1050.

5. Chobanian AV，Bakris GL，Black HR，et al. Seventh report of the Joint National Committee on Prevention，Detection，Evaluation，and Treatment of High Blood Pressure. Hypertension，2003，42（6）：1206-1252.

6. Angelico F，Del Ben M，Conti R，et al. Non-alcoholic fatty liver syndrome：a hepatic consequence of common metabolic disease. J Gastroenterol Hepatol，2003，18（5）：588-594.

7. Mottillo S，Filionn KB，Cenest J，et al. The metablic syndrome and cardiovascular risk. A systematic review and meta-analysis. J Am Coll Cardio，2010，56（14）：1113-1132.

8. Gaede P，Lund-Andersen H，Parring HH，et al. Effcets of multifactorial intervention on mortality in type 2 diabetes. N Engl J Med，2008，358（6）：580-591.

9. Baigent C，Landray MJ，Reith C，et al. The effects of lowering LDL cholesterol with simvastatin plus ezetimibein patients with chronic kidney disease（Study of Heart Andrenal Protection）：a randomized placebo-controlled trial. Lancet，2011，377（978）：2181-2192.

10. Balachandra S，Viflos IT，King NK，et al. Hyperlipidaemia and outcome in acute pancreatitis. J Clin Pract，2006，60（2）：156-159.

11. Kim BC，Shin A，Hong CW，et al. Association of colorectal adenoma with components of metabolic syndrome. Cancer Causes Control，2012，23（5）：727-735.

12. Win AK，Macinnis RJ，Hopper JL，et al. Risk prediction models for colorectal cancer. Cancer Epidemiol Biomarkers Prev，2012，21（3）：398-410.

13. Anon. Randomised trial of cholesterol lowering in 4444 patients with coronary heart disease：the Scandinavian Simvastatin Survival Study（4s）. Lancet，1994，344（8934）：1383-1389.

14. Heart protection study collaborative group. MRC/BHF heart protection study of cholesterol lowering with simvastatin in 20536 high-risk individuals：a randomised placebo-controlled trial. Lancet，2002，360（9326）：7-22.

15. Baigent C，Keech A，Kearney PM，et al. Efficacy and safety ofcholesterol-lowering treatment：prospective meta-analysis of data from 90056 participants in 14 randomised trials of statins. Lancet，2005，366（9493）：1267-1278.

16. Bulbulia R，Bowman L，Wallendszus K，et al. Effects on 11 year mortality and morbidity of lowering LDL cholesterol with simvastatin for about 5 years in 20536 high-risk individuals：a randomised controlled trial. Lancet，2011，378（9808）：2013-2020.

17. 他汀类药物防治缺血性卒中/短暂性脑缺血发作专家共识组（他汀类药物防治缺血性卒中/短暂性脑缺血发作专家共识组）. 他汀类药物防治缺血性卒中/短暂性脑缺血发作专家共识. 中国卒中杂志，2013，7（8）：565-575.

18. 司全金，重视老年调脂治疗. 中华老年心脑血管病杂志，2015，17：561-563.

19. Stone NJ，Robinson JG，Lichtenstein AH，et al.2013 ACC/AHA guideline on the treatment of blood cholesterol to reduceatherosclerotic cardiovascular risk in adults：a report of the American College of Cardiology/American Heart Association TaskForce on Practice Guidelines. Circulation，2014，129（25 Suppl 2）：S1-S45.

20. 王川，严励. 老年血脂异常的防治. 中华内分泌代谢杂志，2014，30（11）：1035-1038.

21. 2014 年中国胆固醇教育计划血脂异常防治建议专家组，中华心血管病杂志编辑委员会，血脂与动脉粥样硬化循证工作组，等.2014 年中国胆固醇教育计划血脂异常防治专家建议. 中华心血管病杂志，2014，42（8）：633-636.

22. 中国成人血脂异常防治指南修订联合委员会，中国成人血脂异常防治指南（2016 年修订版）. 中国循环杂志，2016，31（10）：937-953.

23. Liao JK. Safety and efficacy of statins in Asians. Am J

Cardiol, 2007, 99(3): 410-414.

24. Lee E, Ryan S, Birmingham B, et al. Rosuvastatin-pharmacokinetics and pharmacogenetics in white and Asian subjects residing in the same environment. Clin Pharmacol Ther, 2005, 78(4): 330-341.

25. Haynes R, Jiang L, Hopewell JC, et al. HPS2-THRIVE randomized placebo-controlled trial in 25673 high-risk patients of ER niacin/laropiprant: trial design, pre-specified muscle and liver outcomes, and reasons for stopping study treatment. Eur Heart J, 2013, 34(17): 1279-1291.

26. Catapano AL, Graham I, De Backer G, et al.2016 ESC/EAS Guidelines for the Management of Dyslipidaemias: The Task Force for the Management of Dyslipidaemias of the European Society of Cardiology (ESC) and European Atherosclerosis Society (EAS) Developed with the special contribution of the European Assocciation for Cardiovascular Prevention & Rehabilitation (EACPR). Atherosclerosis, 2016, 253(10): 281-344.

第六节　降脂药物的选择与安全性

养成健康的生活方式会让血脂异常患者获益很大,特别是老年患者,药物调脂治疗时由于肝肾功能对药物的代谢能力下降、合并用药多等原因发生副作用的概率相对较大。健康的生活方式包括健康饮食、适当运动、控制体重、戒烟限酒等。建议每日摄入胆固醇小于300mg,尤其是ASCVD等高危患者,摄入脂肪不应超过总能量的20%~30%。一般人群摄入饱和脂肪酸应小于总能量的10%;而高胆固醇血症者饱和脂肪酸摄入量应小于总能量的7%,反式脂肪酸摄入量应小于总能量的1%。高TG血症者更应尽可能减少每日摄入脂肪总量,每日烹调油应少于30g。脂肪摄入应优先选择富含ω-3多不饱和脂肪酸的食物(如深海鱼、鱼油、植物油)。即使做到健康的生活方式,依旧有很多老年人的血脂水平不能达到控制目标,对于这部分人群,安全地选择调脂药物是必不可少的。

一、主要降低胆固醇的药物

从目前临床应用来讲,降低胆固醇的药物以他汀类药物为主,此外还有胆固醇吸收抑制剂、普罗布考、胆酸螯合剂及其他调脂药(如脂必泰、多廿烷醇)等。这类药物主要通过抑制肝细胞内胆固醇的合成、加速LDL分解代谢或减少肠道内胆固醇的吸收来调脂。

(一)他汀类

1. 机制　他汀类(statins)是3-羟基3-甲基戊二酰辅酶A(3-hydroxy-3-methylglutaryl-coenzyme A, HMG-CoA)还原酶抑制剂的简称。此类药物的作用机制在于抑制胆固醇合成限速酶HMG-CoA还原酶,减少胆固醇合成,继而上调细胞表面LDL受体,加速血清LDL分解代谢。此外,还可抑制VLDL合成。他汀类的作用在于可以显著降低血清TC、LDL-C和ApoB水平,也有降低血清TG和轻度升高HDL-C的作用。

2. 剂量、强度与用法　他汀类药物的问世,在人类ASCVD防治史上具有里程碑式的意义。在冠心病一级预防及二级预防中均可起到重要作用,在老年患者当中也有明确临床获益。目前国内临床上有辛伐他汀、普伐他汀、氟伐他汀、阿托伐他汀、瑞舒伐他汀、匹伐他汀和洛伐他汀。各个他汀及不同的剂量,其调脂的能力差别较大,每个他汀的疗效和剂量不是成正比的,有一个他汀的"6%效应",即常规起始剂量的他汀类药物可使LDL-C降低20%~36%,此后任何一种他汀剂量倍增时,LDL-C进一步降低幅度仅约6%。另外,他汀可以降低TG 7%~30%,升高HDL-C水平5%~15%。

现有研究反复证明,他汀降低ASCVD事件的临床获益大小与其降低LDL-C幅度呈现为线性正相关,他汀治疗产生的临床获益来自LDL-C降低效应。不同种类与剂量的他汀降低LDL-C幅度如下:高强度他汀可以使LDL-C降低50%或以上,仅包括阿托伐他汀40~80mg每日1次及瑞舒伐他汀20mg每日1次;中等强度可以使LDL-C降低25%~50%,治疗药物包括阿托伐他汀10~20mg、瑞舒伐他汀5~10mg、氟伐他汀80mg、洛伐他汀40mg、匹伐他汀2~4mg、普伐他汀40mg、辛伐他汀20~40mg每日1次或血脂康0.6g每日2次。

由于老年人往往肝脏内药物代谢酶活性降低,并且经常合并肝细胞脂肪变和血流减少,往往导致对药物的清除率降低。给老年人应用高强度他汀前，应该充分权衡老年患者ASCVD的风险、应用高强度他汀的可能获益，加强监测，并且注意他汀和其他相关合并用药的相互作用，最大限度地减少副作用的出现。如果没有相关副作用，可以耐受他汀，建议长期服用该类药物，这样可以长期获益。PROSPER、WOSCOPS、ASCOT-LLA及HPS试验的老年亚组分析均证实，他汀类药物可以显著减少老年心血管事件和心血管死亡。胆固醇治疗研究者协作组（CTT）分析结果表明，在心血管危险分层不同的人群中，他汀治疗后，LDL-C每降低1mmol/L，主要心血管事件相对危险减少20%，全因死亡率降低10%，而非心血管原因引起的死亡未见增加。另有研究提示，停用他汀有可能增加心血管事件的发生。如果应用他汀类后发生不良反应，可采用换用另一种他汀、减少剂量、隔日服用或换用非他汀类调脂药等方法处理。他汀可在任何时间段每天服用1次，但往往建议患者晚上服用，因为在晚上服用他汀时LDL-C降低幅度可稍有增加。

3. 他汀类药物的安全性 他汀类药物的安全性已经经受住了时间的检验，绝大多数人对他汀的耐受性良好，其不良反应多见于接受大剂量他汀治疗者，但是由于老年人是他汀副作用的高发人群，对于他汀的安全性必须十分关注。他汀的常见问题如下所述。

（1）肝功能异常：主要表现为转氨酶升高，发生率约0.5%~3.0%，他汀类药主要引起人体丙氨酸转氨酶（alanine aminotransferase，ALT）和天冬氨酸转氨酶（AST）升高，造成肝衰竭、胆汁淤积、无症状孤立性转氨酶升高，其中无症状孤立性转氨酶升高最常见。也有小样本研究报道他汀类药物在欧美人群中的发生率为1%~4%，而在亚洲人群中的发生率却超过10%，肝酶升高既与使用剂量有关，也与服用他汀类药物的种类有关。肝毒性大多在连续用药2周后出现，出现不良症状时应立即停药或更换降脂药，必要时给予保肝治疗，肝功能多可恢复正常。但国内外均有他汀类药物引起药物性肝衰竭致死的报道，常与特异性变态反应体质有关。

对于老年人，建议治疗前常规查肝功能，小剂量起始服用他汀类药物，在能够监测肝功能的前提下逐渐增加剂量。在使用过程中，仔细观察有无乏力不适、食欲下降、嗜睡、黄疸等肝脏受损的症状和体征，一旦出现应随时检查肝功能，必要时及时停药，全面评估明确肝脏损害的原因；对于正在服用他汀药物尚未出现肝功能异常迹象的老年患者，也要定期复查肝功能。如果ALT和/或AST升高达正常值上限3倍以上及合并总胆红素升高患者，应立即减量或停药。对于转氨酶升高在正常值上限3倍以内者，可在原剂量或减量的基础上进行密切观察，部分患者经此处理后转氨酶可恢复正常。失代偿性肝硬化及急性肝衰竭是他汀类药物应用禁忌证。

（2）肌肉相关不良反应：他汀类药物相关肌肉不良反应包括肌痛、肌炎和横纹肌溶解。老年人常存在不同程度的退行性关节、骨骼和肌肉病变，一旦出现肌无力、肌痛等症状，正确判定原因非常重要，注意排除他汀类药物引发的肌病。如果难以与老年性骨、关节和肌肉疾病鉴别，需要查血肌酸激酶（CK）。2011年ESC/EAS指南推荐：启动治疗前检查CK，如果CK>5×正常上限，则不能使用他汀，不推荐常规监测CK，如有肌病表现查CK；如果用药后，CK>5×正常上限，则停药，查肾功能和每2周查CK，注意有无其他引起CK一过性升高的原因，如持续升高，注意有无继发性肌病可能；如果用药后，CK<5×正常上限，如没有肌肉症状，继续他汀治疗，但要求患者需警惕报告症状，并考虑进一步检查CK，如有肌肉症状，规律监测症状变化和CK。对于所有服药后有肌肉不适和/或无力，且连续检测CK呈进行性升高的老年患者，应减少他汀类剂量或停药。

他汀类药物引发肌病的风险呈剂量依赖性，高龄尤其是>80岁女性出现该副作用的概率更大。且合并下述情况可进一步增加肌病危险：剂量过大；体型瘦小、虚弱；多系统疾病，如慢性肾功能不全、甲减；合用下列特殊的药物或饮食，如贝特类（尤其是吉非贝齐）、烟酸、环孢霉素、吡咯抗真菌药、红霉素、克拉霉素、人类免疫缺陷病毒（HIV）蛋白酶抑制剂、奈法唑酮（抗抑郁药）、维拉帕米、胺碘酮、大量西柚汁及酗酒等。

（3）新发糖尿病的危险：2010年*Lancet*发表一项荟萃分析包括13个他汀类药物的治疗研究，共有91 140名受试对象，结果显示，他汀类药物治疗（包括10mg阿托伐他汀、40mg辛伐他汀、40mg普伐他汀或20mg瑞舒伐他汀）与4年后偶发性糖尿病发生风险升高9%相关（OR为1.09；95%CI 1.02~1.17）。2012年，Culver等的研究发现绝经妇女服用他汀类药物后新发糖尿病的风险明显增加，然而也有他汀类药物如匹伐他汀对血糖控制无影响的报道，但样本量不足够大。总体来讲他汀尤其是大剂量用药时，可增加新发糖尿病风险，长期服用他汀增加新发糖尿病的发生率约10%~12%，大多数研究表明这属他汀类效应。他汀类对心血管疾病的总体益处远大于新增糖尿病危险。老年人本身糖尿病风险就较普通成人高，在选择是否应用他汀治疗的老年人群时应注意以下两点：①对于心血管病高危患者，无论是糖尿病高危人群还是糖尿病患者，相比其潜在的心血管获益，他汀增加新发糖尿病风险相对小，因此无需改变现行的他汀类药物治疗推荐建议，有他汀类治疗适应证者都应坚持服用此类药物；②对于心血管风险较低的患者，采用他汀类药物治疗，则需警惕上述风险，定期监测血糖，不宜采用大剂量他汀治疗。

（4）认知功能异常：他汀治疗可引起认知功能异常，同时，老年人随着年龄的增加，出现认知障碍的风险增加。他汀类药物具有潜在的非严重性和可逆性认知方面的不良反应，具体表现在记忆丧失、意识模糊等，这种影响与年龄显著相关。此不良反应在停用他汀类治疗后是可逆的。所以，在使用他汀类药物时需关注他汀对认知的影响。在看护支持不佳的晚期痴呆老年患者中，应审慎选用药物治疗。

（5）肾功能：虽然目前荟萃分析结果显示他汀对肾功能无不良影响，但老年人的肾功能随年龄增长而减退，老年人肌酐合成减少可能使部分肾功能不全的老年患者血肌酐水平正常而误导临床医师认为患者肾功能正常。因此，老年人使用他汀类药物时不能仅凭血肌酐水平评估肾功能，需关注肾功能变化，及时调整药物剂量和种类。鉴于不同他汀代谢途径的差异，美国肾脏病基金会和改善全球肾脏病预后组织（KDIGO）指南推荐CKD患者他汀治疗剂量的调整建议，在6种他汀类药物（阿托伐他汀、普伐他汀、辛伐他汀、洛伐他汀、氟伐他汀和瑞舒伐他汀）中，在肾小球滤过率30~90、<30和<15ml/（min·1.73m^2）范围内均不需要被调整的他汀，只有阿托伐他汀和普伐他汀。

（6）肿瘤：肿瘤也是老年人的主要死因之一，低胆固醇水平与肿瘤的关系一直被人们关注。PROSPER研究显示，老年患者使用普伐他汀后，虽然心血管病死亡率明显下降，但新发癌症增加25%。研究者认为该研究入选患者年龄偏大可能存在隐匿未发现的肿瘤，因此结果值得商榷。而同样应用普伐他汀治疗的临床研究WOSCOPS等研究却没有发现类似情况，另外许多以心血管死亡为主要终点的他汀类药物的大规模随机对照研究，也没有见到他汀相关的癌症和非心血管死亡增加。甚至个别观察性研究提示他汀类药物与低癌症风险相关。2010年*Lancet*发表了覆盖17万人的荟萃分析，平均观察约5年，指出他汀类药物治疗不增加癌症的发生和死亡风险。2012年美国心脏病学会一项最新研究，共纳入201名肿瘤患者和402名正常人作为对照。两组在年龄、性别、糖尿病病史、吸烟史及血压和体质指数方面相匹配，所有入选者均无服用调脂药史。结果显示，无服用调脂药物史的肿瘤组患者LDL-C水平低于非癌症对照组，诊断肿瘤前18.7年即已出现非调脂药物所致的低LDL-C血症。由于部分肿瘤患者已存在胆固醇水平的降低，所以不建议常规对肿瘤患者或肿瘤高危人群进行强化调脂治疗。

他汀类药物的其他不良反应还包括头痛、失眠、抑郁及消化不良、腹泻、腹痛、恶心等消化道症状。

（二）胆固醇吸收抑制剂

依折麦布是除他汀外，能有效抑制肠道内胆固醇吸收的另一类药物，即胆固醇吸收抑制剂。它通过选择性抑制小肠胆固醇转运蛋白减少肠道内胆固醇吸收，降低血浆胆固醇水平及肝脏胆固醇储量。

我国多数患者不适合使用大剂量他汀强化治疗，中等强度的他汀治疗更适合我国多数血脂异常患者的一级预防和二级预防。而高危、极高危的ASCVD患者，如PCI术后、冠心病合并糖尿病患者等，需要进行强化降脂治疗进一步降低LDL-C，从而延缓斑块进展，降低事件再发的风险。但大剂量他汀剂量加倍后疗效仅增加6%左右，不良反应却增加了一倍。依折麦布联合中低强度他汀，两种机制互补协同抑制胆固醇的吸收和合成，为临床强化降脂治疗提供了一个新型的选择，而联合用药的安全性和耐受性与他汀单药治疗相当。IMPROVE-IT研究表明ACS患者在辛伐他汀基础上加用依折麦布能够进一步降低心血管事件。SHARP研究显示依折麦布和辛伐他汀联合治疗对改善慢性肾脏疾病患者的心血管疾病预后具有良好作用。《2015降胆固醇药物联合应用中国专家建议》指出，基于IMPROVE-IT、SHARP

等研究的结果，ASCVD 患者可考虑初始联合依折麦布 10mg 与常规剂量他汀降胆固醇治疗，从而使 PCI 术后患者、冠心病合并糖尿病等极高危患者 LDL-C 达标，并提高长期治疗依从性。对于单独应用他汀类药物胆固醇水平不能达标或不能耐受较大剂量他汀治疗的患者，也可以选择依折麦布和中低剂量他汀的联合治疗。

依折麦布推荐剂量为 10mg/d，安全性和耐受性良好，其不良反应轻微且多为一过性，主要表现为头疼和消化道症状，与他汀联用也可发生转氨酶增高和肌痛等副作用。

老年患者（大于 65 岁）的总依折麦布血浆浓度是年轻患者（18~45 岁）的两倍。用药后 LDL-C 的降低量和安全性在老年患者与年轻患者中无显著差别。因此，老年患者无需调整用药剂量。

（三）普罗布考

普罗布考通过掺入 LDL 颗粒核心中，影响脂蛋白代谢。使 LDL 易通过非受体途径被清除。普罗布考常用剂量为每次 0.5g，2 次 /d。主要适用于高胆固醇血症，尤其是纯合子家族性胆固醇血症（HoFH）及黄色瘤患者，有减轻皮肤黄色瘤的作用。常见不良反应为胃肠道反应；也可引起头晕、头痛、失眠、皮疹等；极为少见的严重不良反应为 QT 间期延长。室性心律失常、QT 间期延长、血钾过低者禁用。

（四）胆酸螯合剂

胆酸螯合剂为碱性阴离子交换树脂，可阻断肠道内胆汁酸中胆固醇的重吸收。临床用法：考来烯胺每次 5g，3 次 /d；考来替泊每次 5g，3 次 /d；考来维仑每次 1.875g，2 次 /d。与他汀类联用，可明显提高调脂疗效。常见不良反应有胃肠道不适、便秘和影响某些药物的吸收。此类药物的绝对禁忌证为异常 β 脂蛋白血症和血清 TG>4.5mmol/L（400mg/dl）。

（五）其他调脂药

中药血脂康胶囊具有降脂功效，主要成分为红曲。血脂康富含洛伐他汀等天然他汀物质，还含有异黄酮、甾醇类物质、20 种氨基酸、不饱和脂肪酸及多种微量元素。血脂康有心血管保护的循证医学证据。应用多中心、随机、双盲、安慰剂对照的中国冠心病二级预防研究，对 4870 例有明确心肌梗死病史的中国冠心病患者进行为期平均 4 年的临床观察，试验组口服血脂康胶囊 0.6g，每日 2 次，与安慰剂组进行比较。结果显示，试验组降低冠心病事件危险 45%，冠心病患者再发心肌梗死的危险降低 56%，冠心病死亡危险下降 31%，总死亡危险下降 33%，同时具有综合调脂作用。两组不良事件无显著差异。脂必泰是一种红曲与中药（山楂、泽泻、白术）的复合制剂，常用剂量为每次 0.24~0.48g，2 次 /d，具有轻中度降低胆固醇作用。该药的不良反应少见。多廿烷醇是从甘蔗蜡中提纯的一种含有 8 种高级脂肪伯醇的混合物，常用剂量为 10~20mg/d，调脂作用起效慢，不良反应少见。

二、主要降低 TG 的药物

有 3 种主要降低 TG 的药物：贝特类、烟酸类和高纯度鱼油制剂。

（一）贝特类

贝特类通过激活过氧化物酶体增殖物激活受体 α（peroxisome proliferator activated receptor-α，PPARα）和激活脂蛋白脂酶（lipoprotein lipase，LPL）而降低血清 TG 水平和升高 HDL-C 水平。常用的贝特类药物有：非诺贝特片，每次 0.1g，3 次 /d；微粒化非诺贝特，每次 0.2g，1 次 /d；吉非贝齐，每次 0.6g，2 次 /d；苯扎贝特，每次 0.2g，3 次 /d。常见不良反应与他汀类药物类似，包括肝脏、肌肉和肾毒性等，血清肌酸激酶和 ALT 水平升高的发生率均 <1%。临床试验结果荟萃分析提示贝特类药物能使高 TG 伴低 HDL-C 人群心血管事件危险降低 10% 左右，以降低非致死性心肌梗死和冠状动脉血运重建术为主，对心血管死亡、致死性心肌梗死或卒中无明显影响。

（二）烟酸类

烟酸也称作维生素 B_3，属人体必需维生素。大剂量时具有降低 TC、LDL-C 和 TG 及升高 HDL-C 的作用。调脂作用与抑制脂肪组织中激素敏感脂酶活性、减少游离脂肪酸进入肝脏和降低 VLDL 分泌有关。烟酸有普通和缓释 2 种剂型，以缓释剂型更为常用。缓释片常用量为每次 1~2g，1 次 /d。建议从小剂量（0.375~0.5g/d）开始，睡前服用，4 周后逐渐加量至最大常用剂量。最常见的不良反应是颜面潮红，其他有肝脏损害、高尿酸血症、高血糖、棘皮症和消化道不适等，慢性活动性肝病、活动性消化性溃疡和严重痛风者禁用。早期临床试验结果荟萃分析发现，烟酸无论是单用还是与其他调脂药物合用均可改善心血管预后，心血管事件减少 34%，冠状动脉事件减少 25%。

由于在他汀基础上联合烟酸的临床研究提示与单用他汀相比无心血管保护作用，欧美多国已将烟酸类药物淡出调脂药物市场。

（三）高纯度鱼油制剂

鱼油主要成分为ω-3脂肪酸。常用剂量为每次0.5~1.0g，3次/d，主要用于治疗高TG血症。不良反应少见，发生率2%~3%，包括消化道症状，少数病例出现转氨酶或肌酸激酶轻度升高，偶见出血倾向。早期有临床研究显示高纯度鱼油制剂可降低心血管事件，但未被随后的临床试验证实。

三、新型调脂药物

目前在国外已有3种新型调脂药被批准临床应用。

（一）微粒体TG转移蛋白抑制剂

洛美他派（lomitapide，商品名为Juxtapid）于2012年由美国食品药品监督管理局（Food and Drug Administration，FDA）批准上市，主要用于治疗HoFH。可使LDL-C降低约40%。该药不良反应发生率较高，主要表现为转氨酶升高或脂肪肝。

（二）载脂蛋白B100合成抑制剂

米泊美生（mipomersen）是第2代反义寡核苷酸，2013年FDA批准可单独或与其他调脂药联合用于治疗HoFH。作用机制是针对ApoB信使核糖核酸（messenger ribonucleic acid，mRNA）转录的反义寡核苷酸，减少VLDL的生成和分泌，降低LDL-C水平，可使LDL-C降低25%。该药最常见的不良反应为注射部位反应，包括局部红疹、肿胀、瘙痒、疼痛，绝大多数不良反应属于轻中度。

（三）前蛋白转化酶枯草溶菌素9/kexin9型（PCSK9）抑制剂

PCSK9是肝脏合成的分泌型丝氨酸蛋白酶，可与LDL受体结合并使其降解，从而减少LDL受体对血清LDL-C的清除。通过抑制PCSK9，可阻止LDL受体降解，促进LDL-C的清除。PCSK9抑制剂以PCSK9单克隆抗体发展最为迅速，其中alirocumab、evolocumab和bococizumab研究较多。研究结果显示PCSK9抑制剂无论单独应用或与他汀类药物联合应用均明显降低血清LDL-C水平，同时可改善其他血脂指标，包括HDL-C、Lp（a）等。欧盟医管局和美国FDA已批准evolocumab与alirocumab两种注射型PCSK9抑制剂上市。初步临床研究结果表明，该药可使LDL-C降低40%~70%，并可减少心血管事件。至今尚无严重或危及生命的不良反应报道。国内尚处于临床试验阶段。

四、联合应用调脂药物

联合使用调脂药物的优势在于提高血脂控制达标率，同时降低不良反应发生率。由于他汀类药物作用肯定、不良反应少、可降低总死亡率，联合调脂方案多由他汀类与另一种作用机制不同的调脂药组成。鉴于老年人耐受性较差，在患有严重混合型血脂异常、他汀类效果不佳时，可考虑与其他调脂药物联合使用。联合使用时应根据药物的药代动力学特点，选择发生药物的相互作用较少的药物，从各自的小剂量开始，严密观察不良反应，监测肝肾功能、CK和其他相关指标。针对调脂药物的不同作用机制，有不同的药物联合应用方案。

（一）他汀与依折麦布联合应用

两种药物分别影响胆固醇的合成和吸收，可产生良好协同作用。联合治疗可使血清LDL-C在他汀治疗的基础上再下降18%左右，且不增加他汀类的不良反应。多项临床试验观察到依折麦布与不同种类他汀联用有良好的调脂效果。IMPROVE-IT和SHARP研究分别显示ASCVD极高危患者及CKD患者采用他汀与依折麦布联用可降低心血管事件。对于中等强度他汀治疗胆固醇水平不达标或不耐受者，可考虑中/低强度他汀与依折麦布联合治疗。

（二）他汀与贝特联合应用

两者联用能更有效地降低LDL-C和TG水平及升高HDL-C水平，降低sLDL-C。贝特类药物包括非诺贝特、吉非贝齐、苯扎贝特等，以非诺贝特研究最多，证据最充分。既往研究提示，他汀与非诺贝特联用可使高TG伴低HDL-C水平患者心血管获益。非诺贝特适用于严重高TG血症伴或不伴低HDL-C水平的混合型高脂血症患者，尤其是糖尿病和代谢综合征时伴有的血脂异常，高危心血管疾病患者他汀类治疗后仍存在TG或HDL-C水平控制不佳者。由于他汀类和贝特类药物代谢途径相似，均有潜在损伤肝功能的可能，并有发生肌炎和肌病的危险，合用时发生不良反应的机会增多，因此他汀类和贝特类药物联合用药的安全性应高度重视。吉非贝齐与他汀类药物合用发生肌病的危险性相对较多，开始合用时宜用小剂量。采取晨服贝特类药物、晚服他汀类药物的方式，避免血药浓度的显著升高，并密切监测肌酶和肝酶，如无不良反应，可逐步增加他汀剂量。

（三）他汀与 PCSK9 抑制剂联合应用

尽管 PCSK9 抑制剂尚未在中国上市，他汀与 PCSK9 抑制剂联合应用已成为欧美国家治疗严重血脂异常尤其是家族性高胆固醇血症（FH）患者的联合方式，可较任何单一的药物治疗带来更大程度的 LDL-C 水平下降，提高达标率。FH 尤其是 HoFH 患者，经改变生活方式加最大剂量调脂药物（如他汀 + 依折麦布）治疗，LDL-C 水平仍 >2.6mmol/L 的 ASCVD 患者，加用 PCSK9 抑制剂，组成不同作用机制调脂药物的三联合用。

（四）他汀与 ω-3 脂肪酸联合应用

他汀与鱼油制剂 ω-3 脂肪酸联合应用可用于治疗混合型高脂血症，且不增加各自的不良反应。由于服用较大剂量 ω-3 多不饱和脂肪酸有增加出血的危险，并增加糖尿病和肥胖患者热量摄入，不宜长期应用。此种联合是否能够减少心血管事件尚在探索中。

五、血脂异常治疗的其他措施

目前尚有除药物以外的其他调脂方法，主要包括脂蛋白血浆置换、肝移植、部分回肠旁路手术和门腔静脉分流术，作为辅助治疗措施用于 FH 患者。其中脂蛋白血浆置换效果肯定。脂蛋白血浆置换是 FH，尤其是 HoFH 患者重要的辅助治疗措施，可使 LDL-C 水平降低 55%~70%。长期治疗可使皮肤黄色瘤消退。最佳的治疗频率是每周 1 次，但现多采用每 2 周进行 1 次。怀孕期间脂蛋白血浆置换可以持续进行。该治疗措施价格昂贵，耗时及存在感染风险，副作用包括低血压、腹痛、恶心、低钙血症、缺铁性贫血和过敏性反应，但随着科技与材料的发展，相关副作用发生率已降低。

六、特殊老年人群血脂异常的管理

（一）糖尿病

糖尿病合并血脂异常主要表现为 TG 升高，HDL-C 降低，LDL-C 升高或正常。调脂治疗可以显著降低糖尿病患者发生心血管事件的危险。应根据心血管疾病危险程度确定 LDL-C 目标水平。40 岁及以上糖尿病患者血清 LDL-C 水平应控制在 2.6mmol/L（100mg/dl）以下，保持 HDL-C 目标值在 1.0mmol/L（40mg/dl）以上。糖尿病患者血脂异常的处理原则按照 ASCVD 危险评估流程（见图 7-5-1）进行危险分层干预管理。根据血脂异常特点，首选他汀类药物治疗，如合并高 TG 伴或不伴低 HDL-C 者，可采用他汀类与贝特类药物联合应用。

（二）高血压

高血压合并血脂异常者，调脂治疗应根据不同危险程度确定调脂目标值（见表 7-5-1）。调脂治疗能够使多数高血压患者获得很好的效益，特别是在减少冠心病事件方面可能更为突出。因此，《中国高血压防治指南 2010》建议，中等危险的高血压患者均应启动他汀治疗。新近公布的 HOPE-3 研究结果提示，对于中等危险者，他汀类治疗显著降低总体人群的心血管事件；对于收缩压 >143.5mmHg 的亚组人群，他汀与降压药联合应用，使心血管危险下降更为显著。

（三）代谢综合征

代谢综合征是一组以肥胖、高血糖（糖调节受损或糖尿病）、高血压及血脂异常的高 TG 血症和 / 或低 HDL-C 血症集结发病的临床征候群，特点是机体代谢上相互关联的危险因素在同一个体的组合。这些因素直接促进 ASCVD 的发生，也增加 2 型糖尿病的发病危险。有证据表明代谢综合征患者是发生心血管疾病的高危人群。与非代谢综合征人群相比，其罹患心血管病和 2 型糖尿病的危险均显著增加。

目前，国际上有关代谢综合征组分中的高血糖、高血压及血脂异常的判断切点已基本达成共识。但是，作为代谢综合征的核心指标——肥胖，尤其是中心型肥胖的诊断标准各不相同。基于我国人群的研究证据所制定的代谢综合征诊断标准为具备以下 3 项或更多项。①中心型肥胖和 / 或腹型肥胖：腰围，男性 ≥90cm，女性 ≥85cm；②高血糖：空腹血糖 ≥6.1mmol/L（110mg/dl）或糖负荷后 2 小时血糖≥7.8mmol/L（140mg/dl）及 / 或已确诊为糖尿病并治疗者；③高血压：血压≥130/85mmHg 及 / 或已确诊为高血压并治疗者；④空腹 TG ≥1.7mmol/L（150mg/dl）；⑤空腹 HDL-C<1.0mmol/L（40mg/dl）。代谢综合征的主要防治目标是预防 ASCVD 及 2 型糖尿病，对已有 ASCVD 者要预防心血管事件再发。积极持久的生活方式干预是达到治疗目标的重要措施。原则上应先启动生活方式治疗，如果不能达到目标，则应针对各个组分采取相应药物治疗。代谢综

合征血脂代谢紊乱方面的治疗目标是LDL-C<2.6mmol/L(100mg/dl)、TG<1.7mmol/L(150mg/dl)、HDL-C ≥1.0mmol/L(40mg/dl)。

(四)慢性肾脏病(CKD)

CKD常伴随血脂代谢异常并促进ASCVD的发生。尚无临床研究对CKD患者LDL-C治疗目标进行探索。在可耐受的前提下,推荐CKD患者应接受他汀类治疗。治疗目标:轻、中度CKD者LDL-C<2.6mmol/L, 非-HDL-C<3.4mmol/L;重度CKD、CKD合并高血压或糖尿病者LDL-C<1.8mmol/L,非-HDL-C<2.6mmol/L。推荐中等强度他汀类治疗,必要时联合胆固醇吸收抑制剂。终末期肾病(end stage renal disease, ESRD)和血透患者,需仔细评估降胆固醇治疗的风险和获益,建议药物选择和LDL-C目标个体化。

CKD患者是他汀类引起肌病的高危人群,尤其是在肾功能进行性减退或肾小球滤过率(GFR)<30ml/(min·1.73m^2)的患者,并且发病风险与他汀剂量密切相关,故应避免大剂量应用。中等强度他汀治疗LDL-C不能达标时,推荐联合应用依折麦布。贝特类可升高肌酐水平,中重度CKD患者与他汀联用时,可能增加肌病风险。

(五)卒中

对于非心源性缺血性卒中或短暂性脑缺血发作(transient ischemic attack, TIA)患者,无论是否伴有其他动脉粥样硬化证据,均推荐给予他汀类药物长期治疗,以减少卒中和心血管事件危险。若患者基线LDL-C ≥2.6mmol/L(100mg/dl),他汀类药物治疗效果证据明确;而基线LDL-C<2.6mmol/L(100mg/dl)时,目前尚缺乏临床证据。颅内大动脉粥样硬化性狭窄(狭窄率70%~99%)导致的缺血性卒中或TIA患者,推荐目标值为LDL-C<1.8mmol/L(70mg/dl)。长期使用他汀类药物治疗总体上是安全的。有脑出血病史的非心源性缺血性卒中或TIA患者应权衡风险和获益合理使用他汀类药物。

七、聚焦老年患者调脂治疗的安全性

在本节调脂药物的分述中,已经就各类药物在老年人中的临床推荐做了简述,但是由于老年人既是ASCVD的高发人群,又是在调脂治疗中不良反应出现较多的人群,所以在临床中的具体用药确有难度。要充分考虑到个体化原则,在保证患者安全的情况下,使老年患者因调脂而有最大获益。在老年患者中的用药要考虑到诸多因素,比如充分评估ASCVD风险、小剂量开始用药、根据评估的ASCVD风险决定药物是否加量、用药过程中加强肝肾功能和CK的监测、考虑药物的非常见不良反应、关注患者的合并用药情况、与患者充分沟通长期用药的必要性等。

尽管循证医学提供了大量老年血脂异常患者接受他汀治疗的有效性和安全性的有力证据,然而,在现实世界中,老年人对血脂异常的知晓率、对他汀的使用率依旧低,且使用中断率高。在影响他汀类药物依从性的因素中,高龄(75岁以上)排在首位,低收入、抑郁症、痴呆及治疗后新发冠心病事件,也是中断他汀类治疗的危险因素。老年血脂异常存在明显的治疗不足现象,这除了与老年人群较少进行血脂的筛查有关外,也与患者和医师对老年血脂异常未给予充分的重视有关。另外,经济原因是影响患者中断他汀治疗的重要原因之一,所以,选用他汀时,应选择性价比高、不良反应小的他汀,以保证患者的长期治疗。

对于老年血脂异常的诊治,临床实践与循证医学提供的临床证据差距较大。应该在老年人群中大力普及血脂异常相关内容的健康宣传教育,在医师群体中强调调脂治疗的重要性,使得更多的老年血脂异常患者得到控制,从而达到使老年血脂异常患者获益的目的。

(周 雁)

参考文献

1. 中国成人血脂异常防治指南修订联合委员会. 中国成人血脂异常防治指南(2016年修订版). 中国循环杂志, 2016, 31(10): 937-953.

2. McKenney JM, Davidson MH, Jacobson TA, et al. Final Conclusions and Recommendations of the National Lipid Association Statin Safety Assessment Task Force. Am J Cardiol, 2006, 97(8A): 89C-94C.

3. Bays H, Cohen DE, Chalasani N, et al. An assessment by the Statin Liver Safety Task Force: 2014 update. J Clin Lipidol, 2014, 8: S47-S57.

4. 叶平. 2012他汀类药物安全性再认识. 中国医学前沿杂志, 2012, 4(8): 1-4.

5. 张瑞淑, 张遥, 闫荟, 等. 他汀类药物的不良反应研究进展. 中国循证心血管医学杂志, 2013, 5(5): 547-549.

6. Rosenson RS, Baker SK, Jacobson TA, et al. An assessment by the Statin Muscle Safety Task Force: 2014 update. J Clin Lipidol, 2014, 8(Suppl 3): S58-S71.

7. Stroes ES, Thompson PD, Corsini A, et al. Statin-associated muscle symptoms: impact on statin therapy-European Atherosclerosis Society Consensus Panel Statementon Assessment, Aetiology and Management. Eur Heart, 2015, 36(17): 1012-1022.

8. Sattar N, Preiss D, Murray HM, et al. Statins and risk of incident diabetes: a collaborative meta-analysis of randomised statin trials. Lancet, 2010, 375(9716): 735-742.

9. Culver AL, Ockene IS, Balasubramanian R, et al. Statin use and risk, of diabetes mellitus in postmenopausal women in the Women's Health Initiative. Arch Intern Med, 2012, 172(2): 144-152.

10. Yokote K, Saito Y. Influence of statins on glucose tolerance in patients with type 2 diabetes mellitus: subanalysis of the collaborative studyon hypercholesterolemia drug intervention and their benefits for atherosclerosis prevention (CHIBA study). J Atheroscler Thromb, 2009, 16(3): 297-298.

11. Teramoto T, Shimano H, Yokote K, et al. New evidence on pitavastatin: efficacy and safety in clinical studies. Expert Opin Pharmacother, 2010, 11(5): 817-828.

12. Waters DD, Ho JE, DeMicco DA, et al. Predictors of new-onset diabetes in patients treated with atorvastatin: results from 3 large randomized clinical trials. J Am Coll Cardiol, 2011, 57(14): 1535-1545.

13. Maki KC, Ridker PM, Brown WV, et al. An assessment by the Statin. Diabetes Safety Task Force: 2014 update. J Clin Lipidol, 2014, 8(Suppl 3): S17-S29.

14. 中华医学会内分泌学分会．中国2型糖尿病合并血脂异常防治专家共识(2011年)．中华内分泌代谢杂志，2012, 28(9): 700-703.

15. Rohas-Ernandez CH, Goldstein LB, Levey AI, et al. An assessment by the Statin Cognitive Safety Task Force: 2014 update. Clin Lipidol, 2014, 8(Suppl 3): S5-S16.

16. Bettermann K, Arnold AM, Williamson J, et al. Statins, risk of dementia, and cognitive function: secondary analysis of the ginkgo evaluation of memory study. Stroke Cerebrovasc Dis, 2012, 21(6): 436-444.

17. Tonelli M, Wanner C. Lipid Management in Chronic Kidney Disease: Synopsis of the Kidney Disease: Improving Global Outcomes 2013 Clinical Practice Guideline. Ann Intern Med, 2014, 160(3): 182.

18. 王川，严励．老年血脂异常的防治．中华内分泌代谢杂志，2014, 30(11): 1035-1038.

19. Baigent C, Blackwell L, Emberson J, et al. Efficacy and safety of more intensive lowering of LDL cholesterol: a meta-analysis of data from170000 participants in 26 randomised trials. Lancet, 2010, 376(9753): 1670-1681.

20. 尹士男．调脂治疗面临的问题和对策．药品评价，2014, 11(3): 8-13.

21. Investigators. Ezetimibe Added to Statin Therapy after Acute Coronary Syndromes. N Engl J Med, 2015, 372(25): 2387-2397.

22. Sharp Collaborative Group. Study of Heart and Renal Protection (SHARP): randomized trial to assess the effects of lowering low-density lipoprotein cholesterol among 9,438 patients with chronic kidney disease. Am Heart J, 2010, 160(5): 785-794.

23. Yamashita S, Hbujo H, Arai H, et al. Long-term probucol treatment prevents secondary cardiovascular events: a cohort study of patients with heterozygous familial hypercholesterolemia in Japan. Atheroscler Thromb, 2008, 15(6): 292-303.

24. Yamashitaa S, Matsuzawab Y. Where are we with probucol: a new life for an old drug. Atherosclerosis, 2009, 207(1): 16-23.

25. Xu DY, Shu J, Huang QY, et al. Evaluation of the lipid lowering ability, antiinflammatory effects and clinical safety of intensive therapy with Zhibitai, a Chinese traditional medicine. Atherosclerosis, 2010, 211(1): 237-241.

26. Ginsberg HN, Elam MB, Lovato LC, et al. Effects of combination lipid therapy in type 2 diabetes mellitus. N Engl J Med, 2010, 362(17): 1563-1574.

27. Jun M, Foote C, Lv J, et al. Effects of fibrates on cardiovascular outcomes: a systematic review and meta-analysis. Lancet, 2010, 375(9729): 1875-1884.

28. Lavigne PM, Karas RH. The current state of niacin in cardiovasculardisease prevention: a systematic review and meta-regression. J Am Coll Cardiol, 2013, 61(4): 440-446.

29. Boden WE, Probstfield JL, Anderson T, et al. Niacin in patients with low HDL cholesterol levels receiving intensive statin therapy. N Engl J Med, 2011, 365(24): 2255-2267.

30. Landray MJ, Haynes R, Hopewell JC, et al. Effects of extended-releaseniacin with laropiprant in high-risk patients. N Engl J Med, 2014, 371(3): 203-212.

31. Kromhout D, Giltay EJ, Geleijnse JM, et al. ω-3 fatty acids and cardiovascular events after myocardial infarction. N Engl J Med, 2010, 363(21): 2015-2026.

32. Risk and Prevention Study Collaborative Group. ω-3 fatty acids in patients with multiple cardiovascular risk factors. N Engl J Med, 2013, 368(19): 1800-1808.

第八章　老年高尿酸血症与痛风

第一节　病因和发病机制

一、病因

（一）尿酸在人体的产生途径

体内核苷酸的合成有两条途径（图 8-1-1）：①利用磷酸核糖、氨基酸、一碳单位及 CO_2 等简单物质为原料合成核苷酸的过程，称为从头合成途径（denovo synthesis），是体内的主要合成途径；②利用体内游离碱基或核苷，经简单反应过程生成核苷酸的过程，称重新利用（或补救合成）途径（salvage pathway）。腺嘌呤在腺嘌呤磷酸核糖转移酶（APRT）作用下生成腺苷酸；鸟嘌呤在次黄嘌呤鸟嘌呤磷酸核糖转移酶（HGPRT）作用下脱氨成为鸟苷酸；次黄嘌呤同样在 HGPRT 作用下脱氨成为次黄嘌呤核苷酸。次黄嘌呤核苷酸在腺苷酸代琥珀酸合成酶作用下转化为腺苷酸，在次黄嘌呤核苷酸脱氢酶和鸟嘌呤合成酶作用下生成鸟苷酸（见图 8-1-2）。

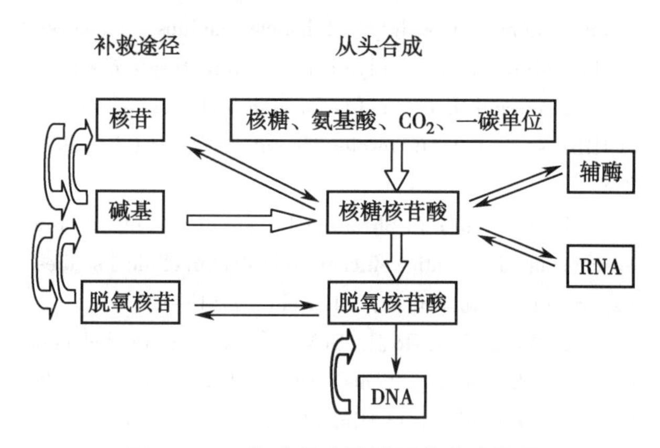

图 8-1-1　体内核苷酸的两条合成途径

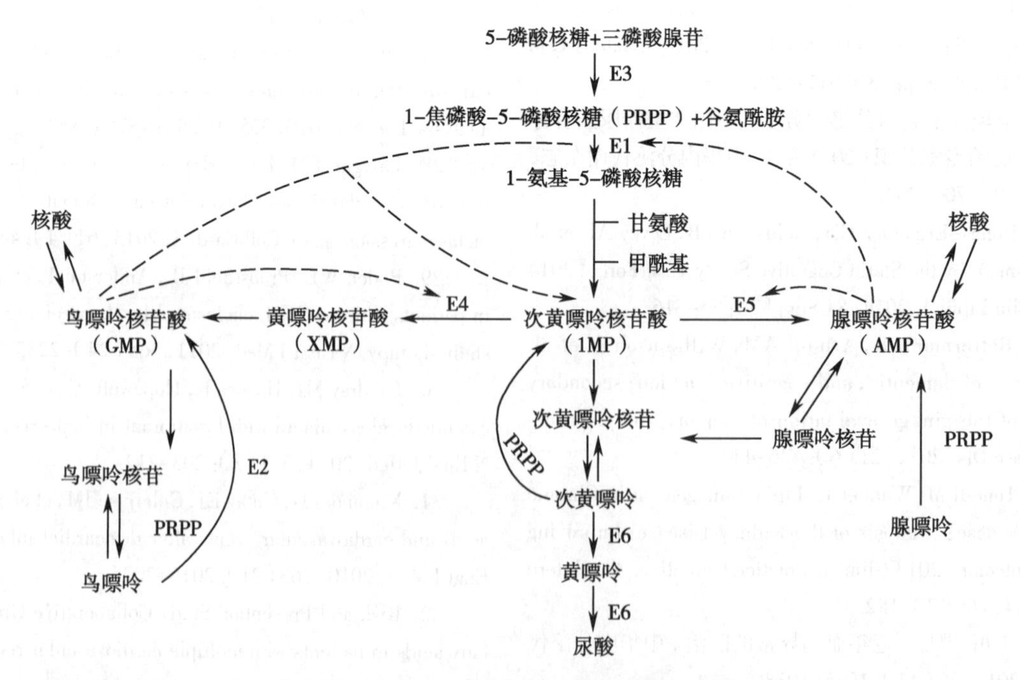

图 8-1-2　嘌呤代谢的反馈调节和尿酸合成途径

E1：谷氨酰胺磷酸核糖焦磷酸转移酶；E2：次黄嘌呤鸟嘌呤磷酸核糖转移酶（HGPRT）；E3：磷酸核糖焦磷酸（PRPP）合成酶；E4：腺苷脱氨酶、嘌呤核苷磷酸化酶；E5：腺嘌呤磷酸核糖转移酶（APRT）；E6：黄嘌呤氧化酶

嘌呤是核酸氧化分解的代谢产物。体内的老旧细胞,还有食物,尤其是富含嘌呤的食物(如动物内脏、海鲜等)在体内新陈代谢过程中分解产生嘌呤(这种内源性的嘌呤占总嘌呤的 80%)。体内产生的嘌呤会在肝脏中再次氧化为 2,6,8- 三氧嘌呤,又称为尿酸(图 8-1-3)。尿酸是人类嘌呤代谢的终产物,核苷、嘌呤生成尿酸的途径如图 8-1-2 所示。腺苷酸和鸟苷酸分别在核苷酸酶作用下生成腺苷和鸟苷,腺苷进一步在腺苷脱氨酶作用下生成次黄苷;次黄苷和鸟苷在核苷磷酸化酶作用下分别生成次黄嘌呤和鸟嘌呤;次黄嘌呤和鸟嘌呤在黄嘌呤氧化酶和鸟嘌呤酶作用下生成黄嘌呤;黄嘌呤经黄嘌呤氧化酶作用被氧化成尿酸(降解)。

(二)尿酸在人体的储存和代谢

正常成人尿酸水平的正常范围如表 8-1-1 所示。正常成人每日约产生尿酸 800mg,其中 80% 为内源性,由体内核苷分解代谢产生;20% 为外源性尿酸,从食物中的核苷酸分解而来。这些尿酸进入尿酸代谢池(约为 1200mg),每日代谢池中的尿酸约 60% 进行代谢,其中 1/3 约 200mg 经肠道分解代谢,2/3 约 600mg 经肾脏排泄,从而可维持体内尿酸水平的稳定(图 8-1-4),其中任何环节出现问题均可导致高尿酸血症。5%~12% 的高尿酸血症患者最终发展成为痛风。除中枢神经系统外,任何组织中都可能有尿酸盐沉积。血液中尿酸(pH 7.4, 37℃)溶解度为 380μmol/L(6.4mg/dl),少数与蛋白结合(24μmol/L),大于此值而呈饱和状态。尿酸盐在尿中的沉积与 pH 有关:pH 5.0 时游离尿酸仅 15%;而 pH 在 6.6 时,几乎所有的尿酸均处于游离状态。

(三)高尿酸血症和痛风的定义

高尿酸血症:是嘌呤代谢紊乱和 / 或尿酸排泄障碍所致血尿酸增高的一组疾病。是指 37℃时血清中尿酸含量男性超过 420μmol/L(7.0mg/dl);女性超过 360μmol/L(6.0mg/dl)。这个浓度为尿酸在血液中的饱和浓度,超过此浓度时尿酸盐即可沉积在组织中,造成痛风组织学改变。

2, 6, 8-三氧嘌呤

图 8-1-3 尿酸的化学结构

表 8-1-1 人体尿酸水平正常范围

性别	正常值范围 [μmol/L(mg/dl)]	高尿酸血症 [μmol/L(mg/dl)]
男性	150~380(2.4~6.4)	>420(7.0)
女性	100~300(1.6~5.0)	>360(6.0)
更年期后	同男性	同男性

痛风:持续、显著的高尿酸血症,在多种因素影响下,过饱和状态的单水尿酸钠(monosodium urate, MSU)微小结晶析出,沉积于关节内、关节周围、皮下、肾脏等部位,引发急、慢性炎症和组织损伤,出现临床症状和体征。痛风的属性是代谢性疾病(metabolic disease)、风湿性疾病(rheumatic disease)和晶体相关性疾病(crystal related arthropathies)。

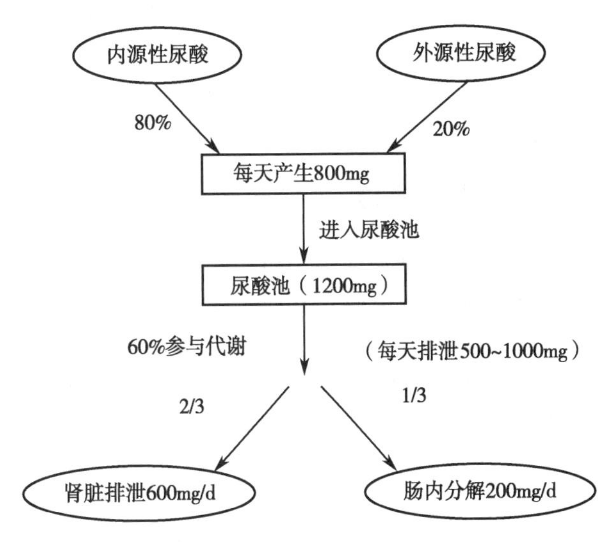

图 8-1-4 尿酸在人体的储存和代谢

(四)病因分类

痛风依病因不同可分为原发性和继发性两大类。原发性痛风指在排除其他疾病的基础上,由于先天性嘌呤代谢紊乱和 / 或尿酸排泄障碍所引起。内源性嘌呤占体内尿酸来源的 80%,是体内尿酸生成增多的首要因素。继发性痛风指继发于肾脏疾病或某些药物所致尿酸排泄减少、骨髓增生性疾病及肿瘤化疗所致尿酸生成增多等。

1. 原发性痛风 多有遗传性,但临床有痛风家族史者仅占 10%~20%。尿酸生成过多在原发性高尿酸血症的病因中占 10%。其原因主要是嘌呤代谢酶缺陷,次黄嘌呤鸟嘌呤磷酸核糖转移酶(HGPRT)缺乏;磷酸核糖焦磷酸(PRPP)合成酶活性亢进;黄嘌呤氧化酶(XO)活性增加。原发性肾脏尿酸排泄减少约占原发性高尿酸血症的90%,具体发病机制不清,可能为多基因遗传性疾病,但应排除肾脏器质性疾病。

2. 继发性痛风 指继发于其他疾病过程中的一种临床表现,也可因某些药物所致。骨髓增生性疾病如白血病、淋巴瘤、多发性骨髓瘤、红细胞计数增多症、溶血性贫血和癌症等可导致细胞的增殖加速,使核酸转换增加,造成尿酸产生增多。恶性肿瘤在肿瘤的放化疗后引起细胞大量破坏,核酸转换也增加,导致尿酸产生增多。肾脏疾病包括慢性肾小球肾炎、肾盂肾炎、多囊肾、铅中毒和高血压晚期等引起的肾小球滤过功能减退,可使尿酸排泄减少,导致血尿酸浓度升高。药物如噻嗪类利尿药、呋塞米、乙胺丁醇、吡嗪酰胺、小剂量阿司匹林和烟酸等,可竞争性抑制肾小管排泄尿酸而引起高尿酸血症。另外,肾移植患者长期服用免疫抑制剂也可发生高尿酸血症,可能与免疫抑制剂抑制肾小管排泄尿酸有关。

二、发病机制

(一)高尿酸血症和痛风的具体发病机制

原发性尿酸生成增多的主要因素是酶的缺陷。酶缺陷的可能机制是:①PRPP合成酶等代谢相关酶的量或活性增加;②HGPRT部分缺乏,使鸟嘌呤转变为鸟嘌呤核苷酸及次黄嘌呤转变为次黄嘌呤核苷酸减少,以致对嘌呤代谢的负反馈作用减弱;③黄嘌呤氧化酶活性增加。以上这些酶的缺陷均可导致尿酸生成增多。其中,PRPP合成酶过度活跃最为常见,在尿酸生成增多的患者,其PRPP的转换是加速的,细胞内PRPP浓度明显增高,嘌呤合成增多,经家系调查表明为性连锁遗传。

继发性尿酸生成增多包括细胞转换增加和嘌呤核苷酸分解加速。细胞转换增加常由血液病、恶性肿瘤、银屑病等疾病导致体内核酸合成和分解增强。任何导致细胞内腺苷酸分解加速的过程,均会因嘌呤降解加快而尿酸生成增加,引起高尿酸血症,如前述骨髓增生性疾病等。嘌呤核苷酸分解加速是由于细胞毒性药物短时间内大量破坏细胞导致细胞核裂解,核酸分解加速,尿酸生成增多。细胞毒性药物包括环磷酰胺、环孢霉素等,可短时间内大量破坏细胞,导致细胞核裂解。核酸分解加速,尿酸生成增加。此外,I型糖原贮积病患者体内葡萄糖-6-磷酸酶(G-6-PD)缺乏,使糖代谢中磷酸戊糖途径增强,尿酸合成增多。

肾脏尿酸盐转运的经典模式为:肾小球的滤过、肾小管的重吸收、肾小管的分泌、分泌后的重吸收。凡是影响上述4个过程的因素,都会影响肾脏对尿酸的排出量。肾脏对尿酸盐的排泄是由肾小球滤过的,但滤过的尿酸盐几乎完全被近曲小管吸收(分泌前重吸收),肾小管分泌的尿酸盐部分在近曲小管的远端也被重吸收,少量在亨利袢和集合管重吸收(分泌后重吸收)。因此,尿酸盐排泄几乎是肾小管所分泌,最终尿酸从肾脏排泄是肾小球滤过量的6%~12%。肾小球尿酸盐滤过减少、肾小管对尿酸盐的重吸收增加或肾小管分泌尿酸盐减少,均可引起尿酸盐肾排泄的降低,导致高尿酸血症。当血尿酸增高超过超饱和浓度时,尿酸盐在组织内沉积。

痛风性关节炎急性发作的发病机制主要是由于血尿酸值迅速波动所致,是尿酸钠盐结晶引起的炎症反应。血尿酸突然升高,尿酸结晶在滑液中沉淀形成针状尿酸盐;血尿酸突然下降,痛风石表面溶解,释放出不溶性针状结晶。尿酸盐微结晶可趋化白细胞,吞噬后释放炎性因子(如IL-1等)和水解酶导致细胞坏死,进而释放出更多的炎性因子,引起关节软骨溶解和软组织损伤。

(二)高尿酸血症和痛风的危险因素

可能导致以上嘌呤合成过多和肾脏排尿酸减少的因素都可能会导致高尿酸血症。常见的危险因素包括:

1. 种族与地区 一般欧美国家偏高,新西兰毛利人和库克岛Pukapukans族最高,达53%;菲律宾人、萨摩亚人和其他南太平洋岛国居民也具有较高尿酸水平;非洲裔美国人更易发生高尿酸血症。在亚洲,日本和中国台湾地区比中国大陆发生率高。

2. 遗传因素 高尿酸血症的遗传可能是多基因遗传,双亲有高尿酸血症者比单亲者更严重。

3. 年龄 高尿酸血症和痛风已成为老年人的常见病和多发病。高尿酸血症主要见于40岁以上的中老年人,尤其是60岁以上的老年人。随着年龄组年龄段的增高,高尿酸血症的人数占各年龄组人数的比例及各年龄组的血尿酸平均水平也逐渐增高。年龄是影响血尿酸水平的重要因素之一。

4. 性别 高尿酸血症的男女比例在2∶1左右。

5. 代谢综合征 成年痛风患者有60%有代谢综合征。肥胖是高尿酸血症及痛风的诱发因素之一，过量脂肪会导致尿酸产生过多，并影响肾脏排泄尿酸。有研究显示，高血压未控制者，血尿酸水平增高约58%；糖尿病伴高尿酸血症约50%。

6. 肾功能不全 肾功能不全，eGFR<60ml/(min·1.73m^2)时痛风的风险急剧增加。在日本，对于CKD 3期以上的患者，常规治疗方案推荐使用别嘌醇及苯溴马隆，通过降尿酸治疗延缓CKD进展，预防心血管事件发生。

7. 疾病因素 前述各种导致继发性尿酸增高的疾病及肾功能异常的患者。

8. 药物诱发 除前述细胞毒性药物外。建议经过权衡利弊后去除可能造成尿酸升高的药物，如噻嗪类及袢利尿剂、烟酸、小剂量阿司匹林等。对于需服用利尿剂且合并高尿酸血症的患者，避免应用噻嗪类利尿剂。而小剂量阿司匹林(<325mg/d)尽管升高血尿酸水平，但作为心血管疾病的防治手段不建议停用。此外，维生素B_{12}、胰岛素、青霉素、糖皮质激素、抗结核病药等也会升高血尿酸水平。

9. 创伤与手术 外伤、烧伤、外科手术等。

10. 饮食习惯 饮食无度、酗酒和高嘌呤饮食等。如前所述，尿酸是嘌呤代谢的最终产物，外源性嘌呤主要来源于食物，占体内尿酸来源的20%，由于食物中摄入的嘌呤在体内几乎都转变成尿酸，因此高嘌呤饮食(如肉类、海鲜、动物内脏、浓的肉汤等)可使血尿酸浓度增高，反之低嘌呤饮食可使血尿酸浓度降低。高蛋白饮食可能导致内源性嘌呤合成增加。饮酒升高尿酸水平的原因主要是：酒精可抑制糖异生，使血乳酸和酮体浓度升高，乳酸和酮体可抑制肾小管分泌尿酸，使肾排泄尿酸降低；酗酒与饥饿同时存在，常是痛风急性发作的诱因；啤酒含有大量嘌呤，可使血尿酸浓度增高。而碳水化合物可增加尿酸排泄；充足液体摄入可增加尿酸的溶解，有利于尿酸排出，预防尿酸性肾结石，延缓肾脏进行性损害。

痛风的发病率与血尿酸水平关系密切(表8-1-2)。高尿酸血症是痛风发生的最重要基础和最直接病因。但是大多数高尿酸血症并不发展为痛风，只有尿酸盐结晶沉积造成损害才出现痛风。有1%的患者血尿酸水平始终不高。约11%~49%的痛风患者在急性期时血尿酸水平在正常值范围内。因此，高尿酸血症不能等同于痛风。

表8-1-2 痛风的发病率与血尿酸水平的关系

血尿酸水平(mg/dl)	痛风发病率
>9.0	7.0%~8.9%
7.0~8.9	0.5%~0.37%
<7.0	0.1%

高尿酸血症患者急性痛风发作的诱发因素包括：寒冷、劳累、饥饿、饮酒、暴饮暴食(尤其高嘌呤饮食)、饮酒、出血、急性感染、创伤、手术(术后3~5天)、某些药物、放疗、过敏等。关节局部的损伤如扭伤、鞋过紧、长时间的步行也可诱发急性痛风性关节炎。

(龚燕平)

参考文献

1. Enomoto A, Niwa T, Kanai Y, et al. Urate transporter and renal hypouricemia. Rinsho Byori, 2003, 51(9): 892-897.

2. Choi HK, Curhall G. Beer, liquor, and wine consumption and serum uric acid level: the Third National Health and Nutrition Examination Survey. Arthritis Rheum, 2004, 51(6): 1023-1029.

3. Hediger MA. Physiology and biochemistry of uric acid. Ther Umsch, 2004, 61(9): 541-545.

4. Ichida K, Hosoyamada M, Hisatome I, et al. Clinical and molecular analysis of patients with renal hypouricemia in Japan influence of URAT1 gene on urinary urate excretion. J Am Soc NepHrol, 2004, 15(1): 164-173.

5. Choi HK, Mount DB, Reginato AM. Pathogenesis of Gout. Ann Intern Med, 2005, 143(7): 499-516.

6. Choi HK, Willett W, Curhall G. Fructose-rich beverages and risk of gout in women. JAMA, 2010, 304(20): 2270-2278.

7. 中华医学会风湿病学分会. 原发性痛风诊断和治疗指南. 中华风湿病学杂志, 2011, 6(15): 410-413.

8. 中华医学会内分泌学分会. 高尿酸血症和痛风治疗的中国专家共识. 中华内分泌代谢杂志, 2013, 29(11): 913-920.

9. 陈珠, 钟南山, 陆再英. 内科学. 8版. 北京: 人民卫生出版社，2013.

10. 母义明，陆菊明，潘长玉．临床内分泌代谢病学．北京：人民军医出版社，2014.

11. Neogi T, chen C, Niu J, et al. Alcohol quantity and type on risk of recurrent gout attacks: an internet-based case-crossover study. Am J Med, 2014, 127(4): 311-318.

12. 关宝生，白雪，王艳秋，等．痛风/高尿酸血症患者生活习惯的危险因素．中国老年学杂志，2014，34(2)：455-457.

13. Aune D, Norat T. Vatten U. Body mass index and the risk of gout: a systematic review and dose-response meta-analysis of prospective studies. Eur J Nutr, 2014, 53(8): 1591-1601.

14. 曾学军．《2015年美国风湿病学会/欧洲抗风湿联盟痛风分类标准》解读．中华临床免疫和变态反应杂志，2015，9(4)：235-238.

15. Neogi T, Jansen TL, Dalbeth N, et al. 2015 Gout Classification Criteria: an American College of Rheumatology European League Against Rheumatism Collaborative Initiative. Arthritis Rheumatol, 2015, 67(10): 2557-2568.

16. The University of Auckland. Faculty of Medical and Health Sciences. ACR-EULAR Gout Classification Criteria Calculator. [2015-10-20] http://goutclassificationcalculator.auckland.ac.nz.

17. An American College of Rheumatology/European League Against Rheumatism Collaborative Initiative. 2015 Gout Classification Criteria. Arthritis Rheumatol, 2015, 67(10): 2557-2568.

18. 中华医学会风湿病学分会．2016中国痛风诊疗指南．中华内科杂志，2016，55(11)：892-899.

第二节　病理生理和病理

一、病理生理

（一）嘌呤合成及尿酸代谢酶的异常

HPRT和PRS基因一直是研究的热点。HPRT是嘌呤补救合成中的关键酶，基因点突变、插入/缺失多态性等均可导致该酶的活性下降，使尿酸合成增加。HPRT基因缺陷致HGPRT活性降低，使鸟嘌呤转变为鸟嘌呤核苷酸和次黄嘌呤转变为次黄嘌呤核苷酸减少，两种嘌呤不能被再利用合成核酸或被清除，而使终末产物尿酸升高。完全性HGPRT缺乏即Lesch-Nyhan综合征，其特征为高尿酸血症、自残行为、舞蹈手足徐动症、痉挛状态和精神发育迟缓。部分性HPRT缺乏即Kelley-Seegmuiler综合征。可表现为高尿酸血症，但没有中枢神经系统临床表现。Jinnah等研究了271例因HPRT突变致高尿酸血症者，得出4个主要结论：HPRT基因序列中存在与人类某些疾病相关的突变高发位点；基因型-表型相关性研究无法提供对某基因位点突变相应的临床表现特征的预测；临床症状较轻者的基因突变，残存的HGPRT尚可发挥部分正常生物作用；尽管突变分析不能为预测疾病的严重程度提供确切的信息，但其对诊断确认方面的遗传咨询、检出突变基因携带者和产前诊断具有较高价值。

磷酸核糖焦磷酸合成酶（PRS）是催化Mg^{2+}、ATP与磷酸核糖合成磷酸核糖焦磷酸（PRPP）的酶，PRS活性过高是一种X染色体显性遗传病，PRPP和嘌呤核苷酸生成过多，导致次黄嘌呤核苷酸产生过多，从而引起血尿酸增多。2003年Garcia-Pavia等研究表明，在第578位核苷酸发生A-T的替换导致编码氨基酸的改变，可最终影响PRPP的活性，导致尿酸产生增多，在一些家系中出现神经发育减退。磷酸核糖焦磷酸酰基转移酶（PRPPAT）浓度或活性增高，可降低对磷酸核苷酸的负反馈，导致合成增加。

虽然嘌呤代谢过程中关键酶基因突变位点繁多。但以HPRT、PRS等基因缺陷为病因的高尿酸血症和痛风不足原发性高尿酸血症的20%。约80%的原发性高尿酸血症和痛风系多基因遗传病。

肌腺苷酸脱氨酶（AMPD）催化AMP脱氨生成IMP，主要存在于骨骼肌中，AMPD1是AMPD的编码基因。AMPD缺乏属于常染色体隐性遗传或获得性疾病。AMPD缺乏使得ATP在肌肉中的生成途径遭破坏，即AMP的生成量增加，因其不能再生成IMP和NH，而全部生成尿酸，使得血尿酸浓度增高。

近年通过对代谢综合征相关基因多态性研究发现，5，10-亚甲基四氢叶酸还原酶（MTHFR）基因C677T突变、肾上腺素β受体基因Trp64Arg突变与高尿酸血症相关。MTHFR是一种重要的一碳单位代谢酶，催化体内5，10-亚甲基四氢叶酸生成5-甲基四氢叶酸。人与小鼠MTHFR氨基酸序列90%同源。两者外显子和内含子的碱基对数极为相近。目前已发现人MTHFR基因存在20余种突变,其中有些突变导致酶活性严重降低,有些致酶活性中度下降,常见的多态性分布与闭塞性血管病变、神经管缺损和结肠癌等多病因性疾病相关。Zuo等对271例日本老年男性MTI-IFR基因型与生化指标(包括血尿酸的相关性)研究表明,血清尿酸水平高者T/T基因型检出率显著升高。提示MTHFR基因C677T突变是日本老年男性高尿酸血症的独立危险因素。

Ⅰ型糖原贮积病由于患者体内葡萄糖-6-磷酸酶(G-6-PD)缺乏,糖代谢中磷酸戊糖途径增强,尿酸合成增多。

除此之外,嘌呤代谢过程中的黄嘌呤氧化酶(XO)和腺嘌呤磷酸核糖转移酶(APRT)的缺乏等也会导致尿酸代谢的异常或出现类似痛风的临床症状。XO缺乏导致黄嘌呤和次黄嘌呤在体内的浓度增大,而尿酸在血和尿中的浓度则降低。黄嘌呤在组织中沉淀会造成肌腱炎、尿路结石甚至急性肾衰竭等症状。而APRT缺乏则导致腺嘌呤在体内聚积,除了导致嘌呤代谢增加外,同时聚积的腺嘌呤会在黄嘌呤氧化酶的作用下氧化成2,8-二羟基腺嘌呤。2,8-二羟基腺嘌呤在体内几乎不溶,很容易形成结晶并在肾脏和尿路中沉积,引起一系列的疾病。患有XO和APRT缺乏的患者临床症状与痛风患者的临床症状类似,所以临床误诊率比较高。

(二)尿酸排泄相关蛋白的改变

人尿酸盐阴离子转换子(urate anion transporte-1,URAT1)由SLC22A12基因编码,URAT1是有机阴离子转运体家族中的一员,选择性位于肾近端小管上皮细胞表面管腔侧。URAT1通过细胞内的单价阴离子与管腔中的尿酸交换完成对尿酸的重吸收和少量分泌,主要参与尿酸在肾近端小管的重吸收。Enomoto和Ichida等的研究表明,URAT1为促尿酸排泄药物的靶位点,其基因突变所导致的功能降低可致低尿酸血症。促尿酸排泄的药物如丙磺舒、氯沙坦等直接抑制小管细胞顶侧的URAT1,竞争性抑制尿酸盐的排泄。相反,抗尿酸排泄的物质如乳酸盐、乙酰乙酸、琥珀酸盐、吡嗪酰胺等作为细胞内用于交换的阴离子可刺激阴离子交换和尿酸重吸收。

人尿酸盐转运蛋白广泛表达于各种组织,主要表达于上皮源性细胞,其中在肾脏表达最丰富,为贯穿细胞膜的高度选择性离子通道,在跨膜区2、3之间可能存在尿酸结合位点,是细胞转运尿酸盐的主要作用点,将尿酸由细胞内转运至细胞外,在近端小管将尿酸分泌入近曲肾小管腔。人尿酸盐转运体的mRNA在肠道表达较为丰富,肠道中的人尿酸盐转运体可能发挥与在肾脏相似的分泌功能,因此认为人尿酸盐转运体在调节全身尿酸盐的稳态中起重要作用。研究发现编码尿酸盐转运蛋白基因SLC2A9、ABCG2、SLC17A1、SLC22A12的单核苷酸多态性与血尿酸水平及痛风发病密切相关。

人有机阴离子转运体1(human organic anion transporter 1,hOAT1)由SLC22A6基因编码,hOAT3由SLC22A8基因编码。hOAT1主要表达于肾脏,且主要表达于近端小管细胞基底外侧膜,hOAT1为电中性的对氨基马尿酸(PAH)/α-酮戊二酸交换子。Erdman等研究发现,hOAT3是一个有机阴离子/二羧酸盐转运子,调节许多有机二价阴离子如α-酮戊二酸进入肾近端小管细胞,尿酸和α-酮戊二酸在近曲小管的基底膜侧交换,从而有利于尿酸盐的分泌,或者与基底膜的尿酸盐排入管周毛细血管及随后的尿酸盐重吸收有关。

多药物抵抗蛋白(multidrug resistance protein 4,MRP4)是一种三磷酸腺苷依赖性单向流出泵,MRP4的基因位于13q32,是三磷酸腺苷-结合核转运体家族中的一员,在肾脏和肝表达,是肾小管细胞顶膜有机阴离子流出转运体。调节尿酸和其他有机阴离子如环磷酸腺苷、环磷酸鸟苷、甲氨蝶呤通过肾近端小管细胞的顶膜。多药物抵抗蛋白也表达于肝细胞基底外侧膜,推测它可能调节尿酸由肝细胞进入血液,而这种机制是否与尿酸排泄入肠道的机制相同目前仍不清楚。

托霍蛋白是尿酸转运体,也称尿调节素,它是尿中含量最多的蛋白。托霍蛋白影响尿酸分泌的机制目前仍不清楚,推测基因的突变通过肾小管髓袢升支的Na^+-K^+-Cl^-协同转运蛋白影响该段钠的重吸收,导致近端小管钠重吸收的上调,继而导致尿酸盐的重吸收增加。人尿调节素基因的突变导致尿的浓缩功能降低和高尿酸血症。尿调节素基因的突变使尿调节素蛋白的结构或表达异常导致功能减弱或丧失。

(三)尿酸盐结晶的炎症过程

尿酸盐结晶通过刺激炎性介质的合成和释放

来诱发和维持强烈的炎性反应，多形核白细胞募集是急性炎症重要特征。尿酸盐结晶通过以下两种机制发挥作用。

1. 传统途径 尿酸盐结晶作为调理素和吞噬颗粒诱发吞噬细胞一系列吞噬反应溶酶体溶解、呼吸爆发和炎性介质释放。MSU和吞噬细胞膜上的脂质蛋白质相互作用后活化信号转导通路，从而引起细胞内大量IL-8产生，导致90%的中性粒细胞活化，受损细胞释放尿酸盐为激活固有免疫统的危险信号。

2. 特异途径 ①尿酸盐结晶通过膜插入和膜糖化蛋白交联与脂质膜和蛋白直接作用，激活G蛋白、磷脂酶C和磷脂酶D等信号通路，进而诱导IL-28的表达，IL-28在中性粒白细胞募集发挥重要作用。②痛风动物实验模型中发现单核细胞和肥大细胞参与了炎症早期阶段，肥大细胞在C5a、C3a、IL-21作用下释放炎性介质组胺，增加血管通透性，分化程度低的单核细胞-巨噬细胞吞噬尿酸盐结晶后合成TNF-α，并激活内皮细胞。单核细胞在促进痛风急性发作中发挥重要作用。③血尿酸过饱和后析出MSU晶体并沉积于关节及软组织，免疫细胞通过Toll样受体2（TLR-2）或Toll样受体4（TLR-4）可以识别MSU晶体，随后形成FcγRⅢB/CD16复合体，激活NF-κB和下游信号，最终产生大量促炎细胞因子，如IL-6、TNF-α、IL-β和IL-8等。研究已证实TLR4/NF-κB/IL-1β、IL-lβ/IL-lR、NLRP3炎性体信号通路在痛风炎症与免疫调节中发挥重要作用。目前一些研究已经提出采用IL-β抑制剂——canakinumab治疗痛风，但这些研究需要随机临床试验的证实。

（四）痛风关节炎的病理生理

当血尿酸水平增高，血浆白蛋白、α_1球蛋白、α_2球蛋白减少，局部组织pH降低，加之关节周围含有较多酸性黏多糖，可使尿酸盐溶解度下降，容易以无定形或微小结晶的形式析出而沉积在组织中，关节组织较其他组织更容易发生尿酸盐的沉积。

关节囊中的多型核白细胞吞噬尿酸盐后，产生前述尿酸盐结晶的炎症反应，多型核细胞迅速释放出白三烯B4（LTB4）、补体C5a、糖蛋白等驱化因子，使大量白细胞游集至关节周围组织及关节囊内。被吞噬的尿酸盐可以在细胞内引起一系列的反应，包括多型核白细胞的损伤，使尿酸盐和溶酶体酶溢出细胞进入滑囊液中，并释放出缓激肽等多种炎症因子引起炎症反应。此外，巨噬细胞、单核细胞和滑囊中的成纤维细胞产生前列腺素、白细胞介素和胶原酶等，产生关节炎症。

下肢关节，尤其是趾（指）关节，承受的压力最大，容易损伤，局部温度较低，常成为痛风性关节炎的好发部位。最容易发生的尿酸盐沉积的组织为关节软骨，可引起软骨退行性变，导致滑囊增厚、软骨下骨质破坏及周围组织纤维化，晚期可发展为关节僵硬和关节畸形。

（五）高尿酸血症时肾脏病变的病理生理

由于患者血尿酸增高导致尿中的尿酸水平增高，造成尿酸在远曲小管和集合管形成结晶析出，引起肾小管和肾间质的化学炎症。尿酸盐沉积在肾髓质、椎体等部位，周围有白细胞和巨噬细胞浸润，引起的慢性肾间质损伤，一般病情进展较为缓慢。晚期可因肾小管变性、萎缩及肾小球硬化导致肾萎缩。若同时伴有高血压、代谢综合征、尿路结石、尿路感染等，可加速肾损害的进程。短期内大量尿酸盐沉积于肾集合管、肾盂、肾盏及输尿管内，可引起尿路梗阻发生急性肾衰。这种情况常见于骨髓增生性疾病、肿瘤放化疗后。

（六）高尿酸血症时血管病变的病理生理

高尿酸血症是冠心病与脑卒中的独立危险因素。尿酸是血浆成分中最重要的抗氧化剂，它能够清除超氧化物、羟基、单态氧，并且能够螯合金属离子。尿酸还能抑制细胞外超氧化物歧化酶的降解，该酶能够催化氧负离子形成过氧化氢，以此来保护血管内皮的正常功能。但是，在其他抗氧化剂水平较低时尿酸又起到了促进氧化的作用，它引起氧负离子过量释放，从而导致血管功能紊乱。

1. 内皮功能紊乱、平滑肌增生，血小板活化黏附 体外细胞实验发现尿酸能促进大鼠平滑肌细胞增殖，活化细胞丝裂原，活化蛋白激酶（ERK1/2），诱导环氧化酶重新合成（COX-2），局部形成促凝血素，并且增加血小板衍化生长因子及其受体mRNA表达。此外，增高的尿酸转化为尿酸盐结晶后在血管局部沉积，可与IgG结合，通过IgG的Fc受体刺激血小板，使血小板凝集形成血栓，并释放游离因子参与动脉硬化的形成。高尿酸血症常合并机体的胰岛素抵抗，表现为纤溶蛋白溶酶原活物抑制因子增高等纤溶系统功能紊乱，血液呈高凝状态，易形成血栓。尿酸盐结晶可使血小板快速释放ATP、ADP、5-HT等，启动凝血级联，促进血凝。

2. 促炎症作用 如前所述，尿酸能够活化平滑肌细胞中的p38蛋白、NF-κB等，从而促进单核细胞趋化蛋白的合成；能刺激单核细胞IL-1β、IL-6及肿瘤坏死因子α等促炎性因子释放，从而引起炎性反应。此外，血管内皮细胞受到炎性细胞因子TNF-α、IL-21及趋化因子IL-28等刺激后其表面表达E2选择素，E2选择素是属于选择素家族的一种细胞黏附分子，血管内皮细胞可通过这些黏附因子与中性粒细胞黏附，而后中性粒细胞侵入，向炎症部位游走，导致发病。秋水仙碱就是通过改变内皮细胞整合素数目和分配及改变中性粒细胞对IL-21或TNF-α的反应起到抗炎作用的。尿酸还可以直接从血液中析出，沉积于血管壁损伤内膜引起内膜炎症反应。

3. 激活肾素－血管紧张素－醛固酮系统，诱导盐敏感性。

4. 遗传因素 Hayashi等分析了47例男性高尿酸血症患者β_3-肾上腺素受体基因Trp64Arg错义突变的多态性，Trp64Arg突变杂合子血浆脂蛋白Lpa水平较高，Lpa通过抑制纤维蛋白溶解作用而致动脉粥样硬化。男性高尿酸血症者β_3-肾上腺素受体基因Trp64Arg错义突变，可能经Lpa和胰岛素抵抗，增加致动脉粥样硬化的危险性。

（七）高尿酸血症与代谢综合征之间关系的病理生理

高尿酸血症与代谢综合征伴随或先后出现，互为因果。升高的尿酸水平可促进低密度脂蛋白胆固醇的氧化和脂质的过氧化，伴随氧自由基生成增加并参与炎症反应；血尿酸沉积于胰岛可导致β细胞受损，功能下降，引起血糖代谢紊乱。

另外，在胰岛素抵抗状态下由于糖酵解中间产物向5-磷酸核糖及磷酸核糖焦磷酸转移，促进血尿酸生成；胰岛素抵抗可以增加肝脏脂肪的合成，导致嘌呤代谢紊乱，血尿酸升高；胰岛素抵抗导致的细胞内高浓度的腺苷水平等，可以导致肾脏内的钠、水和尿酸潴留；高胰岛素及胰岛素原可刺激肾小管重吸收尿酸，可通过增加近曲小管尿钠排泄而竞争性抑制血尿酸的排泄，使血尿酸升高。此外，长期的糖尿病可引起糖尿病肾病，使肾小球滤过率下降，尿酸排泄减少。

高血压也是代谢综合征的重要组成成分之一。高血压导致肾脏微循环障碍，影响肾脏的排泄功能；高血压患者可因肾小管缺氧而使乳酸生成增高，乳酸与尿酸竞争排泄；高血压患者大量长期使用的利尿药，如氢氯噻嗪、吲达帕胺和呋塞米，可抑制肾小管对尿酸的分泌，导致高血压患者血尿酸水平升高。利尿药不仅可使高尿酸血症和痛风发病率和患病率增加，还可以增加痛风的急性发作。

刘湘源等对2003年1500名在中国人民解放军总医院查体患者的调查显示：腰臀比、体质指数、血清胆固醇和肌酐水平是影响老年人血尿酸升高的重要相关因素。

（八）老年高尿酸血症患者特殊的病理生理

1. 衰老致生理性的肾功能减退 老年人由于肾动脉硬化，使肾内血液循环量不足，减少了肾脏的血流灌注，导致肾小球滤过率下降及肾小管排泌功能降低，均可使血尿酸的排泄降低而引起血尿酸升高。

2. 合并疾病影响尿酸排泄功能 老年人常合并高血压、糖尿病、动脉粥样硬化、代谢综合征、心力衰竭等多种疾病，可使肾动脉硬化、肾内微循环血量不足，导致尿酸代谢及排泄障碍，引起高尿酸血症及痛风。

3. 应用影响尿酸代谢和排泄的药物增多 如利尿药、阿司匹林、二氢麦角碱、免疫抑制剂等。

4. 激素水平的变化 60岁女性高尿酸血症患病率与男性相当。一方面，60岁女性已经绝经，绝经期后卵巢功能减退，体内雌激素逐渐消退，导致肾脏对尿酸清除能力下降；另一方面，老年女性雄性激素水平相对增高，可促进尿酸的重吸收、减少排泄及影响肝脏的嘌呤代谢过程。

二、病理

痛风的病理变化是尿酸钠盐沉积。标本要用纯酒精固定，因尿酸盐微溶于水，福尔马林（甲醛溶液）可使结晶溶解。病变主要发生于关节软骨、骨骺、滑膜、肌腱、血管少的胶原纤维组织及肾脏等部位，也可见于角膜、心脏等少见部位。病理改变在不同器官、疾病的不同时期不尽相同。

（一）痛风关节的病理变化

痛风性关节急性期滑膜表面水肿、充血，有渗出的中性粒细胞及纤维素样坏死，滑膜表层细胞灶性增生，滑膜有弥漫性或微管性炎细胞浸润，包括中性粒细胞、淋巴细胞和少数浆细胞。部分病例的滑膜内可见到尿酸盐结晶。

尿酸盐的反复刺激使病变发展成慢性痛风性关节炎。尿酸盐通过滑液沉积在关节软骨，使软骨表面被腐蚀形成糜烂，软骨表面呈地图状白色斑。若进一步破坏软骨下骨质造成局部缺损，形成慢性痛风性骨关节炎。此时病变除软骨破坏外，关节软骨边缘、软骨膜增生骨化形成鸟嘴样骨赘加重关节的肥大和畸形。

滑膜的痛风病理表现为针状尿酸盐放射状排列，形成异物性肉芽肿的核心，周围围绕成纤维细胞、淋巴细胞和多核巨细胞，称为痛风结节。

（二）痛风结节的病理变化

痛风结节的形成是长期高尿酸血症组织损伤的结果，为痛风的特征性改变。血尿酸水平持续高于饱和度，导致尿酸盐以结晶形式沉积在关节、骨和软骨、滑囊、肌腱和皮下结缔组织，引起慢性炎症反应。其周围有大量单核细胞、巨噬细胞包绕，有时还有分叶核细胞的浸润，形成上皮肉芽肿。随着尿酸盐沉积的增多，逐渐在局部形成黄白色肉芽肿，可从芝麻大小到鸡蛋大小或更大。早期质地较软，后期由于痛风结石内纤维组织的增多，质地逐渐变硬。痛风结节可经皮肤破溃，排出白色尿酸盐结晶。

（三）痛风肾脏的病理变化

肾脏在痛风患者中受累较多，以髓质病变最为严重。尿酸盐结晶沉积于肾小管－间质可以刺激炎性因子的释放使纤维化增加，且尿酸盐结晶还可以参与尿酸石的形成引起梗阻性肾病。大体病理：肾脏体积变小，在被膜与肾之间可见颗粒及粗粒瘢痕，皮质变薄，髓质和椎体内可见小的放射状的白色针状物沉积，椎体减少。镜下：肾小球可正常或部分改变甚至纤维化。肾间质－肾小管内可见尿酸盐结晶呈针状放射状排列，这是痛风肾的特征性病例变化。结晶外可包绕巨噬细胞、单核细胞和淋巴细胞。肾小管可正常，但多数情况下肾小管因尿酸盐堵塞管腔引起肾小管闭塞、扩张、萎缩、坏死、纤维化或再生，近端肾小管变细，集合管扩张，内有尿酸盐结晶、透明管型和钙结晶，可见肾小管萎缩、间质纤维化的改变。

（龚燕平）

参考文献

1. Tramontini NL, Kuipers PJ, Huber CM, et al. Modulation of leukocyte recruitment and IL-28 expression by the membrane attack complex of complement (C5b29) in a rabbit model of antigen induced arthritis. Inflammation, 2002, 26(6): 311-319.

2. Schiltz C, Liote F, Prudhommeaux F, et al. Monosodium urate monohydrate crystal induced inflammation in vivo : quantitative histomor-phometric analysis of cellular events. Arthritis Rheum, 2002, 46(6): 1643-1650.

3. Enomoto A, Niwa T, Kanai Y, et al. Urate transporter and renal hypouricemia. Rinsho Byori, 2003, 51(9): 892-897.

4. Hediger MA. Physiology and biochemistry of uric acid. Ther Umsch, 2004, 61(9): 541-545.

5. Choi HK, Mount DB, Reginato AM. Pathogenesis of Gout. Ann Intern Med, 2005, 143(7): 499-516.

6. Martinon F, PtrilIi V, Mayor A, et al. Gout-associated uric acid crystals activate the NALP3 inflammasome. Nature, 2006, 440(7081): 237-241.

7. Church LD, Cook GP, Mc Dermott MF. Primer: inflammasomes and interleukin-1 betain inflammatory disorders. Nat Clin Pract Rheumatol, 2008, 4: 34-42.

8. 杨其彬，周京国，青玉凤，等. 痛风性关节炎患者外周血单个核细胞 NLRP3 炎性体 mRNA 表达的研究. 中华风湿病学杂志，2010，14(10)：686-689.

9. 蒋莉，周京国，青玉凤，等. Toll 样受体 2 和 Toll 样受体 4 及其信号通路在原发性痛风性关节炎发病机制中作用的研究. 中华风湿病学杂志，2011，15(5)：300-304.

10. Hosomi A, Nakanishi T, Fujita T, et al. Extra-renal elimination of uric acid via intestinal efflux transporter BCRP/ABCG2. PLoS One, 2012, 7(2): e30456.

11. Nakarnura T, Nishi R, Tanaka T, et al. Variation of urate transport in the nephrons in subtypes of hyperuricemia. Nephron Extra, 2013, 3(1): 73-85.

12. Nakanishi T, Ohya K, Shimada S, et al. Functional cooperation of URATl (SLC22A12) and URATvl (SLC2A9) in renal reabsorption of urate. Nephrol Dial Transplant, 2013, 28(3): 603-611.

13. Meng Q, Yue J, Shang M, et al. Correlation of GLUT9 polymorphisms with gout risk. Medicine (Baltimore), 2015, 94(44): e1742.

14. Long W, Panwar P, Witkowska K, et al. Critical roles of two hydrophobic residues within human glucose transporter 9 (hSLC2A9) in substrate selectivity and urate transport. J Biol Chem, 2015, 290(24): 15292-15303.

15. 张冰清，曾学军，陈丽萌. 遗传性肾脏尿酸排泄异常疾病. 中华肾脏病杂志，2016，32(5)：385-389.

第三节 临床表现

随着人们营养条件的改善及平均寿命的延长,高尿酸血症的患病率正日益升高。1980年方圻等在北京、上海和广州三地统计60岁以上的男性和女性的高尿酸血症患病率仅分别为1.4%和1.8%,而1998年杜蕙等对上海市黄浦区社区进行流行病学调查显示,高尿酸血症在男性和女性的患病率分别达14.2%、7.1%,平均10.1%。刘湘源2003年对中国人民解放军总医院1500名查体患者的调查显示,血尿酸增高患者的比例为17.6%(264/1500),尿酸增高组的男女比例为256∶8。2011年重庆健康老年人调查显示,男性高尿酸血症患病率为11.57%,女性为3.05%。2013年天津社区调查表明,老年人高尿酸血症的标化患病率为9.1%,其中老年男性的标化患病率为7.6%,老年女性的标化患病率为10.6%。对广东5412例退休人员的研究显示,高尿酸血症患病率为29.12%,男性和女性患病率分别为37.87%和24.98%。2014年对洛阳老年人调查结果显示,男性高尿酸血症检出率为18.5%,女性为10.9%,不同年龄组中的男性高尿酸血症检出率均高于女性。高尿酸血症发生率随年龄的增长而增高。

一、高尿酸血症的表现

多数患者发作前无明显征兆,或仅有疲乏、全身不适和关节刺痛等。高尿酸血症(hyperuricemia, HUA)是痛风发生的最重要的生化基础和最直接病因。但是大多数高尿酸血症并不发展为痛风,只有尿酸盐结晶在机体组织中沉积造成损害才出现痛风。回顾性分析发现81%尿酸水平正常的新诊断痛风患者在1个月左右尿酸均会升高。痛风急性期/发作但血尿酸水平正常的可能原因有:①在急性炎症及应激情况下,血尿酸作为急性期反应物临时降低,而远端关节内尿酸钠含量仍相对较高;②在急性期肾脏排泄尿酸增加;③还有些患者在痛风发作时停止了一些引起高尿酸血症的因素,如停用利尿剂、减肥或戒啤酒;④中心体温和外周关节温度梯度差较大。

二、痛风的临床表现

痛风多见于中年男性,女性仅占5%,主要是绝经后女性,痛风发生有年轻化趋势。痛风是异质性疾病,临床表现多样。

(一)痛风性关节炎

痛风性关节炎的自然病程可分为四期,即无症状高尿酸血症期、急性期、间歇期、慢性期。临床表现如下:

1. 无症状高尿酸血症期 详见前文高尿酸血症所描述的临床表现。

2. 急性痛风性关节炎 急性痛风性关节炎通常起病急骤,疼痛进行性加剧,通常在24~28小时达高峰,呈撕裂样、刀割样或咬噬样,患者难以忍受,常于深夜因关节痛而惊醒。受累关节及周围组织有明显的红、肿、热、痛和功能受限。也有少数患者因关节症状轻微未引起重视。首次发作多侵犯单关节,75%累及下肢关节,其中以第一跖趾关节和蹈趾关节最为常见。85%~90%的痛风患者在病程的不同阶段都会累及第一跖趾关节。其他根据发作频率依次容易受累的关节是足背(见文末彩图8-3-1)、踝、足跟、膝、腕、指和肘等关节。肩、髋、脊柱和颞颌等关节少受累。首次发

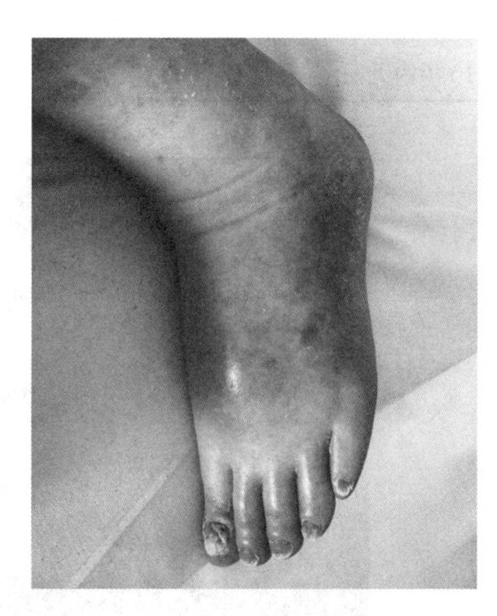

图8-3-1 足背部急性痛风性关节炎

受累关节及周围组织呈暗红色,明显肿胀、局部发热、疼痛剧烈、关节活动受限

作也有侵犯大关节的，大关节受累时可伴有关节腔积液。多于数天或2周内自行缓解。反复发作可同时累及多个关节，表现为多关节炎。急性关节炎多在春季发病，秋季较少。部分患者可有发热、寒战、头痛、心悸和恶心等全身症状，可伴白细胞计数升高、红细胞沉降率增快和C反应蛋白增高等。

3. 发作间歇期 指两次急性痛风性关节炎发作的时间间隔。痛风发作持续数天至数周后可自行缓解，一般无明显后遗症状，患者症状全部消失，关节活动完全恢复正常。也有部分患者遗留局部皮肤色素沉着、脱屑及刺痒等。以后进入无症状的间歇期，历时数月、数年或十余年。多数患者1年内复发（表8-3-1），越发越频，受累关节越来越多，症状持续时间越来越长。受累关节一般从下肢向上肢、从远端小关节向大关节发展，出现指、腕和肘等多关节受累，少数患者可影响到肩、髋、骶髂、胸锁或脊柱关节，也可累及关节周围滑囊、肌腱和腱鞘等部位，症状趋于不典型。少数患者无间歇期，初次发病后呈慢性关节炎表现。此期如能有效控制血尿酸（SUA）浓度，可减少和预防急性痛风发作。有研究显示，控制SUA<360μmol/L时，痛风性关节炎的发作在最近一年内只有1次，而SUA>360μmol/L患者则有6次。

表8-3-1 痛风性关节炎发作间隔时间

时间间隔	发生率
小于1年	62%
1~2年	16%
2~5年	11%
5~10年	6%
10年内无发作	7%

4. 慢性期 包括慢性痛风性关节炎和痛风石。

慢性痛风性关节炎是长期显著的高尿酸血症之后，大量单钠尿酸盐晶体沉积于皮下、关节滑膜、软骨、骨质及关节周围软组织的结果。未经治疗或治疗不规范的患者，其急性关节炎反复发作逐渐发展为慢性关节炎期。此期关节炎发作越来越频繁，间歇期缩短，疼痛加重，甚至发作后不能缓解。受累关节逐渐增多，严重者可累及肩、髋、脊柱、骶髂、胸锁、下颌等关节及肋软骨，患者可出现肩背痛、胸痛、肋间神经痛、坐骨神经痛等表现，少数可出现腕管综合征。

痛风石是由于尿酸结晶沉淀所引起的一种慢性异物样反应而形成的异物结节，沉淀在软骨、关节滑膜、肌腱及多种软组织处，是痛风的特征性病变。高尿酸血症患者，若未治疗，5年后12%可出现痛风石，20年后出现痛风石的比例为55%。痛风石还与血清尿酸水平有关，>535μmol/L的患者，10年后50%出现痛风石，而<475μmol/L的患者，10年后痛风石的发生率在10%左右。在一项随访2~10年的研究中，SUA>360μmol/L时，87.5%（14/16）患者出现膝关节液尿酸盐结晶，而SUA ≤360μmol/L者只有43.8%（7/16）。痛风石典型部位是耳轮，也常见于反复发作的关节周围（如跗趾、指腕）及鹰嘴、跟腱和髌骨滑囊等部位，亦可见于鼻软骨、舌、会厌、声带、杓状软骨、主动脉、心瓣膜、心肌等处。除中枢神经系统外，痛风石可以发生于任何部位（见文末彩图8-3-2）。初起质软，随着纤维增生质地越来越硬。外观为

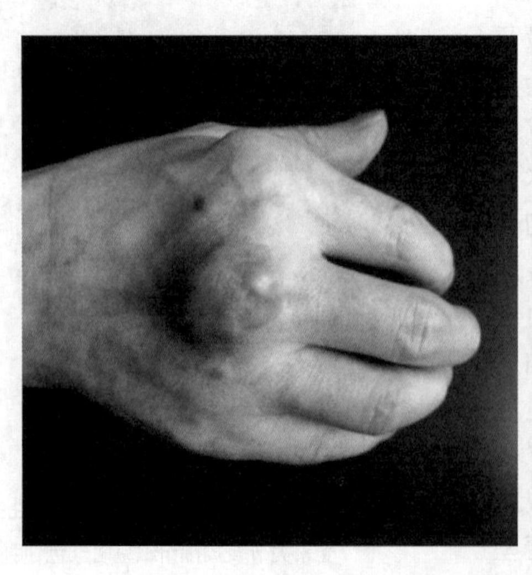
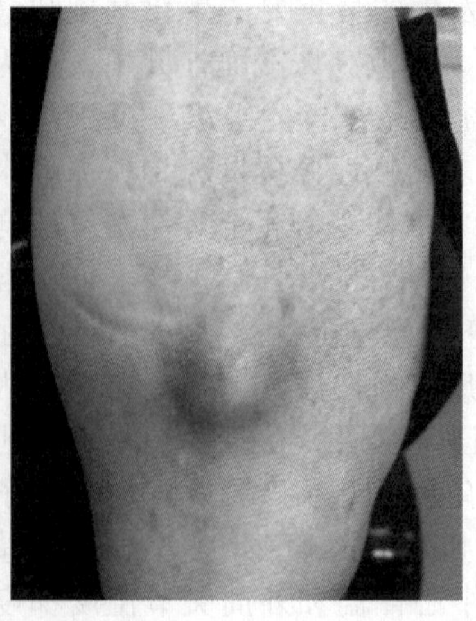

图8-3-2 少见部位的皮下痛风石

皮下隆起的大小不一的黄白色赘生物，皮肤表面菲薄，破溃后排出白色粉状或糊状物，经久不愈。

皮下痛风石常与慢性痛风石性关节炎并存。关节内大量沉积的痛风石可造成关节骨质破坏、关节周围组织纤维化和继发退行性改变等（图 8-3-3）。临床表现为持续关节肿痛、压痛、畸形及功能障碍。慢性期症状相对缓和，但也可有急性发作。值得一提的是，近年来非典型部位急性痛风关节炎的发生率明显增高。老年女性甚至出现多关节炎。骨关节炎患者，存在 Heberden 结节部位出现痛风石的时间明显缩短，该结果提示对于骨关节炎合并高尿酸血症患者更应关注短期内出现痛风关节炎的风险。

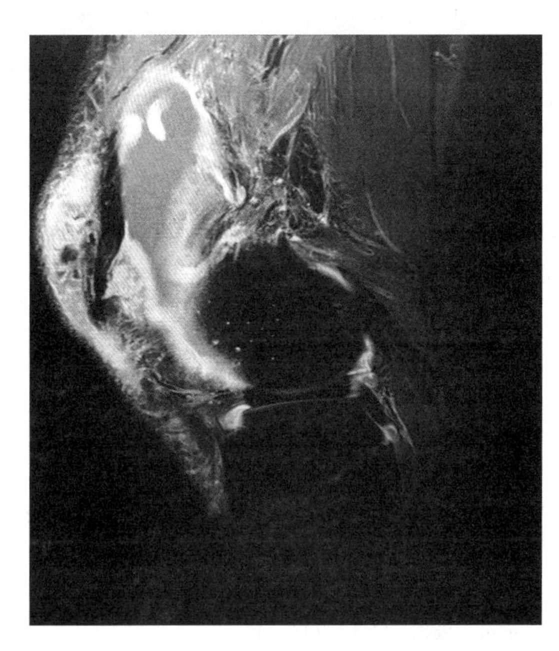

图 8-3-3 痛风关节炎的 MRI 影像学检查

关节滑膜弥漫性增厚强化，髌骨滑膜上部显著肿块样增厚，穿破关节面，侵犯髌骨，呈显著不均匀强化

（二）高尿酸血症的肾脏病变

包括慢性、急性尿酸盐肾病和尿酸性尿路结石。大量研究证实，随着尿酸水平的增高，慢性肾脏病（CKD）、糖尿病肾病的患病率显著增加，生存率显著下降。高尿酸血症也是急慢性肾衰竭发生及预后差的强有力的预测因素。降低尿酸水平对肾脏疾病的控制有益。

1. 慢性尿酸盐肾病 尿酸盐晶体沉积于肾间质，导致慢性肾小管 - 间质性肾炎。临床表现为尿浓缩功能下降、早期蛋白尿和镜下血尿，逐渐出现夜尿增多、尿比重下降、白细胞尿及管型尿等。晚期可致肾小球滤过功能下降，出现肾功能不全，最终由氮质血症发展为尿毒症。

2. 急性尿酸盐肾病 血及尿中尿酸水平急骤升高，大量尿酸结晶沉积于肾小管、集合管等处，造成急性尿路梗阻。临床表现为少尿、无尿，急性肾衰竭；尿中可见大量尿酸晶体。急性尿酸盐肾病多由恶性肿瘤及其放化疗（即肿瘤溶解综合征）等继发原因引起。

3. 尿酸性尿路结石 尿中尿酸浓度增高呈过饱和状态，在泌尿系统沉积并形成结石。在痛风患者中的发生率在 20%~25% 以上，且可能出现于痛风关节炎发生之前。结石较小者呈砂砾状随尿排出，可无症状；较大者可阻塞尿路，引起肾绞痛、血尿、排尿困难、泌尿系感染、肾盂扩张和积水等。

（三）高尿酸血症的眼部病变

肥胖的痛风患者常反复发生睑缘炎，在眼睑皮下组织中发生痛风石。有的逐渐长大，破溃形成溃疡而使白色尿酸盐向外排出。部分患者可反复出现发作性结膜炎、角膜炎与巩膜炎。在急性关节炎发作时，常伴发虹膜睫状体炎。眼底视盘往往轻度充血，视网膜可发生渗出、水肿或渗出性视网膜剥离。

（四）高尿酸血症常合并代谢综合征

大量研究表明，痛风好发于中年患者，且伴有肥胖、高血压、肾脏病、糖尿病、冠状动脉疾病和脑卒中等。痛风和代谢综合征（胰岛素抵抗、糖尿病、高血压、肥胖和血脂异常）具有明显的相关性。代谢综合征的患病率随着血尿酸的升高而升高。成年痛风患者有 60% 为代谢综合征。当血尿酸水平分别为 <360μmol/L、360~414μmol/L、420~474μmol/L、480~534μmol/L、540~594μmol/L 和 >600μmol/L（注：尿酸单位化学换算关系为 1mg/dl=59.5μmol/L）时，代谢综合征的发生率分别为 18.9%、36%、40.8%、59.7%、62% 和 70.7%。痛风患者中 52% 为肥胖者，20%~60% 存在高甘油三酯血症。血尿酸水平与体质指数（BMI）、腰围、总胆固醇、甘油三酯、低密度脂蛋白胆固醇（LDL-C）呈正相关，与高密度脂蛋白胆固醇（HDL-C）呈负相关。

高尿酸血症是 2 型糖尿病发生发展的独立危险因素。国内的一项研究发现，将血尿酸水平按四分位分层后，最高分位组较最低分位组糖尿病风险分别增加 145%（男）及 39%（女）。有研究报道普通人群中尿酸水平每增加60μmol/L,新发糖尿病的风险增加17%。

血浆尿酸水平是高血压发病的独立危险因素,二者可能存在因果关系。有研究报道普通人群中尿酸水平每增加60μmol/L,高血压发病相对危险增加13%。尿酸与肾动脉性高血压相关,尤其是使用利尿剂者。一项动物实验通过诱导剂使大鼠尿酸水平在7周内升高96μmol/L,收缩压随之平均增加2.2mmHg。如果同时给予降尿酸药物使血尿酸水平达到正常后,则血压不再升高,提示高尿酸与血压升高存在因果关系。

(五)高尿酸血症导致心脑血管疾病风险增加

多项研究表明,高尿酸血症与高血压、冠心病、脑血管病、动脉粥样硬化等疾病呈显著正相关。除前述高尿酸血症患者常合并高血压外,近年来,许多研究表明高尿酸血症可以直接影响动脉粥样硬化的发生和发展。

目前研究表明,痛风是心血管疾病的独立危险因素。Abbott等发现痛风患者比正常人群患冠状动脉粥样硬化性心脏病的风险高60%。荷兰的一项研究比较了270例首次痛风发作患者和522例健康受试者,结果发现其心血管疾病的发生率分别为35%和26%。在后续这项研究中,将无心血管疾病的170例痛风患者与340例正常人进行对比研究,结果痛风患者的高血压(39% vs 14%)、高胆固醇血症(8% vs 4%)、糖尿病(5% vs 1%)和肥胖(52% vs 21%)患病率均明显高于正常对照组。

多项多种危险因素干预的随机临床试验研究发现,痛风能增加患心血管疾病的风险、增加非致命性急性心肌梗死的发生率、增加冠状动脉粥样硬化性心脏病的死亡风险和病死率。有研究显示血尿酸水平每增加60μmol/L,冠心病死亡的风险增加12%,女性患者的相关性更为显著。血尿酸水平显著增加心血管死亡风险,可能与尿酸水平降低冠心病患者经皮冠状动脉介入治疗(percutaneous coronary intervention,PCI)后血流及再灌注、增加再狭窄的风险有关。中国台湾地区一个包含22 572例痛风患者临床资料的痛风数据库分析显示,痛风和心电图Q波心肌梗死之间具有相关性。另一项研究也证实痛风与Q波心肌梗死存在正相关。

高尿酸血症更是心力衰竭、缺血性卒中发生及死亡的独立危险因素。降低血尿酸水平可以显著改善冠脉血流及扩张型心肌病的左室功能,减少高血压肾病患者心血管及全因死亡的风险。美国全国健康和营养监测调查(NHANES)研究提出SUA ≥357μmol/L是冠心病的独立危险因子。

(六)老年人高尿酸血症的临床特点

1. 老年女性发病率明显增加,与老年男性相当。而由于女性激素的作用,生育期妇女明显低于同龄男性,发生痛风者罕见。

2. 与年轻人比较,老年痛风患者发生急性痛风性关节炎相对较少,<60岁的患者80%~90%有下肢末端的急性单关节炎症状,而只有50%老年痛风患者有此症状。

3. 老年痛风患者常合并多种慢性疾病,主要有代谢综合征的各种代谢异常,如高血压、高血脂和糖尿病,以及心脑血管疾病,如冠心病、脑梗死等。

4. 老年痛风患者往往以亚急性或慢性多关节炎的形式起病,症状往往不典型,甚至没有急性痛风性关节炎发作的表现。

(龚燕平)

参考文献

1. 方圻,游凯,林其燧,等. 中国正常人血尿酸调查及其与血脂的关系. 中华内科杂志,1983,22(7):434-438.

2. Abbott RD, Brand FN, Kannel WB, et al. Gout and coronary heart disease: the Framingham study. J Clin Epidemiol, 1988, 41(3): 237-242.

3. 杜蕙,陈顺乐,王员,等. 上海市黄浦区社区高尿酸血症与痛风流行病学调查. 中华风湿病学杂志,1998,2(2):75-78.

4. 古萍. 广州市体检人群高尿酸血症患病情况及相关疾病分析. 中国热带医学,2006,6(6):1083-1084.

5. Bhole V, Choi JW, Kim SW, et al. Serum uric acid levels and the risk of type 2 diabetes: a prospective study. Am J Med, 2010, 123(10): 957-961.

6. 中华医学会风湿病学分会. 原发性痛风诊断和治疗指南. 中华风湿病学杂志,2011,6(15):410-413.

7. 龚涛,冉亮,邓学洁,等. 重庆市4364名60岁以上老年人健康体检结果研究. 重庆医科大学学报,2011,36(12):1504-1509.

8. 阎胜利,赵世华,李长贵,等. 山东沿海居民高尿酸血症及痛风五年随访研究. 中华内分泌代谢杂志,2011,27(7):548-552.

9. 刘湘源，郑晓娟．尿酸持续达标是难治性痛风治疗的关键．北京大学学报（医学版），2012，44（2）：168-170.

10. 丁海峰，马兰，范鹰．老年高尿酸血症与冠状动脉粥样硬化病变的关系．中华老年学杂志，2012，32（8）：1675-1677.

11. 贾滢，田慧，邵迎红．老年男性高尿酸血症临床特点及相关危险因素分析．中华老年多器官疾病杂志，2012，11（9）：666-671.

12. 中华医学会内分泌学分会．高尿酸血症和痛风治疗的中国专家共识．中华内分泌代谢杂志，2013，29（11）：913-920.

13. 葛均波，徐永健．内科学．8版．北京：人民卫生出版社，2013.

14. 母义明，陆菊明，潘长玉．临床内分泌代谢病学．北京：人民军医出版社，2014.

15. Osgood K，Krakoff J，Thearle M. Serum uric acid predicts both current and future components of the metabolic syndrome. Metab Syndr Relat Disord，2013，11（3）：157-162.

16. Neogi T，Jansen TL，Dalbeth N，et al. 2015 Gout Classification Criteria：An American College of Rheumatology/European League Against Rheumatism Collaborative Initiative. Arthritis Rheumatol，2015，74（10）：1789-1798.

17. 路杰，崔凌凌，李长贵，等．原发性痛风流行病学研究进展．中华内科杂志，2015，54（3）：244-247.

18. 中华医学会风湿病学分会．2016中国痛风诊疗指南．中华内科杂志，2016，55（11）：892-899.

第四节　实验室检查

实验室检查是确诊痛风和观察病情演变不可缺少的方法，对于痛风诊断具有重要意义，特别是尿酸盐的发现，是确诊的依据，是提高痛风诊断质量的关键。

一、血、尿常规和血沉

1. 血常规和血沉检查　急性发作期，外周血白细胞计数升高，通常为（10~20）$\times 10^9$/L，很少超过 20$\times 10^9$/L，中性白细胞相应升高，肾功能下降者可有轻、中度贫血。

2. 尿常规检查　病程早期一般无改变，累及肾脏者，可有蛋白尿、血尿、脓尿，偶见管型尿；并发肾结石者，可见明显血尿，亦可见酸性尿石排出。

3. 血沉　血沉增快，通常小于 60mm/h。

二、血尿酸测定

一般认为采用尿酸酶法测定。该法是利用尿酸酶还原尿酸的比色法来测定，特异性较高。据统计，血尿酸值在我国正常男性为 180~420μmol/L（3~7mg/dl），正常女性为 150~360μmol/L（2.5~6mg/dl）。男性 >420μmol/L（7mg/dl），女性 >360μmol/L（6mg/dl），具有诊断价值。急性发作期绝大多数患者血清尿酸含量升高，若已用排尿酸药或肾上腺皮质激素，则血清尿酸含量可以不高，有 2%~3% 患者呈典型痛风发作而血清尿酸含量小于上述水平，原因如前临床表现部分所述。

测定血尿酸时应注意以下几点：①应在清晨空腹状态下抽血送检，必要时在患者抽血前一天避免高嘌呤饮食并禁止饮酒；②抽血前应停用影响尿酸排泄的药物，如水杨酸类药物、降压药及利尿剂等，应至少停药 5 天；③抽血前应避免剧烈活动，如奔跑或快速登高等；④由于血尿酸有时呈波动性，故一次血尿酸测定正常不能完全否定血尿酸增高，如临床有可疑处，应重复检查。

三、尿尿酸含量测定

尿尿酸是反映肾小管对尿酸的重吸收和分泌功能的一项检查，在临床上可用于判断高尿酸血症是由于尿酸生成过多还是尿酸排泄减少，或是两者兼有。在未服影响尿酸排泄药物的情况下，限制嘌呤饮食 5 天后，正常男性成人 24 小时尿尿酸总量超过 600mg/24h，或常规饮食时 24 小时尿尿酸大于 1000mg，认为尿酸排泄增多。如果血尿酸升高，而 24 小时尿尿酸小于 600mg，则为尿酸排泄不良型；尿尿酸大于 750mg/24h 的患者，基本排除尿酸排泄不良型，尤其是非肾源性继发性痛风，血尿酸升高，尿尿酸亦同时明显升高。原发性痛风患者 90% 尿尿酸排出小于 600mg/24h，故尿尿酸排泄正常，不能排除痛风。另外，检测尿尿酸水平对于选择治疗药物及监测治疗效果都有一定的指导作用。

测定 24 小时尿尿酸应注意以下几点：①如果患者已有肾功能减退、结石引起的尿路梗阻、大量肾盂积水、尿潴留及排尿不畅等情况,可使测定结果受影响;②应准确留取24小时的尿量,留尿的容器应放防腐剂;③留尿当天如有腹泻、呕吐等脱水情况及发热、尿路感染或其他急性疾病时,应改期进行。

四、关节腔穿刺检查

急性痛风性关节炎发作时,肿胀关节腔内可有积液,痛风性关节炎患者的滑液量增多,外观呈白色而不透亮,黏性低。以注射针抽取滑囊液检查,具有极其重要的诊断意义。滑囊液的白细胞计数增高,中性粒细胞超过75%,主要为分叶核粒细胞,无论接受治疗与否,绝大多数间歇期的患者进行关节滑囊液检查,仍可见有尿酸钠晶体。

1. 偏振光显微镜检查 将滑液置于玻片上,在细胞内或细胞外可见双折光细针状尿酸钠结晶的缓慢振动图像,并有负性双折光现象:用第一级红色补偿棱镜,尿酸盐结晶方向与镜轴平行时呈黄色,垂直时呈蓝色。这一现象在关节炎急性期的阳性率为95%。

2. 普通显微镜检查 尿酸钠结晶呈杆状、针状,检出率仅为偏振光显微镜的一半,若在滑液中加肝素后,离心沉淀,取沉淀物镜检,可以提高其检出率。

3. 紫外分光光度计测定 采用紫外分光光度计,对滑囊液或疑为痛风结节的内容物进行定性分析来判定尿酸钠,是痛风最有价值的方法。方法是首先测定待测标本的吸收光谱,然后与已知尿酸钠的吸收光谱比较,若两者相同,则测定物质即为已知化合物。

4. 紫尿酸胺(murexide)试验 对经过普通光学显微镜或偏振光显微镜检查发现有尿酸钠存在的标本,可行本试验以便进一步予以确认,此法简便易行,其原理是尿酸钠加硝酸后加热产生双阿脲,再加入氨溶液即生成呈紫红色的紫尿酸铵。

5. 尿酸盐溶解试验 在有尿酸盐结晶的滑液中,加入尿酸酶保温后,尿酸盐结晶被降解为尿囊素可见结晶消失。

五、痛风结节内容物检查

对于痛风结节进行活检或穿刺吸取其内容物,或从皮肤溃疡处采取白垩状黏稠物质涂片,按上述方法检查,查到特异性尿酸盐的阳性率极高。

六、X线摄片检查

早期急性关节炎仅表现为软组织的肿胀,关节显影正常。反复发作时,可在软组织内出现不规则团块状致密影,即痛风结节。在痛风结节内可有钙化影,称为痛风石。随着病情的进展,与痛风石邻近的骨质可出现不规则或分叶状的缺损,边缘呈翘状突起;关节软骨缘破坏,关节面不规则。进入慢性关节炎期后可见关节间隙变窄,关节边缘可见偏心性半圆形骨质破坏,较小的似虫噬状,随着病情进展,逐渐向中心扩展,形成穿凿样缺损。缺损骨质边缘锐利,可有增生反应(图8-4-1)。这是由于痛风石在软骨的沉积,可造成软骨破坏和关节间隙狭窄,关节面不规则。

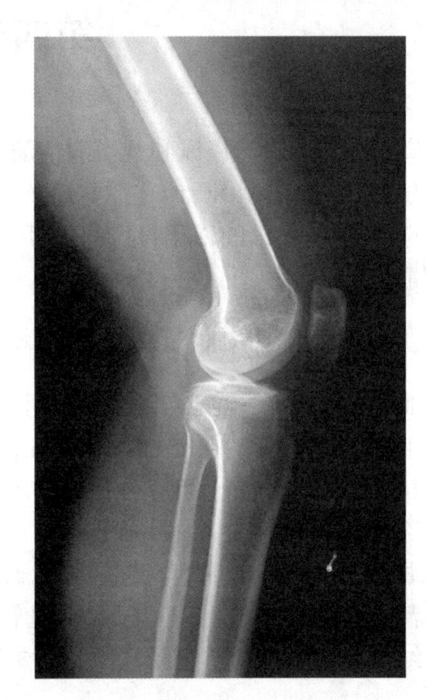

图8-4-1 慢性痛风性关节炎膝关节X线片
髌上软组织增厚,髌骨上极骨质缺损,髌骨前缘软组织增厚

此外,利用双能X线骨密度测量仪可早期发现受累关节的骨密度改变,并可作为痛风性关节炎诊断与病情观察的评价指标。单纯的肾脏尿酸性结石可透过X射线,其诊断有赖于静脉肾盂造影,混有钙盐者,行腹部平片检查时可被发现。

七、CT与MRI检查

沉积在关节内的痛风石,根据其灰化程度的不同在CT扫描中表现为灰度不等的斑点状影像,痛风石在MRI检查的T_1和T_2影像中均呈低到中等密度的块状阴影，静脉注射钆可增强痛风石阴影的密度，两项检查联合进行可对多数关节内痛风石做出准确诊断。

（龚燕平）

参考文献

1. Siekmann L. Determination of uric acid in human serum by isotope dilution-mass spectrometry, definitive methods in clinical chemistry, Ⅲ. J Clin Chem Clin Biochem, 1985, 23(3): 129-135.

2. Jordan KM, Cameron JS, Snaith M, et al. British Society for Rheumatology and British Health Professionals in Rheumatology guideline for the management of gout. Rheumatology, 2007, 46(8): 1372-1374.

3. 中华医学会风湿病学分会. 原发性痛风诊断和治疗指南. 中华风湿病学杂志, 2011, 6(15): 410-413.

4. 中华医学会内分泌学分会. 高尿酸血症和痛风治疗的中国专家共识. 中华内分泌代谢杂志, 2013, 29(11): 913-920.

5. 葛均波, 徐永健. 内科学. 8版. 北京: 人民卫生出版社, 2013.

6. 姚庆荣, 冯蕾. 高频超声诊断痛风性关节炎第一跖趾关节病变. 中国医学影像技术, 2013(5): 787-790.

7. 母义明, 陆菊明, 潘长玉. 临床内分泌代谢病学. 北京: 人民军医出版社, 2014.

8. Neogi T, Jansen TL, Dalbeth N, et al. 2015 Gout classification criteria: An American College of Rheumatology/European League against Rheumatism collaborative initiative. Ann Rheum Dis, 2015, 74(10): 1789-1798.

9. Ogdie A, Taylor WJ, Weatherall M, et al. Imaging modalities for the classification of gout: systematic literature review and meta-analysis. Ann Rheum Dis, 2015, 74(10): 1868-1874.

10. 张立峰, 林炜, 柯天, 等. 第一跖趾关节痛风性关节炎的超声特征及其诊断价值. 浙江临床医学, 2015, 17(11): 1997-1998.

11. 盛雪霞, 曹志宏, 闵志刚, 等. 双源CT诊断痛风性关节炎准确性的Meta分析. 实用放射学杂志, 2015, 31(6): 974-977.

12. 赵迅冉. DSCT双能量技术与高频超声诊断痛风性关节炎的临床价值初探. 昆明: 昆明医科大学, 2015.

13. 中华医学会风湿病学分会. 2016中国痛风诊疗指南. 中华内科杂志, 2016, 55(11): 892-899.

第五节　诊断和鉴别诊断

一、高尿酸血症的诊断标准

国际上将高尿酸血症的诊断定义为：正常嘌呤饮食状态下，非同日两次空腹血尿酸水平，男性 >420μmol/L，女性 >360μmol/L。

二、高尿酸血症的分型

高尿酸血症患者低嘌呤饮食5天后，留取24小时尿检测尿尿酸水平。根据血清尿酸水平和尿尿酸排泄情况分为以下三型：

1. 尿酸排泄不良型　尿酸排泄 <0.48mg/(kg·h)，尿酸清除率 <6.2ml/min。

2. 尿酸生成过多型　尿酸排泄 >0.51mg/(kg·h)，尿酸清除率≥6.2ml/min。

3. 混合型　尿酸排泄 >0.51mg/(kg·h)，尿酸清除率 <6.2ml/min。

[注：尿酸清除率(Cua) = 尿尿酸·每分钟尿量/SUA]

考虑到肾功能对尿酸排泄的影响，以肌酐清除率(Ccr)校正，根据Cua/Ccr比值对高尿酸血症分型如下：>10%为尿酸生成过多型，<5%为尿酸排泄不良型，5%~10%为混合型。临床研究结果显示，90%的原发性高尿酸血症属于尿酸排泄不良型。

三、痛风性关节炎的诊断

1. 1977年ACR痛风标准　关节液中有特异性尿酸盐结晶。用化学方法或偏光显微镜证实痛风石中含尿酸盐结晶。具备以下12项（临床、实验室、X线表现）中6项者：a. 急性关节炎发作在1次以上；b. 炎症反应在1天内达高峰；c. 单关节炎发作；d. 患病关节皮肤呈暗红色；e. 第1跖趾关节疼痛或肿胀；f. 单侧第1跖趾关节受累；g. 单侧跗骨关节受累；h. 可疑痛风石；i. 高尿酸血症；j. 关节不对称性肿胀（X线证实）；k. 无骨质侵蚀的骨皮质下囊肿（X线证实）；l. 关节炎发作期间时关节液微生物培养阴性。

2. 2015年ACR/EULAR痛风标准 在过去几十年中，有不同的痛风分类标准得到应用，但应用最广泛的仍是1977年ACR发布的痛风分类标准。然而，这一标准主要应用于急性痛风关节炎，并不适用于间歇期和慢性痛风患者分类诊断。该标准的敏感度为57%~100%，特异度为34.3%~86.4%，这些标准的敏感性和特异性并不令人满意。随着新的影像学技术的发展及在临床的应用，迫切需要对痛风分类标准进行修订。这也是2015年ACR/EULAR标准制定的由来和目的（表8-5-1）。判定标准：当表中各分值相加≥8分时，即可分类为痛风。与之前的标准相比，2015年标准在敏感度、特异度都有了进一步的提升。在SUGAR研究的验证（330例）结果提示：完整版新分类标准敏感度为92%，特异度为0.89%。而仅采用“临床参数”进行验证，即不考虑实验室参数（尿酸、MSU晶体）和影像学参数（X线、超声或双能CT影像）的情况下，敏感度和特异度分别为85%和0.78%。与既往的痛风分类标准比较，2015年ACR/EULAR痛风分类标准（完整版和临床参数版）均具有较好的表现。

表8-5-1 2015年ACR/EULAR痛风标准

步骤	内容
步骤1：适用标准（仅符合适用标准者才进入下列步骤）	曾经至少一次发作时出现外周关节或滑液囊肿胀、疼痛或压痛
步骤2：确诊标准（如果符合，直接诊断痛风，无须进行步骤3）	有症状的关节或关节囊中检查出尿酸盐结晶，或存在痛风石者
步骤3：分类标准（如果不符合确诊标准，适用下述分类标准）	

临床特点	评分
症状性发作时，曾经累及的关节或滑膜囊	
>踝关节或足中部（单关节或寡关节的一部分发作而没有累及第一跖趾关节）	1分
第一跖趾关节受累（单关节或寡关节发作的一部分）	2分
a. 受累关节红肿（患者报告或医生观察到） **b. 受累关节不能忍受触摸或按压** **c. 受累关节导致行走困难或活动功能障碍**	
符合上述1项特点	1分
符合上述2项特点	2分
符合上述3项特点	3分
关节痛发作时间特点（符合下列3条中2条，且与抗炎治疗无关，称为1次典型发作）： **a. 疼痛达峰时间<24小时** **b. 关节痛14天内消失** **c. 两次发作的间歇期，症状完全消退（基线水平）**	
曾有1次典型发作	1分
曾有2次及以上典型发作	2分

续表

临床特点	评分
痛风石的临床证据——皮下结节呈“粉笔灰”样或有浆液，常伴血管包绕而且位置典型：关节、耳廓、鹰嘴囊、指腹、肌腱（如跟腱）	
无痛风石	0 分
有痛风石	4 分
血清尿酸（尿酸酶法检测）——在患者未进行降尿酸治疗时和复发 4 周后检测：若条件允许，在这些条件下复测，取最高值记分	
<4mg/dl（<240μmol/L）	–4 分
4~6mg/dl（240~360μmol/L）	0 分
6~8mg/dl（360~480μmol/L）	2 分
8~10mg/dl（480~600μmol/L）	3 分
≥10mg/dl（≥600μmol/L）	4 分
关节液分析：由有经验的医师对有症状关节或滑囊进行穿刺及偏振光显微镜镜检	
未检查	0 分
尿酸钠晶体阴性	–2 分
影像学特征	
（曾）/ 有症状的关节或滑囊处尿酸钠晶体的影像学证据：关节超声有“双轨征”，或双能 CT 提示尿酸钠晶体沉积	有：4 分 无：0 分
痛风相关关节破坏的影像学证据：手 / 足 X 线存在至少 1 处骨侵蚀（皮质破坏，边缘硬化或边缘突出）	有：4 分 无：0 分

3. Holmes 标准（1985） 具备下列 1 条者：①滑液中的白细胞有吞噬尿酸盐结晶的现象；②关节腔积液穿刺或结节活检有大量尿酸盐结晶；③有反复发作的急性单关节炎和无症状间歇期、高尿酸血症及对秋水仙碱治疗有特效者。

4.《西氏内科学（第 25 版）》诊断标准 高尿酸血症是痛风的重要危险因子，但高尿酸血症不足以诊断痛风，因为许多高尿酸血症患者并不发生痛风。痛风诊断的金标准是偏振光显微镜在关节穿刺或引流的滑液中发现针状双折射尿酸盐结晶。但是只有 10% 的患者可以获得关节滑液。因此痛风的诊断更多依赖于患者的临床症状、用药史和家族史。痛风的临床症状通常在 8~12 小时内急性发作，常在下肢几个关节（大脚趾、足中部、脚踝）出现严重的关节疼痛。如果患者既往曾有类似发作，并迅速缓解，而缓解期无任何不适更有利于诊断。X 线诊断通常用于鉴别骨折，对于晚期患者可以看见穿凿性骨缺损和锐利的骨缘。超声检查也可以发现晚期患者关节软骨上的痛风结晶体。MRI 并不是痛风患者的常规检查项目，但是可以评估痛风患者的关节和周围软组织的结构。

四、鉴别诊断

1. 无症状期

（1）原发性和继发性高尿酸血症的鉴别诊断：应详细询问病史以除外各种药物因素，仔细观察临床表现，结合有关实验室检查。继发性高尿酸血症通常具有以下特点：①儿童、青少年、女性和老年人更多见；②高尿酸血症程度较重；③40%

的患者24小时尿酸排出增高；④肾脏受累多见，痛风肾、尿酸结石发生率高，甚至发生急性肾衰竭；⑤痛风性关节炎症状较轻或不典型；⑥有明确用药病史，如噻嗪类药物、依他尼酸（利尿酸）、呋塞米、乙酰唑胺（醋氮酰胺）及小剂量阿司匹林等。

（2）高尿酸血症分型的鉴别诊断：若24小时尿尿酸检查提示为尿酸合成增多者，还应进一步查找尿酸合成增多的原因，如是否有肿瘤病史、治疗史；如血尿酸增高而24小时尿尿酸减少或为正常，可能属于排泄困难，应进一步查明肾脏功能等，以明确病因。除测定血尿素氮及肌酐外，还应测定肌酐清除率，进行酚红排泄试验及测定尿比重等，以分别查明肾小球及肾小管功能状态。有时仅有高尿酸血症而无其他症状，应进行随访观察。

2. 急性关节炎期的鉴别诊断

（1）急性风湿性关节炎：典型表现为游走性多关节炎，以对称性累及膝、踝、肩、腕、肘及髋等大关节为主，常伴有风湿热、皮肤及心脏等表现。血清溶血性链球菌抗体（包括ASO>500U，抗链球菌激酶>80U，抗玻璃酸酶>128U）测定增高，C反应蛋白多阳性，血尿酸不高，水杨酸类制剂治疗有效。

（2）化脓性关节炎与创伤性关节炎：痛风初发时常易与化脓性关节炎或创伤性关节炎混淆，但后两者血尿酸盐不高，滑囊液检查无尿酸盐结晶，创伤性关节炎常有较重受伤史，化脓性关节炎滑囊液内含大量白细胞，培养可得致病菌，可作鉴别。

（3）蜂窝织炎：痛风急性发作时，关节周围软组织常呈明显红肿，若忽视关节本身的症状，极易误诊为蜂窝织炎。后者血尿酸盐不高，畏寒、发热及白细胞增高等全身症状更为突出，而关节疼痛往往不甚明显，注意鉴别不难诊断。

（4）假性痛风：为关节软骨钙化所致，大多见于老年人，以膝关节最常累及，急性发作时症状酷似痛风，但血尿酸盐不高，关节滑囊液检查含焦磷酸钙结晶或磷灰白，X线片示软骨呈线性钙化或关节旁钙化。

（5）其他关节炎：急性期须与红斑狼疮、复发性关节炎及Reiter综合征鉴别。如红斑狼疮，多见于年轻女性，血尿酸正常。Reiter综合征多见于男性，一般不伴尿酸增高，但伴有结膜炎和尿道炎。复发性关节炎有多次同部位关节炎病史，且血尿酸水平不高。

3. 慢性关节炎期的鉴别诊断

（1）类风湿关节炎：多见于青、中年女性，好发于手指小关节和腕、膝、踝、骶髂和脊柱等关节，表现为游走性对称性多关节炎，可引起关节僵硬畸形，在慢性病变基础上反复急性发作，易和痛风混淆，但血尿酸不高，类风湿因子多数阳性，X线示关节面粗糙，关节间隙狭窄，甚至关节面融合，与痛风性骨质缺损有明显不同。

（2）银屑病（牛皮癣）关节炎：常不对称性累及远端指（趾）间关节、掌指关节、跖趾关节，少数累及骶髂关节，20%伴有血尿酸增高，与痛风不易区别。X线检查伴关节破损，关节间隙增宽，骨质增生与破坏同时存在，趾（指）端骨质吸收，末节指（趾）远端呈铅笔尖或帽状，其关节炎症状与皮肤破损活动性一致。

（3）结核变态反应性关节炎：由结核杆菌感染引起变态反应所致。常见原发结核病灶，多位于肺，其次为淋巴结。常有消瘦、盗汗、乏力等中毒症状。表现为游走性多发性关节痛，可有急性关节炎病史，也可仅表现为慢性关节痛，但无关节强直畸形。常由小关节开始，逐渐波及大关节，易受累的关节有指、腕、膝、踝、肩及腰椎等。关节周围及双小腿皮肤常有结节性红斑。实验室检查血沉增速，结核菌素试验强阳性，ASO、类风湿因子、C反应蛋白等均阴性，抗结核治疗有效。

（4）其他关节炎：慢性期则须与肥大性关节病、创伤性及化脓性关节炎的后遗症鉴别，血尿酸检查有助诊断。

（龚燕平）

参考文献

1. 李东晓，郭立新，金世鑫．高尿酸血症和2型糖尿病在代谢综合征中的作用．中华糖尿病杂志，2004，12（3）：202-204.

2. 中华医学会风湿病学分会．原发性痛风诊断和治疗指南．中华风湿病学杂志，2011，6（15）：410-413.

3. Hamburger M，Baraf HS，Adamson TC，et al.2011 recommendations for the diagnosis and management of gout and hyperuricemia. Postgrad Med，2011，123（6 Suppl 1）：3-36.

4. 李强，于萍．无症状性高尿酸血症的诊断与治疗．国际内分泌代谢杂志，2011，31（4）：217-223.

5. 葛均波，徐永健．内科学．8版．北京：人民卫生出版社，2013.

6. Manara M，Bortoluzzi A，Favero M，et al. Italian Societv of Rheumatology recommendations for the management of gout. Reumatismo，2013，65（1）：4–21.

7. 母义明，陆菊明，潘长玉．临床内分泌代谢病学．北京：人民军医出版社，2014.

8. Sivera F，Andrés M，Carmona L，et al. Multinational evidence–based recommendations for the diagnosis and management of gout：integrating systematic literature review and expert opinion of abroad panel of rheumatologists in the 3e initiative. Ann Rheum Dis，2014，73（2）：328–335.

9. An American College of Rheumatology/European League Against Rheumatism Collaborative Initiative. 2015 Gout Classification Criteria. Arthritis Rheumatol，2015，74（10）：1789–1798.

10. Graf SW，Whittle SL，Wechalekar MD，et al. Australian and New Zealand recommendations for the diagnosis and management of gut：intergrating systematic literature review and expert opinion in the 3e Initiative. Int J Rheum Dis，2015，18（3）：341–351.

11. Neogi T，Jansen TL，Dalbeth N，et al.2015 Gout classification criteria：An American College of Rheumatology/European League against Rheumatism collaborative initiative. Ann Rheum Dis，2015，74（10）：1789–1798.

12. 中华医学会风湿病学分会．2016 中国痛风诊疗指南．中华内科杂志，2016，55（11）：892–899.

第六节 治 疗

高尿酸血症（HUA）和痛风的患病率逐年增加，据估计我国普通人群高尿酸血症的患病率大约为 10%，我国沿海和经济发达地区高尿酸血症的患病率在 20% 以上，2012 年对广东地区老年退休人员的流行病学调查显示该老年人群中高尿酸血症的患病率高达 29.21%。普遍认为，HUA 是多种代谢相关性疾病和心血管危险因素（代谢综合征、2 型糖尿病、高血压、心血管事件及死亡、慢性肾病等）发生发展的独立危险因素。另外，高尿酸血症是痛风发生的最重要的生化基础和最直接的致病因素。痛风发作及其频率与血尿酸水平直接相关。只有有效而长期地控制血尿酸水平，才能从根本上避免痛风的发生与复发。

HUA 的治疗应根据其危险因素进行分层管理：①当有痛风发作且发作频繁时，即使血尿酸（SUA）在正常范围（男性 SUA<420μmol/L，女性 SUA<360μmol/L），也需进行降尿酸治疗，控制靶目标值为 SUA<300μmol/L，以防止痛风反复发作；②当合并糖尿病、心血管危险因素或慢性肾病时，尿酸超过正常范围，应启动降尿酸治疗，控制目标值应为 SUA<360μmol/L；③无上述相关危险因素，无痛风发作，当 SUA>520μmol/L 时，也应启动降尿酸治疗。在老年人群中，高尿酸血症常常为多种代谢异常的组分之一，与其他代谢组分相互影响，形成恶性循环，因此在治疗方案确定时应积极治疗与 SUA 升高相关的代谢性及心血管危险因素，积极控制肥胖、代谢综合征（MS）、2 型糖尿病、高血压、高脂血症、冠心病或卒中、慢性肾病等，把高尿酸作为一个全面的心血管危险因素来综合对待。

一、生活方式的调整

生活方式改变包括控制体重、健康饮食、限制烟酒、坚持运动等。改变生活方式同时也有利于对伴发症（如冠心病、肥胖、代谢综合征、糖尿病、高脂血症及高血压）的管理。

（一）控制总热量，避免肥胖

研究表明，代谢综合征患者血尿酸浓度与体质指数（BMI）呈显著正相关。随着 BMI 的上升，高尿酸血症及痛风发生的危险性明显增加。肥胖可能导致酮体生成过多，抑制尿酸的排泄，使血尿酸增加。因此，控制饮食能量的摄入，减轻体重，避免肥胖是防治高尿酸血症及痛风的重要环节。老年人易出现超重、肥胖，热量摄入按 BMI 给予，BMI 在 18.5~23.9kg/m^2，每日每千克体重热能按 125kJ（约 30kcal）提供；BMI 在 24~27.9kg/m^2，热能按 105kJ（约 25kcal）提供；BMI ≥28kg/m^2，热能按 84kJ（约 20kcal）提供。需要注意减轻体重时应循序渐进，因为饥饿可能导致机体产生大量酮体，从而抑制尿酸排泄，造成痛风急性发作。对于老年人，建议中低等强度运动如每日散步 30 分钟，每周 150 分钟，并注意防止跌倒。

（二）健康饮食

高尿酸血症及痛风是机体内嘌呤代谢紊乱

所致，机体内尿酸80%来源于内源性嘌呤代谢，20%来源于富含嘌呤或核酸蛋白食物。正常状态体内每天排出尿酸800~1200mg，70%经肾脏排泄，30%从肠道排泄。外源性嘌呤虽然不是体内嘌呤的主要来源，但荟萃分析显示饮食治疗可以降低SUA 10%~18%或使SUA降低70~90μmol/L。

1. 控制嘌呤摄入 嘌呤摄入过多是诱发高尿酸血症，致使痛风发作的重要原因，许多无症状的高尿酸血症的老年人常因摄入较多的海产品、肉食、肉汤或饮酒后诱发痛风。一般日常饮食摄入嘌呤为600~1000mg，高尿酸血症及痛风的不同时期，对嘌呤摄入量的要求不同。痛风急性发作期，需尽快终止关节炎发作，此期应严格限制嘌呤摄入量在150mg/d以内，有助于快速有效减轻疼痛，最好选用嘌呤低于50mg的食物，以牛奶及其制品、蛋类、蔬菜、水果为主；痛风缓解期及高尿酸血症无症状期，应降低高尿酸血症，预防痛风发作，此期可增选含嘌呤50~150mg的食物，但应适量；无论在痛风急性期、缓解期或高尿酸血症无症状期，均应注意避免摄入富含嘌呤（150~1000mg）的食物，如动物内脏、沙丁鱼、凤尾鱼、浓肉汁、浓鸡汤、鱼汤、火锅汤等。而在烹饪方法上，生鱼片和烤鱼更容易升高血尿酸水平。中老年人群，尤其已有痛风、HUA、有代谢性和心血管危险因素者，饮食应以低嘌呤食物为主，具体见表8-6-1。

2. 适量的蛋白质 嘌呤是核蛋白代谢的产物，蛋白质摄入量增加，随之核蛋白量增加，因此应避免高蛋白饮食。蛋白质占总热量的11%~15%，以每日蛋白质摄入0.8~1.0g/kg为宜，且蛋白供应以植物蛋白为主，动物蛋白选用脱脂牛奶、蛋清、脱皮鸡、脱皮鸭、淡水鱼、河虾较好。

3. 限制果糖与甜饮料 甜味剂可通过促进嘌呤核苷酸降解和嘌呤合成，增加血中尿酸和乳酸水平。果糖是唯一已知升高SUA的碳水化合物，果糖的磷酸化过程对尿酸形成有利，可使ATP形成受阻，另外果糖可增加胰岛素抵抗，引起高胰岛素血症，降低尿酸排泄。国外研究发现与每个月不超过1杯甜饮料的人比较，每天2杯或2杯以上甜饮料痛风发生风险增加1.85倍。因此高尿酸血症或痛风患者应避免高果糖糖浆的饮料，限制果汁、甜点的摄入。

表8-6-1 常见食物嘌呤含量表

嘌呤含量（mg）	食物（100g）
50	谷薯类：大米、小米、糯米、面粉、富强粉、挂面、面条、面包、馒头、麦片、马铃薯、芋头 蔬菜类：白菜、包菜、芹菜、青菜、空心菜、芥蓝菜、茼蒿、韭菜、黄瓜、冬瓜、南瓜、丝瓜、苦瓜、西葫芦、花菜、茄子、白萝卜、胡萝卜、番茄、莴苣、洋葱 水果类：西瓜、哈密瓜、橙、梨、苹果、香蕉、葡萄、草莓、猕猴桃、樱桃、火龙果、芒果、人参果 乳蛋类：鸡蛋、鸭蛋、皮蛋、牛奶、奶粉、奶酪 饮料类：苏打水、矿泉水、淡茶水、果汁 其他：动物血、海参、海蜇皮、木耳、莲子、栗子、可可 谷豆类：粗粮、麦麸、米糠、黄豆、黑豆、豆腐、豆腐干
50~150	鱼肉类：猪肉、牛肉、羊肉、火鸡、火腿、牛舌、黄鳝、鳗鱼、鳕鱼、鲑鱼、大比目鱼、梭鱼、龙虾、螃蟹、乌贼 蔬菜类：芦笋、菠菜、鲜豌豆、四季豆、鲜蘑
150~1500	动物肝脏（或肠、肾、脑、胰）、沙丁鱼、凤尾鱼、鲭鱼、小鱼干、鱼籽、牡蛎、蛤蜊、扇贝、文蛤、淡菜、干贝、蛏、浓肉汤、浓鸡汤、火锅汤、酵母粉、白酒、啤酒

4. 限制饮酒 研究表明，酒类可使尿酸产生增加，并使乳酸升高，抑制肾小管对尿酸的排泄而导致高尿酸血症。另外酒精热量较高，1g酒精约产生7kcal热量，经常过量饮酒易发生肥胖，多因素叠加致饮酒者高尿酸血症患病率显著升高。既往研究发现每天多摄入一份啤酒或白酒，SUA分别升高27.6μmol/L和17.4μmol/L，因此减少酒类摄入为痛风的一级预防。见表8-6-2。

表8-6-2 高尿酸血症饮食建议

避免	限制	鼓励
动物内脏（肝、肾）	牛、羊、猪肉、富含嘌呤海鲜	低脂或无脂食品
高果糖谷物糖浆的饮料（如汽水、果汁）或食物	天然水果汁、糖、甜点、盐	蔬菜
酒精滥用（发作期、进展期严格禁酒）	酒精	

二、痛风的治疗

治疗目的：①迅速有效地缓解和消除急性发作症状；②预防急性关节炎复发；③纠正高尿酸血症，促使组织中沉积的尿酸盐晶体溶解，并防止新的晶体形成，从而逆转和治愈痛风；④治疗其他伴发的相关疾病。痛风最佳治疗方案应包括非药物治疗和药物治疗两方面。必要时可选择剔除痛风石，对残毁关节进行矫形等手术治疗，以提高生活质量。

降尿酸药物起始治疗及控制目标：如图 8-6-1 所示，男性以 7mg/dl（420μmol/L）为血尿酸正常值高限，合并有心血管危险因素、心血管疾病或代谢性疾病患者血尿酸达 8mg/dl（480μmol/L）应开始药物降尿酸治疗；血尿酸达 9mg/dl（540μmol/L），无论是否合并心血管危险因素均应启用降尿酸药物。每 3 个月检测血尿酸水平，降尿酸治疗的初级治疗目标为 6mg/dl（360μmol/L）以下，对于有痛风石形成或痛风反复发作患者应将血尿酸水平控制在 5mg/dl（300μmol/L）以下。

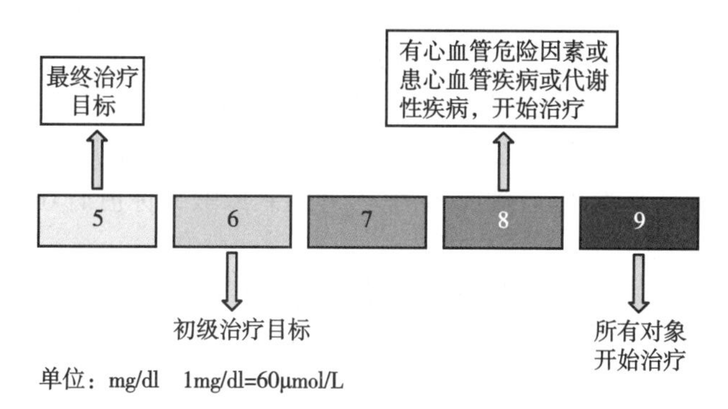

图 8-6-1　降尿酸药物起始治疗及治疗目标

目前痛风患者的早期规范化治疗率并不理想，特别是对于老年患者，后期出现肾功能不全的概率较年轻人更高，需分别制订痛风急性发作期、间歇期和慢性期的长期治疗策略，方能更好地管控老年痛风患者。

具体治疗方案如下：

（一）多饮水，戒烟限酒

每日饮水量保证尿量在每天 1500ml 以上，最好在每天 2000ml 以上。提倡戒烟，禁啤酒和白酒，红酒适量。注意上文中患者的教育、控制体重及低嘌呤饮食是痛风长期治疗的基础。

（二）碱化尿液

当尿 pH 6.0 以下时，需碱化尿液。尿 pH 6.2~6.9 有利于尿酸盐结晶溶解和从尿液排出，但尿 pH>7.0 易形成草酸钙及其他类结石。因此碱化尿液过程中要检测尿 pH。

常用药物：碳酸氢钠或枸橼酸氢钾钠，需注意其副作用及禁忌。

口服碳酸氢钠：每次 1g，每日 3 次。由于本品在胃中产生二氧化碳，可增加胃内压，并可引起嗳气和继发性胃酸分泌增加，长期大量服用可引起碱血症，特别对于老年患者可能因钠负荷增加诱发充血性心力衰竭和水肿。

枸橼酸钾钠溶液（枸橼酸钾 140g，枸橼酸钠 98g，加蒸馏水至 1000ml）：每次 10~30ml，每日 3 次。使用时应监测血钾浓度，避免发生高钾血症。

枸橼酸氢钾钠颗粒：该药不能用于急性或慢性肾衰竭患者，或当绝对禁用氯化钠时不能使用。枸橼酸氢钾钠也禁用于严重的酸碱平衡失调（碱代谢）或慢性泌尿道尿素分解菌感染。

（三）药物治疗

1. 急性发作期的治疗　急性痛风性关节炎药物治疗最好在起病后 24 小时之内开始，越早治疗，效果越好，急性发作期不开始进行降尿酸治疗，已服用降尿酸药物者发作时不需停用，以免引起血尿酸波动，延长发作时间或引起转移性发作。根据关节疼痛的程度和受累关节的数量决定急性痛风性关节炎治疗药物的选择，针对 3 类药物，没有优先推荐，建议医师根据患者的偏好、治疗的反应、合并症情况综合考虑药物的选择，具体见表 8-6-3。

表 8-6-3　急性痛风性关节炎药物选择

程度	治疗建议
轻或中度疼痛，累及 1 个或少数几个小关节、1 或 2 个大关节	单用非甾体抗炎药（NSAIDs），或全身糖皮质激素，或口服秋水仙碱
严重疼痛，≥4 个关节累及，1 或 2 个大关节受累	联合治疗（NSAIDs+秋水仙碱、口服糖皮质激素＋秋水仙碱、关节内糖皮质激素＋秋水仙碱或 NSAIDs 或口服糖皮质激素）

注：生活指导包括生活方式改变及危险因素控制；心血管危险因素和心血管疾病包括高血压、糖耐量异常或糖尿病、高脂血症、冠心病、脑卒中、心力衰竭和肾功能异常

（1）非甾体抗炎药（NSAIDs）：NSAIDs治疗强调足量、足疗程，建议应用直到急性痛风性关节炎完全缓解。各种NSAIDs均可有效缓解急性痛风症状，现已成为一线用药。非选择性NSAIDs如吲哚美辛等常见的不良反应是胃肠道症状，也可能加重肾功能不全、影响血小板功能等。必要时可加用胃保护剂，活动性消化性溃疡禁用，伴肾功能不全者慎用。选择性环氧化酶（COX）-2抑制剂胃肠道反应少见，但应注意其心血管系统的不良反应。选择性COX-2抑制剂依托考昔已被批准用于急性痛风性关节炎的治疗，该药可与食物同服或单独服用，急性痛风性关节炎推荐剂量为120mg，每日1次。但120mg只适用于症状急性发作期，最长使用8天。禁用于过敏、消化性溃疡、充血性心衰（NYHA心功能分级Ⅱ～Ⅳ）、缺血性心脏病和/或脑血管病患者。老年人不需要调整剂量，但肝功能不全患者需减量，重度肾功能不全（肌酐清除率<30ml/min）患者不推荐使用依托考昔。

（2）秋水仙碱：是有效治疗急性发作的传统药物，如果患者在痛风发作时没有使用秋水仙碱预防性治疗，或虽然使用秋水仙碱预防性治疗，但14天内没有使用负荷量的秋水仙碱治疗急性痛风性关节炎，可以选择秋水仙碱治疗。负荷量为1.2mg（每片0.6mg）或1.0mg（每片0.5mg），1小时后服用0.6mg（或0.5mg）。12小时后按照0.6mg，每天1~2次服用，或0.5mg，每天3次维持至痛风完全缓解。如果患者使用秋水仙碱预防性治疗，且14天内使用过负荷量秋水仙碱，本次发作不再选用秋水仙碱，而选择NSAIDs或糖皮质激素。秋水仙碱的使用在起病36小时之内，在使用时注意药物的相互作用。秋水仙碱不良反应较多，主要是严重的胃肠道反应，如恶心、呕吐、腹泻、腹痛等，也可引起骨髓抑制、肝细胞损害、过敏、神经毒性等。不良反应与剂量相关，肾功能不全者应减量使用。低剂量（如0.5mg，每日2次）使用对部分患者有效，不良反应明显减少，但起效较慢，因此在开始用药第1天，可合用NSAIDs。

（3）糖皮质激素：治疗急性痛风有明显的疗效。通常用于不能耐受NSAIDs、秋水仙碱或肾功能不全者。关于全身和局部使用糖皮质激素，首先评估受累关节数量，对于多关节或严重的急性发作可口服、肌内注射、静脉使用中小剂量的糖皮质激素，口服泼尼松剂量为0.5mg/（kg·d），疗程为5~10天，直接停药，或0.5mg/（kg·d），2~5天，然后逐渐减量，7~10天停药；也可以选择肌内或静脉注射甲泼尼龙，起始剂量0.5~2mg/kg，或者皮下注射ACTH 25~40IU；对于单关节或少关节的急性发作，可行关节腔抽液和注射长效糖皮质激素，以减少药物的全身反应，但应除外合并感染，注射剂量根据受累关节大小决定，可同时联合口服糖皮质激素或NSAIDs或秋水仙碱。单次肌内注射曲安奈德60mg，随后口服泼尼松或泼尼松龙也是可以选择的方案。为避免停药后症状“反跳”，停药时可加用小剂量秋水仙碱或NSAIDs。

如开始降尿酸治疗后，急性痛风发作频率增高，首选的预防复发的药物是秋水仙碱，剂量为每次0.5或0.6mg，每天1次，如有中重度肾功能损害或药物相互作用，剂量进一步降低。如血肌酐达2mg/dl（177μmol/L）时，秋水仙碱减量至0.5mg，每2天1次；血肌酐达3mg/dl（265μmol/L）时，秋水仙碱减量至0.5mg，每3天1次。小剂量NSAIDs联合质子泵抑制剂或其他消化性溃疡抑制药也可作为一线选择。对秋水仙碱和NSAIDs不能耐受、有禁忌证或无效的患者，建议用小剂量泼尼松或泼尼松龙（10mg/d）预防痛风复发。疗程建议：①至少6个月；②体检没有痛风石的患者，在达到尿酸目标值后3个月；③以前有痛风石的患者，体检痛风石消失，并达到尿酸目标值后6个月。

2. 间歇期和慢性期的治疗 确诊痛风后SUA的控制目标要低于诊断标准，即均要长期控制到<360μmol/L，以维持在尿酸单钠的饱和点之下，减少或清除体内沉积的单钠尿酸盐晶体，而且有证据显示SUA<300μmol/L将防止痛风反复发作。因此建议只要痛风诊断确立，待急性症状缓解（≥2周）后开始降尿酸治疗；也可在急性期抗炎治疗的基础上立即开始降尿酸治疗，维持SUA在目标范围内。

目前临床应用的降尿酸药物主要有抑制尿酸生成药和促进尿酸排泄药，可以根据患者的病情及HUA分型，药物的适应证、禁忌证及其注意事项等进行药物的选择和应用。从小剂量开始，逐渐加量，根据降尿酸的目标水平在数月内调整至最小有效剂量并长期甚至终身维持。仅在单一药物疗效不好、血尿酸明显升高、痛风石大量形成时可合用两类药物降尿酸。在开始使用降尿酸药物同时，服用低剂量秋水仙碱或NSAIDs至少1个月，以起到预防急性关节炎复发的作用。

（1）抑制尿酸合成的药物：黄嘌呤氧化酶抑制剂（xanthine oxidase inhibitors，XOI）抑制尿酸合成，包括别嘌呤醇和非布司他。别嘌呤醇及其代谢产物氧嘌呤醇通过抑制黄嘌呤氧化酶的活性，抑制次黄嘌呤转为黄嘌呤，从而减少黄嘌呤转变成尿酸，使尿酸生成减少。

1）别嘌呤醇：

适应证：①慢性原发性或继发性痛风的治疗，控制急性痛风发作时，须同时应用秋水仙碱或其他消炎药，尤其是在治疗开始的几个月内；②用于治疗伴有或不伴有痛风症状的尿酸性肾病；③用于反复发作性尿酸结石患者；④用于预防白血病、淋巴瘤或其他肿瘤在化疗或放疗后继发的组织内尿酸盐沉积、肾结石等。在老年人群中，小剂量别嘌呤醇片（100mg/d）具有良好的降低血尿酸作用，且相对安全，近期美国的一项研究亦提示别嘌呤醇可能降低老年患者缺血性脑卒中的风险。别嘌呤醇无论在尿酸盐排泄过多还是尿酸盐排泄正常的患者中都是许多医师的最优选择。

用法及用量：①小剂量起始，逐渐加量。起始剂量≤100mg/d，中、重度慢性肾功能不全的患者起始剂量≤50mg/d。小剂量起始可以减少早期治疗开始时的烧灼感，也可以规避严重的别嘌呤醇相关的超敏反应。2~3周后增至每日200~400mg，分2~3次服用；严重痛风者每日可用至600mg。维持量成人每次100~200mg，每日2~3次。②肾功能下降时，如Ccr<60ml/min，别嘌呤醇应减量，推荐剂量为50~100mg/d，Ccr<15ml/min禁用。儿童治疗继发性HUA常用量：6岁以内每次50mg，每日1~3次；6~10岁者，每次100mg，每日1~3次。剂量可酌情调整。同样需要多饮水，碱化尿液。

注意事项：大约5%患者不能耐受该药，仅对皮疹等轻微反应者考虑住院进行脱敏治疗，不能用于严重反应者。别嘌呤醇的严重不良反应与所用剂量相关，当使用最小有效剂量能够使血尿酸达标时，尽量不增加剂量。

不良反应：包括胃肠道症状、皮疹、肝功能损害、骨髓抑制等，应予监测。大约5%患者不能耐受。偶有发生严重的“别嘌呤醇超敏反应综合征”。

禁忌证：对别嘌呤醇过敏、严重肝肾功能不全和明显血细胞低下者、孕妇、有可能怀孕妇女及哺乳期妇女禁用。

密切监测别嘌呤醇的超敏反应。主要发生在最初使用的几个月内，最常见的是剥脱性皮炎。使用噻嗪类利尿剂及肾功能不全是超敏反应的危险因素。超敏反应在美国发生率是1∶1000，比较严重的有Stevens-Johnson综合征、中毒性表皮坏死松解症、系统性疾病。严重的超敏反应综合征，表现为高热、嗜酸细胞增高、毒性上皮坏死及剥脱性皮炎、进行性肝肾衰竭，文献报道死亡率达20%~25%。

已有研究证明别嘌呤醇相关的严重超敏反应与白细胞抗原HLA-B*5801密切相关，而朝鲜族CKD 3期患者（HLA-B*5801等位基因频率为12%）或者是中国汉族、泰国人（HLA-B*5801等位基因频率为6%~8%）中HLA-B*5801阳性者比白种人高（白种人HLA-B*5801等位基因频率仅为2%），发生超敏反应的风险更大。因此，亚裔人群在使用别嘌呤醇前，建议进行HLA-B*5801快速PCR检测，对于结果阳性的患者禁止使用，可降低严重超敏反应的发生率。

2）非布司他（febuxostat）：为选择性黄嘌呤氧化酶抑制剂，不影响其他嘌呤、嘧啶合成和代谢，不良反应相对较少。非布司他主要经肝脏代谢，通过肝脏和肾脏途径进行消除。代谢后的非活性物质49%通过肾脏排泄，45%经过粪便排泄。适应证同别嘌呤醇。此外，因非布司他是在肝脏代谢后成为非活动产物，通过胆汁和肾脏多途径排泄，所以在轻、中度肾功能不全（Ccr 30~89ml/min）患者无须调整剂量，重度肾功能不全（Ccr<30ml/min）患者尚无充足研究数据，应慎用。在轻、中度肝功能不全（Child-Pugh A、B级）患者无需调整药物剂量，重度肝功能不全（Child-Pugh C级）患者尚无疗效及安全性研究，应慎用非布司他。

用法及用量：开始剂量40mg，每日1次。但对于老年人建议20mg，每日1次起始，防止血尿酸降低过快。2周后，测血尿酸水平，若已达标，维持原剂量；若不达标，仍高于6mg/dl（360μmol/L），建议剂量翻倍至80mg或40mg，每日1次。根据需要，可根据血尿酸监测结果增加剂量，最大剂量每日120mg。该药物不受进餐或抗酸剂的影响。目前研究表明年龄和性别对药代动力学、药效学或安全性方面没有显著影响。与秋水仙碱、萘普生、吲哚美辛、氢氯噻嗪、华法林、地昔帕明联合使用无须调整给药剂量。

注意事项：在服用非布司他初期，经常出现痛风发作频率增加。这是由血尿酸水平降低，导致组织中沉淀的尿酸盐活动引起的。为预防治疗初期的痛风发作，建议同时服用非甾体类抗炎药或秋水仙碱。

不良反应：最常见的为一过性肝功能异常，关节疼痛。个别患者可能出现贫血、特发性血小板减少性紫癜、白细胞增多或减少、中性粒细胞减少或全血细胞减少、脾大。偶见心绞痛、心房颤动、耳聋、耳鸣及消化系统不适等。

禁忌证：禁用于正在服用硫唑嘌呤、巯嘌呤和茶碱的患者。

（2）增加尿酸排泄的药物：抑制尿酸盐在肾小管的主动再吸收，增加尿酸盐的排泄，从而降低血中尿酸盐的浓度，可缓解或防止尿酸盐结晶的生成，减少关节的损伤，亦可促进已形成的尿酸盐结晶的溶解。由于90%以上的高尿酸血症为肾脏尿酸排泄减少所致，促尿酸排泄药物应用广泛。代表药物为苯溴马隆、丙磺舒。在使用这类药物时要注意多饮水和使用碱化尿液的药物。此外，在使用此类药物之前要测定尿尿酸的排出量，如果患者24小时尿尿酸的排出量>3.54mmol或有泌尿系结石则禁用此类药物，在溃疡病或肾功能不全患者慎用。

1）苯溴马隆：

适应证：原发性和继发性HUA，痛风性关节炎间歇期及痛风结节肿等。长期使用对肾脏没有显著影响，可用于Ccr>20ml/min的肾功能不全患者。对于Ccr>60ml/min的成人无须减量，每日50~100mg。通常情况下服用苯溴马隆6~8天SUA可明显下降，坚持服用可维持体内SUA水平达到目标值。研究发现应用苯溴马隆长期治疗1年以上（平均13.5个月）可有效溶解痛风石。该药与降压、降糖和调脂药物联合使用没有药物相互影响。

用法及用量：成人开始剂量为每次口服50mg，每日1次，早餐后服用。用药1~3周检查血尿酸浓度，在后续治疗中，成人及14岁以上患者每日50~100mg。老年人建议减量用药。

注意事项：治疗期间需大量饮水以增加尿量（治疗初期饮水量不得少于1500~2000ml），以促进尿酸排泄，避免排泄尿酸过多而在泌尿系统形成结石。在开始用药的前2周可酌情给予碳酸氢钠或枸橼酸合剂，因尿中的尿酸存在非离子化（即游离尿酸）和离子化（即尿酸盐）2种形式，作为弱有机酸。尿酸在碱性环境中可转化为溶解度更高的尿酸盐，利于肾脏排泄，减少尿酸沉积造成的肾脏损害。痛风患者的尿pH往往低于健康人，在降尿酸治疗的同时通过下列药物碱化尿液，特别是在开始服用促尿酸排泄药期间，使患者尿液的pH调节在6.2~6.9，定期测量尿液的pH。碱性药物包括：①碳酸氢钠片，口服，每次0.5~2.0g，每日3次；②枸橼酸钾钠合剂，Shohi溶液（枸橼酸钾140g，枸橼酸钠98g，加蒸馏水至1000ml），每次10~30ml，每日3次。使用时应监测血钾浓度，避免发生高钾血症。此外也可选用枸橼酸钾钠颗粒剂、片剂等。

不良反应：可能出现胃肠不适、腹泻、皮疹等，较为少见。罕见肝功能损害，国外报道发生率为1/17 000。据报道，服用苯溴马隆有瘙痒感，颜面发红、红斑、水肿等不良反应发生。

禁忌证：对本品中任何成分过敏者。严重肾功能损害者（肾小球滤过率低于20ml/min）及患有严重肾结石的患者。孕妇、备孕妇女及哺乳期妇女禁用。

2）丙磺舒：适用于痛风患者。因该药物不推荐儿童、老年人、消化性溃疡者使用，在此不再详述。

3）尿酸酶（uricase）：尿酸酶可催化尿酸氧化为更易溶解的尿囊素，不再被肾小管吸收而排泄。对结节性痛风、尿酸结石及肾衰竭所致HUA有良效。生物合成的尿酸氧化酶主要有：①重组黄曲霉菌尿酸氧化酶（rasburicase），又名拉布立酶，粉针剂，目前适用于化疗引起的HUA患者。②聚乙二醇化重组尿酸氧化酶（PEG-uricase），静脉注射使用。二者均有快速、强力降低SUA的疗效，主要用于重度HUA、难治性痛风，特别是肿瘤溶解综合征患者。③培戈洛酶（pegloticase），一种聚乙二醇化尿酸特异性酶，已在美国和欧洲上市，用于降尿酸及减少尿酸盐结晶的沉积，在欧洲获得治疗残疾的痛风石性痛风患者。目前在中国尚未上市。

（四）肾脏病变的治疗

HUA相关肾病临床上分为急性和慢性高尿酸性肾病及尿酸性肾结石。痛风相关的肾脏病变均是降尿酸药物治疗的指征，应选用黄嘌呤氧化酶抑制剂别嘌呤醇或非布司他，同时均应碱化尿液并保持尿量。对于急性尿酸性肾病这一急危重症，迅速有效地降低急骤升高的血尿酸，除黄嘌呤氧化酶抑制剂外，尿酸酶是正确的选择，其他处理同急性肾衰竭；慢性尿酸盐肾病如需利尿时，避免使用影响尿酸排泄的噻嗪类利尿剂及呋塞米、利尿酸等，其他处理同慢性肾炎。如果出现肾功能不全，可行透析治疗，必要时可做肾移植；对于尿酸性尿路结石，经过合理的降尿酸治疗，大部分可溶解或自行排出，体积大且固定者可行体外冲击碎石、内镜取石或开放手术取石治疗。

（五）伴发疾病的治疗

痛风常伴发代谢综合征中的一种或数种，这些疾病的存在也增加痛风发生的危险。因此在痛风治疗的同时，应积极治疗相关的伴发疾病。在治疗这些疾病的药物中有些通过增加尿酸清除等机制兼具弱的降血尿酸作用，适合选用，但不主张单独用于痛风的治疗。

1. 降压药物

（1）氯沙坦：属血管紧张素Ⅱ受体拮抗剂，除降压、改善心力衰竭症状作用外，该药物还能增加肾血流量和肾小球滤过率，增加尿量，促进尿钠、尿酸排出，显著减少蛋白尿，延迟终末期肾病的进程，起到保护肾脏的作用。对血尿酸高的高血压患者具有双重益处。

（2）硝苯地平：降压药的钙通道阻滞剂中，硝苯地平有增加肾脏排泄尿酸的作用，一项使用硝苯地平控释片治疗冠心病的研究发现，7665 名稳定型心绞痛患者在长期服用 60mg 硝苯地平后，血尿酸水平明显降低。

2. 降脂药物

（1）非诺贝特：属氯贝丁酸衍生物，是临床上常用的主降甘油三酯类药物之一，对于单纯的高甘油三酯血症或以甘油三酯升高为主的混合型血脂异常的患者，非诺贝特常作为首选药物，此外，临床研究发现非诺贝特还有降低血尿酸作用，对于同时有高血脂的痛风患者尤为适用。

（2）阿托伐他汀：是羟甲基戊二酸单酰辅酶A（HMG-CoA）还原酶抑制剂。HMG-CoA 还原酶是胆固醇生物合成的限速酶，阿托伐他汀通过抑制该酶活性从而减少内源性胆固醇合成。Athyros 在 2004 年发表的冠心病评估研究中发现，阿托伐他汀可显著改善冠心病患者的肾功能，同时降低血尿酸水平。

研究表明，持续降尿酸治疗比间断服用者更能有效控制痛风发作，建议在 SUA 达标后继续持续使用，并定期监测 SUA 水平。

（六）中药治疗

中药治疗痛风及 HUA 日益受到关注，中医对痛风的认识最早见于《灵枢·贼风》篇：“言贼风邪气之伤人也，令人病焉”。汉代张仲景在《金匮要略》中提出“历节病”的病名。因疼痛遍历全身关节而得名，又因病情发展速度快，故又称为“历节风”。故中药治疗痛风历史较为悠久，中药复方制剂虎杖痛风颗粒，研究发现其对环氧化酶（COX）有抑制作用，表明虎杖痛风颗粒具有抗炎缓解痛风的作用。加味四妙汤可改善 MSU 诱导的兔痛风性关节炎，可能抑制炎症细胞趋化和激活，抑制炎症因子、细胞因子的合成与释放。桂枝芍药知母汤治疗痛风性关节炎，土茯苓、泽泻、车前子水煎液也有治疗痛风及 HUA 的作用。血府逐瘀汤能够保护、修复肾单位，减轻肾小管及肾间质的损伤，抑制炎症的发展。痛风宁是多年用于治疗痛风性关节炎的经验方，具有清利痰浊、活血通络、理气止痛之功效，用于治疗痰湿瘀阻证的痛风性关节炎临床效果良好。由上可见，中药具有抗炎、镇痛、活血、消肿和降低 SUA 的作用，但仍需进一步严谨的循证医学证据支持。

HUA 治疗是痛风预防和治疗的关键部分，推荐的痛风治疗路径见图 8-6-2。

（七）无症状高尿酸血症的治疗

国际上将 HUA 的诊断标准定义为血尿酸（SUA）水平男性 >420μmol/L（7mg/dl），女性 >360μmol/L（6mg/dl），未发作痛风的 HUA 称为无症状 HUA。尽管 HUA 与痛风性急慢性关节炎、肾脏疾病密切相关，与代谢综合征的其他组分可能存在某些关联，但尚无直接证据表明溶解于血液中的尿酸对人体有害，除非特别严重的或急性血尿酸升高。因此无症状 HUA 应以非药物治疗为主。

1. 改善生活方式 健康饮食，适量运动，控制体重，多饮水及碱化尿液。

2. 积极治疗与血尿酸升高相关的代谢性危险因素 积极控制与 HUA 相关的心血管危险因素如高脂血症、高血压、高血糖、肥胖和吸烟。

3. 注意 HUA 患者避免应用使血尿酸升高的药物

（1）利尿剂：临床上最常见引起 SUA 升高的药物多是直接抑制尿酸排泄的药物，如噻嗪类利尿剂和髓袢类利尿剂。噻嗪类利尿剂包括氢氯噻嗪、吲哒帕胺等，可竞争性抑制尿酸从肾小管分

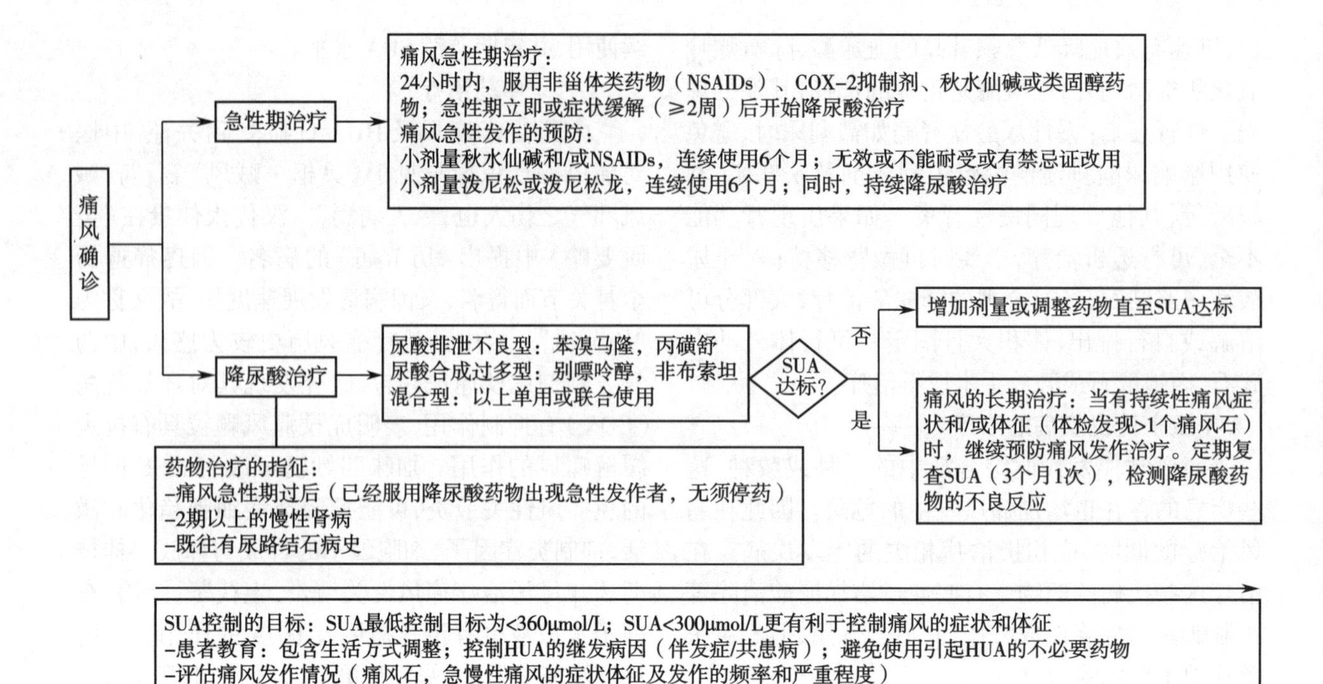

图 8-6-2　痛风的治疗路径

SUA：血尿酸；HUA：高尿酸血症；非布索坦＝非布司他

泌，增加近曲小管对尿酸的重吸收，减少尿酸排泄，引起SUA升高；髓袢类利尿剂包括呋塞米、托拉塞米、布美他尼等，利尿后使血容量降低，细胞外液容积减少，导致近曲小管对尿酸再吸收增加，间接抑制了尿酸排泄，造成HUA。

（2）小剂量阿司匹林：有些酸性药物或某些药物的酸性代谢产物，可以竞争性抑制肾小管尿酸排泄，引起SUA升高，如阿司匹林的代谢产物水杨酸。阿司匹林对尿酸的代谢有双重作用：大剂量阿司匹林（>3g/d）可明显抑制肾小管对尿酸的重吸收，增加尿酸排泄；而中等剂量（1~2g/d）和小剂量（<0.5g/d）均能抑制尿酸排泄，引起HUA。因此，长期服用小剂量阿司匹林预防或治疗心血管疾病的老年患者，应定期检测SUA水平及肾功能，若SUA升高则及时碱化尿液，多饮水以帮助尿酸排泄。

（3）抗肿瘤药物：可引起血尿酸急剧升高，抗肿瘤药物引起大量肿瘤细胞短时间内坏死溶解，细胞核内大量核酸被释放到体内。这些释放出的核酸生成大量尿酸，从而导致HUA、高磷酸血症、高钾血症。同时，细胞破裂引起尿酸急剧升高，大大超出机体对尿酸的排泄能力，产生的大量尿酸/尿酸盐在肾小管沉积，引起肾内梗阻，诱发急性肾衰竭等一系列代谢紊乱综合征，统称为肿瘤溶解综合征。因此，化疗时使用减少尿酸生成药物可降低肿瘤溶解综合征的发生率，减轻肾脏损害。

（4）免疫抑制剂：代表为环孢素，因可抑制肾小管分泌尿酸，使肾脏对尿酸清除减少而引起HUA。另外皮质激素、胰岛素、尼古丁、吡嗪酰胺、烟酸等药物亦可引起SUA升高，而华法林、咪唑立宾可通过促进尿酸生成而引起SUA升高，应用时均需注意监测SUA水平。

若在经过3~6个月饮食控制生活方式调整后血尿酸仍高于540μmol/L；有家族史或伴发相关疾病的血尿酸高于480μmol/L的患者，建议启动降尿酸药物治疗。

综上所述，无症状HUA治疗建议如下：①无症状HUA治疗目标值，血尿酸<360μmol/L（6mg/dl）；②体检时常规进行血尿酸检测，尽早发现无症状HUA；③所有无症状HUA患者均需进行治疗性生活方式改变；④尽可能避免应用使血尿酸升高的药物；⑤无症状HUA合并心血管危险因素或心血管疾病（包括高血压，糖耐量异常或糖尿病，高脂血症，冠心病，脑卒中，心力衰竭或肾功能异常）时，血尿酸>480μmol/L（8mg/dl）给予药物治疗；无心血管危险因素或心血管疾病的HUA，血尿酸>540μmol/L（9mg/dl）给予药物治疗；⑥积极控制无症状HUA患者并存的心血管危险因素。无症状HUA治疗流程见图8-6-3。

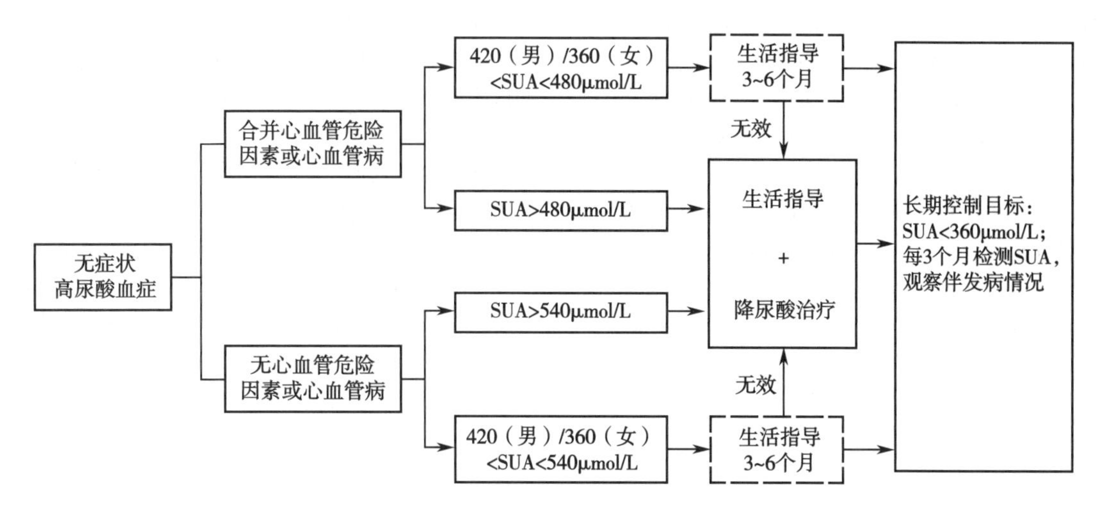

图 8-6-3 无症状性高尿酸血症治疗流程

三、预后

高尿酸血症与痛风的病因和发病机制较为清楚，诊断并不困难，多数治疗有效，因此预后相对良好。如果及早诊断并进行规范治疗，大多数患者可正常工作生活。痛风慢性期病变经过治疗有一定的可逆性，皮下痛风石可缩小或消失，关节症状和功能可获改善，相关的肾脏病变也可减轻、好转。但对于老年患者病程长，伴发高血压、糖尿病或其他肾病者，肾功能不全的风险增加，预后较差，甚至可能危及生命，应引起充分重视，早防早治。

（苗新宇）

参考文献

1. 屈炯堂，刘本坚，梁美玲．老年退休人员高尿酸血症的患病率及影响因素分析．中华老年心脑血管病杂志，2013，15（11）：1142-1145.

2. Avula NR，Shenoy D. Evaluation of association of hyperuricaemia with metabolic syndrome and insulin resistance. J Clin Diagn Res，2016，10（12）：OC32-OC34.

3. Norvik JV，Storhaug HM，Ytrehus K，et al. Overweight modifies the longitudinal association between uric acid and some components of the metabolic syndrome：The Tromsø Study. BMC Cardiovasc Disord，2016，16：85.

4. Mazza A，Lenti S，Schiavon L，et al. Asymptomatic hyperuricemia is a strong risk factor for resistant hypertension in elderly subjects from general population. Biomed Pharmacother，2017，86：590-594.

5. Cho J，Kim C，Kang DR，et al. Hyperuricemia and uncontrolled hypertension in treated hypertensive patients：K-MetS Study. Medicine（Baltimore），2016，95（28）：e4177.

6. Kawasoe S，Kubozono T，Yoshifuku S，et al. Uric acid level and prevalence of atrial fibrillation in a Japanese general population of 285 882. Circ J，2016，80（12）：2453-2459.

7. Huang YP，Zheng T，Zhang DH，et al. Community-based study on elderly CKD subjects and the associated risk factors. Ren Fail，2016，38（10）：1672-1676.

8. 中华医学会内分泌学分会．高尿酸血症和痛风治疗的中国专家共识．中华内分泌代谢杂志，2013，29（11）：913-920.

9. Dehlin M，Ekström EH，Petzold M，et al. Factors associated with initiation and persistence of urate-lowering therapy. Arthritis Res Ther，2017，19（1）：6.

10. 曾珊．老年高尿酸血症及痛风的营养治疗．实用老年医学，2005，19（6）：290-292.

11. Choi HK. A prescription for lifestyle change in patients with hyperuricemia and gout. Curr Opin Rheumatol，2010，22（2）：165-172.

12. Guasch-Ferré M，Bulló M，Babio N，et al. Mediterranean diet and risk of hyperuricemia in elderly participants at high cardiovascular risk. J Gerontol A Biol Sci Med Sci，2013，68（10）：1263-1270.

13. Ren Z，Huang C，Momma H，et al. The consumption of fish cooked by different methods was related to the risk of hyperuricemia in Japanese adults：A 3-year follow-up study. Nutr Metab Cardiovasc Dis，2016，26（9）：778-785.

14. Athyros VG，Elisaf M，Papageorgiou AA，et al. Effect of statins versus untreated dyslipidemia on serum uric acid levels in patients with coronary heart disease：a subgroup analysis of the GREek Atorvastatin and Coronary-heart-disease Evaluation（GREACE）study. Am J Kidney Dis，2004，43（4）：589-599.

15. Singh JA，Yu S. Allopurinol and the risk of stroke in older adults receiving medicare. BMC Neurol，2016，16（1）：164.

16. Ito H, Antoku S, Abe M, et al. Comparison of the renoprotective effect of febuxostat for the treatment of hyperuricemia between patients with and without type 2 diabetes mellitus: A retrospective observational study. Intern Med, 2016, 55(22): 3247-3256.

17. Oyama J, Tanaka A, Sato Y, et al. Rationale and design of a multicenter randomized study for evaluating vascular function under uric acid control using the xanthine oxidase inhibitor, febuxostat: the PRIZE study. Cardiovasc Diabetol, 2016, 15: 87.

18. 中国医师协会心血管内科医师分会,中国医师协会循证医学专业委员会. 无症状高尿酸血症合并心血管疾病诊治建议中国专家共识. 中国全科医学, 2010, 13(11): 1145-1149.

19. 何清,刘德平. 高尿酸血症. 2版. 北京:人民卫生出版社, 2016: 38-40.

20. Chen JH, Wen CP, Wu SB, et al. Attenuating the mortality risk of high serum uric acid: the role of pHysical activity underused. Ann Rheum Dis, 2015, 74(11): 2034-2042.

第九章　老年肾上腺疾病及肾上腺意外瘤

第一节　下丘脑 - 垂体 - 肾上腺轴调节及老年后的变化

肾上腺作为体内重要的内分泌腺体，由结构和功能各异而又相互联系的皮质和髓质组成。皮质由外至内分为球状带、束状带和网状带。球状带合成和分泌醛固酮，属于肾素 - 血管紧张素 - 醛固酮（RAA）系统，主要参与血压和体内水盐代谢的调节；束状带主要合成和分泌皮质醇，属于促肾上腺皮质释放激素（CRH）- 促肾上腺皮质激素（ACTH）- 皮质醇（cortisol）轴（HPA 轴），主要参与应激反应、物质代谢和免疫功能的调节。在通常情况下，网状带主要合成和分泌类固醇类性激素（如雄烯二酮，去氢异雄酮、孕酮和雌二醇等），主要参与性腺（睾丸或卵巢）功能和代谢的调节。肾上腺髓质主要由嗜铬细胞和神经突触组成。髓质既属于交感神经系统的一部分，又是 APUD 细胞的集聚体，除合成和分泌 CA（去甲肾上腺素、肾上腺素和多巴胺）外，还可分泌许多肽类与胺类激素，以旁分泌 / 自分泌途径调节局部的各种功能。

一、肾素 - 血管紧张素 - 醛固酮轴的调节

肾素 - 血管紧张素 - 醛固酮（RAA）轴的主要功能是调节血压、血容量、水和电解质平衡。近年来发现体内的许多组织（如肾脏、心脏、脑组织、肺组织等）也都存在独立于肾上腺皮质的 RAA 系统，通过旁分泌机制调节器官功能，并在组织的重建、修复中起着重要作用。

（一）RAA 轴

RAA 轴主要由肾素（renin）、血管紧张素（AT）、血管紧张素转换酶和醛固酮组成。

1. 肾素　肾素是一种蛋白水解酶（43kD），主要来源于肾脏，由入球小动脉上的球旁细胞（JG 细胞）合成和分泌。此外，在某些体液和组织液中也存在着少量的肾素前体物质（肾素原，prorenin），肾素原可在局部转化为肾素。

2. 血管紧张素家族　血管紧张素（angiotensin，AT）家族由 AT 原（angiotensinogen，AN）、AT-1、AT-2、AT-3 和血管紧张素转换酶（angiotensin converting enzyme，ACE）组成。AN（14 肽）在肾素的作用下，裂解为 AT-1（10 肽），后者经水解后生成 AT-2（8 肽），AT-2 经氨基肽酶水解生成 AT-3。ACE 的本质是一种羧肽酶（糖蛋白，130~140kD），其作用是将 AT-1 转换为 AT-2（ACE 亦可灭活缓激肽）。

3. 醛固酮　血浆醛固酮主要来源于肾上腺皮质球状带。主要作用是促进肾远曲小管和集合管对 Na^+ 的主动重吸收，同时通过 Na^+、K^+ 和 Na^+-H^+ 交换而促进 K^+ 和 H^+ 的排出。随着 Na^+ 主动重吸收的增加，Cl^- 和水的重吸收也增多，可见醛固酮也有保水作用。

醛固酮的分泌主要受肾素 - 血管紧张素系统和血浆 Na^+、K^+ 浓度的调节。当失血等原因使血容量减少、动脉血压降低时，肾入球小动脉管壁的牵张感受器就因入球小动脉血压下降和血容量减少而受到刺激，近球细胞的肾素分泌乃增多。同时由于肾小球滤过率也相应减少，流经致密斑的 Na^+ 亦因而减少，这也可使近球细胞的肾素分泌增多。肾素增多后，血管紧张素Ⅰ、Ⅱ、Ⅲ便相继增多，血管紧张素Ⅱ和Ⅲ都能刺激肾上腺皮质球状带使醛固酮的合成和分泌增多。

此外，近球细胞处的小动脉管内有交感神经末梢支配，肾交感神经兴奋时能使肾素的释放量增加。肾上腺素和去甲肾上腺素也可直接刺激近球细胞，使肾素释放增加。

（二）循环 RAA 轴及其调节

1. 肾素分泌的调节　包括肾入球小动脉壁

压力感受器、神经和体液三条调节途径。

（1）感受器调节：肾入球小动脉壁与肾小球旁细胞（JG）细胞群相邻的远曲肾小管致密斑细胞是一种压力感受器，可接受入球小动脉压力变化的信号。如流经肾脏的血流量减少，肾血管压力降低，可激活入球小动脉压力感受器，JG 细胞兴奋，分泌肾素入血。肾素降解 AT-1，生成的 AT-2 增多，血压升高。另外，致密斑感受器接受肾小管液中［Na^+］的变化信号，如流经该处的肾小管液中［Na^+］下降，致密斑受体被激活，信号传至 JG 细胞，促进肾素分泌，继而使 AT-2 生成增加，兴奋肾上腺皮质球状带细胞，促进醛固酮分泌，水钠潴留，血容量增加。

（2）神经调节：入球小动脉壁上的 JG 细胞受交感神经支配。当肾交感神经兴奋时，JG 细胞膜上的 β 受体兴奋，促进肾素分泌。与此同时，肾血管收缩和肾血流量下降也刺激压力感受器促进肾素分泌，AT-2 生成增多，后者作用于中枢神经系统，又促进中枢交感神经活动，但 AT-2 使血压升高的效应可抑制中枢及外周的交感神经兴奋性。AT-2 促进肾上腺髓质和交感神经递质的释放，抑制突触去甲肾上腺素囊泡的再摄取。ACE 抑制剂则抑制交感神经的兴奋性。

（3）体液调节：JG 细胞受肾上腺素、去甲肾上腺素和多巴胺的调节，这种调节可能存在儿茶酚胺本身对 JG 细胞直接兴奋作用和 β 受体兴奋的间接作用两个方面，两者均使肾素分泌增多。另外，AT-2、AT-3 和 AVP（ADH）亦可直接作用于 JG 细胞，抑制肾素分泌，钾离子抑制肾素分泌，低血钾时醛固酮分泌增加，而高钙血症抑制肾素分泌。醛固酮增多时，血容量增加和血钠升高则抑制肾素的分泌。此外，前列腺素亦可促进肾素的分泌。

2. AN、AT-1 合成和分泌的调节　AN 合成的调节机制未完全阐明。一些资料显示，糖皮质激素、雌激素和 AT-2 可上调 AN 基因的表达，促进 AN 的合成。一般认为，AT-2 刺激肝 AN 合成为正反馈机制。AT-1 分泌的调节途径未明，AT-1 可刺激肾上腺髓质释放儿茶酚胺，但后者是否对 AT-1 的生成有反馈抑制作用尚无定论。

3. AT-2 的生理作用和调节途径　AT-2 是 RAA 轴中居中心地位的生物活性物质，其作用和调节途径较为复杂。

（1）缩血管作用：AT-2 的缩血管作用比去甲肾上腺素强 10~40 倍，AT-2 与血管壁的 AT-2 受体结合引发血管平滑肌收缩，AT-2 还可通过兴奋中枢交感神经间接引起血管收缩，同时 AT-2 促进肾近曲小管 Na^+ 的重吸收，抑制肾素分泌。

（2）对心肌的作用：AT-2 对心肌有正性肌力作用，此种作用可能与 Ca^{2+} 有关，AT-2 与受体结合后，细胞内［Ca^{2+}］升高，心肌细胞收缩增强，但 AT-2 可同时使心率减慢、心输出量下降。

（3）促进醛固酮分泌：AT-2 作用于肾上腺球状带细胞，使醛固酮的合成和分泌增多，AT-1 拮抗剂（如 CV-11974）抑制而 AT-2 或其激动剂（如 CGP-42112）兴奋醛固酮的分泌，说明肾上腺皮质存在的 AT-1 和 AT-2 受体亚型对醛固酮的合成和分泌有反向调节作用。

（4）促进肾小管钠的重吸收：AT-2 促进肾小管钠重吸收的途径是：①直接作用于肾小管上皮细胞，促进 Na^+ 的重吸收；②由于肾血管收缩，肾小球滤过率下降，通过球 - 管平衡机制增加 Na^+ 的重吸收；③醛固酮分泌增多促进 Na^+ 的重吸收。

（5）其他作用：AT-2 可兴奋中枢交感神经和 HPA 轴，同时使 AVP 和 ACTH 的分泌增多。交感神经兴奋使儿茶酚胺分泌增加，出现血压升高反应。

（三）组织 RAA 系统及其调节

近年来，用生物化学、免疫组织化学、分子生物学等技术证实，机体的绝大部分组织中均存在独立于循环 RAA 轴的局部 RAA 系统。目前研究得较多的是肾脏、肾上腺、心脏、血管壁、脑组织的 RAA 系统。这些组织存在 AT-2 生成的各种酶系、肾素、血管紧张素受体及其调节系统。组织 RAA 系统主要以旁分泌和自分泌方式调节局部的细胞（组织）功能。例如，AT-1 受体可定位于肾上腺皮质和髓质、肾小球和肾近曲小管、血管壁、心肌及脑组织。肾髓质的间质细胞上的 AT-1 受体密度高，而心脏的 AT-1 受体密度以迷走神经和传导系统为最高，中枢神经系统 AT-1 受体主要定位于血脑屏障，但其生理作用尚未阐明。

局部组织的 AT-2 合成受组织蛋白酶 G（cathepsin G）、糜蛋白酶抑素（chymostatin）敏感性 AT-2 合成酶和糜蛋白酶（chymase）的兴奋性调节。局部 AT-2 是组织重建（remodeling）的主要调节因子。局部组织生成的 AT-2 还可提高 FGF、TGF-β_1、PDGF 和 IGF 的受体密度。AT-2 对血管壁的长期刺激可导致平滑肌细胞增生与移行，活化巨噬细胞，促进血小板聚集和纤溶酶原活化抑制因子 -1 合成，导致内皮细胞功能紊乱。此外，AT-2 还可能抑制血管细胞的凋亡，促进氧化应激和血细胞黏附与移动，促进血栓形成。相反，ACE 抑制剂可抑制 AT-2 的上述过程而有抗动脉粥样硬化作用。

AT-2 促进去甲肾上腺素能神经冲动的传导，增强细胞对去甲肾上腺素的反应性，而且在迷走神经传入纤维末梢中也发现有 AT-2 受体。在中枢神经系统中，AT-2 受体兴奋可促进 AVP 和 ACTH 的分泌，刺激渴感中枢；而在肾脏，舒血管素（kallikrein）- 激肽（kinin）系统和前列腺素系统与 RAA 系统相互作用调节肾脏血流灌注和水盐代谢。

1. 肾上腺 RAA 系统 肾上腺球状带细胞含有Ⅰ型和Ⅱ型血管紧张素两种受体。AT-2 与Ⅰ型受体结合，促进醛固酮的合成。这一过程受血 K^+、Na^+、心房钠尿肽（ANP）、肾上腺髓质素（AM）和 AM 原 N 端肽（proadreno medullin N-terminal peptide）的调节。肾切除动物的肾上腺 RAA 轴功能亢进。肾上腺醛固酮的分泌受循环 RAA 和肾上腺局部 RAA 的双重调节。

盐皮质激素受体和糖皮质激素受体与醛固酮的结合亲和性相等，在醛固酮的靶细胞中（如结肠上皮细胞、肾集合管上皮细胞等），盐皮质激素受体由于Ⅱ型 11β- 羟皮质类固醇脱氢酶（11β-HSD2）的存在而不与糖皮质激素结合，但神经细胞缺乏 11β-HSD2，故盐皮质激素受体主要被糖皮质激素激活。

综上所述，肾上腺中的 AT-2 主要有如下作用：①促进醛固酮和儿茶酚胺的分泌，通过促进生长因子的作用，促进肾上腺细胞增生；②AT-2 通过两种受体亚型发挥作用，AT-2 受体为 G 蛋白偶联受体，Ⅰ型 AT-2 受体可表达 AT-2 的所有生物作用，低钠饮食和肾血管性高血压等促进Ⅰ型受体介导的 AT-2 作用；③肾上腺局部 RAA 系统具有调节激素分泌、血流动力学和组织重建作用；④有些肾上腺肿瘤与 AT-2 受体的作用异常有病因关系，AT-2 受体表达过多（目前未发现有 AT-2 受体的突变）可导致醛固酮瘤。

2. 心脏与血管的 RAA 系统 心脏和血管的 RAA 系统具有各种调节功能。Ⅰ型 AT-2 受体主要与 AT-2 和 AT-3 结合，调节血压和血流灌注。

3. RAA 与血管内皮素 AT-2 调节前内皮素原 -1（preproendothelin-1）基因的转录，内皮素合成增多可导致心肌细胞肥大。但内皮素可抑制肾素合成，促进醛固酮分泌（肾上腺皮质球状带细胞含有内皮素 -1 受体），通过 A 型受体促进细胞增殖，并有促进细胞转型作用，可能与肾上腺肿瘤的发生有一定关系。

二、肾上腺髓质功能的调节

（一）交感神经功能及其调节

不论从解剖上或是从功能上看，肾上腺髓质既是交感神经系统的组成部分，又是一个十分复杂的多功能内分泌腺体。当支配肾上腺髓质的交感神经兴奋时，释放的去甲肾上腺素和肾上腺素增多，出现血压升高、心率增快、中枢神经兴奋等一系列反应。在正常情况下，肾上腺髓质释放的肾上腺素与去甲肾上腺素之比为 4∶1，但后者的清除慢于前者，故肾上腺髓质兴奋时的主要反应是血压升高，同时伴肝糖输出增多、糖利用下降和糖耐量减退。

交感神经对肾上腺髓质的肾上腺素分泌细胞和去甲肾上腺素分泌细胞的分泌调节作用具有高度选择性和适应性。交感神经兴奋时，两种细胞的儿茶酚胺释放比例决定于兴奋的类型和程度，一些刺激只促进某种细胞的兴奋，这是因为交感神经与嗜铬细胞的神经调节环路不是单一的。在应激情况下，可根据需要，单独（或主要）兴奋全身神经反应（去甲肾上腺素）或代谢反应（肾上腺素）。

（二）肽类与胺类神经功能及其调节

肾上腺髓质还受肽类和胺类神经支配。肾上腺含有传出神经通路，调节与应激有关的 ACTH 分泌。髓质中由交感神经纤维和内脏神经纤维支配，其神经末梢释放的神经递质除儿茶酚胺外，还有血清素、AT-2、乙酰胆碱、脑啡肽、降钙素基因相关肽（CGRP）、促肾上皮质激素释放激素（CRH）、血管活性肠肽（VIP）、垂体腺苷酸环化酶激活肽（PACAP）、心房钠尿肽（ANP）、肾上腺髓质素（AM）、生长抑素、神经肽 Y、甘丙素等许多物质。这些旁分泌激素是髓质和皮质功能的重要调节因素，但目前尚未完全阐明其调节机制。肾上腺髓质分泌的胺类及肽类激素对肾上腺皮质细胞的激素合成和分泌有明显的调节作用，一般来说可分为兴奋性作用和抑制性作用两类。兴奋性因子包括血清素、AVP、速激肽（tachykinin）、VIP、

PACAP、CGRP 等；而抑制性因子包括多巴胺、生长抑制和甘丙素等。在低等动物中，髓质的去甲肾上腺素和肾上腺素促进皮质激素的分泌，但在哺乳动物中，可能具有兴奋和抑制两方面的作用。此外，髓质激素还与 AT-2 等共同以旁分泌方式调节皮质的血液供应。

嗜铬细胞有多种类型，而一种类型的细胞又可分泌多种激素，但目前不清楚这些细胞及其分泌颗粒的调节途径和机制。另外，支配嗜铬细胞、皮质细胞和血管的神经纤维和神经元又有各种类型，分别含有不同的胺类及肽类神经递质。

（三）生长因子对髓质细胞的作用

嗜铬细胞与中枢神经细胞不同，可在体外进行分离和纯化。嗜铬细胞可产生许多细胞因子和生长因子。在正常情况下，这些因子是细胞增殖和分化的主要调节因子。

（四）肾上腺皮质激素的作用

内皮素对周围交感神经有明显影响，一般认为这是内皮素作用于肾上腺髓质所致。肾上腺髓质中存在内皮素系统，AT-2 促进髓质释放儿茶酚胺，且不依赖于副交感神经末梢（节前）乙酰胆碱的作用。内皮素还增加髓质的血流量。

（五）肾上腺髓质素（AM）的作用

肾上腺髓质细胞（亦包括心、肺、肾、动脉等组织）可合成和分泌 AM 与 AM 原 N 端肽（PAMP），两者均有降压作用。

（李 剑）

参考文献

1. Heaney JL, Phillips AC, Carroll D. Ageing, physical function, and the diurnal rhythms of cortisol and de-hydroepiandrosterone. Psychoneuroendocrinology, 2012, 37(3): 341-349.

2. Mazzoccoli G, Vendemiale G, La VM, et al. Circadian variations of cortisol, melatonin and lymphocyte subpopulations in geriatric age. Int J Immunopathol Pharmacol, 2010, 23(1): 289-296.

3. Pace-Schott EF, Spencer RM. Age-related changes in the cognitive function of sleep. Prog Brain Res, 2011, 191: 75-89.

4. Wilkinson CW, Petrie EC, Murray SR, et al. Human glucocorticoid feedback inhibition is reduced in older individuals: evening study. J Clin Endocrinol Metab, 2001, 86(2): 545-550.

5. Swaab DF, Bao AM. (Re-) activation of neurons in aging and dementia: lessons from the hypothalamus. Exp Gerontol, 2011, 46(2-3): 178-184.

6. Heaney JL, Phillips AC, Carroll D. Aging, health behaviors, and the diurnal rhythm and awakening response of salivary cortisol. Exp Aging Res, 2012, 38(3): 295-314.

7. Evans P, Hucklebridge F, Loveday C, et al. The cortisol awakening response is related to executive function in older age. Int J Psychophysiol, 2012, 84(2): 201-204.

8. Almela M, van der Meij L, Hidalgo V, et al. The cortisol awakening response and memory performance in older men and women. Psychoneuroendocrinology, 2012, 37(12): 1929-1940.

9. Hatzinger M, Brand S, Herzig N, et al. In healthy young and elderly adults, hypothalamic-pituitary-adrenocortical axis reactivity (HPA AR) varies with increasing pharmacological challenge and with age, but not with gender. J Psychiatr Res, 2011, 45(10): 1373-1380.

10. Venkatesh B, Cohen J. The utility of the corticotropin test to diagnose adrenal insufficiency in critical illness: an update. Clin Endocrinol (Oxf), 2015, 83(3): 289-297.

11. Stafford M, Gardner M, Kumari M, et al. Social isolation and diurnal cortisol patterns in an ageing cohort. Psychoneuroendocrinology, 2013, 38(11): 2737-2745.

12. Constantinopoulos P, Michalaki M, Kottorou A, et al. Cortisol in tissue and systemic level as a contributing factor to the development of metabolic syndrome in severely obese patients. Eur J Endocrinol, 2015, 172(1): 69-78.

13. Schorr M, Lawson EA, Dichtel LE, et al. Cortisol Measures Across the Weight Spectrum. J Clin Endocrinol Metab, 2015, 100(9): 3313-3321.

14. Campino C, Martinez-Aguayo A, Baudrand R, et al. Age-related changes in 11β-hydroxysteroid dehydrogenase type 2 activity in normotensive subjects. Am J Hypertens, 2013, 26(4): 481-487.

15. Liburt NR, McKeever KH, Malinowski K, et al. Response of the hypothalamic-pituitary-adrenalaxis to stimulation tests before and after exercise training in old and young Standardbred mares. J Anim Sci, 2013, 91(11): 5208-5219.

16. Zhou Y, Zhang X. Klibanski A. Genetic and epigenetic mutations of tumor suppressive genes in sporadic pituitary adenoma. Mol Cell Endocrinol, 2014, 386(1-2): 16-33.

第二节　肾上腺皮质与髓质功能检查

下丘脑－垂体－肾上腺皮质（HPA）轴的功能检查是了解HPA轴功能，诊断有关疾病的重要方法。HPA轴的功能检查主要包括血、尿中皮质激素及其代谢产物的测定和HPA轴的动态试验，必要时还可借助影像学检查和病理学检查来协助诊断。

一、血清激素测定

血浆中的HPA轴激素包括促肾上腺皮质激素释放激素（CRH）、促肾上腺皮质激素（ACTH）、皮质醇等。因CRH含量低，所以临床上一般只测定ACTH和皮质醇水平。RAA轴系统主要测定血浆肾素活性、AT-2和醛固酮。用间接的代谢产物或代谢表现也可反映醛固酮的分泌量或分泌速率（如立卧位试验、高钠试验、低钠试验等）。

（一）血清ACTH测定

因使用的方法不同、各地的正常值范围有一定的差异。垂体的ACTH分泌受下丘脑CRH的影响，有明显的昼夜节律性。按规定，50国际单位（IU）=0.25mg的ACTH活性肽，一般正常人的血浆ACTH浓度高峰在6~10am，正常值12~60pg/ml。如ACTH水平明显升高，应作ACTH组分分析，确定是否有过多的无活性ACTH或ACTH前体物质（大分子ACTH）。

血ACTH升高主要见于原发性肾上腺皮质功能减退、ACTH依赖性肾上腺皮质功能亢进症（ACTH瘤，Cushing病）、异位ACTH分泌综合征等。垂体性亚临床型Cushing综合征者，血ACTH可轻度升高或正常，但有DXM抑制试验异常，而肾上腺性亚临床型者（如肾上腺“意外瘤”）ACTH可下降，血皮质醇升高或皮质醇正常昼夜节律消失。血浆ACTH降低主要见于垂体功能不全，非ACTH分泌性垂体瘤和长期应用糖皮质激素的患者。应激时，AVP（ADH）也参与了HPA轴的调节，经蝶垂体手术后，常发生AVP分泌过多，CRH兴奋反应可异常。许多生理性或病理性应激因素均影响血ACTH和皮质醇水平，许多药物也对血ACTH和皮质醇有明显影响，如测定结果与临床不符，应考虑作ACTH兴奋试验、DXM抑制试验或其他有关的动态试验。

（二）血皮质醇和皮质醇节律测定

1. 血清总皮质醇测定　正常人的血清总皮质醇以上午最高，午夜最低，男女无显著性差异。在应激情况下，血清皮质醇可比正常高2~4倍。Cushing综合征时不但血浆总皮质醇增高，而且正常昼夜节律紊乱，其夜间水平亦较高。此外，肾上腺皮质腺瘤时，24小时内总皮质醇浓度波动范围极小，此对肿瘤和增生的鉴别有一定价值。

2. 血清游离皮质醇测定　血清游离皮质醇不受皮质醇结合球蛋白（CBG）影响，反映了直接发挥生理作用的皮质醇的量，故有较大临床意义。一般于8am和4pm采血测定，必要时午夜加测一次。血皮质醇、尿游离皮质醇、CRH兴奋试验和胰岛素低血糖试验等对下丘脑－垂体疾病的诊断效率（阳性符合率）是：8am血皮质醇63.9%，4pm血皮质醇25.9%，24小时尿游离皮质醇23.5%，CRH兴奋试验60.5%。看来，测定8am血皮质醇仍然是最好和最简单的诊断方法。

血清游离皮质醇测定的意义同于总皮质醇，升高见于皮质醇增多症、CBG增多症、各种应激状态等。血清游离皮质醇一般与血总皮质醇相平行，但在血CBG下降或大手术后（尤其是心脏手术后），血游离皮质醇可显著升高（术后血CBG明显下降）。

3. 皮质醇昼夜节律测定　正常人24小时血浆皮质醇浓度有明显昼夜节律变化，夜间入睡1小时至午夜，皮质醇浓度最低，清晨4时左右开始升高，醒后1小时达高峰，后逐渐降低，而下午4时前后似有一小的分泌峰。另有少数人的节律特点不十分典型，但正常人入睡后的皮质醇水平均明显降低，而下午的血皮质醇浓度的平均值均低于上午的平均值。

如同时测定血ACTH和尿皮质醇，可见它们的浓度曲线亦有昼夜节律变化特点。HPA轴的昼夜节律性活动来源于下丘脑CRH细胞的活动，与下丘脑视上核的生物时间“起搏点”作用有关，后者又与褪黑素的“生物钟”活动有关。在Cushing

综合征的早期往往表现为ACTH及皮质醇昼夜节律的消失，故测定皮质醇的昼夜节律有早期诊断意义。

（三）血浆肾素活性和AT-2测定

1. 方法 检查前应停用对血浆肾素活性和血管紧张素水平有影响的药物（主要为β受体阻滞剂、降压药、利尿药和甘草制剂等）1~2周。试验前及试验中进普通饮食，钠的摄入量中等（3~4g/d），但必须于醒后卧位采血。

2. 正常范围 各地结果有一定差异。一般为0.2~1.9ng/（ml·h）；口服呋塞米后的立位正常值为1.5~6.9ng/（ml·h）。

3. 临床应用 肾素活性增高见于原发性高血压、肾性高血压、肾素瘤、肾功能不全，各种原因所致的继发性醛固酮增多症、嗜铬细胞瘤、Bartter综合征、甲亢、脑血管病、肝衰竭及心力衰竭等。口服避孕药、利尿剂、降压药等也常导致血浆肾素活性升高。

血浆肾素活性降低常见于原发性醛固酮增多症、先天性肾上腺皮质增生症（CAH）（11-和17-羟化酶缺乏）、异位ACTH综合征和低肾素性原发性高血压等。Liddle综合征及一些慢性肾脏病变（如肾石病、肾盂肾炎等），长期应用盐皮质激素、甲基多巴、可乐定、利血平等亦常伴血浆肾素活性下降。高钠摄入者的血浆肾素活性低于低钠摄入者。

（四）血浆醛固酮测定

血浆及24小时尿醛固酮的浓度测定主要用于高血压的诊断和鉴别诊断。方法可分为立位或卧位取血法两种，基础值常以8am卧位取血的测定值为标准。采血前一日留24小时尿测尿醛固酮。血、尿醛固酮增高多见于原发性或继发性醛固酮增多症及某些利尿药物者。血、尿醛固酮降低见于选择性醛固酮减少症、垂体前叶功能减退症、Addison病、Cushing综合征。有些药物（利血平、甲基多巴、普萘洛尔、可乐定、甘草等）也可致血、尿醛固酮降低。

常用正常值：卧位血醛固酮为（7.9±3.4）ng/ml（男性）及（9.2±4.0）ng/ml（女性）；立位血醛固酮为（19.4±6.4）ng/ml（男性）及（22.8±8.9）ng/ml（女性）；24小时尿醛固酮为（2.9±1.4）μg/24h（男性）及（2.5±1.3）μg/24h（女性）。

（五）血浆儿茶酚胺测定

1. 标本收集 因为血浆儿茶酚胺水平反映交感-肾上腺髓质系统的活性或功能状态，受试者在取标本时的精神状态直接影响儿茶酚胺的检测结果。忽视静脉切开技术或受试者当时的心理与精神状态，随便采集血标本，将使检测结果无法分析。检测儿茶酚胺的基础值时，应使受试者在松弛状态下取仰卧位。疼痛或焦虑都能激活交感-肾上腺髓质系统。因此，应从静脉留置导管取血。通常在静脉导管置入，患者平静仰卧30分钟后取血，用加有防止儿茶酚胺氧化的还原剂的冷试管收集血标本，并立即置入冰中，及时分离血浆（贮存标本置-70℃下保存）。许多药物（特别是影响自主神经系统的药物）能影响循环中儿茶酚胺的水平，α和β肾上腺素受体阻滞剂和可乐定更应避免。在采血前，所有药物都应停用。

2. 结果和临床意义

（1）蛋白结合和结合型（指与硫酸盐或葡萄糖醛酸结合）儿茶酚胺测定：生理状态下，血浆中50%~60%儿茶酚胺与白蛋白、球蛋白和脂蛋白松散结合。在α_1-酸性糖蛋白分子中，有高亲和力、异构特异性和可饱和的结合部位。儿茶酚胺与蛋白结合的意义还不清楚（因为水溶性的儿茶酚胺并不需要以与蛋白结合的形式在血中运输）。大多数儿茶酚胺测定所检测到的是包括游离形式和蛋白结合形式的儿茶酚胺，并不包括“结合型”（与硫酸盐或葡萄糖醛酸结合）儿茶酚胺。如在检测前，先使血浆中的结合物水解，则能检测到“结合型”儿茶酚胺。因为“结合型”并不能反映交感系统活性的急性变化，所以，在多数情况下，“结合型”儿茶酚胺测定的意义较小。除非特殊情况，所报告的血浆儿茶酚胺水平均表示是游离（非结合型）儿茶酚胺。

（2）去甲肾上腺素（NE）：基础NE值范围为0.6~2.0nmol/L（100~350pg/ml）。肾上腺突触释放的NE被交感神经末梢再摄取，或在效应组织局部被代谢，未被再摄取或代谢的部分弥散进入血液循环，构成NE的循环池。基础状态下，前臂静脉血的NE水平超出动脉水平的近30%。各部位NE在动、静脉血中的差异反映出在取血时该部位的代谢（消耗的NE）和NE释放（局部交感活性）状况。基础状况下，由肾上腺髓质进入循环池的NE量小，肾上腺髓质受到刺激时，大量NE和肾上腺素释放入血。

（3）肾上腺素：血浆肾上腺素由肾上腺髓

质产生。基础血浆肾上腺素为100~275pmol/L（20~50pg/ml），其代谢清除率与NE类似，不同的是在前臂静脉血中的水平比动脉血低。这种差异反映出其在组织中被大量代谢（主要是通过与硫酸盐结合的方式代谢）。其次也与前臂组织的肾上腺素进入血液循环有关。

（4）多巴胺：基础游离多巴胺为165~330pmol/L（25~50pg/ml），而结合型多巴胺水平较高，其硫酸盐衍生物构成血浆多巴胺总量的98%左右。多巴胺的前体多巴血浆浓度为7.6nmol/L（1.5ng/ml），多巴是循环中多巴胺的重要来源。

二、尿中激素及其代谢产物测定

（一）尿游离皮质醇

1. 原理 尿游离皮质醇水平能较好地反映HPA轴的功能。现一般用放射免疫法或高压液相色谱法测定，较以前的化学比色法有了明显进步，但仍不能避免皮质醇代谢产物的交叉干扰，而且费时，操作复杂，实验影响因素多。

2. 方法 不管用何种方法测定，均需考虑肾功能对尿皮质醇浓度的影响，如肾功能严重受损，肝酐清除率显著下降，尿游离皮质醇可低至不能测出（肾功能对血皮质醇的影响不明显）。

测定尿游离皮质醇的尿标本收集方法很多，一般主张收集24小时的全部尿液，但如收集标本有困难时，可用过夜尿标本测定（尤其适用于门诊患者），其方法简单，但必须同时测定尿肌酐，用皮质醇/尿肌酐比值表示，此法用于Cushing综合征的筛选，其敏感性和特异性均较高，可满足临床诊断的一般需要。

3. 临床意义 如无HPA轴的器质性疾病，一般24小时尿游离皮质醇浓度可作为应激指标。尿游离皮质醇增多见于感染、创伤、大型手术后、精神刺激、焦虑或失眠等，高血压和肥胖等许多情况亦使其升高。轻型Cushing综合征患者的血皮质醇、尿皮质醇、皮质醇分泌率等均可在正常范围内，而非特异性皮质醇增高者分泌增加，可能与灭活减少、组织对皮质醇存在抵抗等因素有关。

当肾上腺皮质功能不全患者在用天然皮质激素替代治疗时要特别注意替代过量，除主要根据临床表现判断用量外，尿游离皮质醇对替代治疗的用量判断有一定帮助，但最好的方法可能是观察血中皮质醇的浓度曲线变化。

24小时尿游离皮质醇测定简便，可作为Cushing综合征的初筛检查，如仍不能肯定皮质醇增多的病因，可用DXM抑制试验加CRH刺激试验来进一步明确诊断。如MRI上未能发现垂体肿瘤，又找不到异位ACTH分泌的病灶、应做岩下窦取血采样（与CRH刺激试验同时进行）测定ACTH。

（二）尿醛固酮测定

一般与血浆醛固酮测定同时进行，并分别采取卧、立位两种方法进行比较，见前述。

（三）尿儿茶酚胺测定

尿儿茶酚胺包括肾上腺素、去甲肾上腺素和少量多巴胺。尿、血清或组织中儿茶酚胺测定对诊断嗜铬细胞瘤、肾上腺髓质增生及成神经细胞瘤有重要意义。正常人24小时尿儿茶酚胺总量不超过180μg（去甲肾上腺素标准）或50μg（肾上腺素标准）。正常值因各实验室采用的方法不同而有差别，可测定儿茶酚胺总量或分别测定去甲肾上腺素或肾上腺素。正常人尿去甲肾上腺素为20~40μg/24h，肾上腺素为1.5~1.8μg/24h。

嗜铬细胞瘤患者于发作期，尿中儿茶酚胺的排出量常显著增高（常为正常值的10~100倍），但间歇期可正常或稍升高，故应多次反复测定才有诊断价值。高血压病、甲状腺功能亢进者正常或轻度升高。

（四）尿儿茶酚胺代谢产物的测定

儿茶酚胺几乎全部在体内代谢，仅有少量儿茶酚胺出现在尿中。尿内肾上腺素和去甲肾上腺素的代谢产物3-甲氧基-4羟基扁桃酸，亦称香草基苦杏仁酸（vanillylmandelic acid，VMA），其测定方法简便。对有阵发性或持续性高血压而无肾脏疾患的年轻患者，尤其是血压波动大，伴有肾上腺素分泌过多或交感神经过度兴奋症状者，可留尿测VMA。嗜铬细胞瘤伴持续性高血压患者或阵发性高血压的发作日，尿VMA排量高于正常（正常值2~6mg/24h），而在阵发性高血压非发作日的尿VMA正常或稍增高。

留尿前三日禁食有荧光的食品，如巧克力、咖啡、香蕉、柠檬汁等，禁用四环素、土霉素、金霉素、红霉素及水杨酸类、维生素C（抗坏血酸）、维生素B_2（核黄素）、氯丙嗪、奎尼丁、钾盐、铁盐、胰岛素等药物。α- 甲基多巴、利血平和胍乙啶等降压药均影响去甲肾上腺素的储存和释放，检查前需停药一周以上。留取标本期间应避免过度刺激及精神紧张。用棕色瓶留尿（或瓶外裹黑布），瓶内放5~10ml 浓盐酸防腐，标本置冷凉避光处或冰箱内保存。

血、尿中的儿茶酚胺测定方法很多，目前应用得最多的仍是化学方法。胺反应（SIFA）试剂法（N-hydroxysuccinimidyl fluorescein-O-acetate，用 HPLC 测定）的最低可测值为 3.2fmol 去甲肾上腺素、12fmol 肾上腺素和 56fmol 多巴胺，信号 / 干扰比为 3。SIFA 法不受氨基酸、非水溶性胺和乙醇等的干扰，回收率 95.3%~103.9%。

尿中的儿茶酚胺在 10~30℃条件下，游离胺和儿茶酚胺硫酸盐与间甲肾上腺素硫酸盐均被降解，将尿标本贮存于 -80℃下可保存 3 周而不影响测定结果。McNeil 等报道，尿儿茶酚胺升高与嗜铬细胞瘤的符合率为 89%，和尿皮质醇一样，许多其他情况也可导致尿儿茶酚胺升高，包括各种应激及其他原因所致的交感神经兴奋、多动症等。肾衰竭者的尿游离多巴胺水平下降，下降程度与肾功能损害程度呈正相关，而血浆结合型多巴胺明显升高，血透或行肾移植后下降；血、尿多巴胺测定可作为评价肾功能和血透（或肾移植）效果的观察指标之一。

三、下丘脑 - 垂体 - 肾上腺轴动态试验

（一）ACTH 兴奋试验（ACTH stimulation test，ACTH 刺激试验）

1. 原理 利用外源性 ACTH 对肾上腺皮质的兴奋作用，从尿和血中肾上腺皮质激素及其代谢产物的变化和外周血中嗜酸性细胞计数降低的程度来判定肾上腺皮质的最大反应能力（储备功能）。

2. 方法 本试验有多种方法（如肌内注射法，一次快速静脉注射法，静脉滴注法等），ACTH 的剂量、品种及试验时间的长短亦各异。目前应用较多的是 $ACTH_{1-24}$，其副作用较小，用量低。传统的方法是连续留 4 天 24 小时尿，测定尿 17- 羟皮质醇（17-OHCS）、17- 酮皮质类固醇（17-KS），也可观察皮质醇。第 1、2 天只留尿作为空白对照。第 3、4 天留 24 小时尿，并于晨 8 时取血做嗜酸性细胞计数。传统的标准方法是用 ACTH 25 单位（0.125mg）稀释于 5% 葡萄糖溶液 500ml 中（如为 Addison 病，可用 5% 葡萄糖盐水或生理盐水稀释），持续静脉点滴，于 8 小时内滴完。滴完后，再做嗜酸性细胞计数。

3. 结果分析和注意事项

（1）肾上腺皮质功能正常者在滴注 ACTH 后，每日尿中 17-OHCS 应较对照增加 8~16mg（增加 1~2 倍），尿 17-KS 增加 4~8mg，血皮质醇呈进行性增高，尿游离皮质醇增加 2~5 倍，而嗜酸性细胞减少 80%~90%。

（2）肾上腺皮质增生者往往呈过度反应，尿 17-OHCS、17-KS 均增加 2 倍以上，由于大剂量 ACTH 易造成肾上腺出血，目前已不常用。

（3）肾上腺皮质腺瘤者的尿 17-OHCS、17-KS 排出量正常或稍增加，因肾上腺皮质贮备能力差，滴注 ACTH 当日常增加不明显。

（4）肾上腺皮质癌者往往无反应，尿 17-OHCS 及 17-KS 无显著变化（自主性分泌）。

（5）肾上腺皮质功能减退者的尿 17-OHCS 基础值正常或稍偏低，滴注 ACTH 后，17-OHCS 不增多，嗜酸性细胞无明显下降，说明其肾上腺皮质分泌功能已达极限。必须注意，肾上腺皮质功能明显减退者做此试验有诱发急性肾上腺皮质危象可能。

（6）长期 ACTH 滴注试验最常用的改良法是持续 48 小时滴注法。每 12 小时滴注 ACTH 40 单位（于 500ml 液体中），共 48 小时。此法可鉴别肾上腺皮质功能减退的病因，可将原发性肾上腺皮质功能减退与正常者分开；也可将原发性与继发性肾上腺皮质功能减退分开。

（7）高度疑为继发性肾上腺皮质功能减退者，如用 72 小时连续滴注法则可较好地与原发者分开，因为继发性者在最初几天内的反应低下，而持续滴注 5 天后，血皮质醇可升至正常水平。每天滴注 ACTH 8 小时，连续 3 天，两者的重叠率约 20%；如滴注 4 天，两者的重叠率约 8%；若滴注 5 天，可基本消除重叠现象。

（8）小剂量 ACTH 试验在筛选肾上腺皮质功能不全方面的敏感性至少不低于大剂量 ACTH 法，但关于 ACTH 的用量仍存在较多争议。事实上，根据患者的具体病情，ACTH 的用量不可能要求一致。Huang 等采用逐次增量的方法来诊断肾上腺功能不全，用 ACTH（$synacthen_{1-24}$ 1μg）静注后，每小时分别静注 ACTH 5、50 和 100μg，认为这种方法既可发现轻型肾上腺功能

不全病例，在避免大量ACTH诱发的并发症同时，又达到了ACTH滴注试验的最大应激负荷目的。但在常规应用中，一般主张用小剂量ACTH（1μg）法代替以前的所谓标准ACTH（250μg）兴奋试验。长期以来，标准的ACTH刺激试验是用$ACTH_{1-24}$ 250μg在8小时内由静脉滴注。近年的经验表明，用1μg（或1.0μg/1.73m^2体表面积）即可达到肾上腺皮质的最大刺激。小剂量ACTH滴注法和胰岛素低血糖试验的结果相似。

（9）ACTH兴奋试验除用于判断肾上腺皮质功能不全外，还可用于评价糖皮质激素应用后的肾上腺皮质抑制程度。如使用泼尼松25mg/d以上，连续5天至30天，停药后多数于2周内逐渐恢复，个别患者的肾上腺皮质功能需要数个月时间才能恢复。对较长期用糖皮质激素治疗者，可用ACTH兴奋试验估计肾上腺皮质受抑制的程度。

（10）为提高本试验的可重复性和准确性，应在应用ACTH前和注射ACTH后20和30分钟分别采血测定血浆皮质醇（因为2/3者的ACTH高峰在20分钟，而少部分人的高峰在30分钟）。小剂量ACTH刺激可能主要适用于继发性肾上腺皮质功能不全者，怀疑有垂体损伤者不宜做此试验。

（11）在ACTH兴奋试验中，非高功能性肾上腺腺瘤患者的血清17-羟孕酮常升高，Toth等比较各种肾上腺疾病对ACTH（$ACTH_{1-24}$，Cortrosyn Depot）兴奋试验的反应。所有肾上腺肿瘤患者的基础血清17-羟孕酮均正常。ACTH兴奋后，有1/2患者血17-羟孕酮明显升高（1/3醛固酮瘤者亦升高，甚至少数肾上腺囊肿和嗜铬细胞瘤者亦升高）。凡17-羟孕酮升高者均伴有皮质醇升高。所以不论是高功能性还是非功能性肾上腺肿瘤本身对ACTH刺激都有一定的反应性。

（二）胰岛素低血糖试验

本试验主要用于垂体功能测定（如生长激素、催乳素），亦可了解ACTH的贮备功能。胰岛素引起低血糖性应激，诱发中枢交感神经兴奋，促使ACTH分泌。本试验成功的关键是要产生症状性低血糖症，否则易出现假阳性结果，如怀疑为垂体病变，应同时测定血糖、生长激素、催乳素和ACTH。

正常人ACTH对胰岛素低血糖反应灵敏，血ACTH较基础值明显升高，男女性的反应无明显差别。由于本试验有一定危险性，对于老年患者临床多不选择使用。

（三）DXM抑制试验

1. 原理 糖皮质激素对垂体释放ACTH有抑制作用，从而使肾上腺皮质激素分泌减少，血、尿中的皮质醇降低，尿17-OHCS和17-KS减少。DXM对ACTH分泌的抑制作用强，试验所需的DXM用量小，不影响常规类固醇的测定，对测定结果影响不大。

2. 方法及结果

（1）小剂量DXM抑制试验：先测定24小时尿17-OHCS，连续2天作对照。口服DXM 2mg/24h（每6小时0.5mg或每8小时0.75mg），连服2日，同时留尿测24小时尿17-OHCS。正常人在服用DXM后，尿17-OHCS明显降低，一般低于对照值的50%。单纯性肥胖者尿17-OHCS可偏高，小剂量DXM抑制后可同于正常人。Cushing综合征患者（无论增生或腺瘤）的尿17-OHCS不被抑制，仍高于对照值50%以上（4mg/24h尿）。

（2）大剂量DXM抑制试验：如果小剂量法结果阴性（17-OHCS无明显下降），提示存在皮质醇增多症，应进一步鉴别其病因为增生或肿瘤。试验方法同前，仅将每日DXM剂量加至8mg/24h（每6小时服2mg），如为0.75mg片剂，可依3、3、3、2（片）分次服用。如为肾上腺皮质增生，17-OHCS应下降到对照值的50%以下，如大剂量仍不能抑制，提示肾上腺有自主分泌的皮质腺瘤。另外，异位ACTH分泌综合征所致的Cushing综合征亦不被抑制。

（3）过夜DXM抑制试验（午夜一次法，overnight dexamethasone suppression test）：利用正常人皮质醇分泌自午夜以后上升的昼夜节律特点，在血皮质醇未开始升高前，先服用外源性糖皮质激素，达到最大抑制ACTH的目的。正常人的皮质醇自身分泌受抑制，而Cushing综合征患者的下丘脑-垂体对血中激素的反馈抑制阈值提高，DXM不能抑制垂体异常的ACTH分泌，因而皮质醇的分泌无明显下降。

收集夜12点（第一夜）起至次夜12点（第二夜）的尿测尿17-OHCS作对照。第二夜12点口服DXM 0.75mg。收集第二夜12点起至第三夜12点尿再测17-OHCS。亦可于第一日8am测血浆皮质醇。第一晚12点服DXM 0.75mg。第二天8am再测血浆皮质醇。判断结果时，一般以能否抑制到50%为标准，如抑制后血皮质醇（或尿17-OHCS）下降到对照值的50%以下，表示正常。如下降值不足50%，提示为皮质醇增多症。

必须注意，少数单纯性肥胖患者抑制值也可在对照值以上，而少数皮质醇增多症患者，在疾病的早期抑制值可在对照值50%以下。如服DXM 1mg，约30%的Cushing综合征患者也可受抑制，与正常人相似。如服小剂量（0.5mg），虽能完全抑制正常人血浆皮质醇，但不能抑制Cushing综合征患者的血浆皮质醇，所以应结合临床表现来综合判断。

垂体ACTH依赖性Cushing综合征（Cushing病），用大剂量DXM抑制试验和CRH兴奋试验的阳性符合率仅分别为48%和70%，而双侧岩下窦取血采样（inferior petrosal sinus sampling，IPSS）加大剂量DXM试验和CRH兴奋试验可明确疑难病例的诊断。

（4）施行DXM抑制-CRH兴奋联合试验时，先做DXM抑制试验，然后用CRH兴奋ACTH的分泌。据报道，本试验可完全鉴别ACTH依赖性Cushing综合征和假性Cushing状态（psendo-Cushings states，PCS）。如静注CRH后15分钟，血ACTH>38nmol/L可排除所有类型的PCS（包括神经性厌食）。本试验特别适宜于尿皮质醇排出量增多不明显的轻型Cushing综合征患者的病因鉴别。

（四）胰高血糖素试验（glucagon test）

肌内或皮下注射胰高血糖素可诱发ACTH和皮质醇分泌（静脉注射时无此作用，静脉注射亦不能促进生长激素分泌），这种作用不是通过CRH或AVP促进ACTH分泌所致。胰高血糖素对ACTH的兴奋作用至少与CRH或AVP相当，而CRH和AVP对胰高血糖素的ACTH兴奋作用有相加效果。胰高血糖素用量为0.017mg/kg。但服用硝苯地平（nifedipine）者可呈假阴性反应。

（五）DXM-ALD抑制试验

糖皮质激素可治疗性醛固酮增多症（glucocorticoid-remediable aldosteronism，GRA，即ACTH依赖性醛固酮增多症）的病因与CYP11B1和CYP11B2两个基因形成的嵌合基因（chimeric gene）有关，这种基因受ACTH的调节可合成醛固酮。GRA应与其他类型的原发性醛固酮增多症鉴别，鉴别方法有DXM-ALD抑制试验、血浆18-羟皮质醇测定和分子生物学方法鉴定嵌合基因等。如这些患者的DXM抑制试验阳性，应进一步做嵌合基因检查，GRA在原发性高血压中的发病率为0.66%（2/305）。老年人应用较少。

（六）血管紧张素转换酶抑制剂抑制试验

使用卡托普利（开博通）25mg口服（取立或卧位）后，每30分钟采血测定血浆肾素和醛固酮，共4小时，并同时观察血压变化。正常人于服药后第3~4小时，血浆醛固酮被抑制，于卧位时达到最大抑制，立位时血醛固酮亦被明显抑制。但2小时后醛固酮水平可升高，肾素活性无变化（40%）或升高（60%），不发生直立性低血压。因此，用本试验可了解受试者的血浆醛固酮是否具有可抑制性（最大抑制发生于口服药后的3~4小时）。

（七）立卧位试验

1. 原理 特发性醛固酮增多症（即增生型）患者血醛固酮的基础值常轻度升高，立位后血醛固酮进一步升高，其程度明显超过正常人。因为这些患者在立位后，血浆肾素活性升高，同时患者对AT-2的敏感性也增强。而醛固酮瘤患者的血浆醛固酮基础值已升高，立位后血醛固酮反而下降。因为醛固酮瘤本身过度分泌的醛固酮对肾素-血管紧张素系统有强烈抑制作用，或由于这些患者醛固酮的分泌率部分受ACTH调节（正常时上午的血ACTH较低）造成。因此对直立位无反应。此试验主要用于鉴别腺瘤和增生。

2. 方法 患者于清晨起床前（卧位）及起床后（保持直立体位4小时）分别采血测定血浆醛固酮。

3. 结果 正常人立位后血浆醛固酮水平上升，说明体位的作用超过ACTH的影响。特发性醛固酮增多症患者8~12am直立体位后，血浆醛固酮明显升高。醛固酮瘤患者血浆醛固酮于立位后下降。

（八）醛固酮/肾素比率测定

醛固酮/肾素比率测定为醛固酮不适当分泌的良好指标，主要用于在高血压人群中筛选原发性醛固酮增多症患者，并可预计患者对螺内酯治疗的反应性。

螺内酯对醛固酮/肾素比值升高的高血压患者有特效，如比值升高提示为原发性醛固酮增多症。凡发现比值升高者均应接受进一步的相关检查。

（九）螺内酯（安体舒通）试验

1. 原理 螺内酯（spirolactone）可阻滞醛固酮在肾远曲小管对电解质的作用，从而纠正水盐代谢、降低血压、减轻患者症状。但尿中醛固酮的排出量仍明显升高。

2. 方法 螺内酯60~80mg（微粒）每日4次，共5天。服药前钠、钾定量饮食7天。服药前2日取血测钾、钠、CO_2CP、pH，并留24小时尿测尿钾、钠。服药后第4~5天，做同样化验，与服药前比较。

3. 结果 醛固酮增多症患者服用大量螺内酯后，可使尿钾排出减少，尿钠排出增加，血钾上升至正常，钾呈轻度正平衡，钠呈负平衡，代谢紊乱得到初步纠正。同时血压有不同程度的下降。本试验可作为门诊醛固酮增多症患者的筛选，但不能鉴别出原发性还是继发性醛固酮增多症。此外，对螺内酯的反应是非特异性的，因该药还拮抗其他盐皮质激素（包括去氧皮质酮、皮质酮、氟氢皮质酮和皮质醇等），对失钾性肾病（肾炎或肾盂肾炎）患者，服螺内酯后不受影响，可作为与醛固酮增多症的鉴别依据之一。

（十）酚妥拉明试验

用于收缩血压高于200mmHg的患者。酚妥拉明（苄胺唑啉，regitine）为α-肾上腺素受体阻滞剂，可阻滞儿茶酚胺的α受体效应，对持续性高血压或阵发性高血压发作时的嗜铬细胞瘤患者有明显的降压作用。

四、肾上腺特殊检查

（一）肾上腺超声检查

1. 检查前注意点 检查前禁食8~10小时，肠气较多者，可用轻泻剂或口服活性炭减少肠气。怀疑为嗜铬细胞瘤者，应常规先行降压处理，以免诱发高血压危象。

2. 临床意义和注意事项 凡怀疑有肾上腺病变者均可做此项检查，可确定病变的大小、范围和基本性质，可发现“意外瘤”，了解肾上腺的血流情况。

（二）肾上腺CT和MRI检查

一些肾上腺病变在CT或MRI图上有特殊表现，故可为诊断提供特有的依据如肾上腺出血、钙化、囊肿、髓脂瘤（myelolipoma）等，CT在Addison病伴肾上腺肉芽肿性病变时较MRI优越。在腺瘤和非腺瘤的鉴别方面，增强对照有重要意义。尤其是延迟增强CT（delayed-enhanced CT）可明显提高鉴别的敏感性和特异性。肾上腺恶性肿瘤术后的随访和转移性癌的追踪观察也主要依赖于CT检查。由于PET具有显示体内生化过程的优点（生化显像技术），显然在肾上腺疾病的诊断和鉴别诊断中会越来越受到重视。稳定核素标记技术如^{123}I-MIBG（metaiodobenzylguanidine，可被浓集在肾上腺）可用来协助嗜铬细胞瘤或神经母细胞瘤的定位。

（李 剑）

参考文献

1. Ahmed AH, Cowley D, Wolley M, et al. Seated saline suppression testing for the diagnosis of primary aldosteronism: a preliminary study. J Clin Endocrinol Metab, 2014, 99(8): 2745-2753.

2. Rossi GP, Auchus RJ, Brown M, et al. An expert consensus statement on use of adrenal vein sampling for the subtyping of primary aldosteronism. Hypertension, 2014, 63(1): 151-160.

3. Jiang Y, Zhang C, Wang W, et al. Diagnostic value of ACTH stimulation test in determining the subtypes of primary aldosteronism. J Clin Endocrinol Metab, 2015, 100(5): 1837-1844.

4. El-Farhan N, Pickett A, Ducroq D, et al. Method-specific serum cortisol responses to the adrenocorticotrophin test: comparison of gas chromatography-mass spectrometry and five automated immunoassays. Clin Endocrinol (Oxf), 2013, 78(5): 673-680.

5. Rehan M, Raizman JE, Cavalier E, et al. Laboratory challenges in primary aldosteronism screening and diagnosis. Clin Biochem, 2015, 48(6): 377-387.

6. Abdelmannan D, Chaiban J, Selman WR, et al. Recurrences of ACTH-secreting adenomas after pituitary adenomectomy can be accurately predicted by perioperative measurements of plasma ACTH levels. J Clin Endocrinol Metab, 2013, 98: 1458-1465.

7. Raff H. Update on late-night salivary cortisol

for the diagnosis of Cushing's syndrome: methodological considerations. Endocrine, 2013, 44(2): 346-349.

8. Grouzmann E, Drouard-Troalen L, Baudin E, et al. Diagnostic accuracy of free and total metanephrines in plasma and fractionated metanephrines in urine of patients with pheochromocytoma. Eur J Endocrinol, 2010, 162(5): 951-960.

9. Unger N, Hinrichs J, Deutschbein T, et al. Plasma and urinary metanephrines determined by an enzyme immunoassay, but not serum chromogranin A for the diagnosis of pheochromocytoma in patients with adrenal mass. Exp Clin Endocrinol Diabetes, 2012, 120(8): 494-500.

10. Peitzsch M, Pelzel D, Glöckner S, et al. Simultaneous liquid chromatography tandem mass spectrometric determination of urinary free metanephrines and catecholamines, with comparisons of free and deconjugated metabolites. Clin Chim Acta, 2013, 418: 50-58.

11. Eisenhofer G, Lattke P, Herberg M, et al. Reference intervals for plasma free metanephrines with an age adjustment for normetanephrine for optimized laboratory testing of phaeochromocytoma. Ann Clin Biochem, 2013, 50(Pt 1): 62-69.

12. Eisenhofer G, Vocke CD, Elkahloun A, et al. Genetic screening for von Hippel-Lindau gene mutations in non-syndromic pheochromocytoma: low prevalence and false-positives or misdiagnosis indicate a need for caution. Horm Metab Res, 2012, 44(5): 343-348.

13. Nakama C, Kamide K, Kawai T, et al. The influence of aging on the diagnosis of primary aldosteronism. Hypertens Res, 2014, 37(12): 1062-1067.

14. Yin G, Zhang S, Yan L, et al. Effect of age on aldosterone/renin ratio (ARR) and comparison of screening accuracy of ARR plus elevated serum aldosterone concentration for primary aldosteronism screening in different age groups. Endocrine, 2012, 42(1): 182-189.

15. Starke RM, Reames DL, Chen CJ, et al. Endoscopic transsphenoidal surgery for cushing disease: techniques, outcomes, and predictors of remission. Neurosurgery, 2013, 72(2): 240-247.

16. Feelders RA, Hofland LJ. Medical treatment of Cushing's disease. J Clin Endocrinol Metab, 2013, 98(2): 425-438.

17. Wind JJ, Lonser RR, Nieman LK, et al. The lateralization accuracy of inferior petrosal sinus sampling in 501 patients with Cushing's disease. J Clin Endocrinol Metab, 2013, 98(6): 2285-2293.

18. Bertagna X, Pivonello R, Fleseriu M, et al. LCI699, a potent 11beta-hydroxylase inhibitor, normalizes urinary cortisol in patients with Cushing's disease: results from a multicenter, proof-of-concept study. J Clin Endocrinol Metab, 2014, 99(4): 1375-1383.

19. Estrada J, Boronat M, Mielgo M, et al. The long-term outcome of pituitary irradiation after unsuccessful transsphenoidal surgery in Cushing's disease. N Engl J Med, 1997, 336(3): 172-177.

第三节　库欣综合征

库欣综合征（Cushing syndrome）又称皮质醇增多症（hypercortisolism）。本征是由多种病因引起的以高皮质醇血症为特征的临床综合征，主要表现为满月脸、多血质外貌、向心性肥胖、痤疮、紫纹、高血压、继发性糖尿病和骨质疏松等。本征可发生于任何年龄，成人多于儿童，女性多于男性，多发于20~45岁，男女比例1∶3~1∶8。研究指出高皮质醇血症能加重动脉硬化的发生和发展，从而增加冠心病发生的风险，即便是对于那些临床表现并不明显的患者亦是如此。除此之外高皮质醇血症对大脑认知功能的影响及与阿尔茨海默病之间的关联也已得到广泛关注。因此，对高危人群的筛查以期早期明确诊断是重要也是必要的，尤其是对于那些有双侧肾上腺占位的患者。

一、病因与分类

Cushing综合征的病因可分为ACTH依赖性和ACTH非依赖性两类。ACTH依赖性Cushing综合征是指下丘脑-垂体病变（包括肿瘤）或垂体以外的某些肿瘤组织分泌过量ACTH和/或CRH，导致双侧肾上腺皮质增生并分泌过量的皮质醇；ACTH非依赖性Cushing综合征是指肾上腺皮质肿瘤（或增生）自主分泌过量皮质醇，血中ACTH水平降低或检测不出。

（一）ACTH依赖性Cushing综合征

1. 垂体性Cushing综合征　又名Cushing病，因垂体分泌过量ACTH引起，亦将下丘脑-垂体病变所致（ACTH依赖性）Cushing综合征笼统地称为Cushing病。

（1）垂体ACTH腺瘤：ACTH腺瘤周围的正常垂体组织中的ACTH细胞透明变性（Crooke细胞），腺瘤具有自主分泌ACTH的能力。垂体ACTH瘤和其他细胞类型的垂体瘤不同，微腺瘤的比例高达80%以上，而且以直径≤5mm的占多数，大腺瘤仅占10%~20%，垂体大腺瘤罕见；垂体ACTH瘤的局部浸润倾向明显，可向邻近的海绵窦、蝶窦及鞍上池浸润。

（2）垂体ACTH细胞癌：个别的垂体ACTH瘤为恶性腺癌，可向颅内其他部位及远处（如肝、肺等处）转移，恶性程度高，易侵犯周围组织，预后差。

（3）垂体ACTH细胞增生：在Cushing病中的比例报告不一（0%~14%）。增生可为弥散性、局灶性或形成多个结节，有时可在增生的基础上形成腺瘤。可能由于下丘脑本身或更高级神经中枢的病变或功能障碍致下丘脑CRH分泌过多，刺激垂体ACTH细胞增生，ACTH分泌增多。

（4）鞍内神经节细胞瘤：极少数下丘脑神经细胞异位至蝶鞍内形成神经节细胞瘤（gangliocytoma），肿瘤细胞分泌CRH从而引起Cushing病。

（5）异位垂体瘤：垂体组织可异位至鞍旁、鞍上池、海绵窦、蝶窦等部位。偶尔，异位垂体可形成肿瘤，过度分泌ACTH而引起类Cushing病或异源性ACTH综合征。当患者的激素水平（如皮质醇、ACTH等）改变不典型，而又未发现垂体以外部位肿瘤时，应考虑此种可能。

2. 异源性ACTH综合征 该综合征是指垂体以外的肿瘤分泌大量ACTH或ACTH类似物，刺激肾上腺皮质增生，使之分泌过量皮质醇、盐皮质激素及性激素所引起的一系列症状，约占全部Cushing综合征的15%。除腺垂体外，很多脏器及组织在正常情况下，能够合成和分泌少量ACTH。还有证据表明，许多肿瘤都可以合成少量ACTH或其他多肽激素及它们的前体分子。

异源性ACTH综合征约占Cushing综合征的10%~20%，实际的比例可能更高。引起异源性ACTH综合征的最常见原因为肺癌（尤其是小细胞型肺癌，约占50%），其次为胸腺瘤或胸腺类癌（10%）、胰岛肿瘤（10%）、支气管类癌（5%）、甲状腺髓样癌、嗜铬细胞瘤、神经节瘤（ganglioma）、神经母细胞瘤、胃肠道肿瘤、性腺肿瘤、前列腺癌及更少见的化学感受器瘤等。

异源分泌ACTH的肿瘤一般都具有自主性，不受CRH兴奋，也不被糖皮质激素抑制，故可用大剂量DXM抑制试验联合UFC测定来鉴别垂体抑或异源性ACTH增加。

3. 异源性CRH综合征 肿瘤异源分泌CRH刺激垂体ACTH细胞增生，ACTH分泌增加。有单纯分泌CRH者，也有CRH和ACTH同时分泌的现象。ACTH依赖性Cushing综合征患者肾上腺皮质长期受ACTH刺激，呈弥漫性增生。多数患者血ACTH介于11~44pmol/L（50~200pg/ml）之间。

（二）ACTH非依赖性Cushing综合征

是指肾上腺皮质肿瘤（腺瘤或腺癌）自主分泌过量的皮质醇，通常下丘脑的细胞CRH和垂体的ACTH细胞处于抑制状态，血ACTH水平降低或检测不到。

1. 肾上腺皮质腺瘤 由于腺瘤自主分泌皮质醇引起血皮质醇升高，反馈抑制下丘脑－垂体，故腺瘤以外同侧的肾上腺及对侧肾上腺皮质萎缩。腺瘤分泌皮质醇不受外源性糖皮质激素抑制，对外源性CRH、ACTH一般无反应，但有时可有反应甚至达到肾上腺皮质增生时的水平。

2. 肾上腺皮质癌 Cushing综合征的表现可不典型，但女性患者男性化明显，因癌分泌大量的（弱）雄激素如去氢异雄酮及雄烯二酮所致，低血钾性碱中毒常见。

肾上腺意外瘤无症状，少数有Cushing综合征的实验室发现（如血皮质醇增高或皮质醇节律消失等），但临床上无Cushing综合征表现。

3. 肾上腺皮质结节样增生 根据发病机制及病理变化特点可分为：①原发性色素性结节性肾上腺皮质病或增生不良症（primary pigmented nodularadrenocortical disease/dysplasia，PPNAD）；②肾上腺大结节性增生症（macronodular adrenal hyperplasia，MAH）中的ACTH非依赖性双侧性肾上腺大结节性增生（ACTH-independent bilateral macronodular adrenal hyperplasia，AIMAH），其中有一类为GIP依赖性Cushing综合征（GIP-dependentCushing syndrome），亦称为进食相关性Cushing综合征（food-dependent Cushing syndrome）。

另外，双侧肾上腺皮质增生也见于McCune-Albright综合征和1型多发性内分泌腺瘤病（multiple endocrine neoplasia1，MEN 1），但不一定都伴有Cushing综合征的临床表现。

大结节性肾上腺皮质增生其增生程度介于ACTH依赖与非依赖性Cushing综合征之间。有20%~40%的垂体性Cushing综合征患者双侧肾上腺呈小结节样或大结节样增生，长期ACTH刺激可致肾上腺结节形成，一些结节可能变为自主性分泌。值得注意的是，肾上腺组织增生一般用ACTH或GIP过度敏感来解释，但MAH的肾上腺组织对ACTH更敏感。近来还有作者认为GIP与肾上腺的结节形成有关，肾上腺对GIP的异常敏感表现为进食引起的血皮质醇升高。

在临床上，本征的特点是：①结节间的肾上腺组织增生明显；②可能代表了ACTH依赖和ACTH非依赖性间的过渡；③有些患者血ACTH低甚至测不到；④CRH兴奋试验呈过渡型的皮质醇反应；⑤一般HDDST抑制少于50%，但结果不一。血和24小时尿皮质醇水平增高，ACTH降低甚至不能测到；约75%的患者对大剂量（8mg）DXM无反应，而更大剂量（16~32mg）可能抑制皮质醇分泌。有的表现更为特别，ACTH测不到，对CRH刺激无反应，提示肾上腺的自主性分泌特点，但垂体－肾上腺对DXM有反应，又表明是垂体依赖性皮质醇增多症。

（三）其他特殊类型的Cushing综合征

1. 医源性Cushing综合征（类Cushing综合征） 使用外源性糖皮质激素产生Cushing综合征与使用时间和剂量有关。糖皮质激素治疗达到足以抑制炎症反应的剂量即可引起Cushing综合征的症状。以泼尼松为例，引起类Cushing综合征剂量常需30~40mg/24h，持续3~4个月。但甲减或肝病患者近乎正常人的半量即可产生类Cushing综合征（由于激素的代谢速度减低）。相当剂量的长效糖皮质激素（如DXM或倍他米松）更易引起类Cushing综合征。外源性ACTH所致Cushing综合征常有高血压、雄性化及向心性肥胖表现。类Cushing综合征根据不同制剂、剂量大小、持续时间长短，其临床表现有所差别。局部应用DXM亦可引起类Cushing综合征，如DXM-麻黄碱滴鼻、局部涂擦含DXM的制剂、局部吸入倍他米松、DXM灌肠或鞘内注射引起类Cushing综合征也有报道。

2. 周期性皮质醇增多症 皮质醇呈周期性分泌，每一病例大致有各自的固定分泌周期。但早期往往间歇时间较长，后期发作频繁，周期介于11天至85天不等。另一种类型为间歇性皮质醇增多症，无固定周期，缓解期临床症状消退，激素水平恢复正常，此时对小剂量DXM有正常抑制反应，但发作期不受DXM、美替拉酮、左旋多巴（L-多巴）等的影响，大剂量DXM抑制试验呈反常升高。发作期血、尿皮质醇较一般Cushing综合征高，往往同时伴有醛固酮增高。临床上一般要出现两个以上发作周期才可诊断。周期性变化是原发灶周期性分泌ACTH所致，病因可以是下丘脑病变、垂体微腺瘤、空泡蝶鞍、支气管小细胞型未分化癌或肾上腺癌、原发性色素沉着结节性肾上腺皮质病等。周期性Cushing综合征的发病机制尚不清楚。患者皮质醇分泌对DXM呈反常的兴奋反应。由此推测周期性皮质醇增多症发病机制可能是下丘脑－垂体－肾上腺轴调节紊乱所致，由于应激使皮质醇一过性增高（或外源性使用DXM），在病理情况下不是抑制而是兴奋下丘脑－垂体－肾上腺轴，使皮质醇持续升高，促使一次周期发作。

3. 异位肾上腺组织来源的肿瘤所致Cushing综合征 肾上腺皮质在胚胎发育时有一个迁徙的过程，少数肾上腺皮质细胞在此过程中会散落在各组织中，这些散落的肾上腺皮质细胞有可能发展为肿瘤。这些肿瘤的特性与肾上腺皮质肿瘤相同，但很难定位。

4. 应激性Cushing综合征 应激可以引起机体各种激素水平变化，皮质醇分泌增加。

二、病理生理与临床表现

Cushing综合征的临床表现主要是由于长期血皮质醇浓度升高所引起的蛋白质、脂肪、糖、电解质代谢严重紊乱，同时干扰了多种其他内分泌激素分泌，而且机体对感染抵抗力降低所引起。此外，ACTH分泌过多及其他肾上腺皮质激素的过量分泌也会引起相应的临床表现。

（一）主要与皮质醇增多有关的临床表现

1. 脂代谢紊乱与向心性肥胖 Cushing综合征患者多数为轻到中度肥胖，极少有重度肥胖。有的面部及躯干偏胖，但体重在正常范围。典型的向心性肥胖是指面部和躯干部脂肪沉积增多，由于面部和颈部脂肪堆积显得颈部变粗缩短，但四肢（包括臀部）正常或消瘦。满月脸（moon facies）、水牛背（buffalo hump）、悬垂腹（overhanging abdomen）和锁骨上窝脂肪垫是

Cushing 综合征的较特征性临床表现，另有少数患者呈均匀性肥胖，需与单纯性肥胖鉴别。

肥胖是由于机体的热量摄入超过热量消耗所致。目前，向心性肥胖的原因尚不清楚。机体的代谢率及热量消耗存在个体差异，主要与遗传有关；遗传因素影响腹腔内脂肪量大于影响皮下脂肪。近年来，与肥胖有关的基因研究主要集中在瘦素（leptin）基因、瘦素受体（leptin receptor）基因、β_3E 能受体（β_3-adrenergic receptor，β_3-AR）基因、过氧化物酶增殖体活化受体（PPAR）γ_2、黑素皮质素受体（MCR）基因、解偶联蛋白（UCP）基因等。腰臀比（WHR）与血浆性激素结合蛋白（SHBG）水平呈负相关，与游离睾酮水平呈正相关；雄激素导致脂肪腹部沉积引起中心型脂肪分布；糖皮质激素也导致脂肪向心性分布；胰岛素促进脂肪合成。而高蔗糖饮食、吸烟、饮酒等均与向心性肥胖形成有关；此外，发生胰岛素抵抗者出现糖、脂肪、蛋白质代谢异常也可以导致向心性肥胖。

Cushing 综合征患者血皮质醇浓度升高可增加食欲，导致患者摄食增多而使体重增加。皮质醇的生理作用是脂肪动员，在对皮质醇敏感的四肢，脂肪分解占优势，皮肤变薄，皮下脂肪减少，加上肌肉萎缩，使四肢显得相对瘦小。皮质醇水平升高可拮抗胰岛素作用，出现胰岛素抵抗，导致机体胰岛素分泌增加出现高胰岛素血症。胰岛素促进脂肪合成，结果在对胰岛素敏感的脸部和躯干，脂肪合成占优势，从而出现脂肪重新分布，最终发展成向心性肥胖。正常情况下，白色脂肪组织在体脂增加时合成和分泌瘦素增多，血瘦素水平升高而抑制下丘脑的摄食中枢。

Cushing 综合征患者脂肪代谢紊乱，对心血管系统产生不利影响，是冠心病发病的独立危险因子。

2. 蛋白质代谢障碍 Cushing 综合征患者蛋白质分解加速，合成减少，因此机体长期处于负氮平衡状态，导致肌肉萎缩无力，以近端肌受累更为明显，皮肤变薄，皮下毛细血管清晰可见，皮肤弹力纤维断裂，形成宽大紫纹，加之皮肤毛细血管脆性增加，容易出现皮下青紫瘀斑，伤口不易愈合。患者多合并有骨质疏松，可致腰背疼痛、脊椎畸形、身材变矮。

3. 糖代谢异常 约半数 Cushing 综合征患者有糖耐量减低，约 20% 伴糖尿病。高皮质醇血症使糖异生作用增强，并可对抗胰岛素降血糖的作用，易发展成临床糖尿病（类固醇性糖尿病）。此外，Cushing 综合征可引起胰腺病变（如胰腺脂肪变），影响胰腺内分泌功能而加重糖代谢紊乱。

4. 高血压、低血钾与碱中毒 皮质醇有潴钠排钾作用。Cushing 综合征时，高水平的血皮质醇是高血压、低血钾的主要原因，加上有时去氧皮质酮及皮质酮等弱盐皮质激素的分泌增多，使机体总钠量明显增加，血容量扩张，血压上升并有轻度水肿。尿钾排泄量增加，导致低血钾和高尿钾，同时伴有氢离子的排泄增多而致代谢性碱中毒。Cushing 综合征的高血压一般为轻到中度，低血钾性碱中毒程度也较轻。但异源性 ACTH 综合征及肾上腺皮质癌患者由于皮质醇分泌显著增多，同时弱盐皮质激素分泌也增加，因而低血钾性碱中毒的程度常较严重，在 Cushing 病与异源性 ACTH 综合征鉴别时可作参考。如高血压长期得不到良好控制，常有动脉硬化和肾小动脉硬化，则 Cushing 综合征治愈后血压也很难降至正常。长期高血压可以并发左心室肥厚、心力衰竭和脑血管意外等。

5. 骨质疏松 长期慢性过量的糖皮质激素具有降低骨胶原转换作用。因此，继发性骨质疏松是 Cushing 综合征常见的并发症。主要表现为腰背痛，易发生病理性骨折，骨折的好发部位是肋骨和胸腰椎，可以引起脊柱后凸畸形和身材变矮。骨骼的其他病变如非特异性炎症，常与长期药理剂量的糖皮质激素导致肱骨头或股骨头无菌性坏死等有关，其他类型的 Cushing 综合征很少出现这种情况。

6. 性腺功能紊乱 Cushing 综合征患者性腺功能均明显减退。由于高皮质醇血症不仅直接影响性腺，还对下丘脑 - 垂体的促性腺激素分泌有抑制作用。在男性患者，睾酮生成减少，故主要表现为性功能减退、阳痿、阴茎萎缩、睾丸变软缩小。

除肾上腺皮质腺瘤外，由肾上腺增生所引起的 Cushing 综合征均有不同程度的肾上腺去氢异雄酮及雄烯二酮分泌增加，这些激素本身雄性激素作用不强，但可在外周组织转化为睾酮，导致痤疮、多毛，甚至女性男性化表现，脱发、皮脂分泌增多。而这些弱雄激素可抑制下丘脑 - 垂体 - 性腺轴,也是引起性功能减退的另一原因。

7. 造血与血液系统改变 皮质醇刺激骨髓造血,红细胞计数和血红蛋白含量升高,加之患者皮肤变薄,故呈多血质外貌。大量皮质醇使白细胞总数及中性粒细胞增多,但促进淋巴细胞凋亡、淋巴细胞和嗜酸性粒细胞的再分布,这两种细胞在外周血中绝对值和白细胞分类中的百分率均减少。血液高凝状态可能与下列因素有关:①红细胞增多;②血管内皮细胞代谢增强;③血液中Ⅷ因子及血管性血友病因子(vWF)浓度升高,易形成血栓。

8. 感染 大量的皮质醇抑制机体的免疫功能,机体的中性粒细胞向血管外炎症区域的移行能力减弱,自然杀伤细胞数目减少,功能受抑制,患者容易合并各种感染如皮肤毛囊炎、牙周炎、结核活动播散、泌尿系感染、甲癣、体癣等;感染不易局限,可发展为丹毒、丘疹样皮肤改变和败血症等,机会性感染增加。免疫功能受抑制,一旦合并感染,机体对感染难以产生相应反应,如严重感染时体温不一定升高,白细胞计数可正常,故不能用体温和白细胞计数等作为衡量感染严重程度的指标。

9. 精神障碍 约有半数 Cushing 综合征患者伴有精神状态改变。轻者可表现为欣快感,失眠,注意力不集中,情绪不稳定,少数可以表现为抑郁与躁狂交替发生;另还有少数出现类似躁狂抑郁或精神分裂症样表现或认知障碍。

10. 高尿钙与肾石病 高皮质醇血症影响小肠对钙的吸收,且骨钙动员,大量钙离子进入血液后从尿中排出。血钙虽在正常低限或低于正常,但尿钙排量增加,易并发肾石病。

11. 高皮质醇血症掩盖合并的自身免疫性疾病 Kajita 等报道的无症状的自身免疫性甲状腺疾病在肾上腺切除治疗 Cushing 综合征后发展为 Graves 病。另有报道 Cushing 综合征致系统性红斑狼疮症状完全缓解,当肾上腺切除后系统性红斑狼疮恶化。

(二)其他表现

1. 雄激素增多的相关症状 痤疮、头面部皮肤油腻、头顶脱发但秃顶少见,女性多毛。多毛通常仅局限于面部,但少数也可表现为全身毛发增多。男女都有性欲减退;男性是由于皮质醇增多所致,女性则由于皮质醇和雄激素同时增加引起。

2. 眼部病变 患者常有结膜水肿,约 6% 的 Cushing 综合征患者有轻度突眼,可能由于眶后脂肪沉积引起。早期症状不明显,可仅表现为眼部病变,如浆液性中心脉络膜视网膜病,仅 24 小时尿游离皮质醇(UFC)升高;高皮质醇血症还可加速青光眼和白内障的发展。偶尔,异源性 ACTH 综合征患者可以视力损害或眼内压升高为首发表现。极少数患者可有嗅觉减退。

3. 皮肤色素沉着 异源性 ACTH 综合征,因肿瘤产生大量 ACTH、促阿片 - 黑素细胞皮质素原等,故皮肤色素明显加深,具有鉴别意义。

(三)与异源性 ACTH 分泌肿瘤有关的表现

胸腺瘤可有上腔静脉阻塞综合征,恶性胸腺瘤可伴眼内压升高。胃泌素瘤所致 Cushing 综合征可引起难治性溃疡、高胃酸分泌和高胃泌素血症等(Zollinger-Ellison 综合征);胸腺神经内分泌肿瘤致 Cushing 综合征可以表达多种细胞因子,其分泌的异源激素有降钙素、生长抑素、胃泌素、胰多肽、VIP、胰高血糖素、人绒毛膜促性腺激素 -β、α- 胎儿蛋白(AFP)、α- 亚基、特异性神经元烯醇化酶(NSE)、GHRH、CRH 和癌胚抗原(CEA)等,并可引起相应的临床表现。

三、诊断

Cushing 综合征的诊断原则与其他内分泌疾病相同,包括:①功能诊断,即确定是否为皮质醇增多症;②病因诊断,即明确属于 ACTH 依赖性还是 ACTH 非依赖性 Cushing 综合征;③定位诊断,即明确病变部位是在垂体、垂体以外其他组织起源肿瘤还是肾上腺本身。

(一)早期诊断线索

在临床上,遇有下述表现者,应想到 Cushing 综合征的可能:①外貌及体型的改变,如肥胖尤其是向心性肥胖;②高血压,尤其是伴有低血钾者;③糖耐量减低(IGT)或糖尿病;④不明原因的精神失常等表现;⑤多尿,尤其是伴尿钾排泄增多者;⑥血红蛋白升高,血细胞比容增加者;⑦高皮质醇血症者。

(二)高皮质醇血症的确定

1. 尿游离皮质醇(UFC)测定 24 小时 UFC 测定被广泛用于 Cushing 综合征的筛查。正常情况下,人体约有 10% 的皮质醇处于非结合状态,具有生物活性。正常游离皮质醇可通过肾小球滤过,大部分在肾小管被重吸收,而通过肾脏的排泄量较恒定。当血中过量的皮质醇使循环皮质醇结合蛋白处于饱和状态时，尿中游离皮质醇的排泄量即增加。

测定24小时UFC可反映机体的皮质醇分泌状态，其升高程度与Cushing综合征病情平行。正常上限波动范围为220~330nmol/24h（80~120μg/24h）。当排泄量超过304nmol/24h（110μg/24h）即可判断为升高。可通过测定尿肌酐排泄率来判断标本是否收集完全，从而排除假阴性结果。

此外，有些检测方法如RIA在测定24小时UFC时与外源性糖皮质激素具有交叉反应，会影响其测定结果。HPLC可将皮质醇与其他类固醇激素及其代谢产物分开，最近被用于皮质醇和可的松的测定，并用于内源性Cushing综合征和外源性糖皮质激素过多所致Cushing综合征的鉴别。外源性糖皮质激素所致Cushing综合征，机体皮质醇和可的松的生成受抑，用HPLC法检测不到尿UFC，而泼尼松和泼尼松龙则可以检测到，这样就可以克服RIA的交叉反应而影响结果判断。

2. 血、唾液皮质醇的测定及其昼夜节律变化采血测定 皮质醇浓度是确诊Cushing综合征的较简便方法。由于皮质醇呈脉冲式分泌，而且皮质醇水平极易受情绪、静脉穿刺是否顺利等因素影响，所以单次血皮质醇的测定对Cushing综合征诊断价值有限。Cushing综合征患者血皮质醇正常昼夜节律消失，表现为早晨血皮质醇水平正常或轻度升高，晚上入睡后1小时水平升高且与早晨水平相当（即异常或缺乏正常节律）。要注意避免下述容易引起假阳性结果的几种情况：①住院患者应在入院后48小时或以后再采血；②采血前不要通知患者，以防患者等待采血而未入睡；如午夜采血时患者未入睡，则此结果不具说服力；③必须在患者醒后5~10分钟中完成采血；④心衰、感染等应激状态也会引起皮质醇浓度升高。

皮质醇节律紊乱还可见于抑郁症，尤其是对DXM试验无反应者。危重患者的皮质醇节律可能完全消失，要注意鉴别。

（三）确定高血皮质醇血症对ACTH的依赖性

1. 小剂量DXM抑制试验（LDDST）

（1）标准小剂量DXM抑制试验：目前仍为确诊Cushing综合征的常用方法。服DXM导致下丘脑－垂体－肾上腺轴的抑制，故血、尿皮质醇水平下降，而Cushing综合征由于长期高皮质醇水平抑制下丘脑－垂体功能，故应用外源性DXM不出现反馈抑制。

正常人在应用DXM的第二天，尿UFC下降至27nmol/24h（10μg/24h）以下。

（2）午夜小剂量DXM抑制试验：在上述实验基础上发展了相对简单的午夜DXM抑制试验。由于实验操作简单，广泛用于门诊Cushing综合征患者的筛查。

如血皮质醇水平能被抑制到140nmol/L（5μg/dl）以下，则可排除Cushing综合征。实验敏感性高，但假阳性率可达12%~15%。若将判定标准升至200nmol/L（7μg/dl）时，假阳性率降至7.3%。当结果介于140~275nmol/L（5~10μg/dl），不能确诊时，应进一步做标准LDDST。8:00血皮质醇超过275nmol/L（10μg/dl）时，则Cushing综合征诊断可能成立，应进一步检查以明确病因。当应用肝脏酶系诱导剂如苯妥英钠（phenytoin）、苯巴比妥（phenobarbitone）、卡马西平（carbamazepine）诱导肝脏酶活性，加快DXM清除，可降低DXM的血药浓度而导致假阳性结果。

2. 胰岛素低血糖试验 任何病因引起的Cushing综合征患者，约80%对胰岛素诱发的低血糖不会有皮质醇升高的反应；同时，在本试验中，Cushing综合征患者生长激素升高的反应也是延迟的。单纯性肥胖患者也会出现类似延迟的生长激素升高反应。而抑郁症患者可有轻度的血皮质醇水平升高，但对低血糖应激会发生皮质醇升高反应，可作为两者鉴别试验。由于胰岛素低血糖试验存在一定的危险性，且对确诊Cushing综合征作用有限，一般不首选。

3. 周期性Cushing综合征 有些分泌ACTH肿瘤呈间断或周期性分泌特点，所引起的Cushing综合征患者血皮质醇也呈间歇性升高。如患者出现周期性焦虑与抑郁症，伴有影响血糖水平波动的因素或出现典型的Cushing综合征的症状和体征，血、唾液、尿皮质醇水平可能不高。此时，需要更仔细地询问病史，并长期门诊随诊，反复多次测定唾液皮质醇浓度或24小时UFC帮助确诊。

（四）Cushing综合征的病因诊断

一旦高皮质醇血症诊断成立，必须进一步检查以明确Cushing综合征的病因。

1. ACTH依赖性与非依赖性Cushing综合征的鉴别 首先确定血中ACTH水平能否检测

到。传统 RIA 可检测 ACTH 的低限为 2.2pmol/L（10pg/ml），通常就将此定为区分 ACTH 依赖性与 ACTH 非依赖性 Cushing 综合征的标准。当 ACTH 高于此值时，则诊断为 ACTH 依赖性 Cushing 综合征；如果 ACTH 持续检测不到，则 ACTH 非依赖性 Cushing 综合征诊断成立，应对肾上腺做进一步的影像学检查，如 B 超、CT、MRI 和核素扫描。

当用 ACTH 测定不能鉴别时，可进一步行 HDDST。

2. ACTH 依赖性 Cushing 综合征 ACTH 依赖性 Cushing 综合征可分为垂体依赖性 Cushing 综合征（Cushing 病）、异源性 ACTH 综合征和异源性 CRH 综合征三类。其鉴别诊断更复杂。

（1）基础检查：通常异源性 ACTH 综合征的血 ACTH 水平可能比 Cushing 病高，但用 RIA 或/和 IRMA 测定时，两者有很大重叠范围，其鉴别诊断价值非常有限。

几乎所有异源性 ACTH 综合征患者，血钾都低，可作为辅助的鉴别诊断指标。如同时测定肿瘤异源分泌的其他激素或多肽（见前述），可帮助确诊。

（2）大剂量 DXM 抑制试验（HDDST）：本实验原理是 Cushing 病患者的 ACTH 肿瘤细胞对糖皮质激素的负反馈抑制作用保留有一定的反应，而异源 ACTH 肿瘤细胞无此反应。

（3）血管加压素试验：肌内注射 10U 精氨酸加压素（AVP）后，Cushing 病患者 UFC 排泄量增加，但 Cushing 病患者静脉注射 10U 赖氨酸加压素（LVP），其血清皮质醇的变化程度小于静脉注射 CRH（100μg 时）的变化。

（4）去氨加压素（desmopressin，DDAVP）试验：加压素的长效作用类似物——DDAVP 与肾脏抗利尿激素受体（V_2R）作用有相对特异性，只有轻微的 V_1R 调节的缩血管活性作用，因此建议将其作为 ACTH 依赖性 Cushing 综合征病因鉴别诊断的辅助方法。给男性注射 DDAVP 后，在体内无促进 ACTH 释放活性。目前尚不能确定其是否具特异性 V_{1b} 受体活性。另有，静脉注射 5~10μg 去氨加压素使绝大部分 Cushing 病患者的血皮质醇水平较基值增加 4 倍以上（无反应者为分泌 ACTH 的嗜铬细胞瘤）。

静脉注射 10μg 去氨加压素后，血皮质醇升高达到或超过 20%，血 ACTH 升高达到或超过 35% 作为阳性。以此作为判断标准，诊断敏感性及特异性均不如 CRH 兴奋试验。由于其敏感性及特异性均不如 CRH 试验，一般不主张采用此试验来鉴别 ACTH 依赖性 Cushing 综合征。但由于有些 Cushing 病患者仅对其中某个肽类激素起反应，故在特定情况下，去氨加压素试验或许有助于 ACTH 依赖性 Cushing 综合征的鉴别。有报道 DDAVP 试验鉴别单纯性肥胖、隐性异源性 ACTH 综合征、肾上腺性 Cushing 综合征和 Cushing 病时，仅 Cushing 病患者呈阳性反应。

（5）有创检查：从大规模实验和荟萃分析中得出，上述试验方法均无法做到 100% 确定升高的 ACTH 是来源于垂体还是肿瘤异源性分泌。有时必须进行进一步检查。

岩下窦采样（inferior petrosal venous sinus sampling，IPSS）测 ACTH。正常情况下，垂体静脉回流至海绵窦然后再到岩下窦，而正常岩下窦仅接受垂体静脉血液回流。因此，Cushing 病患者中枢血 ACTH 浓度明显高于外周血浓度，而异源性 ACTH 综合征患者无此变化。但由于 ACTH 呈脉冲式分泌，在基础状态下测定这种差别可能并不明显，必须结合 CRH 试验，比较注射前后中枢与外周血 ACTH 浓度差别，则诊断 Cushing 病的准确性明显提高。一般情况下，垂体血液引流呈对称性，因此左右两侧 ACTH 浓度差还可提示肿瘤位于垂体哪一侧。

双侧股静脉插管至岩下窦（经 X 线造影确定），另外再置一外周静脉插管，三个部位同时采血标本。在注射 CRH 前采 2~3 次血测定 ACTH 作为基础值。然后静脉注射 CRH 1μg/kg 或 100μg，注药后 2、5、10、15 分钟同时采双侧岩下窦血标本（bilateral inferior petrosal venous sinus sampling，BIPSS）及外周血测 ACTH（峰值一般在注射后 3~5 分钟出现）。注射 CRH 后 IPSS/ACTH 外周血 ACTH ≥3，则提示 Cushing 病。如先用美替拉酮处理再行 CRH 刺激能更进一步增加 Cushing 病患者的中枢/外周血的 ACTH 浓度差，提示当单用 CRH 试验无法判断时可以考虑采用。

海绵窦采血测 ACTH：用海绵窦直接采血（cavernous sinus sampling）来取代 IPSS 可增加诊断准确性，避免应用 CRH。

（6）核素显像：由于很多神经内分泌肿瘤细胞表面都有生长抑素受体，故 ^{111}In 标记奥曲肽可用于受体阳性的异源分泌 ACTH 肿瘤的定位。在 451 例类癌患者中有 86% 检测到异源分泌 ACTH

的肿瘤。

3. ACTH 非依赖性 Cushing 综合征

（1）肾上腺肿瘤（腺瘤或癌）：患者一般逐渐出现皮质醇增多的临床表现。无功能肾上腺肿块不引起任何症状，常被无意中发现，大部分为良性肿瘤。

分泌皮质醇的肾上腺肿瘤除有 Cushing 综合征症状外，可伴或不伴高血压和男性化表现。但有的肾上腺腺瘤只表现为男性化；肾上腺皮质癌只引起高血压、男性化和 / 或女性化表现，而无内分泌症状。不分泌皮质醇的肿瘤患者其去氧皮质酮（DOC）、睾酮、雌二醇、雌酮或其他旁分泌激素水平升高，基础血 ACTH 和皮质醇浓度可正常。LDDST 时，其正常肾上腺皮质组织生成皮质醇可正常或受抑制。

（2）ACTH 非依赖性双侧肾上腺大结节性增生（AIMAH）：其特点是血尿类固醇类激素浓度升高，基础 ACTH 测不到；如果抑制，HDDST 时类固醇激素的产生受抑程度很小；垂体 CT、MRI 正常；肾上腺重量通常 24~500g 或更大，包含多个直径超过 5mm 的非色素性大结节；呈典型的良性肾上腺结节，结节内皮质无萎缩而是增生；双侧肾上腺全切可获治愈；发病机制不清，已发现 Gs 的 α 亚基突变，或应用 AVP 后血皮质醇上升（1 倍左右）。

（五）影像学检查

1. 垂体 在 ACTH 依赖性 Cushing 综合征患者中，垂体影像检查的目的在于确定垂体腺瘤的位置和大小。

首选 MRI，MRI 在发现垂体 ACTH 微腺瘤时敏感性较 CT 高，为 50%~60%。要注意鞍区局部薄层扫描以提高微腺瘤的发现率。在 MRI 上此种微腺瘤表现为低强度信号，不能被钆（gadolinium，Gad）增强。但 MRI 不可能在术前发现所有垂体微腺瘤并准确定位。选择性岩下窦采样测定 ACTH 有助于 Cushing 病及异位 ACTH 综合征的鉴别。

2. 肾上腺 肾上腺影像学检查在诊断工作中占有很重要的地位，可选 B 超、CT、MRI 及核素扫描检查。B 超对有肾上腺体积增大的 Cushing 综合征有定位诊断价值。一般肾上腺腺瘤直径 >1.5cm，而皮质癌体积更大，均在 B 超敏感检出范围。此方法操作简便、价廉、无损伤，且在各级医院普及，作为首选的肾上腺影像学检查方法。但 B 超敏感性较低，未发现结节不能排除肾上腺病变。

绝大部分肾上腺肿瘤可在薄层 CT 扫描或 MRI 中发现。由于 CT 或 MRI 较 ^{131}I 标记胆固醇扫描费时少，费用低，故一般先选 CT、MRI 检查。由于单侧分泌皮质醇的肾上腺肿瘤，导致 ACTH 分泌受抑制，使得同侧和对侧肾上腺皮质萎缩。只要影像学显示有肾上腺皮质萎缩，就要考虑存在非对称大结节性肾上腺增生的可能。

双侧肾上腺病变有时可以表现为肾上腺腺瘤样改变，CT、MRI 等检查对避免仅表现为肾上腺腺瘤改变的双侧肾上腺病变的诊断有一定价值。所有 ACTH 依赖性 Cushing 综合征患者可以表现为双侧或单侧肾上腺增生，可伴或不伴结节。

3. 骨骼系统 Cushing 综合征患者应常规进行骨骼 X 线检查及双能 X 线骨密度测定，早期发现类固醇性骨质疏松症。

4. 异源性分泌 ACTH 肿瘤 对疑为异源性 ACTH 综合征的患者，应努力寻找原发肿瘤的位置。异源性分泌 ACTH 肿瘤位于胸腔的比例较高，最常见的是小细胞肺癌和支气管类癌。故常规行胸部正侧位 X 线片、胸部 CT 等检查。高分辨 CT 在薄层扫描时可以发现胸部平片不易发现的小支气管类癌肿瘤。必要时应做 ^{111}In- 奥曲肽显像检查或探查胃肠道、腹部及盆腔，努力寻找异源性分泌 ACTH 肿瘤并尽早切除。

四、鉴别诊断

（一）假性 Cushing 状态

轻度 Cushing 综合征与假性 Cushing 状态很难鉴别。假性 Cushing 状态具有 Cushing 综合征的部分或全部临床特征，同时伴有高皮质醇血症，但去除引起 Cushing 样表现的原发病时，临床表现随之消失。常见于抑郁症患者和长期酗酒者。

1. 抑郁症 呈易激惹性格，表现为精神运动障碍和自主神经系统功能异常。典型表现为厌食、体重减轻，严重者可以出现极度消瘦并引起电解质紊乱。

2. 乙醇相关性 Cushing 综合征（alcohol-related Cushing syndrome） 本征少见，高皮质醇血症与乙醇是否有直接关系尚不清楚。患者可有满月脸、多血质外貌、向心性肥胖及皮肤变薄等 Cushing 综合征样特征性改变。患者常有肝功能受损、酒精性肝病的表现。

本征实验室检查的特点是：①血皮质醇浓度升高、24小时尿UFC排泄增多，且不被小剂量DXM抑制；②皮质醇分泌缺乏正常的昼夜节律；③戒酒后5天内午夜入睡时血皮质醇浓度降至正常水平或测不到能排除Cushing综合征。

（二）肥胖症

部分肥胖者可有类似Cushing综合征的一些表现，如高血压、糖耐量减低，可有痤疮、多毛，腹部可以出现条纹（大多数为白色，有时可为淡红色），而有些病程较短、病情较轻的Cushing综合征患者，临床表现不典型时不易区分。多数肥胖患者24小时尿17-OHCS、17-KGS排泄增加，但经肌酐排泄率纠正后多正常；且午夜血皮质醇不升高，血皮质醇仍保持正常的昼夜节律。

（三）2型糖尿病

2型糖尿病患者也常有高血压、肥胖、糖耐量减低及24小时尿UFC轻度升高等表现，但没有典型的Cushing综合征的表现，血皮质醇节律正常。

五、治疗与预后

Cushing综合征的治疗原则是去除病因，降低机体皮质醇水平，纠正各种物质代谢紊乱，避免长期用药或激素替代治疗，改善患者生活质量，防止复发，提高治愈率。引起Cushing综合征的病因很多，具体的治疗方法也有各种不同选择。

（一）Cushing病

1. 治疗原则 Cushing病基本治疗原则是手术或放射治疗去除垂体瘤，以降低ACTH的分泌从而减轻肾上腺增生，使皮质醇分泌减少而达到治疗目的；如上述方法无效，可以加用调节神经递质或抑制皮质醇合成的药物以减少皮质醇的合成；如仍不能控制，则可以施行双肾上腺切除术，术后终身糖皮质激素替代治疗。

2. 垂体瘤摘除术

（1）垂体微腺瘤：由于近年显微外科技术的不断发展及术中采用电视监视，加上术中B超定位和分段分区采血测定ACTH，使垂体微腺瘤的定位准确性较前明显提高。现多采用经蝶窦垂体微腺瘤切除术，既可治愈Cushing病，又可最大限度地保留垂体的分泌功能。此方法手术创伤小，手术及术后并发症少。多数患者术后可发生一过性垂体-肾上腺皮质功能减退，宜补充糖皮质激素治疗，直至功能恢复。

该手术常见的并发症有一过性尿崩症、脑脊液鼻漏、出血、感染、颅高压等，发生率不高；还有报道并发低钠血症或多尿者。

（2）垂体大腺瘤：由于垂体大腺瘤的生物学特性为浸润性生长，易向垂体外、鞍上扩展，体积大，宜选用开颅手术，尽量切除肿瘤组织，但往往难以完全清除，术后宜配合放射治疗或药物（化学）治疗。

（3）垂体腺癌和异位神经节细胞瘤：垂体腺癌和异位神经节细胞瘤引起Cushing病者极少见。条件允许时应尽可能开颅手术切除癌肿，防止肿瘤进一步扩大和转移。一般垂体腺癌恶性程度高，呈浸润性生长，有报道经癌切除联合垂体放疗及肾上腺切除术，仍迅速进展，治疗效果不好，预后差。

3. 垂体放射治疗 可作为Cushing病的一种辅助治疗方法，常用于无法定位的垂体微腺瘤、因各种原因不能施行垂体手术的大腺瘤或腺癌术后患者经改进放射治疗技术，减少照射野周围组织损伤，包括γ刀及射波刀的应用，近年有取代外科手术之势。但还缺乏远期效果、术后并发症及对机体内分泌影响的观察等，将有待进一步经验和资料的积累。

除了上述的外放射治疗，还可用内照射治疗垂体瘤，也就是将放射性物质（^{198}Au、^{90}Y等，其中^{90}Y放射单一的β射线，无γ射线，对垂体周围组织无损伤作用），植入蝶鞍进行放射治疗，但此方法须通过手术进行。

由于放射治疗的副作用有组织放射性水肿，故不宜作为大腺瘤、已有或可能有视交叉压迫患者的首选治疗方法。放射治疗的术后不良反应，有报道Cushing病多次垂体放疗后出现头痛、头晕及耳鸣等不适反应，考虑为放射性脑损伤所致；随着时间的延长，可出现部分性或全垂体功能低下，受累的首先是促性腺激素、生长激素功能不足，随后是促甲状腺激素、促皮质激素功能不足，而需终身激素替代治疗。长期随访，发生率高达20%~60%。尚无治疗后永久性尿崩症的报道。放疗后脑部恶性病变的报告有增加趋势，除了神经胶质瘤外，最近有星状细胞瘤、脑膜瘤及多发性动脉瘤的个案报告。

4. 肾上腺切除术 肾上腺切除术方法包括肾上腺次全切、全切除术和肾上腺切除后自体移植术等。当Cushing病经垂体手术、放疗等治疗无效时，最终可选择肾上腺全切。该治疗方案的缺点是有一部分患者（10%~40%）会发生 Nelson 综合征，即出现垂体分泌 ACTH 肿瘤或原有的微腺瘤快速增生成大腺瘤，血 ACTH 水平高，皮肤色素沉着加深。为了避免终身替代服药及发生 Nelson 综合征等不良结果，有人提出肾上腺次全切除术（一侧肾上腺全切除，另一侧肾上腺大部分切除）。其优点在于可较好控制病情，病情可以得到缓解，而又不需补充糖皮质激素。缺点是肾上腺切除多少的尺度难以掌握。其中一部分患者在一段时期（数月或数年）病情缓解后又复发，一部分发生肾上腺皮质功能不全，还有的发生垂体瘤。总之，肾上腺切除术可以帮助 Cushing 病的病情缓解，但并非首选。

5. 药物治疗 Cushing 病的药物治疗包括两大类。一类是作用于下丘脑 - 垂体的神经递质，如赛庚啶、溴隐亭、奥曲肽等；另一类是针对肾上腺皮质，通过阻断皮质醇生物合成的若干酶来减少皮质醇的合成，用于术前准备或联合治疗。

（1）影响神经递质和神经调质作用的药物：如多巴胺受体卡麦角林及生长抑素类似物帕西瑞肽。

（2）皮质醇合成抑制剂：老年 Cushing 病患者比估计的多。由于老年人身体功能状况难以耐受手术治疗，皮质醇合成抑制药如酮康唑等为控制高皮质醇血症的有效选择。

（3）糖皮质激素受体拮抗剂：米非司酮（mifepristone，RU486）有拮抗糖皮质激素的作用，研究还发现可抑制 21- 羟化酶活性。适用于无法手术患者，可以缓解 Cushing 综合征的一些症状（如精神分裂症、抑郁症），对垂体、肾上腺病变无作用或作用很小。

（4）预后：Pikkarainen 进行回顾性研究，经问卷调查从 Cushing 病治疗存活率、治疗前后患者主观感觉、工作能力等方面比较得出结论——Cushing 病治疗后的死亡率与正常人比较无明显差别，治疗后有些症状还会持续较长时间，工作能力不能完全恢复。

（二）ACTH 非依赖性 Cushing 综合征

1. 治疗原则 如因肾上腺肿瘤（腺瘤或癌）引起 Cushing 综合征，不论肿瘤为单个、双侧或多发性，必须手术切除；肾上腺意外瘤如伴临床前期 Cushing 综合征，则应加强随访。肿瘤无法切除时，可以选用皮质醇合成抑制剂；皮质醇合成抑制剂还可作为辅助治疗方法，详见 Cushing 病的药物治疗。

2. 治疗方法

（1）肾上腺腺瘤：摘除腺瘤，保留已萎缩的腺瘤外肾上腺组织。腹腔镜方法手术创伤小，术后恢复快。

（2）肾上腺皮质癌：应尽早手术切除。术后肾上腺皮质功能低下患者的激素替代治疗方案基本同腺瘤切除术后。术后 1 年至 1 年半功能尚不能恢复者，则可能需终身替代治疗。

（3）不依赖 ACTH 的双侧肾上腺增生：应选择双侧肾上腺全切除术治疗，以防止残余肾上腺组织再次增生导致 Cushing 综合征，术后糖皮质激素终身替代治疗。

（4）异源性 ACTH 综合征：明确 ACTH 起源，以治疗原发癌瘤为主，根据病情可选择手术、放疗、化疗或联合治疗。如能根治，则 Cushing 综合征症状可以缓解；如不能根治，则需用皮质醇合成抑制药减少皮质醇合成以减轻临床症状。

（5）其他类型的 Cushing 综合征：医源性 Cushing 综合征应去除皮质醇来源，改用其他免疫抑制剂治疗。应激所致者在应激状态解除后可自然消退。应适当合理联合上述各种方法治疗 Cushing 综合征。

3. 治疗注意事项

（1）围术期的处理：肾上腺肿瘤或增生所致 Cushing 综合征患者术前必须充分做好准备，防止术后急性肾上腺皮质功能不全的发生。如完善术前准备，要纠正水、电解质、酸碱平衡，低钾碱中毒者，应补充氯化钾 3~6g/d。有糖代谢紊乱或糖尿病者，应予胰岛素治疗，将血糖控制在正常水平。负氮平衡者给予丙酸睾酮或苯丙酸诺龙治疗。合并感染者合理使用抗生素控制感染。详细检查心、肾等脏器功能，并针对高血压、心律失常等给予适当处理。

（2）手术时给予氢化可的松 100~200mg，加入 5% 葡萄糖盐水 500~1000ml 中缓慢静脉滴注；至肿瘤或肾上腺切除后加快滴注速度；如发生血压下降、休克或皮质危象等情况时，应及时给予对症及急救治疗，并立即加大皮质醇用量，按应激处理，直至病情好转。

（3）术后治疗的常规。术后第 1 日：①氢化可的松静脉滴注量共 200~300mg，有休克者常需加量至 300~500mg 以上；②同时肌内注射醋酸可的松 50mg 每 6 小时一次或 DXM 1.5mg 每 6 小时一次。术后第2、3天：氢化可的松100~200mg/d静脉滴注或DXM 1.5mg肌内注射，每8小时1次，或醋酸可的松50mg肌内注射，每8小时1次。术后第4、5天：氢化可的松50~100mg/d静脉滴注或DXM 1.5mg肌内注射，每12小时1次，或醋酸可的松50mg，肌内注射，每12小时1次。术后第6、7日及以后：糖皮质激素改为口服维持量，泼尼松5mg每天3次，以后逐渐减至维持量。

4. 糖皮质激素替代 对于肾上腺皮质增生次全切除患者，以后糖皮质激素可缓慢减量，最后可停用。当减至维持量后，如尿17-OHCS或UFC仍明显升高，表示癌未彻底切除，宜加用化疗；否则，可继用维持量，并观察有无复发征象。在用激素治疗过程中，应观察血压、电解质、尿17-OHCS、17-KS及血皮质醇浓度等；术后为刺激萎缩的肾上腺加速恢复，可加用ACTH 20~60U/d肌内注射；7~10天后减量，每数日减10U；也有人持反对意见，认为此时给ACTH恰恰妨碍了残存的肾上腺功能恢复，因为不单是肿瘤外的肾上腺组织萎缩，垂体ACTH细胞也处于极度萎缩状态。

肾上腺皮质增生者，如存在ACTH分泌肿瘤，应先行肿瘤手术；或在肾上腺手术后做垂体放射治疗。肾上腺全切除术后，需皮质激素做永久性替代治疗。异源性ACTH综合征者尽可能切除原发癌肿。而下丘脑－垂体性Cushing综合征患者，做双侧肾上腺切除后，如发生皮肤色素加深、血ACTH明显升高，甚至出现垂体大腺瘤及其相应症候群者，则提示发生了Nelson综合征。因此，主张双侧肾上腺切除术后加用垂体放射治疗，并定期随访观察。

肾上腺腺癌术后患者，如需大手术治疗或合并重症感染时，应给予糖皮质激素补充治疗。而且肾上腺皮质癌术后应做化疗或给予皮质醇合成阻滞药物（如O，P′-DDD）等。

术后Addison病预防办法是合适的糖皮质激素替代治疗。如万一术后发生Nelson综合征，可用卡麦角林（cabergoline，长效D_2受体协同剂）治疗，如1mg，每周1次口服，共用6个月，如血清ACTH仍升高，则应改为2mg，每周1次，再使用6个月，并复查血ACTH、垂体MRI等。

（三）亚临床库欣综合征

将仅有实验室检查异常而无明显临床表现的类型称为亚临床库欣综合征。肾上腺意外瘤的患者，可以缺乏库欣综合征的典型临床表现，这些患者体内的糖皮质激素分泌量较典型的库欣综合征少。然而详细的问诊和仔细体检可以发现激素分泌过多的有关证据，如近年体重增加、皮肤萎缩、脸部不断增大、高血压、肥胖等。亚临床库欣综合征要比典型库欣综合征发病率高。在偶然发现有肾上腺肿块的患者中，5%~20%可诊断为亚临床库欣综合征。假设人群中肾上腺瘤的发病率为1%，而肾上腺瘤患者中亚临床库欣综合征的发病率为7.8%。

1. 诊断 找出自主性皮质醇分泌规律的最好办法是地塞米松抑制试验。该项试验极易查出亚临床库欣综合征患者血浆中的皮质醇浓度不能被大剂量地塞米松所抑制，那么可诊断为亚临床库欣综合征。

2. 治疗 按照一般的治疗原则，激素活跃的肾上腺占位通过手术去除可以防止病态进一步发展。但对于患有亚临床库欣综合征的患者是否应该进行肾上腺切除术还存有疑问，因为随访的亚临床库欣综合征中发展为典型库欣综合征的病例较少，并且还缺乏针对保守治疗（不做肾上腺切除术）的亚临床库欣综合征患者的长期随访研究。

对于患有亚临床库欣综合征的患者尤其是那些血浆ACTH水平较低和尿中游离皮质醇水平升高的患者应考虑手术，因为其发展成为典型库欣综合征的危险较大。具有正常血浆ACTH水平，并且尿游离皮质醇正常的患者若符合下列条件之一者也应考虑实行肾上腺切除术：①年龄小于50岁；②最近患有可能与库欣综合征有关的代谢疾病（如高血压、肥胖、糖尿病）；③具有骨质疏松的表现。对于血浆ACTH浓度正常、无症状的患者和年龄大于75岁者，建议不实施手术治疗。

3. 预后 围术期和手术后，患者需要糖皮质激素替代治疗。该治疗应持续到排除患肾上腺皮质醇缺乏症之后为止。临床实践证实，患亚临床库欣综合征的患者对糖皮质激素疗法的撤除不能早于典型库欣综合征者。

（李　剑）

参考文献

1. 宁光，周薇薇，陈家伦. 库欣综合征 // 陈家伦. 临床内分泌学. 上海：上海科学技术出版社，2011：533-542.

2. 陆召麟. 库欣综合征 // 史轶蘩. 协和内分泌和代谢

学 . 北京：科学出版社，1999：1123-1134.

3. Abdelmannan D，Chaiban J，Selman WR，et al. Recurrences of ACTH-secreting adenomas after pituitary adenomectomy can be accurately predicted by perioperative measurements of plasma ACTH levels. J Clin Endocrinol Metab，2013，98（4）：1458-1465.

4. Barbot M，Albiger N，Koutroumpi S，et al. Predicting late recurrence in surgically treated patients with Cushing's disease. Clin Endocrinol（Oxf），2013，79（3）：394-401.

5. Hameed N，Yedinak CG，Brzana J，et al. Remission rate after transsphenoidal surgery in patients with pathologically confirmed Cushing's disease，the role of cortisol，ACTH assessment and immediate reoperation：a large single center experience. Pituitary，2013，16（4）：452-458.

第四节　原发性醛固酮增多症

原发性醛固酮增多症，简称原醛症，是指肾上腺皮质分泌过量醛固酮，导致体内潴钠排钾，血容量增多，肾素 - 血管紧张素系统活性受抑。临床主要表现为高血压伴低血钾。因此，早期诊断、早期治疗就显得至关重要。

（一）患病率

国外报道在 1、2、3 级高血压患者中原醛症患病率分别为 1.99%、8.02% 和 13.2%；而在难治性高血压患者中，其患病率更高，为 17%~23%。国内相关研究报道较少，在亚洲普通高血压人群中其患病率约为 5%。2010 年由中华医学会内分泌病学分会牵头在全国 11 个省 19 个中心对 1656 例难治性高血压患者进行了原醛症的筛查，首次报道其患病率为 7.1%。由此可见，对高血压特别是难治性高血压人群进行原醛症的筛查对临床工作有着现实的指导意义。虽然醛固酮瘤在肾上腺肿瘤中所占的比例相对较低，且发病年龄多在 20~60 岁，仍需与老年人中常见的低钾血症相鉴别。

（二）病因分类

原醛症主要分为 5 型，即醛固酮瘤、特发性醛固酮增多症、原发性肾上腺皮质增生、家族性醛固酮增多症、分泌醛固酮的肾上腺皮质癌及异位醛固酮分泌瘤或癌。

（三）筛查对象

推荐对以下人群进行原醛症筛查：

1. 持续性血压 >160/100mmHg（1mmHg=0.133kPa）、难治性高血压（联合使用 3 种降压药物，其中包括利尿剂，血压 >140/90mmHg；联合使用 4 种及以上降压药物，血压 <140/90mmHg）。

2. 高血压合并自发性或利尿剂所致的低钾血症。

3. 高血压合并肾上腺意外瘤。

4. 早发性高血压家族史或早发（<40 岁）脑血管意外家族史的高血压患者。

5. 原醛症患者中存在高血压的一级亲属。

6. 高血压合并阻塞性呼吸睡眠暂停。

老年患者需重视顽固性或难治性高血压患者的筛查。

筛查方法：推荐将血浆醛固酮与肾素活性比值（ARR）作为原醛症首选筛查指标。对于原发性醛固酮增多症的诊断，血醛固酮 / 肾素活性比值（ARR）一直被认为是一个重要而有效的筛查指标。但是近来有报道指出，年龄对肾素 - 血管紧张素 - 醛固酮系统也有影响。健康人中 ARR 水平在 40~49 岁最高，随后下降；在原发性高血压中 ARR 水平在年龄 >60 岁的患者中最高；而对于原发性醛固酮增多症患者来说年龄的影响似乎不大。因此，建议对于 40 岁以上人群做 ARR 比值和血醛固酮水平相结合的考量将有助于提高筛查的准确性。

（四）原醛症确诊

ARR 作为原醛症筛查试验有一定假阳性，必须选择一种或几种确诊试验来避免原醛症被过度诊断。

目前主要有 4 种确诊试验，包括口服高钠饮食、氟氢可的松试验、生理盐水输注试验及卡托普利试验。这 4 项试验各有其优缺点，临床医师可根据患者实际情况进行选择。口服高钠饮食及氟氢可的松试验由于操作烦琐，准备时间较长，国内无药等原因，目前临床很少开展；生理盐水试验的敏感度和特异度分别达到 95.4% 及 93.9%。但由于血容量急剧增加，会诱发高血压危象及心力衰竭，对于那些血压难以控制、心功能不全及严重低钾血症的患者不应进行此项检查；卡托普利试验是一项操作简单、安全性较高的确诊试验，但此试验存在一定的假阴性,部分特醛症患者血醛固酮水平可被抑制。

原醛症分型诊断:

1. 推荐所有确诊原醛症患者必须行肾上腺CT扫描以排除肾上腺巨大肿瘤。

2. 推荐如患者愿意手术治疗且手术可行,肾上腺CT提示有单侧或双侧肾上腺形态异常(包括增生或腺瘤),需进一步行双侧AVS以明确有无优势分泌。

(五)原醛症治疗

1. 手术治疗 推荐确诊醛固酮瘤或单侧肾上腺增生患者行腹腔镜下单侧肾上腺切除术(ASS),如果患者存在手术禁忌或不愿手术,推荐使用醛固酮受体拮抗剂治疗。

(1)腹腔镜下单侧肾上腺切除:目前腹腔镜手术已广泛用于原醛症治疗,与传统开放手术相比,其具有手术时间短、创伤小、术后恢复时间快、手术并发症少等特点。

(2)术前准备:纠正高血压、低血钾。如患者低血钾严重,在服用螺内酯同时,可口服或静脉补钾。一般术前准备时间为2~4周,对于血压控制不理想者,可联合其他降压药物。

(3)术后随访:术后第1天即可停用螺内酯,同时减少其他降压药剂量。静脉补液无须加入氯化钾,除非患者血钾 <3.0mmol/L。术后前几周,由于对侧肾上腺抑制作用尚未解除,应提高钠盐摄入,如有明显低醛固酮血症表现,需暂时服用氟氢可的松行替代治疗。

2. 药物治疗 推荐特醛症首选药物治疗。建议螺内酯作为一线用药,依普利酮为二线药物。推荐糖皮质激素依赖性醛固酮增多症(GRA)选用小剂量糖皮质激素作为首选治疗方案。

(1)醛固酮受体拮抗剂

1)螺内酯:是一种醛固酮受体拮抗剂,起始治疗剂量为20mg/d,如病情需要,可逐渐增加至最大剂量100mg/d。

2)依普利酮:是一种选择性醛固酮受体拮抗剂,不拮抗雄激素和孕激素受体,不导致严重的内分泌紊乱。

(2)糖皮质激素:主要通过抑制垂体ACTH分泌以减少醛固酮作用,建议服用长效或中效糖皮质激素。

(3)其他降压药物:醛固酮主要通过上调肾小管远曲小管上皮钠通道活性从而促进钠钾交换。ACEI、ARB可能对部分血管紧张素Ⅱ敏感的特醛症有一定治疗效果,而CCB主要用于降低血压,对醛固酮分泌并无明显抑制作用。

(六)结语

1. 原发性醛固酮增多症要点 PAC(mg/dl)/PRA[mg/(ml·h)]>25,高度提示原醛症,而PAC/PRA ≥50,则可确诊原醛症。

注:PAC指血浆醛固酮浓度(plasma aldosterone concentration),PRA指血浆肾素活性(plasma rennin activity)。计算PAC/PRA比值时,最好采用立位2小时的测定值。避免高钠负荷对老年人的损害,是其优点。

2. 1969年Conn提出的诊断原醛症的3项标准

(1)高醛固酮:醛固酮分泌增多并且不被高钠负荷引起的血容量增加所抑制。

(2)低肾素:肾素分泌受抑制并且不因立位及低血钠刺激而分泌增加。

(3)正常皮质醇:尿24小时测定的17-羟皮质类固醇或皮质醇正常。

不论有无低血钾,凡符合以上三点,均可诊断,符合率达94%。

3. 定位诊断 薄层(2~3mm)增强CT扫描肾上腺诊断原醛症腺瘤,排除原醛症增生,是手术前的决定性检查。MRI不是首选。

4. 其他 原醛症,除腺瘤、增生应用CT扫描鉴别诊断外,糖皮质类固醇可抑制性醛固酮增多症(glucocorticoid-suppressive hyperaldosteronism,GSH)需要地塞米松抑制试验进行诊断。

(李 剑)

参考文献

1. Ahmed AH, Cowley D, Wolley M, et al. Seated saline suppression testing for the diagnosis of primary aldosteronism: a preliminary study. J Clin Endocrinol Metab, 2014, 99(8): 2745-2753.

2. Rossi GP, Auchus RJ, Brown M, et al. An expert consensus statement on use of adrenal vein sampling for the subtyping of primary aldosteronism. Hypertension, 2014, 63(1): 151-160.

3. Jiang Y, Zhang C, Wang W, et al. Diagnostic value of ACTH stimulation test in determining the subtypes of primary aldosteronism. J Clin Endocrinol Metab, 2015, 100(5): 1837-1844.

4. Allison MA, Jenny NS, McClelland RL, et al. The associations of adipokines with selected markers of the renin-angiotensinogen-aldosterone system: The multi-ethnic study of atherosclerosis. J Hum Hypertens, 2015, 29(2): 127-133.

5. Garg R, Rao AD, Baimas-George M, et al. Mineralocorticoid receptor blockade improves coronary microvascular function in individuals with type 2 diabetes. Diabetes, 2015, 64(1): 236-242.

6. Mulatero P, Monticone S, Bertello C, et al. Long-Term cardio-and cerebrovascular events in patients with primary aldosteronism. J Cli Endo Meta, 2013, 98(12): 4826-4833.

7. Catena C, Colussi GL, Marzano L, et al. Aldosterone and the heart: from basic research to clinical evidence. Hor Met Res, 2012, 44(3): 181-187.

8. Marzano L, Colussi G, Sechi LA, et al. Adrenalectomy is comparable with medical treatment for reduction of left ventricular mass in primary aldosteronism: meta-analysis of long term studies. Ame J Hypertension, 2015, 28(3): 312-318.

第五节 嗜铬细胞瘤

（一）流行病学和病因学

嗜铬细胞瘤/副神经节瘤（pheochromocytoma/paraganglioma，PHEO/PGL）占高血压患者的0.1%~0.6%，年发病率（3~4）/100万人，尸检发现率约为0.09%~0.25%，人群中约50%~75%的PHEO/PGL未被诊断。目前约25%的PHEO系影像学偶然发现，占肾上腺偶发瘤的4%~5%。男女发病率无明显差别，可以发生于任何年龄，多见于40~50岁。PGL占全部嗜铬细胞肿瘤的15%~24%。

PHEO/PGL病因尚不明，可能与遗传有关。近年研究表明约30%有家族遗传背景，并已明确致病基因：Von Hippel-Lindau病（VHL病）（VHL基因突变）、多发性内分泌腺瘤病1型（MEN 1）（MEN1基因突变）、多发性内分泌腺瘤病2型（MEN 2）（RET基因突变）、家族性PHEO-PGL综合征（SDHD、SDHB或SDHC基因突变）、神经纤维瘤病-1型（NF-1基因突变）。PHEO/PGL的发生率在MEN 2为70%~80%，VHL病约10%，NF-1约3%~5%。一般认为嗜铬细胞瘤患者多为30~40岁的中年，60岁以上老年人的发病率很低，但事实上尸检发现嗜铬细胞瘤在60岁以上老年人中的检出率比认知中高很多。已有多个病例报道指出了嗜铬细胞瘤在老年患者中临床表现的不典型性。由于缺乏典型的三联征和其他的一些临床表征，老年嗜铬细胞瘤的临床诊断难度明显增加。分析原因，推测和老年人群的伴发疾病与伴随用药及衰老本身导致的动脉硬化和心血管系统对儿茶酚胺的反应性降低有关，使得儿茶酚胺过度分泌和交感神经兴奋的表现被掩盖。因此，推广应用受外界因素影响小的检测指标，如血尿间羟肾上腺素类物质（MNs），将有助于我们发现更多无症状或者轻微症状的患者。

（二）病理和病理生理

PHEO/PGL主要源于肾上腺髓质，约9%~24%源于肾上腺外。PHEO多为单侧，但遗传性者常为双侧、多发，如MEN 2相关者约50%~80%为双侧。95%以上的PGL位于腹部和盆腔，最常见部位为腹主动脉旁、肾门附近、下腔静脉旁等；其次为盆腔，膀胱PGL占膀胱肿瘤0.5%，占PGL的10%；再次为头颈和胸腔纵隔。15%~24%可多发。

典型PHEO直径为3~5cm，但也可>10cm，平均重量40~100g（5~3500g）。2004年WHO的肾上腺肿瘤的组织分类将嗜铬细胞相关肿瘤分为肾上腺髓质肿瘤和肾上腺外副神经节瘤两大类：前者包括良、恶性PHEO和混合型PHEO/PGL；后者包括肾上腺外交感神经和副交感神经PGL等。恶性PGL发生率30%~40%，肾上腺恶性PHEO约10%。儿童多发和肾上腺外者占30%~43%，其中恶性者占26%~35%。转移部位多见于淋巴结、肝、肺、骨等器官。但病理组织学特征本身不能预测恶性或转移。

PHEO/PGL主要分泌儿茶酚胺如去甲肾上腺素和肾上腺素（前者为主），极少可分泌多巴胺。儿茶酚胺、交感神经系统及α-、β-受体下调和敏感性的降低等多种因素参与维持其血流动力学变化。PHEO/PGL还可分泌其他激素或多肽如ACTH、血管活性肠肽、神经肽Y、心房利钠素、生长激素释放因子、生长抑素、甲状旁腺素相关肽、白细胞介素-6等而引起不同的病理生理和临床表现。

（三）临床表现

高血压是最常见的临床症状，其发生率

80%~90%。50%~60% 为持续性,40%~50% 为发作性,10%~50% 可出现直立性低血压,5% 血压正常。可伴有典型的头痛、心悸、多汗“三联征”,其发生率为 50% 以上。伴有血糖增高的发生率约 40%。部分患者可能会以心肌病、高钙血症、血尿、糖尿病、库欣综合征、肠梗阻甚至视力下降等原因就诊;家族性 PHEO/PGL 可以相关综合征的临床症状和体征为主要表现,如 MEN 2(甲状腺髓样癌、甲状旁腺功能亢进症、多发黏膜神经瘤)、VHL 病(视网膜和中枢神经系统血管母细胞瘤、肾囊肿或肾细胞癌、胰腺囊肿或肿瘤、附睾囊腺瘤)、NF-1(皮肤多发神经纤维瘤、色斑、虹膜“利舍结节”)、家族性 PHEO-PGL 综合征(头颈部副交感神经副神经节瘤、嗜铬细胞瘤、交感神经副神经节瘤)等。约 15% 可及腹部肿块。少见情况以急症形式出现,如高血压危象、休克、急性心衰、肺水肿、心肌梗死、严重心律失常、急性肾功能不全、高热等。PHEO 在肾上腺偶发瘤的发生率约 5%。约有 8% 的患者无任何症状,多见于家族性发病者或瘤体巨大的囊性 PHEO。

(四)诊断

PHEO/PGL 的诊断主要是根据临床表现对可疑患者的筛查、定性诊断、影像解剖和功能定位诊断等,对于有遗传倾向者尚需基因筛查。

1. 可疑病例的筛查指征 ①伴有头痛、心悸、大汗等“三联征”的高血压;②顽固性高血压;③血压易变不稳定者;④麻醉、手术、血管造影检查、妊娠中血压升高或波动剧烈者,不能解释的低血压;⑤PHEO/PGL 家族遗传背景者;⑥肾上腺偶发瘤;⑦特发性扩张型心肌病。

2. 定性诊断 实验室测定血浆和尿的游离儿茶酚胺(肾上腺素、去甲肾上腺素、多巴胺)及其代谢产物如 VMA 是传统诊断 PHEO/PGL 的重要方法。肿瘤儿茶酚胺的释放入血呈“间歇性”,直接检测儿茶酚胺易出现假阴性。但儿茶酚胺在瘤细胞内的代谢呈持续性,其中间产物甲氧基肾上腺素类物质(metanephrines, MNs)以“渗漏”形式持续释放入血,血浆游离 MNs 和尿分馏的甲氧肾上腺素(urinary fractionated metanephrines)的诊断敏感性优于儿茶酚胺的测定。MNs 包括甲氧基肾上腺素(MN)和甲氧基去甲肾上腺素(NMN),进入循环的 MNs 为游离形式,主要来源于 PHEO/PGL 肿瘤细胞,经消化道、脾、胰的相关酶修饰为硫酸盐结合的 MNs,消化道等本身也可合成大量的硫酸盐结合的 NMN,故结合型 MNs 特异性略差。

定性诊断方法:①24 小时尿儿茶酚胺仍是目前定性诊断的主要生化检查手段。敏感性 84%,特异性 81%,假阴性率 14%。结果阴性而临床高度可疑者建议重复多次和 / 或高血压发作时留尿测定,阴性不排除诊断。②血浆游离 MNs 包括 MN 和 NMN。敏感性 97%~99%,特异性 82%~96%,适于高危人群的筛查和监测。阴性者几乎能有效排除 PHEO/PGL,假阴性率仅 1.4%,无症状的小肿瘤或仅分泌多巴胺者,可假阴性。国内仅有少数单位开展,建议推广。③24 小时尿分馏的 MNs 须经硫酸盐的解离步骤后检测,故不能区分游离型与结合型,为二者之和。但可区分 MN 和 NMN。特异性高达 98%,但敏感性略低,约 69%,适于低危人群的筛查。④24 小时尿总 MNs(MN+NMN)敏感性 77%,特异性 93%。⑤24 小时尿 VMA 敏感性仅 46%~67%,假阴性率 41%,但特异性高达 95%。⑥血浆儿茶酚胺检测结果受多种生理、病理因素及药物的影响。血浆游离 MNs 和尿分馏的 MNs 升高 ≥正常值上限 4 倍以上,诊断 PHEO/PGL 的可能几乎 100%。临床疑诊但生化检查结果处于临界或灰区者应标化取样条件,推荐联合检测以提高准确率。曾经有可乐定抑制试验及胰高血糖素激发试验等用以诊断和鉴别 PHEO/PGL,但由于心、脑血管意外风险等可能,国内已基本摒弃。

3. 定位诊断 包括解剖影像学和功能影像学。

(1)解剖影像学定位:主要是 CT 和 MRI,二者具有类似的诊断敏感性(90%~100%)和特异性(70%~80%),没有证据表明何者更优。CT 和 MRI 对 PHEO 的敏感性优于 PGL、转移、复发病灶,但排除 PHEO/PGL 的特异性仅约 50%。推荐 CT/MRI 的初始扫描范围为腹部 + 盆腔,目的在于检出肾上腺和 / 或肾上腺外多发病变,如为阴性,扫描胸部和头颈。

1)CT 平扫 + 增强:优点是价格适中、敏感性高、扫描时间短。可发现肾上腺 0.5cm 和肾上腺外 1.0cm 以上的 PHEO/PGL。肿瘤内密度不均和显著强化为其特点,能充分反映肿瘤形态特征及与周围组织的解剖关系。

2)MRI:优点是敏感性与 CT 相仿、无电离辐射、无造影剂过敏之虞。PHEO/PGL 血供丰富,

T_1WI低信号、T_2WI高信号，反向序列信号无衰减为其特点。推荐以下情况代替CT作为首选定位或补充检查：①需减少放射性暴露者；②对CT造影剂过敏者；③生化证实儿茶酚胺升高而CT扫描阴性者；④肿瘤与周围大血管关系密切，评价有无血管侵犯；⑤全身MRI弥散加权成像（DWI）有助于探测多发或转移病灶。

3）超声检查（可选择）：敏感性低，但因其简便、无创、价格低廉，可作为初筛检查，特别是可疑颈部PGL及婴幼儿、孕妇等。但不推荐用于定位。

（2）功能影像学定位（推荐有条件的地区选择）不作一线推荐。功能影像检查的价值和指征：①确诊定位并利于鉴别诊断；②检出多发或转移病灶（分泌肾上腺素的PHEO>5cm；分泌去甲肾上腺素的PHEO；功能性PGL）；③生化指标阳性和/或可疑，CT/MRI未能定位者；④术后复发者。

1）间碘苄胍（metaiodobenzylguanidine，MIBG）显像：MIBG为去甲肾上腺素类似物，能被嗜铬细胞儿茶酚胺囊泡摄取。^{131}I-MIBG和^{123}I-MIBG可同时对PHEO/PGL进行形态解剖和功能的定位，二者特异性均达95%~100%，灵敏度分别为77%~90%和83%~100%；但对PGL和恶性PHEO敏感性较低（71%和56%）。假阳性罕见于肾上腺皮质癌和某些感染性疾病如放线菌病；假阴性见于某些药物影响（如三环类抗抑郁精神病药、钙拮抗剂、可卡因等）和肿瘤坏死或去分化。MIBG显像前必须使用卢戈液，5滴/次，3次/d×3d，封闭甲状腺。

2）生长抑素受体（somatostatin receptor）显像：生长抑素受体为G蛋白偶联的跨膜蛋白，有5种亚型。PHEO/PGL主要表达2和4型（约73%）。奥曲肽为生长抑素类似物，与生长抑素受体的亲和性依次为2、5、3型。^{111}In-DTPA-奥曲肽显像敏感性不及MIBG，MIBG阳性的PHEO/PGL仅25%~34%奥曲肽阳性，但对恶性/转移性病灶的敏感性优于MIBG（87%和57%）。

3）PET显像：^{18}F-FDG-PET、^{11}C-对羟基麻黄碱-PET、^{11}C-肾上腺素-PET、^{18}F-DOPA-PET和^{18}F-DA-PET均有报道用于PHEO/PGL的定位诊断，但前三者特异性差，^{18}F-DA-PET优于MIBG，敏感性和特异性达100%。

4. 遗传性综合征的诊断和基因筛查

（1）大约1/3的PHEO/PGL有遗传因素参与。遗传性综合征和基因筛查的价值在于：①主动监测肿瘤复发或多发；②及早发现其他受累系统病变；③监测无症状的亲属，早期发现肿瘤；④致命性肿瘤的预防如RET突变患儿的甲状腺预防性切除。

（2）下列情况应考虑遗传疾病：①PHEO/PGL家族史者；②双侧、多发或肾上腺外PHEO；③患者及其亲属具有其他系统病变：脑、眼、甲状腺、甲状旁腺、肾、颈部、胰腺、附睾、皮肤等。

（3）筛查内容包括：①家族史的问询。②系统临床体征和辅助检查：皮肤病变（NF-1）；甲状腺病变和血降钙素升高（MEN 2）；影像学检查肾脏、胰腺、其他腹部肿瘤，术前常规眼底视网膜检查、脑脊髓MRI检查（VHL）。③基因筛查（可选择）：RET/VHL/SDHB/SDHD，若阳性，一级亲属遗传咨询。

（五）治疗

1. 术前药物准备 PHEO/PGL术前充分的准备是手术成功的关键，未常规予α-受体阻滞剂以前PHEO手术死亡率达24%~50%，充分的药物准备可使手术死亡率低于3%。术前药物准备的目标在于阻断过量儿茶酚胺的作用，维持正常血压、心率/心律，改善心脏和其他脏器的功能；纠正有效血容量不足；防止手术、麻醉诱发儿茶酚胺的大量释放所致的血压剧烈波动，减少急性心衰、肺水肿等严重并发症的发生。

（1）控制高血压

1）α-受体阻滞剂：最常用的是长效非选择性α-受体阻滞剂——酚苄明，初始剂量5~10mg，2次/d，据血压调整剂量，每2~3日递增10~20mg；发作性症状控制、血压正常或略低、直立性低血压或鼻塞出现等提示药物剂量恰当，一般每日30~60mg或1mg/kg已足，分3~4次口服，不超过2mg/（kg·d）。小儿初始剂量0.2mg/kg（<10mg），每日4次，以0.2mg/kg递增。也可选用α_1-受体阻滞剂如哌唑嗪（2~5mg，2~3次/d）、特拉唑嗪（2~5mg/d）、多沙唑嗪（2~16mg/d）等。压宁定（乌拉地尔）具有中枢和外周双重作用，每日30~90mg，分次口服。服药期间饮食中增加含盐液体的摄入，以减少直立性低血压的发生，并有助扩容。

2）钙离子通道阻滞剂：其能够阻断去甲肾上腺素介导的钙离子内流入血管平滑肌细胞内，达到控制血压和心律失常的目的，它还能防止儿茶酚胺相关的冠状动脉痉挛,有利于改善心功能。其疗效几乎与α- 受体阻滞剂相当,但不会引起直立性低血压。

推荐以下 3 种情况联合或替代α- 受体阻滞剂:①单用α- 受体阻滞剂血压控制不满意者,联合应用以提高疗效,并可减少前者剂量;②α- 受体阻滞剂严重副作用不能耐受者,替代之;③血压正常或仅间歇升高,替代α- 受体阻滞剂,以免后者引起低血压或直立性低血压。

(2)控制心律失常:对于儿茶酚胺或α- 受体阻滞剂介导的心动过速(>100~120 次 /min)或室上性心律失常等需加用β- 受体阻滞剂,使心率控制在 <90 次 /min。但β- 受体阻滞剂必须在α- 受体阻滞剂使用 2~3 日后,因单用前者可阻断肾上腺素兴奋 β_2 受体扩张血管的作用而可能诱发高血压危象、心肌梗死、肺水肿等致命的并发症。推荐心选择性的 β_1- 受体阻滞剂如阿替洛尔、美托洛尔等。

(3)高血压危象的处理:推荐硝普钠、酚妥拉明或尼卡地平静脉泵入。

(4)术前药物准备的时间和标准:推荐至少 10~14 天,发作频繁者需 4~6 周。以下几点提示术前药物充分:①血压稳定在 120/80mmHg 左右,心率 <80~90 次 /min;②无阵发性血压升高、心悸、多汗等现象;③体重呈增加趋势,血细胞比容 <45%;④轻度鼻塞,四肢末端发凉感消失或有温暖感,甲床红润等表明微循环灌注良好。

2. 手术治疗 手术切除是 PHEO/PGL 最有效的治疗方法。强调与麻醉科等多学科充分合作。推荐全麻,实时监测动脉血压和中心静脉压,必要时漂浮导管。积极扩容的同时注意防治心力衰竭。

(1)手术方式:根据病情、肿瘤的大小和部位及与周围血管的关系和术者的经验合理选择开放性手术或腹腔镜手术。

1)腹腔镜手术:与开放手术相比,腹腔镜嗜铬细胞瘤切除术具有术中儿茶酚胺释放少、血压波动幅度小、创伤小、术后恢复快、住院时间短等优点,是肾上腺 PHEO 推荐首选的手术方式。其选择主要决定于肿瘤的大小和术者的经验。但肿瘤大小并非绝对限制,多数学者推荐肿瘤直径 <6cm。经腹和经腹膜后途径没有显著差异,但后者术后恢复快。

2)开放手术:推荐用于肿瘤巨大、疑恶性、肾上腺外 PGL、多发需探查者。腹主动脉主干及肠系膜上动脉区有丰富的副神经节嗜铬体,为肿瘤的好发部位,是探查的主要区域;对来自胸腔、纵隔或膀胱的 PGL,应根据肿瘤位置,选择相应手术径路。肿瘤分离有困难者可行包膜内剜除。膀胱 PGL 有恶性倾向,推荐根据肿瘤部位和大小行膀胱部分或全膀胱切除术。对定性诊断不明确的肿物,手术探查需在α- 受体阻滞剂充分准备后进行。

(2)肾上腺保留与否:推荐尽可能保留肾上腺,特别是双侧、家族性或具有遗传背景者推荐保留正常肾上腺组织,基于如下原因——避免皮质激素终生替代、家族性 PHEO 恶性罕见(2%)、残留肾上腺复发率低(10%~17%)。

(3)术后处理:ICU 监护 24~48 小时,持续的心电图、动脉压、中心静脉压等监测,及时发现并处理可能的心血管和代谢相关并发症。术后高血压、低血压、低血糖较常见,应常规适量扩容和 5% 葡萄糖液补充,维持正平衡。

3. 恶性 PHEO/PGL 的治疗 多种病理学指标用于预测 PHEO/PGL 的恶性行为,但迄今最具预测价值的是定位于肾上腺外(36%)、肿瘤的大小(>5cm 者 76%,≤5cm 者 24%)和 SDHB 基因突变(66%~83%)。血、尿多巴胺和去甲肾上腺素水平显著升高亦提示恶性可能。

(1)手术治疗:手术切除原发或转移病灶仍是主要治疗手段。手术减瘤虽不能延长生存,但有助于控制血压等相关症状,并可能有利于术后放化疗或核素治疗。

(2)放射性核素治疗:用于无法手术或多发转移、MIBG 或奥曲肽显像阳性者。最常用的药物是 ^{131}I-MIBG,其治疗效应与每克肿瘤组织吸收剂量和肿瘤体积密切相关,肿瘤直径应小于 2cm 以保证 ^{131}I-MIBG 的良好摄取。大剂量 ^{131}I-MIBG 治疗能延长生存,缓解症状;短期内效果良好,症状有效率 75%,激素有效率 45%,肿瘤体积部分缓解率 30%,完全缓解率 5%。但长期疗效欠佳,2 年内几乎均有复发或转移。主要副作用是骨髓抑制。核素标记的奥曲肽可用于 MIBG 阴性者,但疗效尚难评价。

(3)放疗和化疗:外放射治疗推荐于无法手术切除的肿瘤和缓解骨转移所致疼痛,但可能加重高血压。化疗推荐 CVD 方案(环磷酰胺、长春新碱、氮烯唑胺),有效率约 50%,但多于 2 年内复发。联合 MIBG 可能提高疗效。抗血管生成靶向药物治疗可能有效。

（4）处理儿茶酚胺增多症：对于恶性或因故不能手术者推荐 α- 受体阻滞剂、β- 受体阻滞剂控制高血压。

（六）预后和随访

1. 预后 PHEO/PGL 的预后与年龄、良恶性、有无家族史及治疗早晚等有关。良性者 5 年生存率 >95%，但约 50% 患者仍持续高血压。复发率为 6.5%~17%，复发者恶性率约 50%，家族性、肾上腺外及右侧者更易复发。恶性 PHEO/PGL 不可治愈，5 年生存率约 50%，肝、肺转移较骨转移者预后差，其中约 50% 死于 1~3 年，但约 50% 可存活 20 年以上。

2. 随访

（1）随访原因：①肿瘤有无残留；②病理难于鉴别良恶性，主要依据其临床出现转移；③易复发、多发，特别是家族发病者。

（2）随访内容：包括临床症状（如高血压）、生化指标（如血浆游离 MNs、24 小时尿儿茶酚胺和分馏的 MNs）、CT 扫描等。

（3）随访方案：①推荐术后 10~14 天复查血尿生化指标，判断肿瘤是否残留、有无转移等；②散发病例单侧肾上腺切除者每年 1 次，至少连续 10 年；③高危群体（SDHB 突变、PGL、肿瘤体积巨大）和遗传性 PHEO/PGL 者每 6~12 个月复查 1 次临床和生化指标，终生随访。鉴于嗜铬细胞瘤本身对心血管事件的影响独立于血压因素。即便是其平均血压比同年龄段的原发性高血压患者低，其冠心病发生的风险仍要高于后者；另外，也考虑老年嗜铬细胞瘤临床表现的不典型性及相对较高的发生率，对于儿茶酚胺类激素的测定可建议多次重复进行，尤其是对于那些体积相对较大的占位，以期减少假阴性结果的发生而减少因误诊带来的致命危害。

随着 CT、MRI 等影像学技术的广泛应用，近年来肾上腺意外瘤的检出率明显增加。统计显示在 4.5% 的肾上腺 CT 检查中可发现肾上腺意外瘤，而在尸检中比例更高，约为 8.7%。年龄与肾上腺意外瘤发生之间的关系尚无定论。虽然有研究指出在肾上腺疾病中意外瘤的发生在不同年龄组中并没有显著差异，但也有研究提出其发生会随着年龄、肥胖、糖尿病及高血压的增加而增加。

总之，老年肾上腺疾病有其不典型性和特殊性，由于缺乏足够的重视和认识，在临床工作中常常会被忽视。老年人作为当今社会一个重要的群体，理应被给予更多的关注。对老年肾上腺疾病发病特点的深入了解，必能使更多患者从中受益，使其获得更加及时有效的治疗，避免延误病情。

（李 剑）

参考文献

1. Plouin PF, Fitzgerald P, Rich T, et al. Metastatic pheochromocytoma and paraganglioma: focus on therapeutics. Horm Metab Res, 2012, 44(5): 390-399.

2. Lenders JW, Duh QY, Eisenhofer G, et al. Pheochromocytoma and paraganglioma: an endocrine society clinical practice guideline. J Clin Endocrinol Metab, 2014, 99(6): 1915-1942.

3. Gabriel S, Blanchet EM, Sebag F, et al. Functional characterization of nonmetastatic paraganglioma and pheochromocytoma by ^{18}F-FDOPA PET: focus on missed lesions. Clin Endocrinol (Oxf), 2013, 79(2): 170-177.

4. Grubbs EG, Rich TA, Ng C, et al. Long-term outcomes of surgical treatment for hereditary pheochromocytoma. J Am Coll Surg, 2013, 216(2): 280-289.

第六节　肾上腺意外瘤

近年来，随着超声、CT、MRI 及 PET 等腹部影像学检查技术的不断发展和普及应用，无症状性肾上腺肿瘤的检出率显著提高，这些在因与肾上腺疾病无关主诉而进行的腹部影像学检查中偶然发现的肾上腺肿瘤，被称为肾上腺意外瘤（adrenal incidentalomas，AIs）。早期尸检研究及近年来流行病学研究表明肾上腺意外瘤在老年人群中的发病率高于普通人群，而且随着我国人口结构老龄化加快和健康意识加强，老年人肾上腺意外瘤的检出率亦逐年增高，加之肾上腺意外瘤可能会出现轻微的激素分泌、调节异常和/或代谢紊乱及较低恶变率导致的老年人心脑血管疾病与全因死亡风险增加，肾上腺意外瘤已成为老年内分泌学科的一种常见且不容忽视的临床问题，因此，每一名从事老年内分泌专业的临床医师都应掌握用于确定肾上腺意外瘤病变性质、进展、潜在风险及预后的包含血液生化及肾上腺影像学检查的多学科评价方法。

一、定义

美国国立卫生研究院将在诊断和治疗其他与肾上腺不相关的疾病时意外发现的临床隐性肾上腺肿瘤定义为肾上腺意外瘤。既往受影像学检查技术的限制，仅将直径≥1cm的肾上腺病变定义为肾上腺意外瘤，但随着MRI、CT等现代高分辨率成像技术的发展，其定义切点不再局限于1cm以上的病变。定义还强调，患者在影像学检查发现肾上腺意外瘤之前应无任何肾上腺疾病病史、症状或体征，应严格排除在病史采集和体格检查过程中被遗漏的症状性肾上腺依赖综合征。肾上腺外恶性肿瘤的患者在进行肿瘤分期及病情评估时进行腹部影像学检查发现的肾上腺肿瘤不应被认为是肾上腺意外瘤，因为恶性肿瘤常见肾上腺转移，尸检和影像检查分别可发现3%~40%和6%~20%的肾上腺转移。

二、流行病学

由于缺乏基于大规模人群的流行病学研究数据，而现有的大多数数据来自尸检或影像学研究，但由于大部分研究为回顾性研究，缺乏足够的临床资料，存在转诊偏倚和不同的纳入和排除标准，因此很难准确确定肾上腺意外瘤的真实患病率及发病率。在对总共71 206例尸检病例进行总结显示肾上腺意外瘤的平均患病率为2.3%（1%~8.7%）且无显著性别差异。影像学研究报道的肾上腺意外瘤的患病率根据选择成像方式的不同结果略有不同。在常规健康体检中经腹部超声发现的肾上腺意外瘤的患病率仅为0.1%，而使用CT检查的研究（共82 483次扫描）则显示肾上腺意外瘤的平均患病率是0.64%（0.35%~1.9%），高分辨率CT扫描检查在肾上腺意外瘤的筛查中具有明显优势。利用高分辨率CT的两项研究报告的发病率分别为4.4%和5%，与通过尸检确定的患病率相当。肾上腺意外瘤位于右侧肾上腺者占50%~60%，位于左侧者占30%~40%，位于双侧肾上腺者占10%~15%，而两肾上腺中分布在验尸报告和CT研究是相似的。

肾上腺意外瘤的患病率和检出率与年龄呈显著正相关，30岁以下仅为0.2%~1%，而50~79岁则上升至接近7%，峰值位于60~69岁年龄段。70岁以上老年人群患病率高达6.9%，老年人患病率及检出率较高的原因在于随年龄增长进行腹部影像检查的概率增加，同时肾上腺缺血性损伤和萎缩导致的肾上腺结节高发。肾上腺意外瘤在儿童和青春期少年人群的患病率非常低，仅占所有肿瘤的0.3%~0.4%。影像学研究显示肾上腺肿瘤在女性中的发病率高于男性（女/男为1.3/1~1.5/1），与尸检结果不一致，可能是相比于男性，女性接受腹部影像学检查的频率和次数更多。此外，肾上腺意外瘤在白种人、肥胖、糖尿病及高血压患者中患病率更高。

三、发病机制

肾上腺意外瘤的发病机制并不完全清楚。早期在尸检的研究表明肾上腺意外瘤在老年人中更为常见，导致认为肿瘤是老化的表现，可能是肾上腺导致的局灶性增生反应。肾上腺肿瘤的遗传学克隆性分析发现绝大多数肿瘤为单克隆起源，只有少数来自多克隆源性的局灶性结节性增生，推测存在肾上腺内或来自肾上腺外的促生长因素的刺激。研究发现代谢综合征患者经常并存肾上腺意外瘤，推测可能是胰岛素抵抗产生的高胰岛素血症具有刺激肾上腺皮质的增生和肿瘤的生长作用。也有研究者认为其因果关系正好相反，即肾上腺意外瘤产生的微量的皮质醇导致胰岛素抵抗产生高胰岛素血症。还有学者猜测肾上腺意外瘤的产生可能与糖皮质激素对HPA轴反馈的敏感性改变有关。长期或反复的高于正常水平的ACTH分泌失调，对肾上腺具有轻微但是长期促生长刺激，尤其是应激反应，有利于结节性肾上腺增生。此外，在对包含肾上腺肿瘤遗传综合征的研究发现部分功能肿瘤存在生殖细胞或体细胞的遗传改变。对参与这些家族性综合征形成的信号转导通路的研究发现了部分在肾上腺皮质癌、皮质醇/醛固酮分泌腺瘤和嗜铬细胞瘤研究中没有发现的基因突变，为肾上腺意外瘤形成机制的研究提供新的思路和视角。

四、病因

肾上腺意外瘤并不是单一的病理疾病，而是由起源于肾上腺皮质或髓质或肾上腺外来源的通过影像学检查发现的一系列良性或恶性疾病。绝大部分（70%~90%）肾上腺意外瘤是肾上腺良性腺瘤，其中一部分病变可能具有恶性倾向和/或自主分泌激素的能力，但由于其极微量的激素分泌水平或周期性的激素分泌模式而没有在临床检查时被发现。

既往曾有研究报道肾上腺意外瘤中腺瘤占41%，转移癌占19%，原发性肾上腺皮质癌占10%，髓脂肪瘤占9%，嗜铬细胞瘤占8%，其余为较少见的良性病变如肾上腺囊肿、神经节细胞瘤、血肿和感染性或浸润性病变（表9-6-1）。一些研究者认为由于不同研究的纳入标准和转诊偏倚等因素，特别是一些手术研究多以高度怀疑是恶性、功能性或较大的肿瘤等具有手术的适应证患者为研究对象，因此常高估恶性和分泌性肿瘤的发病率，无法反映肾上腺意外瘤在普通人群的真实构成情况。9项应用严格纳入和排除标准的研究表明在所有肾上腺意外瘤中肾上腺无功能型良性腺瘤占88.1%（86.4%~93%），亚临床库欣综合征占6%（4%~8.3%），嗜铬细胞瘤占3%（1.8%~4.3%），醛固酮瘤占1.2%，原发性肾上腺皮质癌占1.4%（0.8%~3%），转移癌占0.2%（0~1.4%）。在良性肾上腺肿瘤人群中的流行病学调查发现良性非功能性腺瘤的患病率在70%~94%。一项对3868例肾上腺意外瘤患者的调查研究显示无功能腺瘤占71.2%，另一项对1004例肾上腺意外瘤患者的

表9-6-1　肾上腺意外瘤的发病率和临床特点

肾上腺意外瘤性质	发病率	临床特点
1. 肾上腺皮质肿瘤	70%~94%	**SCS:** 通常无症状或超重、中心性肥胖、高血压、骨质疏松症、糖尿病或糖耐量异常、血脂异常
1.1　良性无功能性腺瘤	71%~81%	
1.2　亚临床库欣综合征（SCS）	9%（1%~29%）	
1.3　醛固酮腺瘤（A PA）	1.6%~3.3%	**APA:** 无症状或高血压，低血钾（夜尿、多尿、肌肉痉挛、心悸），高钠血症
1.4　结节性增生	7%~17%	
1.5　肾上腺皮质癌（ACC）	4%（1.2%~11%） 根据肿块大小：仅2%<4cm，6%在4.1~6cm，25%>6cm	**ACC:** 无症状或由肿瘤本身引起的症状（腹痛），由皮质醇、醛固酮、性腺激素分泌过多引起的症状（雄激素：多毛症，痤疮，月经稀疏或闭经，油性皮肤；雌激素：男性乳腺发育症）
2. 肾上腺髓质肿瘤		**嗜铬细胞瘤:** 无症状或头痛、心悸、出汗、高血压（阵发性或持续）、直立性低血压、面色苍白、视网膜病变、震颤、发热
2.1　嗜铬细胞瘤（PHEO）	1.5%~11%	
2.2　神经节细胞瘤	0~6%	
2.3　节细胞神经母细胞瘤、神经母细胞瘤、癌	<1%	
3. 其他肾上腺肿瘤		无症状或肿瘤占位效应（腹痛）或10%可出现肾上腺皮质功能不全（艾迪生病、库欣综合征、高雄激素血症，高血压）
3.1　髓样脂肪瘤	7%~15%	
3.2　脂肪瘤	0~11%	
3.3　淋巴瘤、血管瘤、血管平滑肌脂肪瘤	<1%	
4. 囊肿和假性囊肿	4%~22%	无症状或肿瘤占位效应（腹痛）
5. 血肿和出血	0~4%	无症状或肿瘤占位效应（腹痛）
6. 感染、肉芽肿	<1%	无症状或感染的一般症状
7. 转移癌（肺、肝、肾、乳腺癌、黑色素瘤）	2.5%（0~21%）	原发肿瘤特异性表现
8. 非肾上腺肿瘤（胃、胰腺、肾脏、肝脏、淋巴结、血管病变、人工植入物）	0~10%	无症状

调查研究发现85%的肿瘤均为非激素高分泌型肿瘤，其中亚临床库欣综合征、嗜铬细胞瘤和醛固酮瘤分别占9.2%、4.2%和1.6%，其中380例患者接受肾上腺肿瘤切除术，术后病理显示52%为皮质腺瘤，12%为皮质腺癌，11%为嗜铬细胞瘤。高达70%的肾上腺外恶性肿瘤患者（肺癌、乳腺癌、肾癌和黑色素瘤）发生肾上腺转移，而既往无恶性肿瘤病史的受检者发现肾上腺转移癌的概率仅为0.4%。双侧肾上腺意外瘤需要结合临床考虑肿瘤肾上腺转移或肾上腺浸润性疾病、出血疾病、先天性肾上腺皮质增生症（CAH）、双侧肾上腺嗜铬细胞瘤、双侧皮质腺瘤和原发性双侧肾上腺大结节样增生（PBMAH）等诊断。未确诊轻度先天性肾上腺皮质增生症亦可表现为肾上腺意外瘤，文献报道82%纯合子和杂合子的先天性肾上腺皮质增生症基因携带者表现为肾上腺肿瘤。不同性质的肾上腺肿瘤同时发生的情况少见，可能为一侧肾上腺激素高分泌肿瘤和对侧无功能腺瘤，也可能为不同肿瘤发生在同一侧肾上腺。

五、临床表现

1. 亚临床库欣综合征（subclinical Cushing's syndrome，SCS） 亦称为亚临床皮质醇增多症，通常以肾上腺意外瘤为首发表现，其特征是缺乏皮质醇增多症的典型临床表现，但是存在下丘脑－垂体－肾上腺轴（HPA）激素分泌水平的细微改变。亚临床皮质醇增多症在激素分泌异常的肾上腺意外瘤患者中最为常见，文献报道患病率从1%到30%不等，平均患病率为9%。亚临床库欣综合征必须和"临床前期库欣综合征"相区别，临床前期指的是库欣综合征的早期阶段，而亚临床库欣综合征是指存在生化指标异常，并不能预测其发展到显性库欣综合征的时间，但进展应该相对缓慢。SCS常并发高血压、肥胖、糖耐量异常、血脂异常等，临床特征与代谢综合征相似，大型前瞻性病例对照研究显示SCS患者心血管疾病发病率和死亡率及发生骨量减少或骨质疏松症的风险显著增加，SCS患者手术治疗后代谢异常可显著改善。相关文献报道SCS在老年患者中发病率有所增加，因此对于有肾上腺意外瘤伴肥胖、高血压或糖尿病的老年患者应警惕该病可能。

2. 嗜铬细胞瘤（沉默性） 嗜铬细胞瘤是起源于肾上腺髓质的嗜铬细胞并能产生儿茶酚胺的罕见肾上腺肿瘤。在普通人群中罕见，患病率约为（1~2）/100 000人。嗜铬细胞瘤约占肾上腺意外瘤的1.5%~11%，此外，大约有10%~20%的嗜铬细胞瘤是意外发现的，尤其是在老年人群中，也有超过30%的嗜铬细胞瘤被诊断为肾上腺意外瘤。除了恶性细胞瘤，嗜铬细胞瘤还增加发病率和死亡率，因此早期检测必不可少的。绝大多数嗜铬细胞瘤（约86%）呈散在分布，少部分（14%）为家族性疾病的表现，如1型多发性神经纤维瘤病，Von Hippel-Lindau（VHL）综合征，多发性内分泌腺瘤病1型（MEN 1）和2型（MEN 2）及嗜铬细胞瘤/副神经节瘤（PGL）综合征。由于激素的释放和个体对儿茶酚胺的敏感性等个体差异变化，嗜铬细胞瘤临床表现多样，典型症状为高血压，相关研究显示嗜铬细胞瘤患者有48%表现为阵发性高血压，29%表现为持续性高血压，另有13%的患者血压正常。除高血压外，其他临床症状还包括阵发性头痛（80%）、心悸（64%）和出汗。但大多数患者并不出现典型的临床三联征（头痛、心悸、出汗）。此外，大概有8%的嗜铬细胞瘤患者无任何症状，包括完全无症状、间歇性出现症状或仅有不易被察觉的轻微的症状。另有大型的多中心研究显示近一半的嗜铬细胞瘤患者血压正常表现类似肾上腺意外瘤，而余下的仅有轻中度血压升高。因此，嗜铬细胞瘤常被误诊为其他内分泌相关疾病（库欣综合征、高钙血症、糖尿病或甲状腺癌）或心血管事件（如休克、心肌炎、扩张型心肌病、心律失常）。老年人嗜铬细胞瘤的发病率低于中青年人群，但老年人对儿茶酚胺敏感性降低，症状多不典型，可表现为短暂性脑缺血发作、高血压危象、癫痫大发作等心脑血管急症及发热、消瘦、无力、基础代谢率升高等，临床上应特别注意。

3. 醛固酮增多症 原发性醛固酮增多症在肾上腺意外瘤患者中的平均患病率约为2%（1.1%~10%），对无严重高血压及低钾血症的1004例肾上腺意外瘤患者的回顾性研究中发现原发性醛固酮增多症的患病率为1.5%，在对90例肾上腺意外瘤合并高血压患者并排除糖皮质激素、性激素及儿茶酚胺异常病例的研究显示醛固酮增多症的患病率为5.5%，另有文献报道实际患病率可能更高，可达24%，醛固酮瘤约占肾上腺意外瘤的1.6%~3.3%。原发性醛固酮增多症（PA）的典型病理表现为高醛固酮血症（ALD）、低血浆肾素活性（PRA）和低钾血症，但值得注意的是目前众多研究显示大多数醛固酮瘤患者血钾正常。轻度或重度高血压是原发性醛固酮增多症最常见的临床表现，如果合并低钾血症，可出现夜尿增多、多尿、肌肉痉挛、心悸或肌麻痹。缺乏低钾血症的情况下并不能排除PA，但是没有高血压则PA的可能性不大，但血压正常的患者偶有报道。老年原发性醛固酮增多症患者可表现为醛固酮瘤、特发性醛固酮增多症、原发性肾上腺皮质增生和肾上腺癌等类型，其中特发性醛固酮增多症最为常见。

4. 原发性肾上腺皮质癌 原发性肾上腺皮质癌是罕见但恶性程度较高的肿瘤，在普通人群中的患病率为（0.6~2）例/1 000 000人，年龄分布呈双峰，峰值位于10岁以下和50~59岁，在肾上腺意外瘤患者中患病率约为4%。原发性肾上腺皮质癌分为功能性或非功能性，在602例恶性肾上腺肿瘤的病例回顾研究中显示功能性肿瘤和非功能性肿瘤分别占62%和38%。肾上腺激素分泌过多的临床表现包括皮质醇增多症（更常见）、高性激素血症或醛固酮增多症，如库欣综合征、多毛、痤疮、少经或闭经、性欲亢进、男性乳腺发育、低钾血症及相关症状。无功能性肿瘤（通常是体积较大）可出现腹部不适（恶心、呕吐、腹胀）或背部疼痛，较少出现发热、体重减轻和厌食症。肾上腺皮质癌预后较差，平均生存期约为18个月。

5. 转移性肿瘤 在肾上腺意外瘤患者中，转移性肿瘤的患病率约为2.5%，而在已经确诊恶性肿瘤的患者中则上升至50%~70%。肺癌（非小细胞肺癌）和肝癌（肝细胞癌）是最常见的肾上腺转移癌，其他来源的转移癌还包括肾癌、结直肠癌、胃癌、黑色素瘤和乳腺癌。在大多数肾上腺转移癌患者中，原发肿瘤的临床表现显著，部分患者可出现肾上腺皮质功能减退（艾迪生病）和腹腔大量出血。来源不明的肾上腺转移癌少见。

6. 肾上腺髓脂瘤 是一种罕见的无功能的肾上腺皮质良性肿瘤，多由成熟的脂肪细胞和造血组分按不同比例构成，尸检检出率大概在0.08%~0.2%。肾上腺髓脂瘤一般无症状，体积较大者可引起腹痛、腹膜后出血。有大概10%病例可发生肾上腺皮质紊乱，可表现为艾迪生病、库欣病、高雄激素血症或高血压。

7. 其他更为罕见实体瘤 包括神经节细胞瘤、脂肪瘤、血管肉瘤、囊肿、感染（如结核、网状内皮细胞真菌病）、血肿或肾上腺假性肿瘤。肾上腺假瘤指影像学上发现的肿块似乎是起源于肾上腺，但实际上来自邻近结构，如肾、脾、胰、胃、血管或淋巴结，或是技术效应的结果。上述实体瘤多无症状（结核或真菌病可出现感染的一般症状）或仅有肿瘤占位效应（如腹痛等）。

六、临床评价和诊断方法

虽然由肾上腺意外瘤引起的可潜在危及生命的并发症相对罕见，但少数具有高分泌激素功能和恶性的肾上腺意外瘤仍可对患者的健康构成重大风险。因此肾上腺意外瘤在临床评价和诊断上需要解决两个主要问题：一是明确是否存在激素分泌紊乱，二是良恶性的鉴别（特别是原发性肾上腺皮质癌）。由于肾上腺意外瘤没有明显的临床症状或体征，因此在日常的临床实践中应突出强调详尽仔细的病史采集和体格检查，避免遗漏或忽视轻微的激素分泌过多的体征而误诊为肾上腺意外瘤（图9-6-1）。对于明确诊断的肾上腺意外瘤，则需要进一步进行影像学评估和生化评价以排除激素过量和恶性病变（表9-6-2）。

（一）激素水平评估

尽管肾上腺意外瘤缺乏与疾病相关的临床症状/体征，但微量的激素分泌过多并不会导致相关综合征临床显著的症状或典型的体征。因此，无论肾上腺意外瘤瘤体大小，均应对肾上腺意外瘤患者进行常规筛查，寻找可能的轻微过量的儿茶酚胺和皮质醇分泌证据及是否存在醛固酮过多的表现。

1. 亚临床皮质醇增多症 根据美国内分泌协会发布的库欣综合征临床诊疗指南和AACE/AAES发布的肾上腺意外瘤的管理指南内容，建议所有因意外发现的肾上腺肿块的患者均应接受进一步检查明确有无皮质醇增多症。如果在临床评价过程中发现明显的库欣综合征的症状和体征，则应按照库欣综合征临床指南推荐的诊断方法继续进行相关检查明确诊断。如果缺少典型的临床表现，生化检查仅发现微量的皮质醇分泌过多和HPA轴功能异常，则可诊断为亚临床库欣综合征（SCS）。但目前皮质醇增多的实验室检查诊断标准用于筛查库欣综合征，并不是为了确定SCS中激素水平的细微变化而制定，因此建议使用多种检查指标联合评估HPA轴的完整性，一般而言，常需要 2 个或 2 个以上的异常生化检测结果来确诊 SCS。

提示肾上腺意外瘤自主皮质醇分泌的异常指标包括促肾上腺皮质激素的水平（ACTH）下降，血清皮质醇和尿游离皮质醇（UFC）水平升高，地塞米松抑制试验（DST）阳性。小剂量（1mg）地塞米松抑制试验（LDDST）结果阳性是存在 HPA 轴异常的直接证据，到目前为止仍是最可靠的和可重复的方法，其敏感性为 98.1%，特异性为 80.5%~98.9%，在临床实践中也较易进行，可作为初步筛选试验。但小剂量地塞米松抑制试验阳性结果的皮质醇阈值的设定目前在学术界仍有争议，其范围在 50~138nmol/L（1.8~5μg/dl）。若将地塞米松抑制试验后皮质醇阈值设定在较高范围（接近 5μg/dl），诊断特异性增加，但敏感性下降。反之，将阈值设定在较低范围（接近 1.8μg/dl）则敏感性增加，但特异性下降，术后发生肾上腺功能减退的风险增加。如果 DST 后皮质醇水平 <1.8μg/dl（50nmol/L），可除外 SCS。一些研究也发现 DST 后皮质醇值 >1.8μg/dl 的患者相关并发症发病率或死亡率增加。如果 DST 后皮质醇值 >5μg/dl（>138nmol/L），高度提示 SCS 的可能。当在一些

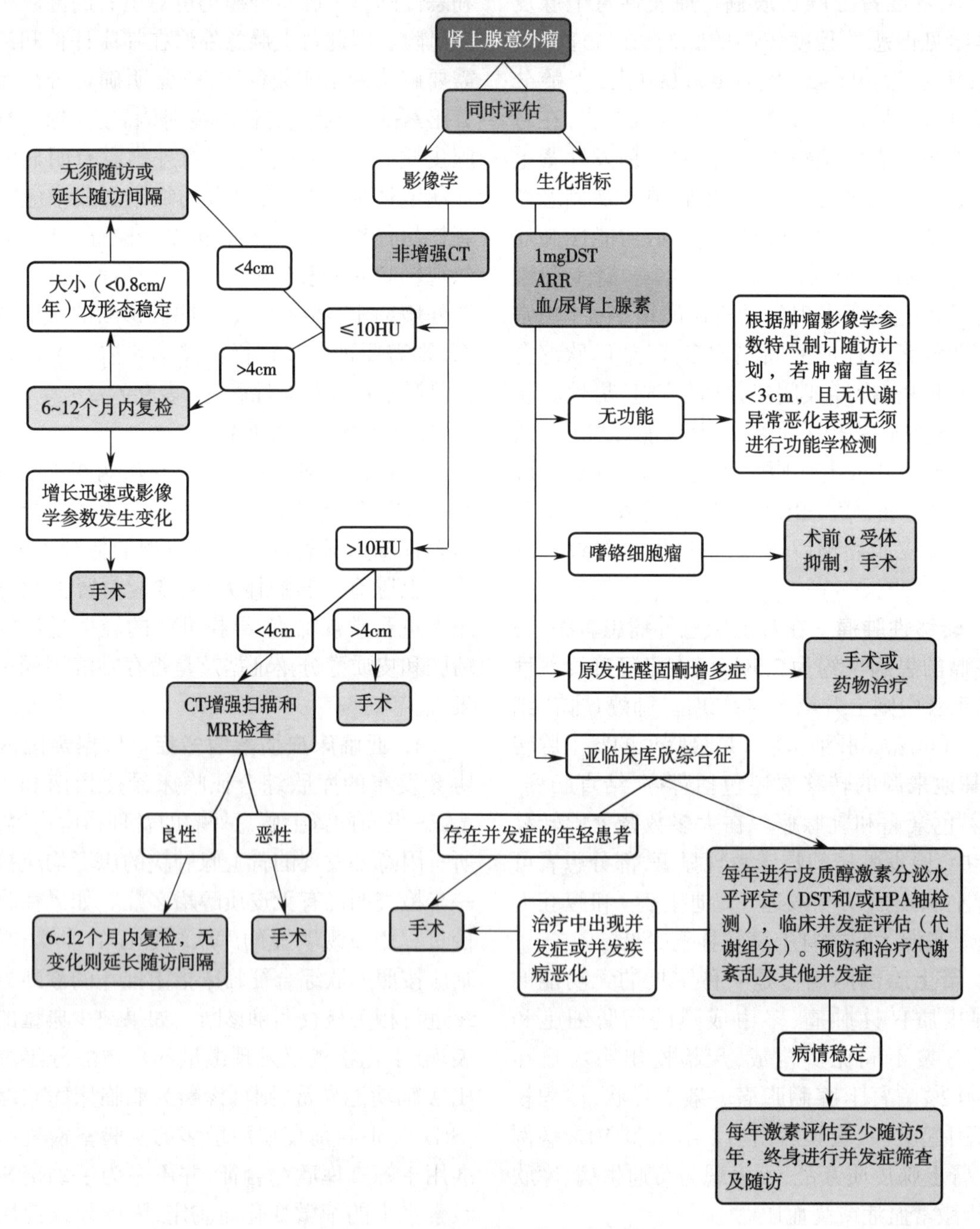

图 9-6-1　肾上腺意外瘤诊断流程

表 9-6-2 肾上腺意外瘤生化评价

功能异常	推荐检查	正常值	假阳性结果
亚临床皮质醇增多症	1. 1mg 地塞米松抑制试验 2. 24 小时尿游离皮质醇 3. 皮质醇正常昼夜节律消失 4. 午夜唾液皮质醇测定 5. 48 小时 2mg/d 地塞米松抑制试验（或 CRH 地塞米松试验） 6. 午夜血清皮质醇测定	1. 血清皮质醇含量 <5μg/dl（<138nmol/L） 2. 80~120μg/24h（220~330nmol/24h） 3. 20:00 的皮质醇水平 <25% 晨起 8:00 皮质醇水平 4. <2.0ng/ml（<5.52nmol/L） 5. 血清皮质醇 <1.8μg/dl（<50nmol/L）；CRH 试验：<1.4μg/dl（<38nmol/L） 6. <8.3μg/dl（<230.5nmol/L）	A. 地塞米松吸收减少 B. 增强地塞米松代谢药物影响（巴比妥酸盐，苯妥英钠） C. 雌激素 D. 妊娠 E. 假性 Cushing 的状态（抑郁症，酒精）
静息型嗜铬细胞瘤	1. 血浆游离甲氧基肾上腺素 2. 血浆儿茶酚胺 3. 尿总甲氧基肾上腺素 4. 尿儿茶酚胺 5. 尿 VMA 6. 激发和抑制试验 7. 嗜铬粒蛋白 A 8. 基因检测	1. 去甲肾上腺素 <112pg/ml，甲氧基肾上腺素 <61pg/ml 2. <500pg/ml 3. <1.8mg/24h 4. 去甲肾上腺素 <170μg/24h，肾上腺素 <35μg 5. <11mg/24h 6. 胰高血糖素试验阳性：血浆儿茶酚胺总量 >2000pg/ml 和 / 或增加大于 3 倍。可乐定试验：较基础值下降 >50% 和 / 或 <500pg/ml 7. <100ng/ml	A. 临床状况（心脑血管事件、酒精或可乐定停药，可卡因的滥用） B. 药物（三环类抗抑郁药、酚苄明、α_1- 肾上腺素受体阻滞剂、可乐定、甲基多巴） C. 取样条件 D. 饮食
醛固酮腺瘤	1. ALD/PRA 比值（ALD 单位为 ng/dl，PRA 单位为 ng/(ml·h)） 2. 盐负荷后 24 小时尿醛固酮 3. 静脉注射生理盐水试验后血浆醛固酮 4. 氟氢可的松抑制实验后血浆醛固酮 5. 18-OH 皮质酮测定 6. 肾上腺静脉采血 7. 体位刺激试验	1. <20（或 <30） 2. <27.7nmol/d（<12μg/d，钠 <200mmol/d） 3. <277.4pmol/L（或 <10ng/dl） 4. <166pmol/L（<6ng/dl） 5. <2.76nmol/L（<100ng/dl）	A. 药物（β- 受体阻滞剂、钙通道拮抗剂，醛固酮受体拮抗剂，髓袢利尿剂） B. 肾功能异常

病例中测定结果位于皮质醇值中间（1.8~5μg/dl）时，需要进一步考虑其他因素，如存在 HPA 轴的其他异常和 / 或合并症，建议使用较高的皮质醇阈值，在 3~6 个月后重新进行测定，并可作为后期随访的常规测试。特别需要注意的是众多原因可导致地塞米松抑制试验假阳性结果：如地塞米松吸收减少，同时服用增强肝代谢地塞米松的药物（巴比妥类、苯妥英钠、卡马西平、利福平、抗惊厥药），皮质类固醇结合球蛋白浓度增加（雌激素或妊娠）或抑郁、酒精滥用导致的假性库欣综合征。

如果小剂量地塞米松抑制试验结果阳性，则需要进一步筛查库欣综合征。首先可考虑进行 24 小时尿游离皮质醇（UFC）测定，其正常上限在 80~120μg/24h（220~330nmol/24h）。和 LDDST 相比，UFC 敏感性较高，但特异性低于前者（97% vs 91%）。其次，还可进行皮质醇的昼夜节律测定。此外，近年来越来越多的证据表明，午夜唾液皮质醇（MSC）测定在 SCS 的诊断上亦有很大价值，唾液皮质醇可准确反映血浆游离皮质醇水平，其水平 >2ng/ml（>5.52nmol/L），诊断敏感性为 100%，特异性为 96%。

除了上述试验，也可进行 48 小时 2mg 地塞米松抑制试验：在 48 小时内给予地塞米松 0.5mg/6h，之后测定血清皮质醇和尿游离皮质醇和/或 17 羟皮质醇水平。48 小时血清皮质醇水平 <1.8μg/dl（<50nmol/L）诊断敏感性可达 98%，而尿游离皮质醇和 17 羟皮质醇分别为 <20μg/24h（<55nmol/d）和 <3.5mg/24h（<7μmol/d），诊断敏感性为 93%。根据美国内分泌学会临床实践指南，推荐亚临床皮质醇增多症的诊断应首先选取诊断准确性较高的一种试验方法进行筛查（午夜小剂量地塞米松抑制试验，2 小时尿游离皮质醇测定，午夜唾液皮质醇，48 小时 2mg 地塞米松抑制试验）。若结果异常可选取上述其他试验进行验证，或在某些病例中，可进行午夜血清皮质醇或地塞米松 -CRH 试验。午夜血清皮质醇最佳截点为 8.3μg/dl（敏感性 91.8%，特异性 96.4%）（正常值 <38nmol/L），但并不推荐常规使用地塞米松 -CRH 试验。

2. 嗜铬细胞瘤 嗜铬细胞瘤分泌儿茶酚胺可以是间歇性的，这部分病例被称为"沉默性嗜铬细胞瘤"。遗传和组织学研究表明，在"沉默性嗜铬细胞瘤"中调控儿茶酚胺产生和增加细胞有丝分裂活动的基因和蛋白表达下降，提示沉默性嗜铬细胞瘤并不是嗜铬细胞瘤发展早期阶段而是一个具有独特特征病理状态，是由于嗜铬结构的细胞缺陷导致产生和释放儿茶酚胺的低效率。由于嗜铬细胞瘤，尤其是"沉默性嗜铬细胞瘤"会导致严重的并发症增加死亡率及其疾病经过的不可预知性，因此无论血压是否正常，对所有肾上腺意外瘤的患者必须进行嗜铬细胞瘤筛查，减少嗜铬细胞瘤并发症发病率和死亡率。

嗜铬细胞瘤间断分泌儿茶酚胺且分泌量较小，因此应同时进行多项生化检测，包括肾上腺素、儿茶酚胺甲基化代谢产物。目前累积的临床证据认为血浆甲氧基肾上腺素的测定是嗜铬细胞瘤的诊断一线生化检查方法。相比于儿茶酚胺，甲氧基肾上腺素在诊断上的优势在于嗜铬细胞瘤可以不断产生和释放甲氧基肾上腺素。由于检测儿茶酚胺在诊断上的敏感性和特异性均较差，常导致假阳性结果，因此并不推荐肾上腺意外瘤患者常规进行儿茶酚胺检测。

次级代谢产物具有较高的特异性，优于总肾上腺素测定，5 个独立的研究结果表明血浆游离甲氧基肾上腺素检测诊断敏感性为 98%，特异性为 92%。当血浆去甲肾上腺素 <112pg/ml 和甲氧基肾上腺素 <61pg/ml 时可以排除嗜铬细胞瘤。如果血浆去甲肾上腺素 >400pg/ml 或甲氧基肾上腺素 >236pg/ml，则嗜铬细胞瘤可能性极高，应尽快进行肿瘤定位。若检测结果位于中间值，则应进一步进行药理学试验以明确诊断。若嗜铬细胞瘤患者检测结果为阴性，可能是肿瘤极小、微小病变或肿瘤不产生去甲肾上腺素和肾上腺素，这些患者血压通常正常，无儿茶酚胺分泌过多的症状。血浆游离甲氧基肾上腺素检测与尿游离甲氧基肾上腺素/儿茶酚胺检测相比敏感性更高，但特异性相对较差。尿去甲肾上腺素 >170μg/24h，尿肾上腺素 >35μg/24h，尿总甲氧基肾上腺素 >1.8mg/24h 和香草扁桃酸（VMA）在 >11mg/24h，则嗜铬细胞瘤可能性极大。若联合血浆游离甲氧基肾上腺素检测，敏感性可达 100%，特异性为 96.7%，阴性预测值为 100%。尽管有研究表明血浆比尿液测定具有更高的特异性，但目前尚无较严格的对照实验，因此在条件受限不能测定血浆游离肾上腺素时，尿游离分离肾上腺素仍可作为一线选择。在进行生化检测过程中，还应特别注意患者是否存在可影响结果导致假阳性的因素存在，如一些临床状况（急性心脑血管事件、充血性心力衰竭、急性酒精戒断或可乐定停药，使用血管扩张剂、可卡因滥用），药物（三环类抗抑郁药、酚苄明、α_1- 肾上腺素受体阻滞剂、可乐定、甲基多巴、溴隐亭、拉贝洛尔、对乙酰氨基酚），采血条件和饮食因素等。

如果血浆游离甲氧基肾上腺素处于中间值范围，则应进一步进行药理试验，包括组胺激发试验、胰高血糖素激发试验和可乐定抑制试验。一般组胺激发试验只有在临床表现高度怀疑嗜铬细胞瘤，且血压正常或仅轻度升高，血浆儿茶酚胺浓度在 500~1000pg/ml 时应用。血浆儿茶酚胺 >2000pg/ml 可诊断嗜铬细胞瘤，<500pg/ml 则可排除嗜铬细胞瘤诊断。胰高血糖素激发试验阳性结果为儿茶酚胺在激发后升高 >3.0 倍或血浆总儿茶酚胺 >2000pg/ml。可乐定抑制试验的正常反应是抑制后血浆儿茶酚胺 <500μg/ml 或较抑制前下降 >50%。当血浆次级甲氧基肾上腺素代谢产物检测结果阳性时，推荐进一步进行尿液次级甲氧基肾上腺素检测或可乐定抑制试验。

血清嗜铬粒蛋白 A（CgA）可用于嗜铬细胞瘤的筛查，可在患者进行影像学或有创检查试验前检测，正常值 <100ng/ml，其上升通常与肿瘤有关，除嗜铬细胞瘤外，在其他内分泌肿瘤亦可升高。CgA 水平在肾功能正常的情况下对肿瘤的判断具有较高的敏感性和特异性。CgA 联合甲氧基肾上腺素的测定诊断敏感性在 97%，特异性在 98.4%。

此外，建议嗜铬细胞瘤患者的一级亲属嗜铬细胞瘤进行血生化检测。绝大多数嗜铬细胞瘤患者和全部嗜铬细胞瘤 / 副神经节瘤（PGL）综合征患者必要时应进行相关基因检测，包括 RET、VHL 和 SDHD 基因等。

3. 醛固酮增多症 当肾上腺意外瘤患者合并高血压时，无论血钾水平高低，应常规进行醛固酮增多症筛查。大多数原发性醛固酮增多症的患者通常表现为正常的血钾水平，因此不能将血钾正常作为排除原发性醛固酮增多症的证据。目前被广泛接受的筛查原发性醛固酮增多症检查方法是晨起血浆醛固酮 / 肾素比值（ALD/PRA 比值，ARR）（患者于直立位抽取血液标本送检）。当 ALD/PRA 比值 >20［（ALD 单位为 ng/dl，PRA 单位为 ng/（ml·h）］时，需进一步进行验证盐皮质激素存在自主分泌的功能试验。在诊断时应首先确定血浆醛固酮水平，因为如果 PRA 水平较低，即使醛固酮水平正常，也会导致较高的 ARR；血浆醛固酮水平低于 9ng/dl 时诊断醛固酮瘤的可能性不大，而超过 15ng/dl（或 >416pmol/L）水平则高度提示醛固酮瘤可能。另有一些研究推荐将 ALD/PRA 比阈值设定为 30，该阈值在诊断原发性醛固酮增多症断敏感性达 90%，特异性达 91%。一些因素可影响本试验诊断的可靠性，如降压药物影响、肾功能不全、食盐摄入量和严重的低钾血症等，一般来讲检测前不应限制食盐摄入量，纠正低钾血症，β- 受体阻滞剂和钙通道阻断剂应在试验前 2 周停药，螺内酯、依普利酮和髓袢利尿剂应在试验前 6 周停药。若在对检测有影响的降压药物的停药阶段患者血压难以控制，可选择的替代降压药物如非二氢吡啶类钙离子通道阻滞剂（如维拉帕米缓释剂型）作为单药或与 α- 肾上腺素受体阻滞剂（如多沙唑嗪）和肼屈嗪联合应用控制血压。

如果 ARR 结果高度怀疑醛固酮瘤，应进一步进行口服盐负荷、生理盐水输注、氟氢可的松抑制、卡托普利抑制试验等定性试验验证。口服钠盐负荷试验，给予受试者高钠饮食（氯化钠 12.8g/d）3 天，尿醛固酮水平 >27.7nmol/d（或 >33.3nmol/d）可诊断为原发性醛固酮增多症。钠盐负荷试验的原理为血管容量扩张却不能有效抑制体内醛固酮水平说明存在自主醛固酮分泌。生理盐水输注试验需在 4 小时内静脉输注 0.9% 的 NaCl 溶液 2L（500ml/h），但需要注意受试者是否存在左心室功能或肾功能不全，尤其是老年人，应在细致评估和严格监护下进行。盐水输注后血浆醛固酮 >277.4pmol/L（或 >10ng/dl）提示原发性醛固酮增多症诊断。对于部分患者可首选氟氢可的松抑制试验（FST），其优点在于简单易行，不需要住院，性价比较高：给予醋酸氟氢可的松 0.1mg/6h，同时服用氯化钠片（2g，3 次 /d），连续 4 天后上午 10 点直立位抽血检测，若血浆醛固酮 >166pmol/L（>6ng/dl），则可诊断原发性醛固酮增多症。当患者双侧肾上腺均有病变时需区分原发性醛固酮增多症责任病灶则需进行肾上腺静脉采血（AVS）。尽管 AVS 检查过程相对复杂，且成功率受血管造影术经验、技术等因素影响有所不同（74%~96%），但敏感性和特异性均较高，分别为 95% 和 100%。

4. 高雄激素 / 雌激素血症 性激素分泌过多在肾上腺意外瘤中罕见，性腺激素分泌过多一般见于肾上腺皮质癌，且多伴有性激素水平过高的典型症状和体征（如多毛症、男性化、女性化）。因此，肾上腺意外瘤患者并不推荐常规进行性激素筛查，除非具有性激素过多的特异性临床表现或高度怀疑肿瘤恶性时。血清硫酸脱氢表雄酮、雄烯二酮、17- 羟孕酮水平，以及女性睾酮、男性和绝经后妇女雌二醇升高可以在超过一半的肾上腺皮质癌患者中发现。硫酸脱氢表雄酮（DHEAS）是提示肾上腺雄激素分泌过多的重要指标，但在肾上腺意外瘤的功能评价中的应用仍有争议。文献报道 DHEAS 在良性肾上腺皮质病变中水平较低，而在原发性肾上腺皮质癌中水平较高，诊断敏感性为 100%，特异性为 47%，但也有研究认为并无相关性。脱氢表雄酮测定作为肾上腺意外瘤常规检查对诊断获益不大，但 DHEAS 水平升高同时伴有睾酮水平增加高度提示恶性肾上腺皮质肿瘤。良性肾上腺皮质腺瘤患者中很少出现雄激素或雌激素过剩的情况，患者通常伴随症状或女性男性化体征（痤疮、多毛症）或女性化的男性（男性乳房发育症），因此这样的病变不能被认为是真正意义上的肾上腺意外瘤。若为双侧肿块伴有高雄激素血症，则应测定基础和刺激后17-羟孕酮水平，若升高则提示非典型性先天性肾上腺皮质增生症。

5. 肾上腺功能减退 肾上腺外恶性肿瘤转移或浸润性疾病导致的双侧肾上腺意外瘤较少能引起肾上腺皮质功能不全。对于双侧肾上腺病变并发肾上腺皮质功能不全患者，可根据美国内分泌学会发表的临床指南，使用标准的250μg替可克肽（cosyntropin，人工合成24肽促皮质素）刺激试验进行诊断。

（二）影像学评价

目前CT、MRI及核医学成像等在肾上腺意外瘤的诊断及病变性质和恶性倾向的判断上具有较高的准确性和重要的参考价值（表9-6-3）。

1. 计算机断层扫描（CT） CT是肾上腺意外瘤影像学研究的基础，可以发现直径>5mm的肾上腺肿块和提供肿瘤的大小、均匀性、钙化、坏死、坏死区域及周围浸润程度等形态学特征。肿块的大小变化在帮助判断病变良恶性程度上有很大的提示作用，一般良性腺瘤体积通常较小（直径<4cm）且生长缓慢肿块体积大小稳定，但大多数肾上腺皮质癌在发现时体积较大或比腺瘤更大。原发性肾上腺肿瘤的良恶性可通过肿瘤直径大小进行初步判断：文献报道在瘤体直径≤4cm、4.1~6cm和>6cm肾上腺肿瘤中，原发性肾上腺皮质癌分别占2%、6%及25%。反之亦然，在直径≤4cm肾上腺肿瘤中良性腺瘤可占65%，而在>6cm的肿瘤中良性腺瘤仅占18%。然而，大小仅在鉴别良恶性病变上特异性较低，因为在发展的早期阶段肾上腺皮质癌也可以是比较小的，有展现后续的进行性生长。肾上腺的形态对病变良恶性程度的评价也有很大帮助，腺瘤边缘光滑且密度均匀，边界清楚，而恶性肿瘤常呈现为不规则肿块，密度不均，可伴有钙化、坏死或侵及周围其他组织。需要注意的是，不能简单地通过肿瘤增长绝对值或生长率来区分良恶性，有文献报道肾上腺意外瘤的长期随访中发现25%以上的良性腺瘤直径可增长大约1cm，亦有肾上腺转移瘤在长达36个月的CT随访观察中基本无明显变化。

CT具有较高的空间分辨率和对比度，通过测量组织的X射线吸收系数（与水进行比较）对组织密度高低进行评估，并形成一个量的概念，即衰减值，用亨氏单位表示（Hounsfield Units，HU）。水和空气的HU值分别为0和-1000，而脂肪的HU值通常在-100至-40。由于病变中脂肪含量和衰减值之间呈负线性关系存在，相对于脂肪组织含

表9-6-3 影像学鉴别诊断

特点	良性腺瘤	肾上腺皮质癌	嗜铬细胞瘤	转移瘤
大小	通常<4cm	通常>4cm	多变	多变
生长速度	不生长或缓慢生长（每年<0.8cm）	显著增长（每年>1cm）	缓慢生长	显著增长（>1cm/year）
形状和边缘	圆形或椭圆形，边界清晰	形状不规则，侵及周围组织	多变	多变
组织构成	均一	多样化（出血、坏死）	多样化（出血）	多样化（出血、坏死）
衰减值	≤10HU（乏脂性腺瘤>10HU）	>10HU	>10HU	>10HU
廓清百分比（PW）	APW>60%，RPW>40%	APW<60%，RPW<40%	APW<60%，RPW< 40%	APW<60%，RPW<40%
MRI-CSI	信号缺失	信号强度无变化	信号强度无变化	信号强度无变化
FDG摄取（PET）	低（一些腺瘤可呈中度）	高	低（恶性呈高度）	高
NP-59摄取	阳性	阴性（分泌型除外）	阴性	阴性

量较少的恶性病变，富含脂肪组织的腺瘤平扫表现为低 HU 值（无对比剂）。由于肾上腺腺瘤细胞胞质内脂肪含量显著高于肾上腺转移瘤、嗜铬细胞瘤或肾上腺皮质癌等恶性肿瘤，肾上腺腺瘤和恶性肿瘤衰减值有显著差别，因此衰减值越来越多地被用于鉴别肾上腺腺瘤与非腺瘤恶性病变。衰减值在对肾上腺恶性肿瘤的判断上的价值要优于通过肿块大小比较而得出的判断，目前普遍将 CT 衰减值阈值设定为 10HU，在判断肿瘤恶性程度上的敏感性为 79%，特异性为 96%，如果将阈值降低至 0HU，敏感性为 47%，特异性为 100%。对 10 项有关 CT 衰减值在鉴别肾上腺肿块良恶性最佳阈值的研究的荟萃分析显示当阈值为 10HU 时诊断敏感性为 71%，特异性达到 98%，若同时考虑肿块大小、形态及变化等其他重要特征时，诊断特异性可接近 100%。一个密度均匀、瘤体直径大小在 5cm 的肾上腺肿块的 CT 衰减值为 10HU 的情况下，恶性肿瘤的可能性接近 0%。此外，衰减值也是准确鉴别密度低于 -40HU 典型的髓质瘤可靠的检查手段。

但是临床上仍有约 25%~30% 的乏脂性腺瘤衰减值 >10HU，可与恶性病变、嗜铬细胞瘤相重叠，具有一定的不确定性。因此，非增强 CT 是鉴别良性病变、排除恶性肿瘤的一个有用的筛选工具，但不是诊断确定恶性病变的可靠方法。对于 CT 平扫衰减值难以确定的肾上腺病变（>10HU）可进一步行静脉注入造影剂检查（增强扫描）以观察其血流动力学及灌注特性用来鉴别良恶性病变。相比于恶性病变，腺瘤的延迟期造影剂廓清百分比（注射造影剂 10~15 分钟后）变化更为显著，具有"快进快出"的特点。廓清百分比的两种表示方法（PW）：绝对廓清百分比（APW）和相对廓清百分比（RPW），可通过增强前 CT 值（PA）、增强期 CT 值（EA，注射造影剂 60~70 秒后）和延迟期 CT 值（DA，注射造影剂 10~15 分钟后）根据以下公式计算得到：

$$APW=100\times(EA-DA)/(EA-PA)$$

$$RPW=100\times(EA-DA)/EA$$

乏脂性腺瘤表现为造影剂迅速的清除效应，APW>60%（敏感性在 86%~100%，特异性 83%~92%）和 RPW>40%（敏感性 82%~97%，特异性 92%~100%）。APW 和 RPW 标准的使用可以有效区分良恶性肾上腺肿块。相比于腺瘤，转移瘤通常表现为延迟期较慢的廓清效应（APW<60%，RPW<40%），ACCS 通常 RPW<40%。此外，最近的一项研究表明只有少数（约 21%）具有皮质醇分泌功能的腺瘤具有衰减值 <10HU 的典型影像学特点，这可能与皮质醇分泌与胞质内脂滴含皮质醇合成必需的胆固醇酯减少有关，然而，大部分（约 60%）衰减值 >10HU 的肿块在增强扫描后的廓清分析表现为良性。

尽管研究显示增强 CT 在鉴别良恶性肿瘤上具有一定优势，但由于上述研究存在偏倚、缺乏最终明确的病理诊断及检查过程和纳入标准不同等局限性，不能仅通过影像学特点确定病灶的性质，如高衰减值、典型的血管构成、延迟的廓清效应均符合嗜铬细胞瘤特点，但却不能作为诊断嗜铬细胞瘤依据，确诊仍需进一步的生化、活检和 / 或功能成像等检查。

另一个需要强调的是在临床实践中大多数意外发现肾上腺肿块的腹部和胸部 CT 扫描并不满足目前的肾上腺 CT 研究的最佳技术要求，如连续 3~5mm 厚的 CT 片扫描分析，优先使用多层连续成像的多排螺旋 CT（MDCT）等。在这种情况下应重新进行 CT 检查特别是针对肾上腺的研究，老年人应同时进行增强扫描，以避免由于 CT 平扫结果的不确定性导致的第三次 CT 辐射暴露。

2. 磁共振成像（MRI） 当 CT 平扫 + 增强不能明确判断非典型性肾上腺病变性质时，MRI 是有效的补充检查手段，有助于良性和恶性的肾上腺病理的鉴别诊断。MRI 检查应包括 T_1 和 T_2 加权成像和化学位移成像，包括同时相和反时相成像。肾上腺良性腺瘤相比肝在 T_1 加权像显示为等强度信号或低强度信号，T_2 加权像低强度信号。肾上腺转移瘤在 MRI 成像上通常密度均匀，T_1 加权成像信号强度与肝相似，而 T_2 加权图像呈现高信号。较大的病变因局部坏死和出血成像密度多不均匀，在 T_1 和 T_2 加权均呈现高信号强度。肾上腺原发癌的 MRI 成像特点是 T_1 和 T_2 加权成像中到高信号，且密度不均（主要在 T_2 加权由于出血和 / 或坏死）及造影剂廓清延迟。嗜铬细胞瘤由于瘤体的富血管性，在 T_1 加权成像信号强度等于或高于肝脏、肾脏和肌肉，T_2 加权成像信号强度高于脂肪。但是，这些 MR 成像特点均是非特异性的，不能通过这些非特异性特征鉴别良性腺瘤和恶性病变，因为两者间信号强度有 20%~30% 的范围重叠。良性腺瘤和转移性恶性肿瘤的鉴别可通过测定器官组织中脂质成分比例的化学位移MRI成像进一步明确。磁共振成像技术的化学位移成像(CSI)利用在特定磁场序列的作用下两者之间的同向位及反向位震荡,在水和甘油三酯分子中质子不同的共振频率,以确定肾上腺病变脂质含量的高低。腺瘤中脂质成分比例较大可造成信号缺失,而恶性病变则因为缺乏脂质呈现等信号。肾上腺-脾脏化学位移比率(ASR)多用于肾上腺腺瘤和恶性病变的鉴别,ASR ≤70%诊断腺瘤的敏感性在84%~100%,特异性在78%~94%,但需要特别注意的是原发性肾上腺皮质癌和肾透明细胞癌转移灶有时也显示信号丢失。有研究显示采用CT和MRI成像相结合的方法,将CT衰减值阈值设定在0HU和ASR<70%,其诊断肾上腺转移癌的敏感性可达100%,特异性达94%。

MRI与CT在区分良性病变的恶性病变上同样有效,在区分富脂腺瘤上两者没有明显的差异,但在判断衰减值高达30HU的乏脂腺瘤上,MRI-CSI可能具有一定优势。亦有研究显示MRI平扫和增强联合应用在肾上腺肿瘤良恶性的判断上优于CT平扫或/和增强或仅进行MRI平扫。总之,CT是评价肾上腺意外瘤的首选影像学检查方式,当遇到以下情况:CT使用受限(比如孕妇、儿童或身体中含有金属假体的患者)、通过CT检查难以判断的可疑恶性病变如嗜铬细胞瘤、乏脂腺瘤具有相对高的衰减值等,MRI可作为重要的补充检查方式。

3. 核医学成像(闪烁扫描术) 核医学成像是肾上腺病变在CT和/或MRI成像不足以判断病变性质时的重要补充。

肾上腺皮质闪烁扫描术是一种无创的检查手段,在肾上腺意外瘤定性诊断上有一定的诊断价值。^{131}I-6-β-碘胆固醇(^{131}I-NP-59)和^{75}se-硒甲基-19-去甲胆固醇两类示踪剂在分子结构上与类固醇合成所必需的胆固醇分子相似,因此可与低密度脂蛋白结合并通过受体介导的细胞摄取进入细胞内,最后储存在肾上腺皮质细胞内的脂滴中。正常肾上腺在注射示踪剂5天后出现放射性摄取浓聚。若单侧肾上腺放射性摄取提前出现(5天内),提示具有类固醇激素合成功能腺瘤的可能性较大,但腺瘤直径需≥2cm。一般情况下,良性分泌型肿瘤,如分泌皮质醇、醛固酮或雄激素的腺瘤和非分泌型腺瘤,显示放射性胆固醇的摄取,而原发性和转移性肾上腺恶性肿瘤,浸润性或其他占位性病变表现为“冷结节”,其诊断敏感性在71%~100%,特异性在50%~100%。相关文献报道CT扫描发现肾上腺异常且无激素分泌紊乱的患者注射^{131}I-NP-59进行核医学成像检查,CT扫描成像高信号区和^{131}I-NP-59示踪剂摄取浓聚部位一致时,提示为非高分泌型良性肾上腺皮质腺瘤,反之则为无功能型肾上腺占位性病变。

^{123}I间碘苄胍(^{123}I-MIBG)和^{131}I-MIBG两种核成像方法一般用于定位肾上腺髓质的病变。MIBG是去甲肾上腺素类似物,可被嗜铬细胞瘤细胞摄取。^{131}I-MIBG是最早采用的示踪剂,但此后由于^{123}I-MIBG示踪剂具有较高的成像质量和较低的辐射暴露而应用更为广泛,^{131}I-MIBG诊断敏感性为77%~90%和特异性为95%~100%,相比较而言,^{123}I-MIBG诊断敏感性可达83%~100%和特异性为95%~100%。^{123}I-MIBG在散发、良性、单侧肾上腺内的嗜铬细胞瘤中的摄取高于家族性、恶性、肾上腺外或双侧的嗜铬细胞瘤。其诊断敏感性也与嗜铬细胞瘤大小显著相关,90%发现的嗜铬细胞瘤均>1cm。MIBG扫描出现假阴性结果多因为未按要求停用影响嗜铬细胞摄取的药物或嗜铬细胞瘤出现坏死或去分化。

正电子发射断层扫描(PET)对肾上腺肿块特性的鉴别也有很大帮助。众多研究表明PET使用2-氟-2-脱氧-葡萄糖(FDG)进行放射性标记可精确区分肾上腺良恶性病变。恶性肿瘤由于糖酵解增加而出现FDG摄取显著增加,但良性非炎症性病变FDG摄取并不增加,其诊断敏感性可达100%,特异性在94%~100%,诊断准确率达96%~100%。定量分析使用FDG最大标准摄取值(SUV_{max})和定性评价使用肿块/肝SUV的比例已被用来作为一个标准,后者显示更好的性能。肾上腺肿块/肝脏的SUV比值<1.45~1.6是高度预测的良性病变。PET扫描对高度怀疑嗜铬细胞瘤但MIBG扫描结果为阴性的病例的肿瘤定位价值很大。其中6-[^{18}F]-氟多巴胺作为示踪剂,可准确定位肾上腺和肾上腺外的嗜铬细胞瘤,包括转移病变的位置。FDG-PET对于单发的良性或恶性嗜铬细胞瘤诊断敏感性较差,仅为70%左右,因此并不推荐用于嗜铬细胞瘤的筛查,一般用于其他影像学检查不能发现的转移性嗜铬细胞瘤。[^{11}C]-美托咪酯作为PET检查中示踪剂,

可与皮质醇和醛固酮合成重要的合成酶11β羟化酶结合，可用于鉴别肿瘤是否为肾上腺皮质来源，诊断灵敏性为89%，诊断特异性为96%，但不能区分肿瘤的良恶性。尽管PET对肾上腺意外瘤的定性和定位帮助很大，但需要注意仍存在漏报可能及病变<1cm、恶性病变坏死或出血、肾上腺外恶性肿瘤转移摄取低（如肾细胞癌或低度恶性淋巴瘤转移）等假阴性结果和结节病、结核病、其他炎症或浸润性病变及一些肾上腺腺瘤和嗜铬细胞瘤显示中度FDG摄取导致的假阳性结果。此外，由于其较低的性价比限制了其在临床中的应用。

对于一些特殊类型的嗜铬细胞瘤患者，PET扫描结果可能依旧为阴性，特别是隐匿型恶性嗜铬细胞瘤。此时需要进行特异性配体的核医学扫描成像（SRI），如使用奥曲肽作为示踪剂的生长抑素受体成像。SRI多使用^{123}I-tyr3-奥曲肽或^{111}In-DTPA-奥曲肽作为示踪剂用于嗜铬细胞瘤患者的检查。在间碘苄胍扫描成像为阳性的良性嗜铬细胞瘤患者中，有66%~75%的患者使用^{111}In-DTPA-奥曲肽作为示踪剂进行扫描成像结果为阴性。奥曲肽在恶性或转移性嗜铬细胞瘤中的诊断价值优于^{123}I-MIBG（87% vs 57%）。若所有的非功能性或功能性影像学检查均显示肿瘤定位为阴性，最终办法是进行肾上腺静脉采血进行儿茶酚胺或游离甲氧基肾上腺素的测定。如果肾上腺静脉取血因各种原因不能完成，则建议2~6个月后进行重复无创影像学检查进行定位。

4. 内镜超声（EUS） EUS是一个相对较新的检查方式，可同时进行肾上腺超声成像及细针穿刺活检（特别是病变位于左侧肾上腺者），并发症发生率低于传统经皮经肝的穿刺方式。由于超声探头更接近肾上腺体，特别是对于左侧肾上腺，因此能够发现经腹超声所不能探测出的微小病变，不仅病变检出率高达98%（高于传统经腹超声的69%），而且准确率达到83%。内镜超声活检安全性较高，较少出现并发症，其不良事件发生率与传统内镜检查相似。

（三）细针穿刺活检（FNA）

影像引导下的细针穿刺活检（FNA）在诊断恶性肿瘤，特别是转移性恶性肿瘤的敏感性达81%~100%，特异性达83%~100%，适用于直径>2cm的肾上腺意外瘤。尽管诊断敏感性较高，但相关研究的病例肿瘤直径均>3cm。但是FNA并不是每次都能准确区分肾上腺皮质癌和肾上腺皮脂腺瘤。肾上腺活检是精确度高、并发症发生率较低（仅约3%）的有创检查，可能出现的并发症包括肾上腺血肿、气胸、血胸、血尿、胰腺炎、肝十二指肠血肿等，多见于经肝肾上腺穿刺活检（8.4%~9%）。沿穿刺针道出现的肿瘤的转移扩散罕见。但近年来的研究显示FNA检查并没有为肾上腺意外瘤患者之后的临床诊治及预后带来很大的帮助，反而增加潜在的风险。FNA诊断价值的局限性还在于并不是每次样本采集都能达到理想要求，其中部分样本由于细胞稀疏、出血较多及混有肝细胞（4%~37%）而影响检查效果。此外，怀疑嗜铬细胞瘤的患者严禁进行FNA活检，以避免穿刺操作导致的高血压危象。

老年人群肾上腺意外瘤的临床评价及诊断方法与其他年龄段人群相似，对于体积较小的肾上腺意外瘤为恶性的可能性要显著低于中青年人群，加之老年人身体状况、体力及对检查的耐受能力均要低于中青年人群，且具有较大的个体差异。因此，在老年肾上腺意外瘤患者的诊断评价策略的制订上应充分衡量目前个体状态与预期临床获益，既不能“矫枉过正”——过度检查引起不良后果，也不能“因噎废食”——检查不足导致对病情判断失误。老年人相对中青年人群病史复杂且对疾病状态敏感性差，容易忽视遗漏重要的信息，因此，对于老年患者的肾上腺意外瘤首先应全面细致了解患者既往病史情况，特别是既往“肿瘤”“高血压”“低血钾”及代谢相关疾病等，并进行仔细的体格检查寻找可疑的体征。此外，因老年人体力差常合并心肾等功能不全，应谨慎选择卧立位试验、盐水输注试验等，以免摔伤或加重心肾功能负担，导致不良后果，可选择对老年人可耐受性的试验，如呋塞米激发试验等。老年人进行CT或MRI增强检查前，应常规评价肾脏功能（计算肌酐清除率）及有无造影剂过敏等禁忌证。此外，部分老年人体内有心脏起搏器、人工关节等金属植入物，进行MRI检查前应仔细询问。

七、治疗

（一）手术治疗

肾上腺意外瘤的手术指征由肿瘤大小、功能状态及在随访过程中发生的变化等因素决定。肾上腺意外瘤手术适应证包括：①肿瘤直径≥6cm（恶性肿瘤风险可高达25%，而直径<4cm的恶性肿瘤风险仅为2%）；②符合恶性肿瘤生长特性的影像学表现（快速增长率、密度不均一、形状不规则、钙化、坏死、侵犯邻近结构）；③激素高分泌型功能性腺瘤。也有指南推荐肿瘤直径≥5cm为手术指征。需要特别注意的是对影像学如CT所提供的肿瘤“大小”参数应进行充分评估，以免因肿瘤大小被低估而影响治疗策略的制订。对于直径在4~6cm的嗜铬细胞瘤，无论是手术切除还是密切随访均可接受。CT平扫检查显示肿瘤衰减值>10HU，建议进一步行增强CT检查，若10分钟造影剂廓清率<50%，则考虑行肾上腺肿瘤切除术。亦有学者推荐15分钟造影剂廓清率<60%作为手术指征的参考阈值。当CT扫描成像与功能性核素扫描成像显示结果不一致时，推荐手术治疗。对于已知来源或未知来源的肾上腺转移癌，目前研究的结果未显示出手术切除使患者受益，尽管病例报告显示早期切除单发肾上腺转移癌的患者可长期生存。

所有诊断为嗜铬细胞瘤的患者，包括血压正常的“隐匿性”嗜铬细胞瘤的患者，在接受手术前应给予α-肾上腺素受体阻滞剂7~14天，用于预防围术期的心血管并发症。治疗还应包括高钠饮食和足量液体摄入，以逆转术前由于血浆儿茶酚胺增高引起的血容量不足，防止肿瘤切除后发生严重的低血压。若患者确诊为原发性醛固酮增多症和双侧肿瘤或单侧肾上腺意外瘤（如果年龄超过40岁）可能需要进行外科手术治疗，应给予肾上腺静脉采血（AVS）后再进行手术，以确认醛固酮分泌过多的来源。

肾上腺意外瘤的手术可选择常规开腹手术（OA）和腹腔镜下肾上腺肿块切除术（LA）两种手术方式中的任意一种，尽管缺乏严格随机对照研究，但腹腔镜的手术方式具有并发症发生率较低、腹部疼痛感较轻、出血少、术后卧床时间短、较快恢复日常活动，住院时间缩短等优点，且创伤相对较小使患者受益更大，特别是对手术耐受性较差的老年人。根治性切除术（包括切除肾上腺整体及周边局部浸润组织）是治疗原发性肾上腺皮质癌的唯一方法，可达到治愈效果或显著延长患者生存时间，特别是对于肿瘤分期在Ⅰ期或Ⅱ期。当并存手术禁忌证、肿瘤分期处于Ⅲ、Ⅳ期或肿瘤复发不适宜手术治疗时，可使用米托坦单药或联合化疗药物治疗（顺铂、依托泊苷、5-氟尿嘧啶、阿霉素、长春新碱、棉酚、苏拉明和美法仑等）。

（二）非手术治疗

亚临床库欣综合征（SCS）在肾上腺意外瘤中占有很大比重，其治疗方式的选择在学术界仍存在很大争议，手术切除和密切随访均有推荐。SCS可并发糖代谢紊乱（糖耐量减低或糖尿病）、血脂异常、高血压、均匀性肥胖和低骨量等代谢紊乱并出现相应的临床症状及体征，对于这部分患者进行肾上腺切除后可显著改善代谢紊乱。而对于无症状且血浆促肾上腺皮质激素水平正常，年龄≥75岁患者，建议采取非手术治疗的方式（表9-6-4）。

表9-6-4 肾上腺意外瘤的非手术治疗

肾上腺意外瘤病理类型	保守治疗方式
亚临床库欣综合征	1. 密切随访观察 2. 改变不良生活方式 3. 治疗管控高血压、糖尿病、血脂异常
嗜铬细胞瘤	1. 肾上腺素受体阻滞剂 2. 钙通道阻滞剂 3. 酪氨酸 4. 常规放疗 5. 其他有针对性的方法（射频消融、冷冻消融、动脉栓塞） 6. ^{131}I-MIBG 7. 奥曲肽 8. 化疗（环磷酰胺、长春新碱、达卡巴嗪） 9. 未来的治疗
醛固酮腺瘤	1. 螺内酯 2. 依普利酮 3. 其他抗高血压药物（钙通道阻滞剂、血管紧张素转换酶抑制剂、阿米洛利、氨苯蝶啶） 4. 醛固酮合酶抑制剂
原发性肾上腺皮质癌	1. 米托坦 2. 依托泊苷、阿霉素、顺铂（联合米托坦） 3. 链脲霉素（联合米托坦） 4. 放射治疗 5. 经皮化学消融 6. 抗血管生成药物、酪氨酸激酶抑制剂、基因治疗和免疫治疗
转移性肿瘤	原发癌的化疗与放疗

肾上腺肿瘤切除术是嗜铬细胞瘤和醛固酮瘤的首选治疗方法。对于无法手术切除的嗜铬细胞瘤（不能耐受手术、肿瘤复发、转移癌），推荐其他替代治疗方案。①药物治疗：肾上腺素受体阻滞剂（包括α受体阻滞剂和β受体阻滞剂）和钙离子通道拮抗剂可有效减少激素介导的临床症状，还可应用儿茶酚胺合成抑制剂α-甲基对酪氨酸，但对肿瘤进展无效；②常规放疗和其他有针对性的方法（如射频消融、冷冻消融、动脉栓塞），如^{131}I-MIBG摄取率较低，可换用奥曲肽。

醛固酮瘤的首选治疗方法是手术治疗，但对于老年、不愿接受手术治疗及存在严重并发症不适宜手术的患者，可选择长期药物治疗替代肾上腺肿瘤切除术。非选择性醛固酮受体拮抗剂螺内酯广泛应用于原发性醛固酮增多症的治疗，无论是作为单药治疗或与其他抗高血压药物联合均可达到理想的治疗效果，可使血压和血钾维持在正常水平，但因同时存在拮抗雄激素（睾酮）的作用，可导致男性乳腺发育症、勃起功能障碍和性欲减退。螺内酯还可激活孕激素受体导致女性月经紊乱。依普利酮（eplerenone）是新一代的选择性醛固酮受体拮抗剂，与雄激素受体的亲和力仅为螺内酯的0.1%，与孕激素受体的亲和力也小于螺内酯的1%。比较螺内酯与依普利酮治疗特发性醛固酮增多症的头对头研究表明，在控制血压上依普利酮和螺内酯于疗效上没有差别，但依普列酮并没有表现出抗雄激素的副作用。如果螺内酯或依普利酮单药治疗不能有效控制血压，需选择额外降压药联合治疗以达到最佳的血压控制，如钙通道阻滞剂、血管紧张素转换酶抑制剂和肾小管上皮细胞钠通道阻滞剂，如阿米洛利和氨苯蝶啶。

原发性肾上腺皮质癌的非手术治疗方法还包括放疗（放疗对肿瘤有效率达42%，可有效减少肾上腺皮质癌局部复发）和CT引导下经皮化学消融术。近年来其他新兴的治疗方式如抗血管生成剂、酪氨酸激酶抑制剂、基因治疗和免疫治疗等，逐步应用于临床，对最终改善肾上腺皮质癌的治疗及预后有着较好的前景。对于肾上腺转移性肿瘤，除了传统手术治疗，可根据原发肿瘤的组织病理学类型选择针对性更强的化疗或放疗方案。

八、自然病程

一般来讲，典型肾上腺良性嗜铬细胞瘤瘤体直径的增长速率约为0.5~1cm/年，而肾上腺皮质癌瘤体直径增长速率要更快，一般大于2cm/年。在对18项研究873例患者进行平均3年（0.1~16.3年）的随访后总结发现约9%（0~26%）的患者瘤体直径增长速率大于1cm/年和/或对侧肾上腺出现新发病变，而肾上腺意外瘤恶变的比例仅为1‰。肾上腺意外瘤瘤体增大的累积风险逐年增长，随访1年内有6%患者出现瘤体增长，3年约17%，5年达29%，另有研究报道1年约8%患者出现瘤体增长，5年约18.5%，10年约22.8%，也有文献报道随访期间肾上腺意外瘤瘤体减小，最高达40%（平均3.6%）。在随访期间肾上腺意外瘤进一步发展成肾上腺高功能腺瘤的比例仅约1.7%（0~11%）。绝大多数的肾上腺意外瘤的随访研究结果显示极少病例发生激素水平变化。随访中新发儿茶酚胺或醛固酮的生产过剩是极罕见的（<0.3%），而明显的皮质醇增多症发生率<1%。在随访过程中观察到的最常见的是发生自主皮质醇分泌最终导致亚临床库欣综合征（SCS），发生率可达10%。对SCS到临床显性库欣综合征的进展学术界的观点仍不一致，相关研究发现50%的SCS患者激素水平正常，部分患者激素水平稳定在微量水平，仅有一项研究结果显示每8例SCS患者中有1例可进展到临床显性的SCS。无功能肾上腺意外瘤今后发生激素水平异常累积的风险与肿瘤直径有关，瘤体直径≥3cm的肿瘤出现激素水平异常的风险显著高于瘤体直径<3cm的患者。肾上腺意外瘤患者初步评价激素水平正常，推荐在此后4年随访期间每年进行1次午夜1mg地塞米松抑制试验和尿儿茶酚胺及其代谢产物检测（如果临床需要可更早），鉴于肿瘤通常在发现后随访的3~4年发生激素水平紊乱的风险显著升高。在另一方面，初诊时发现的细微的激素改变，还可随着时间的推移而消失，这可能与肾上腺意外瘤周期性的皮质醇分泌有关，表明通过生化检查确认病变性质仍需谨慎。

九、随访及预后

根据AACE/AAES医学指南对于肾上腺意外瘤的治疗意见认为良性无功能型肾上腺意外瘤在经过初次检查确诊后无须手术切除，可在诊断3~6个月后进行首次影像学复查并在此后1~2年每年进行一次影像学检查，生化检测建议在诊断后4~5年内每年进行一次。而美国国立卫生研究院对肾上腺意外瘤的科学声明建议对于未接受手术切除肿瘤的患者,应在发现肾上腺肿瘤后的6~12个月复查CT。如果肿块病变大小无显著变化,则无须再进行影像学评估。也有部分研究者建议分别在发现肾上腺意外瘤后6、12及24个月进行影像学检查,若影像学表现为可疑恶性,则需要在首次发现后3个月进行第一次随访。鉴于良性和无功能性肾上腺肿瘤恶变或转化为有功能肿瘤的概率极低,因此上述随访方案可能会导致一些不必要的生化检测和影像学检查,给患者带来一定的经济负担和一些不良后果,如患者焦虑、反复复诊检查增加假阳性结果概率,导致更多的检查及不必要手术切除。此外,反复暴露于电离辐射的重复CT扫描增加了未来的癌症风险的水平,与肾上腺良性病变恶变的风险相当。

基于现有的研究数据结果,当肾上腺意外瘤大小 <2cm,CT衰减值 <10HU,肿块增长的可能性极低,因此长期影像学检查随访必要性不大。对于体积较大的病变,特别是那些大于4cm、CT衰减值 <10HU的病变,可在6~12个月内重复进行CT扫描,如果大小无明显增长和影像特征保持不变,可推迟进一步影像学检查随访时间。如果在12个月内肿瘤大小增加25%,或绝对值增大0.8cm,则需要进一步的随访并对肿瘤性质进行再评估。

初次评估没有任何生化异常的患者无需长期反复进行生化检测,因为无功能性腺瘤发展为临床激素高分泌性腺瘤的可能性较低。对已经发现的肾上腺意外瘤患者进行临床随访评估心血管危险因素,可发现约10%的新发SCS病例。如果肾上腺意外瘤患者代谢综合征组分发生恶化,应重复进行1mg地塞米松抑制试验(DST),同时建议改变生活方式,进行有效的药物治疗,以减少心血管疾病的风险。如果在最初的筛选过程中发现生化异常高度提示SCS,推荐每年临床随访包括评估皮质醇过量导致的潜在并发症并对HPA轴的周期性进行检测。SCS患者进行足量的药物治疗后仍不能达到治疗目标,应进行手术治疗。后期随访的间隔时间推荐在此后5年内每年进行一次激素评估,特别是对于直径 >3cm的病变。

原发恶性肾上腺肿瘤通常显示快速生长(>2cm/年)预后不良,5年总体生存率在47%。生长缓慢的嗜铬细胞瘤多为良性(10%~17%的病例为恶性),但如果未经任何治疗则具有潜在的致命的高心血管死亡率和发病率。尸检发现75%的嗜铬细胞瘤患者并未在生前诊断,导致约55%的患者死亡。

肾上腺意外瘤患者代谢异常是否增加心血管疾病的发病率和死亡率,结果尚未完全阐明,近年来的一些回顾性研究显示1mg DST后高皮质醇水平患者的心血管事件发生率和死亡率较高,但接受肾上腺切除术患者并没有显著改善预后。SCS患者骨密度降低,如在绝经后妇女及正常性腺功能男性中的肾上腺意外瘤患者椎体骨折的患病率高(43%~72%)。此外,有越来越多的证据表明,即使是无功能性的肾上腺意外瘤,也可能具有相似的可以增加心血管疾病风险的代谢紊乱和代谢综合征临床表现。与对照组相比,无功能性肾上腺意外瘤患者表现出轻微的动脉粥样硬化改变,如颈动脉内膜中层厚度(IMT)增加,血流介导的内皮依赖性血管舒张功能受损(FMD)和左心室肥大。相关研究显示无功能性肾上腺意外瘤患者亦可出现内皮功能障碍与胰岛素抵抗,与细微非自主皮质醇分泌过量有关。

十、小结

由于影像学成像技术的发展和普及,肾上腺意外瘤的检出率逐年增高而且越来越被人们所认识,特别是在老年人口比例持续增长的今天。尽管大部分肾上腺意外瘤为无功能性的良性病变,但是今后仍有一定风险发生恶变或转变为激素高分泌型肿瘤,因此,肾上腺意外瘤仍是一个特别需要关注的临床问题。

临床医师面对肾上腺意外瘤需要解决两个关键问题:第一是在临床体征及症状不明显的情况下判断肿瘤是否具有自主高分泌激素的能力;第二是明确肿瘤的良恶性。判断肿瘤是否分泌过多激素,可进行1mg地塞米松抑制试验、血浆或尿游离甲氧基肾上腺素测定,ALD/PRA比值(合并高血压的患者)等一线生化检查。如果结果阳性,则需要进行验证实验。影像学检查特别是CT扫描,是肾上腺意外瘤诊断流程中所必备的检查项目。影像学检查可提供大量的具有诊断价值的信息,如肿瘤大小、形状、密度均匀性等描述性信息和鉴别良恶性病变特殊参数,如衰减值和清除率。如果肾上腺病变的性质在经过平扫和增强CT、磁共振化学位移成像等影像学检查后仍不能确定良恶性,可考虑进行FNA,尤其怀疑该肿瘤来自肾上腺外恶性肿瘤转移时。当其他影像学检查方式仍不能对肿瘤进行明确定位和定性时,可进一步行核医学功能成像和 PET-CT 检查。

当肾上腺意外瘤瘤体直径≥6cm、影像学检查高度怀疑恶性、经生化评价确定为激素高分泌型肿瘤或随诊过程中发现肿瘤形态、功能发生显著变化时,应进行手术治疗(开腹手术或腹腔镜手术)。大多数患者可首选具有以下优点的腹腔镜手术:术中和术后的并发症发生率较低,卧床及住院时间较短和切口较小、美观等。近年随着腹腔镜技术的成熟和经验的积累,腹腔镜手术的适应证扩展到巨大的原发性肾上腺恶性肿瘤或肾上腺转移瘤的切除。

肾上腺意外瘤患者应进行长期随访,观察肿瘤生长变化(尽管恶变罕见)及功能变化(激素分泌过多)。对于良性非功能性肾上腺意外瘤在初次诊断后 6~12 个月复查 CT,若肿瘤大小形态没有发生显著变化,可延长复查间期。激素过量的评价在初诊后的 4 年内,每年进行一次 1mg 地塞米松抑制试验及血清、尿儿茶酚胺 / 代谢产物检测。

(孙般若)

参考文献

1. Terzolo M, Stigliano A, Chiodini I, et al. AME position statement on adrenal incidentaloma. Eur J Endocrinol, 2011, 164(6): 851-870.

2. Young WF Jr. Clinical practice. The incidentally discovered adrenal mass. N Engl J Med, 2007, 356(6): 601-610.

3. Barzon L, Sonino N, Fallo F, et al. Prevalence and natural history of adrenal incidentalomas. Eur J Endocrinol, 2003, 149(4): 273-285.

4. Anagnostis P1, Karagiannis A, Tziomalos K, et al. Adrenal incidentaloma: a diagnostic challenge. Hormones (Athens), 2009, 8(3): 163-184.

5. Song JH, Chaudhry FS, Mayo-Smith WW. The incidental adrenal mass on CT: prevalence of adrenal disease in 1049 consecutive adrenal masses in patients with no known malignancy. AJR Am J Roentgenol, 2008, 190(5): 1163-1168.

6. Mansmann G, Lau J, Balk E, et al. The clinically inapparent adrenal mass: update in diagnosis and management. Endocr Rev, 2004, 25(2): 309-340.

7. Zeiger MA, Siegelman SS, Hamrahian AH. Medical and surgical evaluation and treatment of adrenal incidentalomas. J Clin Endocrinol Metab, 2011, 96(7): 2004-2015.

8. Funder JW, Carey RM, Fardella C, et al. Case detection, diagnosis, and treatment of patients with primary aldosteronism: an endocrine society clinical practice guideline. J Clin Endocrinol Metab, 2008, 93(9): 3266-3281.

9. Piaditis GP, Kaltsas GA, Androulakis II, et al. High prevalence of autonomous cortisol and aldosterone secretion from adrenal adenomas. Clin Endocrinol, 2009, 71(6): 772-778.

10. Medeau V, Moreau F, Trinquart L, et al. Clinical and biochemical characteristics of normotensive patients with primary aldosteronism: a comparison with hypertensive cases. Clin Endocrinol, 2008, 69(1): 20-28.

11. Zeiger MA, Thompson GB, Duh QY, et al. American Association of Clinical Endocrinologists and American Association of Endocrine Surgeons Medical Guidelines for the Management of Adrenal Incidentalomas: executive summary of recommendations. Endocr Pract, 2009, 15(5): 450-453.

12. Nieman LK, Biller BM, Findling JW, et al. The diagnosis of Cushing's syndrome: an Endocrine Society Clinical Practice Guideline. J Clin Endocrinol Metab, 2008, 93(5): 1526-1540.

13. Di Dalmazi G, Vicennati V, Garelli S, et al. Cardiovascular events and mortality in patients with adrenal incidentalomas that are either non-secreting or associated with intermediate phenotype or subclinical Cushing's syndrome: a 15-year retrospective study. Lancet Diabetes Endocrinol, 2014, 2(5): 396-405.

14. Debono M, Bradburn M, Bull M, et al. Cortisol as a marker for increased mortality in patients with incidental adrenocortical adenomas. J Clin Endocrinol Metab, 2014, 99(12): 4462-4470.

15. Stewart PM. Is subclinical Cushing's syndrome an entity or a statistical fallout from diagnostic testing? Consensus surrounding the diagnosis is required before optimal treatment can be defined. J Clin Endocrinol Metab, 2010, 95(6): 2618-2620.

16. Grozinsky-Glasberg S, Szalat A, Benbassat CA, et al. Clinically silent chromaffin-cell tumors: Tumor characteristics and long-term prognosis in patients with incidentally discovered pheochromocytomas. J Endocrinol Invest, 2010, 33(10): 739-744.

17. Else T, Kim AC, Sabolch A, et al. Adrenocortical carcinoma. Endocr Rev, 2014, 35(2): 282-326.

18. Charmandari E, Nicolaides NC, Chrousos GP. Adrenal insufficiency. Lancet, 2014, 383(9935): 2152-2167.

19. Bornstein SR, Allolio B, Arlt W, et al. Diagnosis and treatment of primary adrenal insufficiency: An endocrine society clinical practice guideline. J Clin Endocrinol Metab, 2016, 101(2): 364-389.

20. Osella G, Terzolo M, Borretta G, et al. 1994 Endocrine evaluation of incidentally discovered adrenal masses

(incidentalomas). J Clin Endocrinol Metab, 1994, 79(6): 1532-1539.

21. Pantalone KM, Gopan T, Remer EM, et al. Change in adrenal mass size as a predictor of a malignant tumor. Endocr pract, 2010, 16(4): 577-587.

22. Kaltsas G, Chrisoulidou A, Piaditis G, et al. Current status and controversies in adrenal incidentalomas. Trends Endocrinol Metab, 2012, 23(12): 602-609.

23. Chambre C, McMurray E, Baudry C, et al. The 10 Hounsfield units unenhanced computed tomography attenuation threshold does not apply to cortisol secreting adrenocortical adenomas. Eur J Endocrinol, 2015, 173(3): 325-332.

24. McDermott S, O'Connor OJ, Cronin CG, et al. Radiological evaluation of adrenal incidentalomas: current methods and future prospects. Best Pract Res Clin Endocrinol Metab, 2012, 26(1): 21-33.

25. Elsayes KM, Menias CO, Siegel CL, et al. Magnetic resonance characterization of pheochromocytomas in the abdomen and pelvis: imaging findings in 18 surgically proven cases. J Comput Assist Tomogr, 2010, 34(4): 548-553.

26. Boland GW, Blake MA, Holalkere NS, et al. PET/CT for the characterization of adrenal masses in patients with cancer: qualitative versus quantitative accuracy in 150 consecutive patients. AJR Am J Roentgenol, 2009, 192(4): 956-962.

27. Lenders JW, Duh QY, Eisenhofer G, et al. Pheochromocytoma and paraganglioma: an endocrine society clinical practice guideline. J Clin Endocrinol Metab, 2014, 99(6): 1915-1942.

28. Peppa M, Boutati E, Koliaki C, et al. Insulin resistance and metabolic syndrome in patients with nonfunctioning adrenal incidentalomas: a cause-effect relationship? Metabolism, 2010, 59(10): 1435-1441.

29. Yener S, Genc S, Akinci B, et al. Carotid intima media thickness is increased and associated with morning cortisol in subjects with non-functioning adrenal incidentaloma. Endocrine, 2009, 35(3): 365-370.

30. Yener S, Baris M, Secil M, et al. Is there an association between non-functioning adrenal adenoma and endothelial dysfunction? J Endocrinol Invest, 2011, 34(4): 265-270.

31. Androulakis II, Kaltsas GA, Kollias GE, et al. Patients with apparently nonfunctioning adrenal incidentalomas may be at increased cardiovascular risk due to excessive cortisol secretion. J Clin Endocrinol Metab, 2014, 99(8): 2754-2762.

第七节　内分泌相关性低血压

低血压(hypotension)是体循环动脉压低于正常,伴有疲乏、无力、精神萎靡、头晕等症状的总称,一般来说,在不同日的同一时间多次测量安静状态下成人肱动脉血压低于90/60mmHg时,即可称为低血压。其中有症状的部分称为低血压病。低血压可分为生理性及病理性两类,生理性低血压状态是指部分健康人群中,其血压测值已达到低血压标准,但无任何自觉症状,经长期随访,除血压偏低外,人体各系统器官无缺血和缺氧等异常,也不影响寿命。常见于经常从事较大运动量的人群如体育运动员、重体力劳动者,而体型瘦长的年轻妇女也不少见,生理性低血压可有家族性倾向,无重要临床意义。直立性低血压(orthostatic hypotension,OH)属常见的生理性低血压,其发病原因不明,常见于体质较为虚弱者,同样是女性多见,可有家族遗传倾向,定义是从平卧或下蹲位突然转变为直立时,或长时间站立时发生低血压,或收缩压降低超过30mmHg,舒张压降低超过20mmHg,严重者可引发脑缺血或晕厥,但一旦取平卧位血压可回升,症状可消失。病理性低血压也称继发性低血压病,是指人体某一器官或系统的疾病所引起的血压降低。这种低血压可在短期内迅速发生,以致出现虚脱和休克的征象,称为急性低血压,如大出血、急性心肌梗死、严重创伤、感染、过敏等原因所致的血压急剧降低;而大多数情况下,低血压为缓慢发生,可逐渐加重,如继发于严重的肺结核、恶性肿瘤、营养不良、恶病质等的低血压,其防治主要是针对原发病治疗。

低血压的患病率在成人中为5%~11%,在我国男性患病率2.7%,女性为7.36%,国外有报道,在住院患者中直立性低血压的发生率高达60%,而住院期间的直立性低血压与心血管并发症的风险密切相关,包括心肌梗死、心力衰竭、卒中和全因死亡率。因此对于住院患者,建议进行直立性血压变化的监测,对于改善住院患者的预后具有重要的意义。

老年人由于其自身血压昼夜血压节律变化及老年期疾病的特点等原因,是低血压的高危人群。

与正常成人昼夜血压节律呈“两峰一谷”的规律不同，老年人昼夜血压节律往往呈“两峰两谷”，即6~10时为第一高峰，16~20时为第二高峰，12~14时、0~4时为明显低谷，较之成年人多出一段血压低谷期。另外，老年人群由于动脉硬化、压力感受器敏感度减低、服用多种降压药物等原因，更容易出现直立性低血压。老年人低血压与缺血性心脑血管事件高发及跌倒、骨折等意外伤害密切相关，不仅消耗大量医疗资源、增加社会的医疗成本和养老负担，也明显降低了患者的生存质量，因此要给予更多的重视。

低血压的常见原因是脱水或出血，而神经系统疾病（帕金森病）、心血管疾病（心脏衰竭）或某些内分泌系统疾病也会导致低血压的发生。本章将着重介绍内分泌系统疾病导致的低血压。内分泌系统与血压调节密切相关，多种内分泌激素都参与血压的调节，包括肾上腺素、去甲肾上腺素、血管紧张素、醛固酮及糖皮质激素等在血压调节过程中有着非常重要的作用，而其他内分泌激素如抗利尿激素、生长激素、甲状腺素、胰岛素等分泌异常也与血压变化有一定的关系，以上激素主要通过调节外周阻力、影响心排血量及血容量等机制调节血压，而当这些激素水平出现异常的情况下，即可导致低血压。

一、垂体前叶功能减退与低血压

（一）垂体前叶功能减退病因

垂体前叶功能减退是垂体前叶激素分泌不足引起的综合征，其发病原因众多，最常见为垂体肿瘤、垂体手术或放疗，而产后垂体坏死是引起女性垂体前叶功能减退的常见原因。根据病变的部位可分为原发性和继发性。发生于垂体本身的病变导致的垂体前叶激素分泌减少，称为原发性；发生于下丘脑、垂体柄的病变使垂体前叶释放激素或因子合成、分泌、转运障碍导致垂体前叶激素分泌减少的，称为继发性垂体前叶功能减退。原发性垂体前叶功能减退的病因包括：垂体缺血或坏死、垂体肿瘤、垂体卒中、蝶鞍区手术或创伤后、自身免疫性疾病、感染性疾病、全身性疾病（白血病、淋巴瘤、结节病、营养性疾病等）及遗传或垂体胚胎发育异常。继发性病因包括：各种导致垂体柄破坏或中断的疾病、下丘脑或其他中枢神经系统病变、创伤、恶性肿瘤等。在老年人中，垂体瘤同样是垂体前叶功能减退的主要病因（表9-7-1）。

表9-7-1　老年人垂体前叶功能减退常见病因

病因
垂体大腺瘤（>1cm）
垂体周围或下丘脑肿瘤
颅咽管瘤
脑膜瘤、胶质瘤、转移瘤等
垂体手术
垂体辐射
浸润性病变
血色素沉着症、肉芽肿性疾病、组织细胞增生症
自身免疫性疾病
淋巴细胞性垂体炎
缺血
蛛网膜下腔出血，脑卒中，卒中
感染性原因
肺结核、艾滋病
创伤性脑损伤
药物
肿瘤免疫治疗（抗CTLA-4抗体治疗）
维A酸类
阿片类药物
特发性
排除其他原因，目前考虑与某些基因突变有关

（二）垂体前叶功能减退及垂体危象临床表现

垂体前叶多种激素分泌不足的现象通常是逐渐出现，一般先出现生长激素（GH）、泌乳素（PRL）和促性腺激素不足的症状，继而是促甲状腺激素（TSH），最后是促肾上腺皮质激素（ACTH）。促性腺激素不足是垂体前叶功能减退最常见的表现，女性患者表现为闭经、性欲减退、阴毛脱落、乳房萎缩、不孕等；男性患者表现为第二性征退化，包括阴毛稀少、声音变细、肌肉萎缩等，育龄期男性表现为精子发育停止、性欲减退、阳痿等。老年患者中，促性腺激素水平降低非常多见，较其他垂体激素降低出现早，发生频率高，可作为老年垂体前叶功能减退症早期诊断的依据。生长激素（GH）缺乏在垂体前叶功能减退患者中也比较容易出现，成年人表现为体力差、肌力下降、注意力减退、血脂异常等。在老年患者中，GH-IGF-1轴的活性降低同样表现为体质成分的改变，包括脂肪增加及肌肉减少。但是与年轻患者中GH缺乏主要导致骨量减少不同的是，老年患者中GH缺乏与骨密度（BMD）的下降更为相关。由于GH对于骨骼重塑也有一定作用，再加上老年人肌力下降、视野受损及跌倒增加，因此在老年患者中无论骨密度是否正常，骨折的发生风险均会升高。另外，GH 缺乏也可能导致 LDL 水平升高，LDL/HDL 比例升高。TSH 缺乏临床表现取决于甲状腺功能减退的程度和病程。轻者仅表现为疲劳、怕冷、食欲减退、表情淡漠、反应迟钝、嗜睡等。严重者可出现黏液性水肿、幻觉妄想、精神失常，甚至出现躁狂。

由 ACTH 缺乏导致的肾上腺皮质功能减退是导致血压降低的主要原因，这部分患者的临床表现与艾迪生病相似，有软弱、疲乏、恶心、呕吐及低血压，但由于继发肾上腺皮质功能减退的患者盐皮质激素即醛固酮的合成与分泌受影响较少，因此这类患者低血压的发生率相对较低。贾丹等总结了 314 例垂体前叶功能减退患者的临床表现及实验室检查结果，发现其中促肾上腺皮质激素测定基础值低于正常者占 35%，8 点皮质醇低于正常者占 87%，24 小时尿游离皮质醇低于正常者占 48%，这部分患者多数表现为头晕、乏力、食欲缺乏，仅 10% 患者表现为血压偏低，并且严重的肾上腺皮质功能低下症状者并不多见。刘玉英等回顾分析了 88 例垂体前叶功能减退患者的临床表现后发现了类似的结果，尽管 ACTH 与 UFC 测定基础值低于正常者占 70% 以上，但严重的肾上腺皮质功能低下者并不多见，多数表现为畏寒、乏力、虚弱等，而发生低血压、低血钠和低血糖者在 12% 以下。因此垂体前叶功能减退患者出现低血压一般是继发于肾上腺皮质功能低下的结果，且低血压的发生率相对较低。

垂体前叶功能减退患者在感染、创伤、呕吐、腹泻、脱水、饥饿及寒冷、垂体卒中等诱因作用下，均可发生垂体危象。一旦发生垂体危象，患者则表现为胃肠道、心血管和中枢神经系统等多系统症状，此时可以表现为低血压。垂体危象发生时肾上腺皮质激素和/或甲状腺激素缺乏可使水、钠大量丢失，出现严重的低钠血症，同时血容量降低，表现为脉搏细弱，皮肤干冷，心率过快或过缓，血压过低（或直立性低血压），虚脱甚至休克，收缩压可降至 80~90mmHg，脉压缩小。因此当垂体前叶功能减退患者出现低血压时，需警惕发生垂体危象。

（三）诊断

垂体前叶功能减退的诊断主要根据病史、临床表现及实验室检查等方面。在女性患者中，分娩时曾发生大出血、休克、昏迷等病史，对于诊断希恩综合征很有意义。内分泌功能测定，包括各激素基础水平及兴奋后的变化对于诊断垂体前叶功能减退也非常重要（表 9-7-2）。值得注意的是，因老年人的研究有限，现有的诊断标准均来源于成年人的数据，而一些诊断试验，比如胰岛素耐量试验（ITT），虽然是诊断 ACTH 缺乏或 GH 缺乏的金标准，但因有发生低血糖的风险，不适合在老年患者中应用，也不适用于有缺血性心脏病或癫痫发作病史的患者。

（四）治疗

1. 一般治疗 患者应加强营养，宜进高蛋白、高能量、富含维生素的食物。平时应注意休息，尽力防止感染，避免精神刺激，避免过度劳累和激动，保持心情愉快，冬季加强保暖。

2. 病因治疗 垂体肿瘤患者可通过手术、放疗和化疗等措施加以改善。对于颅内占位性病变，首先必须解除压迫及破坏作用，减轻和缓解颅内高压症状，提高生活质量。

对于出血、休克而引起缺血性垂体坏死，关键在于预防，加强产妇围生期的监护，及时纠正产科病理状态。

3. 相应靶腺激素替代治疗

（1）糖皮质激素：首选氢化可的松，常用方案是 20~30mg/d，清晨和午后 2 次服用，清晨剂量为全天剂量的 2/3，午后为全天剂量的 1/3。也可选用可的松或泼尼松，泼尼松需要在肝脏转化后

表 9-7-2 垂体前叶功能诊断试验

分类	诊断“金标准”	常用试验
ACTH 缺乏	胰岛素耐量试验（ITT）	ACTH、皮质醇节律及水平
TSH 缺乏	TRH 兴奋试验	TSH、FT_4 测定
FSH/LH 缺乏	GnRH 兴奋试验	游离睾酮、FSH/LH 测定
GH 缺乏	胰岛素耐量试验（ITT）	胰高血糖素激发试验
ADH 缺乏	禁水试验	禁水试验

才具有活性，故在肝功能受损者不宜使用泼尼松。如存在应激（发热、感染、创伤等），应加大剂量，氢化可的松可用至200~300mg/d。需要注意的是，老年患者激素用量可能需要适当减量。

（2）甲状腺激素：因单用甲状腺激素可加重垂体前叶功能减退患者肾上腺皮质功能不足，因此应切记甲状腺激素的补充要在糖皮质激素补充之后，或者同时。甲状腺激素的替代治疗应从小剂量开始，逐渐增加剂量，对于年老体弱者或伴有缺血性心脏病者，左甲状腺素应从小剂量开始，25~50μg/d，甚至可以从更小剂量起始。用药量可根据季节调整，冬季寒冷，剂量宜稍大，夏季可略小。

（3）性腺激素：对于无生育要求的患者，可仅补充性激素，女性可行雌孕激素替代的人工周期治疗，男性最常用的是十一酸睾酮注射液250mg肌内注射，每2~3周1次，也有口服制剂，但需注意要与含油脂食物同时服用。如需生育可采用促性腺激素治疗，治疗前需停用睾酮替代治疗。

（4）垂体危象的治疗：首先通过病史和体检，判断昏迷的病因和类型，以加强治疗的针对性。首先补充葡萄糖，按照低血糖的抢救方案，可给予50%葡萄糖40~60ml静推后给予10%葡萄糖持续静滴，接着续以肾上腺皮质激素，首选氢化可的松，第一个24小时给予氢化可的松200~400mg，此后如患者症状好转可逐渐减量，并过渡至口服制剂。其次要注意纠正水及电解质紊乱，另外注意保暖、控制感染、补充容量等对症处理。

二、肾上腺皮质功能减退与低血压

（一）肾上腺皮质与血压调节

肾上腺皮质主要分泌糖皮质激素、盐皮质激素及少量的性激素，当各种原因导致肾上腺皮质功能受损时，即可发生相关激素缺乏的临床表现。

盐皮质激素即醛固酮，由最外侧肾上腺球状带合成，对人体起着保钠、保水和排钾的作用，在维持人体正常水盐代谢、体液容量和渗透平衡及调节血压方面有重要作用，主要受肾素-血管紧张素系统（RAS）和细胞外钾离子浓度调控。RAS是体内维持血压和水电解质平衡的最重要的系统，其中血管紧张素Ⅱ是最重要的部分，有强烈的收缩血管的作用，并通过刺激醛固酮分泌增加进一步发挥升高血压的作用。醛固酮的作用主要是保钠排钾，在醛固酮作用于肾小管促进钠的重吸收的同时，增加细胞外液容量；醛固酮和钠又可以使小动脉管腔变窄增加外周循环阻力，影响去甲肾上腺素代谢，从而增加交感神经系统活性、促进肾镁离子的排泄从而升高血压。

糖皮质激素也对血压有很重要的调节作用，机制主要包括对肾脏和血管两个方面。在血管平滑肌，糖皮质激素增强血管对血管紧张素Ⅱ和去甲肾上腺素反应，同时减弱一氧化氮介导的内皮舒张反应。糖皮质激素还增加血管紧张素原的合成。在肾脏，皮质醇作用于远曲小管发挥保钠排钾的作用，因此皮质醇也有一定盐皮质激素的作用，其活性约为醛固酮的1/3。另外，糖皮质激素的升压效应还与促进AVP和ANP基因的表达进而促进AVP和ANP的合成与分泌有关。

（二）肾上腺皮质功能减退病因

肾上腺皮质功能减退按病因可分为原发性和继发性两类，原发性又称Addison病，是由于自身免疫、结核等原因破坏了90%以上的肾上腺所致。继发性是指继发于垂体、下丘脑等病变导致ACTH分泌不足所导致。原发性肾上腺皮质功能减退的病因中，自身免疫性疾病已替代结核成为首要原因，在发达国家，80%~90%病例由自身免疫性肾上腺炎所致，可以单独致病（40%），也可是自身免疫性多内分泌腺综合征的一部分（60%）。自身免疫性肾上腺炎过去称为特发性肾上腺皮质萎缩，之所以称之为“特发”是因为原因不明，但目前已明确病变是由于自身免疫性疾病导致，主要依据：①肾上腺皮质萎缩，呈广泛的透明样变性，常伴有大量淋巴细胞、浆细胞和单核细胞的浸润；②约半数以上患者血清中存在抗肾上腺皮质细胞的抗体；③常伴有其他脏器和其他内分泌腺体的自身免疫性疾病。而在我国结核仍是慢性肾上腺功能不全的重要病因之一。肾上腺结核是由血行播散所致，可以伴有胸腹腔、盆腔淋巴结或泌尿系统结核。双侧肾上腺组织包括皮质和髓质均可被破坏，常常大于90%。约50%患者有肾上腺钙化。另外比较少见的病因还包括：真菌、病毒感染，遗传代谢异常性疾病，糖皮质激素合成障碍及物理、化学等因素。继发性病因中长期使用外源性糖皮质激素为比较常见的原因，常常在停用激素后48小时内出现症状。其机制为外源性激素抑制下丘脑-垂体-肾上腺轴功能，使下丘脑合成CRH减少，从而继发垂体ACTH合成及分泌减少，导致肾上腺皮质功能减退。而下丘脑、垂体疾病或单纯ACTH缺乏等也可导致继发性肾上腺皮质功能减退。

（三）肾上腺皮质功能减退及肾上腺危象临床表现

这类患者的临床表现与病变损害程度相关，按照发生比例多少包括以下几个方面：①虚弱、乏力、食欲缺乏、体重下降，几乎所有的患者均出现此类症状，发生率为 100%。②皮肤颜色改变，在原发性肾上腺功能减退患者中皮肤色素沉着发生率 >90%，多见于暴露、摩擦部位，以及甲床、乳晕、肛周、牙龈等处。色素为棕褐色，有光泽，不高出皮肤表面。而继发性肾上腺皮质功能减退的患者多有肤色苍白。③低血压，血压多在 90/60mmHg 左右，可同时合并直立性低血压。④低血糖，儿童多见，进食稍晚可出现头晕、心悸、出冷汗等症状。⑤消化系统症状，主要是食欲减退，另外也有恶心、呕吐、腹胀等症状，腹泻较少见，口味上喜咸食。⑥性腺功能减退症状，阴毛、腋毛脱落，男性出现阳痿，女性可出现继发性闭经。

原发性肾上腺皮质功能减退的患者绝大部分同时有皮质醇及醛固酮的缺乏，由于醛固酮分泌不足，不能有效潴钠排钾，表现出低钠血症及血容量减少的一系列症状，如乏力、头晕、体重减轻，或为晕厥，或为直立性低血压，尤其在外伤、感染应激状况下容易发生晕厥和休克。而由于皮质醇分泌不足，心血管系统对儿茶酚胺的反应减弱，导致血压减低、心脏缩小、心音低钝。因此相比于垂体前叶功能低下患者，这类患者的低血压更为严重，表现在发生率更高，血压水平更低，更难以纠正。李延兵等总结了 70 例慢性肾上腺功能不全患者临床表现，其中原发性肾上腺皮质功能减退的 28 例患者中，有 11 例存在低血压（39%），42 例继发性肾上腺皮质功能减退患者中有 13 例存在低血压（31%），其发生率要显著高于前文提到的垂体前叶功能减退的患者。肾上腺皮质功能减退经常导致严重的低血压、低血容量、低钠血症和高血钾，并且更重要的是肾上腺皮质功能减退患者在使用外源性血管收缩药物如去甲肾上腺素后其缩血管反应下降，因此升压效果欠佳。

慢性肾上腺皮质功能减退患者在发生感染、创伤、手术、过度劳累等情况时，如未能及时增加激素用量，特别是尚未得到诊断及治疗的患者，极易诱发肾上腺皮质危象，其发病率约为 6.3/100 人年，约 42% 的肾上腺皮质功能减退的患者至少发生一次肾上腺危象。肾上腺危象主要病理生理改变是因缺乏糖皮质激素导致尿中钠、氯离子大量丢失，水分随之丢失，引起低血容量性休克，主要表现为升压药难以纠正的低血压。早期肾上腺危象的表现缺乏特异性，仅仅有体位变化时眩晕，近期出现嗜盐，突然出现腹部、腿部、背部下面刺痛等。典型病例主要有以下几个方面临床表现：①发热，为常见临床表现，可以是合并感染所引起的发热，也可以是肾上腺危象本身的症状，部分患者体温可高达 40℃以上，病程中体温可低于正常。②胃肠症状，早期主要表现为厌食、恶心、呕吐等，及时治疗可以很快缓解，腹痛、腹泻等症状约占 20% 的病例。腹痛临床症状可以表现较重，与急腹症相似，一般为痉挛性腹痛，查体有压痛、肌紧张，但无反跳痛。③神经系统症状，初始发病时仅有软弱、萎靡、无欲、淡漠、嗜睡、极度衰弱状，严重时可表现为烦躁不安、谵妄、神志模糊，甚至昏迷。④循环衰竭相关表现，肾上腺危象极易出现循环虚脱情况，主要与糖皮质激素和盐皮质激素均缺乏有关，主要表现为心率增快，四肢厥冷，血压下降，甚至休克。多数患者神志改变与血压下降同时出现；少数患者神志改变在前，随之血压下降出现。脱水征象几乎见于所有患者。因此对于有慢性肾上腺皮质功能减退病史的患者，当有感染、劳累、创伤、手术、分娩及容量缺乏等应激状态或应用 ACTH、利福平、苯妥英钠等药物时，出现低血压、胃肠症状、神志改变和发热等症状时应考虑为肾上腺皮质危象。

（四）诊断

慢性肾上腺皮质功能减退的诊断主要依据临床表现和实验室检查。诊断步骤一般分为两步：

1. 判断是否存在肾上腺皮质功能减退 患者一般均有典型的临床表现，如食欲减退、疲乏无力、体重减轻及血压下降的“四联征”。实验室检查方面血游离皮质醇和 24 小时尿游离皮质醇可明显低于正常，一般认为血皮质醇基础值≤3μg/dl 可诊断肾上腺皮质功能减退，而≥20μg/dl 则基本可排除本病。但对于急性危重的患者，基础皮质醇水平在正常范围也不能完全排除肾上腺皮质功能减退。因此，确诊肾上腺皮质功能减退最有价值的实验室检查为 ACTH 兴奋试验，利用外源性 ACTH 对肾上腺皮质的刺激作用，测定肾上腺皮质的储备功能。

2. 鉴别原发性和继发性肾上腺皮质功能减退 血 ACTH 测定可作为区分原发性或继发性肾

上腺皮质功能减退的重要指标。原发性肾上腺皮质功能减退的患者血 ACTH 通常明显升高，常超过 100pg/ml。而继发性肾上腺皮质功能减退者血浆 ACTH 浓度较低。

而一旦确诊肾上腺皮质功能减退，还应进行病因诊断，可行自身抗体测定、影像学检查及其他功能试验等。另外在我国因结核仍是肾上腺皮质功能减退发病的重要原因，因此既往无结核病史的患者还应进行结核相关筛查试验。

（五）治疗

慢性肾上腺皮质功能减退治疗应遵循以下原则：长期坚持替代治疗；尽量减少激素用量；对原发性肾上腺皮质减退患者必要时需同时补充盐皮质激素。应激情况下激素及时加量，如恶心、呕吐 12 小时内不能进食者应静脉补充激素。

1. 常规治疗 单纯糖皮质激素缺乏可给予氢化可的松或醋酸可的松口服，也可服用泼尼松或泼尼松龙，但从理论上讲，氢化可的松较泼尼松、泼尼松龙作用要强，可部分替代盐皮质激素，因此应用较多。而醋酸可的松需在肝脏转化成氢化可的松发挥作用，因此对于肝功能异常的患者应避免使用。治疗剂量一般为氢化可的松 20~30mg/d，20mg 可晨起顿服，如超过 20mg 分为早、下午两次服用。每日要保证钠盐摄入。如患者有明显的低血压，可加用盐皮质激素 9α- 氟氢可的松 0.05~0.20mg/d 口服。判断糖皮质激素替代治疗是否适当，相当程度上依靠患者的主观估计。过量通常表现为体重过度增加，而剂量不足则表现为乏力和严重的色素沉着。没有可靠的生化指标提示激素的合适剂量，血和尿的皮质醇定量测定既无必要，也无帮助。血 ACTH 水平也不能作为剂量合适的标志，因为 ACTH 呈脉冲性分泌，也因为服用的短效糖皮质激素不能将 ACTH 抑制到正常水平。应注意的是，当与利福平和巴比妥类药物合用时，由于后者能诱导肝微粒体酶的活性使氢化可的松代谢加快，而出现激素不足表现。正常血糖、血压、血钾和血浆肾素活性提示盐皮质激素替代适宜，过量则引起高血压和低钾，而剂量不足则表现倦怠、直立性低血压、低血钠、高血钾和高血浆肾素活性。

2. 应激状态下治疗 正常人体在应激状态下激素分泌是平时的 2~3 倍，因此慢性肾上腺皮质功能减退的患者在应激状态时激素用量应增加至平时的 2~3 倍，如果有条件应静脉给药，通常在原有用量的基础上给予氢化可的松 200~400mg/d，或地塞米松 10mg/d。如病情较轻，应激情况解除后及时撤回原剂量。

3. 肾上腺危象治疗 对于出现难以解释的低血压、休克及相应胃肠和神经系统症状，伴有或不伴有发热的患者都应立即考虑肾上腺皮质危象并着手开始治疗。包括补充充足剂量糖皮质激素，如既往无相关病史资料，需行 ACTH 及皮质醇测定明确诊断的患者，为了避免对实验结果的影响，可先应用地塞米松。对于已经确诊或既往有慢性肾上腺功能减退的患者，可直接应用氢化可的松。首剂 100~200mg，以后每 6 小时静滴 50~100mg，24 小时总量 400mg。维持该剂量 24~48 小时，病情平稳后可减量至 200~300mg/d，继而减至 100mg/d，4~5 天后可减至原有维持剂量。如应用氢化可的松后血压仍难以维持 100mmHg 或低钠血症难以纠正的患者可加用盐皮质激素，给予 9α- 氟氢可的松 0.05~0.1mg 口服。盐皮质激素应用过程中应注意避免水钠潴留。

其他治疗还包括纠正脱水与电解质紊乱，预防和处理低血糖及积极治疗原发病、去除诱因等。值得注意的是即使在严重肾上腺危象时，脱水很少超过总体液的 10%，因此补液量依据患者脱水情况而定，补液过程中重点关注血压、出入量、电解质水平，并注意个体差异。如有恶心、呕吐、腹泻、大汗而脱水者，补液量及补钠量应相对充足。而由于感染、外伤等原因急性发病的患者，缺钠、脱水并不明显，可给予葡萄糖氯化钠溶液，同时纠正低血糖及低血钠。

三、嗜铬细胞瘤与低血压

（一）嗜铬细胞瘤的病因

嗜铬细胞瘤起源于嗜铬细胞，作为一种神经内分泌肿瘤，其发病机制尚不明确。在胚胎期，嗜铬细胞的分布与身体的交感神经节有关。随着胚胎的发育成熟，绝大部分嗜铬细胞发生退化，其残余部分形成肾上腺髓质。因此，绝大部分嗜铬细胞瘤发生于肾上腺髓质，但也发生于自颈动脉体至盆腔的其他交感神经组织内，大约 90% 的嗜铬细胞瘤为散发性，单个存在于肾上腺髓质，有完整包膜。其余 10% 位于肾上腺髓质以外，以腹部居多，腹部肾上腺外嗜铬细胞瘤多位于腹部交感神经节或膀胱内，腹外也可见于胸部的后纵隔交感神经节、主动脉球、颈动脉窦、迷走神经或心脏内。

嗜铬细胞瘤在任何年龄均可发病,多见于青壮年,男性略高于女性,儿童发病率约占 10%。绝大多数为良性,大约 10% 为恶性,可表现为局部包膜浸润式转移,也可通过血液转移至骨、肝、肺和外周淋巴结。嗜铬细胞瘤主要通过摄取胺前体及脱羧作用产生和分泌肾上腺素和去甲肾上腺素,同时产生和分泌如促肾上腺皮质激素(ACTH)、促肾上腺皮质激素释放激素(CRH)、生长激素释放激素(GHRH)及心钠素等其他多种肽类激素,引起心血管系统、代谢紊乱及消化系统、泌尿系统等一系列临床表现。

肾上腺素、去甲肾上腺素和多巴胺统称为儿茶酚胺。儿茶酚胺通过与多种器官和组织细胞中的受体结合而发挥其生理作用。接受儿茶酚胺的受体统称为肾上腺素受体,由于在各个组织器官中肾上腺素受体分布不同,儿茶酚胺的作用也不一致。对心血管系统的作用是导致心率增快,心肌收缩力加强,心排血量增加,冠状动脉血管扩张,外周血管收缩,最终升高血压。

(二)嗜铬细胞瘤的临床表现

1. 高血压症候群 高血压为本病最主要的临床表现,大约 90% 的患者会出现间歇性或持续性的高血压,最典型的临床表现为在精神刺激、弯腰、排尿、排便、触摸和肿瘤手术检查等诱发因素下出现的血压骤然升高,收缩压最高可达到 200~300mmHg,舒张压可相应升高达 130~180mmHg。同时伴有炸裂样的剧烈头痛,心动过速,胸闷、憋气,大汗淋漓、面色苍白、四肢发凉等临床表现。典型发作时症状持续时间长短不一,一般为数分钟,大多少于 15 分钟,但是长者可达 16~24 小时。发作频率也不稳定,可一日数次或数月一次,患者如果不及时诊治,随着病情的发展,发作会越来越频繁,晚期动脉发生器质性病变,血压呈现持续性升高,但是仍可阵发性加剧。少数年轻患者病情进展迅速,表现为急进性或恶性高血压,短期内出现高血压脑病、眼底损害、失明、心力衰竭及肾衰竭等严重后果。嗜铬细胞瘤因其典型的临床表现可为诊断及鉴别诊断提供依据,据报道根据高血压、头痛、心悸、多汗症状诊断嗜铬细胞瘤的敏感性为 89%~91%,但特异性却为 67%~94%,如无上述症状则基本可排除嗜铬细胞瘤诊断。

2. 代谢紊乱 儿茶酚胺升高可通过作用于交感神经系统使机体的代谢率升高,发作时体温升高、多汗、体重减轻。儿茶酚胺也加速脂肪分解,引起血中游离脂肪酸升高;肝糖原分解加速,糖异生增加,胰岛素拮抗等引起血糖升高;少数患者也可因肾素和醛固酮分泌增加,排钾过多而出现低钾血症。

3. 其他特殊临床表现 少数患者表现为发作性低血压甚至休克,原因主要包括肿瘤组织坏死出血,导致儿茶酚胺释放迅速减少;大量儿茶酚胺引起心肌炎症、心肌坏死,诱发心律失常、心力衰竭或心肌梗死,诱发心源性休克;部分肿瘤分泌多量多巴胺,抵消了去甲肾上腺素的升压作用,肿瘤分泌大量肾上腺素,兴奋 β 肾上腺素受体,引起周围血管扩张;大量儿茶酚胺引起血管强烈收缩,微血管壁缺血缺氧,通透性增高,血浆渗出增加,导致有效血容量减少。绝大多数情况下,肿瘤很难通过腹部触诊扪及。但当嗜铬细胞瘤体积很大时,可以在腹部触诊时扪及,但是有可能会诱发高血压发作。另外由于儿茶酚胺可以引起肠蠕动及张力减弱,可以引起便秘、腹胀、腹痛等,也可引起胆汁潴留和胆结石。

(三)嗜铬细胞瘤的诊断

嗜铬细胞瘤因其可产生严重的高血压,同时又是一种良性程度较高的可治愈肿瘤,肿瘤切除后大多数患者可痊愈。因此,早期诊断、早期治疗意义重大。目前的诊断方法主要包括实验室检查、功能试验和影像学等方法。

1. 实验室检查 从诊断的敏感性和特异性角度来讲,测定血、尿儿茶酚胺及其代谢产物是诊断嗜铬细胞瘤的最为可靠的方法。尿儿茶酚胺测定较为敏感、可靠,但技术要求较高。据认为它是反映短期内儿茶酚胺分泌最敏感的指标。大多数嗜铬细胞瘤患者尿儿茶酚胺明显升高,往往大于 1500nmol/L(正常值 591~890nmol/L),对于阵发性高血压患者高血压发作期间儿茶酚胺浓度较未发作期相比增高 3 倍以上方有诊断意义。但是,尿中儿茶酚胺及其代谢产物可受到某些药物的影响,如四环素、红霉素、阿司匹林、对乙酰氨基酚、硝酸甘油、硝普钠、钙通道阻滞剂、血管紧张素转换酶抑制剂等药物,以及香蕉、含香草醛的食物、咖啡因、尼古丁等,给实验室检查和诊断带来一定困难,因此,需要提前告知患者留取高血压发作期间的尿液标本并及时送检,以利于尽早做出合理的诊断。血浆儿茶酚胺及其代谢产物在高血压持续存在或间歇性患者的发作期同样是升高的,也是实验室诊断嗜铬细胞瘤的方法，但由于其反映的也是抽血时的即时水平，而且对实验室有较高的要求，因此，其诊断价值并不优于24小时尿儿茶酚胺及其代谢产物的检测。

近年来有学者提出，同时测定去甲肾上腺素（NE）及其代谢产物二羟苯丙醇（DHPG）的浓度可提高肾上腺外嗜铬细胞瘤的诊断特异性，因DHPG仅来自神经元，与外周循环中的NE无关，因此当DHPG单独升高，或NE/DHPG>2.0，要考虑嗜铬细胞瘤的诊断，如果该比值≤0.5则可以排除。生理性或病理性交感神经亢进，如剧烈运动、精神紧张、急性充血性心力衰竭时，NE/DHPG虽然也可以升高，但多≤1.0。对于肾上腺髓质嗜铬细胞瘤患者，因其主要产生的是肾上腺素（E），其NE/DHPG也在正常范围。此外，血浆中多巴（DOPA）及神经元特异性烯醇化酶（NSE）含量的升高提示肿瘤可能为恶性，上述指标有助于肿瘤良恶性的鉴别。

2. 功能试验 主要包括激发试验及抑制试验两类，但由于都具有一定的诱发急性心脑血管事件的风险，因此对于年龄较大、病史较长且已出现动脉硬化等表现的患者要慎重使用。

（1）激发试验：持续性发作的患者通过血、尿儿茶酚胺及其代谢产物多可作出诊断，但对于间歇性发作的患者，尤其是间歇期时间较长，又无法完全排除的患者可考虑行药物（组胺或酪胺、胰高血糖素）或冷加压激发试验。组胺或酪胺试验激发后可能出现严重高血压，且有一定的假阳性及假阴性，目前临床较多使用胰高血糖素激发试验及冷加压试验来作为间歇性发作患者的诊断方法。

（2）抑制试验：对于持续性和间歇性高血压发作期血压≥170/110mmHg或血浆儿茶酚胺水平在5.9~11.8nmol/L的患者，可通过抑制试验与原发性及其他原因引起的高血压相鉴别。目前常用的是酚妥拉明试验和可乐定试验，尤其是可乐定试验非常安全，适用于试验前血浆儿茶酚胺异常升高的患者，必要时可结合胰高血糖素激发试验明确诊断。

3. 肿瘤的影像学及其他方法诊断 嗜铬细胞瘤因良性率及治愈率较高，因此一旦明确诊断，应尽早通过影像学检查明确病变位置，尽早外科切除。目前常用的影像学检查方法包括B超、肾上腺CT扫描和磁共振显像，肾上腺B超检查无创、方便、易行、性价比高，但不易发现较小的肿瘤；肾上腺CT扫描是目前首选的无创影像学检查，可发现和定位肾上腺肿瘤，但对嗜铬细胞瘤的诊断特异性不够，需要结合临床表现、实验室及病理等检查结果作出判断；磁共振检查在组织解剖关系和结构特征上优于CT，且无放射损害，适用于孕妇及无法耐受造影剂的患者，但同样存在特异性较低的问题。此外，^{131}I-间碘苄胺（^{131}I-MIBG）扫描及肾上腺静脉插管测血浆儿茶酚胺法也可用于嗜铬细胞瘤的诊断和定位。

（四）嗜铬细胞瘤的治疗

嗜铬细胞瘤约占高血压病因的0.5%~1%。90%以上的患者可经手术治愈。因为本病发作时有引起急症意外的危险，加之尚有一部分为恶性嗜铬细胞瘤，故应及早诊治。嗜铬细胞瘤一经诊断即应进行药物治疗，待血压和临床症状控制后手术切除肿瘤，充分术前准备可使手术死亡率低于1%，即使在一些紧急情况如肿瘤破裂或出血坏死引发休克时做出诊断者，也应做充分术前准备择期手术。

1. 内科治疗和术前准备 嗜铬细胞瘤手术死亡率高的主要原因是由于在麻醉诱导或挤压肿瘤时发生严重的高血压危象、心力衰竭甚至发生脑出血。在切除肿瘤后，发生难以控制的低血压，甚至休克。因此，近年来，术前采用α受体阻滞药阻断儿茶酚胺的外周血管收缩效应来降低血压，在肿瘤切除后，通过密切观察及药物干预使微循环血管床扩张，血容量减少的病理生理变化得到调整与补充，以维持血压平稳，避免难治性低血压性休克的发生。已有多项研究显示，肿瘤大小、尿中儿茶酚胺的水平与术后低血压持续时间及严重程度相关，因此，对于肿瘤直径超过60mm，尿中肾上腺素高于200μg/dl、去甲肾上腺素高于600μg/dl的患者手术前要充分估计术后低血压的风险，并给予相应治疗措施。

（1）α肾上腺素受体阻滞剂：酚苄明为非选择性竞争性α受体阻滞药，其阻断α_1受体作用为α_2的作用的100倍，半衰期较长，不良反应为直立性低血压、鼻塞、心悸等，初始剂量10mg，每日1次，渐渐增量至血压降至接近正常。一般要求血压控制在120/80mmHg左右。哌唑嗪为α_1受体选择性阻滞剂，半衰期较短，初始剂量1mg，每日1次，渐渐增加到6~8mg/d。因其有严重的直立性低血压，故应在睡前服用，服用后尽量卧床，避免低血压的发生。

（2）β受体阻滞药美托洛尔在使用α受体阻滞药后出现心悸、心动过速时应用。与α受体阻滞药的应用顺序不能颠倒，否则易诱发严重肺水肿。外科手术前可使用β受体阻滞剂将心率控制在80次/min左右。

2. 手术 早期手术切除肿瘤是临床根治的唯一途径，常规手术方式是开腹手术，术中及时调节酚妥拉明静脉滴注速度，以便调整血压和血容量，在剥离肿瘤时候可以静脉推注酚妥拉明1~5mg后缓慢静脉滴注，维持血压稳定。切除肿瘤后血压可能会出现急速下降，应当停用酚妥拉明静脉滴注，改为生理盐水，5%葡萄糖或代血浆等迅速输注，迅速补充血容量，升高血压。必要的时候，静脉滴注去甲肾上腺素4~8mg入5%葡萄糖注射液500ml静脉滴注，术后病情稳定后逐渐停用。

近年来腹腔镜下肾上腺切除术得到了广泛应用。嗜铬细胞瘤局部无浸润或转移表现时，虽有恶性可能，腹腔镜手术仍是适应证。已有不少报道对肾上腺外和复发性嗜铬细胞瘤成功施行了腹腔镜下切除术。术中若发现局部浸润或转移灶，应改行开放性手术。腹腔镜手术优点是创伤小，出血量较少，术中血压波动幅度小。

3. 恶性嗜铬细胞瘤治疗 恶性嗜铬细胞瘤转移快，术后复发率高，5年生存率低于40%，对于局部复发性嗜铬细胞瘤，仍可手术切除包括切除淋巴结转移灶。如果不能完整地切除病灶，一般采用α和β受体阻滞药治疗，大剂量^{131}I-MIBG治疗恶性嗜铬细胞瘤是近几年发展起来的治疗方法，它可被嗜铬细胞选择性吸收，储存在癌细胞儿茶酚胺颗粒中，发出γ射线作用于肿瘤。

四、甲状腺功能减退与低血压

（一）甲状腺激素与血压调节

心脏是甲状腺激素的重要靶器官，因此甲状腺激素主要通过调节心脏收缩力、心率、心排出量等参与血压调节。甲状腺疾病对血压的影响很复杂，确切机制尚不十分清楚。甲状腺疾病可以影响心输出量、外周血管阻力、肾脏的血流动力学、钠的内稳态、血管内皮功能、肾素–血管紧张素–醛固酮系统等诸多方面，从而影响血压。甲亢和甲减均可引起高血压，甲亢时甲状腺激素分泌增加，可使心肌收缩性增强，心率增快，心输出量增加，全身血管阻力降低，血压升高以收缩压升高为主，脉压增大，但平均动脉压一般不变。而甲亢还可以增加毛细血管数量，使外周阻力降低50%，从而刺激肾素、血管紧张素、醛固酮的释放，使钠的重吸收增加。而甲减时患者心率变慢，心输出量减少，全身血管阻力升高，也可导致血压升高，以舒张压升高为主，脉压变小，平均动脉压一般也不变。有研究显示，25%的甲减患者有舒张期高血压，且伴有外周血管阻力升高。此外，甲减可能会使肾血流量和肾小球滤过率下降。

但如果患者甲减病情较重或者出现黏液性水肿昏迷，则可出现顽固性低血压，其可能原因为心肌代谢降低，心肌细胞黏蛋白、黏多糖聚集，间质水肿，心肌纤维肿胀变形坏死，进而出现心功能下降，血压降低。另外甲减时，由于心脏对儿茶酚胺的反应迟钝，也可导致血压偏低。而黏液性水肿患者降低血压有其一定的特点，那就是收缩压下降的同时可能存在舒张压升高，脉压低，其原因是心脏收缩力减弱，心每搏量减少，心输出量减少，引起收缩压减低；血管内容量减少，外周血管收缩，阻力增加或心包积液等诸多因素又可能导致舒张压升高。由于血管内容量减少和心血管容量不足引起的低血压进一步导致组织供血不足。

（二）甲减及黏液性水肿昏迷临床表现

由于甲状腺激素缺乏可影响全身各个系统，因此甲状腺功能减退是全身各个系统均有改变，包括皮肤黏膜、消化系统、心血管系统、呼吸系统、血液系统、神经系统、生殖系统等，详见本书相关章节。黏液性水肿昏迷是长期未得到有效治疗甲减患者的终末期表现，80%为女性，90%的病例发生在冬季，绝大多数年龄在60岁以上。最常见的诱因是感染，其他诱因包括环境温度降低、低血糖、低钠血症、缺氧、酸中毒、外伤、手术、消化道出血等。此外，一些药物如镇痛药、麻醉剂、巴比妥类、$β_2$受体阻滞剂、胺碘酮、利福平等也可能诱发昏迷。

低体温是黏液性水肿危象的标志和特点，发生率占80%，体温一般低于35.5℃，不伴有寒战。有报道提示，如体温低至30.0℃以下常提示疾病已到终末期，提示预后不良。但并不是所有甲减患者发生黏液性水肿昏迷时血压均降低，其中只有约半数患者血压低于100/60mmHg，另有1/3以上的患者血压并不低于120/80mmHg，更有血压正常者约1/6。因此与低体温不同，低血压并不属于黏液性水肿的特征性表现。但是正如前文提到的，无论甲亢或是甲减的患者，多见高血压，所以如果甲减患者出现任何程度的低血压都应当看作他们的病情发展到了不可逆的不良征象，甚至正常血压也应被视作一种预警。一般来说，在甲状腺激素和糖皮质激素缺乏的情况下，常规的升压药物效果较差。尽量避免使用血管活性药，如多巴胺、α- 肾上腺素受体药物对维持重要器官的灌注没有效果，可引起心律不齐。

（三）甲状腺功能减退的诊断

根据临床表现、实验室检查，甲状腺功能减退诊断并不困难。但老年人早期不典型病例可能被误诊，因此甲状腺功能测定对于诊断十分必要。详见本书相关章节。

（四）治疗

除一过性甲状腺功能减退外，一般甲减患者均不能自愈，治疗主要是甲状腺激素替代治疗，以使甲状腺功能维持正常，一般需要终身替代。药物可选择左甲状腺素。药物替代剂量也需遵循个体化原则，根据患者年龄、体重及疾病严重程度而定。通常剂量 1.6~1.8μg/kg，成年人维持剂量 50~200μg/d。黏液性水肿昏迷的治疗同样需要及时补充甲状腺激素，但由于患者存在严重的低代谢状态，外周循环不良，口服及肌内注射药物吸收不可靠，尽可能采用静脉给药治疗。如没有静脉制剂，可将片剂碾碎通过胃管注入。黏液性水肿危象应用甲状腺激素以后，机体对糖皮质激素的需求增加。原发性甲减者，肾上腺皮质储备功能差；继发性甲减和垂体前叶功能低下者，可有继发性肾上腺皮质功能减低。尤其伴有休克、低血糖和明显低血钠时，糖皮质激素的应用更为必要。因此，凡是临床诊断黏液性水肿危象的患者都应给予氢化可的松 100mg，8 小时一次，以防止发生肾上腺皮质危象。其他治疗包括保持呼吸道通畅、调节血容量、保暖及治疗并发症等。

五、糖尿病直立性低血压

直立性低血压是糖尿病常见的并发症。在新近发现的糖尿病患者中，直立性低血压的发生率约为 15%。随着糖尿病病程的延长，该病的发生率也在增加，多个研究显示，糖尿病住院患者中有近 1/3 存在直立性低血压。糖尿病伴有直立性低血压的患者多有很明显的自主神经病变的其他表现及微血管病变，尤其是视网膜病变。

（一）发病机制

在糖尿病自主神经病变时，多种因素参与了直立性低血压的发生。首先糖尿病自主神经病变患者常伴有下肢血管及内脏血管收缩功能不良，导致血管阻力减少，站立时不能有效地增加总循环外周抵抗，而发生直立性低血压。其次糖尿病自主神经病变的患者，由于血管神经支配功能受损，下肢血管反而呈舒张状态，这样不仅血管阻力降低，而且血液淤积于下肢，导致回心血量及心输出量减少，从而促发直立性低血压。另外，有大量研究显示糖尿病患者体内儿茶酚胺水平降低，也可导致站立后血压不上升。

（二）临床表现

直立倾斜试验是诊断直立性低血压的依据之一，具体方法是受试者取仰卧位平躺在电动直立倾斜试验床上，安静休息至少 5 分钟后测量卧位血压及心率 2 次，每次至少间隔 1 分钟，取两次平均值作为卧位血压和静息心率的分析值。然后将倾斜床以固定速度转至≥60° 倾角的位置，记录即刻 0、1、2、3、5 分钟末的血压和心率，并询问记录患者有无头晕、眼花、晕厥症状。如直立倾斜床倾角≥60° 后任一时间内血压与卧位平均血压相比，收缩压下降 >20mmHg 和 / 或舒张压下降≥10mmHg 者即可诊断直立性低血压。

直立性低血压常见的临床表现有头晕、软弱无力、视力模糊，严重时血压降至零，发生晕厥，伴心动过速，甚至意识丧失。临床上有时与低血糖相混淆，但直立性低血压无肾上腺素分泌增多的临床表现，而且通过血糖测定可以鉴别。近年研究发现，直立性低血压还常伴有血压昼夜节律的紊乱，表现为夜间血压增高，白天血压下降，该改变可能加重糖尿病患者重要脏器的损害，导致病死率增加。已有大量研究发现，血糖控制水平与糖尿病病程均与低血压发生有关。那些血糖控制较差、病程较长、并发症较多的患者中更容易发生直立性低血压。

（三）治疗及预防

直立性低血压的治疗比较困难，其治疗目的主要是改善临床症状，在直立性低血压严重的患者治疗上要保证维持脑部足够的供血，预防晕厥和意识丧失。一般处理包括足够水钠摄入，维持水电平衡。防止脱水，睡觉时头部抬高，穿弹力袜、下蹲运动等。

糖尿病患者中同时合并高血压很多见，高血

压可进一步降低压力感受器的敏感性，增加直立性低血压的发生率，另一方面降压药物的使用也可导致低血压发生风险的升高。因此在那些病程较长、血糖控制欠佳或合并高血压病的糖尿病患者中，应多注意直立性低血压的监测，选择合理的降压药物，优化血糖控制，减少直立性低血压的发生。

六、糖尿病与老年人餐后低血压

餐后低血压（postprandial hypotension，PPH）是老年人常见而特有的疾病，可发生于健康人，但更多见于高血压、糖尿病、自主神经功能紊乱、帕金森症、多系统萎缩等患者中。该病的发病率非常高，国内一项针对80岁以上高龄老人的研究显示，PPH发生率为59.5%，国外报道住院的老年人中为25%~38%，在荷兰发病率更是高达67%。在糖尿病患者中，该病发生率较高，有报道发现有37%的糖尿病患者存在餐后低血压。而餐后低血压也与多种糖尿病慢性并发症相关，血压的波动情况与尿白蛋白排泄率相关，血压变异率是糖尿病肾病的危险因素，是大血管病变和微血管病变的预测因子。多种因素影响餐后低血压的发生，其中包括高龄、高血压、膳食成分、温度、进餐量、餐前基础血压、应用药物、血压晨峰现象及合并其他疾病，另外早餐后最易发生餐后低血压，其次是中餐。近年来发现，餐后低血压是老年人全因死亡的一个独立预测因子，虽大多数患者无明显临床表现，但其与晕厥、心绞痛、脑血管病等多种不良事件存在相关关系，因此应引起医护人员的重视。

（一）发病机制

目前餐后低血压的发病机制尚不明确，以往大多数人认为内脏血液灌注增多是导致餐后低血压的主要原因，然而近年来越来越多的研究发现，老年患者或者自主神经功能紊乱的患者其内脏血液灌注与健康人相比并无明显增加，因此内脏血流量增加并不直接导致餐后低血压，而是由于心率、外周血管阻力不能及时增加，出现相应代偿不足所致；另外包括自主神经功能紊乱、胃肠激素的变化、膳食成分、胃胀及小肠内营养素的吸收速度等多种因素均参与其中。

1. 交感神经系统功能障碍 健康人进餐后通过兴奋交感神经，使心率加快，心肌收缩力增强，心输出量增加，外周血管收缩，从而维持餐后血压。而餐后低血压患者交感神经受损，餐后交感神经活性反应不足，心率及外周血管阻力不能代偿因胃肠道血管扩张而减少的心输出量而发生低血压。患者自主神经调节功能下降，多表现为去甲肾上腺素水平与前臂血管张力下降、R-R间期变异性减小。研究表明，餐后低血压患者餐后心率、血浆去甲肾上腺素水平、肌肉交感神经活性未见相应增高。老年患者在休息时交感神经兴奋性已接近最高水平，而老年患者可能需要交感神经活性增加200%才能阻止餐后低血压的发生，因此老年人不能对餐后内脏血流量增加作出相应代偿反应，极易发生低血压。

2. 内脏血流灌注增多 餐后低血压患者餐后内脏血流灌注增多，主要是门静脉和肠系膜血管明显扩张，而外周血管相应的收缩功能及心率未得到相应代偿，这也是餐后低血压形成的一个重要机制。

3. 压力感受器敏感性下降 一般人群进餐后内脏血流量增加，外周血管阻力下降，但交感神经活性增强，心率增快，心输出量增加，收缩压轻度升高，这种代偿机制避免了餐后低血压的发生。衰老可诱发压力感受器敏感性下降，表现为老年人进餐后心率增速反应减弱，部分自主神经功能病变的老年人心率增速反应甚至消失，进而发生低血压。可见老年人压力感受器反射灵敏度下降是导致餐后低血压发生的一个重要机制。

4. 葡萄糖在肠内的吸收速度 近年来有研究发现，葡萄糖从肠道吸收的速度与餐后血压下降的幅度呈正相关。在健康老年人中，若葡萄糖以3kcal/min的速度在肠内扩散，15分钟内即可引起血压下降，而以1kcal/min的速度在肠内的扩散则对血压没有影响。相比之下果糖、木糖醇、蛋白质和脂肪的吸收速度对餐后血压影响较小。

另外还有外周血管阻力下降，血管活性肽、胰岛素、生长激素释放抑制激素分泌异常等多种因素均与餐后低血压的发生有关。

糖尿病患者并发餐后低血压除了与以上因素有关外，还与糖尿病自主神经病变程度、胃排空功能紊乱、高血糖、胰高血糖素样肽-1（GLP-1）水平降低等抑素有关。

（二）诊断

目前餐后低血压的分类和风险评估方面尚无统一标准。在临床上，具有易患因素（高血压、糖尿病、帕金森病、自主神经功能损害、瘫痪、多系统萎缩和血液透析）的老年人如餐后出现体循环及重要脏器供血不足的表现时（如头晕、困乏、嗜睡、胸闷、晕厥、跌倒、视力模糊、无力、恶心、短暂性脑缺血发作等），应考虑到此病。通过餐前及餐后血压测量常能确诊此病。餐后低血压的诊断标准：①进餐 2 小时内收缩压下降≥20mmHg；②餐前收缩压≥100mmHg，而餐后收缩压 <90mmHg；③若进餐后收缩压下降幅度虽未达到上述标准，但出现餐后心脑缺血症状者。符合以上 3 条诊断标准之一者并排除由其他原因导致低血压（脱水、自主神经系统病变、药物等）即可确诊。24 小时动态血压监测有助于发现餐后低血压，但应注意餐后测量时间间隔调整。

如 2 型糖尿病患者出现餐后低血压，则血压下降更明显，下降开始于糖耐量 10 分钟后，最低点在 1 小时内，持续至 2 小时。与其他无餐后低血压的糖尿病患者相比，血清 C 肽水平低，自主神经病变程度严重，增殖性视网膜病变及糖尿病肾病多见。

（三）治疗

由于目前餐后低血压的发病机制尚不明确，因此治疗上也主要依靠临床经验总结。可以通过减少内脏血流量、增加外周血管张力、抑制葡萄糖吸收、增加胰高血糖素样肽 -1（GLP-1）的释放等治疗方法，在一定程度上缓解餐后低血压的症状。

1. 非药物治疗 主要指饮食习惯改变，包括饮食不宜过热，温度在 40~45℃为宜；混合饮食，适当增加蛋白质摄入；少食多餐，避免饱餐；避免进餐时饮酒等。还有临床发现，餐前饮水后引起的升压反应可缓解餐后低血压。另外可通过餐后散步增加心率和心排出量来维持正常血压，达到预防餐后低血压的目的。

2. 药物治疗 咖啡因、奥曲肽等药物可通过减少内脏血液灌注来预防或治疗餐后低血压。α-糖苷酶抑制剂能延缓肠道对葡萄糖的吸收，降低餐后高血糖，改善胰岛素抵抗，减缓胃排空速度从而减小餐后血压下降幅度。而另一种降糖药物二肽基肽酶抑制剂（DPP-4）也可通过增加体内 GLP-1 水平，延缓胃排空，增加饱腹感，降低血糖的同时降低餐后低血压的发生。已有研究显示，DPP-4 抑制剂维格列汀用于非糖尿病的餐后低血压患者，能够显著改善患者情况，用药后餐后血压从治疗前下降 30mmHg 变为无明显下降。

总之，低血压对机体的危害较大，特别是对缺血缺氧尤其敏感的脑组织，其危害程度不亚于高血压病，应该同样引起足够的重视，对于病理性低血压应积极寻找病因，根据病因进行相应的治疗，以保持血压的稳定。内分泌代谢性疾病所导致的低血压一般可通过相应激素的替代治疗得以纠正，但在替代过程中要注意监测血压波动，同时注意避免应用可能影响血压的药物，血压水平也可作为评估治疗效果的一个指标。

（金萌萌）

参考文献

1. 吴锡桂，黄广勇，赵建功，等. 中国人群低血压患病率及影响因素研究. 高血压杂志，2001，9（1）：11-13.

2. Feldstein C, Weder AB. Orthostatic hypotension: a common, serious and underrecognized problem in hospitalized patients. J Am Soc Hypertens, 2012, 6(1): 27-39.

3. 韩婷婷，冯美江，鲁翔，等. 80 岁及以上老年人体位性低血压患病率及相关危险因素分析. 中国老年医学杂志，2016，35（6）：662-666.

4. Marianna A, Rajeev S, Amal F, et al. Hypopituitarism in the elderly. Maturitas, 2012, 72(4): 277-285.

5. Kokshoorn NE, Biermasz NR, Roelfsema F, et al. GH replacement therapy in elderly GH-deficient patients: a systematic review. Eur J Endocrinol, 2011, 164(5): 657-665.

6. 贾丹，袁高品，梁利波，等. 垂体前叶功能减退症 314 例临床分析. 四川医学，2015（7）：954-957.

7. 刘玉英，巴建明，陆菊明. 垂体前叶功能减退症 88 例回顾性分析. 临床内科杂志，1999，16（1）：43-44.

8. 李延兵，胡国亮，姚斌，等. 慢性肾上腺皮质功能减退症 70 例临床分析. 新医学，2001，32（4）：207-209.

9. Hahner S, Spinnler C, Fassnacht M, et al. High incidence of adrenal crisis in educated patients with chronic adrenal insufficiency: a prospective study. J Clin Endocrinol Metab, 2015, 100(2): 407-416.

10. Smans LC, Van der Valk ES, Hermus AR, et al. Incidence of adrenal crisis in patients with adrenal insufficiency, Clin Endocrinol, 2016, 84(1): 17-22.

11. Namekawa T, Utsumi T, Kawamura K, et al. Clinical predictors of prolonged postresection hypotension after laparoscopic adrenalectomy for pheochromocytoma. Surgery, 2016, 159(3): 763-770.

12. Ballester JM, Harchelroad FP. Hypothermia: an easy-to-miss, dangerous disorder in winter weather. Geriatrics, 1999, 54(2): 51-57.

13. Bensenor IM, Olmos RD, Lotufo PA. Hypothyroidism in the elderly: diagnosis and management. Clin Interv Aging, 2012, 7: 97-111.

14. Lele AV, Clutter S, Price E, et al. Severe hypothyroidism presenting as myxedema coma in the postoperative period in a patient taking sunitinib: case report and review of literature. J Clin Anesth, 2013, 25(1): 47-51.

15. Chaudhari D, Gangadharan V, Forrest T. Heart failure presenting as myxedema coma: case report and review article, Tenn Med, 2014, 107(2): 39-41.

16. 姜涛,卢桂阳,宋秀霞,等. 2型糖尿病患者体位性低血压的发生率及其影响因素. 中国循环杂志, 2013, 28(1): 260-261.

17. 邹晓,司全金,王海军,等. 高龄老年餐后低血压的临床特点及防治策略的研究. 中华老年心脑血管杂志, 2013, 15(3): 251-254.

18. Vloet LC, Pel-Little RE, Jansen PA, et al. High prevalence of postprandial and orthostatic hypotension among geriatric patients admitted to Dutch hospitals. J Gerontol A Biol Sci Med Sci, 2005, 60: 1271-1277.

19. Trahair LG, Horowitz M, Jones KL. Postprandial hypotension: a systematic review. J Am Med Dir Assoc, 2014, 15(6): 394-409.

20. Grobéty B, Grasser EK, Yepuri G, et al. Postprandial hypotension in older adults: Can it be prevented by drinking water before the meal? Clin Nutr, 2015, 34(5): 885-891.

21. Yonenaga A, Ota H, Honda M, et al. Marked improvement of elderly postprandial hypatension by dipeptidyl peptidase IV inhibitor. Geriatr Gerontol Int, 2013, 13(1): 227-229.

第十章　钙磷代谢与代谢性骨病及甲状旁腺疾病

第一节　骨骼的代谢与衰老

一、骨的结构与功能

骨骼是人体内最大的器官，占体重的五分之一，由206块形态各异的骨块组成，起着支持、运动、保护、骨髓造血、储存离子和内分泌调节等六大功能：①骨骼支持身体，并赋予人体基本形态；②肌肉收缩牵引骨骼产生运动；③保护脑、内脏和骨髓，④骨髓是造血系统和免疫系统的主要组成部分；⑤骨骼是体内钙、磷、镁等离子储存库和缓冲库，维持机体钙磷代谢平衡；⑥骨骼细胞可以释放骨钙素（osteocalcin），骨钙素有助于调节糖代谢和减少脂肪沉积，研究显示骨钙素还能增加胰岛素的分泌和敏感性。

骨组织由有机基质和矿物质组成，其中Ⅰ型胶原占有机基质的90%，形成胶原网基质结构，为羟基磷灰石的沉积提供沉着点。骨基质的特异性主要由非胶原蛋白决定，这些非胶原蛋白的特异性尚未完全阐明。矿物质占成熟骨重量的60%，主要由钙盐构成，99%的钙盐以羟基磷灰石的形式储存于骨组织和牙齿中。骨表面的致密部分称为骨密质，骨密质见于长骨的骨干和扁平骨表层，又称皮质骨。骨松质的内层和两端是许多不规则的片状或杆状骨结构，称为骨小梁。骨松质主要构成长骨的干骺端和扁平骨的深层。骨膜包被在骨表面的称为骨外膜（periosteum），衬在骨髓腔面的称为骨内膜（endosteum），骨内膜也衬附于中央管内或包被于松质骨小梁表面。人在不同年龄，骨的有机物与无机物的比例也不同，儿童及青少年的骨有机物的含量比无机物为多，柔韧度及可塑性比较高，而老年人骨基质含量明显减少，骨骼中蛋白质等有机物及水分含量减少，骨基质的减少使无机矿物质之间间隙增大，在缓慢持续发展过程中，钙磷等矿物质也不断丢失，造成骨基质和矿物质都丢失。老年人群的骨微结构特征表现为骨小梁数目减少、厚度变薄、间距增加。

二、骨骼细胞

（一）骨形成细胞谱系

1. 成骨细胞　骨原细胞（osteogenic cell）起源于多能间充质干细胞，它分化为各种骨组织细胞的过程中受许多转录因子的调节。骨原细胞经适当刺激后增生和分化为前成骨细胞（preosteoblast），之后转化为成熟的成骨细胞（osteoblst）。成骨细胞通常是沿着骨表面呈簇状排列的立方形或呈圆柱形，胞核大而圆，位于细胞基底部，胞质嗜碱性，胞质内有大量粗面内质网和肥大的高尔基复合体，并含有丰富的胶原蛋白分泌小体。成骨细胞是一类代谢活跃的细胞，所合成的蛋白20%是Ⅰ型胶原，它还分泌许多非胶原蛋白，如碱性磷酸酶（ALP）、骨钙素、骨连蛋白（osteonectin）、四连蛋白（tetranectin）等。成骨细胞的增殖分化及功能受到许多激素及细胞因子的调节，这一调节过程主要通过成骨细胞的相应受体来实现，包括PTH/PTHrP受体、雌激素受体及雌激素受体相关受体、T_3受体、维生素D受体、前列腺素受体等。成骨细胞经过增殖、分化、成熟、矿化等各个阶段后，被矿化基质包围或附着于骨基质表面，逐步趋向凋亡或变为骨细胞、骨衬细胞。

随着年龄的增加，骨髓中的脂肪细胞逐渐增多，甚至四肢长骨中90%的骨髓腔充满脂肪细胞。骨髓基质细胞分化方向改变，致成骨细胞生成减少而脂肪细胞生成增多，成骨细胞的分化增殖能力和生物学功能降低,老年人骨形成活性明显衰退。

2. **骨细胞** 成骨细胞被钙化的骨基质包埋时,成骨功能逐渐丧失,转变为骨细胞(osteocyte),骨细胞的长细胞突起与其他骨细胞的细胞突起连接,或与骨表面的骨衬细胞连接,形成管网状结构。在骨基质中,骨细胞占骨组织细胞的95%,位于由骨基质包裹形成的陷窝内,且存活寿命最长。成骨细胞转型为骨细胞后,碱性磷酸酶生成明显减少,而酪蛋白激酶Ⅱ和骨钙素的活性增强。骨细胞具有很多功能,调节成骨细胞和破骨细胞活性,维持血钙平衡、分泌FGF-23、骨硬化素(sclerostin)等。随着年龄增长,骨细胞的密度显著下降。

3. **骨衬细胞** 成骨细胞完成成骨功能后,未被骨基质包裹的成骨细胞逐渐变为扁平状,覆盖在骨基质的表面,称为骨衬细胞(bone lining cell)。在适当刺激下骨衬细胞可以转向分化成具有成骨能力的成骨细胞,如间歇使用人PTH_{1-34}。骨衬细胞为代谢性骨病的防治提供了新的思路。

(二)骨吸收细胞谱系

破骨细胞:破骨细胞是多核的吞噬性巨细胞,它的起源与成骨细胞完全不同,大多认为破骨细胞起源于骨髓造血干细胞(HSC)。破骨细胞主要存在于骨内膜和哈弗系统,常见于骨重建活跃的部位,如干骺端。破骨细胞多核、多线粒体,执行功能的破骨细胞在近骨吸收区域有皱褶缘。破骨细胞形成后具有骨吸收能力,破骨细胞吸附于矿化的骨组织,溶解吸收矿物质及有机物质。破骨细胞凋亡的标志是核染色质的浓聚、皱褶缘消失和自骨基质矿化表面解离。破骨细胞凋亡的调节因素包括白介素-1(IL-1)、核因子-κB受体活化因子配基(RANKL)、护骨素(OPG)、整合素、维生素K_2和二膦酸盐等。RANKL、核因子-κB受体活化因子(RANK)和OPG三者构成了对破骨细胞分化、活化与凋亡的三角调节关系。老年人的破骨细胞活性增强。

三、骨基质

骨骼是体内最大的结缔组织。骨基质指骨的细胞间质或细胞外基质,分为有机质和无机质两部分。骨基质密度大,比重高,含水量低。

骨有机质的主要成分为骨胶原,以Ⅰ型胶原蛋白为主。Ⅰ型胶原是体内最丰富的胶原组织,并广泛存在于结缔组织中。Ⅰ型胶原分子是三螺旋,由两条α_1链和一条α_2链组成,胶原纤维分子内和分子间形成许多共价键,有极强的不可溶性。骨胶原与羟基磷灰石结晶结合,形成抗挤压和抗拉扭很强的骨组织。

非胶原蛋白占骨总蛋白含量的10%~15%,约25%是外源性的,吸附或沉积在骨的空间内。非胶原蛋白能调节骨基质矿化和细胞功能,包括骨钙素、骨结合素、硫酸软骨素、纤连蛋白、骨桥素、酸性成纤维细胞生长因子、碱性成纤维细胞生长因子和护骨素(OPG)等。

骨无机质为骨矿化提供原料,主要由磷酸钙、碳酸钙、枸橼酸钙和其他无机盐组成。成熟骨重量的60%是矿物质。出生时新生儿骨的含钙量占体重的1%左右,成人骨含钙量约1200g。人体中钙含量丰富,是骨骼生长发育和骨量维持必不可少的元素,99%的钙以羟基磷灰石的形式储存于骨组织和牙齿中,仅1%左右在细胞外液和各种软组织中。磷也是骨骼的重要成分,正常成人体内含磷酸盐(750±50)g,86%以上以羟磷灰石形式存在于骨骼和牙齿中。此外,骨骼组织中还含有镁、铁、铜、锌等数十种元素。

四、骨矿化

骨矿化是指无机盐在骨有机质中有秩序的沉积,最初形成非晶体状或无定形磷酸钙盐,然后逐渐形成晶体状羟基磷灰石结晶,并与有机质螯合形成骨质的过程。一定量的有机质只能容纳一定量的矿物盐,沉积比例必须适当,在矿盐离子不足时,矿化减少,可引起骨软化症,当矿物质过多时可引起骨硬化症。骨的矿化是一个很复杂的过程,受多种激素如PTH、降钙素、维生素D、FGF-23等,以及骨基质局部细胞因子和局部调节因子的调控。

五、骨重建

骨是代谢活跃的组织,当骨骼生长和构型完成,还需要进行骨重建。骨重建是个十分复杂的过程,是由破骨细胞主导的骨吸收和成骨细胞主导的骨形成通过"偶联"机制有序进行的,骨吸收和骨形成的动态平衡受细胞因子、力学环境、年龄、内分泌激素和旁分泌因子等多种因素的调控,使骨代谢保持平衡,并维护正常的骨量及结构。

骨重建发生于骨重建单位(basic multicelluler

unit，BMU）又称基础多细胞单位，包括骨细胞、成骨细胞和破骨细胞。骨重建主要包括激活、吸收、形成等主要阶段。骨衬细胞及骨细胞等可以感受机械张力，分泌旁分泌因子，并在多种激素和细胞因子的作用下，激活破骨细胞和成骨细胞的分化、成熟，破骨细胞前体形成破骨细胞并移行、聚集和附着于矿化骨基质表面，破骨细胞与骨表面黏附后极化形成皱褶缘，并形成一个密封的骨吸收微环境。成熟破骨细胞分泌的整合素促进骨基质和破骨细胞之间的黏附。骨吸收的最初阶段是羟基磷灰石溶解，在骨矿物质被溶解吸收后，接下来就是骨的有机物质的吸收和降解。破骨细胞分泌开始合成蛋白水解酶并分泌到封闭区内，有机质经蛋白水解酶水解后，在骨表面形成骨吸收陷窝，称为Howship陷窝，陷窝位于封闭区内。由于骨基质的降解，局部细胞因子释放，激活邻近的骨髓间质细胞，分化为前成骨细胞，移行到骨形成部位，在骨吸收陷窝底部形成一层单核细胞。骨形成是成骨细胞形成新骨质的过程，包括类骨质的合成分泌和矿化。成骨过程完成后，50%~70%的成骨细胞凋亡，埋入骨基质中的成骨细胞转换为骨细胞，位于骨表面的成骨细胞转化为骨衬细胞。在人体中骨重建一直发生，骨成熟后继续进行，但重建速度因年龄不同而异，骨重建过程中某些环节的缺陷，均可引起骨量丢失和骨结构紊乱。高龄老年骨质疏松患者骨转换水平处于低骨转换状态。

六、骨代谢调节

骨组织不停地进行新旧骨质的交替更新，在内分泌激素、旁分泌激素、细胞因子和代谢酶的调节下，维持血清和组织矿物质代谢平衡与内环境稳定，维护正常的骨量及骨结构，称为骨代谢（bone metabolism）。骨代谢调节网络的异常与代谢性骨病的发生密切相关。

（一）甲状旁腺激素

甲状旁腺激素（parathyroid hormone，PTH）是由甲状旁腺主细胞合成、加工并分泌的，是一种由84个氨基酸残基组成的内分泌激素，分子质量9500Da。N端部分为生物活性所必需，且氨基酸序列高度保守，第1~34个氨基酸残基片段（$PTH-N_{1-34}$）具有与$PTH-N_{1-84}$相当的生物活性。人体血液循环中有多种PTH片段，包括具有生物活性的$PTH-N_{1-84}$和PTH的N端片段、无生物活性的PTH的C端片段及中段氨基酸序列片段。血清PTH测定是诊断PTH相关性骨病的最重要指标。

PTH的生理作用是骨、肾和肠。PTH促进骨吸收和骨转换，动员骨钙入血，使血钙升高。如果外源给予PTH，高剂量和持续给药会引起破骨作用，而低剂量和间歇给药则表现成骨作用。PTH调节肾小管对钙、磷和碳酸氢根（HCO_3^-）的重吸收，促进远曲小管和集合管对钙的重吸收，抑制近曲小管对磷和HCO_3^-的重吸收。PTH作用于肾脏还促进1，25-（OH）$_2$-D_3的合成，进而促进肠道对钙的吸收。

（二）甲状旁腺激素相关肽

恶性肿瘤相关性高钙血症是临床上引起高钙血症的另一主要病因，常伴有甲状旁腺激素相关肽（PTHrP）的分泌增多。PTHrP不仅存在于恶性肿瘤中，在胎儿及成人的许多组织中均有表达。PTHrp和PTH都与PTH/PTHrP受体结合。PTHrP的生理作用涉及许多方面，包括钙磷代谢、骨骼发育、胚胎发育等。PTHrP是一种软骨细胞增殖、分化调控因子，可影响软骨内成骨；对乳腺发育有调节作用；在子宫肌层及羊膜中高度表达并可分泌入羊水；对血管、膀胱及子宫等多种组织的平滑肌均具有扩张作用。PTHrP的N端与PTH的N端氨基酸序列非常相似，具有类似PTH的生物效应。PTHrP与恶性肿瘤引起的血钙升高有密切关系。

（三）维生素D

维生素D具有促进肠钙、磷吸收，促进肾近曲小管钙和磷重吸收，动员骨钙等作用。维生素D是一种作用广泛的内分泌和旁分泌激素，对免疫、细胞增殖及分化等都具有调节作用。

（四）性腺类固醇激素

性激素在骨细胞代谢方面发挥重要作用，对骨的整体作用是保持骨代谢稳态，防止骨量丢失。性激素缺乏将促进骨丢失，易导致骨质疏松性骨折。雌激素、雄激素和孕激素是主要的性腺类固醇激素，其受体是类固醇性激素受体超家族的成员，广泛分布于全身，包括骨组织。

雌激素和雄激素都是骨生长和骨成熟的主要调节激素。雌激素和生长激素、胰岛素样生长因子-1都是启动青春期发育和骨纵向生长的主要因素，与峰值骨量有关。男性由于雄激素的作用，一般骨容量更大些，骨皮质更厚些。雌激素促进成骨细胞增殖，抑制其凋亡。雌激素抑制破骨细胞增殖，促进破骨细胞凋亡，从而抑制破骨细胞的骨吸收功能。雌激素还可以促进软骨的生长和成熟，促进软骨内成骨。孕激素可能通过抑制骨吸收，不抑制或增加骨形成，对抗骨丢失。女性的雌激素限制骨外膜扩张，而在男性，雄激素促进管状骨扩张。雄激素通过其受体直接刺激骨骼生长，并在芳香化酶的作用下转换为雌激素，通过雌激素受体进一步作用于骨骼。雌激素低下和缺乏时，骨代谢呈高转换状态，骨流失加速，破骨细胞活性明显增高，而成骨细胞活性并无相应增加。

（五）糖皮质激素

长期过量糖皮质激素增加骨吸收，抑制骨形成，引起骨量减少。糖皮质激素引起骨质疏松的作用机制包括减少肠道对钙的吸收，抑制肾小管对钙的重吸收，尿钙排泄增加，抑制 1，25-（OH）$_2$-D$_3$ 的活性，造成继发性甲状旁腺功能亢进，动员骨钙，增加蛋白质降解，减弱肌力，减少雌激素和雄激素的合成与分泌等。

（六）成纤维细胞生长因子 -23

成纤维细胞生长因子 -23（fibroblast growth factor-23，FGF-23）是由骨细胞分泌的调节磷代谢的重要激素，是一种利磷因子，许多肾磷转运障碍性疾病都与其有关。FGF-23 通过与 Klotho-FGF 受体复合物结合，抑制近端肾小管对磷的重吸收，增加尿磷排泄。FGF-23 还可抑制 1，25-（OH）$_2$-D$_3$ 的合成并促进其分解代谢，从而减少肠道磷的吸收。骨细胞生成 FGF-23 过多、肿瘤或骨纤维样发育不良症分泌过多或 FGF-23 降解缺陷，都可导致 FGF-23 升高，高 FGF-23 血症引起佝偻病或骨软化症的共同特点是肾脏排磷增加，1，25-（OH）$_2$-D$_3$ 降低。

肿瘤引起的骨软化症、X- 性连锁低磷血症性骨软化症 / 佝偻病和常染色体显性遗传性低磷血症性佝偻病都存在低磷血症、高磷尿症、低钙血症、高钙尿症、高 FGF-23 血症等。

（七）降钙素

降钙素（calcitonin）是由甲状腺滤泡旁 C 细胞分泌的由 32 个氨基酸残基构成的多肽类激素，甲状旁腺、胸腺也可分泌少量降钙素。降钙素的分泌主要受血浆钙离子浓度的调节，与 PTH 相比，降钙素对血钙的调节作用快速而短暂。降钙素受体主要存在于骨骼和肾脏中，直接抑制破骨细胞的活性，抑制骨吸收，抑制肾小管对钙、磷的重吸收，使尿钙、磷排泄增加。降钙素还具有中枢性止痛作用。

（八）生长激素和胰岛素样生长因子

生长激素（growth hormone）是腺垂体合成的一种蛋白质激素，以脉冲方式分泌入血，对骨代谢的作用主要是促进骨的线性生长和骨重建等。

人体内许多组织可以合成分泌胰岛素样生长因子（insulin-like growth factor，IGF），循环中的 IGF 主要由肝脏分泌。IGF 的主要作用是促进细胞的分化和增殖。IGF 与骨组织细胞关系密切，是调节骨骼生长发育的重要因子。

（九）转化生长因子

转化生长因子（transforming growth factor，TGF）在骨组织中具有重要的细胞调节功能。

（十）骨形态生成蛋白

骨形态生成蛋白（bone morphogenic protein，BMP）最显著的是成骨作用，可使未分化的间充质细胞定向分化为成骨细胞并形成骨组织。

（十一）OPG-RANK-RANKL 系统

护骨素（osteoprotegerin，OPG）、NF-κB 受体活化因子配体（receptor activator of nuclear factor κB ligand，RANKL）和 NF-κB 受体活化因子（receptor activator of nuclear factor κB，RANK）是偶联成骨细胞、基质细胞和破骨细胞分化、活化与生物活性的 3 种主要细胞因子，在骨骼生长发育和骨重建中起到十分重要的调节作用。

OPG 是 RANKL 的可溶性受体，能抑制破骨细胞生成和成熟破骨细胞的活性。体内多种组织可以分泌 OPG，成人的心、肺、肾和骨组织合成 OPG 较多，体外培养的成骨细胞、内皮细胞、动脉平滑肌细胞、树突细胞和淋巴细胞等可高表达 OPG。成骨细胞通过 OPG 和 RANKL 的介导，可调节破骨细胞活性。随着增龄，RANKL 和 OPG 比例变化，RANKL 的作用明显超过 OPG 的作用，破骨细胞活性增强超过成骨细胞，骨吸收占据优势，引起老年性骨质疏松。OPG 具有抗骨吸收作用，又能调节破骨细胞生成和破骨细胞活性，所以是成骨 - 破骨的重要偶联因子。RANKL 是由成骨细胞和骨髓基质细胞合成的具有促进破骨细胞形成的细胞因子。RANK 蛋白质在淋巴细胞、树突细胞、成纤维细胞等细胞中表达，在骨细胞中，RANK 仅在破骨细胞及其祖细胞中表达。RANK 是 RANKL 诱导破骨细胞分化及活性的唯一信号受体，RANKL能特异地与RANK高亲和力结合。OPG作用正好与RANK相反，可以拮抗RANKL的作用。RANKL、OPG及RANK构成影响破骨细胞分化、活化和凋亡的重要调节系统。

RANK/RANKL/OPG系统与很多代谢性骨病有关，包括：绝经后骨质疏松、药物诱导的骨质疏松、甲状旁腺功能亢进症、类风湿关节炎、骨硬化症、骨肿瘤和肿瘤骨转移等。

此外，研究发现集落刺激因子、瘦素、白细胞介素、肿瘤坏死因子、前列腺素等其他细胞因子和炎症因子与骨代谢调节也密切相关。骨组织的酶如碱性磷酸酶、酸性磷酸酶和骨基质金属蛋白酶等对代谢也具有重要的调节作用。

七、骨转换生化标志物

全身骨组织的不同部位不断进行着骨吸收和骨形成的代谢偶联。骨代谢生化标志物是从血液、尿液中可检测出的骨代谢生化产物或相关激素；其中能反映骨代谢转换的指标称为骨转换标志物（biochemical markers of bone turnover，BTMs）。骨转换标志物具有容易重复检测、无创伤等特点，可以作为骨质疏松诊断的辅助检查，反映骨转换状态，预测骨量丢失率和骨质疏松性骨折的分析，并且有助于继发性骨质疏松的鉴别诊断，还能作为骨质疏松和其他代谢性骨病疗效的随访标志物，有助于动态评价和监测治疗反应，提高药物依从性。骨转换生化标志物分为骨形成标志物和骨吸收标志物。后者代表破骨细胞活动及骨吸收时的代谢产物。

（一）骨形成标志物

骨形成标志物代表成骨细胞活动及骨形成时的代谢产物。

1. 血清碱性磷酸酶（alkaline phosphatase，ALP） 体内ALP在骨、肝、肾、肠、脾、胎盘、肿瘤和早期胚胎组织中均有表达，分为两组，一组是组织特异性ALP，主要在胎盘、精细胞及小肠细胞上表达；另一组是组织非特异性ALP，主要在骨、肝及肾脏内表达。成人血清中50%的组织非特异性ALP来自骨，其余主要来自肝。骨碱性磷酸酶由成骨细胞合成分泌，起促进骨矿化的作用。许多代谢性骨病可因成骨细胞合成ALP增加，活性增强而致血ALP升高。

2. 骨特异性碱性磷酸酶（bone-specific alkaline phosphatase，BAP） 血清ALP来源于多种组织，而BAP是骨骼生长特异性标志物，Paget骨病、肾性佝偻病、骨肿瘤等代谢性骨病时BAP升高。

3. 骨钙素（osteocalcin） 骨钙素是骨骼中最主要的非胶原蛋白质，主要由成骨细胞和肥大软骨细胞合成。骨钙素半衰期短，有昼夜节律，早晨到中午下降，随后逐渐升高，夜间出现高峰，冬春高于夏秋季。骨钙素由肾脏清除，因此血液中骨钙素水平受肾功能影响。1，25-（OH）$_2$D促进骨钙素的产生。临床上血骨钙素水平升高常见于甲状旁腺功能亢进症、骨肿瘤、骨转移瘤及肾性骨营养不良等。骨钙素反映的是骨的代谢转换状态。

4. Ⅰ型前胶原前肽（propeptide of type Ⅰ procollagen） Ⅰ型胶原在成骨细胞合成时，首先合成的是前胶原，在前胶原的N端和C端各有一延长肽，称为前肽，当合成的前胶原从成骨细胞分泌到胞外时，分子两端的前肽分别被N端蛋白酶和C端蛋白酶切除，成为成熟的Ⅰ型胶原。成骨细胞活性增强，前胶原合成增多。Ⅰ型胶原N端前肽（amino-terminal procollagen of type Ⅰ collagen，PⅠNP）和C端前肽（carboxy terminal procollagen of type Ⅰ collagen，PⅠCP）进入血液循环，由肝脏分解代谢清除，因此其血中浓度不受肾功能影响。研究显示PⅠNP预测骨形成的意义大于PⅠCP。

（二）骨吸收标志物

1. 尿钙 骨吸收时，骨钙释放进入血液循环，使血钙增加，尿钙上升，所以尿钙是反映骨吸收的指标，但是影响尿钙的因素很多，如饮食中钙量、肠钙吸收状态及肾功能等，因此它是一个不敏感且非特异的指标。尿磷和尿镁主要受饮食和肾功能影响。

2. 尿羟脯氨酸（hydroxyproline，HOP） HOP占胶原分子中总氨基酸量的13%~14%，HOP是多种胶原的降解产物，尿中HOP反映的是全身胶原转换状况。HOP几乎全部被肾小管重吸收至肝脏代谢。尿HOP中约10%源自骨Ⅰ型胶原的降解，因此尿HOP作为骨吸收标志物缺乏特异性。

3. 吡啶啉（pyridinoline，PYD）和脱氧吡啶啉（deoxypyridinoline，DPD） PYD和DPD是Ⅰ型胶原分子之间构成胶原纤维的交联物，这种交联物的形成，增强了胶原纤维的稳定性。骨吸收时，PYD和DPD大约以3∶1比例释放，是骨吸收标志物。

4. Ⅰ型胶原交联C末端肽(CTX) CTX是骨重建过程中Ⅰ型胶原被降解后释放入血的片段,从肾脏排出。CTX有三种不同形式,包括基质金属蛋白酶(MMP)加工而成的CTX-MMP,以及只含有8个氨基酸序列的α-CTX和β-CTX。CTX-MMP特异性较低。α-CTX和β-CTX统称Crosslaps,稳定性较好。具有昼夜节律,受进食影响。

5. Ⅰ型胶原交联N末端肽(NTX) NTX来源于Ⅰ型胶原的N端,是含有PYD和DPD的低分子量肽。

6. 抗酒石酸酸性磷酸酶(tartrate-resistant acid phosphatase,TRAP) 酸性磷酸酶具有6种同工酶,TRAP是第5型,它主要存在于破骨细胞、巨噬细胞、肺泡细胞及脾细胞等。人破骨细胞分泌的是TRAP-5b,在破骨细胞进行骨吸收过程中,TRAP起重要作用,与骨吸收水平呈正相关。

骨转换生化标志物有助于预测骨量丢失率、判断骨转换类型、骨质疏松诊断分型和鉴别诊断、预测骨折风险、了解病情进展、监测药物疗效、个体化药物治疗策略等。骨转换生化标志物测定结果应考虑到各种来源的变异,包括生物学变异、肝肾功能、分析方法等。在以上诸多指标中,国际骨质疏松基金会(IOF)推荐Ⅰ型胶原N端前肽(PⅠNP)和血清Ⅰ型胶原交联C末端肽是敏感性相对较好的骨转换生化标志物。

(卢艳慧)

参考文献

1. 廖二元,曹旭.湘雅代谢性骨病学.北京:科学出版社,2013.

2. Jilka RL, O'Brien CA. The role of osteocyte in age-related bone loss. Curr Osteoporos Rep, 2016, 14(1): 16-25.

3. Sapir-Koren R, Livshits G. Bone mineralization is regulated by signaling cross talk between molecular factors of local and systemic origin: the role of fibroblast growth factor 23. Biofactors, 2014, 40(6): 555-568.

4. Tella SH, Gallagher JC. Biological agents in management of osteoporosis. Eur J Clin Pharmacol, 2014, 70(11): 1291-1301.

5. Gonciulea AR, Jan De Beur SM. Fibroblast growth factor 23-mediated bone disease. Endocrinol Metab Clin North Am, 2017, 46(1): 19-39.

6. Greenblatt MB, Tsai JN, Wein MN. Bone turnover markers in the diagnosis and monitoring of metabolic bone disease. Clin Chem, 2017, 63(2): 464-474.

7. Chapurlat RD, Confavreux CB. Novel biological markers of bone: from bone metabolism to bone physiology. Rheumatology, 2016, 55(10): 1714-1725.

8. Gamero P. New developments in biological markers of bone metabolism in osteoporosis. Bone, 2014, 66: 46-55.

9. Nishizawa Y, Ohta H, Miura M, et al. Guidelines for the use of bone metabolic markers in the diagnosis and treatment of osteoporosis (2012 edition). J bone Miner Metab, 2013, 31(1): 1-15.

10. Wu M, Chen G, Li YP. TGF- and BMP signaling in osteoblast, skeletal development, and bone formation, homeostasis and disease. Bone Res, 2016, 4: 16009-16030.

11. Sanchez-Duffhues G, Hiepen C, Knaus P, et al. Bone morphogenetic protein signaling in bone homeostasis. Bone, 2015, 80: 43-59.

12. Kim SW, Lu Y, Williams EA, et al. Sclerostin antibody administration converts bone lining cells into active osteoblasts. J Bone Miner Res, 2017, 32(5): 892-901.

13. SW kim, Pajevic PD, Selig M, et al. Intermittent PTH administration converts quiescent linging cells to active osteoblasts. J Bone Miner Res, 2012, 27(10): 2075-2084.

14. Kobayashi T, Kronenberg HM. Overview of skeletal development. Methods Mol Biol, 2014, 1130: 3-12.

15. Kronenberg HM. PTHrP and skeletal development. Ann N Y Acad Sci, 2006, 1068: 1-13.

第二节 维生素D的代谢与作用(骨骼与骨骼外作用)

在20世纪初,人们在与佝偻病的抗争中,发现维生素D(vitamin D)具有抗佝偻病的作用,接着维生素D_2和维生素D_3的化学结构被相继阐明。维生素D不仅是一种维生素,而且是激素的前体,1,25-$(OH)_2D$是一种类固醇激素。大量调查资料显示,目前全球维生素D缺乏普遍存在。维生素D除了对钙、磷代谢调节,维持骨骼和肌肉的正常生理功能的经典作用之外,与免疫系统、神经系统、心血系统、细胞增殖与分化、血液及内分泌功能等都有重要关系。

维生素D主要包括维生素D_3（胆骨化醇，cholecalciferol）和维生素D_2（麦角骨化醇，ergocalciferol）。人类维生素D的来源有两个途径，从食物中摄取，以及经皮肤由维生素D原形成。在阳光或紫外线照射下，人类和动物皮肤内的7-脱氢胆固醇（7-dehydrocholesterol）经光化学反应，分子中的B环打开，首先形成前维生素D_3（previtamin D_3），之后在体温作用下发生构型改变，转变成维生素D_3。皮肤合成的维生素D_3或食物中摄入的维生素D进入血液循环后，与血浆中的维生素D结合蛋白（vitamin D binding protein，DBP）结合并被转运至肝脏，在25-羟化酶的作用下，转变为25-羟维生素D_3（25-OH-D_3），后者是血液循环中维生素D的主要分子形式。DBP含量丰富，是一组转运维生素D及其代谢产物的多功能蛋白质。由肝脏合成的25-OH-D_3再进入血液循环，被DBP转运至肾脏，经1α-羟化酶作用，转变为维生素D的活性形式1，25-双羟维生素D_3[1，25-$(OH)_2D_3$]，另外有相当大部分经24-羟化酶的作用转变为24，25-双羟维生素D_3。DBP分子中有一能结合所有维生素D及其代谢物的特异结合位点，是携带维生素D及所有维生素D代谢产物到达靶器官的转运蛋白。1，25-$(OH)_2D_3$与靶器官的核受体或膜受体结合，发挥生物学效应。肾脏是合成1，25-$(OH)_2D_3$的主要器官，但不是唯一，研究显示一些肾外组织，如骨细胞、淋巴细胞等也都存在1α-羟化酶。维生素D_2由植物合成，其分子结构与维生素D_3有两点不同，侧链C22和C23之间是双键，C24位有一甲基，当维生素有实物进入体内循环后，其代谢转变与维生素完全相同。

一、维生素D代谢的调节

（一）维生素D在皮肤合成的调节

阳光中的紫外线照射皮肤是维生素D在皮肤内产生的先决条件。影响阳光照射和皮肤维生素D合成的因素很多，不同季节、不同纬度、不同肤色、皮肤阳光暴露面积、户外活动时间、防晒霜的使用、空气污染等都会不同程度影响阳光中紫外线对皮肤的照射，从而影响维生素D在皮肤的合成。研究显示，儿童每周需要2小时的阳光照射，以维持血清25-(OH)D水平，而对于光身子的婴儿来说，每周只需要30分钟阳光照射即可满足需要。窗户玻璃能明显降低紫外线辐射的程度，不利于皮肤维生素D的合成。

光照不会引起维生素D中毒，若延长光照时间，前维生素D_3产量并没有明显升高，所增加的是不具生物活性的光甾醇（lumisterol）和速甾醇（tachysterol）。

老年人户外活动和日照机会较少，且随着皮肤老化，合成维生素D_3的能力明显下降，研究发现60岁以上的老年人皮肤合成维生素D_3的能力仅为年轻者1/3。

正常维生素D水平的维持不能仅靠阳光照射，同时应注重饮食中维生素D补充。食物中维生素D与脂肪一起主要在空肠与回肠吸收。

（二）维生素D体内转化的调节

食物来源和皮肤合成的维生素D_2和维生素D_3在体内分别进行代谢，维生素D_2和维生素D_3不会相互转换。维生素D转运至肝脏中，在肝细胞内质网经细胞色素P450-维生素D-25-羟化酶的诱导作用，转化成25-(OH)D。维生素D缺乏、严重肝病、小肠吸收不良且阳光照射少等，都会导致25-(OH)D水平下降。老年人皮肤合成维生素D_3能力下降，户外活动减少，脏器功能的增龄性减退，都会造成25-(OH)D下降。

血浆中的25-(OH)D与DBP结合转运至肾脏，在肾近曲小管25-(OH)D-1α-羟化酶和25-(OH)D-24-羟化酶作用下羟化成1，25-$(OH)_2D$或24，25-$(OH)_2D$。其中1，25-$(OH)_2D$是维生素D在体内主要的生物活性形式。当血钙降低时，甲状旁腺细胞膜上的钙敏感受体能敏锐感应，引起细胞内贮存的甲状旁腺激素（PTH）分泌增加，并促进PTH合成。PTH可直接刺激肾近曲小管25-(OH)D-1α-羟化酶活性，促进25-(OH)D转化成1，25-$(OH)_2D$，反之，在血钙升高时则引起相反变化。机体通过严格控制1α-羟化酶的活性来调控维生素D的代谢与活性。1，25-$(OH)_2D$在血液中波动范围很小，PTH是肾脏合成1，25-$(OH)_2D$的主要调节者，1，25-$(OH)_2D$通过血清钙离子对PTH的分泌起反馈调控作用。1，25-$(OH)_2D$本身对1α-羟化酶具有抑制作用。25-(OH)D和1，25-$(OH)_2D$以葡萄糖苷酸的形式经胆汁形成肝肠循环或从粪便排出。

FGF-23是调节磷转运和骨矿化的关键激素，当血磷及1，25-$(OH)_2D$升高时刺激FGF-23生成，FGF-23可直接抑制1,25-(OH)$_2$D分泌，同时通过PTH而抑制1,25-(OH)$_2$D合成，FGF-23抑制肾小管磷重吸收，血磷水平降低又刺激1,25-(OH)$_2$D分泌。1,25-(OH)$_2$D水平受FGF-23和血磷的综合调控。此外，降钙素分泌受血钙调节，血钙升高促进其分泌，降钙素可抑制1α-羟化酶，减少肾脏合成1,25-(OH)$_2$D。

二、维生素D受体

维生素D受体(VDR)存在于几乎所有器官。VDR属于类固醇激素核受体超家族成员，含有427或424个氨基酸残基，其分子功能单位主要由3部分组成：氨基端DNA结合部位、中部铰链结构、羧基端配基结合域。DNA结合域主要由两个相近的锌指结构组成，与靶基因启动子上的维生素D反应元件结合。1,25-(OH)$_2$D与VDR结合，通过调节RNA转录而表达生物学作用。在许多组织中，VDR受1,25-(OH)$_2$D的正性调控，而糖皮质激素抑制其表达。在肾近曲小管中，1,25-(OH)$_2$D抑制VDR表达。VDR表达受PTH、降钙素、1,25-(OH)$_2$D及许多旁分泌/自分泌因子的调节。VDR基因突变可导致遗传性维生素D抵抗性佝偻病。有研究资料显示VDR基因多态性与骨质疏松和糖尿病的发病有关。

1,25-(OH)$_2$D与靶细胞膜上的维生素D膜受体结合后，发挥非基因组作用，主要有刺激小肠黏膜的钙吸收，促进胰岛细胞分泌胰岛素，调节心肌、骨骼肌等细胞内钙浓度，蛋白质磷酸化及肝细胞内磷脂代谢等。这些作用不依赖于核受体基因表达，生物效应在短时间显现，作用的发生和消失都十分迅速。

三、维生素D的生理作用

1,25-(OH)$_2$D通过促进小肠黏膜对钙、磷的吸收，促进肾脏近曲小管对钙、磷的重吸收，动员骨钙，与PTH及降钙素一起组成了钙的激素调节系统，维持血钙以保持正常的生理活动。近年来研究发现，1,25-(OH)$_2$D是一种作用广泛的内分泌激素和旁分泌激素，还有其他许多重要的生理作用。

（一）维生素D与肠钙吸收

肠钙吸收主要由1,25-(OH)$_2$D调节。从十二指肠到结肠的肠黏膜细胞中都有1,25-(OH)$_2$D受体，分布不均一，十二指肠分布最多，基础状态下，正常成人空肠部位的净钙吸收是回肠的三倍。肠钙进入肠黏膜细胞，然后从细胞腔膜侧转运至基底膜侧，肠黏膜细胞内钙被运出细胞，进入细胞间液和血液循环，这是主动转运过程。1,25-(OH)$_2$D还可通过调控肠黏膜细胞内钙结合蛋白等，将钙由胞质向循环内转运。维生素D还可增加钙在肠道的被动吸收。随着年龄增长，肠钙吸收率下降，使用外源性维生素D可增加钙磷吸收，但程度不如年轻人。

（二）维生素D对肾脏的作用

维生素D具有促进肾对钙、磷重吸收作用。PTH是肾内合成1,25-(OH)$_2$D的主要调节激素，可使肾内1α-羟化酶活性增加，促进肾脏1,25-(OH)$_2$D的合成。1,25-(OH)$_2$D通过血清钙对PTH的分泌起反馈调节作用。1,25-(OH)$_2$D升高时，可通过促进肠黏膜对钙的吸收增加而升高血钙，从而抑制PTH分泌，抑制肾脏1,25-(OH)$_2$D的合成。1,25-(OH)$_2$D还具有自身调节作用，可抑制肾内1α-羟化酶，刺激24-羟化酶，防止过多的25(OH)D转变成1,25-(OH)$_2$D，使25(OH)D和1,25-(OH)$_2$D分别转化为24,25-(OH)$_2$D和1,24,25-(OH)$_3$D，是机体的一种保护性灭活方式。

（三）维生素D对骨组织的作用

维生素D促进肠钙吸收，提高血钙浓度，为骨矿化提供原料。1,25-(OH)$_2$D对骨组织的生长因子、细胞因子等具有一定作用。成骨细胞存在1,25-(OH)$_2$D受体，1,25-(OH)$_2$D可促进骨钙素、骨桥蛋白、碱性磷酸酶的合成，以及抑制成骨细胞凋亡。破骨细胞前体细胞存在1,25-(OH)$_2$D受体，因此1,25-(OH)$_2$D可促进其向成熟破骨细胞的转化，促进破骨细胞的骨吸收作用。1,25-(OH)$_2$D可增加成骨细胞RANKL表达，而RANKL与其受体RANK作用可促进破骨细胞成熟。在骨形成和骨吸收偶联机制中，维生素D在两方面都起了直接和间接的重要作用。

维生素D不仅在维持血钙浓度和骨重建中发挥重要作用，在骨折愈合过程中也发挥重要局部作用。老年人由于户外活动减少，接触阳光少，容易发生维生素D不足，肾功能减退使1,25-(OH)$_2$D合成相对减少，增龄使老年人肠黏膜VDR下降，这些因素造成PTH增加，骨吸收增加，骨量丢失，导致骨质疏松，易发生骨折。此外，1,25-(OH)$_2$D有增强肌力作用，老年人1,25-(OH)$_2$D下降导致肌力下降，身体平衡力下降，易摔跤发生骨折。维生素 D 的减少与骨质疏松及骨折的发生密切相关。

（四）维生素D的非经典作用

除对骨骼、钙代谢调节的经典作用外，维生素 D 尚具有多种重要的非骨骼作用。除骨、肾、肠和甲状旁腺等经典靶器官外，大脑、垂体、胰腺、皮肤、肌肉、皮肤和免疫组织等均表达 VDR，维生素 D 作用非常广泛。此外，维生素 D 通过非基因组途径，对 DNA 有保护作用，可阻滞 DNA 的氧化应激性损伤及其他有害变化。在细胞代谢中，维生素 D 能够调节细胞增殖和分化，保护细胞免受氧化应激损伤，诱导肿瘤细胞凋亡，可能有抗肿瘤作用。

1. 维生素D与免疫系统 活化的巨噬细胞可以产生 1，25-（OH）$_2$D，免疫细胞存在维生素 D 受体。临床上佝偻病患儿维生素 D 缺乏，常易患呼吸系统感染，免疫力下降。研究显示儿童 1 型糖尿病的患病率与所在地纬度高低有关，中国一项前瞻性研究发现，南方地区儿童 1 型糖尿病患病率明显低于北方，气候地理差别造成的 25（OH）D 水平的不同可能是自身免疫疾病的一个重要原因。维生素 D 补充能增加单核/巨噬细胞的分化或活性，增强自然杀伤细胞活性，调节细胞因子分泌，并能减少器官移植时的排异反应。维生素 D 缺乏/不足与类风湿关节炎、系统性红斑狼疮、1 型糖尿病、炎性肠病等自身免疫性疾病的发病有关。

2. 维生素D与皮肤 皮肤既能合成 1，25-（OH）$_2$D，又是 1，25-（OH）$_2$D 作用的靶组织。皮肤上皮层中的角质细胞含有 1α-羟化酶和 VDR。1，25-（OH）$_2$D 可促进角质细胞的分化，同时抑制角质细胞的增生。1，25-（OH）$_2$D 外用可用于治疗银屑病和炎症性皮肤病。

3. 维生素D与骨骼肌 骨骼肌细胞含有 VDR，1，25-（OH）$_2$D 与 VDR 结合后，诱导肌细胞合成许多蛋白质。1，25-（OH）$_2$D 影响肌肉收缩功能，补充维生素 D 可改善肌力，提高平衡能力，减少跌倒，降低骨折发生率。

4. 维生素D与神经系统 多发性硬化发病率与纬度相关，纬度越高，发病率越高。老年人常存在维生素 D 缺乏或不足，与抑郁症、多发性硬化、纤维性肌痛、精神障碍或帕金森病等有关。

5. 维生素D与心血管系统 1，25-（OH）$_2$D 对心血管系统的作用表现在抑制肾素-血管紧张素系统，抑制心肌肥厚和慢性炎症反应、增加心肌收缩力等。血清 25（OH）D 水平与心血管疾病全因死亡率相关。

6. 维生素D与2型糖尿病 胰岛β细胞存在 VDR，1，25-（OH）$_2$D 可促进胰岛素分泌，维生素 D 缺乏或不足与糖耐量异常及糖尿病发病相关。

7. 维生素D与生殖功能 研究发现维生素 D 也参与调节人类生殖功能。男性和女性生殖系统也表达 VDR 和维生素 D 代谢酶。维生素 D 缺乏与不育、子痫、多囊卵巢综合征等相关，在男性维生素 D 缺乏与精子生成不足、不育相关。

8. 维生素D与肿瘤 许多肿瘤细胞可表达 VDR，1，25-（OH）$_2$D 对肿瘤细胞的生物学行为有影响。VDR 多态性可能与前列腺癌、前列腺增生、甲状旁腺肿瘤、乳腺癌等有一定关系。1，25-（OH）$_2$D 具有抑制肿瘤细胞增殖作用，抑制肿瘤细胞生长刺激性信号，增强生长抑制性信号，诱导细胞凋亡。

四、维生素D的测定及其临床意义

临床上对维生素 D 代谢物的测定主要关注 25（OH）D 和 1，25-（OH）$_2$D，测定方法有放射免疫测定法、竞争性蛋白结合测定法、放射受体测定法等，但是过程繁杂、费时费力、成本高，不易推广，近来已可用 ELISA 法测定。1997 年 25（OH）D 被 FDA 确定为检测体内维生素 D 营养状况的有效指标。25（OH）D 半衰期约 21 天，是维生素 D 在体内的主要储存形式。1，25-（OH）$_2$D 虽然是生物活性最强的维生素 D 代谢产物，但体内浓度低，是 25（OH）D 的 1/1000，较难检测。只有在维生素 D 严重缺乏情况下，当底物耗尽后，1，25-（OH）$_2$D 才减少，经不完全治疗的维生素 D 缺乏症也会有明显的 1，25-（OH）$_2$D 水平增高。1，25-（OH）$_2$D 与甲状旁腺功能、肾功能及体内是否存在维生素 D 抵抗等密切相关。

25（OH）的测定值受所在地纬度、季节及维生素 D 摄入量等因素影响，临床上应综合考虑。不同季节，皮肤接受阳光紫外线照射的量不同，一般冬春低，夏秋高。即使同一季节，处于不同的纬度 25（OH）D 水平也会有明显差别。目前国际学者们界定，维生素 D 缺乏（vitamin D deficiency）为血 25（OH）D 值 <20ng/ml（<50nmol/L）；维生素 D 不足（vitamin D insufficiency）为血 25（OH）D

值 20~30ng/ml（50~75nmol/L）。我国维生素 D 缺乏十分严重，血 25（OH）D<20ng/ml 者，上海报告 2607 人中有 66.2%（平均年龄 60.4 岁 ±20.9 岁）；北京绝经后妇女 614 人（年龄 45~81 岁）有 92.3%；重庆老年住院患者 342 例中有 82.6%；一组北京中晚期孕妇 83 人维生素 D 缺乏者占 96.4%，中国人民解放军总医院对查体人群调查显示维生素 D 缺乏者占 86.2%。

维生素 D 的测定有助于评价维生素 D 营养状态，以及对低钙血症、高钙血症、钙磷代谢紊乱及骨质疏松等疾病的鉴别等。

营养性维生素 D 缺乏或不足常见于缺乏阳光照射、特殊职业、蛋白质热能营养不良、慢性营养消耗、过敏性肠病、广泛胃肠切除术后、慢性感染等，血 25（OH）D 水平降低，1，25-（OH）$_2$D 水平可正常或降低。

代谢性维生素 D 缺乏或不足常见于严重肝脏疾病、慢性肾功能不全、抗癫痫药物应用等，血 25（OH）D 水平降低，1，25-（OH）$_2$D 水平可正常或降低。

遗传性维生素 D 缺乏或不足常见于Ⅰ型维生素 D 依赖性佝偻病、Ⅱ型维生素 D 抵抗性佝偻病等。其中Ⅰ型维生素 D 依赖性佝偻病是由于 1α- 羟化酶缺乏，造成 1，25-（OH）$_2$D 水平降低，25（OH）D 水平正常或升高。Ⅱ型维生素 D 抵抗性佝偻病是由于靶组织细胞 1，25-（OH）$_2$D 受体缺陷，靶组织对维生素 D 反应异常，1，25-（OH）$_2$D 水平显著升高，25（OH）D 水平正常或升高。

肾小管酸中毒引起的低磷血症性佝偻病是由于各种原因导致肾小管酸化功能障碍所致，血 25（OH）D 水平正常。

甲状旁腺功能减退症和假性甲状旁腺功能减退症是由于甲状旁腺病变造成 PTH 产生减少或由于 PTH 靶细胞与 PTH 反应完全或不完全丧失引起，血 25（OH）D 水平正常，1，25-（OH）$_2$D 水平可正常或降低。

甲状旁腺功能亢进症是由于甲状旁腺分泌过多的 PTH 引起的钙、磷和骨代谢紊乱的一种全身性疾病，血 25（OH）D 水平一般正常，1，25-（OH）$_2$D 水平可正常或升高。

绝经后和老年性骨质疏松患者的 1，25-（OH）$_2$D 水平较同年龄和同性别的对照组为低，小肠钙吸收降低，这与老年人户外活动少、肾功能减退、肾 1α- 羟化酶活性降低等因素有关。

（卢艳慧）

参考文献

1. Sylvia C，Puneet D，Annemieke V，et al. Vitamin D：Metabolism，molecular mechanism of action，and pleiotropic effects. Physiol Rev，2016，96（1）：365-408.

2. Daniel DB. Vitamin D metabolism，mechanism of action，and clinical applications. Chem Biol，2014，20（3）：319-329.

3. Sylvia C，Puneet D，Yan L，et al. New insights into the mechanism of vitamin D action. J cell Biochem，2003，88（4）：695-705.

4. Hausster MR，Haussler CA，Jurutka PW，et al. The vitamin D hormone and its nuclear receptor：molecular actions and disease states. J Endocrinol，1997，154 Suppl：57-73.

5. Sahota O. Understanding vitamin D deficiency. Age Ageing，2014，43（5）：589-591.

6. Aspray TJ，Bowring C，Fraser W，et al. National Osteoporosis Society vitamin D guideline summary. Age Ageing，2014，43（5）：592-595.

7. de Haan K，G roeneveld AB，de Geus HR，et al. Vitamin D deficiency as a risk factor for infection，sepsis and mortality in the critically ill：systematic review and meta-analysis. Crit Care，2014，18（6）：660.

8. Songcang C，Yingxian S，Devendra KA，et al. Vitamin D deficiency and essential hypertension. J Am Soc Hypertens，2015，9（11）：885-901.

9. Gunton JE，Girgis CM，Baldock PA，et al. Bone muscle interactions and vitamin D. Bone，2015，80：89-94.

10. Girgis CM，Baldock PA，Downes M. Vitamin D，muscle and bone：integrating effects in development，aging and injury. Mol Cell Endocrinol，2015，410：3-10.

11. Cutolo M，Pizzomi C，Sulli A. Vitamin D endocrine system involvement in autoimmune rheumatic diseases. Autoimmun Rev，2011，11（2）：84-87.

12. Saraff V，Shaw N. Sunshine and vitamin D. Arch Dis Child，2016，101（2）：190-192.

13. El-Fakhri N，McDevitt H，Shaikh MG，et al. Vitamin D and its effects on glucose homeostasis，cardiovascular function and immune function. Horm Res Paediatr，2014，81（6）：363-378.

14. Borel P，Caillaud D，Cano NJ. Vitamin D bioavailability：state of the art. Crit Rec Food Sci Nutr，2015，55（9）：1193-1205.

15. Anderson JL，May HT，Horne BD，et al. Relation of vitamin D deficiency to cardiovascular risk factors，disease status，and incident events in a general healthcare population. Am J Cardiol，2010，106（7）：963-968.

16. Kilkkinen A，Knekt P，Aro A，et al. Vitamin D status and the risk of cardiovascular disease death. Am J Epidemiol，

2009, 170(8): 1032-1039.

17. Kendrick J, Targher G, Smits G, et al. 25-Hydroxyvitamin D deficiency is independently associated with cardiovascular disease in the Third National Health and Nutrition Examination Survey. Atherosclerosis, 2009, 205(1): 255-260.

18. Manson JE, Bassuk SS. Vitamin D and cardiovascular disease. Meno-pause Manage, 2009, 18: 28-31.

19. Wang TJ, Pencina MJ, Booth SL, et al. Vitamin D deficiency and risk of cardiovascular disease. Circulation, 2008, 117(4): 503-511.

20. Anderson JL, May HT, Horne BD, et al. Relation of vitamin D deficiency to cardiovascular risk factors, disease status, and incident events in a general healthcare population. Am J Cardiol, 2010, 106(7): 963-968.

21. Ford ES, Ajani UA, McGuire LC, et al. Concentrations of serum vitamin D and the metabolic syndrome among US adult. Diabetes Care, 2005, 28(5): 1228-1230.

22. Botella CJ, Alvarez-Blaseo F, Villafrnel AJ, et al. Vitarain D deficiency is associated with the metabolic syndrome in morbid obesity. Clin Nutr, 2007, 26(5): 573-580.

第三节　跌倒风险的评估与预防措施

跌倒对老年人的健康和生活自理威胁甚大，是老年人群伤残、失能和死亡的主要原因，给家庭和社会带来巨大的负担，是老年人重要的卫生保健问题，跌倒已成为老年社会中一个严重的公共卫生问题。跌倒是指突发的、不自主、非故意的摔倒在地上或一些更低的平面上。目前全球老年人跌倒发生率呈上升趋势。在美国，每年有30%~60%的老年人跌倒，其中有10%~20%的跌倒导致损伤、住院甚至死亡等不良后果。调查显示我国60岁以上老年人跌倒发生率约为18%~23%，并且跌倒发生率随年龄增加而增加。老年人跌倒死亡率随年龄的增加急剧上升。据上海一项对老年患者意外死亡的调查显示：因跌倒而引起者占48.2%。2002年中国卫生部统计表明：造成损伤的跌倒比例为54.9%，估计全国每年老年人跌倒的直接经济损失在60亿人民币左右。

一、危险因素

老年人跌倒是一种“社会流行性病”，是环境、生理、病理和心理等因素综合作用的结果，危险因素越多，发生跌倒的可能性越大。人体保持姿势平衡的原理是十分复杂的，涉及多个功能器官的协同配合，包括精细的肌肉活动控制、重力的抵抗及感觉器官的配合，而且还要抵抗外部环境因素的干扰。预防跌倒的主要策略是准确地识别危险因素，然后进行有效的干预。

（一）生理因素

1. 年龄、性别　随着年龄的增长，老年人机体各器官功能逐渐衰退，感觉迟钝，反应变差，容易跌倒。绝经后女性出现骨转换增加引起骨质疏松，同时伴随肌肉功能的下降，导致跌倒及骨折发生风险增加。女性跌倒的概率高于男性。

2. 感觉系统　人体保持平衡能力是靠感觉神经的传入和运动神经的传出并且支配肌肉等组织器官来实现的。感觉系统包括视觉、听觉、前庭、嗅觉及本体等感觉，传入中枢神经系统的信息直接影响机体的平衡功能。但随着年龄的增长，人的视觉、前庭功能等逐渐下降，表现为视力、视觉分辨率、视觉的空间/深度感及视敏度、皮肤感觉和关节本体感觉等下降，老年人自我平衡能力的保持下降，使跌倒的危险性增加。下肢关节的位置觉下降，可导致平衡能力降低。

3. 中枢神经控制系统　随着年龄增长，人的中枢神经控制系统功能逐渐衰退，可造成生理性的姿势控制能力降低，导致反应时间和动作时间延长，老年人大脑的决断迟缓，感知和综合自身感受信息的中枢传输过程减慢，应对突发事件的反应时间延长，而延长的时间就造成了更大的风险。

4. 运动系统　老年人骨骼、关节、韧带及肌肉的结构、功能损害是引发跌倒的常见原因。老年人肌力随年龄增长而不断下降，而下肢肌力的下降是导致老年人跌倒的重要因素，四肢力量的下降尤其是股四头肌力量下降和骨质疏松使跌倒导致的髋部骨折危险性增加。肌纤维、运动神经元的数量及肌肉体积重量等各个方面的降低，导致老年人下肢肌力降低，走路时脚抬不高，下肢各关节稳定性降低，容易跌倒。关节软骨变薄、间隙变窄、弹性减小、缓冲作用降低，以及关节周围边缘的异常增生性改变，使关节运动的稳定性丧失，容易摔倒。

5. 步态变化 步态稳定性下降和平衡功能受损是引发老年人跌倒的主要原因。步态的步高、步长、连续性、直线性、平稳性与老年人跌倒危险性密切相关。老年人步态的基本特点是下肢肌肉收缩力下降，且脚跟着地，踝、膝屈曲动作缓慢，而伸髋不充分，导致行走缓慢，步幅变短，行走不连续，足上抬高度低，故引发跌倒的危险性增加。随着年龄的增长，老年人下肢各关节的活动度总体上将趋于减小，特别是膝关节和踝关节，这与老年人下肢肌群衰退造成行走速度缓慢、步长小的步态特征有着密切的联系，如伸膝肌群的被动能力衰退，使膝关节在着地时的伸展度明显小于青年人而显得“僵硬”。另一方面，老年人中枢控制能力下降，反应能力下降，协同运动能力下降，使跌倒危险性增加。

6. 泌尿系统 泌尿系统的退化使许多老年人尿急及憋尿能力差，需要较频繁地如厕，使跌倒危险性增加。

（二）病理因素

人体正常的步态及立位的稳定性需要感觉器官、神经系统及骨骼肌肉系统的协调合作，其中任何系统的功能减退或异常都会影响患者的感觉、认知能力、反应时间、反应能力、肌肉力量、肌张力、步态、平衡能力及协调能力，从而使跌倒危险增加。

老年人因增龄使感官敏感性、神经系统反应性及肌肉力量均出现退行性改变，尤其对合并神经系统疾病的患者，由于中枢或周围神经系统疾患导致患者智力、肌力、肌张力、感觉、反应能力均下降，从而使跌倒的危险性明显高于中青年人。帕金森病以运动减少、肌张力增高、肢体震颤和慌张步态等为主要症状，多发性肌炎及重症肌无力等疾病均可在不同机制作用下引起患者身体部分或全身乏力，导致患者姿势反射缺失，步态失衡，平衡障碍，增加了患者跌倒的可能性。阿尔茨海默病患者的空间视觉功能下降使老年人识别不清环境中障碍物的精确位置而跌倒；认知能力障碍导致老年人应对环境危险因素的能力下降，且反应迟钝，出现步态不稳，跌倒风险增加；癫痫强直-阵挛发作及无张力性发作均会导致短暂的意识丧失及跌倒。小脑是一个重要的运动调节中枢，小脑疾病使老年人步态不稳，步宽及步长变化率增加，并引起对跌倒的心理恐惧，也是跌倒的危险因素。随着年龄增加，黄韧带肥厚，椎间盘退变，骨质增生，造成颈部椎管狭窄，压迫脊髓，导致姿势控制障碍，出现步态不稳、上下楼时腿发软、共济失调等易发生跌倒；年龄的增长常伴随外周神经敏感性减退，糖尿病、酗酒、维生素 B_{12} 缺乏、化疗等因素可严重损害周围神经，导致触觉、本体感觉、肌肉力量下降，跌倒风险增加。

老年糖尿病患者常合并心脑血管病变、糖尿病视网膜病变、周围神经病变、足部压力觉异常、直立性低血压等容易发生跌倒。低血糖时，患者可因意识朦胧、肌张力减退等出现跌倒。心血管疾病也是老年人跌倒的危险因素，主要原因包括症状性低血压、血压过高、心律失常等疾病影响脑血流灌注及氧供应，导致患者乏力、头晕而跌倒；心血管疾病患者在夜间迷走神经兴奋性增高，血压下降，心率减慢，组织器官缺血缺氧，在夜间起床时会引起一过性脑缺血，导致跌倒；心血管疾病患者常用药物（如利尿剂、降压药、抗心律失常药、降糖药）会引起药物不良反应，影响患者的视觉、平衡、步态、意识、精神、血压，导致跌倒。白内障是老年人视力减退的常见原因；骨关节炎是一种常见的关节软骨变性疾病，主要影响下肢承重关节，关节疼痛、畸形，影响老年人身体的平衡功能，致活动能力降低易发生跌倒。患抑郁症的老年人跌倒风险增加。维生素 D 不足及营养不良与肌肉功能下降、肢体平衡能力降低及骨质疏松有关，也会增加跌倒及骨折的风险。

（三）药物因素

随着年龄的增加，老年人肝脏代谢及肾脏排泄能力下降，药物在体内代谢相对较慢，容易发生蓄积。服用镇静、催眠、抗抑郁、抗惊厥类药物可使老年患者本体觉下降，意识混乱，反应时间延长，并可能会出现锥体外系等不良反应，从而影响患者运动功能，使肌肉协调和反应能力下降而发生跌倒。心脑血管患者所服药物多为扩血管药，易导致直立性低血压，发生跌倒；降糖药易导致低血糖；利尿剂、缓泻剂致排泄异常，如厕次数增多，增加了跌倒概率。氨基糖苷类抗菌药、利尿剂、奎尼丁等药物都可能干扰前庭正常功能等，增加跌倒的危险性。

（四）心理因素

老年人可能对自身能力估计过高，对危险性认识不足，或不愿意麻烦别人，对所有事情都勉强为之而易造成跌倒。另一方面，抑郁、焦虑、沮丧、情绪不佳、过分激动及害怕跌倒的心理状态均会增加老年人跌倒的危险性。跌倒后对跌倒的恐惧心理降低老年人行动能力，行动受到限制，降低老年人的活动能力，影响心肺功能，降低肌肉耐力，导致灵活性及独立性下降，出现步态不稳及平衡能力下降，使跌倒的危险增加。有跌倒史的老年人较易发生再次跌倒。

（五）环境因素

居家环境中许多危险因素也会增加老年人的跌倒风险。>65 岁的老年人发生跌倒约 50% 与环境因素有关，这些不良的环境因素包括过强、过暗的灯光，地板湿滑、地毯松动或边缘卷曲，不适宜的家具、厨具及卫生设施，过道上有电线或东西凌乱，浴室或楼梯缺少扶手，沙发过于凹陷或过于松软，椅子过低，卧室家具摆放不当，穿不合脚的鞋子等。

影响跌倒的危险因素是多方面的，跌倒发生的原因可以是单因素，也可能是多种因素叠加相互作用的结果。充分了解跌倒的危险因素，才能防患于未然，制定有效的预防跌倒的干预方案，使更多的老年人免受跌倒的伤害。

二、跌倒风险评估

跌倒危险的评估对预防跌倒至关重要。国内外多项研究表明，通过对跌倒的相关危险因素进行评估，制定并实施预防措施，可对老年人跌倒起到积极的预防作用。目前，跌倒评估量表特点各异，侧重点不同，在使用方面也存在一些争议。

（一）Morse 跌倒量表（Morse fall scale，MFS）

MFS 是一个专门用于预测跌倒可能性的量表，由美国宾夕法尼亚大学 Morse 教授于 1989 年研制，在多个国家及地区医院中得到应用。MFS 由 6 个条目组成，包括跌倒史（无 =0 分，有 =25 分）、有无两个或两个以上医学诊断（无 =0 分，有 =15 分）、行走辅助（卧床休息、由护士照顾活动或不需要使用辅助工具 =0 分，使用拐杖、手杖或助行器 =15 分，扶靠家具行走 =30 分）、有无静脉输液或使用肝素（无 =0 分，有 =20 分）、步态（正常、卧床休息或不能活动 =0 分，双下肢虚弱乏力 =10 分，残疾或功能障碍 =20 分）、认知状态（量力而行 =0 分，高估自己或忘记自己受限制 =15 分）。总分 125 分，评分 >45 分为跌倒高风险，25~45 分为中度风险，<25 分为低风险，得分越高表示跌倒风险越大。MFS 主要应用于住院患者。

（二）跌倒危险评估表（falls risk assessment tool，FRAT）

FRAT 由澳大利亚昆士兰大学研制，在国外应用较为成熟。量表由 10 个条目构成，即年龄、跌倒史、平衡能力、精神状态、营养及睡眠、视力、表达能力、药物治疗、慢性病、尿失禁，每个条目采用 Likert 4 级评分法，对应分值为 0~3 分，分数越高表明跌倒发生的危险度越高。该量表设计比较简单，主要用于对老年住院患者进行跌倒风险评估。

（三）社区老年人跌倒危险评估工具（falls risk for older people in the community screening tool，FROP-Com）

FROP-Com 由澳大利亚国家老年医学研究所研制，主要应用于社区老年人的跌倒风险评估，由社区卫生服务人员完成。量表包括 14 个项目：跌倒史、患有影响自身平衡能力和灵活性的疾病种数、服用易致跌倒的药物种数、感觉异常、大小便的自控能力、有无影响步行的足部疾病、认知状况、食物摄入量下降情况、对活动能力的自我评估、日常活动能力、平衡性、身体活动程度、能否安全行走和居家环境评估。共 20 个条目，每个条目为 0~3 分，得分越高跌倒的危险性越高。

（四）老年人跌倒风险评估量表（the fall risk assessment scale for the elderly，FRASE）

FRASE 由 Cannard 研制，包括性别、年龄、步态、感觉功能、跌倒史、用药史、病史、活动状况等 8 个条目，每个条目 0~3 分，3~8 分为低风险，9~12 为中风险，≥13 分高风险，得分越高跌倒风险越大。该量表重在评估老年人跌倒的内在危险因素，忽略了外在因素。

（五）托马斯跌倒风险评估工具（St Thomas's risk assessment tool in falling elderly inpatients，STRATIFY）

STRATIFY 由英国的 Oliver 等研制，是医护人员对入院患者进行跌倒风险评估的工具，内容包括跌倒史、是否躁动不安、视力障碍是否影响到日常活动、是否有频繁如厕，活动是否困难 5 个条目，回答“是”记 1 分，“否”计 0 分，总分≥2 分提示跌倒高风险。该量表简单易操作，重复性好，适用于所有住院患者。目前我国尚无对该量表使用情况的报道。

（六）居家跌倒风险筛查工具（home falls and accidents screening tool，HOME FAST）

HOME FAST 包含涉及家庭环境及老年人

躯体功能的25个项目,如家里的光线是否充足、地板防滑情况、是否存在导致跌倒的障碍物、楼梯情况、老年人活动情况等。但是由于量表项目的复杂性,老年人在填写过程中往往会高估或低估危险因素,另外,还有部分危险因素此量表尚未涉及,因此,量表的可靠性还需进一步研究证实。

(七)用于老年人跌倒相关心理评估的工具

跌倒恐惧心理是指老年人害怕跌倒的心理。老年人普遍存在一定的跌倒恐惧感,尤其是曾经发生过跌倒的老年人,这种影响更为显著。老年人会由于害怕跌倒而减少活动,导致躯体功能下降,跌倒的危险性增加,进而更易跌倒,形成恶性循环。

(八)跌倒效能量表(falls efficacy scale, FES)

FES由耶鲁大学的Tinetti等于1990年研制,是一种自测型的信念量表,是对受试对象跌倒效能的测试,即受试者是否具有害怕跌倒心理(fear of fall, FOF)及程度如何,主要用于居家老年人的评定。量表包括10个条目,分别为老年人完成更衣、如厕、购物等10个日常生活情境时的跌倒恐惧心理,每题0~10分,0分为一点信心也没有,10分为信心十足,总分为100分,得分越低表示信心越不足,提示跌倒的可能性越大。由于FES的评估条目局限在老年人室内活动,Hill等于1996年在FES的基础上增添了4个户外项目,形成修订版跌倒效能量表(modified fall efficacy scale, MFES),共包括14个条目。该量表尤其适用于平衡或移动功能低下的老年人。

(九)跌倒恐惧量表(fear of falling scale, FOFS)

该量表主要测量老年人是否具有跌倒恐惧心理及程度,包含10个条目:进出浴室、双手抬高(取高处物品)、下蹲再站起、上下楼梯、上下斜坡、上下电梯、上下交通工具、过马路(无路灯)、在繁忙人多的公共场合行走、在湿滑地面行走。每个条目为0~10分,0分表示完全不害怕跌倒,10分表示非常害怕跌倒。该量表的缺点是部分条目不易被老年人理解,老年人通过回忆对某些条目进行回答,存在一定的误差。

(十)老年人平衡功能的评估

随着年龄的增长,老年人会出现肌力下降、关节活动度减小,尤其是平衡和步态的损害会影响老年人的活动能力,从而造成跌倒。

1. Berg平衡量表(Berg balance scale, BBS) BBS用于患者静态平衡能力、动态平衡能力等方面的测试,是近年来评估脑卒中患者平衡能力最主要的量表之一,而平衡能力下降与跌倒密切相关。BBS的评定方法是由测试者要求并观察患者做出包括坐到站、无支撑站立、无支撑坐位、站到坐、转移、闭目站立、并脚站立、手臂前伸、弯腰拾物、转头向后看、原地转圈、双脚交替踏凳、前后脚直线站立和单脚站立共14个动作,大致可以评估在不同姿势下维持平衡能力、在不同姿势间转换的能力和预期性姿态控制能力三个部分。每个项目的评分由0分到4分,0分代表无法完成动作,4分代表可正常完成动作。评分的标准根据在限定的时间或距离内完成动作的能力,最高总分为56分,分数越高,表示平衡能力越好,得分越低表示平衡功能越差,跌倒的可能性越大。

2. 计时起立-步行测验(timed up and go test, TUGT) TUGT是由Mathias等在1986年报道的,用于评估老年人的步态及平衡能力。被测试者需坐在一个高约46cm的椅子上,由测试者发出口令,被测试者起始姿势为坐在有扶手有靠背的椅子上,听到口令后,立刻从椅子上起立,直线走指定距离3米后再转身180°走回到原来椅子处坐下。详细记录被测试者从执行口令开始至走回椅子再坐下时臀部刚碰到椅子为止的所用时间,记录单位精确到0.01秒,并观察其步态情况,对其体能及平衡能力进行判定,在正式评估时,不给予受试者任何的协助及鼓励。所用时间越长表明跌倒风险性越高。

3. 日常步速测试(normal gait velocity test, NGV) 受试者可借助拐杖等工具完成4米行走,要求受试者用平常步速,每人走2次,以快的一次为准计时。记录受试者行走4米所需要的时间,只要步速低于0.8m/s,可认为机体功能减退。

4. 端坐起立试验(chair rising test, CRT) 端坐起立测试可反映受试者的下肢力量、协调性及平衡能力。受试者坐在距地面约40cm的椅子上,椅子后背靠墙。要求受试者双手交叉放在胸部,以个人最快的速度反复起立/坐下5次,整个过程中不能使用双手辅助完成,记录所需时间。

5. 功能性步态评价(functional gait asses-

sment, FGA）是 2004 年由 Wrisley 等提出的一种新的关于平衡及步态的评价量表。FGA 来源于动态步态指数(dynamic gait index, DGI)。DGI 最初是为评价 60 岁以上的老年人步行时其姿势稳定性及跌倒风险而设计的量表。FGA 由原 DGI 量表 8 项中的 7 项，再加上 3 项新项目，共 10 项组成，分别为：①水平地面步行；②改变步行速度；③步行时水平方向转头；④步行时垂直转头；⑤步行和转身站住；⑥步行时跨过障碍物；⑦狭窄支撑面步行；⑧闭眼行走；⑨向后退；⑩上下台阶等。每个项目分为 0~3 共 4 个等级，满分为 30 分，分数越高，提示平衡及步行能力越好。其中狭窄支撑面步行、闭眼行走、向后退 3 项为新增添项目，其余 7 项为原 DGI 项目。

客观、全面的跌倒风险评估体系是保障老年人跌倒预防有效性的前提。目前，对老年人跌倒风险的评估仅局限于单纯利用量表或平衡测试设备进行初步的定性研究，而且在测试方法的选择上尚未形成一定的规范。因此，我国仍需要结合多种测试方法、建立定量风险评估体系，并在更大范围内进行信度和效度的检验，以广泛应用于社区、住院等不同环境的老年人群，有利于老年人的跌倒预防与健康管理。

三、跌倒预防措施

针对老年人跌倒的多种因素，预防措施应该是多方面的，除疾病、生理等不易改变的因素外，环境、药物、心理等因素是可改变的，减少跌倒重在预防。跌倒的预防旨在对潜在的风险因素进行客观评估，制订干预和锻炼计划，在不影响生活的情况下，减低跌倒的风险。跌倒的康复计划对老年患者具有重要的临床意义和经济效益。老年人跌倒预防措施应包括加强跌倒健康教育、多因素跌倒风险评估、加强运动和平衡功能训练、改善关节功能、克服跌倒恐惧、严密药物监控和积极治疗相关疾病等，需要老年人自身、家庭及社会的密切协作。

（一）加强跌倒预防健康教育

加强健康教育可有效降低跌倒发生率。通过健康教育，使老年人和家属了解跌倒的后果、危险因素及预防措施，转变观念、提高老年人对跌倒的认知水平，增强防跌意识，积极主动采取健康行为，从而有效预防跌倒的发生，减少跌倒对身体的损伤。同时，加强照护者的健康教育能提高照护者的督促管理能力，使其自觉进行各种调整，如创造并提供适合老年人活动的环境，在老年人活动时给予适时适当的辅助，做好服药后的监管，熟悉老年人的生活规律，给予预见性指导等，对老年人进行有针对性的个体化预防跌倒的知识和行为的强化教育。

（二）多学科、多因素的跌倒风险评估与筛查

相关疾病和功能障碍的早期检测有助于筛选出存在跌倒风险的人群。直接性的检查如步态、平衡、转向能力和关节功能等，是非常必要的。通过病史和相关检查可以发现跌倒的风险因素。此外还有很多评估方法用于明确平衡功能和活动功能的下降，可以提供客观、量化评估数据，以识别与跌倒相关的危险因素。

（三）平衡功能评估与训练

身体的灵活性、协调性、肌力和平衡能力等都是抵抗跌倒的重要内在因素。老年人应定期评估平衡功能，同时每年至少进行 1 次视力和前庭功能检查。有跌倒风险的老年人最好能够进行专业的、个体化的平衡功能训练。这些训练包括后向行走、侧向行走、脚跟行走、脚尖行走、坐姿起立，不仅可增加本体感受器的敏感度，而且可增强肌肉运动的分析能力和判断运动时间的精确度，降低跌倒的危险性。太极拳、秧歌、健步走等运动都证明对老年人的平衡能力有良好的作用。有眩晕和身体摇晃的老年人通过平衡能力训练能够显著提高静态与动态平衡能力。

（四）增加运动量

经常进行体育运动有利于心脏、呼吸、血管、内分泌、免疫等各系统功能，可增强肌力、肌肉的柔韧性、步态的稳定性，减轻肌肉萎缩，保持平衡能力，增加灵活性，缩短反应时间，减缓许多年龄相关性的肌肉骨骼系统和心血管系统功能减退。科学的运动不会加重现有疾病或增加关节不适感。参加低强度的运动训练、小运动量下肢训练、水中运动、步行、有氧运动、太极拳等均可有效降低跌倒率和跌倒损伤。由于运动种类众多，应科学选择运动的组合模式（不同类型、数量、频率等）。

（五）营养与饮食

老年人消化吸收能力减退，食欲缺乏，易出现营养摄入不足，应加强老年人的饮食管理，保证优质蛋白的补充，根据老年人的饮食习惯，给予高营养、易消化的食物。为了增加骨密度、肌力及平衡

能力,老年人应多晒太阳,适当增加维生素D和钙的摄入。

(六)积极治疗相关疾病

积极治疗帕金森病、认知障碍、脑卒中等神经或精神性疾病,能有效减少跌倒发生;对患有高血压、糖尿病等慢性病患者,除应治疗其基础疾病外,还应特别注意其晕厥史;对有骨关节肌肉疾病者,应进行功能锻炼以保持骨关节的灵活性,防止肌肉萎缩无力和骨质疏松,特别是要加强下肢肌肉力量和关节的锻炼。积极治疗尿失禁、缓解疼痛、视力矫正、佩戴助听器等也有一定效果。

(七)加强药物管理,监控药物副作用和相互作用

对于服用多种药物和有明显副作用药物的老年患者,应指导正确用药,进行跌倒风险评估,以避免对平衡和注意力的负面影响。对服用利尿剂等药物的患者,应按时按量服药,提高患者的服药依从性;对服用镇静催眠药的老人,应严格遵医嘱,嘱其未完全清醒前勿下床活动;服用降压药时易发生直立性低血压,因此起床及改变体位时动作宜缓慢,需床上坐位1分钟,双腿下垂床旁1分钟,床旁站立1分钟后无头晕、心悸等症状再行走,必要时给予帮助,若发生头晕应卧床休息并有专人陪伴;使用降糖药物要按时进食,以免引起低血糖;尽量避免使用对听神经有损害的药物,应尽可能使用最低药物剂量,降低联合用药率,注意药物联合使用的不良反应。

(八)环境支持

大多数老年人跌倒都发生在室内,老年人的居家安全非常重要。老年人的活动场所应考虑到老年人生理、心理的特点,营造自由、舒适、无障碍空间。室内的家具尤其是床、桌、椅的高度和摆放位置应合理,移走可对行走造成障碍的物体,保持地面平坦无障碍物,在楼梯、走廊、卫生间安装把手,便器为坐式,室内光线应均匀、柔和、避免闪烁,将使用频率高的生活用品放置在易取的位置。对有跌倒史的老年人,可由专业人员为其进行家庭危险评估和环境改造。室外环境改造包括台阶和人行道修缮、雨雪天气的防滑措施、避免拥挤等。

(九)保持良好心态

老年人注意调整情绪、保持良好的心理状态、避免日常生活环境和生活习惯等方面的危险因素,可降低跌倒的发生率。鼓励老年人在生活中保持乐观情绪,在自身能力和控制跌倒方面充满信心,激励他们由自我恐惧转为积极缓解害怕情绪,主动提高自身平衡能力来控制跌倒。害怕跌倒也是跌倒的危险因素。对有过跌倒史的老年人,加强早期正确的心理疏导可以有效预防和减轻跌倒后心理障碍,建立起自信和防止再次跌倒,在学会自我保护的前提下适当活动,提高生活质量。

(十)有效的社会家庭支持

老年人发生跌倒时很少有人陪伴或看护,因此,陪伴或看护对预防跌倒起着重要的作用。尽量别让老年人独居,独居的老年人跌倒危险性高,而且发生跌倒后损伤会比较严重,尤其当老年人跌倒后不能自己起来时。对有跌倒史、患痴呆或抑郁症的老年人,在日常生活中24小时有人陪护,要熟悉老年人的生活规律和习惯,做好预防工作。行走辅助工具对预防跌倒起着重要的作用。政府、医疗机构的关注与投入也非常重要。

总之,预防老年人跌倒是一个多因素的社会问题,老年人要了解自己具体情况,增强防范意识,家庭、社会要有足够的重视,从多方面给予支持和帮助,减少老年人跌倒的发生,提高老年人的生活质量。

(卢艳慧)

参考文献

1. Andrea U, Martina R, Lacoo L, et al. Fall prevention in the elderly. Clini Cases Miner Bone Metab, 2013, 10(2): 91-95.

2. Emily K, Sharon ES. Assessment and management of falls on older people. CMAJ, 2014, 186(16): E610-E621.

3. Brendon S, Pat S, Sandhi P, et al. Pain is associated with recurrent falls in community-dwelling older adults: evidence from a systematic review and meta-analysis. Pain Med, 2014, 15(7): 1115-1128.

4. Victoria AG, Rebecca AA, Rebecca W, et al. Multiple component interventions for preventing falls and fall-related injuries among older people: systemic review and meta-analysis. BMC Geriatrics, 2014, 14: 15-22.

5. Daniel S, Trinidad V, Stephen RL, et al. The effect of interactive cognitive-motor training in reducing fall risk in older people: a systematic review. BMC Geriatrics, 2014, 14: 107-128.

6. Xueqiang W, Yang P, Chen P, et al. Cognitive motor interference for preventing falls in older adults: a systematic review and meta-analysis of randomised controlled trials. Age Ageing, 2015, 44(2): 205-212.

7. Matthieu H, Olovier P, Daniel T. Vitamin D: A review on its effects on muscle strength, the risk of fall, and frailty. Biomed Res Int, 2015, 2015: 953241.

8. Maayan A, Basia B, Huong QN, et al. A systemic review of interventions conducted in clinical or community settings to improve dual-task postural control in older adults. Clin Interv Aging, 2014, 9: 477-492.

9. Luk JK, Chan TY, Chan DK. Falls prevention in the elderly: translating evidence into practice. Hong Kong Med J, 2015, 21(2): 165-171.

10. Bloem BR, Marinus J, Almeida Q, et al. Measurement instruments to assess posture, gait, and balance in Parkinson's disease: Critique and recommendations. Mov Disord, 2016, 31(9): 1342-1355.

11. Ulla S, Buki B, Lakicia F, et al. Influences on modern multifactorial falls prevention interventions and fear of falling in non-frail older adults: a literature review. J Clin Med Res, 2014, 6(5): 314-320.

12. Marianna A, Paolo B, Jeffrey MH. Cognitive contributions to gait and falls: evidence and implications. Mov Disord, 2013, 28(11): 1520-1533.

13. Paulien ER, Jonathan BD. Using dynamic walking models to identify factors that contribute to increased risk of falling in older adults. Hum Mov Sci, 2013, 32(5): 984-996.

14. Shomir C, Hilaire T, George D. Fall detection devices and their use with older adults: a systematic review. J Geriatric Phys Ther, 2014, 37(4): 178-196.

15. Elizabeth AP, Jane EM, Jan CV, et al. Assessment and management of fall risk in primary care setting. Med Clin North Am, 2015, 99(2): 281-293.

16. Kathryn MS, Marla KB, Karen VO, et al. Using the systems framework for postural control to analyze the components of balance evaluated in standardized balance measures: a scoping review. Arch Phys Med Rehabil, 2015, 96(1): 122-132.

17. Hsu WL, Chen CY, Tsauo JY, et al. Balance control in elderly people with osteoporosis. J Formos Med Assoc, 2014, 113(6): 334-339.

18. Montero-Femandez N, Serra-Rexach JA. Role of exercise on sarcopenia in the elderly. Eur J Phys Rehabil Med, 2013, 49(1): 131-143.

19. Erika YI, Lidiane GR, Elisa SC, et al. Effectiveness of muscle strengthening and description of protocols for preventing falls in the elderly: a systematic review. Braz J Phys Ther, 2014, 18(2): 111-118.

20. Ang NK, Mordiffi SZ, Wong HB, et al. Evaluation of three fall-risk assessment tools in an acute care setting. J Adv Nurs, 2007, 60(4): 427-435.

21. Lajoie Y, Gallagher SP. Predicting falls within the elderly community: comparison of postural sway, reaction time, the Berg balance scale and the Activities-specific Balance Confidence(ABC)scale for comparing fallers and non-fallers. Arch Gerontol Geriatr, 2004, 38(1): 11-26.

22. O'Connell B, Myers H. The sensitivity and specificity of the Morse Fall Scale in an acute care setting. J Clin Nurs, 2002, 11(1): 134-136.

第四节　骨质疏松症的诊断与鉴别诊断

1994年世界卫生组织（WHO）关于骨质疏松症（osteoporosis）的定义是以骨量减少、骨组织微结构破坏为特征导致骨脆性增加易致骨折的全身性骨病。2001年美国国立卫生研究院（NIH）定义骨质疏松症是以骨强度下降，骨折风险增加的一种骨骼系统疾病，骨强度反映骨骼的两个主要方面，即骨密度和骨质量。骨质疏松症分为原发性和继发性两大类。原发性骨质疏松症又分为绝经后骨质疏松症（Ⅰ型）、老年性骨质疏松症（Ⅱ型）和特发性骨质疏松症（包括青少年型）3类。绝经后骨质疏松症一般发生在妇女绝经后5~10年内；老年骨质疏松症一般指老年人70岁后发生的骨质疏松；特发性骨质疏松症主要发生在青少年，病因尚不明。继发性骨质疏松症是指可以找到明确病因的一类有任何影响骨代谢的疾病和/或药物导致的骨质疏松。

骨质疏松症是一种退化性疾病，随年龄增长，患病风险增加。2003年至2006年一次全国性大规模流行病学调查显示50岁以上人群以椎体和股骨颈骨密度值为基础的骨质疏松症总患病率女性为20.7%，男性为14.4%。骨质疏松症及骨质疏松性骨折的治疗护理费用高昂，造成沉重的家庭、社会和经济负担。因此,早期诊断、及时预测骨折风险并采用规范的防治措施非常重要。

骨质疏松症常见的临床表现包括不同程度的骨骼疼痛、身高变矮、骨骼畸形、轻微外力下骨折史及活动能力下降等。部分患者可以没有明显临床症状,由其他疾病引起的继发性骨质疏松症患者,则常有多种多样原发病的临床表现。当患者出现骨骼疼痛、体型改变,甚至出现骨折时往往为时已晚。因此早期判断骨丢失、了解危险因素对骨质疏松症的诊断极为重要。

一、骨质疏松症的风险评估

骨质疏松症风险评估应全面考虑各种风险因素,临床上评估骨质疏松症风险的方法较多,这里推荐两种敏感性较高又操作方便的简易评估方法作为初筛工具。

(一)国际骨质疏松症基金会(IOF)骨质疏松症风险一分钟测试题

您是否曾经因为轻微的碰撞或者跌倒就会伤到自己的骨骼?

您的父母有没有过轻微碰撞或跌倒就发生髋部骨折的情况?

您经常连续3个月以上服用“可的松、泼尼松”等激素类药品吗?

您身高是否比年轻时降低了(超过3cm)?

您经常大量饮酒吗?

您每天吸烟超过20支吗?

您经常患腹泻吗?(由于消化道疾病或者肠炎而引起)

女士回答:您是否在45岁之前就绝经了?

女士回答:您是否曾经有过连续12个月以上没有月经(除了怀孕期间)?

男士回答:您是否患有阳痿或者缺乏性欲这些症状?

只要其中有一题回答结果为“是”,即为阳性。

(二)亚洲人骨质疏松症自我筛查工具(osteoporosis self-assessment tool for Asians,OSTA)

该工具是基于亚洲8个国家和地区绝经后妇女的研究,在收集多项骨质疏松症危险因素并进行骨密度测定的基础上,从中筛选出11个与骨密度具有显著相关的风险因素,再经多变量回归模型分析,得出能最好体现敏感度和特异度的两项简易筛查指标,即年龄和体重。计算方法是:(体重 - 年龄)×0.2。结果评定见表10-4-1。

也可以通过图10-4-1根据年龄和体重进行快速评估。

表10-4-1 亚洲人骨质疏松症自我筛查工具(OSTA)风险评估标准

风险级别	OSTA指数
低	>-1
中	-4~-1
高	<-4

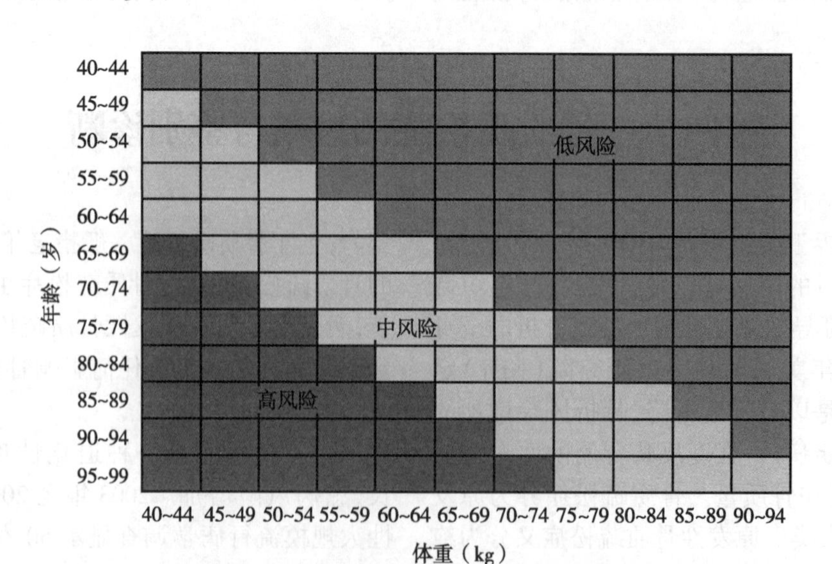

图10-4-1 年龄、体重与骨质疏松症风险级别

二、骨质疏松性骨折的风险预测

为了实现对骨质疏松性骨折的分层干预，WHO 提出了骨折风险预测简易工具（fracture risk-assessment calculator，FRAX），可用于计算 10 年内的髋部骨折概率及任何重要的骨质疏松性骨折发生概率。目前骨折风险预测简易工具 FRAX®可以通过互联网获得。

FRAX 的应用方法：该工具的计算参数包括股骨颈骨密度和临床危险因素。在没有股骨颈骨密度时可以由全髋部骨密度取代，然而，在这种计算方法中，不建议使用非髋部部位的骨密度。在没有骨密度测定条件时，FRAX®也提供了仅用体质指数（BMI）和临床危险因素进行评估的计算方法。

在 FRAX®中明确的骨折的常见危险因素是：①年龄，骨折风险随年龄增加而增加；②性别；③低骨密度；④低体质指数：≤19kg/m²；⑤既往脆性骨折史，尤其是髋部、尺桡骨远端及椎体骨折史；⑥父母髋骨骨折；⑦接受糖皮质激素治疗：任何剂量，口服 3 个月或更长时间；⑧抽烟；⑨过量饮酒；⑩合并其他引起继发性骨质疏松的疾病；⑪类风湿关节炎。

由于我国目前还缺乏系统的药物经济学研究，所以尚缺乏中国依据 FRAX 结果计算的治疗阈值。临床上可参考其他国家的资料，如美国指南中提到 FRAX®工具计算出髋部骨折概率≥3% 或任何重要的骨质疏松性骨折发生概率≥20% 时，应视为骨质疏松性骨折高危患者，而欧洲一些国家的治疗阈值髋部骨折概率≥5%。我们在应用中可以根据个人情况酌情决定。

三、骨质疏松症的诊断

目前临床上公认的原发性骨质疏松症的诊断标准是发生了脆性骨折及/或骨密度低下，脆性骨折是指非外伤或轻微外伤的情况下发生的骨折，特别是指从站高或者是小于站高的高度跌倒所发生的骨折，有过非暴力性骨折史，虽未检测骨密度，就可诊断骨质疏松症。脆性骨折需要鉴别诊断，排除其他原因造成的骨折（如继发性骨质疏松、骨肿瘤等）。脆性骨折的影像学检查方法包括 X 线平片、CT、MRI 和同位素骨扫描等。推荐老年人（60 岁以上女性和 65 岁以上男性）应该拍摄胸椎、腰椎正侧位 X 线平片，以确定是否存在椎体脆性骨折。椎体脆性骨折往往看不到骨折线，主要表现为椎体压缩变形。

骨质疏松性骨折发生与骨强度有关，而骨强度是由骨密度和骨质量所决定。骨密度约反映骨强度的 70%。目前尚缺乏较为理想的骨强度直接测量或评估方法，临床上采用骨密度（BMD）测量作为诊断骨质疏松、预测骨质疏松性骨折风险、监测自然病程及评价药物干预疗效的最佳定量指标。骨密度是指单位体积（体积密度）或者是单位面积（面积密度）的骨量。骨密度及骨测量的方法也较多，不同方法在骨质疏松症的诊断、疗效的监测及骨折危险性的评估作用也有所不同。临床应用的有双能 X 线吸收测定法（dual energy X ray absorptiometry，DXA）、外周双能 X 线吸收测定术（pDXA）及定量计算机断层照相术（QCT）。其中 DXA 测量值是目前国际学术界公认的骨质疏松症诊断的金标准。

与同性别、同种族正常成人的峰值骨量进行比较，可以计算出 T 评分：T 评分 =（所测 BMD 值 - 正常同性别人群峰值 BMD）/ 正常同性别峰值人群 BMD 的标准差（SD）。根据世界卫生组织的诊断标准及中华医学会骨质疏松和骨矿盐疾病分会的《原发性骨质疏松症诊治指南》（表 10-4-2），当 T 评分≥-1.0，认为骨量正常；-2.5<T 评分 <-1.0，诊断为骨量减少；T 评分≤-2.5，诊为骨质疏松症。如果患者同时有过 1 处或多处非暴力性骨折史，则诊为严重骨质疏松症。T 值用于表示绝经后妇女和大于 50 岁男性的骨密度水平。对于儿童、绝经前妇女及小于 50 岁的男性，其骨密度水平建议用 Z 值表示，Z 值 =（所测 BMD 值 - 同龄 BMD 均值）/ 同龄人 BMD 的标准差（SD）。

表 10-4-2　骨质疏松症诊断标准

诊断	T 值
正常	T 值≥-1.0
骨量低下	-2.5<T 值 <-1.0
骨质疏松	T 值≤-2.5

建议进行骨密度测定的人群是：①65 岁以上女性和 70 岁以上男性，无论是否有其他骨质疏松危险因素；②65 岁以下女性和 70 岁以下男性，有 1 个或多个骨质疏松危险因素；③有脆性骨折史或/和脆性骨折家族史的男、女成年人；④各种原因引起的性激素水平低下的男、女成年人；⑤X 线

摄片已有骨质疏松改变者；⑥接受骨质疏松治疗、进行疗效监测者；⑦有影响骨代谢的疾病或使用影响骨代谢药物史；⑧国际骨质疏松症基金会（IOF）骨质疏松症一分钟测试题结果阳性者；⑨亚洲人骨质疏松症自我筛查工具（OSTA）结果≤-1者。符合任何一条建议行骨密度测定。

DXA在腰椎正位测量时可因骨质增生、韧带骨化、椎小关节和间盘退变及腹主动脉钙化等原因，使测量产生误差（测定值高于实际值）。DEXA诊断检查时，测定部位的不同可能对骨质疏松的诊断有影响，髋部骨质疏松检出率高于腰椎，最好是同时测定腰椎和髋部的BMD，以防造成漏诊。定量CT（quantitative computed tomography，QCT）BMD检测是采用CT扫描仪加上体模和分析软件检测体积BMD的方法，测量结果不受脊柱退变、主动脉壁钙化等因素的影响，在临床应用的过程中也得到了普遍认可，腰椎QCT检测BMD在老年人群中对骨质疏松症的诊断具有重要价值。QCT相对于DXA辐射剂量较大，检查费用较高，实际操作过程中需要严格的质量控制，需要在临床工作中结合具体情况合理应用。

四、骨质疏松症的鉴别诊断

骨质疏松症可由多种病因所致，按照病因进行分类，可以分为原发性骨质疏松症及继发性骨质疏松症两大类。在诊断原发性骨质疏松症之前，一定要重视和排除其他影响骨代谢的疾病，以免发生漏诊或误诊，如果能够明确骨质疏松症的病因、积极予以去除，不仅可以提高治疗效果，而且有助于改善患者预后。常见的继发性骨质疏松症的病因，包括：影响骨代谢的内分泌疾病，类风湿关节炎等免疫性疾病，影响钙和维生素D吸收和调节的消化道和肾脏疾病，多发性骨髓瘤等恶性疾病，神经肌肉疾病，长期制动或太空旅行，器官移植术后，长期服用糖皮质激素或其他影响骨代谢药物，以及各种先天和获得性骨代谢异常疾病等。

（一）内分泌代谢疾病

最常见引起继发性骨质疏松症的内分泌代谢疾病有甲状旁腺功能亢进症、库欣综合征、长期未控制的甲状腺功能亢进症、性腺功能减退症、高泌乳素血症、1型糖尿病及部分2型糖尿病、垂体功能减退症等。神经性厌食症由于常常有营养不良、性腺功能下降、停经，也很容易合并骨质疏松症。

（二）结缔组织病

许多结缔组织病都可能引起骨质疏松症，其机制主要与疾病本身引起的炎症因子释放，骨吸收增加有关；治疗常常需要较大剂量和长疗程的糖皮质激素或免疫抑制剂治疗也可引起骨质疏松，增加骨折风险。如红斑狼疮、类风湿关节炎等。

（三）血液系统疾病

血液系统恶性肿瘤可以引起骨质破坏、骨骼疼痛，容易误诊为原发性骨质疏松症。如白血病、多发性骨髓瘤、淋巴瘤、骨髓增生异常综合征等，都可以出现不同程度的骨骼受累。

（四）肿瘤相关骨病

多系统的恶性肿瘤可以引起肿瘤相关性骨病，有些肿瘤细胞可以分泌甲状旁腺相关蛋白、白介素、肿瘤坏死因子等细胞因子，增加破骨细胞活性、促进骨吸收；此外，肿瘤细胞可以直接转移或浸润骨骼，引起骨骼疼痛及骨质破坏。前列腺癌和乳腺癌患者常接受内分泌治疗，以减少体内雄激素和雌激素的作用，这些药物可能加重骨质疏松。

（五）消化系统疾病

骨骼健康必需的钙、磷、维生素D需要由肠道吸收获得，胃肠道手术后常常导致继发性骨质疏松症；炎性肠病常常伴有免疫异常，炎性因子可以增加骨吸收活性、降低骨密度；肝脏是维生素D活化的重要脏器之一，胰腺功能正常对于脂溶性维生素D的吸收十分重要，因此慢性肝脏和胰腺疾病都可能导致骨质疏松，其中原发性胆汁性肝硬化是最容易合并骨质疏松症的肝脏疾病。

（六）神经系统疾病

老年人群常具有高血压、高血脂、糖尿病等心脑血管病危险因素，脑血栓、脑出血等原因可能导致患者活动能力下降，甚至瘫痪。各种原因所致的偏瘫、截瘫、运动功能障碍、肌营养不良等，由于肌力的降低和失用性的原因，也可能导致骨质疏松。

（七）药物及毒物

包括糖皮质激素、细胞毒或免疫抑制剂、肝素、抗癫痫药物，锂、铝中毒，甲状腺激素过量替代，促性腺激素释放激素类似物，引起性腺功能低下的药物（芳香化酶抑制剂），治疗肾衰竭用的透析剂及氟中毒。

（八）其他原因

能引起骨质疏松的疾病还包括肾脏疾病如肾

功能不全或衰竭,以及成骨不全、马方综合征、血色病、高胱氨酸尿症、卟啉病等。任何原因维生素D不足、酗酒、营养不良、长期卧床、妊娠及哺乳、慢性阻塞性肺疾病等也可引起骨质疏松。

引起骨量低下和骨质疏松的原因众多,鉴别诊断非常重要,首先应详细采集病史,包括骨痛时间、部位和对活动的影响,骨折史和身高的变化,疾病史、用药史、月经婚育史、营养状况、活动情况及男性性生活情况和胡须生长情况等;其次是仔细进行体格检查,包括身高、体形、步态、皮肤、巩膜、毛发分布、骨骼的压痛和叩痛等;此外,实验室检查对于骨质疏松的鉴别诊断也具有非常重要的临床意义。

五、骨质疏松症的实验室检查

基本检查项目

为帮助进行鉴别诊断,对已诊断和临床怀疑骨质疏松症的患者至少应做以下几项基本检查:

1. 骨骼X线片 不同部位骨骼的特征性改变可以诊断骨软化症、成骨不全、甲状旁腺功能亢进或多发性骨髓瘤等。常用的摄片部位包括头颅正侧位及双手、骨盆和胸腰椎正侧位等,应该关注骨骼影像学的改变与疾病的关系。

2. 实验室检查 血、尿常规,肝、肾功能,钙、磷、碱性磷酸酶、血清蛋白电泳等,原发性骨质疏松症患者通常血钙、磷和碱性磷酸酶值在正常范围,当有骨折时血碱性磷酸酶值水平有轻度升高。高钙血症需考虑甲状旁腺功能亢进或肿瘤骨转移;低磷血症提示可能存在低血磷性骨软化症或肾小管损害性疾病。如以上检查发现异常,需要进一步检查或转至相关专科做进一步鉴别诊断。

3. 酌情检查项目 为进一步鉴别诊断,可酌情选择性地进行以下检查,如:血沉、性腺激素、25(OH)D、1,25(OH)$_2$D、甲状旁腺激素、尿钙磷、甲状腺功能、皮质醇、血气分析、血尿轻链、肿瘤标志物甚至放射性核素骨扫描、骨髓穿刺或骨活检等检查。原发性骨质疏松症患者的24小时尿钙排量可轻度升高,营养性骨软化症患者的24小时尿钙减少,尿钙水平过高提示可能存在甲状旁腺功能亢进或其他原因导致的高尿钙;血沉、蛋白电泳或血尿轻链测定可以鉴别多发性骨髓瘤或自身免疫疾病;血气分析有助于肾小管酸中毒的诊断;老年性骨质疏松症患者可有血甲状旁腺激素轻度升高,如果持续升高需考虑甲状旁腺功能亢进;男性患者需注意是否存在睾酮水平降低;血清25(OH)D的测定有助于判断维生素D的营养状况;对于骨痛严重、病变范围广泛的患者,通过全身骨骼核素显像核素浓聚的部位和范围提示诊断和检查的方向。

4. 骨转换生化指标 骨转换生化指标的测定有助于判断骨转换类型、骨丢失速率、骨折风险评估、了解病情进展、干预措施的选择及疗效监测等。在以上诸多指标中,国际骨质疏松基金会(IOF)推荐骨形成标志物Ⅰ型胶原N端前肽(PINP)和骨吸收标志物血清Ⅰ型胶原交联C末端肽(S-CTX)是敏感性相对较好的两个骨转换生化指标。

临床工作中,单纯骨密度检测存在局限性,难以鉴别骨质疏松症是原发性还是继发性,骨骼疾病多种多样,应该通过详细询问病史、细致体格检查、必要的实验室及影像学检查等,进行鉴别诊断,避免延误病情,对骨质疏松做出正确诊断及合理治疗。

(卢艳慧)

参考文献

1. 中华医学会骨质疏松和骨矿盐疾病分会. 原发性骨质疏松症诊治指南(2011年). 中华骨质疏松和骨矿盐疾病杂志, 2011, 4(1): 2-17.

2. NIH Consensus Development Panel on Osteoporosis Prevention, Diagnosis, and Therapy. Osteoporosis prevention, diagnosis, and therapy. JAMA, 2001, 285(6): 785-795.

3. Lau EM, Sambrook P, Seeman E, et al. Guidelines for diagnosing, prevention and treatment of osteoporosis in Asia APLAR. J Rheumatol, 2006, 9: 24-36.

4. Kanis JA, Burlet N, Cooper C, et al. European guidance for the diagnosis and management of osteoporosis in postmenopausal women. Osteoporos Int, 2008, 19(4): 399-428.

5. Koh LH, Sedrine WB, Torralba TP, et al. A simple tool to identify Asian women at increased risk of osteoporosis. Osteoporosis Int, 2001, 12(8): 699-705.

6. Anon. The World Health Organization Fracture Risk Assessment Tool. [2011-06-01]. http://www.sheffield.ac.uk/FRAX.

7. Kanis JA, McCloskey EV, Johansson H, et al. Development and use of FRAX in osteoporosis. Eur J Radiol, 2009, 71(3): 392-397.

8. 李梅,夏维波. 骨质疏松症的诊断与鉴别诊断. 中国临床医生，2013，41：5-7.

9. Anon. Management of osteoporosis in postmenopausal women：2010 position statement of The North American Menopause Society. Menopause，2010，17（1）：25-54.

10. Margaret LG，Robert AO，Kristine EE. Bone density screening and re-screening in postmenopausal women and older men. Curr Osteoporos Rep，2015，13（6）：390-398.

11. Schnatz PF，Marakovits KA，O'Sullivan DM. Assessment of postmenopausal women and significant risk factors for osteoporosis. Obstet Gynecol Surv，2010，65（9）：591-596.

12. Lane NE. Epidemiology，etiology，and diagnosis of osteoporosis. Am J Obstet Gynecol，2006，194（Suppl 2）：s3-s11.

13. Siris ES，Baim S，Nattiv A. Primary care use of FRAX：absolute fracture risk assessment in postmenopausal women and older men. Postgrad Med，2010，122（1）：82-90.

14. Kanis JA，McCloskey EV，Johansson H，et al. European guideline for the diagnosis and management of osteoporosis in postmenopausal women. Osteoporos Int，2013，24（1）：23-57.

15. Rachner TD，Khosta S，Hofbauer LC. Osteoporosis：now and the future. Lancet，2011，377（9773）：1276-1287.

16. Broussard DL，Maqnus JH. Risk assessment and screening for low bone mineral density in multi-ethnic population of women and men：does one approach fit all? Osteoporos Int，2014，15（5）：349-160.

17. Helmrich G. Screening for osteoporosis. Clin Obstet Gynecol，2013，56（4）：659-666.

18. Canalis E，Mazziotti G，Giustina A. Glucocorticoid-induced osteoporosis：pathophysiology and therapy. Osteoporos Int，2007，18（10）：1319-1328.

19. Buehring B，Viswanathan R，Binkley N，et al. Glucocorticoid-induced osteoporosis：an update on effects and management. J Allergy Clin Immunol，2013，132（5）：1019-1030.

20. Diab DL，Watts NB. Secondary osteoporosis：differential diagnosis and workup. Clin Obstet Gynecol，2013，56（4）：686-693.

第五节　继发性骨质疏松症的内分泌疾病

继发性骨质疏松症（secondary osteoporosis）是一类常见的全身性骨病，某些原发病导致骨量减少、破坏骨的微结构，骨强度下降，脆性骨折的风险增加。原发病常常发生在骨质疏松症低风险的人群，原发病掩盖骨质疏松症的症状，很多患者在骨折后才明确诊断，如果能尽早确诊继发性骨质疏松症，不仅可以缓解患者症状，而且可以减少脆性骨折的发生。导致继发性骨质疏松症的常见内分泌疾病有：甲状旁腺功能亢进、甲状腺功能亢进、糖皮质激素性骨质疏松症、糖尿病性骨病、胃肠疾病、肝功能及肾功能不全、部分药物的副作用等。

老年人可能已经存在与年龄相关的骨量及骨微结构的改变，临床上并不是很严重的基础病即可以引起严重的骨质疏松症，轻微的外力即可能导致老年患者骨折，而且骨折愈合不好，各种并发症多见，骨折是老年人常见的致残、致死原因。一项对50岁以上新诊断骨质疏松或骨折患者的研究发现，继发性骨质疏松症的比例可达到3%~55%，在确诊之前很多病例被误认为“生理改变”而延误诊治。因此，对于老年骨质疏松症的患者，排除和治疗基础病非常重要，而患基础病的老年人也要警惕继发性骨质疏松症。

一、甲状旁腺功能亢进与老年骨质疏松症

（一）老年甲状旁腺功能亢进合并骨质疏松症的特点

1. 患病率高　原发性甲状旁腺功能亢进（primary hyperparathyroidism，PHPT）发生在任何年龄段，中老年患者比例明显增多，有报道50~75岁女性中的患病率为13.9%。骨质疏松症是老年常见病，两病共患加重老年骨质疏松症的症状，增加不良结局。

2. 性腺功能减退　性腺功能呈年龄相关的减退，性功能减退是常见的老年健康问题，既是骨质疏松症的重要原因，同时增加机体对甲状旁腺激素（PTH）的反应。

3. 维生素D缺乏　多种原因导致老年人普遍存在维生素D缺乏甚至严重缺乏，长期维生素D缺乏诱发或加重老年骨质疏松症及PHPT。

4. 症状不典型　老年人PHPT症状复杂多变、起病隐匿，临床表现缺乏特异性，老年人骨质疏松症因为患病高常常被“视而不见”，延误诊断的病例时有报道。

（1）无症状：60岁以上的女性更易出现相对较轻的高钙血症，部分患者的高钙血症是间歇性，甚至少数患者长期没有临床症状，只有在化验血钙或PTH升高才发现PHPT。随着病程的延长，一些无症状PHPT患者可能出现症状，包括骨骼改变、肾钙质沉着症或肾结石。

（2）伴随疾病掩盖症状：常见的老年性疾病经常可以解释PHPT的症状，骨质疏松、高血压、记忆力减退或认识障碍、乏力、疼痛、食欲下降、便秘等，对老年患者常规筛查血钙及PTH是有必要的。

（3）衰老掩盖症状：高钙血症所致的口渴、夜尿增多、虚弱、疲乏、厌食、便秘等，常常误认为衰老的症状。

（4）低蛋白血症：老年人由于营养问题，低蛋白血症比较多见，低蛋白可以掩盖高钙血症，根据血浆蛋白纠正血钙或测定离子钙。

（5）多发性内分泌腺瘤病：多发性内分泌腺瘤病（MEN）是基因异常导致的遗传性疾病，其中MEN 1和MEN 2A均包括甲状旁腺肿瘤，老年人更有机会出现2个以上的内分泌腺肿瘤，对老年甲状旁腺功能亢进症（甲旁亢）患者应询问是否有其他内分泌腺瘤病史，注意筛查及观察其他内分泌腺瘤。

（二）疾病不同阶段的表现

各种类型的甲旁亢均见于老年人，其中PHPT最多见，由于老年人是慢性肾脏病、肾功能不全、肿瘤的高发人群，因此，继发性甲旁亢及肿瘤导致的假性甲旁亢临床也常见，血液净化治疗使肾衰竭患者寿命延长，三发甲旁亢有增多。

1. 早期 PHPT起病缓慢，初始症状缺乏特异性，PHPT最常见的临床表现是无症状性高钙血症，仅有血生化改变，近年来，无症状PHPT有增加趋势。

2. 晚期 晚期导致病理性骨折、复发性肾结石、消化性溃疡、急性和慢性胰腺炎等。“骨头和石头”是临床上最常遇到的问题。

3. 其他老年性疾病 精神神经系统、消化系统、心血管系统的疾病易与PHPT症状性混淆。糖尿病、利尿剂、锂剂、甲状腺功能亢进、呕吐、腹泻等既可能加重高钙血症，同时又掩盖高钙危象症状。

4. 预后 有研究认为PHPT对心血管的影响是长久的，心血管并发症是重症PHPT死亡的主要原因，PHPT是否增加死亡率，文献报道并不一致。但是，甲状旁腺功能亢进与老年骨质疏松症共患，不良结局增加。

二、糖皮质激素性骨质疏松症

（一）概述

糖皮质激素性骨质疏松症（glucocorticoid-induced osteoporosis，GIOP）是继发性骨质疏松症最常见的原因，与绝经后妇女骨质疏松不同，GIOP在骨密度明显下降之前即可以骨折，说明糖皮质激素导致骨质疏松症的机制复杂。每年约1000万美国人接受各种糖皮质激素治疗，长期体内高浓度的糖皮质激素使30%~50%患者发生过椎体骨折，可能很多糖皮质激素性骨质疏松症的病例被忽略了。

人工合成的糖皮质激素种类繁多，临床广泛应用于治疗各种风湿免疫病、呼吸系统疾病、肾脏病、炎性疾病、过敏、器官移植及恶性肿瘤等，包括静脉注射、口服、关节腔内注射、吸入、皮肤外用等。如果患者在接受糖皮质激素治疗前，未能很好地评估骨骼状况，患者就不可能得到预防、监测和及时治疗，GIOP的患病率高、治疗难度大、预后差。

（二）糖皮质激素性骨质疏松症发病机制

生理状态下肾上腺产生的糖皮质激素刺激成熟的成骨细胞（OB），产生经典Wnt蛋白，诱导成骨细胞生成，刺激骨保护素（OPG）的表达，抑制破骨细胞（OC）形成，降低骨吸收，对骨形成有一定的促进作用。无论是内源生成过多还是外源大量应用糖皮质激素，糖皮质激素通过多种途径导致骨质疏松，其间的病理机制并未完全清楚。

1. 减少钙吸收 大量糖皮质激素抑制肠道对钙的吸收、减少肾小管对钙的重吸收。同时，1α-羟化酶表达下调，1，25-(OH)$_2$D减少，肠钙吸收进一步减少。骨吸收增加，维持血钙、血磷基本正常，尿钙排除增加或正常，碱性磷酸酶、甲状旁腺素正常或升高。

2. 抑制骨形成 超生理剂量的糖皮质激素直接作用于成骨细胞及骨细胞，或通过多条信号通路，影响成骨前体细胞、成骨细胞、骨细胞。①作用于成骨细胞、骨细胞受体，直接抑制成骨细胞的增生、分化和成骨细胞的成熟；②促进骨细胞、成骨细胞凋亡；③抑制成骨细胞前体细胞的增殖期向成骨细胞转化；④抑制成骨细胞、骨细胞分泌Ⅰ型胶原蛋白及骨钙素；⑤通过升高DKK-1

(Dickkopf-1)的表达，抑制成骨细胞的Wnt信号通路，促进成骨细胞脂肪化。糖皮质激素使骨细胞生存力降低。

3. 促进骨吸收 糖皮质激素下调成骨细胞中骨保护素(osteoprotegerin, OPG)的表达，同时上调RANKL(核因子-κB受体活化因子配体)基因的表达。OPG、RANKL是2个调节破骨细胞生成的最终调节因子，许多调节骨量的物质均能通过影响RANKL-OPG轴来调控破骨细胞生成，超生理剂量的糖皮质激素促进破骨细胞生成、延长破骨细胞的寿命，骨吸收增强。

4. 类固醇性肌病 糖皮质激素减少肌肉量和肌肉力量，表现为近端肌萎缩、肌无力，跌倒概率增加，进而骨折风险增加。

5. 骨坏死 大量糖皮质激素导致表现为缺血性骨坏死，可能的发病机制：①骨微损伤累积；②脂肪栓栓塞；③骨内脂肪堆积，骨内压升高；④股骨颈的成骨细胞和骨细胞凋亡增加。

6. 继发性甲状旁腺功能亢进 糖皮质激素促进成骨细胞对PTH的敏感性，加之钙吸收减少，维生素D活化下降等，引起继发性甲状旁腺功能亢进，进一步加重骨质疏松，一般血甲状旁腺素仅轻度升高。

7. 糖皮质激素抑制性激素及促性腺激素的合成和分泌 抑制肾上腺皮质雄激素的合成，直接或间接途径拮抗性腺功能，抑制生长激素和胰岛素样生长因子，最终导致骨形成受抑制。

8. 糖皮质激素与局部骨组织肾素-血管紧张素-醛固酮(RAS)系统相关 糖皮质激素可能激活组织局部RAS，通过影响RANKL/OPG信号传导，参与GIOP的发病机制。

(三)糖皮质激素性骨质疏松症的老年特点

1. 随着年龄增加，内源性糖皮质激素生成下降，所以老年人并不是内源性糖皮质激素增多症的高发人群；但是，肾上腺癌老年患者增多，小细胞肺癌等肿瘤老年患者增多，由此引起的异位ACTH综合征老年患者增多；另外，医源性糖皮质激素老年患者并不少见；估计临床上老年糖皮质激素增多症不是少见病。约30%绝经后女性的骨质疏松是与疾病及药物相关的，即便是停用糖皮质激素后，骨折发生仍然高于没有使用过糖皮质激素的人群，糖皮质激素不可避免地促进了老年骨质疏松的进展。

2. 老年人对糖皮质激素作用的敏感性增加，可能的因素有：11β-羟类固醇脱氢酶(11beta-hydroxysteroid dehydrogenase, 11β-HSD)促进糖皮质激素活化，性激素水平下降使11β-HSD在骨骼表达增加。

3. 老年骨骼血容量及含水量减少，血管内皮生长因子(vascular endothelial growth factor, VEGF)生成减少及其诱导的血管生成减少，骨细胞凋亡增加导致骨强度降低。揭示了高龄对骨细胞的作用结果，即骨血管生成和骨血容量及骨细胞-骨陷窝-骨小管液体减少之间的相互关联。

4. 无论是内源性还是外源糖皮质激素诱导的骨质疏松症，患者的BMD和骨折风险可能存在不一致性，即在BMD降低之前，通过一连串相互关联的发病机制，骨强度已经下降，甚至发生骨折，提示其他机制可促成骨骼脆性增加。炎症、氧化应激、缺氧、维生素D缺乏、性激素缺乏、全身疾病、药物等都是可能的因素。

5. 老年骨质疏松症是GIOP的病理基础 GIOP与老年骨质疏松症病理机制上有部分重叠，如果已经存在老年骨质疏松症，无论是内源性糖皮质激素增多症，还是外源糖皮质激素使用，都加重老年人骨脆性，临床上对年轻人是生理剂量的糖皮质激素就可以导致老年患者GIOP，包括外用及吸入性糖皮质激素。对老年人而言，无论是内源性还是医源性糖皮质激素增多，糖皮质激素都没有“安全剂量”。

6. 骨折风险与年龄相关 即使是BMI相同，年龄增加20岁，骨折风险增加4倍。骨质疏松、肌力下降、平衡功能及视力减退等都是骨折的原因。

7. 老年性肌病 增龄导致肌肉量及力量减低，糖皮质激素引起的肌肉萎缩、肌肉无力等，通常表现为上肢和下肢的近端运动无力，衰老和糖皮质激素对肌肉的不利影响相互叠加，患者活动能力及稳定性下降，跌倒概率增加，骨折风险增加。

8. 死亡率增高 即便不是恶性肿瘤，内源性或医源性糖皮质激素增多，死亡率均增高。内源性库欣综合征患者合并高血压病、糖尿病、血脂异常明显增多，因心脑血管疾病，包括心肌梗死、脑卒中和血栓栓塞等导致死亡的风险增加，各种感染、GIOP、骨折等明显增加，可能是死亡率增加的原因。

（四）诊断

糖皮质激素性骨质疏松症（GIOP），是各类继发性骨质疏松中最常见的类型，是由医源性糖皮质激素诱发的。在 GIOP 患病群体中，大多数为长期应用糖皮质激素治疗类风湿关节炎、支气管哮喘及 COPD、慢性结肠炎症等疾病，而内源性糖皮质激素增多的库欣综合征的骨质疏松只是次要临床表现和少见病例。类风湿、哮喘病、结肠炎症等病，对老年男性尤其是老年女性，诱发骨质疏松症和脆性骨折。服用糖皮质激素的原发病的炎症、营养不良、运动少可加重骨质疏松。中等剂量或大剂量糖皮质激素，即可诱发脆性骨折。用药 3 个月左右后迅速停药，这种骨折亦可发生。

GIOP 发生的原因包括骨吸收增加和骨形成减少。骨吸收增加的原因，包括钙吸收减少及其诱发的继发性甲状旁腺功能亢进（HPT）。骨形成减少的原因，是成骨细胞对糖皮质激素的高度敏感性，糖皮质激素直接抑制成骨细胞。正常人血骨钙素夜间升高，如果睡前仅仅服用泼尼松 2.5mg，次日晨测定血骨钙素，这种升高的现象被阻滞，长期应用每日泼尼松 2.5mg，即可增加骨折风险。糖皮质激素减少骨细胞形成，增加骨细胞和成骨细胞的凋亡。糖皮质激素增加尿钙和尿磷的排出。糖皮质激素阻滞黄体生成素（LH）和卵泡刺激素（FSH）促性腺激素的释放，抑制睾酮和雌二醇的生成。男性服用泼尼松 20mg 及以上，引起睾酮水平降低。外源性（药物性）糖皮质激素抑制垂体促肾上腺素皮质激素（ACTH）的分泌，减少肾上腺雄激素的生成，因此，雄激素经芳香化酶转化为雌激素的量也减少，对绝经后妇女的危害更明显。

临床上，GIOP 类似于原发性骨质疏松症（POP），GIOP 起病时，主要发生在小梁骨（松质骨），检测部位最好选择脊椎骨或桡骨远端。肋骨骨折、股骨头或肱骨头或脊椎骨的无菌性坏死也常见于 GIOP，但仅偶见于原发性骨质疏松症。GIOP 可以逆转，尤其是青年患者患库欣综合征。对于停用糖皮质激素治疗的患者，应用二膦酸盐和甲状旁腺激素（PTH）治疗，作为早期预防性治疗是有效的，可以减少骨丢失，部分地抑制成骨细胞凋亡。二膦酸盐能减少骨折的风险。

（五）鉴别诊断

症状鉴别 糖皮质激素作用广泛，皮质醇增多的病因不同，临床表现复杂多样。

（1）肥胖症：肥胖症的症状和体征类似糖皮质激素增多症，与不典型的皮质醇增多症不易鉴别，病程比较短或临床前期的皮质醇增多症患者仅表现为肥胖。多数单纯性肥胖症患者血皮质醇节律正常，小剂量地塞米松抑制试验被抑制。

（2）糖尿病：糖尿病患者肥胖、高血压，但是缺少典型的皮质醇增多症的症状体征，血皮质醇节律正常，没有垂体、肾上腺影像学变化。

（3）骨质疏松症：老年骨质疏松症与 GIOP 骨代谢特点相似，但是老年骨质疏松症没有皮质醇增多症的临床表现，血、尿皮质醇浓度正常，皮质醇节律正常。

（4）其他：①甲状腺功能减退症与皮质醇增多有相似症状，糖皮质激素水平及节律正常；②假性皮质醇增多症多见于抑郁症、酗酒患者，一般原发病症状比较明确，有效的方法是治疗抑郁症、戒酒后复查各项检查；③神经性厌食症及多囊卵巢综合征等，老年人少见，皮质醇浓度及节律多正常。

（六）老年人发生糖皮质激素性骨质疏松症的危险因素

1. 老年人不是内源性糖皮质激素增多症高发人群，但是肿瘤导致的异位 ACTH 综合征、外源应用糖皮质激素并不少见，所以皮质醇增多是老年人比较常见的疾病，GIOP 发病仅次于老年骨质疏松症。对老年人而言，即便是亚临床糖皮质激素增多，或小剂量糖皮质激素应用，也可以导致 GIOP、椎体骨折。

2. 由于性激素、生长激素水平下降，活动减少等原因，肥胖老年人增加。肥胖症、糖尿病、高血压病、骨质疏松症、甲状腺功能减低及抑郁症等是老年人常见病，使内源性糖皮质激素增多症的诊断及鉴别诊断增加困难。老年人易服用“偏方”“保健品”，不知情服用糖皮质激素的病例增多，仔细询问病史很重要。怀疑 GIOP 应行相关检查。

3. 增龄使免疫功能减退，糖皮质激素几乎抑制所有细胞因子的合成，加重免疫功能抑制，不仅感染概率增加，而且感染发生时炎症反应和发热反应减弱，延误诊断，约半数为细菌感染，13.8% 为真菌感染，在抗生素治疗感染时易合并真菌感染。

4. 青光眼、白内障是老年常见眼病，是老年人应用外源激素时易出现的副作用，少见的有中心性浆液性脉络膜视网膜病变。

5. GIOP 早期症状隐匿，腰背酸痛、骨骼疼痛、乏力、肢体抽搐等症状也是老年人常见的症状，缺少特异性，往往不被重视，直至进展为严重骨质疏松甚至骨折。

6. 糖皮质激素增加血浆凝血因子，降低纤溶活性，血栓风险增加。据一项随访中位数为 6~9.7 年的报告，内源性皮质醇增多症无论是否手术，血栓形成都高于对照人群，内源性及医源性糖皮质激素增多均增加心脑血管疾病的风险。

7. 内源性皮质醇增多症的主要治疗方法是手术切除腺癌、腺瘤，老年人手术风险高，手术机会更少。医源性糖皮质激素增多，停药是关键，由于老年人肾上腺皮质代偿能力差，长期应用糖皮质激素后肾上腺皮质萎缩，最常见的方法是从大剂量转为替代剂量，完全停药的可能性下降，不利于 GIOP 的治疗。

（七）治疗

1. 手术治疗

（1）库欣病：经鼻经蝶垂体瘤手术治疗是库欣病的首选治疗。

（2）肾上腺肿瘤：尽可能手术切除肾上腺恶性肿瘤及有分泌功能的肾上腺腺瘤。

（3）异位分泌 ACTH 的肿瘤：尽可能发现、手术切除分泌 ACTH 的肿瘤，可能转移的病例也要尽量切除。对于未能发现原发病灶的患者，可以行肾上腺切除术，以缓解症状。

2. 医源性糖皮质激素增多 对老年人而言，没有安全剂量的糖皮质激素，包括外用及吸入性制剂，谨慎评估糖皮质激素的必要性、剂量、给药方法、疗程非常重要，如果长期用药，积极预防、副作用监控是必要的，已经出现副作用，在原发疾病允许的情况下，糖皮质激素减量是最好的治疗措施。

3. 糖皮质激素性骨质疏松症治疗 在病理机制上与原发性骨质疏松症不同，但是抗骨质疏松症药物的治疗效果可能相似。部分老年患者已经存在老年骨质疏松症，特别是部分老年女性患者在绝经后骨质疏松基础上进入老年骨质疏松，甚至已经发生过骨折，治疗 GIOP 的目的是减少骨折或再次骨折的发生。

糖皮质激素对老年人没有安全量，在确诊老年糖皮质激素增多症或糖皮质激素治疗前，充分评估患者骨骼情况，选择适宜的糖皮质激素剂量，积极预防骨质疏松症，避免骨折，对于重症 GIOP 患者停用或调整糖皮质激素剂量很有必要。

三、老年糖尿病与骨质疏松症

糖尿病和骨质疏松症都是全身代谢性疾病，都有复杂的临床异质性，糖尿病与骨质疏松症之间的相关性目前没有定论，很多观点仍存在争议。根据对糖尿病的认识，以及部分临床观察的结果，一般认为糖代谢异常可能会影响骨代谢，继而影响骨结构及骨密度，也就是说，糖尿病是因，骨质疏松为继发性或并发症，但是，老年糖尿病患者中观察到的骨折风险增加，有多少是由于糖代谢异常导致的并不清楚。甚至有观点认为，骨是内分泌器官，具有调节全身糖代谢的功能，骨组织与胰岛、脂肪组织之间可能存在某种联系机制，糖尿病患者的骨质疏松，某种意义上说是骨组织对糖稳态的贡献。

（一）老年糖尿病和骨质疏松症的关系

老年糖尿病和骨质疏松症的相关性研究多为临床观察，发病机制尚未完全明确。糖尿病患者可能合并各种骨病，其中骨质疏松最多见，老年人群中究竟有多少糖尿病和骨质疏松症两病共患未见报道，两病之间存在共同的环境因素，是否存在共同的遗传背景目前尚不清楚。两病都存在复杂的临床异质性，1 型或 2 型糖尿病合并的骨质疏松症，病理机制可能并不相同。糖代谢及骨代谢由多种激素、细胞因子、酶、受体、载体等的参与，对某一特定群体的临床研究，不能全面反映两病之间的联系，特别是老年糖尿病与骨质疏松症之间的关系更为复杂。

1. 糖尿病导致骨质疏松

（1）年龄：对 1 型糖尿病和 2 型糖尿病患者的临床观察，都有骨折风险增加的报告，但是，1 型糖尿病多发于青少年，糖尿病使患儿的骨骼生长发育受到影响，峰值骨量下降，导致骨强度下降，骨折风险增加。老年 2 型糖尿病患者，可能是在绝经后骨质疏松症或老年骨质疏松症的基础上，骨量进一步下降，糖尿病促进或加重原有骨质疏松症。年龄与性激素水平相关，性功能障碍也是糖尿病常见的并发症，老年糖尿病合并骨质疏松症与性激素下降明确相关。

（2）糖尿病病程：糖尿病改变骨形成与骨吸收之间的平衡，随着糖尿病病程的延长，骨代谢失衡更明显。很多临床研究发现，糖尿病患者的骨质疏松、骨折与糖尿病病程有关。一项4135人参加，其中420例大于55岁的糖尿病患者的研究，17年中1068例发生骨折，糖尿病患者骨折高于非糖尿病患者，有并发症的高于无并发症的糖尿病患者，糖尿病病程与骨折风险相关。

（3）高糖毒性：较早的观点认为，高血糖通过渗透性利尿增加尿钙排泄，钙丢失引起骨密度下降。实验室研究发现，长期高糖毒性通过不同方式影响骨代谢，抑制成骨细胞功能，促进成骨细胞凋亡；刺激破骨细胞前体向破骨细胞转化，糖基化终末产物升高激活破骨细胞；损伤骨髓干细胞，不可逆地消耗骨髓来源的间充质细胞，进一步减少上游成骨细胞数量；骨形成及骨修复受损；高糖毒性促进胶原糖化，导致骨强度下降，骨折风险增加。

（4）糖尿病并发症：包括糖尿病干扰骨代谢，糖尿病视网膜病变、脑血管病、神经病变、低血糖等，且会使跌倒风险增加，骨折风险增加。微血管病变致骨组织血流及能量代谢障碍，减少骨形成。糖尿病肾病导致肾性骨病，1，25（OH）$_2$D$_3$转化减少，钙吸收减少等，骨强度下降，骨折风险增加。一项观察3654例大于55岁且有10年以上糖尿病病史患者的研究，发现空腹血糖>7mmol/L，骨折风险与糖尿病脑血管、神经、眼底及肾脏病变相关。对于长病程的糖尿病患者而言，更应该重视预防骨折的发生。

（5）降糖药物：糖尿病治疗对骨组织的影响最早见于噻唑烷二酮（TZDs）的临床试验（ADOPT），新诊断的女性糖尿病，随访4年，严格血糖控制没有改善骨骼健康，罗格列酮组骨折增加，与二甲双胍组比较，RR值为1.81（95%CI 1.17~2.80），与格列本脲组相比，RR值为2.13（95%CI 1.30~3.51）。另一项对多囊卵巢患者治疗的观察发现，吡格列酮降低骨密度。一项对大血管的研究发现，3年研究中，吡格列酮组女性患者的骨折发生率显著高于对照组，老年及女性患者骨折风险更高，甚至有作者认为糖尿病性骨质疏松症是糖尿病治疗的结果。分析认为，由于低血糖的风险增加，跌倒风险增加，骨折风险增加。

（6）炎症因子：细胞因子在骨质疏松症中有重要的调节作用，胰岛素样生长因子1（IGF-1）是骨基质中最多的生长因子，对峰值骨量形成及维持成人骨密度有重要意义，在1型糖尿病，低IGF-1与低骨密度有关。另外，一些研究报道瘦素、脂联素、骨保护素、转化生长因子-β、肿瘤坏死因子、白介素、C反应蛋白等细胞因子的变化与糖尿病合并骨质疏松症相关。

（7）胰岛素抵抗：有研究认为体内胰岛素水平与骨量呈正相关，高胰岛素水平骨形成大于骨吸收，骨密度升高。成骨细胞有胰岛素受体，生理情况下胰岛素与受体结合，促进细胞增殖分化，但是，糖尿病患者使用胰岛素治疗，对骨代谢的影响，临床观察的结果并不一致。研究认为，二甲双胍、胰高血糖素样肽-1（glueagon like peptide-1，GLP-1）等增加骨密度报道比较多。

（8）胰岛素缺乏：1型糖尿病或2型糖尿病晚期胰岛素缺乏与骨密度降低相关，胰岛素是能量代谢的主要激素，胰岛素与相关激素、细胞因子协同作用，刺激成骨细胞功能，抑制破骨细胞功能。胰岛素绝对或相对不足，成骨细胞代谢异常，凋亡增加，成骨细胞Ⅰ型胶原蛋白、骨钙素合成分泌下降，对甲状旁腺素（PTH）、1，25（OH）$_2$D$_3$敏感性降低，肠道钙吸收减少，骨吸收增强，骨形成减少，最终骨强度下降。

（9）骨修复受损：有研究发现，新诊断的糖尿病患者骨密度正常或增高，骨折风险并不增加，早期的分析认为这一现象与糖尿病患者的BMI有关，也有分析认为，骨密度增加不受BMI影响。有研究发现，糖尿病患者骨折风险增加与骨密度不相关，血糖控制不佳的糖尿病患者，比对照组骨密度升高1.1%~5.6%，股骨皮质增厚4.6%~5.6%，股骨颈增厚1.2%~1.8%，但是，骨折风险增加。微结构研究发现骨骼微裂纹增加，由于骨的微损伤不能修复，并不断地累积，最终导致骨折。另有研究，采用高分辨外周定量计算机断层扫描发现，骨皮质孔隙度增加，这种改变是双能X线光吸收法（dual energy x-ray absorptiometry，DXA）无法发现的，解释了老年糖尿病患者骨质疏松症的骨折风险与骨密度不一致，同时说明老年糖尿病性骨质疏松症的特殊性。

2. 骨组织对糖稳态的影响 骨组织不仅具有机械支撑及保护功能，同时也是造血、内分泌及代谢活跃的器官。近年研究发现，成骨细胞、骨钙素、胰岛素间的网络信号对糖代谢平衡有重要意义。

（1）骨钙素：骨钙素分为完全羧化、不全羧化、脱羧化及骨钙素片段等，不全羧化骨钙素进入循环可以增加β细胞分泌胰岛素，提高胰岛素敏感性，调节肝、肌肉对葡萄糖的摄取，同时骨钙素下降，骨形成受损，骨骼为糖稳态“贡献”骨密度，机制尚未完全清楚。骨钙素不仅参与骨代谢，同时影响糖和脂肪的代谢，可能是一种新的糖调节激素。

（2）胰岛素抵抗：胰岛素受体广泛分布于肌肉、骨骼、脂肪组织细胞，成骨细胞的胰岛素受体有别于经典的胰岛素受体，可能是成骨细胞羧化酶底物，胰岛素抵抗时，成骨细胞胰岛素受体表达下调，胰岛素信号转导阻滞，骨钙素分泌减少，成骨细胞凋亡增加，骨形成减少；并且诱导破骨细胞前体向破骨细胞转化，骨吸收增加，最终导致骨量下降。

（3）骨代谢生化标记物：骨代谢生化标记物可以预测糖尿病的风险，机制尚不清楚，目前的研究多集中在信号转导、受体调节、细胞因子等。

（二）老年糖尿病合并骨质疏松症的特点

老年性生理变化是明显的，年轻老年人与高龄老年人之间存在明显不同，肌肉量减少、力量下降、活动能力下降、代谢减缓、营养不均衡、稳定性及视力变差等，是糖尿病与骨质疏松症共同的基础，也是跌倒骨折增加的常见原因。

1. 肌少症 老年人机体组织结构退行性改变，参与能量代谢的组织减少，主要是肌肉量减少，脂肪组织增加，活动能力下降，并且基础代谢率下降，能量消耗减少。老年人肥胖与营养不良的比例均高于非老年人，老年人是糖尿病、骨质疏松的高发人群，年龄是两病共同的风险因素。

2. 胰岛素抵抗 老年人肌肉量减少，活动能力下降，外周组织糖利用减少；肝糖代谢下降，肝糖异生增加，肝糖输出增加，肝脏对胰岛素的敏感性下降；老年人脂肪代谢能力下降，游离脂肪酸水平升高，特别是肥胖老年人；胰岛素抵抗在老年人常见，是糖尿病的病因，也可能是糖尿病的早期阶段，胰岛素抵抗致使骨代谢失衡。

3. 拮抗激素下降 老年人的胰岛素拮抗激素减少，老年人胰高血糖素、生长激素、性激素、甲状腺素水平下降，对低血糖的预警能力下降，严重低血糖跌倒概率增加，骨折风险增加。

4. 药代动力学 老年人机体结构和肝肾功能的变化，无论是胰岛素还是口服降糖药物在吸收、分布、代谢、清除等方面出现与非老年人不同的变化，影响老年人治疗药物的选择。

5. 胰岛素分泌不足 老年人胰岛β细胞功能下降，特别是病程长的老年人，胰岛素分泌减少，也可能胰岛素抵抗与胰岛素缺乏共存。

6. 跌倒风险增加 老年人稳定性、反应能力、平衡能力远不如非老年人，肌肉量减少、力量变差、视力障碍、心脑血管疾病等，致使跌倒风险增加，骨折风险增加。

7. 维生素D缺乏 老年人维生素D缺乏比较普遍，户外活动及日照时间减少，皮肤合成维生素D及胃肠道吸收维生素D的能力下降，钙吸收减少，但是血钙值很少下降。

（三）诊断

糖尿病性骨质疏松症，从字面上理解糖尿病是病因，骨质疏松为继发性，或属于糖尿病并发症范畴，糖尿病被控制后，骨质疏松应该有所缓解。但是，目前经典的文献中未见将骨质疏松症列为糖尿病慢性并发症，因此，糖尿病与骨质疏松症仍然作为两个独立的疾病诊断。也就是说，既符合糖尿病的诊断标准，同时要符合骨质疏松症的诊断标准。

（四）鉴别诊断

糖尿病性骨质疏松症的鉴别，主要是除外原发性骨质疏松症，或证实骨质疏松的进展与糖尿病病程、血糖控制、药物治疗及糖尿病并发症等相关，同时除外其他疾病或药物导致的继发性骨质疏松症。老年人是骨软化症的高发人群，骨软化症的骨密度降低与骨质疏松症相似，注意鉴别。

四、老年甲状腺疾病与骨质疏松症

（一）老年甲状腺疾病合并骨质疏松症的发病机制

1. 甲状腺功能亢进症 临床最常见的甲状腺功能亢进症（简称甲亢）有甲状腺性甲亢，包括弥漫性甲状腺肿、高功能腺瘤、甲状腺炎、甲状腺癌等；另外还有垂体性甲亢、异位TSH综合征、绒毛膜促性腺激素相关甲亢、药物性甲亢及碘甲亢等。临床及试验研究认为，甲亢性骨质疏松症为高转换型骨质疏松。

（1）甲状腺素：生理状态下的甲状腺激素是维持正常骨代谢的重要激素。过高的甲状腺素，通过复杂的机制，既促进骨形成也刺激骨吸收，骨吸收大于骨形成，甲亢患者骨密度下降。张云良对146例（未绝经女性及<60岁的男性）未经治疗的甲亢患者研究发现，69.8%的甲亢患者骨量减少及骨质疏松。有实验证实，大剂量T_3抑制成

骨细胞增殖。

（2）甲状腺素受体：20世纪90年代Allain及Abu分别研究骨细胞的甲状腺素受体，发现甲状腺素作用于成骨细胞、破骨细胞及软骨细胞，与甲状腺素核受体家族结合，并继续与其他核转录因子结合，还能识别和结合甲状腺素反应元件（thyroid-recepterelement，TRE），调节靶基因表达，调整特定蛋白的合成，影响骨代谢。

（3）骨代谢激素：甲亢影响其他骨代谢激素。

1）甲状旁腺素（PTH）：很多临床研究发现，甲亢患者血钙水平升高，可能与甲亢促进骨代谢，动员骨钙有关，升高的血钙抑制PTH分泌。20世纪90年代郭晓惠报道甲亢合并继发性甲状旁腺功能减低、骨质疏松症，认为骨质疏松症主要是甲亢性代谢性骨病所致。

2）维生素D：一项研究发现，新诊断的甲亢患者1，25（OH）$_2$D$_3$减低，维生素D的水平与骨密度相关。维生素D$_3$下降，肠钙吸收减少，PTH升高，长此下去导致负钙平衡及骨质疏松症。

3）血降钙素（CT）：CT受体在骨骼中主要分布在破骨细胞及其前体细胞上，CT与受体结合抑制破骨细胞分化、成熟，增加骨密度，减少骨丢失，CT下降，破骨细胞活性增强。

4）生长激素（GH）：有研究发现，GH随骨量的减少而升高。可能是甲亢患者骨量下降的代偿反应，也有人认为，GH对骨形成有重要作用，GH的下降是骨形成减少的原因之一。

5）胰岛素：胰岛素是骨代谢的重要激素，部分甲亢患者存在不同程度的胰岛素抵抗及糖代谢异常，胰岛素抵抗抑制骨钙素的合成、分泌及活化，骨形成降低。

6）性激素：激素是维持骨量的重要激素，甲亢患者部分合并性功能障碍，女性月经紊乱，男性阳痿，性激素下降是骨质疏松的重要原因。

（4）骨吸收：骨重建的周期变短，微结构研究发现，骨形成和骨吸收活跃，很多研究证实甲亢患者的骨代谢标志物，如：碱性磷酸酶、骨钙素升高。

（5）酶功能障碍：生理状态下，T$_3$促进骨钙素的合成释放，甲亢通过信号转导及酶功能的变化，消耗骨钙素，促进破骨细胞功能及前破骨细胞的转化，增加骨吸收。

（6）促甲状腺素（TSH）：TSH抗骨吸收，原发性甲亢患者TSH降低，骨吸收增加。对亚临床甲亢的研究发现，长期TSH低下的患者骨密度下降，骨质疏松及骨折风险增加，部分原因与低TSH有关。但是，也有研究发现，在纠正了增龄因素后，低TSH与骨质疏松无关。有研究显示，对照患有甲亢的野生型和TSH受体敲除鼠的骨标志物和骨密度发现，缺乏TSH受体的鼠比野生型鼠的骨吸收及骨丢失更多。

（7）血清蛋白：几乎所有T$_4$和T$_3$都与血清蛋白结合，包括：甲状腺素结合球蛋白（thyroxine-binding globulin，TBG）、甲状腺素视黄质运载蛋白（transthyretin，TTR）、白蛋白和脂蛋白等。甲亢患者蛋白分解代谢增快，负氮平衡，体重减轻，不仅甲状腺素的储备、缓冲功能减弱，而且加重骨丢失。

（8）细胞因子：成骨细胞膜表达破骨细胞分化因子（ODF），并受白介素-6（IL-6）等多种细胞因子的调节，引导破骨细胞分化、成熟及分子表达，增强PTH的作用，促进骨吸收。甲亢患者IL-6升高，抑制肿瘤坏死因子（TNF），胰岛素样生长因子-Ⅱ（IGF-Ⅱ）水平降低，IGF-Ⅱ是骨骼生长、发育及重建的重要因子，甲亢患者IGF-Ⅱ下降，骨密度下降。

（9）继发性甲亢：垂体性甲亢、异位TSH综合征、绒毛膜促性腺激素相关甲亢、药物性甲亢等，除甲亢本身的致病因素外，还与原发疾病有关。

（10）脂肪组织：脂肪组织对骨骼具有保护作用，甲亢消耗脂肪，体重下降，脂肪细胞产生的各种脂肪因子异常，影响骨代谢。

2. 甲状腺功能减退症 导致甲状腺功能减退症（简称甲减）的病因众多，其中甲状腺性甲减最多见，包括各种甲状腺炎、甲状腺肿、甲状腺术后、甲亢同位素治疗后、颈部放射治疗后、药物诱发甲减、先天性甲状腺发育异常及激素合成异常等，另外还有垂体性甲减、甲状腺激素不敏感或抵抗综合征等。甲减性骨质疏松症为低转换型骨质疏松。

（1）甲状腺素：甲减时甲状腺素水平下降，直接刺激成骨细胞的作用减弱，骨形成减少。细胞因子介导的破骨细胞的活性减弱，但是甲减导致的骨形成下降更明显，也就是说，甲减患者骨丢失多于骨形成。

（2）降钙素：甲减时降钙素水平较低，一方面抑制肾小管对钙、磷的重吸收的作用减少，尿钙、尿磷丢失减少；另一方面抑制破骨细胞活性的作用减弱；调节成骨细胞活性、促进骨形成的作用也减弱；总效应是骨转化减慢，骨矿化周期延长，骨密度下降。

（3）促甲状腺素：促甲状腺素（TSH）有抑制骨吸收的作用，但是，过高的TSH并不升高骨密度。①有研究发现，TSH与骨钙素呈负相关，TSH越高，骨钙素越低，骨形成减少；②原发性甲减TSH水平越高，在给予甲状腺激素治疗时越容易发生骨质疏松；③TSH的α亚单位与黄体生成素、卵泡刺激素及绒促性素的α亚单位同源，TSH升高导致性激素异常是骨质疏松的重要原因之一。

（4）甲减的治疗：有报道，甲状腺素替代治疗最初几个月至1年，甲减患者骨密度下降。甲减状态下骨细胞对甲状腺激素的敏感性增加，甲状腺功能由减低转为正常时，即可见骨重建加速，但是，骨吸收仍大于骨形成，总效应是骨丢失增加。

（5）硒缺乏：脱碘酶含硒蛋白，硒蛋白缺乏或活性下降，加重自身免疫性及碘缺乏甲状腺疾病所致的甲减，T_4向T_3转换减少，T_3转入细胞减少，不利于骨组织能量代谢。

（6）甲状腺受体：甲状腺激素进入靶细胞需要受体及多种转运蛋白介导，甲状腺素受体存在不同的异构体，不同的类型及数量决定了激素反应强度，不同部位的骨组织对甲状腺激素的反应不同。TSH受体基因突变，转入细胞内的甲状腺素减少，临床上多表现为甲状腺素缺乏，以神经系统症状多见，少数可伴有骨质疏松症。

（7）甲减性肌病：79%~90%的甲状腺功能减退症患者有肌无力、痉挛、肌痛主诉，血清肌酸激酶升高等肌肉问题，肌病与T_3、T_4水平不成正比，肌病影响患者的运动、稳定性、关节灵活性及跌倒增加等，能量供给不足，代谢产物清除减慢、炎性改变等是肌病和骨代谢异常共同因素。

（8）手术后甲减：甲状腺切除术后，特别是甲状腺全切术后，降钙素明显下降，降钙素水平与骨密度相关，术后甲状腺素过量替代或抑制治疗，骨密度下降。

（二）老年甲状腺疾病合并骨质疏松症的类型

1. 甲亢合并骨质疏松症 甲亢性骨质疏松症不同于老年性骨质疏松症，为高转换型骨质疏松症。甲亢的病因不同、病程、病情的严重程度及治疗对骨质疏松症有明确的影响。甲亢患者以股骨上端的BMD减低为主，腰椎的BMD受T_3、T_4及甲亢病程的影响较小，甲亢病程越长，骨量丢失越多。自身免疫性甲状腺炎糖皮质激素治疗、甲状腺癌术后左甲状腺素长期抑制治疗，加重骨质疏松症。

2. 甲减合并骨质疏松症 甲减性骨质疏松症为低转换型骨质疏松症，这点与老年性骨质疏松症相重叠，增加甲减性骨质疏松症诊断难度。甲状腺素治疗的老年患者，骨代谢由低转换变为高转换，加重骨质疏松，故原发性甲减患者，小剂量甲状腺素起始治疗，以减少骨质疏松的危险性。调脂药考来烯胺降低T_4吸收，苯妥英和卡马西平增加T_4清除率，胺碘酮抑制T_4向T_3转换，这些老年常用药可能诱发甲状腺素治疗中的老年患者再次甲减。

3. 老年骨质疏松症合并甲状腺疾病 部分老年患者在原有老年骨质疏松症的基础上患甲状腺疾病，无论是甲亢还是甲减，均加重骨代谢异常。纠正甲状腺功能异常的初始治疗，并不能改善骨代谢异常，随着甲状腺功能趋于正常，骨代谢逐步改善。

4. 甲减治疗持续到老年 自身免疫性甲状腺疾病、甲状腺肿或甲状腺肿瘤术后替代治疗，多数患者需要长期甚至终身治疗，特别是甲状腺癌抑制治疗的患者，TSH长期被抑制，骨质疏松症的预防是一个现实的临床挑战。

（三）不同时期甲状腺疾病的骨代谢变化

1. 甲亢 甲亢早期，患者以高代谢和交感神经兴奋为主要症状，骨丢失增加，骨质疏松症的症状不明显，随着病程的延长，骨质疏松甚至骨折风险增加。

2. 亚临床甲亢 一项对65岁以上老年人的前瞻性队列研究发现，内源性亚临床甲状腺功能亢进的男性患者髋部骨折风险增加4.9倍，而绝经后妇女中未发现此种关联。早期的观察发现，绝经前女性接受抑制剂量的T_4治疗并不影响BMD，也有人认为该研究结果与TSH没有过度抑制有关。

3. 甲亢恢复期 接受治疗的甲亢患者，血清甲状腺素水平正常后，TSH仍然可能被抑制数月或更久，提示骨代谢异常不会随着T_3、T_4的恢复立即改善。提高对甲亢骨质疏松症的认识，积极预防和治疗骨质疏松症很重要。

4. 甲减治疗期 甲减患者的骨细胞对甲状腺素的敏感性增加，在外源性甲状腺素初始治疗时，骨丢失增加。所以，小剂量甲状腺素起始治疗，逐渐调整至有效剂量是关键。

（四）甲状腺性骨质疏松症的诊断

甲状腺性骨质疏松症，属于继发性骨质疏松症，一般认为是甲状腺疾病的并发症，随着甲状腺疾病的治疗好转，骨代谢异常有所缓解。目前甲状腺疾病与骨质疏松症仍然作为两个独立的疾病诊断。也就是说，符合甲亢、甲减的诊断标准，以及甲状腺术后、同位素治疗后的甲状腺素治疗，符合骨质疏松症的诊断标准，同时除外其他病因的骨质疏松症。

（五）甲状腺性骨质疏松症的鉴别诊断

甲状腺性骨质疏松症的鉴别，是排他性诊断，除外原发性骨质疏松症，或证实骨质疏松症的进展与甲状腺疾病或甲状腺素治疗相关，同时除外其他疾病或药物导致的继发性骨质疏松症。

（六）老年甲状腺疾病合并骨质疏松症的治疗

1. 甲亢治疗 有效地治疗原发性甲亢 9~12 个月，腰椎和髋 BMD 增加，似乎因甲亢降低的 BMD 恢复，但是，在甲亢治疗后 18~24 个月，骨密度仍低于对照组，提示甲亢导致的骨丢失部分是不可逆的。其他病因的甲亢，治疗后骶骨骨质疏松症的影响缺少临床资料。

（1）甲巯咪唑：小样本的临床观察发现，甲亢合并骨质疏松症的老年男性治疗，与甲巯咪唑治疗组比较，甲巯咪唑和阿仑膦酸盐联合治疗组，腰椎 BMD 增高（6.2% vs 2.0%），股骨颈 BMI 增加（2.1% vs 1.4%）。

（2）同位素治疗：89 例甲亢继发骨质疏松症患者，用 ^{131}I 治疗甲亢，联合治疗组加用 ^{99}Tc-MDP（^{99}锝 - 亚甲基二膦酸盐）和钙剂、维生素 D 治疗 12 个月，BMD 较对照组增加（0.62g/cm^2 vs 0.49g/cm^2）。^{131}I 治疗甲亢对骨代谢造成的影响仍存在争议。

（3）手术治疗：甲状腺全切术后降钙素水平下降，术后甲状腺素替代或抑制治疗对骨代谢有不利影响，如果合并甲状旁腺功能减低，导致骨形成及矿化障碍，势必导致骨质疏松症。甲状腺次全切除术可能部分减少副作用。

2. 甲减治疗 引起甲减的病因很复杂，多数患者最终需要甲状腺素治疗。外源性甲状腺素治疗，骨重建活跃，骨形成和骨丢失均增加，治疗的前 6 个月骨丢失大于骨形成，随着甲状腺功能的稳定，骨代谢趋于正常。所以强调小剂量甲状腺素起始治疗。

3. 亚临床甲减 亚临床甲减患者，可能自愈，甲状腺功能转为正常，部分进展为临床甲减。一般认为 TSH>10mU/L 或大于正常上限 2 倍的亚临床甲减患者，需要甲状腺素替代治疗。少数亚临床甲减患者也可能有轻微的临床症状，比如乏力、便秘、腹胀、水肿等，或血脂异常、高滴度的抗甲状腺抗体等，对这些患者治疗可能缓解症状，最好是在治疗前，评估骨骼状况，仍然强调的是小剂量开始，监测 TSH 变化，最好监测骨代谢的变化。

（王 澔）

参考文献

1. Bours SP, van Geel TA, Geusens PP, et al. Contributors to secondary osteoporosis and metabolic bone diseases in patients presenting. J Clin Endocrinol Metab, 2011, 96(5): 1360-1367.

2. Bours SP, van den Bergh JP, van Geel TA, et al. Secondary osteoporosis and metabolic bone disease in patients 50 years and older with osteoporosis or with a recent clinical fracture: a clinical perspective. Curr Opin Rheumatol, 2014, 26(4): 430-439.

3. Press DM, Siperstein AE, Berber E, et al. The prevalence of undiagnosed and unrecognized primary hyperparathyroidism: A population-based analysis from the electronic medical record. Surgery, 2013, 154(6): 1232-1238.

4. Zhao L, Liu JM, He XY, et al. The changing clinical patterns of primary hyperparathyroidism in Chinese patients: Data from 2000 to 2010 in a single clinical center. J Clin Endocrinol Metab, 2013, 98(2): 721-728.

5. Walker MD, Cong E, Lee JA, et al. Vitamin D in primary hyperparathyroidism: Effects on clinical, biochemical, and densitometric presentation. J Clin Endocrinol Metab, 2015, 100(9): 3443-3451.

6. Eastell R, Brandi ML, Costa AG, et al. Diagnosis of asymptomatic primary hyperparathyroidism: Proceedings of the fourth international workshop. J Clin Endocrinol Metab, 2014, 99(10): 3570-3579.

7. Cong E, Walker MD, Kepley A, et al. Seasonal variability in vitamin D levels no longer detectable in primary hyperparathyroidism. J Clin Endocrinol Metab, 2015, 100(9): 3452-3459.

8. Walker MD, Cong E, Lee JA, et al. Low vitamin D levels have become less common in primary hyperparathyroidism. Osteoporos Int, 2015, 26(12): 2837-2843.

9. Lundstam K, Heck A, Mollerup C, et al. Effects of parathyroidectomy versus observation on the development of vertebral fractures in mild primary hyperparathyroidism. J Clin

Endocrinol Metab, 2015, 100(4): 1359-1367.

10. Reddy PA, Harinarayan CV, Sachan A, et al. Bone disease in thyrotoxicosis. Indian J Med Res, 2012, 135(2): 277-286.

11. Wu P. Study on the changes of bone metabolism related cytokines and bone metabolic indexes of patients with hyperthyroidism. China Medical Herald, 2012, 9(24): 52-56.

12. Tuchendler D, Bolanowski M. Assessment of bone metabolism in premenopausal females with hyperthyroidism and hypothyroidism. Endokrynol Pol, 2013, 64(1): 40-44.

13. Noh HM, Park YS, Lee J, et al. A cross-sectional study to examine the correlation between serum TSH levels and the osteoporosis of the lumbar spine in healthy women with normal thyroid function. Osteoporos Int, 2015, 26(3): 997-1003.

14. Grossman A, Weiss A, Koren-Morag N, et al. Subclinical thyroid disease and mortality in the elderly: A retrospective cohort study. Am J Med, 2016, 129(4): 423-430.

15. Freitas PMSS, Garcia Rosa ML, Gomes AM, et al. Central and peripheral fat body mass have a protective effect on osteopenia or osteoporosis in adults and elderly? Osteoporos Int, 2016, 27(4): 1659-1663.

16. Garin MC, Arnold AM, Lee JS, et al. Subclinical thyroid dysfunction and hip fracture and bone mineral density in older adults: The cardiovascular health study. J Clin Endocrinol Metab, 2014, 99(8): 2657-2664.

17. Shuai B, Yang YP, Shen L, et al. Local renin-angiotensin system is associated with bone mineral density of glucocorticoid-induced osteoporosis patients. Osteoporos Int, 2015, 26(3): 1063-1071.

18. Weinstein RS. Clinical practice. Glucocorticoid-induced bone disease. N Engl J Med, 2011, 365(1): 62-70.

19. Hudec SM, Camacho PM. Secondary causes of osteoporosis. Endocr Pract, 2013, 19(1): 120-128.

20. Rizzoli R, Adachi JD, Cooper C, et al. Management of glucocorticoid-induced osteoporosis. Calcif Tissue Int, 2012, 91(4): 225-243.

21. Oei L, Zillikens MC, Dehghan A, et al. High bone mineral density and fracture risk in type 2 diabetes as skeletal complications of inadequate glucose control. Diabetes Care, 2013, 36(6): 1619-1628.

22. Fowlkes JL, Nyman JS, Bunn RC, et al. Osteo-promoting effects of insulin-like growth factor Ⅰ(IGF-Ⅰ) in a mouse model of type 1 diabetes. Bone, 2013, 57(1): 36-40.

23. Choi YJ, Kim DJ, Lee Y, et al. Insulin is inversely associated with bone mass, Eespecially in the insulin-resistant population: The Korea and US National Health and Nutrition Examination Surveys. J Clin Endocrinol Metab, 2014, 99(4): 1433-1441.

24. Kanazawa I, Yamaguchi T, Yamamoto M, et al. Relationship between treatments with insulin and oral hypoglycemic agents versus the presence of vertebral fractures in type 2 diabetes mellitus. J Bone Miner Metab, 2010, 28(5): 554-560.

25. Starup-Linde J, Eriksen SA, Lykkeboe S, et al. Biochemical markers of bone turnover in diabetes patients--a meta-analysis, and a methodological study on the effects of glucose on bone markers. Osteoporos Int, 2014, 25(6): 1697-1708.

26. Albiero M, Poncina N, Tjwa M, et al. Diabetes causes bone marrow autonomic neuropathy and impairs stem cell mobilization via dysregulated p66Shc and Sirt1. Diabetes, 2014, 63(4): 1353-1363.

27. Januszyk M, Sorkin M, Glotzbach JP, et al. Diabetes irreversibly depletes bone marrow-derived mesenchymal progenitor cell subpopulations. Diabetes, 2014, 63(9): 3047-3056.

28. Jeyabalan J, Viollet B, Smitham P, et al. The anti-diabetic drug metformin does not affect bone mass in vivo or fracture healing. Osteoporos Int, 2013, 24(10): 2659-2670.

第六节　老年骨质疏松症与绝经后骨质疏松症

骨质疏松症可发生于不同性别和任何年龄，但多见于绝经后妇女和老年男性。骨质疏松症分为原发性和继发性两大类。原发性骨质疏松症又分为绝经后骨质疏松症（Ⅰ型）(postmenopausal osteoporosis, PMOP)、老年性骨质疏松症（Ⅱ型）(senile osteoporosis, SOP)和特发性骨质疏松症（包括青少年型）三种。绝经后骨质疏松症一般发生在妇女绝经后5~10年内；老年性骨质疏松症一般指老人70岁后发生的骨质疏松：而特发性骨质疏松症主要发生在青少年，病因尚不明。

2003年至2006年全国性大规模流行病调查显示50岁以上人群骨质疏松症的总患病率女性为20.7%，男性为14.4%。2006年刘忠厚教授报道中国有9000万人患骨质疏松症，占全人口的

7.01%。髋部骨折是致残和患者活动能力下降的一个主要原因，由此引发的社会问题和经济消耗已日益引起人们的重视，现已成为一个主要的公共健康问题。在高龄老人中1/3的女性和1/6的男性将会发生髋部骨折。10年间，北京市髋部骨折率在男性和女性分别增加42%和100%。女性一生发生骨质疏松性骨折的危险性（40%）高于乳腺癌、子宫内膜癌和卵巢癌的总和，男性一生发生骨质疏松骨折的危险性（13%）高于前列腺癌。

一、病因与发病机制

（一）老年性骨质疏松症

骨质疏松症是一种退化性疾病，随年龄的增长患病风险增加。老年性骨质疏松症是原发性骨质疏松症中的一种，是严重威胁老年人身心健康的常见疾病。老年性骨质疏松症是在增龄衰老过程中成骨细胞及相关的骨形成因素衰老改变而发生的骨骼退行性改变。病理上表现为骨皮质孔隙明显增多，骨质变脆，因而骨折发生率也明显增高。老年性骨质疏松症的发生除与性激素减少有关外，涉及的因素较多。其病理生理特点主要为低转换型骨质疏松，发病机制主要为：

1. 骨形成功能衰退 骨形态计量学表明，老年骨基质病理表现为骨形成表面降低，骨吸收表面增加的低转换型特点。成骨细胞在增龄衰老过程中，不仅数量明显减少，其形态和合成分泌功能也发生明显的退行性改变，Ⅰ型胶原和骨形成细胞因子减少，因而骨重建中的成骨细胞数量不足和功能衰退引起新骨质生成不良。同时，老年人由于成骨细胞合成护骨素（osteoprotegerin，OPG）减少，对破骨细胞的抑制调控作用减弱，而核因子κB受体活化因子配体（receptor activator for nuclear factor-κB ligand，RANKL）的调控作用相对偏高，因而老龄期破骨细胞骨吸收功能仍较活跃，而成骨细胞骨形成功能明显减弱，表现为低转换型骨质疏松。

2. 生长激素轴变化 血生长激素和胰岛素样生长因子-1（IGF-1）随着年龄下降而下降，在老年男性年龄相关的骨丢失可能与生长因子和细胞因子的生理学改变有关。生长激素依赖的胰岛素样生长因子结合蛋白-3（IGFBP-3）和IGF-1与男性的骨密度（BMD）呈负相关。IGF-1与性激素和性激素结合球蛋白相关，提示其与骨代谢的这种相关性至少部分是与性激素作用相关的。男性特发性骨质疏松患者IGF-1更低，IGF-1与老年男性的脆性骨折发生率呈负相关。这种相关性部分是通过BMD相关的。骨骼中重要的生长因子，包括IGF-1和转移生长因子（TGF-β），在男性随年龄下降而下降。

3. 钙和维生素D不足 维生素D（VD）是骨代谢的重要调节激素之一，与PTH协同在维持血钙稳定中发挥重要作用。维生素D缺乏或抵抗为骨质疏松的致病因素。维生素D由胆固醇衍生而来，来自食物中（外源性）和皮肤光合作用转化（内源性）的维生素D需经肝、肾羟化转化成二羟基维生素D才具有生物活性，发挥对骨代谢的调节作用。成骨细胞含丰富的1，25（OH）$_2$D受体，与1，25（OH）$_2$D结合后可促进Ⅰ型胶原、ALP、BGP、IGF-1和TGF-β等合成分泌，并促进类骨质矿化，最终促进骨形成。1，25（OH）$_2$D可促进骨髓间充质干细胞向成骨细胞的分化增殖，增加成骨细胞数量。此外，1，25（OH）$_2$D还可促进破骨细胞碳酸酐酶的活性，使泌酸功能增强，促进骨吸收，因此1，25（OH）$_2$D具有明显的骨吸收生物活性。然而1，25（OH）$_2$D还具有对骨吸收的明显抑制作用，其机制是通过间接（增加肠钙吸收）和直接（抑制甲状旁腺细胞增生和PTH合成）作用而减少PTH的分泌。生理剂量1，25（OH）$_2$D的主要效应是促进骨形成和骨基质矿化，而大剂量的1，25（OH）$_2$D会导致骨吸收。老年人对维生素D的吸收、转化和靶器官的反应出现明显的障碍，因而存在维生素D不足的倾向。在年轻人维持骨矿平衡的钙量较少，需要每日从饮食中摄入400~600mg钙。而在老年人其需要量会明显增高，美国国家健康和营养调查提示至少需要摄入800mg钙才能保持骨矿平衡。在Baltimore老年长期研究中，男性的低骨密度和更高的PTH水平和更低的25OHD相关。更低的25OHD与更低的BMD、骨丢失和更高的骨折风险相关。在25OHD低于20ng/ml，在男性骨丢失更明显。在老年男性25OHD低与更高的骨折风险有关，提示此人群BMD可能更低。

4. 维生素D的摄取、吸收减少 老年人由于户外活动减少、日照不足、含维生素D食物摄取减少、小肠吸收功能减弱和皮肤光合作用减弱等原因，体内维生素D的含量降低。与20~30岁年轻人比较，60岁以上血25OHD含量可降低30%，70岁以上可降低50%；老年人皮肤合成维生素D的能力仅为年轻人的1/3，日照不足等原因会进一步导致老年人维生素D缺乏。

5. 肾合成 1,25(OH)$_2$D 的能力降低 肾近曲小管上皮细胞含有 1-α 羟化酶，是 25(OH)D 合成 1,25(OH)$_2$D 的部位。老年人的两侧肾皮质萎缩，肾小管数量减少，80 岁时肾的重量约为 180~200g(成人约为 250~270g)，肾血流量可较成人降低 50%，肾小球滤过率和肾小管吸收功能也减退，因而 1-α 羟化酶活性相应降低。肾 1-α 羟化酶活性降低导致 25(OH)D 转化为 1,25(OH)$_2$D 的减少。

6. 靶器官对维生素 D 的反应性降低 成骨细胞、小肠上皮细胞维生素 D 受体(VDR)数量随年龄降低，亲和性也减弱，影响骨形成和钙的吸收。由于上述原因，老年人容易出现维生素 D 不足和代谢障碍，维生素 D 不足和肠钙吸收减少刺激甲状旁腺细胞增生和合成 PTH，因而老年人活性维生素 D 不足常伴有 PTH 分泌增高所致的继发性甲状旁腺功能亢进，这是老年骨质疏松症的主要的病理生理特点。一般认为血 25(OH)D<30nmol/L 时可致骨矿化不良，因而老年人骨基质病理除存在疏松改变外，可同时存在不同程度的骨软化症，出现类骨质矿化抑制、骨样组织堆积等病理改变。年龄相关的骨丢失在老年男性和女性都很重要。在一些男性，年龄相关的骨丢失也可导致脆性骨折。在其他导致骨丢失的因素存在时更明显，这些因素包括低性激素和酗酒，增量带来的骨丢失当然导致骨量减少并最终导致骨折风险增加。

7. 性激素的改变 男性的衰老与下丘脑-垂体-性激素轴的改变有关，最终导致总的和游离睾酮的明显下降。这些变化导致的低睾酮水平与肌少症和老年人的衰弱有关，一些证据显示睾酮作用于骨骼肌量，但还没有明显的证据显示骨密度与睾酮的关系。在一些研究中，睾酮与骨密度相关，在另一些研究中两者没有关系。低生物利用度雌激素和高的性激素结合蛋白与更低的骨密度和更快速的髋关节骨密度丢失相关。但在年轻男性，性激素结合球蛋白与更高的髋关节骨密度相关。这些发现提示芳香化酶在骨骼稳态调节过程中对雌激素和雄激素的作用。雄激素明显地影响了骨骼，这种作用可能是独立于或与雌激素协同作用的结果。雌激素、雄激素、性激素结合球蛋白的联合作用都是十分重要的。

(二)绝经后骨质疏松症

绝经后骨质疏松症是妇女绝经后引起的骨骼退行性改变，为妇女更年期综合征之一。妇女绝经前卵巢内的卵泡合成分泌雌激素、孕激素和雄激素，调节妇女生理功能，维持骨代谢平衡。一般来说妇女自 45 岁开始步入围绝经期，卵巢功能逐渐衰退。50 岁左右绝经，卵巢停止分泌雌激素。绝经前血液中雌二醇约在 50~120pg/ml，绝经后减少到 0~15pg/ml。雌激素是影响骨代谢的因素之一，绝经后雌激素迅速减少，骨量丢失加快，形成高转换型为病理特点的骨质疏松症。发生的主要机制为：

1. 对骨转换的抑制作用减弱 成骨细胞和破骨细胞均含有雌激素受体，雌激素促进成骨细胞Ⅰ型胶原、碱性磷酸酶和 IGF-1、TGF-β 等骨形成因子的合成分泌，因而促进骨形成，并促进成骨细胞合成分泌 OPG，OPG 抑制破骨细胞的分化和功能。雌激素对破骨细胞的活性有直接抑制作用，并通过抑制骨髓基质细胞、单核细胞和成骨细胞分泌 GM-CSF、M-CSF、IL-1、IL-6 等细胞因子而间接抑制破骨细胞的分化发育和骨吸收功能。因此雌激素是骨转换功能的抑制剂。绝经后雌激素缺乏则加快骨髓基质细胞向破骨细胞的诱导分化，骨吸收因子(IL-1、L-6 等)分泌增多，促进破骨细胞骨吸收功能，使骨转换率增加，最终导致骨形成和骨吸收的失衡。雌激素刺激破骨细胞的凋亡和抑制成骨细胞和骨细胞的凋亡，导致破骨细胞寿命增加而成骨细胞寿命减少。雌激素抑制炎症前细胞因子的作用，包括 IL-6 和 TNF-α，绝经后的雌激素缺乏，炎症前细胞因子活性增加，这些因子增加导致破骨细胞前体细胞分化增殖，RANKL 产生、活性和寿命的增加，RANKL 是破骨细胞活化的关键调节因素。这些生理改变的结果就是骨量的减少。

2. 肾 1-α 羟化酶活性减弱 雌激素对肾 1-α 羟化酶活性有促进作用，因而促进 1,25(OH)$_2$D 的合成。绝经后雌激素缺乏影响肾 1-α 羟化酶的活性，使 1,25(OH)$_2$D 合成减少，并伴有 PTH 分泌升高，不仅影响小肠对钙的吸收，也是骨转换率增高的因素之一。

3. 降钙素(calcitonin,CT)合成分泌减少 降钙素由甲状腺滤泡旁细胞(C 细胞)合成，通过破骨细胞膜的 CT 受体(CTR)直接抑制破骨细胞活性，并抑制破骨细胞的成熟，因而抑制骨吸收。女性 CT 储备能力较低，对血清钙离子升高的反应也较差，雌激素增加甲状腺 C 细胞对钙的敏感性，促进 CT 的合成分泌，控制破骨细胞的骨吸收活性。绝经后雌激素减少，甲状腺 C 细胞合成 CT 的活性降低，对钙的反应性也降低，绝经后骨质疏松症患者血清 CT 浓度和对钙的反应性较绝经前和绝经后对照组明显降低。CT 减少对破骨细胞的抑制作用明显减弱，使骨吸收功能增加，骨转换率提高。近年来的研究还发现成骨细胞内含有 CT 受体，体外试验表明 CT 对成骨细胞的增殖分化有刺激作用，因而 CT 减少也影响成骨细胞的功能。

4. 早期的横断面研究描述 绝经后女性的 BMD 较绝经前女性下降，但尚不能揭示 BMD 具体的时间变化规律。长期的随访研究发现绝经期女性的 BMD 在整个绝经期的变化。第一个长期的队列研究发表在 1986 年，对 139 名绝经女性随访 2 年，观察骨丢失特点，发现在绝经后桡骨和椎体 BMD 下降速度为 1%/ 年。这些研究第一次确定在围绝经期就开始出现骨量的丢失，尤其是在松质骨，雌酮和雌二醇浓度与骨丢失速度相关。并发现骨钙素作为骨转换标记物的变化，提示雌激素对骨量丢失的作用是通过骨转化介导的。美国国立卫生院资助的对中年女性健康的研究（SWAN 研究）是多中心、多种族的研究，在此研究中对 3302 名女性每年测量脊柱和全髋 BMD，发现在围绝经期晚期脊柱和髋关节每年骨量平均下降 1.6% 和 1.0%，而在绝经后女性，脊柱和髋关节的骨量下降速度分别为 2.0% 和 1.4%。日本和中国女性下降速度最快，在非裔美国人最低，高加索人居中。以最末次月经为界，最末次月经前 5 年到 1 年，BMD 下降不明显，从末次月经 1 年开始，脊柱和股骨颈 BMD 下降明显，一直持续到最末次月经后 2 年，下降速度逐渐放缓。这 3 年是下降最快的 3 年。在随访 10 年间，中年女性腰椎和股骨颈 BMD 分别下降 10.6% 和 9.1%，其中这 3 年分别下降 7.38% 和 5.8%。中国人女性骨丢失最多，腰椎骨量 10 年累计丢失 12.6%。在快绝经和刚刚绝经时髋部和脊柱的 BMD 丢失较之前加速 2~3 倍。

5. 低体重 低体重女性在围绝经期和绝经后骨量丢失更多，在上述 SWAN 研究中，对体重进行三分位，BMD 在体重最低三分位组下降最快，在围绝经期晚期，脊柱和髋部骨丢失比体重最高三分位组快 35%~55%。

二、骨量的影响因素

出生后的骨骼逐渐发育和成熟，骨量不断增加，在 30 岁左右达到一生的骨量最高值（骨峰值，peak bone mass，PBM）。青春发育期是人体骨量增加最快的时期，至 PBM 年龄以后，OP 主要取决于骨丢失的量和速度。PBM 主要由遗传素质决定，但营养、生活方式和全身性疾病等对 PBM 也有明显影响。固有因素包括人种（白种人和黄种人患骨质疏松症的危险高于黑种人）、老龄、女性绝经、母系家族史。非固有因素包括低体重、性腺功能低下、吸烟、过度饮酒、饮过多咖啡、体力活动缺乏、制动、饮食中营养失衡、蛋白质摄入过多或不足、高钠饮食、钙和 / 或维生素 D 缺乏（光照少或摄入少）、有影响骨代谢的疾病和应用影响骨代谢药物。

（一）遗传因素

80% 的 PBM 的变异是由遗传因素所致。研究发现，多种基因参与了骨量的获得和骨转换的调控。这些基因主要包括：①受体基因（维生素 D 核受体、雌激素受体、降钙素受体、β_3- 肾上腺素受体、糖皮质激素受体）等；②细胞因子、生长因子、激素和基质蛋白基因（TGF-β_1、IL-6、IL-1、PTH、IGF-1、Ⅰ型胶原、α_2-HS- 糖蛋白、骨钙素等）；③OP 易感基因（11q12-13，11q，1p36，2p23-24，4q32-34 等）；④其他基因（载脂蛋白 E、HLA 标志物等）。BMD 仅仅是决定骨生物质量的一个方面，骨基质的质和量对 OP 和骨折的发生与否也起着重要作用。人们已开始注意到基质胶原和其他结构成分的遗传差异与 OP 性骨折的关系。

（二）钙和磷的摄入量

钙是骨矿物质中最主要的成分。钙摄入不足必然影响骨矿化。在骨的生长发育期和钙需要量增加时（妊娠、哺乳等），摄入钙不足将影响骨形成和 PBM。增加钙摄入量有助于防治 OP，降低骨折危险，但还必须同时考虑其他食物和营养成分的摄入量。磷也是人体非常重要的元素之一，血磷水平的稳定是人体骨骼生长、矿化的必要条件。低磷可刺激破骨细胞，促进骨吸收，延缓骨胶原合成，降低骨矿化速度；高磷可使细胞内钙浓度降低，促进 PTH 分泌，骨吸收增加，骨营养不良，诱发骨质疏松。

（三）运动负荷运动

主要通过直接刺激和肌肉牵拉两种机制增加骨负荷。由于肌肉量的下降，老年人活动减少，又可形成消瘦和 OP 之间的恶性循环；由此而导致的体力活动功能下降，食欲不振，身体平衡能力差，易摔倒等又进一步加重肌肉消耗和 OP。当作用于骨组织的重力减弱或消除后，成骨活性下降，导致 OP。这种 OP 的特点是发生于经常负重的骨骼部位，局部的细胞数减少、活性不足。在制动性动物模型中，BMD可下降60%，骨丢失首先发生于失用骨的骨髓衬面，骨吸收增加，而骨形成减少。至慢性期，成骨和破骨活性处于新的高水平的平衡状态。由于主动或被动原因使机体制动，骨骼失去机械应力的刺激，成骨细胞活性被抑制，而破骨细胞活性增强，导致失用性OP，主要见于长期卧床、骨骼肌麻痹、严重外伤和昏迷患者。骨组织的病理特点是骨小梁变粗、数目减少和皮质骨吸收变薄。如果患者原有OP，则可发生自发性骨折。

（四）新生儿体重

胎儿在宫内的生长发育状况对个体成年以后的骨量有很大影响。Godfrey等发现，胎儿的生长发育受遗传因素和众多环境因素的影响。父母的遗传素质、母亲吸烟和体力活动量等均对胎儿骨的发育有影响。妊娠期间母体雌激素的剧烈变化亦影响胎儿骨组织的发育，甚至可产生出生后的永久性骨病变。

（五）峰值骨量

PBM是决定成年后是否发生OP及OP严重性的一个主要因素。PBM越高者越不易发生OP，相反，PBM越低，发生OP的危险性越大。PBM是遗传因素和环境因素共同作用的结果，一般自幼体健，个体具有健康素质，青春期发育正常者PBM较高。在遗传因素中，现认为维生素D受体、雌激素受体、Ⅰ型胶原α1基因的多态性是最主要的。在后一类因素中，出生时体重、生活习惯、健康状态、体力活动为主要的影响因素，而男、女性的PBM的影响因素又有所不同。虽然遗传因素决定了PBM的60%~80%，但后天性的、不利于获得最高PBM的因素多是可以预防的。例如，保证钙的摄入量和加强体育运动即有助于获得更高的PBM。

（六）吸烟和饮酒

吸烟不但引起心血管疾病（高血压、动脉硬化和冠心病），诱发恶性肿瘤（肺癌、胃癌、肠癌、膀胱癌等），而且是PMOP的最主要病因。无论是动物实验还是临床研究都肯定了吸烟与OP的关系。吸烟量越多、时间越长，OP也越严重。虽然吸烟导致OP的机制尚未阐明，但其病理生理特征是骨吸收过多、破骨活性过强，可能与烟草中的多环芳香烃化合物（polycyclic aromatic hydrocarbons，PAHs）有关。大鼠经PAHs处理后，BMD明显下降，与去卵巢大鼠相似。由于PAHs也存在于污染的大气、汽车尾气和液化石油气中，故长期接触这些物质的人群也易发生OP。20世纪末至今，在许多国家流行一种无烟香烟（smokeless tobacco），抽吸这种香烟虽然危害可能少一些，但仍可引起OP。此外，吸烟也可通过干扰骨骼肌功能而引起OP。长期饮酒对骨代谢不利，慢性酒精中毒可伴有严重的OP。除肝功能不全、脂代谢紊乱和蛋白质缺乏等因素外，乙醇对骨组织也可能有某种直接作用，如促进破骨细胞增殖与分化，而OPG可抑制乙醇的这一作用，促进成骨细胞的增殖。

（七）股骨颈几何形态

由遗传因素决定的股骨颈部的几何形状和生物质量存在很大的种族差异。股骨颈骨折的原因与其他骨折有一些特殊之处，股骨颈在同等外力作用下，是否骨折与股骨颈的长度、宽度等有重要联系。此外，股骨颈骨折与股骨颈的直径及股骨头的直径、Ward三角的形状等有关。因而，预测股骨骨折危险性时，除必须考虑局部的BMD外，还应将该部位的几何形态参数（如轴长、轴宽及Ward三角的面积等）作为预测因素。

三、临床表现

骨质疏松症状往往隐匿，在出现微骨折或脆性骨折后才出现相关症状。

（一）骨痛

周身疼痛是骨质疏松症的最常见和最主要的症状。其原因主要是由于骨转换高，骨吸收增加。在骨吸收过程中，骨小梁的破坏、消失，骨膜下皮质骨的破坏等均会引起全身性骨痛，以腰背疼痛最为多见。轻者无任何不适，症状较重的患者通常有“腰背疼痛”或“全身骨痛”等主诉，严重者可出现“身材变矮”或发生“驼背”。约67%为局限性腰背疼痛，9%为腰背痛伴四肢放射痛，10%伴条带状疼痛，4%伴四肢麻木感等。骨痛常于劳累或活动后加重，导致负重能力下降或不能负重。由于患者的负重能力减弱，患者活动后常出现肌肉劳损和肌痉挛，使疼痛加重。肌肉（尤其是深部肌肉）疼痛常见于老年人肌肉萎缩、肌无力者。不伴骨折时，体格检查无法发现压痛区（点）。另一个引起疼痛的重要原因是骨折，即在受外力压迫或非外力性压迫脊椎压缩性骨折，扁平椎、楔形椎和鱼椎样变形而引起的腰背痛。四肢骨折或髋部骨折时肢体活动明显受限，局部疼痛加重，有畸形或骨折的阳性体征。因为疼痛，患者常常卧床，运动减少，常常导致随后出现的周身乏力感。身材缩短，在无声无息中身高缩短，或者驼背是继腰背痛后出现的重要临床体征之一。人体的脊椎椎体属于松质骨，骨量的丢失导致骨结构松散，骨强度下降，使脊椎的承重能力减弱，即使承受体重的重量也可以使椎体逐渐变形。原有的呈立柱状的椎体，每个约高2cm，受压变扁后，每个椎体可以减少1~3mm，最终人体的身高可缩短约几厘米。如果椎体前方受压，会出现楔形改变，胸11到腰3椎体最常见。多个椎体变形后，脊柱随之前倾，腰椎生理性前凸消失，出现了驼背畸形。驼背曲度加大，增加了下肢各个关节的负重，出现关节疼痛，尤其是膝关节的周围软组织紧张、痉挛，膝关节不能完全伸展，疼痛更加明显。

（二）脆性骨折

脆性骨折是指低能量或者非暴力骨折，如从站高或小于站高跌倒或因其他日常活动而发生的骨折为脆性骨折。多发部位为脊椎、髋部、桡尺骨远端和肱骨近端；但其他部位亦可发生，如肋骨、盆骨、锁骨和胸骨等。脊椎压缩性骨折多见于绝经后OP患者，发生骨折后出现突发性腰痛，卧床而取被动体位，但一般无脊髓或神经根压迫体征。髋部骨折以老年性OP患者多见，通常于摔倒或挤压后发生；骨折部位多在股骨颈部（股骨颈骨折，完全性股骨颈骨折多需手术治疗，预后不佳）。如患者长期卧床，会进一步加重骨质丢失，常因并发感染、心血管病或慢性器官衰竭而死亡。髋部骨折后一年内的死亡率高达50%，幸存者有50%~75%的患者伴活动受限，生活自理能力明显下降或丧失。发生一次脆性骨折后，再次发生骨折的风险明显增加。

（三）呼吸障碍

严重骨质疏松症所致胸、腰椎压缩性骨折，常常导致脊柱后凸、胸廓畸形，胸腔容量明显下降，可引起多个脏器的功能变化，其中呼吸系统的表现尤为突出。脆性骨折引起的疼痛，常常导致胸廓运动能力下降，也造成呼吸功能下降。虽然临床患者出现胸闷、气短、呼吸困难及发绀等症状较为少见，通过肺功能测定可发现呼吸功能受限程度，可表现为肺活量、肺最大换气量下降，极易并发上呼吸道和肺部感染。胸廓严重畸形使心输出量下降，心血管功能障碍。

四、辅助检查

（一）骨质疏松症诊断常用方法和仪器

1. X线照像法 骨质疏松症患者由于骨量减少、骨密度下降、X线片的透光密度增加，骨小梁减少、稀疏或消失。一般骨丢失30%以上X线片才能被发现。

2. 骨密度仪 WHO推荐使用双能X线骨密度仪（DXA）测量髋部和腰椎。DXA测量的BMD会受椎体退变和骨质增生的影响。定量CT（QCT）采用临床CT机加QCT体模和分析软件进行测量，其测量所得的是体积骨密度，不受人体骨骼大小和体重的影响，比DXA测量的BMD更准确。QCT能避免DXA因受椎体退变骨质增生影响造成的漏诊，现在在国内已经开始临床应用。磁共振检查不能直接测量骨密度，主要用于骨折的显示和鉴别诊断。周围型双能X线骨密度仪（pDXA）主要测定前臂为主骨密度，前臂骨周围软组织相对少，因此测量结果的准确性和精确性较好。pDXA的优点是：测量仪器小、设备费用低，辐射剂量低，体积小便于携带和搬运、扫描程序简单实用，故此类设备适于中小医院使用和社区普查。

3. 骨形态计量学方法 由于此项分析技术属于创伤性检测，故一般很少用于患者的诊断，但在动物实验和药物疗效观察中经常采用。

4. 超声诊断法 超声诊断是应用超声波在不同密度和结构的介质中传播速度（SOS）及其波幅的衰减（BUA）的差异，测定结果可代表骨量和强度的参数，从而显示骨量变化，多用于体检筛查和儿童、孕妇的骨量检查。目前临床中主要使用跟骨和周围骨超声测量仪，超声测量不能用于诊断骨质疏松症。

（二）骨质疏松症实验室检查

1. 基本检查项目 检测血常规、尿常规、便常规、肝功能、肾功能及血尿中有关矿物质含量与钙、磷代谢调节指标，以评价骨代谢状况。临床常用的指标有血钙、磷、镁，尿钙、磷、镁。

2. 骨转换标志物 骨转换标志物是骨组织本身的代谢（分解与合成）产物，分为骨形成标志物和骨吸收标志物，前者代表成骨细胞活动及骨形成时的代谢产物，后者代表破骨细胞活动及骨吸收时的代谢产物，特别是骨基质降解产物。在正常人不同年龄段，以及各种代谢性骨病时，骨转换标志物在血液循环或尿液中的水平会发生不同程度的变化，代表了全身骨骼的动态状况。这些指标的测定有助于判断骨转换类型，骨丢失速率、骨折风险评估，了解病情进展、干预措施的选择及疗效的监测等。骨转换标志物分为骨形成标志物和骨吸收标志物两大类，共14项。前者包括血清碱性磷酸酶、骨特异性碱性磷酸酶、骨钙素、骨保护素、血清Ⅰ型胶原C端前肽、血清Ⅰ型胶原N端前肽；后者包括血清抗酒石酸酸性磷酸酶、Ⅰ型胶原交联C末端肽、Ⅰ型胶原氨基末端肽、尿吡啶啉（Pyr）、尿脱氧吡啶啉（D-Pyr）、尿Ⅰ型胶原梭基末端肽、尿Ⅰ型胶原氨基末端肽、尿钙/肌酐比值。在以上诸多指标中，国际骨质疏松症基金会（IFO）推荐血清Ⅰ型胶原N端前肽（PⅠNP）和血清Ⅰ型胶原交联C末端肽（S-CTX）是敏感性相对较好的骨转换生化标志物。

3. 酌情检查项目 为进一步鉴别诊断的需要，可酌情选择性地进行以下检查，如血沉、性激素、25（OH）D、1，25（OH）$_2$D、甲状旁腺激素、尿钙和磷、甲状腺功能、皮质醇、血气分析、血尿轻链、肿瘤标志物甚至放射性核素骨扫描、骨穿刺或骨活检等检查。

五、诊断与鉴别诊断

临床上诊断骨质疏松症的完整内容应包括两方面：确定骨质疏松和排除其他影响骨代谢疾病。

（一）骨质疏松症的诊断

临床上用于诊断骨质疏松症的通用指标是：发生了脆性骨折及/或骨密度低下。目前尚缺乏直接测定骨强度的临床手段。因此，骨密度或骨矿含量测定是骨质疏松症临床诊断及评估疾病程度的客观的量化指标。

1. 脆性骨折 指非外伤或轻微外伤发生的骨折，这是骨强度下降的明确体现，故也是骨质疏松症的最终结果及合并症。发生了脆性骨折临床上即可诊断骨质疏松症。

2. 诊断标准（基于骨密度测定） 骨质疏松性骨折的发生与骨强度下降有关，而骨强度是由骨密度和骨质量所决定。骨密度约反映骨强度的70%，若骨密度低同时伴有其他危险因素会增加骨折的危险性。因目前尚缺乏较为理想的骨强度直接测量或评估方法，临床上采用骨密度测量作为诊断骨质疏松症、预测骨质疏松性骨折风险、监测自然病程及评价药物干预疗效的最佳定量指标。诊断参照WHO推荐的诊断标准，基于DXA测定：骨密度值低于同性别、同种族正常成人的骨峰值不足1个标准差属正常；降低1~2.5个标准差之间为骨量低下（骨量减少）；降低程度等于和大于2.5个标准差为骨质疏松；骨密度降低程度符合骨质疏松症诊断标准同时伴有一处或多处骨折时为严重骨质疏松。骨密度通常用T值（T-Score）表示，T值=［测定值（g/cm^2）－骨峰值均值（g/cm^2）］/正常成人骨密度（g/cm^2）标准差。T值用于表示绝经后妇女和年龄大于50岁男性的骨密度水平，对于儿童、绝经前妇女及年龄小于50岁的男性，其骨密度水平建议用Z值表示，Z值=［测定值（g/cm^2）－同龄人骨密度均值（g/cm^2）］/同龄人骨密度（g/cm^2）标准差。T值为-2.5，负号代表丢失，2.5意为丢失量为同性别骨峰值（均数±标准差）的2.5个标准差。例如T值为-2.7，则丢失量为2.7个标准差。负值数的绝对值≥2.5则诊断为骨质疏松症，或T值≤2.5诊断为骨质疏松症（图10-6-1）。

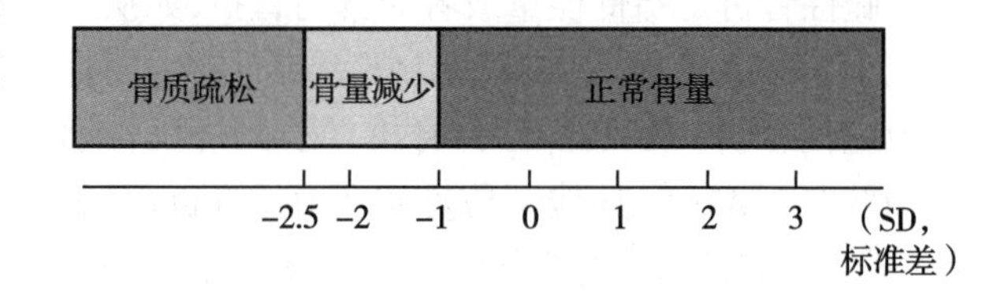

图10-6-1 骨质疏松症诊断

（二）骨质疏松症的鉴别诊断

骨质疏松症可由多种病因导致。在诊断原发性骨质疏松症之前，一定要重视排除其他影响骨代谢的疾病，以免发生漏诊或误诊。需要鉴别的疾病如：影响骨代谢的内分泌疾病（性腺、肾上腺、甲状旁腺及甲状腺疾病等），类风湿关节炎等免疫性疾病，影响钙和维生素D吸收和调节的消化道和肾脏疾病，多发性骨髓瘤等恶性疾病，长期服用糖皮质激素或其他影响骨代谢药物，以及各种先天和获得性骨代谢异常疾病等。

六、原发性骨质疏松症的预防

一旦发生骨质疏松性骨折，生活质量下降，出现各种合并症，可致残或致死，因此骨质疏松症的预防比治疗更为现实和重要。骨质疏松症预防包括三个层次，即无病防病（一级预防）、有病早治（二级预防）和康复医疗（三级预防）。一级预防着重在两大方面、两个生理时期：青少年时期，合理营养、足量运动、避免形成不良生活习惯，以尽可能获得最高的峰值骨量；围绝经期，对加速骨丢失的危险因素进行控制，及时有效给予雌激素替代治疗，以避免或延缓骨质疏松症的发生。二级预防着重于对高危人群的骨密度检查，以早期发现骨质疏松症患者，并进行针对性和有效的治疗，防止骨量继续快速丢失和骨折的发生。三级预防主要针对已发生骨折的患者进行必要的康复治疗，尽可能地改进生活质量，避免再发骨折。

（一）注重饮食的营养平衡

充分摄取钙等矿物质和维生素等营养物质，对骨质疏松症的防治至关重要。体重减少，即体质指数过低，PTH 和骨代谢指标就会增高，进而促使骨密度减少，但可通过补充营养和补钙而抑制骨密度的降低。因此，为了维持骨量，首先要改善营养不良，如充分摄取蛋白质、钙、钾、镁、维生素类（维生素 C、D、K）及 ω-3 脂肪酸，保持健康的体重。

（二）纠正不良生活习惯

通过调整生活习惯，减少对骨代谢产生不良影响。钠的过量摄入将使绝经后的妇女骨吸收增加，并使骨密度降低。同时大量摄入钙可抑制由于钠盐过量所致的骨密度降低。中国营养学会建议我国成年人每日钠盐摄入量应小于 6g。有报道认为若大量摄入碳酸饮料、咖啡因和酒精，可导致骨量降低、骨折增多。吸烟者脊椎压缩性骨折发生率增高，且使峰值骨量降低，女性吸烟者绝经后骨量减少明显，吸烟对骨密度有负面影响。另外吸烟有抗雌激素作用，妨碍钙的吸收，促进尿钙的排泄等。

（三）合理适当的体育锻炼

体育锻炼对于骨骼健康的特殊影响已得到随机临床试验的证实。青少年参加体育锻炼非常有助于提高峰值骨量，抗阻性和高冲击性的运动效果更好。老年人在足够钙和维生素 D 摄入的前提下进行锻炼可明显增加肌肉体积和力量，可能会在某种程度上减缓骨量丢失。还有证据表明老年人进行锻炼也能改善机体功能状态和独立生活能力，从而提高生活质量。近年 NFPP 研究显示，骨质疏松症患者体育锻炼可以降低跌倒发生率，跟踪调查显示经过运动干预最终可使跌倒相关的致残率下降。

（四）钙营养

2002 年中国居民营养与健康状况调查结果显示：我国居民各年龄组的钙摄入量均较低，大多数居民的钙摄入水平只达到适宜摄入量的 20%~60%，处于青春发育期的儿童青少年是钙缺乏的重点人群。多数文献报道，摄取高钙食物或钙制剂可促进儿童和青少年骨量增长、抑制老年人骨量丢失和减少骨折发生率。我国营养学会推荐成人每日钙摄入推荐量 800mg（元素钙）是获得理想骨峰值，维护骨骼健康的适宜剂量，绝经后妇女和老年人每日钙摄入推荐量为 1000mg。饮食上建议每天摄入大豆及豆制品、黄绿色蔬菜和鱼类、贝壳类海产品和乳制品，以保证每日能够摄入 800mg 的钙元素。如果饮食中钙供给不足可选用钙剂补充，目前的膳食营养调查显示我国老年人平均每日从饮食中获取钙 400mg，故平均每日应补充的元素钙量为 500~600mg。钙摄入可减缓骨的丢失，改善骨矿化，用于治疗骨质疏松症时，应与其他药物联合使用。目前尚无充分证据表明单纯补钙可以替代其他抗骨质疏松药物治疗。钙剂选择要考虑其安全性和有效性，高钙血症时应该避免使用钙剂。此外，应注意避免超大剂量补充钙剂潜在增加肾结石和心血管疾病的风险。

（五）维生素 D

维生素 D 促进钙的吸收，对骨骼健康、保持肌力、改善身体稳定性、降低骨折风险有益。维生素 D 缺乏可导致继发性甲状旁腺功能亢进，增加骨吸收，从而引起或加重骨质疏松。成年人推荐剂量为 200IU（5μg/d）。老年人因缺乏日照及摄入和吸收障碍常有维生素 D 缺乏，故推荐剂量为 400~800IU（10~20μg/d）。维生素 D 用于治疗骨质疏松症时，剂量可为 800~1200IU，还可与其他药物联合使用。建议有条件的医院酌情检测患者血清 25OHD 浓度，以了解患者维生素 D 的营养状态，适当补充维生素 D。此外，临床应用维生素 D 制剂时应注意个体差异和安全性，定期监测血钙和尿钙，酌情调整剂量。

七、抗骨质疏松治疗

（一）抗骨重吸收药物

1. 雌激素 雌激素是在骨代谢平衡中起重要作用的调节激素，它可直接抑制造血干细胞和单核细胞产生刺激破骨细胞前体增殖的细胞因子，抑制成熟破骨细胞分化，促进破骨细胞的凋亡，从而抑制骨吸收，其作用呈时间和剂量效应关系。女性在绝经后，体内雌激素水平迅速下降，从而导致骨吸收的增加。因此，在绝经后开始使用雌激素替代疗法，可预防由于雌激素水平降低而造成的骨量急剧丢失；此外，雌激素还可改善脂代谢，维护内皮细胞功能和抑制平滑肌细胞移行，从而预防动脉粥样硬化和保护心血管功能。长期以来雌激素一直被视为保护绝经后妇女骨密度的标准制剂，由于长期补充雌激素可出现子宫内膜异常增生和乳腺癌等副作用，因而雌激素在临床并没有得到广泛应用。植物雌激素有雌激素样效用，而无雌激素样副作用，因而备受学者们的关注，研究表明它可通过多种机制促进骨形成、抑制骨吸收，对切除卵巢的大鼠骨量有很好的保护作用而不具有致癌作用。

2. 降钙素 降钙素是甲状腺滤泡旁细胞分泌的一种32肽激素，是人体调节钙代谢的内源性激素，在人体内其分泌和储备随年龄增加而逐渐下降。降钙素对骨的作用有三，一是抑制破骨细胞的活性和增生，从而抑制骨吸收，降低骨转化率；二是直接作用于成骨细胞促进骨形成，有效增加骨钙含量，改善骨结构；三是能够有效降低血清钙和血磷，主要用于高钙血症、骨质疏松症引起的疼痛，机制可能与其作用于中枢感受区的特异性受体，抑制前列腺素及刺激内源性镇痛物质释放有关，也降低骨质疏松症患者的椎体骨折率。目前人工合成的降钙素有鲑鱼降钙素、鳗鱼降钙素、人降钙素、猪降钙素等。临床使用较多的为鲑鱼降钙素，其活性比人降钙素强40倍。Nieves等认为降钙素与钙剂联合应用可减少腰椎的骨质丢失，明显改善腰椎BMD。由于降钙素有可引起神经、胃肠道系统反应的副作用，还可引起低钙血症，使用时应定期检测血钙和部分生化指标。

3. 二膦酸盐 二膦酸盐对于钙代谢的影响被发现已经有30多年，目前主要用于治疗合并有骨量丢失的骨骼疾病，临床主要用来治疗骨髓瘤、骨转移和成人骨质疏松症等疾病。直到20世纪90年代，也只有很少的骨质疏松症治疗手段。近年来，二膦酸盐已作为有效治疗绝经后和其他形式骨质疏松症的一线药物。首先运用于临床的是依替膦酸钠，接着是阿仑膦酸盐和利塞膦酸盐，这些药物可以增加骨量，降低椎体骨折风险30%~50%，其机制是抑制骨吸收和减少骨结构重塑的频率而增加骨量，从而增加了骨单位的矿化作用。二膦酸盐可以抑制破骨细胞活性和诱导其凋亡，减少骨重吸收、降低骨流通量和维护骨代谢平衡；二膦酸盐还可以预防糖皮质激素治疗引起的骨流失。二膦酸盐的主要副作用为上消化道不适和食管炎，为了预防副作用，患者服药时应大量饮水，并于服药后保持坐立姿势，采用这种方式既可减少消化道反应，又可增加药物吸收。唑来膦酸盐是每年1次静脉注射用二膦酸盐，在我国和多个国家被批准用来治疗绝经后妇女骨质疏松症。多个临床研究证实，相对于口服二膦酸盐，每年1次静脉注射唑来膦酸盐的绝经后骨质疏松或低骨密度妇女药物依从性更好。

（二）促骨形成药物

1. 氟化物 氟化物对成骨细胞有很强的刺激作用，且它对成骨细胞具有双重作用，一方面对骨细胞具有毒性作用，减弱矿化作用而导致骨软化；另一方面，它对中轴骨骨量的调节呈正效应，对椎骨和非椎骨的作用优于四肢骨。氟化物能增加椎体BMD，但并不能降低椎体骨折率，长期使用会增加四肢骨折的概率和加重胃肠道副作用。饮水中氟化物含量高的地区骨质疏松症发病率低，但过量的氟可使大量的钙沉积于骨骼中，造成血钙下降，引起患者继发性的甲状旁腺功能亢进。上述不良反应，限制了这些药物的使用。

2. 甲状旁腺激素 合成代谢疗法可以诱导新的骨形成。人甲状旁腺激素是一种由84个氨基酸组成的肽类激素，在维持钙的动态平衡方面起重要作用。不同给药方式影响甲状旁腺激素的作用效果。每日间歇皮下注射给药可以增加小梁骨和皮质骨的机械强度和骨量；持续维持高剂量的激素水平会引起骨重吸收增强。间歇给药时，甲状旁腺激素通过诱导前体细胞分化为成骨细胞来增加成骨细胞的数目和活性，并且还可以抑制成骨细胞的凋亡；新骨形成发生在静态的表面，结果使骨小梁结构变得更加接近于正常骨结构。甲状旁腺激素还可以诱导新的骨膜成骨，使得长骨半径增大。甲状旁腺激素还能显著提高因糖皮质激素引起的骨质疏松症患者的腰椎及股骨颈BMD。报道使用PTH_{1-34}会增加骨肉瘤的患病概率，长期应用甲状旁腺激素少数病例还出现了高钙血症和高尿钙症。

（三）骨矿化类药物

1. 钙剂 对于骨质疏松症患者给予钙剂治疗是非常重要的策略。研究表明，钙剂和维生素D联合应用可减少骨流失量，显著增加70岁以下患者的BMD，减少老年患者的骨流失。钙是骨矿物质的基本成分，大多数专家认为，最佳钙摄取的准则是持续摄入钙。1994年美国国立卫生院建议绝经后使用雌激素治疗的妇女每日应摄入

1000mg 元素钙，而未使用雌激素的妇女每天应摄入 1500mg 元素钙。

2. 维生素 D 维生素 D 及其衍生物可促进肠道钙的吸收，抑制骨吸收，稳定 BMD，也用于治疗骨质疏松症。老年骨质疏松患者维生素 D 缺乏较常见，且常伴有典型的钙吸收不良。维生素 D 和钙剂联合使用可以显著减少骨流失。每天身体所需的维生素 D 绝大多数来自日照下皮肤合成，这远远超过了每日推荐的口服剂量。以往推荐每日维生素 D 口服剂量是 400IU/d，但有报道每日口服维生素 D 剂量在 700~800IU/d 可降低髋部和非椎体骨折的危险。所以维生素 D 的推荐剂量还需要商榷，但是充足的日光照射是必要的。

3. 活性维生素 D 活性维生素 D 包括 1，25（OH）$_2$D$_3$（骨化三醇、钙三醇）和 1α（OH）$_2$D$_3$（α 骨化醇）两种，后者在肝和骨通过 25- 羟化酶的作用转化为 1，25（OH）$_2$D$_3$ 而发挥作用。两者口服后在小肠内很快被吸收，1，25（OH）$_2$D$_3$ 在服用后 3~4 小时达到血药浓度的高峰，半衰期约为 8~10 小时，单一的药理剂量作用约持续 3~6 天，停药 3~6 天作用逐渐消失。服用 α 骨化醇，血中浓度缓慢升高，在 8~18 小时出现宽广的峰值。活性维生素 D 除了有促进小肠钙和磷的吸收及骨矿化的经典作用外，有研究显示其亦有促进骨前体细胞分化成熟，促进成骨细胞产生骨钙素，增加碱性磷酸酶活性，促进胶原的生成和胰岛细胞样生长因子等促进骨形成的作用，也有研究显示活性维生素 D 可增加肌力，防止跌倒，但目前各国骨质疏松临床指南中并未推荐补充活性维生素 D。活性维生素 D 可作为肾功能不全的骨质疏松患者或无法获得普通维生素 D 治疗的患者的治疗选择。其不良反应主要是高钙血症和高尿钙症，使用时应定期监测血钙和尿钙水平，避免上述不良反应。

（四）新的药物

1. 狄诺塞麦（denosumab） 狄诺塞麦是 RANKL 的特异性单克隆抗体，可以特异性和 RANKL 结合，从而提高 OPG/RANKL 比例，促进成骨细胞的增殖、分化与活性，抑制破骨细胞的成熟。临床试验表明狄诺塞麦能显著提高腰椎与髋部 BMD。该药由于缺乏大量的统计资料，所以其与骨折率的关系有待进一步的研究。

2. 护骨素（OPG） 护骨素是近年来防治骨质疏松症领域最重要的发现。它与 RANKL 组成的 OPG/RANK/RANKL 系统使人们对骨质疏松疾病的发病有了更深的认识。骨保护素由成骨细胞分泌，属于肿瘤坏死因子受体超家族。OPG 通过与 RANKL 结合，阻断 RANK 与 RANKL 的结合，从而抑制破骨细胞的分化和活性，抑制骨重吸收过程。现在已经有重组骨保护素用于临床试验，显示可以明显抑制骨吸收过程，降低骨流失量。目前对骨保护素的研究还集中在生物治疗手段上，主要是将骨保护素基因通过特定的载体于体内表达。同时，骨保护素的不良作用也在研究中，其中有可能会影响免疫系统和有可能促进肿瘤的生长。

以上的抗骨质疏松药物在本章第七节中有更为详细的论述。

能否将几种治疗骨质疏松症的药物联合运用以提高其临床功效；能否发掘、整理和优化传统的中药方剂，提高其治疗骨质疏松症的效果；能否利用基因工程技术寻找一些能够提高骨密度的生物治疗或者预防措施；能否针对破骨细胞的形成过程设计新的生物学治疗靶点；能否设计一些疫苗来预防骨质疏松症等，都还需要进一步研究和探索。随着对骨质疏松症发病机制认识的深入，将会有更多更好的筛查、诊断和治疗方法。

（鲜彤章　潘　琦）

参考文献

1. 中华医学会骨质疏松和骨矿盐疾病分会．原发性骨质疏松症诊治指南（2011 年）．中华骨质疏松和骨矿盐杂志，2011，4（1）：2-17.

2. Ray NF，Chan JK，Thamer M，et al. Medical expenditures for the treatment of osteoporotic fractures in the United States in 1995：report from the National Osteoporosis Foundation. J Bone Miner Res，1997，12（1）：24-35.

3. Khosla S，Amin S，Orwoll E. Osteoporosis in men. Endocr Rev，2008，29（4）：441-464.

4. Burge R，Dawson-Hughes B，Solomon DH，et al. Incidence and economic burden of osteoporosis-related fractures in the United States，2005-2025. J Bone Miner Res，2007，22（3）：465-475.

5. Johnston Jr CC，Hui SL，Witt RM，et al. Early menopausal changes in bone mass and sex steroids. J Clin Endocrinol Metab，1985，61（5）：905-911.

6. Ravn P，Hetland ML，Overgaard K，et al. Premenopausal and postmenopausal changes in bone mineral density of the proximal femur measured by dual-energy X-ray absorptiometry. J Bone Miner Res，1994，9（12）：1975-1980.

7. Seifert-Klauss V，Mueller JE，Luppa P，et al. Bone

metabolism during the perimenopausal transition: a prospective study. Maturitas, 2002, 41: 23-33.

8. Sowers MR, Jannausch M, McConnell D, et al. Hormone predictors of bone mineral density changes during the menopausal transition. J Clin Endocrinol Metab, 2006, 91(4): 1261-1267.

9. 张晓梅，刘忠厚．唑来膦酸盐与骨质疏松症．中国骨质疏松杂志，2009，19(11)：857-867.

10. 张晗祥，骆旭东．骨质疏松症的药物治疗进展．中国骨质疏松杂志，2009，15(10)：784-788.

第七节　代谢性骨病的药物治疗

代谢性骨病是指机体因先天或后天性因素破坏或干扰了正常骨代谢状态，导致骨生化代谢障碍而发生的骨疾病。代谢性骨病的发病机制包括骨吸收、骨生长和矿物质沉积3个层面的异常，而引起的X线影像学改变的主要是骨质疏松、骨质软化和骨质硬化等。老年人常见的代谢性骨病就是骨质疏松症，本章着重讲述目前骨质疏松症的治疗。骨质疏松症是由多种原因引起以单位体积内骨组织量减少为特点的代谢性骨病变，其病理特点是骨矿含量和骨基质成分等比例地减少，骨皮质变薄，骨小梁减少变细，骨微结构改变，在轻微外力下易导致骨折的发生。原发性骨质疏松症包括绝经后和老年性骨质疏松症。随着我国老年化进程的加剧，老年性骨质疏松症发病率逐年上升。

我国60~69岁男性骨质疏松症的患病率18.13%，而60~69岁女性患病率为35.95%；随着年龄增长，女性在70~79岁时，骨质疏松症的患病率达到59.55%，男性为36.41%。脆性骨折的发生导致老年人群生活质量下降、致残或早逝，并给社会带来沉重的经济负担。大约30%~50%的老年女性和15%~30%的老年男性会遭遇骨质疏松相关的骨折。以老年常见的急性髋关节骨折为例：急性髋关节骨折患者平均住院治疗时间为3周，其中四分之一的患者需要一年以上的治疗及护理；三分之一的患者出院后生活仍需要依赖他人照顾；还有文献提示髋关节骨折患者死亡风险将增加20%。综上所述，骨质疏松相关的脆性骨折将导致患者生活质量降低，死亡风险升高及医疗费用增加，最经济有效的方法就是早发现、早治疗。

一、基础骨矿化药物

钙和维生素D是基础的骨矿化药物。我国营养学会制定成人每日钙摄入推荐量为800mg，对绝经后妇女和老年男性每日钙摄入推荐量为1000mg，超过50岁的女性及超过70岁的男性推荐钙摄入量为1200mg/d。国外资料推荐老年人群每日元素钙的摄入量为1200~1500mg，用以维持体内正常的钙平衡。我国营养调查显示，老年人每日从食物中摄取的钙约400mg，每日还需额外补充600~800mg的元素钙。充足的钙剂补充是抗骨质疏松症药物治疗的基础，但补充时需要综合考虑膳食摄入量、血钙、尿钙的水平以确保钙剂补充的安全性和有效性。钙剂的补充应适量，有研究提示当钙剂摄入量超过1500mg/d时，会增加肾结石和心血管疾病的风险。老年患者常合并心血管疾病和泌尿系结石的风险，补充钙剂时应权衡利弊，给予适当的剂量。在钙剂与口服二膦酸盐类药物联用时，考虑到钙剂的补充会影响二膦酸盐类药物的吸收，建议在二膦酸盐类药物服用1小时后再服用钙剂。

维生素D可促进钙的吸收，保持肌力，维持身体的稳定性，降低骨折风险。老年人由于缺少阳光照射或存在摄入和吸收障碍，故每日维生素D的推荐量为800IU。老年人因存在肌少症或心脑血管疾病等危险因素而导致跌倒的发生，从而引起一系列的并发症。有学者发现每日补充2000IU维生素D使人体血清25羟维生素D达到80nmol/L以上可以有效地预防患者出现骨折和跌倒。但也有资料提示高剂量维生素D可引起高钙血症和尿钙含量增高，因此，维生素D的最佳摄入量为800IU/d，理想的补充效果以血清25羟维生素D高于30ng/ml为宜。在与二膦酸盐联用时，应首先启动维生素D治疗，有资料提示当患者血清中25羟维生素D水平高于33ng/ml时，二膦酸盐的疗效将大为提高。老年患者建议选用阿法骨化醇或1,25二羟基维生素D。综上所述，老年人在补充钙剂和维生素D时需要定期监测血钙和尿钙含量及血清维生素D水平，防止其摄入量过高而导致其他副作用的产生。

二、抗骨质疏松药物

根据其作用机制，抗骨质疏松症药物可分为骨吸收抑制剂（如二膦酸盐、雌激素、选择雌激素受体调节剂、组织选择性激素复合物、降钙素等）和骨形成促进剂（甲状旁腺素及其类似物）。与此同时，目前又有许多新靶点药物如组织蛋白酶K抑制剂、硬化蛋白单克隆抗体等问世，这些药物将为老年骨质疏松症患者的治疗提供更多选择。

（一）二膦酸盐

二膦酸盐类药物能减少各种原因引起的骨吸收，因此目前该类药物是预防和治疗原发性骨质疏松症、制动性骨质疏松症、骨肿瘤、成骨不全、骨纤维发育不良、炎症性骨病等疾病的一线药物，也可用于糖皮质激素、甲状腺素及肝素等引起的继发性骨质疏松。该类药物也是恶性肿瘤及paget骨病引起高钙血症的一线治疗药物。

二膦酸盐对骨骼的作用主要是通过以下途径抑制破骨细胞介导的骨吸收：①抑制破骨细胞前体分化和募集，抑制破骨细胞形成；②破骨细胞吞噬二膦酸盐，可使破骨细胞凋亡；③附着于骨表面，影响破骨细胞活性；④通过抑制骨髓脂肪生成和诱导成骨细胞生成而促进骨生成。不同二膦酸盐类制剂，由于碳原子上连接的侧链结构不同，其抑制骨吸收和影响骨矿化能力有显著差异。目前临床上常见的二膦酸盐类药物有：阿仑膦酸钠、伊班膦酸盐、利塞膦酸盐、帕米膦酸盐及唑来膦酸等。阿仑膦酸钠能快速提高全身各部位骨密度，最短连续治疗3个月时即可提高椎体骨密度3%；可有效提高骨质量，治疗后骨皮质空隙率可降低46%，骨小梁增厚、数目增多、体积显著增加，绝经妇女应用阿仑膦酸钠治疗6~12个月后骨转换指标可降低至绝经前健康妇女正常参考值范围，并可减少骨质疏松性骨折。口服阿仑膦酸钠和利塞膦酸盐可使椎体和髋部的骨折风险下降50%、非椎体骨折风险下降30%。静脉应用的唑来膦酸盐可使椎体骨折风险下降70%、髋部骨折风险下降40%，其余非椎体骨折风险下降30%。口服和静脉应用伊班膦酸盐可使椎体骨折风险下降50%，但没有可靠数据提示其对髋部和其余非椎体骨折的影响。由于阿仑膦酸钠临床疗效佳，能有效降低骨质疏松相关的骨折风险，且药物价格低廉，故推荐为骨质疏松症治疗的一线用药。该类药品的最佳疗程尚未确定，故所有应用二膦酸盐治疗的患者，都应对是否需要继续使用该类药品进行定期评估，骨折风险降低的患者在用药3到5年后应考虑停用。终止治疗的患者需要周期性对自己的骨折风险进行重新评估。

二膦酸盐药物总体应用安全性佳，但是应用该类药物时也会出现皮疹和一过性的低钙血症。口服二膦酸盐最常见的不良反应为胃肠道反应（如吞咽困难，反流性食管炎和胃溃疡），每周1次给药明显降低了其胃肠道刺激的副作用，且疗效和每日给药相同。口服制剂应用时需嘱患者服用250ml的水，并在服药后保持上半身直立体位30分钟以预防其不良反应的发生。对于老年记忆力不佳的患者，应每周固定一个时间服药。如果漏服了一次，应当在记起后的早晨服用一片，切记不可在同一天服用两片，而应按其最初选择的日期每周服用一片。虽然没有明确的临床数据证实口服二膦酸盐类药物会增加食管癌的风险，但美国食品和药物管理局不推荐Barrett食管的患者应用该类药物。如果患者不能耐受口服二膦酸盐治疗可考虑静脉应用该类药物。静脉制剂输注后可发生短暂的急性期反应，包括一过性低钙血症、发热、头痛及关节肌肉疼痛，一过性白细胞减少和心房颤动等，但上述症状多于3天后明显缓解，后续治疗中上述不良反应可减轻或消失。在输注二膦酸盐之前的5~7天需要提高钙剂补充以预防低钙血症的发生，并适当补充维生素D使患者血清25羟维生素D的水平高于15ng/ml。长期二膦酸盐治疗与下颌骨坏死有关。一般来说，口服二膦酸盐的骨质疏松症患者出现下颌骨坏死的危险性较低。绝大多数下颌骨坏死是出现在大剂量静脉应用帕米膦酸二钠和唑来膦酸并伴有肿瘤的患者，还有一些出现下颌骨坏死的患者是在输注二膦酸盐期间进行了口腔手术。对这类合并下颌骨坏死风险的老年患者，在应用静脉二膦酸盐类药物时应提高警惕，避免此类副作用的发生。对于老年患者应用二膦酸盐类药物还需警惕股骨近端非典型骨折、炎性眼病及急性肾衰竭的发生。对于肌酐清除率小于35ml/min的老年患者禁用静脉二膦酸盐治疗。

（二）作用于雌激素受体的药物

1. 激素替代治疗（hormone replace therapy，HRT） 雌激素替代疗法是指单独应用雌激素或与雌激素联合应用治疗妇女绝经后骨质疏松症。停经后妇女骨骼失去雌激素保护是骨质疏松症发生的重要原因之一。雌激素用于骨质疏松治疗已有40多年的历史，它可促进降钙素的分泌，抑制骨吸收，还可增加肝、肾羟化酶的活性，提高活性维生素D的水平，促进钙吸收。雌激素与受体结合后可促进肠道吸收钙和抑制破骨细胞活性。目前临床上常用药物有己烯雌酚、尼尔雌醇、戊酸雌二醇等。从理论上讲雌激素只能抑制骨量的流失，而不能增加骨密度，故其预防作用大于治疗作用。但雌激素缺乏会加速骨流失而导致骨折。所以临床上补充雌激素以预防绝经后妇女的骨流失，从而降低绝经后妇女骨折的风险。雌激素对骨质疏松症治疗效果最好的数据来自WHI（Women's Health Initiative）研究，口服结合雌激素5年后可使椎体、髋部及其他非椎体骨折风险降低30%~40%，降低其他类型脆性骨折风险23%。但由于WHI的试验设计并不是针对雌激素对骨密度影响的随机对照研究，所以各亚组的骨密度基线水平并不一致，所以雌激素对骨折的预防作用仍存在争议。评估70岁以上老年妇女应用雌激素治疗的研究很少，缺乏可靠的循证学依据。有个别报道提示了低剂量雌激素治疗对70岁以上老年女性骨转换的益处。但长期应用雌激素会增加子宫内膜癌和乳腺癌的风险，还会增加冠心病、脑卒中、深静脉血栓及肺栓塞风险，所以雌激素替代治疗并不作为绝经后妇女骨质疏松症防治的一线治疗方案。目前的雌激素替代治疗只适合重度围绝经期综合征的绝经后骨质疏松症患者，即无法应用其他类型的抗骨质疏松药物并伴有严重潮热等更年期症状的绝经后骨质疏松症患者。有研究提示小剂量雌激素（0.3~0.45mg/d）与或不与孕激素联合其增加骨密度的效果与高剂量的雌激素（0.625mg/d）相当。故建议患者在使用雌激素替代治疗时应用最小有效剂量，治疗疗程尽量缩短，并定期进行子宫、乳腺检查。对于老年女性，特别是已绝经5~10年以上的患者，雌激素替代治疗并不推荐应用于骨质疏松症的治疗。

2. 选择性雌激素受体调节剂（selective estrogen receptor modulators，SERMs） SERM是一种人工合成的非激素制剂，可以与雌激素受体结合，选择性地作用于不同组织的雌激素受体，在不同靶组织分别产生类雌激素或抗雌激素作用，它可激活骨组织、心血管中的雌激素受体，而在其他器官或组织（如子宫、乳腺）则表现为抑制作用。由于不同SERM结构上的特点，它们对不同受体亲和力略有不同，在组织中发挥着不同的生物效应。

雷洛昔芬（raloxifene）是非甾体类苯唑噻吩SERM，它是第一个被美国FDA批准用于预防和治疗绝经后骨质疏松症的选择性雌激素受体调节剂。它可激活骨、脂肪和脑组织中的雌激素受体，产生类雌激素样作用；而对乳腺和子宫有抗雌激素的作用。它有至少8年关于安全性和骨折相关风险降低的数据。有研究表明，每日口服雷洛昔芬60mg，可使骨质疏松症患者椎体骨折风险降低40%，但对于非椎体和髋关节尚无明确的数据支持其具有降低骨折风险的功效。

此外，雷洛昔芬可将浸润性乳腺癌风险降低近50%，这对于乳腺癌高风险妇女应用该药无疑是一个较为理想的选择。在多项他莫昔芬和雷洛昔芬的对比研究中发现，雷洛昔芬并未增加子宫内膜癌的风险，故对于子宫未见异常的女性来说，服用雷洛昔芬治疗是相对安全的。

由于该类药物会使妇女深静脉血栓的风险增加，所以在患者需要进行中到高度发生深静脉血栓风险的手术时，应提前4周停用该药。考虑选择性雌激素受体调节剂对于骨质疏松症患者有较好的治疗效果，可在手术结束后，再次评估患者深静脉血栓风险，若深静脉血栓风险降低可考虑恢复该药的使用。少数患者服用该药期间会出现潮热和下肢痉挛症状。雷洛昔芬可以在一天中任何时间服用且不受进餐的限制，老年人无需调整剂量。新一代的SERMs如巴多昔芬、拉索昔芬、奥培米芬组织选择性更高，但其有效性和安全性有待进一步证实。该类药物均不能缓解绝经后更年期的症状。

与二膦酸盐应用时间越长增加骨密度效果越明显不同，一旦选择性雌激素受体调节剂对于抗骨量流失的作用消失，其作用与安慰剂基本相当。综上所述，除非存在禁忌证或者严重副作用，选择性雌激素受体调节剂还是可以推荐绝经后骨质疏松症妇女长期应用直至失效，一旦失效就需要选择其他抗骨质疏松药物治疗。

3. 组织选择性雌激素复合物（tissue selective estrogen complex，TSEC） 由于选择性雌激素受体调节剂会使患者出现潮热等副作用，结合雌激素/巴多昔芬的混合制剂应运而生。它适用于中、重度围绝经期综合征妇女骨质疏松症的防治，对于骨质疏松相关骨折的预防作用与雷洛昔芬相似，该药可以改善潮热和阴道萎缩的症状，但是对于降低骨折风险和治疗安全性的研究仅有2年历史，对于乳腺癌的风险目前也未知。组织选择性雌激素复合物的不良反应包括肌痉挛、恶心、腹泻、消化不良、上腹痛、咽痛、眩晕和颈痛。因其中含有雌激素，故也有雌激素类药物类似的不良反应。该药不推荐单独作为高骨折风险的绝经后骨质疏松症妇女抗骨质疏松治疗，尚无高龄老年妇女应用该药的循证学依据。

（三）降钙素

降钙素是重要的钙代谢调节激素，它能抑制破骨细胞活性，同时刺激成骨细胞形成。降钙素也有抑制溶骨作用，从而使病理性升高的血钙浓度降低，还可通过减少肾小管再吸收而增加尿钙的排泄。降钙素可用于以下疾病的治疗：①禁用或不能使用常规雌激素与钙制剂联合治疗的早期和晚期绝经后骨质疏松症及老年性骨质疏松症；②继发于乳腺癌、肺癌或肾癌、骨髓瘤和其他恶性肿瘤骨转移所致的高钙血症；③变形性骨炎；④甲状旁腺功能亢进症、缺乏活动或维生素D中毒（包括急性或慢性中毒）；⑤痛性神经营养不良症或Sudeck病。PROOF研究表明，每日降钙素200IU（鼻喷剂）可使椎体骨折风险降低33%，对非椎体骨折无明显效果。卫生保健研究质量机构并不建议将其用于骨质疏松症的治疗，这是因为降钙素对于骨质疏松相关骨折预防作用的证据质量较弱，且效价比较低。但降钙素对急性椎体压缩性骨折所致骨痛有较好的临床效果。小规模研究提示在降钙素治疗4天后即可对急性压缩性骨折所引起的疼痛起到良好止痛效果。但是该药对于慢性椎体压缩性骨折的止痛效果欠佳。对于急性椎体压缩性骨折的止痛治疗，目前推荐剂量是降钙素200IU每日交替鼻孔喷入或者是降钙素每日或隔天皮下或肌内注射100IU。皮下及肌内注射降钙素所引起的不良反应包括恶心、颜面潮红，偶有过敏反应。由于老年人耐受性差，皮下或肌内注射降钙素前需要进行皮试，对于长期卧床的老年人应用降钙素后需要每月复查肝肾功能和电解质水平。鼻喷剂使用方便，恶心、呕吐和潮红等不良反应较皮下注射制剂少，且止痛效果佳，故目前降钙素的鼻喷剂广泛应用于临床治疗。降钙素增加了某些肿瘤（如肝癌等）发生的风险，欧洲已不推荐其用作抗骨质疏松治疗。

（四）狄诺塞麦

狄诺塞麦是单克隆抗体，属于肿瘤坏死因子α（tumor necrosis factor -α，TNF-α）家族，与位于破骨细胞表面的核因子κB活化受体（receptor activator of nuclear factor kB，RANK）结合后可活化核因子κB（nuclear factor-kappa B，NF-κB），后者进入细胞核影响相关基因的表达，对破骨细胞的分化、增生、多核化、活化和存活起着关键作用。狄诺塞麦通过抑制破骨细胞活性、抑制破骨细胞的形成和防止骨细胞吸收，从而提升骨密度。与二膦酸盐相似，狄诺塞麦可降低多部位骨折风险。FREEDOM研究提示，患者予狄诺塞麦60mg皮下注射每6个月一次，3年后椎体骨折风险降低70%、髋部骨折风险降低40%、非椎体骨折风险降低20%；受试者腰椎和全髋骨密度分别升高9.2%，6.0%。在FREEDOM后续试验中，与基线相比腰椎及全髋骨密度6年后升高15.2%、7.5%。狄诺塞麦总体耐受性好，其理想的治疗人群包括绝经后骨质疏松症对其他抗骨质疏松药物不耐受的患者或肾功能不全的骨质疏松症患者（肌酐清除率 <35ml/min）。

狄诺塞麦的主要不良反应包括：骨骼肌肉疼痛、高胆固醇血症、湿疹和蜂窝织炎（如丹毒）。一部分患者应用狄诺塞麦可导致严重的湿疹和丹毒，这增加了患者住院治疗的风险。狄诺塞麦还可诱发低钙血症，尤其针对那些伴有肾功能不全的患者，使用前应注意纠正低血钙，并有效地补充维生素D。与二膦酸盐类似，狄诺塞麦也可导致下颌骨坏死及股骨近端非典型部位骨折。在1546名绝经后骨质疏松症妇女接受狄诺塞麦治疗8年后，有1例患者出现股骨近端非典型部位骨折，有5名妇女出现了下颌骨坏死。在另外一个交叉对照试验中，1457名患者接受了5年狄诺塞麦的治疗，其中3名受试者出现下颌骨坏死，1名患者出现非典型股骨骨折。所以目前仍需大规模研究去证实狄诺塞麦的安全性。对于狄诺塞麦对骨折预后的影响，目前尚无有力的循证学证据。但是小规模研究提示，为期6周狄诺塞麦在骨折期间的治疗并未影响患者骨折愈合。对于狄诺塞麦治疗骨质疏松症具体的疗程、对于其他抗骨质疏松药物后续的治疗作用仍有待于进一步研究探讨。目前狄诺塞麦应用最长疗程为8年，但是在停药2年后患者骨密度恢复到基线水平。与一线的抗骨质疏松药物比较，狄诺塞麦优点突出：①每6个月一次皮下注射，给药简便，患者依从性高；②无肾毒性，肾功能不全患者仍可使用；③提升骨密度效力更强。但是其昂贵的价格限制了狄诺塞麦在临床中应用。目前老年人应用狄诺塞麦的循证学依据尚少，有待于进一步深入研究。

（五）骨形成促进剂——特立帕肽和 $rhPTH_{1-84}$

原发性或继发性甲状旁腺功能亢进时，过量的甲状旁腺激素持续刺激会对骨骼，尤其是骨皮质产生严重损害。但是间断应用甲状旁腺激素可提高成骨细胞的数量，使骨量增加，改善松质骨和皮质骨结构，增加皮质骨厚度。$rhPTH_{1-84}$ 是全段重组人甲状旁腺素；特立帕肽则是甲状旁腺素 N 端 1~34 氨基酸残基片段，保留了甲状旁腺激素的生物学活性。该类药物是唯一促进骨形成的药物。特立帕肽（20μg）需要每日一次于大腿外侧或腹壁皮下注射治疗，它可以改善骨骼的重建。试验表明，应用特立帕肽 21 个月后，椎体骨密度提升 9.7%、股骨颈骨密度提升 2.8% 和全髋骨密度提升 2.6%，骨密度的增加在用药前几个月就已经体现，但是其抗骨折效力在用药 6 个月后才出现，它可使椎体骨折风险下降 70%，非椎体骨折风险下降 50%，但髋部骨折降低风险的数据尚缺乏。日本 TOWER 研究显示，受试者每周接受 56.5μg 特立帕肽皮下注射，治疗 72 周后受试者椎体骨折风险降低了 80%（14.5% vs 3.1%），该研究提示特立帕肽每日疗法和每周疗法效果大致相当。特立帕肽在应用 2 年后需要停药，这是因为特立帕肽在应用 18 个月后增加骨密度的效力开始下降。

动物实验和一项人类病例报告提示，特立帕肽长期应用会增加骨肉瘤发生的风险。虽然一项病例报告不能确定特立帕肽与骨肉瘤之间的关系。但是对于骨肉瘤的高危人群，如 Paget 病、骨放疗史及骨转移的患者应避免使用该药。然而最近也有研究表明，使用特立帕肽或 $rhPTH_{1-84}$ 患者骨肉瘤发生率并不升高。

特立帕肽理想的治疗人群是绝经后妇女伴有严重的椎体骨质疏松症（T<-3.5，或 T<-2.5 并伴有脆性骨折）。由于先前二膦酸盐治疗会削弱特立帕肽的疗效，所以将特立帕肽作为首选治疗比作为二膦酸盐或者选择性雌激素受体调节剂后续治疗的抗骨质疏松效果会更好。但是特立帕肽费用昂贵，每月花费近 12 000 元。在美国，骨质疏松症患者只有在二膦酸盐药物失效后，医疗保险才能覆盖一部分特立帕肽的费用，在中国目前该药需要自费应用。由于特立帕肽是否能加速或者延缓骨折愈合尚无定论，故在急性骨折发生后多长时间可启用特立帕肽治疗目前还没有统一的意见。

特立帕肽最常见的不良反应包括恶心、下肢抽搐、高钙血症、高尿钙和头痛。故对于肾结石和持续高尿钙排泄的老年患者应该避免应用特立帕肽。特立帕肽还可能增加体内尿酸水平导致痛风发作，所以对于既往有痛风发作的患者或者是尿酸水平大于 7.5mg/dl 的患者不建议应用特立帕肽治疗。对于老年患者，在起始特立帕肽治疗时，应先了解患者的肌酐、血钙、血磷、碱性磷酸酶、25 羟维生素 D、白蛋白、尿酸和 24 小时尿钙排泄率的水平。如果有持续性高血钙、高尿钙存在应先排除患者是否有原发性甲状旁腺功能亢进的可能。如果血清 25 羟维生素 D 较低，应在起始特立帕肽治疗前补充维生素 D。

（六）锶盐

锶盐在欧洲和亚洲用于抗骨质疏松的治疗。雷尼酸锶是唯一具有双重作用机制的新一类抗骨质疏松药物，具有刺激骨形成、抑制骨吸收的双重作用，它能降低骨折风险，增强骨强度与骨密度。有研究提示，应用雷尼酸锶治疗后患者椎体骨折风险下降了 40%，非椎体骨折风险下降了 15%。在骨折的高危人群中应用雷尼酸锶可使髋关节骨折风险下降近 40%。雷尼酸锶的依从性高，适用于其他抗骨质疏松药物不耐受的骨质疏松患者。英国一项调查显示 30% 的患者不耐受二膦酸盐治疗，这其中 50% 的患者无使用雷尼酸锶的禁忌证，这提高了雷尼酸锶的成本效益。其不良反应有腹泻、深静脉血栓形成、心肌梗死、中毒性表皮坏死松解症及嗜酸性粒细胞增多症等，有些副作用十分严重。雷尼酸锶主要用于治疗和预防绝经后妇女的骨质疏松症。对于存在心血管疾病风险的老年患者应谨慎用药。对于该药疗程目前尚无定论，但临床上有应用雷尼酸锶 10 年以上安全有效的经验。

（七）维生素 K_2

与锶盐的作用机制相似，维生素 K_2 在骨代谢的多个方面都起着重要作用，它可促进骨形成，抑制骨吸收，有效地改善骨代谢失衡状态。目前临床上常用的该类药物为四烯甲萘醌。该药与维生素 D 联用对骨密度的增长有协同作用。与活性维生素 D、钙剂及双膦酸盐联合治疗可有效提高骨密度，达到治疗骨质疏松的目的。该药安全性高，仅有皮疹、皮肤发红等过敏反应，对肝肾功能影响小，适合老年患者服用。由于维生素 K_2 是脂溶性的维生素，所以个别患者服用后会有轻微的胃肠道不适的表现。四烯甲萘醌空腹服用时吸收较差，必须让患者饭后服用，且饮食中脂肪含量较少时该药的吸收率也会降低。另外维生素K影响华法林的抗凝作用，对于服用华法林的老年患者不宜应用该类药物。

三、骨质疏松症治疗的监测

目前尚没有共识推荐启动抗骨质疏松治疗后的监测流程，这是因为随着骨质疏松症治疗的进程，骨密度不断增加与骨折风险下降是否一致仍有争论。一些研究提示随着骨密度的不断改善，骨质疏松症患者的骨折风险呈现下降趋势。但也有研究发现无论抗骨质疏松治疗后骨密度是否改善都与骨折风险下降无关。一些学术团体如北美绝经后学术团体建议在患者启动抗骨质疏松治疗后的一年或两年后复查骨密度扫描。临床上复查的频率取决于患者应用抗骨质疏松药物使骨密度改善的速度及是否存在应用某些药物的副作用导致骨密度急速流失的风险增加。

虽然骨代谢标记物可反映骨转换的状态，但由于其检测的变异性大，生物学特性不稳定，所以临床上难以将该指标作为评价抗骨质疏松药物疗效的依据。目前尚无有力的临床证据证明骨代谢标记物可作为抗骨质疏松药物更换的依据。如果临床上需要监测骨代谢标记物，最好建议患者在同一家医院、在同一时段进行监测以减少检测结果的变异性。如果患者应用特立帕肽不建议患者检测骨代谢标记物。骨代谢标记物包括血清Ⅰ型前胶原N端前肽、骨钙素、β-胶原降解产物和尿Ⅰ型胶原N端交联顶端肽等。以上指标可于起始治疗及治疗后3~6个月监测，如果血清β-胶原降解产物及尿Ⅰ型胶原N端交联顶端肽下降30%，这提示患者用药的依从性和疗效都很好。但是临床上以上指标尚无明确的目标值，而且上述检查均属于自费项目。

四、新型抗骨质疏松药物

尽管目前有多种抗骨质疏松药物应用于临床，但是学者们仍在探寻骨代谢机制和更为有效的新型抗骨质疏松药物。在众多临床试验中，组织蛋白酶K抑制剂和骨硬化蛋白是较有临床前景的两类新药。

组织蛋白酶K是由破骨细胞表达的一种半胱氨酸蛋白酶。它可以影响胶原蛋白的降解从而调节骨吸收。若人体的组织蛋白酶K功能不佳，就会导致破骨细胞功能障碍，从而出现以高骨密度、高骨脆性、身材矮小和远端指/趾骨溶解为特征的致密性成骨不全。与其他类型的组织蛋白酶相比，组织蛋白酶K组织特异性和亲和力更高。新型骨吸收抑制剂奥当卡替使破骨细胞失活，但其与成骨细胞的双向信号传导仍存在，从而维持成骨细胞的骨形成作用。在组织蛋白酶K抑制剂奥当卡替的Ⅱ期临床研究表明，每周口服50mg奥当卡替2年，可使患者腰椎、全髋骨密度分别提升5.5%、3.2%，3年后腰椎及全髋骨密度继续升高，分别提高7.9%、5.8%。该药不但可提高患者的骨密度，对骨代谢标记物也有明显的影响，研究提示与基线值相比，奥当卡替组骨吸收标记物尿Ⅰ型胶原氨基末端肽下降50.5%，而骨合成标记物特异性碱性磷酸酶则与基线水平相近。另外LOFT研究表明，与基线水平相比，奥当卡替提升椎体及全髋骨密度分别为11.2%及9.5%；椎体、非椎体及全髋骨折风险分别下降72%、27%及47%。

骨硬化蛋白（slcerostin）是骨细胞分泌Wnt信号通路的拮抗剂，其可抑制Wnt蛋白与LRP5/6结合从而影响成骨细胞分化、募集和活性，进而抑制骨的生成。硬化蛋白单克隆抗体可使Wnt/β连锁蛋白通路激活，从而促进成骨作用。目前在研发的该类药物有romosoumab和blosozumab。Ⅱ期的临床研究提示绝经后骨质疏松症患者每月一次皮下注射210mg romosoumab，1年后患者腰椎骨密度提升11.3%，而绝经后骨质疏松患者分别应用blosozumab 180mg/2周、180mg/4周、270mg/2周皮下注射1年后，其腰椎骨密度分别提升8.4%、14.9%及17.7%；全髋骨密度分别提升2.1%、4.5%及6.7%。更让研究者欣喜的是该类药物不但能促进骨生成还可以抑制骨吸收，这对于骨质疏松症的治疗无疑是有益的。该类药物的Ⅲ期临床研究正在进行。

无论以上药物是否能被FDA批准使用，临床中期待更多有效的抗骨质疏松新药能够为老年骨质疏松症患者带来更好的效果和更广阔的治疗空间。

五、抗骨质疏松的用药方案

（一）单药方案

考虑到二膦酸盐药物优异的性价比及对骨折风险降低的有效作用，二膦酸盐是目前抗骨质疏松治疗的一线用药。对于口服二膦酸盐不能耐受或依从性欠佳的患者可考虑应用静脉二膦酸盐制剂。对于肾功能较差的患者，可酌情考虑狄诺塞麦的应用。合并严重围绝经期症状的绝经后骨质疏松症患者，可酌情考虑小剂量短疗程的雌激素替代治疗；对于乳腺癌风险高的绝经后骨质疏松症妇女建议使用选择性雌激素受体调节剂治疗。对于伴有严重躯体疾病且无抗凝药物应用的老年骨质疏松症患者可酌情考虑四烯甲萘醌的应用。对于骨折高风险患者，经济情况允许时可考虑使用狄诺塞麦、特立帕肽、PTH_{1-84}或联合治疗。

（二）序贯治疗和联合治疗

对于服用二膦酸盐效果欠佳的患者，可酌情考虑应用特立帕肽或其他非二膦酸盐类药物治疗。终止非二膦酸盐类抗骨质疏松药物治疗后，提升的骨量会迅速流失，一般建议给予二膦酸盐序贯治疗，以维持或进一步提高骨密度，预防骨折的发生。

虽然大量循证学依据提示了目前临床应用抗骨质疏松药物的疗效，但仍需提高单药治疗疗效以进一步提高骨密度，降低骨折风险。因此，一些学者对于不同种类的抗骨质疏松药物联合治疗进行了研究。从理论上讲，骨形成促进剂和骨吸收抑制剂联合用药应在提高骨密度及骨强度方面比单药治疗更有优势，但目前的研究结果仍不理想。例如特立帕肽和阿仑膦酸钠联用试验表明，骨吸收和骨形成标志物都降低，比特立帕肽单药治疗疗效还差。特立帕肽和雷洛昔芬或利塞膦酸钠联合略强于特立帕肽单药治疗，尤其可提高髋部骨密度。但特立帕肽和唑来膦酸合用提升腰椎骨密度效力与特立帕肽单药治疗相差无几，而髋部骨密度提升的效力则和唑来膦酸单药相同。另有研究对比了联合应用特立帕肽和狄诺塞麦、特立帕肽单药治疗、狄诺塞麦单药治疗的差异，治疗2年后，三组患者腰椎骨密度分别提升了12.9%、9.5%及8.3%；股骨颈骨密度三组分别提升了6.8%、2.8%及4.1%；全髋骨密度提升了6.3%、2.0%及3.2%。该研究提示对于髋部骨折高风险患者，特立帕肽与唑来膦酸或狄诺塞麦联合应用可能比单药应用使患者获益更大。然而，上述联合方案大都不是以骨折事件为临床研究终点，故其预防骨质疏松相关骨折的效力仍有待进一步证实。老年骨质疏松症患者联合用药仍有待于进一步的探讨。

（三）药物假期

当停用二膦酸盐治疗后，仍发现该药还可以有3~5年的骨骼保护作用，而连续长期使用二膦酸盐治疗可能导致下颌骨坏死及股骨近端非典型部位骨折发生率升高，这就导致药物假期概念的提出。对于规律使用二膦酸盐治疗3~5年的患者，若治疗中出现患者的骨折风险降低（DXA骨密度>−2.5和FRAX评分提示10年内髋部骨折风险<3%、主要部位骨折风险<20%）则可以考虑停药，2~3年后再次评估是否需要继续治疗；若骨密度仍为骨质疏松或FRAX评分提示骨折风险较高，则应综合评价老年患者对于药物的耐受程度、治疗意愿、预期寿命、并存疾病的严重程度、体能衰弱、致跌倒的因素等个体化数据，与患者沟通后酌情继续应用二膦酸盐治疗或调整其他抗骨质疏松药物治疗。

六、总结

随着人们平均寿命的延长，骨质疏松相关骨折的发病率逐年攀升。骨质疏松症所致骨痛及其他临床症状严重影响着人们的生活质量，并导致死亡率增加。对于绝经后妇女和老年男性患者进行DEXA扫描和FRAX评分以了解该人群骨折风险是十分必要的。目前骨质疏松症治疗包括非药物治疗和药物治疗。非药物治疗是骨质疏松症治疗的基础，它包括合理膳食、适度运动、戒烟限酒及预防跌倒。药物治疗则是目前骨质疏松症防治的主要举措。在众多抗骨质疏松药物中，二膦酸盐是骨质疏松症药物治疗的一线方案，它抗骨质疏松疗效明确、副作用相对较少、患者依从性好，性价比高，目前任何新药的有效性都以其为标准。处于临床研究的新型抗骨质疏松药物如组织蛋白酶K抑制剂（奥当卡替）、硬化蛋白单克隆抗体等可能会为老年患者提供更为理想的治疗效果、更轻微的不良反应，从而为骨质疏松症用药提供更多选择。

（潘 琦）

参考文献

1. 张智海，张智若，刘忠厚，等. 中国大陆地区以−2.00SD为诊断标准的骨质疏松症发病率回顾性研究. 中国骨质疏松杂志，2016，22（1）：1-8.

2. 彭永德. 骨质疏松症研究年度报告（2012-8至

2013-8). 中华内分泌代谢杂志, 2014, 30(8): 639-642.

3. Hamilton CJ, Reid LS, Jamal SA. Organic nitrates for osteoporosis: an update. BonekeyRep, 2014, 2: 259.

4. Ishidou Y, Koriyama C, Kakoi H, et al. Predictive factors of mortality and deterioration in performance of activities of daily living after hip fracture surgery in Kagoshima, Japan. Geriatr Gerontol Int. 2017, 17(3): 391-401.

5. Avenell A, Mak JC, O'Connell D. Vitamin D and vitamin D analogues for preventing fractures in post-menopausal women and older men. Cochrane Database Syst Rev, 2014(4): CD000227.

6. Crandall CJ, Newberry SJ, Diamant A, et al. Treatment To Prevent Fractures in Men and Women With Low Bone Density or Osteoporosis: Update of a 2007 Report [Internet]. Rockville(MD): Agency for Healthcare Research and Quality (US), 2012.

7. Crandall CJ, Newberry SJ, Diamant A, et al. Comparative effectiveness of pharmacologic treatments to prevent fractures: an updated systematic review. Ann Intern Med, 2014, 161(10): 711-723.

8. Brown JP, Morin S, Leslie W, et al. Bisphosphonates for treatment of osteoporosis: expected benefits, potential harms, and drug holidays. Can Fam Physician, 2014, 60(4): 324-333.

9. Levis S, Theodore G. Summary of AHRQ's comparative effectiveness review of treatment to prevent fractures in men and women with low bone density or osteoporosis: update of the 2007 report. J Manag Care Pharm, 2012, 18(4 Suppl B): S1-S15.

10. Silverman SL, Chines AA, Kendler DL, et al. Sustained efficacy and safety of bazedoxifenein preventing fractures in postmenopausal women with osteoporosis: results of a 5-year, ran-domized, placebo-controlled study. Osteoporos Int, 2012, 23(1): 351-363.

11. Knopp-Sihota JA, Newburn-Cook CV, Homik J, et al. Calcitonin for treating acute and chronic pain of recent and remote osteoporotic vertebral compression fractures: a systematic review and meta-analysis. Osteoporos Int, 2012, 23(1): 17-38.

12. Sun LM, Lin MC, Muo CH, et al. Calitonin nasal spray and increased cancer risk: A population-based nested case-control study. J Clin Endocrinol Metab, 2014, 99(11): 4259-4264.

13. Bone HG, Chapurlar R, Brandi ML, et al. The effect of three or six years of denosumab exposure in women with postmenopausal osteoporosis: results from the FREEDOM extention. J Clin Endocrinol Metab, 2013, 98(11): 4483-4492.

14. Papapoulos S, Lippuner K, Roux C, et al. The effect of 8 or 5 years of denosumab treatment in postmenopausal women with osteoporosis: results from the FREEDOM Extension study. Osteoporos Int, 2015, 26(12): 2773-2783.

15. Nakamura Y, Sugimoto T, Nakno T, et al. Randomized Teriparatide [Human Parathyroid Hormone(PTH) 1-34] Once-Weekly Efficacy Research (TOWER) trial for examining the reduction in new vertebral fractures in subjects with primary osteoporosis and high fracture risk. J Clin Endocrinol Metab, 2012, 97(9): 3097-3106.

16. Cipriani C, Irani D, Bilezikian JP. Osteoanabolic therapy for osteoporosis: a decade of experience. J Bone Miner Res, 2012, 27(12): 2419-2428.

17. Eastell R, Vrijens B, Cahall DL, et al. Bone turnover markers and bone mineral density response with risedronate therapy: relationship with fracture risk and patient adherence. J Bone Miner Res, 2011, 26(7): 1662-1669.

18. Grossman JM, Gordon R, Ranganath VK, et al. American College of Rheumatology 2010 recommendations for the prevention and treatment of glucocorticoid-induced osteoporosis. Arthritis Care Res(Hoboken), 2010, 62(11): 1515-1526.

19. Langdahl B, Binkley N, Bone H, et al. Odanacatib in the treatment of postmenopausal women with low bone mineral density: five years of continued therapy in a phase 2study. J Bone Miner Res, 2012, 27: 2251-2258.

20. Eisman JA, Bone HG, Hosking DJ, et al. Odanacatib in the treatment of postmenopausal women with low bone density: three-year continued therapy and resolution of effect. J Bone Miner Res, 2011, 26(2): 242-251.

21. McClung MR, Grauer A, Boonen S, et al. Romosozumab in postmenopausal women with low bone mineral density. N Engl J Med, 2014, 370(5): 412-420.

22. Recker RR, Benson CT, Matsumoto T, et al. A randomized, doubleblind Phase 2 clinical trial of blosozumab, a sclerostin antibody, in postmenopausal women with low bone mineral density. J Bone Miner Res, 2015, 30(2): 216-224.

23. Cosman F. Combination therapy for osteoporosis: a reappraisal. Bonekey Rep, 2014, 3: 518.

24. Leder BZ, Tsai JN, Uihlein AV, et al. Two years of denosumab and teriparatide administration in postmenopausal women with osteoporosis(The DATA Extension Study): a randomized controlled trial. J Clin Endocrinol Metab, 2014, 99(5): 1694-1700.

25. Eriksen EF, Diez-Perez A, Boonen S, et al. Update on long-term treatment with bisphosphonates for postmenopausal osteoporosis: A systematic review. Bone, 2014, 58: 126-135.

第八节 预防老年骨质疏松症的运动与康复疗法

一、预防老年骨质疏松症的运动疗法

（一）运动防治骨质疏松症的机制

1. 机械应力对骨骼的刺激作用 机体在运动过程中受到地面的反作用力、不同肌肉肌腱牵拉产生的拉力、切力及挤压力均能对骨骼产生一定的刺激，这些机械应力提高了骨的强度及生物力学特性。适宜的机械应力可促进骨形成，提高骨密度，达到预防或治疗骨质疏松的目的。在一定范围内，机械应力刺激越大，促进骨骼生长的作用越强。相反，长期卧床或失重状态等缺乏机械应力刺激时，骨量会逐渐丢失。

2. 运动诱导激素的变化对骨代谢的影响 雌激素、甲状旁腺素、糖皮质激素等多种激素参与人体的骨代谢调节。雌激素水平下降是导致绝经后女性骨质疏松症的主要原因之一。适宜的运动可调节机体内分泌系统，提高机体雌激素水平，起到预防骨质疏松症的作用。研究显示每次30分钟，每周5次，持续16周的有氧运动可提高雌激素代谢产物的浓度，间接支持运动可增加雌激素水平，并且这种作用可延续至运动治疗结束后。

（二）运动的获益

各个年龄段，运动和身体活动都是增加和维持骨量的重要措施。通过运动可以在生长期最大限度地增加骨量，降低骨质疏松或骨折的风险，并延缓增龄性骨量丢失的速率。

1. 有氧运动的益处 多个研究机构对有氧运动预防骨质疏松症的观点仍未统一。但综合已有研究，有氧运动在一定负荷或强度范围内可以预防骨质疏松症，且预防效果与运动强度和运动量成正比。有研究显示，每周3次，持续12周中等强度的有氧运动可提高中年人骨密度、促进骨形成，有效防止骨量流失，从而起到预防骨质疏松症的作用。负重有氧练习（如健步走）是保持骨密度的适宜运动方式。

2. 抗阻运动的获益 抗阻运动可以增加肌肉量，提高肌肉力量。大量研究显示，抗阻运动可以增加骨密度、防止骨量丢失，是骨质疏松症患者最适宜的运动方式。研究显示，渐进抗阻训练能够提高患者股骨颈、腰椎及大转子等部位的骨密度，并且可显著降低患者的跌倒风险，降低了骨质疏松性骨折的发生率。

3. 平衡能力和灵活性运动的获益 研究显示每周进行2~3次神经肌肉、平衡能力和灵活性的综合训练，可有效预防跌倒。常见的有闭眼单脚站立、足趾站立等。

4. 其他运动方式的获益 冲击性运动是指在运动过程中受力瞬间着力点对机体产生冲击性反作用力的运动，如跳起后着地瞬间地面的反作用力或球拍击球瞬间击球点的反作用力等。反作用力可刺激骨骼，促进骨形成，防止骨量丢失。研究显示高冲击力项目运动员比低冲击力项目运动员及久坐的个体拥有更高的骨密度及断面系数，球拍类项目运动员优势臂较对侧有更高的骨密度及断面系数。此类运动还可提高绝经期前后女性髋部、股骨、胫骨等多个部位的骨密度，达到预防及治疗骨质疏松症的效果。

全身振动训练是一种新兴的运动方式，具有简单、效果显著、可控性高等特点。全身振动训练时的高频机械刺激能以相对较小的负荷达到较好的训练效果。研究显示，振动训练能够有效促进骨质增加，增强骨骼形态和强度。绝经后女性进行振动训练预防骨量丢失的效果优于健步走等有氧运动。

太极、五禽戏、八段锦等民族传统项目不能简单地划分为有氧运动或抗阻运动，这些运动方式不仅可以提高心肺耐力、增加肌肉力量，并且可以提高平衡能力。国内多项研究显示五禽戏可以增加老年骨质疏松症患者的腰椎骨密度，并改善腰背痛，太极柔力球可改善围绝经期女性的骨代谢指标，延缓骨量丢失。

（三）老年骨质疏松症患者运动能力评估时的注意事项

体力活动可以增加生长发育期的峰值骨量，减缓由年龄增大引起的骨量丢失，通过增强肌肉力量和平衡减少跌倒风险等降低骨质疏松性骨折的风险，在骨质疏松症的一级和二级预防中发挥重要的作用。骨质疏松症并不是运动测试或运动的禁忌，但此类患者在进行运动时应注意下列问题。

伴有疼痛的严重脊柱骨质疏松症的患者，最好选择功率自行车方案进行心肺耐力测试，运动平板测试时跌倒的风险相对较大。

椎体压缩性骨折可导致脊柱短缩，脊柱变形会影响患者通气量并导致身体重心前移。身体重心的变化会影响患者的平衡能力，跌倒风险相应增加，在测试时需提供必要的扶手或改进测试方案。

目前虽然没有最大肌力测试禁忌证的相关依据，但严重骨质疏松症患者不宜进行最大肌力测试。

患者在测试时或运动中应避免负重下蹲，减少脊柱的负重，避免脊柱的过度屈曲甚至骨折。

此外，具有骨质疏松风险或已诊断的患者应增加步态分析和平衡能力评估。

（四）老年骨质疏松症患者运动方案的设计

运动方案或运动处方是为了满足个体的健康目标而制订的。因此在制订老年骨质疏松症患者运动处方时应兼顾健康相关体适能的各个方面，并注意提高平衡性、灵活性，避免过度使用性损伤及疾病相关的一些风险。还应结合个体的实际情况，提高运动处方的可操作性和依从性。运动处方的基本内容、制定原则等已在相关章节描述，具体内容可参见本章第三节。

有骨质疏松风险的人群的有氧和抗阻运动方案推荐（表 10-8-1）：

1. 运动频率 每周 3~5 天的负重有氧运动（包括自重或额外负重）及每周 2~3 天的抗阻运动。

2. 运动强度 ①有氧运动：中等强度（40%~60% 储备摄氧量或储备心率）至较大强度（≥60% 储备摄氧量或储备心率）；②抗阻运动：根据个人情况及骨骼承受力，从中等强度［60%~80% 1-RM（repetition maximum，重复最大力量）、8~12 次重复的抗阻训练］增加至较大强度（80%~90% 1-RM、5~6 次重复的抗阻训练）。

3. 运动时间 每天累计 30~60 分钟负重有氧运动与抗阻运动相结合的运动。

4. 运动方式 负重有氧运动（如网球、爬楼梯、步行和间歇性慢跑）、跳跃的活动（如排球、篮球）和抗阻运动（举重）。

已诊断骨质疏松症的患者可通过以下的有氧和抗阻运动方案维持骨骼健康：

1. 运动频率 每周 3~5 天的负重有氧运动和每周 2~3 天的抗阻运动。

2. 运动强度 尽管有些患者可耐受更大强度的运动，但对于老年患者来说，从安全性的角度考虑，一般采用中等强度（40%~60% 储备摄氧量或储备心率）的负重有氧运动和中等强度（60%~80% 1-RM、8~12 次重复的抗阻运动）的抗阻运动。

3. 运动时间 每天累计 30~60 分钟的负重有氧运动及抗阻运动。

4. 运动方式 负重有氧运动（如爬楼梯、步行和其他可耐受的方式），抗阻运动（举重）。

柔韧性练习方案推荐：所有年龄段的人群都应进行柔韧性练习来提高关节活动度或柔韧性。柔韧性练习可提高韧带的稳定性和平衡性。老年骨质疏松症高危人群或患者应进行规律的柔韧性练习。运动时保持肌肉拉伸至轻微紧张并保持

表 10-8-1 骨质疏松症患者运动处方概要

类型	方式	强度	频率	时间	进展	目标	注意事项
有氧运动	走路、蹬车等	中等强度（40%~60% 储备心率）	每周 3~5 天	每天累计 30~60 分钟	2 周后逐渐增加速度和距离	以≥4.8km/h 的速度运动 30~45min/d	避免颠簸，避免有跌倒风险的活动，有严重脊柱后凸的患者仅适合蹬车
抗阻运动	力量器械、弹力带、哑铃等	中等强度（60%~80% 1-RM，8~12 次）	每周 2~3 天	1 组或 2 组，累计 30~60 分钟	2 周后增加 1 组，当重复次数达到 12 次后可增加阻力	每周 3~4 天，每组 10~ 12 次	避免脊柱过度负重，进行缓慢可控的运动，以腿部和背部的训练为主
柔韧性练习	伸展、牵拉	牵拉到无疼痛的最大范围	每周 5~7 天	15~20 分钟		增加或保持活动范围	避免脊柱过度牵拉

10~30 秒可以达到提高柔韧性的目的,延长拉伸至 30~60 秒对老年人更有益。

1. 运动频率 每周至少 2~3 次,逐渐达到每天练习。

2. 运动强度 拉伸达到肌肉紧张或轻微不适。

3. 运动时间 静力拉伸 10~30 秒,老年人最好可延长至 30~60 秒。

4. 运动类型 应对所有主要肌肉肌腱单元进行系统性的柔韧性练习,静力拉伸、动力拉伸、弹震拉伸及本体感觉神经肌肉促进技术均是有效的方式。

5. 运动量 每个柔韧性练习总时间为 60 秒。

6. 运动模式 每个柔韧性练习重复 2~4 次,可在有氧运动或抗阻运动后进行,肌肉温度较高时柔韧性练习的效果最好,也可通过热身、热敷或洗澡等方式提高肌肉温度。

神经动作练习方案推荐:神经动作练习包括平衡、协调、步态、灵敏性和本体感觉等控制技能,也称作功能性体适能练习。太极、气功、瑜伽等将神经动作练习与抗阻、柔韧性练习相结合也被认为是神经动作练习。这类练习不仅可提高老年人的平衡性、灵敏性和肌肉力量,还可降低跌倒的风险及对跌倒的恐惧感。有骨质疏松风险或已诊断骨质疏松症的老年患者应进行神经动作练习。

1. 运动频率 每周 2~3 次。

2. 运动强度 目前无有效数据支持,可根据个人情况制订。

3. 运动时间 累计 20~30min/d,每周累计 60 分钟。

4. 运动类型 老年人应通过多种运动类型(如太极、瑜伽等)来提高控制技能(如平衡性、灵活性、协调性和步态),在保持身体功能的同时降低跌倒风险。

(五)老年骨质疏松症患者运动注意事项

用骨强度来量化运动强度相对困难,但骨强度的增加通常与运动强度的增加成正比。目前还没有建立骨质疏松症患者运动禁忌证的相关指南。通常建议采用不引起疼痛的中等强度方案制订运动处方。应避免爆发性和高冲击性运动,也应避免扭曲、弯曲和挤压脊柱的运动。对于合并骨关节炎的骨质疏松症患者,采用髋关节骨密度检测评定骨质疏松风险较椎骨骨密度更为准确。长期卧床或制动可导致骨量快速丢失,而骨量恢复的过程相对缓慢,因此,应鼓励老年人在健康状况允许的条件下尽可能保持一定的体力活动以维持骨骼健康。

二、预防老年骨质疏松症的康复疗法

(一)康复评定

1. 身体结构与功能评定

(1)身体结构:骨质疏松可能导致的结构异常,组织层面包括骨皮质变薄、骨小梁减少、椎体变扁、椎间隙增宽,整体层面包括身高缩短、脊柱前屈后突形成驼背、骨强度下降导致骨折,其中身高缩短和驼背所致的身体姿势改变可影响肺功能。

(2)身体功能:骨质疏松症可能导致的功能障碍有:①感觉功能障碍,包括肢体麻木、疼痛,疼痛多见于腰背部、肩部、膝关节和足跟,当发生骨折时可有剧痛;②运动功能障碍,包括胸椎、腰椎关节活动度受限,肢体肌力下降;③情感障碍:包括失眠、精神焦虑或恐惧感。

2. 个体活动能力评定 可有日常生活活动能力受限,如姿势转换、行走、上下楼梯、负重、自我照料、家务劳动受限。如果并发骨折,长期卧床会进一步加重骨质疏松,并引起肌肉失用性萎缩,进一步损害活动能力。常用的量表有 Barthel 指数、功能独立性评定(FIM)。

3. 社会参与能力评定 教育、娱乐、社交、工作能力均可受限。需调查的对象包括个人消费用品或物质,卫生专业人员,卫生服务、体制和政策。常用的量表有生存质量量表(QOL)、健康调查简表(SF-36)。

(二)康复治疗原则

老年骨质疏松症的康复,应坚持早期、全面、个体化、综合措施的治疗原则。早期的目的是预防骨质疏松症的发生、预防其并发症的发生。全面和个体化是指,制订康复方案时应全面评估患者的身体功能、个性习惯、生活环境,并综合考虑老年骨质疏松症患者伴有的各种慢性疾病,从而确定合理的康复目标,选择合适的治疗方式、强度。综合措施是指,在药物治疗的基础上,配合生活方式改善、饮食调整、运动疗法、物理因子疗法、辅助器具使用、环境改造等,并重视康复宣教和骨折的预防。

（三）康复治疗方法

1. 运动疗法 运动方案的制订，前面已详细阐述，在此不再赘述，现主要从以下方面做出补充和强调。

（1）运动原则：老年骨质疏松症患者及高危人群，均应进行科学的运动，对于老年人，应遵循的原则是渐进性、持续性、个性化，运动方式以有氧运动为主，目的是增强肌力，改善协调性、平衡能力。

（2）运动方式：应有目的地对骨质疏松症好发部位的相关肌群进行训练。以伸展和等长运动为主，少做屈曲和等张运动，对脊柱骨质疏松症患者禁用屈曲和等张运动，禁用负重训练。值得一提的是，很多老年骨质疏松症患者因伴有肥胖、慢性疼痛、骨关节炎等病症，无法耐受陆地上常规的有氧运动、抗阻运动，而近年来日益兴起的水中康复训练，为他们带来了崭新的选择。水中康复的优势，一方面体现于水的浮力使关节面压力降低，因而关节继发性损伤风险降低，另一方面体现于同一运动动作，比如步行，水的阻力能够调动更多肌群参与运动。

（3）运动禁忌：老年人常易合并多种疾病，对于合并有生命体征不稳定、严重的心功能不全及心律失常、严重的脑血管病、急性感染、运动部位感染、主动脉瘤、严重的肝肾疾病及严重的骨关节病等的老年人，运动疗法需谨慎考虑。

2. 物理因子

（1）概述：物理因子包括电、磁、声、光、冷、热、水、力，这些因子通过局部直接作用、神经反射作用、体液作用等多个层面影响着人体的结构、生理，从而起到治疗疾病的作用。对于骨质疏松症患者，每种因子的治疗作用是多方面的，而不同因子的作用也会有交集，合理应用这些因子，对骨质疏松症本身及其并发症的预防、治疗都很有帮助。概括来说，物理因子对骨质疏松症的治疗机制涉及：缓解疼痛，改善局部血液循环，增加局部应力负荷，促进钙磷沉积，增强肌力、防止肌肉萎缩，减少瘢痕和粘连，预防小腿深静脉血栓形成，促进骨折愈合，促进神经功能修复，防止继发性骨质疏松症等。

（2）分类：选择何种物理因子，要根据临床需要。具体到骨质疏松症及其并发症，按照以下分类，给出各种临床需要下可以选择的物理因子。另外，受篇幅所限，此处只提及物理因子的种类，而一个完整的物理治疗处方，还应包括部位、强度、时间、频率、疗程，以及理疗环境、条件、疗后休息等内容，具体内容请读者参考专业物理治疗学书籍。

1）消炎止痛类物理因子：适用于骨质疏松症引起的疼痛。凡具有消炎止痛功效的物理因子均可归入本类，主要有无热剂量的超短波、短波疗法，无热剂量的微波、分米波疗法，低频及中频电疗法，间动电疗法，磁疗法，激光疗法，冷疗法等。

2）增加骨量类物理因子：多数学者认为，凡能产生压电效应、改善骨皮质血液循环、增加应力负荷的物理因子都会对骨量增加起到积极作用。目前应用最广泛的是低频脉冲电磁疗法，其原理是将多个电磁块固定于人体容易发生骨质疏松的部位，如腰部、左右髋骨及踝关节等部位，通过脉冲电磁场磁力线穿透皮肤深入到骨组织内部，即由脉冲电磁场产生仿生物理刺激，在骨骼内部形成动态电场，促使钙离子流动，并通过影响细胞行为和改变胶原的聚集与排列，使骨骼结构逐渐得到改善，恢复骨骼的动态平衡，从而达到减少骨量丢失的目的。

3）改善功能类物理因子：一般认为骨质疏松症因疼痛、局部损伤、骨折制动等因素，日久而致肌肉萎缩、粘连进而引起功能障碍。因此适当选用减少粘连、防止肌肉萎缩的物理因子对功能恢复有重要的意义。主要有音频电疗法，温热剂量的超短波、微波疗法，超声波疗法。

4）促进骨折愈合类物理疗法：主要有超声波疗法、光疗法、温热疗法、离子导入疗法、磁疗法。

5）促进感觉、运动恢复类物理因子：主要有低频及中频电疗法（如 Tens），温热疗法，针灸疗法，按摩推拿。

（3）注意事项：物理因子作为无创的治疗手段，是相对安全的，但是老年人通常合并症多、情况复杂，治疗前需仔细询问病史，当存在某些合并症时，物理因子治疗需慎重，这些合并症包括体内有金属植入物（心脏起搏器、骨科手术内固定物等）、活动性肺结核、恶性肿瘤、急性化脓性炎症、出血倾向、心肺功能不全等。

3. 辅助器具 老年骨质疏松症患者最常见的并发症是胸腰椎椎体压缩性骨折和股骨颈骨折，其中，前者主要发生在扭转身体、持物、开窗等日常活动中，后者通常由跌倒引起。一些骨质疏松症患者选择在相应部位佩戴辅助器具，以期达到为局部提供支撑、降低骨折风险，或者，在骨折后缓解疼痛、促进愈合的目的。目前，市面上这类辅助器具主要有：脊柱支具，髋保护器，肌内效贴布。然而，由于在真实世界进行辅助器具对骨质疏松症患者的生物力学及临床研究较为困难，国际上的这类研究较少，而已发表的临床试验结果也不甚一致，因此，目前学术界对骨质疏松症患者佩戴辅助器具的适应证、时机、时长、种类选择等一系列问题尚未形成统一结论。在此，仅对已有的实验结果及临床共识做一总结。

（1）脊柱支具：脊柱支具的形式主要有胸腰椎脊柱矫形器、脊柱过伸支具、石膏胸衣、软腰围等。综合已有研究，未发生脊柱骨折时佩戴支具带来的保护作用有限，发生椎体骨折后短期佩戴支具可能有缓解疼痛、促进骨折愈合的作用。脊柱支具可能带来负面影响，尤其是老年人需要注意，一是可能增加腹内压和血压，二是其形成的应力遮挡易使脊柱周围肌肉萎缩，三是使人盲目自信地举起更大的负荷，或促使改变提举方式，使脊柱的负荷增加。

（2）髋保护器：髋保护器是用来在跌倒时为髋部提供保护的矫形器，它的主要构成部分是髋部的衬垫，通常穿戴在有特殊口袋的内衣里，衬垫材质最常见的是塑料材质（硬）和泡沫材质（软）。研究发现，髋保护器能够降低骨质疏松症老年患者跌倒时髋部骨折的发生率。但其缺点是舒适性欠佳，这降低了老年人使用的依从性。

（3）肌内效贴布：肌内效贴布是一种弹性贴布，由凝聚着生物力学设计的上层的“布”和下层的“胶”构成，其特点是具有拉力与弹性，它能够提高运动表现、缓解运动损伤症状，已在体育界、康复界广泛使用。研究发现，胸椎部位的肌内效贴布可以减轻胸椎后凸，有利于脊柱恢复生理曲度，进而减轻椎体的应力负荷。此外，肌内效贴布的局部作用还包括缓解疼痛、改善血液淋巴循环、支撑软组织、放松软组织等。

4. 环境改造 老年人平衡功能减退，导致跌倒风险增加，而伴有骨质疏松症的老年人跌倒后骨折风险增加，因而进行环境改造，使环境更友好，帮助老年人把跌倒风险降到最低，就显得尤为重要。跌倒事件的危险因素除了高龄、独居，以及影响认知、肢体活动的疾病和药物外，因环境不友好导致的老年人转移、入浴、排泄困难也是重要原因。环境改造常见的措施包括：改善照明，保持地面清洁干燥，调低病床高度，马桶周围安装扶手，常用物品置于伸手可得的范围。

（张献博　邢进）

参考文献

1. 美国运动医学学会 . ACSM 运动测试与运动处方指南 . 北京：北京体育大学出版社，2015.

2. Mcgraw RL, Riggs JE. Osteoporosis, sedentary lifestyle, and increasing hip fractures: Pathogenic relationship or differential survival bias. Calcif Tissue Int, 1994, 55(2): 87-89.

3. Li L, Chen X, Lv S, et al. Influence of exercise on bone remodeling-related hormones and cytokines in ovariectomized rats: a model of postmenopausal osteoporosis. Plos One, 2014, 9(11): e112845.

4. Watson SL, Weeks BK, Weis LJ, et al. Heavy resistance training is safe and improves bone, function, and stature in postmenopausal women with low to very low bone mass: novel early findings from the LIFTMOR trial. Osteoporos Int, 2015, 26(12): 2889-2894.

5. Weber-Rajek M, Mieszkowski J, Niespodziński B, et al. Whole-body vibration exercise in postmenopausal osteoporosis. Prz Menopauzalny, 2015, 14(1): 41-47.

6. Chang TJ, Ting YT, Sheu SL, et al. Effects of tai chi in postmenopausal women with osteoporosis: a systematic review. Hu Li Za Zhi, 2014, 61(5): 75-84.

7. Tüzün S, Aktas I, Akarirmak U, et al. Yoga might be an alternative training for the quality of life and balance in postmenopausal osteoporosis. Eur J Phys Rehabil Med, 2010, 46(1): 69.

8. Viña J, Rodriguezmañas L, Salvadorpascual A, et al. Exercise: The lifelong supplement for healthy ageing and slowing down the onset of frailty. J Physiol, 2016, 594(8): 1989-1999.

9. Jakob F, Seefried L, Schwab M. Age and osteoporosis. Effects of aging on osteoporosis, the diagnostics and therapy. Internist (Berl), 2014, 55(7): 755-761.

10. Nied RJ, Franklin B. Promoting and prescribing exercise for the elderly. Am Fam Physician, 2002, 65(3): 419-426.

11. Lin X, Xiong D, Peng YQ, et al. Epidemiology and management of osteoporosis in the People's Republic of China: current perspectives. Clin Int Aging, 2015, 10: 1017-1033.

12. 何成奇 . 骨质疏松症的康复治疗技术 . 北京：人民卫生出版社，2008.

13. 乔志恒，华桂茹 . 理疗学 . 2 版 . 北京：华夏出版社，2013.

14. 黄晓琳,燕铁斌. 康复医学. 北京:人民卫生出版社,2013.

15. Huang LQ, He HC, He CQ, et al. Clinical update of pulsed electromagnetic fields on osteoporosis. Chin Med J (Engl), 2008, 121(20): 2095-2099.

16. SimasV, Hing W, Pope R, et al. Effects of water-based exercise on bone health of middle-aged and older adults: a systematic review and meta-analysis. Open Access J Sports Med, 2017, 8: 39-60.

17. McGill SM. Abdominal belts in industry: a position paper on their assets, liabilities and use. Am Ind Hyg Assoc J, 1993, 54(12): 752-754.

18. Goodwin VA, Hall AJ, Rogers E, et al. Orthotics and taping in the management of vertebral fractures in people with osteoporosis: a systematic review. BMJ Open, 2016, 6(5): e010657.

19. Greig AM, Bennell KL, Briggs AM, et al. Postural taping decreases thoracic kyphosis but does not influence trunk muscle electromyographic activity or balance in women with osteoporosis. Man Ther, 2008, 13(3): 249-257.

20. Stem C. Hip protectors for preventing hip fractures in older people. Orthop Nurs, 2014, 33(5): 297.

第九节　老年骨质疏松症的中医认识与预防干预方法

传统中医学没有骨质疏松症这一病名,但根据其临床症状及发病机制,可将其归属"骨痹""骨痿""骨枯"等范畴,其中"骨痿"的病名被大多数临床中医学家所认同。中医理论对老年骨质疏松症的认识主要集中在"肾主骨,生髓"方面,其病机关键则归于肾虚。传统中医药在骨质疏松症的临床防治方面具有独特的优势,在提高综合防治水平方面也发挥着越来越大的作用。

一、老年骨质疏松症的中医认识

中医学对骨质疏松症的认识源远流长,早在《黄帝内经》中就记载了类似于本病的症状,在《素问·痿论篇》提出了"骨痿""骨枯""骨痹"的病名。"积寒留舍,荣卫不居,卷肉缩筋,肋肘不得伸,内为骨痹""四损损于筋,筋缓不能收持;五损损于骨,骨痿不能起于床"等描述与骨质疏松症的主要症状,如腰背四肢疼痛、骨痛、驼背、视物昏花、乏力等颇为相似。此外,后世的描述用语还有"骨伤则痿""髓竭""胫枯""骨中空虚""骨中髓少"等,均类似于骨质疏松症。《金匮要略·痹论》中云:"人年五六十,其脉大者,痹侠背行。"不仅指出本病的好发年龄为中老年人,还认识到其病变易发生于脊柱。从病因病机角度,《内经》认为首责之于肾虚,"肾者,主蛰,封藏之本,精之处也,其华在发,其充在骨",伴随着年龄的增长,肾精逐渐衰微,精血枯竭,骨髓之化源不足,骨骼失养,则发为"骨痿"。"肾气热,则腰脊不举,骨枯髓减,发为骨痿""肾者水脏也,今水不胜火,则骨枯而髓虚,故足不任身,发为骨痿……骨痿者补肾以治之",认为本病根源在肾,由于各种原因导致肾(气、阴、阳)的不足,影响骨髓和血之化源,精不生髓,骨失髓血充养,发生骨骼脆弱无力之证。正如《医精经义》所论的肾与骨的生理关系:"肾藏精,精生髓,髓生骨,故骨者肾之所合也;髓者精之所生也;精足则髓足,髓在骨内,髓足者则骨强。"这一观点为后世认识与论治本病奠定了重要的理论基础。近年来,部分医家结合临床与科研需要,将"骨痿""骨痹"分而论治,认为骨质疏松症早期无明显疼痛症状者,当属"骨痿",当出现骨痛时,则归于"骨痹"。但疼痛并不是区别骨痹和骨痿的绝对指标,临床还需要整体认识结合临床主症进行辨治。

二、老年骨质疏松症的中医病因病机

中医学对骨质疏松症的病因病机的认识并不一致,但总体认为主要与肾、脾、肝三脏相关,其发病多由先天禀赋不足、后天调养失宜、久病失治、老年衰退所致,而五脏虚损在老年骨质疏松症的形成中起到重要作用。肾藏精,主骨生髓,为先天之本,肾虚是衰老的基本病机,也与老年骨质疏松症的发生发展关系密切。同时老年人脾虚气血生化乏源,肝血虚不能濡养筋骨,加之气血不行、脉络瘀阻,骨骼肌肉难于充养等原因对老年骨质疏松症的发生发展都起着重要作用。总体来说,本病病因病机关键在于各种原因所致的肾虚,其病性属本虚标实,本虚以肾虚为主,涉及肝血、脾气及气血之不足;标实为气滞、瘀血。

（一）肾虚精亏、骨枯髓减是老年骨质疏松症的发病关键

“肾藏精，精生髓，髓生骨，故骨者肾之所合也，髓者，肾精所生，精足则髓足，髓在骨内，髓足则骨强”，反映了肾-精-髓-骨之间的关系，肾精充足则骨髓生化有源，骨骼坚固有力；若肾精亏虚则骨髓失养而骨质脆弱无力，出现腰膝酸软、驼背、骨痛、骨折等症状。中医学的“肾”涉及内分泌、神经、免疫、生殖、代谢等多种功能，对人体生长、发育、壮盛、衰老及繁殖等均有重要的调控作用。老年骨质疏松症与衰老密切相关，而中医认为肾虚是导致衰老的主要原因和机制，骨骼的坚固、荣枯与肾精强弱及年龄的增加有着紧密的关系。随着年龄不断增长，骨密度会逐渐降低，骨强度减弱，骨质疏松症的发病率也会随之提高。现代研究也证实补肾中药能调节下丘脑-垂体-性腺轴功能，通过影响与人体骨代谢有关的激素水平，而起到控制骨质疏松的发展、延缓骨骼退行性变化的作用。实验研究显示补肾填精法为主的中药可抑制 MSC_S 向脂肪细胞分化，促进 MSC_S 向成骨细胞分化，或诱导脂肪细胞转化为成骨细胞。在应用补肾法治疗原发性骨质疏松症的临床研究中，也证实补肾治疗能显著提高患者骨密度，改善临床症状，对原发性骨质疏松症有很好的预防和治疗作用。

（二）脾胃虚弱、气血乏源是老年骨质疏松症的重要病机

脾为后天之本，气血生化之源，主肌肉四肢，若脾胃强健，收纳运化如常，则化生有源，气血以和，肌肉筋骨得以濡养，正所谓“非精血无以立形体之基，非水谷无以成形体之壮”。进入老年期后，其生理功能减弱，脾胃功能也随之下降。正如《脾胃论》所述：“大抵脾胃虚弱，阳气不能生长，五脏之气不生。脾胃则下流乘肾……则骨乏无力，是为骨痿。”老年人脾胃虚弱，气血生化乏源，水谷精微不能输布，使四肢、肌肉、筋骨无以充养，精亏髓空而百骸痿废。因而，骨质疏松症的发生与脾胃虚弱关系密切，脾胃功能正常是骨骼肌肉强壮的重要保障。“阳明虚则血气少，不能润养宗筋，故弛纵，宗筋纵则带脉不能收引，故足痿不用”“治痿独取阳明”，说明古人早已认识到健脾益胃法在治疗本病中的重要性。在临床中重视补益脾胃，或补肾兼以补脾，往往能收到更好的疗效。现代研究证实，中医“脾”的功能除了与消化系统有关外，还和机体其他脏器、免疫、造血、内分泌、神经、体液等多系统功能有关，直接或间接地影响骨钙、磷、镁、蛋白及微量元素、矿物质的吸收。而脾胃虚弱可造成钙、磷等与骨量相关的营养物质吸收不良，或通过作用于各个系统功能，间接引发骨质疏松症。实验研究表明健脾方对提高骨质疏松症大鼠骨骼肌的肌钙蛋白的浓度有一定的优势，能延缓去卵巢大鼠的骨量丢失，调节维生素D的代谢，提高骨质疏松症大鼠骨骼肌的能量代谢，增强骨骼肌的收缩能力，从而保护骨骼、促进骨的形成。

（三）肝肾亏虚、肝郁血少是绝经后女性骨质疏松症的重要因素

“夫痿证之旨，盖肝主筋，肝伤则四肢不为人用，而筋骨拘挛。”说明痿证与肝密切相关。“筋有缓急之病，骨有痿弱之病，总由精血败伤而然。”中医理论认为肝藏血，主身之筋膜。肝血不足，血不养筋，则动作迟缓不灵活，易于疲劳，不能久立。肝藏血，肾藏精，故中医有“肝肾同源”“精血同源”之说。肝、肾为精血之源，骨骼的生长、发育、修复功能有赖于精血的营养，肝肾亏虚则精血无源，无以生精养骨，髓枯筋燥，痿废不起，导致骨质疏松的发生。女子以肝血为本，若肝血不足或肝郁血少，冲任失调，可引发诸多病症。而肝在女性衰老中的地位也尤为突出。女性经、孕、产、乳等数次伤于血，绝经后肝血不足，肾精亏虚，卵巢功能减退，骨的形成与吸收失去平衡，加之情志不遂，肝郁化火，灼伤肝阴，致肝血更加亏虚，激素水平紊乱，促进和加重骨质疏松症。临床中发现，有相当部分妇女在绝经后的几年中肝郁诸症明显，同时，骨矿含量迅速下降，提示肝郁与骨质疏松症有密切关系。临床研究也进一步证实，养肝补肾药能提高机体免疫功能，改善下丘脑-垂体-性腺轴功能，降低女性骨质疏松症的发生率，并能有效改善疼痛症状，提高患者的BMD及血清降钙素、碱性磷酸酶水平，延缓骨质疏松的发展。

（四）气血不畅、瘀血阻络是老年骨质疏松症的加重因素

“经脉者，所以行气血而营阴阳，濡筋骨，利关节者也……是故血和，则经脉流行，营复阴阳，筋骨劲强，关节清利矣。”人体骨骼的生长发育，离不开气血的滋润与濡养，气血充盛，则筋骨强健。血液运行不畅，甚至瘀结停滞积为瘀血，则使营养物质不能滋养各个脏腑,骨骼营养受到影响,而导致骨质疏松。微血管的改变是瘀血证的病理基础,也是引发骨质疏松性骨痛的重要机制之一,可能与其引起供血不足、微循环障碍,不能正常营养骨组织及神经,而致成骨量降低、纤微骨折增加、骨小梁超微结构改变及骨内压增高等有关。研究发现原发性骨质疏松症患者都明显存在血瘀征象。《灵枢·营卫生会篇》曰:"老者之气血衰,其肌肉枯,气道涩。"血瘀在衰老过程中起着极其重要的作用。老年人血管弹性下降,使舒张能力减弱,血管阻力上升,导致骨干、骨髓血流量减少,使骨丢失加快而易患骨质疏松症,并使骨折的危险性增加。"元气既虚,必不能达于血管,血管无气,必停留而瘀""经络中,必有推荡不尽之瘀血,若不祛除,新生之血不能流通,元气终不能复,甚有传为劳损者。"老年人瘀血不去,新血不生,脏腑经络失养,骨骼失去营养来源,最终形成瘀血-骨营养障碍-瘀血的恶性循环,使已有的骨质疏松加剧。临床观察发现瘀血在骨质疏松性疼痛中占重要地位,采用活血化瘀法治疗骨质疏松症,止痛效果显著,能明显改善骨质疏松症患者的生活质量。现代研究也发现血瘀可造成机体微环境障碍,不利于细胞进行物质交换,导致钙吸收不良,骨形成抑制,引发骨质疏松。活血化瘀中药不仅可以改善微循环和血液流变,而且具有类性激素样作用,对骨质疏松症具有良好的防治作用。有研究者发现活血化瘀中药可以提高去卵巢大鼠的血钙浓度,延缓大鼠骨量丢失,使去卵巢大鼠股骨颈处的骨密度升高,从而发挥防治骨质疏松症的作用。

三、老年骨质疏松症的中医治疗

中医强调整体调节,根据骨质疏松症的证候类型遣方用药。总的治疗原则是补肾壮骨、健脾益气、活血通络,治疗方法包括中药、针灸、推拿等。本文主要介绍中医中药对老年骨质疏松症的辨证及治疗方法。

(一)骨质疏松症的中医辨证论治

从文献报道中看,中医学者对骨质疏松症的辨证分型各抒己见,缺乏标准统一。2012年由中医老年病专业、中医骨伤专业、中医妇科专业、内分泌专业及临床流行病学专业等多学科专家基于循证医学评价,联合编写发布了《原发性骨质疏松症中医临床实践指南》,使得骨质疏松症的中医临床诊断及干预更加规范,对骨质疏松症的中医临床实践具有较好指导意义。指南中将原发性骨质疏松症分两型,Ⅰ型为绝经后骨质疏松症,Ⅱ型为老年骨质疏松症,都属于退行性骨质疏松症,并归纳出以下4个中医证候类型。

1. 肾阳虚证 腰膝冷痛,酸软乏力,甚则驼背弯腰,活动受限,畏寒喜暖,遇冷加重,尤以下肢为甚,小便频多。舌淡,苔白,脉沉细或沉弦。老年骨质疏松症常常以肾阳虚证为主,出现腰、髋、膝等关节处冷痛,畏寒肢冷,面色白或黧黑,气衰神疲,小便清长等症状。

病机:肾阳不足,骨骼失于温煦、濡养。

治法:补肾壮阳,强筋健骨。

推荐方剂:右归丸(《景岳全书》)加减。

加减:虚寒证候明显者,可加仙茅、肉苁蓉、淫羊藿、干姜等温阳散寒。

推荐中成药:仙灵骨葆胶囊、强骨胶囊、右归胶囊。

2. 肝肾阴虚证 腰膝酸痛,膝软无力,下肢抽筋,驼背弯腰,患部痿软微热,形体消瘦,眩晕耳鸣,或五心烦热,失眠多梦,男子遗精,女子经少或经绝。舌红少津,少苔,脉沉细数。

病机:肝肾亏虚,阴精不足,骨骼失养。

治法:滋补肝肾,填精壮骨。

推荐方剂:六味地黄丸(《小儿药证直诀》)加减。

加减:阴虚火旺证明显者加知母、黄柏滋阴清热;疼痛明显者加桑寄生补肾壮骨。

推荐中成药:固本壮骨胶囊、金天格胶囊、六味地黄丸。

3. 脾肾阳虚证 腰髋冷痛,腰膝酸软,甚则弯腰驼背,双膝行走无力,畏寒喜暖,纳少腹胀,面色萎黄,舌淡胖,苔白滑,脉沉弱。

病机:脾虚不健,脾精不足,则肾精乏源,骨骼失养。

治法:补益脾肾,强筋壮骨。

推荐方剂:肾气丸(《金匮要略》)加减。

加减:可加淫羊藿、骨碎补、杜仲、菟丝子等补肾壮骨。

推荐中成药:金匮肾气丸。

4. 血瘀气滞证 骨节疼痛,痛有定处,痛处拒按,筋肉挛缩,骨折,多有外伤或久病史,舌质紫暗,有瘀点或瘀斑,脉涩或弦。

病机:气滞血瘀,阻滞经络,骨骼失养。

治法：理气活血，化瘀止痛。

推荐方剂：身痛逐瘀汤（《医林改错》）加减。

加减：骨痛以上肢为主者，加桑枝、姜黄；下肢为甚者，加独活、防己以通络止痛；久病关节变形，痛剧者，加全蝎、蜈蚣以通络活血。

推荐中成药：骨疏康胶囊（颗粒）。

以上治疗根据患者病情，疗程为6~12个月，服药1年以上者需监测肝肾功能；严重骨质疏松症可配合西药治疗。

临床中，许多患者会几种证型兼而有之，偏重不同。中医辨证论治，既要充分考虑到老年骨质疏松症肾虚的共性，又需兼顾患者的个体差异。临床辨证、遣方用药时更应具体问题具体分析，注重整体调节，做到辨证精准，用药灵活。

（二）老年骨质疏松症治疗的常用中药

补肾益气单味中药及有效成分的研究是骨质疏松症临床研究热点之一，其中观察较多的是补肾、补气、活血类中药。常用药物有淫羊藿、骨碎补、川续断、补骨脂、杜仲、菟丝子、黄芪、丹参、当归、鸡血藤、巴戟天、肉苁蓉、肉桂等。

1. 淫羊藿 又名仙灵脾，性味辛、甘、温，归肝、肾经，具有补肾阳、强筋骨、祛风除湿的功效。《本草备要》谓其有“补命门，益精气，坚筋骨”的作用。淫羊藿是传统的补肾壮阳药，在治疗骨质疏松症的中药复方中占很大比例，其疗效在临床及实验研究中也被肯定。淫羊藿的主要成分为淫羊藿总黄酮、淫羊藿苷、淫羊藿多糖。其中淫羊藿总黄酮是其抗骨质疏松药理作用的主要有效成分，实验研究显示淫羊藿总黄酮能够显著提高去势大鼠模型腰椎骨和骨小梁的骨密度，改善骨质疏松症的病理形态。在骨折早期改善血流、促进羟基磷灰石沉着，在中期有刺激骨结构构型、增强骨痂截面力矩作用，而在后期可加快骨板重塑、提高骨痂机械强度，有效促进骨指数上行和骨折的修复。

2. 骨碎补 性温，味苦，归肝、肾经，具有补肾强骨、活血散瘀、续筋接骨、消肿止痛的功效。骨碎补能促进钙的吸收，并提高血钙、血磷水平。骨碎补水煎剂有一定改善软骨细胞、推迟细胞退行性变、降低骨关节病变率，有利于骨折愈合的功能。骨碎补有类似雌激素样作用，可抑制绝经后高转换型骨质疏松症，阻止去势大鼠的骨量减少，提高骨小梁骨量和连接性，使去势大鼠的骨含量恢复正常。实验研究显示骨碎补主要成分骨碎补总黄酮含药血清具有抗破骨细胞生成，促进体外成骨细胞增殖、分化，抑制成骨细胞凋亡的作用。

3. 补骨脂 性温，味辛、苦，归肾经、心包经、脾经、胃经、肺经，具有补肾助阳、固精缩尿、温脾止泻、平喘纳气的功效。补骨脂具有雌激素样作用，可使去势大鼠的骨密度、骨钙素等显著升高，其水提液可利于脂质代谢，促进骨形成的增加。实验研究显示补骨脂提取物能促进Ⅰ型胶原蛋白及骨钙素 mRMA 的表达，刺激骨形成从而发挥抗骨质疏松的作用，在成骨细胞不同的分化阶段对相关基因的表达具有明显的促进作用。

4. 川续断 味甘，性微温。具有补肝肾、壮筋骨，调血脉的作用，主治肝肾不足，腰膝酸软，伤筋骨折等。常常与杜仲配伍，治疗腰肌劳损、骨质疏松、骨坏死和外伤后遗症，可明显改善症状。川断又名接骨草，有促进骨质新生的作用，与接骨木、参三七同用，对不易愈合的骨折和外伤性骨坏死能促进骨质愈合。实验研究显示川续断的含药血清具有刺激碱性磷酸酶、骨钙素的生成和分泌，刺激成骨细胞增殖的作用，这种作用在雌性大鼠的血清中表达强于雄性大鼠，因此，有利于防治绝经后骨质疏松。

5. 杜仲 性味甘，微辛，归肝、肾经，具有补肝肾、强筋骨、降血压、安胎等诸多功效，主治腰膝酸痛、风湿痹痛、胎动不安等。《神农本草经》记载杜仲“主腰脊痛，补中，益精气，坚筋骨”。杜仲具有清除体内垃圾、分解胆固醇、降低脂肪、促进人体细胞物质代谢、防治肌肉骨骼老化的作用。临床常与续断、牛膝等配伍，治疗肝肾不足的腰腿疼痛、腰膝无力等症。实验研究也显示杜仲提取物有抑制骨转化、提高骨密度、调节骨代谢的功能，可促进骨细胞增殖和碱性磷酸酶活性，从而起到防治骨质疏松的作用。

许多中药的药理研究均被证实有防治骨质疏松的作用，在此不一一赘述，临床用药统计分析，这些中药往往具有甘温补益、滋肾养肝、兼及五脏的特点。临床实践中，中医治疗骨质疏松症主要还是从辨证入手，更多采用复方中药内服治疗，进行整体调节，起到预防和治疗作用。

四、老年骨质疏松症的中医预防干预

“四十以上，即顿觉气力一时衰退；衰退既至，众病蜂起，久而不治，遂至不救。”许多老年性疾病并不是突然发生的，而是在中年以后逐渐演变而形成的。原发性骨质疏松症的危害是潜在的，早期通常没有症状，所以，对它的防治往往不能引起人们的重视，而潜在性危害一旦发展到一定程度，治疗起来就非常困难了。近年来，“未病先防，既病防变，已病早治，愈后防复”的中医养生防病观念越来越受到肯定，尤其在许多老年慢性病的防治中应用广泛。老年骨质疏松症目前尚无公认的根治方法，因此，对于该病的防治，总的原则是防重于治。具体措施包括保持健康的生活方式、精神上乐观豁达、饮食合理搭配结合中医特色药膳、加强体育锻炼等。老年人群定期体检，也有利于早期发现和动态监测骨量变化。

（一）形神共养，动静结合

中医学认为，形神是统一的，调神与养形紧密结合，是老年人养生保健的大法。中医认为“人之性情最喜畅快，形神最宜焕发”，也就是应该保持积极、乐观的精神状态，有利于身心健康和疾病的康复。另外，还应注重动静结合，“上古之人，其知道者，法于阴阳，和于术数”，“和于术数”即正确运用运动养生方法，使老年人筋骨健壮，气血流通，正所谓“人体欲得劳动，动摇则谷气得消，血脉流畅，病不得生”。运动可刺激骨组织，使其不易丢失钙质，并促使骨小梁结构排列紧密，是增加骨量的一种最方便、最经济的方法。老年人推荐的锻炼方式有五禽戏、八段锦、太极拳等。五禽戏可促进血脉流通，关节流利，提高肌肉能力，对延缓衰老也有一定作用。八段锦和易筋经等功法对于提高腰椎、股骨颈、跟骨等的骨密度，缓解颈项腰背骨痛、小腿抽筋、虚汗等症状有明显效果，而太极拳有利于提高机体的平衡性和灵活性，以减少骨折发生。“人体欲得劳动，但不当使极尔”，老年人运动保健应因人制宜，适时适量，体力活动不能超越自身所能承受的限度，而且要循序渐进，持之以恒，做到“形劳而不倦”，才能收到较好的效果。

（二）顺应自然，固护元气

“起居有常，不妄作劳”“起居无节，故半百而衰也”，就是生活起居要有一定规律，养成良好的生活习惯。中医养生强调“法于阴阳，调于四时”，注重“春夏养阳，秋冬养阴”，这种顺应自然界生息规律的养生保健理论对于延缓衰老、防治老年病有着非常重要的作用。“残伤有因，唯人自作”“求复之道，……总在元气”，元气是人身根本，老年人肾气已衰，肾精已亏，元阳耗散，更应该注意节欲惜精，才能护养阳气，使阳有所依，阴有所化，精足髓旺，则骨骼得以充养。年老体弱患者，还应根据不同的体质特点，注重不同的康健方法。如肾阳虚患者，居住环境尽量选择朝阳、温暖的房间，避免阴冷潮湿，防止风寒湿邪入侵加重症状，可采用中药熏洗、艾灸等方法，以达到温经散寒止痛的效果；肝肾阴虚型的患者需加强情志调护，保持心情舒畅，白天适当进行户外锻炼；脾胃虚弱型患者则需时时固护脾胃，常食健运脾胃之品，如山药、莲子肉、红枣、山楂等，忌食生冷黏腻食物，下肢无力可在床上进行四肢关节锻炼，防治肌肉萎缩，症状缓解后积极进行户外活动；血瘀证患者需加强四肢关节功能锻炼，可采用物理治疗、中药熏洗、针灸等防治手段以活血化瘀、行气止痛，忌食寒性及生冷食物。

（三）调养脾胃，药食调护

“脾胃为水谷之海，得后天之气也……故人之自生至老，凡先天之不足者，但得后天培养之力，则补天之功亦可居其强半”，强调了保护脾胃，培补后天的重要性。民以食为天，人以谷为本。饮食是人体赖以生存的精微物质的基本来源。孙思邈在《备急千金要方》中引用扁鹊所言“安身之本，必资于食……不知食宜者，不足以存生”，指出合理饮食在防治疾病中的重要意义，并将“药食同源”升华到更高的层次，即“食能排邪而安脏腑，悦神爽志以资血气”。老年人在日常生活中要注意饮食合理搭配，品种多样化，选择含钙丰富的食品，避免过度饮酒吸烟，这对于延缓衰老、防治老年骨质疏松症具有重要意义。“药性刚烈，犹若御兵，若能用食平疴，适性遣疾，可谓良工，为医者当须先洞晓病源，以食治之，食疗不愈，然后命药”。中医认为，食物也具有类似药物的四气五味，归经、功效等性能，可以养生治病。推荐的老年骨质疏松症的药膳如淮杞甲鱼汤（配方：淮山药、枸杞子、骨碎补、甲鱼）可滋阴补肾，益气健脾；地黄鸡（配方：地黄、乌骨鸡）可补肾填精，生髓壮骨；羊脊骨粥（配方：羊脊骨、肉苁蓉、菟丝子），可温肾壮骨，填精补髓。药膳应根据个人具体情况选用。

早在两千多年前，中医就认识到了骨质疏松症病因病机的复杂性，而后经过历代医家的完善和发展，逐渐形成了现在较系统的中医骨质疏松理论，即以肾虚为主，涉及肝脾，以气虚为主，有滞有瘀。而衰老造成的机体组织器官的衰退、老化和疾病易感性，以及多种慢性病并存的状态，使得老年骨质疏松症的病机演变更加复杂，临床治疗往往不能局限在单一组织或器官而收效。中医的整体观念和辨证论治的理念、中药成分的多样性、作用多靶点性的特点，给中医药防治老年骨质疏松症带来了巨大的机遇。许多中药"药食同源性"的特色，决定了它低毒、副作用少的特点，既能够应对老年人因脏器功能减退，药物代谢不佳而易出现不良反应的问题，又能满足老年骨质疏松症患者需要长期服药来维持骨质健康状态的要求。目前，以中医理论为指导，开展了大量的老年骨质疏松症的基础和临床研究，并取得了显著成效，但同时也存在许多问题需要解决和完善，如老年骨质疏松症临床辨证分型方面仍缺乏公认的、统一的标准；中药及中药复方对骨质疏松症疗效评价方面还缺乏明确的量化指标和科学合理的临床试验设计；新一代治疗老年骨质疏松症的中药新药研发相对化学或生物制药明显滞后等。因此，在深入开展老年骨质疏松症的病因病机、证候的中医基础研究的同时，采用先进的技术手段来揭示中医药治疗老年骨质疏松症的机制，并密切结合临床，开展标准化、规范化循证医学研究，研发特色新药，丰富康复保健措施等都是未来老年骨质疏松症中医药研究的努力方向。

（全战旗　钱妍）

参考文献

1. 柳承希，任艳玲．古代文献对骨质疏松症的认识．中华中医药杂志，2014，29（7）：2089–2092.

2. 张纾难，韩春生．中医对骨质疏松症的认识沿革与嬗变．中国骨质疏松杂志，1999，5（1）：83–85.

3. 朱辉，郑洪新．读《千金要方》谈骨质疏松症中医病名．吉林中医药，2009，29（10）：910–911.

4. 白玫．从《内经》看骨质疏松症的中医发病机制．北京中医药，2010，29（8）：606–607.

5. 王少君，李艳，刘红，等．中医理论对骨质疏松症发病机制的认识．世界中医药，2013，8（9）：1044–1048.

6. 王新祥，张允岭，黄启福．对骨质疏松症中医主要病机和现代病因学的认识与探讨．中西医结合学报，2010，8（12）：1119–1123.

7. 刘政，吴倩，黄帅立．骨质疏松症的中医病因病机与治则研究．江苏中医药，2014，46（2）：42–43.

8. 张亚军，张鹏，刘忠厚．绝经后骨质疏松症中医领域存在问题及解决途径．中医骨质疏松杂志，2011，17（5）：460–462.

9. 郭鱼波，王丽丽，马如风，等．骨质疏松的中医病因病机分析及其中医药治疗的前景探讨．世界科学技术，2015，17（4）：768–772.

10. 杨芳，郑洪新，王剑，等．中医不同治法对骨质疏松症大鼠骨钙素 mRNA 和蛋白表达的影响比较研究．中华中医药学刊，2013，31（3）：470–472.

11. 王国栋，王学超．补肾法治疗原发性骨质疏松症的临床观察．中国中医骨伤科杂志，2012，20（9）：30–31.

12. 盛彤，谢培风，王新祥．原发性骨质疏松症从脾论治及相关机制探讨．中华中医药杂志，2012，7（27）：1922–1926.

13. 鞠大宏，李鸿泓，刘红，等．补肾健脾方对大鼠脾肾两虚型骨质疏松症的治疗作用．中华中医药杂志，2012，7（27）：1922–1926.

14. 杨芳，郑洪新，朱辉，等．补肾、健脾、活血法对糖皮质激素诱导骨质疏松症大鼠骨密度、骨骼肌肌钙蛋白影响的比较研究．辽宁中医杂志，2011，38（5）：871–873.

15. 梁祖建，吴春飞，张百挡，等．补肾调肝方治疗老龄原发性骨质疏松症 32 例临床观察．中医杂志，2013，8（54）：681–683.

16. 林晓生，王海燕，王健，等．疏肝益肾汤治疗绝经后骨质疏松的中长期疗效评价．中国骨质疏松杂志，2011，12（17）：1095–1097.

17. 刘芳，黄海，邓伟民，等．从骨质疏松骨小梁微血管变化剖析瘀血疼痛的基础．中国老年学杂志，2011，31（5）：750–752.

18. 郭秋菊，眭承志．血瘀与老年骨质疏松症关系的研究进展．河北中医，2009，2（2）：306–307.

19. 邓伟民，邵玉．瘀血学说在原发性骨质疏松症治疗中的指导作用．中国临床康复，2006，10（23）：165–166.

20. 孟照明，李学朋，孟兆亮，等．补肾活血方治疗原发性骨质疏松症的临床研究．中国医学创新，2013，1（10）：22–24.

21. 李亚楠，刘红，刘梅洁，等．无比山药丸对去卵巢大鼠腰椎骨密度和股骨生物力学性能的影响．中国中医基础医学杂志，2012，2（10）：1085–1086.

22. 谢雁鸣，宇文亚，董福慧，等．原发性骨质疏松症中医临床实践指南（摘录）．中华中医药杂志，2012，27（7）：1886–1890

23. 胡志俊，王世伟，刘文波，等．骨质疏松的中医辨证分型研究．中国中医骨伤科杂志，2012，20（1）：23–25.

24. 曹亚飞，刘红敏，刘庆思．骨质疏松症的中医证型与治疗原则探讨．中国骨质疏松杂志，2002，8（4）：367–369.

25. 卢勇，史亮，高振，等．经典中医古方治疗骨质疏松症的系统评价．中国组织工程研究与临床康复，2011，15（33）：6247–6251.

26. 张江,关雪峰.中医药防治原发性骨质疏松症研究进展.辽宁中医药大学学报,2015,17(2):96-98.

27. 吴鑫.骨质疏松症的中医治疗及基础研究进展.国医论坛,2014,29(4):69-70.

28. 赵东,张勃欣,戴琪.老年骨质疏松症的中医内治法的研究进展.中国实用医药,2010,5(27):244-246.

29. 罗静华,潘晓华,张戈,等.淫羊藿黄酮治疗骨质疏松骨折的动物实验研究.中国中医骨伤科杂志,2010,18(9):10-15.

30. 吴疆,魏巍,袁永兵.补骨脂化学成分及药理活性研究进展.药物评价研究,2011,34(3):217-219.

31. 蔡玉霞,张剑宇.补骨脂水煎剂对去卵巢骨质疏松大鼠骨代谢的影响.中国组织工程研究与临床康复,2009,13(2):268-271.

32. 贾红蔚,王宝利,邝晨钟,等.骨碎补与雌激素对趋势大鼠骨质疏松作用的对照研究.中国中西医结合杂志,2006,26(S1):116-117.

33. 张军,李浩鹏,杨平林.骨碎补总黄酮含药血清对成骨细胞增殖分化、周期及凋亡的影响.中药材,2009,32(7):1090-1093.

34. 白立炜.杜仲叶醇提取物预防趋势大鼠骨质疏松症的实验研究.中国民康医学,2008,S2:150-152.

35. 葛文杰.杜仲对趋势雌性骨质疏松大鼠骨代谢、骨生物力学的影响.山东中医药大学学报,2009,33(5):417-419.

36. 王威,史红,何永志,等.中药续断含药血清对成骨细胞增殖和骨基质蛋白产生的影响.中国骨质疏松杂志,2009,15(2):103-106.

37. 潘小燕,王鸿度.针灸治疗原发性骨质疏松症的取穴规律.四川中医,2011(3):55-58.

38. 李建明,张倩怡,孟军礼.从中医养生学术思想谈老年性骨质疏松症的防治.中医正骨,2011,23(9):73-75.

39. 杨霖,何成奇.运动对骨密度的影响.中国骨质疏松杂志,2005,11(4):533-534.

40. 熊淑英,万小明,杨阳.中医"治未病"在骨质疏松症保健康复中的应用.中国骨质疏松杂志,2013,19(4):414-415.

第十节　老年低钙血症

低钙血症是临床常见的内分泌代谢紊乱之一。一般来说,血清蛋白浓度正常时,总血清钙浓度低于2.2mmol/L时称为低钙血症。总血清钙包括离子钙和蛋白结合钙,大约50%是以离子钙的形式存在,45%~50%以蛋白结合的形式存在(主要为白蛋白),另有部分与循环中的阴离子以复合物的形式存在。血清总钙受血清蛋白、pH和许多电解质的影响,其并不能准确地反映血清离子钙的水平,一般血白蛋白每下降10g/L,总血清钙浓度降低0.2mmol/L。因此,较严格地说血清离子钙浓度低于1.18mmol/L时称为低钙血症。

一、病因

(一)病因分类

体内钙代谢,主要由甲状旁腺激素(PTH)、1,25-(OH)$_2$D$_3$和降钙素,作用于肾脏、骨骼和小肠三个靶器官进行调节。三者相互制约,相互协调,以保持血钙浓度的相对恒定,具有维持正常血钙的功能。当体内PTH、维生素D和钙敏感受体等环节发生异常时,可引起多种钙磷代谢失衡。维生素D和钙缺乏是老年人低钙血症最常见的原因。老年人维生素D缺乏症是公认的世界性的问题,并且在老年人群中,低钙血症易出现定向障碍和思维混乱。

根据甲状旁腺功能,低钙血症的病因可以分两大类:①甲状旁腺功能减退症(甲旁减),由于PTH分泌减少和/或作用不足(抵抗)所致;②靶器官功能障碍(如肾衰竭、肠吸收不良及维生素D缺乏)引起的低钙血症。在这一类型中,尽管PTH正常甚或升高(继发性甲状旁腺功能亢进症),低钙血症仍可发生。维生素D缺乏或吸收不良可伴有正常或低的血钙、磷水平。急性胰腺炎患者也可有正常或低血磷水平的低钙血症。

低钙血症还可根据PTH的水平进行分类:①低PTH所致的低钙血症多由手术、放射治疗或自身免疫性疾病等导致的甲状旁腺破坏引起;②高PTH多见于维生素D缺乏或维生素D抵抗,PTH抵抗(假性甲旁减),急性胰腺炎、低镁血症等;③钙敏感受体基因突变(PTH通常正常)也是低钙血症的少见原因。依据血钙下降的速度,低钙血症又可以分为:①急性低钙血症,最常见的原因如横纹肌溶解、细胞内磷侵入细胞外液;②慢性低钙血症,可因PTH分泌障碍、PTH抵抗、维生素D缺乏或作用抵抗等所致(表10-10-1)。

表 10-10-1　低钙血症的原因

序号	原因	具体内容
1	维生素 D 的产生或作用不足	营养不良；缺乏光照；吸收障碍；胃转流术；末期肝病或肝硬化；慢性肾脏疾病；维生素依赖性佝偻病Ⅰ型和Ⅱ型
2	PTH 产生不足或甲状旁腺功能减低	医源性的甲状旁腺功能减低（^{131}I 放射治疗后、手术后）；浸润性或破坏性的疾病［血色沉着病、依赖输血的地中海贫血出现的铁过剩、威尔逊病、转移癌）；自身免疫性的甲状旁腺功能减低（孤立型自身免疫性内分泌腺病、自身免疫性多内分泌腺综合征 1 型（APS-1））；遗传或发育障碍［DiGeorge 综合征，激活钙敏感受体突变，甲状旁腺功能减退症、耳聋、肾功能异常（HDR）综合征，甲状旁腺功能减退－迟缓－异形（HRD）综合征，线粒体基因缺损］
3	功能性甲状旁腺功能减低	镁缺乏；镁过多
4	PTH 抵抗	假性甲状旁腺功能减退症
5	其他	
	高磷血症	在急性或慢性肾衰竭中磷酸盐蓄积；灌肠或口服补充剂引起的磷酸盐的过量吸收；肿瘤细胞坏死或挤压伤引起的大量磷酸盐释放
	药物	在维生素 D 不足或缺乏的患者中行静脉注射二膦酸盐或狄诺塞麦治疗；膦甲酸
	大量含柠檬酸的血液的快速输注	
	急性重症疾病	
	骨饥饿综合征	因 Grave 病行甲状腺切除术后；甲状旁腺切除术后
	骨转移瘤	
	急性胰腺炎	
	横纹肌溶解	

（二）不同病因低钙血症

1. 甲状旁腺功能减退症　甲旁减的病因主要可分为手术、自身免疫性、家族遗传性，临床表现具有慢性低钙血症的症状和体征。从生化角度说，甲旁减的标志是低血钙、高血磷（因为 PTH 对尿排磷的作用丧失）及 PTH 水平低下甚至测不出。

（1）手术所致甲状旁腺功能减退症：最常见的甲旁减的病因是颈部手术中切除或损伤甲状旁腺。最常导致甲旁减的手术有颈部癌肿手术、甲状腺全切术和甲状旁腺切除术。低钙血症所致的搐搦常发生在术后 1~2 天，其中约一半患者会痊愈而不需要长期的替代治疗。在这些病例中，失活的残存甲状旁腺恢复血供，重新分泌 PTH。也有一些患者可能在术后数年才出现明显的低钙血症。

在术前有严重甲旁亢骨病的患者，成功的甲状旁腺切除后会出现术后低血钙综合征，即“骨饥饿综合征”，其原因是由于骨骼对钙、磷的大量需求而正常的甲状旁腺无法代偿所致。该综合征常见于术前碱性磷酸酶升高的患者，可通过血磷和血 PTH 与手术所致甲状旁腺功能减退症相鉴别。骨饥饿综合征由于骨骼对磷酸盐的需求导致血磷降低，而甲旁减者血磷升高；骨饥饿综合征者，血 PTH 升高而非降低。

（2）自身免疫性甲状旁腺功能减退症：在多发性内分泌腺瘤病中可见。最常见的是和原发性肾上腺功能不全、黏膜皮肤念珠菌病联合发生在多腺体的自身免疫综合征Ⅰ型。

循环中检测到甲状旁腺抗体在多发性内分泌腺瘤病和单纯甲旁减中都是常见的。1/3 的多腺体综合征患者有可识别甲状旁腺上钙感受器的抗体，这些自身抗体的致病机制还不清楚。

（3）家族性甲状旁腺功能减退症：甲旁减发病偶可呈家族性聚集，可能为常染色体显性或隐性遗传。曾有报道过干扰正常 PTH 合成的 PTH 基因突变的家系。一些家系还被发现在甲状旁腺钙感受器基因上存在点突变。这一特征使受体在血钙正常及低于正常水平时仍介导抑制PTH的分泌。受累者有轻度的甲旁减，可能需要替代治疗。这些患者抑制PTH分泌的钙调定点降低。

（4）甲状旁腺功能减退症的其他病因：地中海贫血或红细胞发育不良的依赖性输血者由于铁在腺体的沉积，30岁后易患甲旁减。豆状核变性患者的铜沉积也会导致甲旁减。透析患者的铝沉积会削弱甲状旁腺的储备，导致甲旁减的发生。转移癌浸润破坏甲状旁腺是导致甲旁减的少见原因。

严重的镁缺失可暂时性麻痹甲状旁腺，阻止PTH分泌。镁缺失还使得PTH对低血钙的反馈作用迟钝。这些原因在胃肠道、肾病和酒精中毒引起的镁缺乏导致低钙血症中可见。补充镁后可纠正低钙血症。

2. 假性甲状旁腺功能减退症 假性甲旁减是靶器官对甲状旁腺激素抵抗的可遗传性疾病。从生化角度上说，它模仿了甲旁减的激素缺乏形式，表现为低血钙和高血磷，但PTH水平升高，且对外源性PTH反应明显低下，故称假性甲旁减（表10-10-2）。

表10-10-2 假性甲旁减（PHP）的特征

特征	PRH Ⅰa	PPHP	PRH Ⅰb
低血钙	是	否	是
对PTH的反应	否	是	否
Albright遗传性骨营养不良表现	是	是	否
GSa突变	是	是	否
普遍的激素抵抗	是	否	否

（1）临床特征：假性甲旁减分为Ⅰ型和Ⅱ型。Ⅰ型是指外源性PTH刺激后，肾源性cAMP和磷酸盐尿反应迟钝；而在Ⅱ型中肾源性cAMP对PTH反应正常。其中Ⅰ型又可分为Ⅰa、Ⅰb和Ⅰc型。假性甲旁减Ⅰb型是单纯的PTH抵抗，表现为低血钙高血磷和继发性甲旁亢的生化特征。假性甲旁减Ⅰa型是由于编码基因Gsa基因（GNASI）失活性突变，Gs活性降低所致。除上述这些生化特征外，还有Albright遗传性骨营养不良（AHO）的体征，包括矮小、圆脸、短颈、短指（趾）和异位钙化。由于掌骨短，通常受累的是第三、四、五掌骨，受累的手指握拳时指节凹陷而不是突出。另外，同时合并原发性甲减较常见。很多患者存在生殖功能异常，表现为女性的月经过少和男性的不育。Ⅰc型也有典型的AHO表现，其发病与GNASI基因无关，发病机制未明。假性甲旁减家系中的某些个体遗传了Albright遗传性骨营养不良的体征，但无任何钙代谢紊乱，这种情况被称为假假性甲旁减。

（2）遗传：GNASI基因为一印记基因，具有细胞特异性接纳父传基因的特征。即GNASI基因的一个等位基因突变如来源于母亲即可发病，来源于父亲却不发病。父传GNASI基因表达可因基因印记而抑制。故父源性的遗传几乎总是存在假假性甲旁减而无激素抵抗，母源性遗传几乎总是存在假假性甲旁减而无激素抵抗，母源性遗传几乎总是存在假性甲旁减伴激素抵抗。

（3）诊断：对所有具有低血钙、高血磷、高碱性磷酸酶、血PTH增高及骨X线片表现符合甲状旁腺功能亢进的患者，在认真除外慢性肾功能不全后，无论有无先天性畸形，均应考虑假性甲旁减的可能。通过PTH兴奋试验可以鉴别甲状旁腺功能减退症和假象甲旁减，正常人静滴外源性PTH后，尿磷/尿肌酐和尿cAMP可增加5倍以上，假性甲旁减患者无增加或增值小于1倍。假性甲旁减Ⅰ型尿中cAMP不增高，提示肾对PTH作用不敏感；Ⅱ型尿中cAMP增高，而尿磷不见增加，提示患者肾脏中cAMP不能引起尿磷排泄增加的效应，属于一种受体后缺陷。

3. 维生素D缺乏

（1）发病机制：维生素D缺乏是由光照不足、营养不良和吸收不良中的一个或几个因素联合所致。还有一些刺激维生素D及其代谢产物分解的药物，如苯妥英钠和苯巴比妥，会使维生素D在临界水平者出现维生素D缺乏。尽管人的皮肤在充足光照的情况下能合成足量的维生素D，但有些情况下存在光照不足仍会导致维生素D不足。对皮肤癌的恐惧使很多人避免光照或者使用防护剂阻挡紫外线到达维生素D合成所在的表皮深层。在同样的紫外线照射下，肤色深者和老年人的维生素D合成少于肤色浅者和年轻人。光照强度受季节（夏季比冬季强）和纬度（纬度越高，强度越弱）影响，是影响维生素D有效合成的重要因素。小肠疾病、部分性胃切除、胰腺疾病和胆道疾病的患者从饮食中吸收维生素D的能力降低。

（2）临床特征：对有嗜睡、近端肌无力和骨痛，常规生化检查发现血钙和血磷低于正常或在正常低值及尿钙低的患者要怀疑维生素D缺乏。此时，血25（OH）D水平低有助于诊断。但1，25-（OH）$_2$D$_3$水平通常是正常的，这是由于这些患者对高PTH、低血钙和低血磷的反馈使1-羟化酶活性增加。

4. 其他低钙疾病 低白蛋白血症会导致总血清钙浓度降低，此时结合钙减少，但离子钙水平正常。血清白蛋白含量对血清总钙的影响可用下列公式计算校正值：

校正后血清总钙（mmol/L）= 测得的血清总钙（mmol/L）-0.02×［血清白蛋白（g/L）-40（g/L）］

一些疾病导致急性低钙血症只是因为反馈机制失代偿而自身调节体系仍正常。横纹肌溶解或肿瘤分解所致的急性高磷血症，常发生在肾功能不全时，会产生严重的症状性低钙血症。输入含枸橼酸盐的血会因为和钙结合成枸橼酸钙而导致急性低血钙。在这种情况下，总钙可能正常，但离子钙减少。在急性胰腺炎，低血钙是预后不良的征象。低血钙的发生机制是钙和脂肪酸通过皂化发生螯合，脂肪酸在胰脂肪酶的作用下在腹膜后腔生成。骨矿化迅速时也会导致低钙血症，这在前面手术致甲状腺功能减退症部分提到的“骨饥饿综合征”中和偶尔的前列腺癌骨转移中可以看到。

二、临床表现

低钙血症症状和体征是由血清钙的水平、发病年龄、发病缓急、血清磷的水平及并发的酸碱平衡紊乱程度等所决定的。主要的临床表现是由神经肌肉的兴奋性增加（手足搐搦、感觉异常、癫痫发作、器质性脑综合征）和钙在软组织的沉积（白内障、基底节钙化）所致（表10-10-3与表10-10-4）。

（一）神经肌肉系统表现

低钙血症的临床表现包括口周和外周感觉异常，肌肉、腕足、喉痉挛、癫痫发作、肠痉挛和慢性吸收不良等。

慢性、中等程度的低钙血症时，患者可感到唇、鼻、四肢麻木或刺痛，肌束颤动，面神经叩击征（Chvostek征）和束臂征（Trousseau征）阳性。面神经叩击征通过轻叩耳前2~3cm处，即颧弓下的面神经分支处引出，阳性反应从口角抽搐到半侧面肌痉挛。该试验的特异性低，大约有25%的正常人面神经叩击征弱阳性。束臂征是用血压计袖带绑住上臂，充气将压力维持在收缩压10~20mmHg，阳性反应为3分钟以内可见同侧拇指内收，掌指关节内收，指间关节伸展，呈助产式手。束臂征比面神经叩击征特异性高，但仍有1%~4%的正常人束臂征阳性。

当血钙下降严重或下降速度很快时，可出现自发性手足搐搦、腹痛、支气管痉挛、癫痫大发作（可能与脑内病灶如钙化灶有关）。临床上，严重低钙血症的标志是搐搦。搐搦是自发性强直性肌肉收缩的一种状态。明显的搐搦常以手指及口周麻木为先兆。手足搐搦是低钙血症的典型表现之一。通常首先是拇指内收，接着是掌指关节的屈曲，指间关节的伸展和腕关节的屈曲，形成“助产士手”。这些非随意肌的收缩是伴有疼痛的。搐搦还可发生在其他肌群，包括威胁生命的喉肌痉挛。在肌电图上，搐搦表现为典型的反复性的运动神经元放电。搐搦也可发生在低镁血症和代谢

表10-10-3 低钙血症的临床表现

序号	临床表现	具体内容
1	神经肌肉兴奋性	Chvostek征；Trousseau征；感觉异常；手足搐搦；癫痫（局灶性、癫痫小发作、癫痫大发作）；肌肉痉挛；肌无力；喉痉挛；支气管痉挛
2	神经学的症状和体征	基底节钙化引起的锥体外系症状；大脑皮质或小脑钙化；人格障碍；易激症；智力受损；脑电图非特异性改变；颅内压增高；帕金森症；手足舞蹈病；肌张力障碍
3	精神状态	困惑；迷惑；精神错乱；疲劳；焦虑；记忆力减退；注意力难以集中
4	外表的变化	皮肤干燥；毛发粗糙；脆甲症；脱发；特异性湿疹；剥脱性皮炎；牛皮癣；脓疱病
5	平滑肌功能障碍	吞咽困难；腹痛；胆绞痛；呼吸困难；哮喘
6	眼科学症状	白内障；视盘水肿
7	心脏学表现	Q-T间期延长；充血性心衰；心肌病

表 10-10-4 低钙血症的症状和体征

症状
感觉异常
口唇和肢端刺痛
增加神经肌肉的兴奋性
手足搐搦
肌肉痉挛和抽搐
肌无力
腹部绞痛
喉痉挛
支气管痉挛
改变中枢神经系统的功能
各种类型的癫痫发作：癫痫大发作、癫痫小发作、局灶性癫痫
改变精神状态和感觉器官
视盘水肿、假性脑瘤
手足舞蹈徐动症
抑郁
昏迷
全身疲乏
白内障
充血性心力衰竭
体征
Chvostek 征
Trousseau 征
其他
Q-T 间期延长
基底神经节和其他颅内组织钙化

性碱中毒，如通气过度所致的呼吸性碱中毒。低镁血症和碱中毒会降低手足搐搦的阈值。轻度神经肌肉兴奋产生的隐匿性搐搦可由面神经叩击征（Chvostek 征）和束臂征（Trousseau 征）试验引出。

甲旁减或假性甲旁减患者颅内（基底核、小脑、大脑皮质）常发生异位钙化，通常是无症状的，但也可导致震颤、共济失调、手足徐动症、舞蹈症、抽搐等一系列的运动失调症状。

长期低钙血症患者的记忆力减退、性格改变、抑郁、焦虑、易激惹、精神错乱。

低钙血症易导致癫痫局灶性或全身发作。其他对中枢神经系统的影响包括视盘水肿、颅内压增高、疲倦、意识障碍和器质性脑综合征等。

（二）低钙血症的其他表现

1. 对心脏的影响 心室复极化延迟，Q-T 间期延长。兴奋收缩偶联可能受损，尤其在有潜在心脏疾病的患者，有时可见顽固性的充血性心衰。

2. 对眼部的影响 白内障在慢性低钙血症患者中常见，其严重程度与低钙血症的持续时间和血钙水平相关。

3. 对皮肤的影响 皮肤干燥、鳞屑增多、色素沉着、指甲易脆、指甲横沟、秃发、毛发稀疏。一种被称为疱疹样脓疱病或脓疱性牛皮癣的皮炎为低钙血症所特有。

4. 对牙齿的影响 可引起牙釉质发育不全和恒牙不出。

5. 对血液系统的影响 低钙血症使维生素 B_{12} 与内因子结合欠佳，可发生大细胞性贫血。

6. 对免疫系统的影响 免疫功能降低，易感染念珠菌病。

三、诊断

根据典型的神经肌肉兴奋性增高症状和体征，结合总血清钙水平和血清蛋白浓度（或游离钙水平），即可作出低钙血症的诊断。低白蛋白血症会导致总血清钙浓度降低，需利用校正公式计算出校正后血清总钙（mmol/L）来判断是否为低钙血症。结合病史（如用药史、手术史、家族史等）、症状、体征、PTH 等实验室化验结果、特殊检查结果等可进一步帮助了解和判断低钙血症的病因（图 10-10-1）。

四、治疗

低钙血症的治疗目标是通过补充钙剂，维持离子钙或总血清钙在一个可接受的水平（使血钙升至正常或接近正常范围），消除或缓解手足搐搦、喉痉挛发作等症状。对于甲旁减、有维生素 D 缺乏及抵抗的患者，应同时补充维生素 D 治疗。对于慢性低钙血症，治疗中应避免继发的高尿钙、高血钙，预防因长期低钙血症造成的慢性并发症。避免发生高尿钙（尿 Ca^{2+}>300mg/24h）对防止肾功能紊乱、肾结石及肾钙质沉着的发生十分关键。同时也需要治疗引起低钙血症的原发病，如纠正维生素 D 缺乏、低镁血症、碱中毒和高磷血症等。

低钙血症的治疗取决于低钙血症的症状、严重程度及进展速度，并且需要密切的监测。若通过静脉输入钙剂的方式治疗，则需要在 ICU 或特需病房收住院治疗并需有心电监护，能够及时监测血钙水平，以保证治疗的安全。

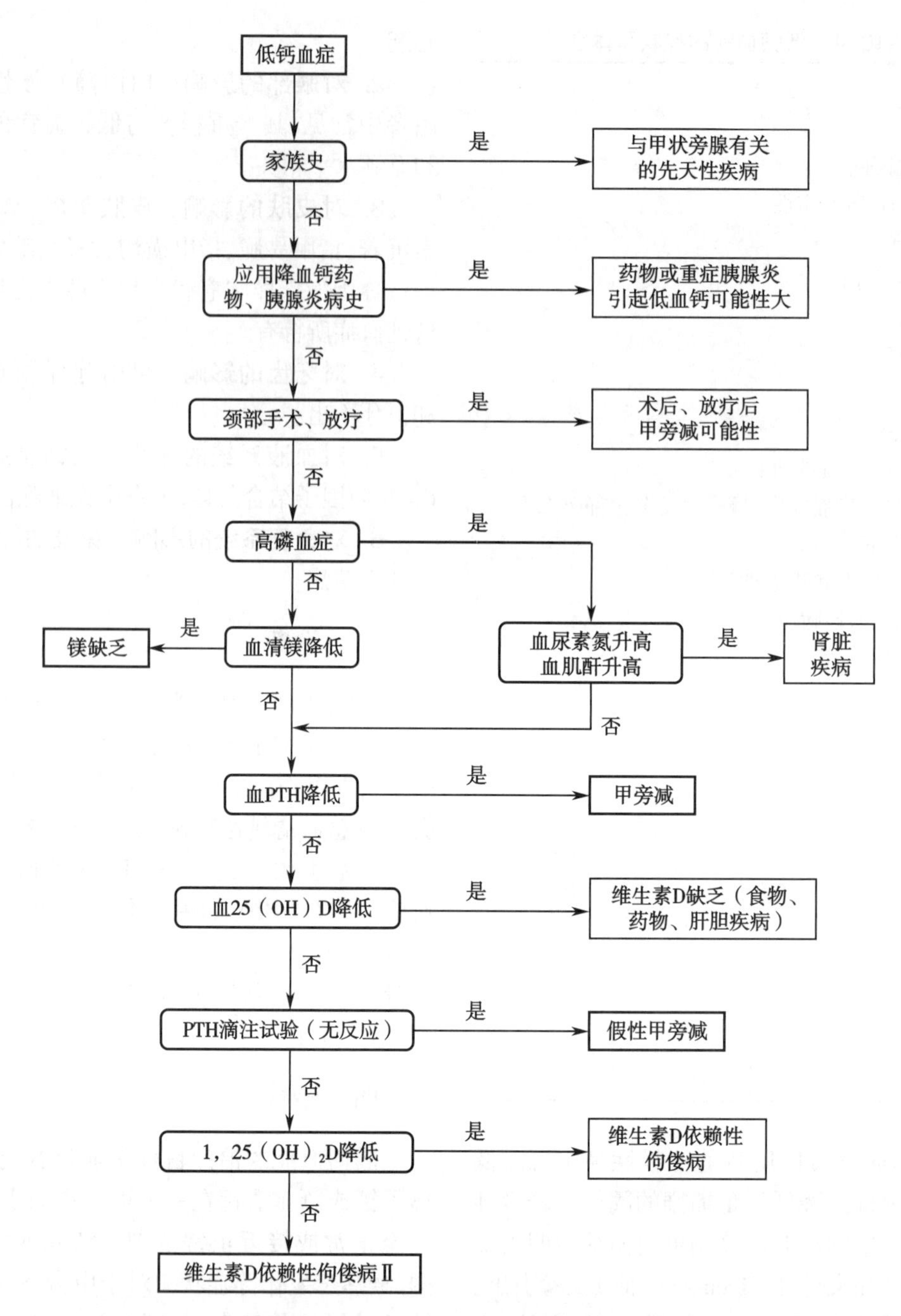

图 10-10-1　低钙血症病因诊断流程

（一）急性低钙血症

当血清离子钙 <1.875mmol/L（7.5mg/dl）发生严重低钙血症，如癫痫发作、喉痉挛、支气管痉挛等急性低钙血症的症状发生时，需要快速干预，给予静脉补钙治疗。常用的钙制剂有葡萄糖酸钙（10%，每 10ml 含元素钙 90mg）、氯化钙（5%，每 10ml 含元素钙 90mg），缓慢（10 分钟以上）静脉推注 20ml 可缓解症状。必要时 1~2 小时后可重复给药。也可同时给予口服钙和维生素 D 制剂。若患者症状持续存在或口服治疗不能立即起效，可给予缓慢的静脉滴注治疗。可将 11g 葡萄糖酸钙用 5% 的糖盐溶解于 1000ml 的液体中（每毫升液体中含 1mg 元素钙），以 0.5~2.0mg/（kg·h）元素钙的速率输注，以控制症状，恢复离子钙到正常水平低限，QT 间期正常化。输注速率可根据患者的症状、体征和每 1~2 小时监测的血钙水平进行调整，为稳定患者症状其最高输注速率可达 2.0mg/（kg·h）元素钙，但需要密切监测（1 小时，以后每 4 小时）血钙水平。一旦血钙达到稳态水平，可给予口服补钙治疗。随着血钙达到治疗目标水平，症状缓解，口服补钙治疗起效，输注速率可逐渐下降。若抽搐等低钙血症症状严重难

以缓解，可持续静脉滴注补钙，但速度不宜超过4mg/（h·kg）元素钙。24小时可静脉输入元素钙400~1000mg，直至口服治疗起效。也就是说必要时，可一直给予静脉补钙治疗直到口服治疗起效。治疗效果可通过监测血钙水平来评估。治疗同时需注意患者有无喘鸣及保持气道通畅，并定期严密监测血钙水平。静脉补钙对静脉有刺激，特别是当浓度大于200mg/100ml的元素钙时，更容易发生，治疗时需注意。如果局部外渗进入软组织，可发生沉淀磷酸钙晶体钙化。在接受静脉注射钙剂治疗的患者，尤其是存在高血清磷酸盐水平，在肺部、肾脏或其他软组织中磷酸钙沉积更容易发生。快速的钙浓度上升可能会导致心律失常，所以静脉注射给药需密切心电监护。使用洋地黄的患者由于钙的输入易发生中毒，故补充钙时需谨慎，可密切监测心脏功能。

（二）慢性低钙血症

慢性低钙血症的治疗多使用口服钙剂（表10-10-5）、维生素D制剂补充治疗，有时也会使用噻嗪类利尿剂。钙剂的补充是治疗低钙血症的有效治疗方式。在补充钙剂时需注意以下几点：最好分次同进餐时间一致补充，可增加钙的吸收；较有效的补充制剂是碳酸钙或柠檬酸盐。钙剂的补充起始量建立在患者的耐受力、依从性和临床治疗目标的基础之上。每日500~1000mg元素钙分两次或三次作为起始补充剂量，也可适当加量。若补充钙剂仍未达到钙离子水平的预期目标则需要补充维生素D及衍生物。每日25 000~50 000IU维生素D_2或D_3甚至更多剂量可治疗甲旁减、假性甲旁减或吸收不良导致维生素D缺乏的患者。需要注意的是，维生素D_2和D_3长期储存于脂肪组织，半衰期很长，可达数周到数月，其毒性也很难预测和治疗。对1α-羟化酶活性差的患者每日可给予0.25~1.0mcg骨化三醇［1,25（OH）$_2$D$_3$］治疗，其起效快，作用消失也快（1~3天）。其他的维生素D衍生物可作为替代治疗，包括阿法骨化醇和双氢速固醇。需值得注意的是噻嗪类利尿剂有减少尿钙排出的作用，会导致严重的高钙血症，其有效剂量范围为50~100mg/d，也可以尝试给予更低的剂量。在使用25（OH）D治疗的过程中，需密切监测血清钙、磷和肌酐水平，避免发生维生素D中毒。

钙和维生素D常用于治疗肾衰竭和甲旁减等引起的慢性低钙血症。维生素D用于维持基础的钙水平或钙水平的急性改变（增高或降低）。与其他维生素D相比，骨化三醇起效快且半衰期短，是较常用的维生素D制剂（表10-10-6）。在肾衰竭的患者中，其治疗目标为维持血钙、磷、钙磷代谢产物及PTH在可接受的范围之内。

表10-10-5 钙剂的种类

名称	提供1mg元素钙所需的重量（g）
碳酸盐	2.5
氯化物	3.7
醋酸盐	4.0
柠檬酸盐	5.0
甘油磷酸盐	5.7
乙酰丙酸盐	7.7
乳酸盐	7.7
磷酸盐	9.0
葡萄糖酸盐	11.1

表10-10-6 维生素D治疗低钙血症的用法

名称	日剂量	达到正常血钙时间	作用持续时间
维生素D_2（麦角骨化醇）	400单位	4~8周	2~6个月
维生素D_3（胆骨化醇）	400单位	4~8周	2~6个月
1,25（OH_2）D_3（骨化三醇）	0.25~0.5μg	2~5天	1~2天

稍低于正常水平的低钙患者可能不会表现有症状，但长期会导致白内障的发生。随着血清钙水平达到正常高限，可出现明显的高尿钙，特别是当低钙刺激PTH增多的效应消失时高尿钙更明显，甚至出现肾结石、肾钙化和肾损伤。

在低钙患者中监测其血清镁水平也是很有必要的。镁缺乏时，可减弱钙和维生素D的治疗作用，应该给予补充镁剂治疗。低镁血症被认为是引起术后低钙血症（或其他原因引起的低钙血症）的原因之一。此时，血清镁水平可低，也可以正常或正常低限，因为镁储存于细胞内，血清镁不能准确反映出镁的水平。因此，对于低镁血症或不能排除低镁血症的患者都可以给予肠外镁剂的补充治疗。慢性的镁缺乏患者可给予口服镁剂治疗

（每日 200~300mg）。常用的镁剂有氧化镁、碳酸镁、氧化镁等。肠道外的镁治疗用于严重的低镁血症，可用 10% 或 50% 硫酸镁治疗。常用的方法是每日以每秒 2~4ml 的速率滴注 50% 的硫酸镁溶液 10~15 分钟或以上，治疗数天后可重建镁的稳态。治疗目标是使患者症状缓解且维持血清钙水平在 8.0~9.0mg/dl。

（闫双通）

参考文献

1. Schafer AL, Shoback D. Hypocalcemia: definition, etiology, pathogenesis, diagnosis and management // Rosen CJ. Primer on the Metabolic Bone Diseases and Disorders of Mineral Metabolism. 8th ed. New York: John Wiley and Sons, 2013: 572-578.

2. 廖二元 . 内分泌代谢病学 . 3 版 . 北京：人民卫生出版社，2012：1883-1884.

3. Cooper MS, Gittoes NJ. Diagnosis and management of hypocalcaemia. Brit Med J, 2008, 336(7656): 1298-1302.

4. Thacher TD, Clarke BL. Vitamin D insufficiency. Mayo Clin Proc, 2011, 86(1): 50-60.

5. Forrest KY, Stuhldrehr WL. Prevalence and correlates of vitamin D deficiency in US adults. Nutr Res, 2011, 31(1): 48-54.

6. Al-Azem H, Khan AA. Hypoparathyroidism. Best Pract Res Clin Endocrinol Metab, 2012, 26(4): 517-522.

7. Bollerslev J, Rejnmark L, Marcocci C, et al. European Society of Endocrinology Clinical Guideline: treatment of chronic hypoparathyroidism in adults. Eur J Endocrinol, 2015, 173(2): G1-G20.

8. 陈家伦 . 临床内分泌学 . 上海：上海科学技术出版社，2011：1392-1396.

9. Underbjerg L, Sikjaer T, Mosekilde L, et al. Cardiovascular and renal complications to postsurgical hypoparathyroidism: A Danish nationwide controlled historic follow-up study. J Bone Min Res, 2013, 28(11): 2277-2285.

10. Underbjerg L, Sikjaer T, Mosekilde L, et al. Postsurgical hypoparathyroidism--risk of fractures, psychiatric diseases, cancer, cataract, and infections. J Bone Min Res, 2014, 29(11): 2504-2510.

11. Underbjerg L, Sikjaer T, Mosekilde L, et al. The epidemiology of non-surgical hypoparathyroidism in Denmark: a nationwide case finding study. J Bone Min Res, 2015, 30(9): 1738-1744.

12. Winer KK, Sinaii N, Reynolds J, et al. Long-term treatment of 12 children with chronic hypoparathyroidism: a randomized trial comparing synthetic human parathyroid hormone 1-34 versus calcitriol and calcium. J Clin Endocrinol Metab, 2010, 95(6): 2680-2688.

13. Winer KK, Zhang B, Shrader JA, et al. Synthetic human parathyroid hormone 1-34 replacement therapy: a randomized crossover trial comparing pump versus injections in the treatment of chronic hypoparathyroidism. J Clin Endocrinol Metab, 2012, 97(2): 391-399.

14. Kagen MH, Bansal MG, Grossman M. Calcinosis cutis following the administration of intravenous calcium therapy. Cutis, 2000, 65(4): 193-194.

15. Kudoh C, Tanaka S, Marusaki S, et al. Hypocalcemic cardiomyopathy in a patient with idiopathic hypoparathyroidism. Intern Med, 1992, 31(4): 561-568.

16. Cherian AJ, Gowri M, Ramakant P, et al. The Role of Magnesium in Post-thyroidectomy Hypocalcemia. World J Surg, 2016, 40(4): 881-888.

17. Kelly A, Levine MA. Hypocalcemia in the critically ill patient. J Intensive Care Med, 2013, 28(3): 166-177.

18. Han P, Trinidad BJ, Shi J. Hypocalcemia-induced seizure: demystifying the calcium paradox. ASN Neuro, 2015, 7(2): 1759091415578050.

19. Noureldine SI, Genther DJ, Lopez M, et al. Early predictors of hypocalcemia after total thyroidectomy: an analysis of 304 patients using a short-stay monitoring protocol. JAMA Otolaryngol Head Neck Surg, 2014, 140(11): 1006-1013.

20. Cmilansky P, Mrozova L. Hypocalcemia - the most common complication after total thyroidectomy. Bratisl Lek Listy, 2014, 115(3): 175-178.

21. Puzziello A, Rosato L, Innaro N, et al. Hypocalcemia following thyroid surgery: incidence and risk factors. A longitudinal multicenter study comprising 2631 patients. Endocrine, 2014, 47(2): 537-542.

22. Oltmann SC, Brekke AV, Schneider DF, et al. Preventing postoperative hypocalcemia in patients with Graves disease: a prospective study. Ann Surg Oncol, 2015, 22(3): 952-958.

23. Steele T, Kolamunnage-Dona R, Downey C, et al. Assessment and clinical course of hypocalcemia in critical illness. Crit Care, 2013, 17(3): R106.

24. Genser L, Tresallet C, Godiris-Petit G, et al. Randomized controlled trial of alfacalcidol supplementation for the reduction of hypocalcemia after total thyroidectomy. Am J Surg, 2014, 207(1): 39-45.

第十一节　老年高钙血症

如果血钙高于正常标准值2个标准差以上被称为高钙血症。45%的钙是与蛋白结合形式存在的（主要是白蛋白），部分与磷酸或枸橼酸结合（大约10%），部分以离子形式存在（45%）。仅有以离子形式存在的钙是有生理活性的。但临床上大多数实验室检测的为血清总钙浓度。当血钙大于2.60mmol/L（10.4mg/dl）或者离子钙浓度大于1.3mmol/L（5.3mg/dl）可以考虑诊断高钙血症，但各个实验室的具体参考数值并不相同。按血钙升高水平可将高钙血症分为轻、中和重度，轻度高血钙为血总钙值2.75~3mmol/L；中度为3~3.5mmol/L；重度时>3.5mmol/L，同时可导致一系列严重的临床征象，即称高钙危象，可危及生命，是内科急症之一。

近几十年来，由于检测技术的提高，血钙筛查成为检查的常规项目，因而无症状患者的数量成倍上升，我国无症状高钙血症患者的数量也呈增高趋势。高钙血症最常见的原因为原发性甲状旁腺功能亢进症和恶性肿瘤，占总致病因素的90%以上。老年人群中原发性甲状旁腺功能亢进症及肿瘤的发病率均较年轻人明显升高，故老年人群高钙血症较年轻人群患病率较高。

一、高钙血症的病因及发病机制

生理情况下，钙在骨、肠道、肾脏之间流动达到稳态平衡。调节体内钙平衡的主要是甲状旁腺激素（PTH）、降钙素、1，25（OH）$_2$D这三种激素，任何一个环节发生异常均可导致高钙血症。血钙与上述激素之间存在着正常的正反馈与负反馈。当血钙升高至正常上限时，钙离子通过刺激钙离子敏感受体，抑制PTH的释放。减少的甲状旁腺激素可减少肾脏钙离子重吸收；减少的PTH同样可以导致骨质吸收减少，从而减少骨钙释放；减少的PTH及高钙本身，可以减少肾脏1，25（OH）$_2$D的产生，进一步减少肠钙的吸收。肾脏钙重吸收的减少、肠道钙吸收的减少，以及骨钙吸收的减少，可以降低血钙水平。当血钙水平减少至正常水平以下时，相反的过程则会发生。

PTH的类似物，甲状旁腺激素相关肽（PTH-related peptide，PTHrP），是从某些肿瘤组织释放出来的具有类似PTH生理活性的激素类似物，它可以作用于成骨细胞，产生细胞因子，而这些细胞因子多为核因子κB配体（RANKL）受体的激动剂，其后续效应为增强破骨细胞骨吸收。

高钙的发病机制，归结起来，主要有四方面原因：骨质吸收增加、肠钙吸收增加、尿钙重吸收增加、血液浓缩。其中，骨质吸收增加是其主要发病机制。在诸多病因中，最常见的是原发性甲状旁腺功能亢进症（PHPT）和恶性肿瘤，占总致病因素的90%以上。筛查出的无症状患者高血钙原因多为甲旁亢，而肿瘤所致高钙血症多见于肿瘤终末期，往往是急性起病，进展迅猛。

引起高钙血症的病因包括：①内分泌疾病；②肿瘤性疾病；③导致高钙的肉芽肿性疾病；④药物因素所致高钙血症；⑤制动。按照高钙血症是否依赖PTH，将具体疾病分类如表10-11-1。

表10-11-1　高钙血症的病因分类

PTH依赖性	非PTH依赖性
原发性甲状旁腺功能亢进症 三发性甲状旁腺功能亢进症 新生儿重症甲状旁腺功能亢进症（NSHPT） 锂相关性高钙血症	肿瘤性高钙血症 　PTHrP介导性 　其他体液性综合征 　转移性溶骨性病变及骨髓瘤 维生素D过多 　维生素D摄入过多 　维生素D_3中毒 　应用大剂量维生素D类似物 　肉芽肿性病变（结节病、淋巴瘤、结核病等） 　Williams综合征 甲状腺功能亢进症 肾上腺皮质功能不全 肾衰竭（急性和慢性） 长期制动 Jansen病 器官移植后、急性胰腺炎、腹膜透析、AIDS等 家族性低尿钙性高钙血症（钙受体基因突变） 药物（维生素A、维A酸、噻嗪类利尿剂、氨茶碱等）

注：PTH，甲状旁腺激素；三发性甲状旁腺功能亢进症指在继发性甲状旁腺功能亢进症基础上发生的具有自主分泌PTH的甲状旁腺结节或腺瘤；锂相关性高钙血症指长期应用锂盐后发生的高钙血症或甲状旁腺功能亢进症

肿瘤相关高钙血症(malignancy-associated hypercalcemia,MAH)占住院高钙血症患者的90%,高钙血症往往发病较急,是肿瘤终末期表现。恶性肿瘤引起高钙血症的主要途径有:①肿瘤局部骨转移所致的局限性溶骨性骨破坏;②肿瘤虽无远处转移,但可分泌一些细胞因子和肿瘤相关激素,如IL-1、IL-6、TNFα、甲状旁腺激素相关蛋白(PTHrP)等导致体液性高钙血症,可见于多发性骨髓瘤和其他累及骨髓的血液系统恶性肿瘤,以及发生于肺、肾、泌尿生殖系的恶性肿瘤;③恶性肿瘤伴有其他因子增高,如1,25(OH)$_2$D(如霍奇金淋巴瘤),较为少见的为肿瘤致PTH产生增多(如卵巢癌、肺癌、甲状腺及胸腺肿瘤)。

肉芽肿类疾病亦可引起血钙升高,其机制为肾外产生1,25(OH)$_2$D增多。包括非感染性疾病(如肉芽肿性疾病、韦格纳肉芽肿、铍中毒)、感染性疾病(如网状内皮细胞真菌病)。

药物因素所致高钙血症在临床上亦较为多见,特别是老年患者,因服用药物较多,较容易引起药物性高钙血症。具体药物如锂盐(锂可以使得PTH分泌的调定点升高)、维生素D、维生素A、他莫昔芬(治疗乳腺癌骨转移)、氨茶碱、铝制剂、长期服用牛乳及碱性药物(如乳碱综合征)等。

制动是引起或加重高钙血症的可能因素,在老年患者中尤其需要注意。由于疾病原因而制动的患者,其骨吸收增加,骨形成被抑制,会加重其他原因(如PHPT或肿瘤)引起的高血钙或高尿钙情况。

二、老年人血钙变化

如前所述,甲状旁腺腺泡主细胞分泌的PTH和由腺泡旁细胞分泌的降钙素,其最主要的生理作用是调节骨、肾和肠道3个靶器官的钙运转过程,以维持血钙的正常水平。在正常情况下,当血中钙浓度降低时,便促使PTH分泌,进而动员骨钙使血钙增多。另外PTH还可以作用于肾脏使得25-羟胆钙化醇及1-α羟化酶的活性增高,从而促进1,25双羟胆钙化醇的生成,增强肠道对钙的吸收使血钙升高。当血钙维持正常水平时便抑制PTH的继续分泌。假如血钙升高时,降钙素的释放便会增多,它抑制骨吸收使血钙浓度降低,恢复正常水平。血中钙的浓度就是依靠这些多重环节的反馈调节作用来保持相对的平衡。

曾有研究提出,不拘性别,老年人血中1,25(OH)$_2$D的水平均较年轻人为低。Slovik等以PTH负荷时,年轻人血中1,25(OH)$_2$D显著增加,而老年人则不增加。故此推测由于老年人肾脏对于PTH的反应性降低,1-α羟化酶不能充分活化,致使1,25(OH)$_2$D生成减少,影响肠道对钙的吸收,导致血钙降低。实验证明,钙在小肠的吸收也随增龄而减退。正常乳儿每日吸收的钙量,约为食物总钙含量的60%,青春期为35%~40%,成年期为15%~20%,至老年期则更少。老年期钙吸收不良,有人认为可能是骨质疏松症在老年多发的原因之一。

血中降钙素水平一般认为无明显年龄差异,但机体对降钙素的敏感性随增龄而趋向更低。

由于高钙多继发于甲状旁腺功能亢进症(简称甲旁亢)及肿瘤晚期患者,而老年人甲状旁腺功能亢进症及癌症患病率均高于青年人群,故老年人群高钙血症发生率明显高于青年人群。就健康人群而言,尚无大规模的数据证明老年人群中血钙是否显著高于中青年人群,需较大规模的流行病学研究进行调查。

三、老年人高钙血症临床表现

高钙血症的临床表现与高钙发生缓急、血钙高低程度均有关系。一般而言,当患者血清钙超过3.0mmol/L便会有明显的多系统症状。老年人多脏器功能均处于下降阶段,常常有非特异的临床表现,如消化系统的厌食、吞咽困难,神经系统的乏力、倦怠、懒言少语等,这些是高钙血症常见的临床表现,故对于老年人而言,高钙血症症状容易被掩盖。具体表现如表10-11-2所示。

表10-11-2 高钙血症临床表现

部位	急性	慢性
胃肠道	厌食、恶心、呕吐	消化不良、便秘、胰腺炎
肾脏	多尿、多饮	肾脏结石、肾脏钙化
神经-肌肉	抑郁、迷惑、神志不清、昏迷	无力
心脏	QT间期缩短、心动过缓、一度房室传导阻滞、洋地黄敏感性增加	高血压

四、老年人高钙血症诊断及鉴别诊断

老年人病情复杂，营养状况较差，应用钙剂、维生素 D 等药较多，对高钙的影响因素较多。临床上，一般将高钙血症的诊断分为两步，首先明确有无血钙升高，然后明确高血钙的病因。需要多次重复测定血钙以除外实验室误差及止血带绑扎时间过长等人为因素造成的高血钙，还需注意患者有无脱水及血浆蛋白浓度升高等。粗略估计血清蛋白每增加约 10g/L，血清钙约增加 0.2mmol/L。另外，有报道在原发性血小板增多症时，大量异常活化的血小板释放钙，可引起假性高钙血症。临床上，通常计算校正钙，计算公式为校正钙 = 实测钙 +（40–实测白蛋白）× 0.02，钙浓度单位用 mmol/L，白蛋白单位用 g/L，此公式有助于排除假性高钙血症。此外，离子钙的测定也有助于假性高钙血症的鉴别。

高钙血症诊断一经确立，即应从病因角度进行鉴别诊断。由于 90% 以上都是 PHPT 和恶性肿瘤，病史及临床特点对于两者鉴别意义较大。一般恶性肿瘤并发高钙血症病程较短，往往是肿瘤已到晚期，可找到原发病灶或转移病灶，而老年原发甲旁亢病情通常较轻，往往是查体发现血钙轻度升高，随着病程的延长，血钙逐渐升高，病程较长。血 PTH 测定对于判断结果具有极其重要的作用：①若 PTH 测定值高，在排除了罕见的异位 PTH 后，则诊断为原发性甲旁亢；②若 PTH 测定值正常，还要警惕家族性低尿钙高钙综合征（FHH），该病的尿钙与肌酐清除率之比 <0.01；③若 PTH 测定值低，则需根据病史、体征、各种实验室检查及影像学检查仔细筛查恶性肿瘤，同时需要排除维生素 D 及钙剂摄入过多、结节病或其他少见原因导致的高钙血症，另外有些少见原因也可引起高钙血症，需要注意排除，例如甲状腺功能亢进、嗜铬细胞瘤、肾上腺皮质功能减退、血管活性肠肽分泌瘤（VIP 瘤）及肢端肥大症等。鉴别诊断流程见图 10–11–1。

老年人原发性甲旁亢的基本特征是高血钙高 PTH，但可表现为血钙正常高限（甚至正常）和 / 或血 PTH 正常高限（甚至正常），其重要原因是 PTH 分泌腺瘤的活动性波动，间歇分泌 PTH。对此，宜定期复查血钙和 PTH，检查前几天停止服用药源性钙剂。

五、老年高钙血症治疗

老年高钙血症的治疗包括病因治疗及对症治疗。寻找病因对于老年高钙血症的治疗意义重大。由于高钙血症造成的各系统功能紊乱会影响病因治疗，高钙危象随时可危及患者生命，因此，缓解急性症状在这些患者中则成为更为紧迫的任务。通常对轻度高血钙，无临床症状的患者，一般不积极采取控制血钙的措施；对有症状、体征的中重度高血钙患者，需立即进行治疗。

PHPT 是老年高钙血症常见原因，随着自动生化分析仪的使用，检出率有大幅度升高，很多无症状患者被检出。通常有症状患者采取手术治疗，无症状患者手术治疗指征见表 10–11–3、表 10–11–4，对于不愿意采取手术治疗或是不能手术治疗的患者，可以选择药物治疗。

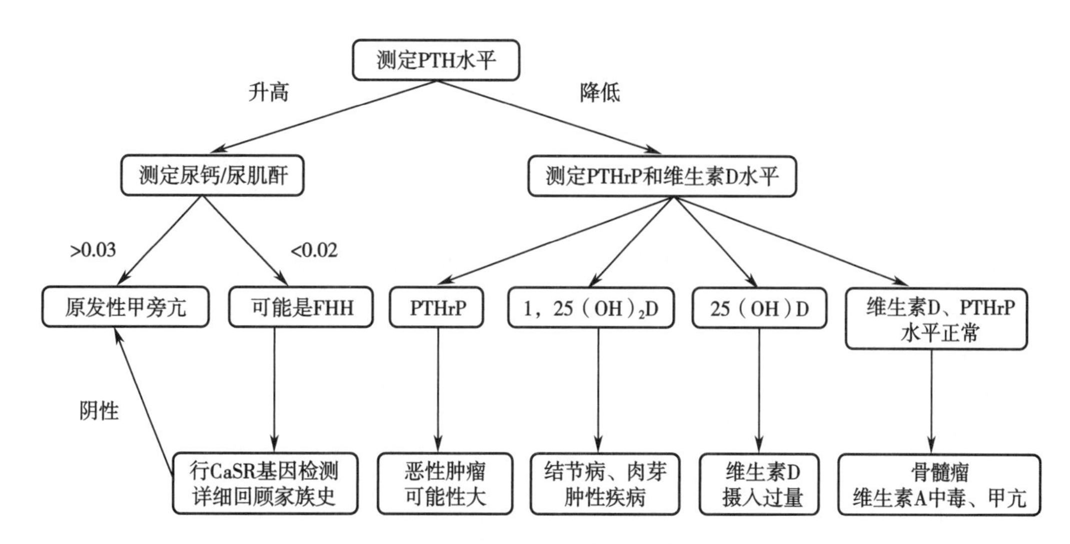

图 10–11–1　高钙血症鉴别诊断流程

PTHrP，PTH 相关肽；FHH，家族性低尿钙高血钙综合征；CaSR，钙敏感受体

表 10-11-3 无症状性 PHPT 患者的手术治疗指征

检验参数	测量值
血钙	超过正常高限 0.25mmol/L 以上
肌酐清除率	<60ml/min
骨密度（BMD）	任何部位 T 值 <-2.5 或是既往有脆性骨折病史
年龄	<50 岁

注：符合其中任何一项者达到手术治疗指征

表 10-11-4 PHPT 患者的管理

PHPT	症状性	非症状性
手术	是	若符合表 10-11-3 中任一项即考虑手术
保守治疗	若不能手术给予保守治疗 血钙↑↑→西那卡塞 骨密度↓→二膦酸盐	若未达到手术指征或是不能手术则给予保守治疗
维生素 D<20ng/ml 时给予维生素 D 补充治疗	是	是
其他：水化、限制钙摄入	是	是

临床上降血钙有很多方法，老年患者往往存在多脏器功能的下降，治疗过程中，高钙的程度、多脏器功能的情况（包括心脏、肾脏等功能）均是需要考虑的因素。对于急性高血钙，特别是高钙危象患者，可应用多种方法同时进行，以达到血钙快速、安全达标的目标。

（一）扩容、促进尿钙排泄

1. 生理盐水 高钙血症时恶心、呕吐、多尿往往导致机体脱水，因此均需首先使用生理盐水补充细胞外液容量。生理盐水补充一是纠正脱水，二是通过增加肾小球钙的滤过率及降低肾脏近、远曲小管对钠和钙的重吸收，使尿钙排泄增多。老年患者如果存在心肾功能不全，静脉补液需要慎重，心功能不全的患者可同时从胃肠道补充盐水。

2. 呋塞米 利尿细胞外液容量补足后可使用呋塞米。呋塞米和其他袢利尿剂可作用于肾小管髓袢升支粗段，抑制钠和钙的重吸收，促进尿钙排泄，同时防止细胞外液容量补充过多。呋塞米剂量为 20~40mg 静脉注射；当给予大剂量呋塞米加强治疗（每 2~3 小时，80~120mg）时，需注意补充水和电解质，尽可能监测中心静脉压、血及尿电解质以防止发生水、电解质紊乱。目前，利尿剂常与抗骨吸收药物一同使用，一般仅用 1~3 天，在抗骨吸收药物起效后即可停用。需要特别注意的是，噻嗪类利尿剂可减少肾脏钙的排泄进而加重高血钙，因此绝对禁忌。

（二）应用骨吸收抑制剂

由于破骨细胞骨吸收的增加是绝大多数高钙血症患者最常见和重要的发病机制，因此，目前经常使用阻断破骨细胞骨吸收的药物来降低血钙。此类药物的早期使用还可以避免长期大量使用生理盐水和利尿剂造成的水及电解质代谢紊乱。主要有以下药物：

1. 二膦酸盐 静脉使用二膦酸盐是迄今为止最有效的治疗方法。高钙血症已经诊断明确，必须尽早开始使用，因为二膦酸盐起效需 2~4 天，达到最大效果需 4~7 天，60%~70% 患者血钙能降至正常水平，效果可持续 1~3 周。二膦酸盐胃肠道吸收率很低，因此治疗急性高钙血症时常采用静脉滴注给药。将一定剂量的二膦酸盐溶解于 500ml 以上溶液中静点，维持 4 小时以上，以防二膦酸盐和钙的复合物沉积造成肾损害。其不良反应主要为肾脏损害及抑制矿化，少数可引起下颌骨坏死，其他极少见的不良事件包括结膜炎、葡萄膜炎、巩膜炎、眼睑水肿、眼眶感染和脑神经麻痹等，发生率低于 0.05%。常用药物及用药方法见表 10-11-5。

表 10-11-5 常用二膦酸盐制剂用法及疗效

药物	给药途径	用量	降血钙疗效
羟乙膦酸钠	静滴	7.5mg/（kg·d）× 3d	30%~40%
帕米二膦酸盐	静滴	90mg，用 1 次	90%
氯钾二膦酸盐	静滴	1500mg 用 1 次或 300mg/d × 5d	80%
伊班膦酸盐	静滴	6mg，用 1 次	75%
唑来膦酸	静滴	4~5mg，用 1 次	90%

帕米膦酸钠是临床上广泛应用的二膦酸盐类药物。它可以抑制破骨细胞活性，抑制骨钙动员，多数患者于用药后3~7天血钙可降至正常。用药后第1天内即起效，降血钙最佳时间为5~7天，血钙最大降幅为40%。在临床研究中，大约有10%的患者在帕米膦酸钠治疗过程中出现肾功能损伤。多数血清肌酐的升高是轻中度和短暂的，停药后可恢复至正常。但少数患者可发展为急性或慢性肾衰竭，肾损害的发生与药物呈剂量依赖性。综合看来，帕米膦酸钠治疗高钙血症起效快，持续时间长、不良反应轻微。

2. 降钙素 其作用为直接抑制破骨细胞骨吸收，同时能减少肾小管钙的重吸收，增加尿钙排泄。起效快，但效果不及二膦酸盐显著。使用降钙素2~6小时内血钙可平均下降0.5mmol/L，但不能使大多数患者的血钙水平降至正常。治疗剂量：鲑鱼降钙素2~8IU/kg，鳗鱼降钙素0.4~1.6IU/kg，每6小时1次，肌内或皮下注射，每6~12小时重复注射，停药后24小时内血钙回升。重复注射同一剂量的降钙素不能达到首次注射的降血钙效果，即多次注射，作用减弱，不适于长期用药。这种降钙素“脱逸”现象可能与破骨细胞上降钙素受体的快速降调节有关，据报道这种效应可被同时使用糖皮质激素减弱。与糖皮质激素或普卡霉素合用可产生协同作用，与二膦酸盐联合使用能够更迅速和大幅度地降低血钙水平。不良反应主要为恶心、呕吐、腹痛、面色潮红、皮疹等，一般均可耐受。

3. 光辉霉素（普卡霉素）和硝酸镓 二者均为治疗肿瘤的药物，可以抑制骨吸收而具有降低血钙的作用，但是由于其严重的不良反应（肾脏毒性、骨髓抑制），不适合用于慢性高钙血症的长期治疗，目前临床上已很少应用此类药物。

4. 狄诺塞麦与西那卡塞 很多HMM患者用二膦酸盐治疗效果不佳，因为二膦酸盐并不能阻断所有PTHrP的作用，并且降钙时间较短暂，而PTHrP的水平并没有被降低，还能够继续发挥破骨作用。骨转移时，肿瘤细胞可以分泌细胞因子及生长因子促进细胞核因子κB受体活化因子配基（RANK-RANKL）通路活化，该通路是破骨细胞分化及激活的中心环节，狄诺塞麦是RANKL配体的单克隆抗体，可以干扰RANK-RANKL通路活化，目前国外已批准其用于治疗骨质疏松及骨转移。而它对恶性肿瘤相关的高钙血症的作用也处于临床研究阶段。钙敏感受体（CaSR）在生理状态及肿瘤细胞中对于调节PTHrP分泌过程均起着重要作用，具体的机制尚不明确。西那卡塞是一种拟钙剂，作用于CaSR。Bech等在1例对二膦酸盐抵抗的高钙血症患者中应用西那卡塞，发现其可以快速降低PTHrP和血钙水平。

（三）糖皮质激素

糖皮质激素通过多种途径降低血钙，如抑制肠道吸收、增加尿钙排泄等；有研究报道糖皮质激素还能使产生1，25（OH）$_2$D$_3$的肉芽肿病患者血中的25（OH）$_2$D$_3$水平降至正常。可用于治疗由于血液系统恶性肿瘤如淋巴瘤和多发性骨髓瘤导致的高钙血症，也可用于治疗维生素D和维生素A中毒或肉芽肿病导致的血钙升高。对于实性肿瘤或原发性甲旁亢所致的高钙血症无效。常用剂量为氢化可的松200~300mg每日静脉滴注，共用3~5天。

（四）其他

1. 透析 使用低钙或无钙透析液进行腹透或血透，治疗顽固性或肾功能不全引起的高钙危象，可以达到迅速降低血钙的目的。

2. 活动 卧床的患者应尽早活动，以避免和缓解长期卧床造成的高钙血症。

综上，对于高钙血症患者，应尽可能明确其病因，根据病因给予恰当治疗。在高钙危象阶段，首先必须用生理盐水扩容，在补足血容量的基础上使用呋塞米，在此阶段需密切监测水、电解质水平；同时可联合使用二膦酸盐和降钙素，降钙素起效迅速，但由于作用时间缓和及脱逸现象，降钙效果和持续时间有限；二膦酸盐虽然起效缓慢，但降钙作用显著且持续时间长久；狄诺塞麦和西那卡塞对高钙血症的治疗仍处于探索阶段。

（闫双通）

参考文献

1. 邢小平．高钙血症//陈家伦．临床内分泌学．上海：上海科学技术出版社，2011：1385-1392.

2. 邢小平，孔晶，王鸥．高钙危象的诊治．临床内科杂志，2012，29（9）：590-592.

3. Endres DB. Investigation of hypercalcemia. Clin Biochem，2012，45（12）：954-963.

4. 颜湘 . 钙磷代谢失常综合征 // 廖二元 . 内分泌代谢病学 . 3 版 . 北京：人民卫生出版社，2012：1854-1862.

5. Al-Azem H, Khan A. Primary hyperparathyroidism. CMAJ, 2011, 183(10): E685-E689.

6. Carroll MF, Schade DS. A practical approach to hypercalcemia. Am Fam Physician, 2003, 67(9): 1959-1966.

7. Reagan P, Pani A, Rosner MH. Approach to diagnosis and treatment of hypercalcemia in a patient with malignancy. Am J Kidney Dis, 2014, 63(1): 141-147.

8. Marcocci C, Cetani F. Clinical practice. Primary hyperparathyroidism. N Engl J Med, 2011, 365(25): 2389-2397.

9. Bollerslev J, Marcocci C, Sosa M, et al. Current evidence for recommendation of surgery, medical treatment and vitamin D repletion in mild primary hyperparathyroidism. Eur J Endocrinol, 2011, 165(6): 851-864.

10. Udelsman R, Pasieka JL, Sturgeon C, et al. Surgery for asymptomatic primary hyperparathyroidism: proceedings of the third international workshop. J Clin Endocrinol Metab, 2009, 94(2): 366-372.

11. Crowley RK, Gittoes NJ. When would I use medical therapies for the treatment of primary hyperparathyroidism. Clin Endocrinol(Oxf), 2013, 79(6): 770-773.

12. Migliorati CA, Siegel MA, Elting LS. Bisphosphonate-associated osteonecrosis: a long-term complication of bisphosphonate treatment. Lancet Oncol, 2006, 7(6): 508-514.

13. Kearney T, Dang C. Diabetic and endocrine emergencies. Postgrad Med J, 2007, 83(976): 79-86.

14. Nagahama M, Sica DA. Pamidronate-induced kidney injury in a patient with metastatic breast cancer. Am J Med Sci, 2009, 338(3): 225-228.

15. Bech A, Smolders K, Telting D, et al. Cinacalcet for hypercalcemia caused by pulmonary squamous cell carcinoma producing parathyroid hormone-related Peptide. Case Rep Oncol, 2012, 5(1): 1-8.

16. Stopeck AT, Lipton A, Body JJ, et al. Denosumab compared with zoledronic acid for the treatment of bone metastases in patients with advanced breast cancer: a randomized, double-blind study. J Clin Oncol, 2010, 28(35): 5132-5139.

17. Clines GA. Mechanisms and treatment of hypercalcemia of malignancy. Curr Opin Endocrinol Diabetes Obes, 2011, 18(6): 339-346.

18. Maier JD, Levine SN. Hypercalcemia in the Intensive Care Unit: A Review of Pathophysiology, Diagnosis, and Modern Therapy. J Intensive Care Med, 2015, 30(5): 235-252.

19. Rados DV, Furlanetto TW. An unexpected cause of severe and refractory PTH-independent hypercalcemia: case report and literature review. Arch Endocrinol Metab, 2015, 59(3): 277-280.

20. Daniels E, Sakakeeny C. Hypercalcemia: Pathophysiology, Clinical Signs, and Emergent Treatment. J Am Anim Hosp Assoc, 2015, 51(5): 291-299.

21. Wazna-Jablonska E, Galazka Z, Durlik M. Treatment of Persistent Hypercalcemia and Hyperparathyroidism With Cinacalcet After Successful Kidney Transplantation. Transplant Proc, 2016, 48(5): 1623-1625.

22. Mirrakhimov AE. Hypercalcemia of malignancy: An update on pathogenesis and management. N Am J Med Sci, 2015, 7(11): 483-493.

23. Maier JD, Levine SN. Hypercalcemia in the intensive care unit: A review of pathophysiology, diagnosis, and modern therapy. J Intensive Care Med, 2015, 30(5): 235-252.

24. Walker J. Diagnosis and management of patients with hypercalcaemia. Nurs Older People, 2015, 27(4): 22-26.

25. Ozkaya HM, Keskin FE, Haliloglu OA, et al. Life-threatening hypercalcemia due to Graves' disease and concomitant adrenal failure: A case report and review of the literature. Case Rep Endocrinol, 2015, 2015: 648-684.

第十二节　老年甲状旁腺相关疾病

老年原发性甲状旁腺功能亢进症（PHPT）主要的病理生理学改变是高甲状旁腺激素（PTH）引起骨钙过多丢失导致的骨质疏松和纤维囊性骨炎（表现为骨骼疼痛和多发骨折等）。随着血钙、血 PTH 等检查的日益普及，更多无症状的甲旁亢患者在疾病早期即被发现。老年继发性甲状旁腺功能亢进（secondary hyperparathyroidism, SHPT）主要见于慢性终末期肾脏功能不全需血液或腹膜透析的患者。

甲状旁腺功能减退症（简称甲旁减）以低血钙、高血磷和低水平或者不适当水平分泌的甲状旁腺激素（PTH）为特征。假性甲旁减与之临床表现相似，但由于 PTH 抵抗，PTH 水平升高。

一、病因及发病机制

甲状旁腺由主细胞、嗜酸细胞和透明细胞组成,主细胞数量最多,为分泌 PTH 细胞。PHPT 病因中 90% 为甲状旁腺腺瘤,10% 为甲状旁腺增生,甲状旁腺癌很少见。腺瘤绝大多数为单发,也可为多发,最多可见三个腺瘤。瘤体常很小,一般重 0.5~3g,呈现紫红色或黄褐色。PTH 正常水平分泌或者轻度增高时,成骨和溶骨的速度基本平行,有利于骨的更新与转换。除了与 PTH 量的多少有关外,还与其他激素有关。促进骨吸收的因素有钙离子不足,皮质醇分泌过多,卧床,身体活动减少。有利于骨形成和矿化的因素有血液中高浓度的磷酸盐或钙离子、生长激素、降钙素、足够量的活性维生素 D;钙、蛋白质、维生素 D、日光照射充足,可以长期没有明显骨病变。

SHPT 是慢性肾衰竭(CRF)的常见并发症之一。CRF 引起血清磷升高(肾脏清除减少)、活性维生素 D_3 作用减弱(α_1 羟化障碍),导致低钙血症,诱发 SHPT,也是肾性骨病的原因。CRF 患者合并 SHPT 约达 67%,发生率和严重程度以中年患者为著,尤以采取肾移植治疗者为重,6%~7% 患者在肾移植后出现三发性甲旁亢。但在老年人中 SHPT 主要发生在 CRF 需血液或腹膜透析的患者。引起老年人 CRF 的原因中高血压、糖尿病肾病约占半数,高于青中年 CRF(以肾小球肾炎为主),有更多的大血管病变基础,合并 SHPT 可加重血管粥样硬化的进展。

甲状旁腺功能低下可能由于 PTH 无法合成或分泌,或甲状旁腺组织的破坏或外周组织对 PTH 的抵抗引起。甲状旁腺功能低下的最常见病因是颈部手术(常为甲状腺手术)过程中的医源性损伤。直接损伤或摘除甲状旁腺,以及阻断其血供,会导致一过性的甲状旁腺功能低下,永久性低下少见。有过报道甲状腺手术后一过性的甲状旁腺功能低下的发生多于永久性的甲状腺功能低下,前者发生率在 6.9%~46%,后者为 0.9%~1.6%。术后持续超过 6 个月的低钙血症即可确诊为术后永久性甲状旁腺功能低下。术后甲状旁腺功能低下似乎能够通过术中 PTH 监测而减少其发生。相较而言其少见的病因是辐射(外辐射或偶见于放射性碘的甲状腺消融)、转移性浸润或血色病的铁沉积或 Wilson 病的铜沉积。

还有一部分的遗传因素可造成甲状旁腺功能低下。这些原因较多见于青少年起病,老年患者中较为少见。以下简单介绍几种常见类型。

DiGeorge 综合征或腭心面综合征由胚胎发育时第 3、4、5 鳃囊缺陷所致,导致甲状旁腺功能低下,可表现为心脏缺陷、腭裂、面部畸形、肾缺陷、眼缺陷,以及胸腺及甲状旁腺的发育不良或不发育。60% 以上的此类患者可发生低钙血症,首次出现于成年期。DiGeorge 综合征中分离出的突变基因为 22q11 染色体上的杂合删失,其中包括编码胸腺及甲状旁腺发育所必需的转录因子的 TBX1 基因。DiGeorge 综合征通常为散发,但也有报道常染色体显性遗传者。

甲状旁腺功能低下也可见于甲旁低-耳聋-肾发育不全综合征、Kenny-Caffey 综合征及 Sanjad-Sakati 综合征。前者与身材短小、眼及骨异常有关,后者与面部畸形、身材短小、发育迟滞有关。后两者被认为是甲状旁腺功能低下-发育迟滞-畸形综合征。

假性甲状旁腺功能低下(PHP)表现与甲状旁腺功能低下相似,以低钙血症和高磷血症为特征,但不同的是,PHP 没有 PTH 产生不足,而是外周组织对 PTH 抵抗,其 PTH 水平升高。在 PHP 中,GNAS 基因的遗传性突变可导致多种组织中 Gs 蛋白的 α 亚单位水平下降,包括肾近曲小管。Gsα 在耦合 PTH 与腺苷酸环化酶从而形成 cAMP 中发挥重要作用。Ellsworth-Howard 测试可帮助区分 PHP 与甲状旁腺功能低下。这两种病变中 cAMP 在尿中的分泌均减少。使用外源性 PTH 刺激可增加甲状旁腺功能低下患者的 cAMP 在尿中的分泌,而 PHP 患者仍表现为抵抗,其尿中 cAMP 水平仍低。

二、增龄与甲状旁腺功能异常

原发性甲状旁腺功能亢进症(PHPT)患者各年龄段均可见,国外报道发病高峰为 50~60 岁,女性和男性比例为 3:1~4:1。国内既往报道病例平均年龄为 32~42 岁,但近年来,PHPT 在中老年人群特别是绝经后妇女比例明显增加,究其原因,可能与老龄化程度增加及对 PHPT 认识提高有关。Jorde 在 2000 年报道的年龄 50~75 岁的女性中的患病率为 13.9%。相比之下,老年男性中 PHPT 的患病率较女性相比大为减少。Siilin

等对瑞典某地区3014名老年男性(肾脏功能不全及维生素水平下降个体被排除)进行血钙、血PTH、骨密度等指标的检测。结果显示此人群中甲状旁腺功能亢进症的患病率大约为0.73%,这些人群中股骨颈及臀部骨密度较正常人群明显下降($P<0.05$)。国内闫双通等作者对2451名中老年人(男性占82.9%)流行病学调查显示:血钙≥2.6mmol/L的83人(3.39%);对其测定PTH,血清PTH>65ng/L的仅有5例,排除其他引起PTH升高的继发因素,该组中老年人群中原发甲旁亢的检出率为0.204%。由于老年患者中肾脏功能不全患者比率较高,故继发性及三发性甲状旁腺功能亢进症发病比率同样较年轻患者为高。

老年人中SHPT主要发生在CRF需血液或腹膜透析的患者。引起老年人CRF的原因中高血压、糖尿病肾病约占半数,高于青中年CRF(以肾小球肾炎为主)。甲旁减患者多继发于颈部手术术后,部分遗传性甲旁减患者为青少年起病,老年甲旁减患者多与颈部手术有关。

老年人甲状旁腺功能低下的最常见病因是颈部手术(常为甲状腺手术)过程中的医源性因素。而遗传因素导致的甲状旁腺功能低下及原发性甲状旁腺功能低下在老年人中并不多见。

三、老年人甲状旁腺功能异常临床表现

典型的PHPT临床表现为骨质疏松、骨骼疼痛等骨骼系统表现和反复泌尿系结石、肾功能下降表现,其他非特异症状包括多饮多尿、软弱乏力、腹胀、食欲缺乏、便秘和精神状况改变。典型的PHPT骨病是纤维囊性骨炎。纤维囊性骨炎各种骨细胞功能活跃,骨吸收多于骨形成,成骨细胞增多,破骨细胞的改变更为明显,它们聚集在骨膜下,侵蚀骨基质,使骨皮质变薄,骨小梁稀疏变细以至消失,成骨细胞和纤维细胞增多,形成的新骨钙化不良,形成纤维性骨炎。但由于钙离子检测的普及,无症状甲状旁腺功能亢进症被越来越多地发现,临床已经很难看到纤维囊性骨炎的甲旁亢患者。甲旁亢患者大量钙盐从肾脏排泄,易沉积在肾小管,破坏肾小管上皮细胞及间质,易于形成肾结石,导致肾脏功能下降。

20世纪70年代起,自血钙检测成为常规以来,越来越多无症状的患者被发现。在无典型症状患者中,老年占相当比例,这给老年PHPT的诊断带来一定困难。人们常常由于别的原因进行常规生化试验检查时偶然发现PHPT。虽然患者缺乏典型症状,PHPT患者常常有许多非典型表现,如抑郁、记忆丧失、疲乏、睡眠问题、骨或肌肉疼痛、胃食管反流病及集中力下降。实际上,患者本人或病史提供者起初很难将这些症状与PHPT的诊断联系在一起,但是术后患者的症状明显改善,由此也提高了生活质量。

因为钙离子平衡可以影响正常细胞功能,PHPT的临床表现可能包括骨骼肌肉系统、泌尿系统、胃肠道、心血管系统、神经肌肉系统及神经精神症状。泌尿系统症状包括肾结石、肾钙质沉积症、高尿钙症。由于每日从肾小球滤过的钙超过肾小管重吸收的量,高尿钙可能在大约35%~40%的患者中出现。肾结石在PHPT患者中发生率为20%。

骨骼肌肉系统的表现与高钙血症有关,同时也有PTH直接对骨皮质的作用。甲状旁腺素作用于成骨细胞的PTH受体,刺激成骨细胞分化为破骨细胞,并引起骨皮质的吸收。因此,PTH水平持续较高会引起骨质减少、骨质疏松,甚至会引起囊肿形成或纤维化。PHPT骨病最严重的形式为囊性纤维性骨炎。骨质疏松/骨质减少是最常见的与PHPT有关的骨病,而囊性纤维性骨炎则越来越少见。

老年PHPT患者的精神状况改变多见,表现为记忆力明显减退、抑郁、易激惹、人格改变。但这些也是多数老年人容易出现的临床症状,并不具备特异性。即使患者出现骨质疏松、骨痛、身高缩短,也会被理所当然地认为“生理改变”而延误诊治。所以,对老年患者常规检测血钙至关重要,如发现血钙增高或接近正常值上限,即应测定血清PTH浓度,争取早期发现PHPT。2008年举办的第三届国际研讨会报道PHPT的精神、神经症状较为常见,但是神经精神症状的真实范围仍不明确,特别是在轻度PHPT患者中的发生率。许多PHPT患者报道出现非特异性症状,如疲乏、心境及睡眠障碍,易激惹,难以集中或丧失积极性。这些症状常常在切除甲状旁腺后得到改善,神经精神症状仍未成为甲状旁腺切除术的适应证之一。

除了这些常见的症状外,研究还发现甲旁亢患者合并高血压、血糖异常、血脂异常比率较高,

高血压的发病考虑与高血钙引起肾脏功能受损有一定关系。而糖脂代谢异常的机制则考虑与甲旁亢患者本身存在的胰岛素抵抗有关。

最近有研究发现高水平的PTH可能与多种心血管情况有密切联系，包括血管及心肌钙化、动脉性高血压、冠状动脉病、左心室肥大、传导障碍及脂质异常。

高钙血症还可以影响消化系统，引起厌食、恶心、呕吐、便秘、胃食管反流病及罕见的急性胰腺炎。

老年PHPT患者较少出现甲状旁腺（高钙）危象。甲状旁腺（高钙）危象可能由于大量丧失体液或脱水，最终导致血钙浓度突然升高。在危象时，患者可能会出现心脏及肾功能受损，中枢神经系统急剧恶化，恶心，呕吐，严重腹痛，胃溃疡和/或便秘。

大多数原发性甲旁亢患者存在高钙血症。Wills首先提出了“血钙正常性原发性甲状旁腺功能亢进症”的概念。Silverberg等人曾对22名血钙正常的原发性甲旁亢患者随访1年，发现仅有3例出现血钙增高。自1985年以来，我国报道了正常血钙甲旁亢患者35例。

继发性甲旁亢的临床表现：各种肾病及肾功能不全所致的继发性甲旁亢的代谢紊乱和骨骼病变复杂多变。例如，肾小球病变的氮质血症期，血磷高，PTH分泌增多，骨质脱钙，故血钙磷可被代偿在正常范围内；晚期，加上有1，25（OH）$_2$D$_3$的生成障碍，出现骨软化症病变，过多的PTH促进破骨细胞和成骨细胞增生，形成新的交织骨，高浓度的血磷与钙结合沉积于这些新骨中，钙化过度的新骨往往堆积于干骺端、软骨下及颈椎体，造成轴骨分层状硬化及四肢骨骨质疏松。所以，骨病变包括骨质疏松症、骨软化症、纤维囊性骨炎及骨质硬化等多种形态表现。甲旁减的临床表现如下：

1. 神经肌肉兴奋性提高 低钙发作时手足麻木，肌肉疼痛。腕关节屈曲，掌指关节屈曲、指间关节伸直。拇指伸直、内收，斜向横贯于掌。叩击肌肉时可能引起肌肉的收缩。喉头痉挛是最危险的情况，引致缺氧、窒息甚至死亡。内脏肌肉功能异常常引起胆绞痛或腹泻。手足搐搦是由于低血钙时神经肌肉兴奋性增强，手足搐搦在不发作时，可用下述方法检查引起神经肌肉兴奋性增强而诱发手足搐搦。

（1）Chvostek征：用叩诊槌或手指叩击面神经，位置在耳前2~3cm处，引起嘴角抽搐为阳性反应。嘴角抽搐分为1~4。1是仅可察觉的嘴角抽动，2是明显的嘴角抽搐，3是面肌见轻微抽搐，4是面肌明显抽搐。约10%的健康人有1的阳性反应。故仔细观察其反应强度，结合病史及血钙水平对诊断有重要意义。

（2）Trousseau征：捆缚充气臂带与测量血压的方法相同。充气加压至收缩压2.67kPa（20mmHg）以上。多数要求持续3分钟，亦有要求达5分钟者，若诱发出手足搐搦则为阳性反应。Trousseau征阳性是由于充气臂带使压迫处缺血并兴奋神经所致，而不是由于前臂缺血。先后做双臂带试验可证明此点并对诊断有帮助。其方法是做充气臂带试验如前述，并获阳性反应随即用另一充气臂带置于第一个充气臂带之上的臂部，充气，并立即将第1充气臂带放气。手足搐搦消失，于数分钟后又发生。双臂带试验是用以测试诈病者伪装手足搐搦的方法。诈病者一般不会表现出双臂带试验之阳性-阴性-阳性反应程序。健康人不出现Trousseau征阳性。

（3）Erb征：小于6mA阴极电流，可引起-运动神经的反应为阳性。

上述3种方法用以检测隐匿性的手足搐搦症，使之诱发以协助诊断。

2. 眼部表现 最常见的眼表现为白内障，是由于晶状体钙化。即使治疗后低钙血症好转，白内障亦难消失。甲状旁腺功能减退症患者有低钙血症但又可发生软组织钙化，这可能是高磷血症之故。眼底检查可能有乳头水肿，出现假脑瘤的表现。

3. 精神神经病

（1）癫痫样发作：低钙血症引起神经肌肉兴奋性增高，可有发作性四肢抽搐或一侧肢体抽搐，发作前尖叫等酷似癫痫发作之症状。但无癫痫大发所表现的意识丧失、发绀或尿失禁等，用抗癫痫药物无效。

（2）癔症样发作：常于工作紧张后出现癔症样发作，表现为口角抽动、四肢抽动、舞蹈样不随意动作。

（3）神经衰弱症候群：可有头昏，头痛，睡眠浅，失眠，多梦，疲乏，记忆力减退，喜静，对各事缺乏兴趣，性欲减退，忧郁，烦躁等神经衰竭症状。

（4）末梢神经与肌肉症状：感觉减退或过敏，

口周麻木,四肢酸胀,麻木,疼痛,肌痉挛等。

（5）自主神经症状:肠道痉挛,肠蠕动加快,腹痛,腹胀,腹泻,便秘,吞咽困难,心律不齐,心动过速。

（6）中枢神经系统:因脑组织钙化而出现锥体外系症状,如不自主运动,手足徐动,扭转痉挛,震颤,小脑共济失调,步态不稳。

（7）精神病样表现:因低钙血症而有激惹、抑郁症、幻想狂,甚至明显的重症精神病。脑电图有异常,但无特异性,最常见者为高电压慢波而有间断的速发。血钙纠正后脑电图亦转为正常。儿童学习成绩欠佳亦为一种表现。

4. 其他

（1）皮肤:皮肤干燥、脱屑,指甲与头发粗而脆,眉毛稀少。口腔黏膜白念珠菌状感染可见于特发性甲状旁腺功能减退症,一般不见于手术后甲状旁腺功能减退症者。

（2）齿:齿异常是常见的。起病的年龄越早,症状与体征越明显。可见齿发育不良,齿根形成缺陷,齿釉质增生不良。齿冠周围及冠面有带纹或洞穴,或恒齿不长出。检测齿异常的情况有助于估计起病的时间。

（3）软组织钙化:关节周围钙盐沉积亦为常见。软骨亦见钙化。钙化组织局部的刺激可表现为假痛风病。

（4）腹泻与脂肪吸收欠佳:亦见于甲状旁腺功能减退症。经治疗使低钙血症好转后上述症状改善。

甲状旁腺功能减退症的症状和体征很广泛、多变,因此,易于误诊。再者甲状旁腺功能减退症与假性甲状旁腺功能减退症类型又有多种,为了明确诊断应进一步进行病因和病型的鉴别。

四、老年甲状旁腺功能异常的诊断

PHPT的生化标志物为高钙血症,是由一个或多个甲状旁腺过度分泌引起的。当校正的钙水平高,且PTH水平较高,可以明确PHPT的诊断。但是,轻度PHPT患者血钙水平可正常,或者甲状旁腺激素水平正常(血钙升高)。PTH水平较高而血钙水平正常则为血钙正常的PHPT。高钙血症能对甲状旁腺素起负反馈作用,可抑制PTH的分泌,故高钙血症患者可出现正常水平的PTH水平(表10-12-1)。

表10-12-1 原发性甲旁亢实验室表现

临床表现	钙	PTH
经典的原发性甲旁亢	升高	升高
甲状旁腺素的异常分泌	升高	正常
血钙正常的原发性甲旁亢	正常	升高

对于PHPT患者,定性诊断之后应该是定位诊断。定位诊断对于下一步的治疗也是关键的检查。80%的原发性甲状旁腺功能亢进症患者是由于单发的、体积增大的腺体引起的。过去20年许多研究致力于寻找确定单个发病腺体或对所有的四个腺体区分并去除增大的腺体的方法。这种方法能够帮助手术医师决定最适合患者的手术方式,但是阴性的术前甲状旁腺影像学资料并不能排除诊断。这些术前定位的方法可能是侵入性的或非侵入性的。非侵入性的方法包括颈部超声检查(US),^{99m}Tc-锝扫描(MIBI),磁共振成像(MRI),PET/CT,以及CT扫描、单电子发射计算机体层成像(SPECT)。

超声波检查较为廉价,容易施行。而MIBI已经成为对于甲状旁腺定位的最为敏感、有效的方法,国内外报道其阳性率在90%以上。有报道联合使用颈部超声及MIBI能够增加敏感度及特异性至90%。术中B超是近年来发展起来的一种检测方法,对于MIBI扫描阴性的甲旁亢患者具有一定的应用价值。有实验对180名行"局限性甲状旁腺切除术"的原发性甲状旁腺功能亢进症患者分别进行术中超声及MIBI检查,结果显示:MIBI对于36名患者不能准确定位(20%),而对这36名患者中的23名使用术中超声检查取得较好效果,使得定位的准确性由80%达到了93%($P<0.01$)。对于较难定位的PHPT及需要再次进行手术的患者应行增强MRI及增强CT扫描,因为上次手术对解剖位置的破坏使得定位变得更加困难。

在再次手术患者中使用侵入性方法,包括选择性动脉造影(60%敏感性)、选择性静脉取样(80%敏感性)及细针穿刺(FNA)。选择性动脉造影基于所有增大的腺体是高度血管化的,因此,在甲状腺上、下动脉中或甲状颈干中注入对比剂能够使腺体显影。这项技术能发现小的、异位的甲状旁腺体，但是由于甲状旁腺瘤或甲状腺结节，10%~15%的患者结果不准确（假阳性）。动脉造影常常联用静脉取样以获得更精确的结果。

影像学可疑为甲状旁腺组织的聚集灶可通过细针穿刺取样，样本可用于检测PTH水平。对可疑甲状旁腺瘤进行FNA以明确诊断，这种操作在很多情况下不需要，但是在再次手术患者或怀疑为甲状旁腺的部位不常见时十分有帮助。关于FNA样本的PTH值的阳性测验的临界值仍存在争议。

甲旁减诊断：甲旁减包括原发性甲旁减及继发性甲旁减，继发性甲旁减最常见的原因是医源性的，由于颈部前部手术造成的医源性损伤是引起甲旁减的最常见原因。其他因素，包括自身免疫疾病、遗传异常、甲状旁腺的破坏性疾病等均可以引起甲状旁腺功能减退。对于甲旁减患者而言，PTH水平下降可以伴有或者不伴有低镁或高镁。对于甲旁减的诊断，应当包括全面的病史追溯、详细的查体，以及实验室检查结果进行判断。

1. 原发性甲旁减的诊断标准 ①低血钙，血钙<2mmol/L；②血磷高或者正常，磷廓清率减退（<6ml/min）；③慢性手足搐搦史；④X线无佝偻病或骨软化表现；⑤无肾病、慢性腹泻、脂性腹泻或原因明显的碱中毒；⑥血ALP正常；⑦无甲状腺、甲状旁腺或颈部手术史，无颈部放射线照射或浸润的情况；⑧肾功能正常，24小时尿钙降低，尿cAMP减少，对外源性PTH有明显的反应，尿无机磷增加（>35mg/24h）；⑨用大剂量维生素D和钙剂方可控制发作；⑩Ellsworth-Howard试验阳性，对外源性PTH有良好反应。

2. 假性甲旁减的诊断依据 ①具有特发性甲旁减的临床表现，低钙血症，高或正常血磷；②血PTH不降低（正常或升高）；③无特殊体态，对外源性PTH反应良好；④肾功能大致正常；⑤血清镁>1.0mg/dl。此外，尿cAMP低值及升高的PTH在钙负荷时下降可有助于诊断，一般不伴有遗传或自身免疫性疾病。假性甲旁减要做外源性PTH兴奋试验，并根据尿cAMP的变化进一步进行分型（Ⅰa、Ⅰb、Ⅰc）。对特殊病例和不典型病例应进一步做PTH组分测定、PTH动态试验、钙受体调定点试验及PTH基因、PTH受体基因突变分析等明确病因。

五、老年甲状旁腺疾病的鉴别诊断

可引起高钙血症的鉴别诊断包括：恶性肿瘤，PHPT，锂盐及噻嗪类药物，维生素A、D摄入过量，口服钙剂摄入过量，长期活动困难及某些疾病，如Milk-Alkali综合征、甲状腺功能亢进症、结节病及多发性骨髓瘤。PHPT引起的高钙血症患者，其PTH水平升高，而其他原因引起的高钙血症患者的PTH常常较低。

对PHPT进行鉴别诊断的第一步是对上述症状进行全面的收集。收集家族史以判断家族性PHPT的可能，特别是MEN 1型、2A型。如果存在PHPT的家族史，特别是年龄小于50岁的患者，应考虑行MEN基因检测。询问关于噻嗪类利尿剂的用药史也很重要，它能够引起非PTH依赖性的血清钙升高，且锂盐的用药也很重要，因为长期使用与PHPT有关。

在血钙正常但PTH有异常升高的患者，应排除继发性甲状旁腺功能亢进症。甲状旁腺功能亢进症的继发原因包括肾功能不足，肠道对钙的吸收不足，严重维生素D缺乏。因为PTH的作用之一是将25-OH维生素D转化为活性形式，PHPT患者的25-OH维生素D的水平较低，代表了PTH水平升高，而不是PTH升高的原因。如果患者存在高钙血症、较高的PTH及较低的25-OH维生素D，患者很可能为PHPT而不是维生素D缺乏。分辨血钙正常的PHPT患者可能很困难，但是若维生素D缺乏患者进行维生素D替代治疗可以使PTH恢复正常，而PHPT患者补充维生素D会升高钙水平但不影响PTH。可疑PHPT患者应谨慎补充维生素D，因为这可能使血钙正常的患者变为高血钙患者。

另一个可能与PHPT患者实验室检查结果相似的诊断包括三发性甲状旁腺功能亢进症及家族性良性低钙尿性高钙血症（FHH）。三发性甲状旁腺功能亢进症可能有与PHPT相似的高血钙及高水平的PTH，但是该患者有甲状旁腺功能亢进病史。当低血钙引起生理性PTH过度产生，并产生不受负反馈抑制的自主功能性甲状旁腺组织。该患者常常表现出肾衰竭、继发性甲状旁腺功能亢进，并需要进行肾移植，而甲状旁腺继续过度活跃。FHH是一种常染色体显性疾病，由在甲状旁腺、肾中表达的抑制钙感应受体基因的突变引起。甲状旁腺细胞感应到了钙的不足，然后引起PTH

分泌增加，从而引起钙分泌增加。FHH患者的钙及PTH水平好像较高，且常常为轻度高钙血症的无症状年轻患者，伴有阳性家族史。另外，这可能不能算作是FHH的家族史，但是可能存在一个或多个家族成员之前有过失败的甲状旁腺手术史。鉴别PHPT及FHH很重要，因为FHH不适宜手术，且怀疑为FHH的患者应进行收集24小时尿液并计算钙/肌酐清除比。低钙/肌酐清除比的患者高度怀疑FHH。

对于甲旁减的鉴别诊断而言，首先应根据血钙、血磷、血液酸碱度等指标，明确是否存在低钙。低钙血症性手足搐搦主要有下列几种情况：①维生素D缺乏引起的成人骨软化症，此情况下血清磷降低或正常。②肾性骨病：肾衰竭患者可有低血钙和高血磷，但伴有氮质血症和酸中毒。肾小管性酸中毒患者虽血清钙降低，但血清磷正常或降低，但因血液呈酸性，可维持离子钙浓度接近正常，很少发生自发性手足搐搦。③其他原因引起的低钙血症，如摄入钙量减少、消化道钙吸收不足、妊娠或者骨折愈合期需要的钙量增加等。④甲状旁腺切除后因骨矿物质缺乏而出现血钙降低。

其次，应判断低钙血症的病因，包括甲状旁腺相关性低钙血症和维生素D相关性低钙血症。测定血PTH水平和维生素D水平对诊断帮助较大。血PTH水平下降，结合低钙血症，可考虑甲状旁腺相关低钙血症。如发生在颈部手术后，应考虑继发性甲旁减。PTH抵抗性甲旁减患者的PTH水平增高。维生素D缺乏症、维生素D抵抗综合征和1，25-（OH）$_2$D生成障碍或维生素D丢失过多也是引起低钙的需要考虑的原因。

在明确甲旁减诊断后，应综合分析临床资料后鉴别甲旁减的病因与类型。原发性甲旁减较易诊断，需要注意排除一些少见遗传性疾病，如：①自身免疫性多内分泌腺综合征，其特点为同时或先后发生两种或两种以上的内分泌疾病。有研究显示，在157例1型自身免疫性多内分泌腺综合征患者中，白念珠菌病占73%，甲旁减占88%，慢性肾上腺皮质功能减退症占59%，性腺功能早衰占40%。②假性特发性甲旁减，是指分泌的PTH生物活性降低，其在临床上有特殊体型，实验室检查结果可见PTH正常或者升高。在X线片上，假性甲旁减表现为骨骺早期愈合，掌（跖）及指（趾）骨发育短，严重者呈矩形，常以第1、4、5掌骨和第1、4跖骨最明显。另外，假性家族性甲旁减是较为罕见的家族性甲状旁腺疾病，临床上表现为周围靶器官受体或受体后缺陷，对PTH无反应。该病为X伴性显性遗传、常染色体显性或隐性遗传，伴多种类型的先天畸形及缺陷（包括躯体、感觉器官及内分泌腺缺陷）。

六、老年甲状旁腺疾病的治疗

（一）老年甲状旁腺功能亢进症的治疗

1. 手术治疗 手术是治愈PHPT的唯一方法。目前，手术适用于所有症状的PHPT患者。对于无症状的甲旁亢患者，是否进行手术仍有一定争议，对于无症状甲状旁腺功能亢进患者，特别是老年患者是否进行手术治疗，一直是受到广泛争论的话题。既往认为大多数老年甲旁亢患者临床呈现“良性”进程。Rohl等人对30名由于高龄或者缺乏症状而未进行手术治疗的原发性甲旁亢患者及15名术后高钙血症未缓解的患者进行临床观察，发现3年中所有患者的临床及生化表现均未进一步发展。由此作者得出结论：大多数无症状甲旁亢患者可以长期保守治疗而不需要很快进行手术。但近年来越来越多的证据证明甲旁亢中存在着较高的心血管疾病死亡率及代谢异常的较高发生率，且手术治疗具有相当高的安全性。因此，有很多作者建议对于症状轻微的甲旁亢患者（主要是老年患者），如果能够定位且有条件耐受手术者应进行手术治疗。曾有多次国际共识进行讨论，目前的共识指南推荐对于小于50岁、存在骨质疏松或椎骨骨折、钙水平大于正常上限1mg/dl、肌酐清除率小于60ml/min、影像学提示肾结石或肾钙质沉着的患者均应当进行手术（表10-12-2）。随诊依从性差的患者也可以考虑手术治疗。国际PHPT特别小组举行的第三届国际研讨会的共识认为，对于随访期间临床指标恶化、骨皮质丧失的无症状PHPT患者应该考虑进行手术。

除了共识指南，从经济效益学角度出发，多项研究表明对无症状甲旁亢患者进行临床随访除了浪费时间外，性价比也较低。而甲状旁腺切除术治疗症状性的和无症状性的PHPT患者性价比则较高，且人均寿命延长大于6.5岁。对于有经验的外科医师而言，手术风险低，且术后临床效果可以得到持续改善。综上所述，甲状旁腺切除术能够改善一系列症状，且安全、经济，故很多作者支持在年龄较轻、符合手术指征的患者中进行手术。

表 10-12-2 无症状 PHPT 患者中甲状旁腺切除术指南的比较

临床因素	1990 年指南	2002 年指南	2008 年指南	2013 年指南
年龄	<50 岁	<50 岁	<50 岁	<50 岁
血清钙	大于正常值 1.6mg/dl	大于正常值 1mg/dl 以上	大于正常值 1mg/dl 以上	大于正常值 1mg/dl 以上
肾功能	CrCl 降低 >30%	CrCl 降低 >30%	GFR<60ml/(min·1.73m^2)	CrCl<60ml/min，结石风险增加；X 线、超声或 CT 扫描发现肾结石或肾钙质沉着症
BMD	Z- 评分 <-2 前臂	T- 评分 <-2.5 髋骨、腰椎或桡骨远端	T- 评分 <-2.5 任何部位或既往骨折部位	T- 评分 <-2.5 腰椎、髋骨、股骨颈、桡骨远端或椎骨骨折
尿钙	>400mg/24h	>400mg/24h	不纳入标准	>400mg/24h

注：PHPT：原发性甲状旁腺功能亢进症；CrCl：肌酐清除率；GFR：肾小球滤过率；CT 扫描：电脑体层成像扫描；BMD：骨密度

甲状旁腺切除术主要的 2 种手术方法为双侧颈部探查及微创甲状旁腺切除术（MIP）。经典的双侧颈部探查手术为约 15 年之前的标准 PHPT 手术治疗方法。这种方法中手术者识别并检查 4 个甲状旁腺，然后去除增大的、可能为高功能的腺体。该方法的成功率大于 95%。此外，1988 年术中 PTH（ioPTH）监测的引进及 1997 年影像学引导下的手术方法为局部或微创甲状旁腺切除术做出了贡献，并替代了传统的双侧探查手术。微创甲状旁腺切除术集中于目标部位、单侧颈部探查，并去除高功能腺瘤。这种方法依靠术前及术中定位技术。目前，有多种围术期辅助方法能够辅助 MIP 方法并增加成功率。最主要的辅助方法为 ioPTH 监测，是 MIP 术中预测手术成功率的重要手段。在多个前瞻性的、设计良好的研究中比较微创甲状旁腺切除术和双侧颈部探查手术，发现对有经验的手术者来说，MIP 及双侧颈部探查术治愈率及术后并发症发生率相似，且 MIP 手术时间更短、术后疼痛较轻、更少影响外观。但是，MIP 可能有更高的复发率。当术中定位不准确、可能为多发结节病变时，应将 MIP 改为双侧颈部探查术。手术者的经验是预测治愈率最重要的单因素。

2. 药物治疗 二膦酸盐制剂通过抑制破骨细胞活性对原发性甲状旁腺功能亢进症的治疗发挥作用。老年患者对于口服药物存在着较好的顺应性。目前已证明其在提高患者骨密度方面有较好疗效。雌激素、雷洛昔芬、“模钙剂”等可以作为老年原发性甲旁亢的选择性治疗方式。雷洛昔芬是一种雌激素受体调节剂，用于治疗老年女性骨质疏松效果明显，可以显著降低此类患者的骨吸收指标及减少尿钙排泄。“模钙剂”通过模拟钙对细胞外钙受体的作用达到治疗目的，代表药物为苯烷基胺复合物 R568。在动物实验中使用其治疗后可以减少 PTH 分泌及血钙水平。Silverberg 等对 20 名绝经后无症状甲状旁腺功能亢进患者使用此药进行治疗，治疗后患者的血钙水平及 PTH 水平均显著下降。

（二）老年继发性甲旁亢的治疗

老年 SHPT 多数通过适当补充钙剂和骨化三醇可以维持透析时足够的血钙水平，一般推荐服用碳酸钙 1.2~1.5g/d，骨化三醇 0.25~1.5μg/d。2006 年“慢性肾脏病骨代谢及其疾病的临床实践指南”工作组建议，当肾小球滤过率（GFR）低于 60ml/（min·1.73m^2）（慢性肾脏疾病，CKD 3 期）时就应当开始检测 PTH。血钙 <2.37mmol/L、血磷 <1.49mmol/L 时，即开始服用骨化三醇 0.25μg/d，以后定期（每隔 3 个月）检测血清钙、磷和 PTH。保持钙磷乘积 <55。骨化三醇的用量可根据 PTH 水平进行调整，以血清 PTH 的水平降至 16.5~33.0pmol/L 的范围为目标。如血清 PTH>33.0pmol/L 可在骨化三醇原用剂量的基础上增加 25%~50%；如血清 PTH 在 22~33.0pmol/L 维持剂量不变；如血清 PTH 在 16.5~22.0pmol/L 可减少原剂量 25%~50%；血清 PTH<16.5pmol/L、血钙 >2.54mmol/L、血磷 <1.78mmol/L 是停用骨化三醇的指标，一般先停用 3 个月，根据复查指标决定是否再开始服用骨化三醇。

中青年 SHPT 中约 5% 药物治疗无效，需行甲状旁腺切除手术，以肾移植术后的患者为多。

老年CRF行肾移植者较少，因SHPT需甲状旁腺手术切除治疗者也少于中青年CRF。罗洋等对26例血液透析SHPT患者合并的直径>1.0cm甲状旁腺腺瘤，在B超引导下经皮乙醇注射治疗（PEIT），其中15例3年期的观察看到血清PTH、血磷、碱性磷酸酶均有一定程度的降低。

总而言之，随着对于老年甲旁亢患者研究的深入，相对于其经典临床表现的减少，越来越多的甲旁亢相关的血脂、血糖代谢紊乱、精神异常及较高的心血管疾病死亡率等被临床试验所证实、关注，对于可以耐受手术且能够良好定位的患者应当早期手术治疗。“微创性手术”是近些年来发展起来的一种对机体影响较小的手术方式，对于老年患者有着较大的优势。二膦酸盐、雌激素、雷洛昔芬等口服药物对于提高老年甲旁亢患者骨密度有着明确的疗效。“模钙剂”是近年来发展起来的口服药物，对于老年甲旁亢患者具有较好的应用前景。老年继发性甲旁亢多见于慢性肾脏功能不全患者，足量的钙剂及维生素D的补充对此类患者的治疗意义很大。

（三）老年甲状旁腺功能减退症的治疗

当患者出现低钙血症症状或校正后钙<1.9mmol/L出现急性症状时，采用静脉输注10ml（1安瓿）10%葡萄糖酸钙，持续10分钟以上。每安瓿含93mg钙元素，有效时间持续2~3小时，之后持续输注15mg/kg的元素钙，速度为1mg/（kg·h）。

治疗应当在血清钙和心脏监测的指导下进行。推荐中心静脉置管，以避免钙所致静脉硬化。先补充维生素D，再口服补充钙。枸橼酸钙是盐酸缺乏患者或服用质子泵抑制剂者的选择。钙的剂量范围是1~9g/d，通常每6小时给予一次。

骨化三醇1,25（OH）$_2$D$_3$，是维生素D的活性代谢产物，能够在数天内提高血清钙水平。患者应同时补充维生素D（维生素D_2或D_3），从而维持正常的维生素D水平。当高剂量给予补充维生素D时，其毒性应当予以重视，监测维生素D浓度是必要的。

治疗过程中应严密监测血钙、磷、24小时尿钙量。总钙量应当升高至正常低值，高剂量补充骨化三醇能够促进钙磷沉积在软组织。减少饮食中磷的摄入，采用磷结合剂，对患者是有益的。钙磷产物应当保持在<4.4mmol/L以下。治疗过程中应监测尿钙，避免高尿钙的发生，因其可增加肾石症和肾钙质沉着症的风险，损伤肾功能。噻嗪类利尿剂可以增加肾小管尿钙重吸收，对于尿钙过多的患者可以考虑应用。

PTH替代治疗的效果已经多个小型随机对照试验在成人和儿童患者中得以验证。Winer团队评估了27名患者一天两次补充合成PTH_{1-34}的长效作用，并与应用骨化三醇和钙剂者相比较。两种替代疗法对血钙、磷、镁浓度和24小时尿钙分泌量有相近效果。PTH治疗组出现骨转化标记物升高，但骨密度（BMD）在3年试验期内保持稳定，桡骨远端1/3的BMD与骨矿含量（BMC）有所下降，但无显著性。Rubin及其同事的一项近期研究评估了30名甲状旁腺功能低下患者24个月内的甲状旁腺素（1-84），证明了采取PTH替代治疗者更少会为了保持正常血钙而同时补充高剂量骨化三醇。PTH治疗组的腰椎BMD增加，而桡骨远端1/3 BMD下降。以上发现提示有激素介导骨小梁密度增加和骨内膜重吸收的可能，这在骨质疏松采用PTH_{1-34}治疗的患者中也有相似改变。BMD的下降并不意味着总骨强度的下降，但也反映了骨体积和微结构的改变，提供了生物力学上的益处。3D微计算机断层扫描（μCT）研究甲状旁腺功能低下者的骨骼，与对照组相比，发现松质骨体积增加，骨小梁数量和厚度增多，小梁间距减少。这些骨骼改变对骨强度的作用仍未知。需要更多研究评估PTH对甲状旁腺功能低下者骨强度的作用，这将是非常有用的。

（闫双通）

参考文献

1. Jorde R, Bonaa KH, Sundsfjord J. Primary hyperparathyroidism detected in a health screening. The Tromso study. J Clin Epidemiol, 2000, 53(11): 1164-1169.

2. Siilin H, Lundgren E, Mallmin H, et al. Prevalence of primary hyperparathyroidism and impact on bone mineral density in elderly men: MrOs Sweden. World J Surg, 2011, 35(6): 1266-1272.

3. Politz D, Norman J. Hyperparathyroidism in patients over 80: clinical characteristics and their ability to undergo outpatient parathyroidectomy. Thyroid, 2007, 17(4): 333-339.

4. Solorzano CC, Lee TM, Ramirez MC, et al. Surgeon-performed ultrasound improves localization of abnormal parathyroid glands. Am Surg, 2005, 71(7): 557-562;

discussion 562–563.

5. Uden P, Chan A, Duh QY, et al. Primary hyperparathyroidism in younger and older patients: symptoms and outcome of surgery. World J Surg, 1992, 16(4): 791–797; discussion 798.

6. Bilezikian JP, Potts JT Jr, Gel–HF, et al. Summary statement from a workshop on asymptomatic primary hyperparathyroidism: a perspective for the 21st century. J Bone Miner Res, 2002, 17(Suppl 2): N2–N11.

7. Silverberg SJ, Bone HG 3rd, Marriott TB, et al. Short-term inhibition of parathyroid hormone secretion by a calcium-receptor agonist in patients with primary hyperparathyroidism. N Engl J Med, 1997, 337(21): 1506–1510.

8. Cusano NE, Silverberg SJ, Bilezikian JP. Normocalcemic primary hyperparathyroidism. J Clin Densitom, 2013, 16(1): 33–39.

9. Amaral LM, Queiroz DC, Marques TF, et al. Normocalcemic versus Hypercalcemic Primary Hyperparathyroidism: More Stone than Bone. J Osteoporos, 2012, 2012: 128352.

10. Cakir I, Unluhizarci K, Tanriverdi F, et al. Investigation of insulin resistance in patients with normocalcemic primary hyperparathyroidism. Endocrine, 2012, 42(2): 419–422.

11. Wade TJ, Yen TW, Amin AL, et al. Surgical management of normocalcemic primary hyperparathyroidism. World J Surg, 2012, 36(4): 761–766.

12. Garcia–Martin A, Reyes–Garcia R, Munoz–Torres M. Normocalcemic primary hyperparathyroidism: one–year follow-up in one hundred postmenopausal women. Endocrine, 2012, 42(3): 764–766.

13. Moralidis E. Radionuclide parathyroid imaging: a concise, updated review. Hell J Nucl Med, 2013, 16(2): 125–133.

14. Burke JF, Naraharisetty K, Schneider DF, et al. Early–phase technetium–99m sestamibi scintigraphy can improve preoperative localization in primary hyperparathyroidism. Am J Surg, 2013, 205(3): 269–273; discussion 273.

15. Noda S. Strategy of operative treatment of hyperparathyroidism using US scan and ^{99m}Tc–MIBI SPECT/CT. Endocr J, 2014, 61(3): 225–230.

16. Tokmak H, Demirkol MO, Alagol F, et al. Clinical impact of SPECT–CT in the diagnosis and surgical management of hyper–parathyroidism. Int J Clin Exp Med, 2014, 7(4): 1028–1034.

17. Sadideen HM, Taylor JD, Goldsmith DJ. Total parathyroidectomy without autotransplantation after renal transplantation for tertiary hyperparathyroidism: long–term follow–up. Int Urol Nephrol, 2012, 44(1): 275–281.

18. Jamal SA, West SL, Miller PD. Bone and kidney disease: diagnostic and therapeutic implications. Curr Rheumatol Rep, 2012, 14(3): 217–223.

19. West SL, Jamal SA. Determination of bone architecture and strength in men and women with stage 5 chronic kidney disease. Semin Dial, 2012, 25(4): 397–402.

20. Rodriguez M, Rodriguez–Ortiz ME. Advances in pharmacotherapy for secondary hyperparathyroidism. Expert Opin Pharmacother, 2015, 16(11): 1703–1716.

21. Callender GG, Udelsman R. Surgery for primary hyperparathyroidism. Cancer, 2014, 120(23): 3602–3616.

22. Bilezikian JP, Brandi ML, Eastell R, et al. Guidelines for the management of asymptomatic primary hyperparathyroidism: summary statement from the Fourth International Workshop. J Clin Endocrinol Metab, 2014, 99(10): 3561–3569.

23. Eastell R, Brandi ML, Costa AG, et al. Diagnosis of asymptomatic primary hyperparathyroidism: proceedings of the Fourth International Workshop. J Clin Endocrinol Metab, 2014, 99(10): 3570–3579.

24. Vestergaard P. Primary hyperparathyroidism and nephrolithiasis. Ann Endocrinol (Paris), 2015, 76(2): 116–119.

25. Macfarlane DP, Yu N, Leese GP. Asymptomatic and mild primary hyperparathyroidism. Ann Endocrinol (Paris), 2015, 76(2): 120–127.

26. Rodriguez M, Goodman WG, Liakopoulos V, et al. The Use of Calcimimetics for the Treatment of Secondary Hyperparathyroidism: A 10 Year Evidence Review. Semin Dial, 2015, 28(5): 497–507.

27. Marcocci C, Bollerslev J, Khan AA, et al. Medical management of primary hyperparathyroidism: proceedings of the fourth International Workshop on the Management of Asymptomatic Primary Hyperparathyroidism. J Clin Endocrinol Metab, 2014, 99(10): 3607–3618.

28. Ibrahim Y, Mohamed SE, Deniwar A, et al. Lithium–Associated Hyperparathyroidism: A Pooled Analysis. ORL J Otorhinolaryngol Relat Spec, 2015, 77(5): 273–280.

29. Shinall MC Jr, Dahir KM, Broome JT. Differentiating familial hypocalciuric hypercalcemia from primary hyperparathyroidism. Endocr Pract, 2013, 19(4): 697–702.

30. Belcher R, Metrailer AM, Bodenner DL, et al. Characterization of hyperparathyroidism in youth and adolescents: a literature review. Int J Pediatr Otorhinolaryngol, 2013, 77(3): 318–322.

31. Paek SH, Lee YM, Min SY, et al. Risk factors of hypoparathyroidism following total thyroidectomy for thyroid cancer. World J Surg, 2013, 37(1): 94–101.

32. Ritter K, Elfenbein D, Schneider DF, et al. Hypoparathyroidism after total thyroidectomy: incidence and resolution. J Surg Res, 2015, 197(2): 348-353.

33. Mannstadt M, Clarke BL, Vokes T, et al. Efficacy and safety of recombinant human parathyroid hormone (1-84) in hypoparathyroidism (REPLACE): a double-blind, placebo-controlled, randomised, phase 3 study. Lancet Diabetes Endocrinol, 2013, 1(4): 275-283.

34. Bollerslev J, Rejnmark L, Marcocci C, et al. European Society of Endocrinology Clinical Guideline: Treatment of chronic hypoparathyroidism in adults. Eur J Endocrinol, 2015, 173(2): G1-G20.

第十一章　生殖激素与老年疾病

第一节　男性激素与增龄 / 老年男性更年期综合征

增龄伴随着多个器官系统的退化性改变，其程度取决于遗传因素、伴随疾病及社会经济情况、生活方式、环境因素等综合效应。尽管不同于女性的卵巢功能突然衰退，在男性，随增龄，睾酮水平的降低变异很大。因此即使在非常高龄，性功能和生殖功能仍然可能在正常范围内。增龄相关的睾酮水平降低主要由于睾丸功能减退，不存在下丘脑 - 垂体 - 睾丸（HPT）轴的功能异常。增龄相关的睾酮水平降低的程度，对于生理或认知功能及情绪和整体生活质量具有直接影响，但目前尚不了解睾酮水平作用降低的浓度切点，以及睾酮补充治疗的作用。

一、抗米勒管激素

抗米勒管激素（anti-Müllerian hormone，AMH）是一种抗米勒管发育的糖蛋白激素，同时也抑制卵巢细胞的分化和增殖，可阻滞黄体生成素（LH）受体的合成，抑制芳香化酶活性，在男性性分化过程中起着重要作用，血浆 AMH 测定有助于两性畸形的鉴别诊断。AMH 还是生殖系统某些肿瘤（如卵巢颗粒细胞癌）的标志物。

二、增龄对男性性腺功能的影响

下丘脑 - 垂体 - 睾丸轴内分泌调节的许多方面仍未完全阐明，如睾丸 Sertoli 细胞分泌多种活性物质的调节机制和相互关系仍未明了；下丘脑、海马、杏仁核、嗅脑、皮质和脑干网状结构等脑区是如何影响和调节下丘脑功能的，还无明确答案。男性生精能力及性行为虽不如女性那样有显示性功能衰退的停经期，但随着增龄和老年的到来，确实存在着生精能力和内分泌功能的改变。性活动能力随着增龄变化而降低。有人报道，50 岁以上男性的性活动减弱，尤以脑力劳动者最为显著。这些性功能的改变与睾丸组织学改变有着直接的关系。睾丸容量与精子的产生量有密切关系。睾丸容积的缩小自 50 岁开始，到 60~70 岁时最为明显，并认为这是曲细精管变化所致；睾丸重量的缓慢下降是自 40 岁之后开始，较之睾丸体积的变化显示得更早。测量正常的日本男子（10~80 岁）2000 例的睾丸体积，认为 20 岁时达到一定的大小，50 岁以后慢慢缩小，60 岁后愈加明显，70 岁相当于 11~12 岁儿童的睾丸大小。这种变化与女子闭经后的卵巢萎缩、功能停止无异。从组织结构看，成人精细小管占 66%，50 岁以后精细小管有萎缩并减少的倾向，70 岁时明显缩小，精子生成能力下降。自 50~70 岁，约有三分之一的人精细小管不能生成精子；50 岁之后，Leydig 细胞出现形态的多样化，其分泌雄激素的功能状态改变自 50 岁以后变化明显。自 60 岁起睾丸硬度明显下降，曲细精管管腔扩大并有疝状突出，精子生成减少。性功能改变与曲细精管动脉闭塞、基质增加、基质细胞分泌的抑制素增加、造成垂体促性腺轴失常等有关。实际上，生精功能自 30 岁起便开始减退，到 40 岁以后就更为明显，50 岁以上曲细精管退化者占 32%，40~50 岁起精液中果糖含量减少，异常精子增加，活动度减弱。然而，由于男性睾丸的变化是呈渐进性的，故有不少男性在 50 岁以后性活动能力并未见明显下降，有的甚至晚年仍能保持生育能力。但总的来说，老年人的生精能力及性行为是随着增龄而缓慢地呈现进行性减退的。老年男子的勃起功能障碍和不育的发病率明显增多，其原因可为原发的性腺衰老或由于中枢（指下丘脑、垂体等）控制失调而继发的性腺功能障碍。动物实验证实，高龄老鼠交配动作的失败同精液进行性减少、睾酮血浆水平下降和 LH 血浆水平升高相平行。

睾酮：采用放射免疫法测定睾酮显示，男性血清睾酮随增龄而降低，一般55岁后减少到正常水平以下，为4~12μg/L；到60~90岁，平均只有3.0μg（为雄激素总值）。我国男子体内睾酮含量在80岁以前随着年龄增长而增高，青春期前含量较低，如9~11岁时为（1.52±0.80）μg/L，显然与儿童性器官未发育成熟有关。青春期后含量迅速升高，20~79岁时，血浆睾酮含量大多为4.0~8.0μg/L；而80岁以后，睾酮含量才明显降低，这表明我国正常男子在80岁以后雄激素分泌功能才开始衰退。睾酮被靶细胞转化成5α双氢睾酮（DTH）后才发挥作用，而后者是具有代谢活性的雄酮，正常时主要由非睾丸组织所产生的睾酮转化而来。老年人DTH含量较青年人为高，且随前列腺增生而增加，但其机制尚不十分清楚。总之，睾酮是人体内一种主要的雄性内分泌激素。某些内分泌疾病（包括所致性腺功能低下和性功能低下等）、男性节育药物及其他药物，均有可能引起体内雄激素含量的明显改变。因此，血浆睾酮的测定，对于提高某些内分泌疾病的诊断与治疗水平，以及判断药物是否影响性功能等方面，均具有一定的理论和实际意义。不过，还应注意的是：血浆中睾酮水平并不能完全表明在细胞内代谢的睾酮量，因为大约90%睾酮与蛋白结合成性激素球蛋白（SHBG），少量与白蛋白呈疏松性结合，此种结合的生理目的是为了减慢其在肝脏中的降解。SHBG在维持睾酮与雌醇适当比例方面发挥着重要的作用。

如以20~39岁为比较的基线标准，随着年龄的增大，睾酮逐渐减少，孕酮和雌二醇逐渐增多，LH和FSH亦逐渐增多，只是开始变化的年龄并不相同。睾酮：20~39岁时最高，55~59岁时开始显著减低，至70岁时又出现第二次大幅度的降低，成为一生之中的最低值；而80岁以上又有回升趋势。雌二醇：雌二醇的增高恰恰与睾酮的下降相对应，升高的原因可能与双侧睾丸及其他组织中睾酮A环芳香化过程的加强有关。孕酮：孕酮的年龄变化则不如雌二醇那么显著。60~64岁时达最高峰，此后随年龄的增大则逐渐降低；80岁时接近20~39岁时的水平。孕酮的升高可能与肾上腺代偿有关，80岁以后，孕酮的下降可能是肾上腺代偿功能衰退所致。LH和FSH：随着年龄增加而持续增高。FSH值在性激素中变化幅度最大。LH和FSH开始明显升高的年龄处于65~69岁，较睾酮的开始下降年龄晚10年，由此可以提示最早的年龄变化发生在睾丸部位，而垂体的改变可能是继发性的。老年人垂体对睾丸发出的反馈信号比成年人更为敏感。

有学者通过测定性激素水平后指出，老年男子雌激素的绝对值和雌雄激素的比值均见升高，这一事实足以说明：老年人间质细胞所分泌的睾酮量并未增加，只是将睾酮转化为雌激素的转化率增加了。雌激素的增多必然会导致老年男子性功能的减退。在基础状态下，血浆雌激素的浓度随着增龄而增加，同时增加的雌激素主要是与球蛋白结合的，而游离的仅轻度升高。就游离部分来说，雌激素和雄激素二者的比值仍然是平衡的。老年人LH的增加对于睾酮的降低有着量的关系。在男性，FSH的靶细胞在曲细精管，LH的靶细胞受体在间质细胞上，由于老年人有一定程度的反应力降低及受体减少，故而，老年人可见FSH与LH的分泌增多。

三、男性更年期综合征

男性更年期的衰老与其性腺功能具有密切的关系。女性以月经为标志，卵巢功能由盛到衰的过程比较明显，称为更年期，所表现出的一系列症状就是更年期综合征；然而，在男性，却并无像女性那样的类似标志。实际上，当男性步入40~50岁年龄期时，也有性腺功能由盛渐衰的转变过程，其间可表现出一系列症状，如情绪、心理、志趣、精力、思考力、事业心的变化，食欲、性欲、性功能、体力等的下降，甚至可能出现神经系统症状和自主神经性循环系统症状。就其本质而言，与女性更年期症状类同，也源自性腺功能的衰变，只是女性变化急骤，而男性变化较为缓慢和不明显而已，故称为男性更年期。

对于男性更年期这一概念和名称，至今仍存有争议。最早由Werner（1941）、Heller和Mayer（1944）提出，近年来有更多的学者力图从内分泌和病理生理学方面加以阐明。男性更年期的定义："男性正常的性活动减弱，这是一种内分泌综合征，为身体及精神上类似妇女生殖期停止时所发生的改变。"一般认为，这种改变在男性较女性晚发生10~20年。

（一）内分泌学和病理生理特点

男性进入更年期后，在其他脏器衰老之前，睾丸先有退行性变化，间脑、垂体、肾上腺及性功能的低下等问题皆与此有关。老年人的表情、性欲减退酷似垂体功能低下症；并有人认为衰老的原因也与垂体和性腺的退行性变，以及 Leydig 细胞的退行性萎缩有关。有人认为男性更年期主要是由于特定的内分泌器官的衰老才使内分泌系统的相互平衡被打破，而性腺较之全身其他系统可更早地进入衰老阶段，如同青春期一样，性腺功能的改变再次引起对全身的重大影响。现将有关器官的变化分述如下。睾丸的变化：睾丸质量自 40 岁后缓慢下降，并较体积的变化显示得更早。50 岁后，精细小管有萎缩和减少的倾向，70 岁时精子生成能力明显下降。1/3 的 50~70 岁男性的精细小管不能生成精子，且 Leydig 细胞开始出现形态的多样性变，其分泌男性激素的功能状态改变明显。男性激素（雄激素）：50~60 岁男子尿中的男性激素仅为青年时期的 1/2，且活性比青年时轻度降低，60~70 岁时其活性可减至青年期的 1/3。此外，还有人从精索静脉中采血查男性激素及其酶系统，其结论认为随着年龄的增加其激素水平渐渐衰减，而且衰老可促进睾丸精索动脉硬化，氧供应不足，结果导致酶活性下降。垂体：睾丸中男性激素的合成和精子的生成均与垂体分泌的促性腺激素有关。在男性，睾丸功能渐渐衰退，垂体促性腺激素缓慢下降，其功能与激素水平的变化相平行。肾上腺皮质：随着年龄增加，肾上腺的变化虽然较小，但仍有萎缩、纤维化等，尤其皮质沿中心静脉壁的细胞增殖明显，其层次结构变得不清晰。40 岁以后男子肾上腺皮质所分泌的男性激素减少。从上述诸器官的形态学和内分泌学的研究可看出，男性性功能明显的改变均发生于 50 岁之后，而性功能减退感觉始于 40 岁前后，这是自身感觉和临床客观检查的差距，一般感觉先于临床体征和化验检查。

（二）男性更年期障碍的临床表现、诊断与治疗

男性更年期障碍，其临床表现多样，其中神经质和性欲减退或消失发生率均为 90.5%，其余临床表现依次为勃起力减弱或消失（90.1%）、烦躁易怒（80.2%）、疲劳乏力（80.2%）、精神抑郁（77.2%）、记忆力下降（75.8%）、睡眠质量下降（59.3%）、兴趣降低（58.9%）、焦躁感（56.4%）及心悸、呼吸不畅等。上述症状大致可以分为 3 类：神经系统症状、循环系统症状和全身性症状。男性更年期障碍需与脑动脉硬化症、高血压、神经衰弱及抑郁症等区别开来，并及时加以排除。男性更年期障碍最显著的感觉或指标为“阳痿”，即性功能的衰弱，包括性欲、勃起、性交、射精的一系列感觉减弱。这种减弱有肉体生理功能和精神双方面的原因。前者主要指全身神经肌肉兴奋和抑制过程的功能性减退、中枢感受性的低下、内分泌功能的失调和年龄增加所致的一切生理性功能的减弱，其中内分泌功能的失调必然导致性激素水平的改变，这应与应用了某些药物改变体内性激素水平而导致性功能障碍的情况相区别，后者为精神方面，由于受家庭、社会、心理、语言等多方面因素的抑制，使性要求或性原动力渐为减弱。简言之，步入更年期的男子性功能衰减就是向老年期过渡和随后出现全身诸器官衰退征象的一种信号。

关于男性更年期障碍的诊断，目前仍然以测定男性激素水平为主，有人认为还必须以测得尿中促性腺激素的上升为其诊断依据。但是，男性促性腺激素的增加是缓慢的，且个体差异甚大，若要反复测定实有困难。睾丸的活组织检查在诊断上颇有参考价值，但亦并非具有特征性的变化，且一般人不易接受。因此，采用试验性治疗还是可行的，具体方法是：先给患者肌内注射丙酸睾酮 25mg，每周 5 次，连续 2 周，若症状有所改善，即可确诊。治疗以睾酮肌内注射，每周 25mg，连续 1~2 个月，也可用口服的男性激素代替。上述药物若长期连续使用，可由于反馈作用使高级中枢受到抑制，睾丸的间质细胞分泌睾酮减少，使中年以后潜在性前列腺癌的活动性随之增加。所以，在应用男性激素之前，应常规触诊前列腺有无结节或肿大。关于处于更年期男性的性激素替代治疗，目前看法尚不统一。一般认为替代治疗的适应证是具有痛苦的更年期综合症状，同时有垂体促性腺活动增强和睾酮降低表现。已有事实证明，足量的睾酮治疗后大多可以缓解抑郁、头痛、失眠和性功能衰退等症状。有学者用双盲法对 50 岁以上男性无前列腺肥大的继发性阳痿者应用甲睾酮和安慰剂进行了治疗。结果性激素较安慰剂在缓解症状方面有显著性差异，且与疗程长短有直接关系。但是，此疗法可能会引起红细胞增生、总胆固醇升高及肝脏损害，还有使前列腺增大的可能。目前，尚未见造成前列腺癌的直接证据，但可刺激已存在前列腺癌的生长，故在睾酮治疗中对前列腺的不规则急剧肿大应给予足够的重视。动物实验也提示，过量的睾酮会加速衰老的进展和睾丸

的退化，故其用量不宜过大，疗程不宜过长。

（邵迎红）

参考文献

1. Basaria S. Male hypogonadism. Lancet, 2014, 383 (9924): 1250-1263.

2. Isidori AM, Buvat J, Corona G, et al. A critical analysis of the role of testosterone in erectile function: from pathophysiology to treatment-a systematic review. Eur Urol., 2014, 65(1): 99-112.

3. Tajar A, Huhtaniemi IT, O'Neill TW, et al. Characteristics of Androgen Deficiency in Late-Onset Hypogonadism: Results from the European Male Aging Study (EMAS). J Clin Endocrinol Metab, 2012, 97(5): 1508-1516.

4. Jones TH, Arver S, Behre HM, et al. Testosterone Replacement in Hypogonadal Men With Type 2 Diabetes and/or Metabolic Syndrome (the TIMES2 Study). Diabetes Care, 2011, 34(4): 828-837.

5. Nieschlag E. Current topics in testosterone replacement of hypogonadal men. Best Pract Res Clin Endocrinol Metab, 2015, 29: 77-90.

6. Finkelstein JS, Lee H, Burnett-Bowie SA, et al. Gonadal steroids and body composition, strength, and sexual function in men. N Engl J Med, 2013, 369(11): 1011-1022.

7. Fernandez-Balsells MM, Murad MH, Lane M, et al. Clinical Review 1: Adverse effects of testosterone therapy in adult men: a systematic review and meta-analysis. J Clin Endocrinol Metab, 2010, 95(6): 2560-2575.

8. Maggio M, Snyder PJ, Ceda GP, et al. Is the haematopoietic effect of testosterone mediated by erythropoietin? The results of a clinical trial in older men. Andrology, 2013, 1(1): 24-28.

9. Bachman E, Travison TG, Basaria S, et al. Testosterone Induces Erythrocytosis via Increased Erythropoietin and Suppressed Hepcidin: Evidence for a New Erythropoietin/Hemoglobin Set Point. J Gerontol A Biol Sci Med Sci, 2014, 69(6): 725-735.

10. Xu L, Freeman G, Cowling BJ, et al. Testosterone therapy and cardiovascular events among men: a systematic review and meta-analysis of placebo-controlled randomized trials. BMC Med, 2013, 11: 108.

11. Morales A, Bebb RA, Manjoo P, et al. Diagnosis and management of testosterone deficiency syndrome in men: clinical practice guideline. CMAJ, 2015, 187(18): 1369-1377.

12. Fillo J, Breza J, Levcikova M, et al. Occurrence of erectile dysfunction, testosterone deficiency syndrome and metabolic syndrome in patients with abdominal obesity. Where is a sufficient level of testosterone? Int Urol Nephrol, 2012, 44(4): 1113-1120.

13. Shi MD, Chao JK, Ma MC, et al. Factors associated with sex hormones and erectile dysfunction in male Taiwanese participants with obesity. J Sex Med, 2014, 11(1): 230-239.

14. Hyde Z, Flicker L, Hankey GJ, et al. Prevalence and predictors of sexual problems in men aged 75-95 years: a population-based study. J Sex Med, 2012, 9(2): 442-453.

15. Chen W, Liu ZY, Wang LH, et al. Are the Aging Male's Symptoms (AMS) scale and the Androgen Deficiency in the Aging Male (ADAM) questionnaire suitable for the screening of late-onset hypogonadism in aging Chinese men? Aging Male, 2013, 16(3): 92-96.

16. Zengerling F, Schrader AJ, Cronauer MV, et al. The Aging Males' Symptoms Scale (AMS): predictive value for lowered circulating androgens. Aging Male, 2012, 15(4): 253-257.

17. Finkelstein JS, Lee H, Burnett-Bowie SA, et al. Gonadal steroids and body composition, strength, and sexual function in men. N Engl J Med, 2013, 369(11): 1011-1022.

18. Orwoll ES. Establishing a framework. Does testosterone supplementation help older men? N Engl J Med, 2016, 374(7): 682-683.

第二节　前列腺与增龄

良性前列腺增生（benign prostatic hyperplasia, BPH）是引起中老年男性排尿障碍原因中最为常见的一种良性疾病。其主要表现为组织学上的前列腺间质和腺体成分的增生、解剖学上的前列腺增大（benign prostatic enlargement, BPE）、下尿路症状（lower urinary tract symptoms, LUTS）为主的临床症状及尿动力学上的膀胱出口梗阻（bladder outlet obstruction, BOO），是老年男性最常见的疾病之一。前列腺癌（prostate carcinoma）是欧美国家最常见的肿瘤之一，在我国的发病率也逐渐升高。BPH 和大部分前列腺癌的发生、发展均与雄激素有关。

一、前列腺增生

（一）流行病学

组织学上良性前列腺增生（BPH）的发病率随年龄的增长而增加，最初通常发生在40岁以后，到60岁时大于50%，80岁时高达83%。与组织学表现相类似，随着年龄的增长，排尿困难等症状也随之增加。大约有50%组织学诊断BPH的男性有中度到重度下尿路症状。有研究表明似乎亚洲人较美洲人更易于产生中、重度BPH相关症状。

（二）病因和发病机制

在50岁的男性中，超过40%有BPH的组织学改变，而在80岁时几乎达90%。大多数50岁以上的男性均有BPH导致的某些泌尿系症状，主要为继发的膀胱出口梗阻。

虽然BPH的病因尚未完全阐明，但已由过去的体型、种族、社会因素、代谢营养因素、新生物学说、动脉硬化学说、炎症学说、内分泌学说等，转移到内分泌学说上来。由于青春期前去势者不发生BPH；BPH多发生在50岁以上的老年男性；BPH患者去势后增生腺体可见缩小；实验动物给予适当的激素后可复制BPH。因此，现公认BPH发生的必需条件是有功能的睾丸和年龄增长。在睾丸分泌的众多物质中，雄激素被认为是迄今为止对前列腺生长最重要的因素。但单纯的雄性激素不能完全解释BPH的发生和发展。因此目前的病因学除了雄激素致病学说外，还有雄激素－雌激素协同学说、基质－上皮相互作用学说、生长因子的调节作用、细胞凋亡学说等，而雄激素的作用在所有学说中均占有重要地位，其他病因几乎都是通过或围绕雄激素而发挥各自的作用。它介导着间质－上皮的相互作用，调节生长因子的分泌与表达，影响前列腺细胞的生长与凋亡。

1. 雄激素 尽管雄激素作为人类BPH的致病因素尚有争论，但它至少有“允许”作用。前列腺是雄激素依赖性器官，它的生长及结构的维持、功能的完整都需要一定量的循环激素来维持。双氢睾酮（DHT）由睾酮转化而来。睾酮转化为DHT的部位主要在前列腺间质细胞，在5α-还原酶作用下，睾酮不可逆地转变为DHT，其生理作用是促进胚胎期泌尿生殖窦和外阴的男性分化，以及青春期的副性腺器官如前列腺的发育。DHT与核内特异受体结合的数量对雄激素刺激正常和肥大的前列腺生长是很关键的，在其他雄激素依赖的组织，雄激素受体（AR）水平在青春期后是下调的，因此，可限制其进一步生长。但老年人的前列腺并无如此的AR下调，因此在血浆睾酮水平随着年龄下降后，稳定的AR水平仍可促使前列腺的雄激素依赖性生长。另外，近年来研究发现前列腺上皮细胞的核膜微粒体中5α-还原酶处于高水平，用5α-还原酶抑制剂非那雄胺（finasteride，保列治）治疗BPH后，可见到前列腺体积缩小。但在BPH模型中，仅给予雄性激素不能引起BPH的发生，而雄激素和雌激素同时给予时则可能诱发BPH。因此，BPH的发生与DHT有重要关系，但DHT不是BPH发生的唯一因素。除了雄激素以外，睾丸可能产生一些其他物质（如雌激素）能直接刺激前列腺生长或增强前列腺对雄激素的敏感性而发挥睾丸的非雄激素作用。

2. 雄激素－雌激素协同学说 男性随着年龄的衰老，在BPH的前列腺组织内有生物活性的雄激素减少，且分布在上皮和基质细胞上的AR并未明显上调。相反，前列腺内雌激素和其受体却增多，并且集中在基质。因此，雌激素一直被众多学者认为是BPH的病因之一，且雌激素能协同DHT-受体复合物作用于前列腺细胞。

3. 间质－上皮相互作用学说 起源于尿道周围区的增生结节几乎全部由单纯间质构成，并与胚胎间质相似。而大多数移行区BPH结节最初改变是腺性组织增生，即从原有的腺导管形成新的分支，长入附近间质内，经过复杂的再分支，形成新的构架结构。类似于胚胎发育中芽突向间质内伸入形成芽管、腺管。雄激素通过位于间质中的受体，作用于间质，介导间质－上皮的相互作用，在前列腺发生、发育和BPH形成过程中均有重要作用。

4. 生长因子的作用 在间质－上皮之间起枢纽作用的是生长因子。生长调节与上皮和间质成分间的信号传递密切相关。EGF能刺激前列腺上皮增生，并能促使睾酮向DHT的转换。

5. 细胞凋亡学说 正常前列腺需要细胞增殖和死亡之间维持精确平衡。调节这两个过程的细胞内机制破坏将导致腺体的异常生长。现认为前列腺增生具有对雄激素敏感度增加和细胞凋亡减少的特点。

6. 其他因素 包括睾丸的非雄激素作用、α-肾上腺素能和胆碱能作用、家族和遗传因素等。

（三）病理

前列腺分为外周带、中央带、移行带和尿道周围腺体区。所有BPH结节发生于移行带和尿道周围腺体区。早期尿道周围腺体区的结节完全为间质成分；而早期移行带结节则主要表现为腺体组织的增生，并有间质数量的相对减少。间质组织中的平滑肌也是构成前列腺的重要成分，这些平滑肌及前列腺尿道周围组织受肾上腺素能神经、胆碱能神经或其他酶类递质神经支配，其中以肾上腺素能神经起主要作用。在前列腺和膀胱颈部有丰富的G受体，尤其是α_1受体，激活这种肾上腺素受体可以明显提高前列腺尿道阻力。

前列腺的解剖包膜和下尿路症状密切相关，由于有该包膜的存在，增生的腺体受压而向尿道和膀胱膨出从而加重尿路梗阻。前列腺增生后，增生的结节将腺体的其余部分压迫形成“外科包膜”，两者有明显分界。增生部分经手术摘除后，遗留下受压腺体，故术后直肠指诊及影像学检查仍可以探及前列腺腺体。

（四）病理生理改变

前列腺增生导致后尿道延长、受压变形、狭窄和尿道阻力增加，引起膀胱高压并出现相关排尿期症状。随着膀胱压力的增加，出现膀胱逼尿肌代偿性肥厚，逼尿肌不稳定并引起相关储尿期症状。如梗阻长期未能解除，逼尿肌则失去代偿能力。继发于BPH的上尿路改变，如肾积水及肾功能损害的主要原因是膀胱高压所致尿潴留及输尿管反流。

（五）临床表现、诊断及治疗

BPH在临床上主要表现有膀胱刺激症状、梗阻症状及相关合并症。各种症状可先后出现或在整个病程中进行性发展。其诊断需要根据症状、体格检查尤其是直肠指诊、影像学检查、尿动力学检查及内镜检查等综合判断。BPH的治疗主要包括观察等待、药物治疗、微创治疗及手术治疗四大类。治疗目的是为改善患者的生活质量同时保护肾功能。具体治疗方法的选择应根据患者症状的轻重，结合各项辅助检查、当地医疗条件及患者的依从性等综合考虑。

1. BPH的诊断　以下尿路症状为主诉就诊的50岁以上男性患者，首先应该考虑BPH的可能。为明确诊断，需作以下临床初始评估。

（1）病史询问

1）下尿路症状的特点、持续时间及其伴随症状。

2）手术史、外伤史，尤其是盆腔手术或外伤史。

3）既往史和性传播疾病、糖尿病、神经系统疾病。

4）药物史，可了解患者目前或近期是否服用了影响膀胱出口功能的药物。

5）患者的一般状况。

6）国际前列腺症状评分（LPSS）I-PSS评分标准，是目前国际公认的判断BPH患者症状严重程度的最佳手段。I-PSS评分是BPH患者下尿路症状严重程度的主观反映，它与最大尿流率、残余尿量及前列腺体积无明显相关性（表11-2-1）。I-PSS评分患者分类如下（总分0~35分）：①轻度症状0~7分；②中度症状8~19分；③重度症状20~35分。

表11-2-1　国际前列腺症状评分（LPSS）I-PSS评分标准

在过去一个月，您是否有以下症状？	没有	在5次中少于1次	少于半数	大约半数	多于半数	几乎每次	症状评分
1. 是否经常有尿不尽感？	0	1	2	3	4	5	
2. 两次排尿时间是否经常小于2小时？	0	1	2	3	4	5	
3. 是否经常有间断性排尿	0	1	2	3	4	5	
4. 是否经常有憋尿困难？	0	1	2	3	4	5	
5. 是否经常有尿线变细现象？	0	1	2	3	4	5	
6. 是否经常需要用力及使劲才能开始排尿？	0	1	2	3	4	5	
	没有	1次	2次	3次	4次	5次或以上	
7. 从入睡到早起一般需要起来排尿几次？	0	1	2	3	4	5	
症状总评分 =							

7）生活质量评分（QOL），是了解患者对其目前下尿路症状水平伴随其一生的主观感受，其主要关心的是BPH患者受下尿路症状困扰的程度及是否能够忍受，因此又称困扰评分（bother of score）（表11-2-2）。

表11-2-2　生活质量评分（QOL）

症状	高兴	满意	大致满意	还可以	不太满意	苦恼	很糟
如果在您今后的生活中始终伴有现在的排尿症状，您认为如何？ 生活质量评分（QoL）=	0	1	2	3	4	5	6

以上两种评分尽管不能完全概括下尿路症状对BPH患者生活质量的影响，但是它们提供了医师与患者之间交流的平台，能够使医师很好地了解患者的疾病状态。

（2）体格检查

1）直肠指诊（digital rectal examination，DRE）：下尿路症状患者行直肠指诊非常重要，需在膀胱排空后进行。可以了解是否存在前列腺癌。国外学者临床研究证实，直肠指诊怀疑有异常的患者最后确诊为前列腺癌的有26%~34%，而且其阳性率随着年龄的增加呈上升趋势。可以了解前列腺的大小、形态、质地、有无结节及压痛、中央沟是否变浅或消失及肛门括约肌张力情况。直肠指诊对前列腺体积的判断不够精确，目前经腹超声或经直肠超声检查可以更精确描述前列腺的形态和体积。

2）局部神经系统检查（包括运动和感觉）。

（3）尿常规：可以确定下尿路症状患者是否有血尿、蛋白尿、脓尿及尿糖等。

（4）血清PSA：前列腺癌、BPH、前列腺炎都可能使血清PSA升高。因此，血清PSA不是前列腺癌特有的。另外，泌尿系感染、前列腺穿刺、急性尿潴留、留置导尿、直肠指诊及前列腺按摩也可以影响血清PSA值。血清PSA与年龄和种族有密切关系。一般40岁以后血清PSA会升高，不同种族的人群PSA水平也不相同。血清PSA值和前列腺体积相关，但血清PSA与BPH的相关性为0.30ng/ml，与前列腺癌为3.5ng/ml。血清PSA可以作为前列腺癌穿刺活检的指征。一般临床将PSA ≥4ng/ml作为分界点。血清PSA作为一项危险因素可以预测BPH的临床进展，从而指导治疗方法的选择。

（5）超声检查：可以了解前列腺形态、大小、有无异常回声、突入膀胱的程度，以及残余尿量。经直肠超声（transrectal ultrasonography，TRUS）还可以精确测定前列腺体积（计算公式为0.52 × 前后径 × 左右径 × 上下径）。另外，经腹部超声检查可以了解泌尿系统（肾、输尿管）有无积水、扩张、结石或占位性病变。

（6）尿流率检查：有两项主要指标（参数），即最大尿流率（Q_{max}）和平均尿流率（average flow rate，Q_{ave}），其中最大尿流率更为重要。但是最大尿流率减低不能区分梗阻和逼尿肌收缩力减低。还需结合其他检查，必要时行尿动力学检查。最大尿流率存在着很大的个体差异和容量依赖性，因此尿量在150~200ml时进行检查较为准确，必要时可重复检查。

根据初始评估的结果，部分患者需要进一步检查排尿日记、血肌酐、静脉尿路造影（intravenous urography，IVU）检查、尿道造影、尿动力学检查（urodynamics）、尿道膀胱镜（urethrocystoscopy）检查等。

2. BPH的治疗　下尿路症状及生活质量的下降程度是治疗措施选择的重要依据。应充分了解患者的意愿，向患者交代包括观察等待、药物治疗、外科治疗在内的各种治疗方法的疗效与副作用。

（1）观察等待（watchful waiting）：观察等待是一种非药物、非手术的治疗措施，包括患者教育、生活方式指导、随访等。因为BPH是前列腺组织学的一种进行性的良性增生过程，其发展过程较难预测，经过长时间的随访，BPH患者中只有少数可能出现尿潴留、肾功能不全、膀胱结石等并发症。因此，对于大多数BPH患者来说，观察等待可以是一种合适的处理方式，特别是患者生活质量尚未受到下尿路症状明显影响的时候。

（2）药物治疗：BPH患者药物治疗的短期目标是缓解患者的下尿路症状，长期目标是延缓疾病的临床进展，预防合并症的发生。在减少药物治疗副作用的同时保持患者较高的生活质量是BPH药物治疗的总体目标。

1）α-受体阻滞剂：α-受体阻滞剂是通过阻滞分布在前列腺和膀胱颈部平滑肌表面的肾上腺素受体，松弛平滑肌，达到缓解膀胱出口动力性梗阻的作用。根据尿路选择性可将α-受体阻滞剂分为非选择性受体阻滞剂（酚苄明，phenoxybenzamine）、选择性α_1受体阻滞剂（多沙唑嗪doxazosin、阿夫唑嗪alfuzosin、特拉唑嗪terazosin）和高选择性α_1受体阻滞剂（坦索罗辛tamsulosin-α_1 A>α_1D，萘哌地尔naftopidil-α_1D>α_1A）。α-受体阻滞剂适用于有下尿路症状的BPH患者。推荐坦索罗辛、多沙唑嗪、阿夫唑嗪和特拉唑嗪用于BPH的药物治疗。可以选择萘哌地尔应用于BPH的治疗。不推荐哌唑嗪（prazosin）及非选择性受体阻滞剂酚苄明治疗BPH。BPH患者的基线前列腺体积和血清PSA水平不影响α-受体阻滞剂的疗效，同时α-受体阻滞剂也不影响前列腺体积和血清PSA水平。副作用包括头晕、头痛、无力、困倦、直立性低血压、逆行射精等，直立性低血压更容易发生在老年及高血压患者中。

2）5-α还原酶抑制剂：5-α还原酶抑制剂通过抑制体内睾酮向双氢睾酮的转变，进而降低前列腺内双氢睾酮的含量，达到缩小前列腺体积、改善排尿困难的治疗目的。

目前在我国国内应用的5-α还原酶抑制剂包括非那雄胺（finasteride）和依立雄胺（epristeride）。适用于治疗有前列腺体积增大伴下尿路症状的BPH患者。对于具有良性前列腺增生（BPH）临床进展高危性的患者，非那雄胺可用于防止BPH的临床进展，如发生尿潴留或接受手术治疗。应该告知患者如果不接受治疗可能出现BPHI临床进展的危险，同时也应充分考虑非那雄胺治疗带来的副作用和较长的疗程。最常见的副作用包括勃起功能障碍、射精异常、性欲低下和其他如男性乳房女性化、乳腺痛等。非那雄胺影响血清PSA水平，服用非那雄胺每天5mg持续1年可使PSA水平减低50%。对于应用非那雄胺的患者，将其血清PSA水平加倍后，不影响其对前列腺癌的检测效能。依立雄胺是一种非竞争性5-α还原酶抑制剂，国内一项为期4个月、含2006例的多中心开放临床试验显示，依立雄胺能降低I-PSS评分、增加尿流率、缩小前列腺体积和减少残余尿量。目前尚无来源于随机临床试验的证据。

3）联合治疗：联合治疗是指联合应用α-受体阻滞剂和5-α还原酶抑制剂治疗BPH。适用于前列腺体积增大、有下尿路症状的BPH患者。BPH临床进展危险较大的患者更适合联合治疗。采用联合治疗前应充分考虑具体患者BPH临床进展的危险性、患者的意愿、经济状况、联合治疗带来的费用增长等。

4）中药和植物制剂：目前应用于BPH临床治疗的中药种类很多，可参照中医或中西医结合学会的推荐意见开展治疗。植物制剂，如普适泰等在缓解BPH相关下尿路症状方面获得了一定的临床疗效，在国内外取得了较广泛的临床应用。

由于中药和植物制剂的成分复杂、具体生物学作用机制尚未阐明，积极开展对包括中药在内各种药物的基础研究有利于进一步巩固中药与植物制剂的国际地位。同时，以循证医学原理为基础的大规模随机对照的临床研究对进一步推动中药和植物制剂在BPH治疗中的临床应用有着积极的意义。

（3）外科治疗

1）外科治疗的目的：BPH是一种进展性疾病，部分患者最终需要外科治疗来解除下尿路症状及其对生活质量所致的影响和并发症。

2）外科治疗的适应证：中/重度BPH患者，下尿路症状已明显影响患者的生活质量者可选择手术治疗，尤其是药物治疗效果不佳或拒绝接受药物治疗时的患者，可以考虑外科治疗。当BPH导致以下并发症时，建议采用外科治疗：①反复尿潴留（至少在一次拔管后不能排尿或两次尿潴留）；②反复血尿，5α还原酶抑制剂治疗无效；③反复泌尿系感染；④膀胱结石；⑤继发性上尿路积水（伴或不伴肾功能损害）。BPH患者合并膀胱大憩室、腹股沟疝、严重的痔疮或脱肛，临床判断不解除下尿路梗阻难以达到治疗效果者，应当考虑外科治疗。

3）外科治疗的方法：BPH的外科治疗包括常规手术治疗、激光治疗及微创治疗。

3. BPH的随访 针对BPH的各种治疗都应该进行随访。随访的目的是评估疗效、尽早发现与治疗相关的副作用或并发症并提出解决方案。

二、前列腺癌

（一）前列腺癌流行病学

前列腺癌发病率有明显的地理和种族差异，加勒比海及斯堪的纳维亚地区最高，中国、日本及俄罗斯最低。美国黑种人前列腺癌发病率为全世界最高，目前在美国前列腺癌的发病率已经超过肺癌，成为第一位危害男性健康的肿瘤。据美国癌症协会估计，2004 年在美国大约有 230 110 例新发前列腺癌，有 29 900 例将死于此病。在欧洲，每年得到确诊的新发前列腺癌病例大约有 260 万人，前列腺癌占全部男性癌症人数的 11%，占全部男性癌症死亡人数的 9%。亚洲前列腺癌的发病率远远低于欧美国家，但近年来呈现上升趋势。中国 1993 年前列腺癌发生率为 1.71 人 /10 万人口，死亡率为 1.2 人 /10 万人口；1997 年发生率升高至 2.0 人 /10 万人口，至 2000 年为 4.55 人 /10 万男性人口。1979 年中国台湾地区仅有 98 位前列腺癌新病例；1995 年已上升至 884 位，年龄标准化发生率达 7.2 人 /10 万人口，2000 年有 635 人死亡，死亡率为 5.59 人 /10 万人口。

前列腺癌患者主要是老年男性，新诊断患者中位年龄为 72 岁，高峰年龄为 75~79 岁。在美国，大于 70% 的前列腺癌患者年龄都超过 65 岁，50 岁以下男性很少见，但是大于 50 岁，发病率和死亡率就会呈指数增长。年龄小于 39 岁的个体，患前列腺癌的可能性为 0.005%，40~59 岁年龄段增至 2.2%（1/45），60~79 岁年龄段增至 13.7%（1/7）。

（二）前列腺癌病因学

引起前列腺癌的危险因素尚未明确，但是其中一些已经被确认。最重要的因素之一是遗传。如果一个直系亲属（兄弟或父亲）患有前列腺癌，其本人患前列腺癌的危险性会增加 1 倍。2 个或 2 个以上直系亲属患前列腺癌，相对危险性会增至 5~11 倍。流行病学研究发现有前列腺癌阳性家族史的患者比那些无家族史患者的确诊年龄大约早 6~7 年。前列腺癌患病人群中一部分亚人群（大约 9%）为“真实遗传性前列腺癌”，指的是 3 个或 3 个以上亲属患病或至少 2 个为早期发病（55 岁以前）。

外源性因素会影响从所谓的潜伏型前列腺癌到临床型前列腺癌的进程。这些因素的确认仍然在讨论中，但高动物脂肪饮食是一个重要的危险因素。其他危险因素包括维生素 E、硒、木脂素类、异黄酮的低摄入。阳光暴露与前列腺癌发病率呈负相关，阳光可增加维生素 D 的水平，可能是前列腺癌的保护因子。在前列腺癌低发的亚洲地区，绿茶的饮用量相对较高，绿茶可能为前列腺癌的预防因子。

总之，遗传是前列腺癌发展成临床型的重要危险因素，而外源性因素对这种危险可能有重要的影响。现在关键问题是尚无足够的证据建议生活方式的改变（降低动物脂肪摄入及增加水果、谷类、蔬菜、红酒的摄入量）会降低发病风险。有一些研究支持这些说法，这些信息可以提供给那些来询问饮食影响的前列腺癌患者男性家属。

（三）前列腺癌的诊断

1. 前列腺癌的症状 早期前列腺癌通常没有症状，但肿瘤侵犯或阻塞尿道、膀胱颈时，则会发生类似下尿路梗阻或刺激症状，严重者可能出现急性尿潴留、血尿、尿失禁。骨转移时会引起骨骼疼痛、病理性骨折、贫血、脊髓压迫导致下肢瘫痪等。

2. 前列腺癌的诊断 早期前列腺癌通常没有症状，多数患者通过体检筛查发现肿瘤。目前，经直肠指检、血清前列腺特异性抗原（PSA）的检测、经直肠超声检查是诊断前列腺癌的三大主要手段。临床上大多数前列腺癌患者通过前列腺系统性穿刺活检可以获得组织病理学诊断。然而，最初可疑前列腺癌通常由前列腺直肠指检或血清前列腺特异性抗原（PSA）检查后再确定是否进行前列腺活检。直肠指检联合 PSA 检查是目前公认的早期发现前列腺癌最佳的初筛方法。

（1）直肠指检（digital rectal examination，DRE）：大多数前列腺癌起源于前列腺的外周带，DRE 对前列腺癌的早期诊断和分期都有重要价值。考虑到 DRE 可能影响 PSA 值，应在 PSA 抽血后进行 DRE。

（2）前列腺特异性抗原（prostate-specific antigen，PSA）检查：PSA 作为单一检测指标，与 DRE、TRUS（transrectal ultrasonography）比较，具有更高的前列腺癌阳性诊断预测率，同时可以提高局限性前列腺癌的诊断率和增加前列腺癌根治性治疗的机会。

1）PSA 检查时机：美国泌尿外科学会（AUA）和美国临床肿瘤学会（ASCO）建议 50 岁以上男性每年应接受例行 DRE、PSA 检查。对于有前列腺癌家族史的男性人群，应该从 45 岁开始进行每年一次的检查。国内经专家讨论达成共识，对 50 岁以上有下尿路症状的男性进行常规 PSA 和 DRE 检查，对于有前列腺癌家族史的男性人群，应该从 45 岁开始定期检查、随访。对 DRE 异常、有临床征象（如骨痛、骨折等）或影像学异常等的男性应进行 PSA 检查。

PSA 检测应在前列腺按摩后 1 周，直肠指检、膀胱镜检查、导尿等操作 48 小时后，射精 24 小时后，前列腺穿刺 1 个月后进行。PSA 检测时应无急性前列腺炎、尿潴留等疾病。

2）PSA 结果的判定：目前国内外比较一致的观点是，血清总 PSA（tPSA）>4.0ng/ml 为异常。对初次 PSA 异常者建议复查。当 tPSA 介于 4~10ng/ml 时，发生前列腺癌的可能性大于 25%（欧美国家资料）。中国人前列腺癌发病率低，国内一组数据显示血清 tPSA 4~10ng/ml 时，前列腺癌穿刺阳性率为 15.9%。血清 PSA 受年龄和前列腺大小等因素的影响，我国前列腺增生（BPH）患者年龄特异性 tPSA 值各年龄段分别为：40~49 岁为 0~1.5ng/ml，50~59 岁 为 0~3.0ng/ml，60~69 岁 为 0~4.5ng/ml，70~79 岁为 0~5.5ng/ml，≥80 岁为 0~8.0ng/ml。

3）游离 PSA（free PSA，fPSA）：fPSA 和 tPSA 作为常规同时检测。

4）PSA 密度（PSA density，简称 PSAD）：即血清 tPSA 值与前列腺体积的比值。前列腺体积经直肠超声测定计算得出。PSAD 正常值 <0.15，PSAD 有助于区分前列腺增生症和前列腺癌。当患者 PSA 在正常值高限或轻度增高时，用 PSAD 可指导医师决定是否进行活检或随访。PSAD 可作为临床参考指标之一。

5）PSA 速率（PSA velocity，简称 PSAV）：即连续观察血清 PSA 水平的变化，前列腺癌的 PSAV 显著高于前列腺增生和正常人。其正常值为每年 <0.75ng/ml。如果每年 PSAV>0.75ng/ml，应怀疑前列腺癌的可能。PSAV 比较适用于 PSA 值较低的年轻患者。在 2 年内至少检测 3 次 PSA，PSAV 计算公式：[（PSA2–PSA1）+（PSA3–PSA2）]/2。

（3）经直肠超声检查（transrectal ultrasonography，TRUS）：在 TRUS 引导下在前列腺及周围组织结构寻找可疑病灶，并能初步判断肿瘤的体积大小。但 TRUS 对前列腺癌诊断特异性较低，发现一个前列腺低回声病灶要与正常前列腺、BPH、PIN、急性或慢性前列腺炎、前列腺梗死和前列腺萎缩等鉴别。在 TRUS 引导下进行前列腺的系统性穿刺活检，是前列腺癌诊断的主要方法。

（4）前列腺穿刺活检：前列腺系统性穿刺活检是诊断前列腺癌最可靠的检查。前列腺穿刺时机：因前列腺穿刺出血影响影像学临床分期，因此，前列腺穿刺活检应在 MRI 之后，在 B 超等引导下进行。

（5）前列腺癌的其他影像学检查

1）计算机断层（CT）检查：CT 对早期前列腺癌诊断的敏感性低于磁共振（MRI），前列腺癌患者进行 CT 检查的目的主要是协助临床医师进行肿瘤的临床分期。对于肿瘤邻近组织和器官的侵犯及盆腔内转移性淋巴结肿大，CT 的诊断敏感性与 MRI 相似。

2）磁共振（MRI/MRS）扫描：MRI 检查可以显示前列腺包膜的完整性、是否侵犯前列腺周围组织及器官，MRI 还可以显示盆腔淋巴结受侵犯的情况及骨转移的病灶。在临床分期上有较重要的作用。MRI 检查在鉴别前列腺癌与伴钙化的前列腺炎、较大的良性前列腺增生、前列腺瘢痕、结核等病变时常无法明确诊断。因此影像学检查 TRUS、CT、MRI 等在前列腺癌的诊断方面都存在局限性，最终明确诊断还需要前列腺穿刺活检取得组织学诊断。

3）前列腺癌的核素检查（ECT）：前列腺癌的最常见远处转移部位是骨骼。ECT 可比常规 X 线片提前 3~6 个月发现骨转移灶，敏感性较高但特异性较差。

一旦前列腺癌诊断成立，建议进行全身骨显像检查（特别是在 PSA>20ng/ml，GS 评分 >7 分的病例），有助于判断前列腺癌准确的临床分期。

（6）病理分级：在前列腺癌的病理分级方面，推荐使用 Gleason 评分系统。前列腺癌组织分为主要分级区和次要分级区，每区的 Gleason 分值为 1~5 分，Gleason 评分是把主要分级区和次要分级区的 Gleason 分值相加，形成癌组织分级常数。

3. 前列腺癌分期 前列腺癌分期的目的是指导选择治疗方法和评价预后。通过 DRE、PSA、穿刺活检阳性针数和部位、骨扫描、CT、MRI 及淋巴结切除来明确分期。

（四）前列腺癌的治疗

1. 观察等待治疗 观察等待治疗（watchful waiting）指主动监测前列腺癌的进程，在出现病变进展或临床症状明显时给予其他治疗。

对于观察等待的患者密切随访，每 3 个月复诊，检查 PSA、DRE，必要时缩短复诊间隔时间和进行影像学检查。对于 DRE、PSA 检查和影像学检查进展的患者可考虑转为其他治疗。

2. 前列腺癌根治性手术治疗 根治性前列腺切除术（简称根治术）是治疗局限性前列腺癌最有效的方法，有三种主要术式，即传统的经会阴、经耻骨后及近年发展的腹腔镜前列腺癌根治术。

（1）适应证：根治术用于可能治愈的前列腺癌。手术适应证要考虑肿瘤的临床分期、预期寿命和健康状况。尽管手术没有硬性的年龄界限，但应告知患者，70岁以后伴随年龄增长，手术并发症及死亡率将会增加。

（2）手术禁忌证：①患有显著增加手术危险性的疾病，如严重的心血管疾病、肺功能不良等；②患有严重出血倾向或血液凝固性疾病；③已有淋巴结转移（术前通过影像学或淋巴活检诊断）或骨转移；④预期寿命不足10年。

（3）手术方法和标准：国内推荐开放式耻骨后前列腺癌根治术和腹腔镜前列腺癌根治术。

腹腔镜前列腺癌根治术：腹腔镜前列腺癌根治术是近年发展起来的新技术，其疗效与开放性手术类似，优点是损伤小、术野及解剖结构清晰，术中和术后并发症少，缺点是技术操作比较复杂。腹腔镜手术切除步骤和范围同开放性手术。

（4）手术时机：一旦确诊为前列腺癌并符合上述根治性手术条件者应采取根治术。有报道认为经直肠穿刺活检者应等待6~8周，可能降低手术难度和减少并发症。经尿道前列腺切除术者应等待12周再行手术。

（5）手术并发症：目前围术期死亡率为0~2.1%，主要并发症有术中严重出血、直肠损伤、术后阴茎勃起功能障碍、尿失禁、膀胱尿道吻合口狭窄、尿道狭窄、深部静脉血栓、淋巴囊肿、尿瘘、肺栓塞。腹腔镜前列腺癌根治术还可能出现沿切口种植转移、转行开腹手术、气体栓塞、高碳酸血症、继发出血等并发症。

3. 前列腺癌外放射治疗（EBRT） 前列腺癌患者的放射治疗具有疗效好、适应证广、并发症少等优点，适用于各期患者。早期患者（$T_{1-2}N_0M_0$）行根治性放射治疗，其局部控制率和10年无病生存率与前列腺癌根治术相似。局部晚期前列腺癌（$T_{3-4}N_0M_0$）治疗原则以辅助性放疗和内分泌治疗为主。转移性癌可行姑息性放疗，以减轻症状、改善生活质量。

近年三维适形放疗（3D-CRT）和调强放疗（IMRT）等技术逐渐应用于前列腺癌治疗并成为放疗的主流技术。

4. 前列腺癌近距离照射治疗 近距离照射治疗（brachytherapy）包括腔内照射、组织间照射等，是将放射源密封后直接放入人体的天然腔内或放入被治疗的组织内进行照射。前列腺癌近距离照射治疗包括短暂插植治疗和永久粒子种植治疗。后者也即放射性粒子的组织间种植治疗，较常用，其目的在于通过三维治疗计划系统的准确定位，将放射性粒子植入前列腺内，提高前列腺的局部剂量，而减少直肠和膀胱的放射剂量。

永久粒子种植治疗常用 ^{125}碘（^{125}I）和 ^{103}钯（^{103}Pd），半衰期分别为60天和17天。短暂插植治疗常用 ^{192}铱（^{192}Ir）。

5. 试验性前列腺癌局部治疗 前列腺癌的局部治疗，除根治性前列腺癌手术、放射线外照射及近距离照射治疗等成熟的方法外，还包括前列腺癌的冷冻治疗（cryo-surgical ablation of the prostate，CSAP）、高能聚焦超声（high-intensity focused ultrasound，HIFU）和组织内肿瘤射频消融（radiofrequency interstitial tumour ablation，RITA）等试验性局部治疗（experimental local treatment）。和根治性前列腺癌手术及放疗相比，其对临床局限性前列腺癌的治疗效果，还需要更多的长期临床研究加以评估和提高。

6. 前列腺癌内分泌治疗 早在1941年，Huggins和Hodges发现了手术去势和雌激素可延缓转移性前列腺癌的进展，并首次证实了前列腺癌对雄激素去除的反应性。前列腺细胞在无雄激素刺激的状况下将会发生凋亡。任何抑制雄激素活性的治疗均可被称为雄激素去除治疗。雄激素去除主要通过以下策略。①抑制睾酮分泌：手术去势或药物去势（黄体生成素释放激素类似物，LHRH-A）；②阻断雄激素与受体结合：应用抗雄激素药物竞争性封闭雄激素与前列腺细胞雄激素受体的结合。两者联合应用可达到最大限度雄激素阻断的目的。其他策略包括抑制肾上腺来源雄激素的合成，以及抑制睾酮转化为双氢睾酮等。

内分泌治疗的目的是降低体内雄激素浓度、抑制肾上腺来源雄激素的合成、抑制睾酮转化为双氢睾酮或阻断雄激素与其受体的结合，以抑制或控制前列腺癌细胞的生长。

内分泌治疗的方法包括：去势；最大限度雄激

素阻断；间歇内分泌治疗；根治性治疗前新辅助内分泌治疗；辅助内分泌治疗。

（1）适应证：①转移前列腺癌，包括 N_1 和 M_1 期（去势、最大限度雄激素阻断、间歇内分泌治疗）；②局限早期前列腺癌或局部进展前列腺癌，无法行根治性前列腺切除术或放射治疗（去势、最大限度雄激素阻断、间歇内分泌治疗）；③根治性前列腺切除术或根治性放疗前的新辅助内分泌治疗（去势、最大限度雄激素阻断）；④配合放射治疗的辅助内分泌治疗（去势、最大限度雄激素阻断）；⑤治愈性治疗后局部复发，但无法再行局部治疗（去势、最大限度雄激素阻断、间歇内分泌治疗）；⑥治愈性治疗后远处转移（去势、最大限度雄激素阻断、间歇内分泌治疗）；⑦雄激素非依赖期的雄激素持续抑制（去势）。

（2）去势治疗（castration）

1）手术去势：手术去势可使睾酮迅速且持续下降至极低水平（去势水平）。主要的不良反应是对患者的心理影响。

2）药物去势：黄体生成素释放激素类似物（LHRH-A）是人工合成的黄体生成素释放激素，已上市的制品有亮丙瑞林（leuprorelin）、戈舍瑞林（goserelin）、曲普瑞林（triptorelin）。缓释剂型为1、2、3或6个月注射一次。在注射LHRH-A后，睾酮水平逐渐升高，在1周时达到最高点（睾酮一过性升高），然后逐渐下降，至3~4周时可达到去势水平，但有10%的患者睾酮不能达到去势水平。LHRH-A已成为雄激素去除的标准治疗方法之一。由于初次注射LHRH-A时有睾酮一过性升高，故应在注射前2周或当日开始，给予抗雄激素药物至注射后2周，以对抗睾酮一过性升高所导致的病情加剧（flare-up）。对于已有骨转移脊髓压迫的患者，应慎用LHRH-A，可选择迅速降低睾酮水平的手术去势。

3）雌激素：雌激素作用于前列腺的机制包括下调LHRH的分泌，抑制雄激素活性，直接抑制睾丸Leydig细胞功能，以及对前列腺细胞的直接毒性。最常见的雌激素是己烯雌酚。口服己烯雌酚1mg/d、3mg/d或5mg/d，可以达到与去势相同的效果，但心血管方面的不良反应明显增加。尽管应用小剂量己烯雌酚（如1mg/d），且同时应用低剂量华法林（1mg/d）或低剂量阿司匹林（75~100mg/d）预防，但是心血管方面的不良反应发生率仍较高，因此，在应用时应慎重。雌激素是经典的内分泌治疗方法之一。手术去势、药物去势或雌激素治疗，患者肿瘤相关的生存率、无进展生存率基本相同。

（3）最大限度雄激素阻断（maximal androgen blockade，MAB）

1）目的：同时去除或阻断睾丸来源和肾上腺来源的雄激素。

2）方法：常用的方法为去势加抗雄激素药物。抗雄激素药物主要有两大类：一类是类固醇类药物，其代表为醋酸甲地孕酮；另一类是非类固醇药物，主要有比卡鲁胺（bicalutamide）和氟他胺（flutamide）。

（4）根治术前新辅助内分泌治疗（neoadjuvant hormornal therapy，NHT）

目的：在根治性前列腺切除术前，对前列腺癌患者进行一定时间的内分泌治疗，以缩小肿瘤体积、降低临床分期、降低前列腺切缘肿瘤阳性率，进而提高生存率。

（5）间歇内分泌治疗（intermittent hormonal therapy，IHT）：在雄激素缺如或低水平状态下，能够存活的前列腺癌细胞通过补充的雄激素获得抗凋亡潜能而继续生长，从而延长进展到激素非依赖的时间。IHT的优点包括提高患者生活质量，可能延长雄激素依赖时间，可能有生存优势，降低治疗成本。

（6）前列腺癌的辅助内分泌治疗（adjuvant hormonal therapy，AHT）：AHT是指前列腺癌根治性切除术后或根治性放疗后，辅以内分泌治疗。目的是治疗切缘残余病灶、残余的阳性淋巴结、微小转移病灶，提高长期存活率。

7. 激素非依赖性前列腺癌治疗 激素非依赖（hormone independent）前列腺癌的概念：经过持续内分泌治疗后病变复发、进展的前列腺癌，包括雄激素非依赖性前列腺癌（androgen-independent prostate cancer，AIPC）和激素难治性前列腺癌（hormone-refractory prostate cancer，HRPC）。

内分泌治疗是目前前列腺癌的主要治疗方法，大多数患者起初都对内分泌治疗有反应，但经过中位时间14~30个月后，几乎所有患者病变都将逐渐发展为激素非依赖前列腺癌。在激素非依赖发生的早期有些患者对二线内分泌治疗仍有反应，称为雄激素非依赖性前列腺癌（AIPC），而对二线内分泌治疗无反应或二线内分泌治疗过程中病变继续发展的则称为激素难治性前列腺癌（HRPC）。

激素非依赖前列腺癌的治疗：

（1）维持睾酮去势水平：持续药物去势治疗或行手术去势。

（2）二线内分泌治疗：适用于雄激素非依赖性前列腺癌，对二线内分泌治疗仍有反应的患者。

1）加用抗雄激素药物：对于采用单一去势（手术或药物）治疗的患者，加用抗雄激素药物，约60%~80% 的患者 PSA 下降 >50%，平均有效时间为 4~6 个月。

2）停用抗雄激素药物：对于采用联合雄激素阻断治疗的患者，推荐停用抗雄激素药物，停用4~6 周后，约 1/3 的患者出现"抗雄激素撤除综合征"，PSA 下降 >50%，平均有效时间 4 个月。

3）抗雄激素药物互换：氟他胺与比卡鲁胺相互替换，对少数患者仍有效。

4）肾上腺雄激素抑制剂：如酮康唑、氨苯乙哌啶酮、皮质激素（氢化可的松、泼尼松、地塞米松）。

5）低剂量的雌激素药物：雌二醇、甲地孕酮等。

（3）化学治疗：对于激素难治性前列腺癌目前有以下化疗方案可供选择。

1）以多烯紫杉醇（docetaxel）为基础的化疗方案：多烯紫杉醇，75mg/m^2，每 3 周 1 次，静脉用药，加用泼尼松 5mg，2 次 /d，口服，共 10 个周期。

2）以米托蒽醌（mitoxantrone）为基础的化疗方案：米托蒽醌，12mg/m^2，每 3 周 1 次，静脉用药，同时联合泼尼松治疗，可在一定程度控制疾病进展，提高生活质量，特别是减轻疼痛。

3）其他可选择的化疗方案：雌二醇氮芥（estramustin）+ 长春碱（vinblastine）；雌二醇氮芥（estramustin）+VP16（etoposide）。

激素非依赖前列腺癌的骨转移治疗：对于有骨转移的激素非依赖前列腺癌的治疗目的主要是缓解骨痛，预防和降低骨相关事件（skeletal related events，SREs）的发生，提高生活质量，提高生存率。

（1）二膦酸盐（zoledronic acid，唑来膦酸）：唑来膦酸是第三代二膦酸盐，具有持续缓解骨痛、降低骨相关事件的发生率、延缓骨并发症发生时间的作用。是目前治疗和预防激素非依赖前列腺癌骨转移的首选方法。

（2）放射治疗：体外放射治疗可改善局部和弥漫性骨痛。因前列腺癌患者发生多处骨转移的机会较高，因此体外放射治疗的范围和剂量越大，副作用越大。放射性核素对前列腺癌骨转移导致的多灶性骨痛有一定疗效。^{89}锶和 ^{153}钐是常用的放射性核素，^{89}锶比 ^{153}钐发出的 β 射线能量高，但半衰期短。Ⅲ期临床研究显示单独应用 ^{89}锶或 ^{153}钐可以显著减少新发骨转移灶，降低骨痛症状，减少止痛药用量。最常见的副作用为骨髓抑制。

（3）镇痛药物治疗：世界卫生组织（WHO）已经制定了疼痛治疗指南，其也适用于前列腺癌骨转移患者。镇痛治疗必须符合这一指南，规律服药（以预防疼痛），按阶梯服药：从非阿片类药物至弱阿片类，再至强阿片类药物的逐级上升，还要进行适当的辅助治疗（包括神经抑制剂、放疗、化疗、手术等）。

（邵迎红）

参考文献

1. Barry MJ. Screening for prostate cancer-the controversy that refuses to die. New Eng J Med, 2009, 360（13）: 1351-1354.

2. Epstein JI, Zelefsky MJ, Sjoberg DD, et al. A contemporary prostate cancer grading system: a validated alternative to the gleason score. Eur Urol, 2016, 69（3）: 428-435.

3. Crawford ED, Higano CS, Shore ND, et al. Treating patients with metastatic castration resistant prostate cancer: a comprehensive review of available therapies. J Uro, 2015, 194（6）: 1537-1547.

4. Bjartell A. Genetic markers and the risk of developing prostate cancer. European Urology, 2011, 60（1）: 29-31.

5. Barbieri CE, Bangma CH, Bjartell A, et al. The mutational landscape of prostate cancer. Eur Uro, 2013, 64（4）: 567-576.

6. Pearl JA, Berhanu D, Franois N, et al. Testosterone supplementation does not worsen lower urinary tract symptoms. J Uro, 2013, 190（5）: 1828-1833.

7. Vikram A, Jena G, Ramarao P. Insulin-resistance and benign prostatic hyperplasia: the connection. Eur J Phar, 2010, 641（2/3）: 75-81.

8. Wang S, Mao Q, Lin Y, et al. Body mass index and risk of BPH: a meta-analysis. Pro Can Pro Dis, 2012, 15（3）: 265-272.

9. Yang TK, Hsieh JT, Chen SC, et al. Metabolic syndrome associated with reduced lower urinary tract symptoms

in middle-aged men receiving health checkup. Urology, 2012, 80(5): 1093-1097.

10. Park YW, Kim SB, Kwon H, et al. The relationship between lower urinary tract symptoms/benign prostatic hyperplasia and the number of components of metabolic syndrome. Urology, 2013, 82(3): 674-679.

11. Lotti F, Corona G, Maseroli E, et al. Clinical implications of measuring prolactin levels in males of infertile couples. Andrology, 2013, 1(5): 764-771.

12. Vignozzi L, Cellai I, Serni R, et al. Antiinflammatory effect of androgen receptor activation in human benign prostatic hyperplasia cells. J of Endo, 2012, 214(1): 31-43.

13. Vignozzi L, Gacci M, Cellai I, et al. Fat boosts, while androgen receptor activation counteracts, BPH-associated prostate inflammation. Prostate, 2013, 73(8): 789-800.

14. Vignozzi L, Gacci M, Cellai I, et al. PDE5 inhibitors blunt inflammation in human BPH: a potential mechanism of action for PDE5 inhibitors in LUTS. Prostate, 2013, 73(13): 1391-1402.

15. Vignozzi L, Morelli A, Sarchielli E, et al. Testosterone protects from metabolic syndrome-associated prostate inflammation: an experimental study in rabbit. J Endo, 2012, 212(1): 71-84.

16. Morelli A, Comeglio P, Filippi S, et al. Mechanism of action of phosphodiesterase type 5 inhibition in metabolic syndrome-associated prostate alterations: an experimental study in the rabbit. Prostate, 2013, 73(4): 428-441.

17. Oelke M, Bachmann A, Descazeaud A, et al. EAU guidelines on the treatment and follow-up of non-neurogenic male lower urinary tract symptoms including benign prostatic obstruction. Euro Ur, 2013, 64(1): 118-140.

18. Oelke M, Giuliano F, Mirone V, et al. Monotherapy with tadalafil or tamsulosin similarly improved lower urinary tract symptoms suggestive of benign prostatic hyperplasia in an international, randomised, parallel, placebo-controlled clinical trial. Euro Uro, 2012, 61(5): 917-925.

第三节　男性乳房发育

男性乳腺增生症（乳腺增生症，ecomastia）是常见的临床问题。患者关心的问题是：带来不适，影响美观，怀疑癌肿。医师关心的问题则是：是否为某一隐匿肿瘤的最初表现，或是某一严重疾病的临床表现及区分是特发性、生理性还是病理性的男性乳腺增生症。

一般认为男性一生中除了三种情况（新生儿的一过性乳腺增生症、青春期乳腺增大和偶尔发生在老年男性的乳腺增生）外，可触摸到乳腺组织即视为异常。男性乳腺发育症的发病率各家报告不一，从5%到36%不等。

老年男性乳房发育症的6类简要评估：

1. 鉴别真与假（假是脂肪而非腺体），经超声检查可鉴别。

2. 有症状者才予以评估。

3. 特发性占50%，加上轻微病例达75%，经尸检或检查不能发现的内分泌或药物原因。目前不能确认特发性属哪种：①事实上正常；②暂时存在的女性化因素在检查过程中消失；③一种或几种环境因素的暴露：小剂量雌激素或抗雄激素因素；④存在轻微和难于认知的内分泌病等。

4. 肿瘤相关性，有分泌雌激素者，分泌人绒毛膜促性腺激素（HCG）者（HCG诱生的雄激素，经肿瘤内芳香化酶转化为雌激素），包括睾丸肿瘤、支气管源肿瘤及其他分泌HCG的肿瘤。肿瘤筛查包括8项：①触诊睾丸两侧大小不对称者疑肿瘤，或睾丸瘤早期触诊正常，超声能查出；②测定血浆脱氢表雄酮（DHEA）或尿17-酮类固醇的升高提示肾上腺源女性化；③血浆雌二醇升高有意义，但通常正常；④血浆HCG升高，睾丸瘤时有时升高；⑤血浆LH和睾酮；⑥肝功能；⑦相关药物病史；⑧睾丸触诊。

5. 大部分已知男性乳房发育症的病因，经以上检查均正常。此时不给予治疗，定期观察。观察随访中症状和乳房结节持续或加重，则须进一步深入评估，包括胸部CT筛查肿瘤。

6. 老年男性乳腺发育症的病因包括生理性、病理性和特发性三类。

一、病因与病理生理

雌二醇对男性乳腺如同女性一样，具有促进生长发育的作用。给予男性雌激素亦可导致乳腺发育，而且在组织学上和其他原因引起的乳腺发育不能区别。雌激素过多是男子乳腺增生症的主要原因，给男性外源性雌激素制剂，如前列腺癌患者用雌激素治疗，转性男性长期使用雌激素及肾上腺或睾丸肿瘤分泌过多的雌激素均可导致乳腺增生症。

有些男性乳腺增生症的血浆雌激素水平正常，但雄激素（主要是睾酮）水平低于正常。因此，认为男性乳腺发育的激素紊乱有两种基本情况，一种是由于雌激素增多，另一种是雄激素 / 雌激素比值降低所致。在有些情况下，血液循环中性激素水平正常，但组织对激素的反应异常，AR 对睾酮不敏感，因而在乳腺局部形成了雌激素 / 雄激素作用比率的失调，雄激素作用减弱，雌激素作用相对增强，这种情况见于睾丸女性化患者和使用抗雄激素药物的患者。另一种情况为乳腺局部的芳香化酶活性增强，使更多的雄激素转变成雌激素，出现局部雌激素过多。

睾丸功能减退时，雄激素分泌减少，但对雌激素的影响不大，来自肾上腺组织的雄激素在外周组织转化为雌激素。因此睾丸疾病时，雌激素 / 雄激素比值上升，导致男性乳腺增生症。

促性腺激素也影响雌激素 / 雄激素的比值。原发性睾丸功能减退时，LH 反馈性升高或肿瘤分泌 HCG，刺激 Leydig 细胞分泌睾酮，其中部分在外周转化为雌激素。另外，促性腺激素也能增强 Leydig 细胞的芳香化酶活性，使睾丸产生雌激素增加。其最终结果为雌激素 / 雄激素比值增高。相反，在下丘脑 - 垂体疾病引起的继发性睾丸功能减退患者，雄激素分泌量减少，但 LH 不增高，芳香化酶不增强，雌激素 / 雄激素比值的增高不如前者明显，因此男性乳腺增生症的发生率也较低。睾丸肿瘤产生雌激素增加时，反馈抑制 LH 分泌，导致雄激素分泌继发性减少。雌激素分泌增多对睾酮合成酶也有影响，进一步使睾酮合成减少，导致雌激素 / 雄激素比例明显失调，出现乳腺增生症。

雌激素 / 雄激素比值的增加还能刺激性激素结合蛋白（SHBG）的合成，SHBG 与睾酮的亲和力远比雌激素大，使血液中有生物活性的游离雌激素 / 雄激素比值增高，促发乳腺增生。

在各种原因引起的男性乳腺增生症中，血浆催乳素（PRL）水平通常是正常的。使用抗精神病药物后血浆 PRL 水平持续增高者，以及男性垂体 PRL 瘤患者绝大多数不会发生乳腺增生症。因此，PRL 在本病的发生中不起直接作用。垂体 PRL 瘤和高 PRL 血症男性患者中少数出现乳腺增生，其机制为垂体肿瘤压迫刺激或高 PRL 水平直接影响了促性腺激素的分泌，出现继发性睾丸功能减退。有些乳腺增生症患者 PRL 水平可轻度增高，但这是高雌激素血症的后果。

约有一半或一半以上的男性乳腺增生症找不到明确的原因，各种激素测定均正常（特发性男性乳腺增生症）。但要注意其中一些患者可能曾经有过短暂的致女性化的因素，就诊时这些因素已不存在。他们可能在工作和生活环境中接触过少量雌激素或抗雄激素物质或曾经有过轻度的内分泌功能障碍。

二、生理性男性乳腺增生症

在男性一生中，有三个阶段出现的乳腺发育是属于生理性的。

1. 新生儿乳腺增生症　约有 50% 以上的新生儿出生时乳腺增大，这是由于母体或胎盘的雌激素进入胎儿循环，作用于乳腺组织引起的。通常在数周内消退，个别病例持续稍长一些。

2. 青春期男性乳腺增生症　正常男性青春期阶段可出现一过性乳腺增生，发生率约 39%（也有高达 50%~70% 的报告，另有一些统计数字低一些）。出现青春期男性乳腺增生症的年龄多在 13~14 岁，多数男孩两侧乳腺增生的程度不对称，一侧较另一侧大，增生出现的时间两侧也可不一致。可伴疼痛，无红肿，持续数月至 1~2 年，绝大多数在 20 岁前增生的乳腺自然消退，仅有少数男孩一侧或双侧乳腺永久残留不能完全消退的乳腺组织。极少数男孩一侧或双侧乳腺增生可以比较显著，类似少女乳房（青春期举乳症）并可一直持续到成人阶段。

青春期乳腺增生的确切原因还不清楚。在男孩血浆睾酮达到成人水平之前，血浆雌二醇浓度已达到成人水平，因而雌激素 / 雄激素比值增高。有些研究发现伴乳腺增生症的男孩的平均血浆雌二醇水平较高。因此，伴乳腺增生症的男孩，其血浆睾酮和雌二醇的比值及肾上腺雄激素与雌酮的比值较低。此外，青春期阶段乳腺局部的芳香化酶作用增强，局部雌激素形成增多，导致青春期乳腺增生。

3. 健康老年男性可发生乳腺增生症　以 50~80 岁最为常见。老年男性大多伴有不同程度的睾丸功能下降，雌激素和雄激素的代谢已发生变化，包括血浆总睾酮水平下降，血浆游离睾酮水平降低，SHBG 水平升高。此外，老年人身体组织中脂肪含量增高，使外周组织的芳香化酶作用增强，上述变化足以使血浆和乳腺组织中雌激素 / 雄激素比例升高，使乳腺组织增生，并且这种现象随着年龄的增长而增加。但对于老年人首先要排除器质性疾病可能，如分泌雌激素的肿瘤、心血管疾病、肝病、肾病或者常服用多种药物，这些情况也可能引起乳腺增生。

三、病理性乳腺增生症

1. 雌激素水平增高 ①睾丸肿瘤：有些睾丸肿瘤（如绒癌、畸胎瘤及少数精原细胞瘤）能产生绒毛膜促性腺激素（HCG），可使睾丸残存组织合成睾酮和雌二醇增加。同时由于癌组织中芳香化酶浓度升高，可使雄激素过多地转化成雌激素。睾丸肿瘤产生雌激素增加，反馈抑制促性腺激素分泌，导致雄激素分泌继发性减少。雌激素分泌增多对睾酮合成酶也有影响，进一步使睾酮合成减少，导致雌激素 / 雄激素比例明显失调，出现乳腺增生症。②肾上腺肿瘤：某些肾上腺癌能产生大量的雌激素或其前体——雄烯二酮等物质，这些前体又可在周围组织内被芳香化酶转化成雌二醇。同时垂体促性腺激素分泌被反馈抑制，睾酮分泌减低，导致雌激素 / 雄激素比例升高。③肝硬化、酒精中毒：肝功能减退时雌激素降解减弱，同时雄激素的芳香化作用增强，使雌激素相对增多。④其他：真两性畸形、先天性肾上腺皮质增生患者睾丸分泌雌激素增多。一些少见的基因突变和常染色体显性遗传病芳香化酶活性可增强，导致雌激素生成相对或绝对增多。

2. 雄激素分泌过少 原发性或继发性的睾丸功能低下，如 Klinefelter 综合征、无睾症、睾丸炎等患者，睾丸功能减退，雄激素分泌减少；同时促性腺激素反馈增高，刺激 Leydig 细胞分泌睾酮，其中部分在外周转化为雌激素；促性腺激素也能增强 Leydig 细胞芳香化酶活性，使睾丸产生雌激素增加，以上变化的最终结果为雌激素 / 雄激素比值增高，导致乳腺增生症。

3. 雄激素受体不敏感 睾丸女性化患者虽然血液循环中性激素水平正常，但因雄激素受体对睾酮不敏感，因而在乳腺局部形成了雌激素 / 雄激素作用比率失调，雄激素作用减弱而雌激素作用相对增强导致乳腺增生。

4. 核型异常 有些男性乳腺发育是由于克隆核型异常所致，如 12p 缺失，9、17、19 和 20 号染色体单体，有些患者伴有乳腺的良性或恶性肿瘤。

5. 其他疾病 ①甲亢：约有 10% 男性甲亢患者有乳腺发育，但其原因未明，可能是由于患者甲状腺激素升高，使血浆 SHBG 浓度增高，结合睾酮增多，从而使游离雌激素 / 雄激素比例升高引起，经抗甲亢药物治疗后可消失。此外，甲亢可使 Leydig 细胞功能下降造成雌激素 / 雄激素比值增高。②甲减：甲减伴乳腺增生症可能与 PRL 分泌过多、雌激素不足等有关。③慢性肾衰竭：有毒物质堆积可抑制睾丸功能，睾酮水平降低，同时垂体促性腺激素和 PRL 水平升高。④营养不良：可致雄激素合成下降，垂体促性腺激素合成和分泌受抑制，当营养改善后，这种抑制作用消失。

6. 药物 除了雌激素及其类似物、绒毛膜促性腺激素、雄激素拮抗剂等导致乳腺增生以外，以下药物亦有报道可以导致乳腺增生：西咪替丁、螺内酯、雄激素、异烟肼、利血平、白消安（马利兰）、钙拮抗剂、ACE 抑制剂、苯妥英钠、三环类抗抑郁剂、青霉胺、地西泮（安定）、大麻、海洛因等，这些药物可导致雌激素 / 雄激素比例升高，但具体作用机制尚不明确。约有一半或一半以上的男性乳腺增生症找不到明确的原因，各种激素测定均正常，称为特发性乳腺增生症，但要注意其中一些患者可能曾经有过短暂的致女性化的因素，就诊时这些因素已不存在。他们可能在工作和生活环境中接触过少量雌激素或抗雄激素物质或曾经有过轻度的内分泌功能障碍。该症可能与环境污染有关，环境污染物中有一些是类雌激素样化合物，如有机氯农药、二噁英类化合物等，可进入人体内产生性激素样作用。

在上述各种原因引起的乳腺增生症患者中，血浆 PRL 水平通常是正常的，因此 PRL 在本病的发生中不起直接作用。男性垂体 PRL 瘤患者绝大多数不会发生乳腺增生症，少数出现乳腺增生的往往是因为垂体肿瘤压迫刺激或高 PRL 水平直接影响了促性腺激素的分泌，出现继发性睾丸功能减退。有些乳腺增生症患者 PRL 水平可轻度增高，但这是高雌激素血症的后果。

四、病理改变

乳腺增生症的组织病理学与女性乳腺不同，无分泌乳汁的乳腺小叶，仅有乳管的增生和囊状扩张，同时伴有纤维脂肪组织的增生。不同病因引起的乳腺增生症具有相同的组织学改变。早期的特点是腺管系统增生，腺管变长，出现新的管苞和分支，基质的纤维母细胞增生。晚期（数年后）上皮增殖退化，渐进性纤维化和透明变性，腺管数目减少，并有单核细胞浸润。当病情发展至广泛的纤维化和透明变性阶段时，乳腺很难完全消退。依据乳腺组织中乳腺实质与脂肪组织的增生程度不同，分为以下 3 型。①腺体型：增大的乳房以乳腺实质增生为主；②脂肪型：增大的乳房以脂肪组织增生为主；③腺体脂肪型：增大的乳房中乳腺实质和脂肪组织均有增生。根据乳房间质和乳腺导管组织的增生程度不同将乳腺增生症患者的乳房肥大分为 3 型。①旺炽型男性乳腺增生：病程在 4 个月以内，特点是腺管上皮增生明显，间质为大量的成纤维细胞，内含脂肪组织，伴有毛细血管增生的轻度淋巴细胞浸润；②纤维型或硬化型男性乳腺增生：病程在 1 年以上，特点是病变主要由胶原纤维构成，内有散在的扩张乳腺管，伴有轻度或中度上皮细胞增生；③中间型男性乳腺增生：病程在 5~12 个月之间，已开始间质纤维化，是介于以上两型之间的中间阶段。大多数学者认为这 3 型再现了乳房增生持续的时间及与其症状相关联的男子乳腺发育疾病的演变过程。

五、临床表现

主要表现为乳房增大，可是单侧或双侧，有时可伴有乳头和乳晕增大。局部可感到隐痛不适或触痛，少数患者在挤压乳头时可见少量白色分泌物溢出。乳房查体非常重要，患者取仰卧位，检查者把拇指和示指放在乳房的底部，然后缓慢合拢。可触及圆盘状结节或弥漫性增大，质地较韧，呈橡胶感的组织，如按 Turner 分期多为 3~5 期。器质性疾病引起的病理性乳腺增生症还有原发疾病的临床表现。

六、诊断

1. 性腺及相关激素检查 促黄体激素（LH）、促卵泡生成素（FSH）、雌二醇、睾酮、HCG、PRL（特别是有溢乳时）。睾丸或非性腺的生殖细胞肿瘤或是分泌异位 HCG 非滋养细胞肿瘤 HCG 水平升高；原发性睾丸功能减退时 LH 浓度升高合并睾酮水平降低；下丘脑或垂体异常导致的继发性睾丸功能减退时睾酮水平和 LH 水平降低。睾丸或肾上腺的肿瘤分泌雌激素时血浆雌二醇水平升高并伴有 LH 浓度正常或受抑制。

2. 影像学检查 乳腺超声是首选的检查，其典型表现为以乳头为中心的扇形低回声区，与周围组织分界清楚，内可见细小管腔，腺体组织厚，有时可见条状强回声向乳头方向汇聚，不伴有淋巴结肿大，血流不丰富。亦可行乳房钼靶 X 线检查，其典型表现是乳晕下类圆形、结节状或片块状均匀致密影，肿块直径大小多在 2~4cm，边缘光滑，或有毛刺，极少数有分叶状改变，在增生的乳腺组织内或周围有时可见细沙样钙化，血管结构清晰，与周围组织分界清楚，一般无乳头内陷及皮肤组织增厚。对于 HCG 升高的患者还需做脑、胸部、腹部 MRI 或 CT 及睾丸 B 超排除有无分泌 HCG 的肿瘤。若硫酸脱氢表雄酮升高需做肾上腺 B 超检查。

3. 其他 必要时检查肝功能、肾功能、甲状腺功能，排除是否这些慢性病导致乳房发育。

七、鉴别诊断

临床上通常认定腺体组织 >0.5cm 为该病的诊断标准。诊断乳腺增生症首先要区分真性乳腺增生症和假性乳腺增生症。假性乳腺增生症是指由于脂肪沉积而非腺体增生造成的乳房增大。这种情况的患者多为全身性肥胖，并且无乳房疼痛或触痛。二者的鉴别可以通过乳房触诊得出，真性乳腺增生症患者可触及有弹性的或坚实的盘状组织，以乳头为中心向四周延伸，并且手指合拢可感觉到阻力，而假性乳腺增生症手指合拢时无阻力感。如果查体无法区别时可进行乳房超声检查，其可直观地显示乳腺大小、形态和内部回声，同时还可直观地显示乳房中是否有肿块，以及肿块的性质、部位、大小、形态、边界及血流信号等，对真假性乳腺增生症的鉴别准确可靠，准确率几乎达到 100%。其次，需与乳腺癌相鉴别。乳腺增生症组织质地韧且有弹性，患者多为双侧，少有乳头溢液；而男性乳腺癌多见于老年男性，常为单侧乳房内孤立肿块，肿块质地坚实，边界不清，常无触痛，可出现乳晕皮肤粘连及腋窝淋巴结肿大，多有乳头溢乳、凹陷或偏离等皮肤改变。如局部出现溃疡或邻近淋巴腺肿大则是晚期乳腺癌表现。如果单纯的临床检查无法对乳腺增生症和乳腺癌作出鉴别时则应该进行乳房钼靶X线检查,其鉴别乳腺良恶性病变的敏感性和特异性可达90%。乳癌X线检查显示肿块多位于乳腺外上1/4部位,呈偏心性,边缘不清,呈毛刺状伸展。乳房超声检查对鉴别乳腺良恶性病变的敏感性和特异性亦可达90%以上。超声显示乳腺癌肿块常偏离乳晕,边界欠清,后方多有衰减。对于高度怀疑乳腺癌患者应尽早做细针穿刺细胞学检查和病理切片检查确诊。

在作出乳腺增生症的临床诊断之后,应当通过详细地询问病史、体格检查及相关的激素检测来确定其病因。第二性征、睾丸容积、体型、性激素和促性腺激素测定有助于诊断原发性或继发性睾丸功能减退症。促肾上腺皮质激素、皮质醇、17-羟孕酮、17-酮类固醇和17-生酮类固醇测定可协助先天性肾上腺皮质增生症的诊断。HCG和性激素的测定有助于判断肿瘤的存在,当HCG水平升高则提示分泌HCG的睾丸肿瘤、生殖细胞肿瘤或异位非滋养细胞肿瘤的存在,应进一步行睾丸超声、腹部和胸部CT等检查。当血浆雌二醇水平升高并伴有LH浓度正常或降低则考虑分泌雌激素的睾丸或肾上腺肿瘤。此外,仔细询问有无肝脏、肾脏病史和甲状腺功能亢进及减退病史,必要时进行肝和肾功能检查、甲状腺功能检查。可询问其是否有服用性类固醇激素及其前体、抗雄激素药物、抗溃疡药物如西咪替丁、癌症化疗药物特别是烷化剂、心血管药物如螺内酯、精神药物及滥用药物等。如上述检查结果均正常,则可诊断为特发性乳腺增生症。

八、治疗

乳腺增生症的治疗应根据其病因、病史长短、有无伴随症状、乳房大小等做出合理的选择。首先应该针对病因进行治疗。一般情况下,多数患者都有明显的发病因素,对于具有确切发病因素的患者,在去除原发病后乳房增生症状会消退。药物引起者,应停服有关药物,多可自行恢复。大多数乳腺增生症可自行消退(最常见的是青春期一过性乳腺增生症),所以多数并不需要治疗,向患者作耐心细致的解释后单纯临床观察即可。但是,对临床上伴有乳房疼痛或触痛、较大的乳房发育持续存在影响患者的形体美容和心理者,则需要给予临床干预。乳腺增生症的常用治疗方法有药物治疗和手术治疗。

(一)药物治疗

在乳腺增生症的快速增殖期(发病初期),组织学上显示导管上皮增殖、炎性细胞浸润、基质成纤维细胞增多及血管分布增多,临床上常常伴有乳房疼痛或触痛,此时药物治疗不仅可以缓解症状,而且可促进发育乳房的消退。另外对于直径5cm以内或限于乳晕下硬结,可行药物治疗。常用的药物有以下几种:

1. 雄激素制剂 ①睾酮:对有睾丸功能减退的患者疗效良好。常用的有庚酸睾酮,可提高体内睾酮水平,同时不被芳香化酶转化为雌二醇。一般用200mg,每3~4周肌内注射1次。有研究报告治疗3个月后乳腺缩小67%~78%,治疗期间血浆双氢睾酮升高,LH、FSH、睾酮和雌二醇水平受抑制,停药2个月后恢复正常,随访观察6~15个月,病情无反复。②双氢睾酮庚烷盐:直接作用于靶细胞,不受芳香化酶的作用,疗效较好。

2. 他莫昔芬(三苯氧胺) 为雌激素拮抗剂,能与靶组织的雌激素受体(ER)结合,阻断雌激素的作用。常用剂量为每日口服20mg。有人报告服药1个月后乳腺即有明显缩小,效果不明显者可适当提高剂量。文献报道口服他莫昔芬,每日20mg,连续3个月,80%的男性乳房发育部分消退,60%的患者完全消退,他莫昔芬有效的患者1个月内乳房疼痛或触痛减轻。

3. 氯米芬(克罗米酚) 为抗雌激素药物,作用明显,可减轻中年人的乳房发育,但本身亦可导致乳房发育,副作用较大。每日口服50~100mg,约70%的患者有不同程度的疗效。

4. 芳香化酶抑制剂 ①睾酮内酯:可阻断睾酮在外周转化为雌二醇。有人用每日450mg,分次口服,有较好疗效,未发现不良反应。服药后雄烯二酮水平显著增高,睾酮、脱氢表雄酮和E0轻度增高,雄烯二酮/E0比值增大,LH、PRL和E2水平无明显变化。②阿那曲唑(anastrazole):一种新型的芳香酶抑制剂,曾治疗绝经后乳腺癌患者,现临床证实治疗男性乳房发育安全、有效。此药抑制组织雌激素分泌,减少雌激素生成,不抑制垂体功能。剂量每天1mg逐渐加量到10mg。副作用有面色潮红、毛发稀疏、胃肠道反应(厌食、呕吐、腹泻)等。

5. 丹那唑(danazol) 为抗绒毛膜促性腺激素药,剂量为200mg,每日3次,疗程3~9个月,对成人和青春期乳腺增生均有效,可减轻疼痛和乳房发育的程度,但有水肿、恶心、脂溢性皮炎、体重增加等副作用。

(二)手术治疗

如果药物治疗经过一段时间无效或是乳房已增生多年而且成为患者感到极为烦恼的精神负担时,或者较大的男性乳房发育或疑有癌变者则需通过外科手术切除增生肥大的乳房腺体组织。适应证包括:①严重影响美观者;②疑有恶性变者。Simon分类和Rohrich分类为乳腺增生症手术方式的选择提供了重要的临床依据,外科医师术前在选择手术方式时,不仅要考虑到患者的发病原因、乳房的大小、肥大乳房的组织构成、有无多余皮肤等情况,而且还要考虑到患者对形体美观的要求。现代的乳腺整形术大体可以分为3种,即脂肪抽吸术、开放式切除术及脂肪抽吸联合开放式切除术。一般采用环晕入路切除乳晕下乳腺组织。近年腔镜技术的应用提高了手术的安全性,认为全腔镜乳房皮下腺体切除手术并发症少、美容效果好,是大多数男性乳房发育的最佳手术方法。但一侧乳房切除术后,另一侧乳房也可以再出现发育,因此,要注意随访观察,及时发现。如另一侧乳房出现发育,药物治疗是有效的,不能消退时也可以再次手术切除。

(三)其他

近年来有报告显示放射治疗可以作为乳腺增生症的治疗选项之一,最有说服力的是斯堪的纳维亚随机临床试验(randomised Scandinavian trial),其数据显示预防性放射治疗可以显著减少抗雄激素所引起的乳腺增生症及乳房疼痛的发生率。但目前尚缺乏更多的临床证据。

综上所述,关于乳腺增生症的治疗需注意两点:①乳腺增生症尤其是青春期乳腺增生症,绝大多数患者可以自行消退;②药物治疗(包括中医中药)往往在疾病早期,腺体增生活跃时期最有效,一旦腺体增大超过一定时间(通常是12个月),腺体将发生间质的玻璃样变、组织纤维化,对药物的反应性会严重降低。

(邵迎红)

参考文献

1. Braunstein GD. Clinical practice. Gynecomastia. N Engl J Med, 2007, 357(12): 1229-1237.

2. Carlson HE. Approach to the patient with gynecomastia. J Clin Endocrinol Metab, 2011, 96(1): 15-21.

3. Johnson RE, Kermott CA, Murad MH. Gynecomastia-evaluation and current treatment options. Ther Clin Risk Manag, 2011, 7: 145-148.

4. Daniels IR, Layer GT. Gynaecomastia. Eur J Surg, 2001, 167(12): 885-892.

5. Johnson RE, Murad MH. Gynecomastia: pathophysiology, evaluation, and management. Mayo Clin Proc, 2009, 84(11): 1010-1015.

6. Gikas P, Mokbel K. Management of gynaecomastia: an update. Int J Clin Pract, 2007, 61(7): 1209-1215.

7. Cordova A, Moschella F. Algorithm for clinical evaluation and surgical treatment of gynaecomastia. J Plast Reconstr Aesthet Surg, 2008, 61(1): 41-49.

8. Wilson JD, Aiman J, MacDonald PC. The pathogenesis of gynecomastia. Adv Intern Med, 1980, 25: 1-32.

9. Deepinder F, Braunstein GD. Drug-induced gynecomastia: An evidence-based review. Expert Opin Drug Saf, 2012, 11(5): 779-795.

10. Hanavadi S, Banerjee D, Monypenny IJ, et al. The role of tamoxifen in the management of gynaecomastia. Breast, 2006, 15(2): 276-280.

11. Plourde PV, Reiter EO, Jou HC, et al. Safety and efficacy of anastrozole for the treatment of pubertal gynecomastia: A randomized, double-blind, placebo-controlled trial. J Clin Endocrinol Metab, 2004, 89(9): 4428-4433.

12. Binder G, Iliev DI, Dufke A, et al. Dominant transmission of prepubertal gynecomastia due to serum estrone excess: Hormonal, biochemical and genetic analysis in a large kindred. J Clin Endocrinol Metab, 2005, 90(1): 484-492.

13. Lefevre H, Bouvattier C, Lahlou N, et al. Prepubertal gynecomastia in Peutz-Jeghers syndrome: Incomplete penetrance in a familial case and management with an aromatase inhibitor. Eur J Endocrinol, 2006, 154(2): 221-227.

14. Komine N, Takeda Y, Nakamata T. Amlodipine-induced gynecomastia in two patients on long-term hemodialysis therapy. Clin Exp Nephrol, 2003, 7(1): 85-86.

15. Fredericks BD, Lepre F. Benserazide-induced gynaecomastia. Intern Med J, 2003, 33(1/2): 54-55.

16. Garcia Rodriguez LA, Jick H. Risk of gynaecomastia associated with cimetidine, omeprazole, and other antiulcer drugs. BMJ, 1994, 308(6927): 503-506.

17. Uygur MC, Ozen H. Gynecomastia following chemotherapy for testicular cancer. Urol Int, 2003, 70(3): 253-254.

18. Jelenkovic AV, Macukanovic-Golubovic L. Diazepam-associated gynecomastia. Ann Pharmacother, 2005, 39(1): 201.

19. Gardette V, Vezzosi D, Maiza JC, et al. Gynecomastia associated with fenofibrate. Ann Pharmacother, 2007, 41(3): 508-510.

20. Liu H, Liao G, Yan Z. Gynecomastia during imatinib mesylate treatment for gastrointestinal stromal tumor: a rare adverse event. BMC Gastroenterol, 2011, 11: 116.

21. Caeiro JP, Visnegarwala F, Rodriguez-Barradas MC. Gynecomastia associated with indinavir therapy. Clin Infect Dis, 1998, 27(6): 1539-1540.

22. Oteri A, Catania MA, Travaglini R, et al. Gynecomastia possibly induced by rosuvastatin. Pharmacotherapy, 2008, 28(4): 549-551.

23. Picolos MK, Zeniou V, Michalis A. Rosuvastatin-induced gynaecomastia. Clin Endocrinol, 2010, 73(3): 421-424.

24. Kramer CK, Vuksan V, Choi H, et al. Emerging parameters of the insulin and glucose response on the oral glucose tolerance test: Reproducibility and implications for glucose homeostasis in individuals with and without diabetes. Diabetes Res Clin Pract, 2014, 105(1): 88-95.

25. Hayashi T, Boyko EJ, Sato KK, et al. Patterns of insulin concentration during the OGTT predict the risk of type 2 diabetes in Japanese Americans. Diabetes Care, 2013, 36(5): 1229-1235.

26. Alesini D, Iacovelli R, Palazzo A et al. Multimodality treatment of gynecomastia in patients receiving antiandrogen therapy for prostate cancer in the era of abiraterone acetate and new antiandrogen molecules. Oncology, 2013, 84(2): 92-99.

27. Barros AC, Sampaio Mde C. Gynecomastia: physiopathology, evaluation and treatment. Sao Paulo Med J, 2012, 130(3): 187-197.

28. Fagerlund A, Lewin R, Rufolo G, et al. Gynecomastia: A systematic review. J Plast Surg Hand Surg, 2015, 49(6): 311-318.

29. Bowman JD, Kim H, Bustamante JJ. Drug-induced gynecomastia. Pharmacotherapy, 2012, 32(12): 1123-1140.

30. Dimitriadis G, Papadopoulos V, Mimidis K. Eplerenone reverses spironolactone- induced painful gynaecomastia in cirrhotics. Hepatol Int, 2011, 5(2): 738-739.

31. Lapid O, Jolink F, Meijer SL. Pathological findings in gynecomastia: analysis of 5113 breasts. Ann Plast Surg, 2015, 74(2): 163-166.

32. Carlson HE. Approach to the patient with gynecomastia. J Clin Endocrinol Metab, 2011, 96(1): 15-21.

33. Michalopoulos NV, Keshtgar MR. Images in clinical medicine. Gynecomastia induced by prostate-cancer treatment. N Engl J Med, 2012, 367(15): 1449.

34. Serretta V, Altieri V, Morgia G et al. A randomized trial comparing tamoxifen therapy vs. tamoxifen prophylaxis in bicalutamide-induced gynecomastia. Clin Genitourin Cancer, 2012, 10(3): 174-179.

35. Alesini D, Iacovelli R, Palazzo A, et al. Multimodality treatment of gynecomastia in patients receiving antiandrogen therapy for prostate cancer in the era of abiraterone acetate and new antiandrogen molecules. Oncology, 2013, 84(2): 92-99.

第四节　围绝经期妇女机体激素和内分泌代谢的改变

一、绝经相关概念

在有关围绝经期的研究中，相关术语非常多，如“更年期”“围绝经期”“绝经过渡期”“绝经后期”等，为方便理解和交流，1996年世界卫生组织对这些术语进行了规范，推荐用“绝经过渡期”和“围绝经期”，而放弃使用“更年期”，以避免混淆。本书中涉及绝经相关问题，主要指围绝经期及绝经后期的相关问题。

1. 绝经(menopause)　指月经的最后停止。在连续12个月无月经来潮才能确定绝经时间，因此，绝经是一个回顾性诊断。绝经反映的是卵巢激素自然减少至接近彻底丧失的情况。

2. 绝经过渡期(menopausal transition) 从月经周期出现明显改变,或者出现与绝经有关的内分泌、生物学和临床症状,至末次月经前的这个时段。

3. 围绝经期(perimenopause) 指接近绝经或绝经前后的一个时段,以出现与绝经有关的内分泌、生物学和临床症状开始,绝经后1年为终点。

4. 绝经后期(postmenopause) 指绝经以后的生命阶段,以生命终结为终点。

二、生理分期

根据2001年生殖衰老分期研讨会(stages of reproductive aging workshop, STRAW)确定的健康妇女生理分期系统(表11-4-1),女性一生可分为7个期别,其中5个期别位于绝经前期,其余2个期别位于绝经后期。2011年STRAW对这个分期进行了修改,称为STRAW+10分期系统,把-3期细分为-3a和-3b,+1期细分为+1a、+1b和+1c。

STRAW+10分期系统(表11-4-1)根据以下三个方面进行分期。①主要标准:月经周期的特点;②辅助标准:内分泌标志物,包括促卵泡激素(follicle stimulating hormone, FSH)、抗米勒管激素(anti-Müllerian hormone, AMH)和抑制素B,以及窦状卵泡数目(antral follicle count, AFC);③描述性症状,如血管舒缩症状。标定点为末次月经(final menstrual period, FMP),定位为0期,-5期、-4期和-3期分别指生育早期、生育高峰期和生育晚期,-3b期以规律月经周期和卵泡期早期正常FSH水平为特征,-3a期以月经周期缩短和卵泡期早期FSH升高为特征。-2期为绝经过渡期早期,是月经周期长度变异的开始,女性在10个月经周期内发生两次月经周期长度变异大于7天。-2期也是围绝经期的开始。当至少出现一次周期间隔长达60天或更久,提示进入-1期,即

表11-4-1 妇女生理分期系统(SRTAW+10系统)

期别	-5	-4	-3b	-3a	-2	-1	+1a	+1b	+1c	+2
分期	生育期				绝经过渡期		绝经后期			
	早期	峰期	晚期		早期	晚期	早期			晚期
					围绝经期					
持续时间	不定				不定	1~3年	1年	1年	3~6年	老年至死亡
主要标准										
月经周期	不规律到规律	规律	规律	月经量和周期轻度改变	在连续的周期中,长度变异≥7天	月经间隔≥60天				
辅助标准										
内分泌指标 FSH AMH 抑制素B			低 低	有变异 低 低	↑有变异 低 低	↑ >25IU/L 低 低	↑有变异 低 低	↑有变异 低 低	稳定 极低 极低	
AFC			低	低	低	低	极低	极低	极低	
描述性特征										
症状						可有血管舒缩症状	大多数有血管舒缩症状			泌尿生殖系统萎缩症状

绝经过渡晚期，此时FSH水平常大于25IU/L。+1期是绝经后早期，+1a期是末次月经后1年，是围绝经期和绝经后期相重叠的时间。+1b期长达约1年，此时激素水平不断地波动。+1c代表激素稳定的时期，大概持续3~6年，之后进入+2期，也就是绝经后晚期，该时期出现全身衰老性变化和相关疾病，直至生命结束。由于实际年龄并不能真正反映卵巢年龄，所以各个阶段的实际年龄没有明确界限。

三、围绝经期机体激素水平变化

（一）下丘脑－垂体－性腺（hypothalamic-pituitary-gonadal，HPG）轴

下丘脑－垂体－性腺轴是调控女性发育，维持正常月经及性功能的一个神经内分泌调控链。下丘脑分泌促性腺激素释放激素（gonadotropin-releasing hormone，GnRH），通过垂体门脉系统到达腺垂体，控制垂体FSH和黄体生成激素（luteinizing hormone，LH）的分泌，FSH和LH经血液循环到达卵巢，调节卵巢的活动。这既是一个自上而下的调控过程，也是一个复杂的反馈性调节过程。下丘脑、垂体与卵巢之间紧密联系，形成一个闭合反馈系统，任何一个环节出现问题都会影响正常月经、性功能及机体的各种代谢功能。

围绝经期的主要病理生理是卵巢卵泡数目的下降。以这种下降为基础，发生一系列复杂的卵巢卵泡活性和激素水平的动态变化。当始基卵泡数目下降到一个非常低的水平时（<1000），反馈系统的主要组分也下降。卵巢、垂体和下丘脑激素间高度协调的相互作用支配着正常的月经周期，这种破坏非常复杂并包括从显著正常的排卵周期到显著不正常排卵或不排卵周期最终到绝经的过渡。在生殖期晚期月经周期仍然正常时，早期有一个FSH单向升高，而女性常因为卵泡期缩短而使周期轻度缩短（2~4天）。FSH升高是第一个可以检测到的生殖衰老的指标。这种升高在卵泡期早期最为明显，所以抽血检测一般在月经第2~5天。生殖期晚期升高的FSH可使雌激素水平在正常范围或升高，而升高的雌激素反馈抑制FSH，因此，FSH可能会有波动，临床上要根据雌激素水平来解读FSH的值。FSH水平在绝经过渡期逐渐升高，但是变异度很大，因此设定一个绝对的阈值来确定妇女的生理分期是非常困难的。FSH的升高归因于生殖晚期卵泡数目下降导致分泌抑制素B的下降。在生殖期晚期抑制素B和FSH均轻度升高，而到围绝经期卵泡数目下降到了一定水平，抑制素B分泌显著下降，不能抑制垂体释放FSH，导致FSH水平进一步升高并维持在较高水平。持续高水平FSH导致月经周期长度变异和无排卵周期的增加。在围绝经期早期，LH轻度升高，LH的变化迟于FSH，它升高的意义仍不很明确。LH升高可能由下降的抑制素B导致，也可能与下丘脑和垂体对雌激素和促性腺激素的敏感性改变有关。由于卵泡对FSH敏感性的下降，卵泡分泌AMH在生殖期晚期开始下降，到围绝经期早期下降到几乎不能检测到的水平。FSH和AMH的变化可能影响优势卵泡的释放。在围绝经期早期，由于剩余卵泡的存在，有排卵的周期仍然占主导地位，但是持续高水平FSH导致排卵周期长度的变异或排卵周期重叠及无排卵周期的出现。因此，在围绝经期早期，雌激素和孕酮水平与生殖期中期相似，然而当排卵周期相互重叠时，出现雌激素水平显著升高。而较低的雌激素水平可能提示无排卵周期的增加。由于排卵的停止，孕酮水平下降。

在围绝经期晚期，较长的周期（大于等于60天）占主导，60%~70%为无排卵性。围绝经期早期以排卵时间和排卵规律紊乱为特征，而围绝经期晚期以卵泡缺乏继发的排卵缺乏为特征。围绝经期晚期，虽然AMH已经下降至不能检测到的水平，抑制素B常可以检测，特别是在仍有卵泡活性的时候。FSH和LH显著升高并表现出显著的周期变异。在围绝经期晚期，雌激素水平显著下降，并最终稳定在低水平。激素水平的高度变异性，削弱了其在生理分期中的应用，只作为分期的辅助标准。

（二）下丘脑－垂体－肾上腺（hypothalamus-pituitary-adrenal，HPA）轴

围绝经期除HPG轴改变外，下丘脑－垂体－肾上腺轴也发生变化。皮质醇是肾上腺分泌的主要糖皮质激素，研究发现，皮质醇在围绝经期早期到晚期阶段有明显的升高。雌激素调控促肾上腺皮质激素释放激素（corticotropin-releasing hormone，CRH）基因的表达，从而导致皮质醇水平的升高。因此，围绝经期FSH水平的升高刺激卵

巢卵泡产生大量雌激素，这有可能影响皮质醇的水平。还有一些证据表明绝经后妇女的 HPA 轴反应增强，比如，年纪大一些的妇女在应激时皮质醇分泌较年轻的妇女及同龄男性要高。HPA 轴活性与许多生理过程相关，如心血管活动、血压、免疫系统和炎症过程等，围绝经期 HPA 轴的改变与该时期特定疾病的发生可能有关联。在围绝经期，肾上腺激素一过性增加，其中去氢表雄酮和雄烯二酮的升高最受关注。另外，与育龄期女性以雌二醇（E2）为主的雌激素不同，女性绝经后体内的雌激素主要是雌酮（E1），95% 的雌酮由肾上腺分泌的雄烯二酮在芳香化酶的作用下转化而来，只有 5% 作用的雌酮来源于卵巢。雌酮与雌二醇也可以相互转化，转化的部位主要在脂肪、肌肉、脑、肝、肾、皮肤等组织，故绝经后妇女雌激素以雌酮为主。

四、围绝经期机体内分泌代谢改变

（一）超重和肥胖

1. 脂肪分布变化 围绝经期妇女内脏脂肪增多，发生腹型肥胖。这个变化主要发生在绝经之前，而在绝经后逐渐趋于稳定。性激素在围绝经期的脂肪分布方面的作用尚未阐明。一般认为，内脏脂肪增多发生在雌激素足够低的时候。这可能是因为低雌激素水平的直接作用，也可能与性激素结合球蛋白（sex hormone-binding globulin，SHBG）水平下降致使生物活性睾酮水平升高有关。有研究表明，生物活性睾酮与雌激素相比，是个更强的内脏脂肪预测因子。雌激素通过刺激雌激素受体 α 来刺激脂肪分解，抑制脂肪合成，从而限制了内脏脂肪的堆积。而睾酮利于妇女脂肪在内脏的沉积，并与体质指数（BMI）和腰围呈正相关。另外，游离睾酮的变化可能导致内脏脂肪堆积从而诱发胰岛素抵抗和其他代谢综合征组分。HPA 轴反应增强，皮质醇分泌相对升高，在围绝经期腹型肥胖的发生中起到一定作用。

2. 能量平衡和体重 绝经是否通过影响能量平衡来影响总的脂肪量仍不清楚。下丘脑进食控制区域有雌激素受体分布。动物实验证实生理性的雌激素波动影响能量摄入，雌激素水平升高摄入减少。有研究表明，绝经与睡眠中代谢率和脂肪氧化下降有关，且绝经后习惯性日常活动明显减少。虽然围绝经期能量摄入没有明显增加，但活动量显著下降，这种摄入与消耗之间的不平衡与体重及总脂肪量增加有关。当能量消耗低于能量摄入时，多余的能量以脂肪的形式储存起来，导致超重和肥胖的发生。

3. 肥胖相关健康风险 体重随增龄有增加的趋势，在 55~65 岁的女性超重的患病率显著升高。超重和肥胖患病率的增加使相关的疾病，如糖尿病、心血管疾病、骨关节炎和某些肿瘤的风险增加。机体摄入的过多能量可能以脂肪的形式储存在内脏、骨骼肌和心脏，这种异位的脂肪堆积与肥胖相关的健康风险最为相关。绝经前妇女脂肪分布比男性有利，且有更低的心血管疾病风险，但是随增龄风险增加，这可能与脂肪分布的变化相关。

（二）代谢综合征

绝经后妇女代谢综合征的患病率大约有 31%~55%，较绝经前明显升高。同时，代谢综合征是绝经后 2 型糖尿病、冠状动脉疾病和乳腺癌的预测因子。因此，代谢综合征值得绝经后妇女的格外关注。

代谢综合征发病机制非常复杂，但是腹型肥胖和胰岛素抵抗（insulin resistance，IR）被认为是其病理生理中的重要因素。绝经后妇女代谢综合征患病率升高，主要是由于雌激素保护作用的缺失和循环中雄激素增加导致身体脂肪分布变化，发生内脏脂肪增多和腹型肥胖。雄激素/雌激素比值的增加与肥胖和代谢综合征密切相关。过多的内脏脂肪是许多致动脉粥样硬化物质的来源，如脂肪细胞因子、炎症因子、致血栓因子和血管收缩因子等，且内脏脂肪有更高的脂肪分解率，这就导致游离脂肪酸增多，从而增加肝脏 IR。

另外，围绝经期 HPA 轴的反应增强在腹部肥胖和 IR 的发生中扮演着重要角色。皮质醇分泌的相对增多导致高胰岛素血症，增加内脏脂肪，从而可以诱发血脂紊乱、高血压和糖尿病的发生。

年龄和绝经状态是代谢综合征的首要独立危险因子，而其他一些生殖因素，如初潮年龄、首次生产年龄、妊娠次数等，也与代谢综合征的发生相关。研究发现，早初潮增加老年后发生代谢综合征的风险。首次生产年龄与代谢综合征风险成反比。妊娠次数多者患代谢综合征风险相对较高，但是与生活方式及生物学改变，如肥胖等相关。

（李 楠）

参考文献

1. Hale GE, Burger HG. Hormonal changes and biomarkers in late reproductive age, menopausal transition and menopause. Best Pract Res Clin Obstet Gynaecol, 2009, 23(1): 7-23.

2. Hale GE, Robertson DM, Burger HG. The perimenopausal woman: Endocrinology and management. J Steroid Biochem Mol Biol, 2014, 142: 121-131.

3. Yang YS, Hur MH, Kim SY, et al. Correlation between sonographic and endocrine markers of ovarian aging as predictors for late menopausal transition, Menopause, 2011, 18(2): 138-145.

4. Harlow SD, Gass M, Hall JE, et al. Executive summary of the Stages of Reproductive Aging Workshop + 10: addressing the unfinished agenda of staging reproductive aging. J Clin Endocrinol Metab, 2012, 97(4): 1159-1168.

5. Hale GE, Hughes CL, Burger HG, et al. Atypical estradiol secretion and ovulation patterns caused by luteal out-of-phase (LOOP) events underlying irregular ovulatory menstrual cycles in the menopausal transition. Menopause, 2009, 16(1): 50-59.

6. Weiss G, Skurnick JH, Goldsmith LT, et al. Menopause and hypothalamic-pituitary sensitivity to estrogen. JAMA, 2004, 292(24): 2991-2996.

7. Randolph JF Jr, Zheng H, Sowers MR, et al. Change in follicle-stimulating hormone and estradiol across the menopausal transition: effect of age at the final menstrual period. J Clin Endocrinol Metab, 2011, 96(3): 746-754.

8. Woods NF, Cray L, Mitchell ES, et al. Endocrine biomarkers and symptom clusters during the menopausal transition and early postmenopause: observations from the Seattle Midlife Women's Health Study. Menopause, 2014, 21(6): 646-652.

9. Veldhuis JD, Sharma A, Roelfsema F. Age-dependent and gender-dependent regulation of hypothalamic-adrenocorticotropic-adrenal axis. Endocrinol Metab Clin North Am, 2013, 42(2): 201-225.

10. Lovejoy JC, Champagne CM, de Jonge L, et al. Increased visceral fat and decreased energy expenditure during the menopausal transition. Int J Obesity, 2008, 32(6): 949-958.

11. Shi H, Clegg DJ. Sex differences in the regulation of body weight. Physiol Behav, 2009, 97(2): 199-204.

12. Janssen I, Powell LH, Kazlauskaite R, et al. Testosterone and visceral fat in midlife women: the Study of Women's Health Across the Nation (SWAN) fat patterning study. Obesity, 2010, 18(3): 604-610.

13. Phillips GB, Jing T, Heymsfield SB. Does insulin resistance, visceral adiposity, or a sex hormone alteration underlie the metabolic syndrome? Studies in women. Metabolism, 2008, 57(6): 834-844.

14. Grundy SM. Adipose tissue and metabolic syndrome: too much, too little or neither. Eur J Clin Invest, 2015, 45(11): 1209-1217.

15. Khanam MA, Qiu C, Lindeboom W, et al. The metabolic syndrome: prevalence, associated factors, and impact on survival among older persons in rural Bangladesh. PLoS One, 2011, 6(6): e20259.

16. McGown C, Birerdinc A, Younossi ZM. Adipose tissue as an endocrine organ. Clin Liver Dis, 2014, 18(1): 41-58.

17. Stefanska A, Bergmann K, Sypniewska G. Metabolic syndrome and menopause: pathophysiology, clinical and diagnostic significance. Adv Clin Chem, 2015, 72: 1-75.

18. Stockl D, Meisinger C, Peters A, et al. Age at menarche and its association with the metabolic syndrome and its components: results from the KORA F4 study. PLoS One, 2011, 6(10): e26076.

19. Rodrigues AD, Theodoro H, Mendes KG, et al. Factors associated with metabolic syndrome in climacteric women of southern Brazil. Climacteric, 2013, 16(1): 96-103.

20. Cho GJ, Park HT, Shin JH, et al. The relationship between reproductive factors and metabolic syndrome in Korean postmenopausal women: Korea National Health and Nutrition Survey 2005. Menopause, 2009, 16(5): 998-1003.

21. Vladutiu CJ, Siega-Riz AM, Sotres-Alvarez D, et al. Parity and Components of the Metabolic Syndrome Among US Hispanic/Latina Women: Results From the Hispanic Community Health Study/Study of Latinos. Circ Cardiovasc Qual Outcomes, 2016, 9(2 Suppl 1): S62-S69.

第五节　围绝经期妇女心血管系统与骨代谢的改变

一、心血管系统的改变

（一）妇女心血管疾病流行病学

心血管疾病（cardiovascular disease，CVD）是女性的首要死亡原因，严重威胁妇女健康和生命，尤其在围绝经期，CVD发病率显著增加。近20年，我国CVD发病率和死亡率显著增加，已经成为我国女性的主要疾病负担来源。妇女发生CVD比男性晚10年左右，在45~54岁（绝经年龄）以后发病率显著增加，并在70岁以后超过男性。妇女CVD症状表现不典型，漏诊率较高，但女性CVD结局常常比男性更差，如在初次心肌梗死后女性的死亡率是男性的2倍。世界卫生组织（World Health Organization，WHO）阐明四分之三的CVD相关死亡可以通过充分改变生活方式来预防。美国心脏协会指南也指出生活方式干预是预防妇女CVD的首要方式。我国的研究也发现，生活方式干预可以降低体重、腰围、收缩压、总胆固醇和LDL，可以降低围绝经期妇女CVD风险。因此，围绝经期妇女应关注心血管健康，并尽早预防和治疗。

（二）围绝经期心血管疾病危险因素

绝经是CVD的独立危险因子。女性围绝经期CVD主要表现为冠状动脉疾病（coronary heart disease，CHD）和脑卒中。围绝经期妇女发生多种生理变化，这些变化潜在地增加了CVD的风险。越来越多的证据显示，随着妇女年龄增加和进入围绝经期，CVD危险因素显著变化，包括血脂、血压、体脂分布和心血管代谢参数的不利改变。围绝经期晚期可能可以作为早期CVD干预的窗口。

1. 血脂紊乱　围绝经期妇女总胆固醇（total cholesterol，TC）、小而密的低密度脂蛋白（low density lipoprotein，LDL）、极低密度脂蛋白（very low density lipoprotein，VLDL）和载脂蛋白B（apolipoprotein B，apoB）升高。高密度脂蛋白（high density lipoprotein，HDL）从绝经前到围绝经期晚期逐渐升高，而在绝经后逐渐下降至绝经前水平。HDL有三个亚组，即HDL1、HDL2和HDL3。其中，HDL2有抗动脉粥样硬化作用。围绝经期肝脂肪酶（hepatic lipase，HL）活性升高，使HDL2转化为HDL3，因此，围绝经期增高的主要是小颗粒的HDL3，而大颗粒的HDL2下降。小而密LDL水平增高与心血管事件风险增加有关。当存在IR和腹型肥胖时，脂肪组织脂肪酸输出增多，糖类转化成脂肪酸增多，导致富含甘油三酯的VLDL产生过多，进一步使小而密的LDL微粒和小颗粒HDL增多。这个过程涉及的酶，如脂蛋白脂肪酶（lipoprotein lipase，LPL）和HL，在绝经后妇女活性明显升高，与绝经后妇女小而密的LDL和小HDL微粒增多有关。围绝经期和绝经后妇女血脂紊乱与内源性性激素的变化有关，雌激素减少，雄激素相对增多，SHBG水平下降，使血脂谱变得更易致动脉粥样硬化。雌激素减少不仅改变血脂谱，同样使纤维蛋白溶解减少、凝血因子增加，血栓形成增加，这些改变均与CVD增加显著相关。

2. 高血压　高血压患病率随着增龄而增加，在女性围绝经期增加更为显著。雌激素下降、增龄、体重增加、促炎症状态等是围绝经期血压升高的相关因素。雌激素下降激活肾素－血管紧张素系统（renin–angiotensin system，RAS），一氧化氮和血管紧张素Ⅱ之间不平衡，导致肾脏钠盐处理紊乱。雌激素缺乏还可能通过影响内皮血管功能和/或全身血管顺应性引起收缩压升高。内皮功能受损引起血管重塑和炎症，炎症因子加速了内皮细胞一氧化氮的合成，促进内皮功能不全，从而导致高血压的发生。另外，交感神经兴奋性增加。体重增加、脂肪分布发生变化，也是高血压发病的重要原因。血压升高20mmHg，心血管死亡率升高2倍。

3. 糖尿病　糖尿病风险随年龄增加而增高，而且在老年女性高于老年男性。在围绝经过渡期代谢综合征风险升高，代谢综合征导致糖尿病风险升高5倍。糖尿病增加CVD风险，女性糖尿病患者发生致死性冠心病的相对风险明显高于男性。

4. 吸烟　在任何年龄段，吸烟都是CVD和死亡的重要影响因子。女性吸烟者绝经时间比不吸烟者要提前1年左右。吸烟与女性CVD密切相关，且相对危险比男性要高。被动吸烟同样与CVD相关。

二、骨代谢改变

女性骨量增加的速度在12~13岁达到峰值，初潮后逐渐放缓，在20余岁达到峰值骨量，成为以后支取骨量的银行。骨一直处于不断地新陈代谢的动态变化中，以维持其本身的坚韧和弹性，以及参与钙磷稳态的调节。这个动态的过程称为骨重建（或称骨转换），包括骨吸收和骨形成两个相互偶联的过程，发生在皮质骨及小梁骨的表面和皮质骨的内部。在骨重建过程中产生一些代谢产物，称为骨代谢生化标志物（bone turnover markers，BTM），包括以Ⅰ型胶原交联羧基末端肽（cross-linked C-terminal telopeptide of type Ⅰ collagen，CTx）为代表的骨吸收标志物和以碱性磷酸酶（alkaline phosphatase，ALP）、骨钙素（osteocalcin，OC）、Ⅰ型胶原N端前肽（procollagen type Ⅰ N-propeptide，PⅠNP）为代表的骨形成标志物。关于围绝经期BTM变化的研究较少，且发表的研究受试者例数太少，不能提供足够的证据说明围绝经期BTM的变化。另外，BTM个体差异较大，没有统一的参考标准，解释起来困难较大，因此，虽然临床上对BTM越来越重视，但是其目前主要应用在科研中。

绝经后骨质疏松症（postmenopausal osteoporosis，POP）是一种与衰老相关的常见病，基于双能X线吸收测量法（dual-energy X-ray absorptiometry，DXA）的骨量（或称骨密度，bone mineral density，BMD）测量是诊断骨质疏松症的金标准。绝经前和围绝经期早期BMD变化不大，在围绝经期晚期骨转换和骨丢失加速，并持续到绝经后早期。之后的慢性骨丢失将贯穿一生。POP主要发生在绝经后妇女。

美国全国妇女健康研究（The Study of Women's Health Across the Nation，SWAN）仔细区分了围绝经期的阶段，针对不同阶段妇女的BMD分析，结果显示在绝经前和围绝经期早期BMD变化不大，在围绝经期晚期骨丢失加速，并持续到绝经后早期，骨丢失速率在腰椎为每年1.8%~2.3%，髋部1.0%~1.4%。BMD测量一般采用DXA，不能区分皮质骨和小梁骨，而用定量计算机断层扫描（quantitative computed tomography，QCT）可以弥补这一不足。对不同年龄的女性进行QCT检查，发现皮质骨在中年以前保持稳定，到围绝经期雌激素水平发生明显变化时，皮质骨骨量下降。而小梁骨骨量在年轻时就逐步下降，在围绝经期出现加速。骨转换和骨量受许多因素调节，如钙调节激素、细胞因子、性激素等，以下就围绝经期相关的因素分别阐述。

（一）雌激素对骨代谢的影响

雌激素对骨形成和骨吸收均有影响。雌激素可抑制骨重建和基础多细胞单位的启动；抑制破骨细胞分化和促进其凋亡，从而抑制骨吸收；抑制早期间质细胞前体的自身更新，促进成骨细胞分化和抑制其凋亡，从而保持骨形成。血清雌激素水平与骨细胞分泌的硬化素（sclerostin，SOST）水平相关。SOST是骨形成的重要调节剂，是成骨细胞刺激骨形成过程中的经典信号途径Wnt/β-catenin的抑制剂，SOST水平下降，骨形成增加。雌激素治疗可以减少循环中SOST的水平，使骨形成增加。雌激素还可以通过Wnt/β-catenin信号通路影响骨细胞感受机械刺激的能力。雌激素促进成骨细胞分化，抑制成骨细胞凋亡。通过对成骨细胞的作用，增加护骨素（osteoprotegerin，OPG）和减少破骨细胞产生的核因子κB受体激活剂配体（receptor activator of nuclear κB ligand，RANKL），以及抑制肿瘤坏死因子α（tumor necrosis factor，TNF-α）的产生，减少破骨细胞分化。雌激素也可以调控破骨细胞的RANK信号通路和诱导破骨细胞凋亡，对破骨细胞有直接作用。雌激素缺乏与骨细胞和骨髓细胞（包括巨核细胞和T细胞）所分泌的诱导吸收因子的增加有关，如IL-1、IL-6和IL-11，以及TNF-α、RANKL和粒细胞-巨噬细胞集落刺激因子（GM-CSF），这些因子的增加促进了破骨细胞分化及骨吸收的增加。

小梁骨骨丢失与内源性雌激素水平关系不大，从年轻时就逐步下降，而皮质骨丢失在围绝经期开始发生明显变化，表现为主要依赖于雌激素缺乏。这可能与小梁骨和皮质骨表达雌激素受体（estrogen receptor，ER）α和β水平不同，皮质骨主要表达ERα，而小梁骨表面除了表达ERα外，还表达比皮质骨多的ERβ。ERβ本身不直接调节骨转换，它的主要作用是调控ERα的作用，ERα/β的异二聚体比ERα同源二聚体对雌激素敏感性低。

因此，小梁骨对雌激素的作用相对不敏感，这可能是雌激素对皮质骨和小梁骨不同效应的细胞基础。另外，从进化的角度看，因为皮质骨承担较大的骨骼负担并支持运动，在钙不足而发生骨丢失以维持钙平衡时，皮质骨相对更受到保护，而主要动员小梁骨来获得额外的钙。雌激素缺乏是 POP 的主要原因，是绝经后早期的快速骨丢失和晚期缓慢骨丢失的原因。但是在围绝经期，雌激素是一个波动的状态，雌激素水平可能与生殖期区别不大，这种波动的雌激素水平对于 BMD 和骨丢失的作用仍未完全阐明，此时期雌激素水平与骨丢失的相关性很难解释。

（二）FSH 对骨代谢的影响

FSH 与围绝经期妇女骨吸收显著相关，FSH 是围绝经期骨丢失的独立预测因子并与 BMD 呈负相关。在女性早期的骨丢失中，FSH 比 LH 或雌激素更重要。FSH 对骨有直接作用，部分是通过增强 RANKL 受体激活剂刺激破骨细胞的分化和活性。还可以通过刺激 TNF-α、IL-1、IL-6 等细胞因子影响骨形成、骨细胞功能和生存，从而进一步影响骨量。既往通过对绝经过渡期到绝经期为期 12 年的研究显示，FSH 在末次月经前 6 年有显著升高，在末次月经时达到顶峰，然后在随后的 10 年逐渐下降。FSH 水平升高可以刺激血中 CTx 升高，增强破骨细胞活性，骨转换加快，最终导致骨质疏松。而只有在 40~50 岁的妇女 FSH 水平低于 40IU/L 者和大于 40IU/L 者骨吸收标志物 CTx 有显著差异。因此，FSH 升高可能是绝经过渡期妇女骨丢失的主要原因，同时 40~50 岁可能是临床治疗骨质疏松的窗口期。

（三）抑制素对骨代谢的影响

抑制素分为 A 和 B 两种亚型，均可以抑制成骨细胞和破骨细胞的生成和分化。抑制素 A 和抑制素 B 都与高亲和的特异性受体 β- 多聚糖（β-glycan，BG）结合。BG 是骨形态蛋白（bone morphogenetic proteins，BMPs）的共受体，刺激骨细胞分化和骨形成，BG 也是Ⅲ型转化生长因子 β（transforming growth factor β，TGF-β）的受体。抑制素对 BMPs 和 TGF-β 有拮抗作用，阻止 BMP 对成骨细胞形成和破骨细胞形成的刺激作用，抑制素和 BG 复合物与Ⅱ型受体结合阻滞 BMP 信号转导和延迟依赖 TGF-β 的成骨细胞活化。抑制素还抑制 RANKL 诱导的破骨细胞形成。研究发现，围绝经期抑制素 B 的下降先于 FSH 的升高，是首个卵巢功能丧失和卵泡耗竭的征象，抑制素 A 比 FSH 有更好的骨丢失预测作用。

转基因小鼠模型的相关研究发现，长期（4 周）持续暴露在高水平的抑制素 A 可以增加小鼠多个部位骨形成，如胫骨、脊柱和肱骨等，并可阻止睾丸切除术后大鼠的骨丢失。而短期（1 周）持续暴露在高水平抑制素 A 对骨形成有抑制作用。暴露的时长或形式（持续还是间断）决定了抑制素是抑制细胞分化还是刺激成骨细胞活性和骨形成。女性绝经前，抑制素的周期性波动与性激素一样对基础骨转换有抑制作用，维持正常骨转换。在绝经时，抑制素 B 水平的下降可以引起 BMP 和 FSH 的升高，可以促进成骨细胞募集和破骨细胞分化，导致骨转换升高和骨丢失。

（四）其他因素

体重是重要的骨丢失预测因子，体重较低的妇女有更高的骨丢失率，体重在较低的三分位的妇女比在较高三分位的妇女骨丢失率高 35%~55%。营养因素也发挥着相当重要的作用，如维生素 D 不足，25（OH）D 低于 30ng/ml（75nmol/L）累及 60%~90% 的绝经后妇女。25（OH）D 低于 20~30ng/ml 时常导致继发性甲旁亢，主要导致皮质骨的丢失，并且可因低钙摄入（<800mg/d）而加剧。钙、维生素 D 和蛋白质的缺乏在髋部骨折的发生中发挥重要作用。在营养缺乏的虚弱老年人中，进行蛋白质补充也可以增加骨量和肌肉功能，尤其是在髋部骨折后的分解代谢状态中。

（李 楠）

参考文献

1. Lloyd-Jones D, Adams RJ, Brown TM, et al. Heart disease and stroke statistics--2010 update: a report from the American Heart Association. Circulation, 2010, 121(7): e46-e215.

2. Zhou M, Wang H, Zhu J, et al. Cause-specific mortality for 240 causes in China during 1990-2013: a systematic subnational analysis for the Global Burden of Disease Study 2013. Lancet, 2016, 387(10015): 251-272.

3. Yang ZJ, Liu J, Ge JP, et al. Prevalence of cardiovascular disease risk factor in the Chinese population: the 2007-2008 China National Diabetes and Metabolic Disorders Study. Eur Heart J, 2012, 33(2): 213-220.

4. Banks AD. Women and heart disease: missed

opportunities. J Midwifery Womens Health, 2008, 53(5): 430-439.

5. Perk J, De Backer G, Gohlke H, et al. European guidelines on cardiovasculardisease prevention in clinical practice (version 2012): the FifthJoint Task Force of the European Society of Cardiology and Other Societies on Cardiovascular Disease Prevention in Clinical Practice (constituted by representatives of nine societies and by invited experts). Atherosclerosis, 2012, 223(1): 1-68.

6. Wu L, Chen R, Ma D, et al. Effects of lifestyle intervention improve cardiovascular disease risk factors in community-based menopausal transition and early postmenopausal women in China. Menopause, 2014, 21(12): 1263-1268.

7. Pai JK, Manson JE. Acceleration of cardiovascular risk during the late menopausal transition. Menopause, 2013, 20(1): 1-2.

8. Anagnostis P, Stevenson JC, Crook D, et al. Effects of menopause, gender and age on lipids and high-density lipoprotein cholesterol subfractions. Maturitas, 2015, 81(1): 62-68.

9. Woodard GA, Brooks MM, Barinas-Mitchell E, et al. Lipids, menopause, and early atherosclerosis in Study of Women's Health Across the Nation Heart women. Menopause. 2011, 18(4): 376-384.

10. Lazo M, Zeb I, Nasir K, et al. Association between endogenous sex hormones and liver fat in a multiethnic study of atherosclerosis. Clin Gastroenterol Hepatol, 2015, 13(9): 1686-1693.e2.

11. Sumino H, Ichikawa S, Kasama S, et al. Effects of raloxifene on the renin-angiotensin-aldosterone system and blood pressure in hypertensive and normotensive osteoporotic postmenopausal women. Geriatr Gerontol Int, 2010, 10(1): 70-77.

12. Wang L, Manson JE, Gaziano JM, et al. Circulating inflammatory and endothelial markers and risk of hypertension in white and black postmenopausal women. Clin Chem, 2011, 57(5): 729-736.

13. Wang YX, Song L, Xing AJ, et al. Predictive value of cumulative blood pressure for all-cause mortality and cardiovascular events. Sci Rep, 2017, 7: 41969.

14. Gami AS, Witt BJ, Howard DE, et al. Metabolic syndrome and risk of incident cardiovascular events and death: a systematic review and meta-analysis of longitudinal studies. J Am Coll Cardiol, 2007, 49(4): 403-414.

15. Parente RC, Faerstein E, Keller Celeste R, et al. The relationship betweensmoking and age at the menopause: a systematic review. Maturitas, 2008, 61(4): 287-298.

16. Neer RM, SWAN Investigators. Bone loss across the menopausal transition. Ann N Y Acad Sci, 2010, 1192: 66-71.

17. Riggs BL, Melton LJI, Robb RA, et al. A population-based assessment of rates of bone loss at multiple skeletal sites: evidence for substantialtrabecular bone loss in young adult women and men. J Bone MinerRes, 2008, 23(2): 205-214.

18. Mirza FS, Padhi ID, Raisz LG, et al. Serum sclerostin levels negatively correlate with parathyroid hormone levels and free estrogen index in postmenopausal women. J Clin Endocrinol Metab, 2010, 95(4): 1991-1997.

19. Modder UI, Clowes JA, Hoey K, et al. Regulation of circulatingsclerostin levels by sex steroids in women and men. J Bone Miner Res, 2011, 26(1): 27-34.

20. Armstrong VJ, Muzylak M, Sunters A, et al. WNT/B-Catenin signaling isa component of osteoblastic bone cells' early responses to load bearing, and requires estrogen receptor a. J Biol Chem, 2007, 282(28): 20715-20727.

21. Almeida M, Han L, Martin-Millan M, et al. Skeletal involution byage-associated oxidative stress and its acceleration by loss of sex steroids. J Biol Chem, 2007, 282(37): 27285-27297.

22. Martin A, Xiong J, Koromila T, et al. Estrogens antagonize RUNX2-mediated osteoblast-driven osteoclastogenesis through regulating RANKL membrane association. Bone, 2015, 75: 96-104.

23. Martin-Millan M, Almeida M, Ambrogini E, et al. The estrogenreceptor-alpha in osteoclasts mediates the protective effects of estrogens on cancellous but not cortical bone. Mol Endocrinol, 2010, 24(2): 323-334.

24. Weitzmann MN. The role of inflammatory cytokines, the RANKL/OPG axis, and the immunoskeletal interface in physiological bone turnover and osteoporosis. Scientifica (Cairo), 2013, 2013: 125705.

25. Khosla S, Melton LJ 3rd, Riggs BL. The unitary model for estrogen deficiency and the pathogenesis of osteoporosis: Is a revision needed? J Bone Miner Res, 2011, 26(3): 441-451.

26. Cheung E, Tsang S, Bow C, et al. Bone loss during menopausal transition among southern Chinese women. Maturitas, 2011, 69(1): 50-56.

27. Wu XY, Yu SJ, Zhang H, et al. Early bone mineral density decrease is associated with FSH and LH, not estrogen. Clinica Chimica Acta, 2013, 415: 69-73.

28. Wang B, Song Y, Chen Y, et al. Correlation analysis for follicle-stimulating hormone and C-terminal cross-linked telopetides of type i collagen in menopausal transition women with osteoporosis. Int J Clin Exp Med, 2015, 8(12): 2417-2422.

29. Cannon JG, Kraj B, Sloan G. Follicle-stimulating hormone promotes RANK expression on human monocytes. Cytokine, 2011, 53(2): 141-144.

30. Gertz ER, Silverman NE, Wise KS, et al. Contribution of serum inflammatory markers to changes in bone mineral content and density in postmenopausal women: a 1-year investigation. J Clin Densiton, 2010, 13(3): 277-282.

31. Rannevik G, Jeppsson S, Johnell O, et al. A longitudinal study of the perimenopausal transition: altered profiles of steroid and pituitary hormones, SHBG and bone mineral density. Maturitas, 2008, 61(1/2): 67-77.

32. Nicks KM, Fowler TW, Akel NS, et al. Bone turnover across the menopause transition: The role of gonadal inhibins. Ann N Y Acad Sci, 2010, 1192: 153-160.

33. Perrien DS, Akel NS, Edwards PK, et al. Inhibin A is an endocrine stimulator of bone mass and strength. Endocrinology, 2007, 148(8): 1654-1665.

34. Touvier M, Deschasaux M, Montourcy M, et al. Interpretation of plasma PTH concentrations according to 25OHD status, gender, age, weight status, and calcium intake: importance of the reference values. J Clin Endocrinol Metab, 2014, 99(4): 1196-203.

35. Bonjour JP. The dietary protein, IGF-I, skeletal health axis. Horm Mol Biol Clin Investig, 2016, 28(1): 39-53.

第六节　规范使用激素替代治疗的利与弊

当女性进入围绝经期，出现性激素缺乏时，可能出现一系列相关症状或疾病，需要给予外源性的性激素以预防或改善相关问题，这种方法称为激素补充治疗（hormone replace therapy，HRT）也称为更年期激素治疗（menopause hormone therapy，MHT）。近几十年来，人们对激素治疗的认识越来越深入，目前已经确认 MHT 可以缓解绝经相关症状，在“窗口期”使用，还可以在一定程度上预防老年慢性疾病。

一、MHT 与血管舒缩症状

血管舒缩症状（vasomotor symptoms，VMS）是围绝经期妇女最常见的症状，影响大约 75% 的围绝经期或绝经后早期妇女。主要表现为潮热和夜汗。VMS 是大多数女性主动求医的主要原因。含有雌激素的 MHT 是治疗 VMS 最有效的治疗方法。几乎所有系统的激素治疗产品（药片、贴片、凝胶）都被核准用于缓解血管舒缩症状。

二、MHT 与代谢综合征

围绝经期妇女脂肪分布发生变化，腹部脂肪增多，体重增加，高血糖、高血压、血脂紊乱等代谢综合征组分发生率升高，如减轻胰岛素抵抗，减少腹部脂肪，增加 HDL，减少 LDL。口服治疗比经皮治疗效果更好。一项纳入了 107 个临床试验的荟萃分析显示 MHT 可以增加瘦组织，减少腹部脂肪堆积和新发糖尿病，减轻胰岛素抵抗，降低糖尿病患者的空腹血糖值。另外，MHT 可以增加 HDL，减少 LDL、脂蛋白 a（lipoprotein a，Lpa）、纤维蛋白原，但是口服 MHT 显著升高甘油三酯和 C 反应蛋白水平，而经皮治疗对该两者无明显效应。MHT 对血压影响不显著。MHT 对各代谢组分的影响在各研究中也有不同的结果，与用药的种类和剂型及女性基础健康状况相关，但是总的来说，MHT 对大多数代谢综合征组分有改善。在选择治疗药物时要根据情况选用合适的种类和剂型。

三、MHT 与心血管事件

一些评价 MHT 对心血管结局的大型随机对照临床试验发现，MHT 与心血管事件风险与起始 MHT 的时间、MHT 疗程、用药类型和剂量、患者本身存在的心血管危险因素情况等有关。

MHT 起始时间：美国妇女健康基础干预研究（the Women's Health Initiative，WHI）的数据再分析总结到单独口服雌激素不增加 50~59 岁妇女的缺血性脑卒中的风险，在接近绝经时间开始 MHT 治疗的患者冠状动脉钙化和冠心病患病风险下降。对于因早绝经而出现早期雌激素缺乏的妇女，或在卵巢切除后的妇女给予雌激素有脑卒中保护作用。动物实验证实，在绝经早期的猴子起始 MHT 可以减少冠状动脉粥样硬化达 50%~70%，然而延迟 2 年起始 MHT 将会弱化这种保护作用。总的来说这些研究结果支持在绝经后早期起始雌激素治疗有心血管获益。可能是因为绝经后早期炎症反应较高，同时内源性雌激素下降或缺乏使动脉粥样硬化进程加速，绝经后及时的 MHT 在阻止和延缓动脉粥样硬化和 CVD 方面有重要作用。

MHT 疗程：心脏和雌激素 / 孕激素补充研究（Heart and Estrogen/progestin Replacement Study，HERS）对既往有冠心病的妇女进行了平均 4.1 年的随访，发现在应用 MHT 最初 1 年内，冠心病的发病风险升高，而 MHT 对心脏的影响在随后的 3~5 年内消失，HERS Ⅱ研究在 HERS 的基础上延长随访时间 2.7 年，最后发现冠心病和继发的心血管事件在治疗组和对照组之间没有明显差异。WHI 数据的再分析发现较年轻的妇女给予相对较短时间的 MHT（小于 10 年）呈现 CVD 风险和发病率的下降，但是随着治疗时间的延长，这种保护作用消失。Klaiber 等研究了 MHT 治疗的妇女短期（平均 12.9 个月）和长期（平均 78 个月）雌激素水平，长期 MHT 后雌激素水平升高 46%。雌激素治疗的副作用，如乳腺癌和子宫内膜癌风险增加，静脉血栓增加等与雌激素水平相关。

MHT 类型和药物剂量：对英国全学科研究数据库（UK general practice research database，GPRD）的分析发现低剂量经皮雌激素 CVD 风险不增加，而口服 MHT 或高剂量经皮雌激素 CVD 风险有轻度的升高。MHT 增加静脉栓塞事件风险约 2~4 倍，口服 MHT 的深静脉栓塞风险比非口服给药风险高。因为，口服雌激素通过肝脏首过效应增加血栓形成蛋白，而经皮给药时没有发生类似的血栓形成蛋白合成增加，即便是在莱登第五因子突变的患者（导致静脉血栓形成的最常见突变）经皮给药没有明显增加血栓风险。绝经后妇女长期应用雌激素治疗的国际研究（Women's International Study of long Duration Oestrogen after Menopause，WISDOM）经过平均 11.9 个月的随访，发现雌孕激素联合治疗组与对照组比较 CVD 发生率明显增加，而雌孕激素联合治疗组与单纯雌激素治疗组比较，CVD 发病率无明显差异。WHI 研究同样得出雌孕激素联合治疗增加冠心病、脑卒中和静脉血栓栓塞风险，随着治疗时间延长，发病风险逐渐降低，而雌激素治疗组冠心病风险无明显增加，而脑卒中和静脉血栓风险增加。很多研究显示含有雌激素的 MHT 与脑卒中风险升高相关，特别是缺血性脑卒中。即使年轻女性给予标准剂量口服 MHT 脑卒中风险也增高。在丹麦护士队列研究（Danish Nurse Cohort Study）中，MHT 在高血压妇女的应用增加脑卒中风险，特别是用雌激素和孕激素联合治疗与雌激素单独治疗相比时。研究发现马结合雌激素（CEE）使绝经后妇女血流介导和内皮介导的血管舒张加倍，而且这种作用被醋酸甲羟孕酮（MPA）反转。对雌激素缺乏的猴子进行高脂饲养，CEE 可以减少冠状动脉斑块的形成，而合用 MPA 后这种作用消失。大多数临床试验应用一个剂量的雌激素（0.625mg CEE）和一个剂量孕酮（2.5mg MPA），CEE 的剂量是基于一些前瞻性研究发现的，至少需要 0.625mg/d CEE 才能显著增加 BMD。但是对于是否能阻止或减少 CVD 风险，这是不是一个合适的剂量并不清楚。在一项前瞻性研究中，0.3mg/d CEE 降低了冠心病事件，而 0.625mg 或更多的 CEE 合并孕酮增加脑卒中的风险。另外有研究发现低剂量雌激素使血浆雌二醇略有升高，但是可以改善内皮细胞功能和血脂谱，并且不发生子宫内膜增生。相比之下，高剂量雌激素可使血浆雌二醇水平升高 2~3 倍，并可引起子宫内膜增生。可惜他们的研究没有观察雌激素对 CVD 的剂量效应。小鼠实验发现，较低的雌激素剂量有心脏保护倾向，而高剂量使血清雌二醇上升高于生理水平，雌激素增加死亡率，损害心脏功能并引起严重的肾损伤。高剂量雌激素还能导致腹水、肝肿大和子宫角积水。高剂量雌激素使睾酮水平升高，虽然机制仍不明确。由于高剂量和长疗程带来的问题，目前的实践要求把 MHT 限制在最短的时间和最低的剂量下能缓解症状或达到治疗目的。

四、MHT 与乳腺癌风险

MHT 是否会增加乳腺癌风险，是患者最关心的问题之一。目前对于 MHT 增加乳腺癌的理解是由于 MHT 的应用把之前存在的只是没有长大或没有被诊断的肿瘤生长提速了。研究发现，乳腺癌风险与起始治疗距离末次月经的时间、疗程、MHT 类型、乳腺癌家族史和激素类型有关。百万妇女研究（Million Women Study）在女性停经 5 年内开始雌激素单药治疗，乳腺癌风险升高。联合雌激素和孕激素治疗长于 5 年与乳腺癌风险增加有关。护士健康研究（The Nureses' Health Study）同样发现了长期单独应用雌激素治疗，乳腺癌风险增加，相对危险度在应用5~9年时是1.3，10~14年时是1.2，15年以上时是1.6。在孕激素序贯治疗比持续应用治疗乳腺癌风险要低，用特定剂型，如微粒化的孕激素，乳腺癌风险相对较低。WHI研究运用结合雌激素及甲羟孕酮，相比单用雌激素治疗，不增加甚至降低乳腺癌风险。这种结果提示孕激素与乳腺癌风险相关。大多数观察性研究中甲羟孕酮的使用会导致乳腺癌发病风险增高。与合成孕激素相比，使用孕酮或地屈孕酮，乳腺癌的发病风险可能增加不明显。但是，乳腺癌发病风险与MHT的持续时间有关，治疗时间延长，如运用地屈孕酮超过5年或孕酮5~8年，同样增加乳腺癌风险。除此之外，雌激素对于雌激素受体阳性的乳腺癌细胞产生刺激，孕激素可以导致癌细胞的增殖。考虑到乳腺癌风险作为一个主要因素，推荐限制MHT使用在缓解症状需要的最短的时间。

五、MHT与认知功能

MHT对健康绝经后妇女的认知功能有保护作用，可以防止认知功能减退和减少阿尔茨海默病的发病风险。机制方面的研究发现雌二醇可以抑制海马神经细胞间γ-氨基丁酸（gama amino acid butyric aAcid，GABA）的传递，增加海马神经细胞树突的数量。而且，雌激素可以影响乙酰胆碱的合成、增加胆碱能神经元的数量，进而提高神经元胆碱能活性。雌激素替代治疗对于围绝经期认知功能的益处已经得到广泛认可。然而，MHT对于已经有认知功能下降的妇女是否有益仍然有争议。研究发现，较年轻的绝经后妇女MHT可以降低认知下降的风险，阿尔茨海默病风险下降29%~44%。但是在WHI研究中，65岁以上的妇女MHT治疗增加了痴呆的风险。循证医学证据支持MHT对认知功能的影响可能存在治疗窗口期。在近绝经及绝经早期开始应用雌激素可降低妇女认知功能下降或痴呆的风险；窗口期后首次应用MHT，增加妇女罹患阿尔茨海默病的风险，且不能改善认知能力的衰退。除雌激素外，阿尔茨海默病尚与多种因素有关，如年龄、绝经状态、文化程度，以及吸烟和ApoE基因型等。

六、MHT适应证、禁忌证和慎用证

围绝经期相关症状和疾病严重影响妇女身心健康，MHT的作用无其他药物可比拟，导致目前在临床应用中出现性激素滥用或不规范应用的情况，我国2012年出版的《绝经期管理与激素补充治疗临床应用指南》对MHT适应证、禁忌证和慎用证做了明确的规定，现摘录如下。

（一）MHT临床应用适应证

①绝经相关症状：月经紊乱，潮热，多汗，睡眠障碍，疲倦，情绪障碍如易激动、烦躁、焦虑、紧张或情绪低落等；②泌尿生殖道萎缩的相关症状：阴道干涩、疼痛、性交痛、反复发作的阴道炎、排尿困难、反复泌尿系统感染、夜尿多、尿频和尿急；③低骨量及骨质疏松症：包括有骨质疏松症的危险因素及绝经后骨质疏松症。

（二）MHT的禁忌证

已知或可疑妊娠；原因不明的阴道出血；已知或可疑患有乳腺癌；已知或可疑患有性激素依赖性恶性肿瘤；患有活动性静脉或动脉血栓栓塞性疾病（最近6个月内）；严重的肝、肾功能障碍；血卟啉症、耳硬化症；已知患有脑膜瘤（禁用孕激素）。

（三）MHT的慎用情况

慎用情况并非禁忌证，是可以应用MHT的，但是在应用之前和应用过程中，应该咨询相应专业的医师，共同确定应用MHT的时机和方式，同时采取比常规随诊更为严密的措施，监测病情的进展。包括子宫肌瘤、子宫内膜异位症、子宫内膜增生史、尚未控制的糖尿病及严重的高血压、有血栓形成倾向、胆囊疾病、癫痫、偏头痛、哮喘、高催乳素血症、系统性红斑狼疮、乳腺良性疾病、乳腺癌家族史。

以上MHT禁忌证是通用的情况，不同的药物及不同的用药途径所对应的禁忌证有细微差别，在临床应用中，还需要考虑具体药物的禁忌证。另外，慎用证不是禁忌证，可以应用MHT，但是在应用前和治疗中需要更加谨慎，咨询专业医师，进行更为详尽的风险评估和随访，个体化处理治疗中的各种情况。

应用MHT时，应个体化用药，选择能达到治疗目的的最低有效剂量。MHT期间应至少每年进行1次个体化受益/危险评估，根据评估情况决定疗程长短，并决定是否继续应用。根据现有的循证医学证据，没有必要对MHT持续时间进行限制，只要受益大于危险，即可继续给予MHT。

七、MHT 全球共识声明

为了使医疗实践者合理应用激素治疗，2012年11月国际绝经协会与各主要地区的绝经协会代表进行讨论，发布了MHT国际共识，2016年对该共识进行了修订。现摘录如下：

以下共识声明获美国生殖医学学会、亚太绝经联盟、美国内分泌学会、欧洲男女更年期协会、国际骨质疏松基金会、北美绝经协会认可。

（一）MHT获益/风险

1. MHT，包括替勃龙和结合雌激素与苯䓬昔芬的联合，是治疗任何年龄段与绝经相关的血管舒缩症状最有效的治疗手段。对于有症状的女性，在60岁以前或绝经后10年内起始MHT的收益很可能大于风险。

2. 如果有MHT禁忌证或患者不愿意用激素治疗血管舒缩症状，选择性5-羟色胺再摄取抑制剂和5-羟色胺/去甲肾上腺素再摄取双重抑制剂，如帕罗西汀、艾司西酞普兰、文拉法辛和去甲文拉法辛，可以作为治疗选择。加巴喷丁也可以作为备选。

3. 生活质量、性功能和其他绝经相关症状，如关节肌肉疼痛、性格改变、睡眠障碍，在MHT过程中都可以得到改善。

4. MHT，包括替勃龙和结合雌激素与苯䓬昔芬的联合，对于绝经后妇女骨量减少的预防有效。

5. MHT可以显著降低髋部、椎体和其他部位骨质疏松骨折的风险。

6. MHT是随机对照试验证实的可以有效降低T值正常或骨量减少的绝经后妇女骨折风险的治疗手段。

7. MHT，包括替勃龙，可以在有骨折或骨质疏松风险的绝经后妇女60岁以前或绝经10年内起始治疗。

8. 60岁以后起始MHT用于预防骨折作为二线治疗，并且需要评估个体收益和风险。MHT剂量需要用最小有效剂量。

9. MHT，包括替勃龙，对于治疗生殖道萎缩有效。局部低剂量雌激素治疗适用于仅有阴道干涩或与此相关的性交不适的妇女。

10. 随机对照试验和观察性研究及荟萃分析均显示，60岁以前或绝经10年内起始标准剂量雌激素单药治疗可以降低心肌梗死和全因死亡的风险。

11. 资料显示，60岁以前或绝经10年内起始雌孕激素联合治疗没有明显的死亡率获益，并且心血管保护作用也没有雌激素单药治疗组证据充足。

12. 口服MHT增加静脉血栓栓塞和缺血性脑卒中风险。观察性研究和一项荟萃分析发现，与口服治疗相比经皮治疗（0.05mg，一周两次或更低剂量）可能有较低的静脉血栓栓塞和脑卒中风险。

13. 50岁以上妇女与MHT相关的乳腺癌风险是一个复杂的问题。随机对照试验发现在子宫切除的妇女雌激素单药治疗乳腺癌风险下降，而未切除子宫的妇女雌孕激素联合治疗乳腺癌风险可能升高。乳腺癌风险升高主要与加用孕激素有关，并与MHT疗程有关。

14. 由MHT引起的乳腺癌非常罕见。相当于每年每1000人发生不到1例。这与静坐、肥胖和酒精摄取等常规因素导致的风险相似或更低。

15. 45岁以前，特别是40岁以前的，自然绝经或医源性绝经的妇女有更高的心血管疾病和骨质疏松风险，并且可能有较高的情感性精神障碍和痴呆的风险。在这些妇女中，MHT可以减少症状和维持骨量。观察性研究发现MHT与心脏疾病下降、寿命延长和痴呆风险下降有关，但仍需随机对照试验证实。这些妇女的MHT持续时间至少到自然绝经的平均年龄。

16. 观察性研究发现，在绝经后早期起始MHT对认知功能没有作用，但是可以预防晚年阿尔茨海默病的发生。随机对照试验发现，65岁以上开始口服MHT，对于认知功能没有作用并且增加痴呆风险。

17. 绝经后早期有抑郁或焦虑症状的妇女，MHT可能有改善情绪的作用。MHT对于围绝经期妇女的抑郁也可能有益，但是抗抑郁治疗仍然是首选。

（二）MHT应用的总原则

1. MHT需要个体化，依据生活质量和健康状况及个人危险因素（如年龄、绝经时间和静脉血栓栓塞、脑卒中、缺血性心脏病、乳腺癌风险等）应用。没有明确指征不能应用MHT。

2. MHT作为缓解症状或预防骨质疏松的手段，应该作为整体治疗策略的一部分，包括生活方式调整，如饮食、锻炼、戒烟、限酒等，来保持身体健康和生活质量。

3. MHT 包括很多种激素和给药方式，均有不同的风险和益处。然而，比较不同产品间风险和益处的研究较少。

4. MHT 用药种类和方式的选择应考虑治疗目的、患者意愿和安全因素，并且需要个体化。用药剂量应用最低有效剂量。

5. MHT 疗程应与治疗目标一致，并且每年应该重新评估收益和风险。

6. 雌激素单药治疗适用于子宫切除术后患者，但是有子宫的情况下需要与孕激素合用以保护子宫内膜。例外的是，结合雌激素可以与苯草昔芬合用来保护子宫内膜。

7. 不推荐常规复合激素治疗。

8. 目前的安全数据不支持乳腺癌患者进行系统 MHT。

八、指南中不同药物及用药方法的建议

（一）雌激素

根据药物来源分为戊酸雌二醇类、天然结合雌激素类、合成雌激素类；根据用药方法分为口服雌激素和外用雌激素。临床推荐选用天然雌激素，以避免对肝脏功能的影响。

1. 口服雌激素 有不同程度的肝脏首过反应，降低了雌激素的效应，因此必须相对大剂量给药。

（1）戊酸雌二醇类：微粒化雌二醇类，1mg/片；戊酸雌二醇片，分为 1mg 和 0.5mg 两种规格。

（2）天然结合雌激素：分为 0.625mg 和 0.3mg 两种规格。

（3）合成雌激素：分为 1mg、2mg 和 5mg 三种规格，该药特点是作用时间长，服用方便，每个月只需服用 1~2 次。

2. 外用雌激素 可避免口服雌激素的肝脏首过效应，因此剂量一般比口服剂量低。而且，较口服剂型更少刺激肝脏，对血脂、代谢综合征、心血管事件、乳腺癌及体重方面较口服剂型更有益。

（1）经皮雌激素贴片和经皮雌二醇凝胶。

（2）经阴道雌激素软膏和栓剂：雌三醇乳膏，每克乳膏含雌三醇 1mg；结合雌激素软膏，每克软膏含结合雌激素 0.625mg；普罗雌烯阴道胶囊或乳膏，每粒或每克含普罗雌烯 10mg；氯喹那多 – 普罗雌烯阴道片，每片含普罗雌烯 10mg 和氯喹那多 200mg。

（二）孕激素

分为天然孕激素和合成孕激素。

1. 天然孕激素 人体自身合成的孕激素主要为黄体酮，天然孕激素由黄体分离出来。主要有黄体酮针剂、片剂、胶囊、粉剂、栓剂、凝胶等。常用的有：微粒化黄体酮胶丸，100mg/ 粒；黄体酮胶囊，50mg/ 粒；2% 黄体酮软膏等。

2. 合成孕激素

（1）孕酮衍生物：地屈孕酮，10mg/ 片，最接近天然孕激素。

（2）17α– 羟孕酮衍生物：甲羟孕酮（安宫黄体酮），2mg/ 片，为目前应用最广泛的孕激素；环丙孕酮，1mg/ 片；氯地孕酮，1mg/ 片和 2mg/ 片；甲地孕酮，1mg/ 片。

（3）19– 去甲基孕酮衍生物：诺美孕酮，5mg/ 片；曲美孕酮，0.625mg/ 片。

（4）睾酮衍生物：炔诺酮，0.625mg/ 片；地诺孕素，1mg/ 片；左炔诺孕酮，75mg/ 片；孕二烯酮，75μg/ 片。

（5）螺内酯衍生物：屈螺酮。目前的研究表明，屈螺酮具有一定的抗盐皮质激素和抗雄激素作用，且对乳腺刺激较小，因而对于代谢和心血管系统疾病具有潜在的益处，并可能具有更高的乳腺安全性。

研究提示，天然孕激素或地屈孕酮和口服或经皮雌二醇联合应用与其他合成孕激素相比，可能具有较低的乳腺癌发病危险。因此建议使用天然或接近天然的孕激素。另外还有非口服孕激素，如孕酮凝胶、18– 甲炔诺酮宫内环等，避免了肝脏的首过效应，尤其适用于慢性消化系统疾病、凝血功能障碍等不能耐受口服给药的女性。

（三）复合制剂

复合制剂的优点是服用方便，可满足大部分患者要求。

1. 雌、孕激素序贯制剂 戊酸雌二醇片 / 雌二醇环丙孕酮片复合包装：由 11 片戊酸雌二醇（2mg/ 片）和 10 片戊酸雌二醇（2mg/ 片）+ 醋酸环丙孕酮（1mg/ 片）组成；雌二醇 / 雌二醇地屈孕酮片：有 1/10 和 2/10 两种剂量配伍，均由 14 片 17β 雌二醇和 14 片 17β 雌二醇 + 地屈孕酮（10mg/ 片）组成，而 17β 雌二醇的剂量在 1/10 剂量的配伍中为 1mg/ 片，在 2/10 剂量的配伍中则为 2mg/ 片。

2. 雌、孕激素连续联合制剂　雌二醇屈螺酮片，每片含雌二醇 1mg 和屈螺酮 2mg。

3. 组织选择性雌激素活性调节剂　替勃龙，2.5mg/ 片，口服在肠道内、肝脏内进行生物转化，产生的代谢产物有雌、孕激素活性和较弱的雄激素活性，对情绪异常、睡眠障碍和性欲低下有较好的效果，对乳腺的刺激较小，可能具有更高的乳腺安全性。因其在子宫内膜处具有孕激素活性，有子宫的绝经后妇女应用此药时不必加用其他孕激素。

（四）MHT 的常用方案

1. 单纯雌激素补充治疗　仅适用于已切除子宫的患者。有周期补充和连续补充两种方式。

2. 单纯孕激素补充治疗　适用于育龄期或绝经过渡期因孕激素不足导致的月经问题。有周期补充和连续补充两种方式。

3. 雌、孕激素联合治疗　适用于有子宫的患者，可保护子宫，防止癌变。雌激素补充有周期（periodic，P）和连续（continuous，C）两种方式，孕激素在一个周期内固定几天里按照某种排序补充，称为序贯（sequential，S）。因此，雌、孕激素组合补充时的组合形式有：周期序贯（PS），周期联合（PC），连续序贯（CS）和连续联合（CC）。

（五）MHT 方案选择方法

在接诊时要评价患者的绝经状态，进行基本的临床检查，评估是否有 MHT 的禁忌证和适应证及慎用证。除了适应证外，患者的意愿占着重要位置，必须尊重患者个人的意愿。在绝经过渡期和绝经早期尽可能采用周期激素补充方案，而绝经后期尽可能用连续联合方案，在绝经中期根据用药后反应决定具体的补充方案。制订方案时需要考虑患者的需求和存在的主要问题，进行个体化方案的选择。

九、MHT 规范化诊疗流程

随着老龄化社会进程，进入围绝经期的人群越来越庞大，我国 2013 年出版的《绝经相关激素补充治疗的规范诊疗流程》为临床医师提供了符合中国临床实践的、可操作性强的 MHT 诊疗流程。

决定是否给一个妇女起始 MHT，需要一个关于潜在风险和获益的个体化评估。也要告知患者非激素治疗替换方案，包括生活方式调整，中草药和非激素药物等。需要评估患者受症状困扰的程度，她想达到什么治疗目的，是否希望进行 MHT 及 MHT 对其是否安全。MHT 的起始尽量在“窗口期”，一般认为是 60 岁以下或绝经 10 年以内的女性。仔细询问病史、用药史、家族史以充分判断是否有 MHT 适应证、禁忌证及慎用证。评估心血管风险、乳腺癌风险等。需要进行全面的体格检查和辅助检查，如乳腺检查、妇科专科检查、盆腔 B 超、乳腺 B 超或钼靶、血糖、血脂、肝功能、肾功能、宫颈细胞学、骨密度等。根据患者个人情况，选用适合的 MHT 种类及用药途径。在 MHT 起始后，需要规范随诊，初始治疗的患者，用药 1 个月、3 个月需要随诊评估疗效及用药后的不良反应，根据情况调整用药及剂量，MHT 相关副作用主要出现在开始 MHT 的 3 个月内，如阴道出血、乳房胀痛、消化道症状等，需要根据情况调整或终止治疗及制订随访方案。之后，用药 1 年及以后每年建议行一次个体化评估，重复启动 MHT 前的所有检查，重新评估禁忌证及慎用证，回顾干预关注的健康点，调整用药及制订方案。目前的实践要求把 MHT 限制在最短的时间和最低的剂量下能缓解症状或达到治疗目的。在平均年龄绝经的妇女，一般建议将治疗限制在 3~5 年内。子宫切除术后的妇女和仅服用雌激素的妇女不受 5 年推荐限制，因为雌激素单药治疗平均随访 7 年不增加乳腺癌风险。早绝经妇女一般建议持续 MHT 到至少平均自然绝经的年龄，之后根据症状缓解的需要再用药。

（李　楠）

参考文献

1. Salpeter SR, Walsh JM, Ormiston TM, et al. Meta-analysis: effect of hormone-replacement therapy on components of the metabolic syndrome in postmenopausal women. Diabetes Obes Metab, 2006, 8(5): 538-554.

2. Paoletti AM, Cagnacci A, Di Carlo C, et al. Clinical effect of hormonal replacement therapy with estradiol associated with noretisterone or drospirenone. A prospective randomized placebo controlled study. Gynecol Endocrinol, 2015, 31(5): 384-387.

3. Cuadros JL, Fernández-Alonso AM, Chedraui P, et al. Metabolic and hormonal parameters in post-menopausal women10 years after transdermal oestradiol treatment, alone or combined to micronized oralprogesterone. Gynecol Endocrinol,

2011, 27(3): 156-162.

4. LaCroix AZ, Chlebowski RT, Manson JE, et al. Health outcomes after stopping conjugated equine estrogens among postmenopausal women with prior hysterectomy: a randomized controlled trial. JAMA, 2011, 305(13): 1305-1314.

5. Rocca WA, Grossardt BR, Miller VM, et al. Premature menopause or early menopause and risk of ischemic stroke. Menopause, 2012, 19(3): 272-277.

6. Clarkson TB, Ethun KF, Chen H, et al. Effects of bazedoxifene alone and with conjugated equine estrogens on coronary and peripheral artery atherosclerosis in postmenopausal monkeys. Menopause, 2013, 20(3): 274-281.

7. de Villiers TJ, Pines A, Panay N, et al. Updated 2103 International Menopause Society recommendations on menopausal hormone therapy and preventive strategies for midlife health. Climacteric, 2013, 16(3): 316-337.

8. Stuenkel CA, Gass ML, Manson JE, et al. A decade after the Women's Health Initiative-the experts do agree. Fertil Steril, 2012, 98(2): 313-314.

9. Oztas E, Kurtay G. Effects of raloxifene on serum macrophage colony-stimulating factor and interleukin-18 levels in postmenopausal women younger than 60 years. Menopause, 2010, 17(6): 1188-1193.

10. Karim R, Stanczyk FZ, Hodis HN, et al. Associations between markers of inflammation and physiological and pharmacological levels of circulating sex hormones in postmenopausal women. Menopause, 2010, 17(4): 785-790.

11. Grady D, Herrington D, Bittner V, et al. Cardiovasculardisease outcomes during 6.8 years of hormone therapy: Heart and Estrogen/Progestin Replacement Study Follow-up(HERS Ⅱ). JAMA, 2002, 288(1): 49-57.

12. Renoux C, Dell'aniello S, Garbe E, et al. Transdermal and oral hormone replacement therapy and the risk of stroke: a nested case-control study. BMJ, 2010, 340: c2519.

13. Laliberté F, Dea K, Duh MS, et al. Does the route of administration for estrogen hormone therapy impact the risk of venous thromboembolism? Estradiol transdermal system versus oral estrogen-only hormone therapy. Menopause, 2011, 18(10): 1052-1059.

14. Vickers MR, MacLennan AH, Lawton B, et al. Mainmorbidities recorded in the women's international study of long duration oestrogen after menopause (WISDOM): a randomised controlled trial of hormone replacement therapy in postmenopausal women. BMJ, 2007, 335(7613): 239.

15. North American Menopause Society. The 2012 hormone therapy position statement of The North American Menopause Society. Menopause, 2012, 19(3): 257-271.

16. Henderson VW, Lobo RA. Hormone therapy and the risk of stroke: perspectives 10 years after the Women's Health Initiative trials. Climacteric, 2012, 15(3): 229-234.

17. de Villiers TJ, Gass ML, Haines CJ, et al. Global Consensus Statement on menopausal hormone therapy. Maturitas, 2013, 74(4): 391-392.

18. Torgrimson BN, Meendering JR, Kaplan PF, et al. Depot-medroxyprogesterone acetate and endothelial function before and after acute oral, vaginal, and transdermal estradiol treatment. Hypertension, 2011, 57(4): 819-824.

19. Villa P, Suriano R, Ricciardi L et al. Low-dose estrogen and drospirenone combination: effects on glycoinsulinemic metabolism and other cardiovascular risk factors in healthy postmenopausal women. Fertil Steril, 2011, 95(1): 158-163.

20. Meng X, Dai X, Liao T-D, et al. Dose-dependent toxic effects of high-dose estrogen on renal and cardiac injury in surgically postmenopausal mice. Life Sci, 2011, 88(3/4): 178-186.

21. Santen RJ, Allred DC, Ardoin SP, et al. Postmenopausal hormone therapy: an Endocrine Society scientific statement. J Clin Endocrinol Metab, 2010, 95(7 Suppl 1): s1-s66.

22. Rocca WA, Grossardt BR, Shuster LT. Oophorectomy, menopause, estrogen treatment, and cognitive aging: clinical evidence for a window of opportunity. Brain Res, 2011, 1379: 188-198.

23. Tai V, Grey A, Bolland MJ. Results of observational studies: analysis of findings from the Nurses' Health Study. PLoS One, 2014, 9(10): e110403.

24. Shapiro S, Farmer RD, Stevenson JC, et al. Does hormone replacement therapy cause breast cancer? An application of causal principles to three studies. Part 4: the Million Women Study. J Fam Plann Reprod Health Care, 2012, 38(2): 102-109.

25. Fournier A, Fabre A, Mesrine S, et al. Use of different postmenopausal hormone therapies and risk of histology and hormone receptor defined invasive breast cancer. J Clin Oncology, 2008, 26(8): 1260-1268.

26. Neubauer H, Yang Y, Seeger H, et al. The presence of a membrane-bound progesterone receptor sensitizes the estradiol-induced effect on the proliferation of human breast cancer cells. Menopause, 2011, 18(8): 845-850.

27. Frick KM. Molecular mechanisms underlying the memory-enhancing effects of estradiol. Horm Behav, 2015, 74: 4-18.

28. Maki PM. Critical window hypothesis of hormone therapy and cognition: a scientific update on clinical studies. Menopause, 2013, 20(6): 695-709.

29. Daniel JM, Hulst JL, Berbling JL. Estradiol replacement enhances working memory in middle-aged rats when initiated immediately after ovariectomy but not after a long-term period of ovarian hormone deprivation. Endocrinology, 2006, 147(1): 607-614.

30. 中华医学会妇产科学分会绝经学组.绝经期管理与激素补充治疗临床应用指南(2012版).中华妇产科杂志, 2013, 48(10): 795-799.

31. de Villiers TJ, Hall JE, Pinkerton JV, et al. Revised Global Consensus Statement on Menopausal Hormone Therapy. Climacteric, 2016, 19(4): 313-315.

32. 中华医学会妇产科学分会绝经学组.绝经相关激素补充治疗的规范诊疗流程.中华妇产科杂志, 2013, 48(2): 155-158.

第十二章 老年水电解质紊乱与酸碱失衡

第一节 水钠代谢失常

水和电解质是维持生命基本物质的组成成分，人体细胞内、外的生命物质溶于体液环境中，在神经－内分泌系统的调节下，正常人体内每天水和电解质的摄入和排出处于动态平衡之中，维持着细胞的新陈代谢和重要生理功能。

水、钠之间的依赖关系十分密切，其代谢与各系统及组织的功能相关。血清钠表示血中水和钠的相对比值，而非其绝对量。水、钠代谢紊乱关系密切，相互影响，常相伴随发生，单纯水或钠代谢紊乱很少见，但在某些病理情况下，二者也可以不呈比例地丢失或增多，形成临床上比较复杂的水、电解质代谢平衡紊乱。

一、正常水的代谢

正常人的总体液量因年龄、性别、体型等因素的不同存在个体差异，体液量占体重的百分比是随年龄增长而下降的，成人体液量占55%~60%，女性由于其脂肪含量较多而肌肉含量偏少，其总体液量比男性少约5%，其中细胞外液占体重的20%~25%（血浆占4%~5%，组织间液占15%~20%），细胞内液占体重的35%~40%。而随着年龄增长，老年人体重逐渐下降，脂肪含量增多而肌肉含量减少，老年人体内的总体液量逐渐减少，65岁时，男性体内总水分占体重的54%，而女性则下降至46%。因此，老年人由于体液丢失等原因导致的脱水或者高钠血症的发生风险明显增加，而在入量过多时，老年人发生容量负荷增加或者低钠血症的危险性也大大增加。

老年人体液容量减少主要是由于血容量的下降及细胞内液减少。老年人的血容量可减少20%~30%，而其细胞内液占体重的百分比可由成年人的40%下降至30%，但组织间液的容量变化不大。正常情况下，肌肉含水量为75%，而脂肪含水量仅为5%~10%，老年人随着年龄增长，肌肉含量逐渐减少，而脂肪含量增加，这是导致老年人体液容量减少的重要原因。

正常人每日水的摄入与排出是保持动态平衡的，成人每日生理需要量为1500ml，每日摄入1500~2500ml（按体重计算为30~40ml/kg，按每日摄入的热量计算约为1ml/kcal）（表12-1-1）。

水的代谢调节主要通过口渴感觉、抗利尿激素及肾脏，汗腺及呼吸也起部分调节作用。随着年龄的增长，老年人代谢减慢，心脏、肺脏、肾脏功能及内分泌调节系统的功能逐渐出现不同程度的退化，其储备及代偿能力减低，水和电解质平衡的调节能力减弱，极易出现水和电解质代谢紊乱。

1. 口渴中枢 口渴中枢位于下丘脑，血浆晶体渗透压是其主要有效刺激物。渴感是保护生

表12-1-1 正常成人每日水的摄入及排出量（ml）

摄入/排出量	饮食含水	饮水	内生水*		合计
摄入量	700~1000	500~1200	300		1500~2500
排出量	不显性失水		排泄失水		
	经肺呼出	皮肤蒸发	尿	粪便	
	300	500	650~1600	50~100	1500~2500

注：* 内生水指物质及能量代谢中产生的水，每克蛋白质、脂肪、糖代谢产生的水量分别为0.34ml、1.07ml及0.56ml

命、调节渗透压的生理机制。只有具备正常的渴感、充分的液体来源和对体内水分的正常的吸收和消耗能力，才能够在机体需要水分时得到补充，维持生命。健康人的液体摄入由渴感控制，每日需要摄入液体量 30~40ml/kg，但当处在高温、发热、感染等状态，或者经呼吸道、胃肠道等丢失水分较多时，人体对液体量会适当增加。当血浆渗透压超过 292mOsm/kg 或者总液体量减少 1%~2% 时，人体会产生渴感，但随着年龄增长，老年人的渴感会受到损伤，在同等程度缺水的情况下，年轻人的血浆渗透压仅轻度增高为 290mOsm/kg 时，而 65 岁以上的健康老年人的血浆渗透压可超过 296mOsm/kg 时。有研究表明，由于老年人渴感中枢受损，当其血浆渗透压超过 323mOsm/kg 时，许多老年人仍无渴感，对水的需求量下降，导致脱水的发生。尤其是当老年人合并脑血管病或阿尔茨海默病等时，即使其有效血容量不足或者血浆渗透压超过阈值，老年人也很难产生渴感。更多情况下，老年人由于一些疾病（如失明、关节炎等）导致躯体功能下降、活动受限时，难以自己获得充足水分导致摄水不足。

2. 抗利尿激素 精氨酸加压素（arginine vasopressin，AVP）又称抗利尿激素（antidiuretic hormone，ADH），主要由下丘脑视上核和室旁核神经细胞合成，经下丘脑 - 垂体束神经纤维的轴浆流进入神经垂体，贮存于神经末梢处。平常仅小量 AVP 释放入血，但当下丘脑受到神经冲动的刺激时，大量的 AVP 释放入血。AVP 主要作用于肾远曲小管和集合管，以提高管腔细胞膜对水的通透性。机体通过下丘脑系统调节肾脏水的排泄，同时，通过肾素 - 血管紧张素系统调节机体的水、钠代谢。AVP 的分泌受血浆渗透压调节，同时也会受到血容量等其他因素影响。细胞外液渗透压升高会刺激 AVP 释放，肾皮质和髓质集合管对水的通透性增大，髓袢的反流倍增作用使得集合管形成高渗状态，水经集合管重吸收。反之，在水负荷增加时，血浆渗透压减低，AVP 释放减少。AVP 的释放还受容量感受器和其他非渗透压性因素的影响，如恶心、疼痛、精神因素、吸烟、药物、低血糖、手术、体液因子等，当血容量发生变化时，位于左心房和胸腔大静脉处的容量感受器及颈动脉窦和主动脉弓压力感受器也可能参与调节 AVP 的释放。

研究表明，随着年龄增加，下丘脑合成 AVP 的神经元并不会出现退行性改变，其 AVP 的基础分泌正常甚至可能会轻度增高，但与年轻人相比，其 AVP 分泌的昼夜节律消失，健康成年人的 AVP 分泌高峰应在夜间，这与睡眠 - 觉醒周期密切相关，但老年人此节律消失，夜间分泌 AVP 减少，导致老年人夜尿增多；但老年人对渗透压的刺激敏感性增加，有研究对比健康老年人（54~92 岁）与健康年轻人（21~49 岁）输入高张盐水后两组血浆渗透压及 AVP 的水平，结果两组血浆渗透压及 AVP 均有所升高，但是老年人血浆 AVP 水平是年轻人的 2 倍，另一研究对比老年人与年轻个体在脱水情况下血浆 AVP 水平的变化，结果表明，脱水 24 小时后，老年人血浆 AVP 水平增加更明显，这说明给予同等的渗透性刺激，老年人分泌的 AVP 更多，老年人对渗透压刺激的敏感性增加。但随着年龄增长，老年人的容量感受器及压力感受器功能受损，影响了 AVP 的释放。同时，酒精、吸烟、药物（如甲氧氯普胺）等对老年人 AVP 的影响均大于年轻人。

3. 肾素 - 血管紧张素 - 醛固酮系统 研究表明，正常老龄化过程对肾素 - 血管紧张素 - 醛固酮系统有影响。老年人的血浆肾素活性及醛固酮水平均较年轻人偏低，这有可能是由于老年人体内非活性肾素转为活性肾素减少，从而直接导致了血浆醛固酮浓度减低，同时，老年人肾小管对醛固酮的反应性降低，也是导致肾小管失钠的原因。而心房利钠肽的增多也会抑制肾素的分泌。

4. 心房利钠肽 心房利钠肽（atrial natriuretic polypeptide，ANP）在心房合成、储存和分泌，能够抑制近曲小管重吸收钠，抑制醛固酮和 ADH 的释放，促进钠、水的排出，并可以舒张血管从而降低血压。随年龄增加，ANP 对刺激的反应性增强。有研究比较健康年轻男性与老年男性血浆 ANP 的水平，结果显示，老年人血浆 ANP 的基础水平更高，是年轻人的 5 倍，输注盐水或将身体浸在水中，老年人 ANP 的升高幅度更大。一项对健康人（22~64 岁）循环 ANP 浓度的研究表明，50 岁以上的受试者基础循环 ANP 水平较 50 岁以下受试者高，当采用控制性运动使受试者心率增加到最大预期心率的 80% 以上以刺激生理性 ANP 释放后，50 岁以上的受试者分泌的 ANP 增幅也更加明显。这表明，随着年龄增长，由于心肌顺应性下降等因素，老年人 ANP 的基础水平及受到刺激后的分泌水平逐渐增加，这导致老年人肾脏失钠更多。ANP 同时会抑制肾素、血管紧张素及醛固酮的分泌，以上原因导致老年人肾脏失钠更为严重。

5. 肾脏 每天大约有180L的水分由肾小球滤过，而其中近99%又被肾小管重吸收，健康人每日的尿量约1500ml。肾脏对水的重吸收分为被动与主动吸收两种形式。被动吸收是指近曲小管在重吸收大量葡萄糖、氨基酸、电解质及其他物质的同时，依靠其渗透压梯度重吸收水分，占水重吸收的80%~90%；其余在肾小管Henle袢升支及远曲小管、部分集合管主动吸收。球管平衡的调节是肾脏对水的调节的主要机制。从40岁左右开始，肾脏的结构和功能开始出现退行性改变。年轻人肾脏重250~280g，而随年龄增长，肾脏的体积逐渐缩小，80~90岁老年人的肾脏仅为180~200g，肾单位及肾小球逐渐减少，70岁时，肾小球发生硬化及透明样变的比例可高达10%~30%，同时，肾小球丛的分叶化丧失、肾小球基底膜的老化、肾小球系膜细胞增多及上皮细胞减少等原因使得有效滤过面积减少，功能性肾单位可减少1/3，有效肾血流量下降47%~73%。而肾血管系统中微动脉闭塞、肾小球毛细血管损伤也会逐年增加，每10年肾脏的血流会下降10%。正常老龄化过程使得老年人肌酐清除率下降35%，肾小球滤过率下降35%~53%，尿素清除率下降25%~70%，同时，老年人肾小管浓缩稀释功能下降，其排尿量较成人增加，每日25~30ml/kg，但对水负荷的耐受性也更差，当大量给水时易出现水潴留和低钠血症。

6. 肺脏 正常老龄化过程中，其肺脏、心脏等各种脏器功能均会下降1/3至2/3，随着肺活量的下降，其通过呼吸产生的水分丢失将减少。

二、正常钠的代谢

钠的来源主要是食盐（NaCl）。钠在空肠易被吸收，主要通过肾脏排泄，同时汗液也会影响钠的排泄，而粪便中含钠很少，每日仅10mmol左右的钠从粪便中排出（腹泻除外）。钠的需要量可以在5~15g/d范围内波动，健康成年人，每天摄入氯化钠的推荐摄入量不超过6g。正常人每天由肾小球滤过的钠达20 000~40 000mmol，但肾脏重吸收率达99.4%，每日尿排出的仅10~200mmol。健康人的肾脏对钠的代谢原则是“多吃多排，少吃少排，不吃不排”，摄入过多的钠能完全由肾脏排出，而当摄入无钠饮食时，肾脏基本不排泄钠。钠的重吸收主要在近曲小管完成，重吸收率约80%，Henle袢升支及远曲小管仅占20%。近曲肾小管对钠的重吸收需要一定的血浆－肾小管钠浓度梯度，当肾小管管腔内的钠浓度≥血浆钠浓度的75%，近曲小管就不再重吸收钠，而远曲小管则不受此影响。一般每升汗液中含钠10~50mmol，皮肤每日由非显性出汗蒸发水分300~600ml，但在高温环境下，人体可产生大量汗液，可多达8~10L，会排泄出大量的钠，要注意血钠的补充。

健康成年人体内总钠量为40~60mmol/kg。其中50%存在于细胞外液（其中80%~90%为可交换钠），40%在骨骼中（主要为不可交换钠），10%以下在细胞内液，10%以下在骨细胞内液中。血浆钠浓度为137~145mmol/L，约占总体钠的11.2%。组织间液和淋巴液钠为140mmol/L，占总体钠的29%。影响肾小管对钠重吸收的主要因素包括：流体静压和胶体渗透压、肾内血流重新分布、血管紧张素和醛固酮、利钠激素和前列环素等。

相对于年轻人，老年人更易出现水、钠代谢紊乱，老年人由于脏器功能下降，不仅容易出现钠潴留，并且当水负荷增加时，其排泄钠的量较年轻人更多。上述已提到，随着年龄增长，肾血流量、肾小球滤过率等逐渐下降，老年人的肾脏排钠能力下降，另外老年人在合并充血性心力衰竭、肝硬化、肾病综合征或者应用非甾体抗炎药物等时，也会降低肾脏对钠的排泄。高血压患者随着年龄的增长，其肾脏排钠会逐渐增加，并且老年人对限钠的反应更为迟缓，这可能与心房利钠肽、肾素－血管紧张素－醛固酮系统及肾小管的功能相关。

三、水代谢紊乱

水代谢紊乱分为容量不足和容量过多，容量不足会导致机体不同程度脱水，容量过多时液体积聚在体腔或组织间隙内，引起水肿，严重时可导致水中毒。而老年人由于各器官功能逐渐退化，更容易出现水代谢紊乱，且危险性大大增加。

（一）容量不足

容量不足（volume depletion）又称为低容量血症（hypovolemia），分为绝对容量不足及相对容量不足两大类，当液体从细胞外液丢失量超过摄入量，称为绝对容量不足，当血管内容量不足但细胞外液量正常或增多时，称为相对容量不足。老年人更容易出现容量不足，并可引起容量灌注不足、血压下降及严重心脑血管疾病等并发症的发生。

1. 绝对容量不足 引起绝对容量不足的原因主要是水钠摄入不足及排泄增多，而排泄增多主要分为肾性因素及非肾性因素两大类。

（1）肾性原因。①使用利尿剂：老年人常合并水肿、高血压、冠心病、心功能不全等疾病，合并使用利尿剂，但由于利尿剂应用不当或者由于低蛋白等原因导致液体积聚在第三间隙，使用利尿剂并不能将第三间隙的液体排出，反而会引起有效血容量不足；②慢性肾功能不全：正常老龄化过程中，各脏器功能逐渐下降，并且由于合并慢性肾小球肾炎、糖尿病肾病等导致老年人常合并肾功能不全，其对水钠的代谢能力减弱，一旦出现摄入不足或其他原因导致失水增多，易出现细胞外液容量不足；③渗透性或溶质性利尿：如血糖明显升高、糖尿病酮症酸中毒、大量使用甘露醇等脱水剂、烧伤等，若未足够补充水分，易出现脱水；④尿崩症、肾小管间质疾病、醛固酮减少或抵抗等因素也会引起容量不足。

（2）非肾性原因，主要包括由于各种疾病导致液体经胃肠道、皮肤及呼吸道丢失过多及出血，如呕吐、腹泻、胃肠减压、高温、大量出汗、烧伤、使用人工呼吸机等。

2. 相对容量不足 相对容量不足指细胞外液容量正常甚至增多，但有效循环血容量不足。其原因包括：①细胞外液再分布异常，主要包括血浆渗透压下降（如血白蛋白下降等因素）和毛细血管通透性增加（如急性胰腺炎、肠梗阻、腹膜炎等因素）等原因导致大量液体积聚在组织间隙，导致外周水肿及浆膜腔积液；②血管容量增加，如败血症、肝硬化腹水、过度使用血管扩张药物等导致血管容量增加而容量相对不足；③其他，如心衰等原因导致心输出量不足等原因。

摄入不足：由于合并多种疾病，且各器官功能下降，老年人可由于各种原因导致液体摄入不足。老年人常合并糖尿病、冠心病、脑血管疾病、视力下降、肢体活动障碍等，一旦发生腹泻、呕吐等原因导致容量不足，自主摄入水分难度增加；老年人渴感缺乏，或者应用镇静药、强心苷等药物使得老年人感觉及渴感下降；老年人常伴有胃肠道功能障碍，如吞咽困难、消化吸收障碍、肠梗阻等影响液体吸收；老年人认知功能下降或伴有痴呆、谵妄、精神疾病等，理解力及交流障碍，不能充分表达自己的不适及脱水状态；老年人由于衰老、器官功能下降，其容量不足的症状和体征可能不典型，不易被察觉。

3. 临床表现 除引起容量不足的原发病表现外，脱水主要表现为容量灌注不足及机体的代偿性反应。临床表现的轻重与液体丢失的量、速度、性质及机体的代偿能力相关，轻者可出现口渴、心悸、乏力等，严重时可出现直立性低血压、少尿等，大量和快速液体丢失可出现低血容量性休克。体格检查可发现皮肤弹性下降，但对老年人意义不大，可评估中心静脉压来反映液体丢失情况。但老年人由于反应迟钝及合并糖尿病、心功能不全、长期卧床等因素导致机体代偿能力差，临床表现并不典型。

4. 诊断 首先要明确是否存在容量不足及脱水程度，确定有无血电解质（尤其是血钠、血钾等）的紊乱及血浆渗透压的改变，并积极寻找原发病因，并进行鉴别诊断。根据心率、血压、脉搏、皮肤湿度及中心静脉压明确脱水程度，对患者的血流动力学做出初步判断，必要时可应用短时间内快速静脉补液法鉴别脱水剂心排量不足，如果补液后心率减慢、血压回升、尿量逐渐增加，则考虑存在血容量不足，但对于老年人应慎重，避免加重心功能不全。

5. 治疗 首先应根据脱水程度补充有效循环血容量，并纠正电解质代谢紊乱，但补充液体的途径、量、补液速度及类型应根据具体情况来确定。补液量可根据患者丢失的液体量、体重及血细胞比容来确定，轻度血容量不足可口服补液，而严重脱水需静脉补液，老年人和心功能不全患者应适当减缓补液速度及补液量，并密切监测病情变化，必要时在中心静脉压监测下补液，避免加重病情。在补液过程中，需注意血钾、血钠及酸碱平衡情况，三者可相互影响。

（二）容量过多

容量过多指液体摄入过多或排泄减少，导致体内总体液量增加，但有效循环血容量可能增加或正常。常见原因有由于心功能不全、缩窄性心包炎等引起全身或局部静脉压升高，肾病综合征、严重营养不良、肝硬化等导致血浆渗透压减低，肿瘤、手术、外伤等导致淋巴管回流受阻或淋巴管损伤等引起回流障碍，肾功能不全、原发性醛固酮增多症等引起水钠排泄减少。

临床表现为水肿、浆膜腔积液，常合并有效循环血容量不足，其原发病的表现更为明显。容量快速、大量增加时可能会引起肺水肿表现，老年人及心功能不全患者更易出现。

治疗上首先要纠正有效循环血容量不足，并限制水钠的摄入及增加水钠的排出，若由于白蛋白偏低导致出现明显的水肿和浆膜腔积液时，可适当补充白蛋白等胶体液增加血浆渗透压。在治疗过程中要严密监测电解质、生命体征及容量变化，并对原发病进行治疗。

四、钠代谢紊乱

水、钠的正常代谢及平衡是维持人体内环境稳定的重要方面，两者相互依赖，相互影响。正常血钠浓度维持在 135~145mmol/L，但其并不能说明钠在体内的总量和钠在体内的分布情况。钠代谢紊乱主要包括低钠血症和高钠血症。

（一）低钠血症

低钠血症（hyponatremia）即血钠低于 135mmol/L，是临床上常见的电解质紊乱。当体内水过量或细胞外液的钠相对较少时即可出现低钠血症，根据血浆渗透压的不同，可分为低渗性、等渗性及高渗性低钠血症三种；根据病因的不同，又可将低钠血症分为缺钠性低钠血症、稀释性低钠血症及消耗性低钠血症三种类型。

在老年人中，低渗性低钠血症较为多见，国外老年科住院患者低钠血症的发生率为 10%~20%，其中 64% 为由于各种原因应用利尿剂引起，而重症监护室中老年患者低钠血症的患病率高达 30%，门诊就诊的老年患者低钠血症的比例达 11%，并且随着年龄的增长，低钠血症的发病率也逐渐增加。正常老龄化过程中伴随着血钠水平的下降，研究表明，血钠正常的年轻人[血钠浓度（141±4）mmol/L]，平均每 10 年，血钠下降 1mmol/L。有学者对养老院中老年人的低钠血症进行研究发现，78% 以上居住在养老院的老年人患有低钠血症，另外一项研究发现，60 岁以上的养老院居住人群中，18% 的老年人血钠低于 136mmol/L，而纵向观察 12 个月后发现，53% 的老年人至少发生过一次低钠血症。有文献报道年龄≥60 岁的老年人发生低钠血症的平均危险性是 13 至 60 岁人群的 2.54 倍。尽管有些低钠血症表现轻微，但治疗上仍需重视，合并低钠血症的患者会加重其原发病，危险性及死亡率明显提高，且慢性低钠血症不但会增加跌倒和骨折的风险，如果纠正不当，也会增加神经系统并发症及死亡率（表 12-1-2）。

表 12-1-2 老年人群中低钠血症的危险因素

老年人群中低钠血症的危险因素
常合并导致低钠血症的疾病：
● SIADH 及伴随疾病
● 慢性充血性心力衰竭
● 慢性肾脏疾病
● 甲状腺功能减退
● 脱水
● 支气管肺炎
● 神经系统疾病，包括卒中
● 恶性肿瘤
● 过度限盐
经常使用可导致低钠血症的药物：
● 噻嗪类利尿剂
● 选择性 5- 羟色胺再摄取抑制剂
● 镇痛安定药
● 卡马西平
正常老龄化的生理功能下降：
● 肾小球滤过率下降
● 肾小管功能下降
● 肾素 - 血管紧张素 - 醛固酮水平下降
● AVP 水平增加
● 心房利钠肽水平增加
● 渴感降低
水摄入量增加
● 口服液体
● 静脉摄入低钠液体
钠摄入减少
● 低钠饮食
● 鼻饲
失钠增加
● 呕吐、腹泻等胃肠道疾病
● 脑耗盐综合征

1. 低钠血症的分类

低钠血症严重程度分类：①血钠 130~135mmol/L 为轻度低钠血症；②血钠 125~129mmol/L 为中度低钠血症；③血钠 <125mmol/L 为重度低钠血症。

低钠血症急慢性分类：①低钠血症存在 <48 小时为急性低钠血症；②低钠血症存在≥48 小时为慢性低钠血症；③若不能确定低钠血症存在时间，在除外可引起急性低钠血症的因素后（包括手术、烦渴、运动、应用甲基苯丙胺、催产素、利尿剂、洗肠盐、去氨加压素、抗利尿激素及静脉应用环磷酰胺等），建议考虑为慢性低钠血症。

低钠血症临床症状分类：①任何程度的血钠降低伴中度低钠血症症状定义为“中度症状低钠血症”，其中中度低钠血症症状包括恶心不伴呕吐、意识模糊、头痛；②任何程度的血钠降低伴重度低钠血症症状定义为“严重症状低钠血症”，其中重度低钠血症症状包括呕吐、心脏呼吸窘迫、异常和深度嗜睡、癫痫、昏迷（Glasgow 评分≤8 分）。

（1）根据渗透压的改变将低钠血症分为等渗性、高渗性及低渗性低钠血症三大类（表 12-1-3）。

1）等渗性及高渗性低钠血症：常见原因为葡萄糖或甘油等高渗透性溶质将细胞内液体转移至细胞外，稀释细胞外溶质，或者是由于高脂血症和高蛋白血症导致血钠检测水平降低。在高血糖、高脂血症时可直接测定血浆渗透压来反映机体状况。实际上只有当血清脂质和蛋白质浓度很高，如血清总脂达 60g/L 或血清总蛋白 140g/L 时，血钠检测水平才下降约 5%。

2）低渗性低钠血症：是老年人低钠血症的常见病因。

（2）根据低钠血症的病因学，可将低钠血症分为缺钠性低钠血症、稀释性低钠血症及消耗性低钠血症三种类型（表 12-1-4）。

1）缺钠性低钠血症：主要是指人体在钠丢失后导致血容量下降，血浆渗透压升高，AVP 分泌增加，大脑皮质产生渴感，机体开始潴留水，血容量增加，进而发生低钠血症。其原因有以下几点。①利尿剂：是老年患者低钠血症的主要原因，袢利尿剂（如呋塞米）、噻嗪类利尿剂的应用导致大量钠从肾脏排出；②胃肠道失钠：是老年人低钠血症的另一主要原因，除胃液外，其他消化液（肠液、胰液、胆汁等）的钠浓度与血浆相近，因此腹泻、呕吐、胃肠减压均可导致大量钠排出体外；③肾性失钠：主要原因是肾小球 - 肾小管对钠的滤过与重吸收的失平衡，慢性肾功能不全、某些失盐性肾病（如慢性肾盂肾炎、Fanconi 综合征，远端肾小管性酸中毒等）会导致肾小管对醛固酮不敏感，造成钠盐经肾脏排出过多，同时肾结石及前列腺增生经治疗解除尿路梗阻后、肾移植术后也会导致钠排泄增多；④体腔转移失钠：小肠梗阻使得大量小肠液积聚在肠腔中，静脉血栓形成、腹膜炎、严重烧伤等会导致水和钠盐积蓄到周围组织中；⑤皮肤失钠：在显性出汗时，汗液中钠浓度可以增高到接近细胞外液的浓度，大量出汗、大面积烧伤均会导致皮肤丢失大量水分和钠盐；⑥其他内分泌疾病：Addison 病、Sheehan 病及其他原因引起的肾上腺皮质功能减退，可导致尿钠排泄增多，同时 AVP 分泌增加也加重了低钠血症的发生；某些疾病导致 AVP 不适当分泌可引起水潴留和低血钠，继发

表 12-1-3　低钠血症的分类

分类		血浆渗透压（mOsm/kg H_2O）	细胞外液容量
低渗性低钠血症	低容量性	降低（<280）	降低
	等容量性		正常
	高容量性		增多
等渗性低钠血症		正常（280~295）	
高渗性低钠血症		升高（>295）	

表 12-1-4　低钠血症的常见病因

分类		常见病因
低渗性低钠血症	低容量性	胃肠道疾病、脑耗盐综合征、盐皮质激素缺乏、利尿剂等
	等容量性	抗利尿激素不适当分泌综合征、抗利尿不适当肾病综合征、糖皮质激素缺乏、甲状腺功能减退症、运动相关低钠血症、低溶质摄入、原发性烦渴症等
	高容量性	心力衰竭、肝硬化、肾脏疾病（急性肾损伤、慢性肾脏病、肾病综合征）等
等渗性低钠血症		高糖血症；假性低钠血症（高脂血症、高蛋白血症）等
高渗性低钠血症		重度高糖血症合并脱水；使用甘露醇等

醛固酮分泌减少，进而引起血容量增加，尿钠排出增加，造成低钠血症。

2）稀释性低钠血症：指机体内总钠含量不变甚至轻度增加，但由于体内水潴留造成的低钠血症。该类型低钠血症主要分为两种。①肾脏排水障碍：该型表现为体内总水量增多，细胞外液容量正常或增加，血液稀释，造成低钠血症，尿钠一般 >20~30mmol/L，如精神性多饮、抗利尿激素不适当分泌综合征等，饮水量可达 10~20L/d，血浆渗透压下降；手术等应激反应、黏液性水肿等也会导致肾脏排水障碍，造成稀释性低钠血症；②膨胀性低钠血症：该类型是由于体内先出现钠潴留，但人体为维持血浆渗透压平衡，AVP 和醛固酮分泌，逐渐出现水潴留，水潴留 > 钠潴留，出现低钠血症，尿量常不多，尿钠 <20mmol/L，常合并血钾、白蛋白、血细胞比容的下降，如充血性心力衰竭、慢性肝衰竭、慢性肾衰竭导致的低钠血症等。

3）消耗性低钠血症：又称无症状性低钠血症，主要是指晚期肿瘤、结核、慢性病（慢性肺部疾病、慢性肝病）、恶病质等消耗性疾病引起的血钠降低，低钠血症伴发于急性重症时又称为病态细胞综合征，细胞内的有机溶质病理性消耗或外逸，导致细胞内渗透压下降，细胞内水向外移动，细胞脱水使 AVP 分泌及饮水增加，肾小管重吸收水增加，使细胞外液在较低渗状态下维持新的平衡而导致低钠血症。

2. 低钠血症的临床表现　低钠血症症状的严重程度取决于血钠下降的速度及程度，但常常是非特异性的，并容易为原发病表现所掩盖。缺钠状态下，细胞内液及外液均为低渗状态，常不伴口渴。低钠血症主要是由于低渗透压导致的，当血浆渗透压下降至形成跨血脑屏障的渗透梯度时，水可进入脑细胞，引起神经系统症状。轻度、慢性的低钠血症可无临床症状，初期可表现为疲乏、表情淡漠、食欲缺乏等，当血钠降至 125mmol/L 以下时，患者开始感到恶心等不适，血钠下降至 115~120mmol/L 时，可出现头痛、嗜睡和反应迟钝等，并可有肌阵挛、运动失调、腱反射减退或亢进等神经系统异常表现，严重时发展为谵妄、惊厥、昏迷以至死亡。

3. 低钠血症的诊断　根据患者的临床表现及实验室检查可初步诊断低钠血症，但需迅速判断严重程度及病程，通过采集病史（包括患者的进食、饮水情况，是否有恶心、呕吐、使用利尿剂等排钠增多的因素，基础疾病状态如是否存在基础疾病恶化或急性重症疾病，是否合并恶性肿瘤、肺部疾病、内分泌系统疾病、脑外伤等病史），寻找其低钠血症的病因。

根据患者体征及实验室检查判断血容量的状态。观察患者皮肤弹性、心率、血压、有无水肿及直立性低血压等，但老年患者由于临床表现不特异；监测血钠、尿钠及血渗透压、尿渗透压、血肌酐及尿素氮等指标，必要时测定肾素 - 血管紧张素 - 醛固酮明确血浆渗透压情况，判断是否为等渗性或高渗性低钠血症等假性低钠血症，鉴别低钠血症的病因；监测血流动力学改变，必要时监测中心静脉压；若不能明确血容量变化，可试验性补液（500~1000ml）进行判断。诊断流程见图 12-1-1。

4. 低钠血症的治疗　低钠血症的治疗应根据病因、严重程度、急慢性等采取不同的处理方法，急性重症的低钠血症应紧急治疗，慢性轻症的低钠血症应积极寻找原发病进行治疗。低钠血症需要个体化治疗，总的治疗原则包括：对症治疗；寻找病因，治疗原发病，祛除诱因；治疗合并症。

严重症状低钠血症需紧急处理，输注 3% 的高渗盐水 100ml 并定期监测血钠，4 小时内血钠上升 5mmol/L 为补钠达标，否则需要继续输注高渗盐水，复查血钠，预防脑疝和大脑缺血引起的神经系统损伤。对于中度症状低钠血症可给予适量的高渗盐水、等渗盐水、口服钠盐、限水或普坦类药物治疗，并根据血容量的状态，判断需要限水或者补液治疗；对于无症状或轻度症状的慢性低钠血症，不推荐以单纯升高血钠浓度为目标的治疗，需要积极寻找低钠血症的原因，减少非必要的液体输注，停用可能引起低钠血症的药物和其他因素，并根据病因治疗。慢性低钠血症的纠正不宜过快，否则可导致渗透性脱髓鞘综合征（osmotic demyelination syndrome，ODS）。

与年轻人不同，老年人的体液比例分别为男性 52%，女性 42%，因此老年人的补钠公式应有所调整，钠缺乏量（mmol）=[（140- 实测血钠值）mmol/L] × 体重（kg）× 0.52（女 0.42）。

（二）高钠血症

高钠血症（hypernatremia）指血钠浓度 >145mmol/L，伴血浆渗透压上升，大于 300mOsm/kg H_2O，可分为低容量、等容量及高容量高钠血症，临床上以低容量高钠血症常见。

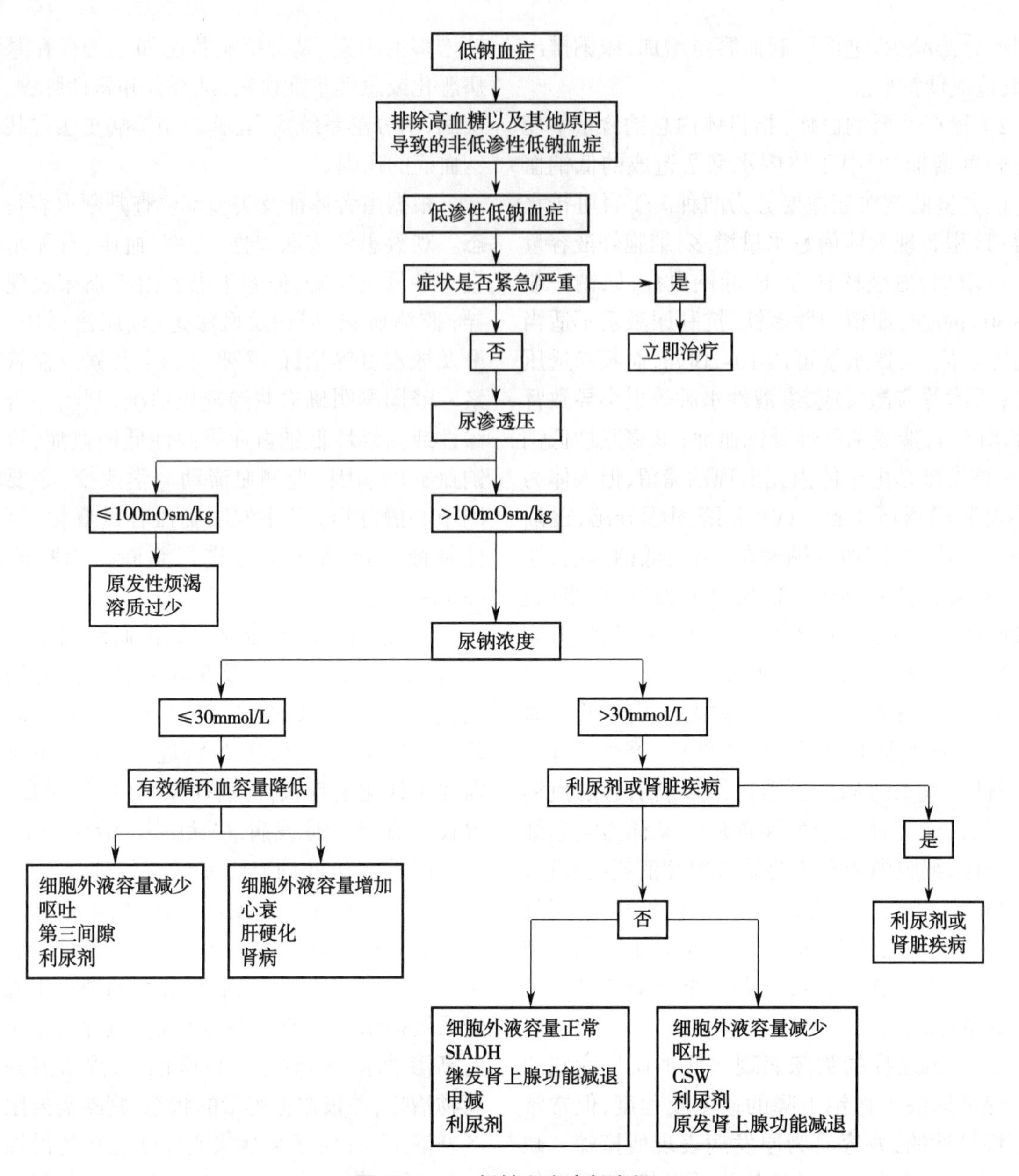

图 12-1-1　低钠血症诊断流程

有研究表明，老年住院患者（>60 岁）高钠血症的发生率为 1%~1.5%，平均血钠浓度为 154mmol/L，死亡率可达 42%。而居住在养老院中的老年人因急性病需住院者，有 34% 合并高钠血症，且血钠浓度超过 150mmol/L。

老年人肾脏功能及各种激素分泌能力下降、渴感减退是高钠血症的生理危险因素，且老年人容易合并其他导致水排泄过多及钠排泄障碍的疾病，包括利尿剂的应用、发热、胃肠道疾病（恶心、呕吐、腹泻等）、血糖控制不佳引起的高渗性高血糖状态等。高钠血症的发生率及死亡率均高，需引起警惕。

1. 发生的主要原因　①水摄入不足：老年人由于渴感减退，或由于意识障碍、帕金森等疾病及担心尿失禁等原因可导致主动摄水减少。②水丢失过多：常见于中枢性及肾性尿崩症，这类患者如强迫禁饮或因渴感丧失，未适当补充水分，则容易发生高钠血症；另外，在心脏骤停、乳酸酸中毒等危重症时使用大量碳酸氢钠治疗会引起医源性高钠血症。③钠排泄障碍：肾上腺皮质功能亢进患者常伴有高钠血症，另一类患者诊断“特发性高钠血症”，渴感减退伴 AVP 分泌“阈值升高”，在饮水利尿后，血钠不能降到正常范围内，表明高血钠在未达到严重程度时，不能有效地促进 AVP 的释放。

2. 临床表现　口渴是高钠血症早期的突出症状。早期可有烦躁或淡漠等神经系统症状，可有肌张力增高及腱反射亢进表现，进一步发展可出现抽搐、惊厥、昏迷及死亡。根据血容量的高低，可有多尿或少尿、水肿与否等不同临床表现。临床症状同样取决于血钠升高的速度及程度，并且与其基础疾病相关。

3. 诊断 首先应判断高钠血症的严重程度、容量状态、生命体征是否稳定等，通过采集病史了解其失水、摄入钠盐等情况，并了解其基础疾病状态，测定血钠、尿钠及血、尿渗透压等变化。

4. 治疗 治疗的主要原则包括恢复血浆渗透压，并积极治疗原发病，维持水、电解质及酸碱平衡稳定。其治疗根据病因的不同（如失水、低渗液体丢失、钠中毒等）而选择不同的治疗方法。低容量高钠血症应补充低渗或等渗液体，而高容量高钠血症应选择利尿剂减轻水、钠负荷，必要时可行血液净化治疗。但治疗过程中应避免血钠下降过快引起脑水肿。

（满富丽）

参考文献

1. Spasovski G, Vanholder R, Allolio B, et al. Clinical practice guideline on diagnosis and treatment of hyponatraemia. Nephrol Dial Transplant, 2014, 29(suppl 2): i1-i39.

2. Verbalis JG, Goldsmith SR, Greenberg A, et al. Diagnosis, Evaluation, and Treatment of Hyponatremia: Expert Panel Recommendations. Am J Med, 2013, 126(10 Suppl 1): S1-S42.

3. Verbalis JG, Grossman A, Höybye C, et al. Review and analysis of differing regulatory indications and expert panel guidelines for the treatment of hyponatremia. Curr Med Res Opin, 2014, 30(7): 1201-1207.

4. Aylwin S, Burst V, Runkle L, et al.'Dos and don'ts' in the management of hyponatremia. Curr Med Res Opin, 2015, 31(9): 1755-1761.

5. Soiza RL, Talbot HS. Management of hyponatraemia in older people: old threats and new opportunities. Ther Adv Drug Saf, 2011, 2(1): 9-17.

6. Upadhyay A, Jaber BL, Madias NE. Incidence and prevalence of hyponatremia. Am J Med, 2006, 119(suppl 1): S30-S35.

7. Siregar P. The risk of hyponatremia in the elderly compared with younger in the hospital inpatient and outpatient. Acta Med Indones, 2011, 43(3): 158-161.

8. Hoyle GE, Chua M, Soiza RL. Prevalence of hyponatremia in elderly patients. J Am Geriatr, 2006, 54(9): 1473-1474.

9. Clayton JA, Le Jeune IR, Hall IP. Severe hyponatremia in medical inpatient: Aetiology, assessment and outcome. Q J Med, 2006, 99(8): 505-511.

10. Gill G, Huda B, Boyd A, et al. Characteristics and mortality of severe hyponatremia hospital-based study. Clin Endocrinol, 2006, 65(2): 246-249.

11. Wald R, Jaber BL, Price LL, et al. Impact of hospital-associated hyponatremia on selected outcomes. Arch Intern Med, 2010, 170(3): 294-302.

12. Waikar SS, Mount DB, Curhan GC. Mortality after hospitalization with mild, moderate and severe hyponatremia. Am J Med, 2009, 122(9): 857-865.

13.《老年患者低钠血症的诊治中国专家建议》写作组．老年患者低钠血症的诊治中国专家建议．中华老年医学杂志，2016，35(8)：795-804.

第二节 钾代谢异常

一、正常老年人的钾代谢

钾离子（K^+）是人体最重要的阳离子之一。健康成人体内钾总量约为 50mmol/kg，其中 98% 分布在细胞内，约为 150mmol/L，主要分布在肌肉、肝脏、骨骼及红细胞等组织、细胞内，参与调节细胞容量、酸碱平衡、生长发育及其他多种代谢过程，如蛋白质合成、葡萄糖代谢及三磷酸腺苷的生成等。细胞外液中钾的含量仅占总钾量的 2%，约 1/4 存在于血浆内。健康成年人血清钾浓度波动在 3.5~5.0mmol/L。细胞内外的钾离子浓度与细胞膜的静息电位密切相关，钾代谢异常会影响细胞的极化功能，在神经、肌肉及心肌细胞等组织中尤为重要。

细胞膜内外的钾离子浓度差是维持 Na^+-K^+-ATP 酶正常转运的必要条件。ATP 在 Na^+-K^+-ATP 酶水解获得能量，并将细胞内的 3 个 Na^+ 转运至细胞外，将细胞外 3 个 K^+ 转运至细胞内，进入细胞内的 K^+ 又可通过特殊通道渗漏到细胞膜外，这种持续进行的 K^+ 转运使细胞内 K^+ 浓度相对恒定，保证了正常细胞的极化状态。

个体钾的摄入、细胞内外钾的转移及肾对钾排泄的调节时，血钾水平较为恒定。钾的主要来源为饮食摄入，蔬果类食物为含钾较为丰富的食物。钾的排出主要通过肾脏及肠道。肾小球滤过情况和醛固酮水平决定肾脏的排钾能力，结肠排钾的能力主要在肾衰竭患者中起到代偿作用。

肾小球滤过的 K^+ 几乎全部在近端肾小管、髓袢等部位重吸收，尿液中 K^+ 的含量主要取决于远端肾小管、集合管对 K^+ 的排出能力。集合管主细胞是分泌 K^+ 的主要细胞，间细胞是重吸收 K^+ 的主要细胞。正常情况下 Na^+-K^+-ATP 酶作用在主细胞基底侧，将 K^+ 从小管周围组织中逆电化学梯度转运到该细胞的细胞质内，细胞内的 K^+ 在通过管腔侧的钾通道顺电化学梯度分泌至管腔中从尿中排出。管腔侧的 K^+-Cl^- 协同转运子也可将 K^+ 分泌至管腔。

盐皮质激素对 K^+ 的排泄发挥重要作用。与受体结合后，盐皮质激素可通过促进钾通道合成及开放、增加 Na^+-K^+-ATP 酶活性及促进三羧酸循环功能等促进 K^+ 从皮质部集合管排泄。局部肾小管滤过液的流速也显著影响 K^+ 的分泌。流速越快，K^+ 分泌越多，反之则较少。这两种机制在维持 K^+ 稳定中发挥重要作用。

体内的胰岛素、儿茶酚胺及酸碱平衡状态影响了钾在细胞内外的分布及转移。横纹肌、肝脏、脂肪等细胞在胰岛素的作用下 Na^+-K^+-ATP 酶被激活，钾离子从细胞外转移至细胞内。这一途径不仅维持了正常状态下的血钾稳定，并且在血钾水平波动时通过反馈调节起到代偿作用。儿茶酚胺通过兴奋 β_2- 肾上腺素受体促进钾离子向细胞内转运。酸中毒时，钾离子自细胞内向细胞外转移，血钾升高，碱中毒时则相反。

体内某些激素也参与钾离子代谢，如甲状腺素和生长激素，但通常情况下这些激素水平异常并不会引起显著血钾水平波动。某些甲亢患者可能会出现轻度的低钾血症，这可能与交感神经兴奋性增强相关。生长发育需要钾的供应，在正常妊娠过程中，母体血钾水平会随着胎儿的成长而呈下降趋势。

低镁血症通常伴随着低钾血症。镁和钾均是细胞代谢所必需的。镁离子协同 Na^+-K^+-ATP 酶发挥作用，如果镁缺乏，细胞外液中钾含量增加，使钾缺乏被掩盖。此外，镁缺乏导致肾脏排钾增多，钾的缺失直到缺镁得到纠正之后才能恢复。老年人更容易出现低钾血症，尤其在使用利尿剂治疗或进食不足时。与年轻人相比，老年人体内钾含量降低，即便是用去脂体重校正后仍然如此。这可能与肾脏丢失及钾摄入不足相关。

二、低钾血症

血清 K^+ 浓度 <3.6mmol/L 时称为低钾血症。血钾在 3.0~3.5mmol/L 者为轻度低钾血症，在 2.5~3.0mmol/L 者为中度低钾血症，小于 2.5mmol/L 时为重度低钾血症。低钾血症可因总体 K^+ 过少，或细胞内外 K^+ 重新分布所致。

（一）低钾血症的病因

1. 钾摄入不足 机体每日摄入钾的含量为 40~120mmol，多数由尿中排泄。不同于钠的代谢，肾脏在体内缺钾时并不能完全不排出钾，肾脏每日排钾量为 5~25mmol。单纯因钾摄入减少引起的低钾血症并不常见，多数合并存在利尿剂治疗、腹泻、吸收障碍或低能量饮食等。

2. 钾损失过多

（1）小肠液中含钾较丰富（20~40mmol/L），当丢失过多小肠液时，如腹泻、胃肠造瘘、胃肠道引流等情况，可造成钾的大量丢失，出现低钾血症。小肠液为碱性，小肠液丢失时伴随着低钾血症亦常出现代谢性酸中毒。而胃液中含钾量较低，5~10mmol/L，若大量胃液丢失伴随低钾血症时，还需考虑肾性失钾的因素。

（2）肾性失钾是低钾血症的最常见原因。血钾正常时尿钾排泄率大于 20mmol/d 且无腹泻病史即可诊断为肾性失钾。肾性失钾的常见原因为盐皮质激素过多或远端肾单位钠转运异常所致。

1）盐皮质激素过多

原发性肾素增多症：肾球旁细胞分泌过多肾素引起继发性醛固酮升高、严重高血压和低钾血症。可见于肾球旁细胞瘤或肾动脉狭窄。

原发性盐皮质激素过多：血醛固酮水平增高，肾素水平较低。可见于醛固酮分泌性腺瘤、肾上腺皮质增生及糖皮质激素可纠正的醛固酮增多症等。

原发性非醛固酮性盐皮质激素过多：血醛固酮水平不高，但表现出明显的盐皮质激素作用亢进。可见于库欣综合征、先天性肾上腺增生、表征性盐皮质激素增多症和 Liddle 综合征等。

2）远端肾单位钠转运过多：集合管主细胞是参与远端肾单位 Na^+ 重吸收的主要部位。集合管管腔内 Na^+ 浓度升高时，可促使 Na^+ 重吸收增加，并增强主细胞上 Na^+-K^+-ATP 酶的作用，使尿 K^+ 排出增多；Na^+ 重吸收增加引起集合管管腔侧呈电负性，促进 K^+ 的分泌。应用利尿剂、管腔中不可吸收的阴离子增加、Bartter 综合征、Gitelman 综合征和酸中毒引起的低钾血症多是因为此原因。

（3）汗液中含有大量钾离子，在高温下剧烈运动大量出汗而未及时补钾时，可引起低钾血症。囊性纤维化也可引起钾从汗液中大量丢失。

（4）慢性腹膜透析患者每日腹透液中丢失钾约 30mmol，当患者钾摄入不足或胃肠道丢失增加时可导致低钾血症。

3. 细胞内外钾离子分布异常 碱中毒时细胞内氢离子转移至细胞外，同时钾离子和钠离子交换至细胞内。但碱中毒时的这种代偿性转运作用较弱，低钾血症多在同时合并应用利尿剂、呕吐或醛固酮增多症的情况下发生。

胰岛素作用于骨骼肌和肝细胞时，可通过增加 Na^+-K^+-ATP 酶的活力促进钾向细胞内转移。在糖尿病酮症酸中毒或严重的非酮症高血糖的治疗过程中应用胰岛素但未及时补钾时容易发生低钾血症。

儿茶酚胺可通过 β_2- 肾上腺素受体作用增加 Na^+-K^+-ATP 酶的活性，促进钾向细胞内转移。应激情况下肾上腺素释放增多、应用肾上腺素受体激动剂或某些疾病状态下，如嗜铬细胞瘤时儿茶酚胺水平增加均可引起低钾血症。

低钾性周期性瘫痪是一种家族性或获得性疾病，以周期性发作肌无力或瘫痪合并低钾血症为特点。发作时因机体释放大量肾上腺素或胰岛素使钾离子迅速转移至细胞内，血钾浓度下降至 1.5~2.5mmol/L，通常还伴有低镁血症和低磷血症。多在进食较大量碳水化合物、运动或应激时诱发。

血细胞内含有较多的钾离子，当血细胞迅速增加时可出现低钾血症。低钾血症常见于叶酸和维生素 B_{12} 治疗巨幼细胞性贫血或集落刺激因子治疗粒细胞缺乏症时。

低体温状态可使钾进入细胞内，血浆下降至 3.0~3.5mmol/L。某些物品中毒时也会出现类似情况。如钡中毒，钡离子阻断 K^+ 通道，使细胞内 K^+ 不能弥散至细胞外。氯喹中毒时细胞外钾迅速进入细胞内，严重时血钾可下降至 2.0mmol/L。

（二）临床表现

低钾血症的临床表现与血钾降低的速度和程度密切相关。通常，血钾越低对机体的影响越大，慢性失钾的患者临床症状可不突出。

轻度低钾血症时，患者可表现为精神萎靡、神情淡漠、倦怠。严重时表现为反应迟钝、定向力减弱、嗜睡甚至昏迷。

低钾对骨骼肌的影响表现为四肢软弱无力甚至软瘫。这种情况常从下肢受累开始，逐渐累及上肢，严重时可累及呼吸肌。查体时可发现肌张力降低、腱反射减弱或消失。严重低钾时细胞内不能释放足够的钾使血管扩张，导致骨骼肌供血不足，引起肌肉痉挛、缺血坏死甚至横纹肌溶解。低钾时亦可累及平滑肌，常见的临床表现为食欲减退、消化不良、腹胀、恶心、呕吐、便秘等，严重时可出现麻痹性肠梗阻。

心律失常是低钾血症的严重并发症。多在血钾小于 3.0mmol/L 或低血钾的同时出现缺血、高钙血症或应用地高辛等药物时出现。因低钾的程度不同可出现窦性心动过速、房性期前收缩、室性期前收缩、室上性或室性心动过速及室颤。低钾血症患者的心电图可出现特异性的改变，如 ST 段压低、宽大低平倒置的 T 波、出现 U 波、Q-T 间期延长等。补钾后上述改变很快改善。

长期慢性的失钾可导致肾小管上皮细胞空泡样改变、肾间质纤维化及肾小管萎缩或扩张，导致肾的尿液浓缩功能下降。患者常出现多尿、低比重尿。反复发作慢性间质性肾炎可最终导致肾衰竭。

（三）治疗

1. 补钾治疗 低钾血症时需根据病情的严重程度进行补钾治疗。如是否出现低钾血症的症状和体征，是否存在伴发疾病或是否有持续丢失钾的情况。

补钾治疗前首先要评价体内的缺钾量。但实际上很难准确判断体内的钾储备量，如果排除钾向细胞内转移的原因，血钾下降 1mmol/L，可丢失 100~300mmol 的钾。因此只能估算体内缺钾量。大多数患者为轻中度低钾血症，血钾浓度为 3.0~3.5mmol/L，此类患者无需紧急治疗，给予补充丢失的钾并纠正导致钾丢失的原因即可。通常口服 40~60mmol 钾盐后血钾浓度可上升 1.0~1.5mmol/L，口服 135~160mmol 钾盐后血钾浓度可上升 2.5~3.5mmol/L。

短期内补钾的目的在于预防或管理致命性的心律失常或麻痹。老年患者出现此类事件的风险最大,此外肝功能异常、心脏传导功能异常及血钾短期内快速下降至2.5mmol/L等情况下也需警惕上述事件。摄入体内的钾在补足细胞内钾储存量之前,需要通过细胞外间隙,因此快速补钾是有风险的。应首选口服补钾治疗。当血钾大于3mmol/L时,可通过增加饮食中的钾摄入量进行治疗,每日补充40~100mmol的钾离子,同时还要去除造成低钾的原因。钾盐的种类依伴随钾丢失的阴离子种类而定。氯化钾最为常用,特别适用于应用利尿剂、呕吐、醛固酮增多症等引起的低钾,氯离子还有助于纠正伴随低钾发生的代谢性碱中毒。碳酸氢钾、枸橼酸钾适用于伴有代谢性酸中毒的患者。若钾的丢失伴有磷的丢失,如糖尿病酮症酸中毒时,可补充磷酸钾。当患者无法口服补钾或因低钾出现严重的心律失常、肢体瘫痪、横纹肌溶解等情况时可采用静脉补钾,但外周静脉补钾的浓度不应大于60mmol/L,速度一般不超过10~20mmol/h。高浓度补钾时,需要通过中心静脉置管进行并进行心电监护。

2. 纠正水、电解质、酸碱平衡紊乱 当患者出现因高血糖或严重的代谢性碱中毒引起的肾前性氮质血症时,仅输注氯化钠溶液可以纠正容量,但单纯扩容可导致威胁生命的低钾血症。因此需要同时补钾治疗。低钾血症患者输注葡萄糖溶液时需警惕因胰岛素的作用而加重的低钾血症。监测尿量和继续失钾量。如果钾丢失严重,需考虑应用非排钾利尿剂,如阿米洛利5~10mg口服治疗,并且及时纠正失钾原因,如腹泻等。低钾血症通常伴随体内液体及其他成分的丢失,如水、Na^+、Cl^-、HCO_3^-或酸等。及时纠正低钾血症伴随的水、电解质、酸碱平衡紊乱,尤其是低镁血症,有助于血钾的及时纠正。对于顽固性低钾血症患者,及时纠正低镁血症可以达到有效的治疗效果。

3. 纠正失钾原因 腹泻、肾上腺皮质肿瘤等可造成持续失钾,在补钾治疗时需及时纠正。对于原发性醛固酮增多症的患者,可使用保钾利尿剂;Barter综合征患者除补钾外,还可引用补钾利尿剂、吲哚美辛等协助治疗。

(四)预后

低钾血症的预后与低钾程度及伴随疾病相关。多数低钾血症患者为轻度低钾。但近年来住院患者中因低钾血症而死亡的病例已逐渐增多。

三、高钾血症

血K^+浓度高于5.5mmol/L时,称为高钾血症。除钾离子细胞内外转移外,高钾血症通常反映了体内总钾过多的情况。

(一)高钾血症的病因

1. 钾摄入过多 肾功能正常的健康人即使摄入过多含钾的食物并不会产生高钾血症。当肾功能不全或接受静脉补钾治疗时易出现高钾血症。

2. 钾在细胞内外重新分布 细胞损伤、血渗透压升高、酸中毒、药物或毒物及高钾性周期性瘫痪等可引起细胞内外钾分布改变。细胞损伤常见于横纹肌溶解、肿瘤化疗治疗及溶血。血渗透压升高可导致细胞皱缩,细胞内钾浓度升高,使钾离子向细胞内转移。甘露醇治疗或糖尿病酮症酸中毒均是常见的引起高渗状态的原因。代谢性酸中毒,特别是无机盐引起者最易发生高钾血症,而有机酸引起者则较少发生,差异的主要原因是对细胞内钾释放的影响不同。无机酸可造成更明显的细胞内酸化,促使细胞膜明显极化,细胞内钾释出更多;有机酸的溶解性较无机酸弱,对细胞膜的极化影响较小,钾的逸出较少。此外,酸中毒可刺激集合管H^+-K^+-ATP酶的活性,促进K^+重吸收。酸中毒还可以影响集合管细胞钾通道的开放率,使K^+分泌减少,减少K^+排泄。洋地黄等药物、河豚毒素等可引起严重的高钾血症。高钾性周期性瘫痪较低钾性周期性瘫痪少见,是由于肌肉对TTA敏感性的电压启动钠通道基因突变所致,通常在运动后诱发。

3. 钾排出障碍 肾脏对钾的排泄从肾小球滤过时开始。因为细胞外钾的浓度接近4mmol/L,钠的浓度接近140mmol/L,通过肾脏排出的钾远少于钠。钠大量排出后主细胞顶部的表皮钠通道才能够发挥重吸收作用。在严重的肾前性脱水状态下,钠的重吸收受抑制,钠的排泄受到钾的排泄速率的影响。肝肾综合征或严重心衰时尿钠浓度低会限制钾的排泌。若钠的排泄不受限制,钠的重吸收会造成腔内负电荷状态。钠的重吸收依赖于细胞内钠浓度较低造成的浓度梯度激活能量依赖的Na^+-K^+-ATP酶。钾的排泄随钠的重吸收而增加,但多数通过Na^+-K^+-ATP酶进入主细胞的钾又通过基底侧的钾转运机制重新进入细胞外液。少尿型急性肾衰竭、急性肾小球肾炎、Ⅱ型假性醛固酮减低症等可导致远端肾单位 Na^+ 输送减少。

细胞外液的钾也参与调节肾脏对钾的分泌。当血钾浓度升高时，Na^+-K^+-ATP 酶增加，更多的钾进入细胞以满足跨上皮细胞的分泌。

集合管腔内离子状态通过影响跨膜电位差而影响钾的分泌潜能。不可重吸收离子使腔内负电荷状态增加。如氯离子的重吸收会使腔内负电荷程度下降而减弱钠的重吸收，继而钾和氢的分泌能力也下降。如 Gordon 综合征主要由于氯和钠在远端肾小管和邻近的连接段重吸收过多，致使 K^+ 在皮质集合管排泄减少，可同时表现为高血压、肾功能正常及高钾血症。

集合管主细胞表面的多种钾分泌通道影响钾的分泌。在多种影响因素当中，抗利尿激素和细胞内 pH 值是影响钾分泌的关键因素。抗利尿激素可增加钾通道活性，并可增加上皮细胞钠通道，这样可使流速较低并伴有水分重吸收使尿钾水平可以更高。代谢性酸中毒时细胞酸化会抑制钾通道分泌钾的功能。

皮质集合管异常可导致肾潴钠而产生高钾血症，主要见于 Ⅰ 型假性醛固酮减低、小管间质肾炎、梗阻性肾病、钠通道阻滞剂及皮质激素受体阻滞剂的使用。醛固酮通过多种途径影响跨膜电位差。细胞内盐皮质激素受体功能可增加上皮细胞钠通道及基底侧 Na^+-K^+-ATP 酶的活性。高浓度皮质激素对醛固酮受体有同样的亲和力，也可增强钾的分泌。但集合管细胞内的 11β 羟基类固醇脱氢酶 2 型可将皮质醇转换为非活性皮质醇，糖尿病肾病、小管间质性肾炎、选择性低醛固酮血症及 Addison 病等可通过此机制引起血钾升高。

（二）临床表现

高钾血症会对心肌细胞兴奋性、自律性、传导性及交感神经系统产生影响，同时伴随高钾血症出现的电解质异常及 pH 改变使高钾血症对心律的影响极为复杂，可出现各种心律失常，包括各种缓慢性心律失常，如房室传导阻滞、窦性心动过缓；亦可出现多种快速性心律失常，如窦性心动过速、频发性室性期前收缩、室性心动过速和心室颤动。高钾血症时，静息膜电位去极化和钾通道传导性增强导致经典的高尖 T 波心电图图像。高钾血症常引起窦性心动过缓。严重高钾血症时，尤其是血钾大于 6mmol/L 时可出现心脏骤停、心电图 P 波消失和 QRS 波增宽，所有这些改变综合后使患者心电图呈正弦波型。心电图对于高钾血症的敏感性较低，发生心脏骤停时可无任何征兆。由于许多高钾血症常同时合并低钙血症、代谢性酸中毒及低钠血症等，心电图可因多种情况而受到影响，因此必须仔细分析。

血钾浓度 5.5~7.0mmol/L 时，细胞外液钾浓度上升，静息膜电位降低，部分去极化，肌肉的兴奋性增强，可表现为轻度的肌肉震颤、手足感觉异常。当血清钾浓度 7~9mmol/L 时，骨骼肌静息电位过小，肌肉细胞不易被兴奋，形成去极化组织，出现肌肉软弱无力、腱反射减弱或消失，严重时可出现弛缓性瘫痪的症状。高钾血症累及肌肉的症状常见于四肢肌肉，可逐渐向躯干发展，严重时可累及呼吸肌。

（三）诊断及鉴别诊断

采血时出现溶血等原因可造成假性高钾血症，在诊断时需予以甄别，同时还要除外实验室误差。糖尿病酮症酸中毒时可伴有高钾血症，但实际体内处于失钾状态，在诊断和治疗时需予以充分考虑。药物及肾功能不全是引起血钾升高的常见原因。肾功能正常但伴有严重肾前性氮质血症的患者可伴高钾血症。醛固酮、胰岛素分泌或作用的缺陷亦可导致高钾血症。在初诊为肾上腺皮质功能不全的患者中 40% 伴有高钾血症。持续性高钾血症伴酸中毒可能是高钾性肾小管酸中毒，常见于重度肾功能不全，尤其是伴有糖尿病、间质性肾炎或梗阻的患者。另外，组织坏死、横纹肌溶解及细胞膜去极化状态可通过临床表现及时识别。某些罕见的基因缺陷导致的遗传性疾病亦可引起高钾血症。

（四）治疗

血钾大于 6mmol/L、出现心电图的典型表现时，出现高钾血症所致的典型神经肌肉症状者需积极处理。通过多种方式恢复血钾的正常水平。当血钾浓度严重升高时，治疗的目标是快速降低血钾浓度。当高钾血症导致心律失常时，在血钾降至安全范围之前需要在有心电监护的情况下进行治疗。

葡萄糖酸钙可直接对抗血钾过高对细胞膜极化状态的影响，使阈电位恢复正常。采用 10% 葡萄糖酸钙溶液 10~20ml，稀释后在心电监护下缓慢静脉注射，一般 1~3 分钟可起效，但仅持续 30~60 分钟。若 10~20 分钟内未见明显改善，可重复注射，使用洋地黄药物治疗的患者在应用此药物时需谨慎。也可选择氯化钙治疗,常用10%氯化钙溶液3~4ml,但需要通过中心静脉给药,外周静脉使用氯化物可导致组织坏死。但钙剂并不降低血钾浓度。

雾化吸入β受体激动剂同时静脉输注胰岛素和葡萄糖是最佳的治疗方案。胰岛素可促使细胞对K^+的摄取,从而使血钾下降,同时注射葡萄糖则可防止低血糖的出现。使用方法为10单位胰岛素加50g葡萄糖,输注时间约为1小时。若希望在15分钟内使血钾降低,对于血糖正常的患者来说可给予10%葡萄糖溶液300~500ml并同时给予10单位胰岛素,同时监测血糖水平。作用持续4~6小时,可使血钾浓度下降0.5~1.2mmol/L,必要时6小时后可重复使用。10~20mg沙丁胺醇加入10ml盐水雾化吸入10分钟以上可使钾离子快速再分布,但这不是主要治疗方式,某些患者对这种治疗无明显反应。在某些患者中,静脉注射β受体激动剂如0.5mg沙丁胺醇溶液加入5%葡萄糖溶液静脉滴注15分钟以上可以使血钾在几分钟至1小时内下降1mmol/L。

5%碳酸氢钠溶液是一种等张液,除了对抗高钾血症对细胞膜的作用外,可促使钾离子进入细胞内。应用后30~60分钟起效,作用持续数小时。可用于纠正酸碱平衡失调,可给予酸中毒或需要碱化治疗的患者,治疗时需警惕低钙血症。输注碳酸氢钠时需警惕高钠血症、容量负荷增加、血钙降低,合并心力衰竭的患者使用时需谨慎,小部分患者由于注射过快引起的碱血症有可能出现手足搐搦,此时可同时输注葡萄糖酸钙或氯化钙拮抗。

对于慢性高钾患者,可通过使用聚苯乙烯磺酸钠等离子交换树脂来维持血钾稳定,可通过口服或灌肠给药。30~50g降钾树脂可使血钾在几小时内降低。离子交换树脂可导致钠负荷增加并结合钙离子,因此可导致容量扩张和低钙血症。离子交换树脂可影响锂和甲状腺素的吸收,在相关疾病时要谨慎使用。离子交换树脂应用后易产生便秘,常与泻药如山梨醇联用,但当聚苯乙烯磺酸钠和山梨醇一起使用时可出现严重的结肠溃疡和坏死,使用时需警惕。此类树脂也不能与含铝抗酸剂联合使用,两者结合后可导致肠梗阻。聚磺苯乙烯(降钾树脂)的起效时间为口服1~2小时,灌肠4~6小时。每50g降钾树脂可使血钾浓度下降0.5~1.0mmol/L。

当患者存在容量负荷加重的情况时可给予利尿治疗。呋塞米40~100mg、氢氯噻嗪500mg,或当患者存在碱中毒时可给予乙酰唑胺250~500mg增加肾脏对钾的清除作用。如果患者容量不足,可输注等张液体改善肾灌注,增加钾的排泄。肾功能障碍时效果欠佳。

血液透析或腹膜透析是快速、有效的降血钾方案。但患者血钾严重升高或临床表现突出时可选用此方法。血液透析对钾的清除速率明显快于腹膜透析,血液透析每小时可清除25~50mmol钾,清除速率与血钾浓度、血流量、透析器及透析液钾浓度相关。腹膜透析在应用普通标准透析液每小时交换2L的情况下,大约可排出5mmol钾,连续透析36~48小时可去除180~240mmol/L钾。

在降低血钾的同时积极处理原发疾病、避免摄入高钾食物、及时纠正酸中毒等对于疾病的治疗有辅助作用。同时应停用使血钾升高的药物,包括抑制肾素-血管紧张素-醛固酮系统的药物、β受体阻滞剂、吲哚美辛及某些保钾利尿剂等。

(五)预后

高钾血症患者的预后与高钾程度、持续时间及伴随疾病相关。住院患者中1%~10%存在高钾血症,其中10%为严重高钾血症。高钾血症使死亡率增加14%~41%,占终末期肾病死亡的2%~5%。

(张献博)

参考文献

1. Goldman L, Schafer AI. Goldman's Cecil Medicine. 24th ed. Elsevier Inc., 2012.

2. 陈灏珠,林果为.实用内科学.13版.北京:人民卫生出版社,2009.

3. Halter JB, Ouslander JG, Tinetti ME, et al. 哈兹德老年医学.6版.李小鹰,王建业,译.北京:人民军医出版社,2015.

4. Timiras PS. Physiological Basis of Aging and Geriatrics. 4th ed. Informa Healthcare USA, Inc., 2007.

5. Morley JE, Van Den Berg L. Endocrinology of Aging. Humana Press Inc., 2000.

6. Cappola AR. Aging and endocrinology. Preface. Endocrinol Metab Clin North Am, 2013, 42(2): xvii-xviii.

7. Khow KS, Lau SY, Li JY, et al. Diuretic-associated electrolyte disorders in the elderly: risk factors, impact,

management and prevention. Current Drug Safety, 2014, 9 (1): 2.

8. Spyridon A, Georg-Christian F, Benedikt LA, et al. Impact of diuretic therapy-associated electrolyte disorders present on admission to the emergency department: a cross-sectional analysis. Bmc Medicine, 2013, 11(1): 83.

9. Lindner G, Pfortmüller CA, Leichtle AB, et al. Age-related variety in electrolyte levels and prevalence of dysnatremias and dyskalemias in patients presenting to the emergency department. Gerontology, 2014, 60(5): 420-423.

10. Sterns RH, Grieff M, Bernstein PL. Treatment of hyperkalemia: something old, something new. Kidney Int, 2016, 89(3): 546.

11. Meng QH, Wagar EA. Pseudohyperkalemia: A new twist on an old phenomenon. Crit Rev Clin Lab Sci, 2015, 52 (2): 45-55.

12. Sevastos N, Theodossiades G, Efstathiou S, et al. Pseudohyperkalemia in serum: the phenomenon and its clinical magnitude. J Lab Clin Med, 2006, 147(3): 139-144.

13. Sanson G, Russo S, Iudicello A, et al. Tetraparesis and failure of pacemaker capture induced by severe hyperkalemia: case report and systematic review of available literature. J Emerg Med, 2015, 48(5): 555-561.

14. Pepin J, Shields C. Advances in diagnosis and management of hypokalemic and hyperkalemic emergencies. Emerg Med Pract, 2012, 14(2): 1.

15. Bosse GM, Platt MA, Anderson SD, et al. Acute oral potassium overdose: the role of hemodialysis. J Med Toxicol, 2011, 7(1): 52-56.

16. Lehnhardt A, Kemper MJ. Pathogenesis, diagnosis and management of hyperkalemia. Pediatr Nephrol, 2011, 26 (3): 377-384.

第三节　镁代谢异常

镁是人体必需的一种宏量元素，是人体内居于钠、钾、钙之后含量第四位的金属元素，也是细胞内仅次于钾的阳离子。镁在人体生命过程中起着重要作用，可以促进骨及细胞形成，参与形成所有膜的结构，镁还是体内多种酶的重要辅助因子，在新陈代谢、能量代谢中发挥重要作用。在糖、脂肪、蛋白质的代谢中，镁通过调节 DNA、RNA 的结构而对蛋白质的合成起关键作用，凡有 ATP 参与的各种反应中镁都起着重要作用。镁与神经肌肉系统、心脑血管系统、消化系统、肾脏和内分泌等各种疾病密切相关，在疾病的预防治疗及健康保健中具有重要作用。长期以来，对镁的基础研究和临床应用都未受到足够重视，难怪镁被称为“被遗忘的营养素”。

一、镁的正常代谢

（一）镁的分布

人体内镁总量为 21~25g，53% 在骨骼，27% 在肌肉，19% 在软组织，0.5% 在红细胞，0.3% 在血清。虽然血液中镁含量不足 1%，但还是可以通过其变化了解体内镁含量的变化。正常人血镁含量一般为 0.79~1.05mmol/L，女性较男性略低。测定镁最常用血清，而不采用血浆，避免抗凝剂的影响，而红细胞内镁水平是血清镁的 3 倍，测定血清镁可以避免溶血对测定值的影响。血清镁主要通过饮食摄入和肾脏的排泄来调节，并且与骨骼内的镁有相互调节的关系。

血清镁一般较稳定，在镁摄入或排出急性改变时，可很快下降。血清镁以三种形式存在。①游离镁：是可超滤性镁，具有生物活性，离子镁含量最多，占 55%~60%，正常值为 0.46~0.5mmol/L；②络合镁，也是可超滤性镁，是镁与阴离子（碳酸根、磷酸根和枸橼酸根）所形成的复合物，约占 13%，正常值为 0.14mmol/L；③蛋白结合镁，是不可超滤性镁，不能从肾小球滤过，约占 32%，正常值为 0.2~0.3mmol/L。蛋白结合镁大部分（75%）是与白蛋白结合，小部分（25%）与球蛋白结合。血浆中这三种形式的镁处于动态平衡状态，当体内游离镁离子下降时，结合镁可以解离，维持着血浆中镁离子浓度的动态稳定。此外，在其他组织细胞中，如红细胞、淋巴细胞、肌肉组织及消化液中，均含有较高水平的镁。值得注意的是，消化液中镁含量可高达 2.9~3.9mmol/L，因此当患有引起消化液减少、丢失的疾病，如胃肠道及胆道手术、胃肠引流、胰腺炎、急性胃肠炎等，镁可以随之丢失，这些疾病是临床上发生镁缺乏的常见原因。

（二）镁平衡的调节

人体内镁的平衡主要由肠道吸收和肾脏排泄

来调节，此外，镁的内环境是否稳定还受镁的贮存调节及内分泌激素等的影响。

1. 镁的消化道吸收 镁的摄入和吸收之间部分地呈反向曲线关系，镁摄入少时吸收率高，摄入多时吸收率低。在正常饮食下，每日摄入镁10mmol，可吸收42%，而低镁饮食时（每日摄入1.5mmol）则吸收可达79%，每日摄入镁26.5mmol时则仅吸收27%。镁离子在肠道的不同部位，吸收方式也不同，在小肠通过细胞旁路途径吸收，而在盲肠和结肠镁离子则通过转运载体经跨细胞转运吸收。镁离子在十二指肠吸收较少，而在空肠、回肠中，随着肠道黏液中镁离子浓度的升高而吸收增多（镁离子浓度的升高主要是由于水和NaCl吸收后浓缩所致），与镁离子转运的相关载体如瞬时感受器电位M6离子通道（TRPM6，transient receptor potential melastatin type 6）、紧密连接蛋白（Claudins 16、19）等并不在小肠表达，而在盲肠、结肠，镁离子主要是经过TRPM6等载体跨细胞转运吸收。

钙摄入增加可以降低镁的吸收。钙和镁在肠道转运中有直接竞争关系，钙抑制镁在回肠的吸收但并不抑制镁在十二指肠的吸收，而镁主要抑制钙在十二指肠中的吸收。

另外，饮食磷酸盐、植物酸、碳酸等可与镁形成不溶性化合物，降低镁的吸收，而某些氨基酸可增加不溶性镁盐的溶解度，故高蛋白饮食可增加镁的吸收。蛋白质缺乏性营养不良常伴镁缺乏。高脂饮食常干扰镁的吸收。

2. 镁的肾脏排泄 经消化道吸收镁离子的多少主要依赖于摄入镁离子的多少，相对而言，肾脏在镁离子平衡中起着更为重要的调节作用。肾脏是镁排泄、影响血清镁水平的重要器官，肾脏通过滤过再吸收过程调节镁的平衡，每日经肾小球约滤过75mmol镁，其中95%又被重吸收，只有5%左右滤过性镁从尿中排出。尿镁排泄量通常为摄入量的50%。一般成人每日镁摄入量10~12mmol，故尿排泄量约为5mmol/24h，摄入镁量即使增加1~2倍，大多随粪便排出，尿镁增加不明显，但如大量摄入镁，尿镁可增加。镁缺乏的情况下，肾脏重吸收镁增加，每日排镁量可减少至0.5mmol。

3. 影响人体镁平衡的因素 人体内镁的平衡除受肠道吸收和肾脏排泄调节外，还受镁的贮存调节及内分泌激素的影响。体内可交换镁约占镁总量的10%，主要由细胞外液镁、20%软组织镁和1%骨骼镁构成。当人体需要镁时，可交换镁在细胞外液中进行迅速交换，而缓慢交换部分发生在细胞内的镁贮池中（占可交换镁80%，主要存在于皮肤、结缔组织、腹内脏器等软组织），骨骼、肌肉和红细胞镁交换率更为缓慢。而不可交换的镁主要存在于骨骼内。

下列内分泌激素可以影响镁平衡：

（1）甲状腺素：甲状腺素促进全身代谢，增加镁的需求；能促进肠道吸收镁，又能直接抑制肾小球重吸收镁使尿镁排泄量增加，甲亢时可促进全身代谢，使镁的需要量增多，因此甲亢时血镁降低，尿镁增加；甲状腺功能减退时则相反。

（2）甲状旁腺激素：甲状旁腺激素一方面可增加肠道吸收和促进肾小管重吸收镁，另一方面甲状旁腺激素引起的高钙血症有抑制肾小管对镁重吸收的作用，这是由于镁与钙在肾小管竞争同一重吸收通道。总体而言，甲状旁腺功能紊乱时镁代谢障碍一般不明显。

（3）醛固酮：醛固酮可使肠道、肾近曲小管和亨氏袢镁的吸收和重吸收减少，使镁从粪和尿中排泄增加，镁在贮存池中含量减少，血镁降低。原发性醛固酮患者服用螺内酯或者行肾上腺醛固酮瘤切除后，血镁或者肌肉镁含量可以恢复正常。

（4）肾上腺糖皮质激素：肾上腺糖皮质激素对镁的影响与醛固酮的作用类似。皮质醇可使肾近曲小管和亨氏袢镁的吸收和重吸收减少，肠道镁的吸收受到一定抑制，从而使尿和粪中镁含量增多，镁丢失增加。因此，皮质醇增多症患者血镁降低，尿镁增多，而肾上腺皮质功能减退时可表现为高镁血症。

（5）儿茶酚胺：各种原因引起的儿茶酚胺升高可降低细胞内镁浓度，这可能与儿茶酚胺引起钙的摄入增加有关，也可能与儿茶酚胺增高时游离脂肪酸（FFA）分解增高有关，FFA可螯合镁形成脂肪酸皂而使血清镁降低。

（6）胰岛素：与促进钾离子进入细胞相似，胰岛素可促进镁进入肌细胞，另外，胰岛素还可使血浆磷酸盐降低，从而减少骨骼对镁、钙的摄取，使血镁升高。

（7）生长激素：促进肠道对镁的吸收，降低肾小管对镁的重吸收，还能促进镁从细胞外转移入细胞内，使镁贮存池中的含量增加，最终可引起血镁浓度的降低。因此垂体生长激素瘤患者可能会出现血镁降低。

（8）抗利尿激素：抗利尿激素有增加肾小管对镁重吸收的作用，因此抗利尿激素缺乏的尿崩症患者可能出现血镁降低。相反，当抗利尿激素分泌异常增多（如异源性抗利尿激素分泌综合征）时，肾小管对镁的重吸收增加，使血镁升高，同时由于镁转移进入细胞内增多可能会引起血镁降低，但总体的影响是镁正平衡。

（三）镁的生理作用

1. 激活或者催化酶系 镁是细胞新陈代谢过程中600多种酶的辅助因子，200多种酶的催化剂。镁主要是以三种方式参与酶的激活：①镁可以与酶结合构成有活性的酶；②与酶活动中的底物结合形成有效应的底物而参与酶活动；③促使某些酶紧密结合于膜而起催化作用。

2. 镁在蛋白质合成中具有重要作用 细胞内的镁离子需要达到一定的阈值，核糖体才能形成具有活性的多聚体结构，发生蛋白质的合成。镁对维持核糖体颗粒的结构完整性也是必需的，镁具有稳定细胞内DNA、RNA及核糖体的作用，并为核糖体中重要的组成部分，在蛋白质合成中镁促进mRNA结合到70S核糖体上。DNA的合成和降解均需要镁参与，氨基酸的激活系统中均含有镁，可见镁是所有氨基酸激活系统中的重要催化剂。

3. 镁在心肌细胞中的作用 镁对心肌细胞正常的能量代谢有重要作用。镁在线粒体内能量代谢、氧化磷酸化过程中起着重要作用。心肌线粒体是能量代谢旺盛的部位，对镁的需求大，含镁量高。镁缺乏时最早的改变在线粒体，缺镁12日后线粒体可以发生肿胀、畸形、空泡形成、早期钙化退行性变、心肌纤维变性等，使心肌代谢紊乱，氧化磷酸化过程受到影响，钙进入增多，线粒体完整性受到破坏，这可能是细胞不可逆性损伤的一个因素，而生理浓度的镁则可以抑制线粒体对钙的摄取。

镁可以影响心肌的收缩性。细胞内镁大部分和ATP、AMP及ADP相结合，ATP和镁的复合物是肌肉收缩和舒张酶学反应的基础。镁离子浓度及镁腺嘌呤核苷酸复合物的很小波动即可对心肌细胞功能有很大的影响。适当的镁可以增强心肌收缩力，而过量的镁可以降低心肌收缩力。不过在血钙浓度正常时，血镁浓度的高低对心肌收缩力的影响不是很明显，仅在血钙浓度降低时，血镁浓度的改变，可以对心肌收缩力产生一定的影响。另外，镁缺乏时，还可以出现心肌局灶性坏死、钙化，血管不仅发生张力增高的功能性改变，还可以出现血管内膜增厚、中层肌细胞增生伴管腔狭窄等病理改变。总而言之，镁在维持心肌结构和功能完整性方面非常重要。

4. 镁具有调节细胞内外离子流的作用 镁在细胞膜的结构和调节细胞内外钾、钠、钙的浓度中起重要作用，许多实验证明，镁缺乏时可以出现细胞内钾降低，钙和钠增高。镁在控制细胞内外离子流中起着主要作用，表现在钾潴留的镁的依赖性和拮抗钙的作用，镁具有保钾及对钙通道的阻滞作用。

5. 镁对中枢神经系统和神经肌肉连接处有抑制作用 镁有阻断中枢性突触传递作用，当血镁浓度达到5mmol/L时深腱反射消失，7.5mmol/L可使神经肌肉麻痹。镁能抑制周围神经，可能是由于运动神经肌肉连接处与自主神经末梢的乙酰胆碱释放减少。

二、低镁血症

虽然血清镁占体内总体镁不到1%，不能完全反映总体镁水平，然而血清镁降低则反映镁缺乏。低镁血症非常常见，但它被严重低估。在西方，镁摄入量在推荐量80.0%以下的人约占20.0%，其中许多人有低镁血症（<0.75mmol/L），瑞士12.6%，奥地利21.0%，德国14.5%。在住院患者尤其重症监护病房的患者中，低镁血症可达60%。

（一）镁缺乏的常见病因（表12-3-1）

1. 摄入过少 一般人推荐每日镁摄入量为300~350mg（12.5~14.6mmol/d），最低需要量为250~300mg（10.42~12.5mmol/d）。进食镁缺乏的饮食（镁<0.4mmol/d）1周，血清镁含量下降，在30~80日时为初值的10%~30%，细胞内镁含量下降较慢，为初值的60%~80%，尿和粪镁排泄发生代偿性减少。蛋白营养不良时血镁含量轻度低于正常，尿镁排泄明显减少，肌肉镁含量减少近50%。肥胖者饥饿2个月后总体镁减少可达20%，其间血清镁可维持正常，因为分解代谢释放细胞内镁，因此肌肉镁含量减少。在软水区饮用水中镁含量偏低，现在许多人饮用不含镁的纯净水，稻米、小麦经精加工后镁损失可达80%以上，以及进食过于精细、单一饮食或偏食，均可以引起镁的摄入不足。

表 12-3-1 常见镁缺乏的病因

病因
营养因素（摄入减少）
镁缺乏的饮食
蛋白能量营养不良
长期输液不补镁
禁食、节食、饥饿、软水区
消化系统疾病
炎性肠病、慢性腹泻、感染性胃肠炎
长期鼻胃管吸引或胆道瘘管
吸收不良综合征
短肠综合征（手术切除小肠、空结肠瘘、空回肠旁道）
胰性脂肪痢
胆汁淤积性肝疾病
急性胰腺炎
肾脏因素（肾脏疾病）
肾小管酸中毒
急性肾功能不全多尿期
慢性肾小球肾炎
肾盂肾炎、间质性肾炎
梗阻后、肾移植后多尿期
先天性肾镁耗损综合征
内分泌系统疾病
原发性或继发性醛固酮增多症
甲状腺功能亢进症
甲状旁腺功能亢进症
糖尿病酮症酸中毒
循环系统疾病
充血性心力衰竭
急性心肌梗死
酒精性心肌病
高血压
慢性肺源性心脏病
体外循环下心脏手术
药物
利尿剂（呋塞米、噻嗪类）
表皮生长因子受体抑制剂（西妥昔单抗）
质子泵抑制剂（奥美拉唑、兰索拉唑、泮托拉唑）
钙调神经磷酸酶抑制剂（环孢素 A、他克莫司）
抗生素（羧苄青霉素、氨基糖苷类抗生素、潘他米丁、两性霉素 B、膦甲酸）
洋地黄类药物
过量的维生素 D 和钙剂

2. 肠道吸收减少 吸收不良是镁缺乏的主要原因。正常年轻人理想需要镁 6~8mg/kg，而老年人由于饮食量减少，同时消化系统功能随年龄增加而减退，食物中很多镁不能被溶解吸收。通常低镁血症容易发生在各种肠道黏膜疾病，包括肠炎、肠道淋巴管炎、胰腺脂肪痢、小肠吸收不良，短肠综合征多见于手术切除小肠、空结肠瘘、胃空肠结肠瘘。这些疾病导致镁缺乏的主要机制是黏膜表面吸收面积减少，肠道分泌镁增加。镁和未吸收的脂肪相结合形成不可溶解的镁脂肪酸盐从粪便中排出。选择性镁吸收不良的原发性低镁血症，与遗传疾病有关。

3. 体内重新分布 急性低镁血症也可能是通过细胞内转移而出现的体内重分布，也可能是形成镁复合物或镁不可溶解的皂石沉淀的结果。在细胞摄取葡萄糖和氨基酸增加的情况下，前者是增加了镁转移进入细胞，如在饥饿或严重蛋白－能量营养不良后再喂饲，给患者高营养溶液以补充营养时，以及用胰岛素治疗严重糖尿病酮症酸中毒时，均可发生低镁血症；后者发生在任何原因引起的儿茶酚胺增高引起循环的游离脂肪酸（FFA）增加时，FFA 与血浆游离镁相结合形成脂肪酸皂石。

急性胰腺炎时，出于胰腺出血或者坏死，胰液逸出，胰酶消化大网膜中的脂肪，脂肪分解出脂肪酸，脂肪酸与镁结合形成不溶性皂石，30% 的患者在病程的第 1 周可发生低镁血症，偶尔可发生严重的低镁血症。

大量输入含枸橼酸的血时镁离子和枸橼酸结合也可致血镁下降。“饥饿骨综合征”是指严重甲旁亢患者行甲状旁腺切除术后，由于骨骼系统摄入镁增多而发生低镁血症。

4. 镁丢失增加

消化道丢失：较低位肠道消化液镁含量较高（5~7mmol/L），因此，肠道瘘管、高位回肠造口术或者长期大量腹泻（如炎性肠道疾病，滥用泻药，感染性胃肠炎，分泌性腹泻等），可引起明显的镁缺乏。从鼻胃管或胆道瘘管丢失大量液体也可以引起严重的镁缺乏，特别是同时有肠外营养输无镁液体时，更容易发生低镁血症。

肾脏丢失：镁缺乏可继发于肾脏镁的消耗状态，可分为肾小管疾病及由肾外因素造成的影响肾脏镁处理的因素。肾小管间质疾病包括先天性肾镁消耗综合征，以及由急性或慢性间质性肾炎或由于肾小管损害合并急性肾小管坏死、梗阻后状态、肾移植术及药物引起肾镁消耗。肾脏镁消耗也见于肾小管酸中毒及巴特综合征。药物引起的肾小管损害能导致肾镁耗损及低镁血症，这常合并肾钾耗损及低钾血症。可以引起肾镁丢失的药物包括氨基糖苷类、两性霉素 B、羧苄青霉素、顺铂及某些抗癌制剂。利尿剂特别是呋塞米或渗透性利尿剂引起的多尿状态，减少肾钠及肾镁的重吸收，可增加尿镁排泄。原发性或继发性醛固酮增多症引起钠潴留及中度细胞外液容量增多，可减少近曲小管及亨氏袢上升支钠和镁的重吸收，容易发生镁耗损及低镁血症。增加尿镁排泄的其他肾外因素包括短期的高浓度乙醇蒸汽吸入、地高辛、低钾血症、磷酸缺乏等。

5. 老年人镁缺乏的原因 老年人味觉和嗅觉减退，牙齿的缺陷会影响食欲和进食量；肠道吸收镁随着年龄的增加而下降，70 岁老年人肠道吸收镁只有 30 岁青年的 35%；老年人能量消耗降低，摄入热量减少常伴有碳水化合物摄入的减少，而碳水化合物食物中镁较丰富，如每日 1450kcal（1kcal=4.184kJ）的饮食镁含量 264mg，而 1050kcal 食物镁含量为 204mg；老年人肾功能减退，多尿期尿镁排泄增多，尿中镁 / 肌酐在老年人中升高，绝经后妇女比青年女性明显增高；老年人慢性疾病的影响，如冠心病、糖尿病等，增加其对镁的需求。除了上述原因，医源性因素是老年人群低镁血症的最为重要原因。老年人应用利尿剂后肾脏排镁增加而引起低血镁。此外，洋地黄类药物、表皮生长因子受体抑制剂（西妥昔单抗）、质子泵抑制剂（奥美拉唑、兰索拉唑、泮托拉唑）、钙调神经磷酸酶抑制剂（环孢素 A，他克莫司）、抗生素（羧苄青霉素、氨基糖苷类抗生素、潘他米丁、两性霉素 B、膦甲酸）及过量应用维生素 D 和钙剂也是低镁血症产生的重要原因。老年人常见疾病如心衰、肝硬化、高血压等均可引起继发性醛固酮增多，可以引起肾脏排镁增加而发生低镁血症。

6. 引起镁缺乏的几种特殊临床情况

（1）酒精中毒：慢性酒精中毒是常见的镁缺乏原因。长期饮酒的人因镁摄入较少，常合并肝损害、胰腺功能异常引起的肠道吸收减少，呕吐、腹泻引起的胃肠道失镁增多，且酒精可以增加肾对镁的排泄，这可能是由于酒精对肾小管重吸收功能的影响或者与镁离子结合的某些代谢中间产物增多而增加排泄。

（2）糖尿病酮症酸中毒：糖尿病患者通过尿排出的镁高于正常人，许多糖尿病患者伴有低镁血症。糖尿病酮症酸中毒患者更容易有低镁血症，酮症酸中毒可以促进镁离子从细胞内转移到细胞外，从尿液排出增多，同时高血糖引起渗透性利尿也可以增加镁的排出，而胰岛素治疗可以使镁重新进入细胞，50%~60% 的患者在胰岛素治疗后 12 小时可出现一过性低镁血症。

（3）基因突变：目前已经发现 10 余种基因突变引起的低镁血症，根据作用机制大致分为两大类：与人髓袢升支粗段功能异常有关的基因突变包括 CLDN16、CLDN19、SLC12A1、KCNJ1、CLCNKB、BSND；与人远曲小管功能异常有关的基因突变包括 TRPM6、EGF、CNNM2、KCNA1、KCNJ10、FXYD2、HNF1B、PCBD1、SLC12A3。

（二）缺镁的病理改变

缺镁鼠急性期损伤表现为炎性细胞集聚为特征的小血管周围区的病灶性坏死。长期低镁饮食鼠心肌出现退行性变伴纤维化，多形巨噬细胞渗出。缺镁 14 日后 50% 的实验鼠心脏大体标本可见从小的黄绿色斑块到大的坏死及钙化区，除此之外，心肌还表现有缺血，同时冠状动脉平滑肌有阳性 Von Kossa 颗粒。在显微镜下，大多数实验鼠在 10 日后可见心肌灶性坏死和炎性渗出，特别是在心内膜下区域，邻近坏死区的心肌纤维肌质染色区扩大，空泡形成。缺镁饮食鼠的血管上皮及平滑肌细胞呈富胞质性与多形性，其间质及外膜呈慢性炎症和纤维素样坏死。

在电子显微镜下，缺镁实验鼠第 2 日可观察到线粒体的改变，包括肿胀，空泡形成，嵴压缩变形，早期钙化，Henson 黑色中央带含有许多脂质滴、肌质网扩大、淀粉颗粒及肌质沉淀物，在闰盘上可看到肌纤维膜破裂及肌原纤维分离，最后发生坏死，核仁消失。冠状动脉损伤为内膜增厚伴细胞外水肿，内弹力膜变薄伴裂解，中层肌细胞增生，中膜聚集固缩的细胞，伴管腔狭窄。

（三）临床表现

镁在人体内作用广泛，是每一个脏器发挥正常功能所必不可少的。镁缺乏与许多疾病密切相关。轻度的镁缺乏可以引起食欲下降、精神差、恶心、呕吐、虚弱等不典型表现。在严重的镁缺乏患者，主要临床表现体现在心脏血管、神经肌肉及神经精神几个方面，这是由于镁与 ATP、cAMP 激活生成及神经肌肉功能的调节有关。此外，镁缺乏还可以引起消化系统症状、物质代谢异常、电解质紊乱等。

1. 心脏血管系统 主要有各种心律失常，心电图可出现PR间期延长、Q-T间期延长、T波变宽平，其中以室性心律失常为主，包括室性期前收缩、室性心动过速，甚至发生室颤和猝死。有研究认为镁缺乏在高血压、心绞痛、急性心肌梗死、冠状动脉痉挛的发病中发挥一定的作用，但也有研究不支持这些观点，目前仍有争议。

2. 神经、精神系统 神经肌肉反应性增高。镁缺乏能引起各种非特异性神经肌肉体征及症状，如神经肌肉兴奋性增强、乏力和感觉异常、腱反射亢进、Chvostek征及Trousseau征阳性、手足搐搦、肌肉纤维自发性收缩、肌肉痛性痉挛、若伴低血钙，神经肌肉兴奋性更强，如伴有明显低血钾，则以肌张力降低、弛缓性瘫痪为主。

神经精神症状：镁缺乏可以伴发性格改变，包括感情冷漠、抑郁、焦虑不安、恐惧、躁动、谵妄、幻觉、定向力丧失，亦有表现为癔症样发作等；精神症状常伴有神经肌肉体征，可出现不同程度的肌肉僵硬、痛性痉挛、肌肉软弱、肢体震颤及手足搐搦，严重者少见，如昏迷、惊厥、深反射亢进、Babinski征阳性。脑电图可呈弥漫性中至高幅度慢波活动，并可见三相波，纠正缺镁后症状可以完全消失，脑电图也恢复正常。值得注意的是，一些镁缺乏患者容易被误诊为神经官能症、癔症等。

自主神经功能紊乱：镁缺乏患者由于食管痉挛，出现吞咽困难、食欲不振、恶心、肠蠕动减弱、红细胞生成减少及贫血；急性镁缺乏患者可体温升高1~2个月而没有感染迹象，抗生素治疗无效，补充镁后体温恢复正常。一些镁缺乏患者可出现不同程度的疼痛，补镁后疼痛减轻。

3. 消化系统 可以引起食欲下降、恶心、呕吐、便秘等。

4. 水、电解质紊乱 低血钾、低血钙及水钠潴留等相关的临床症状。

5. 物质代谢异常 血脂异常（升高胆固醇和甘油三酯）、糖耐量异常、胰岛素抵抗、代谢综合征、维生素D和骨代谢异常、PTH抵抗、维生素D抵抗等。

6. 其他 哮喘、慢性疲劳综合征、骨质疏松等。

（四）低镁血症的诊断

测定血清镁<0.75mmol/L即可诊断为低镁血症，但应该除外严重低蛋白血症，因为30%的血清镁是与蛋白结合的，故低蛋白血症可引起假性低镁血症。然而，如果血清镁>0.75mmol/L，并不能完全除外镁缺乏，因为血清镁只占总体镁的1%，并不能反映体内镁的贮备状态。

肾功能不全时，尽管细胞内可能有镁缺乏，但血清镁反而可能升高，因此需要同时测定尿镁。如果血镁正常而每日尿镁不低，则不缺镁；如果血清镁低，而尿镁排泄增高（>1.5~2mmol/d）则提示肾脏镁的丢失增加；如果在低镁血症的同时尿镁排泄减少（<0.5~1mmol/d）则提示是由于镁摄入减少或者吸收减少。如果血清镁正常而尿镁低则应该做镁负荷试验。

镁负荷试验：先收集24小时尿，之后给予含Mg^{2+} 30mmol的硫酸镁（入5%葡萄糖液500m1中）静滴8~12小时，自开始输镁后再次收集24小时尿，并测定尿镁含量。正常人24小时尿应排出的镁>60%镁负荷量，而镁缺乏患者排泄镁则<50%镁负荷量。也可以将16.5mmol镁剂在6小时以内滴完，如体内滞留镁>20%~25%镁负荷量则提示缺镁。此外，还可以在1~2小时内静滴含20mmol Mg^{2+}的葡萄糖液400ml，收集16小时尿液测定镁含量，如为镁负荷的20%左右提示缺镁，如为镁负荷的70%可排除缺镁。肾功能不全、呼吸功能异常或者心律失常患者忌用本试验（图12-3-1）。

除了上述测定方法外，镁缺乏的诊断尚应根据病史、是否存在缺镁因素及临床表现，进行综合判断、诊断。

（五）治疗

1. 补充镁 镁缺乏患者应该补充镁盐。对于一般轻度镁缺乏患者，可以通过改善饮食来补充镁，如常喝硬水、矿泉水，多吃粗粮、绿叶菜，坚果、豆类、海藻也含大量镁，可常食花生、芝麻、海带等。中老年人和一些慢性疾病患者可食用含镁低钠盐及镁添加食品；而对于有冠心病、心律失常患者或者镁缺乏不易纠正者，可以服用镁剂药物，常用的药物有硫酸镁和门冬氨酸钾镁。很多营养专家建议补充镁可根据体重进行补充［4~6mg/（kg·d）］。

严重低血镁（<0.5mmol/L）或其临床表现明显时，应立即静脉滴注含镁制剂（25%硫酸镁10~20ml加入5%葡萄糖500ml），或者门冬氨酸钾镁（潘南金）10~20ml，加入5%葡萄糖注射液250ml或500ml中缓慢滴注，如有需要可在4~6小时后重复此剂量，3~5天后可改为口服补充镁。

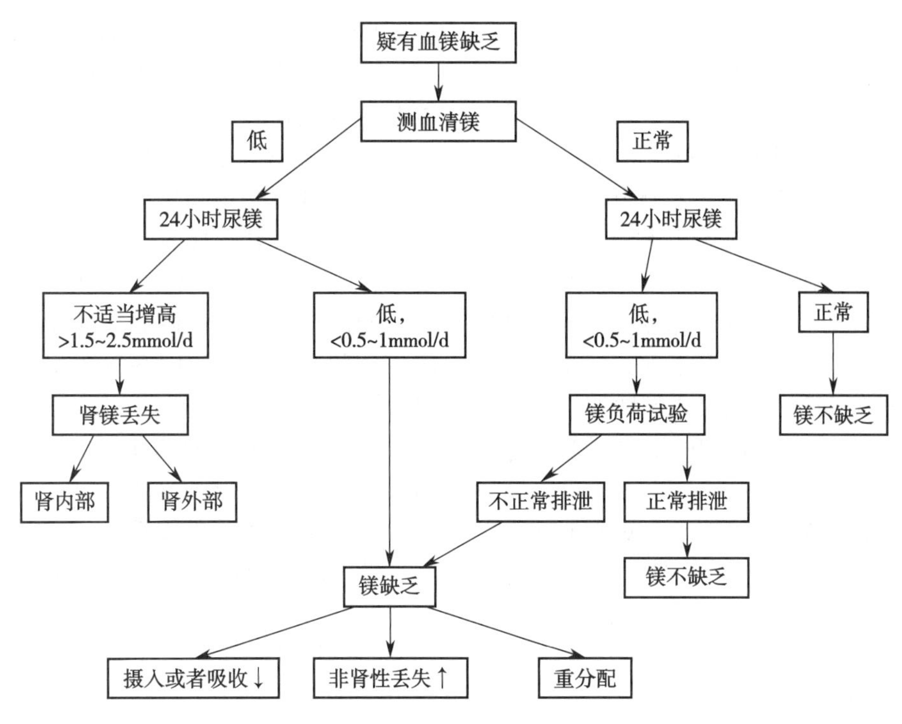

图 12-3-1 镁缺乏的诊断流程和镁负荷试验

老年患者由于反应迟缓、多种疾病掩盖症状和医师对低镁血症的忽视而容易导致严重后果。老年人低镁血症多因排泄增多所致，在补镁过程中仍有相当数量的镁自肾脏排出，因此，常常需较长时间（2 周以上）才能纠正缺镁，可静滴 25% 硫酸镁或门冬氨酸钾镁，亦可口服门冬氨酸钾镁（1~2g/d）或氢氧化镁（0.2~0.3g，每天 3~4 次）。此外，老年患者在补充镁时，要注意和其他营养素的关系，如蛋白质、维生素及微量元素。低蛋白饮食可引起镁的负平衡，镁与维生素 B_1、B_6 均有关系，维生素 B_1 可抑制镁的利用，老年人中维生素 B_6 缺乏较常见，可引起镁缺乏。老年人在补充镁时还要注意肾功能情况，肾功能减退的老年人镁排泄减少，服用含有镁的抗酸剂或者泻药，容易引起严重的高镁血症。

2. 纠正低血钙、低血钾、碱中毒等对于改善低血镁和临床症状同样重要。

3. 病因治疗 对长期应用利尿剂、维生素 D 及钙剂的老年人，应经常监测血清镁浓度的变化并及时补镁或停用有关药物。由继发性醛固酮增多引起者，可应用 ACEI 类药物进行治疗。

（六）预后

老年人轻度低镁血症易于纠正，其预后较好。重度低镁血症往往伴有严重的心血管病变或内分泌和肾脏疾病，其预后较差，如不及时发现和纠正，可引起严重心律失常、抽搐而致死。

三、高镁血症

高镁血症较少见，在肾功能正常的情况下，镁盐可在 4~8 小时内几乎完全排出，所以，肾功能损害是发生高镁血症最为常见的原因。但是，并不是所有的高镁血症都发生在肾功能不全患者中。

（一）病因

1. 排泄受阻 镁排泄量和肌酐清除率呈负相关，肾衰竭的患者，镁排泄减少，血镁会升高；但需要注意的是，一些失盐性肾病患者，镁排泄可正常甚至增加。

慢性肾衰竭：肾小球滤过率在 30ml/min 以下是发生镁潴留的阈值，肾衰竭患者由于肾小球滤过镁减少容易发生高镁血症。慢性肾衰竭患者一般不用含镁药物，但如果应用含镁液体灌肠、静脉输镁、服用含镁抗酸剂或者治疗肾结石的含镁药物、血液透析时透析液镁过量等可出现高镁血症。高镁血症的发生率、程度随着肾衰竭的严重程度而增加。慢性肾衰竭时总体镁增加，主要累积在骨、心肌、肺及皮肤组织中，其中 66% 在骨骼，红细胞内镁也明显升高。

急性肾衰竭：高镁血症常伴随急性肾衰竭，特别是在少尿期，即使在没有外源性镁摄入的情况下，血清镁亦可升高，如果有外源镁摄入，血镁会达到极高水平，急性少尿期常由于酸中毒也有利于产生高镁血症。

2. 吸收过多 大部分老年人肾脏排镁能力并无明显下降，高镁血症少见（除非有明显的肾衰竭），但长期服用含镁制剂、顽固性便秘的老年患者容易患高镁血症。老年患者在服用镁剂过量、口服镁盐或用镁盐灌肠通便者，因镁摄入过多、吸收增加，可发生高镁血症。另外，老年患者伴发肠道疾病者较为多见，由于肠道黏膜损伤，服用的镁剂吸收增加；或者由于胃肠扩张，胃肠动力减弱，导致镁吸收时间延长，镁吸收量增加。这些情况均可以在服用正常剂量镁剂的情况下发生高镁血症。

3. 其他不常见病因 寄生虫病伴外源性镁摄入，手术后的各种骨肿瘤、甲状腺功能减退、甲状旁腺功能亢进伴有肾损害、垂体侏儒、牛奶碱综合征及病毒性肝炎、急性糖尿病酮症酸中毒及Addison病等血清镁可轻度升高。

（二）高镁血症的临床表现

高镁血症早期症状不明显，当血清镁明显升高，大于2.5mmol/L时可出现镁过量的中毒症状及体征，主要表现在镁离子对神经系统、心血管系统的作用。

1. 神经系统 ①肌肉弛缓（麻痹）：血镁达到5mmol/L时深腱反射消失。过量镁可阻断神经肌肉连接处的传导，抑制周围神经末梢释放乙酰胆碱，减低神经肌肉连接处触突后膜反应性，使轴索兴奋阈值增高。②当血清镁达到7.5mmol/L，可引起周围呼吸肌麻痹、呼吸抑制，是高镁血症引起死亡的主要原因。③过量镁对自主神经的影响，可以减弱乙酰胆碱释放及阻滞交感神经结传导。高镁可引起肠蠕动减弱，可以引起麻痹性肠梗阻。④原发性中枢神经系统抑制仅发生在血－脑屏障缺陷或鞘内直接给药者。⑤继发的中枢神经抑制可表现为嗜睡、精神差、言语不清、精神恍惚甚至昏迷。高镁血症能引起副交感神经抑制，可出现瞳孔固定、扩大及神经肌肉阻滞的表现，严重高镁血症会引起类似中脑综合征及假性昏迷状态。

2. 心血管系统 ①低血压较常见，当血镁在1.5~2.75mmol/L持续增高时，低血压是最突出的表现，与镁阻滞交感神经末梢释放去甲肾上腺素及拮抗钙离子而扩张血管有关。②心动过缓后短暂的心功过速，可能是低血压的反应。③肺淤血，颈静脉压、中心静脉压增高，严重者可发生肺水肿。④心电图改变：当血清镁达到2.5~5.0mmol/L时，可出现P-R间期延长，QRS增宽，Q-T间期延长，P波电压降低，T波增高；当血清镁>7.5mmol/L可发生完全性房室传导阻滞。⑤血清镁>12.5mmol/L可发生心脏停搏。

（三）高镁血症的诊断

高镁血症是指血清镁>1.25mmol/L。高镁血症易发生在肾衰竭患者，对患有肾衰竭的患者应经常检查血清镁或者红细胞镁，当患者出现低血压、恶心、呕吐等高镁血症早期症状，以及神经肌肉症状和心电图传导阻滞等改变时，应想到检查血清镁，如无尿毒症而只有临床症状时，容易被忽略和误诊，故应对严重酸中毒、低血压的患者考虑高镁血症的可能并检查血清镁。

（四）高镁血症的治疗

确诊高镁血症后应立即停用一切含镁制剂，对血镁>2.5mmol/L有相关临床症状患者和血镁>4.0mmol/L的患者应积极治疗：①10%葡萄糖酸钙10~20ml，或10%氯化钙5~10ml缓慢静脉注射。钙与镁有明显的拮抗作用，注射后可立即逆转高镁的毒性反应。②肾功能正常患者可用呋塞米40mg利尿，增加镁的排泄。③对严重高镁血症或慢性肾衰竭者，可用腹膜透析或血液透析，降低血镁。④对症支持治疗，严重高镁血症引起的呼吸抑制可采用辅助呼吸、气管插管，低血压可用升压药物维持血压，抗心律失常药物纠正心律失常等。

（五）预后

重度高镁血症多发生于急、慢性肾衰竭患者，且可严重影响心血管和神经肌肉系统功能，特别是低血压、严重心律失常及呼吸肌麻痹可危及生命，故其预后差。

（牟忠卿）

参考文献

1. 邵美贞. 镁的基础与临床. 成都：四川科学技术出版社，1996.

2. Bairoch A. The enzyme database in 2000. Nucleic Acids Res，2000，28（1）：304-305.

3. Caspi R，Altman T，Dreher K，et al. The MetaCyc database of metabolic pathways and enzymes and the BioCyc collection of pathway/genome databases. Nucleic Acids Res，2012，40：D742-D753.

4. Schweigel M，Martens H. Magnesium transport in the gastrointestinal tract. Front Biosci，2000，5：D666-D677.

5. Rosanoff A，Weaver CM，Rude RK. Suboptimal magnesium status in the United States：are the health consequences underestimated? Nutr Rev，2012，70（3）：153-164.

6. Tong GM, Rude RK. Magnesium deficiency in critical illness. J Intens Care Med, 2005, 20(1): 3–17.

7. Reffelmann T, Dorr M, Ittermann T, et al. Low serum magnesium concentrations predict increase in left ventricular mass over 5 years independently of common cardiovascular risk factors. Atherosclerosis, 2010, 213(2): 563–569.

8. Reffelmann T, Ittermann T, Dorr M, et al. Low serum magnesium concentrations predict cardiovascular and all–cause mortality. Atherosclerosis, 2011, 219(1): 280–284.

9. Khan AM, Sullivan L, McCabe E, et al. Lack of association between serum magnesium and the risks of hypertension and cardiovascular disease. Am Heart J, 2010, 160(4): 715–720.

10. Chiuve SE, Sun Q, Curhan GC, et al. Dietary and plasma magnesium and risk of coronary heart disease among women. J Am Heart Assoc, 2013, 2(2): e000114.

11. de Baaij JH, Hoenderop JG, Bindels RJ. Magnesium in man: implications for health and disease. Physiol Rev, 2015, 95(1): 1–46.

12. Grober U, Schmidt J, Kisters K. Magnesium in Prevention and Therapy. Nutrients, 2015, 7(9): 8199–8226.

第四节　抗利尿激素分泌失调综合征

抗利尿激素分泌失调综合征(syndrome of inappropriate secretion of antidiuretic hormone, SIADH)是指由于各种原因导致体内抗利尿激素分泌异常增多或其活性作用过强导致的以低渗性低钠血症和尿液稀释障碍为主要表现的临床综合征。

一、病因

SIADH 发生的病因可归结为 2 种:水摄入过多和肾脏排水障碍。老年人低钠血症及 SIADH 发病率增加,年龄超过 80 岁,非美国裔之外的其他种族均为老年人 SIADH 的危险因素。其原因考虑:①正常的衰老过程可能导致 AVP 合成及分泌调节的异常,这可能与老年人 AVP 受渗透压调节的敏感性增加相关;②同时老年人合并的多种疾病均可导致 SIADH 的发生。其主要病因见表 12-4-1。

表 12-4-1　老年 SIADH 的常见原因

肿瘤	肺部疾病	中枢神经系统疾病	药物	其他
肺小细胞癌	肺部感染	炎性疾病	抗抑郁药	AIDS 及并发症
支气管类癌	急性肺炎	脑膜炎	选择性 5- 羟色胺再摄取抑制剂	手术
间皮瘤	肺脓肿	脑炎	单胺氧化酶抑制剂	长期重体力活动
胸腺瘤	曲霉菌病	脓肿	三环类抗抑郁药物	马拉松
头颈部肿瘤	肺结核	系统性红斑狼疮	化疗药物	铁人三项
胃肠道肿瘤	严重慢性阻塞性	多发性硬化	长春新碱	高温长途步行
胃	肺疾病	血管性和颅内占位血栓	环磷酰胺	应激
十二指肠	急性呼吸衰竭	栓塞	长春碱	老年相关衰退
结肠	正压通气	蛛网膜下腔出血	抗精神病药	>80 岁
胰腺	哮喘	硬脑膜下血肿	氟哌啶醇	非美国裔之外的其
生殖泌尿系统	肺不张	肿瘤	AVP 增效剂	他种族
前列腺、尿道、	囊性纤维化	外伤	氯磺丙脲	特发性
膀胱、子宫内		脑积水	甲苯磺丁脲	
膜肿瘤		急性间歇性卟啉病	卡马西平	
肉瘤		急性感染性多神经炎	环磷酰胺	
淋巴瘤、白血病		系统性 / 脱髓鞘疾病	外源性 AVP 类似物	
		脊髓损伤	去氨加压素	
		吉兰 – 巴雷综合征	其他	
			溴隐亭	
			非甾体类抗炎药	
			麻醉镇痛药物	

1. 肿瘤 肿瘤是SIADH最常见的相关疾病，恶性肿瘤可以在没有明确刺激因素的情况下，自主合成、储存并释放AVP，从而引发SIADH。小细胞肺癌是导致老年人SIADH的最常见的恶性肿瘤，有研究表明，约有68%小细胞肺癌患者中会出现AVP的升高及水排泄障碍，但并非均出现低钠血症，是否出现SIADH要根据水负荷的程度。而几乎所有引发SIADH的支气管来源的肿瘤均为小细胞肺癌，在不同的疾病进展阶段，小细胞肺癌的患者合并低钠血症的发生率可达11%~33%，因此，对于难以解释的SIADH要积极寻找小细胞肺癌等恶性肿瘤的证据。而头颈部的恶性肿瘤也与SIADH密切相关，其SIADH的发生率仅次于小细胞肺癌，其可能会直接合成AVP。而其他的恶性肿瘤如胰腺癌、胸腺瘤、胃肠道恶性肿瘤、前列腺癌、淋巴瘤等均会导致SIADH的发生。国外一项对大型肿瘤医院研究表明，在所有患恶性肿瘤的患者中，大约有3.7%的患者合并低钠血症，而其中近1/3由SIADH引起。

2. 中枢神经系统疾病 几乎所有的弥漫性的中枢神经系统疾病均会影响下丘脑－神经垂体轴，引起AVP过量的合成及分泌而不受血浆渗透压等机制的调节，引起水潴留和低钠血症。AVP神经元其中包括脑血管疾病（血栓形成、栓塞、出血）、头颅创伤（颅内出血、硬膜下血肿）、手术、肿瘤、感染（脑膜炎、脑炎、多发性硬化等）、系统性及脱髓鞘疾病（吉兰－巴雷综合征、脊髓损伤等）等。

3. 肺部疾病 由于肺组织可直接合成和释放AVP，且病变的肺组织可异位合成AVP样肽类物质，与AVP具有相似的生物特性，因此肺部感染（包括结核、肺炎、肺脓肿、支气管扩张、肺曲霉菌病等）、慢性阻塞性肺疾病、急性呼吸衰竭、正压通气等均可能引起SIADH。研究表明，二氧化碳潴留、高碳酸血症与人类异常的水潴留密切相关，因此，非肿瘤性的肺部疾病往往较为严重时才会引发SIADH，如肺结核、急性肺炎和重症慢性阻塞性肺疾病等，通常表现为严重的呼吸困难，影像学上表现为广泛的渗出，而不适当的抗利尿作用通常只出现在呼吸衰竭阶段。机械通气引起SIADH的机制考虑与减少静脉回流、刺激AVP释放和加重其他引起SIADH的因素相关。

4. 药物 老年患者服用的多种药物可以直接影响AVP的释放或作用于肾脏引起水代谢失衡，这是引起SIADH的常见原因。研究表明，药物可以通过刺激AVP的分泌、增强AVP的抗利尿作用或者通过兴奋肾脏V_2受体等机制引起SIADH，但大部分药物机制不明。主要的药物包括抗精神病类药物［尤其是选择性5-羟色胺再摄取抑制剂（SSIRs）］、ACEI、利尿剂等。①研究表明SSIRs引起SIADH的发生率为3.5‰~6.3‰，且几乎均发生于老年人，最常见的药物是氟西汀，但其他药物如舍曲林、帕罗西汀、西酞普兰等也可引起低钠血症。动物研究表明，SSRIs可导致大鼠AVP释放的增加，但在总体应用SSRIs的人群中未发现其可刺激AVP的释放，但在老年人群中研究表明，该类药物导致SIADH的发生率可达22%~28%，大于65岁是该类药物引起SIADH的危险因素，通常在用药的2周后开始出现低钠血症。而毒品“摇头丸”（3，4-亚甲基二氧基甲基苯丙胺）因具有类似5-羟色胺能的作用，也会导致低钠血症的发生。②利尿剂尤其是噻嗪类利尿剂可以导致的低钠血症常伴随机体失钾，使得细胞内溶质和细胞容积减少，可激活下丘脑－神经垂体，促进AVP释放增加，导致水潴留和SIADH，但同样噻嗪类利尿剂导致的低钠血症也几乎都发生在老年人中，但在纠正低钾血症后，低钠血症也能够得到改善。③ACEI在老年人中也可导致低钠血症的发生，通常认为与噻嗪类利尿剂合用是引起低钠血症的可能性更大，但目前有研究认为，单用ACEI类药物也会引起低钠血症，其机制可能是ACEI导致肾素活性增强，继而导致脑血管紧张素水平升高，刺激下丘脑释放AVP，并导致渴感增加，从而导致SIADH的发生，停药后可好转。④其他药物：如氯磺丙脲、抗惊厥类药物氨甲酰氮䓬、抗肿瘤药物如长春新碱、环磷酰胺及麻醉镇痛药物均可能引发SIADH。

5. 其他原因 长期的重体力活动（如马拉松、铁人三项、高温长途步行）、艾滋病及其并发症（包括脱水、肾上腺皮质功能不全、合并肺炎等）等也会导致SIADH的发生。由于左心房存在容量感受器，当某些原因刺激容量感受器（如二尖瓣狭窄分离术后导致左心房压力骤降）可使AVP分泌增加。其他疾病如腺垂体功能减退、甲状腺及肾上腺功能减退等，也会导致低血容量或肾排水障碍等引起SIADH。

二、发病机制

（一）抗利尿激素的分泌

抗利尿激素（antidiuretic hormone，ADH）又

称精氨酸加压素（arginine vasopressin，AVP），主要由下丘脑视上核和室旁核的大细胞神经元合成，经下丘脑－神经垂体束储存至神经垂体。有研究表明，视上核的小细胞神经元和脑干中某些大细胞神经元也能够合成AVP，通过垂体门脉系统、第三脑室等途径被输送至脑的各个部位。大细胞神经元首先合成由166个氨基酸残基组成的精氨酸加压素原前体，主要包括信号肽、AVP、神经垂体素Ⅱ和糖肽，其在内质网膜脱去信号肽成为精氨酸加压素原，然后在高尔基体中组装，进入分泌颗粒，经下丘脑－神经垂体束移行至神经垂体，并在此过程中，经酶裂解消化为AVP、神经垂体素Ⅱ和糖肽，释放至循环系统。AVP进入循环系统后，以游离形式存在，其半衰期很短，仅有5~10分钟，分泌后可被迅速降解。

AVP通过刺激两类不同的受体发挥作用，均为G蛋白偶联受体。

1. 加压素V1受体（V1R） 又分为V1aR及V1bR两种，其主要生物学作用有：①血管收缩；②刺激肝糖原分解；③兴奋肾髓质、集合管细胞合成前列腺素，拮抗AVP的抗利尿作用；④兴奋髓袢升支的NaCl重吸收；⑤抑制肾素分泌，反馈调节血管紧张素，促进AVP的分泌；⑥促进ACTH分泌（主要通过V1b受体）。主要分布于血管平滑肌细胞血小板、肝脏、腺垂体、肾上腺髓质等，V1R通过以肌醇磷脂代谢为基础的双信使系统发挥作用——IP_3/Ca^{2+}和DG/PKC通路，AVP与V1R结合后，激活磷脂酶C，催化PIP2，水解产生IP3及DG使细胞内Ca^{2+}浓度升高，激活PKC及钙－钙调蛋白系统，产生细胞反应。

2. 加压素V2受体（V2R） 其主要生物学作用是增加对水的通透性，介导AVP的抗利尿作用，同时还与AVP及DDAVP介导的血管扩张、降低舒张压、促进凝血及纤溶因子的释放等相关。V2R主要分布于肾脏集合管细胞的基底部。V2R受体主要通过腺苷酸环化酶－cAMP系统进行信号传递。该途径不仅传递信号，并通过细胞内信使的级联反应将细胞外信号扩增放大。AVP与V2R结合后，激活腺苷酸环化酶形成cAMP，进而激活蛋白激酶A通路，导致集合管细胞内水通道蛋白2形成的囊泡与管腔膜面细胞膜融合，增加集合管对水的通透性。AVP对水通道蛋白2的调节有两种，一种是与肾脏受体结合，促进肾脏集合管细胞内的水通道蛋白2转位至集合管管腔面主细胞的顶端表面，使水分由低渗的管腔流动到高渗的髓质；另一种为长效调节，增加集合管水通道蛋白2的表达。目前研究表明水通道蛋白2与SIADH、充血性心力衰竭、肝硬化、肾病综合征等疾病相关。

水通道蛋白主要分布于肾脏、脑、肺脏、心脏、胃肠道等器官，可促进与渗透压相关的水的流动，与组织间隙的水分子及某些小分子物质（如甘油）等的流动及交换相关。目前已发现有600多种水通道蛋白，在哺乳动物中已发现10种。研究表明，水通道蛋白参与肾脏水分、脑脊液、泪液等的分泌及重吸收。

（二）抗利尿激素的调节

AVP的调节主要受血浆渗透压和血容量的调节。

1. 血浆渗透压 主要由血钠浓度决定，调节AVP分泌的渗透压感受器位于下丘脑前部的终板血管器和穹窿下器，两者位于下丘脑前部的室周器官内，是血脑屏障上可以被穿透的部分，血浆内的溶质通过室周器官到达对渗透压敏感的神经组织。研究表明，脑部存在水通道蛋白4的表达，渗透压感受器的神经元可以通过水通道蛋白4感受到细胞外渗透压的变化。当大量出汗、呕吐、腹泻等原因导致机体失水过多、血浆渗透压升高时，渗透压感受器内水分子外移，细胞脱水，将信号传导至视上核及室旁核，刺激AVP的合成及分泌，使肾脏对水的重吸收增加，导致尿液浓缩和尿量减少；而相反，当大量饮水后，血浆渗透压下降，AVP分泌将受到抑制，肾脏重吸收水减少，尿液稀释，尿量增加，保持体内水、电解质平衡。近期研究表明，视上核及室旁核上也存在水通道蛋白4的表达，也可以直接感受血浆渗透压的变化。健康人体内血浆AVP水平与尿渗透压呈线性相关，但会受到肾脏功能的限制，而尿量与尿渗透压呈对数函数关系。当血浆AVP水平在1~5pg/ml时，尿渗透压维持在100~1200mmol/L；当血浆AVP水平达5pg/ml时，尿液达到最大抗利尿水平，尿渗透压约为1200mmol/L，此时尿量可维持在2000ml/24h左右；但当血浆AVP水平小于1pg/ml，随着血AVP浓度下降，尿量将明显增加。

研究表明，调节AVP分泌的渗透压感受器的阈值和灵敏性存在着个体差异，受遗传因素影响。对孪生子的研究表明，单卵孪生子中其渗透压感受器的阈值和灵敏性类似，但异卵孪生子的渗透压感受器则存在差异，且随着年龄的增长，渗透压调节的敏感性逐渐升高，但肾脏对AVP反应的敏感性降低。

2. 血容量及血压的调节 AVP也受到血容量和血压的调节，正常情况下，血压及血容量对AVP分泌的影响不大，但当血容量迅速及严重减低时，血浆渗透压调节AVP分泌的作用减小，血容量及血压对AVP的调节起到优势作用，以维持血容量稳定。①左心房上存在容量感受器，当某些原因导致左心房扩张（如充血性心力衰竭、肝硬化腹水等），刺激容量感受器，神经冲动经迷走神经传入中枢，调节AVP分泌的渗透压阈值下降，抑制下丘脑－垂体后叶系统释放抗利尿激素，引起利尿，维持血容量稳定；当某些原因导致血容量下降（如大量失血等）或左心房压力骤降（如二尖瓣狭窄分离术后）刺激容量感受器，可使得抗利尿激素的合成和释放大量增加，不仅能促进远曲小管和集合管重吸收大量水分，使丧失的血量得到部分补偿，同时还可刺激血管平滑肌收缩，血管床容量减少，外周阻力增加，因而使血压不致下降过多。当血容量下降小于7%时，不会影响AVP的分泌，当血容量下降10%~15%，AVP分泌略有增加，当血容量下降超过20%，血压也明显下降，AVP分泌迅速增加。②主动脉窦及颈动脉窦存在压力感受器，当血压迅速下降时，其对AVP的调节能力将逐渐增强；当血压下降5%时，AVP的分泌升高1pmol/L；当血压下降15%，血浆AVP将达到最大的抗利尿作用；血压下降达30%时，AVP迅速及大量分泌以维持血压。

3. 其他因素 心房钠尿肽、血管紧张素Ⅱ、疼痛刺激和精神紧张也可调节抗利尿激素分泌。某些导致SIADH的药物、低血钾等也会改变AVP分泌的渗透压调节的敏感性和肾脏对AVP的敏感性。

（三）SIADH中AVP分泌的异常

SIADH基本的病理生理变化是抗利尿激素的不适当分泌和肾脏排水障碍。血浆渗透压增加、血容量及血压下降时，刺激AVP分泌以维持机体的正常状态，这是“适当的”分泌。但在大多数SIADH和90%以上的低钠血症患者中，AVP是由神经垂体分泌的。所谓“不适当分泌”是指血浆抗利尿激素水平与血浆渗透压之间失去了正常的调节关系，相对于血浆渗透压水平，血AVP水平出现了不对应的升高，虽然AVP实际检测值可能在“正常值”范围内，但相对于血浆渗透压已是“不适当”的。

抗利尿激素分泌增加，使得肾小管对水的重吸收增加，机体总体液量增加，进而导致肾小球滤过压增加，近曲小管对钠的重吸收减少，肾素－血管紧张素－醛固酮系统受到抑制，最终导致SIADH患者出现水潴留但体液容量基本正常、低血钠、低渗、高尿钠状态。

通过对SIADH患者输注高渗盐水造成血浆渗透压呈阶梯式升高的过程中观察其血浆AVP水平，发现AVP分泌的渗透压调节异常有以下四种方式：

1. 加压素无规律高分泌型 约占SIADH患者的40%，该型是指大量的AVP分泌却不受血浆渗透压调节，AVP水平快速而又剧烈波动，常在副肿瘤引起的SIADH患者中出现，可能与异位AVP间歇性分泌及其他非渗透性因素有关，该型也可在中枢神经系统疾病或精神病患者中出现。

2. “加压素漏出”型 约占20%，该型表现为在血浆渗透压正常时，AVP的分泌调节正常，但当血浆渗透压下降低于基线时，AVP仍持续分泌，其原因可能为渗透压感受器受到损伤，或者是存在持续的非渗透性因素持续刺激AVP分泌。

3. 加压素释放阈值降低型 约占30%，该型渗透压稳态重新调定，生理状态下可见于妊娠过程，但疾病状态下，如肿瘤或肺部疾病患者AVP虽仍受到血浆渗透压调节，但其分泌的阈值异常降低，可能与肿瘤影响了垂体对AVP的释放有关。

4. 低加压素抗利尿型 约占SIADH患者的10%，该型的临床表现符合SIADH，但血浆中AVP浓度很低，几乎不能检测到。AVP分泌的渗透压调节正常，但当血浆渗透压降低到一定程度，低到AVP分泌的阈值时，仍不能最大程度地稀释尿液，可能与肾脏对AVP的敏感性增加相关，也可能是血液中存在另一种利尿物质或内源性抑制物质缺乏。也有研究表明，这与V2受体的激活型突变相关，这种类型又被称为肾源性不适当抗利尿作用综合征。

虽然以上研究表明SIADH患者的AVP异常分泌有多种模式，但目前并无证据提示AVP异常分泌的类型与某种特定疾病导致SIADH相关，这可能是由于疾病导致AVP异常分泌存在多种调节机制与通路，包括渗透性因素、非渗透性因素及抑制通路受损等原因。

（四）尿钠排出增加及肾脏的适应性

虽然血钠下降及尿钠排泄增加是SIADH的诊断标准之一，但研究表明尿钠排泄增加并非是AVP直接作用的结果。SIADH属于慢性低钠血症，其已经在低钠血症的状态下重新建立了水钠平衡。低钠血症的程度并不取决于尿钠排泄量，SIADH患者的尿钠呈现负平衡，但尿钠的排出量也仅能反映钠的摄入量，尿钠排出并不会加重低钠血症，只是使得细胞外液的容量能够得到调整。

同时，肾脏的适应性机制也使得在尿钠排出的同时，水分也能够同时被肾脏排出，保持SIADH患者正常的血容量。上述已经提到SIADH患者中，AVP的慢性刺激增加水通道蛋白2的表达及使插入上皮细胞膜的数量增加，增加水潴留，但是因此产生的容量扩张低渗状态继而又作用于集合管下调水通道蛋白2的含量及活性，在高AVP的条件下减少水潴留，这可能是由于V2受体在肾脏的表达下降相关。这一机制也导致SIADH患者能够在低钠血症等情况下达到新的水钠调节稳态。

三、临床表现及实验室检查

1. 低钠血症 与其他低钠血症的症状类似，SIADH的症状主要由低渗状态导致，其症状的轻重与AVP分泌量的多少和水负荷的程度相关，取决于低钠血症的发展速度及严重程度。SIADH主要表现为水潴留、尿钠排泄增加和稀释性低钠血症，并且一般不伴组织间隙的水肿。

SIADH大多表现为慢性低钠血症，血钠>120mmol/L时，通常无明显临床症状；当血钠下降<120mmol/L时，可有食欲下降、恶心、呕吐、情绪改变等表现；随着血钠进一步下降，可出现神志改变、抽搐等，查体可出现肌力下降、腱反射减弱或消失，严重时甚至昏迷、死亡，血钠<110mmol/L并伴有严重症状时死亡风险明显升高，该类患者通常合并潜在的恶病质疾病。

2. 原发病表现 根据原发病的不同，患者可有肿瘤、中枢神经系统疾病、肺部疾病等原发病表现。

3. 实验室检查 血钠下降，常<130mmol/L；尿钠增加，>20~30mmol/L；血浆渗透压下降，<275mOsm/kg H_2O；尿渗透压升高；由于血液稀释，血肌酐、尿素氮、尿酸、氯化物通常都是下降的。

四、诊断

SIADH是最常见的导致正常容量性低钠血症的原因，在所有低渗患者中，其发病率达20%~40%。最早的SIADH诊断标准由Batter和Schwarz在1967年制定，目前的诊断标准仍然类似，诊断标准如下：

1. 细胞外液的有效血浆渗透压降低（<275mOsm/kg H_2O），且除外假性低钠血症。

2. 血浆渗透压降低时尿渗透压增加（肾功能正常患者尿渗透压>100mOsm/kg H_2O）。这并非指尿渗透压要高于血浆渗透压，而是当血浆渗透压降低到一定程度时，健康人的AVP分泌将被抑制，但SIADH患者AVP的分泌不受抑制，导致出现与血浆渗透压不符的尿渗透压。

3. 根据临床表现判断血容量正常，不存在直立性低血压、心动过速、皮肤皱缩、黏膜干燥等血容量不足表现或皮下水肿、腹水等容量过多表现。无论低血容量或高血容量，均提示低渗状态是由SIADH以外的原因引起的，若SIADH患者因其他原因导致目前非正常血容量状态，则不能判断其抗利尿激素是否分泌异常。

4. 在水、钠正常摄入时尿钠排泄增加（>20~30mmol/L）。这条诊断标准可以用来鉴别：①有效动脉血容量下降引起的低渗状态，有效动脉血容量下降后，肾脏保钠，尿钠不高；②远端肾小管稀释性低渗，细胞外液容量增加，尿钠排出正常或增加。在大部分的SIADH患者中，尿钠排泄是增加的，但当其严格限水时会出现血容量下降和钠耗竭，尿钠不一定升高。

5. 排除其他导致等容量性低钠血症的疾病，如甲状腺功能减退、肾上腺皮质功能减退（糖皮质激素缺乏）。

6. 肾功能正常，未使用利尿剂尤其是噻嗪类利尿剂。

五、鉴别诊断

主要是与其他原因引起的低钠血症和低渗状态的疾病相鉴别：

1. 脑耗盐综合征（cerebral salt-wasting syndrome，CSW） 常见于蛛网膜下腔出血、出血性脑卒中、头部外伤或神经外科手术之后，主要是由于AVP异常分泌，近端小管重吸收功能异常引起尿钠排泄增加，并导致肾脏排水增加，从而导致血钠降低和细胞外液容量下降，主要表现为低钠血症、尿钠增加和血容量下降，而SIADH的血容量通常是正常的，这是二者的主要鉴别点，且CSW对补钠和补充血容量有效，对限水治疗无效，甚至导致病情恶化，这也是二者在治疗前需要细心鉴别的重要因素（表12-4-2）。

表12-4-2 SIADH与脑耗盐综合征（CSW）的鉴别要点

鉴别点	SIADH	CSW
细胞外液	正常或增多	降低
尿钠	>30mmol/L	>30mmol/L
尿酸	降低，血钠纠正后可正常	降低，血钠纠正后仍不正常
尿渗透压	增高	增高
血渗透压	降低	降低
血尿素氮/血肌酐	正常或降低	增高
血钾	正常	正常或增高
中心静脉压	正常或增高	降低 <6mmHg
脑钠肽	正常	增高
治疗	限水为一线治疗	补钠和补液

2. 胃肠道排钠增加 包括呕吐、腹泻、胃肠减压及造瘘等胃肠道消化液丢失钠盐导致的低钠血症，常有原发疾病病史，且尿钠通常是减低的。

3. 肾脏排钠增加 包括肾上腺皮质功能不全、失盐性肾病、醛固酮减少、应用利尿剂等原因导致肾脏排钠增加、肾小管重吸收钠减少引起低钠血症，通常有原发病表现，血尿素氮升高。

4. 精神性烦渴 该病是由于饮水过多导致血浆渗透压降低与低钠血症，其尿渗透压是下降的，容易与SIADH鉴别。

5. 稀释性低钠血症 充血性心力衰竭、肝硬化腹水或肾病综合征等可出现稀释性低钠血症，但通常有水肿、腹水等原发病表现，尿钠浓度是降低的。

六、治疗

SIADH的治疗包括对症治疗和病因治疗。

（一）对症治疗

首先应该对患者低钠血症进行评估。虽然SIADH患者大部分都是慢性低钠血症，但如果患者血钠程度过低或者伴有严重症状，需要紧急处理：持续输注3%高渗盐水，速度为患者体重（kg）×预想升高的血钠浓度（mmol/L）。如，70kg体重患者，输注3% NaCl 70ml/h，血钠浓度上升1mmol/L/h，输注3% NaCl 35ml/h，上升0.5mmol/L/h。但当下列情况时快速治疗需立即停止：①患者症状消失；②血钠浓度≥120mmol/L；③血钠上升达到18mmol/L。

多数情况下SIADH是慢性低钠血症，应遵照慢性低钠血症的治疗原则进行治疗。对轻中度患者限制液体量摄入是最常用的方法，也是最佳及危害最少的一线治疗，但如果患者尿液检测结果提示肾脏自由水排出减少，或限制入量24~48小时后无血钠升高迹象，应给予药物治疗。等渗（0.9%）NaCl输注治疗对于SIADH引起的低钠血症是无效的，并且如果肾脏自由水清除受损（如尿Na^+和尿K^+的浓度之和大于血Na^+浓度）可能会加重低钠血症。在限制入液疗法纠正血钠期间，建议密切监测血钠浓度（每4~6小时），直至血钠浓度稳定在>125mmol/L，一旦血钠浓度达到125mmol/L，低钠血症引起的中枢神经系统并发症风险较低。如果最初血钠≤120mmol/L，血钠浓度升高后应考虑减慢其后24~48小时的血钠升高速度，逐渐纠正血钠，缓慢建立平衡。

药物治疗：

1. 传统药物 若患者不能耐受限制液体摄入的治疗或效果不明显，则需要选择性地采用药物治疗。传统药物如地美环素和尿素等：四环素衍生物地美环素，600~1200mg/d分次口服，但此药可导致可逆性氮质血症，引起肾毒性，需监测肾功能；或者口服尿素，每日15~60g，但其口感差，可溶于橘子汁或其他饮料中服用，但老年患者需注意氮质血症的风险，故不推荐应用于肾功能受损的老年患者。

2. 肠内摄入水或5%葡萄糖可以减慢纠正血钠的速度。如果利水作用显著，可试用去氨加压素来减轻利水作用。

3. 抗利尿激素受体拮抗剂——普坦类药物治疗，患者在最初24~48小时血钠可迅速升高，此时无需限制液体量，患者的口渴和增加摄入液体量可以缓冲血钠升高的速度（表12-4-3）。

表 12-4-3 AVP 受体拮抗剂及其临床应用

AVP 受体拮抗剂	作用机制	临床应用	初始剂量
托伐普坦（tovaptan，OPC-41061）	V2R	正常或高容量性低钠血症	15mg，口服（老年人小剂量起始）
考尼伐坦（conivaptan，YM-087）	V1aR/V2R		10mg，静脉注入（中国未上市）
莫扎伐普坦（mozavaptan，OPC-31260）	V2R		30mg（中国未上市）

普坦类药物具有独特的选择性促进肾脏排泄自由水的作用，目前被认为是更有效的低钠血症治疗药物，同时标志着低钠血症治疗新时代的到来。已经被 FDA 批准用于临床的有考尼伐坦和托伐普坦，尚在研制的有利希伐坦和沙他伐坦。

抗利尿激素受体拮抗剂和 V2R 结合后阻断了内源性 AVP 受体的激活。V2R 拮抗剂会增加尿量，和呋塞米等利尿剂类似；但与利尿剂不同，V2R 拮抗剂被称为促水排泄剂，只促进肾脏排出自由水，不增加尿中溶质的含量，而传统利尿剂阻断远端小管钠转运通道，同时增加水和电解质的排出。当使用促水排泄剂排出的水量和使用袢利尿剂排出的尿量相同时，促水排泄剂引起的体内水负平衡给神经激素和肾功能带来的不利作用就相对减少，因为促水排泄剂排出的水只有 1/3 来自细胞外液，2/3 都是来自细胞内液。

考尼伐坦是 V1aR 和 V2R 复合型拮抗剂，其他三种都是选择性 V2R 拮抗剂。FDA 批准考尼伐坦用于正常和高容量性低钠血症的住院患者。该药仅有静脉制剂，首先给予负荷剂量 20mg 静脉输注 30 分钟以上，然后持续输注 20mg/d 或 40mg/d。该药与其他经过 CYP3A4 肝酶代谢的药物存在相互作用，建议使用时限是 4 天。其主要不良反应有头痛、口渴、低钾血症。但该药在中国尚未上市。

托伐普坦是口服的 V2R 拮抗剂，FDA 批准用于正常容量和高容量性低钠血症。首次使用需住院，以便监测血钠纠正速度。在美国，血钠浓度低于 125mmol/L 的患者可首选托伐普坦；血钠浓度 ≥125mmol/L，只有当患者出现低钠血症相关症状且限制液体入量治疗失败后才考虑用此药。在欧洲，此药只批准用于等容量性低钠血症，但没有规定适合使用的血钠浓度，也不需要在限制液体入量治疗无效后才能使用。起始剂量为 15mg，如 24 小时后血钠浓度仍低于 135mmol/L 或升高幅度低于 5mmol/L，可加量至 30mg 或 60mg，但老年人应用需小剂量起始，并严密监测血钠浓度及生命体征变化。托伐普坦常见不良反应有口干、渴感、小便频繁、头晕、恶心、直立性低血压等，最近 FDA 警告有导致不可逆性致死性肝损伤的风险。因此，如出现肝损伤迹象，应停药；且不能用于潜在有肝脏疾病包括肝硬化在内的患者。

但应用该类药物必须排除低容量性低钠血症，同时不得与其他治疗低钠血症的方法联用或者在其他方法治疗低钠血症后马上联用；在治疗最初不需要限制液体摄入量，而在口渴机制受损的患者中（如插管或意识不清的患者），必须补充足够的液体量来预防由于利水作用而引起的血钠快速升高，且在治疗最初 24~48 小时需要密切监测血钠水平。

（二）病因治疗

在诊断 SIADH 的同时，就要积极寻找其原发病因，若是肿瘤引起，则应及早进行手术或放疗、化疗。肿瘤经治疗后，SIADH 可逐渐好转，但肿瘤复发时，SIADH 可再次出现，因此，SIADH 可作为判断肿瘤是否根治或复发的佐证。感染、药物及中枢神经系统疾病导致的 SIADH 可随治疗的好转或停药而好转。

七、预后

SIADH 的预后取决于其原发病的状态。若是有中枢系统疾病、肺部疾病、感染等疾病引起的 SIADH，随着原发病的好转，SIADH 可逐渐好转，但若是 SIADH 由肺癌等恶性肿瘤引起，则可能预后不佳。

（满富丽）

参考文献

1. Siregar P. The risk of hyponatremia in the elderly compared with younger in the hospital inpatient and outpatient. Acta Med Indones, 2011, 43(3): 158-161.

2. Hoyle GE, Chua M, Soiza RL. Prevalence of hyponatremia in elderly patients. J Am Geriatr, 2006, 54(9): 1473-1474.

3. Schrier RW. Water and sodium retention in edematous disorders: role of vasopressin and aldosterone. Am J Med, 2006, 119(7 Suppl 1): S47-S53.

4. Fenske W, Maier SK, Blechschmidt A, et al. Utility and limitations of the traditional diagnostic approach to hyponatremia: a diagnostic study. Am J Med, 2010, 123(7): 652-657.

5. Spasovski G, Vanholder R, Allolio B, et al. Clinical practice guideline on diagnosis and treatment of hyponatraemia. Nephrol Dial Transplant, 2014, 29(suppl 2): i1-i39.

6. Verbalis JG, Goldsmith SR, Greenberg A, et al. Diagnosis, Evaluation, and Treatment of Hyponatremia: Expert Panel Recommendations. Am J Med, 2013, 126(10 Suppl 1): S1-S42.

7. Verbalis JG, Grossman A, Höybye C, et al. Review and analysis of differing regulatory indications and expert panel guidelines for the treatment of hyponatremia. Curr Med Res Opin, 2014, 30(7): 1201-1207.

8. Aylwin S, Burst V, Runkle L, et al.'Dos and don'ts' in the management of hyponatremia. Curr Med Res Opin, 2015, 31(9): 1755-1761.

9. Soiza RL, Talbot HS. Management of hyponatraemia in older people: old threats and new opportunities. Ther Adv Drug Saf, 2011, 2(1): 9-17.

10. Konstam MA, Gheorghiade M, Burnett JC Jr, et al. Effects of oral tolvaptan in patients hospitalized for worsening heart failure: the EVEREST Outcome Trial. JAMA, 2007, 297(12): 1319-1331.

11. Gheorghiade M, Konstam MA, Burnett JC Jr, et al. Short-term clinical effects of tolvaptan, an oral vasopressin antagonist, in patients hospitalized for heart failure: the EVEREST Clinical Status Trials. JAMA, 2007, 297(12): 1332-1343.

12. Udelson JE, Orlandi C, Ouyang J, et al. Acute hemodynamic effects of tolvaptan, a vasopressin V2 receptor blocker, in patients with symptomatic heart failure and systolic dysfunction: an international, multicenter, randomized, placebo-controlled trial. J Am Coll Cardiol, 2008, 52(19): 1540-1545.

13. Rossi J, Bayram M, Udelson JE, et al. Improvement in hyponatremia during hospitalization for worsening heart failure is associated with improved outcomes: insights from the Acute and Chronic Therapeutic Impact of a Vasopressin Antagonist in Chronic Heart Failure (AC TIV in CHF) trial. Acute Card Care, 2007, 9(2): 82-86.

第五节　常见酸碱失衡综合征

稳定的内环境是组织细胞正常生命活动的必要条件，体液酸碱度的相对恒定是内环境稳定的一个重要方面。在正常代谢过程中，机体不断产生大量酸性物质（如碳酸、乳酸、磷酸等）及小量碱性物质（如 HCO_3^-、HPO_4^{2-}、NH_3 等），或者从食物中摄入相当数量酸性或者碱性物质，使体液酸碱度不断地受到影响而发生波动，但是人体可以通过体内的缓冲和调节功能，使血液的酸碱度总体保持在一个相当稳定的范围内，这种在生理情况下维持体液酸碱度相对稳定的现象称为酸碱平衡（acid-base balance）。机体不同的组织细胞代谢功能的特点不同，各部分组织细胞或体液的酸碱度也有所不同，如细胞内液 pH 值稍低于细胞外液 pH 值，静脉血 pH 值稍低于动脉血 pH 值。人体血液 pH 值保持在 7.35~7.45，平均值为 7.40。尽管机体对酸碱负荷有强大的缓冲能力和调节功能，许多疾病仍然可以引起酸碱负荷异常或调节机制障碍，造成体内酸性或碱性物质堆积或不足，导致体液内环境酸碱稳态破坏，这种状态称为酸碱平衡紊乱（acid-base disturbance）。老年人由于肺脏、肾脏等脏器功能随着增龄而逐渐减退，机体内酸碱缓冲和能力调节逐渐下降，在基础疾病的早期就容易出现酸碱平衡紊乱，当疾病恶化加重时，更容易出现复杂的、混合性的酸碱平衡紊乱。

酸碱平衡紊乱常常是某些疾病或病理过程的继发改变，而酸碱平衡紊乱一旦发生，可能会加重原有疾病，使诊断和治疗复杂化，因此酸碱平衡紊乱是一个重要的临床问题，及时发现和正确处理酸碱平衡紊乱往往关系到临床治疗的成败。

一、酸碱平衡的调节系统

正常情况下机体不断生成或摄取酸性物质的量远多于碱性物质，但体液的 pH 值却无明显变化，这是由于机体对酸碱负荷有强大的缓冲和调节能力，以维持体内酸碱平衡的稳态。机体对酸碱平衡的调节主要是通过体液的缓冲、肺和肾脏的调节来实现的。

（一）血液的缓冲系统

血液缓冲系统主要由弱酸（缓冲酸）及其对应的共轭碱（缓冲碱）组成，总体上可分为两大类：碳酸氢盐缓冲系统和非碳酸氢盐缓冲系统（磷酸盐缓冲系统、血液蛋白质缓冲系统、血红蛋白缓冲系统和氧合血红蛋白缓冲系统）。

（1）碳酸氢盐缓冲系统：由 HCO_3^- 和 H_2CO_3 构成。它只缓冲固定酸和碱，不能缓冲挥发酸，是细胞外液含量最多、最为重要的缓冲系统：①缓冲能力强，其缓冲固定酸的能力占全血缓冲量的50%以上；它是决定血液pH值高低的主要缓冲对，血液pH值主要取决于血液 HCO_3^- 和 H_2CO_3 的浓度比。②为开放性缓冲系统。通过肺和肾对 H_2CO_3 和 HCO_3^- 的调节使缓冲物质得以补充或排出，而增加其缓冲能力。

（2）磷酸盐缓冲系统：由 $HPO_4^{2-}/H_2PO_4^-$ 构成，存在于细胞内、外液，主要在细胞内发挥作用。

（3）蛋白质缓冲系统：主要由 Pr^-/HPr 构成，存在于血液及细胞内。血液蛋白缓冲系统平时作用不大，当其他缓冲系统都被调动后，其作用才显示出来。

（4）血红蛋白缓冲系统：由 Hb^-/HHb 和 $HbO_2^-/HHbO_2$ 组成。在缓冲挥发性酸中发挥主要作用。

当体液中酸性或碱性物质的含量发生变动时，缓冲系统通过接受 H^+ 或释放 H^+，中和酸性或碱性物质以维持血液pH值的相对恒定，以减轻体液pH变动的程度。其中，挥发性酸主要由血红蛋白缓冲系统缓冲，而固定酸和碱可以被所有缓冲系统缓冲，以 HCO_3^- 系统最为重要。

（二）肺的调节

肺通过改变 CO_2 的排出量调节血液中碳酸的浓度，从而调节[HCO_3^-]/[H_2CO_3]，以维持血液pH值的相对恒定。肺的调节作用较快，数分钟即可达到高峰，但其调节作用相对有限，而且肺仅对 CO_2 有调节作用，不能缓冲固定酸，很多情况下，肺对酸碱的调节往往不能使血液pH值完全恢复到正常水平。

1. 呼吸运动的中枢调节 延髓呼吸中枢的化学感受器对动脉血二氧化碳分压（$PaCO_2$）的变化非常敏感，$PaCO_2$ 升高可以增加脑脊液 H^+ 的含量，兴奋呼吸中枢，使肺泡通气量增加。当 $PaCO_2$ 超过5.32kPa（40mmHg）时，肺通气量可增加2倍；若增加到8.3kPa（62.4mmHg）时，肺通气量可增加10倍，使 CO_2 排出量明显增加。但是，当 PCO_2 超过10.7kPa（80mmHg）时，因 CO_2 浓度过高而使中枢神经系统受到损伤，如呼吸中枢抑制等，可以引起二氧化碳麻醉。

2. 呼吸运动的外周调节 主动脉体和颈动脉体的外周化学感受器可感受动脉血 $PaCO_2$、pH值和氧分压（PaO_2）的变化。当 $PaCO_2$ 升高或pH值降低时，通过外周化学感受器反射性兴奋呼吸中枢，使呼吸运动加深、加快，从而增加 CO_2 排出量，使 $PaCO_2$ 降低和pH值升高。反之，当血液 $PaCO_2$ 降低或pH值升高时，呼吸中枢抑制，呼吸运动变浅、变慢，CO_2 排出量减少，使血液 $PaCO_2$ 回升，pH值下降。正常情况下，中枢化学感受器的调节作用强于外周化学感受器。

（三）肾脏的调节

正常人在普通膳食条件下，体内产生的酸性物质远多于碱性物质，消耗大量 HCO_3^- 和其他缓冲碱，肾脏能通过不断地排 H^+ 和重吸收 HCO_3^- 来维持血液pH值在正常范围。肾脏对酸碱的调节作用较缓慢，常在酸碱平衡紊乱发生数小时后开始发挥作用，3~5天后达到高峰，但效能高、作用持久。

肾脏的调节主要通过肾小管的 H^+-Na^+ 交换实现，主要有以下三种方式：

1. 肾小球滤液中 HCO_3^- 的重吸收 HCO_3^- 可自由通过肾小球，肾小球滤液中 HCO_3^- 的含量与血液相等，正常情况下，肾小球滤液中85%~90%在近曲小管重吸收。剩余的10%~15% HCO_3^- 继续在远曲小管和集合管中重吸收。

2. 肾小管内磷酸盐的酸化 肾小管内磷酸盐的酸化主要指肾小球滤液中的碱性磷酸盐（Na_2HPO_4）在远曲小管内生成酸性磷酸盐（$Na_2H_2PO_4$）的过程，同时交换回肾小管细胞的 Na^+ 与 HCO_3^- 结合成新的 HCO_3^- 返回血液。

3. NH_4^+ 的排泄 肾小管上皮细胞内氨基酸在分解过程中和谷氨酰胺在谷氨酰胺酶的催化下可生成 NH_3。NH_3 为脂溶性，顺浓度差自由弥散进入肾小管腔，与肾小管上皮细胞分泌的 H^+ 结合成 NH_4^+，而 NH_4^+ 则为水溶性，不易通过细胞膜返回细胞内，可以与肾小管腔内 Cl^-、SO_4^{2-} 等形成胺盐随尿液排出体外。

氨的分泌是肾脏排酸保碱的重要环节。肾小管液pH值越低，NH_3 的分泌就愈快，NH_4^+ 排出也越多，也意味着 H^+ 的排出和 HCO_3^- 的重吸收增多。

总之，肾对酸碱的调节主要是通过肾小管细胞的活动来实现。肾小管细胞中碳酸酐酶高效催化 CO_2 和 H_2O 合成 H_2CO_3，由 H_2CO_3 生成的 HCO_3^- 被回收到血液中，而 H^+ 则分泌到肾小管液中，这是最主要的排酸保碱方式；近曲小管、集合管泌 NH_3 并与 H^+ 结合后以 NH_4^+ 的形式排出，可调节尿液酸碱度，有助于排 H^+ 保碱的功能；磷酸盐的酸化可以发挥缓冲作用，但作用有限。

（四）组织细胞的调节

机体的组织细胞（细胞、肌细胞和骨组织等）对酸碱平衡也有一定的缓冲作用。细胞的缓冲作用主要是通过 H^+-K^+ 交换、H^+-Na^+ 交换等离子交换进行。酸中毒时，细胞外液 H^+ 浓度增加而弥散入细胞内，细胞内的 K^+ 和 Na^+ 则移出细胞外；反之，碱中毒时，H^+ 移出细胞外而 K^+ 和 Na^+ 则移入细胞内。细胞内外还存在 Cl^--HCO_3^- 交换，Cl^--HCO_3^- 是可以自由交换的阴离子，当细胞外 HCO_3^- 发生变动时，可以通过 Cl^--HCO_3^- 交换起到一定的缓冲作用。

此外，肝脏可以通过尿素的合成清除 NH_3 调节酸碱平衡，而骨骼的钙盐分解有利于对 H^+ 的缓冲。

上述四大调节系统共同维持体液酸碱度的相对稳定，但它们在作用时间及调节强度上又各有特点，相互配合与补充，以保持［HCO_3^-］/［H_2CO_3］为 20/1。血液缓冲系统反应最快，一旦有酸性或碱性物质入血，缓冲物质就立即与其反应，将强酸或强碱中和成弱酸或弱碱，同时缓冲系统自身被消耗，故缓冲作用不易持久。肺的调节亦很迅速，通过改变肺泡通气量来控制血液 H_2CO_3 浓度的高低，但仅对 CO_2 有调节作用，不能缓冲固定酸。细胞内液的缓冲作用强于细胞外液，通常在 2~4 小时后开始发挥调节作用，主要通过细胞内外离子的转移来维持酸碱平衡，但可引起血钾浓度的改变。肾脏的调节作用比较缓慢，常在酸碱平衡紊乱发生后数小时发挥作用，3~5 天才达高峰，但作用时间持久，功能强大，特别是固定酸的排出和 HCO_3^- 水平的恢复最终要靠肾脏来完成。

老年人肺、肾功能随增龄而减退，在疾病早期就可能出现酸碱平衡失常，代偿性酸中毒或碱中毒较常见，病情较严重或恶化时，产生失代偿性酸中毒或碱中毒，特别在呼吸衰竭或多脏器功能衰竭时，可以出现复杂的、混合性的酸碱平衡紊乱，而且往往随病情发展或治疗而变化。无论是单一或复合的酸碱平衡紊乱，都要依靠临床严密观察，并结合实验室检查结果加以分析，才能得出准确的诊断。

二、酸碱调节相关指标

（一）pH 值和 H^+ 浓度

溶液的酸碱度取决于其中 H^+ 的浓度。H^+ 可以与氢键、蛋白质、酶发生反应，进而影响很多蛋白质、酶类的生物学作用，人体血液中 H^+ 浓度很低，约为 40nmol/L，并且被精密调控在很小的波动范围。通常采用 H^+ 浓度的负对数 pH（power of hydrogen）来表示溶液的酸碱度。正常人动脉血 pH 值维持在 7.35~7.45，平均为 7.40。静脉血 pH 值略低于动脉血。pH 值的变化反映了酸碱平衡紊乱的性质及严重程度。pH 值低于 7.35 表示有酸中毒，高于 7.45 表明有碱中毒。血液 pH 值正常也不能完全排除酸碱平衡紊乱。有时由于疾病作用使血液［HCO_3^-］和［H_2CO_3］的数值已经发生改变，但通过机体的调节，［HCO_3^-］/［H_2CO_3］仍可维持或接近 20/1，使血液 pH 值保持在正常范围内，这种情况称为代偿性酸中毒或碱中毒。此外，在某些类型的混合型酸碱平衡紊乱时，血液 pH 值也可正常。仅凭 pH 值的升高或降低，不能区分酸碱平衡紊乱是代谢性还是呼吸性酸碱紊乱，要区分酸碱平衡紊乱是代谢性或呼吸性，需要知道 HCO_3^- 或 H_2CO_3 的原发变化情况。例如，血液 HCO_3^- 原发性降低，导致 pH 值下降，即为失代偿性代谢性酸中毒；若血液 H_2CO_3 原发性升高而致 pH 值下降，则为失代偿性呼吸性酸中毒。

（二）动脉血二氧化碳分压

动脉血二氧化碳分压（arterial partial pressure of CO_2，$PaCO_2$）是指物理溶解于动脉血中的 CO_2 分子所产生的压力。$PaCO_2$ 的正常范围为 4.4~6.25kPa（33~46mmHg），平均为 5.32kPa（40mmHg）。由于 CO_2 通过肺泡膜的弥散速度很快，所以 $PaCO_2$ 与肺泡内的二氧化碳分压基本相同，$PaCO_2$ 是反映呼吸性酸碱平衡紊乱的重要指标。原发性 $PaCO_2$ 升高表示有 CO_2 潴留，见于呼吸性酸中毒；原发性 $PaCO_2$ 降低表示肺通气过度，见于呼吸性碱中毒。在代谢性酸、碱中毒时，由于机体的代偿调节，$PaCO_2$ 可继发性降低或升高。

（三）标准碳酸氢盐和实际碳酸氢盐

标准碳酸氢盐（standard bicarbonate，SB）是指全血标本在标准条件下（温度为 38℃和血红蛋白完全氧合的条件下，用 PCO_2 为 40mmHg 的气体平衡）所测得的血液 HCO_3^- 浓度。因已排除了呼吸性因素的影响，故 SB 为判断代谢性因素的指标。

实际碳酸氢盐（actual bicarbonate，AB）是指隔绝空气的血液标本，在实际 $PaCO_2$ 和血氧饱和度条件下测得的血液 HCO_3^- 浓度。AB 受呼吸和代谢两方面因素的影响。AB 与 SB 的差反映了呼吸因素对酸碱平衡的影响。

正常人 AB=SB，正常值为 22~27mmol/L，平均为 24mmol/L。SB 在代谢性酸中毒时降低，代谢性碱中毒时升高。呼吸性酸、碱中毒时，由于肾的代偿作用，SB 可继发性增高或降低。代谢性酸中毒时，两者都降低；代谢性碱中毒时，两者都升高。在呼吸性酸碱平衡紊乱时，AB 高于 SB 表示有 CO_2 潴留，可见于呼吸性酸中毒；反之，AB 低于 SB 则表示 CO_2 呼出过多，多见于呼吸性碱中毒。

（四）缓冲碱

缓冲碱（buffer base，BB）指血液中一切具有缓冲作用的碱性物质的总和，全血缓冲碱包括 HCO_3^-、Hb^-、HPO_4^{2-}、Pr^- 等，通常以氧饱和的全血在标准条件下测定。正常值为 45~51mmol/L，平均为 48mmol/L。BB 值是反映代谢性因素的指标，不受呼吸因素的影响。全血 BB 值反映血液碱的总和。代谢性酸中毒时，BB 值减少；代谢性碱中毒时，BB 值增加。慢性呼吸性酸碱平衡紊乱时，由于肾的代偿调节，BB 值可出现继发性升高或降低。

（五）碱剩余

碱剩余（base excess，BE）是指标准条件下用酸或碱将全血标本滴定到 pH 值为 7.40 时所用的酸或碱的量，正常值为（0±3）mmol/L。测定 BE 时，全血标本用 $PaCO_2$ 为 5.32kPa（40mmHg）的气体平衡，排除了血液 $PaCO_2$ 升高或降低的影响，所以它主要是反映代谢性酸碱平衡紊乱的指标。如需用酸滴定，表明受测血样缓冲碱增多，BE 用正值（+BE）表示，见于代谢性碱中毒；如需用碱滴定，表明受测血样缓冲碱减少，BE 用负值（-BE）表示，见于代谢性酸中毒。在慢性呼吸性酸碱平衡紊乱时，由于肾的代偿作用，BE 亦可出现代偿性升高或降低。

（六）阴离子间隙

阴离子间隙（anion gap，AG）是指血液中未测定的阴离子（undetermined anion，UA）与未测定的阳离子（undetermined cation，UC）的差价，即 AG=UA-UC。正常人血液中阴离子和阳离子总量相等，从而维持电荷的平衡。Na^+ 占血液阳离子总量的 90%，称为可测定阳离子，HCO_3^- 和 Cl^- 占血液阴离子总量的 85%，称为可测定阴离子。血液未测定阳离子包括 K^+、Ca^{2+} 和 Mg^{2+} 等。血液未测定阴离子包括 Pr^-、HPO_4^{2-}、SO_4^{2-} 和有机酸阴离子。血液阴阳离子平衡可表示为：

$$[Na^+]+UC=[Cl^-]+[HCO_3^-]+UA$$

$$\text{故 } AG=UA-UC=[Na^+]-([Cl^-]+[HCO_3^-])$$

AG 正常范围为 8~16mmol/L，平均值为 12mmol/L。AG 实质上是反映血液中固定酸含量的指标。当 HPO_4^{2-}、SO_4^{2-} 和有机酸阴离子增加时，AG 增大。AG 的测定对区分不同类型的代谢性酸中毒和诊断某些混合型酸碱平衡紊乱有重要意义。

在上述各项指标中，反映血液酸碱平衡紊乱性质和程度的指标是 pH 值；反映血液 H_2CO_3 含量的指标是 $PaCO_2$；SB 和 AB 虽各有特点，但都可以反映血液 HCO_3^- 含量变化；BB 和 BE 的高低反映的是血液缓冲碱的总量。在临床工作中并不是每个患者都需要测定全部指标，血液酸碱度取决于 $[HCO_3^-]/[H_2CO_3]$ 比值，所以有选择地测定反映血液 pH、H_2CO_3、HCO_3^- 或 BB 浓度变化的相应指标，就可以分析和判断酸碱平衡紊乱的原因和类型。

三、常见酸碱失衡综合征

尽管机体对酸碱负荷有强大的缓冲能力和有效的调节功能，但在病理情况下，许多因素仍可以使体液酸碱度稳定性受到破坏而发生酸碱平衡紊乱。血液 pH 值的高低取决于血液 $[HCO_3^-]/[H_2CO_3]$ 的比值。根据其变化可以将酸碱平衡紊乱分为两大类，pH 值降低为酸中毒，pH 值升高称为碱中毒。血液 HCO_3^- 水平主要受代谢性因素的影响，因此由 HCO_3^- 浓度原发性降低或增高引起的酸碱平衡紊乱，称为代谢性酸中毒或者代谢性碱中毒。H_2CO_3 含量主要受呼吸性因素的影响，由 H_2CO_3 浓度原发性增高或降低引起的酸碱平衡紊乱，称为呼吸性酸中毒或呼吸性碱中毒。另外，在单纯型酸中毒或碱中毒时，在机体的调节作用下，虽然体内酸性或碱性物质的含量已经发生改变，但是血液 pH 值尚在正常范围之内，称为代偿性酸中毒或代偿性碱中毒。如果血液 pH 值高于或低于正常范围，则称为失代偿性酸中毒或失代偿性碱中毒。因此，血液 pH 值变动的范围可以反映机体酸碱平衡紊乱的严重程度。

临床上，同一患者可能只发生单一类型的酸碱平衡紊乱，称单纯型酸碱平衡紊乱（表 12-5-1），也可能有两种或两种以上的酸碱平衡紊乱并存，称为混合型酸碱平衡紊乱。

（一）代谢性酸中毒

代谢性酸中毒是指由于细胞外液 H^+ 增加和/或 HCO_3^- 丢失而引起的以血液 HCO_3^- 原发性减少为特征的酸碱平衡紊乱。根据 AG 变化可将代谢性酸中毒分为两类，即 AG 增大型代谢性酸中毒（血氯正常）和 AG 正常型代谢性酸中毒（血氯增高）。

1. 原因和机制

（1）AG 增大型代谢性酸中毒：AG 增大型代谢性酸中毒的特点是血液固定酸增多，AG 增大，血氯正常。

1）固定酸生成过多：见于以下情况。①乳酸酸中毒：老年人各组织相对缺血、缺氧，特别在疾病状态下，容易出现呼吸循环衰竭、休克，缺血、缺氧加重，或者老年糖尿病患者不适当应用二甲双胍也容易出现乳酸生成增多；②酮症酸中毒：老年人中糖尿病多见，由于隐匿感染或者胰岛素治疗不及时，糖代谢严重紊乱，容易出现血中酮体增多，其中乙酰乙酸、β- 羟丁酸均为酸性物质，在血液中离解为 H^+ 和负离子，引起 AG 增大。

2）固定酸排出减少：老年人肾功能减退，急性肾衰或者慢性肾衰晚期，当肾小球滤过率严重下降到正常值 25% 以下时，机体代谢产生的 HPO_4^{2-}、SO_4^{2-} 等不能充分排出，引起血液中固定酸增加。

3）固定酸摄取过多：老年人服用水杨酸类药物者多见，或者酸性药物服用过多或酸性物质中毒等，经血液 HCO_3^- 缓冲后有机酸阴离子增加，也可以引起 AG 增大。

（2）AG 正常型代谢性酸中毒：AG 正常型代谢性酸中毒的特点是 AG 正常，血氯增加。

1）消化道丢失 HCO_3^-：肠液、胰液和胆汁中的 HCO_3^- 均高于血液中 HCO_3^- 水平。因此，腹泻、肠吸引术、肠瘘等可造成 HCO_3^- 大量丢失引起 AG 正常的高血氯性代谢性酸中毒。

2）肾脏泌 H^+ 功能障碍：①各种原因引起的肾功能障碍，当肾小球滤过率在正常值 25% 以上时，HPO_4^{2-}、SO_4^{2-} 等还可以充分排出，但因肾小管的泌 H^+ 和重吸收 HCO_3^- 的减少可引起 AG 正常型代谢性酸中毒。②肾小管性酸中毒：肾小管可由于遗传缺陷或铅、汞等重金属及磺胺类药物等因素作用，引起排酸功能障碍。正常人经肾小球滤过的 HCO_3^- 约 90% 由近曲小管重吸收；近端肾小管酸中毒患者，由于近曲小管重吸收 HCO_3^- 减少，造成 HCO_3^- 随尿丢失，而血液 HCO_3^- 降低。远端肾小管性酸中毒患者由于远曲小管细胞泌 H^+ 功能障碍，尿液酸化异常，H^+ 在体内潴留，血液 HCO_3^- 因缓冲消耗而降低。③过量应用碳酸酐酶抑制剂：乙酰唑胺等药物可抑制肾小管上皮细胞内碳酸酐酶活性，使 H_2CO_3 的生成减少，从而影响肾小管的泌 H^+ 和重吸收 HCO_3^- 功能。

3）含氯酸性药物摄入过多：长期、过量服用盐酸精氨酸、氯化铵和含氯的酸性药物可引起 AG 正常型代谢性酸中毒。此类药物代谢过程中可生成盐酸，盐酸解离后产生大量 H^+ 和 Cl^-。

4）大量输入 0.9% 氯化钠注射液：因 0.9% 氯化钠注射液中 Cl^- 浓度远远高于血液，大量输入 0.9% 氯化钠注射液可造成体内 HCO_3^- 被稀释和 Cl^- 增多，从而引起高血氯性代谢性酸中毒。

5）高钾血症：血钾增高可使细胞内外 H^+-K^+ 交换增强，导致细胞内 H^+ 外逸，引起代谢性酸中毒。

2. 酸碱指标变化特点 通过机体的各种代偿调节，若能使［HCO_3^-］/［H_2CO_3］接近 20/1，则血

表 12-5-1 单纯型酸碱平衡紊乱的特点

酸碱平衡紊乱类型	pH	$PaCO_2$	SB	AB	BB	BE
代谢性酸中毒	↓	↓	↓	↓	↓	负值加大
呼吸性酸中毒	↓	↑	↑	↑	↑	正值加大
代谢性碱中毒	↑	↑	↑	↑	↑	正值加大
呼吸性碱中毒	↑	↓	↓	↓	↓	负值加大

液 pH 值可维持在正常范围，称为代偿性代谢性酸中毒；如果通过代偿后，[HCO_3^-]/[H_2CO_3]仍低于 20/1，则血液 pH 值下降，称为失代偿性代谢性酸中毒。代谢性酸中毒时，反映酸碱平衡的其他指标变化包括：血液 HCO_3^- 原发性降低，引起血液 SB、AB、BB 降低，BE 负值增大；通过呼吸代偿，肺排出 CO_2 增多，$PaCO_2$ 继发性下降，AB 低于 SB。

3. 对机体的影响

（1）心血管系统：血液 H^+ 增高可引起下列变化：①心律失常。细胞外 H^+ 增高，引起细胞内 K^+ 外移和肾小管上皮细胞排钾减少，导致高钾血症，可能会引起心脏传导阻滞和心室颤动等严重心律失常。②心肌收缩力减弱，心排血量减少。酸中毒、H^+ 增高可引起心肌代谢障碍，H^+ 抑制细胞外 Ca^{2+} 内流、减少肌质网释放 Ca^{2+} 和竞争性抑制 Ca^{2+} 与肌钙蛋白结合，使心肌收缩性减弱。③血管对儿茶酚胺的反应性降低。H^+ 增高引起毛细血管前括约肌和微动脉对儿茶酚胺的反应性降低，阻力血管扩张，回心血量减少，血压下降。

（2）中枢神经系统：严重酸中毒时，中枢神经系统功能抑制，患者常表现为乏力、反应迟钝、嗜睡。严重者可出现意识障碍和昏迷。其发生与下列因素有关：①酸中毒抑制细胞生物氧化酶的活性，使氧化磷酸化过程减弱，ATP 生成减少，脑组织能量供应不足；②酸中毒使脑内谷氨酸脱羧酶活性增强，谷氨酸脱羧生成 γ- 氨基丁酸增多，从而使中枢神经系统功能抑制。

（3）骨骼系统：慢性代谢性酸中毒时由于 H^+ 不断进入骨骼细胞内缓冲，使骨骼不断释放出碳酸钙和磷酸钙等钙盐，从而影响骨骼代谢，可引起小儿佝偻病或成人纤维性骨炎等。

4. 防治原则

（1）积极治疗原发病：去除引起代谢性酸中毒的病因是治疗的根本原则和措施。如纠正水、电解质代谢紊乱，恢复有效循环血容量，改善组织血流灌注、改善肾功能等。

（2）必要时给予碱性药物：对于严重的代谢性酸中毒患者可给予一定剂量的碱性药物。$NaHCO_3$ 可以直接补充缓冲碱，快速有效，为临床最常用。乳酸钠可通过肝脏代谢转化为 HCO_3^- 和乳酸，但作用较慢，对肝功能不良或乳酸酸中毒者不宜使用。三羟甲基氨基甲烷（tromethamine，THAM）是不含钠的有机胺碱性药，在体内不仅可缓冲挥发酸，还可产生 HCO_3^- 缓冲固定酸。因此，THAM 既可以治疗代谢性酸中毒，又可以治疗呼吸性酸中毒，其缺点是对呼吸中枢有抑制作用，故治疗时要注意输入的速度。

（二）呼吸性酸中毒

呼吸性酸中毒是指由于 CO_2 排出障碍或吸入过多引起的以血液 H_2CO_3 浓度原发性升高为特征的酸碱平衡紊乱。

1. 原因和发病机制

（1）CO_2 排出减少：各种原因引起的肺泡通气量减少，使 CO_2 排出受阻，均可引起 CO_2 潴留。①呼吸道阻塞：老年人慢性阻塞性肺疾病多见，是引起慢性呼吸性酸中毒的常见原因。喉头痉挛或水肿、溺水、气管异物堵塞等严重呼吸道阻塞常引起急性呼吸性酸中毒。②呼吸中枢抑制：常见于颅脑损伤、脑炎、肺血管意外、镇静剂和麻醉剂用量过大或乙醇中毒等。由于呼吸中枢抑制，肺泡通气量减少，引起急性呼吸性酸中毒。③呼吸肌麻痹：常见于急性脊髓灰质炎、脊神经根炎、有机磷中毒、重症肌无力、家族性周期性瘫痪及重度低钾血症等，由于呼吸动力不足而致肺泡扩张受限，CO_2 排出障碍。④胸廓病变：常见于胸部创伤、气胸或大量胸膜腔积液、严重胸廓畸形等。由于胸廓活动受限，影响通气功能。⑤肺部疾病：常见于肺炎、肺水肿、肺气肿、肺间质纤维化等，因肺通气障碍，CO_2 潴留，发生呼吸性酸中毒。⑥呼吸机使用不当：由于呼吸机通气量设置过小，使 CO_2 排出减少。

（2）CO_2 吸入过多：CO_2 吸入过多的情况较少见，主要见于矿井事故时通风不良，空气中 CO_2 浓度增高，或闭式气体吸入麻醉时 CO_2 未被充分吸收，使吸入气中 CO_2 浓度过高等情况。

2. 分类 呼吸性酸中毒按病程进展情况分为急性呼吸性酸中毒和慢性呼吸性酸中毒。

（1）急性呼吸性酸中毒：急性呼吸性酸中毒常见于急性呼吸道阻塞、急性心源性肺水肿、溺水、呼吸中枢抑制或呼吸肌麻痹等引起的呼吸暂停，一般指 $PaCO_2$ 在 24 小时内急剧升高的情况。

（2）慢性呼吸性酸中毒：慢性呼吸性酸中毒常见于呼吸道及肺部慢性炎症引起的慢性阻塞性肺疾病及肺广泛纤维化或肺不张等，指 $PaCO_2$ 持续增高达 24 小时以上。

3. 酸碱指标变化特点 急性呼吸性酸中毒时，血液 CO_2 浓度在短期内剧增，肾脏常常来不及代偿，血液[HCO_3^-]/[H_2CO_3]常小于正常，pH值降低，为失代偿性呼吸性酸中毒。酸碱平衡指标的变化特点是：由于 CO_2 潴留，$PaCO_2$ 增高，H_2CO_3 浓度增高，AB大于SB；$PaCO_2$ 每增高10mmHg，HCO_3^- 的浓度可代偿性升高1mmol/L，BB、BE变化不大。

慢性呼吸性酸中毒时，也有 CO_2 潴留，但通过肾脏代偿，HCO_3^- 浓度升高，使血液[HCO_3^-]/[H_2CO_3]尽量维持或接近20/1，血液pH值保持正常或略有降低。酸碱指标变化表现为：$PaCO_2$ 增高，H_2CO_3 浓度增高，AB大于SB；$PaCO_2$ 每增高10mmHg，HCO_3^- 的浓度可代偿性升高3.5mmol/L，故AB、SB、BB均升高，BE正值加大，血液 K^+ 浓度升高。

4. 对机体的影响 呼吸性酸中毒对心血管系统的影响与代谢性酸中毒相似，对中枢神经系统的影响则取决于 CO_2 潴留的程度、速度和酸中毒的严重程度。

（1）中枢神经系统：急性呼吸性酸中毒对中枢神经系统的影响往往比代谢性酸中毒的影响更严重。这是由于：①中枢酸中毒更严重，脂溶性的 CO_2 能迅速通过血－脑脊液屏障，使脑脊液内 HCO_3^- 浓度明显增高。而 HCO_3^- 为水溶性，通过血－脑脊液屏障极为缓慢，脑脊液内 HCO_3^- 浓度的代偿性增高需要更长时间。因此，脑脊液pH值的下降程度比代谢性酸中毒时更为明显。②脑血管扩张。高浓度 CO_2 可使脑血管明显扩张，脑血流量增加，引起颅内压增高，从而引起一系列神经、精神症状。

严重失代偿性呼吸性酸中毒可出现 CO_2 麻醉，早期症状有头痛、视物模糊、乏力等，若酸中毒持续则出现精神错乱、震颤、谵妄或嗜睡等。

（2）心血管系统：呼吸性酸中毒与代谢性酸中毒相似，也可由于血液 H^+ 增高和高钾血症引起心肌收缩力减弱、心律失常和外周血管扩张等变化。

5. 防治原则

（1）改善肺泡通气：积极治疗原发病，尽快改善肺泡通气功能是防治呼吸性酸中毒的根本措施。如解除呼吸道梗阻或支气管痉挛，使用呼吸中枢兴奋剂或呼吸机等；慢性阻塞性肺疾病者应积极控制感染、解痉和祛痰，以纠正缺氧和减轻 CO_2 潴留。

（2）慎用碱性药物：对pH值显著下降的呼吸性酸中毒可适当给予三羧甲基氨基甲烷（THAM）等碱性药物，但应慎重。慢性呼吸性酸中毒时，由于肾的代偿，HCO_3^- 含量增高。HCO_3^- 与 H^+ 结合生成的 H_2CO_3 需经肺排出。需要注意的是，在通气未改善前，使用碱性药，可使呼吸性酸中毒病情加重。

（三）代谢性碱中毒

代谢性碱中毒是指细胞外液 HCO_3^- 增多或 H^+ 丢失而引起的以血液 HCO_3^- 原发性增多为特征的酸碱平衡紊乱。

1. 原因和发病机制

（1）H^+ 丢失过多

1）经胃丢失：多见于频繁呕吐或胃液引流等原因引起富含HCl的胃液丢失。正常胃黏膜壁细胞分泌 H^+ 时，有等量的 HCO_3^- 返回血液；同时肠黏膜上皮细胞分泌 HCO_3^- 入肠液时也有等量的 H^+ 返回血液。含有盐酸的胃液进入肠内与肠液 HCO_3^- 中和，然后由肠黏膜吸收入血，返回血液的 HCO_3^- 则与 H^+ 中和，从而使血液保持正常水、电解质和酸碱平衡。胃液大量丢失时，上述平衡遭到破坏，来自胃壁和肠液中的 HCO_3^- 未有足够的 H^+ 中和而回到血液，导致血液中 HCO_3^- 含量增加而发生碱中毒。

此外，大量胃液丢失引起代谢性碱中毒还与下列因素有关：①胃液大量丢失时，不仅 H^+ 大量丢失，而且 Cl^- 也大量丢失，低氯血症也是代谢性碱中毒的原因之一；②胃液大量丢失常伴有钾的丢失，缺钾也可引起代谢性碱中毒；③大量胃液丢失使细胞外液容量减少也可导致代谢性碱中毒。

2）经肾丢失：老年人由于慢性基础病服用利尿剂多见。利尿剂可减少细胞外液容量和增加肾排 H^+ 引起代谢性碱中毒。利尿剂可抑制肾髓袢升支对 Cl^- 的主动重吸收，使 Na^+ 的被动重吸收减少，到达远曲小管的尿液流量增加，NaCl含量增高，促进远曲小管和集合管细胞泌 Na^+、K^+ 增加，以加强对 Na^+ 的重吸收，Cl^- 以氯化铵形式随尿排出。另外，由于肾小管远端流速增加，也有冲洗作用，使肾小管内 H^+ 浓度急剧降低，促进了 H^+ 的排泌。H^+ 经肾脏大量丢失使 HCO_3^- 大量被重吸收，以及因丧失大量含 Cl^- 的细胞外液引起低氯性碱中毒。

肾上腺皮质增生或肿瘤可引起原发性肾上腺皮质激素分泌增多；细胞外液容量减少、创伤等刺激可引起继发性醛固酮分泌增多。醛固酮和糖皮质激素能促进远曲小管和集合管对 H^+ 和 K^+ 的排泌，也可通过刺激集合管泌 H^+ 细胞的 H^+-ATP 酶（氢泵）促进 H^+ 排泌，从而导致 H^+ 丢失和 HCO_3^- 重吸收增加，引起代谢性碱中毒和低钾血症。

（2）碱性物质摄入过多：碱性物质摄入过多常为医源性原因，如呼吸功能衰竭或者消化性溃疡病患者应用过多 $NaHCO_3$，或者大量输入含柠檬酸盐抗凝剂的库存血后，这些有机酸盐在体内氧化产生 $NaHCO_3$（1L 库存血所含柠檬酸盐可产生 30mmol HCO_3^-），这些均可引起血液 $NaHCO_3$ 浓度升高。肾脏虽然具有较强的排泄 $NaHCO_3$ 的能力，但如果肾功能受损患者短时间大量输入或长期使用碳酸氢盐时，可发生明显的代谢性碱中毒。

（3）H^+ 向细胞内转移：低钾血症时，细胞内 K^+ 外移以代偿血中 K^+ 降低，而细胞外 H^+ 移入细胞；同时，肾小管上皮细胞内缺 K^+ 可导致 K^+-Na^+ 交换减少、H^+-Na^+ 交换增多，使 H^+ 排出增多和 HCO_3^- 重吸收增强，这些均可促使缺钾时代谢性碱中毒的发生。

（4）有效循环血量减少：呕吐和利尿引起的细胞外液容量减少，使有效循环血量不足，是引起肾对 HCO_3^- 潴留的主要刺激因素。有效循环血容量减少，使肾小球滤过率降低，经肾小球滤过的 HCO_3^- 减少；有效循环血量减少可激活肾素－血管紧张素－醛固酮系统，继发性醛固酮增多，促进远曲小管对 HCO_3^- 的重吸收。

2. 分类 根据输入 0.9% 氯化钠注射液后代谢性碱中毒能否得到纠正而将其分为盐水反应性碱中毒和盐水抵抗性碱中毒两类。

（1）盐水反应性碱中毒：盐水反应性碱中毒主要见于胃液丢失及应用利尿剂等，由于有效血容量减少，并伴有低钾和低氯，影响肾排出 HCO_3^-，使碱中毒得以维持。由于 0.9% 氯化钠注射液的 Cl^- 含量明显高于血液，给予等张或者半张的盐水可扩充血容量和补充 Cl^-，以促进过多的 HCO_3^- 经肾排出而使碱中毒得到纠正。

（2）盐水抵抗性碱中毒：盐水抵抗性碱中毒常见于原发性醛固酮增多症、全身性水肿、严重低血钾及 Cushing 综合征等，维持因素是醛固酮增多和低 K^+，给予盐水无效。

3. 酸碱指标变化特点 根据原发疾病的程度和机体的代偿情况，血液 $[HCO_3^-]/[H_2CO_3]$ 可正常或者升高，使血液 pH 值在正常范围的上限或者增加，出现代偿性或失代偿性碱中毒。

代谢性碱中毒时血液 HCO_3^- 原发性升高，血液 SB、AB、BB 均升高，BE 正值增大，血 K^+ 降低；呼吸代偿时肺通气量下降，$PaCO_2$ 继发性升高，AB 大于 SB。

4. 对机体的影响 轻度代谢性碱中毒患者通常无症状，容易被原发病症状掩盖。急性或者严重代谢性碱中毒则可以出现许多功能代谢变化。

（1）神经肌肉应激性增高：正常情况下，血清钙以游离钙和结合钙的形式存在，pH 值可影响两者之间的相互转变。Ca^{2+} 能稳定细胞膜电位，对神经、肌肉细胞的应激性有抑制作用。急性代谢性碱中毒时，血清总钙量虽无变化，但游离钙减少，使神经、肌肉应激性增高，表现为面部和肢体肌肉抽动、腱反射亢进及手足搐搦等。

（2）对中枢性神经系统的影响：血液 pH 值升高时，脑内 γ-氨基丁酸转氨酶活性增高而谷氨酸脱羧酶活性降低，使 γ-氨基丁酸分解增强而生成减少。γ-氨基丁酸含量降低，对中枢神经系统的抑制作用减弱，患者可出现烦躁不安、精神错乱、谵妄等中枢神经系统功能紊乱。

（3）血红蛋白氧解离曲线左移：碱中毒使血红蛋白与 O_2 的亲和力增加，在组织内 HbO_2 不易释放 O_2，血红蛋白氧解离曲线左移，可发生组织缺氧。由于脑组织对缺氧特别敏感，因而可出现神经、精神症状，严重时可发生昏迷。

（4）低钾血症：代谢性碱中毒时往往伴有低钾血症。碱中毒时，细胞外液 H^+ 降低，细胞内 H^+ 外逸而细胞外 K^+ 内移，同时肾小管上皮细胞 H^+-Na^+ 交换减少，而 K^+-Na^+ 交换加强，引起排 H^+ 减少、排 K^+ 增多，导致低钾血症。低钾血症除可引起神经、肌肉症状外，还可引起心律失常等心血管系统症状。

5. 防治原则

（1）治疗原发病：积极去除引起代谢性碱中毒的病因和维持因素，如补充 Cl^-、K^+ 和停止使用利尿剂等。

（2）针对发病类型治疗。①盐水反应性代谢性碱中毒：0.9% 氯化钠注射液的 Cl^- 含量高于血液，给予等张或者半张的盐水扩充血容量和补充 Cl^-，促进过多的 HCO_3^- 经肾脏排出而纠正碱中毒。检测尿 pH 和尿 Cl^- 浓度可以判断治疗效果。排酸性尿的患者治疗前因肾排 H^+ 增加而使尿 pH

值多在5.5以下，补充0.9%氯化钠注射液后，开始排出过剩的HCO_3^-，尿pH值可达7.0以上。除利尿剂引起的碱中毒外，多数情况下Cl^-随尿排出不多，尿Cl^-浓度多在15mmol/L以下。因此，注射0.9%氯化钠液后，尿pH值及尿Cl^-浓度增高说明治疗有效。②盐水抵抗性碱中毒：碳酸酐酶抑制剂乙酰唑胺可抑制醛固酮的作用，通过抑制肾小管上皮细胞内碳酸酐酶活性促进泌H^+和重吸收HCO_3^-，并增加Na^+和HCO_3^-排出，可达到治疗碱中毒的目的。盐水抵抗性碱中毒同盐水反应性碱中毒一样，也可以用尿pH值来判断治疗效果。也可以使用KCl、盐酸精氨酸和盐酸赖氨酸治疗碱中毒。对伴有游离钙减少的患者可以补充$CaCl_2$，既可以改善症状又可加速HCO_3^-排出。

（四）呼吸性碱中毒

呼吸性碱中毒是指以肺通气过度引起的血液H_2CO_3浓度原发性降低为特征的酸碱平衡紊乱。

1. 病因和发病机制 任何引起肺泡通气量过度增加的原因均可引起呼吸性碱中毒。

（1）低氧血症：各种原因引起的低氧，可由于通气过度使CO_2排出增加，血液H_2CO_3降低而导致呼吸性碱中毒，如肺炎、支气管哮喘、肺栓塞、间质性肺病早期、气胸、肺水肿等，可以由于低氧的反射机制引起过度通气，从而引起呼吸性碱中毒。

（2）呼吸中枢受刺激：精神性通气过度见于癔症发作时过度通气；中枢神经系统疾病，如脑血管病、脑炎、脑外伤、肿瘤等，均可刺激呼吸中枢引起过度通气；水杨酸或者含氨药物可直接兴奋呼吸中枢致过度通气；高热、甲状腺功能亢进、革兰氏阴性杆菌脓毒症等因体温升高、机体分解代谢亢进和炎症刺激等，引起呼吸中枢兴奋而使肺通气过度。

（3）呼吸机使用不当：若呼吸机通气量过大可导致通气过度而使CO_2排出增加，也可引起呼吸性碱中毒。

2. 分类 呼吸性碱中毒也可按病情进展分为急性呼吸性碱中毒和慢性呼吸性碱中毒两类。

（1）急性呼吸性碱中毒：急性呼吸性碱中毒见于呼吸机通气量过大、高热和低氧血症等，一般指$PaCO_2$在24小时内急剧下降。

（2）慢性呼吸性碱中毒：慢性呼吸性碱中毒见于慢性颅脑疾病、肺部疾病、肝脏疾病、缺氧和含氨药物等兴奋呼吸中枢而引起$PaCO_2$持久下降，时间超过24小时。

3. 酸碱指标变化特点 急性呼吸性碱中毒时，由于血液和细胞内缓冲系统代偿能力较弱及肾脏来不及代偿，常表现为失代偿性，$PaCO_2$原发性降低，pH值升高，AB小于SB；$PaCO_2$每降低10mmHg，血液HCO_3^-可代偿性降低2mmol/L，BB与BE基本不变。慢性呼吸性碱中毒时，根据肾脏的代偿程度，血液pH值可在正常范围的上限或者升高，可为代偿性或失代偿性呼吸性碱中毒。酸碱指标变化为：$PaCO_2$原发性降低，AB小于SB，$PaCO_2$每降低10mmHg，血液HCO_3^-可代偿性降低4mmol/L，因此SB、AB、BB等代谢性指标继发性降低，BE负值增大。

4. 对机体的影响 慢性呼吸性碱中毒由于机体充分代偿，血液pH值维持正常或者接近正常，患者通常无症状。

急性呼吸性碱中毒对机体的损伤作用与代谢性碱中毒相似，亦可引起感觉异常、意识障碍、抽搐、低钾血症及组织缺氧等。但中枢神经系统功能障碍往往比代谢性碱中毒更明显，这除与碱中毒对脑细胞的损伤有关外，还与脑血流量减少有关。$PaCO_2$降低可使脑血管收缩，脑血流量减少。

5. 防治原则 首先应积极治疗原发病和去除引起通气过多的原因，大多数呼吸性碱中毒可自行缓解。对病因不易很快去除或者严重呼吸性碱中毒者，可吸入含5% CO_2的混合气体或用纸袋罩于患者口鼻，使其反复吸入呼出的CO_2以提高血液H_2CO_3浓度。对精神性通气过度患者可用镇静剂。有手足搐搦者可静脉注射葡萄糖酸钙进行治疗。

（五）混合型酸碱平衡紊乱

单纯型酸碱平衡紊乱的代偿通常有一定限度，可用代偿预计值表示。血液的pH值取决于[HCO_3^-]/[H_2CO_3]比值，根据pH值、$PaCO_2$和HCO_3^-三个参数相互关系，在已知两个参数后，计算另一个变量的公式即为代偿预计公式，是表明原发性和代偿性变化关系的公式。单纯型酸碱平衡代偿因素变化应在一个范围内，通过观察代偿因素变化的方向及变化值是否超过代偿预计值，可以区别单纯型和混合型酸碱平衡紊乱（表12-5-2）。老年人多种疾病共存，肺、肾脏缓冲系统及其他代偿机制常常同时发生障碍；此外，多种疾病共存需要联合用药，随着疾病发展，容易发生酸碱平衡紊乱。

表 12-5-2 单纯型酸碱平衡紊乱的代偿预计范围

类型	原发性变化	继发性变化	代偿预计公式	代偿限值
代谢性酸中毒	[HCO_3^-] ↓	$PaCO_2$ ↓	△ $PaCO_2$ ↓ =1.2 △ [HCO_3^-] ± 2	10mmHg
代谢性碱中毒	[HCO_3^-] ↑	$PaCO_2$ ↑	△ $PaCO_2$ ↑ =0.7 △ [HCO_3^-] ± 5	55mmHg
呼吸性酸中毒	$PaCO_2$ ↑	[HCO_3^-] ↑		
急性			△ [HCO_3^-] ↑ =0.1 △ $PaCO_2$ ± 1.5	30mmHg
			(△ [HCO_3^-] ↑不能 >3~4mmol/L)	
慢性			△ [HCO_3^-] ↑ =0.4 △ $PaCO_2$ ± 3	42~45mmHg
呼吸性碱中毒	$PaCO_2$ ↓	[HCO_3^-] ↓		
急性			△ [HCO_3^-] ↓ =0.2 △ $PaCO_2$ ± 2.5	18mmol/L
慢性			△ [HCO_3^-] ↓ =0.5 △ $PaCO_2$ ± 2.5	12~15mmol/L

混合型酸碱平衡紊乱是指一位患者同时有两种或者两种以上的单纯型酸碱平衡紊乱，可分为双重混合型酸碱平衡紊乱和三重混合型酸碱平衡紊乱，其中双重混合型酸碱平衡紊乱又分为酸碱一致型和酸碱混合型两大类。

1. 酸碱一致型 两种酸碱平衡紊乱皆为酸中毒或者碱中毒，称为酸碱一致型酸碱平衡紊乱，又称相加混合型酸碱平衡紊乱。酸碱一致型酸碱平衡紊乱 pH 值变化非常明显。

（1）呼吸性酸中毒合并代谢性酸中毒

1）原因：多见于呼吸通气障碍合并固定酸增多，如重症慢性阻塞性肺病患者，通气障碍致使 CO_2 潴留，而严重缺氧则引起乳酸等固定酸生成增多。

2）特点：由于呼吸性因素、代谢性因素均使 H^+ 增多，故血液 pH 值明显低于正常值下限，而 HCO_3^- 减少，反映代谢性因素的指标如 SB、AB 及 BB 均降低，BE 负值增大，反映呼吸性因素的指标 $PaCO_2$ 增大，由于固定酸增多，AG 增大。

（2）代谢性碱中毒合并呼吸性碱中毒

1）原因：常见于过度通气伴 H^+ 丢失或者 HCO_3^- 过度负荷的危重患者。例如严重肝衰竭应用利尿剂治疗，因血氨增高刺激呼吸中枢而发生过度通气，利尿剂应用不当而发生代谢性碱中毒。

2）特点：由于呼吸性和代谢性因素的变化均使 H^+ 浓度降低，血液 pH 值明显高于正常值上限，HCO_3^- 增多，代谢性因素的指标 SB、AB 及 BB 均增高，BE 正值增大；而反映呼吸性因素的指标 $PaCO_2$ 减少。

2. 酸碱混合型 如果两种酸碱平衡紊乱的 pH 值变化方向相反，称为酸碱混合型酸碱平衡紊乱，又称相消混合型酸碱平衡紊乱。pH 值变化可正常、偏高或者偏低。

（1）呼吸性酸中毒合并代谢性碱中毒

1）原因：常见于通气障碍合并 H^+ 丢失或者 HCO_3^- 过多负荷的患者。例如慢性阻塞性肺疾病患者出现呼吸性酸中毒，若同时发生严重呕吐，则因丢失 H^+、K^+ 和 Cl^- 及丢失体液而导致呼吸性酸中毒合并代谢性碱中毒。

2）特点：呼吸性因素的变化使 H^+ 浓度增高，而代谢性因素的变化使 H^+ 浓度降低，故血液 pH 值变化不大，可正常，也可略高或略低。$PaCO_2$ 和血液 HCO_3^- 浓度均升高且升高的程度均已超出彼此正常代偿范围，AB、SB、BB 均升高，BE 正值加大。

（2）代谢性酸中毒合并呼吸性碱中毒

1）原因：可见于血中固定酸增多合并通气过度的患者，例如慢性肝病、高血氨、并发肾衰竭等。氨对呼吸中枢的刺激和固定酸排出障碍可发生典型的代谢性酸中毒合并呼吸性碱中毒的混合型酸碱失衡。

2）特点：呼吸性因素的变化使 H^+ 浓度降低，而代谢性因素的变化使 H^+ 浓度升高，故血液 pH 值变化不大，略高或略低，也可正常。HCO_3^- 和 $PaCO_2$ 均降低，二者不能相互代偿，均小于代偿的最低值。反映代谢性因素的 AB、SB、BB 均降低，BE 负值加大。

（3）代谢性酸中毒合并代谢性碱中毒

1）原因：导致血液 HCO_3^- 升高和降低的原因同时存在，例如尿毒症患者剧烈呕吐等。一方面，血中固定酸排泄障碍，另一方面，H^+、K^+、Cl^- 和体液大量丢失，可发生典型的代谢性酸中毒合并代谢性碱中毒。

2）特点：由于导致血液 HCO_3^- 升高和降低的原因并存，彼此相互抵消，常使血液 HCO_3^- 及 pH 在正常范围内，$PaCO_2$ 也常在正常范围内或略有变动。对 AG 增高型代谢性酸中毒合并代谢性碱中毒，测量 AG 值对诊断该型有重要意义，AG 增大部分（△AG）应与 HCO_3^- 减少部分（△HCO_3^-）相等。但 AG 正常型代谢性酸中毒合并代谢性碱中毒则无法用 AG 及血气分析来诊断，需要结合病史全面分析（表 12-5-3）。

表 12-5-3　双重混合型酸碱平衡紊乱的特点

类型	pH	HCO_3^-	H_2CO_3
酸碱一致型			
呼吸性酸中毒合并代谢性酸中毒	↓↓	↓	↑
呼吸性碱中毒合并代谢性碱中毒	↑↑	↑	↓
酸碱混合型			
呼吸性酸中毒合并代谢性碱中毒	不定	↑	↑
代谢性酸中毒合并呼吸性碱中毒	不定	↓	↓
代谢性酸中毒合并代谢性碱中毒	不定	不定	不定

由于同一患者不可能同时发生 CO_2 过多和过少，所以不会发生呼吸性酸中毒合并呼吸性碱中毒。

3. 三重混合型酸碱平衡紊乱　由于同一患者不可能同时存在呼吸性酸中毒和呼吸性碱中毒，因此三重酸碱平衡紊乱只存在两种类型。①呼吸性酸中毒合并 AG 增高型代谢性酸中毒和代谢性碱中毒。该型特点是 $PaCO_2$ 明显增高，AG>16mmol/L，HCO_3^- 一般也升高，Cl^- 明显降低。②呼吸性碱中毒合并 AG 增高型代谢性酸中毒和代谢性碱中毒，该型的特点是 $PaCO_2$ 降低，AG 大于 16mmol/L，HCO_3^- 可高可低，Cl^- 一般低于正常。三重混合型酸碱失衡比较复杂，必须在充分了解原发病情的基础上，结合实验室检查进行综合分析后才能得出正确结论。

在临床工作中，混合型酸碱平衡紊乱多发生于老年慢性阻塞性肺疾病患者合并感染、心力衰竭、消化系统疾病（消化道出血等）、电解质紊乱等严重并发症，最后发展为多脏器功能衰竭，病情危重，病死率高。因此，在治疗原发病的基础上，调整可能引起酸碱平衡紊乱的药物，针对主要矛盾进行治疗，使多重酸碱失衡逐渐变为二重或者单纯型酸碱失衡，最终达到纠正的目的，同时，要注意调节水与电解质平衡，以及呼吸机辅助通气和呼吸参数的调整。

四、老年人酸碱代谢及酸碱失衡特点

衰老是一个复杂的逐渐演变过程。随着年龄增长，人体的各重要脏器，尤其是与酸碱代谢相关的肺脏、心脏、肾脏等生理功能逐渐减退，对酸碱平衡的调节容易发生障碍，导致酸碱失衡。

人体的缓冲系统、肺脏和肾脏等三方面因素，对酸碱平衡调节起主要作用。老年人酸碱平衡调节能力弱于中青年人。

（一）缓冲系统

1. 碳酸氢盐系统　老年人肺功能减退，容易发生缺氧和 CO_2 潴留，碳酸氢盐缓冲系统作用减弱，容易出现酸碱失衡。

2. 磷酸盐系统　此系统主要在细胞内发挥缓冲作用，在血液、细胞外液中作用很弱。老年人在肾功能减退、进食减少、呕吐、腹泻、应用利尿剂时，容易出现低磷血症，影响其缓冲作用。

3. 血红蛋白系统和血浆蛋白系统　二者缓冲作用较弱。老年人由于骨髓功能减退、慢性疾病、营养消化吸收（长期素食、铁吸收受抑）等原因，容易发生贫血，对血浆蛋白和血红蛋白的缓冲作用造成影响。

（二）老年肺功能的变化与酸碱平衡

老年人呼吸系统有解剖和生理功能的改变，表现为呼吸道黏膜萎缩，气管、支气管黏液分泌增加，而纤毛减少、功能减退；肺泡弹性回缩力下降，体积增大，肺泡毛细血管床减少；肋骨和脊柱钙化、胸廓前后径增大，弹性降低，肋间肌、膈肌及辅助呼吸肌萎缩，导致残气量增大，而肺活量、最大通气量、第一秒用力呼气量、最大呼气中期流速均下降。此外，老年人肺下部小气道常过早关闭，肺血流灌注减少，生理无效腔增加，通气 / 灌注比值异常。老年人常伴有不同程度的肺气肿、肺纤维化、肺间隔的破坏，肺泡毛细血管膜面积减少，弥散功能下降，容易出现缺氧。这种通气功能异常、弥散功能障碍、通气/血流比例失调，必将影响呼吸系统对酸碱平衡的调节。此外，老年人中枢神经系统对外周感受器的反应减弱，对氧和 CO_2 水平变化反应延迟，当出现酸碱失衡时病情已经比较严重，容易延误病情。

（三）老年肾功能变化与酸碱平衡

老年人肾脏结构和功能有明显改变。正常人从40岁后肾脏逐渐缩小，肾皮质变薄，肾窦内脂肪增加，小叶间动脉内膜进行性增厚，纤维组织增生。老年患者，尤其有高血压病、冠心病、糖尿病等患者常有肾动脉硬化，可以导致肾脏血供下降，老年人肾血流量平均每年下降1%。成人肾小球数量60万~120万，40~49岁减少约1/4，而78~80岁则减少1/3。此外，老年人还有肾脏浓缩、稀释功能的变化，这可能也与老年人肾单位数目减少有关，由于剩余肾单位出现渗透性利尿，髓袢升支氯化钠重吸收障碍，导致肾脏浓缩功能下降。

人体代谢产生过多的 H^+ 主要是通过肾脏排出，老年人肾脏体积减小、肾单位减少，肾小球滤过率均下降，肾小管排泌功能减退，导致肾脏对 H^+ 的排出、NH_4^+ 的形成等受到影响。由于老年人肾小管功能减退，尿液浓缩和稀释、排酸负荷等功能下降，肾功能的储备能力减退，应变能力差，当尿中 NH_4^+ 和 H^+ 排出异常时，便容易导致酸碱失衡。

（四）其他系统因素

老年人由于牙齿脱落、唾液、胃液、胰液、胆汁等分泌减弱，胃肠道血流灌注减少，加之老年人口渴感常减退，影响水的摄入，且易患有胃炎、溃疡、糖尿病等疾病，在呕吐、腹泻等诱因时，极易引起电解质和酸碱失衡。此外，老年人慢性便秘多见，在高蛋白质饮食时，肠道内过度繁殖的细菌会产生较多的氨，同时老年人肝肾功能减退，容易出现高氨血症和酸碱失衡。

总而言之，老年人组织内相对缺氧，酸性代谢产物增多，加之肺功能减退，CO_2 排出容易受阻，体内缓冲系统功能减退；而肾脏对 H^+ 的排出亦减退，酸碱调节功能削弱，虽然血pH仍可保持在正常范围，但已处于酸中毒边缘，在一定的诱因下，容易导致酸碱失衡。老年人病情复杂多变，临床表现不典型，其酸碱失衡的治疗应根据患者的特点，及时、正确判断和治疗酸碱失衡的类型，以免延误病情。

（牟忠卿）

参考文献

1. 陆德琴．病理生理学．成都：四川大学出版社，2013.

2. Ayers P, Dixon C, Mays A. Acid-base disorders: Learning the basics. Nutr Clin Pract, 2015, 30(1): 14-20.

3. Hamm LL, Hering-smith KS, Nakhoul NL. Acid-base and potassiumhomeostasis. Semin Nephrol, 2013, 33(3): 257-264.

4. Kraut JA, Nagami GT. The anion gap in the evaluation of acid-base disorders: what are its limitations and can its effectiveness be improved. Clin J Am Soc Nephrol, 2013, 8(11): 2018-2024.

5. Al-Jaghbeer M, Kellum JA. Acid-base disturbances in intensive care patients: etiology, pathophysiology and treatment. Nephrol Dial Transplant, 2015, 30(7): 1104-1111.

6. Sheta MA, Hostetter T, Drawz P. Physiological approach to assessment of acid-base disturbances. N Engl J Med, 2015, 372(2): 194-195.

7. Cid J, Carbasse G, Gamir M, et al. Acid-base balance disturbances in plasma exchange depend on the replacement fluid used. Transfusion, 2015, 55(11): 2653-2658.

8. Scialla JJ. The balance of the evidence on acid-base homeostasis and pro- gression of chronic kidney disease. Kidney Int, 2015, 88(1): 9-11.

9. Hietavala EM, Stout JR, Hulmi JJ, et al. Effect of diet composition on acid-base balance in adolescents, young adults and elderly at rest and during exercise. Eur J Clin Nutr, 2015, 69(3): 399-404.

10. Abramowitz MK. Acid-base balance and physical function. Clin J Am Soc Nephrol, 2014, 9(12): 2030-2032.

11. Shirakabe A, Hata N, Kobayashi N, et al. Clinical significance of acid-base balance in an emergency setting in patients with acute heart failure. J Cardiol, 2012, 60(4): 288-294.

12. Lindinger MI, Heigenhauser GJ. Effects of gas exchange on acid-base balance. Compr Physiol, 2012, 2(3): 2203-2254.

13. Poupin N, Calvez J, Lassale C, et al. Impact of the diet on net endogenous acid production and acid-base balance. Clin Nutr, 2012, 31(3): 313-321.

14. Brown D, Bouley R, Paunescu TG, et al. New insights into the dynamic regulation of water and acid-base balance by renal epithelial cells. Am J Physiol Cell Physiol, 2012, 302(10): C1421-C1433.

15. Stickland MK, Lindinger MI, Olfert IM, et al. Pulmonary gas exchange and acid-base balance during exercise. Compr Physiol, 2013, 3(2): 693-739.

16. Wagner CA. Effect of mineralocorticoids on acid-base balance. Nephron Physiol, 2014, 128(1/2): 26-34.

第六节　老年水平衡

一、正常老化对人体体液系统调节的影响

随着年龄增长,多种身体调节系统的生理储备功能下降,其中包括体液平衡的能力衰退。增龄、多种伴发疾病及联合使用多种药物的共同存在,尤其容易导致临床症状明显的体液平衡紊乱,如体液潴留或缺失等。对某些人群来说,储水能力受损可表现为夜尿增多、尿失禁等。

年龄因素可能会影响体液平衡。正常老化伴随着体重的下降和脂肪量的增加及体内总水量的减少。体内总水量约占青年男性体重的 60% 和青年女性的 52%,当年龄达到 65 岁时则分别减少至 54% 和 46%,以细胞内液的水分降低为主。体内总水分的减少,使老年患者在体液丢失或饮水量减少时易发生脱水,而饮水量增加时又容易发生液体负荷过重,使相关疾病的风险大幅度增加。

(一)下丘脑垂体的调节

Findley 等人第一次报道了在 60 岁以上人群中年龄相关的下丘脑 - 神经垂体 - 肾脏轴功能减退。目前已知多种水平衡异常与年龄相关,并且老年人经常会出现身体容量负荷或渗透压异常。

正常的渴感、适当的水分摄入及机体维持体液平衡的能力是保证人体按需摄入水分的关键。正常情况下,健康成人每人需水量为 30ml/kg;处于高温环境、发热、腹泻、排尿过多或呼吸系统丢失过多水分时,机体对水的需要量会进一步增加。健康成人每日尿量 1.0~2.5L,老年男性的尿量会略有增加。出入量平衡对老年人尤为重要,但老年人尤其是老年患者常因经口或胃肠外摄入的液体影响,而出现容量超负荷的情况。

渴感是控制健康人液体摄入的主要因素,其受细胞外液量和血浆渗透压的调节。血浆渗透压是影响渴感的重要因素,当血浆渗透压超过 292mOsm/kg 时,渴感被激活。刺激口渴感受器产生信号并传递到更高一级的大脑皮质,产生渴感并觅水的行为。口渴感受器的阈值比 AVP 释放的阈值高 5~10mOsm/kg,这点细微的差别对口渴反射有很重要的生理学意义。渗透压的微弱变化仅会改变 AVP 的释放和 AVP 介导的肾脏排水作用而恢复正常血浆渗透压。只有当渗透压发生较大的变化时才会激发强烈的口渴反射来减弱或增强渴感来恢复正常的血浆渗透压。这种行为改变会促进早期无意识的 AVP 介导的肾脏浓缩功能变化。只有当血浆渗透压显著增加时才会诱发潜在的觅水行为。健康老年人可出现与年龄相关的内源性渴感功能受损,可耐受更高的血浆渗透压。有研究发现,老年人禁水 24 小时后并没有出现明显的渴感增强,并且比年轻人对照组饮水量更少,而血钠浓度和血浆渗透压升高更多,这提示老年人渴觉反射迟钝。老年人激发口渴反射的血浆渗透压触发点更高,使老年人处于任何血浆渗透压水平时的口渴反射均降低,使摄入的净液体量减少。有研究发现,有脑血管意外或阿尔茨海默病的老年患者在缺水或高渗状态下口渴的感觉明显受损。此外,老年人躯体功能下降及活动受限等原因也是影响水分摄入的主要原因之一。随年龄变化的生理功能改变与水代谢和钠平衡密切相关,它们的异常会进一步导致血浆高渗或者低渗状态,可以表现为脱水或水负荷过重。

(二)肾脏的调节

随年龄的增长,肾脏的解剖学和生理功能也逐渐发生改变。肾脏的重量、体积及肾小球的数量均随年龄增加有不同程度的下降,40 岁以后减退速度会进一步加快。作为衰老的一部分,皮质肾小球的肾血管系统可出现微小动脉闭塞和肾小球毛细血管损伤等变化。当这些改变发生在髓质时,肾小球硬化可导致入球小动脉和出球小动脉融合而产生分流,血液经直小动脉进入髓质以维持老年人肾脏的血流供应。

老年人肾脏解剖学的改变与肾功能的退化是相对平行的。平均每 10 年肾血流量下降 10%。至 90 岁时,较 30 岁降低约 50%。肾灌注的减低区主要在皮质外层,对皮质内层及髓质影响较小。随着解剖学的衰老,肾功能也逐年下降,平均每年约下降 0.8ml/(min·1.73m^2)。可选择 Cock-croft-Gault 公式计算肌酐清除率或用更精确的 MDRD 公式计算。

衰老的肾脏对尿液稀释及水分排出的能力

也逐渐减弱。人体内产生自由水的能力取决于多个因素，包括将溶质完全运送到稀释区、功能完整的远端稀释场所（髓袢升支和远端小管）和抑制ADH以避免水分在集合管的重吸收。

可通过测定急性水负荷时的尿渗透压和游离水清除率来评估老年肾的稀释功能。青年人的最小尿渗透压约为52mOsm/kg，中年人约为74mOsm/kg，而老年人约为92mOsm/kg。游离水清除率在老年人中最低，而GFR校正的游离水清除率在各年龄段无差异，提示肾脏对尿液的稀释功能减退是一种年龄依赖性的GFR减低的结果。

除稀释功能受损外，年龄相关的肾血浆流量和GFR下降也导致体液被动重吸收，使水负荷增加，低钠血症的发生率增加。这种现象在充血性心力衰竭、血容量不足及低蛋白血症的老年患者中尤为突出。

利尿剂尤其是噻嗪类利尿剂可降低肾脏稀释能力。对于稀释功能已经下降的老年人来说，用药后的叠加作用使这一现象更为明显。机体排出水分的能力受损后发生水中毒的风险会显著增加。

肾的浓缩能力也与年龄密切相关。针对健康人群的Baltimore衰老纵向研究表明，年轻受试者脱水12小时后可出现明显的尿量减少和尿渗透压轻度升高，而老年受试者并没有出现尿量和渗透压的改变。表明年龄相关的尿浓缩能力下降与GFR下降相关。

抗利尿激素分泌也存在随年龄增加而变化的趋势。通过测定尿－血浆菊粉浓度进行评估后发现，该比值在年轻人（平均35岁）为118，中年人（平均55岁）为77，老年人（平均73岁）为45。提示抗利尿激素敏感性随年龄增加而减弱的现象可能与年龄相关的抗利尿激素分泌增多有关。动物研究发现，长期暴露于抗利尿激素下会导致肾脏对这种激素的敏感性减弱，进一步导致肾AVP受体下调，这是老年肾浓缩能力下降的可能机制之一。

（三）抗利尿激素系统的变化与调节

目前已知下丘脑合成AVP的大细胞神经元并不会出现年龄相关的退行性改变，且没有证据显示正常老年人脑的其他部分有细胞破坏或功能失调及树突细胞脱失等。此外，视上核（SON）和室旁核（PVN）的神经分泌物质在不同年龄并无显著差异。对人类的观察显示，年龄超过60岁者SON和PVN呈逐渐递增改变，老化时AVP产物增加。同时，大细胞神经元内合成的AVP亦随年龄增加而增长，AVP的轴突转运及其相关神经垂体激素运载蛋白减少，反映出下丘脑AVP神经元的神经内分泌活性并未降低，而是维持常量或随年龄增加而升高。

在年轻个体中，抗利尿激素分泌具有昼夜节律性，AVP分泌高峰出现在夜间，并且与睡眠－觉醒周期密切相关。而这种睡眠相关性的高峰在大部分老年人中消失。这在某种程度上可以解释老年人夜尿增多的现象。

健康老人的基础血浆AVP明显低于年轻人。随AVP水平下降，血浆渗透压逐渐升高，提示老年人缺水类似不完全尿崩症。但仍有一些不同的观点，认为基础血浆AVP与年龄、体位、性别无关。

研究已知抗利尿激素的半衰期、分布容积或清除率在不同年龄无明显差异。因此，随年龄升高的基础血浆AVP水平可能与年龄相关的中枢神经系统对抗利尿激素的调节有关。

血浆渗透压是抗利尿激素释放的主要生理学刺激，受下丘脑渗透压感受器调控。研究通过比较个体对AVP的敏感度评估老年人渗透压感受器的敏感性，结果提示给予任何渗透性刺激老年人都会有较多的AVP释放，反映衰老可以导致压力感受器超敏。此外，脱水、容量/压力损害也介导了老年人抗利尿激素的释放。老年人对某些化学制品的反应也发生变化。乙醇可持续抑制年轻人的AVP分泌，而在老年人中，乙醇的抑制作用较弱，并且还可以诱导血容量减低，进一步出现高渗性刺激而完全失去其抑制作用。甲氧氯普胺（胃复安）可通过胆碱能机制刺激抗利尿激素分泌。老年人静脉注射甲氧氯普胺后血浆AVP显著高于年轻受试者。

研究表明，老年人对渗透压刺激AVP的反应会因渗透压感受器高反应性而增强，而体位刺激AVP的反应则因压力感受器受损而减弱。因此，压力感受器到渗透压感受器的传入通路通常处于抑制状态。这种反射的缺损可导致缓冲能力减弱而增强ADH的兴奋释放。当肾功能改变并伴随老化时，排水能力受损，进而增加了老年人患低钠血症的风险。

（四）心房利钠肽的功能与调节

心房利钠肽（ANP）在心房合成、储存和分泌，其对肾脏的作用表现为显著的利尿和排钠作用，其对血管的作用主要表现为舒张血管而使健康人和高血压患者的血压下降。作为钠排泄的一种重要物质，ANP 可能是增龄性排钠功能改变的重要调节因素。

研究发现，与健康青年男性相比，老年男性的 ANP 较高，且输注盐水刺激后 ANP 明显升高，是基础水平的 5 倍。在运动刺激下，年龄较高个体的 ANP 水平增高更明显。研究通过功率车记功计控制运动强度，使受试者心率达到 80% 最大心率，比较安静状态下与生理性刺激后 ANP 的水平，结果提示年龄在 50 岁以上的受试者基线及运动刺激后的 ANP 水平都较高。可见，随年龄增长，ANP 的基础水平及生理或药物刺激下的 ANP 水平均增加，这可能与心肌顺应性随年龄增加而下降有关。

ANP 与肾素 - 血管紧张素 - 醛固酮系统存在相互作用。ANP 升高可抑制肾素分泌、血浆肾素活性并降低血管紧张素Ⅱ和醛固酮水平，提示 ANP 可间接抑制醛固酮分泌。给健康受试者缓慢输注 ANP 使其较生理水平略增加，便可观察到血管紧张素Ⅱ诱导的醛固酮分泌受抑制，表明 ANP 直接抑制了醛固酮的释放。因此，可认为 ANP 通过抑制醛固酮和直接尿钠排泄促进肾脏钠的损耗。

（五）肾素 - 血管紧张素 - 醛固酮系统的调节

多项研究发现肾素 - 血管紧张素 - 醛固酮系统的功能随着机体的衰老而发生变化。正常含钠饮食状况下，健康老年人的血浆肾素活性和醛固酮水平低于年轻人，而立位和钠耗竭时不同年龄段的肾素和醛固酮水平均增加，但老年受试者的平均水平较低。这并不是因为肾素底物减少，而是因为活性肾素转化减少。肾素活性降低亦可能与 ANP 水平增加对肾素分泌的抑制相关。随年龄增加而降低的血浆醛固酮浓度是年龄相关血浆肾素活性减少的直接结果。肾上腺功能对此并无直接影响。研究发现，在老年受试者体内输注肾上腺皮质激素后，醛固酮和皮质醇均未见明显变化。年龄相关的醛固酮减少也可能是老年人肾钠排泄增加的易感因素。肾小管功能随年龄增加而退化，导致其对钠的重吸收功能障碍、对醛固酮的反应性下降可能也成为肾脏钠丢失的原因之一。

年龄相关肾素 - 血管紧张素 - 醛固酮系统功能减退可能与钾调节有关。低肾素血症、醛固酮减少症存在于很多老年人当中，尤其是老年糖尿病患者中。盐皮质激素之后出现高钾血症也可能是慢性肾病和老年激素改变的共同结果。老年患者应用血管紧张素转换酶抑制剂（ACEI）时发生高钾血症的风险显著增高，可能与增龄性生理改变与药物相互作用相关。

二、体液调节紊乱

（一）夜尿增多

健康年轻人中，抗利尿激素呈昼夜分泌模式，睡眠时达到峰值，这使得夜间尿量（40~60ml/h）少于日间尿量（60~80ml/h），夜尿量约占 24 小时尿量的 25% 或更少。而老年人抗利尿激素分泌的昼夜模式减弱或消失，使得昼夜排尿节律异常，缺少抗利尿激素的抑制使得老年人夜尿量多于日间尿量。

夜尿增多是肾脏功能的变化所导致的。符合以下标准之一即可诊断为夜尿增多：①8 小时夜间睡眠尿量≥24 小时尿量的 33%；②夜间排尿≥0.9ml/min；③晚 7 点至早 7 点的尿量≥24 小时尿量的 50%。

夜尿增多是老年多尿症的常见原因。在养老院的患者中可达到 50%，伴有阿尔茨海默病的患者症状更突出。此外，夜尿增多也常见于中枢神经系统自主神经功能不全或脊髓损伤的患者。老年人还存在膀胱容量下降及逼尿肌功能不全，伴随夜间大量尿液的产生，夜尿频也是老年人的常见现象。

通过记录 72 小时内小便时间和尿量，或比较睡眠 8 小时尿量与 24 小时尿量的关系，可根据上述标准判断患者是否符合夜尿症。抗利尿激素类似物脱氨基 -8- 右旋 - 精氨酸加压素（DDAVP）可能对夜间多尿和夜间尿失禁均有治疗作用。DDAVP 可经鼻吸入也可口服，剂量分别是每晚 5~20μg 和 200~400mg。由于 DDAVP 可持续作用 12~24 小时，所以需监测血钠水平避免发生稀释性低钠血症。荟萃分析发现，在治疗过程中合并发生低钠血症的概率约为 7.6%。因此在服药初期 3~7 天内应监测血钠水平，在维持治疗期应定期复查血钠水平。

（二）阿尔茨海默病患者的水平衡

水调节紊乱在阿尔茨海默病（AD）患者中发生率较高。与认知功能正常的老年患者相比，AD 患者体内抗利尿激素分泌水平较低，且夜间激素分泌不足。脱水时，AD患者血浆抗利尿激素水平升高的程度低于同龄健康受试者。此外，应用甲氧氯普胺或毒扁豆碱刺激AD患者，可出现明显的抗利尿激素应答迟缓。这些因素均是AD患者夜尿增多的原因。而AD患者认知功能缺损表现为尿失禁。AD患者水的保存能力下降且口感缺失，对此类患者进行夜间限水试验使血浆渗透压升高，大量水分丢失，虽然有渴感刺激但自主摄水仍明显减少，发生脱水的风险明显增加。

（张献博）

参考文献

1. Goldman L, Schafer AI. Goldman's Cecil Medicine. 24th ed.[S. l.]: Elsevier Inc., 2012.

2. 陈灏珠，林果为．实用内科学．13版．北京：人民卫生出版社，2009.

3. Halter JB, Ouslander JG, Tinetti ME, et al. 哈兹德老年医学．6版．李小鹰，王建业，译．北京：人民军医出版社，2015.

4. Timiras PS. Physiological Basis of Aging and Geriatrics. 4th ed.[S. l.]: Informa Healthcare USA, Inc., 2007.

5. Morley JE, Van Den Berg L. Endocrinology of Aging. [S. l.]: Humana Press Inc., 2000.

6. Cappola AR. Aging and Endocrinology. Preface. Endocrinol Metab Clin North Am, 2013, 42(2): xvii-xviii.

7. Morley JE. Dehydration, hypernatremia, and hyponatremia. Clin Geriatr Med, 2015, 31(3): 389-399.

8. Grundmann F. Electrolyte disturbances in geriatric patients with focus on hyponatremia. Z Gerontol Geriatr, 2016, 49(6): 477-482.

9. Beck LH. The aging kidney. Defending a delicate balance of fluid and electrolytes. Geriatrics, 2000, 55(4): 26.

10. Van KP, Andersson KE. Terminology, epidemiology, etiology, and pathophysiology of nocturia. Neurourol Urodyn, 2014, 33 Suppl 1(S1): S2.

11. Van DB, Bosch JL. Nocturia in older men. Maturitas, 2012, 71(1): 8-12.

12. Hooper L, Bunn DK, Downing A, et al. Which frail older people are dehydrated? The UK DRIE Study. J Gerontol A Biol Sci Med Sci, 2015, 71(10): 1341-1347.

13. Hooper L, Attreed NJ, Channell AM, et al. Clinical and physical signs of water-loss dehydration in older people: a diagnostic accuracy systematic review. Proceedings of the Nutrition Society, 2013, 72(OCE4).

14. Lathe R. Hormones and the hippocampus. J Endocrinol, 2001, 169(2): 205.

15. Miller M. Fluid and electrolyte homeostasis in the elderly: physiological changes of ageing and clinical consequences. Baillières Clin Endocrinol Metab, 1997, 11(2): 367-387.

16. Miller M. Hormonal aspects of fluid and sodium balance in the elderly. Endocrinol Metab Clin North Am, 1995, 24(2): 233.

第十三章　老年内分泌疾病的营养治疗

第一节　与增龄相关的营养物质代谢的改变

随着年龄的增长，人体对营养物质的需求也发生变化，主要是由于增龄引起的人体生理功能及代谢水平发生了改变。老年人在身体组成、生理功能及营养代谢方面均有其不同的特点，因而对营养物质的需求也有自己特殊的要求。

随着年龄的增加，人体的组成成分比例发生改变，最明显的是瘦体重的减少和体脂肪的增加。有研究表明，男子青壮年时期肌肉量可达到体重的45%，但到了70岁以后降至27%以下。增龄同样可以引起人体多方面功能的降低，如70岁时，老年人的肝肾功能只有30岁时的50%~60%；80岁时，神经传导速度降低20%~30%，最大耗氧量降低40%；40%的65~75岁老年糖耐量发生降低。增龄带来的这些人体成分、器官功能的变化都对老年人的营养代谢及营养需求产生影响。

一、蛋白质代谢的改变

蛋白质是生命活动中最重要的两种基本成分之一（另外一种是核酸），蛋白质是由20多种氨基酸以不同形式连接而成的共价多肽链，氨基酸是蛋白质的基本组成单位。蛋白质是构成人体组织细胞及血红蛋白、酶、激素、抗体等许多重要物质的组成成分，是人体必需的营养素。成人体内蛋白质大约占体重的15%，其中近50%的蛋白存在于骨骼肌中。蛋白质在维持机体内稳态中起着多重作用，包括酶的激活、激素和受体效应、组织结构构成、转运和储存、运动和支持、免疫保护作用及营养功能等。

（一）蛋白质的一般代谢

1. 蛋白质的消化、吸收　食物蛋白质消化从胃开始，经胃酸的作用，一方面使食物蛋白质变性以利于消化，另一方面可激活胃蛋白酶原（peptidase），变为胃蛋白酶（pepsin），后者将蛋白质依次分解为长链多肽、短链多肽和氨基酸。在小肠，多肽链被胰蛋白酶和肠蛋白酶进一步分解为寡肽、三肽、二肽和氨基酸。在小肠细胞表面肽酶（peptidase）的作用下，二肽和三肽在小肠黏膜细胞的刷状缘和胞质内被分解成氨基酸单体。氨基酸通过主动转运系统被小肠黏膜细胞吸收，然后释放入血流。少量二肽、三肽甚至更大的分子有时会逃逸消化而直接进入血流。

2. 氨基酸转运　不同氨基酸存在于不同转运机制以维持不同的浓度梯度。必需氨基酸在细胞内外的浓度梯度比非必需氨基酸低。氨基酸基础细胞的转运由膜结合蛋白来完成。氨基酸转运系统分为两类：钠依赖转运体和非钠依赖转运体。钠依赖转运体将氨基酸与钠共同转运入细胞。高细胞外/内钠浓度便于钠依赖转运体向细胞内转运氨基酸。

3. 氨基酸的分布　存在于人体各组织、器官和体液中的游离氨基酸统称为氨基酸池（amino acid pool）。氨基酸池中的游离氨基酸除了来自食物外，大部分来自体内蛋白质的分解产物。这些氨基酸少数用于合成体内含氮化合物，主要被用来重新合成人体蛋白质，以达到机体蛋白质的不断更新和修复。未被利用的氨基酸则经代谢转变为尿素、氨、尿酸和肌酐等，由尿液排出体外或转化为糖原和脂肪。所以尿排出的氮包括食物氮和内源性氮。

4. 蛋白质的合成与分解　机体内的蛋白质不断地处于分解、合成代谢之中，不同的蛋白质更新率相差很大。当葡萄糖或脂类不足时，氨基酸可被用来分解供能。一种氨基酸还可以降解后合成另外一种氨基酸，氨基酸降解还可以产生其他含氮代谢物如谷胱甘肽、肌酐、肉碱、吡啶等。

（二）增龄与蛋白质代谢

机体的蛋白质每天都处于合成和分解的代谢中，成人每天约有3%的蛋白质被更新。机体蛋白质的合成与分解处于平衡状态，但其中任一过程都可受到增龄的影响。研究也显示，随着年龄的增长，机体蛋白质含量呈逐渐减少的趋势，人体在衰老的过程中蛋白质代谢以分解代谢为主，合成代谢速度逐渐减慢，身体内的蛋白质逐渐被消耗，往往呈现负氮平衡。由于酶的作用及小肠功能的减退，蛋白质吸收过程中分解不充分，体内肽类增多，游离氨基酸减少。且老年人因肾功能降低从而影响氨基酸的再吸收，以及肝功能下降对肽的再利用也减少。在衰老过程中，氨基酸转化速度明显变慢，故蛋白质合成代谢降低，包括酶和激素的生成。同位素实验表明70~90岁老人的蛋白质合成率仅为20~30岁的60%~70%。酶的活性因酶蛋白结构发生变化而降低，如消化酶、代谢酶、乙酰胆碱酯酶、钠－钾－ATP酶和钙－镁－ATP酶等的活性均随增龄而下降。激素的合成与分泌不仅随增龄而下降，激素受体也因结构改变而对激素的敏感性降低，亲和力下降，从而导致激素的生理效应下降，如甲状腺素、生长激素、肾上腺皮质激素、性激素的合成和分泌随增龄而下降。有研究表明，老年人与中青年人相比，同等的营养条件下，老年人的血浆氨基酸（缬氨酸、亮氨酸、酪氨酸、赖氨酸、甲硫氨酸、丝氨酸、丙氨酸）的含量是下降的，特别是支链氨基酸（缬氨酸、亮氨酸、异亮氨酸）减低得更为显著。

（三）老年人对蛋白质的需求量

虽然随着年龄的增加老年人体内蛋白质总量呈下降趋势，健康老年人的蛋白质的总量为青壮年时的60%~70%，但不能认为老年人蛋白质的需求也是减少的，相反由于增龄引起的机体蛋白质分解增加及合成降低，老年人对某些氨基酸的需求反而是增加的。《中国居民膳食指南（2016）》中推荐，65岁以上健康城市居民男性每日蛋白质的参考摄入量为65g/d，女性55g/d。且由于老年人蛋白质代谢的改变，体内氨基酸比例发生变化，应适当提高优质蛋白的摄入比例，以保证蛋白质的合成，建议优质蛋白的摄入比例应占总蛋白质的50%以上。

二、脂代谢的改变

脂类（lipids）是一大类有机化合物，是脂肪和类脂及它们衍生物的总称。营养学上重要的脂类主要包括甘油三酯（triglycerides）、磷脂（phospholipids）和固醇类（sterols）。食物中的脂类95%是甘油三酯，5%是其他脂类。广泛存在于人体中。甘油三酯也称为脂肪或中心脂肪，是由三分子脂肪酸（fatty acid，FA）与一分子的甘油所形成的酯。构成甘油三酯的脂肪酸结构是不同的，在自然界中还没有发现有单一脂肪酸的甘油三酯。脂肪因其所含脂肪酸的链的长短、饱和程度及空间结构的不同，而呈现不同的特性和功能。

体内的脂肪主要发挥以下几方面的生理功能：①储存和提供能量，当人体摄入能量不能及时被利用或者过多时，可转变为脂肪而储存起来。当机体需要时，脂肪细胞中的酯酶立即分解甘油三酯释放出甘油和脂肪酸进入血液循环，和食物中吸收的脂肪在一起，分解释放能量以满足机体的需要。②维持正常体温，脂肪不仅可以直接提供能量，皮下脂肪组织还可以起到隔热和保温的作用，使体温能达到正常和恒定。③保护作用，脂肪组织在体内对器官起到支撑和衬垫的作用，可保护内部器官免受外力伤害。④内分泌作用，脂肪组织所分泌的因子有瘦素（leptin）、肿瘤坏死因子（tumor necrosis factor，TNF-α）、白细胞介素6（IL-6）等，参与机体的代谢、免疫、生长发育等生理过程。⑤帮助机体更有效地利用碳水化合物和节约蛋白质作用。⑥是机体重要的构成成分，细胞膜中含有大量的脂肪酸，是细胞维持正常的结构和功能所必不可少的重要成分。

（一）脂肪的一般代谢

口腔和胃对于脂肪的消化吸收能力很弱，脂肪的消化场所主要在小肠。消化过程中，胃糜间歇地从胃送入十二指肠，由于胃糜本身对胃肠道的刺激而引起肠促胰酶肽（cholecystokinin，CCK）等激素的释放，进而CCK刺激胰液和胆汁的分泌。胰液中的脂肪酶被胆汁作用而激活。胆汁首先将脂肪乳化，使甘油三酯的表面积比原来成万倍地增加，有利于脂肪酶和肠脂肪酶将甘油三酯水解。脂肪酶将甘油三酯水解成游离脂肪酸和甘油单酯。脂肪水解后的小分子，如甘油、短链和中链脂肪乳，很容易被小肠细胞吸收直接进入血液。甘油单酯和长链脂肪酸被吸收后，先在小肠细胞中重新合成甘油三酯，并和磷脂、胆固醇和蛋白质形成乳糜微粒（chylomicron），由淋巴系统进入血液循环。血中的乳糜微粒是颗粒最大、密度最低的脂蛋白，是食物脂肪的主要运输形式，随血液流遍全身，以满足机体对脂肪和能量的需要，最终被肝吸收。肝将来自食物中的脂肪和内源性脂肪及蛋白质等合成极低密度脂蛋白（very-low-density lipoprotein，VLDL），并随血流供应机体对甘油三酯的需求，随着其中甘油三酯的减少，同时不断地集聚血中胆固醇，最终形成了甘油三酯少，而胆固醇多的LDL。血液中的LDL一方面满足机体对各种脂类的需要，一方面也可被细胞中的LDL受体结合进入细胞，借此可适当调节血中胆固醇的浓度。体内还可以合成HDL，其重要的功能是将体内的胆固醇、磷脂运回肝脏进行代谢，起到有益的保护作用。

（二）增龄与脂代谢

随着年龄的增长，体脂含量明显增加，但具体发生机制还不十分明确，可能和以下几方面有关。体脂包括储存在脂肪组织中的甘油三酯及血液循环中的各类脂蛋白、胆固醇、磷脂和游离脂肪酸（free fat acid，FFA）。脂肪组织的大小取决于脂肪组织中游离脂肪酸的动员和随后被代谢活跃组织氧化之间的平衡。因而随着年龄的增长，游离脂肪酸的释放和/或代谢活跃组织氧化游离脂肪酸的能力发生任何改变，均可引起增龄相关的体脂含量的增加。由于游离脂肪酸的浓度受胰岛素水平的影响变化较大，因而相对于游离脂肪酸释放的改变，增龄过程中代谢活跃组织的含量和/或氧化能力的降低，在脂代谢改变和增龄相关的体脂量增加中起更加决定性的作用。葡萄糖及能量代谢的进行性降低是衰老的基本特征之一，与之相关的胰岛素、胰岛素受体及相关通路与血脂代谢密切相关。随着年龄的增加，胰腺β细胞功能减退使胰岛素分泌和细胞表面的胰岛素受体数量减少，引起与胰岛素结合能力的下降，受体传导通路受损，葡萄糖利用障碍，导致葡萄糖耐量异常和胰岛素抵抗的发生。而胰岛素抵抗通常伴随着血脂的改变，并以甘油三酯（TG）的升高最为显著。此外增龄引起睾酮水平降低，内源性睾酮水平降低可导致胰岛素抵抗，从而出现脂代谢紊乱。随着年龄的增加，脂代谢有关的酶及受体功能也逐渐降低，如脂蛋白脂肪酶（lipoprotein lipase，LPL）活性和肝细胞表面的低密度脂蛋白受体（LDLR）数量逐渐减少，都可以引起体内脂肪代谢的改变，引起脂肪组织积累增多，而且抗氧化酶活性降低，自由基使脂质过氧化，对机体造成损伤，导致慢性疾病的发生风险增加。老年人组织中的线粒体功能失调已被确定为导致氧化应激的重要原因，而炎症也可引起胰岛素抵抗，进而导致脂代谢紊乱的发生。

三、碳水化合物代谢的改变

碳水化合物（carbohydrate）也称糖类，是由碳、氢、氧组成的一类宏量营养素。碳水化合物是人类能量的主要来源，人类膳食中40%~80%的能量来源于碳水化合物。按照组成糖类成分的糖基个数，可将糖类分为单糖、双糖、寡糖和多糖四类。人体内的碳水化合物主要以葡萄糖、糖原和含糖的复合物三种形式存在，在人体内发挥着重要的生理功能。碳水化合物是构成机体的重要物质，并参与细胞的组成和多种活动，如核糖和脱氧核糖是细胞核酸的成分，糖和脂类形成的糖脂是组成神经组织和细胞膜的重要成分，糖与蛋白质结合的糖蛋白，是抗原、抗体、酶、激素等具有重要生理功能的物质的组成成分。碳水化合物在体内还参与脂代谢的过程，碳水化合物的充分供应可以防止酮体的产生，具有抗生酮作用。碳水化合物还具有节约蛋白质、解毒及增强肠道功能等作用。

（一）碳水化合物的一般代谢

碳水化合物的消化吸收从口腔即开始，口腔唾液中含有淀粉酶，胃液中也含有少量的淀粉酶，小肠是碳水化合物的主要消化场所，胰液中含有胰淀粉酶，小肠液中有麦芽糖酶、乳糖酶、精糊酶和海藻糖酶。经过消化酶消化分解后的碳水化合物终产物单糖是小肠吸收的主要形式，主要包括葡萄糖、果糖和半乳糖。葡萄糖以和钠离子共同转运的形式，从小肠内黏膜转运入肠内皮细胞，通过内皮细胞，葡萄糖以易化扩散的方式进入血液。吸收进血液的葡萄糖，在氧供应充足时，进行有氧氧化，彻底氧化生成二氧化碳和水，在缺氧的环境下，则进行酵解，生成乳酸。

（二）增龄与碳水化合物代谢

碳水化合物代谢水平的降低，是衰老的标志之一，大量证据表明随着年龄的增加，葡萄糖耐量呈降低趋势。

胰岛素主要通过调节外周组织对葡萄糖的摄取和代谢，促进组织细胞吸收葡萄糖的能力，尤其能加速肝细胞和肌细胞对葡萄糖的摄取，以维持体内葡萄糖代谢的平衡。胰岛素对糖代谢的主要作用是加速葡萄糖的利用(包括葡萄糖的氧化和储存),促进糖原合成,同时又抑制糖原的分解和糖异生。

动物实验显示,增龄使正常大鼠和胰岛素抵抗大鼠都表现出胰岛β细胞功能减退,发生机制可能与增龄过程中体成分的改变、代谢紊乱加重、体内氧化应激加重、胰岛的增生与凋亡失衡,以及某些糖脂代谢调节有关的基因如Anxal等表达差异有关。

四、水盐代谢

人体水分总量随增龄而减少,主要是细胞内液的减少。由于肾小动脉硬化和肾小球破坏,肾功能发生了改变,不能及时调控水的平衡。细胞外液钠、氯的总量没有年龄差异,但细胞内液钾、镁和磷的总量却随细胞内液的减少而降低,从而影响细胞外液的渗透压,加上老年人渴感中枢不敏感,易发生脱水、水肿等现象。

五、维生素代谢

老年人因能量代谢降低,维生素 B_1、维生素 B_2、烟酸需要量并不增加,但因体内抗氧化防御系统减弱,易患动脉粥样硬化、癌症、白内障等氧化损伤相关疾病,故与抗氧化有关的维生素A、C、E平均需要量相对增加。老年人胃液pH值增高,尤其合并有萎缩性胃炎者其使维生素 B_6 和维生素 B_{12} 的生物利用率降低。维生素 B_6、维生素 B_{12}、叶酸与同型半胱氨酸代谢的酶密切相关,而血中同型半胱氨酸增高是动脉粥样硬化的危险因素,供给充足的维生素 B_6、维生素 B_{12}、叶酸可防治同型半胱氨酸的增高。

总之,老年营养代谢由于身体组成成分和生理功能的改变,从而使体内的代谢发生改变,出现能量降低、蛋白质合成减慢,脂肪堆积与易于氧化,糖耐量降低及维生素缺乏等现象。

(汪明芳)

参考文献

1. Puca AA, Chatgilialoglu C, Ferreri C. Lipid metabolim and diet: Possible mechanisms of slow aging. Int J Biochem Cell B, 2008, 40(3): 324-333.

2. Roberts SB, Rsenberg I. Nutrition and aging: Changes in the regulation of energy metablism with aging. Rhysiol Rev, 2006, 86(2): 651-667.

3. Elmadfa I, Meyer AL. Body compositions changing physiological Functions and nutrient requirements of the elderly. Ann Nutr Metab, 2008, 52(suppl 1): 2-5.

4. Krieger JW, Sitren HS, Daniels MJ. Effects of variation in protein and carbohydrate intake on body mass and composition during energy restriction: a meta-regression 1. Am J Clin Nutr, 2006, 83(2): 260-274.

5. Livesey G. Thermogenesis associated with fermentable carbohydrate in humans, validity of indirect calorimetry, and implications of dietary thermogenesis for energy requirements, food energy and body weight. Int J Obes Relat Metab Disord, 2002, 26(26): 1553-1569.

6. Biolo G, Iscra F, Bosutti A, et al.Growth hormone decreases muscle glutamine production and stimulates protein synthesis in hypercatabolic patients. Am J Physiol Endocrinol Metab, 2000, 279(2): E232-E332.

7. 李勇. 营养与食品卫生学. 北京:北京大学医学出版社,2005.

8. 韦军民. 老年临床营养. 北京:人民卫生出版社,2011.

9. Houston DK, Nicklas BJ, Ding JZ, et al. Dietary protein intake is associated with lean mass change in older, community-dwelling adults: the Health, Aging, and Body Composition (Health ABC) Study. Am J Clin Nutr, 2008, 87(1): 150-155.

10. Campbell WW, Crim MC, Dallal GE, et al.Increased protein requirements in elderly people: new data and retrospective ressessments. Am J Clin Nutr, 1994, 60(4): 501-509.

11. Katsanos CS, Kobayashi H, Shefield-Moore M, et al. Aging is associated with diminished accretion of muscle proteins after the ingestion of a small bolus of amino acids. Am J Clin Nutr, 2005, 82(5): 1065-1073.

12. Wakimoto P, Block G. Dietary intake, dietary patterns, and changes with age: an epidemiological perspective. J Gerontol A Biol Sci, 2001, 56: 65-80.

13. Rothenberg EM. Resting, activity and total energy expending at age 91-96 compared to age 73. J Nutr Health Aging, 2002(6): 177-178.

第二节　老年维生素与微量元素的需求

随着年龄的增加及体内组成成分及生理功能的改变，不仅机体能量及三大供能营养素的代谢发生改变，老年人对维生素和矿物质的需求也发生了一定的变化。

一、维生素

（一）脂溶性维生素

1. 维生素A（vitamin A）

（1）定义：维生素A，亦称为视黄醇（retinol）抗干眼维生素，是人类发现的第一个维生素。维生素A是指含有β-白芷酮环的多烯基结构，并具有视黄醇生物活性的化合物，包括视黄醇（retinol）、视黄醛（retinal）和视黄酸（retinoic acid），以及α-、β-和γ-胡萝卜素。

（2）生理功能：维生素A的主要生理功能是维持皮肤黏膜的完整性；维生素A可以促进视觉细胞内感光物质的合成与再生，维持正常视觉；促进生长发育和维持生殖功能，维持和促进免疫功能，具有抑癌作用和抗氧化作用。

（3）缺乏与过量：维生素A缺乏最早的症状是暗适应能力降低，即在黑暗和暗光下看不清物体，在弱光下视力减退，暗适应时间延长，严重者可致夜盲症（night blindness）；维生素A缺乏最明显的一个结果是干眼症。维生素A缺乏除了眼部症状外，还可引起机体多种组织上皮干燥、增生及角化，以致出现各种临床症状，如皮脂腺及汗腺角化，皮肤干燥，毛囊周围角化过度，发生毛囊丘疹与毛发脱落。维生素缺乏还可引起血红蛋白合成代谢障碍，免疫功能低下，儿童生长发育迟缓。大剂量地摄入维生素A可引起急性、慢性和致畸毒性。

（4）食物来源：维生素A最好的食物来源是各种动物肝脏、鱼肝油、全奶、奶油和禽蛋类；维生素A原最好的来源是深色蔬菜和水果，如菠菜、苜蓿、莴笋叶、辣椒、胡萝卜等。

（5）参考摄入量：《中国居民膳食指南（2016）》中指出老年人与成年人相比维生素A的需要量没有差异，男性为800μg视黄醇当量（RE）/d，女性为700μg视黄醇当量（RE）/d。

2. 维生素D（vitamin D）

（1）定义：维生素D是指含有环戊烷多氢菲结构，并具有钙化醇生物活性的一大类物质。维生素D有两种形式，即麦角钙化醇（ergocalciferol，维生素D_2）和胆钙化醇（cholecalciferol，维生素D_3），前者是植物中麦角固醇经紫外线照射后的产物，而后者是人体直接从食物摄入或在体内合成的胆固醇经转变为7-脱氢胆固醇（7-dehydrocholesterol）储存于皮下，经过阳光中的紫外线照射后使其B环中的9，10位碳-碳键断裂，形成前维生素D_3，并在体内转化为维生素D_3。维生素D在体内参与钙代谢的调节，具有预防和治疗佝偻病的作用，因此又被称为抗佝偻病因子（antirachitic factor）。

（2）生理功能：维生素D主要以1，25（OH）$_2D_3$的形式在小肠、肾、骨骼等靶器官起到维持细胞内、外钙浓度，调节钙磷代谢的作用。维持血钙水平，促使骨、软骨及牙齿的矿化，促进小肠钙的吸收，促进肾对钙、磷的重吸收。除此以外，维生素D还具有调节机体免疫和抗感染的作用。

（3）缺乏与过量：维生素D缺乏的主要原因是膳食中缺乏维生素D和日照不足。老年人也是维生素D缺乏的主要人群之一。儿童维生素D缺乏可导致佝偻病，老年人维生素D缺乏可引起骨质软化症（osteomalacia）和骨质疏松症（osteoporosis）。通常食物来源的维生素D一般不过量，维生素D的过量通常是由于大量摄入维生素D补充剂造成的。维生素D中毒的症状包括：食欲减退、厌食、恶心、烦躁、呕吐、口渴、多尿和便秘或腹泻交替出现。严重的维生素D中毒可导致死亡。检测血浆中25-（OH）D_3水平可以评价维生素D的营养状态，25-（OH）D_3是维生素D在血液中的主要存在形式，血液中25-（OH）D_3的正常范围为20~150nmol/L，当25-（OH）D_3低于20nmol/L，为维生素D明显缺乏。对于存在维生素D缺乏的高危老年人，建议每日至少摄入600U/L的维生素D，以使骨骼和肌肉最大程度地获益，要是其血清25-（OH）D_3浓度持续大于30ng/ml，可能需要至少补充1500~2000U/d的维生素D。对于25-(OH)D_3浓度小于20ng/ml的缺乏者，建议维生素D 50 000U，每周1次，共8周，或者维生素D 6000U/d，使血25-(OH)D_3水平达到30ng/ml以上，之后3000~6000U/d维持。

(4)食物来源：维生素D在一般食物中含量都比较低，动物性食物是维生素D的主要来源，如鱼肝油、脂肪含量高的海鱼和鱼卵，此外肝脏、蛋黄、奶油和乳酪中维生素D的含量也相对较高。

(5)参考摄入量：由于老年人容易发生维生素D缺乏，《中国居民膳食指南(2016)》推荐65岁以上的健康老年人维生素D的RNI为15μg/d。

3. 维生素E(vitamin E)

(1)定义：维生素E又称生育酚(tocopherol)，是一类含有二氢呋喃结构，具有α-生育酚生物活性的生育酚和三烯生育酚，包括α、β、γ、δ 4种生育酚和α、β、γ、δ 4种三烯生育酚。其中α-生育酚在自然界中分布最广，生物学活性也最高。

(2)生理功能：维生素E是一种很强的抗氧化剂，具有很强的抗脂质氧化的作用，具有抗衰老、保护细胞完整性的作用。维生素E对维持正常的生育功能也有重要的作用，临床上常用维生素E治疗习惯性流产和先兆流产。

(3)缺乏与过量：维生素E在食物中广泛存在，并且能够在体内各种组织中储存，因此缺乏症极为罕见，但在早产儿和成年人长期脂肪消化吸收不良时可出现维生素E缺乏。维生素E缺乏时，可出现肌肉营养不良、生殖障碍、心血管系统和中枢神经系统的损伤。有研究显示，当维生素E每日口服剂量达到800~1200mg时，可引起血小板黏附力降低，故在大手术前后应慎服大剂量维生素E。

(4)食物来源：植物油、麦胚、坚果、豆类和谷类等植物性食物中维生素E含量较高，肉类、鱼类等动物性食物和水果、蔬菜中含量很少。

(5)参考摄入量：《中国居民膳食指南(2016)》中推荐老年人和正常成年人维生素E的AI值是一样的，都是14mg α-TE/d。

4. 维生素K(vitamin K)

(1)定义：维生素K又称为叶绿醌(phylloquinone)、抗凝血因子(antihemorrhagic factor)，是含有2-甲基-1、4萘醌基团的一组化合物。天然的维生素K_1和维生素K_2为黄色油状化合物，能溶解在脂肪和有机溶剂中，不溶于水。而人工合成的维生素K_3和维生素K_4是黄色结晶粉末，可溶于水。

(2)生理功能：维生素K的生理功能主要集中在凝血功能和骨钙代谢方面。维生素K参与凝血因子的羧化修饰，对凝血功能的作用是双向的。骨钙蛋白是骨骼中存在的最丰富的含丙氨酸的维生素K依赖蛋白，参与骨矿化和骨骼的更新。

(3)缺乏与过量：成人维生素K缺乏，一般是慢性胃肠疾患、长期采用全肠外营养和长期服用抗生素又不注意维生素K补充而造成的，可引发凝血功能障碍。

(4)食物来源：苜蓿类植物和绿叶蔬菜中含有丰富的维生素K，是最好的食物来源。

(5)参考摄入量：《中国居民膳食指南(2016)》中推荐老年人和正常成年人维生素K的AI值是一样的，都是80μg/d。

(二)水溶性维生素

1. 维生素B_1(vitamin B_1)

(1)定义：维生素B_1，又称硫胺素(thiamin)，由于其具有预防和治疗脚气病(beriberi)的作用，又称为抗脚气病维生素、抗神经炎因子。硫胺素的结构中含有“硫”和“氮”两种元素，是由一个嘧啶环和一个噻唑环，通过亚甲基桥连接而成的。

(2)生理功能：维生素B_1在体内的主要功能是以辅酶的形式参与能量和三大营养素的代谢；抑制胆碱酯酶的活性，促进胃肠蠕动；影响体内色氨酸转化为尼克酸的反应及支链氨基酸的代谢，对神经组织产生作用；调节心脏功能。

(3)缺乏与过量：维生素B_1在体内储存极少，若饮食中缺乏，在1~2周后，人体组织中的维生素B_1将迅速降低。持续时间延长将出现缺乏症。维生素B_1缺乏症，又称为脚气病(beriberi)，主要影响心血管系统和神经系统，成人和婴幼儿的表现不同。由于人体对维生素B_1的吸收存在饱和机制，摄入过量的维生素B_1很容易通过肾脏排出体外，过量经口摄入维生素B_1所致的毒性反应尚不多见。

(4)食物来源：维生素B_1在天然食物中广泛存在，未精制的谷类食物是人类维生素B_1最重要的来源，瘦肉、动物内脏、豆类、种子和坚果类食物也是维生素B_1的良好来源，蛋类、奶、水果蔬菜中含量则较低。

(5)参考摄入量：《中国居民膳食指南(2016)》中推荐老年人和正常成年人维生素B_1的RNI值是

一样的，男性为1.4mg/d，女性为1.2mg/d。

2. 维生素 B_2（vitamin B_2）

（1）定义：维生素 B_2 又称为核黄素（riboflavin），在体内主要是以黄素腺嘌呤二核苷酸（flavin adenine dinucleotide，FAD）和黄素单核苷酸（flavin mononucleotide，FMN）的形式参与氧化还原的。

（2）生理功能：核黄素主要以FAD和FMN的形式作为多种黄素酶类的辅基，广泛存于体内的氧化还原反应中。除了在细胞代谢呼吸链中发挥极为重要的作用，还在氨基酸、脂肪酸和碳水化合物的代谢中起重要的作用。此外，维生素 B_2 与烟酸、维生素 B_6、叶酸的代谢有关，并具有抗氧化活性。

（3）缺乏与过量：摄入不足和酗酒是维生素 B_2 缺乏的最常见原因，某些药物如治疗精神病的氯丙嗪、丙米嗪、抗癌药阿霉素、抗疟药米帕林等可抑制维生素 B_2 转化为活性辅酶形式，长期服用也可造成缺乏症。维生素 B_2 缺乏的病变主要表现在唇、舌、口腔黏膜和会阴皮肤，故有"口腔－生殖器综合征"之称。由于维生素 B_2 溶解度极低，胃肠道吸收有限，因而难以过量或中毒。

（4）食物来源：动物性食物如肝、肾、心、蛋黄、乳类是其主要来源，植物性食物则以绿叶蔬菜类如菠菜、韭菜、油菜含量较高，而谷类食物含量较低，尤其是精制谷物。

（5）参考摄入量：《中国居民膳食指南（2016）》中推荐老年人和正常成年人维生素 B_2 的RNI值是一样的，男性为1.4mg/d，女性为1.2mg/d。

3. 维生素C（vitamin C）

（1）定义：维生素C又称为抗坏血酸，是一种含有6碳的α-酮基内酯的弱酸。在自然界存在两种立体异构体，L-型和D-型，后者无生物活性。

（2）生理作用：维生素C在体内可以作为酶的辅助因子或底物参与多种重要的生物合成过程，包括胶原蛋白、肉碱、某些神经介质和肽激素的合成及酪氨酸代谢等。此外，维生素C具有很强的抗氧化作用，可以有效清除体内的 O_2、OCl_3、OH、NO、NO_2 等自由基，从而保护DNA、蛋白质和膜结构免遭损伤。

（3）缺乏与过量：维生素C缺乏早期症状是轻度疲劳、倦怠、皮肤出现瘀点和瘀斑、毛囊过度角化等，严重者可出现坏血病。维生素C毒性较低，但是当一次数克维生素C时会发生腹泻和腹胀。有研究显示，大量摄入维生素C的人发生草酸尿和肾结石的危险增加。

（4）食物来源：维生素C主要存在于新鲜的蔬菜水果中，水果中的柑橘、柠檬、青枣、山楂、猕猴桃等维生素C的含量都十分丰富。植物种子（粮谷、豆类）不含维生素C，动物性食物中维生素C的含量也甚微。

（5）参考摄入量：《中国居民膳食指南（2016）》中推荐老年人和正常成年人维生素C的RNI值是一样的，均为100mg/d。

4. 烟酸（niacin）

（1）烟酸又名尼克酸（nicotinic acid）、抗癞皮病因子（pellagra preventing factor）、维生素 B_3。烟酸在体内主要以辅酶Ⅰ（CoⅠ或nicotinamide adenine dinucleotide，NAD^+）、辅酶Ⅱ（CoⅡ或nicotinamide adenine dinucleotide phosphate，$NADP^+$）的形式作为脱氢酶的辅酶发挥作用。

（2）生理功能：烟酸主要生理功能包括构成辅酶Ⅰ和辅酶Ⅱ，在生物氧化还原反应中起到电子载体或递氢体的作用；是葡萄糖耐量因子的组成成分；参与基因表达和细胞凋亡过程；调节血脂；预防氧化诱导的细胞损伤。

（3）缺乏与过量：烟酸早期缺乏主要表现为体重减轻、食欲不振、疲劳、失眠、头痛、记忆力和工作能力下降等，严重者可引起癞皮病（pellagra）或者称为糙皮病（rough skin），其典型症状是皮炎（dermatitis）、腹泻（diarrhoea）及痴呆（dementia），又称为3D症状。目前尚未见食物中烟酸过量引起中毒的报道，但大剂量（每天30mg以上）应用临床治疗时可引起毒副反应。

（4）食物来源：烟酸及其衍生物广泛存在于动植物食物中，良好的食物来源包括禽畜肉类、内脏类、鱼类、豆类、花生和某些全谷类，乳、蛋类食物中虽然烟酸含量不高，但是色氨酸含量较高，可转化为烟酸。谷类中的烟酸80%~90%存在于谷皮中，故加工方法对其影响较大。玉米中的烟酸存在形式主要是未结合型，不能被人体吸收，因此以玉米为主要食物的地区容易发生烟酸缺乏。

（5）参考摄入量：随着年龄的增加人体对烟酸需要量呈降低趋势，《中国居民膳食指南（2016）》中推荐，50~65岁中老年人烟酸的RNI值男性为14mgNE/d，女性为12mgNE/d；65~80岁老年人烟酸的RNI值男性为14mgNE/d，女性为

11mgNE/d；80 岁以上老年人烟酸的 RNI 值男性为 13mgNE/d，女性为 10mgNE/d。

5. 泛酸（pantothenic acid）

（1）定义：泛酸又称为维生素 B_5，在人体内泛酸可以转化形成酰基载体蛋白（acyl carrier protein，ACP）和辅酶 A，参与体内许多重要的代谢过程。

（2）生理功能：泛酸在体内转化为辅酶 A 后可以参与体内脂肪酸的生物合成过程，参与 α- 酮酸脱氢酶复合体催化的氧化脱羧反应，参与脂肪酸的 β- 氧化过程，参与酮体的合成和氧化，参与氨基酸和其他有机酸的分解代谢等。泛酸在体内可以转化为 ACP，ACP 的丝氨酸残基与辅基形成磷酸酯键结合，载体脂肪酸合成途径中作为脂酰基载体。

（3）缺乏与过量：泛酸广泛存在于自然界，所以人类泛酸缺乏非常罕见。目前也尚未见有关泛酸摄入过量引起毒副反应的报道。

（4）食物来源：泛酸广泛存在于自然界动植物中，含量最丰富的食物是蜂王浆和金枪鱼、鲤鱼的鱼子酱中。

（5）参考摄入量：《中国居民膳食指南（2016）》中推荐老年人和正常成年人泛酸的 AI 值是一样的，均为 5.0mg/d。

6. 维生素 B_6（vitamin B_6）

（1）定义：维生素 B_6 又称为吡哆素，是一组含氮化合物，包括吡哆醇（pyridoxine，PN）、吡哆醛（pyridoxal，PL）和吡哆胺（pyridoxamine，PM），这三种化学形式都具有维生素 B_6 的活性，并且易于相互转换。

（2）生理功能：维生素 B_6 的主要生理功能包括参与氨基酸、脂类、糖和一碳单位的代谢；参与免疫系统和神经系统功能；参与血红蛋白和烟酸胺的合成；参与激素和基因表达的调节。

（3）缺乏与过量：严重的临床维生素 B_6 缺乏十分罕见，临界轻度缺乏较为多见，通常伴有其他 B 族维生素缺乏。维生素 B_6 缺乏可导致眼、鼻与口腔周围皮肤脂溢性皮炎，并可扩展至面部、前额、耳后、阴囊和会阴部。临床可见口炎、口唇干裂、舌炎、易激惹、抑郁及人格分裂等。食物中摄入大量维生素 B_6 不会产生毒副作用。通过补充剂或药物大量摄入维生素 B_6 会引起严重的副作用，研究显示长期大量摄入可引发神经毒性和光敏感反应。

（4）膳食来源：维生素 B_6 广泛存在于动植物食物中，但是含量一般不高，含量最高的是白色肉类，如鸡肉、鱼肉；其次为肝、蛋黄、豆类和坚果等。

（5）参考摄入量：随着年龄的增加，人体对烟酸需要量呈降低趋势，《中国居民膳食指南（2016）》中推荐，50 岁以上的老年人维生素 B_6 的 RNI 值为 1.6mg/d。

7. 维生素 B_{12}（vitamin B_{12}）

（1）定义：维生素 B_{12} 又名钴胺素（cobalamin）、氰钴胺素（cyanocobalamin）和抗恶性贫血因子，是一种可以预防和治疗由于内因子缺乏活性以致吸收障碍引起的恶性贫血的维生素。

（2）生理功能：维生素 B_{12} 在体内以两种辅酶形式发挥生理作用，即甲基钴胺素和脱氧腺苷钴胺素（辅酶 B_{12}）参与体内生化反应。甲硫氨酸是体内代谢过程中重要的甲基供体之一，甲基钴胺素可作为甲硫氨酸合成酶的辅酶参与同型半胱氨酸甲基化转变为甲硫氨酸的过程。辅酶 B_{12} 作为甲基丙二酰 CoA 变位酶的辅酶参与甲基丙二酸向琥珀酸的转化反应。

（3）缺乏与过量：严格的素食者由于不吃动物性食物可能发生维生素 B_{12} 的缺乏，一般由于膳食摄入不足引起的缺乏很少见，多数缺乏症是由于吸收不良引起的。维生素 B_{12} 缺乏最典型的临床表现是巨幼细胞性贫血和严重的而且往往不可逆的神经系统疾病，同时影响同型半胱氨酸水平。目前尚无维生素 B_{12} 毒性反应的报道。

（4）食物来源：由于自然界中的维生素 B_{12} 主要由细菌合成，因此一般植物性食物中基本不含维生素 B_{12}，通常来源于动物性食物，如动物内脏、肉类等。

（5）参考摄入量：《中国居民膳食指南（2016）》中推荐老年人和正常成年人维生素 B_{12} 的 RNI 值是一样的，均为 2.4μg/d。

8. 叶酸（folic acid）

（1）定义：叶酸是含有蝶酰谷氨酸结构的一类化合物的统称，其中四氢叶酸是其生物活性形式。

（2）生理功能：四氢叶酸是一碳单位转移酶的辅酶，可作为一碳单位的载体，参与体内多种重要的生化反应，并直接影响核酸的合成和氨基酸的代谢，对细胞分裂增殖和组织生长及神经介质的合成具有重要的作用。

（3）缺乏与过量：由于叶酸在体内参与多种

物质的合成代谢，所以叶酸缺乏可导致多方面的损害，主要包括巨幼红细胞贫血，孕妇先兆子痫、胎盘早剥的发生率增高、流产风险增高、胎儿宫内发育迟缓等，叶酸缺乏还可引起胎儿神经管畸形，此外叶酸缺乏与高同型半胱氨酸血症、先天性心脏病、肿瘤老年痴呆的发生都密切相关。大剂量摄入叶酸也可产生一定的毒副作用，如大剂量叶酸可与抗惊厥药物在肠细胞或脑细胞表面相互拮抗，还可干扰锌的吸收，掩盖维生素 B_{12} 的缺乏等。

（4）食物来源：叶酸广泛存在于自然界的动植物中，含量丰富的食物有动物肝脏、肾、蛋类、鱼类、豆类、酵母、绿叶蔬菜等。

（5）参考摄入量：《中国居民膳食指南（2016）》中推荐老年人和正常成年人叶酸的 RNI 值是一样的，均为 400μgDFE/d。

9. 胆碱（choline）

（1）定义：胆碱是一种强的有机碱，在体内可以由丝氨酸合成，是卵磷脂的关键组成成分，也存在于神经鞘磷脂中，是乙酰胆碱合成的一个前体，并可作为甲基供体参与体内的许多生化反应。

（2）生理功能：在体内，胆碱的生理功能和磷脂的生理功能密切相关，胆碱的部分生理功能通过磷脂的形式来实现；胆碱作为胞苷二磷酸胆碱辅酶的组成部分，在合成神经鞘磷脂和磷脂酰胆碱中起主要作用，主要包括促进脑发育和提高记忆能力；保证信息传递；调控细胞凋亡；构成生物膜的组成成分；促进脂肪代谢；促进体内甲基转移代谢；降低血清胆固醇水平。

（3）缺乏与过量：由于胆碱可以在人体内合成，因此一般不会出现胆碱缺乏症状。胆碱缺乏可导致肝、肾、胰腺、记忆功能紊乱及生长发育障碍等。目前尚未发现通过膳食摄入造成胆碱过量。

（4）食物来源：胆碱广泛存在于各种食物中，其中丰富来源包括蛋黄、动物肝、蛋类、花生、大豆等。谷类也是胆碱的良好来源，而水果、蔬菜和牛奶中含量则较低。

（5）参考摄入量：《中国居民膳食指南（2016）》中推荐老年人和正常成年人胆碱的 AI 值是一样的，均为 500mg/d。

10. 生物素（biotin）

（1）定义：生物素又被称为维生素 B_7、生物活素Ⅱ（Bios Ⅱ）、维生素 H、辅酶 R。

（2）生理功能：生物素的主要生理功能是作为羧化酶的辅基参与代谢，对细胞的生长、葡萄糖代谢的平衡、DNA 的生物合成和脱唾液酸糖蛋白受体的表达等有重要作用。动物实验显示，生物素可以维持各种免疫细胞的正常功能，如 T 和 B 淋巴细胞的分化、免疫应答的传导和细胞毒性 T 细胞响应等。

（3）缺乏与过量：生物素在食物中广泛存在，并且能由肠道微生物合成，所以人和动物的单纯生物素缺乏很罕见，生物素缺乏主要见于长期摄入生鸡蛋的人、未补充生物素全肠外营养患者、肠道吸收障碍患者及先天性生物素酶缺乏者。生物素缺乏的表现有毛发变细、无光泽、皮肤鳞片状和红色皮疹，严重缺乏者还可发生眼、鼻和口周围皮疹，成年患者还可伴有抑郁、嗜睡、幻觉和感觉异常等明显的神经系统症状。目前尚未发现生物素对人体的毒副作用。

（4）食物来源：生物素含量较丰富的食物包括奶类、鸡蛋、酵母、肝。

（5）参考摄入量：《中国居民膳食指南（2016）》中推荐老年人和正常成年人生物素的 AI 值是一样的，均为 40μg/d。

二、矿物质

常量元素

1. 钙（calcium）

（1）钙的分布：钙是人体含量最多的一种无机元素，出生时体内的钙总量约为 28g，成年时到 850~1200g，相当于体重的 1.5%~2.0%，其中 99% 集中在骨骼和牙齿中，主要以羟磷灰石结晶的形式存在，少量为无定型钙。

（2）生理功能：钙在人体内发挥着十分重要的功能，可在人体内形成并维持骨骼和牙齿的结构与功能；可以维持人体神经与肌肉活动，包括神经肌肉的兴奋、传导及心脏的正常搏动；可以促进体内某些酶的活性；钙还参与体内凝血过程。

（3）缺乏与过量：钙缺乏症是较常见的营养性疾病，主要表现为儿童时期的佝偻病和成年人的骨质疏松症。钙过量的不利影响主要包括以下三个方面，一是增加肾结石的危险性，二是可以引起奶碱综合征，三是可干扰其他矿物质的吸收和利用。

（4）膳食来源：钙的食物来源应考虑其钙吸收和利用两个方面。奶与奶制品含钙丰富，吸收率也高，是理想的钙来源。水产品中小虾、小鱼含钙特别多，其次是海带。豆及豆类制品，如黄豆、黑豆等，各种瓜子、芝麻酱等均含有较多钙。

（5）参考摄入量：中老年人钙的吸收率下降及钙的流失增加，《中国居民膳食指南（2016）》中对中老年人钙的推荐摄入量高于青壮年人群，50岁以上的中老年人钙的RNI值为1000mg/d。

2. 磷（phosphorus）

（1）磷的分布：磷是人体除钙以外含量最多的矿物质，约占人体总重的1%，成人体内含有600~900g的磷。

（2）生理功能：磷的主要生理功能是构成骨骼和牙齿，体内80%~85%的磷存在于骨骼中，骨磷总量为600~900g，是钙的一半。磷还参与组成人体重要的生命物质，如核酸中的磷酸基团，磷酸与多肽链中丝氨酸或酪氨酸残基的酚性羟基以酯键形式结合，形成稳定的磷蛋白、生物膜中的磷脂等。磷在人体可参与代谢过程，高能磷酸化合物如ATP及磷酸肌酸等为能量载体，作为能源物质在生命活动中起重要作用，葡萄糖-1-磷酸和葡萄糖磷酸化为葡萄糖-6-磷酸均是碳水化合物、脂肪代谢的重要物质和环节。磷在体内还参与酸碱平衡的调节，磷酸盐缓冲体系接近中性，是体内重要的缓冲体系。

（3）缺乏与过量：一般不会由于膳食原因引起营养性磷缺乏，只有在特殊情况下才会出现磷缺乏与低磷血症，如早产儿、酗酒者等。磷过多常见于肾功能不全患者及甲状旁腺功能低下等内分泌疾病患者。

（4）食物来源：磷广泛分布于动植物中，含磷高的食物，主要有瘦肉、蛋类、奶、动物的肝、肾、海带、紫菜、芝麻酱、花生、干豆类、坚果类等。谷类、种子中磷以植酸磷形式存在，如不加工处理，吸收率较低。

（5）参考摄入量：《中国居民膳食指南（2016）》中推荐50~65岁中老年人的磷RNI值为720mg/d，65~80岁老年人的磷RNI值为700mg/d，80岁以上高龄老人的磷RNI值为670mg/d。

3. 镁（magnesium）

（1）镁的分布：正常成人体内含镁20~28g，体内55%的镁存在于骨组织羟磷灰石结晶的表面，27%在软组织中，肌肉、心、胰和肝含镁量约为200mg/kg湿重。镁是细胞内的主要阳离子，浓集于线粒体中，仅次于钾和磷，在细胞外也仅次于钠和钙居第三位。

（2）生理功能：镁在人体内发挥着十分重要的生理功能，首先镁是多种酶的激活剂，参与300多种酶促反应；镁能兴奋细胞膜上的Na^+-K^+-ATP酶，即钠泵，使细胞外钾向细胞内移动，维持细胞内钾的正常含量；镁可维持骨骼生长和神经肌肉的兴奋性；镁还具有调节心血管的功能，镁是细胞第二信使cAMP生成过程的调节因子。

（3）缺乏与过量：由于镁广泛分布于各种食物，加上肾对镁排泄的调节作用，健康人一般不会发生镁缺乏，镁缺乏一般可见于各种原因引起的吸收不良、酒精中毒性营养不良、儿童时期的蛋白质-能量营养不良等。镁缺乏可致神经、肌肉兴奋性亢进，常见的表现有肌肉震颤、手足抽搐、反射亢进、共济失调，以及麻痹。在正常情况下，肠、肾及甲状旁腺等能调节镁代谢，不易发生镁过量中毒。

（4）食物来源：叶绿素是镁卟啉的螯合物，由于叶绿素的广泛存在，镁富含于各种绿色食物中。

（5）参考摄入量：《中国居民膳食指南（2016）》中指出，老年人的RNI值低于成年人，65~80岁老年人RNI为320mg/d，80岁以上高龄老人RNI值为310mg/d。

4. 钾（potassium）

（1）钾的分布：钾是人体重要的阳离子之一，约为人体无机盐总量的5%，与钠相反，钾主要存在于细胞内，约占总量的98%，其他存在于细胞外。

（2）生理功能：钾在人体内主要发挥以下几方面的生理功能，即维持细胞内正常渗透压，维持心肌的正常功能，维持神经肌肉的应激性和正常功能，参与细胞的新陈代谢和酶促反应，降低血压。

（3）缺乏与过量：正常血清钾的浓度为3.5~5.5mmol/L。低于3.5mmol/L，表明钾缺乏，称为低钾血症。钾缺乏常见于严重的腹泻、呕吐致钾摄入不足及一些降压药、利尿药引起的钾排出过多。低钾血症主要表现为四肢无力、精神不振、反应迟钝、缺乏食欲、横纹肌裂解症，以及神经精神症状。对于出现低钾血症的患者，积极治疗原发病的同时，轻度低钾血症可以口服钾盐，严重者或者不能口服者，可以静脉补钾。血钾浓度高于5.5mmol/L称为高钾血症，常见于肾衰竭、酸中毒、创伤、缺氧，或不适当补钾，以及失水、失血者。高钾血症初期表现为极度疲乏，全身软弱无力，躯干或四肢感觉异常，面色苍白，肢体湿冷，肌肉酸痛，嗜睡，神志模糊，肌张力减退，甚至腱反射消失，进而发生弛缓性瘫痪，甚至心脏骤停而突然死亡。对于高钾血症的患者，积极治疗原发病的同时，注意停用含钾药物、保钾利尿药及含钾高的食物，给予足够的热量以减少体内蛋白质的分解。对于急性高钾血症的患者，首先要用钙盐和钠盐来对抗钾离子对心肌的作用，同时可用葡萄糖加胰岛素的方法促进钾离子细胞内移，并且要进行积极的促排钾治疗，如选用排钾利尿药，透析治疗是降低血清钾最有效的方法，尤其适用于肾衰患者。同时针对引起高血钾的原因进行处理。

（4）食物来源：大部分食物都含有钾，蔬菜和水果是钾的最好来源。

（5）参考摄入量：《中国居民膳食指南（2016）》中推荐老年人和正常成年人血钾的 AI 值是一样的，均为 2000mg/d。

5. 钠（natrium）

（1）钠的分布：成人体内钠含量为 3200~4170mmol（相当于 77~100g），约占体重的 0.15%，其中 44%~50% 在细胞外液，40%~47% 在骨骼，细胞内液含量较少，仅占 9%~10%。

（2）生理功能：钠的主要生理功能有调节体内水分和渗透压；维持酸碱平衡；作为 Na^{+}–K^{+}–ATP 酶的成分，驱动钠－钾泵的运转，以维持细胞内外液渗透压平衡；维持正常血压；维持神经肌肉兴奋性。

（3）缺乏与过量：轻度钠缺乏患者疲倦、眩晕、直立时可发生晕厥，重度缺乏会发生恶心、呕吐、视力模糊、心率加速、脉搏细弱、血压下降等。血浆钠高于 150mmol/L 时称为高钠血症，临床症状包括口渴、面部潮红、细弱无力、烦躁不安、神志恍惚、谵妄、昏迷、血压下降等。

（4）食物来源：钠普遍存在于各种食物中，动物性食物钠含量高于植物性食物，但人体钠来源主要为食盐。

（5）参考摄入量：《中国居民膳食指南（2016）》中指出，老年人的 AI 值低于成年人，50~65 岁中老年人钠的 AI 值为 1400mg/d，65~80 岁老年人 AI 为 1400mg/d，80 岁以上高龄老人 AI 值为 1300mg/d。

6. 铁（iron）

（1）铁的分布：铁是人体必需微量元素之一，成人体内铁的总量为 4~5g。体内的铁包括功能铁和贮存铁。功能铁包括血红蛋白铁、肌红蛋白铁、血红素酶类（细胞色素、细胞色素氧化酶、过氧化酶）、辅助因子和运输铁。人体贮存铁主要有两种形式即铁蛋白和含铁血黄素，它们主要存在于肝、脾、骨髓的网状内皮细胞中。

（2）生理功能：铁是血红蛋白、肌红蛋白、细胞色素酶及某些呼吸酶的主要成分，在体内参与氧和二氧化碳的转运、交换和组织呼吸过程。铁与红细胞的形成和成熟有关，铁在骨髓造血组织中进入幼红细胞内，与卟啉结合形成正铁血红素，后者再与珠蛋白合成血红蛋白。此外铁还参与许多重要功能，如催化促进 β- 胡萝卜素转化为维生素 A、嘌呤与胶原的合成、抗体的产生、脂类从血液中转运及药物在肝脏的解毒等。铁还可以使人体内淋巴细胞及血清补体活性、吞噬细胞功能、中性粒细胞的杀菌能力保持正常。

（3）缺乏与过量：铁缺乏是一种常见的营养缺乏病，铁缺乏可导致缺铁性贫血。当体内缺铁时，铁损耗可分为三个阶段，第一阶段为铁减少期，此期储存铁耗竭，血清铁蛋白浓度下降；第二阶段为红细胞生成缺铁期，此时除血清铁蛋白下降外，血清铁也下降，同时铁结合力上升（运铁蛋白饱和度下降），游离原卟啉浓度上升；第三阶段为缺铁性贫血期，血红蛋白和血细胞比容下降。铁缺乏常见症状有心慌、气短、头晕、眼花、精力不集中、学习能力下降等。铁过量可导致铁中毒，分为急性和慢性中毒。急性中毒常见于过量误服铁剂，主要症状为消化道出血，死亡率高。慢性铁中毒主要是由于消化道吸收的铁过多和肠外输入过量的铁。肠道吸收过量的铁多半以含铁血黄素沉着于网状内皮细胞或某些组织的实质细胞。当单纯铁储备增加而不伴有组织损害时，称为含铁血黄素沉积症，出现组织损害时，特别是在肝脏有铁的大量增加时，称为血色病（hemochromatosis，亦称为血色素沉着症）。

（4）食物来源：膳食铁的最佳来源为动物肝、动物全血、禽畜肉类。

（5）参考摄入量：《中国居民膳食指南（2016）》中推荐老年人和正常成年铁的 RNI 值是一样的，均为 12mg/d。

7. 锌（zinc）

（1）锌的分布：微量元素中，锌在人体内的含量仅次于铁，成年人体内含锌量为 2.0~2.5g。锌在人体内分布广泛，60% 在肌肉，22%~30% 在骨骼，8% 在皮肤和毛发，4%~6% 在肝，2% 在胃肠道、胰腺，1.6% 在中枢神经系统，全血 0.8%，血浆 <0.1%。

（2）生理功能：锌是人体必需的微量元素，参与人体 300 多种酶和功能蛋白的组成，对代谢活动起重要的调节作用。锌是人体内多种酶的组成成分和激活剂；锌可以促进生长发育和组织再生；锌可维持正常味觉；锌参与维生素 A 的代谢；锌与人体免疫功能也密切相关；锌还可维持人体细胞膜的稳定性。

（3）缺乏与过量：锌缺乏可使生长发育迟缓或停滞，机体免疫力降低，记忆力和学习能力下降，缺锌乏还可导致食欲减退、性成熟延迟和第二性征发育不良。锌对人体代谢活动发挥着重要的作用，但是锌摄入过量同样可对人体产生危害。锌过量可损害免疫器官和免疫功能，同时锌过量还会影响铜、铁的代谢。

（4）食物来源：红肉和贝壳类是锌最好的食物来源，其中牡蛎的锌含量最高。

（5）推荐摄入量：《中国居民膳食指南（2016）》中推荐老年人和正常成年人锌的 RNI 值是一样的，男性为 12.5mg/d，女性为 7.5mg/d。

8. 硒（selenium）

（1）硒的分布：人体硒含量为 14~20mg，广泛分布于除脂肪以外的其他组织中，以肝、肾、胰、心、脾、视网膜、虹膜、晶状体、牙釉质和指甲中含量最多。

（2）生理功能：硒在人体内主要通过抗氧化发挥作用。硒是谷胱甘肽过氧化物酶的重要组成成分，在体内发挥抗氧化的作用。硒可以促进生长，组织培养证明硒对二倍体人体纤维细胞的生长是必需的。硒还具有保护心血管和心肌健康的作用。硒和金属有很强的亲和力，是一种天然的对抗重金属的解毒剂。此外硒在保护视功能和抗肿瘤方面也都发挥着重要的作用。

（3）缺乏与过量：硒缺乏影响严重的是克山病，临床上主要症状为心肌扩大、心功能失代偿，心力衰竭或心源性休克、心律失常、心动过速或过缓，严重时可有房室传导阻滞、期前收缩等。此外硒缺乏还与大骨节病和白内障的发生有关。硒过量可导致硒中毒，主要表现有头痛、指甲变脆、皮肤病变、水肿、不育、肾功能紊乱、丧失嗅觉。硒过量还可导致维生素 B_{12} 和叶酸代谢紊乱、铁代谢失常、疲乏无力等。

（4）食物来源：硒的良好食物来源主要为海洋食物、动物肝脏及肉类。

（5）推荐摄入量：《中国居民膳食指南（2016）》中推荐老年人和正常成年人硒的 RNI 值是一样的，为 60μg/d。

9. 碘（iodine）

（1）人体分布：碘是人体不可缺少的微量元素，是甲状腺激素的重要组成成分。碘在人体的总量为 20~50mg，其中 50% 存在于肌肉中，20% 存在于甲状腺内，10% 存在于皮肤，6% 存在于骨骼内，14% 散在内分泌组织、中枢神经和血浆中。

（2）生理功能：碘在人体内主要参与甲状腺素的生成，通过甲状腺素发挥其生理作用。碘可以促进生物氧化，调节氧化磷酸化过程和能量转移；可以促进蛋白质合成、调节蛋白质合成和分解；可以促进糖和脂肪代谢；可以调节水、盐代谢；可以活化许多重要的酶，促进物质代谢；可以促进生长发育。

（3）缺乏与过量：碘缺乏可导致甲状腺功能低下，进而影响脑神经的发育，克汀病就是碘缺乏引起的。碘过量主要见于补充碘制剂过量造成的，高碘可造成甲状腺肿。

（4）食物来源：海盐和海产品含碘丰富，是碘的良好来源，如海带、紫菜、海鱼等。

（5）参考摄入量：《中国居民膳食指南（2016）》中推荐老年人和正常成年人碘的 RNI 值是一样的，为 120μg/d。

10. 铜（copper）

（1）人体分布：正常成人体内含铜总量为 50~150mg，分布于体内各组织器官中，其中 50%~70% 分布于肌肉、骨骼，20% 在肝脏，5%~10% 在血液中，还有少量存在于铜酶中。

（2）生理功能：铜在人体主要通过铜蛋白和铜酶在人体发挥重要的生理作用。可以维持正常的造血功能；促进骨骼、血管和皮肤的正常结构；维持中枢神经系统的健康；保护毛发正常的色素和结构；保护机体细胞免受超氧阴离子的氧化损伤。

（3）缺乏与过量：铜缺乏对机体的心血管、造血功能和中枢神经系统等多系统都可产生危害。酮代谢障碍，可引起肝豆状核变性，也称为 Wilson 病。铜过量可引起急、慢性中毒。

（4）食物来源：铜的食物来源十分广泛，谷类、豆类、坚果类、贝类及动物肝脏的铜含量都较高，乳类和蔬菜中铜含量较少。

（5）推荐摄入量：《中国居民膳食指南（2016）》中推荐老年人和正常成年人铜的 RNI 值是一样的，为 0.8mg/d。

11. 铬（chromium）

（1）人体分布：铬广泛分布于人体内，主要以三价铬的形式存在，正常成人体内含铬 6~7mg。除肺以外，各组织和器官中的铬浓度均随年龄的增长而降低，因此老年人常有缺铬现象。

（2）生理功能：铬的主要生理功能包括加强胰岛素的作用，改善糖代谢；预防动脉粥样硬化；促进蛋白质代谢和生长发育；促进肌肉力量的增长。

（3）缺乏与过量：铬缺乏是糖代谢及脂肪代谢紊乱的危险因素，能引起高葡萄糖血症和高脂血症。出现葡萄糖耐量降低、生长停滞、动脉粥样硬化和冠心病的发生率增高。

（4）食物来源：铬最好的食物来源是整粒的谷类、豆类、肉和乳制品。

（5）推荐摄入量：《中国居民膳食指南（2016）》中推荐老年人和正常成年人铬的 AI 值是一样的，为 30μg/d。

12. 氟（fluorine）

（1）人体分布：正常成人体内氟的总量为 2~3g，约 96% 积存于骨骼肌、牙齿中，少量存在于内脏、软组织及体液中。

（2）生理功能：氟在人体内主要对骨骼和牙齿的健康发挥着重要的作用，人体骨骼固体中 60% 为骨盐，而氟能与骨盐结晶表面的离子进行交换，形成氟磷灰石而成为骨盐的组成部分。氟被牙釉质中的羟磷灰石吸附后，在牙齿表面形成一层抗酸性腐蚀的、坚硬的氟磷灰石保护层。

（3）食物来源：人体每日摄入的氟大约 65% 来自饮用水，30% 来自食物，其中以茶叶中含量最高。

（4）参考摄入量：《中国居民膳食指南（2016）》中推荐老年人和正常成年人氟的 AI 值是一样的，为 1.5mg/d。

（汪明芳）

参考文献

1. 葛可佑．中国营养科全书．北京：人民卫生出版社，2004.

2. 杨月欣．中国食物成分表 2004. 北京：北京大学医学出版社，2002.

3. 李勇．营养与食品卫生学．北京：北京大学医学出版社，2005.

4. 韦军民．老年临床营养．北京：人民卫生出版社，2011.

5. 中国营养学会．中国居民膳食指南．北京：人民卫生出版社，2016.

第三节　营养状态的评估

一、营养风险筛查与营养评估的定义及意义

（一）营养风险筛查与营养评估的定义

2001 版美国肠外肠内营养学会（American Society for Parenteral and Enteral Nutrition，ASPEN）指南推荐的营养疗法流程为：营养风险筛查、确定营养不良风险患者、营养状况评估、营养干预、营养疗效评价。由此可见，营养风险筛查和评估是营养疗法的第一步。严重的营养不良临床上常常显而易见，可能不需要借助任何营养筛查或评估工具即可获得诊断，但是对那些潜在的、隐性的营养不良、营养不良前期、营养不良风险则需要借助营养筛查和/或评估工具才能发现。

营养风险筛查（nutritional risk screening）：美国营养师协会（American Dietetic Association，ADA）指出，“营养风险筛查是发现患者是否存在营养问题和是否需要进一步进行全面营养评估的过程”。ASPEN 的定义为：“营养风险筛查是识别与营养问题相关特点的过程，目的是发现个体是否存在营养不足和有营养不足的风险。”欧洲肠外肠内营养学会（European Society of Parenteral and Enteral Nutrition，ESPEN）认为：“营养风险筛查是一个快速而简单的过程，通过营养筛查如果发现患者存在营养风险，即可制订营养计划。如果患者存在营养风险但不能实施营养计划和不能确

定患者是否存在营养风险时，需进一步进行营养评估。”

营养评估（nutritional assessment）是指临床营养专业人员通过膳食调查、人体组成测定、人体测量、生化检查、临床检查、综合营养评定方法等手段，对患者的营养代谢和机体功能等进行全面检查和评估，以确定营养不良的类型及程度，估计营养不良所致后果的危险性，用于制订营养支持计划，考虑适应证和可能的副作用，并监测营养支持的疗效（图 13-3-1）。

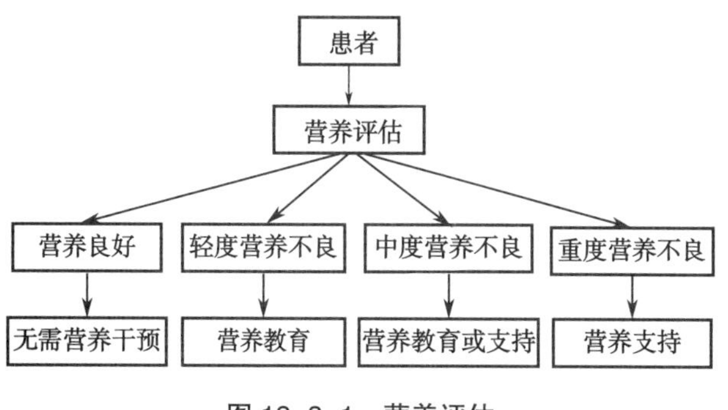

图 13-3-1　营养评估

应特别强调的是，所谓“营养风险（nutrition risk）”并不是指“发生营养不良的风险（risk of malnutrition）”，而是指与营养因素有关的不良结局参数（outcome parameters，包括并发症、住院时间和住院费用等）增加的风险。

在临床实践中，建议对所有患者进行营养风险筛查，以明确是否存在确定性的营养不足或营养风险，并因此确定是否具备营养支持的适应证。对部分患者，在需要的时候，还可进一步进行营养评估，包括进行人体组成测定、生化测定等。

（二）营养风险筛查与营养评估的意义

鉴于营养不良在患病人群中的普遍性，以及营养不良的严重后果，营养治疗应该成为临床治疗的基础措施与常规手段，应用于患者的全程治疗。发现营养风险及营养不良是进行治疗的先决条件与前提。

1. 指导临床治疗　通过营养风险筛查及评估，可以发现营养风险及营养不良，并对其进行分类，从而指导临床治疗。目前，临床营养支持在实际工作中存在两种不合理现象：一方面应用不足，对需要营养支持的患者没有进行营养支持；另一方面应用过度，对不需要营养支持的患者实施了营养支持。造成这种现象的一个重要原因是没有对患者进行营养风险筛查与评估。营养风险筛查与评估是确立营养诊断的基本手段与措施，未经筛查而对所有患者实施营养支持是一种营养滥用。

通过营养评价评估出的营养良好者可不给予特殊的营养支持，而筛查出的营养不良的患者需要给予相应的营养支持，从而确保营养支持的有的放矢。通过营养评价，可以对营养不良进行轻、中、重分类，从而指导营养不良患者的合理治疗：对轻度营养不良的患者，可能只需要营养教育；对中度营养不良的患者，可能需要营养教育或营养支持；对重度营养不良的患者，必须进行营养支持。

2. 改善临床结局　定期对患者进行营养风险筛查及评估，可以尽早发现营养风险及营养不良，尽早对营养不良患者进行干预，从而减少营养不良相关的发病率、死亡率和总的医疗费用，提高治疗的反应性、耐受性和患者的生活质量。需要说明的是，并不是营养风险筛查及评估本身提高了患者的生存率，而是通过营养风险筛查及营养评估，及时发现了营养不良，进而对营养不良进行及时干预，使营养不良患者得到了及时、合理的治疗，从而改善了患者的临床结局。

3. 节省医疗费用　文献报道，住院患者营养不良的发病率为 25%~40%，其中 50% 的营养不良患者未被发现，因而也未得到干预及治疗。Fruzenga HM 等报告早期发现、早期治疗营养不良可以明显降低医疗费用，缩短住院时间。他们发现，患者入院时接受简短营养评估问卷（Short Nutritional Assessment Questionnaire，SNAQ）调查，早期进行营养评估，可以将营养不良的诊断率由 50% 提高到 80%，从而使更多的营养不良患者得到治疗，避免了营养不良导致的医疗费用增加。早期需营养评估患者平均在入院后（2.6 ± 2.1）天得到营养师的咨询与治疗，而常规处理患者在入院后（5.8 ± 6.7）天才获得营养师的咨询与治疗，两者比较有统计学差异，$P<0.001$。他们还发现，对营养不良患者的营养评估及其营养支持虽然增加了成本，但营养不良患者在营养支持后其住院时间缩短，因而节约了医疗费用，因此，总费用没有增加。

Scott F 等报告在营养筛查和营养干预上平均投入 76 欧元（合人民币约 587 元），即可使营养不良患者的平均住院日减少 1 天，而平均每天的住院费用为 337~476 欧元。所以，营养筛查及营养评估实际上是一个节约医疗费用的过程。

二、营养风险筛查2002

营养风险筛查2002（Nutritional Risk Screening 2002，NRS 2002）是欧洲肠外肠内营养学会（ESPEN）推荐使用的住院患者营养风险筛查方法。NRS 2002建立在循证医学基础上，简便易行，适用于住院患者的营养风险筛查。《中华人民共和国卫生行业标准——临床营养风险筛查（WS/T 427-2013）》规定：NRS 2002的适用对象为年龄18~90岁、住院过夜、入院次日8时前未进行急诊手术、神志清楚、愿意接受筛查的成年住院患者。中华医学会肠外肠内营养学分会推荐在住院患者中使用NRS 2002作为营养筛查的首选工具。

NRS 2002由初步筛查和最终筛查两部分组成。

（一）初步筛查

初步筛查包括4个判断性问题，涉及BMI、体重减轻情况、摄食情况、病情严重与否，见表13-3-1。

表13-3-1　NRS 2002初步筛查

筛查项目	是	否
1. BMI<20.5（18.5）kg/m^2？		
2. 患者在过去3个月内有体重下降吗？		
3. 患者在过去1周内有摄食减少吗？		
4. 患者有严重疾病吗？（如ICU治疗）		

说明：

1. BMI　国人BMI正常值下限为18.5kg/m^2，对中国患者进行营养风险筛查时，应该询问患者的BMI是否小于18.5kg/m^2；

2. 答案　是：如果对以上任一问题回答"是"，直接进入最终筛查；否：如果对上述所有问题回答"否"，说明患者目前没有营养风险，无须进入最终筛查，但是需要1周后复查；

3. 意义　即使患者对以上所有问题回答均为"否"，如患者计划接受腹部大手术治疗，仍然可以制订预防性营养支持计划，以降低营养风险

（二）最终筛查

最终筛查内容包括营养状况受损、疾病严重程度、年龄3部分评分，见表13-3-2。

表13-3-2　NRS 2002最终筛查

评分项目	0分	1分	2分	3分
营养状态受损评分	正常营养状态：BMI≥18.5kg/m^2，近1~3个月体重无变化，近1周摄食量无变化	3个月内体重丢失>5%或食物摄入比正常需要量低25%~50%	一般情况差或2个月内体重丢失>5%或食物摄入比正常需要量低50%~75%	BMI<18.5kg/m^2，且一般情况差或1个月内体重丢失>5%（或3个月体重下降15%）或前一周食物摄入比正常需要量低75%~100%
疾病严重程度评分	正常营养需要量	需要量轻度增加：髋关节骨折，慢性疾病有急性并发症者，肝硬化，COPD，血液透析，糖尿病，一般肿瘤患者	需要量中度增加：腹部大手术，卒中，重度肺炎，血液恶性肿瘤	需要量明显增加：颅脑损伤，骨髓移植，APACHE>10分的ICU患者
年龄评分	18~69岁	≥70岁		

说明：

1. 计分　NRS 2002总评分计算方法为3项评分相加，即疾病严重程度评分+营养状态受损评分+年龄评分

2. 结论

（1）总评分≥3分（或胸腔积液、腹水、水肿且血清白蛋白<35g/L者）：表明患者有营养不良或有营养风险，即应开始营养支持；

（2）总评分<3分：每周复查营养风险筛查，以后复查的结果如果≥3分，即进入营养支持程序

3. 疾病严重程度定义

1分：慢性疾病患者因出现并发症而住院治疗，患者虚弱但不需要卧床，蛋白质需要量略增加，但可以通过口服补充来弥补；

2分：患者需要卧床，如腹部大手术后，蛋白质需要量相应增加，但大多数人仍可通过肠外或肠内营养支持得到恢复；

3分：患者在重症病房中靠机械通气支持，蛋白质需要量增加且不能被肠外或肠内营养支持所弥补，但是通过肠外或肠内营养支持可使蛋白质分解和氮丢失明显减少

三、膳食调查

1. 饮食习惯 了解一日的餐次、进食偏好、口味特点、是否经常在外就餐、进食规律性,活动能力有无改变、是否低于原来水平、能否走动或卧床不起等,有助于了解患者配合营养治疗的程度,制订顺应性好的治疗方案。

2. 食物摄入量调查 采用回忆法或记录法,至少记录3天,包括食物量、食物种类及喜好和烹调方法等,计算出实际摄入的各种营养素的量,与标准供给量进行比较和评价。摄入营养素不足超过10天或高代谢的疾病,因体内消耗增加,摄入的各种营养素不能满足机体需要可导致营养不良。

3. 患病前后食物摄入种类的变化 疾病不仅影响膳食摄入量的变化,而且也可造成患者的偏食或厌食,另外由于治疗的需要要求患者对某些食物要限量摄入,或患者于发病前就有偏食史,都可使患者进食的种类和质量发生变化。每种食物所含营养素的种类及数量都不同,这样就容易产生某些营养素的缺乏。

4. 有无胃肠道症状,以及食欲、咀嚼和吞咽能力、胃容量的改变 如食欲不振、恶心、呕吐、腹泻等,但如果这些症状没有持续2周,仅偶尔有1~2次胃肠道症状则不予考虑。还要了解患者的用药史及治疗手段,包括代谢药物、类固醇、利尿剂、泻药等。

通过以上调查对患者营养状况会有基本估计,为制订营养治疗方案提供初步依据。

四、人体组成

人体组成(body composition)的研究可采用"五水平模式",即将人体分为原子水平、分子水平、细胞水平、组织-系统水平和整体水平,以下分别加以阐述。

1. 原子水平 该层次将人还原为若干元素,包括氧、氢、碳、氮、钙等。测量手段包括在活体用中子激活分析法等。对该层次元素的分析,可在一定程度上评估其他水平,直至总体的状况,如总体钙水平可反映总体骨质情况,而氮平衡则在一定程度上反映机体蛋白质平衡状况等。

2. 分子水平 包括构成机体的主要分子成分,如水、蛋白质、糖原、脂肪、矿物质等。其中,总体水和骨性矿物质可直接测定,而脂肪、蛋白质、糖原和非骨性矿物质不能直接测定,但可经间接方法评估。例如,总体蛋白质可由总体氮换算得出(蛋白质平均含氮16%)。

3. 细胞水平 该水平包括三个部分,即细胞、细胞外液、细胞外固体。目前尚缺乏测定整体细胞群的直接的和特异性的方法,现有的测定方法是由Moore等发展起来的。细胞群被认为由两部分构成:脂肪和非脂细胞群。非脂细胞群即为Moore等所指的"体细胞群",可用总体钾或可交换钾进行测定。

4. 组织-系统水平 该水平由主要的组织和器官组成,在这一水平,体重的组成可由以下公式表达,即体重=脂肪组织+骨骼肌+骨骼+内脏器官等。脂肪组织是人体的主要贮能场所,主要分布于皮下和内脏周围。相对于女性、年轻人和消瘦患者,男性、老年人和肥胖患者的脂肪分布主要在内脏部分。健康成人脂肪组织的化学成分由三部分构成:80%的脂肪、18%的水和2%的蛋白质。骨骼肌包括肌肉组织、神经、肌腱和间质的脂质组织,是去脂组织中比例最大的部分,约占健康成人体重的50%。骨骼肌的20%为蛋白质,故成为体内最大的氨基酸贮存库。

5. 整体水平 评定方法包括人体测量,如身高、体重、体型、皮褶厚度测定、臂围、臂肌围及其他各种围的测定等;还包括主要的人体组成测定方法,如总体密度、容量和生物电阻抗的测定等。

6. 人体组成的测定方法 最早采用尸体解剖分离脂肪组织称重的方法测量人体组成,直到1942年才根据阿基米德原理利用水下称重法推算体密度来计算人体脂肪含量。随后几十年,以此为经典方法,相继研究了许多方法,如同位素稀释法、总体钾法、中子活化法、光子吸收法、电子计算机断层扫描法(CT)、超声波法、双能X线吸收法(DEXA)、磁共振法(MRI)及生物电阻抗分析法等。

五、人体测量

(一)身高

老年人由于椎间盘萎缩,椎体高度变低,脊柱缩短,导致身高降低。Mitchell报道,每增加20岁,身高会减少4.2cm。男性40~60岁平均身高降低2.3cm,女性降低2.7cm。四肢的长骨变化不大,指间距与身高之比常大于1。故对老年患者的身高应进行实际测定而不能仅仅靠询问获得。

(二)体重与体质指数

体重的改变是与机体能量和蛋白质的改变

相平行的，所以体重可以从总体上反映人体营养状况，可以根据过去6个月内的体重变化来判断。当1个月内体重丢失率>5%，3个月内体重丢失率>7.5%，6个月内体重丢失率>10%，均可能存在蛋白质能量营养不良。2周内体重下降10%则多为体液平衡问题；1~3个月内体重下降10%大多为脂肪和肌肉的丢失。

老年人体重较中青年减轻。我国40~60岁男性平均体重降低3.3kg，女性降低4.1kg；60~80岁男性平均体重降低4.8kg，女性降低3.7kg。现在国内常用的"身高-体重对应表"不包括60岁以上的老年人，因此用身高来判定老年患者的理想体重是不合适的。可考虑采用体质指数（body mass index，BMI）作为老年患者体重状况的判定指标。中国成人的BMI评价标准见表13-3-3。

表13-3-3 中国成人体质指数（BMI）的判定标准

等级	BMI值（kg/m^2）
消瘦	<18.5
正常	18.5≤BMI<24.0
超重	24.0≤BMI<28.0
肥胖	≥28.0

应注意的是，用体重来判断老年患者的营养状况有局限性：①缺乏老年患者合理体重的正常参考值；②体液量改变可明显影响体重，如脱水、水肿、腹水等；③老年人的肌肉组织与其脂肪组织相比，肌肉组织的减少较多，计算的BMI值可能过低估计其肥胖程度；体重改变本身不能反映身体成分的变化情况，故应同时测定人体组成以确定体重改变的成分。

近年来，老年人BMI与死亡率的关系令人关注。一项大型荟萃分析显示，BMI在24~31kg/m^2的范围内死亡风险较低，相比BMI>33kg/m^2者，BMI<23kg/m^2者死亡风险更高。另一项针对日本老年糖尿病患者的研究也显示，当BMI<18.5kg/m^2时死亡风险显著增加，在75岁以上老年患者中更加明显。随着年龄的增加，人体肌肉量逐渐减少，同时伴有脂肪量的增加。在此过程中，如果没有适度的能量及蛋白质营养支持，容易发生肌少症（sarcopenia），成为老年人体重降低的主要原因。

（三）皮褶厚度

皮下脂肪含量约占全身脂肪总量的2/3，通过皮下脂肪含量的测定可推算体脂总量，并间接反映热能的变化。

1. 三头肌皮褶厚度（triceps skinfold thickness，TSF） TSF是用于评价体内脂肪贮存情况的指标。测量方法为：受试者自然站立，被测部位充分暴露。在右（或左）臂尖峰、尺骨鹰嘴连线中点部位，用左手拇指和示、中指将被测部位皮肤和皮下组织夹提起来，在该皮褶提起点的下方用皮褶厚度计测量其皮褶厚度。要连续测量3次，精确到0.1mm。正常参考值：男性12.5mm，女性16.5mm。

2. 肩胛下皮褶厚度 被测者上臂自然下垂，取左（或右）肩胛骨下角下方约1cm处，顺自然皮褶方向测量，方法同TSF。

3. 髋部与腹部皮褶厚度 髋部取左侧腋中线与髂脊交叉点；腹部取脐右侧1cm处，测定方法同TSF。

评价标准：实测值相当于正常参考值的90%以上为正常；80%~90%为轻度营养不良；60%~80%为中度营养不良；<60%为重度营养不良。

（四）上臂围与上臂肌围

1. 上臂围（arm circumference，AC） 被测者上臂自然下垂，用软尺测量上臂中点水平周长。

2. 上臂肌围（arm muscle circumference，AMC） AMC是反映肌蛋白量的良好指标，可以间接反映体内蛋白质的储备情况，能够反映营养状况的好转或恶化，与血浆蛋白和白蛋白水平相关，但不能评价营养治疗的短期效果。

上臂肌围（cm）=上臂围（cm）-0.314×三头肌皮褶厚度（mm）

AMC的正常参考值：男性24.8cm，女性21.0cm。

评价标准：计算值相当于正常参考值的90%以上为正常；80%~90%为轻度营养不良；60%~80%为中度营养不良；<60%为重度营养不良。

（五）腰围和臀围

腰围是指腰部周径的长度，是衡量脂肪在腹部蓄积（即中心性肥胖）程度的最简单、实用的指标。腹部脂肪增加（即腰围大于界值）是肥胖相关性疾病的独立危险性预测因子。腰围测量方法：受试者直立，双脚分开30~40cm，在第十二肋骨下缘与髂脊连线中点，用软尺沿水平方向围绕腹部一周，紧贴而不压迫皮肤，在正常呼气末记录腰围。腰围正常值：男 <90cm，女 <80cm。

臀围测量位置为臀部最大伸展度处，皮尺水平环绕，精确到0.1cm。

腰臀比 = 腰围（cm）/ 臀围（cm），男性的比值若超过0.9，女性超过0.85，就属于腹型肥胖。腰臀比对腹部脂肪累积程度和对某些疾病危险度的估计不如单独测量腰围更灵敏。

六、实验室检查

实验室检查对尽早发现营养素缺乏有重要意义，还可以区别营养不良的类型，不受主观因素影响。检查内容包括：营养成分的血液浓度测定，营养代谢产物的血液及尿液浓度的测定，与营养素吸收和代谢有关的各种酶的活性测定，头发、指甲中营养素含量的测定等。

（一）血清蛋白

血清蛋白中的白蛋白、转铁蛋白、前白蛋白、视黄醇结合蛋白含量可间接反映内脏蛋白状况，这几种血清蛋白都在肝脏合成，其浓度降低可能与肝脏合成功能减低有关。营养不良早期总蛋白变化不明显，总蛋白下降是病情严重的结果。

1. 血清白蛋白 白蛋白的半衰期为14~20天。白蛋白降低说明蛋白质摄入不足已有相当时间，并且机体调节功能已经减弱，已进入慢性营养不良。急性蛋白质丢失（如大面积烧伤）或几天蛋白质摄入不足时，白蛋白可以正常；短期营养治疗效果评价不宜用白蛋白指标；水肿是白蛋白严重不足的表现之一，其并发症发生率高，出现伤口愈合不良，免疫功能下降等。白蛋白的合成受很多因素的影响，在甲状腺功能低下、血浆皮质醇水平过高、出现肝实质性病变及生理上的应激状态下，白蛋白的合成率下降。

评价标准：正常值35~55g/L；28~34g/L为轻度营养不良；21~28g/L为中度营养不良；<21g/L为重度营养不良。

2. 血清前白蛋白 其半衰期仅为1.9天，故在判断蛋白质急性改变方面较白蛋白更为敏感，可作为反映营养支持患者早期内脏蛋白合成的指标。机体在创伤、严重感染和恶性肿瘤等各种应激反应后1~2天内，即可出现血清前白蛋白浓度的下降。

3. 血清转铁蛋白 其半衰期为8~10天，且库存小，作为营养不良指标比白蛋白灵敏，但也是非特异性指标。能反映内脏蛋白质的急剧变化，高蛋白膳食时血清转铁蛋白上升快，是反映疗效的良好指标。

4. 视黄醇结合蛋白 是运输维生素A的特殊蛋白，生物半衰期为10~12小时。在蛋白质和能量摄入变化的短期内即有明显变化，对饮食治疗反应迅速，故可作为临床营养不良的早期诊断和营养治疗的监测指标。但因其反应极其灵敏，甚至在很小的应激情况下也有变化，并且检测方法复杂、费用高，因此，临床上应用不多。

（二）氮平衡

氮平衡是评价机体蛋白质营养状况的常用指标。一般食物蛋白质的氮的平均含量为16%。若氮的摄入量大于排出量，为正氮平衡；若氮的摄入量小于排出量，为负氮平衡；若摄入量与排出量相等，则维持氮的平衡状态。氮平衡的计算要求氮的摄入量与排出量都要准确地收集和分析。摄入氮包括经口摄入、经肠道输入及经静脉输入的氮量。经典的测定方法是微量凯氏定氮法。

对住院患者，在一般膳食情况下，大部分氮的排出为尿氮，约占排出氮总量的80%，其他氮的排出途径还包括粪氮（1~1.5g）、体表丢失氮（约0.5g）、非蛋白氮（约2g）及体液丢失氮等。如有大量消化液丢失，则排氮量会增加，一般可按1000ml消化液中含氮1g计入总排氮量中。

氮平衡 = 摄入氮 –（尿氮 + 粪氮 + 体表丢失氮 + 非蛋白氮 + 体液丢失氮）

$$\text{氮平衡} = \frac{\text{蛋白质摄入量(g)}}{6.25} - [\text{24小时尿素氮(g)} + 3.5]$$

评价标准为正常氮平衡：±1g；轻度营养不良：–10~–5g；中度营养不良：–15~–10g；重度营养不良：<–15g。

一般而言，氮平衡对判定短期营养不良类型和程度是不适用的，其主要是在中长期基础上（如 >1周）判定蛋白质平衡的指标。

（三）肌酐身高指数

在肾功能正常时，肌酐身高指数是测定肌蛋白消耗的指标，也是衡量机体蛋白质水平的一项灵敏指标。肌酐是肌肉中的磷酸肌酸经不可逆的非酶促反应脱去磷酸转变而来的，肌酐在肌肉中形成后进入血液循环，最终由尿液排出。肾功能正常者尿肌酐排出量与性别、年龄、身高及肌肉量相关，而与尿量及进食量无关，且不受输液、体液潴留的影响。肾衰及慢性消耗性疾病的患者尿肌酐排出量降低。

测定方法：准确收集患者24小时尿，连续3天，测定其肌酐排出量，取其平均值并与相同性别、相同身高健康人24小时尿肌酐的比值即为肌酐身高指数。

评价标准：>90%为正常；80%~90%为轻度营养不良；60%~80%为中度营养不良；<60%为重度营养不良。

（四）免疫功能指标

细胞免疫功能在人体抗感染中起重要作用。蛋白质能量营养不良常伴有细胞免疫功能损害，这将增加患者术后感染率和死亡率。通常采用淋巴细胞总数和皮肤迟发性超敏反应来评定细胞免疫功能。

1. 淋巴细胞总数 淋巴细胞一般占白细胞总数的20%~40%。淋巴细胞总数是反映细胞免疫状态的一项简易参数，但在严重感染时，该指标的参考价值可受影响。在细胞防御功能低下或营养不良时，淋巴细胞总数下降，在迟发性皮肤试验无反应的患者，如心衰、尿毒症、霍奇金病及使用免疫抑制药尤其是类固醇激素时，都可造成淋巴细胞减少。淋巴细胞总数不是营养不良的特异性指标，与预后的相关性差。因此判断该指标的意义应结合患者的整体情况。

判定标准：淋巴细胞总数 $>20 \times 10^8/L$ 者为正常；（12~20）$\times 10^8/L$ 者为轻度营养不良；（8~12）$\times 10^8/L$ 者为中度营养不良；$<8 \times 10^8/L$ 者为重度营养不良。

2. 皮肤迟发性超敏反应 细胞免疫功能与机体营养状况密切相关，营养不良时免疫试验常呈无反应性。细胞免疫功能正常的人，当在其前臂内侧皮下注射0.1ml本人过去曾接触过的三种抗原，24~48小时后可出现红色硬结，呈阳性反应。

判定标准：出现2个或3个硬结直径大于5mm为免疫功能正常；仅1个结节直径大于5mm为免疫力弱；3个结节直径都小于5mm则为无免疫力。

一般常用的抗原有：结核菌素纯蛋白衍生物、白念珠菌、腮腺炎病毒提取液、双链酶、植物血凝素等，可任选其中三种作为致敏剂。本试验结果虽与个人的营养状况有关，但非特异性，且受年龄、药物、感染、尿毒症、肝硬化、创伤、出血及肿瘤等因素的影响。老年人常有淋巴细胞数量减少及皮肤迟发性超敏反应阴性，这究竟是年龄因素，还是老年人营养不良因素，应慎重评价。

七、临床检查

临床检查是通过病史采集及体格检查来发现营养素缺乏的体征。

病史采集的重点：①膳食史，包括热量与营养素摄入量，有无厌食、食物禁忌、吸收不良、消化障碍等；②已存在的病理与营养素影响因子，如肝硬化、肺病及肾衰竭等；③用药史及治疗手段，包括代谢药物、类固醇、免疫抑制剂、放疗与化疗、利尿剂、泻药等；④对食物的过敏及不耐受等。

体格检查的重点在于发现下述情况，判定其程度并与其他疾病鉴别：①恶病质；②肌肉萎缩；③毛发脱落；④肝大；⑤水肿或腹水；⑥皮肤改变；⑦维生素缺乏体征；⑧必需脂肪酸缺乏体征；⑨常量和微量元素缺乏体征。WHO专家委员会建议特别注意下列13个方面，即头发、面色、眼、唇、舌、齿、龈、面（水肿）、皮肤、指甲、心血管系统、消化系统和神经系统等。

应注意在体检中发现的许多体征的病因并不单一。同时，营养素缺乏往往为多发性，发现某一种营养素缺乏的表现时，应考虑到伴有其他营养素缺乏的可能。

八、综合营养评定

利用单一指标评定人体营养状况局限性强，误差较大。目前多数学者主张采用综合性营养评定方法，以提高灵敏性和特异性。

（一）主观全面评定（subjective global assessment，SGA）

SGA是由Detsky等于1987年提出的临床营养评价方法，其特点是以详细的病史与临床检查为基础，省略人体测量和生化检查。其理论基础是：身体组成改变与进食改变、消化吸收功能的改变、肌肉消耗、身体功能及活动能力的改变相关联，在重度营养不良时，SGA与身体组成评定方法有较好的相关性。此方法简便易行，适于在基层医院推广。SGA的主要内容及评定标准见表13-3-4。

SGA 方法的不足：①不能评价表面肥胖却存在内脏蛋白质缺乏的患者；②缺少一定的客观指标，标准性差。

（二）微型营养评定（mini nutritional assessment，MNA）

MNA 是由 Guigoz、Vallas 和 Garry 于 1994 年提出的专门针对老年人的营养筛查及评定方法，包含 18 项内容，由人体测量、整体评价、饮食问卷和主观评定 4 部分组成，各项评分相加即得 MNA 总分。MNA 的主要内容及评定标准见表 13-3-5。

（三）微型营养评定简表（mini nutritional assessment short form，MNA-SF）

传统 MNA 内容较多，实际操作比较费时，为了节省时间，也为了使 MNA 更加简洁、方便，

表 13-3-4　SGA 的主要内容及评定标准

指标	A 级	B 级	C 级
近期（2 周）体重改变	无 / 升高	减少 <5%	减少 >5%
饮食改变	无	减少	不进食 / 低热量流食
胃肠道症状（持续 2 周）	无 / 食欲不振	轻微恶心、呕吐	严重恶心、呕吐
活动能力改变	无 / 减退	能下床走动	卧床
应激反应	无 / 低度	中度	高度
肌肉消耗	无	轻度	重度
三头肌皮褶厚度	正常	轻度减少	重度减少
踝部水肿	无	轻度	重度

注：上述 8 项中，至少 5 项属于 B 或 C 级者，可分别被定为中度或重度营养不良

表 13-3-5　MNA 的主要内容及评定标准

第一步　营养筛查
A. 既往 3 个月内，是否因食欲下降、咀嚼或吞咽等消化问题导致食物摄入量减少？ 0= 食欲严重减退　1= 食欲中度减退　2= 食欲正常
B. 最近 3 个月内体重是否有减轻？ 0= 体重减轻超过 3kg　1= 不清楚　2= 体重减轻 1~3kg　3= 无体重下降
C. 活动情况如何？ 0= 卧床或只能坐起　1= 能起床或站立但不能外出　2= 能独立外出
D. 过去 3 个月是否受到过心理创伤或罹患急性疾病？ 0= 是　2= 否
E. 是否有神经与精神疾病？ 0= 严重痴呆或抑郁症　1= 轻度痴呆　2= 无精神问题
F. 体质指数 BMI（kg/m^2） 0=BMI<19　1=BMI 19~21　2=BMI 21~23　3=BMI ≥23
合计　筛查分值（14 分） 结果说明：≥12 分，无营养不良的风险，不需要完成进一步的评价 ≤11 分，可能存在营养不良，继续进行评价

续表

第二步　营养评价	
G. 是独立生活（不住在养老机构或医院）吗？ 0= 否　1= 是	
H. 每天服药是否超过 3 种？ 0= 是　1= 否	
I. 有压力性疼痛或皮肤溃疡吗？ 0= 是　1= 否	
J. 每天能进食几餐？ 0=1 餐　1=2 餐　2=3 餐	
K. 蛋白质的摄入量是多少？	
每天至少一份奶制品（牛奶、奶酪、酸奶）：	是□　否□
每周 2~3 份豆制品或鸡蛋：	是□　否□
每天吃肉、鱼或家禽：	是□　否□
0=0 或 1 个“是”　0.5=2 个“是”　1.0=3 个“是”	
L. 每日能吃 2 份以上的水果或蔬菜吗？ 0= 否　1= 是	
M. 每日喝多少液体（水、果汁、咖啡、茶、牛奶等）？ 0= 小于 3 杯　0.5=3~5 杯　1.0= 大于 5 杯	
N. 进食方式 0= 无法独立进食　1= 独立进食，稍有困难　2= 完全独立进食	
O. 对营养状况的自我评价如何？ 0= 营养不良　1= 不能确定　2= 营养良好	
P. 与同龄人比较，你如何评价自己的健康状况？ 0= 不太好　0.5= 不知道　1.0= 一样好　2.0= 更好	
Q. 上臂围（MAC）是多少？ 0=MAC<21cm　0.5=MAC 21~22cm　1.0=MAC ≥ 22cm	
R. 小腿围（CC）是多少？ 0=CC<31cm　1=CC ≥ 31cm	
合计　评价分值（16 分）	

注：MNA 第一部分筛查总分 14 分，第二部分评价总分 16 分，两部分相加 MNA 总分共计 30 分。将实际测得的两部分总分相加，进行营养状况评定。MNA 评分分级标准：① MNA ≥ 24 分表示营养状况良好；② 17 分 ≤ MNA ≤ 23.5 分表示存在发生营养不良风险；③ MNA<17 分表示有确定的营养不良。由于年龄和营养不良均为手术的危险因素，故在国外 MNA 评分已被应用于老年患者术前的营养评估

美国 UCLA 的 Rubenstein LZ 等人对传统 MNA 进行了改造，在传统 MNA 基础上设计了 MNA-SF，并进行了验证。他们的研究结果表明，MNA-SF 与传统 MNA 二者呈显著正相关，预测营养不良的诊断准确性为 98.7%。由于老年人的特殊性，在实施营养筛查与评估时，体重与身高的测量有时成为难题，甚至不可能完成，从而使 BMI 无法获取，因此国际 MNA 小组的 Kaiser 等人又对旧版 MNA-SF 进行了改造，在旧版 MNA-SF 的基础上增加了 1 个可选择性的条目——小腿围（calf circumference，CC），从而形成了新版 MNA-SF，当患者无法称重或无法测量身高、不能取得 BMI 时，则以 CC 代替，如已经测得 BMI，则不需测量 CC。MNA-SF 的主要内容及评定标准见表 13-3-6。

表 13-3-6 MNA-SF 的主要内容及评定标准

A. 过去 3 个月内有没有因为食欲不振、消化不良、咀嚼或吞咽困难而减少食量？ 0= 食量严重减少　1= 食量中度减少　2= 食量没有减少
B. 过去 3 个月体重下降的情况 0= 体重下降 >3kg　1= 不知道　2= 体重下降 1~3kg　3= 体重没有下降
C. 活动能力 0= 需长期卧床或坐轮椅　1= 可以下床或离开轮椅，但不能外出　2= 可以外出
D. 过去 3 个月内有没有受到心理创伤或患急性疾病 0= 有　2= 没有
E. 精神心理问题 0= 严重痴呆或抑郁　1= 轻度痴呆　2= 没有精神心理问题
F1. 体质指数 BMI（kg/m^2） 0=BMI<19　1=BMI 19~21　2=BMI 21~23　3=BMI ≥23
F2. 小腿围 CC（cm） 0=CC<31　3=CC ≥31

注：结果判定：12~14 分，营养正常；8~11 分，有营养不良的风险；0~7 分，营养不良

（王丽娟）

参考文献

1. Kruizenga HM, Van Tulder MW, Seidell JC, et al. Effectiveness and cost-effectiveness of early screening and treatment of malnourished patients. Am J Clin Nutr, 2005, 82(5): 1082-1089.

2. Epstein AM, Read JL, Hoefer M. The relation of body weight to length of stay and charges for hospital services for patients undergoing elective surgery: a study of two procedures. Am J Public Health, 1987, 77(8): 993-997.

3. Scott F, Beech R, Smedley F, et al. Prospective, randomized, controlled, single-blind trial of the costs and consequences of systematic nutrition team follow-up over 12 mo after percutaneous endoscopic gastrostomy. Nutrition, 2005, 21(11/12): 1071-1077.

4. Amaral TF, Matos LC, Tavares MM, et al. The economic impact of disease-related malnutrition at hospital admission. Clin Nutr, 2007, 26(6): 778-784.

5. Johansen N, Kondrup J, Plum LM, et al. Effect of nutritional support on clinical outcome in patients at nutritional risk. Clin Nutr, 2004, 23(4): 539-550.

6. Ahmed T, Haboubi N. Assessment and management of nutrition in older people and its importance to health. Clin Interv Aging, 2010, 5: 207-216.

7. Kim SE. Nutritional screening and assessment in hospitalized patients. Korean J Gastroenterol, 2015, 65(6): 336-341.

8. Anthony PS. Nutrition screening tools for hospitalized patients. Nutr Clin Pract, 2008, 23(4): 373-382.

9. Gur AS, Atahan K, Aladag I, et al. The efficacy of Nutrition Risk Screening-2002 (NRS-2002) to decide on the nutritional support in general surgery patients. Bratisl Lek Listy, 2009, 110(5): 290-292.

10. Kondrup J, Rasmussen HH, Hamberg O, et al. Nutritional risk screening (NRS 2002): a new method based on an analysis of controlled clinical trials. Clin Nutr, 2003, 22(3): 321-336.

11. Winter JE, Macinnis RJ, Wattanapenpaiboon N, et al. BMI and all-cause mortality in older adults: a meta-analysis. Am J Clin Nutr, 2014, 99(4): 875-890.

12. Tanaka S, Tanaka S, Iimuro S, et al. Body mass index and mortality among Japanese patients with type 2 diabetes: pooled analysis of the Japan diabetes complications study and the Japanese elderly diabetes intervention trial. J Clin Endocrinol Metab, 2014, 99(12): E2692-E2696.

13. Mamtani M, Kulkarni H, Dyer TD, et al. Waist circumference independently associates with the risk of insulin resistance and type 2 diabetes in mexican american families. PLoS One, 2013, 8(3): e59153.

14. Wang JY, Tsai AC. The short-form mini-nutritional assessment is as effective as the full-mini nutritional assessment in predicting follow-up 4-year mortality in elderly Taiwanese. J Nutr Health Aging, 2013, 17(7): 594-598.

15. Diekmann R, Winning K, Uter W, et al. Screening for malnutrition among nursing home residents-a comparative analysis of the mini nutritional assessment, the nutritional risk screening, and the malnutrition universal screening tool. J Nutr Health Aging, 2013, 17(4): 326-331.

第四节 营养不良

一、老年营养不良概述

合理的营养对器官功能维护及身心健康至关重要。老年人是营养不良的高发人群。老年人身体各方面的生理功能发生退化，精神心理较孤独抑郁、饮食行为不科学、合并多种慢性疾病，导致营养不良风险增加。2012年全国老年住院患者的营养调查结果显示，营养不良发生率约为15%，营养不良风险占到50%，即2/3的老年住院患者有营养不良问题。营养状态与临床结局密切相关，营养不良可以导致老年患者住院日延长、术后并发症增加、功能依赖、感染及死亡率增高。保持良好的营养状况，可以延缓衰老和预防各种慢性疾病的发生，改善临床结局，提高生存率。因此，老年人营养不良应受到社会各界的广泛关注。

（一）老年营养不良的定义

营养不良是常见的老年综合征。营养不良是指能量、蛋白质和其他营养素缺乏或过剩（或失衡）的营养状况，可对组织机体的形态、功能和临床结局产生显著的影响，是各种慢性非传染性疾病的重要危险因素。营养不良是一个广义的定义，不仅包括蛋白质能量营养不良，也包括其他营养素（如微量营养素）的失衡。蛋白质能量营养不良（protein-energy malnutrition，PEM或protein calorie malnutrition，PCM）是老年人中最常见的一种营养不足状况，是体重减轻的重要原因。

食物中的营养成分称为营养素。营养素是维持人类生命活动和健康的最根本的物质。人体需要的营养素归纳起来分为以下三大类，即由蛋白质、脂类、糖类组成的宏量营养素，由矿物质和维生素组成的微量营养素，以及由水、纤维素等组成的其他营养素。在临床上，饮食摄入不足并不是引起营养不良的唯一原因。创伤和疾病状态时分解代谢增加导致营养素消耗也是一个重要的因素。

（二）老年营养不良的分类

根据多种营养评定指标综合分析，营养不良分成以下三种类型：

1. 干瘦型或单纯饥饿型营养不良 此类营养不良的主要原因是热量摄入不足，主要发生在慢性疾病或长期的饥饿状态下，因较长时期能量摄入不足，导致肌肉组织和皮下脂肪逐渐消耗所致。临床表现为消瘦、体重明显降低，严重的脂肪和肌肉消耗。营养评定可见皮褶厚度和上臂围减少，躯体和内脏肌肉量减少，血浆白蛋白显著降低，而其他实验室指标可无明显的改变。此类营养不良患者的免疫力、伤口愈合能力和短期的应激能力可不受影响，精神和食欲尚好。

2. 恶性营养不良（低蛋白血症或急性内脏蛋白消耗型） 此类营养不良是由于长期蛋白质摄入不足，或者是在应激状况下蛋白质分解增加所致。临床表现为明显的生化指标异常，主要表现为血清白蛋白和运铁蛋白降低、细胞免疫功能降低。由于脂肪储备和肌围可在正常范围，此类患者常因人体测量指标正常而被忽视，但是内脏蛋白含量迅速下降、毛发脱落、水肿、伤口愈合延迟。如果对此类的患者不能及时进行有效的营养支持治疗，会因免疫力受损导致败血症或严重的真菌感染。

3. 混合型或PEM 此类营养不良是临床上最常见的营养不良，是慢性营养不良发展到晚期的结果，是由于蛋白质和能量均不足所致。此类患者具有上述两种营养不良的特征。即处在慢性疾病或饥饿状态下的患者，发生急性应激性疾病或经历严重的创伤或手术，表现为内源脂肪与蛋白质储备均耗竭。常见于晚期肿瘤和消化道瘘等患者。混合型营养不良可导致器官功能损害，极易发生感染和伤后不愈等并发症，死亡率高，是一种严重危及生命的营养不良。

二、老年人营养不良的决定因素

老年人营养不良的原因众多。随年龄增长，老年人身体各组成部分发生不同程度的衰老退化，尤其是肌肉和骨质的丢失直接影响老年人患病率、致残率和死亡率。老年人易发生疾病相关的营养不良，因为他们不仅本身营养储备不足，而且食欲和活动能力恢复缓慢。尤其是由于肌肉生理功能潜在改变,老年人瘦体组织恢复比年轻人更慢、更困难。因此,老年人正常生理功能常恢复延迟,导致发病率和死亡率增加。

1. 老年人人体成分及其功能的改变

(1)骨骼肌:肌少症,老年人中肌少症发生率高,病理生理学表现复杂,有激素水平改变(性激素、维生素 D、GH、IGF-1 水平低下,胰岛素抵抗),慢性炎症,最重要的是氨基酸合成代谢产物丢失(摄入减少,内脏获取增加,肌肉蛋白质合成的刺激减少)。经常体育锻炼可以缓解增龄引起的肌肉减少。

从营养学角度,人的一生可分为 4 个阶段。第 1 阶段是儿童和青春期的生长发育时期。第 2 阶段是在 20~35 岁的巩固时期,此时肌肉和骨密度在持续增长,生理活动功能达到顶峰。

第 3 阶段从 35 岁起,人体肌肉组织逐渐减少而脂肪组织增加(尤其是腹部脂肪),其改变程度取决于饮食和运动的习惯。有些健康个体坚持锻炼,肌肉衰减会延迟,然而大多数人到中年的时候出现上述变化,并伴随肌力和体能的下降,这些改变称为肌少症。肌少症的特点有:肌肉纤维量和横截面积减少,脂肪和结缔组织浸润入肌肉组织,Ⅱ型纤维的大小和数目减少,Ⅰ型纤维不变,内部纤维核、纤维环及破碎变形的纤维积聚,肌丝和 Z 线的排列无序,内质网和 T 管系统的增生,脂褐素和杆状棒状结构积聚,运动单位数量减少。在第 4 阶段,如 80 岁后,身体成分和功能加速衰减,导致依赖性增加,肌少症发生率增加。

老年人肌肉减少可导致一系列后果:摔倒、骨折、呼吸功能障碍、无法自理、对疾病的抵抗力减弱等。肌肉是氨基酸的主要来源,如谷氨酰胺在代谢应激过程中用于修复受损的组织、免疫系统、肝脏和消化道。因此,肌少症使机体对疾病和创伤的反应受损,最终增加患病率和死亡率。肌少症的预防和治疗是困难的。中等强度的运动可暂时改善肌肉量和肌力,一旦运动中止则肌肉继续减少。另一方面,充足的蛋白质摄入可改善肌少症。

(2)其他瘦体组织:随着年龄的增长,组织中的其他蛋白质部分也在减少,包括结缔组织、胶原(如皮肤和骨骼)、免疫细胞、载体及其他蛋白质。所有体细胞量的减少导致机体对疾病抵抗的储备减少。体内钾离子随年龄增长而减少,较蛋白质的减少为甚。研究发现,钾离子丢失明显的原因在于骨骼肌是含有钾离子浓度最高的,骨骼肌减少引起钾离子丢失较其他含蛋白质组织丢失得更多。

(3)脂肪组织:体脂,特别是向心性分布的脂肪,中年期逐渐增加,但到 75 岁以后逐步减少。

(4)骨质:从 30 岁起,男性和女性的骨密度均逐渐降低。而女性在绝经期起降低速度明显增加。并随着营养不良、低体重、维生素 D 和钙摄入不足、缺乏体育锻炼和性激素水平下降而恶化。

(5)体温调节:体温调节功能也会随年龄增加而受损,尤其是在蛋白质能量营养不良情况下。低体重抑制了人体对寒冷的反应使得这些个体易出现轻度的体温下降。体温下降 1~2℃已足以损害认知功能、协调功能和肌力,使老年人更易受伤和跌倒。

(6)体内总水分:体内总水分(total body water, TBW)亦随年龄的增加而减少(妇女从 30~80 岁 TBW 减少 17%,男性则减少 11%)。总体水的减少主要在于细胞内液(intracellular water, ICW)的减少,而细胞外液(extra cellular water, ECW)则保持恒定。细胞内液改变与瘦体组织(其 73% 为水分)随年龄增加而减少有关。这可通过总体钾(total body potassium, TBK)的多少来估计。虽然细胞内液随年龄而减少,但与 TBK 的减少却成正比。钾离子几乎仅存在于细胞内,所以 TBK/ICW 的比例保持恒定,提示在正常的老化过程中,细胞内液溶质的浓度是保持不变的。细胞内液减少或 ECW/ICW 比例增高本身不会引起老年人水代谢的紊乱,但是,随着年龄的增加,疾病发生也逐渐增加,相应药物的应用也增多,这两者可能影响老年人的身体组成成分和水、电解质的平衡。

(7)能量平衡:每日的能量消耗由基础或静息能量消耗、食物特殊动力作用和体力活动消耗的能量组成。这些组成部分在人老化过程中均会发生变化。第一,瘦体组织的减少,使体重相关的基础代谢率(basal metabolism rate, BMR)相应减少,而 BMR/ 去脂体重保持不变或仅有轻度的下降。研究显示从 30~75 岁,BMR 下降 10%~20%,如经常锻炼能保持瘦体组织,则 BMR 可不变。第二,食物特殊动力作用消耗的能量亦因老人摄食减少而减少。第三,老年人活动减少,特别是残疾或长期卧床的老年人。尽管能量摄入减少,但以上三点使人体从中年期开始出现能量代谢正平衡。随年龄增长，老年人出现厌食，最终能量代谢又成为负平衡，而BMI和脂肪组织也随之减少。同样，慢性疾病引起的厌食和体重下降也会导致BMR下降。

2. 老年人的食欲 随着年龄增长，嗅觉和味蕾的功能都在退化。这种随着老化而出现的味觉阈值轻度上升使得老年人需要口味更重、更丰富的食物。导致老年人味觉下降的原因，包括味觉的敏感性下降、下丘脑和整个大脑的儿茶酚胺与氨基酸浓度的改变及膜流动性和受体功能的改变。人体随着年龄老化对大量食物的排空能力下降，易产生早饱感。食欲是一个包含了许多内在因素（感受内源信号如嗅觉、味觉、视觉、听觉、激素等）和外在因素（社会和情感问题、药物等）组合的复杂过程。老年男性由于体内睾酮水平下降，相反瘦素水平升高，导致食欲下降，补充睾酮可以逆转该现象。

3. 老年患者小肠内细菌的过度生长 小肠细菌过度生长可见于小肠狭窄、憩室炎或手术损伤小肠的患者，也可发生在无任何解剖异常的情况下，如胃酸缺乏和各种胃肠动力紊乱，包括糖尿病神经病变及硬皮病。研究表明，小肠细菌的过度生长是造成老年人吸收不良和营养不良的重要原因。这种消化不良可以通过抗生素治疗。老年人口－盲肠转运时间（mouth-to-caecum transit time）延长，尤其是在小肠细菌过度生长的老年患者中，即使无小肠解剖异常，食物停留时间也会延长。

4. 免疫系统的退化 随年龄增长，人体免疫组织逐渐退化，免疫功能下降。传统观点认为免疫系统的老化是随年龄增大后T细胞功能的逐渐衰退所致的免疫缺陷状态。免疫功能衰退主要表现为T细胞增殖力下降和T辅助细胞活性下降。免疫系统同样受膳食脂肪、维生素和微量元素的影响，如维生素E、维生素C、硒和铜。锌缺乏也与T细胞功能受损有关。锌摄入不足会导致其胸腺萎缩、白细胞减少、抗体介导的反应和迟发型超敏反应下降。随年龄增长，营养不良对免疫活性产生负面作用，从而导致多种疾病。因此，充足的营养对疾病的预后有重要的意义，尤其对免疫功能已受损的衰弱老年人。

5. 老年期药物的相互作用 老年人往往患有多种慢性疾病，需长期服用多种药物。药物常常影响食欲、营养吸收、代谢和分泌，从而影响其营养状况。而食物本身或食物、饮料中的特殊成分，以及维生素、矿物质和其他食物补充品也会影响药物的作用。由于器官退化、伴随的慢病、膳食习惯、营养不良状态，老年人营养素和药物之间的相互干扰作用更常见。增龄引起的人体成分的变化，如身材变小、瘦体组织减少、总体水减少和脂肪组织增加，意味着脂溶性药物在老年人体内分布的容积增加，而水溶性药物则减少。而且，许多水溶性药物是通过肾脏排泄的，由于肾小球滤过率随年龄增加而下降，故其排泄时间延长。人体有许多药物结合血浆蛋白，主要是白蛋白。健康老人血浆白蛋白的浓度不会有明显的改变，而患病的老年人往往有低白蛋白血症。在低白蛋白血症的患者中，应用那些与白蛋白有广泛结合的药物（如华法林、甲苯磺丁脲）会导致游离药物的浓度明显升高，产生相当大的潜在毒性。同药物动力学改变一样，老年人的药效学改变也很普遍。由于药物对营养状况产生影响，而膳食亦会对药物反应产生影响。因此各种常用的处方药和非处方药应用前需谨慎考虑。

6. 精神、心理状态 老年人由于各种慢性病的困扰及智力、视力、听力、运动耐力、生理功能等均呈不同程度的退行性减退，加之孤独、独居、丧偶等，往往产生悲观、焦虑、恐惧、心情抑郁等情绪，而致进食量减少，且消化吸收障碍，造成营养及多种维生素缺乏。

三、老年营养不良的危害

营养不良对器官结构与功能的影响相当大。在营养不良患者的尸检中发现，心脏和肝脏的重量大约减少了30%，脾脏、肾脏及胰腺的重量也受到影响。轻度营养不良可使皮下脂肪减少、肌肉轻度萎缩，机体其他组织、器官的病理改变尚不明显。重度营养不良则常有肠壁变薄、黏膜皱襞消失、心肌纤维肿胀、肝脏脂肪浸润、淋巴和胸腺显著萎缩、各脏器均见缩小，从而产生一系列病理变化。而长期性营养状况不良会导致一些并发症的发生，也会使其他病情更加恶化。

1. 对认知的影响 研究表明，饥饿会导致成人焦虑和抑郁。一些大规模流行病学研究发现膳食质量与精神损伤相关。维生素C、维生素E、维生素B_{12}、维生素B_6和叶酸的亚临床缺乏及钙、镁和磷的改变都是损害大脑生理功能的营养相关危险因素。

2. 对肌肉功能的影响 营养不良导致肌肉力量和持久力下降。除了肌肉质量下降，炎症活性也会降低肌肉力量、耐久性和灵活性。老年人肌肉量减少、功能下降可导致跌倒。跌倒是我国65岁及以上老年人伤害死亡原因的首位。

3. 对心脏功能的影响 长期和严重的营养不良导致心肌损伤，包括心输出量的减少、心动过缓和低血压。心脏容量的减少与体重的减少成正比。心脏容量减少的原因有两方面：一方面是心肌重量的减少，它在其中所占的比重为40%；另一方面是体积的减少，占60%。严重衰竭患者可能引起或加重心力衰竭。矿物质缺乏和电解质紊乱可能会导致心律不齐。

4. 对肾脏功能的影响 营养不良可引起肾血流速和肾小球滤过率降低，尿浓缩、稀释和酸排泄能力下降。同时排泄多余盐和水的负荷能力降低，细胞外液在身体成分中的比例增高，合并其他营养不良相关改变可导致“饥饿性水肿”。

5. 对呼吸功能的影响 机体蛋白质消耗超过20%就会影响到呼吸肌的结构和功能。呼吸功能下降与膈肌的重量降低、呼吸肌最大通气和力量同时下降有关。衰竭患者对组织缺氧和高碳酸血症的反应发生改变，同时呼吸模式和肺实质的形态也有所改变，导致撤机困难；且容易合并肺部感染，原因是肺换气不足、不能有效地咳嗽及对入侵细菌的抵抗能力降低等。

6. 对胃肠道功能的影响 肠上皮细胞和结肠细胞更新迅速，食物存在于肠腔是肠细胞更新的主要刺激因素。急性和慢性食物缺乏对小肠最明显的影响是吸收面积减少。重度营养不良患者对营养物质吸收障碍，同时胃液、胰液和胆汁的分泌减少，且往往出现腹泻，加重营养不良的程度。肠道菌群或肠道感染可能会加重吸收不良和腹泻的程度。所有这些与营养不良有关的胃肠道的变化会损害肠道的屏障功能。慢性期改变可能导致非酒精性肝脏脂肪变性（nonalcoholic fatty liver disease，NAFLD），或者更严重的发展为非酒精性脂肪性肝炎（nonalcoholic steatohepatitis，NASH）。

7. 对体温调节的影响 体重减少过多会损害机体对寒冷的体温调节能力。体温只要降低1~2℃就会引起认知功能障碍、共济失调、精神混乱及肌肉无力等症状，对于老年人这种损害尤其严重。在严重饥饿状态下机体发热反应丧失，甚至在严重感染时机体不会发热。恢复正常膳食后体温调节功能可恢复。

8. 对免疫系统的影响 营养不良本身几乎可影响免疫系统的所有方面，尤其是损害机体细胞免疫和对感染的抵抗力。在低蛋白血症患者中，细胞因子代谢发生变化，白介素代谢减弱，尤其是白介素-1活性降低。由于补体系统被损伤，吞噬作用、趋化性及细胞内的杀菌作用都有所削弱。此外，疾病状况对免疫系统也有不良影响。营养不良尤其是近期营养摄入不足，导致外科手术患者创伤愈合过程延长。低体质指数、低体重及食物摄入减少是发生压疮的独立危险因素。

四、老年营养不良的预防及治疗

（一）老年营养不良的预防

1. 监测体重，定期体检 老年人应每周进行体重测量，并应定期体检，预防各种疾病的发生，尤其是衰弱老人。

2. 调整饮食结构

（1）食物种类丰富：除母乳外，没有一种食物能包含人体所需要的各种营养素。因此，老年人每天应丰富饮食种类，还要注意荤素搭配、粗细搭配等，尽量做到平衡膳食。

（2）提高膳食质量：老年人应当摄入富含优质蛋白的食物，如瘦肉类、鱼、虾、豆制品、蛋、奶。选用含多不饱和脂肪酸和单不饱和脂肪酸的食物，如深海鱼、橄榄油、茶油、花生油等。尽量不吃富含饱和脂肪酸的动物油、肥肉等。糖的主要来源是主食和蔬果，要减少白糖、红糖等精制糖的食用。

（3）多食蔬菜和水果：新鲜的特别是色泽深的蔬果，如红色和绿色的蔬果，富含丰富的维生素、矿物质、膳食纤维。水果中还含有丰富的有机酸，有刺激食欲的作用。

（4）进食总量适宜：进食总量应符合老年人的年龄、消化功能、活动量等。并且尽量与家人一起进餐，舒适、安静、整洁的就餐环境，集体或结伴就餐的形式，都可以提高老年人的就餐兴趣。

（5）口味清淡：是指食物要清淡，食盐摄入量适中，不要过于油腻。尽量减少盐腌食品的食用，如腊肉、咸菜等，建议每日食盐量不超过6g。

（二）营养不良的治疗

1. 营养不良的治疗时机 老年患者在接受营养支持前，应纠正低血容量、酸碱失衡，调理各器官功能，保证血流动力学基本稳定。根据年龄、摄入量、吞咽功能、误吸风险、营养状况、原发病及病程、是否伴随心、肺、肝、肾疾病等，选择适宜目标量、配方制剂、合适的营养支持途径和给予方法，制订个体化营养支持方案。

2. 营养不良的治疗目标

（1）治疗的目标：营养不良治疗的基本要求是满足90%液体目标需求、≥70%（70%~90%）能量目标需求、100%蛋白质目标需求及100%微量营养素目标需求的营养不良治疗四达标。

最高目标是调节异常代谢、改善免疫功能、控制疾病、提高生活质量、延长生存时间。

（2）具体营养素目标

1）能量：老年患者能量需求因疾病种类和病程而不同。推荐目标量20~30kcal，急性期适当减少，康复期适当增加。肥胖老年人按理想体重计算。起始给予能量（非目标需要量）一般按照20~25kcal/（kg·d），对已有严重营养不良者，尤其长期饥饿或禁食者，应严格控制起始喂养目标量，如可给予10~15kcal/（kg·d），逐渐增加营养素摄入。对长期营养不良者，营养支持应遵循先少后多、先慢后快、逐步过渡的原则，预防再喂养综合征。如果条件允许，用代谢车检测患者的实际能量消耗可能更为准确。

2）蛋白质：蛋白质目标需要量一般可按1~1.2g/（kg·d）计算，严重营养不良者可按1.2~2g/（kg·d）给予。要求优质蛋白（乳清蛋白、酪蛋白及大豆蛋白）占50%以上。疾病恢复期推荐高蛋白饮食。慢性肾病患者非替代治疗期，摄入蛋白质的目标量在0.6~0.8g/（kg·d），强调补充优质蛋白质。

3）碳水化合物：按照《中国居民膳食营养素参考摄入量》（2013版），推荐健康人碳水化合物摄入量占总能量的50%~65%，疾病状态时可适当增减。

4）脂肪：按照WHO推荐脂肪量一般不超过摄入总能量的35%，且饱和脂肪酸应低于总能量的10%，多不饱和脂肪酸可以提供必需脂肪酸，应占总能量的6%~11%，尽可能增加单不饱和脂肪酸比例。

5）膳食纤维：推荐摄入量为25~30g/d。

（3）营养不良治疗原则：营养不良的规范治疗应该遵循五阶梯治疗原则。应先选择营养教育，然后依次向上晋级选择口服营养补充（oral nutritional supplements，ONS）、全肠内营养（total enteral nutrition，TEN）、部分肠外营养（partial parenteral nutrition，PPN）、全肠外营养（total parenteral nutrition，TPN）。参照ESPEN指南建议，当下一阶梯不能满足60%目标能量需求3~5天时，应该选择上一阶梯。

（4）营养制剂

1）标准整蛋白配方适合胃肠道耐受，且无严重代谢异常的老年患者。

2）氨基酸和短肽类肠内营养制剂适合消化吸收功能障碍的老年患者。

3）对需要限制液体入量的老年患者推荐高能量密度的整蛋白配方。

4）对特殊疾病患者可选择专用医学营养配方制剂，如糖尿病患者适用糖尿病专用型配方，肝胆疾病患者宜选用含中链甘油三酯（MCT）的配方，慢性肾病患者可选用优质蛋白配方等。

5）富含混合膳食纤维的配方制剂尤其适合老年患者，有利于改善肠道功能。优化脂肪酸配方，如富含单不饱和脂肪酸（MUFA）的配方，长期应用可降低心血管事件发生率。

6）匀浆膳适用于胃肠功能正常，仅咀嚼、吞咽功能障碍的患者。

3. 营养不良的五阶梯治疗

第一阶梯：饮食+营养教育

饮食+营养教育是所有营养不良患者（不能经口摄食的患者除外）首选的治疗方法，是一项经济、实用而且有效的措施，是所有营养不良治疗的基础。轻度营养不良患者使用第一阶梯治疗即可能完全治愈。营养教育包括营养咨询、饮食指导及饮食调整，具体内容涉及：

（1）评估营养不良严重程度：采用通用的营养评估方法如主观整体评估（subjective global assessment，SGA）、患者主观整体评估（patients generated subjective global assessment，PG-SGA）、微型营养评估（mini-nutritional assessment，MNA）等方法对不同患者的营养不良进行评估，判断营养不良的严重（轻、中、重）程度，为进一步治疗提供指导。

（2）判断营养不良类型：通过膳食调查、实验室检查、人体成分分析等手段明确营养不良的类型，从而使营养治疗更加有针对性。

（3）分析营养不良的原因：了解患者的家庭、社会、文化、宗教信仰、经济状况，了解疾病的病理生理、治疗情况及其对饮食和营养的影响，从而分析患者营养不良的原因，如经济拮据、照护不周、食物色香味问题、食欲下降、咀嚼障碍、吞咽困难、消化不良、胃肠道梗阻、排便异常、治疗干扰及药物影响等。

（4）提供个体化饮食指导：在详细了解患者营养不良严重程度、类别及原因的基础上，提出针对性的、个体化的营养宣教、饮食指导及饮食调整建议，如调整饮食结构，增加饮食频次，优化食物加工制作，改善就餐环境等。具体要求如下：

1）首先使老年人及家属明确目前存在的营养问题及营养不良的危害。

2）使老年人及家属明确目前阶段可通过饮食治疗改善患者营养状态，但需积极配合治疗。

3）讲解老年人个体化饮食治疗方案。饮食治疗方案包括总能量、具体食物内容、一日餐次安排、食品交换份的使用等。

4）强调饮食治疗方案的注意事项：①食物质地宜软，尽量避免纤维较粗、不宜咀嚼的食品；②食物口味根据老年人平日喜好，适当增加盐、醋、糖等促进老年人的食欲；③摄食温度宜温热，避免生冷的食物；④少量多餐，两餐之间可适当增加水果、坚果、酸奶等作为加餐；⑤进食速度宜缓，快速进食不利于食物的消化、吸收。

5）讲解监测体重的方法，并嘱定期营养门诊随诊。

（5）讨论或处理营养不良的非饮食原因：除个体化饮食指导，还应该积极与患者及其亲属讨论营养不良的家庭、社会、宗教信仰及经济原因，与相关专家讨论导致营养不良的疾病及心理、生理问题如疼痛、厌食、吞咽困难、药物影响等，寻求解决营养不良的办法。

第二阶梯：饮食 +ONS

口服营养补充（ONS）指除了正常食物以外补充性经口摄入特殊医学用途（配方）食品。顾名思义，口服营养补充是指特殊医学用途（配方）食品（food for special medical purposes，FSMP）经口服途径摄入，补充日常饮食的不足。研究发现，每天通过 ONS 提供的能量大于 400~600kcal 才能更好地发挥 ONS 的作用。如果饮食 + 营养教育不能达到目标需要量，则应该选择饮食 +ONS。大量研究证实，ONS 可缩短住院时间、节约医疗费用，减少再次入院风险。

第三阶梯：TEN

TEN 特指在完全没有进食条件下，所有的营养素完全由肠内营养制剂（FSMP）提供。在饮食 +ONS 不能满足目标需要量或者在一些完全不能饮食的条件下如食管癌完全梗阻、吞咽障碍、严重胃瘫，TEN 是理想选择。营养不良条件下的 TEN 实施，多数需要管饲，常用的喂养途径有鼻胃管、鼻肠管、胃造瘘、空肠造瘘。在食管完全梗阻的条件下，优先选择胃、肠造瘘。TEN 的输注方法有连续输注及周期输注两种，夜间的周期性输注法更加适合临床应用，因为白天患者多数需要接受各种各样的检查及操作，不能够完全、长期接受 TEN。

第四阶梯：PEN+PPN

在 TEN 不能满足目标需要量的条件下，应该选择 PEN+PPN，或者说在肠内营养的基础上补充性增加肠外营养。尽管完全饮食或完全肠内营养是理想的方法，但是，在临床实际工作中 PEN+PPN 是更现实的选择，对肿瘤患者尤为如此。因为厌食、早饱、肿瘤相关性胃肠病、治疗不良反应等使患者不想吃、吃不下、吃不多、消化不了，此时的 PPN 或补充性肠外营养（supplemental parenteral nutrition，SPN）就显得特别重要。PEN 与 PPN 两者提供的能量比例没有一个固定值，主要取决于肠内营养的耐受情况，肠内营养耐受越好，需要 PPN 提供的能量就越少，反之则越多。不同能量密度的工业化多腔袋肠外营养制剂为临床 PPN 的实施提供了极大的便利。

第五阶梯：TPN

在肠道完全不能使用的情况下，TPN 是维持患者生存的唯一营养来源。SGA 评价的重度营养不良或白蛋白 <25g/L 是实施 TPN 的有力指征。

营养不良治疗的五个阶梯实际上也是营养不良治疗的五种手段或方法，其中，营养教育是所有营养不良患者的基础治疗措施，是第一选择；饮食 +ONS 是家居患者最多的选择；PEN+PPN 是围术期患者最现实的选择。对营养不良的治疗来说，第一阶梯（饮食 + 营养教育）是理想，第四阶梯（PEN+PPN）是现实，第五阶梯（TPN）是无奈，我们要追求理想，面对现实，也应该接受无奈。这五个阶梯既相互连续，又相对独立。一般情况下，我们应该遵循阶梯治疗原则，由下往上依次进行；但是阶梯与阶梯之间并非不可逾越，患者可能逾越上一阶梯直接进入上上阶梯，而且不同阶梯常常同时使用，如饮食＋营养教育+ONS+PPN。在临床营养工作实践中，我们应该根据老年患者的具体情况，进行个体化的营养治疗。

（任姗姗）

参考文献

1. Rasheed S, Woods RT. Malnutrition and quality of life in older people: a systematic review and meta analysis. Ageing Res Rev, 2013, 12(2): 561-566.

2. Bonnefoy M, Berrut G, Lesourd B, et al. Frailty and nutrition: searching for evidence. J Nutr Health Aging, 2015, 19(3): 250-257.

3. Wei J, Chen W, Zhu M, et al. Guidelines for parenteral and enteral nutrition support in geriatric patients in China. Asia Pac J Clin Nutr, 2015, 24(2): 336-346.

4. Remond D, Shahar DR, Gille D, et al. Understanding the gastrointestinal tract of the elderly to develop dietary solutions that prevent malnutrition. Oncotarget, 2015, 6(16): 13858-13898.

5. Volkert D, Saeglitz C, Gueldenzoph H, et al. Undiagnosed malnutrition and nutrition-related problems in geriatric patients. J Nutr Health Aging, 2010, 14(5): 387-392.

6. Philipson TJ, Snider JT, Lakdawalla DN, et al. Impact of oral nutritional supplementation on hospital outcomes. Am J Manag Care, 2013, 19(2): 121-128.

7. Stratton RJ, Elia M.Who benefits from nutritional support: what is the evidence?. Eur J Gastroenterol Hepatol, 2007, 19(5): 353-358.

8. Sobotka L. 临床营养基础 . 4 版 . 蔡威，译 . 上海：上海交通大学出版社，2013.

9. 顾景范，杜寿玢，郭长江，等 . 现代临床营养学 . 2 版 . 北京：科学出版社，2009.

10. 石汉平，许红霞，李苏宜，等 . 营养不良的五阶梯治疗 . 肿瘤代谢与营养电子杂志，2015, 2(1): 29-33.

第五节　特殊状态下的营养支持治疗（肠内与肠外营养）

一、肠内营养支持

肠内营养是指通过口服或管饲的途径为日常膳食营养摄入不足或吸收障碍的患者提供所需的能量和营养物质的一种营养支持方式。在胃肠道功能允许的情况下，肠内营养是临床营养支持的首选途径。

（一）肠内营养的适应证与禁忌证

1. 适应证　肠内营养的适应证主要包括以下两点：一是具有营养风险，二是胃肠道功能正常或基本正常。

2. 禁忌证　肠内营养禁忌证主要是指胃肠道功能严重障碍的情况，包括：弥漫性腹膜炎、完全性机械性肠梗阻或麻痹性肠梗阻、严重呕吐或腹泻、各种休克及胃肠道缺血等。

（二）肠内营养制剂种类

肠内营养制剂按照不同组成成分分为：要素制剂、非要素制剂、组件制剂、特殊应用制剂。

1. 要素制剂（elemental diet）

（1）概念：要素制剂是单位物质（氨基酸或蛋白质水解物、葡萄糖、脂肪、矿物质和维生素）混合物的营养完全制剂，经胃肠道供给，无需消化可直接吸收和利用。

（2）特点：营养全面，各类营养素可满足推荐的供给量标准；必需氨基酸组成模式与参考模式接近；无需消化即可直接吸收利用；成分明确；不含残渣或残渣极少；不含乳糖；适口性差。

2. 非要素制剂（non-elemental diet）

（1）概念：非要素制剂以整蛋白或蛋白质游离物为氮源、碳水化合物、脂肪、矿物质和维生素混合物的营养完全制剂，渗透压接近等渗（300~450mOsm/L）。

（2）非要素制剂的组成：严格讲不包括医院根据患者需要临时使用的营养不均衡的自制流质、混合奶，而是指自制的匀浆饮食和市售的商品匀浆制剂。

（3）非要素制剂的特点：自制匀浆可根据实际情况调整三大营养素成分和液体量，价格较低，制备方便灵活，维生素和矿物质含量不甚明确或差异较大。市售的商品制剂无菌，成分名确，应用方便，不易堵管。

3. 组件制剂（module diet）　营养素组件也

称为不完全营养制剂,是以某种或某类营养素为主的肠内营养制剂。即可对完全制剂进行补充或强化,以弥补完全制剂在满足个体差异需要的不足,也可采用2种或2种以上组件制剂构成组件配方,以适合患者的特殊需求。组件制剂主要包括蛋白质组件、脂肪组件、碳水化合物组件、维生素组件和矿物质组件。

4. 特殊应用制剂 主要包括:婴儿应用制剂、肝衰竭制剂、肾衰竭制剂、肺疾病专用制剂、创伤用制剂、先天性氨基酸代谢缺陷症用制剂。

(三)肠内营养途径及输注方法

1. 肠内营养置管途径 典型的置管部位为经鼻、经口、经皮途径,置管远端部位包括胃、十二指肠和空肠,根据患者疾病或损伤状况,是否存在胃动力障碍或误吸,以及尝试营养支持的风险等决定肠内营养途径。胃是肠内营养经济、方便、便于护理的选择,而且可以耐受各种营养制剂或高渗制剂及药物;小肠则是胰腺炎、胃瘫或者严重胃食管反流疾病,以及持续大量的胃潴留或存在误吸风险患者的选择。经空肠喂养可能引起腹痛、腹泻,也不能完全杜绝误吸。

短期肠内营养通常选择鼻胃、肠管:鼻十二指肠管(nasoduodena,ND)或鼻空肠管(nasojejunal,NJ)。长期肠内营养(4~6周以上),可通过开腹、腹腔镜、内镜或透视下经皮置管至胃、十二指肠或空肠。经皮内镜下胃造口(percutaneous endoscopic gastrostomy,PEG)是长期肠内营养途径中应用最普遍的技术。

2. 肠内营养输注方式 肠内营养输注喂养方式多种多样,包括持续的、周期性的、顿服的及间断的输注方式。喂养方式的选择主要取决于肠内营养管末端所在位置、患者临床状况、对肠内营养耐受情况及方便程度。

(1)持续24小时的输注:喂养速度慢,是住院患者开始应用肠内营养的首选方式,通常用于危重症患者。

(2)周期性的输注喂养:包括超过8~20小时的特殊时段持续喂养,通常在夜间输注,以鼓励患者白天经口进食,通常也是输注至胃或空肠。

(3)顿服输注喂养:少量多餐的形式,在特定的间隔下(一般每天4~6次)短期输入肠内营养。通常肠内营养快速输入胃里,但小肠途径不能耐受快速输注。

(4)间断输注:如同顿服输注,但是输注时间更长一些,可有助于耐受,但不建议小肠途径。

(四)肠内营养的并发症及防治

1. 胃肠道并发症

(1)恶心、呕吐、腹胀:肠内营养患者有10%~20%可发生恶心、呕吐、腹胀。主要是由于患者本身可能存在胃肠道蠕动功能下降、输注速度过快、乳糖不耐受、高渗透压、脂肪比例过高、肠内营养制剂异味等原因造成。防治措施主要有使用胃肠动力药物、减缓滴注速度、使用胃肠营养输注泵、采用无乳糖肠内营养制剂、加入调味剂等方法。

(2)腹泻:腹泻是肠内营养最常见的并发症,发生率为10%~20%。常见原因包括以下几个方面:患者本身存在肠道菌群失调,易并发肠道真菌感染,致使腹泻;低蛋白血症和营养不良患者肠黏膜水肿,小肠吸收力下降;乳糖酶缺乏患者应用含乳糖的肠内营养制剂;肠内营养制剂配制比例不当,肠腔脂肪酶缺乏、脂肪吸收障碍;应用高渗性肠内营养制剂;肠内营养制剂被细菌污染;长期禁食后,初次进行鼻饲、营养液温度过低、输注速度较快等。防治措施:首先查明原因,去除病因,必要时可给予调整肠道菌群的药物、收敛剂和止泻剂,改变肠内营养制剂类型。

(3)便秘:引起便秘的主要原因与水分摄入不足、长期卧床、活动减少、膳食纤维摄入不足、胃肠蠕动功能差有关。防治措施:可指导患者在膳食中添加高纤维的食物或采用含有膳食纤维的肠内营养制剂。卧床患者应定时更换体位,并根据病情及早进行功能锻炼,以促进肠道功能恢复。

(4)消化道溃疡:对于危重症患者,尤其是经口或鼻胃管管饲进行肠内营养的患者,消化道溃疡是导致肠内营养失败的重要危险因素。危重症患者多存在胃肠道应激性溃疡,给予肠内营养制剂后胃液、胃酸分泌量增加,可增加胃肠道溃疡的发生率。防治措施:可应用抑酸药物、减缓输注速度,采用适宜的肠内营养制剂。

(5)肠穿孔及肠坏死:肠穿孔及肠坏死罕见但是死亡率极高,发生率为0.15%~1.40%,病因目前尚不清楚。患者的特点主要有:均接受剖腹手术;经空肠造瘘给予肠内营养;多数患者伴并发症或因血流动力学不稳定而接受血管活性药物或辅助通气;患者无机械性梗阻和肠系膜血管栓塞的征象;低血压状态多见于肠坏死之后,极少发生于肠坏死之前;各种原因所致的肠道再输注损伤、肠系膜损伤、细菌移位、肠道致病菌过度繁殖、内毒素及其他肠毒素的作用等。起病时间多在肠内营养开始后第3~15天，主要与肠管缺血、坏死有关。防治措施：一旦怀疑该并发症，应立即停止输入营养液，改行肠外营养，同时行氢离子呼出试验，营养液细菌培养，尽早明确原因进行处理，以防肠坏死的发生。

（6）肠黏膜萎缩：肠内营养与肠外营养、禁食相比，在维持肠黏膜功能方面具有更好的作用，但是长期应用要素膳食者也可导致肠黏膜萎缩，应同时采用口服谷氨酰胺、生长激素等辅助药物，预防肠黏膜萎缩。

2. 机械性并发症

（1）喂养管异位：主要发生于鼻胃、鼻十二指肠及空肠置管者，插管时误将喂养管置入气管、支气管内，严重者可伤及肺组织及脏层胸膜，引发气胸、血气胸、气管胸膜瘘及出血。一旦发现喂养管误插，应立即将导管拔出，并观察患者有无气胸、血胸等表现，并做相应处理。预防的方法是仔细操作，严格插管的操作程序和原则，输注营养液前行X线检查，确定导管位置是否正确。

（2）喂养管堵塞、脱出：喂养管堵塞的最常见原因是肠内营养残渣和粉碎不全的药片黏附于管腔内，或是药物、膳食不相溶造成沉淀、堵管。发生堵管后，可应用温水、弱碱性溶液、胰酶等浸泡、间断正压冲洗，必要时可用导丝疏通管腔。喂养管固定不牢、缝线脱落，患者神志不清、躁动不安或严重呕吐、呃逆等，均可造成喂养管脱出，而造口置管患者还可造成腹膜炎的可能。因此，置管后应牢固固定导管、加强护理和观察，严防导管脱出。

（3）鼻咽、食管、胃损伤：多由于插管时患者不能配合，或采用较粗硬的导管（橡胶、聚乙烯），或长期置管，压迫鼻咽、食管、胃黏膜，引起糜烂、坏死、溃疡、出血等。预防的关键是插管时选用质地较软、口径较细的聚氨酯或硅胶导管，操作过程中应仔细轻柔，遇到阻力应查明原因，规范操作常规，不要盲目插管。一旦出现上述情况，可暂停拔出导管，解除压迫和刺激，待症状消失后再行插管。

（4）鼻窦炎和中耳炎：主要发生于经鼻放置鼻胃、鼻空肠或鼻十二指肠管者。由于长期置管，鼻腔堵塞，鼻窦开口引流受阻、咽鼓管开口受压。预防的方法是采用质地柔软、口径较细的喂养管，注意清洁鼻腔，每日采用润滑剂、黏膜保护剂、抗生素溶液，滴入插管侧鼻腔内。一旦发生鼻窦炎或中耳炎，应拔出喂养管改用其他喂养途径或从另外一侧鼻孔插管继续肠内营养，同时采用相应的措施进行治疗。

（5）肠梗阻：通常由于空肠与腹壁固定不当，造成肠管扭曲、内疝形成，或行传统空肠造口时，导管过粗或肌质层包埋过多导致肠腔狭窄、梗阻。一旦出现，应立即停止肠内营养输注，行胃肠减压，若明确诊断为机械性肠梗阻应及时进行手术治疗。

3. 感染性并发症

（1）误吸和吸入性肺炎：误吸和吸入性肺炎是肠内营养的一种常见且严重的并发症，老年患者中死亡率很高。误吸最容易发生于胃食管反流、胃内喂养的老年卧床患者，一旦发生，对支气管黏膜和肺组织将产生严重损害。预防措施主要有以下几个方面：输注营养液时，输注后1小时内，将患者的床头应抬高30°~45°；控制喂养速度和喂养量，尽量采取间歇性或持续性输注，而不是一次性灌注；定时检查胃内残液量，置管后24小时内，每2~3小时抽取一次鼻饲管，如果抽出的胃内容物超过100ml，说明存在胃排空延迟，应暂时减少或停止鼻饲；对胃食管反流、胃蠕动功能差的高危患者，应采取鼻空肠置管或空肠造口型肠内营养。误吸及吸入性肺炎发生后应立即进行处理，原则有以下几点：立即停用肠内营养，并尽量吸尽胃内容物，改行肠外营养；彻底清理呼吸道，立即吸出气管内的液体或食物残渣；积极治疗肺水肿；应用有效的抗生素治疗感染。

（2）喂养管周围瘘或感染：喂养管周围瘘或感染常发生于经胃造口或空肠造口行肠内营养的患者，表现为导管周围消化液溢出，四周皮肤红肿、糜烂，局部脓肿形成。初期局部可采用氧化锌软膏、硼锌糊等外敷保护皮肤，减少或停止营养液输注，全身应用抗生素，同时注意消化道远端有无梗阻因素存在。严格手术操作规程，正确合理使用喂养管，避免采用过粗的造口管，选择组织相容性好、耐腐蚀的适宜材质管道，是避免发生喂养管周围瘘及感染的有效措施。

4. 代谢性并发症

（1）高血糖及低血糖：高血糖常见于接受高能量喂养、合并糖尿病、危重症应激状态、高代谢状态、皮质激素治疗的患者。监测血糖、尿糖和酮体是预防、治疗高血糖的关键，一旦出现，最好积极采用外源性胰岛素治疗，积极控制血糖。低血糖多发生于长期应用肠内营养而突然停止的患者。因此，在停用肠内营养时，应循序渐进，必要时可适当补充葡萄糖。

（2）高渗性非酮症性昏迷：该并发症在肠内营养支持患者中十分少见，偶发生于有糖尿病史者、严重胰腺功能不足者及应用激素的患者。预防方法是输注以糖为主要能源的高渗性膳食时速率不宜过快，定期查血糖、尿糖和酮体，补充足够的水分和电解质，一旦发生，应积极扩容，纠正水、电解质紊乱。

（3）电解质紊乱和高碳酸血症：由于肠内营养用量不足或者过多、腹泻等原因，患者出现低钠或高钠血症、低钾或高钾血症、脱水或水肿、高镁血症等。防治措施有选择适量、适宜的肠内营养制剂，定期监测血电解质、观察尿量、及时补充。此外，若患者合并肺功能不全，当机体摄入大量碳水化合物时，可引起高碳酸血症，对于此类患者应及时调整配方组成，减慢输注速度。

（4）再喂养综合征：再喂养综合征（refeeding syndrome，RS）是指长期饥饿后再喂养时引起的与代谢异常相关的一组临床综合征，包括严重水电解质紊乱、葡萄糖耐受力下降、维生素缺乏和心血管系统并发症等。再喂养综合征通常发生在再喂养开始后 1 周内。预防措施关键是开始行肠内营养时，循序渐进，给予少于实际需要的能量、容量及电解质，避免心脏超负荷，避免电解质、内环境的迅速改变。

二、肠外营养支持

肠外营养支持是指通过静脉途径满足机体对所有营养物质（氨基酸、碳水化合物、脂肪、水、电解质、维生素和微量元素）和能量的需要。目前，临床输注的肠外营养建议采用“全合一”（all in one，AIO）营养混合的方式，即将所有营养物质在无菌条件下由专门配制人员均匀混合于一个 3L 输注袋后，再做外周或中心静脉输注。

（一）肠外营养适应证

肠外营养的适应证包括以下几条：

1. 不能正常进食，如高位肠瘘、食管和胃肠道先天性畸形、小肠过短及癌肿患者手术前后、放疗期间胃肠道反应过重。

2. 严重烧伤和严重感染。

3. 胃肠道需要休息或消化不良，如溃疡性结肠炎、局限性肠炎、长期腹泻等。

4. 特殊病情，如坏死性胰腺炎、急性肾衰、肝衰、短肠综合征等。

肠外营养支持的适应证主要包括以下几条：胃肠道无功能者，如短肠综合征；胃肠道不能利用者，如胃肠道梗阻；高位、高流量（>500ml/d）肠瘘患者；肠道需要休息者，如肠道炎症疾病急性期；急性重症胰腺炎患者；各种原因所致的顽固性呕吐；严重腹泻患者；各种原因导致 5~7 天内不能建立充足的肠内营养患者。

（二）肠外营养的禁忌证

肠外营养支持的禁忌证主要包括以下几条：胃肠道功能正常者或可以经口或管饲摄入足够营养素的患者；无明确治疗目的，或确定为不可治愈、无复活希望而盲目延长治疗的患者；内环境紊乱，血流动力学不稳定，水、电解质和酸碱平衡失调的患者；预计发生肠外营养并发症的危险性大于其可能带来的益处的患者；患者一般情况好，只需短期或部分肠外营养支持，预计支持时间少于 5~7 天的患者。

（三）肠外营养的物质需求

1. 能量 能量需求包括基础消耗量、活动消耗量及疾病或手术等应激消耗量。对保持正氮平衡的能量需求研究表明，一般 20~30kcal/（kg·d）都是有效的，40kcal/（kg·d）对多数患者是过高的。老年人的基础需要量也是相对下降的，研究表明，早期老年创伤患者能量可按 15~25kcal/（kg·d）提供，恢复期所需能量升高 1.3~1.5 倍。有研究表明，低能量的肠外营养支持更符合老年外科患者的特点。能量的分配可根据具体情况进行调整，基础比例：碳水化合物占 55%~60%，脂肪占 20%~25%，蛋白质占 15%~20%。

2. 碳水化合物 葡萄糖是肠外营养中碳水化合物的来源，可作为肠外营养的单一能量来源或以不同比例和脂肪乳混合。葡萄糖作为唯一能量来源时，可导致高血糖、低血糖、高渗性脱水、低磷酸血症及必需脂肪酸缺乏等并发症。过量输注葡萄糖还可导致肝脏脂肪蓄积、CO_2 产量增加及儿茶酚胺分泌增加等。因此，对于那些缺乏必需脂肪酸、液体超负荷、难以控制的糖尿病合并呼吸功能不全的高碳酸血症的患者，不应以葡萄糖作为肠外营养的唯一能量来源。果糖是一种左旋六碳糖，可在无胰岛素参与的情况下直接转化为糖原，适合于患有糖尿病和糖耐量异常的患者。但果糖不能完全替代葡萄糖，因为脑细胞和红细胞不能直接利用果糖作为能量来源。

3. 氨基酸 肠外营养用的标准氨基酸溶液浓度从5%到15%不等，通常由40%或50%的必需氨基酸和50%~60%的非必需氨基酸构成。正常情况下，氨基酸的需求量为0.8~1.2g/（kg·d），提供总能量的12%~20%。处于高分解状态的严重营养不良患者，在肝肾功能允许的情况下，氨基酸的供给量可提高到1.5g/（kg·d）。

4. 脂肪 脂肪乳是肠外营养中非蛋白能量的常用组成部分，它们是肠外营养的标准组成成分，特别是对于糖耐量异常和呼吸功能不全合并二氧化碳潴留的患者。脂肪最多可提供50%的非蛋白热量，剩余的由葡萄糖提供。

脂肪乳的浓度有10%、20%、30%等不同种类，分别可提供1.1、2.0和3.0kcal/ml的能量。可单独提供长链脂肪酸（LCFA）或同时提供LCFA和中链脂肪酸（MCFA），且富含亚油酸和亚麻酸，还包括作为乳化剂的卵磷脂和高渗性的甘油。

常见的脂肪乳含有长链脂肪酸（LCT，碳原子数为16~20的饱和脂肪酸），来自大豆或红花油。然而，过多的ω–6脂肪乳含量对危重症患者的巨噬细胞和中性粒细胞功能均有不良影响。磷脂成分的代谢可能干扰脂和脂蛋白代谢，其影响包括减少细胞膜胆固醇、干扰低密度脂蛋白与其受体结合。中链脂肪酸（MCT，碳原子数为6~12的饱和脂肪酸），与LCT相比，其水溶性高出100倍，所需的胆盐更少，是更为理想的肠外营养底物。与需要肉毒碱进行跨线粒体膜转运的LCT相比，MCT更易于氧化，其氧化较少受葡萄糖和胰岛素的影响。MCT不干扰花生酸的合成，且不生成自由基。然而，纯MCT不能提供必需脂肪酸，且快速氧化可升高体温。MCT还可导致酮症。目前临床上使用的是将MCT和LCT混合输注的脂肪乳。

SMOF（大豆油、中链甘油三酯、橄榄油和鱼油）对某些脂肪酸具有的代谢调节功能的认识开辟了新的研究方向。100ml SMOF中含有大豆油60g、中链甘油三酯60g、橄榄油50g、鱼油30g、α–生育酚200mg。SMOF中含有的MCT作为快速能量来源，而橄榄油可提供单不饱和脂肪酸，鱼油富含ω–3脂肪酸、EPA和DHA，具有降低炎性反应和血栓形成的作用，因其能为组织微循环和免疫系统提供保护。

5. 维生素和矿物质 维生素、矿物质和微量元素是人体不可或缺的营养素，也是肠外营养处方的必要组成部分。

6. 水和电解质 水的基础需要量为25~30ml/（kg·d）。电解质的补充取决于代谢状况、肾脏以外的丢失、酸碱平衡及纠正既往丢失量的需求。

（四）肠外营养的输注途径

选择合适的肠外营养输注途径取决于患者的血管穿刺史、静脉解剖条件、凝血状态、预期使用肠外营养的时间、护理的环境（住院与否）及原发疾病的性质等因素。住院患者最常选择短暂的外周静脉或中心静脉穿刺插管；非住院环境的长期治疗患者，以经外周静脉或中心静脉置管，或植入皮下的输液港最为常用。

1. 中心静脉导管（central venous catheters，CVC） 肠外营养是通过中心静脉输注液体量较少的高浓度营养液。导管通常置于管径大、血流量多的上腔静脉。中心静脉导管应用时无疼痛，可重复使用数周、数月甚至数年。中心静脉置管有锁骨下静脉置管、颈内静脉置管、颈外静脉置管和股静脉置管等，临床上以前两种较为常见。

2. 外周静脉置管 外周静脉是指浅表静脉，多是上肢末梢静脉，外周静脉适用于那些接受低渗透压（<900mOsm/L H_2O）营养液短期治疗，且有较好的外周静脉的患者。高能量和/或高蛋白质、电解质输入，有液体超负荷危险和/或长期营养支持者，均不适于外周静脉置管。

3. 经周围静脉置入中心静脉导管（peripherally inserted central catheter，PICC） PICC即经外周静脉置入的中心静脉导管，由外周静脉（贵要静脉、肘正中静脉、头静脉）穿刺插入导管，沿血管走行最终到达上腔静脉。因此，可以将药物直接输注在血流速度快、血流量大的中心静脉。

4. 输液港 植入式静脉输液港是一种新型输液管路技术，简称输液港，是完全植入人体内的闭合输液系统。该系统主要由供穿刺的注射座和静脉导管系统组成，可用于输注各种药物、补液、营养支持治疗、输血、血样采集等。其优点是可减少反复穿刺的痛苦和难度，同时可将各种药物直接输送到中心静脉处，依靠局部大流量高流速的血液稀释药物，防止刺激性药物对外周静脉的损伤，而且该系统完全植入体内，不与外界相通，减少了感染的风险。

（五）肠外营养的并发症与防治

1. 导管相关并发症

（1）与插管操作相关的并发症：插管引起的并发症与操作和导管端头所在体内的位置有关，不仅可以导致气胸、血胸及乳糜胸，还可导致误插入动脉而引起动脉损伤。导管或者导丝断裂可引起导管移位、空气栓塞和神经损伤。

（2）中心静脉导管机械性并发症：主要包括导管移位、阻塞、破裂、栓塞、机械性静脉炎及血栓。

（3）中心静脉置管的感染性并发症：导管相关感染性并发症，尤其是菌血症可导致其他并发症增加、住院时间延长，导致死亡率增加。

防止导管相关性并发症最有效的方法是在有经验的医师指导下，严格按照操作规范进行置管。

2. 代谢性并发症 肠外营养代谢性并发症的产生原因主要是底物过量或缺乏及糖代谢异常。一般通过常规监测，可以避免和恶化代谢性并发症。

（1）糖代谢紊乱

高血糖：肠外营养直接向体循环输入葡萄糖，绕过了在正常情况下受到胰腺胰岛素分泌调节的胃肠道，所以胰岛素对肠外营养的反应较为迟缓且不充分，使得血糖控制较难，特别是在输注速度较快时。研究发现，输注糖的速度不能超过4~5mg/（kg·min）。如果糖输注速度超过这一界限，机体将无法代谢而发生高血糖。即使按照上述速度输注，老年患者一般还需要外源性胰岛素来控制血糖。

低血糖：肠外营养突然终止可造成低血糖，血糖水平可在营养液输注停止30~60分钟内降至正常值以下。为防止低血糖发生，停止输注前应先逐渐降低肠外营养输注速度。

（2）氨基酸代谢紊乱：20世纪70年代初，肠外营养氮源主要为水解蛋白，溶液含氮量高，输入后极易发生高血氨症或氮质血症。普遍使用结晶氨基酸液作为氮源后此现象很少发生。

（3）脂肪代谢紊乱：接受肠外营养长达3~6周者，若肠外营养液不含脂肪，可发生必需脂肪酸缺乏症。必需脂肪酸是细胞膜主要脂类物质，与膜通透性、膜内外物质交换密切相关。缺乏使患者皮肤干燥、毛发脱落、伤口延迟愈合、肝大、肝功能异常、骨骼改变、血花生三烯酸/花生四烯酸比值升高、红细胞脆性增加、贫血及血前列腺素降低等。预防必需脂肪酸缺乏最好是每天补充脂肪乳，不仅作为供能，同时提供必需脂肪酸。为了预防必需脂肪酸缺乏症，每周至少输脂肪乳剂2次。

（4）酸碱平衡紊乱：氨基酸溶液早期产品中，含较多盐酸盐，如盐酸精氨酸、盐酸组氨酸等，输入这些溶液，可导致高氯性酸中毒。目前产品已用乙酸盐或磷酸盐替代，很少发生酸中毒。

（5）肝胆系统并发症：早期肠外营养时，就关注肠外营养引起的肝胆系统并发症。长期高能量供应是造成胆汁淤积的重要原因。长期应用肠外营养的成人，若提供能量高于机体需要，脂肪与氮量不合理，肝胆功能会发生改变。但当营养治疗方案调整纠正后，肝功能可恢复，损伤为可逆性。过多能量，无论是以糖还是脂肪供能，尤其是过量葡萄糖，进入体内不能被完全利用，转化为脂肪沉积于肝内，引起脂肪肝。除脂肪肝外，肝内毛细胆管胆汁淤积、门静脉炎等均可发生，其进展可形成门脉系统纤维化，致肝功能不全，重者肝衰竭，甚至死亡。

（6）消化系统并发症：长期禁食及肠外营养破坏肠黏膜正常功能和结构，引起上皮绒毛萎缩、变稀，皱褶变平，肠壁变薄，肠屏障结构受影响，功能减退，极易导致肠细菌易位而导致肠源性感染。谷氨酰胺是小肠黏膜细胞特殊营养素，对维持小肠结构和功能具有重要作用。研究表明，肠外营养加谷氨酰胺能明显增加小肠黏膜厚度、绒毛高度及数量和黏膜表面积，肠源性感染发生率显著降低。

（7）此外肠外营养还可能导致微量元素和维生素的缺乏，长期应用肠外营养时应注意对其进行补充。

（汪明芳　宋京海）

参考文献

1. 蒋朱明，吴蔚然. 肠内营养. 北京：人民卫生出版社，2002.

2. Pitriruti M，Hamilton H，Biffi R，et al. ESPEN Guideline on parenteral nutrition：central venous catheters（access，care diagnosis and therapy of complications）. Clin Nutr，2009，28（4）：365-377.

3. 顾景范，杜寿玢，郭长江. 现代临床营养学. 北京：科学出版社，2009.

4. 韦军民 . 老年临床营养 . 北京：人民卫生出版社，2011.

5. 中华医学会 . 临床诊疗指南：肠外肠内营养学分册 . 北京：人民卫生出版社，2006.

6. 李宁，于建春，蔡威 . 临床肠外肠内营养支持治疗学 . 北京：中华医学电子音像出版社，2012.

7. Gederholm T, Barazzoni R, Austin P, et al. ESPEN guidelines on definitions and terminology of clinical nutrition. Clin Nutr, 2016, 36(1): 49-64.

8. Oshima T, Heidegger CP, Pichard C. Supplemental parenteral nutrition is the key to prevent energy deficits in critically ill patients. Nutr Clin Pract, 2016, 31(4): 432-437.

9. CSPEN in the elderly NS group. Expert consensus on the nutrition support in the elderly patients with parenteral and enteral nutrition in China. Chin J Geriatr, 2013, 32: 918-919.

10. Singer P, Berger MM, Van den Berghe G, et al. ESPEN guidelines on parenteral nutrition: intensive care. Clin Nutr, 2009, 28(4): 387-400.

11. McClave SA, DiBaise JK, Mullin GE, et al. ACG clinical guideline: Nutrition therapy in the adult hospitalized patient. Am J Gastroenterol, 2016, 111(3): 315-334.

12. Yi F, Ge L, Zhao J, et al. Meta-analysis: total parenteral nutrition versus total enteral nutrition in predicted severe acute pancreatitis. Intern Med, 2012, 51(6): 523-530.

第十四章　肌少症与体质衰弱综合征

第一节　老年问题 / 老年综合征

一、老年病

老年病，是指老年期所患的疾病或多发的疾病，通常分为三类：一是青年可发病而老年患病率明显增高的慢性疾病，原因是由于老年期机体各种组织的老年性变化及其修复能力的减弱，导致组织、器官等功能减弱，在老年期多发。如高血压、血脂紊乱、动脉硬化、冠心病、糖尿病、脑卒中、慢性阻塞性肺疾病、肿瘤等。二是老年人在器官老化基础上发生的、与退化性改变相关的疾病，为老年人所特有，如钙化性心脏瓣膜病、老年期痴呆、骨质疏松及白内障等。三是衰老使机体功能减退而引起的急性疾病，如老年人肺炎等感染性疾病。

（一）老年病的特点

1. 易患慢性非传染性疾病是老年病流行病学特点　根据老年流行病学调查显示，老年人慢性病患病率达到 76%~89%，远高于中青年（23.7%）。患慢性病老年人中，46% 有运动功能障碍，17% 生活不能自理。我国老年人常见的慢性疾病有高血压病、冠心病、脑血管病、恶性肿瘤、糖尿病、慢性阻塞性肺疾病、白内障和前列腺增生等。

2. 多因素致病是老年病的病因学特点　老年人由于机体老化、免疫功能下降、器官和组织功能衰退，任何一种因素都可能引起老年人发病，多数情况下并不能明确病因，有时甚至难以分清是自然衰老还是独立的疾病。此外老年人精神心理调节能力的下降、社会适应能力减退和不能及时适应比较剧烈的环境变化等情况，均可能造成老年人发生疾病。

3. 多种老年问题同时存在　症状和体征不典型是老年病临床表现的特点。多病共存在老年人非常普遍。由于抵抗力降低，易于发生感染或多病共存，常常伴有多脏器功能衰竭或多系统功能障碍。此为多种老年综合征的表现。老年病患者一种疾病可能会有几种老年综合征的表现，而不同疾病也会有同一种老年综合征的表现，这些给老年病的诊断和治疗带来一定困难。

4. 多重用药和药物的不良反应　由于老年病的上述特点，多重用药和联合用药非常普遍。而由此带来药物副作用和相互作用的风险增加。此外老年人代谢水平降低，出现药物不良反应的机会增加，常是成年人的 2~3 倍，由此也导致用药负担和副作用的增加。因此，老年人用药更应该谨慎，一般坚持 5 种药物原则，即用药至多不超过 5 种，但实际工作中难度很大。据 2010 年美国疾控中心报告 37% 的美国老人每月的处方用药在 5 种或以上，自 1999 年以来，药物的使用已经翻番且在继续上升。

5. 需要多学科评估　老年人多病共存，不典型的临床症状与体征，多种老年综合征的表现，同时还伴有多种老年问题的出现，使得老年病的诊断治疗难度较大，需要多学科团队合作共同完成。老年患者疾病状态和需求的复杂性使得整体的评估非常必要，这种评估通常需要有多学科团队的参与。多学科团队应包括老年病医师或全科医师、老年病护士、老年康复治疗师、社会工作者、足病治疗师、营养师、工娱治疗师、临床药师、心理咨询师等。

（二）老年病的预防策略

机体的老化过程是一个漫长的演变过程，一个人生长发育成熟之时便是老化开始之时。维持老年健康实际上是一项长期的系统工程，只有及早地排除影响健康的危险因素，有效地预防或延迟集体的老化，才能维系老年健康。老年病预防的原则是老而不病，病而不残，残而不废。应做到以下几点：终身进行自身健康工程的建设；适时进行疾病风险预测；有计划治未病；有信心和方法治已病；有恒心求康复。

二、老年综合征

随着增龄及各器官系统功能的逐渐老化（尤其是躯体和精神系统），在老年人中会出现一系列非特异性症状和体征，这些症状严重损害老年人的身心健康，影响老年人的生活质量和显著缩短预期寿命，由此导致的医疗费用巨大，其有效防治具有重大意义。

老年综合征一般是指老年人由于多种疾病或多种原因造成的同一种临床表现或问题的症候群。常见的老年综合征包括跌倒、痴呆、尿失禁、谵妄、晕厥、抑郁症、疼痛、睡眠障碍、药物乱用、老年帕金森综合征、压疮、便秘、老年营养不良、听力障碍和衰弱综合征等，它们与传统临床医学提到的综合征有着本质的区别。老年综合征强调的是一种临床表现背后由多种原因导致，而临床医学中的综合征则是指一种病因导致多种表现。

老年综合征各种症候群随着增龄患病率增高，有研究显示，70岁男性人群活动能力差、多次跌倒、尿失禁、老年痴呆症和衰弱的表现不多见（<10%），而在85~89岁人群，上述每一个综合征的患病率均超过10%。一组住院人群患病率报道，60.2%患者存在至少一种老年综合征，其中衰弱患病率是40.8%，认知功能障碍患病率31.8%，生活不能自理14.7%，抑郁症4.3%。老年综合征患者年龄比对照组略高[（82+5）岁 vs（81+4）岁]。存在老年综合征与住院期间功能下降的发病率较高有关（35.7% vs 8.6%，P<0.002）。

在此，就以上综合征的基本概念、流行病学、发病机制、评估及诊断、治疗及预后等方面进行阐述。老年跌倒、老年期痴呆、老年抑郁症、老年帕金森综合征、老年营养问题已在前文详述，老年体质衰弱综合征在本章第三节介绍，在此不再赘述。

（一）老年谵妄

谵妄是一种常见的老年综合征，又称为急性意识模糊状态，表现为注意力、感受、思维、记忆、精神运动和睡眠周期障碍的短暂性的器质性脑综合征。

1. 流行病学 住院老年患者中，谵妄的患病率在10%~60%，发病率在4%~10%，综合医院65岁以上为15%~30%。痴呆患者中约1/3出现过谵妄。容易产生谵妄综合征的几类患者包括：高龄老年人、术后老年人、烧伤患者、脑部有损害者、药物依赖者等。谵妄综合征是一种短暂的精神障碍，如果疾病病因查明，并能及时处置，大多数患者经过数天到数周的时间可恢复。但部分预后不佳，20%~30%谵妄患者死亡，可能因部分患者为癌症等疾病晚期或严重躯体器质性疾病、并发症之故。谵妄合并痴呆者中63%的患者出院30天内又重新入院，且不容易被识别。Kral在需要住院的老年期谵妄重症患者中，有50%数周或数月后恢复，1/4一年内死亡，1/4发展为类似Alzheimer性老年期痴呆的临床征象。

2. 发病原因 谵妄的易患因素包括大脑老化，脑器质性疾病，机体调控内稳态的能力降低，应激反应，视觉和听觉损害，抵抗能力下降，药物影响，失眠，感觉丧失及身心紧张，环境不适应等。大多数患者是在易患素质的基础上，由一种或多种诱发因素所致。

3. 评估与诊断 谵妄分级量表（delirium rating scale，DRS）DRS-R-98 SCORESHEET是目前国外应用较为广泛的临床评估谵妄的主要工具之一（表14-1-1），它具有良好的特异性、敏感性及可靠性；尤其是1998年的修订版，即谵妄分级量表-98修订版（DRS-R-98）弥补了原有量表的部分不足，可以帮助临床区分认知功能缺损与运动亚型（如精神运动性激越或迟滞），更适用于临床。目前已证实DRS-R-98具有良好的效度和信度，其总分为46分，严重程度分最高为39分。临床上一般将DRS-R-98量表总分和严重程度分界值分别确定为17.75和15.25，即总分≥18或严重程度分≥15即诊断为谵妄。

4. 国内的诊断标准

（1）感觉阈值增高，对外界刺激反应减退。知觉清晰度降低，对周围环境感知模糊。

（2）注意转移（尤其是主动注意）、集中和维持注意的能力减退。

（3）时间、地点、人物及自我定向障碍。

（4）至少具有以下症状之一：①幻觉或错觉；②理解困难或错误，或言语不连贯，或思维结构解体，或问答不切题；③精神运动性兴奋或黏滞，或紧张综合征；④睡眠-觉醒节律紊乱，有失眠或嗜睡；⑤瞬间铭记或回忆困难。

（5）起病急，症状持续时间短，一般为数小时至数天，且在一天内轻重有波动，病情缓解后，对病中的经历常有部分或全部遗忘。

5. 鉴别诊断 与痴呆、急性功能性精神病的鉴别见表14-1-2。

表 14-1-1　谵妄分级量表 -98 修订版评分表
(DRS-R-98 SCORESHEET)

患者姓名:
记录日期和时间:
记录者:

严重程度　　　　量表总分

症状严重程度项目	项目得分				选择信息
1 睡眠 - 觉醒周期紊乱	0	1	2	3	打吨　仅有夜间睡眠障碍　日夜颠倒
2 感知障碍(幻觉)	0	1	2	3	错觉和幻觉的类型:听觉　视觉　嗅觉　触觉 错觉和幻觉的形式:简单　复杂
3 妄想	0	1	2	3	妄想的形式:被害　其他 性质:结构松散　系统
4 情绪不稳定	0	1	2	3	类型:愤怒　焦虑　烦躁　情绪高涨　易激惹
5 言语功能异常	0	1	2	3	因插管、缄默或其他无法检查　是　否
6 思维过程异常	0	1	2	3	因插管、缄默或其他无法检查　是　否
7 精神运动性激越	0	1	2	3	因受到限制无法检查　是　否 限制类型:
8 精神运动性迟滞	0	1	2	3	因受到限制无法检查　是　否 限制类型:
9 定向障碍	0	1	2	3	时间: 地点: 人物:
10 注意力缺陷	0	1	2	3	
11 短时记忆缺陷	0	1	2	3	测定的编号: 提示的类型:
12 长时记忆缺陷	0	1	2	3	提示的类型:
13 视觉空间能力受损	0	1	2	3	无法运用双手
14 症状的发生时间	0	1	2	3	症状是否出现在其他精神疾病上　是　否
15 症状严重程度的波动性	0	1	2		症状是否只出现在夜晚　是　否

表 14-1-2　谵妄、痴呆和急性功能性精神病临床特点比较

特点	谵妄	痴呆	急性功能性精神病
发作	急性	隐匿性	突然
病程	波动(昼轻夜重)	平稳	平稳
意识	不清	清晰	清晰
注意力	障碍	正常(严重者除外)	可能障碍
认知	全面下降	全面 / 普遍下降	选择性
幻觉	幻视多见	少	幻听多见
妄想	片段非系统	少	持续系统
定向	通常受损	常受损	可受损
精神活动性	增高或减少	正常	不定
无意识运动	常有扑翼样震颤	无	无
躯体疾病或用药史	常有	常无	常无

6. **治疗** 对因治疗，对症治疗，支持治疗及护理。

（二）老年失眠症

老年失眠综合征是指老年人各种原因导致的睡眠时间和/或睡眠质量不能满足并影响白天社会功能的一种主观体验。

1. **常见形式** 入睡困难、睡眠维持障碍，包括夜间觉醒次数大于等于2次或凌晨早醒、睡眠质量下降、总睡眠时间缩短通常小于6小时，日间残留效应如次日感到头晕、精神不振、嗜睡、乏力等等。

2. **分类** 急性失眠，病程小于4周；亚急性失眠，4周~6个月；慢性失眠，病程大于6个月。

3. **流行病学** 据WHO调查，全球有27%的人有睡眠障碍，在中国比例高达43.4%，其中平均失眠4年以上者占23.3%。老年人比例高达50%左右。

4. **发病原因** ①年龄因素，老年人由于主控睡眠的松果体素分泌减少，对睡眠的调节能力减弱，入睡时间延长，深睡时间减少；②各种躯体疾病的影响；③患有精神心理疾病；④药物滥用如中枢神经兴奋性药物、胃肠疾病治疗药物等；⑤心理因素、睡眠卫生不良及环境影响等。

5. **评估与诊断** 失眠是一种原发或继发的睡眠障碍，要明确有无以失眠为表现的神经、精神性疾病及躯体疾病。

评定量表：匹兹堡睡眠质量问卷（PZQI，见表14-1-3）、阿森斯失眠量表（AIS，见表14-1-4）、视觉类比量表（VAS）、焦虑抑郁量表（表14-1-5）、症状自评量表（表14-1-6）等。

表14-1-3 匹兹堡睡眠质量指数量（PSQI）表

条目	项目	评分			
		0分	1分	2分	3分
1	近1个月，晚上上床睡觉通常在____点				
2	近1个月，从上床到入睡通常需要____min	□≤15min	□16~30min	□31~60min	□≥60min
3	近1个月，通常早上____点起床				
4	近1个月，每夜通常实际睡眠____h（不等于卧床时间）				
5	近1个月，因下列情况影响睡眠而烦恼				
	a. 入睡困难（30min内不能入睡）	□无	□<1次/周	□1~2次/周	□≥3次/周
	b. 夜间易醒或早醒	□无	□<1次/周	□1~2次/周	□≥3次/周
	c. 夜间去厕所	□无	□<1次/周	□1~2次/周	□≥3次/周
	d. 呼吸不畅	□无	□<1次/周	□1~2次/周	□≥3次/周
	e. 咳嗽或鼾声高	□无	□<1次/周	□1~2次/周	□≥3次/周
	f. 感觉冷	□无	□<1次/周	□1~2次/周	□≥3次/周
	g. 感觉热	□无	□<1次/周	□1~2次/周	□≥3次/周
	h. 做噩梦	□无	□<1次/周	□1~2次/周	□≥3次/周
	i. 疼痛不适	□无	□<1次/周	□1~2次/周	□≥3次/周
	j. 其他影响睡眠的事情	□无	□<1次/周	□1~2次/周	□≥3次/周
	如有，请说明：				
6	近1个月，总的来说，您认为您的睡眠质量：	□很好	□较好	□较差	□很差
7	近1个月，您用药物催眠的情况：	□无	□<1次/周	□1~2次/周	□≥3次/周
8	近1个月，您常感到困倦吗？	□无	□<1次/周	□1~2次/周	□≥3次/周
9	近1个月您做事情的精力不足吗？	□没有	□偶尔有	□有时有	□经常有

计分方法：

成分	内容	评分			
		0分	1分	2分	3分
A. 睡眠质量	条目6计分	□很好	□较好	□较差	□很差
B. 入睡时间	条目2和5a计分累计	□0分	□1~2分	□3~4分	□5~6分
C. 睡眠时间	条目4计分	□>7h	□6~7h（不含6h）	□5~6h（含6h）	□<5h
D. 睡眠效率	以条目1、3、4的应答计算睡眠效率*	□>85%	□75%~85%（不含75%）	□65%~75%（含75%）	□<65%
E. 睡眠障碍	条目5b~5j计分累计	□0分	□1~9分	□10~18分	□19~27分
F. 催眠药物	条目7计分	□无	□<1次/周	□1~2次/周	□≥3次/周
G. 日间功能障碍	条目8和9的计分累计	□0分	□1~2分	□3~4分	□5~6分

注：*睡眠效率计算方法：

$$睡眠效率=\frac{条目4（睡眠时间）}{条目3（起床时间）-条目1（上床时间）}\times 100\%$$

PSQI总分=A+B+C+D+E+F+G

0~5分：睡眠质量很好；6~10分：睡眠质量还行；11~15分：睡眠质量一般；16~21分：睡眠质量很差

表14-1-4　阿森斯失眠量表（AIS）

填表人：＿＿＿＿＿＿　填表日期：＿＿＿＿＿＿　第＿＿次评定

本表主要用于记录您对遇到过的睡眠障碍的自我评估。对于以下列出的问题，如果在过去1个月内每星期至少发生3次在您身上，就请您在相应的“□”上打“√”。

1. 入睡时间（关灯后到睡着的时间）	□没问题	□轻微延迟	□显著延迟	□延迟严重或没有睡觉
2. 夜间苏醒	□没问题	□轻微影响	□显著影响	□严重影响或没有睡觉
3. 比期望的时间早醒	□没问题	□轻微提早	□显著提早	□严重提早或没有睡觉
4. 总睡眠时间	□足够	□轻微不足	□显著不足	□严重不足或没有睡觉
5. 总睡眠质量（无论睡多长）	□满意	□轻微不满	□显著不满	□严重不满或没有睡觉
6. 白天情绪	□正常	□轻微低落	□显著低落	□严重低落
7. 白天身体功能（体力或精神：如记忆力、认知力和注意力等）	□足够	□轻微影响	□显著影响	□严重影响
8. 白天思睡	□无思睡	□轻微思睡	□显著思睡	□严重思睡

注：总分小于4：无睡眠障碍；如果总分在4~6：可疑失眠；如果总分在6分以上：失眠

表14-1-5　焦虑自评量表（SAS）

请根据您近一周的感觉来进行评分，数字的顺序依次为：1→从无、2→有时、3→经常、4→持续。	
（1）我觉得比平常容易紧张和着急（焦虑）	1　2　3　4
（2）我无缘无故地感到害怕（害怕）	1　2　3　4
（3）我容易心里烦乱或觉得惊恐（惊恐）	1　2　3　4
（4）我觉得我可能将要发疯（发疯感）	1　2　3　4

续表

(5)我觉得一切都很好,也不会发生什么不幸(不幸预感)	1 2 3 4
(6)我手脚发抖打颤(手足颤抖)	1 2 3 4
(7)我因为头痛、颈痛和背痛而苦恼(躯体疼痛)	1 2 3 4
(8)我感觉容易衰弱和疲乏(乏力)	1 2 3 4
(9)我觉得心平气和,并且容易安静坐着(静坐不能)	1 2 3 4
(10)我觉得心跳很快(心悸)	1 2 3 4
(11)我因为一阵阵头晕而苦恼(头昏)	1 2 3 4
(12)我有晕倒发作或觉得要晕倒似的(晕厥感)	1 2 3 4
(13)我呼气吸气都感到很容易(呼吸困难)	1 2 3 4
(14)我手脚麻木和刺痛(手足刺痛)	1 2 3 4
(15)我因为胃痛和消化不良而苦恼(胃痛或消化不良)	1 2 3 4
(16)我常常要小便(尿意频数)	1 2 3 4
(17)我的手常常是干燥温暖的(多汗)	1 2 3 4
(18)我脸红发热(面部潮红)	1 2 3 4
(19)我容易入睡并且一夜睡得很好(睡眠障碍)	1 2 3 4
(20)我做恶梦(恶梦)	1 2 3

表 14-1-6　抑郁自评量表(SDS)

请根据您近一周的感觉来进行评分,数字的顺序依次为:1→从无、2→有时、3→经常、4→持续。	
(1)我感到情绪沮丧,郁闷	1 2 3 4
(2)我感到早晨心情最好	4 3 2 1
(3)我要哭或想哭	1 2 3 4
(4)我夜间睡眠不好	1 2 3 4
(5)我吃饭像平时一样多	4 3 2 1
(6)我的性功能正常	4 3 2 1
(7)我感到体重减轻	1 2 3 4
(8)我为便秘烦恼	1 2 3 4
(9)我的心跳比平时快	1 2 3 4
(10)我无故感到疲劳	1 2 3 4
(11)我的头脑像往常一样清楚	4 3 2 1
(12)我做事情像平时一样不感到困难	4 3 2 1
(13)我坐卧不安,难以保持平静	1 2 3 4
(14)我对未来感到有希望	4 3 2 1
(15)我比平时更容易激怒	1 2 3 4
(16)我觉得决定什么事很容易	4 3 2 1
(17)我感到自己是有用的和不可缺少的人	4 3 2 1
(18)我的生活很有意义	4 3 2 1
(19)假若我死了别人会过得更好	1 2 3 4
(20)我仍旧喜爱自己平时喜爱的东西	4 3 2 1

注:评估有异常时建议神经内科专科诊治

6. 治疗与预防教育　老年人要注意定期体检,及时发现和控制有关疾病,以减轻疾病所致失眠的发生。有些药物在治疗疾病时也能引起失眠,如老年人常用的抗高血压药、利尿剂、甲状腺药物、类固醇和中枢兴奋药等,在服用期间应提高警惕,必要时进行药物调整。精神与心理障碍往往与睡眠障碍相伴随,轻者表现为睡眠质量下降,易早醒,重者发生持续性的失眠,严重危害健康。一旦出现失眠,不能单靠药物控制,首先要从生活方式、饮食、运动与心理方面进行调理,效果不佳才考虑药物治疗。适用于老年人的失眠药多为中长半衰期的苯二氮䓬类衍生物,如硝西泮、艾司唑仑等（表 14-1-7）。短效类促眠药见表 14-1-8。各类促眠药应在医师指导下遵医嘱用药，不要突然停药或大剂量用药，以防止引起“反跳”现象。

注意环境及躯体疾病因素（睡眠环境）；小剂量起始，起效即可（新药首次）；因人而异选择种类及剂量；交替使用（地西泮类、非苯二氮䓬类）；注意解除焦虑、抑郁情绪。

（三）老年疼痛

疼痛是一种不愉快的感觉和情绪上的感受，伴随着现有的或潜在的组织损伤。是由有害的感觉刺激或神经病理机制所造成的一种复杂现象。老年疼痛分为急性疼痛和慢性疼痛。国际疼痛研究协会（IASP）对急性疼痛的定义为：新近产生并持续时间较短的疼痛。急性疼痛通常与损伤或疾病有关。慢性疼痛则为持续较长时间（3 个月以上）的疼痛，可能是急性疼痛治疗效果不好，或损伤愈合后仍然持续存在的疼痛，患者常伴有焦虑、抑郁等精神心理改变。急性疼痛是疾病的症状之一，而慢性疼痛也称为持续性疼痛，它可能会也可能不会与确切的疾病过程相关。

研究显示 65 岁人群 80%~85% 存在一种或多种疾病，并伴发疼痛症状。45%~85% 的老年患者有各种慢性疼痛。

老年常见的慢性疼痛有三叉神经痛、肩周炎、颈椎病、腰椎病、骨质疏松、类风湿、肿瘤、纤维肌痛及肌筋膜痛、骨性关节炎、带状疱疹及带状疱疹后遗神经痛、糖尿病性末梢神经痛等。

发病原因包括直接刺激如机械性刺激、物理化学性刺激、生物性刺激等，炎症，缺血或者出血，代谢性原因如糖尿病性末梢神经炎及痛风等，生理功能障碍，免疫功能障碍，慢性运动系统退行性变如骨性关节炎，心因性疼痛等。

1. 疼痛的评估 疼痛评估是疼痛治疗的第一步，准确及时的疼痛评估可以给临床治疗提供必要的指导和帮助，是疼痛治疗必不可少的一步。减轻或缓解疼痛可以帮助患者提高生活质量，重获生命的意义和战胜病魔的信心。应根据老年人群阅读能力、理解能力、听力选择合适的疼痛强度评估方法。疼痛评估量表很多，常用的列在下面。

表 14-1-7 常用苯二氮䓬类药物分类

分类	常用药物	半衰期（小时）	主要优势	主要缺点
短效（$T_{1/2}$<6 小时）	咪达唑仑	1.5~2.5	起效迅速，醒后宿醉不明显	作用维持时间短
	三唑仑	2.2~3.2		
中效（$T_{1/2}$ 6~24 小时）	艾司唑仑	17	作用维持时间长	醒后宿醉明显
	阿普唑仑	12~15		
	奥沙西泮	6~10		
长效（$T_{1/2}$>24 小时）	地西泮	30~60	作用维持时间长	醒后宿醉明显
	氟西泮	23		
	氯硝西泮	22~38		

表 14-1-8 短效促眠药

药物名称	半衰期（小时）	作用	耐受、依赖
咪达唑仑	1.5~2.5	促眠、抗焦虑	+
三唑仑	2.2~3.2	促眠、抗焦虑	++
唑吡坦	2.5~3	促眠	?
水合氯醛	长效	促眠	+++
扎来普隆	1	促眠	?
佐匹克隆	5	促眠	?

（1）直观模拟量视觉模拟评分法（visual analogue scale，VAS）：是在白纸上画一条粗直线，通常为10cm，有可滑动的游标，在线的两端分别附注词汇，一端为“无痛”，另一端为“最剧烈的疼痛”，患者可根据自己所感受的疼痛程度，在直线上某一点作一记号，以表示疼痛的强度及心理上的感受程度。从起点至记号处的距离长度也就是疼痛的量。测试时患者面对无刻度的一面，将游标放在当时最能代表疼痛程度的部位；医师面对有刻度的一面，并记录疼痛程度。

（2）数字评定量表（numeric rating scale，NRS；表14-1-9）

表14-1-9 数字评定量表（NRS-10）

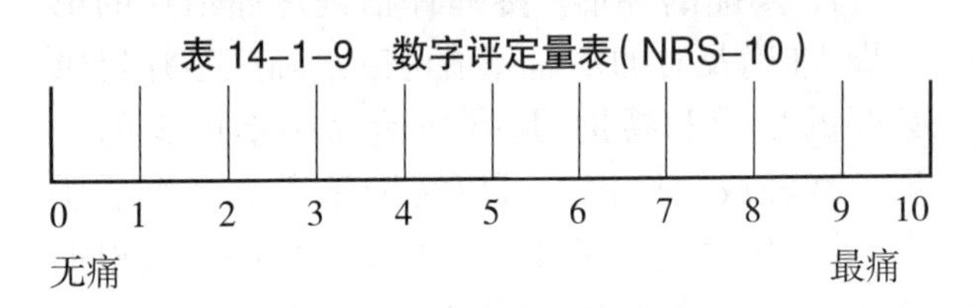

（3）语言评价量表（verbal rating scale，VRS；表14-1-10）

（4）面部表情量表（facial scale，FS），如图14-1-1所示，该评分量表用于儿童、老人及存在语言交流障碍的患者。

2. 老年慢性疼痛的治疗

（1）治疗原则：明确诊断，积极对因治疗，疼痛常常是疾病的一种临床表现，有针对性的治疗非常重要；病例治疗与心理治疗同步进行，治疗前应进行适当的心理状况评估；多种方法综合治疗。

（2）治疗措施

1）NSAID药物：如果仅仅镇痛，使用对乙酰氨基酚比较安全。常见的NSAID药物中，布洛芬和双氯芬酸钠相对安全，吲哚美辛和吡罗昔康副作用大，吲哚美辛不适于老年患者。

2）阿片类药物：老年人对阿片类药物的作用及副作用均敏感，要从小剂量开始，逐渐滴定至有效镇痛剂量。一些不可逆的疼痛需要使用阿片类镇痛药，但必须在其他镇痛方法不满意时使用。应权衡阿片类药物的镇痛优点及长期使用的不良后果，同时还需要对治疗者进行随访评估，并签署毒麻药物应用协议。

3）镇痛辅助药：如抗抑郁药、抗癫痫药、局麻药、阿片类药物、N-甲基-D-天冬氨酸（NMDA）受体阻滞剂、NSAIDs及其他许多药物，用于治疗神经痛，但最常用的两种药物是抗抑郁药和抗癫痫药。三环类抗抑郁药阿米替林及抗惊厥药加巴喷丁和卡马西平在治疗神经痛中使用最为广泛。应用三环类药物时应注意观察抗胆碱能和抗组胺副作用。老年人易于发生的不良反应包括尿潴留、直立性低血压、青光眼、口干、谵妄、便秘等。药物不良反应的发生与剂量相关。

4）其他方法：局部交感神经阻滞、皮质类固醇局部注射、神经刺激疗法、神经损毁技术、神经微创介入手术、电针疗法、光纤疗法等。

5）老年慢性病的社会心理治疗：心理治疗能减少镇痛药物剂量、缓解疼痛、改善机体功能。

表14-1-10 语言评价量表（VRS）

疼痛级别	无痛	轻度疼痛	中度疼痛	重度疼痛	剧烈疼痛	无法忍受
语言描述		能忍受能正常生活睡眠	适当影响睡眠，需止痛药	影响睡眠，需用麻醉止痛药	影响睡眠较重，伴有其他症状	严重影响睡眠，伴有其他症状

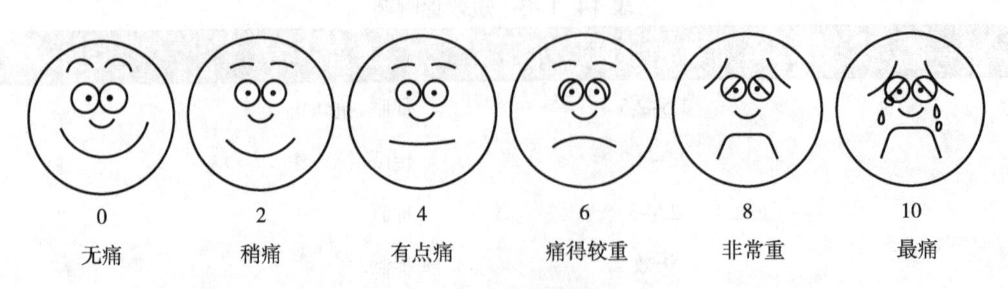

图14-1-1 面部表情量表（FS）

附：美国老年学会对老年慢性疼痛的处理提出的10条重要建议

1）缓解疼痛是首要考虑的：无论何时，当您感到疼痛时，寻找疼痛缓解的治疗方法和确定其原因一样重要。

2）请用医师提供的标准疼痛评估方法向医师描述疼痛，所有这些您一定要提供给医师，由此让医师评估疼痛的严重程度及治疗的效果。

3）消炎止痛药物不能作为常规使用：非甾体的消炎止痛药物，如布洛芬和阿司匹林对老年患者会产生明显的副作用，如消化道副作用等。

4）对轻至中度的肌肉骨骼疼痛，首先考虑对乙酰氨基酚（泰诺林）治疗。

5）对重度的疼痛，可使用麻醉性镇痛剂：镇痛剂对缓解中度至重度的疼痛，止痛作用是肯定的。不过，由于患者体质及个体对药物反应的差异，选用此类药物，还必须由医师开处方并判定药物的疗效。

6）对神经病变性疼痛，医师往往运用某些非镇痛剂类的止疼药物，由此会暂时性导致病痛的消失，这类患者需医师的密切观察。

7）不能单独依靠药物止痛。非药物治疗，包括对患者的健康教育、物理治疗、康复训练及其他相关的项目。前述方法可以配合药物治疗单独或联合运用。同时也必须是对许多慢性疼痛患者的健康保健计划不可缺少的一部分。

8）当疼痛持续存在时，可考虑运用多种缓解疼痛的综合康复治疗方法，以达到缓解患者疼痛的目的。

9）严格控制获得麻醉性镇痛剂的途径。由于麻醉性镇痛剂对患者会形成药物的依赖性及其他的一些负面作用，因此应该控制该种药物获得的途径。

10）疼痛个体的健康教育。作为患者，必须尽可能多学习疼痛的自我护理，而患者疼痛自我护理的健康教育，可以通过向各级有经验的专业医务人员咨询及阅读保健方面、健康教育的书籍而不断提高。

（四）老年尿失禁

老年尿失禁是老年人各种疾病导致的尿失禁的总称。根据国际尿控协会（International Continence Society，ICs）定义，尿失禁是一种可以得到客观证实、不自主的经尿道漏尿的现象，并由此给患者带来社会活动的不便和个人卫生方面的困扰。尿失禁往往被误认为衰老过程中不可避免的自然后果，但事实上并不是衰老的正常表现，在尽可能寻找原因、给予合理治疗后，多数是可以逆转的。

60岁以上男性老年尿失禁的发生率约18.9%，女性37.7%。美国对于尿失禁的治疗已经超过血透和冠脉搭桥手术的总和。我国流行病学调查显示60岁以上组患病率为15.0%~41.06%，老年女性为21.0%~73.9%，患病程度以轻中度为主，而实际患病率可能还要高于临床统计数据。

1. 发病原因

（1）神经性尿失禁：当患有严重脑动脉硬化、脑卒中、脑肿瘤及颅内感染等疾病时，大脑皮质失去管理排尿功能，则发生尿失禁。

（2）损伤性尿失禁：最常见的是膀胱颈括约肌受到损伤，膀胱内无法储存尿液，尿液进入膀胱即由尿道流出。

（3）充盈性尿失禁：由于前列腺增生肥大、尿道狭窄、膀胱结石、膀胱颈肿瘤或直肠内粪块嵌塞等引起下尿路梗阻，导致膀胱内存尿过多，过度膨胀，不能自觉正常排尿，尿液被迫呈点滴状外溢。

（4）应力性尿失禁：由于膀胱颈括约肌老化松弛，若腹部压力增高，膀胱内压力超过膀胱出口及尿道阻力，导致尿液外溢。

（5）急迫性尿失禁：老年人泌尿系炎症可造成逼尿肌反射，使膀胱收缩产生急迫性尿失禁，多为暂时性，待炎症控制后会好转；此外老年妇女的无菌性尿道炎同时合并萎缩性阴道炎时，也可引起急迫性尿失禁。

（6）精神性尿失禁：受到刺激、环境突然改变，也可发生尿失禁。

（7）药物性尿失禁：由于应用镇静剂或利尿剂等，前者是药物阻断排尿反射刺激，后者是充盈性尿失禁。

2. 评估与治疗 使用尿失禁问卷表及简表进行评估（表14-1-11）。该表用于调查尿失禁的发生率和尿失禁对患者的影响程度。

某些生活因素可能与尿失禁相关，如肥胖、吸烟、运动量、饮食习惯。因而改变生活方式可能是改善尿失禁的一种方式，如减肥、减少液体摄入量、减少咖啡因摄入、减少酒精摄入量、减少重体力劳动及戒烟。有一些研究指出，便秘、尿失禁、膀胱过度活动症三者之间存在密切的关联。

表 14-1-11　国际尿失禁咨询委员会尿失禁问卷表简表

仔细回想你近四周来的症状,尽可能回答以下问题。

1. 您的出生日期			
2. 您的性别(在相应空格处打√)	男	女	
3. 您溢尿的次数?(在相应空格内打√)			
从来不溢尿			0
一星期大约溢尿 1 次或经常不到 1 次			1
一星期溢尿 2 次或 3 次			2
每天大约溢尿 1 次			3
一天溢尿数次			4
一直溢尿			5
4. 在通常情况下,您的溢尿量是多少?(不管您是否使用了防护用品)(在相应空格内打√)			
不溢尿			0
少量溢尿			2
中等量溢尿			4
大量溢尿			6
5. 总体上看,溢尿对您日常生活影响程度如何?			
请在 0(表示没有影响)~10(表示有很大影响)之间的某个数字上画圈			
0　1　2　3　4　5　6　7　8　9　10			
没有影响	→→→→→	有很大影响	
ICI-Q-SF 评分(把第 3、4、5 个问题的分数相加)			
6. 什么时候发生溢尿?(请在与您情况相符合的那些空格处打√)			
从不溢尿			
未能到达厕所就会有尿液漏出			
在咳嗽或打喷嚏时溢尿			
在睡着时溢尿			
在活动或体育运动时溢尿			
在小便完和穿好衣服时溢尿			
在没有明显理由的情况下溢尿			
在所有时间内溢尿			

注:评分标准及处理措施:0 分:无尿失禁,不需要任何处理;1~7 分:轻度尿失禁,不需要佩戴尿垫,可咨询尿失禁门诊,并进行自控训练;8~14 分:中度尿失禁,需佩戴尿垫,需要进一步诊治;15~21 分:重度尿失禁,需专科诊治

药物治疗及手术治疗根据专科检查及尿失禁的类型,由专科医师掌握。药物保守治疗推荐用于相对危害小的、容易治疗的尿失禁患者;在手术处理较复杂的尿失禁患者前,也可以尝试药物治疗。

(五)老年多重用药

通常服用 5 种及以上的药物视为多重用药。

老年人因衰老及急慢性疾病的缘故,常应用多种药物,多重用药比率高,其中不适当用药又占有相当大的比例。近 1/3 的老年人住院与药物相关,

其中70%为药物不良反应,用药超过5种时,潜在的药物不良作用发生率增至54%。多重用药是老年住院患者第3位死亡原因。多重用药易导致药物中毒或增加药物相互作用及药物不良反应,引起老年谵妄,也影响老年人的生活质量等多种问题。

在对2707例平均82.2岁的欧洲老年人的调查中,51%用药超过6种。有资料显示,老年人消费的处方药品占23%~40%,非处方药品占40%~50%。老年人因药物治疗而发生不良反应的危险性是一般成人的2.5倍,老年人平均用药处方量约为青年人的5倍以上。50%以上的老年患者同时使用3种以上的药物,25%以上患者同时使用4~6种药物,老年人药物不良反应发生率比青年人高2~7倍,60岁者为16.6%,80岁者为25%。

老年人生理改变与用药注意事项见表14–1–12。

表14–1–12 老年人的生理改变与用药注意点

器官系统	表现	用药应考虑的要素
身体组成	人体总水量↓,去脂体重↓,体脂↑,血清蛋白无变化或↓,α_1–酸性糖蛋白↑(严重疾病状态时无变化或↑)	避免肌内注射,脂溶性药物代谢时间↑,中枢神经系统毒性↑,水溶性药物血浓度↑,注意白蛋白结合率高的药物,如华法林
心血管系统	心肌对β肾上腺素刺激敏感性↓,压力感受器活动度↓,心输出量↓,总外周阻力↑	避免引起直立性低血压,慎用降压药和利尿剂,避免加重充血性心力衰竭,控制甲亢、肺部感染的输液量
中枢神经系统	脑重量和容积↓,认知功能改变	记忆力差,服药差错多,特别注意需要"稳态"血药浓度的药物,药物神经系统的毒性往往加重,如地西泮
内分泌系统	甲状腺随增龄而萎缩,糖尿病发病率↑,绝经期综合征	用药应高度个体化
胃肠道系统	胃液pH值↑,胃肠道血流速度↓,小肠运转速度↓	一些药物生物利用度↓,慎用有便秘不良反应的药物
泌尿生殖系统	雌激素↓,阴道萎缩,雄激素↓,前列腺肥大,尿失禁发病率随增龄↑	
口腔	牙齿改变,味觉能力↓	
肺部	呼吸机力度↓,胸廓应变力↓,肺泡总表面积↓,肺活量↓,最大呼吸量↓	开展吸入用装置的用药教育,提高顺应性
肝脏	肝重↓	肝清除↓,某些氧化代谢药物半衰期↑,肝脏高抽取率的药物半衰期↑ 同服CYP酶抑制剂会导致药物增效
	肝血流量↓	某些药物的生物利用度↑ 奥美拉唑抑制CYP2C19酶,使氯吡格雷有效浓度↓,经肝清除的药物必要时调整剂量
	首过效应↓ CYP2C19活性与增龄相关	
肾脏	肾小球滤过率↓ 肾血流量↓ 肾小管分泌功能↓	经肾脏清除的药物应调整剂量 注意体液和电解质平衡 利用Cockcroft–Cault公式,判断肾功能和用药
知觉感官	晶状体调节能力↓,远视	注意眼用制剂的使用方法,有些眼药需将药片溶解后再使用
	老年性耳聋,传导速度↓	
骨骼	骨量减少	如用二膦酸盐,注意保护食管黏膜
肌肉	骨骼肌质量丢失	
皮肤	干燥,变薄	选择适宜的制剂或剂型
毛发	色素改变,毛囊数量↓	

给予最佳的药物治疗，按需用药，有指征用药；更换或加用另一种药或联合用药时要谨慎，应先将已用药物加至治疗剂量，尽量用一种药去治疗两种或更多的疾病，尽可能减少用药种数；避免用一种药物去治疗另一种药物引起的不良反应；制订老年人药物治疗的评估策略，使药物对老年人的危害降至最低；充分发挥药师的作用，积极参与至老年医学团队，可以更好地管理老年人的多重用药。

（六）老年晕厥

为一过性全脑血液低灌注导致的短暂意识丧失（T-LOC），特点为发生迅速、一过性、自限性并能够完全恢复。

1. 病因 ①多种慢性疾病并存，如糖尿病、充血性心力衰竭、冠状动脉疾病或脑血管疾病，这些慢性病可能引发晕厥；②常常口服很多药物，如镇静药、利尿剂、血管扩张剂、β 受体阻滞剂、降糖药、降压药等，这些药物也有可能引发晕厥；③多方面与年龄相关的生理改变，如衰老使脑血流易受损，也有可能引发晕厥。此外，老年人晕厥的致残性如骨折、颅脑硬膜下血肿、软组织损伤、吸入性肺炎等比年轻人更严重。

2. 流行病学 老年患病率为 6%~10%。研究显示，70 岁以上老年人晕厥发病率明显增高，70~79 岁和 80~89 岁占发病人数的 25% 和 22%。

3. 分类 晕厥分为 3 类。

神经介导反射性晕厥：①血管迷走性晕厥，如情绪引起（恐惧、疼痛、操作、恐血症）或直立体位引起；②情境性晕厥，如咳嗽、打喷嚏、胃肠道刺激、排尿、运动后、餐后等引起；③颈动脉窦性晕厥；④不典型晕厥，无明显诱发因素和 / 或表现不典型。

直立性低血压性晕厥：①原发性自主神经功能衰竭，如单纯自主神经功能衰竭、多系统萎缩、无自主神经异常的帕金森病等；②继发性自主神经功能衰竭，如糖尿病、淀粉样变性、尿毒症等；③药物引起直立性低血压，如血管扩张剂、利尿剂、吩噻嗪类药物、抗抑郁药等；④血容量不足，如出血、腹泻等。

心源性晕厥：①心律失常性晕厥，可以是心动过缓，如窦房结功能异常、房室交界区功能异常等，可以是心动过速，如室上性、室性等，亦可以是药物引起的心动过缓和心动过速，或遗传性心律失常综合征，如长 QT 间期综合征、Brugada 综合征、短 QT 间期综合征、儿茶酚胺敏感性室性心动过速等；②器质性心血管疾病性晕厥，如心脏瓣膜病、急性心肌梗死或缺血、梗阻性心肌病、心脏肿物、心包疾病或心脏压塞、先天性冠状动脉异常、人工瓣膜异常、肺栓塞、急性主动脉夹层、肺动脉高压、发绀性先天性心脏病等。

4. 初步评估 经过初步评估，23%~50% 的晕厥患者的病因可明确（表 14-1-13）。

当初步评估后尚无法明确晕厥原因时，需立即进行主要心血管事件及心脏性猝死风险的评估，具体流程如图 14-1-2 所示。

表 14-1-13 初步评估时对诊断有意义的临床特征

晕厥类型	临床特征
神经介导性晕厥	无心脏病史；长期反复晕厥史；突发性、猝不及防的不愉快的视物、声音、气味或疼痛之后发生；长时间站立或处于拥挤、闷热的环境；晕厥相关的恶心，呕吐；进餐时或餐后；伴随转头或颈动脉窦受压（如局部肿瘤、剃须、衣领过紧）；用力时出现
直立性低血压性晕厥	发生在直立动作后；应用或改变升压药致低血压而产生的暂时性晕厥；长时间处于拥挤、闷热的环境；自主神经疾病或帕金森病；用力后直立时发生
心源性晕厥	明确的器质性心脏病史；家族性猝死或离子通道病史；劳力或运动试验时发生；心电图异常；突发心悸后发生晕厥；心电图检查提示心律失常性晕厥；双束支阻滞（定义：LBBB 或 RBBB 合并左前分支或左后分支传导阻滞）；室内传导异常（QRS 间期≥0.12 秒）；莫氏Ⅰ型二度房室传导阻滞；无症状性窦性心动过缓（心率 <50 次 /min），在排除药物影响下的窦房阻滞或窦性停搏≥3 秒非持续性室性心动过速；预激综合征；长 QT 或短 QT 综合征；早期复极综合征；右胸导联 ST 段穹窿样抬高（Brugada 综合征）；右胸导联 T 波倒置、epsilon 波和心室晚电位提示 ARVC；Q 波提示心肌梗死

注：LBBB：左束支传导阻滞；RBBB：右束支传导阻滞；ARVC：致心律失常性右室心肌病

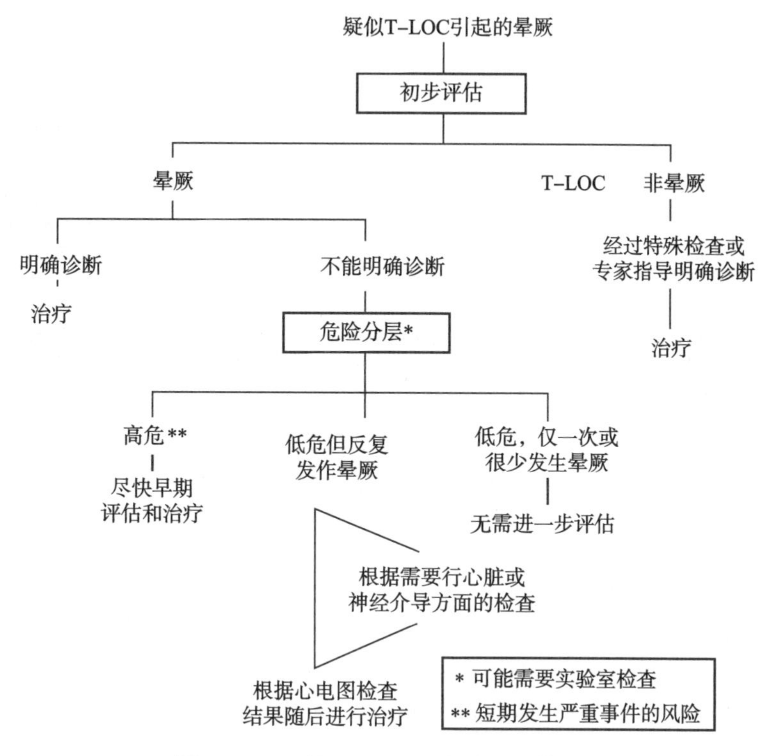

图 14-1-2　疑似 T-LOC 的诊断评估流程

5. 晕厥危险分层　4个因素可用于危险分层：①年龄 >45 岁；②心力衰竭病史；③室性心律失常史；④心电图异常。有研究表明，无危险因素者病死率为 4%~7%，而有 3~4 个危险因素者达 58%~80%。有基础心脏病伴晕厥预后不良。

6. 晕厥的治疗　晕厥总的治疗原则是延长患者生命，防止躯体损伤，预防复发。

对因治疗是防治晕厥的关键。但当病因不明确或目前治疗无效时，则应根据危险分层，选择教育、预防复发或干预防治心源性猝死。短期内有高度风险需立即住院和详细评估的指标有：①严重的结构性心脏病或冠状动脉粥样硬化性心脏病（心力衰竭、LVEF 降低或陈旧性心肌梗死）；②提示心律失常性晕厥的临床和心电图表现；③劳力或卧位时发生晕厥；④晕厥之前感觉心悸；⑤有家族性心脏性猝死家族史；⑥非持续性室性心动过速；⑦双束支阻滞（LBBB 或 RBBB 合并左前分支或左后分支阻滞）或其他室内传导阻滞 QRS 时限≥120ms；⑧在没有应用负性变时性药物和体育训练的情况下，严重窦性心动过缓（<50 次 /min）或窦房阻滞；⑨预激综合征；⑩QT 间期延长或缩短；⑪伴 V_1~V_3 导联 ST 段穹窿样抬高（Brugada 综合征）；⑫右胸导联 T 波倒置，epsilon 波和心室晚电位提示 ARVC；⑬严重并发症；⑭严重贫血；⑮电解质紊乱。

治疗原则：①神经介导反射性晕厥，以非药物治疗为主，避免诱因，早期识别前驱症状，采取措施终止发作。但对不可预测、频繁发作的晕厥需予其他治疗。②直立性低血压性晕厥，非药物治疗如健康教育和生活方式的改变可显著改善症状，药物以 α 肾上腺素受体激动剂米多君作为一线治疗，但不能治愈，疗效也有差异。③心源性晕厥，主要为治疗基础疾病，针对不同的病因可行射频消融、起搏器植入、外科手术等。对于心源性猝死高危患者应针对疾病进行特异性治疗，如植入心脏复律除颤器等，以减少威胁患者生命的不良事件发生（图 14-1-3）。

三、老年综合评估

老年患者一种疾病可能会有几种老年综合征表现，而不同的疾病也会有同一种老年综合征的表现，这些特点给诊断带来困难，甚至误诊，从而导致治疗难度的加大，老年综合评估（comprehensive geriatric assessment，CGA）与老年综合征关系紧密，CGA 的内容常常围绕老年综合征展开，如 MMSE 可用于评估有无痴呆，Mini-Cog 可用于评估有无认知功能障碍，ADL 量表可用于评估有无大小便失禁及跌倒的可能等，有助于全面了解老年人群的健康状况，有利于老年综合征的诊治。

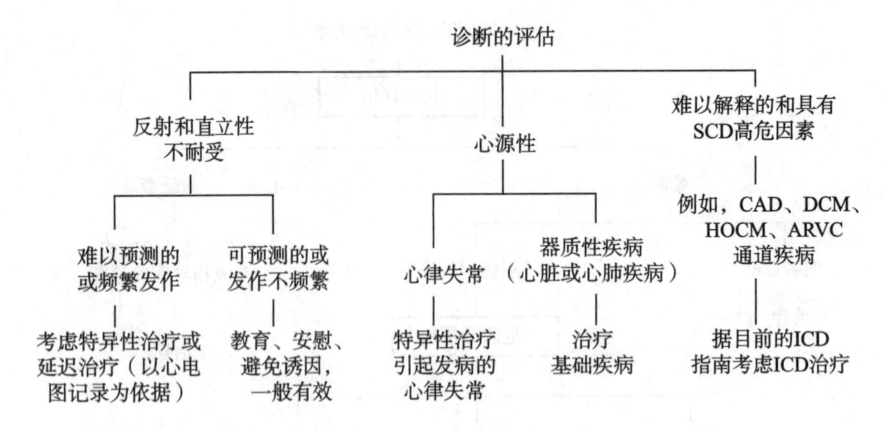

图 14-1-3 晕厥治疗流程

SCD：心脏性猝死；CAD：冠状动脉疾病；DCM：扩张型心肌病；HOCM：梗阻性肥厚型心肌病；
ARVC：致心律失常性右室心肌病；ICD：植入型心脏转复除颤器

CGA是在20世纪40年代由英国米德尔塞克斯医院的Marjory首次提出的。当时是为了给临床没有治疗希望的脆弱老年人做详细评估及适当地给予全面照护，从而使其恢复活动功能并重返家庭。此后，CGA的概念逐步被临床所接受并应用开来。CGA是将患者作为社会中的一员，全面关注与老年人健康和功能状态相关的所有问题，对老年患者的疾病、体能、认知、心理、社会和经济等多层面进行全面综合评估。CGA不同于传统的医学评估，首先体现在"综合"二字上，除了评估老人最主要的疾病，还包括评估老年人群的功能状态、医学心理学、社会学、生存环境与生活质量等方面所具有的能力和存在的问题；其次，CGA需要多临床学科参与，以一种以"人"为中心的多纬度、跨学科的诊断过程，依生物－心理－社会－环境的模式为依据，为制订全面的、有针对性的预防、保健、治疗、康复和护理计划提供依据和指导。

1. CGA评估的内容 主要包括筛查引起老年疾病和增加死亡风险的因素，通过应用CGA可早期发现老年人潜在的多种临床问题，是老年卫生事业发展不可少的工具。

2. CGA评估的目的 及早发现患者潜在的功能缺陷；明确患者的医疗和护理需求；制订可行的治疗干预策略；进行随访，评估干预效果和调整治疗计划和策略；安排患者合理使用长期的医疗和护理服务，合理使用并选择老年综合评估工具。

3. CGA评估工具 国外已经制订多种老年评估量表，是目前老年特异性自我健康评估且评估证据最多的评估工具。

（1）美国老年人资源和服务操作功能评估（older American resources and services，OARS）问卷，常用的有ADL量表、MMSE评估、全面衰退量表（global deterioration scale，GDS）、简易营养评估量表（mini-nutritional assessment，MNA）等。

（2）综合评估量表（comprehensive assessment and referral evaluation，CARE）含4个核心方面1500个项目，覆盖了老年人心理、生理、营养、社会、经济等问题。

（3）LEIPAD量表：据现实的环境特点和老化过程中生物社会因素的变化来制订。通过对老年人身体、社会、认知功能、经济状况、环境、性功能来衡量。

（4）老年版生活质量量表：分完整版、缩略版和简洁版，各包括111个、54个、24个项目，涵盖个人生理、心理、精神，对社区生活、社会的归属性，老化、休闲实践的演变过程。

目前尚没有全球标准化CGA的相关共识或指南，国内老年综合评估报道较少，主要集中在社区老年人健康问题及其危险因素分析，以医院为基础的老年综合评估还属空白，也没有针对我国老年人特点的普适性的CGA评估量表。除量表外，也常用到一些简单的测试方法，如TUG试验（time up to go test）、简易体能状况（short physical performance battery，SPPB）、画钟试验（clock drawing test，CDT），反复唾液吞咽测试（repetitive saliva swallowing test，RSST）等。

（刘敏燕）

参考文献

1. Hou JK, Abudayyeh S, Shaib Y.Treatment of chronic radiation proctitis with cryoablation.Gastrointest Endosc, 2011, 73(2): 383–389.

2. Gianni W, Ceci M, Bustacchini S, et al. Opioids for the treatment of chronic non-cancer pain in older people. Drugs Aging, 2009, 26(Suppl 1): 63–73.

3. AGS panel on Persistent Pain in Older Persons. Clinical the guidelines: The management of persistent pain in older persons. J Am Feriate Soc, 2002, 50(suppl 6): S205–S224.

4. Noguchi N, Blyth FM, Waite LM, et al. Prevalence of the geriatric syndromes and frailty in older men living in the community: The Concord Health and Ageing in Men Project. Australas J Ageing, 2016, 35(4): 255–261.

5. Sánchez E, Vid á n MT, Serra JA, et al. Prevalence of geriatric syndromes and impact on clinical and functional outcomes in older patients with acute cardiac diseases. Heart, 2011, 97(19): 1602–1606.

6. Gormley EA, Lightner DJ, Faraday M, et al. Diagnosis and treatment of overactive bladder (non-neurogenic) in adults: AUA/SUFU guideline amendment. J Urol, 2015, 193(5): 1572–1580.

7. 中国心律学会,中国老年学学会心脑血管病专业委员会.晕厥诊断与治疗中国专家共识(2014年更新版).中华内科杂志,2014,53(11):916–925.

8. Grubb BP, Karabin B. Syncope: evaluation and management in the geriatric patient. Geriatr Med, 2012, 28(4): 717–728.

9. 刘跃华,何桂香,李艳群,等.老年尿失禁流行病学研究进展.中国老年学杂志,2015,35(23):6935–6937.

10. Song YF, Zhang WJ, Song J, et al. Prevalence and risk factors of urinary incontinence in Fuzhou Chinese women. Chin Med J(Engl), 2005, 118(11): 887–892.

11. 孙万卉,李爱阳.密云农村地区老年女性压力性尿失禁发病情况调查.国际妇产科学杂志,2012,39(1):924.

12. 张玲华,王君俏,白姣姣,等.上海市3个社区的中老年女性压力性尿失禁患病现状及生活质量分析.中华护理杂志,2010,45(11):1009–1011.

13. Bauer R. Urinary incontinence–conventional and surgical therapy: new EAU guidelines. Aktuelle Urol, 2013, 44(3): 167–170.

14. European Association of Urology. EAU guidelines on assessment and nonsurgical management of urinary incontinence. Eur Urol, 2012, 62(6): 1130–1142.

15. Fialovd D, Topinkova E, Gambassi G, et al.Potentially inappropriate medication use among elderly home care patients in Europe.JAMA, 2005, 293(11): 1348–1358.

16. 张波,闫雪莲,王秋梅,等.重视老年人多重用药问题.中华老年医学杂志,2012,31(2):171–174.

17. Kaufman DW, Kelly JP, Rosenberg L, et al.Recent patterns of medication use in the ambulatory adult population of the United States: the Slone survey.JAMA, 2002, 287(3): 337–344.

18. 刘文玲,胡大一,郭继鸿,等.晕厥诊断与治疗中国专家共识(2014年更新版).中华内科杂志,2014,53(11):916–925.

第二节 肌 少 症

一、定义

肌少症最早是Rosenberg于1989年提出的,是指随年龄的增长,骨骼肌的肌肉质量和肌力(或伴有功能)同时下降,如图14–2–1。它表现为增龄性的全身肌肉质量下降,脂肪组织增加,肌肉的爆发力、耐力及机体功能不同程度地下降,引起跌倒、残疾等不良事件的"老年综合征"。肌少症使老年人的活动能力降低,行走、坐起、登梯、提重物等日常活动受限,是导致老年人生理残疾、生活不能自理、骨质疏松、虚弱、慢性疾病的直接原因,甚至影响老年人的认知功能。有研究表明肌力下降是死亡的独立预测因子。老年人肌少症已成为严重影响老年人生存质量和寿命的一个突出问题。

二、发病率

我国人口老龄化形势严峻,而肌少症随年龄增加发病率升高,如图14–2–2。根据日本、韩国、中国香港和台湾等国家和地区研究报道,60~70岁肌少症的发生率为5%~13%,70~80岁发病率为6.7%~18.6%,80岁以上可高达50%以上。另有研究显示,我国70~80岁肌少症的发病率男性为12.3%,女性为7.6%,80岁以上也超过50%。由此可见不同年龄、不同性别的人群肌少症的发病率不同。除此之外,根据不同的诊断标准得出的肌少症的患病率也不同。按EWGSOP诊断标准,

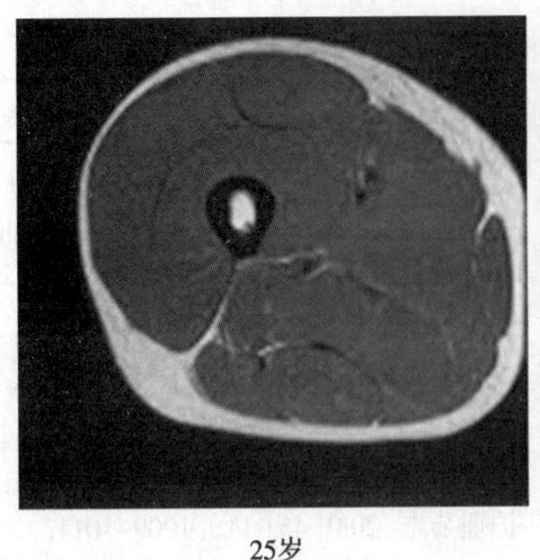

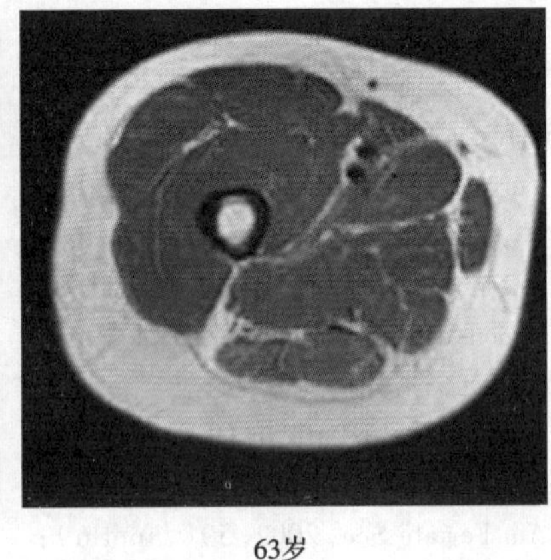

图 14-2-1 不同年龄股四头肌横断面比较

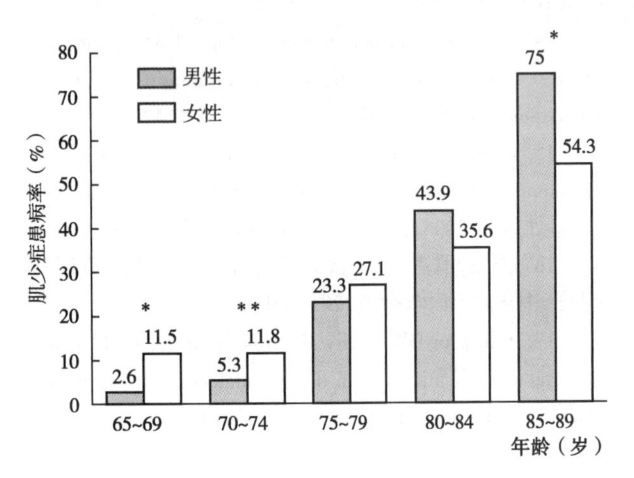

图 14-2-2 不同年龄不同性别肌少症患病率

*: $P<0.05$, **: $P<0.01$

比利时肌少症的发病率12.5%，意大利（InCHIANTI研究）为7.5%，按AWGSOP诊断标准，生物电阻抗（BIA）方法测量肌量，泰国男性和女性肌少症患病率分别为35.3%、34.7%。一项基于中东地区伊朗的研究发现，参照EWGSOP和AWGSOP的诊断标准，肌少症的患病率分别为32.5%和16.5%，较美国（26.8%）、中国台湾（23.6%）和香港（12.3%）等国家和地区的患病率高。另外，国外研究首次揭示了肌少症与老年人收入水平的关系，表明肌少症好发于低收入水平的老年人群中，而拥有中等收入及较高收入的老年人，肌少症的患病率明显减低；与高收入老年人比较，低收入者患肌少症的OR值为0.97。

三、危害

肌少症危害较大，与各种慢性病、骨质疏松、跌倒、残疾密切相关，甚至增加了死亡的风险。Jenny等对4000名中国社区老年人进行筛查，发现慢性肺疾病、动脉硬化等疾病与肌少症相关性高。Volpato等发现肌少症增加罹患高血压、糖尿病、心脏疾病、骨关节疾病的风险。研究发现，骨量的丢失及骨质疏松症的发生与Ⅱ型肌纤维萎缩有关，年龄超过80岁时，骨质疏松症和肌少症平行进展。Sjöblom等对590名绝经女性（65~72岁）研究发现，肌少症女性患骨质疏松症的OR值是12.9。与非肌少症人群相比，肌少症女性骨折的OR值是2.7，在随后的12个月发生跌倒的OR值是2.1。另有研究表明，肌少症患者跌倒的发生率是非肌少症患者的1~5倍。有研究对364名80~85岁的老年人进行7年的持续观察，发现患有肌少症的老年人的死亡率为67.4%，高于非肌少症患者（41.2%）。另有研究通过观察2982名（男性1366人，女性1616人）65岁以上老年人的各项指标发现，握力与心血管疾病患病率、死亡率及患者的衰弱程度和住院时间呈明显的负相关。除上述不利影响之外，肌少症还加重社会的医疗负担，据报道，早在2000年，美国与肌少症相关的医疗费用超过185亿美元。肌少症被认为是机体衰弱的潜在因素，更为严重的是，肌少症是导致老年人死亡的第六大“杀手”。因此，老年人要想健康地衰老，肌少症的早期预防对独立生活和生活质量具有重要意义。

四、发病机制

目前肌少症的发病机制尚未明确，但研究发现与年龄、激素水平、神经退行性改变、炎症反应、营养、运动、遗传等有关，如图14-2-3所示。

1. 运动量下降与活性氧水平增高 老年人运动量下降，自噬活性过度升高可能是骨骼肌发生肌少症的机制之一。运动使机体自噬维持在平衡状态，运动量下降可改变机体的自体吞噬功能

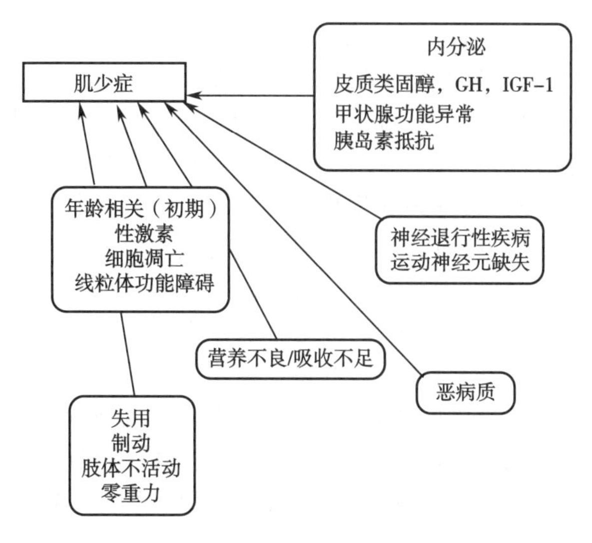

图 14-2-3　肌少症发病机制

（失活或者过度激活），引起蛋白质含量的变化，减弱细胞修复能力。Fulle 等研究认为，在骨骼肌衰老的进程中会不断产生大量的活性氧，损伤骨骼肌细胞的结构与功能，进一步影响 Ca^{2+} 的转运，加速骨骼肌衰弱。同时，随着年龄的增长，骨骼肌线粒体内蓄积大量具有氧化性的有害物质，由此造成肌肉组织的损害。近年发现，骨骼肌还具有强大的内分泌功能。运动下降或肌肉失用可引起骨骼肌内分泌紊乱，引起慢性炎症的发生、胰岛素耐受性增强等改变，最后导致肌肉质量丢失及骨骼肌脂肪含量增多。

运动使活性氧（reactive oxygen species，ROS）含量适当增加，可激活丝裂原活化蛋白激酶（mitogen-activated protein kinase，MAPK）通路和核因子 κB（nuclear factor κB，NFκB）通路等多条信号传导通路，使体内抗氧化酶水平升高、活性增强，从而抵抗 ROS 的过度增加，因此，规律且恰当的运动有助于防治肌少症。

2. 神经－肌肉功能衰退　Hanzlikova 等学者认为骨骼肌质量下降是失用和功能性失神经所致肌纤维代谢改变和运动神经元营养缺失引起的去神经样改变。在骨骼肌组织中，神经纤维的去神经支配，包括中枢神经系统中运动神经元的缺失和功能损伤、已保留神经元的功能失调和神经肌肉接头处轴突脱髓鞘等。

在电生理技术与运动单元数量测量技术的使用过程中发现，年龄相关的肌肉质量减少其主要原因可能是 α 运动神经元的缺失。人体衰老时，支配Ⅱ型肌纤维的运动神经元首先退化或者失去活性，致使其支配的骨骼肌发生失神经性萎缩，肌量减少。多数情况下失去神经元支配的快肌纤维被相邻支配慢肌纤维的运动神经元接管，从而产生运动单位重组。运动单位循环往复地发生去神经支配－轴索生长－神经支配恢复，而在这个循环过程中，某些失去神经元支配的肌纤维在没有重新获得运动神经元支配时，便发生去神经支配性萎缩。因此，衰老的过程也是一个运动单位重组的过程。

3. 蛋白质摄入与合成减少　国际推荐蛋白质每日摄入量为 0.8g/kg，国外调查显示，大约有三分之一 60 岁以上老年人摄入量达不到推荐标准，甚至有 15% 的老年人摄入量还不到推荐量的 75%。随着年龄的增长，机体进行性的衰老，蛋白质分解能力相对加速而合成能力降低，造成体内蛋白质合成减少，从而诱发肌少症。对骨骼肌中营养物质传感分子（mammalian target of rapamycin，mTOR）的测定发现，mTOR 可促进 mRNA 的翻译过程，但老年人 mTOR 的浓度、激活状态较低，合成蛋白质能力则降低。最近，对于大鼠的研究发现，在衰老进程中蛋白质的合成水平并不完全降低而是有所升高，但这种升高并不能阻止骨骼肌质量的下降。因此，对于不同的结论还需进一步深入研究。

4. 激素水平变化　女性肌肉质量与雌激素水平有密切联系。雌激素浓度的下降可能与促炎性细胞因子的升高有关，如肿瘤坏死因子、白细胞介素 -6 等，它们都是导致肌少症的复杂因素之一。此外，骨骼肌细胞膜、细胞质及核膜上含有雌激素 -β 受体，则说明雌激素对肌肉质量减少可能发挥直接效应。

随着机体的衰老，男性体内的睾酮水平各不相同，有些研究结果显示睾酮升高，肌肉质量相应升高；但另有研究并无此结论。因此，睾酮水平究竟是否是肌肉质量减少的因素，这需要进一步地研究女性中睾酮和肌肉质量的关系及睾酮在患有骨骼肌减少症女性中的含量。

胰岛素可刺激细胞内钙的摄取，因此胰岛素抵抗将不利于肌肉的收缩。文献报道胰岛素主要促进Ⅱ型肌纤维而不是Ⅰ型肌纤维蛋白质合成，其机制主要是加速蛋白质合成的翻译过程。

维生素 D 可能影响肌肉质量、功能。调查发现，25（OH）D 水平与男性少肌性肥胖患病率呈负相关。

促肾上腺皮质激素被证明具有运动神经营养作用，防止神经肌肉功能衰退。

5. 脂肪增加与慢性炎症反应　近年来发现随着年龄增长，在骨骼肌肌量和力量下降的同时，体脂肪和内脏脂肪随之增加，而其他部位的皮下脂肪含量下降，称为少肌性肥胖。脂肪组织中，脂肪细胞和浸润的巨噬细胞可产生白细胞介素 -6、白细胞介素 -1、肿瘤坏死因子 -α 等炎症细胞因子，以及瘦素、脂联素、抵抗素等脂肪细胞因子，加剧炎症反应，导致肌肉质量和肌肉力量的下降。

6. 细胞凋亡与微环境改变 机体在衰老的同时伴有骨骼肌卫星细胞的减少及功能的降低，使得骨骼肌细胞再生和修复能力降低，从而导致肌肉萎缩。细胞凋亡诱导因子位于线粒体间膜的空间内，最近发现只要这些因子不被释放到细胞质中，它们就可以保护骨骼肌卫星细胞幸免于凋亡。Notch 是调节卫星细胞增殖和自我更新的主要信号通路。随着年龄的增长，Notch 信号作用衰退，则卫星细胞功能下降。此外，转化生长因子 β 可抑制卫星细胞的分化。

现已发现许多体液因子对肌肉有营养作用，如胰岛素样生长因子通过促进卫星细胞的增殖、分化及增加蛋白质的合成，对抗骨骼肌的衰减，该生长因子还能促进卫星细胞分化为肌纤维。成纤维细胞生长因子、表皮生长因子、睫状神经营养因子、血小板源性生长因子等也可营养肌肉，促进肌蛋白的合成。随着年龄的增长，上述因子在体内表达水平下降，这可能是导致骨骼肌萎缩并出现肌少症的原因之一。

7. 骨骼肌自噬性程序性细胞死亡 骨骼肌自体吞噬与肌少症的关系主要体现在以下三个方面。

自噬（autophagy）与骨骼肌纤维流失：在骨骼肌萎缩的过程中，某些亚基因被认为是调节骨骼肌成分的重要参与者。其中 LC3 和 Gabarap 是重要的自体吞噬基因，当溶酶体和自噬体融合时，有助于其编码的蛋白质降解。在激活自噬的途径中包含 FOXO3 转录因子和 NF-κB 核转录因子。在缺乏蛋白质合成刺激的情况下，FOXO3 被转移到细胞核，同时 NK-κB 转移到炎症表面。FOXO3 已被证明是控制肌肉自噬的关键因子，并且许多自噬基因受其调控。在衰老的骨骼肌细胞中 FOXO3 介导的萎缩相关泛素连接酶 atrogin1 和 MuRF1 表达增加，且肌细胞降解增强，造成骨骼肌纤维的流失。

自噬与骨骼肌质量维持：几乎所有关于肌病和营养障碍的研究都能发现自噬体，并且自噬体被认为是骨骼肌系统肌病的一般存在特征。研究显示，当自噬通量下降时，反而会对机体产生一定的损害作用，如线粒体功能异常、内质网肿胀及蛋白质聚集、凝固等。原本期待阻断自体吞噬作用可以维持肌肉质量，防止肌肉流失，但结果却出人意料，发现肌肉萎缩、无力的现象。

自噬介导的程序性细胞死亡：自噬性程序性细胞死亡是近年来发现的一种新的程序性细胞死亡方式，又称为Ⅱ型程序性细胞死亡。在肌少症的发生发展过程中，自体吞噬可能会启动其凋亡程序，介导细胞死亡，从而造成骨骼肌纤维流失。相关研究发现肿瘤坏死因子 α 诱导的凋亡过程中，早期的自体吞噬并不一定引起凋亡事件。但在神经细胞的凋亡过程中，自噬体出现在凋亡小体之前，因而自体吞噬可能介导激活细胞凋亡。因此，有学者推测自体吞噬可能也介导了骨骼肌的细胞凋亡通路，但这一过程还需进一步研究。

8. 骨骼肌线粒体功能紊乱 线粒体功能紊乱是驱使机体衰老的中心机制。mtDNA 与核 DNA 相比，自身修复效率低，并缺乏保护性组织蛋白，因此非常容易被氧化损伤。除此之外，线粒体基因组缺乏内含子，这使得每一种突变都会影响到基因的完整性和蛋白质的功能。mtDNA 突变导致电子传递链成分合成不完全，降低氧化磷酸化，ATP 生成减少，同时产生大量活性氧（ROS），从而对骨骼肌产生影响。

在机体正常衰老的过程中，只有 mtDNA 的损伤达到十分严重的程度，才可能对骨骼肌线粒体产生负面作用，但其与电子传递链中氧化修饰蛋白的改变相比，后者可能会在短时间内造成更大的毒性反应（如：降低氧化磷酸化，增加解偶联）。

9. 基因与种族 基因和种族是重要的影响因子，也是我们的今后寻求的研究方向。中国人肌少症发病率男性为 12.3%，女性为 7.6%。日本老年男性骨骼肌质量下降较快而女性骨骼肌质量下降较慢。肌力的遗传率为 29%~85%，随性别、年龄、身体状况、力量评估方法及数据的不同而变化。对双胞胎的研究发现，静力性收缩的遗传概率从青春期（0.52~0.82）到成年早期（0.50~0.70）再到老年期（0.49）只有轻微的下降。大量研究显示，性别是肌力遗传的主要影响因素，女性肌力的遗传率较男性低。

基因 MSTN2739 A>G 和基因 FST-5003 SNPs 与美国黑种人的肌力相关，但与高加索人（白种人）无关；IL-15+7336 C>T 和基因 ATCN R577X 与女性肌力相关，但与男性肌力不相关；基因 CNTFR SNP 只与某个特定年龄人群的肌力相关，但与大样本中混合年龄组成（20~90 岁）人群不相关。美国黑种人的膝伸肌肌力每年下降速率远远快于美国白种人；并发现美国黑种人除了臀外旋肌肌力高于美国白种人以外，上肢握力、下肢臀外展肌肌力、膝屈、伸肌肌力均低于美国白种人。

肌力具有高遗传性，但机制极其复杂。单个基因对肌力的作用非常小，并且受多种因素的影响。现今的发现还不能充分地证明骨骼肌减少症是以遗传为基础，需要进一步探索。

五、疾病分类

根据欧洲老年肌少症工作组意见，肌少症可能分为三期（表 14-2-1）：肌少症前期（presarcopenia），即仅有骨骼肌肌量减少；肌少症期（sarcopenia），即骨骼肌肌量、肌力或功能的下降；重度肌少症期（severe sarcopenia），即骨骼肌肌量减少、肌力和功能均下降。

根据发病因素将肌少症主要分为四类（表 14-2-2），分别为与增龄、运动量下降、各类疾病及与营养水平低下相关的肌少症。

1. 增龄 老年人肌少症的发生仅与年龄的增加有关，除外其他相关因素，如疾病、运动量不足及营养摄入与吸收能力的下降等。

2. 运动量下降 老年人因体力下降而无法进行正常的运动锻炼，长期静坐、卧床导致身体各部位肌群骨骼肌肌量及肌力明显下降。

3. 各类疾病相关 老年人身体各个器官如心脏、肺、肝、肾、脑等的慢性疾病，炎性疾病及肿瘤相关的疾病，均可能造成肌少症的发生。

4. 营养水平低下 老年人体内营养水平的低下与营养素的摄入能力或蛋白质摄入不足有关，同时还与食物的吸收障碍、胃肠道疾病及药物造成的厌食症有关。

六、诊断标准

国内外学者对肌少症的诊断进行了研究，目前尚无统一的诊断标准。最初学者是以肌量下降作为肌少症的诊断标准。2010 年欧洲老年人肌少症工作组（European Working Group on Sarcopenia in Older People，EWGSOP）推荐肌少症诊断标准和流程（图 14-2-4）。用步速（<0.8m/s）进行筛查，低于此步速再进行肌肉质量和肌力（力量或功能）测定，均下降即可诊断。但肌少症的诊断标准还存在质疑，还有待完善。如诊断值是以年轻人的均数 -2SD；肌力主要测试手的握力，或以等速测试伸膝力，而研究表明下肢骨骼肌的衰退早于上肢，只有在下肢无力时通过上肢代偿。

目前肌少症诊断标准有 3 个。国际和欧洲的肌少症诊断标准分别在 2009 年（IGSOP）和 2010 年（EWGSOP）先后提出。但由于人种的差异，2014 年亚洲肌少症工作组（AWGS）根据亚洲国家和地区（如日本、韩国、中国香港及台湾与上海等地）的研究结果及专家讨论意见，提出了第一个亚洲人群的肌少症诊断标准共识：要求年龄≥ 60 岁，采用双能 X 线吸收法（dual X-ray absorptiometry，DXA）测试，骨骼肌相对质量指数男性 $<7.0kg/m^2$，

表 14-2-1 EWGSOP 肌少症分期

分期	肌肉质量	肌肉力量	身体功能
肌少症前期	↓		
肌少症期	↓	↓	（或）↓
重度肌少症期	↓	↓	↓

表 14-2-2 肌少症病因分类

分类	病因
与增龄相关的肌少症	除年龄之外无其他明显病因
与运动、疾病相关的肌少症	由卧床、久坐的生活方式，失重等情况引起；（心、肺、肝、肾、脑）器官衰竭、炎性疾病、恶性肿瘤或内分泌疾病等病因引起
与营养相关的肌少症	由于能量或蛋白质摄入不足，同时伴有吸收障碍、胃肠疾病或服用药物等病因引起

女性 <5.4kg/m^2，或采用生物电阻抗法（bioelectric impedance analysis，BIA）测试，骨骼肌相对质量指数男性 <7.0kg/m^2，女性 <5.7kg/m^2；握力测试，男性 <26kg，女性 <18kg；6m 步行速度 <0.8m/s 作为肌少症诊断的截断值，并推荐握力或步速作为诊断的第一步。

测量骨骼肌的质量和肌肉的力量有多种方法，根据临床上和科研中的不同要求来选择使用。在临床上或人群疾病筛查时，常使用 DXSA 或 BIA 测定骨骼肌质量，简便、快捷，科研时可使用 MRI 或 CT 测定骨骼肌质量。由于等速肌力测试准确，但仪器昂贵、沉重，多用于科研，通常使用握力或手持式测力计，测量等长肌力即可（表 14-2-3）。

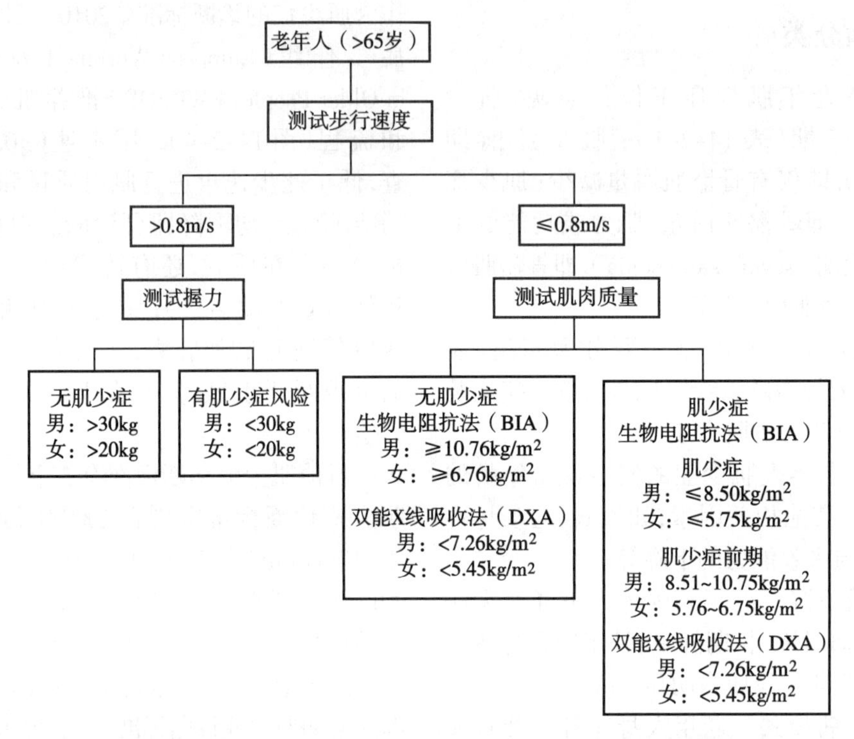

图 14-2-4　EWGSOP 提出的老年人肌少症诊断流程

表 14-2-3　研究和临床实践中肌量、肌力及身体功能检测方法

变量	研究	临床实践
肌肉质量	计算机断层扫描（CT） 磁共振（MRI） 双能 X 线（DXA） 生物电阻抗（BIA） 全部或部分身体 每千克去脂体重钾含量	生物电阻抗（BIA） 双能 X 线（DXA） 人体测量学
肌肉力量	握力（等长测试） 膝关节屈曲 / 伸展（等速测试） 呼气量峰值	握力（等长测试）
身体功能	简易躯体功能测试（SPPB） 正常步行速度 起立 - 计时 - 行走测试 爬楼梯力量测试	SPPB 正常步行速度 起立 - 计时 - 行走测试

七、干预措施

目前还没有出台一致的干预指南。肌少症的干预方式主要是运动、营养和药物。药物主要是激素治疗，副作用多，老年人不易接受。已有文献证实睾酮可提高骨骼肌质量和肌肉功能，但会引起体液潴留、前列腺体积增大、红细胞增多等不良反应，老年人不易接受。最近《美国医学会杂志》的一项回顾性队列研究结果显示，睾酮的补充可能明显增加心血管疾病的患病风险。

尽管老年人对饮食蛋白的合成代谢出现抵抗，当前的研究表明优质蛋白质（乳清蛋白等）的补充可能解决这些问题。国际推荐老年人优质蛋白的摄入量为 1.0~1.5g/（kg·d），而乳清蛋白是高质量的蛋白，其氨基酸包含了必需氨基酸、支链氨基酸、亮氨酸等。文献显示亮氨酸易被吸收，乳清蛋白刺激蛋白质合成的能力远远超过酪蛋白和大豆蛋白，对肌少症患者的体重、BMI 及瘦体重增加显著，可明显改善或维持老年人的骨骼肌含量，但可能不增加肌力。

有研究认为抗阻运动远优于营养和药物所获得的疗效，并且费用低廉，副作用较少。147 篇文献报道：渐进抗阻运动运动量为 45~60min/ 次，2~3 次 / 周，3~4 组 / 次，8 个 / 组，可增加肌肉蛋白合成，增加肌纤维横断面积，并提高肌量和肌力。Mellow 用基因表达作为评价标准进行肌力测试试验，发现老年人肌无力和线粒体功能减退有关，经过 6 个月抗阻训练后，上述表达水平可被部分扭转，并且从本质上逆转转录子的水平。增龄性骨骼肌减少症的肌肉具有再生能力，超负荷训练后肌肉局部生长因子和生肌调节因子调整了修复与再生能力。Borst 对肌少症患者和年轻人分别进行抗阻训练，发现高强度抗阻训练可促进两组蛋白质的合成，增加体内肌纤维数量和肌肉力量，其中力量的增强大于肌纤维的增粗肥大；对 50~70 岁妇女进行高强度抗阻训练 1 年（80% 最大力量，2 次 / 周），可增强肌肉体积、力量、动态平衡及运动功能，还使股骨颈、腰椎骨矿密度及体内矿物成分增加，但多数训练效果是短暂的，应尽可能采取长期、高强度抗阻运动。

营养与抗阻训练结合对增加肌量和肌力更为有效。有双盲随机试验，包括服用安慰剂、渐进抗阻训练、补充蛋白质（2×15g），结果显示长期抗阻训练可明显改善虚弱老年人的肌力和身体活动能力。补充蛋白可明显增加肌量，但不增加肌力。活动受限的老年人，低阻力训练（40% 1-RM）与高阻力训练（70% 1-RM）对肌肉爆发力及机体功能的改善结果相近。这项发现对活动受限的老年人选择最佳的运动锻炼有所帮助。

长期、高强度的抗阻运动是否适合老年人？老年人能否长期坚持？故应寻求一项适合老年人的健身运动方式。太极拳传播广，受到不同年龄不同国家人群的喜爱，是一种骨骼肌在各附着关节上做大幅度缓慢而持久并同时变换张力和收缩角度的一种收缩运动。太极拳练习基本处于半屈膝状态，膝关节屈曲的程度则是提高下肢肌力的关键。有研究得出下肢关节（髋、膝关节）平均屈曲 30° ~40° 即处于功能位，可以有效地发展膝关节屈、伸膝肌群的力量和耐力。Wu 等发现，太极步态中，肌电图显示踝关节背屈、伸膝、髋外展动作相比正常步态可持续较长的时间，下肢前群（如胫前肌和股直肌）和外侧群肌肉（如腓骨长肌和阔筋膜张肌）可共同、持续性兴奋，这些肌群在预防跌倒中起到重要作用。此外，足部在太极拳运动时提供 7 种支持模式（双腿支撑、左下肢支撑、右下肢支撑、左下肢支撑同时右脚趾触地、左下肢支撑同时右脚跟触地、右下肢支撑同时左脚趾触地、右下肢支撑同时左脚趾触地）和 6 个方向的变换（前进、后退、侧方移动、身体向上或向下、转身、静止），因此，太极拳运动中独特的下肢和足部的移动模式也可能解释太极拳为什么可以有效增加肌肉力量和减少跌倒的发生。

Rutherford 认为，太极可能会使某些受体激活，同时抑制某些受体的兴奋性，在不同强度下都可使肌群协调性收缩，从而提高下肢控制能力和身体的协调能力。太极步态中足底与地面的最大接触面积为脚掌的 60%±9%，在站立早期和晚期足底中心的压力向中外侧位移，但其在单腿支撑中起到稳定的作用。对足底压力分布进行比较，显示跖骨和跗骨产生相对一致的压力，而趾骨与地面间产生更大的压力，尤其是踇趾，并且太极拳练习可提高躯体在踇趾区域的感觉输入，表明太极拳练习可更大程度地控制平衡，五趾抓地可使得身体稳如泰山。肌电图显示太极拳运动可协调上、下肢和身体两侧的运动。通过测试太极拳练习时身体两侧的三角肌、竖脊肌、股直肌和腓肠肌的表面肌电变化，显示高、低振幅交替出现的现象，高振幅伴随较高的频率，而低振幅伴随着较低的频率，如“掩手肱捶”，左上肢的肌群首先被激活，紧接着是左下肢肌群，然后分别是右上肢、右下肢肌群顺序被激活。

有学者用太极拳和抗阻运动对骨质疏松患者进行干预。6周（40min/d，3次/周）后太极组骨碱性磷酸酶维持在较高水平，高于抗阻训练组。12周后，太极组血清甲状旁腺素高于抗阻训练组，并且发现太极组较抗阻训练组依从性高。太极拳练习还可降低内科疾病的发病率，如3个月的太极拳练习降低糖尿病患者空腹血糖指数，加快运动神经元的支配速度，降低神经内科疾病的患病率；15周（40~50min/d，3次/周）太极拳练习可提高机体免疫功能，CD4细胞明显增加，其中带状疱疹患者免疫力提高50%；与宣教组相比，12周（1h/d，3次/周）太极拳练习能够增加迷走神经兴奋性，降低受试者基础心率，降低心脑血管疾病的发病率。

全身振动训练（whole body vibration，WBV）是传统抗阻训练的改良方式，在临床运用中较为新颖。它集合抗阻训练与有氧运动于一体，对老年人可能是一个有效的“结合”训练方法。由于渐进抗阻训练不能增加峰值摄氧量（VO_2 peak），而有氧运动对下肢肌肉质量和肌肉力量的影响相对抗阻训练较小，且绝大多数老年人不愿意同时进行两种训练，因而组合两类训练是必要的。目前比较普遍的有两种振动平台：一种是振动台整体同时振动；另一种是以支点为中心，其左右两侧做垂直的往复振动，可增加横向加速度。试验中常选择后者，当振动板的一侧上升时另一侧则下降，可持续维持髋部的平衡。目前较为推广的WBV振动频率为15~60Hz。研究人员使用的频率通常为15~45Hz以获得振动板产生机械刺激的最大传输率。另一方面，由于振动的共振频率在5~10Hz，因而应尽量避免频率低于15Hz。然而，最近的一些研究表明，振动频率在10~15Hz，亦可用于长期虚弱的人群（如长期护理的人群、老年人，康复计划等）。研究表明，振动可激活相应肌群及其周边肌群的肌梭受体，使机体产生神经适应性反应，因此振动时长在改善肌肉性能方面（肌肉力量、肌肉质量等）发挥重要作用。随着年龄的增长，老年人下肢肌力和横向平衡能力的下降明显，全身振动对老年人肌肉力量、骨密度、平衡能力有积极影响，降低跌倒及骨折的风险。

由于肌少症与老年人的跌倒风险、活动能力及死亡率密切相关，它直接影响到老年人晚年的生活质量和幸福指数，关系到家庭、社会所承受的养老负担及医疗资源的浪费，最终还会影响到老年人的寿命。因此，肌少症的防治对于老年人的重要性不言而喻，肌少症的运动干预必然是今后研究的重要方面。

八、面临的问题

我国人口老龄化问题严重，《中国老龄事业发展报告（2013）》显示60岁以上人口达2.02亿，≥80岁高龄老年人口达2273万，并且高龄、失能的老年人比例增加。因此，做好肌少症的早期筛查、早期干预、有效预防，随着增龄老年人运动功能下降，应提高其生活自理能力，防治跌倒、骨质疏松、认知障碍等各种慢病的发生，提高保健对象的生活质量，做到健康成功地衰老。

中国台湾、香港学者研究肌少症较早，近年其他地区许多医院开展了很多研究。应用生物电阻抗（BIA）分析仪研究老年人群随年龄增加肌肉衰减变化的特点，结果显示老年人肌肉，尤其是下肢肌肉随年龄增长而衰减，脂肪组织则逐渐增加。国人的下肢肌肉力量也较欧洲标准明显低，但步速一致。虽有学者分析我国3~69岁城市居民肌量和肌力的总体水平，但是肌少症的发病率在70岁后较高，缺乏70岁以后肌量和肌力的总体水平资料。国内尚无统一的诊断标准。

九、预后

基于目前国内外研究结果，肌少症被认为是可以预防和控制的，然而，肌少症并没有在肌肉开始衰退时就被检测出来，常在已导致活动水平及功能下降时才被发现，诊断严重滞后。因此，加强医护人员对肌少症的认识，对高危人群进行肌少症的宣教，早期社区筛查和干预防治，可预防老年人肌肉功能衰退、活动能力下降，减少跌倒、骨质疏松、糖尿病等慢性疾病的发生，有效提高老年人生活质量，做到无病、健康地衰老。

（彭 楠）

参考文献

1. Kim YH, Kim KI, Paik NJ, et al. Muscle strength: A better index of low physical performance than muscle mass in older adults. Geriatr Gerontol Int, 2016, 16(5): 577-585.

2. Landi F, Cruz-Jentoft AJ, Liperoti R, et al. Sarcopenia

and mortality risk in frail older persons aged 80 years and older: results from ilSIRENTE study. Age Ageing, 2013, 42(2): 203-209.

3. Guadalupe-Grau A, Carnicero JA, Gómez-Cabello A, et al. Association of regional muscle strength with mortality and hospitalisation in older people. Age Ageing, 2015, 44(5): 790-795.

4. Kamiya K, Masuda T, Tanaka S, et al. Quadriceps strength as a predictor of mortality in coronary artery disease. Am J Med, 2015, 128(11): 1212-1219.

5. Sternäng O, Reynolds CA, Finkel D, et al. Grip strength and cognitive abilities: associations in old age. J Gerontol B Psychol Sci Soc Sci, 2016, 71(5): 841-848.

6. Deschenes MR, Sherman EG, Roby MA, et al. Effect of resistance training on neuromuscular junctions of young and aged muscles featuring different recruitment patterns. J Neurosci Res. 2015, 93(3): 504-513.

7. Li JX, Xu DQ, Hong Y.Changes in muscle strength, endurance, and reaction of the lower extremities with Tai Chi intervention. J Biomech, 2009, 42(8): 967-971.

8. Zhou M, Peng N. The effect of Tai Chi on muscle strength of the lower extremities in older adults. Chin J Integr Med, 2016, 22(11): 861-866.

9. Gao Q, Leung A, Yang Y, et al. Effects of Tai Chi on balance and fall prevention in Parkinson's disease: a randomized controlled trial. Clin Rehabil, 2014, 28(8): 748-753.

10. Chen LK, Liu LK, Woo J. Sarcopenia in Asia: Consensus Report of the Asian Working Group for Sarcopenia. J Am Med Dir Assoc, 2014, 15(2): 95-101.

11. Li F. The effects of Tai Ji Quan training on limits of stability in older adults. Clin Interv Aging, 2014, 4(9): 1261-1268.

12. Yang F, King GA, Dillon L, et al. Controlled whole-body vibration training reduces risk of falls among community-dwelling older adults. J Biomech, 2015, 48(12): 3206-3212.

13. Singh DK, Pillai SG, Tan ST, et al. Association between physiological falls risk and physical performance tests among community-dwelling older adults. Clin Interv Aging, 2015, 13(10): 1319-1326.

14. Manor B, Lough M, Gagnon MM, et al. Functional benefits of Tai Chi training within senior housing Facilities. J Am Geriatr Soc, 2014, 62(8): 1484-1489.

15. Chen LK, Liu LK, Woo J. Sarcopenia in Asia: Consensus Report of the Asian Working Group for Sarcopenia. J Am Med Dir Assoc, 2014, 15(2): 95-101.

16. Abe T, Thiebaud RS, Loenneke JP.Age-related change in handgrip strength in men and women: is muscle quality a contributing factor. Age (Dordr), 2016, 38(1): 28.

17. Kawamoto R, Ninomiya D, Kasai Y, et al. Handgrip strength is associated with metabolic syndrome among middle-aged and elderly community-dwelling persons. Clin Exp Hypertens, 2016, 38(2): 245-251.

18. Tankisheva E, Bogaerts A, Boonen S, et al. Effects of a 6-month local vibration training on bone density, muscle strength, muscle mass and physical performance in postmenopausal women. J Strength Cond Res, 2015, 29(9): 2613-2622.

第三节 体质衰弱综合征

一、概述及定义

衰弱(frailty)是一种重要的老年综合征，指一组由机体退行性改变和多种慢性疾病引起的机体易损性增加的综合征。其核心是老年人生理储备减少或多系统异常，外界较小的刺激即可引起负性临床事件的发生。

衰弱一词1972年就已出现在老年医学文献中，但衰弱的现代概念直到1998年由Strawbridge及其同事进行队列研究时方正式提出，包括对身体、营养、认知和感觉功能4个功能决定簇的16个变量进行评估，如果研究人群出现2个以上的功能决定簇损害即可判断为衰弱。

在2001年，美国约翰斯·霍普金斯大学医学院的Fried博士提出，衰弱是一种临床综合征，其特征是生理储备功能减弱、多系统失调，使机体对应激和保持内环境稳定的能力下降，对应激事件的易感性增加。Fried明确指出了衰弱综合征的临床表现型，指出衰弱综合征在临床上应具有以下5条中的3条或以上：①不明原因体重下降；②疲劳感；③无力；④行走速度下降；⑤躯体活动降低。这种定义法是把衰弱综合征作为临床事件(如残疾、跌倒损伤及死亡)的前驱状态，可帮助诊断老年人衰弱综合征，便于采取措施预防不良事件。

2004年，美国老年学会定义衰弱是老年人因生理储备下降而出现抗应激能力减退的非特异性状态，涉及多系统的生理学变化，包括神经肌肉系统、代谢及免疫系统改变，这种状态增加了死亡、失能、谵妄及跌倒等负性事件的风险。

国际老年营养和保健学会首次将衰弱简写为frail，提出应包括5方面（见后文表14-3-2）。

2012年底国际衰弱共识工作组把广义的衰弱分为身体衰弱、认知衰弱和社会心理衰弱等。亚型中，身体衰弱达成广泛共识，认为身体衰弱是一种由多种原因引起的重要临床综合征，以肌肉力量、耐力和生理功能下降为特征，增加个体发展为依赖（一种及一种以上的基本日常生活活动能力受限）和/或死亡的脆性。基于衰弱患者可以出现残障而不是所有残障患者都出现衰弱，工作组强调衰弱靶人群是残障前非依赖人群。身体衰弱是能够逆转的，所有70岁及以上人群和由于慢性病导致体重下降5%的人群都应进行临床衰弱筛查。随后的2013年4月，国际衰弱共识工作组对认知衰弱也达成共识，认知衰弱是指在排除出现阿尔茨海默病或其他原因引起的失智老年人中，由身体原因引起的同时出现身体衰弱和认知损害（临床失智分级量表的值=0.5）的一种异源性的可逆的临床综合征。认知衰弱在老年人群发生率约10%。然而，相对于身体衰弱，认知衰弱存在更多争议。近年身体衰弱和主观认知功能下降（subjective cognitive decline，SCD）的研究建议，认知衰弱应包括可逆性和潜在可逆性认知衰弱两个亚型。社会心理衰弱亚型目前研究相对较少，尚没有形成共识。

二、流行病学

2013年发表的一篇系统评价纳入了24项研究，结果显示，依据不同的诊断标准，社区65岁以上老年人衰弱的患病率4.0%~59.1%，患病率随增龄而增加，65~69岁组为4%，70~74岁组为7%，75~79岁组为9%，80~84岁组为16%。最新的一篇系统回顾纳入了2000年以后的264项原始研究，发现老年女性衰弱的患病率比男性高2.1%~16.3%。多项研究表明，入住医疗机构的老年人衰弱的患病率远高于社区老年人。

国内流行病学数据相对较少。中国台湾的研究显示社区老年人衰弱的患病率在4.9%~14.9%。衰弱的易患人群为高龄、女性、慢病、心衰、抑郁、处方药>8种、独居、低收入及低教育老年人群。

衰弱老年人的致残率和死亡率均高于非衰弱老年人。衰弱老年人住院期间发生不良事件（跌倒、院内感染、住院日延长、死亡）的风险显著升高。

美国的研究显示，社区老年人群中，65岁以上衰弱发生率为7%~12%，80岁以上的高龄老年人可达三分之一。女性衰弱的发生率高于男性（8%比5%），黑种人高于白种人（13%比6%）。如果不及时给予干预，衰弱将进展、恶化，给个人、家庭及社会带来巨大的负担。

三、发病机制

老年衰弱综合征的病理生理尚不明确，多数学者认为老年人的衰弱综合征是多系统、多因素作用的结果。其主要的病理生理改变是神经内分泌失调、肌量减少、炎性因子和细胞因子增加，涉及以下几方面。

1. 激素机制 在导致老年衰弱综合征的病理机制中，激素变化起着相当重要的作用。Morley等对衰弱综合征老年人体内激素变化进行了分析发现：①雄激素随着年龄增加，水平下降，加之性激素结合蛋白的增加，体内游离的性激素（起作用的）会更加减少，这与老年衰弱综合征的无力、疲乏和功能降低有关。有证据表明，在男性衰弱综合征的发展过程中，低水平的雄激素起着重要作用。②维生素D：维生素D影响钙吸收，与钙剂联用可以预防骨折发生。有研究结果证实，维生素D与肌肉量、力量和跌倒有关，而这是严重影响老年人功能的因素。25-羟维生素D和高敏C反应蛋白水平升高可能导致有氧运动能力下降和衰弱综合征。③胰岛素样生长因子-1：可促进肌肉生长和蛋白质合成，又受到生长激素、胰岛素、维生素D和肌肉锻炼度影响，其水平的下降可以导致肌肉萎缩。④其他：老年衰弱综合征还可能与皮质激素、脱氢表雄酮、生长激素、甲状腺激素等有关。

2. 细胞因子作用 随增龄，某些细胞因子释放增加，在衰弱综合征老年人中发现凝血途径的激活，纤维蛋白原、凝血因子Ⅷ和D-二聚体与老年衰弱综合征有关。主要涉及的细胞因子有C反应蛋白、白介素-6、肿瘤坏死因子、血浆酯酶活性、瘦素。

四、评估与诊断

衰弱早期临床表现为疲劳和步速慢，一旦发生就意味着有更多的相关表现。衰弱作为临床事件的前期状态，可独立预测3年内跌倒发生率、日常生活活动能力（ADL）受损程度、住院率和死亡率。衰弱是一种即将发生失能等临床事件的危险状态，需要及时识别与干预。

诊断评估对象是所有70岁以上老年人或是最近1年内因慢性疾病导致体重明显下降（≥5%）的人群。

如果出现以下症状中的一种或更多就要怀疑该老年人是否患有衰弱：跌倒（如轰然跌倒、骨折、被发现躺在地上）；不能动（突然不能动、无腿感、在厕所出不来等）；谵妄（急性昏迷、较前恶化或短期记忆下降）；失禁（新发现或较前恶化）；对某些药物的不良反应敏感（如与可待因合用、低血压与抗抑郁药合用等）。疲劳感是失能和死亡强有力的独立预测因子。步速慢是反映预后不良的最佳预测指标，步速每提高0.1m/s，衰弱的风险下降，死亡率降低，功能提高。无力是疲劳、失能、患病率和死亡率的有力预测因子。握力差的老年人发生衰弱的风险比握力正常的老年人高6倍。不明原因的体重下降是指1年内体重下降>5%；低体能则意味着体力活动少。

老年衰弱综合征的诊断有多种方法，但还无公认的金标准。大多数学者在临床评估和临床研究中多采用Fried衰弱诊断标准和Rockwood的衰弱指数（frailty index，FI）。

Fried诊断标准的优点是简单，能反映其潜在的病理生理机制，具有预测预后价值；缺点则是低体能评估耗时，衰弱前期是否有预测价值不明（表14-3-1）。

FI指个体在某一个时点潜在的不健康测量指标占所有测量指标的比例。FI≥0.25提示该老年人衰弱；FI 0.09~0.25为衰弱前期，FI≤0.08为无衰弱老年人。

FI能很好地预测老年人衰弱程度及临床预后，但评估的项目众多，过程耗时较长，且需要专业人员进行，临床上尚未普遍使用。

用CGA评估老年人的衰弱综合征状态，与干预措施紧密连接，能够改善预后。CGA与标准化的加拿大健康老年（CSHA）衰弱指数相结合（FI-CGA）可能更好地预测衰弱综合征。依据FI-CGA，将衰弱综合征分为3个等级：0~7分为轻度；8~13分为中度；>13分为重度。

国际营养和衰老学会采用衰弱问卷式评分（FRAIL标准，见表14-3-2），其为一种临床评估衰弱简便快速的方法，包括5项，符合3项或以上即为衰弱。

表14-3-1 Fried衰弱诊断标准

检查项目	男性	女性
体重下降	过去1年中，意外的体重下降>4.5kg或>5%体重	
15m步行时间	身高≤173cm：≥7s	身高≤159cm：≥7s
	身高>173cm：≥6s	身高>159cm：≥6s
握力	BMI≤24.0kg/m²：≤29.0kg	BMI≤23.0kg/m²：≤17.0kg
	BMI 24.1~26.0kg/m²：≤30.0kg	BMI 23.1~26.0kg/m²：≤17.3kg
	BMI 26.1~28.0kg/m²：≤30.0kg	BMI 26.1~29.0kg/m²：≤18kg
	BMI>28.0kg/m²：≤32.0kg	BMI>29.0kg/m²：≤21.0kg
体力活动（明达休闲时间活动问卷）	<383kcal/周	<270kcal/周
疲乏 过去一周之内以下现象发生天数	抑郁症流行病学研究中心（CES-D）的任一问题得分2~3分 （1）我感觉我做每一件事情都需要经过努力 （2）我不能向前行走 0分：<1天；1分：1~2天；2分：3~4天；3分：>4天	

表 14-3-2 衰弱问卷式评分(FRAIL 标准)

项目	标准
疲劳感	上周多数时间感到做每件事都很费力
阻力感	上一层楼都困难
活动少	不能行走一个街区
多病共存	>5 种病
体重下降	年内体重下降 >5%

五、鉴别诊断

衰弱与虚弱鉴别见表 14-3-3。

表 14-3-3 虚弱与衰弱鉴别

项目	衰弱	虚弱
定义范围	特指一种老年综合征	泛指
诊断标准	Fried 衰弱诊断标准;衰弱指数≥0.25 等	≥75 岁,有身心疾病;入住医疗、养老机构;日常生活活动能力评定量表(ADL)受损
预后	易发生跌倒等临床事件	不一定

1. 衰弱与衰老 衰老增加多种慢性病的产生,这种影响在老年期更为明显。衰弱加速衰老,降低机体对应激反应的适应性。

2. 衰弱与老年共患病 衰弱与共患病的增加、发展、预后及机体功能限制也密切相关。衰弱和老年综合征存在相同的风险因素,并加速老年综合征不良预后,如骨质疏松导致骨折、营养不良促进感染和骨骼肌减少症导致跌倒和依赖等。多种亚临床和共患病将促使多个系统生理储备的加速下降,导致年龄相关的体内平衡失调,导致衰弱。躯体上的共患病和衰弱综合征有着密切联系。很多疾病会影响老年人的衰弱综合征。主要包括:①厌食、味觉下降和体重减轻;②骨骼肌减少症;③骨质疏松;④关节炎特别是骨关节炎;⑤动脉硬化;⑥认知功能受损;⑦抑郁。并且认为体重减轻与骨骼肌减少症是老年衰弱综合征发病的核心因素。老年衰弱综合征还可能与糖尿病、疼痛、贫血、抑郁和髋骨骨折等有关。

然而,不是所有共患病的老人一定出现衰弱。衰弱与共患病的一个比较明显的不同点是共患病在 65 岁及以上人群中占 3/4,65 岁以下人群占 1/4,比身体衰弱更为常见。尽管两者都需要多维的评估和管理,但身体衰弱具有通用的处理原则和系统性治疗方案,共患病多集中处理单个疾病。

六、治疗

一项对躯体衰弱综合征的研究结果表明,中度衰弱综合征的老年人对干预反应良好,而重度衰弱综合征患者对干预效果不佳。衰弱是一个动态过程,衰弱程度越重,预后越差,衰弱增加了失能、跌倒、住院率和死亡风险,也增加了需要长期照护的风险。因此,早期诊断和干预意义重大,减少衰弱患病率和严重程度可以使患者、家庭和社会获益。

老年衰弱综合征的治疗尚处于初步探索阶段,基于病因和病理生理改变提出了一些可能有效的方法。衰弱的病因和发病机制的多维性,像其他老年综合征如跌倒等一样,任何单一的干预方案均难以达到理想的效果,而综合的、多学科的康复干预方案和管理模式更能发挥作用。

综合治疗包括基础疾病的治疗,包括:①关注那些潜在的、未控制的、终末期疾病继发的衰弱,积极治疗基础疾病;②去除诱因:药物、住院、手术、其他应激等;③支持性干预:预防肌少症、体力活动少和营养不良,规范高分解代谢药物(如茶碱、左甲状腺素)的使用等;④专业的康复护理及训练:康复锻炼的抗阻训练,可增加肌量、增强肌力和提高步速,太极拳可提高柔韧性和移动平衡能力等;⑤药物治疗:衰弱的药物治疗是今后研究的重点,正在研究中的药物有激素类似物、性激素受体调节剂、血管紧张素转化酶抑制剂(ACEI)、中药、抗氧化物、维生素 E、维生素 D、类胡萝卜素、硒、多不饱和脂肪酸、脱氢表雄酮(DEHA)等;⑥中医中药治疗:以其病因病机为基础,辨证审因,其治疗原则应以扶正补虚为主等。

(刘敏燕)

参考文献

1. Fried LP, Ferrucci L, Darer J, et al. Untangling the concepts of disability, frailty and comorbidity: implications for improved targeting and care. J Gerontol, 2004, 59(3): 255-263.

2. Walston J, Hadley EC, Ferrucci L, et al. Research agenda for frailty in older adults: toward a better understanding of physiology and etiology: summary from the American Geriatrics Society/National Institute On Aging Research Conference on Frailty in Older Aduhs. J Am Geriatr Soe, 2006, 54(6): 991-1001.

3. Morley JE. Diabetes, sarcopenia, and frailty. Clin Geriatr Med, 2008, 24(3): 455-469.

4. Theou O, Cann L, Blodgett J, et al. Modifications to the frailty phenotype criteria: Systematic review of the current literature and investigation of 262 frailty phenotypes in the Survey of Health, Ageing, and Retirement in Europe. Ageing Res Rev, 2015, 21: 78-94.

5. Evans SJ, Sayers M, Mitnitski A, et al. The risk of adverse outcomes in hospitalized older patients in relation to a frailty index based on a comprehensive geriatric assessment. Age Ageing, 2014, 43(1): 127-132.

6. Joosten E, Demuynck M, Detroyer E, et al. Prevalence of frailty and its ability to predict in hospital delirium, falls, and 6-month mortality in hospitalized older patients. BMC Geriatr, 2014, 14: 1.

7. Liu LK, Lee WJ, Chen LY, et al. Association between frailty, osteoporosis, falls and hip fractures among community-dwelling people aged 50 years and older in Taiwan: results from I-Lan Longitudinal Aging Study. PLoS One, 2015, 10(9): e0136968.

8. Fried LP, Tangen CM, Walston J, et al. Frailty in older adults: evidence for a phenotype. J Gerontol Med Sci, 2001, 56(3): 146-156.

9. Ellis G, Whitehead MA, Robinson D, et al. Comprehensive geriatric assessment for older adults admitted to hospital: meta-analysis of randomized controlled trials. BMJ, 2011, 343: d6553.

10. Jones DM, Song X, Rockwood K. Operationalizing a frailty index from a standardized comprehensive geriatric assessment. J Am Geriatr Soc, 2004, 52(11): 1929-1933.

11. Gill TM, Baker DI, Gottschalk M, et al. A program to prevent functional decline in physically frail, elderly persons who live at home. N Engl J Med, 2002, 347(14): 1068-1074.

12. Jeffery CA, Shum DW, Hubbard RE. Emerging drug therapies for frailty. Maturitas, 2013, 74(1): 21-25.

13. Fried LP, Ferrucci L, Darer J, et al. Untangling the concepts of disability, frailty and comorbidity: implications for improved targeting and care. J Gerontol, 2004, 59(3): 255-263.

第十五章　与老年代谢异常相关的皮肤病变

第一节　老年糖尿病皮肤病变的类型及特点

糖尿病是一种以空腹血糖和餐后血糖水平升高同时伴有蛋白质和脂肪代谢紊乱，且有多系统并发症的内分泌疾病，其发病率在全球范围内仍在逐年上升。高血糖会造成多种细胞的损害，不仅包括内皮细胞、神经元细胞、肾脏细胞，还包括皮肤中的角质形成细胞和成纤维细胞。糖尿病皮肤病变表现多样，主要包括皮肤感染、糖尿病血管功能障碍、代谢障碍、神经病变等所致的皮肤病变。国内外研究表明，30%~91% 的糖尿病患者一生中至少出现一次糖尿病皮肤并发症，糖尿病病程大于 5 年者中，约 98% 合并皮肤损害。除某些病变系糖尿病的特异表现外，大多数为非特异性，其严重程度、发生率和治疗反应差别较大。部分病例以皮肤病变为首发表现，可作为诊断糖尿病的线索。

一、糖尿病皮肤病变的发病机制

糖尿病皮肤病变的发病机制尚未完全明了，可能是由多因素引起的，如糖代谢异常、其他代谢通路的改变、微血管病变、动脉粥样硬化、神经病变及宿主防御机制的损伤。

高血糖可直接影响皮肤中角质形成细胞和成纤维细胞的蛋白合成、细胞增殖、细胞迁移。除此以外，高血糖还可导致皮肤血管舒张功能障碍，这是由于一氧化氮的产生减少造成的。

高血糖可产生不同结构的非酶糖基化（nonenzymatic glycosylation，NEG）。正常情况下，NEG 促使非分解的晚期糖基化终产物（advanced glycation end products，AGEs）形成，后者可减少酸和酶对皮肤胶原的溶解和消化。皮肤 AGEs 聚积与糖尿病皮肤增厚和关节活动受限有关，皮肤 AGEs 含量与糖尿病视网膜病变、神经病变及微血管病变呈正相关。AGEs 和其特异性受体结合后，通过细胞核转录因子的活化进而激活一系列前炎症因子的产生。AGEs 还能诱导自由基的产生进而引起氧化应激反应造成组织细胞的损伤。

综上所述，高血糖通过直接或间接作用导致皮肤组织细胞的损伤、皮肤组织内环境的紊乱，进而导致各种糖尿病相关的皮肤病变。

二、糖尿病皮肤病变的临床类型及其特点

（一）与糖尿病有关的皮肤病变

1. 糖尿病性类脂质渐进性坏死（necrobiosis lipoidicadiabeticorum，NLD） 系糖尿病较特异性病变。Oppenheim 于 1932 年将其正式定义为糖尿病类脂质渐进性坏死。糖尿病患者中 NLD 的发生率为 0.35%~1.6%，多发生于 20~50 岁，常见于女性，男女发病比例为 1∶4。NLD 皮损好发于下肢胫骨周围及踝部，偶见于大腿、膝内侧及足部。15% 的患者可累及下肢以外的部位，包括腹部、上肢、头皮和面部，足跟及阴茎罕见。典型的表现为胫前边界清楚的卵圆形斑块，中央表皮萎缩稍凹陷，呈黄色，可有鳞屑和结痂，而边缘微隆起呈红色，斑块表面有蜡样光泽，可见毛细血管扩张。早期为单一的、直径数毫米的红色斑块，以后发展为直径数厘米，甚至整个胫前的皮肤损害。皮肤损害常对称发生，其中约 1/3 可发生溃疡，除溃疡伴有疼痛外，丘疹和斑块通常无症状，偶感瘙痒、灼热和触痛。约 1/5 的皮损可经 3~4 年自然缓解。其组织病理学特点为肉芽肿型和坏死型，坏死型的典型特征是真皮内胶原纤维变性坏死，胶原纤维形态、大小不一，排列紊乱；肉芽肿型的典型特征是血管内皮细胞增生，巨噬细胞和淋巴细胞浸润及黏蛋白沉积。

2. 糖尿病皮病（diabetic dermopathy） 系

糖尿病特异性改变，约50%的糖尿病患者可以出现，其发病机制尚不清楚。早期可发生于胫前部位，呈不规则的圆形、卵圆形，境界清楚的红斑、水疱或紫癜，以后逐渐形成褐色萎缩斑，数目不等，累及双侧，但不对称。本病以男性患者为主，无自觉症状。病变经1~2年往往可自愈，愈后表皮萎缩，遗留色素沉着，但新的皮损可陆续发生。急性损害的组织病理学特点是表皮和真皮乳头水肿，红细胞外渗和轻度淋巴细胞、组织细胞浸润。慢性损害的特点是真皮上部毛细血管壁增厚，伴红细胞渗出或含铁血黄素沉积，铁染色阳性，血管周围可有浆细胞浸润。

3. 糖尿病性水疱病（bullosis diabeticorum，BD） 系糖尿病特异性改变。1930年由Kramer首次报道。1967年Canmer等称之为糖尿病性水疱病。患者可在无炎症反应的基础上突然发生无痛性水疱，好发于小腿伸侧和足背，也可同时发生于手部和前臂，或单独发生于手部。直径约为数毫米至数厘米，边缘清楚，疱周围皮肤正常，无明显自觉症状，易破溃。根据裂隙发生的部位，水疱分为3种类型，最常见的为自发产生的非瘢痕性水疱，2~5周后自愈，但可在原发部位或其他部位重复发生。其次为糖尿病性出血性水疱，愈后留有瘢痕和萎缩，其裂隙发生在真、表皮交界处。第3种水疱为发生在日光暴露部位及日晒后的深色皮肤手部、下肢和手臂的多发性非瘢痕性水疱。糖尿病性水疱是极为罕见的皮肤表现，其发生率约0.5%，仅见于成人（40~77岁）的文献报道，多发生于病程长、病情控制较差和全身营养状况不佳的糖尿病患者，尤其合并有神经病变者。其发生机制尚不完全清楚，可能与微血管病变、神经营养障碍、肾脏病变、局部代谢紊乱包括钙镁阳离子平衡紊乱、创伤等有关。

4. 皮肤增厚 糖尿病患者的皮肤较正常人明显增厚，主要分3个发展阶段。第一阶段皮肤增厚不明显，患者及医师均未注意到。第二阶段皮肤明显增厚，累及手指、手部，表现为皮肤粗糙及硬皮病样改变。手部皮肤增厚很常见，从指关节的单个鹅卵石样改变到糖尿病手部综合征，即指背特别是指间关节背侧皮肤增厚，关节活动受限。糖尿病手、足背皮肤增厚如手指硬化（皮肤极度增厚）可能预示视网膜疾病的存在。第三阶段为糖尿病性硬皮病，这一阶段比较少见，表现为背部皮肤明显增厚。

5. 糖尿病成人硬肿病（scleredemaadultorum of diabetes） 成人硬肿病在1886年首先由Piffard描述，在1902年由Buschke报道，曾被称为Buschke硬肿病（scleredema of Buschke），而常用名称是成人硬肿病（scleredemaadultorum），但儿童并不少见。据国外统计，糖尿病患者中硬肿病的发生率约为5%，多见于成人、肥胖、病程长、病情较重、有血管病变及高脂血症者，女性多于男性。其特点是中年时背部及颈项部皮肤真皮明显增厚。组织病理学特征为大量胶原束间有腔隙形成，肥大细胞数目增加，受累皮肤的黏多糖可以正常、增多或减少。糖尿病皮肤增厚和糖尿病成人硬肿病的发病机制均可能与皮肤蛋白的晚期糖基化终末产物（AGEs）有关。

6. 播散型环状肉芽肿（disseminated granuloma annulare，DGA） 环状肉芽肿有局限型、播散型、皮下型等多种类型，但目前公认的是播散型环状肉芽肿，其与糖尿病特异性相关。病变见于手、足背及耳郭。初起为小、硬丘疹，浅红或正常肤色，向外扩展，融合后呈环形斑疹，略高出于皮面。播散型者起病急，病变波及全身，呈米粒大小丘疹伴隐约可见的环形斑疹。其病理组织学表现为局灶性胶原组织退行性变伴淋巴细胞、组织细胞浸润，微血管病较轻。DGA无自觉症状，不致溃疡，呈慢性经过，可自行消退。糖尿病病情控制可使DGA好转。一般认为DGA是微血管病变所致的结缔组织代谢障碍。

7. 获得性穿通性皮肤病（acquired perforating dermatosis，APD） 皮损主要发生于腿部，也可见于躯干和面部，表现为具有穿通表皮的变性胶原和弹性蛋白的过度角化性丘疹，皮损直径为2~10mm，常有一角栓，可发生同形反应，伴剧烈的瘙痒。组织病理学表现为表皮过度增生，有明显的海绵水肿，部分表皮呈杯形凹陷，内有大的柱状角质栓，这种角质栓由含胶原和弹性纤维的颗粒状物质及核碎片组成。糖尿病患者特别是伴肾脏病者可发生APD，本病可能是由于胶原纤维及弹性蛋白被白细胞酶降解所致。

8. 湿疹 湿疹是糖尿病常见的皮损。国外文献报道湿疹的患病率为15.2%，而国内文献报道湿疹在糖尿病患者中的患病率为30%~40%。多发于外阴等摩擦处及皮脂分布较多的部位，临床可按皮损表现分为急性、亚急性和慢性3种。其表现同一般湿疹，一般认为糖尿病患者湿疹的发生除与变态反应有关外，还与细菌和真菌感染密切相关。

9. **皮肤瘙痒症** 是糖尿病的起病症状之一，可为全身泛发性瘙痒，多见于高龄的糖尿病患者，发病部位不定，发病程度、时间也不一致；也可为局限性的瘙痒，主要见于外阴或肛门周围，特别是女性外阴瘙痒更为多见。故对顽固性的皮肤瘙痒或女性外阴瘙痒者均为常规筛查糖尿病。据报道有20%~40%的糖尿病患者有瘙痒症状。本症的发病机制不清楚，可能与皮肤组织含糖量增高、皮肤干燥或神经反射有关，且常伴有念珠菌性阴道炎。有研究报道，老年2型糖尿病患者皮肤瘙痒症可能与年龄、血糖水平、糖尿病并发症、吸烟及血脂异常相关。

（二）皮肤感染

糖尿病可以增加感染发生的危险性。感染是糖尿病最常见的皮肤表现，包括真菌、细菌、病毒等病原体感染，其发病率远高于正常人。国外一项研究表明，巴基斯坦地区49%的糖尿病患者患有皮肤感染。国内一项队列研究显示，2型糖尿病患者皮肤病变中感染所占比重最大（45.9%），其中真菌感染为81.44%，病毒感染为14.09%，细菌感染为4.47%。糖尿病引起的免疫调节异常和末梢神经病变是各种皮肤感染包括病毒感染的重要基础。

1. **真菌感染** 最常见的是白念珠菌感染，病变好发于乳下、腋下、腹股沟、阴唇、阴道、阴囊、龟头、甲沟、指间及口角处。表现为皮肤的浸渍、糜烂，女性外阴炎、阴道炎及口角炎等。其他尚有手足癣、指（趾）甲癣、股癣等。多见于肥胖、糖尿病长期控制不良、皮肤卫生不良的患者。国内早期文献报道，在病情控制不佳的糖尿病患者中并发真菌感染者高达40%。糖尿病伴发的真菌感染不易治愈，即使治愈也易复发。

2. **细菌性感染** 主要是金黄色葡萄球菌感染，临床上表现为疖、痈、毛囊炎、汗腺炎等。糖尿病患者细菌感染率的上升，一般认为是细胞免疫力缺乏的表现。

3. **病毒感染** 带状疱疹较多见。糖尿病患者带状疱疹的水疱较大、周围红肿较明显并易向全身播散。

（三）与糖尿病血管病变有关的皮肤病变

糖尿病血管病变发生年龄早，病变较弥漫，其发生率比非糖尿病患者高，外周血管病变的发生率至少是非糖尿病的4倍。其基本病理变化为动脉粥样硬化、微循环障碍而引起皮肤、神经营养障碍，出现多种皮肤损害。下肢大血管动脉粥样硬化常引起皮肤萎缩、毛发脱落、足趾温度降低、趾甲营养不良、皮肤苍白伴有色素斑。微血管病变部分为功能性，主要是微循环速度迟缓，引起微静脉扩张，随着糖尿病的控制可以逆转。

1. **色素性紫癜性皮肤病** 是由于下肢皮肤浅表血管丛红细胞渗出引起的一种病变。其特点为多发性棕、红色小丘疹（胡椒粉样），也可融合成棕、橙色斑片。

2. **无痛性水肿性红斑和面部潮红** 糖尿病患者由于小血管的变化，四肢及面部长期可发生无痛性水肿性红斑，多见于中年以上男性。糖尿病患者由于病情控制不良，可见持续性微血管扩张致皮肤发红，以面部尤其是面颊、腮及下颌较明显，有时累及手足和虹膜。皮肤发红的程度取决于浅表静脉丛功能性扩张的程度。组织病理学表现为真皮乳头微血管及乳头下小静脉丛扩张。高血糖易致微循环流速迟缓，受累的个体发生微血管功能性变化，表现为皮肤静脉扩张。待血糖控制后，扩张的血管可减轻或恢复正常。

3. **紫癜** 多见于高龄患者的下肢，一般为直径1~2mm大小的点状出血，数目较多，集聚在足的外侧或内缘部，也可见于小腿其他部位，压之不褪色，无自觉症状，血小板检查正常，消退后即变为色素性、非萎缩性小斑点。

4. **糖尿病性坏疽** 系大动脉闭塞、神经病变、感染等因素所致局部坏死，好发于肢端，尤其是趾、踵，继发感染者呈湿性坏疽。初起时，下肢尤其是足趾发绀，静脉淤血，患部皮肤有针刺感，以后逐渐或突然发生湿性坏疽。外生殖器偶尔也可发生此种坏疽。病情严重者，病变可达到骨骼，患者可因败血症而死亡。

（四）与糖尿病神经病变有关的皮肤病变

1. **糖尿病无汗症及发汗异常** 约16%的糖尿病患者有发汗异常，多汗及少汗各占半数。出汗减少或无汗者不耐热，皮肤干燥伴瘙痒，对感染抵抗力低。出汗减少可为全身性也可仅见于下半身。后者尚可伴上半身多汗，尤其是颜面部。味觉性出汗见于进食时颈交感神经丛、耳颞神经、耳大神经及舌神经分布区。

2. **神经营养性变化及溃疡** 糖尿病患者由于血管病变、血液的高凝状态及自主神经的损害，易发生皮肤溃疡，溃疡部位多见于循环较差的双下肢，如足底、胫部、足背，可为无痛性溃疡，经久不愈。老年人多见，需警惕糖尿病足。

（五）与糖尿病代谢障碍有关的皮肤病变

1. 黄色瘤

（1）发疹性黄瘤（eruptive xanthoma，EX）：皮疹主要是橘黄色丘疹或结节，大小不等，直径 0.5~1.0cm，质较硬，分布于肘膝伸侧、臀部及其他部位，也可发生于黏膜。无自觉症状或仅有轻痒或压痛。皮损可突然发生，经过缓慢，也可自然消失而不留痕迹。组织病理学表现为皮肤内脂质沉积，组织细胞吞噬脂质后形成泡沫细胞，伴炎性反应。本病在糖尿病患者中的发病率低于 0.1%，多发生于中年以上男性、血糖控制不良的严重糖尿病患者或重症伴高甘油三酯血症患者。当糖尿病及高脂血症得到有效控制后皮损易消失或残留色素沉着，但糖尿病病情恶化时可再次出现。

（2）其他黄色瘤：糖尿病患者尚可见睑黄瘤、弥漫性扁平黄瘤、结节性黄瘤及与手掌皱襞一致的线状黄瘤。糖尿病患者中睑黄瘤的发生率为 1.8%~3%。血脂、糖尿病控制状态与睑黄瘤的进展无明显相关。

2. 胡萝卜素血症 又称黄变症，表现为皮脂腺分泌多的部位如鼻唇沟、鼻翼边缘及前额，角质层厚的部位如手掌、足底、肘、膝等处皮肤可呈橙黄色，无自觉症状，很似黄疸，但巩膜无黄染。其血清胡萝卜素水平增高。糖尿病胡萝卜素血症发生率可高达 10%，多见于糖尿病伴高脂血症的患者。本症预后良好，糖尿病控制后皮肤黄染可消退。

（六）与糖尿病治疗有关的皮肤病变

1. 胰岛素治疗相关的皮肤病变 胰岛素过敏的发病率较低，仅见于 1% 的接受胰岛素注射的患者。最为常见的变态反应为迟发型变态反应，但也可发生局部或全身的速发型变态反应，或者二者都有。胰岛素过敏的治疗包括口服抗组胺药、在胰岛素里添加类固醇激素、改变注射部位、胰岛素脱敏治疗，反应严重时需停止治疗。

胰岛素注射部位可出现脂肪萎缩、脂肪增生或者二者都有，其具体的发病机制仍不清楚。其最好的治疗方法为轮流更换胰岛素注射部位。

2. 口服降糖药物相关的皮肤病变 1%~5% 的患者在口服第一代磺酰脲类降糖药后会出现皮肤病变，多为红斑丘疹型药疹，通常出现在口服药物后的 2 个月内，停药后皮疹可逐渐消退。

口服第二代磺酰脲类药物如格列本脲最常见的皮肤病变包括光敏反应、荨麻疹、皮肤瘙痒。有研究报道二甲双胍可引起银屑病样药疹、多形红斑和白细胞碎裂性血管样皮肤表现。

三、老年人皮肤的变化与糖尿病皮肤病变

随着年龄的增长，人类皮肤会发生生理学上的改变，如皮肤的表皮与真皮变薄，表皮、真皮交界处界面变平，黑素细胞和朗格汉斯细胞减少，真皮体积可减少 20% 左右，皮肤附属器结构和功能发生改变和减退，致使表皮更替速率、修复速率变慢，对损伤的反应、屏障功能、清除化学物质速率、感觉功能、血管反应性、体温调节能力均有所下降。因此老年人易患皮肤干燥、瘙痒、色素改变（增加或减退）、大疱性疾病及各种增生性疾病等。上文已述，糖尿病患者易发生皮肤瘙痒、色素性改变，因此老年糖尿病患者尤其要注意平时对皮肤的保湿护理，保护皮肤屏障功能。此外，糖尿病的皮肤病变还包括皮肤感染、糖尿病血管功能障碍、代谢障碍、神经病变等，老年人由于对损伤的反应、感觉功能降低，往往不容易主动发现皮肤病变，因此临床医师应及时发现糖尿病相关的皮肤病变，早期诊断和及时干预是至关重要的。

四、糖尿病皮肤病变的治疗

（一）治疗原发病

控制血糖是关键。调整口服降糖药物或胰岛素以控制血糖，尽量使血糖达标（空腹血糖 <6.1mmol/L；餐后 2 小时血糖 <8.0mmol/L；糖化血红蛋白 <6.5%）。

（二）一般治疗

建议戒烟，减少或避免食用油腻食物、咖啡和酒类等食物。注意个人卫生，勤洗澡和勤换洗衣服，保持足部的干燥、清洁，穿舒适的鞋袜。早期发现皮损，早期治疗，避免过度搔抓、热水长时间烫洗而导致皮肤溃烂、继发感染。

（三）特殊治疗

1. 皮肤感染

（1）真菌感染：治疗皮肤念珠菌病可予咪康唑、酮康唑、克霉唑霜外用，至少 2 周。治疗霉菌性阴道炎可用制霉菌素栓纳入阴道内，连用 2 周。口腔念珠菌病，用 3% 碳酸氢钠溶液、制霉菌素与生理盐水配成混悬液漱口治疗。甲癣治疗较困

难,疗程长,可用30%冰醋酸、10%碘酊外涂或10%冰醋酸泡病甲,或40%尿素软膏包敷等。真菌感染较严重者可口服伊曲康唑、盐酸特比萘芬,或静脉用氟康唑、两性霉素B等。

(2)化脓性感染:皮肤毛囊炎、疖,局部外用抗生素软膏如莫匹罗星(百多邦),同时口服抗生素。臀痈及双下肢感染有脓肿形成者,可行切开引流、清创,每日用3%过氧化氢溶液冲洗创口,外用生肌膏、碱性成纤维细胞生长因子等;局部可行理疗促进愈合;根据病原体培养结果及药物敏感试验选择局部或静脉用抗生素。

(3)带状疱疹:局部皮肤要保持清洁,避免继发细菌感染;静脉用利巴韦林、阿昔洛韦抗病毒治疗;外涂炉甘石洗剂或无环鸟苷霜,若疱疹已破溃,需酌情用3%硼酸液湿敷;B族维生素营养神经;卡马西平或吲哚美辛止痛;炎症较重时可考虑短时间用糖皮质激素缓解水肿、神经痛,缩短病程;也可以行理疗辅助治疗。

2. 瘙痒症 避免搔抓、摩擦及用刺激性药物来止痒;内服一代或(联合)二代抗组胺药物,如苯海拉明、氯苯那敏、氯雷他定、盐酸西替利嗪等改善症状;可局部用止痒剂如炉甘石洗剂、薄荷脑软膏或含止痒剂的霜剂进行治疗;对全身性瘙痒症可静脉注射10%葡萄糖酸钙或硫代硫酸钠、静脉滴注维生素C;对老年女性患者,必要时可予以性激素替代治疗;还可予中药、针灸治疗;对瘙痒剧烈而影响睡眠者可适当选用镇静、催眠剂。

3. 湿疹 避免搔抓、摩擦;给予抗组胺药物治疗,如苯海拉明、氯苯那敏、赛庚啶、氯雷他定、西替利嗪等;局部外用糖皮质激素霜剂、酊剂。

4. 神经血管性溃疡 改善微循环;改善神经功能;局部使用促进溃疡愈合的生长因子类药物或药膜。但大多数疗效不佳。

5. 坏疽 ①抗感染:选用敏感抗生素;②改善循环功能、纠正并发症及支持治疗;③清除坏死组织;④生肌、促进愈合:应用表皮生长因子等促进坏死局部肉芽新生,促进溃疡愈合;⑤必要时行血管重建术、截肢手术。

6. 水疱病 加强局部处理,保持局部不发生感染。较小的水疱,局部可涂甲紫,不必弄破。较大的水疱,在消毒后用无菌注射器抽出液体,再行局部加压包扎,定期更换敷料。

7. 类脂质渐进性坏死 目前没有标准的治疗方案,但有一些有益的治疗方法。按作用机制可分为:①免疫抑制剂治疗,如环孢素A;②抗炎治疗,如局部经皮或全身应用皮质类固醇激素;③抗凝治疗,如低分子肝素和阿司匹林;④促进伤口愈合,如高压氧治疗、局部使用粒-巨噬细胞集落刺激因子、血小板源性生长因子和覆盖组织工程皮肤;⑤外科治疗,如切除病灶加皮肤移植。另外有报道采用局部补骨脂素加紫外线A(PUVA)进行治疗,该治疗的优点是不影响中心萎缩,对溃疡型类脂质渐进性坏死和非溃疡型均有效。

8. 硬肿病 目前无有效的治疗方法。可予局部注射糖皮质激素、透明质酸、按摩、热疗、蜡疗等治疗。有报道在控制好血糖的基础上加用川芎嗪、补骨脂酊联合窄波紫外线照射治疗,对糖尿病硬肿症有较好疗效。

9. 播散性环状肉芽肿 病因不明,尚无有效的治疗方法。

10. 黄色瘤 主要以控制糖尿病、调整血脂水平为主。如果黄色瘤影响关节功能,可采用冷冻或手术切除,注意避免瘢痕形成造成继发性关节功能障碍。

11. 胫前色素斑 目前无特殊治疗方法。

12. 紫癜、胡萝卜素沉着症、皮肤发红 目前无特殊治疗方法。注意保持局部清洁。对胡萝卜素沉着症者,限食含胡萝卜素较多的食品,症状可逐渐消失。

13. 全身治疗 根据皮肤病变类型给予改善循环、营养神经、醛糖还原酶抑制剂、阻断蛋白质非酶糖基化药物、自由基清除剂、抗感染、增强机体免疫力、调脂、抗血小板聚集等治疗,有助于改善糖尿病皮肤病变。

(张秋鹂)

参考文献

1. Shahzad M, AI Robaee A, AI Shobaili HA, et al. Skin manifestations in diabetic patients attending a diabetic clinic in the Qassim region, Saudi Arabia. Med Princ Pract, 2011, 20(2): 137-141.

2. Palimeri S, Palioura E, Diamanti-Kandarakis E. Current perspectives on the health risks associated with the consumption of advanced glycation end products: recommendations for dietary management. Diabetes Metab Syndr Obes, 2015, 8: 415-426.

3. Hu H, Jiang H, Ren H, et al. AGEs and chronic subclinical inflammation in diabetes: disorders of immune

system. Diabetes Metab Res Rev, 2015, 31(2): 127–137.

4. Gkogkolou P, Bohm M. Advanced glycation end products: key players in skin aging? Dermatoendocrinol, 2012, 4(3): 259–270.

5. Sibbald C, Reid S, Alavi A. Necrobiosis lipoidica. Dermatol Clin, 2015, 33(3): 343–360.

6. Kiziltan ME, Benbir G. Clinical and nerve conduction studies in female patients with diabetic dermopathy. Acta Diabetol, 2008, 45(2): 97–105.

7. Ghosh SK, Bandyopadhyay D, Chatterjee G. Bullosis diabeticorum: a distinctive blistering eruption in diabetes mellitus. Int J Diabetes Dev Ctries, 2009, 29(1): 41–42.

8. Martin C, Requena L, Manrique K, et al. Scleredema diabeticorum in a patient with type 2 diabetes mellitus. Case Rep Endocrinol, 2011, 56: 273.

9. Milicic V, Ravic–Nikolic A, Jovovic–Dagovic B, et al. Generalized granuloma annulare presenting as arcuate dermal erythema. Acta Dermatovenerol Alp Pannonica Adriat, 2010, 19(1): 25–27.

10. Piette EW, Rosenbach M. Granuloma annulare: pathogenesis, disease associations and triggers, and therapeutic options. J Am Acad Dermatol, 2016, 75(3): 467–479.

11. Ataseven A, Kayacetin S. Acquired reactive perforating collagenosis. Eurasian J Med, 2012, 44(1): 51–53.

12. Wagner G, Sachse MM. Acquired reactive perforating dermatosis. J Dtsch Dermatol Ges, 2013, 11(8): 723–930.

13. Suaya JA, Eisenberg DF, Fang C, et al. Skin and soft tissue infections and associated complications among commercially insured patients aged 0–64 years with and without diabetes in the US. PLoS One, 2013, 8(4): 57–60.

14. Richardson T, Kerr D. Skin–related complications of insulin therapy: epidemiology and emerging management strategies. Am J Clin Dermatol, 2003, 4(10): 661–667.

15. Lima AL, Illing T, Schliemann S, et al. Cutaneous Manifestations of Diabetes Mellitus: A Review. Am J Clin Dermatol, 2017, 18(4): 541–553.

第二节　老年糖尿病皮肤病变的综合管理

随着人口老龄化问题的日趋明显，老年性皮肤改变的问题也日益突出，特别是在糖尿病的发病过程中，30% 以上的糖尿病患者可发生多种多样的皮肤改变。老年糖尿病因为血糖控制不良，高血糖可以改变皮肤的生理状况，为细菌和真菌的滋生提供了良好的环境，并降低了机体的抵抗力。皮肤可反复发生毛囊炎、疖、痈、蜂窝织炎等皮肤病变，皮肤感染可以导致糖尿病患者的血糖难以控制，使病情加重，特别是行走不便或长期卧床的老年糖尿病患者，一旦发生压力性损伤，将难以治愈，严重影响老年糖尿病患者的生活质量。因此了解老年糖尿病患者皮肤的生理特点及多种老年性皮肤改变的临床特点、治疗方法及预防措施，有助于减少和控制老年糖尿病患者皮肤改变给患者带来的危害。

一、老年糖尿病患者皮肤的病理生理

老年糖尿病患者随着年龄的增长，皮肤和黏膜屏障作用逐渐减弱，表皮老化变薄，细胞数量减少，皮下脂肪松弛，再生能力和弹性均降低。由于血糖长期波动，导致周围神经损伤和血管发生病变。病程较长的 2 型糖尿病患者 60%~70% 发生周围神经病变，发生周围血管病变者亦占相当的比例。周围神经病变可致患者肢端皮肤的感觉功能障碍，自主神经功能紊乱，表现为患者皮肤疼痛、麻木、蚁行感、出汗减少、干燥甚至皲裂等，很容易发生外伤和感染；当发生血管性疾病时，如微血管病变、大血管闭塞性疾病和动脉硬化性周围血管疾病，产生肢端血液循环障碍，使皮肤和皮下组织细胞营养缺乏，代谢障碍，导致纤维化、色素沉着、皮下脂肪坏死和皮肤萎缩，最后使表皮皮肤细胞坏死而形成溃疡。另外，糖尿病使白细胞的趋化吞噬功能降低，当老年糖尿病患者的皮肤发生感染时，很容易扩散，引发各种感染。老年糖尿病患者由于慢性并发症和器官功能的损害，一旦发生感染，就不容易控制，加之主诉不明确，以致许多患者在早期得不到有效的治疗。老年糖尿病患者皮肤改变包括长期卧床或行走不便者容易发生的压力性损伤，也包括皮肤感染、皮肤瘙痒症等以下几个方面。

1. 皮肤感染　可见细菌、真菌和病毒感染。细菌感染一般以金黄色葡萄球菌为主，患者皮肤易于发生毛囊炎、疖、痈及蜂窝织炎等，可以反复发生且不易控制；真菌感染常见的有白念珠菌感染，如阴道炎等，也可有其他真菌感染如手足癣、股癣等；病毒感染常见如带状疱疹，且其损害和疼痛较为严重。皮肤感染的老年糖尿病患者皮肤抵抗力低下,轻微的外伤和溃疡病灶极易合并感染,造成病灶伤口的进一步扩大和加重。

2. 皮肤瘙痒症 随着年龄的增长、衰老的加重,皮肤将会变得更薄、更软,弹力纤维断裂、缩短,皮下脂肪明显减少致皮肤弹性降低,逐渐失去光泽和弹性,导致皮肤易干燥起皱,皮肤皱纹逐渐增多、加深,同时衰老的皮肤对外界刺激的反应也更强烈。老年糖尿病患者的皮肤瘙痒症可为全身性或局限性,以外阴、肛周瘙痒较为常见,无明显原发皮疹。多见于老年女性,有的患者就是因为瘙痒难以忍受去医院检查被发现患有糖尿病。肛周和外阴部的瘙痒可导致继发湿疹化,常可合并念珠菌的感染。

3. 特发性大疱 好发于手足部,可突然发生类似烫伤样水疱和大疱,始终不痛,常对称发生,1~2 周痊愈不留痕迹。

4. 糖尿病性红斑 多见于面部及手足,可发生弥漫性的浅红斑,额部最常见,且常在同侧眉毛的外侧伴有脱毛现象。

5. 糖尿病性坏疽 常见于下肢尤其是足趾,偶见于外生殖器。初期局部皮肤麻刺感,以后逐渐或突然发生坏疽。

6. 糖尿病性皮肤病 多发生在胫前,皮损开始为圆形或卵圆形暗红色丘疹,可见一些水疱和鳞屑,最后遗留小的有色素沉着的凹陷性瘢痕。

7. 湿疹 多发生于外阴等摩擦处及皮脂分泌较多的部位,表现为小丘疹、丘疱疹,或小水疱。

8. 胡萝卜沉着症 有高脂血症的糖尿病患者易发生胡萝卜沉着症,主要是皮肤呈橘黄色,常见于手心、足心和鼻唇沟处,似黄疸,但巩膜无黄染,易于鉴别。

9. 压力性损伤 是位于骨隆突处、医疗或其他器械下的皮肤和/或软组织的局部损伤。可表现为完整皮肤或开放性溃疡,可能会伴疼痛感。损伤是由于强烈和/或长期存在的压力或压力联合剪切力导致。软组织对压力和剪切力的耐受性可能会受到微环境、营养、灌注、合并症及软组织情况的影响。

二、老年糖尿病患者皮肤状态的评估和管理

1. 皮肤状态的总体评估 老年糖尿病患者的皮肤改变种类较多、病变复杂,首先应注意观察皮肤颜色的改变,有无色素沉着、皮肤瘙痒及破损等。其次注意感觉障碍评估,判断发生糖尿病足的危险程度。另外应进行血管系统评估,注意观察下肢有无毛发脱落或不生长、趾甲增厚或角化、皮肤苍白、皮温下降、静脉充盈时间延长、脉搏减慢或消失、水肿、肌肉萎缩、间歇性跛行及休息病或夜间病等。此外,还要注意皮肤有无出现自发性水疱及逐渐扩大并感染形成局部溃疡和伤口等。

2. 老年糖尿病患者的皮肤综合管理

(1)加强老年糖尿病患者的健康教育,提高患者对糖尿病的认识,使其认识到这是终身疾病,需要长期治疗。应在医师指导下正规用药,监测血糖等重要指标。平时生活中做到"六忌",即忌搔抓摩擦、忌热水烫、忌碱性皂液、忌抹化妆品、忌饮食不适宜、忌乱抹药物。同时应指导老年患者保持充足的睡眠,避免过度疲劳,参加适当的体育活动,提高机体抗病能力。注意居室环境明亮、卫生清洁、通风良好、温湿度适宜。

(2)心理护理:发怒、心情抑郁或过于兴奋等,这些不良的心理情绪均可导致血糖升高、病情加重,从而产生各种并发症,因此保持心情愉快、情绪稳定非常重要。医护人员应对患者不良情绪及时疏导,鼓励其战胜疾病的信心和勇气。同时根据不同患者的爱好如读书、听音乐、看报、观看电视来转移患者对自身疾病的注意力,保持愉悦的心情,提高治疗和护理的依从性。

(3)积极控制血糖:老年糖尿病患者长期高血糖是主要危险因素之一,也是形成其他危险因素的共同基础。如果皮肤损伤,细菌将会乘虚而入,偏高的糖分为细菌带来了充足的营养,使细菌生长繁殖而发生感染。因此患者要特别注意血糖的控制,定期检测血糖,把血糖控制在正常范围。

(4)注意皮肤、外阴部位的清洁护理:老年糖尿病患者在日常生活中应特别注意保持皮肤卫生,特别是皮肤皱褶部位如腋下、肛周、外阴等,沐浴可清除污垢、保持皮肤毛孔通畅,利于预防皮肤疾病的发生。合适的水温可以促进皮肤的血液循环,改善新陈代谢,延缓老化过程。同时注意避免烫伤和着凉,建议沐浴的室温调节在 24~26℃,水温则以 40℃左右为宜;沐浴时间以 10~15 分钟为宜,时间过长易发生胸闷、晕厥等意外;洗浴时应注意避免碱性皂液的刺激,宜选择弱酸性的浴液,保持 pH 在 5.5 左右。沐浴毛巾应柔软,擦拭时动作轻柔,防止损伤角质层。

三、糖尿病患者皮肤瘙痒的管理

（一）一般护理

1. 及时了解老年糖尿病患者的一般情况及主诉，明确是否有伴随症状和系统疾病。

2. 注意观察皮损性质，了解是否有继发性损害和继发感染。

3. 注意皮肤卫生，保持皮肤清洁；教育老年糖尿病患者及照护者提高皮肤保健意识，防止皮肤干燥，浴后可使用保持皮肤水分的润肤油脂。

4. 向老年糖尿病患者解释诱发加重瘙痒的因素，耐心细致地说明治疗方法及疗效，消除老年糖尿病患者长期患病所造成的紧张心理，树立信心，积极配合治疗。

5. 正确指导照护对象用药，避免滥用外用药物。仔细观察照护对象用药后的皮肤反应，用药时间不宜过长，根据病情变化及时调整用药剂量及浓度。

（二）健康教育

1. 指导老年糖尿病患者养成良好的洗浴习惯，冬季洗澡不宜过勤，水温不宜太高，避免过度揉搓，不用碱性强的肥皂或浴液，浴后保湿。

2. 教育老年糖尿病患者剪短指甲并保持指甲的清洁，避免摩擦、搔抓刺激患处，防止继发损害及皮肤继发感染。

3. 保持老年糖尿病患者被褥柔软清洁，穿棉质宽松内衣，避免毛织、化纤品直接接触皮肤；注意保持适宜的室内温度和湿度。

4. 减少局部刺激，嘱老年糖尿病患者便后、睡前及时清洗会阴、肛周并保持干燥。及时发现蛲虫、湿疹、白带增多等局部刺激因素，并及时给予检查和对症处理。

5. 嘱老年糖尿病患者养成良好的饮食习惯，生活规律，避免辛辣饮食、饮酒、喝浓茶、咖啡，多食清淡、易消化、营养丰富食物，同时积极治疗全身性疾病。

（三）老年性瘙痒症治疗中常见认识误区

1. 滥用药物 不少人在皮肤发生瘙痒时，为省事或省钱，往往自行到药店选购外用药，殊不知瘙痒性疾病不都是过敏性疾病，瘙痒发生的原因、部位不同，用药是有很大区别的。临床多数患者感觉皮肤瘙痒难忍，常常自己购买外用药或口服药，在没有医师的指导下，选用药物多为抗组胺口服药、激素类外用制剂，轻者于病情无益，重者会形成依赖，导致皮肤瘙痒的加重。

2. 过度搔抓 搔抓是止痒最方便的方法，多数瘙痒性皮肤病在搔抓过程中能减轻症状，严重者，甚至因过度搔抓、血水滋溢，方觉解痒。但是对老年顽固性皮肤瘙痒，反复搔抓将会造成明显的皮肤损伤，如皮肤抓破、出血、结痂、化脓感染等，长久皮肤发生苔藓化，使疾病更复杂，治疗也更困难。因为机械刺激后，皮肤表皮细胞会增生、变厚，以抵抗更强的刺激。搔抓的结果又使皮肤越来越厚，形成愈抓愈痒、愈痒愈抓的恶性循环。因此建议老年瘙痒症尽量不要通过搔抓来止痒，可外用比较温和的止痒制剂，或内服镇静止痒药物，或转移注意力，减轻瘙痒。

3. 热水烫洗 也有一些老年患者认为皮肤瘙痒是因为皮肤不清洁，或皮肤生虫，以致患者自身洗浴过度，再加上使用碱性强的浴皂或药皂，每次洗浴时间长，甚至日洗多次。其次用很烫的水洗患处皮肤，感觉很舒服，且有暂时止痒的作用。殊不知洗浴过度，尤其是热水烫洗，会把皮肤表面具有护肤作用的脂膜去除，缺少脂膜保护的皮肤，容易发生干裂，暴露的神经末梢受到温度的变化和衣服纤维刺激、微生物感染等，而且较热的水作用于皮肤会导致毛细血管扩张，长久热水烫洗会使得血管舒缩功能异常，从而引起老年皮肤瘙痒症状加重。

四、影响老年糖尿病患者伤口愈合的因素

（一）全身因素

1. 年龄 随着年龄的增长，机体各种组织自身修复的再生能力逐渐降低，老年人群与青年人群相比，正常的炎症反应减慢、新血管与胶原蛋白合成减少，组织中成纤维细胞的细胞周期明显延长、皮脂腺分泌功能降低、皮肤干燥、表皮与真皮的附着力减低等，多种因素的综合作用导致伤口延迟愈合或者不愈合。

2. 营养状况 营养状况直接或间接地影响伤口愈合，当机体蛋白质缺乏时，可以减慢新血管形成、成纤维细胞增殖、巨噬细胞形成；而胶原代谢是机体蛋白质代谢的一部分，营养不良所致机体负氮平衡必然影响胶原蛋白合成；同时在伤口愈合过程中维生素 A、B、C、D 及锌是促成白细胞及肉芽增生的主要营养元素，任何营养元素缺乏均会对伤口愈合产生影响。营养不良的患者有：癌症、广泛烧伤、肥胖症、压疮、胃肠功能受损、糖尿病、截瘫、年纪过大、精神病、慢性呼吸道疾病、

出生体重不足的婴儿、广泛外科手术或严重外伤。

3. 血液循环系统功能状态 血液循环系统功能包括动脉功能和静脉功能,当动脉功能不全时,容易形成血栓、血管硬化或狭窄导致血供不足,伤口缺血缺氧、延迟愈合或不愈合。当静脉功能不全使瓣膜功能不全引起回流受阻时静脉压力升高导致组织水肿,纤维蛋白原渗出至局部。

4. 潜在性或伴发疾病 糖尿病引起的动脉硬化,血液循环受阻;血糖过高使炎症反应受阻、白细胞功能失常、胶原蛋白合成受阻;伤口感染机会增多。肾衰竭者影响血液中废物毒物的排除、血压的调节、水分及电解质的平衡及凝血的功能。神经系统障碍可使自我防护能力下降、活动受损、血流缓慢。凝血功能障碍引发血友病、肝病、血小板减少、伤口出血时间过长。另外免疫力低下如艾滋病、癌症者伤口难以愈合。

5. 肥胖及吸烟 肥胖影响心、肺、免疫功能和血小板的止血功能;吸烟者尼古丁引起血管收缩,不利于伤口愈合,因此也需关注烟龄及每日吸烟量。

6. 用药情况 化疗药物可减少骨髓中的细胞成分,炎性细胞和血小板数量降低,生长因子不足;抑制代谢,胶原直径减小,创面胶原积累减少,不利于伤口愈合。类固醇药物可以稳定溶酶体膜,阻止蛋白水解酶及其他促炎症反应物质释放,抑制伤口愈合的炎症期;使血液中锌含量减少,使伤口愈合每一过程都受阻。抗炎药物超剂量时可能抑制愈合过程的炎症期,从而影响伤口愈合。

7. 放射治疗 抑制骨髓导致白细胞减少、血小板减少,使局部皮肤黏膜改变,伤口不愈合。

8. 心理状态 患者精神压力大、忧郁症、失眠等,可使自身免疫力减低,影响食欲导致营养摄入不足。因此积极、乐观、向上的心理有利于伤口愈合;消极、悲观、抑郁等负性心理可导致延迟伤口愈合(儿茶酚胺释放、微血管收缩、伤口局部血氧供应减少)。

(二)局部因素

1. 不当的局部处理措施 烤灯、局部按摩、刺激性的伤口清洗液及选择不当的外用药或敷料不利于伤口愈合。

2. 伤口的温度和湿度 适宜的温度、湿度将会促进伤口愈合。温度:保持创面温度接近或恒定在人体常温(37℃)时,细胞有丝分裂速度增加108%;湿度:保持伤口适当的湿度会促进表皮细胞增生的速度增快50%;没有感染的伤口,其渗液本身有多种生长因子及蛋白溶解酶能刺激血管及表皮细胞的增生。

3. 伤口感染 任何伤口都会出现微生物污染的可能,少量细菌在创面活动,伤口自身可以直接清洁、去除,往往不会影响伤口的愈合,但当微生物污染伤口的菌落数 $>10^5/cm^3$,白细胞不能抑制大量细菌活动,中性粒细胞吞噬细菌后,释放蛋白酶和氧自由基破坏组织,导致胶原溶解多于沉积,渗出物增加,伤口裂开等不良预后。

4. 异物 异物包括细菌,坏死组织细胞碎片,痂皮,外科缝线,外界颗粒性物质如灰尘、毛发或者其他物体,伤口敷料残留物如纱布纤维、血肿、残留血块,这些都是培养细菌的温床,影响伤口的收缩过程。

5. 伤口过于干燥 伤口过于干燥使皮肤组织缺乏促进血管、表皮生长的生长因子及蛋白溶解酶,导致表皮移行较难,不利于伤口愈合。

6. 活动 邻近关节的伤口如果过早活动,会加重炎症渗出引起肿胀,而影响供血;而且极易损伤新生的肉芽组织,不利于股神经、血管、肌腱的修复。另外压力、摩擦力或拉力会造成表面皮肤和深部血管及肌肉的受损。同时新生肉芽组织非常脆弱,牵拉易致损伤出血,影响纤维母细胞分化和瘢痕组织形成。

7. 血流量和氧张力 良好的局部血液循环,既能保证所需要的营养和充足的免疫细胞,也有利于吸收坏死物质,使细菌很少有植入繁殖的机会,从而令伤口得以快速愈合。当然血液供应受解剖位置、切口部位、自身疾病(特别是动脉粥样硬化)和缝线张力等影响,如头部的血管丰富,其伤口愈合也快。但需要指出的是局部给氧并不能加速伤口愈合,只有提高血氧分压才有利于伤口愈合,即只有全身给氧组织才能利用。

8. 手术操作 老年糖尿病患者皮肤基层薄弱,术中过度牵拉、皮瓣分离失当、伤口包扎过紧使皮缘缺血缺氧,均对伤口愈合产生不利影响。因此合理使用电凝止血及正确地清创和缝合等,均有利于伤口愈合。

9. 无效的血纤维蛋白分解 血纤维蛋白是凝血过程的反应物,凝血初期所产生的血纤维蛋白需要被分解,才能刺激血管增生物质出现使伤口愈合,如果血纤维蛋白没有被分解而覆盖在伤口上,会阻碍氧气、营养的输送及抑制细胞内废物的排出,影响伤口愈合。

10. 局部药物的使用 伤口床使用消毒剂会

伤害肉芽组织，减低白细胞的活性。不建议局部使用抗生素，以免造成耐药性，影响伤口愈合。

五、老年糖尿病患者压力性损伤的影响因素

（一）压力性损伤的外在因素

形成压力性损伤的外在因素主要包括压力、剪切力、摩擦力与潮湿刺激。压力和剪切力并存时，发生压疮的危险性更大。

1. 压力 压力来自身体自身的体重和附加于身体的力，是引起压疮发生的首要原因，并且与持续时间长短相关。压力经过皮肤由浅入深，呈圆锥样递减分布，最大压力在骨骼隆突处部位周围，当外界压力超过毛细血管压力（32mmHg）时可以导致毛细血管闭合、萎缩，血液被阻断导致组织缺血、坏死，从而导致压疮发生。一般平卧位时，足跟所受压力为50~94mmHg；侧卧位90°时，股骨大转子所受压力为55~95mmHg；坐在没有坐垫的椅子上，坐骨结节所受的压力为300~500mmHg。因此，以上部位为压疮好发部位。

20世纪50年代Kosiak首先描述了压力与作用时间的抛物线关系，即高压力比低压力引起压疮所需时间短，对截瘫动物，此抛物线关系同样存在，只是压力的量较小，所需时间较短。而Sundin认为压疮不仅由短时间的高压或长时间低压造成，反复短时间低压也会造成压疮，这是由于组织再灌注损伤所致。Daniel等发现，肌肉和脂肪组织比皮肤对压力更为敏感，肌肉因其代谢活跃而最先受累，最早出现变性坏死。而萎缩的瘢痕化及感染组织，增加了对压力的敏感性，更容易发生压疮。

2. 剪切力 是引起压疮的重要原因。剪切力是施加于相邻物体表面引起相反方向的进行性平行滑动力量（半卧位产生的剪切力见图15-2-1），由于剪切力往往作用于深部组织，在引起组织相对移位时能阻断相应部位较大区域的血液供应。因此，剪切力比垂直压力更具危害性。剪切力常常发生在半卧位，当患者床头抬高30°以上时，患者骶尾部产生向下滑行倾向，而患者臀部皮肤表面因受到阻力产生向上的反作用力，这样，形成皮肤组织与皮肤相脱离并导致组织变形，产生的组织病理结果是毛细血管的扭曲和撕裂，从而引起血流下降，促使压疮形成。

3. 摩擦力 摩擦力是当两个物体接触时发生向不同方向的移动或相对移动时所形成的力。

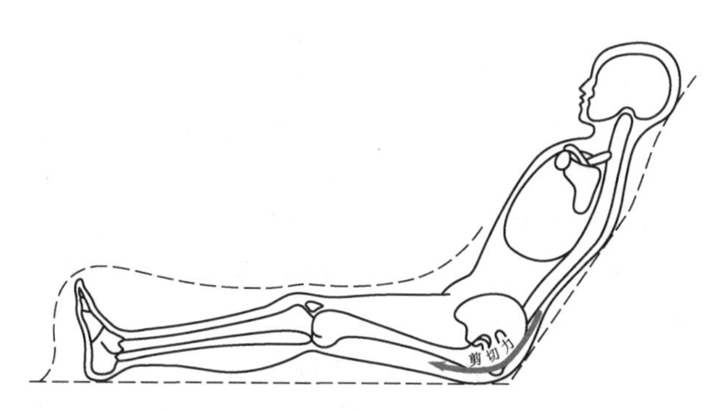

图15-2-1 半卧位产生的剪切力示意图

摩擦力作用于皮肤时容易损伤皮肤角质层。摩擦力常常发生于临床搬动患者动作不规范而发生拖拉拽动作时，另外卧床患者床单位不平整，有渣屑或皮肤潮湿情况下，产生的摩擦力增加，患者皮肤则更容易受损。

4. 潮湿 皮肤受潮湿刺激后，皮肤表面弱酸性遭到破坏，减弱了皮肤角质层的屏障保护作用，使有害物质易于通过，有利于细菌繁殖。各种引起皮肤潮湿的情况，包括大小便失禁、汗液、伤口渗液、出血等情况造成皮肤潮湿引起压疮的发生。潮湿是压疮危险因素之一，潮湿皮肤比干燥皮肤发生压疮概率高5倍。

（二）压力性损伤的内在因素

1. 年龄增加 压疮的发生率与年龄呈正相关，因为随着年龄的增加，表皮变得菲薄、皮肤相对干燥、皮下组织减少、组织血供减少、毛细血管更加脆弱、感觉迟钝等生理性因素的改变，老年人更易受压力、剪切力和摩擦力的作用，发生压疮风险增大。另外，随着年龄的增加，老年人的活动能力下降、认知功能减退、保护性反射迟钝等因素使老年人成为了压疮易感人群。

2. 运动性因素 活动能力和移动能力的减退与丧失是患者发生压疮的重要原因之一。患者的活动能力与移动能力的障碍往往是神经损伤或创伤、麻醉手术及制动的结果，因此截瘫，长时间手术，意识状态改变，镇静药、麻醉药使用，病情危重等使患者发生压疮的危险性增加。活动能力与移动能力障碍使患者受压部位血液循环发生障碍，当患者神经损伤时，患者缺乏对受压刺激的反应，长时间受压后，局部组织坏死，压疮发生不可避免。

3. 营养因素 当机体因各种原因发生营养不良时，患者常发生负氮平衡、严重贫血、低蛋白血症、肌肉萎缩和皮下脂肪减少，皮肤对外来性压力的感受性减弱。因此当患者局部皮肤受压时，

由于骨骼隆突处缺乏肌肉和脂肪组织的保护，更易发生局部缺血性坏死。研究证实，营养不良与压疮的发生密切相关，血白蛋白低于35g/L患者中75%发生压疮，而血白蛋白高于35g/L患者中，只有16.6%发生压疮，而营养过度或缺乏运动导致的肥胖患者也会因影响血液循环障碍及活动困难而容易发生压疮。

4. 组织灌注 因老年糖尿病患者大多合并动脉硬化等疾病，从而造成血流动力学的改变，使舒张压下降至8kPa以下导致组织灌注不足，可使皮肤及皮下组织处于缺血缺氧状态而使压疮发生的危险性增加。特别是足跟发生动脉硬化时，这种压疮发生的可能性更大。因为动脉硬化将使进入足跟内组织的氧大大减少，从而导致压疮发生。

5. 其他因素 心理因素与压疮的形成密切相关，当老年糖尿病患者处于精神压力之下，肾上腺激素水平发生变化，导致皮肤的耐受性下降。吸烟的患者发生压疮的机会增加，尤其是脊髓损伤的患者。体温的变化与压疮的进展也有关系，可能在体温变化时，缺氧的组织对氧的需求增加，从而加重了压疮的形成。

六、老年糖尿病患者压力性损伤的分期及各期表现

1. 1期 皮肤完整，局部皮肤完好，出现压之不变白的红斑，深色皮肤表现可能不同；指压变白的红斑或者感觉、皮温、硬度的改变可能比观察到的皮肤改变更先出现。此期的颜色改变不包括紫色或栗色变化，因为这些颜色变化提示可能存在深部组织损伤（见文末彩图15-2-2、彩图15-2-3）。

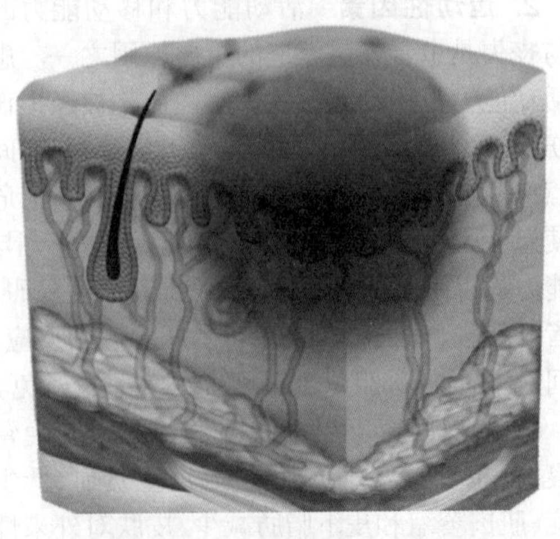

图15-2-2 1期压力性损伤示意图

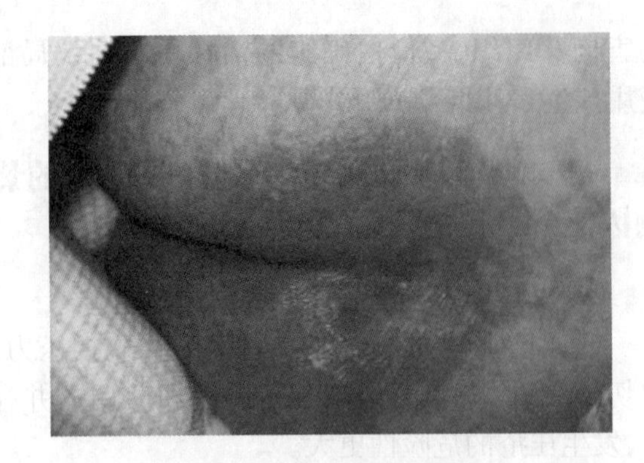

图15-2-3 1期压力性损伤

2. 2期 部分皮层缺失伴随真皮层暴露。伤口床有活性、呈粉色或红色、湿润，也可表现为完整的或破损的浆液性水疱。脂肪及深部组织未暴露。无肉芽组织、腐肉、焦痂。该期损伤往往是由于骨盆皮肤微环境破坏和受到剪切力，以及足跟受到的剪切力导致。该分期不能用于描述潮湿相关性皮肤损伤，比如失禁性皮炎、皱褶处皮炎、以及医疗黏胶相关性皮肤损伤或者创伤伤口如皮肤撕脱伤、烧伤、擦伤等（见文末彩图15-2-4、彩图15-2-5）。

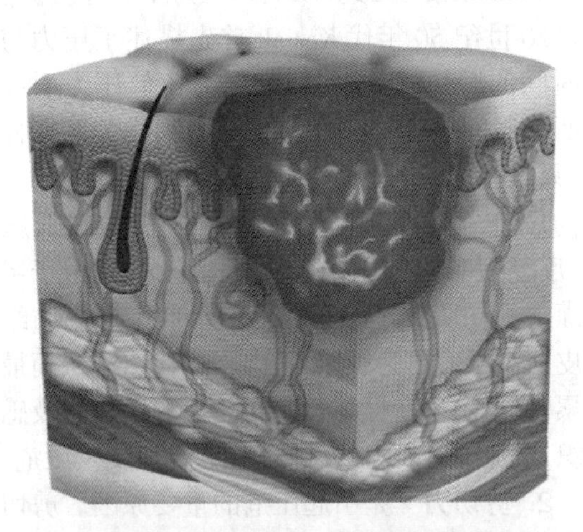

图15-2-4 2期压力性损伤示意图

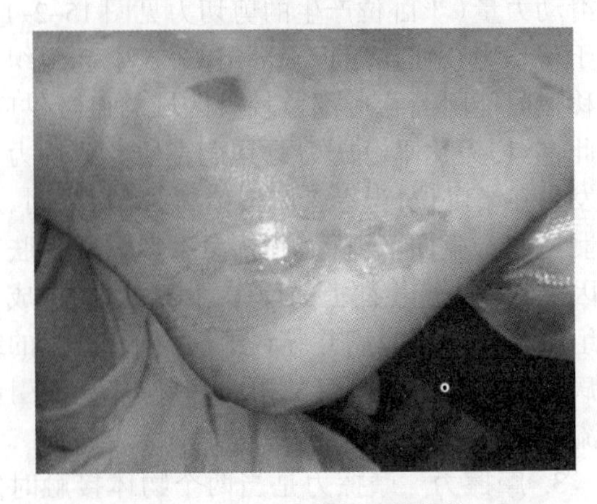

图15-2-5 2期压力性损伤

3. 3期 全层皮肤缺失，常常可见脂肪、肉芽组织和边缘内卷；可见腐肉和/或焦痂；不同解剖位置组织损伤的深度存在差异；脂肪丰富的区域会发展成深部伤口；可能会出现潜行或窦道；无筋膜、肌肉、肌腱、韧带、软骨和/或骨暴露。如果腐肉或焦痂掩盖组织缺损的深度，则为不可分期压力性损伤（见文末彩图 15-2-6、彩图 15-2-7）。

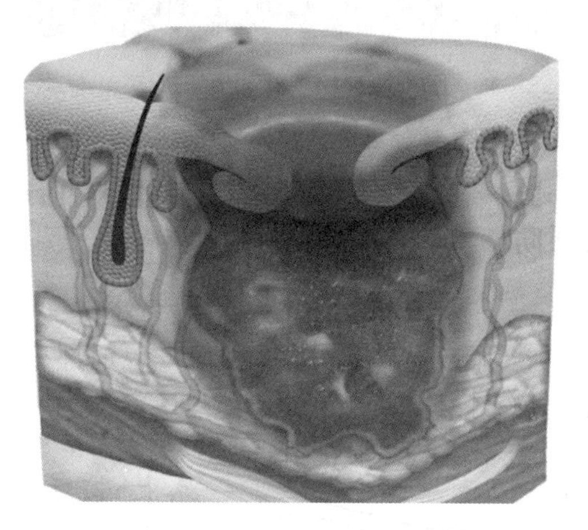

图 15-2-6 3期压力性损伤示意图

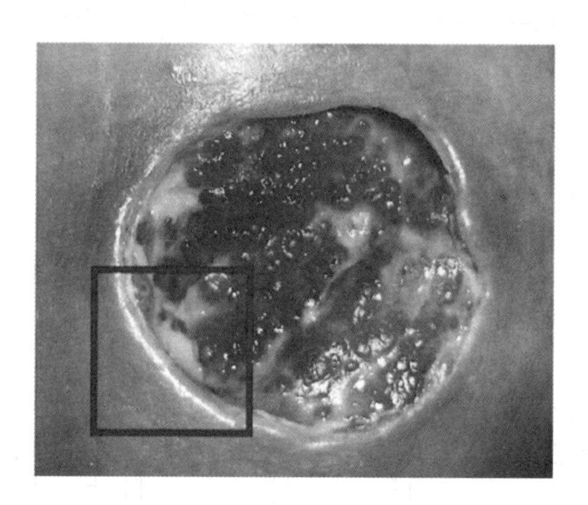

图 15-2-7 3期压力性损伤

4. 4期 全层皮肤和组织缺失，可见或可直接触及筋膜、肌肉、肌腱、韧带、软骨或骨头；可见腐肉和/或焦痂；常常会出现边缘内卷、窦道和/或潜行；不同解剖位置组织损伤的深度存在差异。如果腐肉或焦痂掩盖组织缺损的深度，则为不可分期压力性损伤（见文末彩图 15-2-8~彩图 15-2-10）。

5. 不可分期 全层皮肤和组织缺失，由于被腐肉和/焦痂掩盖，不能确认组织缺失的程度。只有去除足够的腐肉和/或焦痂，才能判断损伤是3期还是4期。缺血肢端或足跟的稳定型焦痂（表现为干燥，紧密黏附，完整无红斑和波动感）不应去除（见文末彩图 15-2-11、彩图 15-2-12）。

6. 深部组织损伤 完整或破损的局部皮肤出现持续的指压不变白的深红色、栗色或紫色，或表皮分离呈现黑色的伤口床或充血水疱。疼痛和温度变化通常先于颜色改变出现。深色皮肤的颜色表现可能不同。这种损伤是由于强烈和/或长

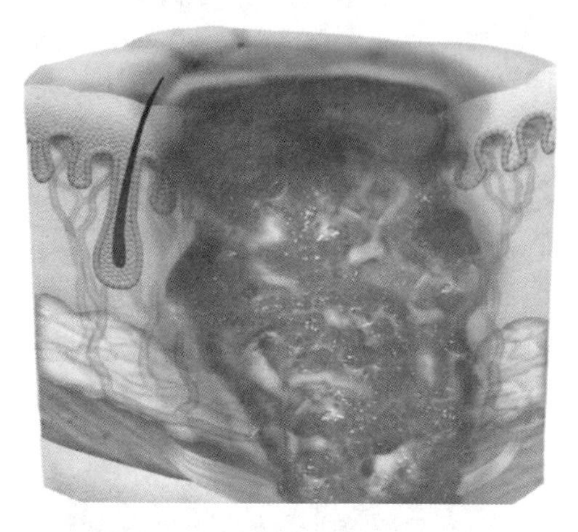

图 15-2-8 4期压力性损伤示意图

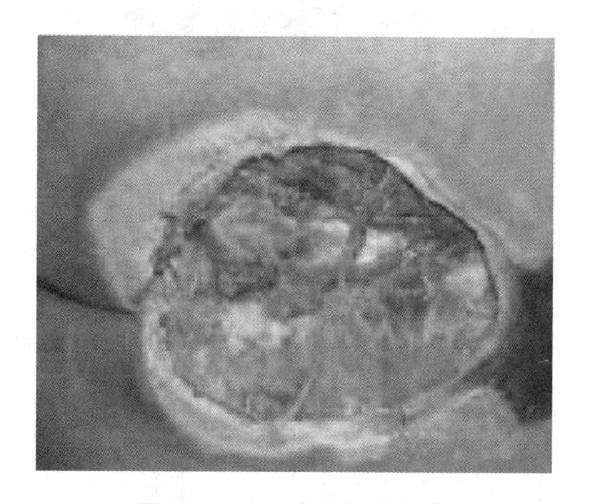

图 15-2-9 4期压力性损伤

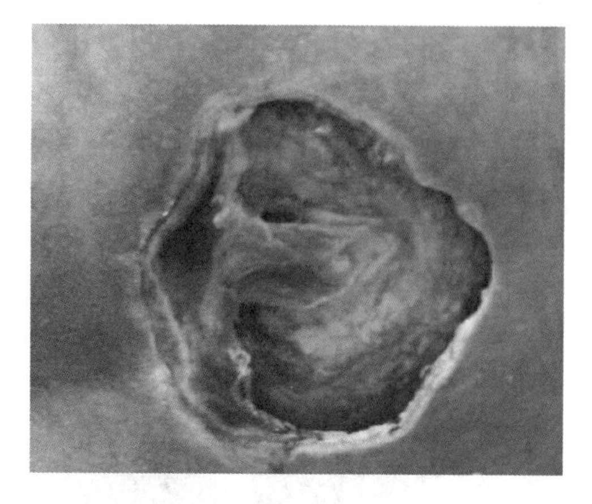

图 15-2-10 4期压力性损伤

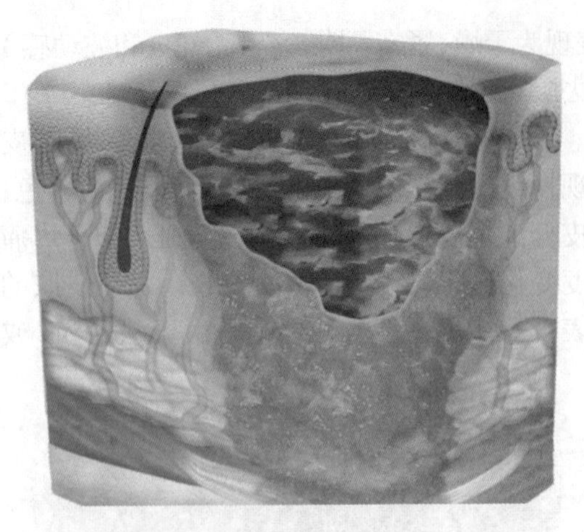

图 15-2-11　不可分期压力性损伤示意图

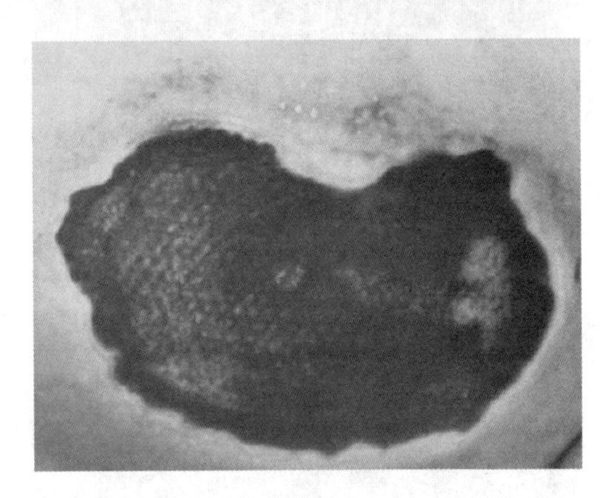

图 15-2-12　不可分期压力性损伤

期的压力及剪切力作用于骨骼和肌肉交界面导致。该期伤口可迅速发展，暴露组织缺失的实际程度，也可能溶解而不出现组织缺失。如果可见坏死组织、皮下组织、肉芽组织、筋膜、肌肉或其他深层结构，说明这是全皮层的压力性损伤（不可分期、3 期或 4 期）。该分期不可用于描述血管、创伤、神经性伤口或皮肤病（见文末彩图 15-2-13、彩图 15-2-14）。

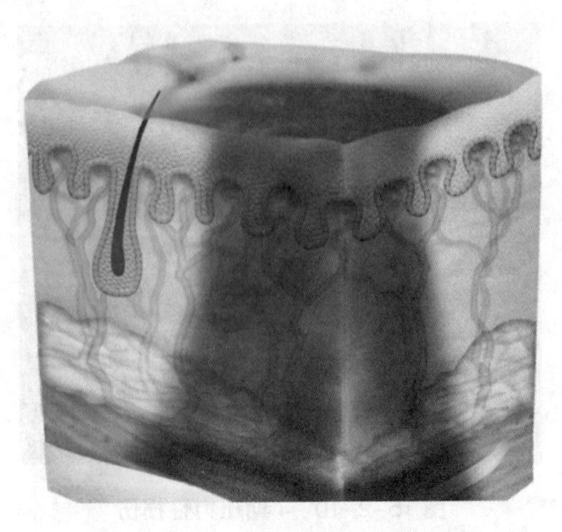

图 15-2-13　深部组织损伤示意图

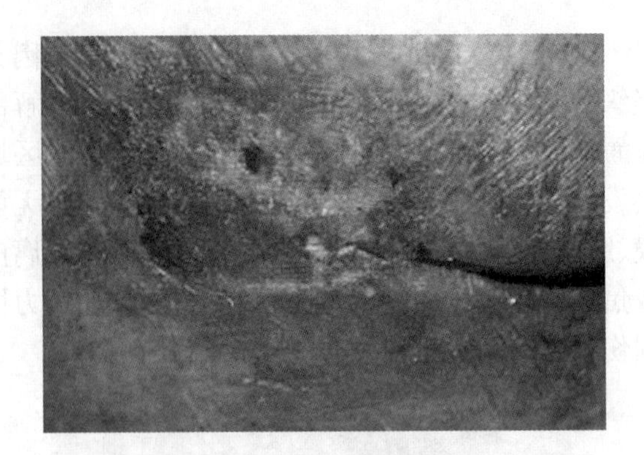

图 15-2-14　深部组织损伤

七、老年糖尿病患者压力性损伤的评估预防

（一）易于出现压疮的骨骼隆突处

1. 仰卧位　枕骨处、肩胛、棘突、肘部、骶骨、足跟处（图 15-2-15）。

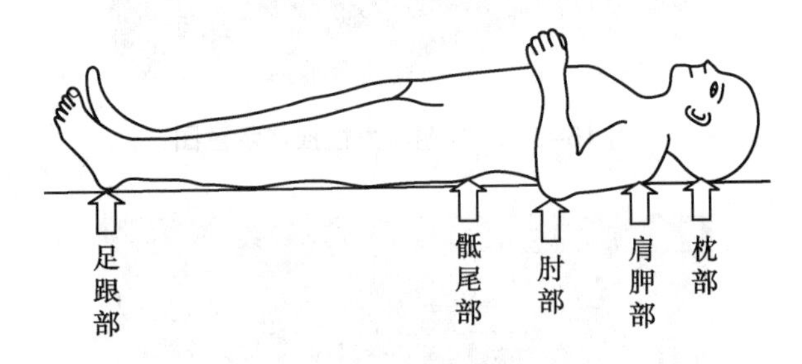

图 15-2-15　仰卧位易于出现压力性损伤的骨隆突处

2. 俯卧位　额部、生殖器、膝部、足趾处（图 15-2-16）。

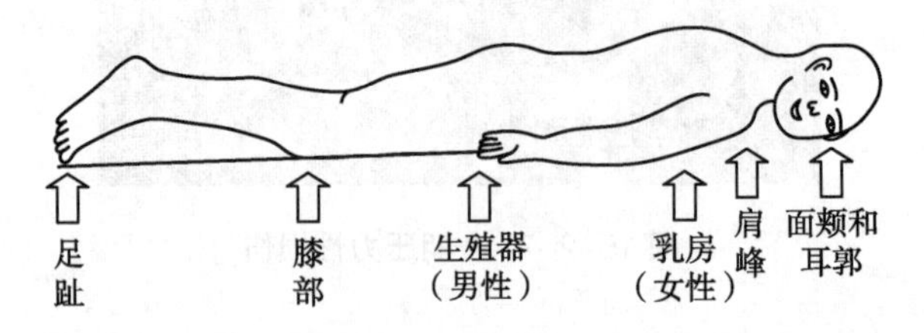

图 15-2-16　俯卧位易于出现压力性损伤的骨隆突处

3. 侧卧位　内外踝部、膝关节内外侧、髋部、肋部、肩峰、耳郭（图 15-2-17）。

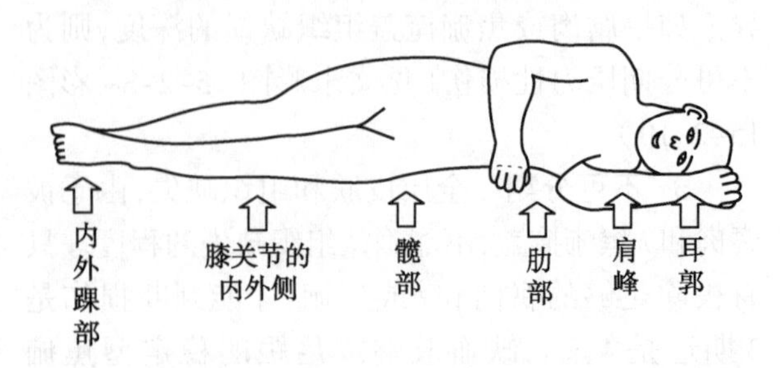

图 15-2-17　侧卧位易于出现压力性损伤的骨隆突处

4. 坐位 肩胛骨、坐骨粗隆、腘窝、足底（图 15-2-18）。

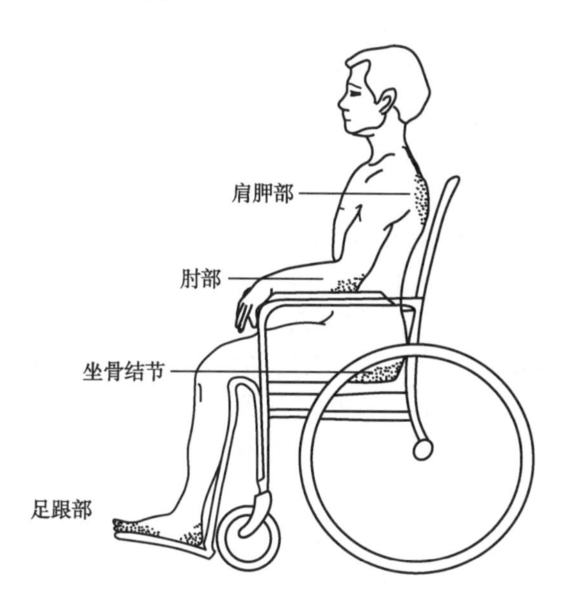

图 15-2-18 坐位易于出现压力性损伤的骨隆突处

5. 身体易于受压各种部位（图 15-2-19）。

（二）压力性损伤的伤口情况评估

1. 压力性损伤的发生是局部因素与全身因素多方面、综合作用的组织损伤，全面、系统的压疮评估有利于制订合理的压疮治疗方案，有助于伤口的持续、动态监测。在压疮护理部分中的压疮评估主要是对压疮伤口及愈合过程的评估与监测。

（1）伤口的位置：压力性损伤的好发部位是身体在不同体位的骨隆突部位。例如枕部、颧骨、肩骨、肘部、骶尾骨、髋骨、膝盖、内外踝、足跟等，应注意加强这些部位的防护。

（2）伤口的大小：测量压力性损伤伤口的大小，应以患者身体的头至脚为纵轴，表示伤口的长度，与纵轴垂直为横轴，表示伤口的宽度。禁忌不同伤口形状的面积任意描述伤口的长度与宽度。评估压疮的伤口面积时，应该充分清洁覆盖伤口表面的腐肉及脓性分泌物，避免其引起对伤口大小评估的误差。如果使用数码相机拍照记录，要注意每次拍照的距离和角度保持一致。也可以采用专业纸质伤口标尺，放在伤口旁边拍照记录，或者采用透明薄膜直接覆盖在伤口表面，用彩色马克笔描摹的方法记录伤口大小。

（3）伤口的深度：压力性损伤的伤口基底部往往会凹凸不平，可以使用探针或止血钳等测量伤口的深度，先探查伤口基底的各个部位，探查伤口基底部有无窦道和缝隙，注意每次测量要用同样的方法和测量物品。

（4）伤口渗液：伤口的渗液按颜色可以分为干稻草色（浆液）、淡红色或粉红色（浆液渗液混合性渗液）、黄色或褐色（脓性渗液）、淡绿色（铜绿假单胞菌感染性渗液）。伤口渗液量可依据伤口敷料的浸渍情况判断，干涸（内层敷料无浸渍）、湿润（内层敷料可轻微浸渍）、潮湿（内层敷料浸渍明显）、饱和（内层敷料潮湿并已渗透）、渗漏（敷料饱和，渗出液溢出内层和外层敷料）。渗出

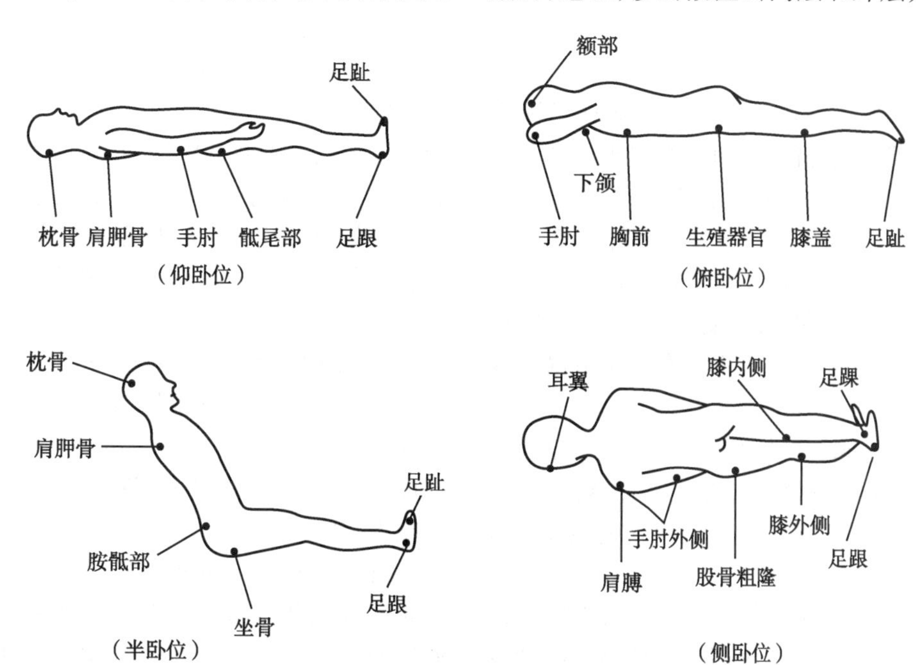

图 15-2-19 身体易于出现压力性损伤的骨隆突处

量过多可以采用局部应用伤口收集袋或伤口负压吸引的护理方法。骶尾部发生Ⅳ期压疮伤口后，渗出大量清水样液体，且伤口长期不愈合，甚至形成窦道伤口，可考虑为脊髓漏。

（5）伤口颜色：伤口基底红色为肉芽组织，黄色为腐肉坏死组织，黑色为坏死焦痂。伤口按颜色描述可采用25%、50%、75%、100%的描述方法。例如伤口黄色腐肉组织占25%，红色肉芽组织占75%。伤口肉芽水肿表现为肉芽组织过度鲜红水亮，甚至高出皮肤表面，伤口上皮爬行困难，皮肤难以愈合。伤口肉芽组织呈淡粉苍白样，局部刮除苍白肉芽组织无新鲜出血，为假性肉芽组织。伤口基底的纤维蛋白沉淀则表现为伤口基底出现易刮除的腐乳状覆盖物。

（6）伤口边缘及周围皮肤：压力性损伤伤口由于感染等原因渗出量多时，需严格管理渗出液，避免伤口边缘及周围的正常皮肤受渗液浸渍，从而出现延迟愈合、伤口扩大、皮肤软化、形成灰白皮肤样变或色素沉着等。观察伤口边缘组织生长情况有利于判断伤口生长趋势。

（7）伤口温度：伤口周边皮肤温度高提示可能发生感染，伤口周边皮肤温度低可能提示局部组织循环障碍。

（8）伤口感染：当伤口有感染征象时，进行微生物学检查有助于确定病因，并制订准确的、敏感性强的抗感染治疗方案。如果怀疑有皮肤恶性病变，取伤口组织进行活组织切片检查，有助于确定皮肤恶性病变的检出与治疗。

（9）伤口的潜行/窦道：压力性损伤的伤口属于难愈合的慢性伤口类型。压疮的伤口因感染、局部组织严重循环障碍，可能会出现长期不愈合或伤口停滞生长的情况。此类压疮伤口可能会出现开口小、伤口腔大，如火山口样状态。在伤口的基底可探查到很深的腔隙，即伤口的潜行或窦道。在描述伤口潜行或窦道时，采用时钟描述法，如在伤口12点至3点方向有深4cm潜行或窦道。

（10）伤口气味：压力性损伤伤口因感染会出现腥臭味，糖尿病患者的压疮伤口会出现酸臭味，如烂苹果气味。厌氧菌或铜绿假单胞菌感染会出现恶臭味。

2. 压疮发生危险因素评估表　①诺顿评估表（Norton scale）：<14分，则有发生压疮的危险；②Braden评估表（Braden scale）；③Waterlow评估表（Waterlow scale）；④安德森评估表（Anderson scale）；⑤杰克逊评估表（Jackson scale）；⑥卡宾评估表（Cubbin scale）。

（三）压力性损伤预防管理

根据压疮的系统评估情况，筛查压疮高危人群，对其进行压疮预防措施，可以有效预防压疮的发生。

1. 减压措施的实施

（1）按时翻身：间歇性解除压力是预防皮肤长时间受压的主要措施，在临床中，应根据患者评估情况制订适宜的翻身时间和体位。一般常规患者的翻身时间为2小时变换一次体位，但长期卧床的老年患者因增龄、糖尿病等并发症的合并，皮肤基层薄弱，容易导致皮肤并发症的发生，应根据个体化系统评估情况确定适宜的翻身时间和体位，当翻身时皮肤出现可见性充血反应在15分钟内能消退则表明一般情况下，皮肤可以承受2小时的压力；否则应缩短翻身时间为1小时。

（2）体位改变：Guttmann提出，侧卧30°与90°相比，使患者避开身体骨骼隆突处，同时身体每个受力点位置的压力均小于毛细血管压，可以降低压疮发生的危险。另外30°侧卧位可有利于压力分散与血液流动，当患者采取90°侧卧位时，使局部受压面积减小，导致局部体重的压力超过毛细血管的压力，尤其是骨骼隆突处，容易引起血流阻断、缺氧而致组织坏死。因此临床中提倡低角度翻身，同时适当改变角度。另外，剪切力的发生与体位改变也是密切相关的，当抬高床头30°或坐轮椅患者的体位前倾时，骶尾部及坐骨结节处则产生较大的剪切力，可导致局部缺血，发生压疮的危险加大。因此临床护理中应尽可能避免卧床老年患者长时间抬高床头30°，以便减少骶尾部剪切力。如果因病情或治疗需求患者半卧位时，应在患者的臀部给予减压措施，避免向下滑行导致剪切力的增加。

2. 使用减压辅助装置　各种减压装置主要作用是使身体压力分布均匀，以便达到减轻身体局部的压力，目前临床常用的减压装置根据作用部位分为两种，一种是局部减压装置，另一种是全身减压装置。

（1）局部减压辅助装置：临床广泛使用的局部减压辅助装置包括沙发或轮椅坐垫、侧卧翻身使用的三角垫，枕部、肘部、骶尾部、足跟部等骨骼隆突处使用的局部减压垫，常见的有泡沫垫、海绵垫及各种减压粒子等。

（2）全身性减压辅助装置：主要是气垫床、水床及悬浮床等，包括各种柔软的静压垫、动压垫。临床常用的有波浪形气垫床和球形气垫床，多房性电动气垫床是小房交替充气、放气，变换承受压力的部位，使每一个部位受压时间不超过几分钟。空气缓慢释放床（空气漂浮）是空气通过床表面的纤维织物缓慢渗出，使患者漂浮于床上。空气射流床是暖热空气通过覆盖有纤维聚酯膜的颗粒状陶瓷串珠，产生类似于流波的串珠运动，变换受压量的大小。

3. 日常皮肤护理及压疮预防常见误区

（1）做好日常皮肤护理对于预防压疮的高危老年群体来说也是十分重要的，保持皮肤清洁、干爽，保持床单位平整、干净、舒适，每次翻身时要注意检查局部受压皮肤情况，发现异常时，立即采取积极措施，防止病情发展。

（2）压疮预防常见误区一：认为按摩可以促进局部血液循环，改善营养状况。有研究表明，因软组织受压变红是正常保护反应，是氧供应不足的表现，当皮肤发红持续 30 分钟以上不能消退时，则表明软组织受损，此时按摩将会加重皮肤受压，甚至导致皮肤破溃（图 15-2-20）。

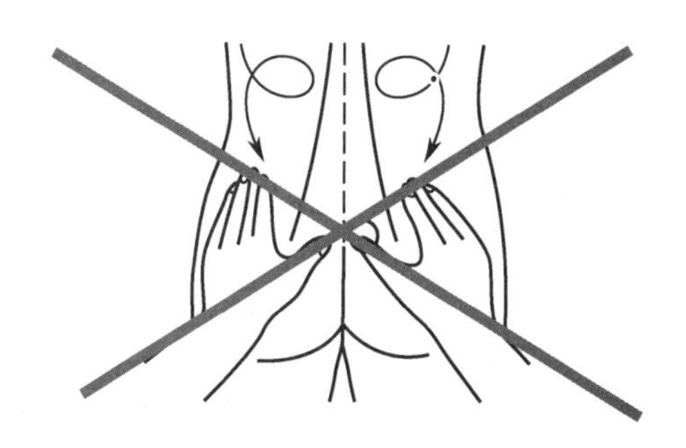

图 15-2-20　常见误区——按摩误区示意图

（3）压疮预防常见误区二：气垫圈的误用。应注意对于水肿和肥胖者，气垫圈使局部血液循环受阻，造成静脉充血与水肿，同时妨碍汗液蒸发而刺激皮肤，不宜使用（图 15-2-21）。

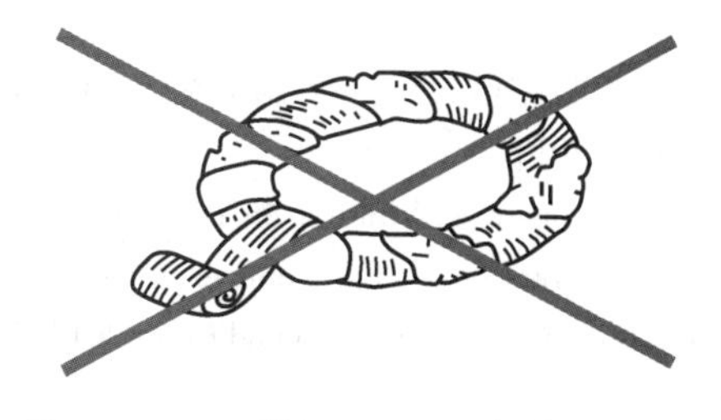

图 15-2-21　常见误区——气垫圈示意图

八、压力性损伤的处理

无论压力性损伤的分期和严重程度如何，去除压力是其根本，因此减压是最基本的治疗措施，贯穿于压疮治疗的整体过程中，具有重要的意义。减压可以使用多种措施，包括各种减压床垫、翻身垫、足踝垫等，在实施加压措施的同时，应避免一些临床常见的加压措施误区。1981 年，美国加州大学旧金山分校外科系首次发现在无大气氧存在下的血管增生速度为大气氧存在时的 6 倍，新血管的增生随伤口大气氧含量的降低而增加。

“伤口透气”——陈旧的伤口愈合观念认为伤口愈合需要氧气的作用，但事实上，是利用人体体内血红蛋白的氧合作用，大气氧是不能被伤口直接所利用的。

（一）1 期压疮

1. 动态监测　局部可以不使用任何敷料。避免再次受压，观察局部发红皮肤颜色消退情况，对于深色皮肤的患者注意观察局部皮肤颜色与周围皮肤颜色的差异改变情况。

2. 进一步采取减压措施　局部皮肤可以选择透明薄膜敷料或薄的水胶体敷料或液体敷料等改善局部皮肤缺血缺氧情况的敷料，也可以给予各种泡沫敷料以保护伤口及减压等。

（二）2 期压疮

1. 水疱处理　对于此期压疮的治疗，当水疱未破时，可以保持水疱完整，避免发生感染，同时可以选择使用泡沫敷料、减压贴膜、水胶体敷料等。一般直径小于 2cm 的小水疱，可以让其自行吸收，局部粘贴透明敷料保护皮肤；直径大于 2cm 的水疱，经局部皮肤消毒后，在水疱的最低点使用 5 号小针对头穿刺并抽吸出液体，表面也可同时覆盖透明敷料，同时注意观察渗液情况，如果水疱内再次有较多液体渗出，可以实施疱面外消毒穿刺抽液，一般薄膜需要 3~7 天更换一次。也可以直接剪除疱皮，使用水胶体或泡沫敷料覆盖。如果水疱破溃，暴露出红色创面，可以按浅层溃疡原则处理伤口。

2. 浅层溃疡处理　因 2 期压疮创面一般为无腐肉的红色或粉红色基底的开放性浅层溃疡，当渗液较少时，我们可以选择使用薄的水胶体敷料，根据渗液情况 2~3 天更换一次；渗液中等或较多时，可使用厚的水胶体敷料或泡沫敷料，3~5 天更换一次。如果水疱已经破裂，判断伤口无感染时可以选择使用水胶体敷料或泡沫敷料；如果伤口有感染，则可以选择使用银离子敷料，根据情况选择外层敷料固定伤口。

（三）3期压疮

1. 对于此期压疮的治疗，如果伤口存在坏死组织，内层敷料需根据伤口深度、渗液情况选择。

2. 如果伤口表浅，可以选择使用片状水胶体敷料或交互式清创敷料；如果伤口较深，或者有潜行、窦道，则可以选择水凝胶敷料、藻酸盐敷料或交互式清创敷料，外层敷料可以选择泡沫敷料或普通外固定各种敷料。

3. 如果伤口合并感染，在选择上述敷料的同时增加使用银离子敷料，特别注意外层敷料不能选用完全密闭的敷料。

4. 当坏死组织清除后，如果伤口表浅，可以选择水凝胶敷料；如果伤口较深，或者伴有潜行、窦道，可以使用溃疡糊、藻酸盐、高渗盐水敷料等填充，但填充时不要太紧而对伤口产生压力；外层根据情况选择水胶体、泡沫等适宜敷料。

（四）4期压疮

1. 此期压疮处理原则 应尽早清创、清洁伤口、控制感染、渗液管理，同时保护暴露的骨骼、筋膜和结缔组织。

2. 选择适宜的清创方法 根据患者的全身和局部伤口情况，选择适宜清创方法。当伤口内坏死组织比较松软时，可以使用外科清创方法；当伤口坏死组织比较致密并与正常组织混合时，应首先进行自溶性清创，待坏死组织松软后再配合外科清创；当黑色焦痂覆盖伤口时，可以在焦痂外做多处小切口，再使用自溶性清创的方法进行清创；当伤口内有较深的潜行或窦道时，可以采用机械性冲洗清除坏死组织；如果坏死组织非常致密，也可以采用化学性清创方法。

3. 控制感染 当判断伤口出现感染症状时，在使用抗生素前应先进行伤口分泌物或组织的细菌培养和药敏试验，根据培养和药敏结果选择合适的抗生素。感染性伤口局部可以使用消毒液清洗伤口，然后使用生理盐水清洁，伤口可以使用银离子体抗菌敷料覆盖。

4. 渗液管理 根据伤口愈合不同时期渗液的特点，进行伤口渗液有效的管理，选择恰当的敷料和愈合技术，以便达到伤口液体平衡、利于皮肤细胞游走的目的。当黑色焦痂覆盖，伤口渗液很少或者没有渗液时，需要给伤口补充一定的水分才能利于焦痂的溶解，可以使用含有水分较多的水胶体或离子持续交换型敷料。当伤口存在较多黄色坏死组织时，伤口的渗液由少到多，可以使用既有吸收能力又有清创能力的敷料来进行吸收渗液和清创，可以选择水胶体敷料、藻酸盐敷料及高渗盐水敷料等；当伤口发展到红色肉芽组织生长阶段时，渗液较多，可以选择吸收能力强的藻酸类敷料、水性纤维敷料及泡沫敷料等；当伤口被肉芽组织填满时，伤口渗液逐渐减少，上皮组织爬行，可以选择使用水胶体敷料或薄的泡沫敷料以进一步促进伤口愈合。

（五）深部组织损伤期

此期处理的目标重点为保护局部创面，密切观察伤口发展情况。局部给予完全减压措施，可以选择水胶体敷料或泡沫类敷料，此期伤口尽管采取积极措施，但仍可能进一步发展，当发展至深度坏死时，应根据其发展程度按3期或4期进行处理。

（六）不可分期

此期应以清除腐肉和焦痂为目标，需要根据患者全身情况、局部情况等综合考虑，决定清创时机，选择使用机械清创或配合自溶性清创或保守治疗。

（闫雅凤　彭丽丽　郭彦雪　张雪珂　祁佩瑶）

参考文献

1. National Pressure Ulcer Advisory Panel and European Ulcer Advisory Panel（NPUAP/EPUAP）. Prevention and treatment of pressure ulcers: Clinical practice guideline. Washington, DC: National Pressure Ulcer Advisory Panel, 2009.

2. 宁宁，廖灯彬，刘春娟 . 伤口临床护理 . 北京：科学出版社，2015.

3. 胡爱玲，郑美春，李伟娟 . 现代伤口与肠造口临床护理实践 . 北京：中国协和医科大学出版社，2014.

4. 谷涌泉 . 糖尿病足病诊疗新进展 . 北京：人民卫生出版社，2006.

5. 郝岱峰，柴家科 . 压疮诊疗新进展与实践 . 北京：人民军医出版社，2013.

6. Niederhauser A, Vandeusen LC, Parker V, et al. Comprehensive programs for preventing pressure ulcers: a review of the literature. Adv Skin Wound Care, 2012, 25（4）: 167-190.

7. Revello K, Fields W. A performance improvement

project to increase nursing compliance with skin assessments in a rehabilitation unit. Rehabil Nurs, 2012, 37(1): 37–42.

8. Scarlatti KC, Michel JL, Gamba MA, et al. Pressure ulcers in surgery patients: incidence and associated factors. Rev Esc Enferm USP, 2011, 45(6): 1372–1379.

9. Lis M, Asbeck F, Post M. Monitoring healing of pressure ulcers: a review of assessment instruments for use in the spinal cord unit. Spinal Cord, 2010, 48(2): 92–99.

10. Tubaishat A, Anthony D, Saleh M. Pressure ulcers in Jordan: a point prevalence study. J Tissue Viability, 2011, 20(1): 14–19.

11. Kottner J, Dassen T, Lahmann N. Prevalence of deep tissue injuries in hospitals and nursing homes: two cross-sectional studies. Int J Nurs Stud, 2010, 47(6): 665–670.

12. Idowu OK, Yinusa W, Gbadegesin SA, et al. Risk factors for pressure ulceration in a resource constrained spinal injury service. Spinal Cord, 2011, 49(5): 643–647.

13. Tschannen D, Hiltabidel E, Liu Y, et al. Patient-specific and surgical characteristics in the development of pressure ulcers. Am J Crit Care, 2012, 21(2): 116–125.

14. Zhao G, Hiltabidel E, Liu Y, et al. A cross-sectional descriptive study of pressure ulcer prevalence in a teaching hospital in China. Ostomy Wound Manage, 2010, 56(2): 38–42.

15. Lahmann NA, Kottner J, Dassen T, et al. Higher pressure ulcer risk on intensive care? –Comparison between general wards and intensive care units. J Clin Nurs, 2012, 21(3/4): 354–361.

16. Lahmann NA, Kottner J. Relation between pressure, friction and pressure ulcer categories: a secondary data analysis of hospital patients using CHAID methods. Int J Nurs Stud, 2011, 48(12): 1487–1494.

17. Hwang KO, Orrenbacher AJ, Graham AL, et al. Online narratives and peer support for colorectal cancer screening. Am J Prev Med, 2013, 45(1): 98–107.

18. Grant M, Mccorle R, Hornbrook MC, et al. Development of a chronic care ostomy self-management program. J Cancer Educ, 2013, 28(1): 70–78.

19. Elizabeth CJ, Joan IW, Joyce EJ, et al. Staging and defining characteristics of pressure ulcers using photographs by staff nurses in acute care settings. J Wound Ostomy Continence Nurs, 2013, 40(2): 150–156.

第三节 高尿酸血症与痛风的皮肤改变

高尿酸血症是嘌呤代谢障碍引起的代谢性疾病，临床上分为原发性和继发性两大类，前者多由先天性嘌呤代谢异常所致，常与肥胖、糖脂代谢紊乱、高血压、动脉硬化和冠心病等聚集发生，后者则由某些系统性疾病或者药物引起。少数患者可以发展为痛风，出现急性关节炎、痛风肾和痛风石等临床症状和阳性体征。

痛风石是痛风的皮肤改变，是该病的特征性损害，为尿酸盐沉积在软骨、滑膜、肌腱、软组织和皮下脂肪中形成的结石，常出现于起病后10年左右，是病程进入慢性的标志。发生率与血尿酸水平和持续时间相关。该病轻者影响美观，重者出现关节破坏、强直等严重后果。早期诊断、适当治疗，对于改善患者肢体功能，提高痛风患者的生活质量尤为重要。

一、痛风石的临床表现

痛风石侵害的典型部位在耳郭、指（趾）、踝关节周围软组织、肘膝关节的滑囊等处，少数患者可出现在鼻软骨、舌、声带、眼睑、主动脉、心瓣膜和心肌。表现为针头至绿豆大或更大（直径1~2cm）的孤立的皮下硬结，形状不规则，呈橙红色、黄色或乳白色，较大的痛风石表面皮肤变薄、发亮，溃破后排出白垩样物质，经久不愈，可形成瘘管。因尿酸盐有抑菌作用，故少有继发感染。在关节附近的痛风石侵蚀关节、软骨和滑囊，形成骨骼畸形，或使骨质遭受损毁，表现为关节畸形和僵硬，活动受限。

二、痛风石的组织病理

对皮下结节的性质有怀疑时，可穿刺或活检其内容物，在偏振光显微镜下观察，见痛风石由大小不一、境界清楚的淡褐色针形尿酸盐结晶聚集而成，紧压成束状或捆状，周围有异物巨细胞性肉芽肿，可发生钙化，偶有骨折。组织最好用无水酒精固定，因为福尔马林会破坏尿酸盐结晶的特征，使其成为无定形的物质。

三、痛风石的治疗

痛风的防治目的包括控制高尿酸血症，预防

尿酸盐沉积；迅速控制急性关节炎发作；防止尿酸结石形成和肾功能损害。其治疗包括控制高嘌呤饮食、药物治疗（具体见本书高尿酸血症、痛风章节）。必要时可选择剔除痛风石，对残毁关节进行矫形等手术治疗。

（张秋鹂）

参考文献

1. Neogi T, Jansen AT, Dalbeth N, et al. 2015 Gout classification criteria: an American College of Rheumatology/European League Against Rheumatism collaborative initiative. Arthritis Rheumatism, 2010, 62(9): 2569-2581.

2. Richette P, Bardin T. Gout. Lancet, 2009, 375(9711): 318-328.

第四节　营养不良性皮肤改变

人类皮肤很容易受到内源性和外源性因素的影响，现代营养学强调食物的摄入和健康之间的关系。营养不良可以影响任何组织，包括皮肤，而这为疾病的诊断提供了线索。营养缺乏或过量可导致皮肤稳态的改变（如免疫功能障碍）和一系列系统性异常。营养性疾病的表现往往反映了许多联合的营养缺乏，而皮肤是能表现营养过剩和营养缺乏的特殊临床特点的器官之一。我国已步入老龄化社会，老年人营养不良是影响老年人身体健康的诸多因素之一。识别营养不良性的皮肤改变、及时治疗并改善老年人的营养不良，对提高老年人的生存质量至关重要。

一、老年营养不良的病因及危险因素

老年营养不良是指在老年人群中，由于机体需要与营养素摄入之间不平衡而引起的一系列症状。营养不良包括营养缺乏和营养过剩两方面。营养缺乏是指机体因摄入不足、吸收不良或过度损耗营养素所造成的营养不足。营养过剩是指机体摄取过多营养素，多余部分在体内堆积并引起的病理状态，如肥胖症、高脂蛋白血症等。

导致老年营养不良的危险因素有生理功能的改变、精神和心理状态、饮食行为习惯、长期服用多种药物等。

（一）生理功能的改变

老年人舌部乳头味蕾明显减少，味觉功能减退、食欲降低，影响营养物质的摄入；肝功能减低、胃肠道消化液分泌减少、消化酶活力下降、胃扩张能力减弱、肠蠕动及排空速度减慢，导致肠道对营养成分的吸收能力降低，影响营养物质的消化吸收。

与中青年人群相比，老年人基础代谢率明显降低。进入老年期后合成代谢与分解代谢失去平衡，往往使合成代谢降低、分解代谢增高，导致基础代谢下降、蛋白质合成代谢降低等，易引起老年人营养不良。

随着年龄增加，老年人内分泌功能逐渐减退，体内代谢由以合成代谢为主逐渐转为以分解代谢为主，以致机体代谢失去平衡，细胞功能下降，人体成分改变。老年人总细胞量下降，肌肉组织重量减少，出现脏器萎缩、肌肉萎缩；体内水分减少，主要为细胞内液减少；骨组织矿物质减少，尤其是钙减少，因而出现骨密度降低。而体内脂肪组织随年龄增长而增加。

（二）精神、心理状态

老年人由于家庭原因大多数都是独居，缺乏子女的关心和照顾，或是退休等原因，造成老年人社交活动越来越少。有的老年人会觉得被社会边缘化，难免有些失落感。此外，老年人由于对身体等因素的担心，产生精神、心理负担，这也会导致老年人患上老年痴呆症等疾病。

（三）饮食行为习惯

老年人由于味觉减退，喜欢吃味重的食物；不愿浪费，常食剩菜剩饭等；此外，老年人由于身体活动减少和各种疾病的困扰，医师建议老年人少食或不食某些食物，或是听信其他而拒绝某类食物如肉类等，这些都会导致老年人食物摄入受到限制，造成营养素摄入不当，长此以往，诱发老年人营养不良。

（四）长期服用多种药物

老年人通常伴有多种慢性病，所以会服用较多药物，并且是多种药物联合使用。在临床上，药物和营养素之间的相互作用现受到普遍关注。药物的治疗作用或副作用可能会影响食欲及营养素吸收，最终使营养状况恶化。反之，机体的营养不良也会影响药物的吸收、转送、代谢等生理现象。

二、营养不良性疾病的种类及皮肤改变

（一）蛋白质－能量营养不良

蛋白质－能量营养不良是指能量和/或蛋白质引起的一种营养缺乏症，临床上常见3种类型：以能量供应不足为主的消瘦型、以蛋白质供应不足为主的水肿型、介于两者之间的消瘦－水肿型。

营养不良最早出现的症状是体重下降。皮下脂肪逐渐减少以至消失，皮下脂肪的消耗首先是累及腹部，其次为躯干、臀部、四肢，最后是面颊。因皮下脂肪减少首先发生于腹部，故腹部皮下脂肪层厚度是判断营养不良程度的重度指标之一。随着病情加重，可出现皮肤干燥、苍白、无弹性，额部出现皱纹，肌肉萎缩，全身水肿。营养不良易出现各种并发症，最常见的并发症为营养性贫血，主要与铁、叶酸、维生素 B_{12}、蛋白质等造血原料缺乏有关。营养不良可合并多种维生素和微量元素缺乏。由于免疫功能低下，易患各种感染，如上呼吸道感染、鹅口疮等，可迁延不愈，加重营养不良，形成恶性循环。

治疗要点包括尽早发现、早期治疗，采取综合性治疗措施，包括调整饮食及补充营养物质；去除病因、治疗原发病；控制继发感染；促进消化和改善代谢功能；治疗并发症。

（二）肥胖症

肥胖症定义为人体体质指数高于30kg/m²，简单来说，肥胖症是人体脂肪过多的结果。内分泌疾病如Cushing综合征和胰岛素抵抗都会出现肥胖的表现。获得性肥胖症在发达国家和发展中国家都很流行。一项研究表明，由于体重过高引起压力相关的足底角化过度，可能是肥胖症患者最常发生的皮肤异常。有些疾病为发生在皮肤皱褶部位的擦烂，其由于长期处于半封闭的状态，温度及湿度不高，可继发细菌和念珠菌的过度生长，造成感染。摩擦性色素沉着见于大腿内侧和胸罩下缘。肥胖患者喜欢久坐，可致静脉压升高伴随小腿溃疡。肥胖症患者的其他皮肤表现有黑棘皮病、皮赘、萎缩纹、多汗、下肢和腹部血管翳。

（三）维生素和矿物质营养不良

1. 维生素A 维生素A是一种存在于动物脂肪、肝脏、牛奶和极少量存在于绿叶蔬菜中的一种脂溶性维生素。对维持眼、性腺和皮肤的正常功能发挥很大作用。它还控制着多种蛋白的表达。在皮肤，维生素A最重要的功能是维持表皮的正常角化。

（1）维生素A缺乏：由于各种原因如维生素A摄入不足，吸收不良及需求量过多，造成体内维生素A缺乏。患者皮肤干燥脱屑、粗糙、色素加深，出现暗红色毛囊角化性丘疹，中央有角栓。患者可有夜盲，角膜干燥；伴有毛发稀疏脱落、干燥无光泽，甲变形。治疗包括维生素A替代治疗。不同剂量取决于眼损害的严重程度，如100 000~500 000IU/d治疗3个月或200 000IU在第1、2和14天时服用。

（2）维生素A过多：见于持续补充过量的维生素A。皮肤变得干燥、粗糙、脱屑和瘙痒、嘴唇干裂（与系统性服用维A酸的表现相似）。患者有嗜睡、厌食、体重减轻和弥漫性脱发等表现时容易误诊为脑部肿瘤、药物副作用等。正确的诊断依赖于饮食病史和血清维生素A水平。此时必须立即停止补充维生素A。

胡萝卜素是维生素A的天然前体，在发展中国家，水果和蔬菜中的类胡萝卜素是维生素A的最主要来源。大量摄入类胡萝卜素丰富的食物如胡萝卜可能引起胡萝卜素血症，伴皮肤橙黄色色素沉着。引起胡萝卜素血症的食物是无害的，皮肤的表现在饮食习惯改变后将慢慢消失。

2. 维生素D 人体本身不能产生维生素D，但可以从膳食中补充，或在皮肤中从胆固醇类似前体合成。食物中的维生素D主要存在于乳、蛋黄、鱼肝油和肝脏等动物性食品中。维生素D在皮肤合成，而且在角质形成细胞的功能中发挥重要作用。近年来维生素D及其受体在皮肤病中的作用受到很大关注。如Kamen等发现新诊断的系统性红斑狼疮患者血清维生素D水平较对照组低，同时肾脏受累的患者中也低。

维生素D过量（长期持续摄入）造成厌食、头痛、呕吐、腹泻、高血钙、高尿钙症。

3. 维生素K 维生素K是合成凝血因子Ⅱ、Ⅶ、Ⅸ、Ⅹ和蛋白C、蛋白S所必需的脂溶性维生素。它存在于绿叶蔬菜和肉类食物中。维生素K缺乏症表现为继发于低凝血酶原血症的紫癜、瘀斑和/或大量出血。身体的任何部位都可以发生出血。维生素K缺乏症的治疗包括皮下、静脉注射或口服维生素K，成年人5~10mg。在急性情况下（特别是有肝病的患者），需要新鲜冰冻血浆。

患者在皮下注射处会出现红斑,通常是环状红斑。

4. 维生素C 维生素C又叫抗坏血酸,是一种存在于新鲜水果和蔬菜中的水溶性维生素。它在胶原和基质的形成、肾上腺素和肉毒碱的合成、白细胞功能、叶酸代谢和其他酶合成中发挥很重要的作用。维生素C缺乏导致坏血病,即一种以骨骼改变、黏膜和皮肤改变为特征的综合征。皮肤表现有特征性,包括累及前壁、腹部、双下肢的毛囊性角化过度和螺丝钻样发伴随毛囊周围出血。维生素C缺乏症伴随的出血可以是甲下、黏膜或是皮肤,表现为瘀点、瘀斑。口服维生素C成人为800mg/d有显著作用。作为预防措施,应保证每天从新鲜水果或其他外源补充摄取维生素C。

5. 维生素B 维生素B包括正常身体功能必不可少的8种维生素,它们的缺乏症主要和其他缺乏症一同出现,通常是蛋白质－能量营养不良症,伴随营养素缺乏。维生素B缺乏症有不同的临床表现,这取决于主要缺乏的维生素种类。

(1)维生素B_1:维生素B_1存在于酵母、谷类、动物肝脏、肉类、鸡蛋和蔬菜中。它在碳水化合物代谢和其他能量产生的代谢过程中有重要作用。维生素B_1缺乏症又称脚气病。它的缺乏是由摄入不足(精米饮食)、慢性酒精中毒、糖尿病和胃肠道疾病引起的。皮肤黏膜的改变包括水肿、舌炎伴舌痛。主要的神经系统症状为周围神经病变,记忆丧失、虚构症。其他临床表现包括食欲不振、虚弱、便秘和充血性心力衰竭。治疗包括维生素B_1替代法,轻症患者每天3次口服2~3mg维生素B_1,重症患者每天两次静脉注射20mg。通常需要广泛的营养支持。

(2)维生素B_2(核黄素):维生素B_2存在于牛奶和含维生素B_1的营养物中。它参与细胞内氧化还原反应。维生素B_2缺乏症的原因可能是慢性胃肠道疾病(如胃酸缺乏、吸收不良)、酗酒、甲状腺功能减退、使用氯丙嗪和其他营养缺乏症(如烟酸、锌)。维生素B_2缺乏症导致所谓的口－眼－生殖器综合征。特征性损害为无痛鳞屑性丘疹、溃疡,腔隙周围如口腔、鼻、眼、耳周围和生殖器等部位呈无痛裂隙和脂溢性皮炎样改变。黏膜改变包括乳头状舌炎和结膜炎伴畏光。轻症患者的治疗包括口服核黄素3~10mg/d;难治性病例需要2mg,每天3次。

(3)维生素B_3(烟酸):维生素B_3存在于动物肝脏、瘦猪肉、蛙鱼、家禽和红肉中。烟酸参与重要的氧化－还原反应。在表皮,烟酸参与脂质如神经酰胺类物质合成,在皮肤屏障功能中发挥重要作用。与烟酸缺乏症有关的因素包括烟酸和色氨酸摄入不足(含玉米丰富的饮食)、酗酒、胃肠道疾病、药物(如异烟肼)、类癌综合征和精神障碍。糙皮病是典型的烟酸缺乏症,典型的临床表现为皮炎、腹泻和痴呆。皮炎开始表现为患者日晒后暴露部位出现鲜红及紫红斑,肿胀、渗出,边缘有红晕,境界清楚,久之色素沉着伴脱屑、结痂。也可表现为肛周的炎症和糜烂。黏膜表现包括水肿、唇炎和红色萎缩性舌炎。口腔和阴道黏膜易发生溃疡和继发感染。长期的烟酸缺乏会发展为老年痴呆症,患者抑郁、冷漠、焦虑、易怒,严重者有定向障碍。每天口服烟酸50~300mg可以使糙皮病迅速好转。严重患者或吸收不良患者需每天静脉补充100mg。

(4)维生素B_6:维生素B_6广泛存在于自然界,在氨基酸和必需脂肪酸的代谢等方面有重要作用。维生素B_6缺乏症通常伴随其他的缺乏症。药物(如异烟肼、青霉胺、肼屈嗪、口服避孕药、苯乙肼和环丝氨酸)及尿毒症和肝硬化等情况可能与维生素B_6缺乏有关。维生素B_6缺乏的临床表现包括腔隙周围鳞屑性丘疹(脂溢性皮炎样)、结膜炎、口炎和舌炎;经常出现厌食、恶心和呕吐,血液系统异常如铁粒幼细胞贫血、淋巴细胞减少和嗜酸性粒细胞减少也会出现这些症状。治疗包括每天口服维生素B_6 20~100mg,癫痫患者每天静脉给予100mg。

(5)维生素B_{12}(甲钴胺):维生素B_{12}存在于动物产品中,它参与DNA的合成。维生素B_{12}缺乏症可能因为摄入不足,如严格控制饮食的素食主义者,但大多因为吸收不良导致继发性缺乏症,如下列情况之一:胃内因子减少、胃切除术后,手术切除末端回肠或是肠道细菌过度生长。体内维生素B_{12}的储量很大,所以维生素B_{12}减少3~6年后才会发展为缺乏状态。皮肤表现少见,但全身性色素沉着,特别是在身体弯曲部位和手掌、足底、指甲、口腔等处是可以出现的。舌头发红、平滑伴疼痛。治疗选择每月1次肌内注射1mg维生素B_{12}。如因摄入不足所致者,可用口服法。

(6)维生素B_9(叶酸):维生素B_9存在于动物肝脏、肉类、牛奶和绿叶中,它和维生素B_{12}一样,参与DNA合成。黏膜出现改变时,常合并维生素B_{12}缺乏症,可见唇炎、舌炎、黏膜糜烂和暴露部位灰棕色色素沉着。治疗为叶酸替代治疗，但维生素 B_{12} 缺乏症的可能性也需要排除。

6. 维生素H（生物素） 生物素是多种食物中都含有的一种水溶性维生素。动物肝脏是生物素的最佳来源，其他如肉类、蛋黄、酵母和西红柿也是较好的来源。它是很多羧化酶的重要辅助因子，因此它的缺乏会导致多种羧化酶功能缺乏。生物素缺乏症的特征性临床表现为结膜炎、脱发、湿疹样皮炎、感觉亢进和/或感觉异常、抑郁和肌痛。据报道，生物素补充（2.5mg/d，口服）可改善指甲变薄和开裂，但还缺乏大规模的临床对照试验。

7. 锌 微量元素锌对维持所有细胞存活和发挥功能是十分重要的，并且它在介导细胞免疫和酶的合成过程中起关键作用。如果不加干预，缺锌可能会致死。锌的动态平衡是机体对外源锌的摄入与吸收和胃肠道对内源性锌的分泌来决定的。食物中的锌在近小肠处被吸收。动物蛋白可以促进吸收，而植酸盐（存在于谷物和豆类中）抑制吸收。血浆白蛋白结合60%~70%循环中的锌。

在世界范围内，导致缺锌的共同原因是营养摄入不足。缺锌可以呈地方性，也可以因为食谱限制而继发，如神经性厌食或完全性肠外营养而未补充锌。除了由于肠功能紊乱（如盲袢综合征、炎性肠病等）引起的吸收不良外，有报道肝脏、胰腺疾病也会引起缺锌。除此以外，高代谢状态，如外伤、恶性肿瘤、接受化疗也可引起缺锌。

急性缺锌的皮损特点包括肢端和口腔部位的湿疹样皮疹，亦可见水疱。在慢性病例，摩擦及受力部位常受累，头部损害似脂溢性皮炎，出现脱发、干发、脆发，甲板可见博氏线（甲板出现横行凹陷的沟线）。患者可伴有抑郁、畏光、败血症、腹泻。缺锌性疾病的组织病理无特异性，活检可用于排除其他诊断。

缺锌引起皮疹的确切机制尚不清楚。血清锌水平并不总是具有诊断价值。在合并低白蛋白血症时，由于白蛋白结合锌的水平降低，所以此时的血清锌浓度不能反映真实情况。如果临床怀疑缺锌，可以进行试验性治疗给予补锌，如果病情迅速缓解，即证实了缺锌。

治疗成人缺锌可以给予口服硫酸锌片0.2g，2~3次/d（约2mg/kg），如果不能进行肠内治疗，可肠外给锌0.2~0.3mg/（kg·d）。若4~5天情况没有改善，患者可能就不是缺锌性疾病，应该考虑其他疾病。应该提倡通过饮食补锌。蚌中含有比其他食物更多的锌。其他如红色肉类、家禽、豆类、坚果、某些海产品、全麦、强化早餐谷类乳制品等中都含有锌。缺锌时很可能存在其他营养的缺乏，这同样需要检查和治疗。对潜在状态的处理包括心理治疗和适当的药物治疗。

8. 铜 铜是一些酶的催化过程中所需的重要的微量元素。在血浆中90%的铜和铜蓝蛋白结合，剩余部分和其他血浆蛋白结合，主要是白蛋白（以转运蛋白为主）。获得性铜缺乏症是罕见的。据报道，仅见于婴儿（因为牛奶中低铜）、蛋白质-能量营养不良症和因过量摄入锌的情况。症状包括贫血、中性粒细胞减少、生长状况不佳，但皮肤表现很局限，只有少数报道有皮肤和头发的色素减退。

9. 硒 硒是谷胱甘肽过氧化酶必不可少的组成成分。它对于保护机体不受氧化损伤有重要作用。硒存在于土壤中，每天需求量还不确切。硒缺乏症在全胃肠外营养患者和生活在土壤中缺硒地区的人中可见。硒缺乏症的主要表现是心肌病、肌痛和虚弱。硒对于若干疾病有保护作用，包括银屑病、风湿性疾病、黑色素瘤和心血管疾病，但缺乏循证医学证据。因此，目前的认识还不足以提出正确的每日硒的推荐补充剂量。小剂量的硒［2mg/（kg·d）］对于治疗硒缺乏症已经足够。硫化硒洗发水用来治疗脂溢性皮炎和花斑癣。

三、老年营养不良性疾病的预防和治疗

营养性疾病的治疗必须根据个人的具体情况来定，需同时考虑到经常有重叠的营养不良缺乏症。每种营养性疾病的治疗在上文的对应部分均有提及，患一种营养性疾病的某个患者的处理往往需要多学科的方法。针对老年人营养不良有较多的影响因素，疾病的预防尤其重要。

（一）调整饮食结构

食物摄入宜杂，每天都要吃谷类、肉类、蛋类、奶类、豆类、蔬果、菌藻、干果、油类等多种食物，还要注意荤素搭配，粗细搭配；限制总能量的摄入；提高膳食质量，增加优质蛋白质的摄入，多选用含多不饱和脂肪酸的食物；多食蔬菜和水果；提高对微量营养素的摄入；多饮水；减少食盐的摄入，应控制在每日6g以下。

（二）改变饮食习惯

食物摄入数量宜少，每种食物的数量不宜过多，定时用餐，每餐七八分饱，防止过饥或过饱，更不能暴饮暴食；食物质地宜软，可采用蒸、煮、炖、烩等烹调方法；食物温度宜热，以温热食为主；进食速度宜缓，快速进食不利健康。

（三）注意烹调方法

老年人喜欢吃软、烂、容易咀嚼的食物，烹调时间过长又破坏了食物中的营养素。因此，在选择食物的种类、烹调方法时应加以重视。尽量食用新鲜蔬菜，少吃腌制蔬菜，蔬菜应先洗后切，急火快炒、开汤下菜、炒好即食。多采用蒸、熬、炖、煮、烩、焖、熘等烹调方法。避免炸、爆炒等烹调方法。

（四）注意各种慢性疾病的饮食调节

由于老年人不同的生理和疾病特点，对营养不良的老年人制订营养治疗计划时，要考虑更多的因素在内，制订出有针对性的膳食措施。如果是患有某些疾病的老年人，在积极治疗疾病的同时，还应注意调整饮食，增强自身营养支持，补充相关营养素，最好在医师指导下进行饮食控制和调节。

（张秋鹂）

参考文献

1. Hrnciarikova D, Juraskova B, Hronek M, et al. Specifics of malnutrition in the elderly. J Australian Feminist Law, 2012, 6(1): 7-28.

2. Ahsan U, Jamil A, Rashid S. Cutaneous manifestations in obesity. J Pakistan Assoc Dermatol, 2014, 24(1): 21-24.

3. Heath ML, Sidbury R. Cutaneous manifestations of nutritional deficiency. Curr Opin Pediatr, 2006, 18(4): 417-422.

4. Kamen DL, Cooper GS, Bouali H, et al. Vitamin D deficiency in systemic lupus erythematosus. Autoimmun Rev, 2006, 5(2): 114-117.

5. Bygum A, Clemmensen OJ, Scheller RA. Picture of the month: cutaneous manifestations of vitamin C deficiency. Ugeskr Laeger, 2006, 168(3): 287.

6. Moriwaki K, Kanno Y, Nakamoto H, et al. Vitamin B_6 deficiency in elderly patients on chronic peritoneal dialysis. Adv Perit Dial, 2000, 16: 308-312.

7. Mori K, Ando I, Kukita A. Generalized Hyperpigmentation of the Skin due to Vitamin B_{12} Deficiency. J Dermatol, 2001, 28(5): 282-285.

8. Vera-Kellet C, Andino-Navarrete R, Navajas-Galimany L. Vitamin B_{12} deficiency and its numerous skin manifestations. Actas dermosifiliogr, 2015, 106(9): 762-764.

9. Navarro PC, Guerra A, Alvarez JG, et al. Cutaneous and neurologic manifestations of biotinidase deficiency. Int J Dermatol, 2000, 39(5): 363-365.

10. Prasad AS. Discovery of Human Zinc Deficiency: Its Impact on Human Health and Disease. Adv Nutr, 2013, 4(2): 176.

11. Liakou Aikaterini I, Theodorakis Michael J, Melnik Bodo C, et al. Nutritional Clinical Studies in Dermatology. J Drugs Dermatol, 2013, 12(10): 1104-1109.

12. Davis C, Javid PJ, Horslen S. Selenium deficiency in pediatric patients with intestinal failure as a consequence of drug shortage. Jpen J Parenter Enteral Nutr, 2014, 38(1): 115.

第五节　库欣综合征相关的皮肤改变

库欣综合征（Cushing syndrome），又称皮质醇增多症，系由各种病因引起的高皮质醇血症为特征的临床综合征，主要临床表现有满月脸、水牛背、向心性肥胖、紫红色萎缩纹、痤疮、高血压、继发性糖尿病和骨质疏松等。库欣综合征临床表现典型时易被诊断，但轻症患者的诊断则有一定难度。少数症状和体征具有鉴别诊断意义，如新发皮肤紫纹、多血质、近端肌无力、非创伤性皮肤瘀斑和与年龄不相称的骨质疏松等，因此能够早期识别库欣综合征相关的皮肤改变对于疾病的早期诊断有重要意义。

一、库欣综合征的病因

肾上腺分泌糖皮质激素、盐皮质激素和性激素类皮质激素等3种激素。本病主要是由于糖皮质激素分泌过多和活性增强引起的机体代谢紊乱和多器官功能障碍。按病因分内源性和外源性。

内源性病因中以库欣病（Cushing disease）最为常见，约占70%，是因垂体瘤（主要是微腺瘤）或垂体－下丘脑功能紊乱使ACTH分泌过多而发病，故也称增生型皮质醇增多症。异位ACTH综合征（ectopic ACTH syndrome）是由垂体–肾上腺外的肿瘤（如肺癌、胸腺癌等）产生类ACTH活性物质或类促肾上腺皮质激素释放激素活性物质，刺激肾上腺皮质增生，使其分泌过量的皮质醇所致。两病均能产生过量的ACTH，使肾上腺皮质增生、功能亢进，由此产生过多的皮质激素，故又称ACTH依赖型库欣综合征。ACTH非依赖型（约占20%）主要指原发于肾上腺的肿瘤如肾上腺癌和肾上腺腺瘤、结节性肾上腺病等，它们能自主分泌大量的皮质激素，而不受ACTH的控制，由于皮质激素的回馈性抑制，血浆中ACTH的减少甚至测不出。

外源性病因主要为长期大量应用糖皮质激素所致的副作用，如因系统性红斑狼疮而长期口服激素。

二、库欣综合征的皮肤改变

（一）向心性肥胖

糖皮质激素能使食欲增加，高皮质醇血症时胰岛素的分泌增加，进而促进脂肪合成，脂肪分布异常，故常以肥胖开始。由于脂肪的重新分布而出现向心性肥胖，主要累及面、颈和躯干，使患者有一种特殊的体态。表现为面宽而圆形似满月（满月脸），项背部和锁骨上因脂肪堆积而隆起形成水牛背，再加上骨质疏松、脊柱后凸使水牛背外观更典型，腹部增大向前膨出形成球状腹，而四肢相对瘦细。

（二）皮肤外观的改变

蛋白质分解加速，合成减少，肌肉萎缩无力，胶原蛋白减少而出现皮肤变薄呈半透明状，皮下毛细血管扩张、清晰可见，面部皮肤潮红呈多血色状。组织病理学上表现为表皮萎缩、真皮基质的减少、弹力纤维和胶原纤维之间的间隔减少，从而导致细胞外基质的崩解和胶原纤维、弹力纤维的再排列。

约50%的患者有特征性淡紫红色条状萎缩纹，该纹较妊娠纹或因生长过快形成的萎缩纹更宽，主要见于腹部，亦可见于乳房、臀部、髋部、大腿和腋部。

皮肤干燥、脆弱，皮肤毛细血管脆性增加而易有皮肤瘀斑，常见于四肢微小创伤处，且伤口不易愈合。

黑素属于内源性色素，由机体自身合成，分布于表皮，是皮肤颜色的决定因素，而黑素代谢除了受促黑素细胞激素（MSH）影响外，同时也受促肾上腺皮质激素（ACTH）调节。色素沉着多见于异位ACTH综合征，在库欣病则较少发生，但6%~10%的垂体库欣病患者可发生Addison病样色素沉着。皮肤黏膜色素明显加深，尤以摩擦处、掌纹、乳晕及瘢痕等处更为显著，具有诊断意义。

女性患者出现性功能障碍，多见月经减少、乳房萎缩等。80%的女性患者有多毛，最常发生在面部，亦可见于腹部、乳房、胸和股上部等处，头发稀少（男性型脱发），但男性化很少发生。皮肤多油、痤疮，在女性患者中亦常见，这是由于皮质醇激素转化为雄激素所致，痤疮样损害的皮疹与痤疮相似，无粉刺和囊肿。

（三）继发感染

长期皮质醇分泌增多使免疫功能紊乱，对感染的抵抗能力减弱，易继发皮肤感染。常见的有葡萄球菌、念珠菌、浅表真菌的感染。化脓性细菌感染不易局限化，易发展为蜂窝织炎甚至引发全身感染中毒反应，感染后患者临床症状往往不明显，体温不高，易漏诊而造成严重后果。浅表真菌如红色毛癣菌感染可引起手足癣、甲癣、体癣、股癣的发生。糠秕马拉色菌引起的真菌感染在本病中常表现为花斑糠疹，临床上为前胸、后背的色素沉着、色素减退斑。机会致病菌如毛霉、暗色丝孢霉引起的深部真菌病也可见。

（四）继发糖尿病的皮肤改变

库欣综合征少数患者有糖代谢障碍，出现糖尿病的症状，亦会出现糖尿病相关的皮肤改变，具体临床表现见于本书糖尿病相关的皮肤改变章节。

三、治疗

根据库欣综合征的病因不同选择不同的治疗方案。

皮肤脂肪重新分布的改变在库欣综合征纠正后可逐渐改善。皮肤出现的萎缩纹改变为非可逆性改变，若有美观需求可尝试激光治疗。皮肤干燥、脆弱需要注意局部保护，避免摩擦、外伤。痤疮的治疗需要注意清洁面部，选择含有去脂、溶解角质、杀菌性能的外用药，如维A酸类、过氧苯甲酰、抗生素类等，轻症患者仅以外用药物治疗即可，对重症患者需要内服治疗。皮肤感染者应根据致病菌的不同选择不同的抗生素治疗，行局部或者系统抗感染治疗。

（张秋鹂）

参考文献

1. Findling JW, Raff H. Diagnosis and differential diagnosis of Cushing's syndrome. Endocrinol Metab Clin North Am, 2001, 30(3): 729-747.

2. Zhang W, Watson CE, Liu C, et al. Glucocorticoids induce a near-total suppression of hyaluronan synthase mRNA in dermal fibroblasts and in osteoclasts: a molecular mechanism contributing to organ atrophy. Biochem J, 2000, 349(Pt 1): 91-97.

3. Lehmann P, Zheng P, Lavker RM, et al. Corticosteroid atrophy in human skin. A study by light, scanning and transmission electron microscopy. J Invest Dematol, 1983, 81(2): 169-176.

4. Mountjoy KG. The human melanocyte stimulating hormone receptor has evolved to become b super-sensitive Q to melanocortin peptides. Mol Cell Endocrinol, 1994, 102(1/2): R7-R11.

5. Newell-Price J, Bertagna X, Grossman AB, et al. Cushing's syndrome. Medicine, 2006, 33(11): 11-13.

6. Rigopoulos D, Larios G, Katsambas A. Skin signs of systemic diseases. Clin Dermatol, 2011, 29(5): 531-540.

第六节　甲状腺相关的皮肤病变

甲状腺是人体最大的内分泌腺体，其分泌的甲状腺激素能够促进并维持机体的正常生长和发育，调节体内环境的稳定，包括能量和热量的产生。甲状腺激素对皮肤的正常生理过程有重要的作用，不仅通过调节成纤维细胞的功能，从而影响皮肤中蛋白多糖的产生，还能调节表皮中角质形成细胞的分化。除此以外，甲状腺激素对指甲和油脂的产生还发挥着巨大作用。

一、老年甲状腺疾病的特点与相关皮肤病变

随着人类寿命的延长，许多国家进入老龄化社会，老年人群有其独特的疾病谱和疾病发生发展特点。甲状腺疾病是常见的内分泌科疾病，国内外的一些研究显示，随着年龄增长，甲状腺功能及激素代谢会发生一定变化，甲状腺疾病发病率也逐渐增高。由于老年甲状腺疾病的表现形式明显不同于年轻人群，年龄越大临床表现越不典型，且常常同时合并其他疾病，因此很容易造成误诊漏诊，对老年人群危害较大。

甲状腺疾病相关的皮肤病变往往是甲状腺疾病的首发临床表现，因此广大医务工作者能够识别出甲状腺相关的皮肤病变，进而发现潜在的甲状腺疾病在老年甲状腺疾病的诊疗中至关重要。

甲状腺结构或功能异常与多种皮肤疾病相关，其机制尚未完全阐明，常与甲状腺激素的异常分泌或自身抗体产生有关。甲状腺异常相关的皮肤疾病种类繁多，表现特异，我们应该正确地识别一些特殊的皮肤表现，对可能合并存在的甲状腺疾病有足够的警惕，并能够进行初步的实验室筛查。

甲状腺相关的皮肤病变主要包括特异性甲状腺皮肤表现、非特异性甲状腺皮肤表现、与甲状腺相关的皮肤综合征。

二、特异性甲状腺皮肤表现

（一）甲状舌管囊肿（thyroglossal duct cyst）

甲状腺舌骨囊肿是胚胎期的甲状舌管退化不全而形成的先天囊肿，通常位于颈部中线、舌骨下，呈圆形，直径2~3cm，表面光滑无压痛。本病好发于小儿，但成年人或老年人亦可见，易发生感染，部分可发生癌变。治疗方法一般主张应手术彻底切除。

（二）甲状腺癌皮肤转移（cutaneous metastasis from thyroid malignancies）

甲状腺癌是最常见的内分泌肿瘤，皮肤转移少见，多为甲状腺乳头状癌或甲状腺滤泡状癌。常位于头皮，皮损表现为肉色的结节、肿块，部分为红斑、丘疹，质软，可发生溃疡。甲状腺癌发生皮肤转移后的平均寿命为19个月。Alwaheeb曾报道4例甲状腺癌发生皮肤转移，其中有2例患者的皮肤表现是甲状腺癌复发的首要表现。

三、非特异性甲状腺皮肤表现

（一）一般皮肤改变

1. 甲状腺功能亢进的一般皮肤改变　甲状腺功能亢进时的一般皮肤改变为皮肤纤细、柔软、光滑、多汗、温暖、湿润。皮肤温暖是由于皮肤血流

的增多和末梢血管的扩张。皮肤湿润、多汗是由于皮肤末梢血管的扩张、皮脂腺分泌的增多。

甲状腺功能亢进时可出现面部发红，易误诊为玫瑰糠疹，这种皮肤发红也是由于面部皮肤血流增加引起的。2% 的甲状腺功能亢进的患者会出现色素沉着，常见于手掌、足底、上腭和颊黏膜部位，是由于继发性的促肾上腺皮质激素分泌增多引起的。

甲状腺功能亢进时毛发可表现为柔软，也会出现局部或弥漫性非瘢痕性脱发。接近 5% 的甲状腺功能亢进的患者会出现黄甲综合征（甲变黄、生长缓慢、甲半月消失）和 Plummers 指甲（远端甲分离、从第 4、5 指开始出现的甲板凹陷）。

2. 甲状腺功能减退的一般皮肤改变　甲状腺功能减退最常见的皮肤病变是甲状腺肿，视诊时可以看到或者触诊时摸到，通常位于甲状软骨的区域。甲状腺肿根据发病原因不同可以表现为弥漫性肿大或者结节性肿大。甲状腺肿大严重时可压迫其后方的食管、气管出现相应的临床表现。

甲状腺功能减退时的一般皮肤改变为皮肤干燥、粗糙、鳞屑、寒冷、苍白。皮肤干燥是多种因素作用的结果，包括皮肤血管的收缩、表皮类固醇的合成减少、皮脂腺分泌的减少和皮肤出汗减少。轻到中等程度的皮肤干燥常见，但皮肤干燥严重时可表现为获得性鱼鳞病样皮肤。皮肤寒冷、苍白是皮肤血管收缩和中枢性低体温导致的。

甲状腺功能减退时有时可出现皮肤黄染，常见于手掌、足底和鼻唇沟部位，而巩膜不出现黄染，这种现象是由于胡萝卜素的代谢降低从而沉积在表皮最底层（基底层）。

甲状腺功能减退的患者面部还会出现特殊的体征，如眶周水肿、嘴唇肿胀、巨大舌、面部平坦、眼睑下垂。

甲状腺功能减退时毛发可出现干燥、变脆、易脱落，50% 以上的成人甲状腺功能减退患者会出现局部或者弥漫性脱发。外三分之一眉毛脱落是甲状腺功能减退患者较为特异性的表现。指甲可出现干燥、变脆、粗钝、横向或者纵向条纹、生长缓慢，部分可见甲分离。

（二）甲改变

如上文提到的，指甲可出现干燥、变脆、粗钝、横向或者纵向条纹、凹陷、生长缓慢，部分可见甲分离。

甲分离：为非特异性，可见于甲状腺功能亢进、甲状腺功能减退等甲状腺疾病。指甲出现质软、易碎、远端甲床分离、不规则凹陷。

（三）杵状指（趾）（thyroid acropachy）

多见于自身免疫性甲状腺疾病，包括 Graves 病，1% 的 Graves 病患者会出现杵状指（趾）。杵状指（趾）又称鼓锤指（趾），表现为手指或足趾末端增生、肥厚，呈杵状膨大。通常对称分布，无自觉症状。这可能与近节指骨软组织肿胀（成纤维细胞增殖）、杵状和放射状或羽毛状骨膜反应有关。

（四）脱发

脱发为非特异性，多见于甲状腺功能亢进、甲状腺功能减退及口服抗甲状腺药物。可表现为头发稀疏、弥散性脱发、女性型脱发、斑秃甚至全秃、普秃。

目前研究较多的是斑秃与自身免疫性甲状腺疾病的关系。斑秃（alopecia areata）是一种自身免疫性脱发，突然出现数量不等的脱发斑，可见于任何年龄，脱发毛根变细，呈惊叹号样，脱发区头皮正常，无炎性红斑及鳞屑、瘢痕。可单独发病，也可伴发多种自身免疫性疾病和特应性疾病，如自身免疫性甲状腺疾病、红斑狼疮、白癜风、重症肌无力、1 型糖尿病、恶性贫血、过敏性鼻炎、哮喘及特应性皮炎等。其病因尚不完全清楚，可能与遗传、自身免疫、环境因素等有关，近年来研究支持自身免疫在其发病中起主要作用。Kakourou 等在评估 157 例斑秃患者时发现，有 5% 患者同时患有斑秃和甲状腺疾病。Thomas 和 Kadyan 研究发现，与斑秃合并的甲状腺疾病中，甲状腺功能减退最为常见。甲状腺功能减退可影响毛发的质地及引起毛发脱落，可能由于甲状腺功能减退引起机体代谢降低，处于静止期的毛发增加，转化为生长期的速度减慢甚至失败，从而引起脱发。由于不是所有的甲状腺功能减退患者都有脱发，因此，甲状腺激素对毛发的影响可能还受局部因素和其他激素的影响。鉴于斑秃患者合并甲状腺疾病的风险增加，建议即使无甲状腺功能异常的表现，也需定期对斑秃患者进行甲状腺功能筛查。有研究还建议每 6 个月评估甲状腺的大小和功能，以早期发现自身免疫性甲状腺疾病，防止发展为严重的甲状腺功能减退。甲状腺过氧化物酶抗体（anti-thyroid peroxidase antibody，TPO-Ab）是自身免疫性甲状腺疾病的标志物，Baars 等研究发现有

17.7% 的斑秃患者检测该抗体阳性，大约是普通人群的 2 倍（6%~10%）。部分斑秃患者检测到了甲状腺自身抗体，尽管当时通常没有明显甲状腺疾病，但将来发生甲状腺功能不全的风险将会增加。这些患者尚不需进行甲状腺疾病的相关治疗，但需随访，定期进行促甲状腺激素的检测和甲状腺形态学评估。

多数文献显示局部甲状腺激素对斑秃无效。局部甲状腺激素受体激动剂对动物毛发丢失有效。

（五）黏液性水肿（myxedema）

胫前黏液性水肿（pretibial myxedema）多见于甲状腺功能亢进，包括 Graves 病。4.3% 的 Graves 病患者会出现胫前黏液性水肿。其皮损表现为皮肤增厚变硬，表面不平，呈红色、棕黄色或正常肤色，有时为斑块样结节。通常对称分布，无自觉症状，部分可继发溃疡、感染、淋巴水肿。多位于胫前，部分累及小腿屈侧、足背或膝部。亦有累及上肢、肩部、面、背部，或累及手术瘢痕、外伤、接种部位。组织病理特点为真皮乳头层和网状层内酸性黏多糖沉积，胶原增多，IgA 及 IgG 沉积，淋巴细胞、肥大细胞浸润。胫前黏液性水肿可有多种临床类型，在一项 150 例的回顾性研究中发现，58% 表现为非可凹型、20% 表现为结节型、21% 表现为斑块型、1% 表现为息肉型或象皮肿样型。治疗可用糖皮质激素加薄膜封包治疗，用曲安奈德混悬液加利多卡因或再加玻璃酸酶 1500U 皮损内注射疗效更好。

黏液性水肿亦可见于甲状腺功能减退，通常分布于面部（眶周）及双手，为非凹陷性水肿。常伴有皮肤干燥、苍白、变冷、眼睑下垂、眉毛脱落、唇舌肿大。其具体的发病机制仍不清楚，组织病理可见真皮内酸性黏多糖和黏蛋白的沉积。

（六）硬化萎缩性苔藓（atrophic lichen sclerosus）

好发于女性外阴部，典型表现为蛋白色或象牙白色的萎缩性硬化性斑片，表面萎缩，界限清楚。自觉症状主要为剧烈瘙痒，有时为烧灼样痛。6%~30% 的硬化萎缩性苔藓合并甲状腺疾病，包括甲状腺功能亢进、甲状腺功能减退。多数为甲状腺功能减退，与年龄无关。Kreuter 等人的一项回顾性研究发现，15.4% 的硬化萎缩性苔藓患者合并自身免疫性甲状腺疾病，9.4% 的患者血清甲状腺抗体阳性。

（七）白癜风（vitiligo）

白癜风是最常见的获得性色素脱失性疾病，表现为局部表皮黑素细胞破坏、色素脱失，临床上主要分为两型，即非节段型和节段型，前者最常见，与自身免疫相关，病程呈慢性进展。白斑大小形态不一，呈瓷白色斑，境界清楚，边缘色素沉着增加。

白癜风与各种器官特异性自身免疫性疾病，如慢性淋巴细胞性甲状腺炎、艾迪生病、1 型糖尿病和恶性贫血等密切相关，其中以自身免疫性甲状腺疾病最多见。Vrijman 等一项系统回顾性分析表明，白癜风患者发生甲状腺疾病的概率是正常人的 2 倍，临床和亚临床甲状腺疾病的发病率均高于健康对照组，发生自身免疫性甲状腺疾病的概率是正常人的 2.5 倍，甲状腺抗体升高的概率是正常人的 5.2 倍，慢性淋巴细胞性甲状腺炎是白癜风患者最常见的自身免疫性疾病。此外，白癜风患者发生甲状腺疾病的风险随年龄增加，成人白癜风患者自身免疫性甲状腺疾病的发生率（18.6%）是儿童的 3 倍（6.9%），老年女性及有甲状腺疾病家族史者甲状腺疾病发生率更高。英国成人白癜风诊断治疗指南中建议检查甲状腺功能，荷兰的指南中也指出当白癜风患者有甲状腺疾病临床表现时应检查甲状腺功能。

目前研究认为白癜风和自身免疫性甲状腺疾病具有共同的易感基因、具有交叉免疫机制，但甲状腺功能或抗体指标与白癜风活动期的关系及二者的交叉免疫机制仍缺乏足够的证据，需要进一步研究。

（八）慢性荨麻疹（chronic urticaria）

慢性荨麻疹是指反复发作的红斑、风团，时间超过 6 周（每周至少 3 次）。甲状腺疾病是慢性荨麻疹最常见的相关疾病，最常合并的为甲状腺功能减退，亦见于甲状腺功能亢进，女性更常见。慢性荨麻疹患者可检测出多种甲状腺自身抗体，尤其是 IgE 抗甲状腺过氧化物酶抗体。多数文献显示补充甲状腺素对慢性荨麻疹无效。

（九）结缔组织病

1. 系统性红斑狼疮（systemic lupus erythematosus，SLE） SLE 患者常合并甲状腺功能减退，亦见于甲状腺功能亢进，女性更常见。SLE 患者合并甲状腺疾病，有更高的疾病活性，易出现干燥综合征及类风湿因子阳性。可出现多种甲状腺自身抗体阳性，TSH 水平升高。妊娠女性SLE患者更易合并甲状腺疾病，有更高的早产风险。

2. 皮肌炎（dermatomyositis，DM） DM患者常合并甲状腺癌及甲状腺功能减退，注意鉴别甲状腺功能减退诱导的多肌炎样综合征。

（十）慢性肾上腺皮质功能减退（Addison disease）

皮肤临床表现主要有面部、肢端、口唇弥漫性色素沉着。其他损害包括雀斑、乳晕、瘢痕处色素加深，并发白癜风。该病可合并Graves病、特发性甲状腺功能减退、糖尿病。

四、与甲状腺相关的皮肤综合征

（一）神经纤维瘤病（neurofibromatosis）

又称Von Recklinghausen病，以皮肤色素沉着、脊神经或脑神经的多发性神经纤维瘤和多发性的皮肤肿瘤为其特征，并且可伴发胶质瘤和脑膜瘤。一般为常染色体显性遗传。部分患者可伴发嗜铬细胞瘤、内分泌肿瘤、神经节瘤。其中伴发甲状腺肿瘤的患者较少，但国外亦有报道。

（二）POEMS综合征

POEMS综合征是病因及发病机制尚不明确的少见的多系统疾病，其主要临床表现为多发性神经病变（polyneuropathy）、脏器肿大（organomegaly）、内分泌病变（endocrinopathy）、M蛋白血症（M-protein）和皮肤改变（skin changes），亦称为Takatsuki综合征、Crow-Fukase综合征、硬化性骨髓瘤。但是该缩写没有包括其他重要特征，如硬化性骨病、巨大淋巴结增生症（Castleman病）、视盘水肿、周围神经水肿、腹水、红细胞增多症、血小板增多症、乏力及杵状指（趾）等。本病发病率较低，临床表现复杂多样，症状出现顺序不一，极易漏诊和误诊，其诊断并不需要具备所有特征。

POEMS综合征50%~90%的患者有皮肤病变，最常见的皮肤改变有色素沉着、多毛症、手足发绀、指甲苍白、结节性血管瘤、面部皮肤脂肪萎缩等。内分泌改变在POEMS综合征中较常见，以性腺轴、甲状腺轴、肾上腺轴和糖代谢异常为主，包括糖尿病、阳痿、男性女乳症、闭经、甲状腺功能低下和肾上腺功能不全。

目前本病没有标准的治疗方案，最近有学者认为大剂量化疗联合自体血外周干细胞移植为POEMS综合征的有效治疗方法，可明显改善临床症状。

（三）Cronkhite-Canada综合征

又称息肉－皮肤色素沉着－脱发－爪甲营养不良综合征，是一种以胃肠多发息肉为特征的罕见疾病，1955年Cronkhite和Canada首次报道该病。其发病机制尚不明确，可能与精神紧张、劳累、自身免疫及感染有关。其常见于中老年患者，最常见的临床表现为消化道症状，如腹痛、腹泻及长期腹泻所造成的营养不良、体重减轻、贫血、低蛋白血症、低钾血症等。皮肤表现可见脱发、指（趾）甲萎缩、脱落、色素沉着外胚层三联征。其易并发消化道恶性肿瘤、甲状腺功能低下；目前缺乏特异性治疗，主要予以激素、营养支持、抗生素、保护胃肠黏膜等治疗。

（张秋鹂）

参考文献

1. Alwaheeb S, Ghazarian D, Boerner SL, et al. Cutaneous manifestations of thyroid cancer: a report of four cases and review of the literature. J Clin Pathol, 2004, 57(4): 435.

2. Dilek N, Saral Y, Çolak R. Cutaneous manifestations of endocrine disorders. Ondokuz Mayis Universitesi Tip Dergisi, 2011, 28(2): 45-48.

3. Jabbour SA. Cutaneous manifestations of endocrine disorders: a guide for dermatologists. Am J Clin Dermatol, 2003, 4(5): 315.

4. Kakourou T, Karachristou K, Chrousos G. A case series of alopecia areata in children: impact of personal and family history of stress and autoimmunity. J Eur Acad Dermatol Venereol, 2007, 21(3): 356-359.

5. Thomas EA, Kadyan RS. Alopecia areata and autoimmunity: a clinical study. Indian J Dermatol, 2008, 53(2): 70.

6. Baars MP, Greebe RJ, Pop VJ. High prevalence of thyroid peroxidase antibodies in patients with alopecia areata. J Eur Acad Dermatol Venereol, 2013, 27(1): e137-e139.

7. Georgala S, Katoulis A, Georgala C, et al. Pretibial myxedema as the initial manifestation of Graves' disease. J Eur Acad Dermatol Venereol, 2002, 16(4): 380-383.

8. Ai J, Leonhardt JM, Heymann WR. Autoimmune thyroid diseases: etiology, pathogenesis, and dermatologic manifestations. J Am Acad Dermatol, 2003, 48(5): 641-659.

9. Vrijman C, Kroon MW, Limpens J, et al. The prevalence of thyroid disease in patients with vitiligo: a systematic review. Br J Dermatol, 2012, 167(6): 1224-1235.

10. Antonelli A, Fallahi P, Mosca M, et al. Prevalence

of thyroid dysfunctions in systemic lupus erythematosus. Metabolism, 2010, 59(6): 896-900.

11. Appenzeller S, Pallone AT, Natalin RA, et al. Prevalence of thyroid dysfunction in systemic lupus erythematosus. J Clin Rheumatol, 2009, 15(3): 117-119.

12. Lin WY, Chang CL, Fu LS, et al. Systemic lupus erythematosus and thyroid disease: A 10-year study. J Microbiol Immunol Infect, 2015, 48(6): 676-683.

13. Dispenzieri A. POEMS syndrome: 2011 update on diagnosis, risk-stratification, and management. Am J Hematol, 2011, 86(7): 591.

14. Shen X, Husson M, Lipshutz W. Cronkhite-Canada syndrome: A case report and literature review of gastrointestinal polyposis syndrome. Case Rep Clin Med, 2014, 3(12): 650-659.

15. Brănişteanu DE, Dimitriu A, Vieriu M, et al. Cutaneous manifestations associated with thyroid disease. Rev Med Chir Soc Med Nat Iasi, 2014, 118(4): 953.

第十六章　老年内分泌疾病患者的护理

第一节　院 内 护 理

一、老年糖尿病患者的院内护理

随着我国老龄化人口的增加，老年糖尿病患者数逐年增加，老年糖尿病将成为21世纪的主要健康问题。通过健康教育及合理饮食和适量运动，以减轻胰岛β细胞的负担，实现减少药物用量或不用药物，改善或稳定病情，防止和延缓各种并发症的发生和发展，正常日常生活和工作是老年糖尿病护理的有效方式。老年糖尿病患者的发病与遗传、免疫、生活方式、生理老化密切相关，护士对住院患者进行全面的健康评估，采集健康史应详细询问其生活方式、饮食习惯、食量，有无糖尿病家族史、体重等信息，了解既往史（肝、内分泌疾病史）、婚姻史（产后大出血史）、用药史、家族史。

（一）饮食护理

通过饮食合理调配，既科学控制能量、糖类、蛋白质、脂肪的摄入，又注意各营养素的平衡，以减轻胰岛β细胞的负担，减少药物用量或不用药物，尽量使患者的尿糖、血糖及血脂达到或接近正常值，改善或稳定病情，防止和延缓各种并发症的发生和发展，维持正常体重，从事日常生活和工作，带病延寿。饮食治疗是老年糖尿病的基础治疗，不论糖尿病的类型、病情轻重或有无并发症、是否应用药物，其都可有效控制并长期坚持。饮食治疗应在营养师、医师、护士指导下根据老年患者病情、有无并发症、血糖情况、身高、体重来计算总能量，制订饮食计划。

1. 掌握食物的治疗原则　合理控制能量摄入是糖尿病的治疗基础。三餐饮食均匀搭配，每餐均有糖类、蛋白质和脂肪，做到菜谱多样化。限制总能量、动物脂肪的摄入，严格限制各类甜食的摄入。增加粗粮、杂粮、蔬菜等富含膳食纤维的摄入，注意维生素、微量元素的合理摄入。水果在两餐之间服用，少饮酒、不吸烟。

2. 明确饮食计算与餐次　根据老年患者的身高、体重、年龄、运动量来计算能量供给量。标准体重（kg）= 身高（cm）-105，总热量 = 理想体重 × 按需热量。按需热量：轻体力劳动105~126J/（kg·d），中度体力劳动126~147J/（kg·d），重体力劳动168J/（kg·d），休息时84~105J/（kg·d）。脂肪为总热量的20%~25%、糖类为总热量的55%~65%、蛋白质为总热量的10%~15%。每日所需蛋白质为1g/（kg·d），每日所需脂肪40~60g。保证优质蛋白的供应，每天要有一定量的牛奶、鸡蛋和瘦肉的摄入，避免肥甘厚味，如猪油、黄油、肥肉及富含胆固醇的食物。上述值仅为参考，实际操作中以维持或略低于理想体重为宜，消瘦者摄入量适当提高，肥胖者摄入量相应减少。老年患者1天主食量300~400g，按一日三餐或四餐分配。对于病情稳定的老年糖尿病患者每天三餐定时定量，三餐比例分配为早餐1/5、午餐2/5、晚餐2/5，或者根据老年人饮食习惯及身体情况，少食多餐。对于用胰岛素治疗和易发生低血糖的老年患者，可根据情况三餐之间或晚上临睡前加餐1次，但需要减少三餐的量，用几块低糖饼干、蒸薯类、南瓜、山药等来交换，防止低血糖发生。饮食治疗也是老年糖尿病患者的基本疗法，方法、原则与其他年龄段患者相同，还要考虑到老年人的心理社会因素。很多老年患者由于对高血糖的恐惧，往往过分控制饮食，以致进食热量不足，复查血糖虽然在下降，但患者容易感到头晕、饥饿、心慌。同时鼓励患者多饮水。每日食盐 <6g，以免促进和加重心、肾血管并发症。严格限制摄入各种甜食，每日饮食中食用纤维含量40~60g为宜，监测体重变化，改变 >2kg时应及时报告医师查找原因。

3. 防止便秘 老年糖尿病患者容易便秘，应保持大便通畅，多食粗粮、绿色蔬菜。蔬菜应选择含糖分较少的小白菜、大白菜、油菜、白萝卜、空心菜、芹菜等。这些食物含膳食纤维较多，有利于降低血糖，控制体重。不吃含糖的食物，如各种甜点、甜饮料等。

4. 护士监督并宣教 住院老年糖尿病患者饮食要稳定，医院内订餐饮食，保证规律性，提高医师调整用药剂量的效率。

（二）运动疗法

1. 运动评估 护士根据老年患者的年龄、性别、体型、饮食、平时的活动量、血糖水平、有无慢性并发症、是否接受药物治疗及剂量等情况进行综合评估，再与运动医师共同制订患者居家的运动项目、运动次数、运动强度和运动量。住院期间老年糖尿病患者运动方式因人而异，对于血糖控制在正常范围、无并发症的老年患者，可由护士教会并带领患者共同进行抗阻力运动或在科室走廊内快走。对于合并高血压、心脏病及糖尿病并发症的老年患者，建议低强度运动方式，如床上运动操及室内运动。

2. 运动疗法健康宣教 住院期间，护士给予患者进行运动相关知识宣教，告知老年糖尿病患者运动的原则是循序渐进、量力而行、持之以恒、定时定量。从低强度、短时间运动开始，如散步、步行、慢跑等，循序渐进，待机体适应后逐渐增加运动量，延长运动时间，整个运动以不疲劳为准。整个运动过程讲究对耐力的训练，不建议做非常剧烈的运动。对于血糖控制在正常范围、无并发症的老年患者可进行快步走、骑自行车、打乒乓球、门球等中等强度的运动。对于血糖控制良好者，原则上以有氧运动为主，其中步行不受场地支配，容易坚持，可作为首选。对于合并高血压、心脏病及糖尿病并发症的老年患者，建议低强度运动方式，如散步、打太极拳、做力所能及的家务。单纯饮食治疗的老年糖尿病患者每周至少运动4次，用胰岛素及口服降糖药物者每天定时运动，控制血糖和调整药物用量。体重超标的老年糖尿病患者，运动的同时要减少热量摄入，增加运动次数至每天1次或2次，才可有效降低体重。由于老年糖尿病患者的身体相对来说比较虚弱，运动对其来说既是锻炼，也可能造成意想不到的损伤，所以建议患者在运动时有家人的积极陪伴。不宜进行长时间、剧烈的体育活动，以避免血压过高及诱发心绞痛甚至心肌梗死、脑梗死等。活动前后做热身、放松动作，运动强度保持相对均衡，不要大起大落。告知患者避免在药物作用的巅峰时期进行剧烈运动。运动应在早、午饭后1小时左右开始。避免在夜间和黄昏进行激烈的活动，以免发生低血糖的状况。

（三）血糖监测

护士遵医嘱监测患者空腹、三餐前后及睡前血糖，尤其关注老年糖尿病睡前血糖及用药后的血糖，有利于低血糖的早期发现，同时必要时观察患者体重、出入量变化。定期监测糖化血红蛋白、电解质、肝肾功能，视力有无变化，指导患者学会使用血糖仪，进行自我监测（SMBG）并进行记录，告知患者居家时血糖监测方法及注意事项，鼓励患者出院后积极进行自我血糖监测，预防慢性并发症的发生。

（四）用药护理

双人核对后按时、轮换注射胰岛素，胰岛素笔单人单用，胰岛素针头每次更换，观察注射部位的皮肤情况，避开硬结、瘢痕处，确认患者是否订餐。当患者食欲不佳、病情变化、血糖不高或过高时，应通知医师看是否需要调整剂量。对老年患者主张积极、尽早应用胰岛素，推荐白天口服药物降糖，睡前注射胰岛素。考虑到老年人易发生低血糖，加用胰岛素时，应从小剂量开始逐步增加。指导患者正确时间服药及按时进餐，观察是否有低血糖、胃肠道等不良反应。

（五）并发症的护理

1. 糖尿病足的护理 保证床单位清洁，抬高患肢，卧床时注意勤翻身，必要时使用支被架，指导患者患肢运动练习，促进患肢血液循环。如有创面，需选择适当的换药方法、敷料、次数，避免挤压伤口，必要时请专业伤口造口师协助诊疗。每日检查患者足部，观察有无裂伤、擦伤，足趾间是否有糜烂等。评估患者有否吸烟、神经病变、血管病变等糖尿病足的危险因素，做好老年糖尿病患者居家护理宣教，教育患者、家属足部的日常防护，最好选择宽、软、厚底的布鞋，减少足部受伤的概率，选用宽松透气的袜子，洗脚水温不宜超过37℃，洗前可用手或肘部测试水温，温度计更佳。洗脚时间不宜过长，10分钟即可。用干净柔软、吸水性好的毛巾将脚趾间缝处轻柔擦干，避免使用毛质粗糙的毛巾以免损伤足。洗脚后可用适当的润滑剂或乳膏以保护足部皮肤润滑，但不要在脚趾间使用。在水平地面修剪指甲，有视力障碍时应请他人帮助。

2. 糖尿病酮症酸中毒护理 遵医嘱抽取血标本，送检诊治糖尿病酮症酸中毒所需各项化验，如血糖、血酮、血气分析。采集尿标本，记尿量，并送检尿糖、尿酮、尿常规。昏迷患者导尿后留置导尿管，记录每小时和24小时尿量，并可按需取尿监测治疗中尿糖及尿酮的变化。昏迷患者，或有呕吐、腹胀、胃潴留、胃扩张者，应插入胃管，持续胃肠减压或每2小时吸引1次，记录胃液量，注意胃液颜色等变化。密切观察体温、脉搏、呼吸、血压四大生命指标的变化；精确记录出入水量和每小时尿量；保持呼吸道通畅，如血氧饱和度<80%者给予吸氧。严格遵医嘱补充胰岛素，密切监测血糖变化。严格遵医嘱补液，按先快后慢为原则，注意纠正电解质紊乱和酸中毒，严重低钾时应立即补钾。

3. 糖尿病眼病 患者入院后遵医嘱做眼底检查、荧光血管造影检查。外出检查时，注意安全，防止跌倒。急性视网膜出血时，嘱患者绝对卧床休息，加强基础护理，减少头部震动及眼部活动，以免加重出血。护理人员做好患者的心理疏导、情感支持工作，根据患者不同的性格、文化程度等进行针对性沟通和交流，予以心理指导，从而减轻或消除不良情绪，使其积极配合治疗，树立与疾病作斗争的信心。告知患者紧张、忧郁、焦虑、恐惧、悲观、失望等不良负性情绪可导致患者血压波动较大、血糖升高，从而加重眼底出血，使病情加重等后果。针对性地给予相关知识宣教，糖尿病视网膜病变（DR）1~2期患者告知严格控制血糖治疗，DR 3~4期患者及时行激光治疗，控制病情发展，告知早期激光治疗可减少失明的危险，行激光治疗者，术后要注意休息。DR 4~6期根据病情行玻璃体切割术的患者，给予术前宣教，告知患者手术可以保存现有视力，防止失明，防止新生血管性青光眼的发生。

二、老年低血糖症患者的院内护理

一般血糖低于3.9mmol/L时出现低血糖，常发生于使用胰岛素、口服降糖药物、进食少的患者，表现为饥饿、心慌、手抖、出汗，甚至昏迷。而临床上有些患者血糖不低于此值，亦可出现低血糖症状。老年人依从性较差，易引起低血糖症的发生，对其来说可能是一种致命的并发症，尤其需警惕夜间低血糖症状的发生，当睡前血糖<5.9mmol/L时，夜间低血糖发生危险明显增加，因此严密监测住院老年糖尿病患者血糖，关注饮食情况及运动情况，能有效避免低血糖症的发生，降低老年性糖尿病患者低血糖发生率。

（一）识别低血糖的临床表现

密切观察患者的意识及活动情况，低血糖的临床表现主要有两类。①交感神经过度兴奋的表现：饥饿感、心悸、面色苍白、出汗、颤抖、心动过速等；②脑功能障碍的表现：注意力不集中、头晕、嗜睡、思维和语言迟钝、行为怪异、躁动不安及昏迷。部分老年人对低血糖症状感知差，在睡眠中直接进入昏迷状态。

（二）低血糖的处理

轻者需立即经口进食，先嘱患者进高糖食品15g，15分钟后再测血糖，如仍低继续进食15g含糖食品或果汁。重者应遵医嘱静推50%葡萄糖40~100ml，直至患者清醒，若患者仍需静脉滴注葡萄糖，需密切观察1~2天，警惕低血糖脑病的发生。

（三）老年患者夜间低血糖的预见性护理

护士应了解老年人低血糖症状不明显，要在熟悉低血糖的症状同时，加强巡视、及时监测血糖，及时发现低血糖趋势及危险。夜间血糖变化最大，对于夜间熟睡的老年患者注意观察患者皮肤是否湿冷或出现突然憋醒、大汗淋漓及精神异常等低血糖反应。另外，患者极易出现无症状性低血糖，进入昏迷状态。因此医护人员要加强夜间血糖监测，从而避免出现糖尿病低血糖性昏迷。

三、老年肥胖症患者的院内护理

对于住院的老年人肥胖症患者，入院后应及时评估患者有无家族遗传史，询问患者单位时间内体重增加的情况、饮食习惯、每天进餐量及次数、食后感觉和消化吸收的情况、排便习惯，动态记录患者的体质指数、腰围、腰臀比、腰身比、皮下脂肪厚度，观察患者热量摄入是否合理，有无气急、心慌、行动困难、腰痛、便秘、怕热，还应注意评估患者的社会心理因素。评估老年肥胖患者肌肉质量、肌力有无减退，即有无肌少症的发生，必要时床头挂预防跌倒提示牌。并发肥胖和肌少症的患者发生代谢功能紊乱和心血管疾病的风险明显增加。

（一）饮食护理

根据护理评估，制订适合患者的饮食计划和

减轻体重的具体目标，控制总热量的摄入，交替采用低热量饮食（800~1200kcal）和极低热量饮食（<800kcal），目前趋向于根据代谢率计算出24小时热量再减去250kJ/d，使每周体重下降0.5~1kg，蛋白质入量为1g/（kg·d）。采用平衡饮食，糖类、蛋白质、脂肪分别占总热量的60%~65%、15%~20%和20%~25%。合理搭配饮食，包含适量优质蛋白质、复合糖类、足够的新鲜蔬菜、水果、豆类、谷物及坚果的摄入，适量补充维生素、微量营养素，同时减少单糖类的摄入。禁饮高酒精度数酒，少食多餐。吃饭时细嚼慢咽，养成饭前先喝汤的习惯。增加蔬菜，监督患者避免甜食、油炸食品、方便食品、快餐、零食、巧克力等。告知肥胖症患者应养成多喝水的好习惯，没有心、肾并发症的情况下，每天至少应饮2000ml水。

（二）合理运动

帮助患者制订每天活动计划，逐渐增加活动量，避免活动过度和过猛。指导患者固定每天的运动时间，每天间歇活动的时间应累计在30分钟以上，减少静坐时间，如出现头昏、眩晕、胸闷、呼吸困难、恶心等应立即停止活动。指导患者居家活动方式，不能选择过于激烈的活动，适合散步、快走、慢跑、游泳、太极拳等，运功时须有家属陪伴。理想的减重效果是每年减轻5~6kg/年，即每月1kg。运动方式应适合患者本人情况。

（三）用药护理

指导使用药物辅助减肥的患者正确服用药物，避免自行增加药物。向患者解释可能出现的药物不良反应，如西布曲明可出现头痛、厌食、口干、失眠、心率加快、血压升高，禁用于患有冠心病、充血性心力衰竭、心律失常和脑卒中患者。奥利司他主要的不良反应是胃肠胀气、大便次数增多、腹泻，肛门周围有脂滴溢出而容易污染内裤，应指导患者及时更换，注意肛周皮肤护理。

（四）心理护理

鼓励患者表达自己的感受，进行自身修饰，鼓励家属与患者沟通，互相表达内心感受。医护人员应耐心善意地指出不良行为的危害性，帮助其分析不良习惯养成的原因，并与其家属一起制订由易到难、从少至多的行为矫正方法，有要求，有检查，具体可行。帮助制订减轻体重的指标，明确治疗的目的和具体措施。医护人员要经常督促患者复诊，协助患者认真完成计划，增加延续性护理，定期评价疗效。患者取得疗效后，应及时予以肯定，定时随访，鼓励其继续努力。

四、老年甲状腺功能亢进症患者的院内护理

老年甲状腺功能亢进症（简称甲亢）患者住院时，护士注意评估患者有无自觉乏力、多食、消瘦、怕热、多汗、急躁易怒及排便次数增多、睡眠等异常改变。老年甲亢可以呈厌食型，不仅可无食欲亢进，甚至还厌食、恶心、呕吐等，易被误诊为胃炎。可以呈淡漠型，不但无神经精神兴奋性表现，甚至出现淡漠、抑郁和发呆，亦很少见眼部征象。起居要有规律，避免劳累，病重患者或心律失常时应卧床休息。加强基础护理，保持口腔及皮肤的清洁，定时翻身以预防压疮、肺炎的发生，患者夜间失眠或情绪波动大时可遵医嘱适量地给予镇静剂。

（一）放射性碘治疗护理

为防止放射性碘治疗的甲减及甲亢危象的发生，对老年甲亢最好使用抗甲状腺药物控制甲亢，停用一周后再进行放射治疗，护士应了解甲亢患者碘-131在甲状腺内停留的有效半衰期平均为3~4天，因而可使部分甲状腺上皮组织遭到破坏，从而降低甲状腺功能，7~10天后严密监测是否有放射性甲状腺炎的发生，严重者可予阿司匹林或糖皮质激素治疗。服用碘-131后应尽量吞下，不要吐痰，进食须等2小时以后，注意预防呕吐反应。药物吸收一定时间后可大量饮水，有助于未被吸收的碘-131排出体外。因碘-131具有放射性，而甲状腺区域浓度较大，因此1个月内避免与他人亲密接触，尤其是孕妇和婴幼儿。

（二）饮食护理

老年甲亢患者虽然消耗能量大，但是食欲差，鼓励患者进食高热量、高蛋白、高维生素及矿物质丰富的饮食，主食应足量，可增加奶、蛋等优质蛋白以纠正体内的负氮平衡，多摄取新鲜蔬菜和水果，鼓励患者饮水2000~3000ml以补充出汗、腹泻、呼吸加快等所丢失的水分，但对并发心脏病患者应避免大量饮水，以防心力衰竭。餐次以每日六餐或每日三餐间辅以点心为宜。甲亢患者对蛋白质的需求高于正常人，应按每日每公斤体重1.2~2.0g供给，并注意选择生理价值高的蛋白质，如瘦肉、牛奶、豆制品等。可多选用豆制品，避免吃过多的动物蛋白，以免刺激新陈代谢。维生素B_{12}对甲状腺功能具有抑制作用，应选用富含维生素A、维生素C和B族维生素的食物，如动物肝

脏、胡萝卜、绿色蔬菜和水果等,慎用卷心菜、花椰菜、甘蓝等导致甲状腺肿大的食物。忌食生冷食物,减少食物中粗纤维的摄入,调味清淡可改善排便次数增多等消化道症状。避免食用含碘高的食物,如紫菜、海鱼、海虾等海产品。不吃容易引起兴奋的食物如浓茶、咖啡等,戒烟戒酒。

(三)用药护理

护士应指导患者正确用药,不可自行减量或停药,密切观察药物的不良反应,及时处理。常见的抗甲状腺药物的不良反应包括粒细胞减少,少于 1.5×10^9/L 时应及时通知医师,考虑停药。严密监测肝功能,及时抽取化验标本。

(四)眼部护理

嘱患者高枕卧位,睡眠时眼睑不能闭合者,使用 1% 甲基纤维素或 0.5% 氢化可的松滴眼液滴眼,使用抗生素眼膏保护眼睛,防治结膜炎和角膜炎,必要时加盖眼罩。避免强光照射眼睛。佩戴黑眼镜防止强光与尘土刺激眼睛,使用单侧眼罩可减轻复视。眼睛勿向上凝视以免加剧眼球突出和诱发斜视。每日做眼球运动可以锻炼眼肌,改善眼肌功能。限制食盐摄入,适量使用利尿剂,以减轻球后水肿;指导患者定期行眼科角膜检查以防角膜溃疡造成失明。

(五)运动护理

轻症者不宜经常熬夜、饮食无度和进行长跑、爬山等剧烈运动;重症者,则宜静养,对于合并心力衰竭等严重并发症者,需要卧床休息。

(六)心理护理

老年甲亢患者极易误诊为忧郁症或老年性精神病,两者截然不同的是前者有自知力,对自己所患的疾病有一定的认识,针对这一特点,我们主动做到尊敬、关心体贴他们,经常与他们交谈,了解他们的饮食、睡眠及心理活动,耐心解释病情,提高患者对疾病的认知水平,让患者及其家属了解其情绪改变是暂时的,鼓励患者表达自己的内心感受,与患者共同探讨控制情绪和减压的方法,指导和帮助患者正确处理生活中的突发事件。对淡漠型甲亢者则重点观察患者的情绪变化,以早期发现木僵、昏迷等甲亢危象的先兆症状,并及时报告医师,以便及时进行抢救。

(七)甲亢危象的护理

先兆症状:原有甲亢症状加重,发热 39℃,脉率 120~140 次 /min,厌食,恶心,大便频数,多汗,烦躁不安或嗜睡;危象症状:先兆症状进一步加重,体温可达 40℃,脉率 160~200 次 /min,常伴有心房颤动、严重呕吐、腹泻、大汗淋漓、严重脱水、极度烦躁、谵妄、昏迷;实验室检查:血清 T_4、T_3 和 FT_4、FT_3 增高,白细胞升高。尤其需要严密监测合并有冠心病、高血压的甲亢患者的心律、心率情况,防止心力衰竭、心绞痛、心肌梗死的发生。给予患者创造舒适安静的休息环境,避免疲劳及过度紧张,绝对卧床休息,保持皮肤完整性,避免一切不良刺激。烦躁不安者,按医嘱给适量镇静剂,持续吸入氧气。严重呕吐、腹泻、大量出汗者注意出入量平衡,必要时补充血容量和纠正电解质紊乱。在进行静脉推注和输液时,应严格控制输液量和速度,每分钟不可超过 30~40 滴 /min。避免短期内增加心脏负担,而导致心力衰竭。高热者应迅速物理降温,可用冰袋、酒精擦浴、冰水灌肠。按医嘱迅速给予大量抗甲状腺药物,以降低甲状腺激素水平,遵医嘱对症支持。

(八)出院指导

出院时嘱他们力求做到以下 4 点:①按时服药,不可随便减量或停药,指导他们定期来门诊复查,决定下一步的治疗方案,持续用药常需 1 年半以上,必要时同位素碘 -131 治疗;②注意药物副作用,常见的有荨麻疹、白细胞减少等,故应定期来医院检查血象;③禁食含碘多的食物,如海带、海虾等;④保持起居饮食的规律性。

五、老年甲状腺功能减退症患者的院内护理

老年患者甲减发病率报道不一,随年龄增长发病率逐渐增高。老年人原发性甲减病情大多进展隐匿,常以非甲状腺疾病就诊,易导致误诊。此外,老年患者常合并多种慢性疾病,各脏器存在生理性衰老,也易掩盖甲减的临床特征。临床上无典型甲状腺功能减退症表现,而以多种其他危重病症为首发。临床上常可伴心率减慢、皮肤干燥、畏寒、反应迟钝等。

(一)饮食护理

饮食上宜低盐,甲减患者常会出现黏液性水肿,主要表现为手足肿胀、身体发胖,如果食用过咸的食物则会引起水、钠潴留,加重水肿,诱发甲减。注意补充足够的蛋白质,并且限制脂肪、胆固醇的摄入,进食高热量、容易消化的食物,如蛋类、肉类、乳类、鱼肉等,保证机体的代谢所需。限制脂肪饮食和富含胆固醇的饮食,避免由于食用的

脂肪过多而造成病情的加重。

（二）运动护理

由于甲减患者的机体代谢能力下降，身体产热量也有所下降，机体的免疫力和抵抗力较差，很容易受寒感冒，所以甲减患者出院时应告知患者居家运动应动、静结合，做适当的锻炼，注意防寒保暖，晨练宜晚不宜早。

（三）预防便秘

甲减患者应多食用新鲜蔬菜、水果，养成每天大便的习惯。对顽固性便秘的患者可给予缓泻剂。必要时给开塞露或行生理盐水低压灌肠以通便。鼓励患者每日液体摄入量在2000ml，可以根据患者的个人喜好和习惯安排摄入液体的种类和时间。

（四）甲状腺功能减退心脏病的护理

老年性甲减患者，如病程较长，则心脏表现甚为突出，发生率达70%~80%，除窦性心动过缓外，尚有心脏扩大、心包积液、心音遥远、血压增高、并发动脉粥样硬化等，护士应熟知甲状腺功能减退心脏病的表现，严密观察患者的心率、血压、呼吸、尿量、体重的变化、严格控制液体滴速。甲状腺功能减退心脏病由于病变心脏处于一种高度应激状态，使用甲状腺素不当可引起心肌耗氧、缺血而诱发心绞痛和心肌梗死，使用甲状腺制剂治疗时必须从小剂量开始，逐渐增加剂量。心衰明显者要限制患者活动，利尿剂使用过程中应避免脱水和电解质紊乱，严格记录出入量，治疗过程中应遵医嘱经常复查甲状腺功能。

（五）心理护理

因甲减患者的表情淡漠，性情孤僻，精神抑郁，应对患者加强心理护理，主动与其谈心，以解除患者的顾虑，增加他们的生活情趣，树立战胜疾病的信心。

六、老年骨质疏松症患者的院内护理

骨质疏松症是一种多因素所致的慢性疾病，在骨折发生之前，通常无特殊临床表现。该病女性多于男性，常见于绝经后妇女和老年人。随着我国老年人口的增加，骨质疏松症发病率处于上升趋势，在中国乃至全球都是一个值得关注的健康问题。

（一）饮食护理

给予老年骨质疏松患者饮食健康宣教，告知患者按时长期补充足量的钙，避免酗酒、摄入过多的咖啡因，加强营养，多食用含钙高的食物，补充钙剂并服用维生素D。应选择含钙、蛋白质高的食品如排骨、蛋、豆类及豆制品、虾皮、奶制品，还有海带、海菜、乳酪、芹菜、木耳、柑橘等。

（二）运动与安全指导

给予老年骨质疏松症患者运动健康宣教，告知患者适当运动可以增加和保持骨量，并使老年人的躯体及四肢运动的协调性和应变能力增强，减少意外发生，在活动时注意防跌倒，避免骨折的发生。如患者全身骨痛明显，多以散步、太极推手运动为主；腰背疼痛明显者，以太极推手结合腰背肌肉锻炼；下肢无力抽搐者，可进行短程散步及做膝关节屈伸、直腿抬高运动；长期卧床不能行走者，则进行各关节活动度锻炼、坐位训练。运动强度要求适宜，运动中出现身体发热出汗，轻度疲劳、肌肉有酸胀感，但休息后次日能恢复，且精神愉快、精力充沛、食欲和睡眠正常，表明运动量适宜。

（三）特殊治疗护理

1. 钙剂 晚餐后或睡前服用，注意不可与绿叶蔬菜一起服用，以利充分吸收和利用；增加饮水量以减少泌尿系结石形成的机会，并防止便秘。注意定期检查血钙，根据血钙浓度调整药量，以免形成高钙血症。

2. 钙调节剂 包括降钙素、维生素D和雌激素，使用降钙素时要观察有无低血钙和甲状腺功能亢进的表现，使用雌激素时，严密监测子宫内膜的变化，注意阴道出血情况。

3. 二膦酸盐 能抑制破骨细胞生成和骨吸收，增加骨密度，缓解骨痛。指导患者空腹用药，饮水200~300ml，至少半小时不能喝饮料，不能平卧。使用硬板床减轻疼痛，取仰卧位或侧卧位，卧床休息数天到1周，可缓解疼痛。

4. 性激素 停药后会出现月经样出血，此为正常现象，告诉患者不要惊慌。妇女绝经后可用雌激素抑制破骨细胞介导的骨吸收，增加骨量，雄激素则用于老年男性患者。

七、老年原发性醛固酮增多症患者的院内护理

原发性醛固酮增多症（简称原醛症），是由于肾上腺皮质发生病变从而分泌过多的醛固酮，导致水钠潴留、血容量增多、肾素－血管紧张素系统的活性受抑制，临床上表现为高血压、低血钾为主要特征的综合征。其大多数由肾上腺醛固酮腺瘤

引起，也可能是特发性醛固酮增多症。

（一）饮食护理

减少钠盐的摄入，每日限制在80mmol/L左右；多吃新鲜蔬菜、牛奶，补充钙；减少脂肪摄入，限制饮酒。低血钾期间，鼓励患者进食含钾较多的食物，如橘子、香蕉、西蓝花等。指导患者执行严格的钠钾平衡饮食，向患者解释清楚钠钾平衡饮食的目的、时间、要求，以取得患者的配合。医院营养师应根据平衡饮食的特点，制订食谱、烹调方式，尽量适应患者的饮食要求。护士应定期巡视患者的进餐情况，防止患者漏食或倒食，对有厌食、拒食行为的患者应想方设法劝其进餐，试验期间禁饮茶。

（二）运动指导

患者钾低时，由于神经肌肉应激性降低，手足搐搦可较轻，而补钾后变得明显。应注意根据患者的年龄和身体状况选择合适的运动方式，低血钾发作时应绝对卧床休息，避免情绪激动和剧烈活动。

（三）有效控制高血压、低血钾

高血压是原发性醛固酮增多症患者的首发症状，严密观察血压变化及高血压症状，减少血压波动，根据病情随时监测或每日2次，按时给予降压药并密切观察效果及不良反应。加强对患者及家属进行高血压规范治疗重要意义的健康教育，并在病情稳定后，鼓励患者与病友沟通，进一步了解不规范治疗对血压控制的危害。告知患者若有心悸、胸闷、头痛、头胀、恶心等不适，及时通知医师，并嘱患者平卧，给予低流量吸氧，遵医嘱静脉给药调控血压。为了避免患者紧张、焦虑情绪影响血压控制，护士通过与患者主动交流，指导患者深呼吸、放松等方式进行心理干预。观察低血钾症状，低血钾时因出现心动过速、期前收缩、易发生心跳骤停，应随时注意观察心率、心律的变化。低血钾患者乏力明显，预防跌倒，告知患者下床时手扶床档，注意安全。静脉补钾时应严格补钾总量、速度、浓度及尿量的情况，并随时检测患者血钾的变化，严密观察患者意识及呼吸改变。

（四）口服药物护理

正确服用螺内酯，长期服用可出现女性月经不调、男性乳房发育等副作用，服药过程中注意监测高血压和低钾是否得到改善，及时留取尿、血标本复查电解质。

（五）指导患者采取正规的检查体位及严格掌握采血时间

应向患者详细解释清楚卧立位醛固酮试验，使患者完全明白整个过程；同时向患者交代采取正确体位的重要性及意义，以取得其配合，保证试验结果的准确性，有助于医师做出正确的诊断。此试验主要用于鉴别醛固酮瘤与特发性醛固酮增多症。试验期间，嘱患者禁食、禁水，站立时嘱患者勿离开病房，以防病情变化，并密切观察，如患者出现头晕、面色苍白等不适，立即通知医师，必要时中断试验，同时给予相应的应急处理。

（武全莹　于淑一）

参考文献

1. 胡秀英，宁宁．内分泌科护理手册．北京：科学出版社，2015.

2. 尤黎明，吴瑛．内科护理学．北京：人民卫生出版社，2012.

3. 田慧．代谢综合征系列讲座（1）：代谢综合征的病因和防治原则．人民军医，2005，48（8）：473-475.

4. 吴欣娟，董亚秀．实用内分泌科护理及技术．北京：科学出版社，2008.

5. 张文康，余靖．甲亢防治250问．北京：中国中医药出版社，2000.

6. 郭立新，胡欣．肥胖知识问答．北京：人民卫生出版社，2015.

7. 化前珍．老年护理学．北京：人民卫生出版社，2012.

8. 赵芳，周莹霞．糖尿病临床护理实用手册．天津：天津科学技术出版社，2015.

9. 中华医学会糖尿病学分会．中国糖尿病药物注射技术指南2011版（节选）．中华全科医师杂志，2012，11（3）：207-209.

10. 莫小勤，黄丽群．护理干预对糖尿病性视网膜病变的影响．右江医学，2007，35（6）：749-750.

11. 苏丽金，林婉意，胡穗曦，等．影响糖尿病视网膜病变患者早期诊治的原因与对策．中华护理杂志，2005，40（2）：116-117.

12. 李珊秀．放射性131碘治疗老年甲亢患者的护理干预效果观察．临床护理，2013，12（3）：152-153.

13. Liu GX，Chen Y，Yang YX. Pilot study of the Mini Nutritional Assessment on predicting outcomes in older adults with type 2 diabetes. Geriatr Gerontol Int，2017，17（12）：2485-2492.

14. Boye KS，Curtis SE，Lage MJ，et al. Associations between adherence and outcomes among older，type 2 diabetes patients：evidence from a Medicare Supplemental database.

Patient Prefer Adherence, 2016, 16(10): 1573-1581.

15. Deletre S, Coutaz M. Diabetes: glycemic targets and over-treatment in older patients. Rev Med Suisse, 2016, 12(508): 461-464.

16. Cai X, Han X, Zhang S, et al. Age at diagnosis and C-peptide level are associated with diabetic retinopathy in Chinese. PLoS One, 2014, 9(3): e91174.

17. Ki M, Baek S, Yun YD, et al. Age-related differences in diabetes care outcomes in Korea: a retrospective cohort study. BMC Geriatr, 2014, 14: 111.

18. Zaman MJ, Patel A, Chalmers J, et al. The effects of patient characteristics and geographical region on hospitalization in patients with type 2 diabetes. Diabet Med, 2013, 30(8): 918-925.

第二节　社区护理模式

社区护理是综合应用了护理学和公共卫生学的理论与技术，以社区为基础、以人群为对象、以服务为中心，将医疗、预防、保健、康复、健康教育等融于护理学中，以促进和维护社区人群健康为目的，提供连续、动态和综合性的护理专业服务。

研究证实，不健康的生活方式是导致慢性病患病率上升的主要原因，而有效的生活方式干预对老年慢性病的控制有益。因为老年人群的自身特点，当患有各种慢性疾病时，由于种种原因，通常治疗且预后不佳，严重影响生活质量甚至生命。因此，社区医护应重点开展慢性病管理工作，采取监测与干预，以维护和促进老年内分泌疾病患者的健康。

一、国内常用社区护理模式

社区护理工作是护士通过应用护理程序、家庭访视、居家护理、健康教育、保健指导、组织社区活动等方法，对社区中的个人、家庭和社区提供健康护理服务。针对老年患者，常用社区护理模式如下：

1. 以家庭为中心的护理模式　以家庭为中心的护理模式主要是通过社区护士和家庭成员有针对性地进行互动，帮助激发家庭成员的健康潜能，预防、应对、解决患者的各种问题。此种模式的意义在于，有助于早期发现受遗传因素影响的健康问题，可以进行早期防范、早发现、早治疗。通过家庭护理可以传输防病知识，改善就医和遵医行为，形成良好生活方式，有助于控制疾病的发展，甚至促进疾病的康复，提高患病老年人的生活质量，且利于心理健康。

2. 群组护理模式　群组护理模式是指将医疗资源利用率较高的个体或患有同种疾病的或不同疾病的个体组织在一起，然后由医护人员对其实施健康教育和管理，并通过病患群体间的交流与相互影响，达到共同促进的目的。

3. 自我护理模式　自我护理模式是通过各种自我管理的手段，在专业卫生保健人员的协助下，由患者自己承担一定的治疗性和预防性保健活动。涉及的内容主要集中在饮食、治疗、心理与社会方面。

4. 延续性护理模式　2003 年美国老年学会对延续性护理的定义是：通过一系列的行动设计用以确保患者在不同的照护场所（如从医院到家庭）得到不同水平的协调与延伸性的护理。在社区支持层面可通过个案管理和心理与行为干预模式对患者进行管理。

二、糖尿病的护理模式

1. 社区综合干预模式　社区综合干预是一种指导 - 合作 - 共同参与型的护理模式，使护患之间建立起一种伙伴式的关系。要求每位患者不断促进自身的健康，它的核心是积极教育人们树立健康意识、养成良好行为和生活方式，从而消除或降低影响健康的危险因素，从而有效地防治疾病。在社区中建立糖尿病防治监测网，通过定期健康监测，如定期监测血糖、尿糖、糖化血红蛋白等指标，每年进行 1~2 次的全面体检，了解血脂水平、血压和肾功能等情况。高危人群应每年体检，定期测量血糖，以及早发现、早期治疗，防止和延缓病程的进展，减少并发症的发生和发展。实践证明，该模式可使糖尿病患者在干预过程中对疾病知识了解程度加深，从而使患者积极配合治疗，提高体育锻炼、按时服药、自我监测和合理膳食的依从性，使患者自觉进行自我管理，做好血糖、血压、糖化血红蛋白等指标的定期监测。社区综合干预模式可以采取宣传橱窗和黑板报、阅报栏的形式,或是组织社区大课堂的形式进行,还可以同伴教育的形式,分享经验教训,畅谈个人体会。

2. 互助模式 医院社区互动糖尿病患者护理互助模式,是由实施医院与社区按照双向转诊制度,由社区的护士随访出院的糖尿病患者,观察远期的效果,进行日常管理及评价,实现医院社区互动糖尿病患者护理互助模式。与互助模式运行前相比,互助模式运行后患者在掌握皮肤及足部护理等相关知识、重视食疗及运动疗法、掌握血糖监测及胰岛素注射、合理用药等方面都有提高。这种互动中,护士可以再次给予患者一对一的教育,再次评价效果,并给予个性化的指导,还可以让患者以反示教的形式,进行效果评价。

3. 自理模式 自理模式为按照奥雷姆自理护理理论,开展糖尿病社区护理干预,实施人性化护理,设计个体教育护理计划,逐步使患者达到维持健康、预防疾病、自我诊断、自我用药、自我治疗、参加康复工作的目的。而通过奥雷姆自理模式的评估,有计划地实施健康维持指导,有效地满足患者自理需要及自我保健能力,但需要糖尿病专业护士和社区护士的支持。应教会患者或家属有关技能,包括尿糖测试方法和结果判断;家中备有一台血糖仪,教会其血糖仪的使用方法;注射胰岛素者教会其胰岛素注射技术等;同时让患者了解低血糖的症状及应对措施。由于老年患者对低血糖的反应差,低血糖的处理尤为重要。

4. "快乐生活俱乐部"模式 "快乐生活俱乐部"是由北京大学、澳大利亚 Monash 大学及北京市卫生局开展的在社区卫生服务中强化心理学帮助服务,采用动机谈话技术为主要干预措施,促进慢性病患者行为改变。它是慢性病自我管理活动的一种新的尝试。动机谈话技术是一种以客户为中心的指导性咨询方式,它通过揭示和化解客户的心理矛盾,从而促成客户的行为改变。它由经过培训的健康教练员具体实施,能显著提高医疗服务依从性,改善患者健康和生活质量。

5. 国外护理模式 电话热线咨询解答。近年来,通过手机短信来解答居家患者疑问的方式已成为一个较好的选择。韩国 Catholic 大学护理学院 Hee-sung 研究发现,社区护士通过手机短信服务干预可维持并降低糖化血红蛋白的水平。近年来,随着老年人受教育水平的提高、网络的普及,手机微信咨询的方式越来越普及,能更方便、直观地反映问题、解答问题。

三、糖尿病的社区护理

1. 指导家庭护理 营造良好的家庭环境,消除患者的紧张心理,指导家庭成员关心鼓励患者,给予心理支持,以利于治疗和稳定病情。发掘社区资源,利用患者的家人、朋友、社区工作者、志愿者等力量,加强患者的健康责任感,使其主动地参与、配合疾病管理,控制病情发展,预防并发症,提高生存质量。

2. 指导患者使用胰岛素的正确方法 严格遵守注射时间,一般短效胰岛素在餐前 15~30 分钟注射,严格无菌操作,注意变换注射部位,防止注射部位感染;用药后注意观察药物的反应,防止低血糖的发生;妥善采用冰箱低温保存胰岛素。

3. 指导患者正确使用降糖药物 通过健康教育提高患者的服药依从性,指导患者按时、按量服药;注意用药后反应和血糖变化;勿随意自行增减剂量和改换药物;如有特殊不良反应者应及时就医。

4. 低血糖的防治 指导糖尿病患者定时定量进餐,勿过度饥饿;避免运动过量或盲目限制饮水;外出时应随身携带糖块;在注射胰岛素后应按时进餐。定时监测血糖,在患者出现先兆症状(如感心慌、软弱、饥饿)时,应及时口服糖果或糖水,进食后要休息 10~15 分钟,如有身体不适,应及时与医师取得联系。

5. 饮食指导 饮食治疗是治疗糖尿病的重要措施。适当控制饮食可以减轻胰岛细胞的负荷。对于老年人、肥胖而无症状者或轻型患者,尤其是空腹及餐后血清胰岛素不低者,饮食控制即可收到很好的效果。根据患者体重、劳动强度计算每天膳食热量,列出相关食品并制成表格,以备患者随时查询,教会患者自我饮食管理。通过膳食调整,尽量使患者在不违反疾病的膳食治疗原则的同时食欲能得到满足,促使患者能自始至终地坚持膳食治疗。

6. 运动指导 体育锻炼或体力活动是治疗糖尿病的重要组成部分。运动指导应帮助患者选择运动的种类、制订运动计划,选择适合老年糖尿病患者的锻炼方式,包括散步、步行、各种健身操、太极拳等。坚持每周 3~5 次,每次不少于 30 分钟,循序渐进,注意运动强度,避免剧烈运动。运动时要做好自我防护,防止损伤。

7. 血糖、尿糖、酮体自测 教会患者使用血糖仪测量血糖，学会使用试纸测试尿糖和酮体。

四、老年肥胖症的社区护理

1. 定期家庭随访，进行健康教育 根据老年人 BMI 指数，为所负责的老年人制订计划，对 BMI≥28kg/m^2 者，争取减重 5%~10%，以预防并发症。

（1）控制饮食：即控制脂肪和碳水化合物的摄入量。每日脂肪摄入量只占总热量 10% 左右，例如每日植物油的量控制在 20ml，并且限制食用一切高脂肪食物如肥肉、内脏、油炸食品等。合理控制饮食热量。做到低脂、低糖和适量蛋白质饮食，摒弃吃甜食、零食习惯。多吃蔬菜、水果、粗粮、杂粮等含纤维素多的食物。每日至少青菜 1 斤（1 斤 =500g），饭前一碗汤。

（2）增加体力活动：60~69 岁的老年人每天安排 1 个小时的活动（包括运动和家务劳动），70 岁以上每天运动半小时，运动方式根据每一位老年人心肺功能等选择。

（3）调整生活方式：做到情绪乐观，生活规律，营养适中，戒烟限酒，讲究卫生。

2. 定期体检 向老年人宣教预防肥胖症的饮食及运动方法。同时，向老年肥胖症患者进行宣教，做到定期体检，积极预防和治疗原发疾病和并发症。

五、老年甲亢的社区护理

1. 疾病预防 注意改变不良的生活习惯，调整生活方式，减少或避免应激因素对老年人的刺激。饮食宜选择种类多样且易消化的食物，适当进食碘盐，每日摄入盐不超过 6g。起居规律，不过多劳累。注意心理的自我调整，社区护士多与老年人沟通，及时发现并减少老年人的心理问题。

2. 用药指导 教育老年甲亢患者按时、按剂量服药，不可随便减量及停药。告知患者用药往往需要持续 1 年半以上。服药过程中注意是否出现药物的副作用，常见的副作用有荨麻疹、白细胞减少等，故服药期间要定期检查血象，出现不适及时就诊。

3. 饮食护理 指导患者多食营养丰富且易消化的食物，禁食含碘多的食物，如海带、海虾等。适当添加富含膳食纤维的食物，防止出现便秘情况，加重心脏负担，诱发心力衰竭。

4. 调整生活方式 规律起居，不过多劳累。保持情绪的稳定，保持生活环境安静，避免外界不良因素干扰。

5. 心理护理 社区护士要主动做到尊敬、关心体贴老年人，经常与他们交谈，了解他们的饮食、睡眠及心理活动情况。提高他们对疾病的认识，消除他们紧张、焦虑情绪，帮助他们树立战胜疾病的信心，同时向其家属解释病情，以取得家属的配合，使患者保持良好的心境，积极配合治疗。

6. 甲状腺相关眼症的护理 指导患者有意识地做眨眼动作，多闭目休息。眼睑闭合不全者，滴用人工泪液，指导患者午休、晚睡前使用眼药膏。室内光线柔和，外出佩戴太阳镜。对视力低下者，教会家属照顾患者，并进行活动，防止出现肌肉萎缩和关节僵硬。

六、老年甲减的社区护理

1. 预防疾病 社区护士要对社区老年人进行甲减预防知识宣教，指导老年人科学生活，教会其参与有意义的活动，饮食中适当选择含碘的食物。注意体检，及早发现异常。

2. 症状护理

（1）便秘：社区护士要鼓励患者进行活动，促进胃肠蠕动，促进排便，养成规律排便的习惯。多食用膳食纤维丰富的食物，如玉米面、豆类、芹菜、萝卜、香蕉等。指导患者及家属进行腹部按摩，促进胃肠蠕动。必要时给予缓泻剂或灌肠。

（2）体温过低：调节家庭室温在 22~24℃，避免靠近门窗，可使用热水袋，水温低于 50℃，防止烫伤。冬季外出注意保暖。

（3）皮肤干燥、水肿：患者需加强护理，防止皮肤破溃。保持床铺平整、无渣。每日用温水擦浴后涂抹刺激性小的润肤霜，防止皮肤干裂，勤翻身、勤按摩，避免皮肤受压造成压疮。黏液性水肿患者常发生肢体肿胀，要注意监测体重，下肢水肿者抬高下肢。病情允许的患者要适当进行活动。

3. 饮食指导 指导患者高蛋白、高维生素、低钠、低盐、少量多餐，每天摄入足够的水分，保持大便通畅。宜选用适量海带、紫菜。炒菜时碘盐最后加入，防止碘挥发。

4. 心理护理 甲减患者易出现精神症状，家庭成员及社区护理人员要常常开导他们，解除老年甲减患者的精神负担。

七、老年脂代谢紊乱的社区护理

1. 饮食护理 社区护士要评估老年人的饮食习惯、嗜好及进食量；根据老年人的饮食情况，制订饮食计划；做到没病预防，有病治疗。

（1）避免高脂、高胆固醇饮食，如少食脂肪含量高的肉类，尤其是肥肉，进食禽肉应去除皮脂。少食用动物油脂、棕榈油等富含饱和脂肪酸食物，少食用蛋黄、动物内脏、鱼子、鱿鱼、墨鱼等高胆固醇食物。

（2）减少总热量摄入，可以减少胆固醇的合成，促使超体重的患者增加脂肪消耗，有利于降低血脂。

（3）进食含丰富纤维素的食物，可减少胆固醇的吸收。

2. 合理运动 为老年脂代谢紊乱患者选择适宜的锻炼并合理安排运动时间及频率，以达到热量出入平衡，有利于减轻体重、降低 TC 和 TG，升高 HDL-C。

3. 指导患者正确服药，教会患者识别药物的不良反应。定期复查，以评估病情和及时发现不良反应。

八、老年高尿酸血症及痛风的社区护理

1. 加强宣教，预防高尿酸血症 老年人的饮食宜清淡，种类丰富。社区护士应告知老年人避免过多进食动物内脏、海鲜、浓茶等高嘌呤的食物。身体条件允许的情况下，鼓励老年人参与户外锻炼，增强关节和肌肉的应激力，预防高尿酸血症及痛风的发生。

2. 休息与体位 急性关节炎期，指导患者抬高患肢，避免受累关节负重。也可在居家床上安放支架支托起盖被，减少肢体受压。关节痛缓解后 72 小时，方可恢复活动。手、腕或肘关节受累时，为减轻疼痛，可用夹板固定制动，也可在受累关节给予冰敷或硫酸镁湿敷，消除关节的肿胀和疼痛。局部发生溃疡时，要注意保持患部清洁，预防感染。

3. 饮食护理 痛风患者饮食应控制热量。避免进食高嘌呤的食物，如动物内脏、鱼虾类、蛤蟹、肉类、菠菜、蘑菇、黄豆、扁豆、浓茶等。饮食宜清淡、易消化，忌辛辣和刺激性食物。指导患者进食碱性食物，如牛奶、鸡蛋、各类蔬菜、柑橘类水果。

4. 自我观察 教会患者及家属观察关节疼痛的性质，有无夜间因剧痛而惊醒等。观察关节有无红、肿、热、痛和功能障碍等。

5. 定期检测血、尿尿酸的变化，以评估病情和饮食、用药情况。

6. 指导患者正确服药，观察药物的不良反应并及时处理。

7. 心理指导 倾听患者主诉，向其宣教痛风的有关知识，讲解饮食与疾病的关系，并给予精神上的安慰和鼓励。

九、老年库欣综合征的社区护理

1. 加强宣教，预防疾病 社区护士应向老年人宣教日常生活中，不可乱用激素类药物；积极治疗原发病；注意饮食及运动，增强身体抵抗力。

2. 饮食护理 进食低钠、高钾、高蛋白、低碳水化合物、低热量食物，预防和控制水肿。鼓励患者食用柑橘类、香蕉、南瓜等含钾高的食物。鼓励患者摄取富含钙剂和维生素 D 的食物，以防骨质疏松。

3. 用药护理 应用利尿剂时，教会患者观察利尿剂的不良反应，如心律失常、恶心、呕吐、腹胀等低钾症状。注意自我监测每日体重变化，记录尿量等。

4. 生活方式调整，防止感染 加强自我保护。注意体温变化，保持生活环境干净清洁，保持室内温度和湿度，注意保暖。减少或避免去公共场所，以防止呼吸道感染。注意预防跌倒等意外事件的发生。

十、老年嗜铬细胞瘤的社区护理

1. 用药护理 服用降压药的患者每天需要监测血压变化，定时测量血压并做好记录，测量时应定血压计、定体位、定部位。注意观察并记录是否出现头痛、恶心、呕吐等不适情况。手术切除肾上腺的患者需要终身应用激素替代治疗，护士应向患者说明使用激素的注意事项及不良反应，不可私自停药或者减量。用药期间注意预防感染，出现不适立即就诊。

2. 饮食护理 给予高热量、高蛋白、高维生素、易消化的食物，避免饮含咖啡因的饮料。

3. 心理护理 此病发病突然，症状严重，社区护士要主动关心患者，向其介绍有关疾病的知识，告知患者术后注意事项等。

十一、老年骨质疏松症的社区护理

1. 定期家庭随访，进行健康教育 由于老年

人生理功能衰退，对疾病的防御能力也有所降低，加之老年人的心理也较之前有所变化。因此，社区护理人员应根据老年人的生理、心理特点，积极做好健康教育。社区护理人员定期随访时，态度要和蔼、诚恳，根据老年人理解程度的差异，采用不同的语言积极做好骨质疏松症相关的预防保健知识的教育，使老年人及家属了解骨质疏松症的特点及症状、防治知识等，防止患者因本病症状多、持续时间长对疾病丧失治疗的希望。

2. 定期体检，改变生活方式 对易患骨质疏松症的人群进行定期的体检，做好疾病筛查工作，做到无病早预防、有病早治疗，防止疾病导致后遗症或严重的后果。

3. 运动指导 帮助老年人建立多种兴趣和爱好，指导和动员老年人参与有助于健康的活动。老年人运动的原则是因人而异、量力而行、循序渐进、持之以恒。建议老年人采取低强度的有氧运动，同时应保障自身安全。老年人可采取的有氧运动有快步走、慢跑、老年健身操、太极拳等。心肺功能状况允许的老年人可以尝试爬山、爬楼梯、游泳。每周应进行5~7次锻炼，每次锻炼从锻炼前准备到结束不应超过1小时。同时指导老年人适当进行日光浴促进钙吸收。

4. 合理饮食 老年人饮食上遵循的原则是限制碳水化合物和脂肪的摄入，并减少动物油脂的摄入。常吃虾皮、奶类、豆制品，多吃蔬菜、水果；食物应该多样化，做到饮食有度，不可暴饮暴食，少食多餐，并且要避免盲目节食。

5. 提供心理护理 社区护士可通过定期的随访，咨询老年人的日常活动和心理状态。采用理解、劝说、鼓励等方式对老年人进行心理疏导，提供心理支持。鼓励老年人享受生活。

6. 指导用药 指导老年骨质疏松症患者合理补充钙剂和维生素，遵医嘱定时定量服药，向老年骨质疏松患者讲解相关药物的作用、副作用及不良反应。并指导患者进行定期复查。

十二、围绝经期妇女的社区护理

1. 心理护理 妇女进入围绝经期后，由于雌激素水平下降、家庭和社会的负担，会引起一系列的心理问题。有报道指出，围绝经期妇女抑郁症发生率为41.07%，作为护理人员，要对患者充满同情和尊重，给予人文关怀，同时向她们讲解围绝经期的生理变化和临床症状，鼓励患者以乐观的心态去面对生活。建议其多参加一些活动，如舞蹈、唱歌、书法等。经常与好朋友聚会、聊天、旅游。同时发动家属，给予充分的支持。

2. 用药指导 激素治疗能改善神经精神症状，能提高生活质量，改善性能力。护士要告知患者激素治疗的目的、适应证和禁忌证。要求患者每年至少1次的个体化用药评估。服药时间应固定，避免漏服。用药期间注意观察是否有头晕、水肿、乳房肿痛、阴道异常出血、白带增多等，并进行乳房自我监测，及早发现副作用。

3. 疾病健康知识的健康教育 围绝经期妇女易发生阴道炎、尿路感染、膀胱炎、压力性尿失禁、性功能下降等，社区护士要耐心向患者讲解围绝经期可能发生的疾病及正确的防治方法。教育患者养成健康的生活习惯，戒烟戒酒，饮食适量，多补充新鲜蔬菜、水果及钙质，注意生活卫生等。

社区护理面向整个社区人群，为促进和维护以健康为中心，社区护士必须和其他相关人员密切合作，以更好地开展工作，更要把老年人当做自己的亲人朋友，进行医疗和生活照顾，解答社区老年人的难题，为老年人幸福的晚年生活而努力。

（唐丹丹　封艳超　张李念）

参考文献

1. Hansen JC. Community and in-home models. Am J Nurs, 2008, 108(Suppl 9): 69-72.

2. Woltman K, den Hoed PT. Osteoporosis in patients with a low-energy fracture: 3 years of screening in an osteoporosis outpatient clinic. J Trauma, 2010, 69(1): 169-173.

3. Caralise W, Joan S. Community health advisors in diabetes care. Am J Nurs, 2012, 112(7): 63-68.

4. 王豫. 社区家庭护理模式对社区家庭功能的影响分析. 中国实用医药, 2016, 11(8): 260-261.

5. 刘冰. 社区护理在更年期妇女中的应用. 中国民族民间医药, 2016(16): 150.

6. 朱志明. 谈谈老年肥胖症的几个问题. 老年医学与保健, 2004, 10(3): 191-192.

7. 赖宁南. 老年甲状腺机能亢进的护理. 实用护理杂志, 1991(1): 6.

8. 刘晶晶, 申玉梅. 甲状腺功能减退症36例护理体会. 中国冶金工业医学杂志, 2013, 30(5): 567-568.

9. 余慧英, 马文芳, 林明色, 等. 甲状腺相关眼病护理对策及其对策. 广东医学, 2012, 33(9): 1358-1359.

10. 曹红霞. 围绝经期妇女的护理管理. 中国实用医药, 2013, 8(7): 224-225.

11. 邓海波 . 社区护理干预对老年骨质疏松症患者生活质量影响分析 . 基层医学论坛，2012，16（36）：4819-4821.

12. 曾子，田旭，帅婷，等 . 国内社区护理干预对老年骨质疏松症病人临床结局影响的系统评价 . 循证护理，2015，1（1）：12-20.

13. 刘芳，杨玲凤，李乐之，等 . 老年糖尿病患者医院 - 社区 - 家庭一体化互动管理模式建立与应用效果 . 中国老年学杂志，2015，35（24）：7210-7212

14. 刘晓红，李响，刘晓杰，等 . 护理干预对老年高尿酸血症患者的影响 . 中国组织工程研究，2014（B05）：78-78.

15. 胡学军，李静 . 老年常见病与社区护理 . 北京：人民军医出版社，2015.

16. 王丽萍 . 社区综合干预在糖尿病患者中的应用研究 . 河北医学，2010，16（7）：858-861.

17. 章子琴 . 医院社区互动糖尿病患者护理互助模式的运行 . 中国实用护理杂志，2011，27（32）：59-60.

18. 周泽清 . 自理模式及人性化护理在社区糖尿病的应用 . 医学信息，2009，22（9）：1853-1854.

19. 陈亚娟，张拓红，李志新，等 . “快乐生活俱乐部”在社区糖尿病管理中的效果评价 . 中国全科医学，2010，13（25）：2823-2825.

20. 尹玲玲 . 国外糖尿病社区护理新策略 . 中国全科医学，2008，11（13）：1164-1166.

21. 王春霞，汪芝碧 . 老年护理学 . 北京：中国医药科技出版社，2015.

22. 刘贞明，谢忠建 . 普通维生素 D 在骨质疏松治疗中的地位 . 临床内科杂志，2016，33（9）：589-591.

第三节　家庭支持与同伴支持教育

随着疾病谱的变化和人口老龄化进程的加快，老年卫生保健供需矛盾突出，急需形成规范的延伸服务体系，满足老年人口日益增长的健康与护理需求。《中国护理事业发展规划纲要（2011—2015）》明确提出，需进一步完善医疗服务体系，开展长期护理服务模式，逐步建立和完善“以居家为基础，社区为依托”的长期居家护理服务体系，居家护理作为综合性健康服务体系的一部分，是针对患者及家庭在其他住所提供的一种健康服务，目的在于维护和促进健康、促进恢复，减少因疾病所致的后遗症或残障。居家护理服务已经在老年人健康服务中发挥了重要的作用。国内目前开展比较成熟的家庭支持护理和同伴支持教育的延续性护理模式，可以有效地缓解医护资源紧缺，应充分发挥家庭成员的作用及其他同类疾病患者的作用，形成较好的家庭支持氛围，起到积极作用。

一、老年糖尿病患者

（一）家庭支持

家庭支持给了患者教育后持续的强化作用，即充分运用患者的家庭支持可以强化老年糖尿病患者的教育效果。对于患病时间长、自理能力差、丧偶及自费的患者进行家庭干预，方法是可以召集患者家属子女及保姆进行集体健康知识宣教或随时进行电话、家访，并号召他们要关心、孝顺父母及老人，对他们的健康要给予经济和精神上的支持，对老人们的健康要高度重视。

1. 饮食干预　饮食是影响糖尿病患者最主要的一个因素，有的患者认为自己年纪大了，现在不加强营养，就没有多少机会了，有的患者则相反。自我管理差，通过集体讲座、录像等方式的家庭教育，可以改善患者不合理的膳食结构，同时家人可以监督患者适宜饮食，使其平衡膳食，合理营养，获得理想的饮食控制，提高自我饮食管理水平，走出误区，提高生活质量。

2. 休息与运动干预　指导患者要进行适当运动，特别对于行动不便的患者，家属或陪侍人要陪同其一起运动，保证运动的安全性，同时指导患者在运动时一定要携带糖块和糖尿病卡，以免发生意外，避免磕碰伤。老年糖尿病患者一定要注意保证充足的睡眠。

3. 监测血糖干预　糖尿病教育护士可以通过建立糖尿病患者家庭档案，全面评估子女的知信行水平，采取家庭随访、个案指导等方式提高子女对患者自我血糖监测知识水平，转变其态度，改变其行为。促进子女对糖尿病患者自我血糖监测的支持，由于时间、距离、经济、性格等诸多客观因素影响家庭支持的效果，因此，糖尿病教育护士一方面可以了解患者对自我监测血糖的需求情况，另一方面了解子女对患者自我血糖监测的困惑和不足之处，在护理工作中以多维度的视角，给予患者及子女提供个体化教育。第一是时间维度，可以通过协调双方的时间，制订个体化的监测方案，满足患者自我血糖监测的需求。第二是沟通维度，老年患者不仅饱受疾病的折磨，同时从家庭的主要角色转变成辅助角色，社会功能、生理功能不断退化，易引发心理障碍。建议家庭成员采用鼓励式的沟通利于患者产生良好心理。第三是需求维度，患者自我监测血糖的需求有物质、精神、行为、信息化等方面，子女应意识到患者的需求，并针对性满足，发挥家庭的督促作用。第四是技术维度，移动互联网平台是糖尿病患者管理的一种新型有效模式，子女可以利用移动互联网，及时跟踪并反馈患者的血糖自我监测状况。通过互联网即时通讯视频的功能，弥补了距离感，利于子女与患者的沟通。子女可以尝试利用多种技术手段，提升其促进患者血糖自我监测的效率。

4. 用药干预 糖尿病教育护士向患者家庭成员进行一对一的教育，内容包括降糖药的种类、药名、外形、规格、服药方法及不良反应，模拟胰岛素注射方法。制作药品卡片，结合图片更加形象地为家庭成员详细生动讲解，并且不定时提问，强化记忆。家庭成员与患者一起生活，和患者沟通更加容易，对患者的生活习惯也更加熟悉，而且家庭成员的意见老年糖尿病患者更加容易接受，避免了一些沟通上的冲突问题。护理人员对家庭成员进行健康教育，引起家庭成员对疾病的重视，再让其参与到患者自身管理，家庭成员的支持、监督和协助，不但可以帮助患者完善治疗，弥补患者因记忆力、视力下降等因素导致的服药、监测及注射行为退化、弱化、注射剂量错误，还可以使患者充分体会到家庭的关怀和温暖，树立积极的生活态度，保持良好的精神状态，从而达到健康行为改变、战胜疾病的目的。

（二）同伴支持教育

糖尿病同伴支持教育其主要形式是由一个拥有丰富糖尿病自我管理知识和经验的患者，去教育和帮助身边的其他糖尿病患者，将有相似疾病经历的病友们组织在一起，彼此聆听、讨论问题并给予支持，分享许多医务人员没有的病患知识及经验。最大限度地减少患者对医护人员的依赖性，且能随时随地提供服务，同伴支持构建了医院、自我管理及同伴为一体的团队综合延续管理，使老年糖尿病教育及管理深入到患者的日常生活中，可及时发现老年糖尿病患者在自我管理中的问题。糖尿病患者多由于子女工作繁忙无法给予老年患者全面的护理照顾，患者容易出现寂寞、孤独、忧郁、焦虑等负性情绪，而同伴支持模式能够完美解决这一问题。通过同伴支持使能够良好控制自身血糖的患者带领新患者或自我管理能力较低的患者，在同伴患者经验的分享下能够使老年糖尿病患者的血糖得到有效控制。通过同伴支持的形式，糖尿病患者之间互帮互助、互相监督、互相制约，促进养成良好的健康行为，成为彼此的心理及精神支柱。

1. 筛选同伴教育者 年龄大于60岁，糖尿病病史10年以上，近半年HbA1c水平低于7.0%；乐于助人，语言表达能力较强，愿意主动从事同伴教育，优选使用胰岛素经验者；无烟酒嗜好、无严重并发症者、无癌症、无脑卒中等，生活可自理者。根据性别、兴趣爱好、居住距离、年龄差距等因素，将同伴教育者与同伴组匹配成一对一的关系，为同伴组提供同伴教育。

2. 培训同伴教育者 提前6周培训同伴教育者，每周1次，每次40分钟；讲授糖尿病、饮食、营养、运动、情绪管理、心理、自我管理等内容。培训形式包括集中培训、个别辅导和试讲；提高同伴教育者的语言组织能力、人际沟通技巧和表达感染力，同时巩固糖尿病知识。

3. 同伴教育内容 同伴教育者每月至少进行1次同伴支持活动，包括日常生活聊天，糖尿病知识分享，情绪排解、规律自我血糖监测、胰岛素注射操作等方面的心得体会，共同制作糖尿病餐，共同学习糖尿病宣传手册，结伴运动等。同伴教育者需记录同伴活动内容及问题，有解决不了的医学问题随时与医师联系。

二、老年肥胖症

（一）家庭支持

提高患者及家属对肥胖症及其危害的认识是防治肥胖的重要环节，加强宣传肥胖症的危害，使患者自觉地长期坚持健康的生活方式。减肥药物不良反应较多，使用前应慎重考虑，权衡利弊。

1. 饮食干预 治疗肥胖症，特别是老年人，应以饮食调节与体育锻炼为主。饮食管理能让患者及其家人掌握基本的营养学知识，通过调整饮食结构、构建健康饮食方式，达到膳食平衡，既能避免摄入过多的热量，又能使患者在控制饮食的同时获得身体所需的营养。家庭成员协助监督老年肥胖症患者勿过度饮食。但饮食干预不能过于强调热能的控制，否则患者将不可避免地长期忍受饥饿之苦及心理上的负担。同时，机体丢失较多的组织蛋白，对老年人健康造成不良影响，且过速的体重减轻可引起身体组织器官的损害及肌少症的发生。

2. 运动干预 建立有效的家庭护理管理模式，根据家庭成员情况及患者自身健康状况，采取因人而异、循序渐进、活动适量的户外有氧运动，对于老年肥胖患者可以采取户外缓坡（坡度小于20°）有氧运动，经济实惠、简便易行。通过上坡、下坡交替运动，肌肉活动张弛有度，不易产生疲劳感，同时避免了肌肉、关节、韧带的损害，既可消耗多余的脂肪，又能改善器官的功能，达到减轻体重、强身健体的目的。家庭集体运动促进了家人间的情感交流和相互鼓励，使人心情舒畅。

（二）同伴支持教育

1. 筛选同伴教育者 肥胖原因相似，性别相同；乐于助人，语言表达能力较强，愿意主动从事同伴教育，无严重并发症者，无癌症、无脑卒中等，生活可自理者。根据性别、兴趣爱好、居住距离、年龄差距等因素，将同伴教育者与同伴组匹配成一对一的关系，为同伴组提供同伴教育。

2. 培训同伴教育者 提前培训同伴教育者，包括饮食行为因素等肥胖产生的危险因素、肥胖的危害、如何预防肥胖、运动干预、怎样改变个体不良行为习惯等。

3. 同伴教育内容 向同伴们讲述自己的经历和体会，以唤起共鸣，同伴教育者帮助加深对肥胖问题的认识和了解，挖掘自身的不良行为习惯，达到最佳的教育效果。

三、老年甲状腺功能亢进症

（一）家庭支持

老年患者在患病和治疗过程中渴望得到家人的关心和支持，很多患者患病后不自信、逃避社会交往，医护人员鼓励家人理解、尊重患者，让患者感受到温暖和依靠，鼓励家人多陪伴患者，给予精神支持。患者患病后常变得脾气暴躁，内心敏感，尤其需要亲人和朋友的支持和关怀，尤其甲亢突眼患者。

（二）同伴支持教育

1. 筛选同伴教育者 应有学习能力，经历过相同或相似治疗方式，乐于助人，语言表达能力较强，愿意主动从事同伴教育，对甲状腺亢进基本知识及问题有良好的认识；有责任感，并有充裕的时间胜任。

2. 培训同伴教育者 培训内容包括甲状腺功能亢进基本知识，不同治疗方法及注意事项，服药方法及不良反应及并发症的预防和应对措施，与患者沟通交流的规范和技巧，常见心理问题等。

3. 同伴教育内容 根据患者需求，以同伴面对面、网络微信或电话多种形式进行心理疏导工作，讲解各种治疗注意事项，必要时给予演示，给困境中的患者带来积极信号。对于需要碘-131治疗的患者，由护士完成服药的常规准备及宣教，再由同伴教育者演示整个服药过程，讲解防止核污染的措施、方法、重要性及常见并发症的预防和观察，并完成服药流程，以达到示范作用。

四、老年甲状腺功能减退症

（一）家庭支持

甲状腺功能减退症是老年人常见病中的一种，且随着社会人口老龄化现象的加剧，此类病症老年患者发病率近年一直居高不下，其临床表现容易与衰老症状混淆，告知患者及家属若不及时给予患者科学有效的治疗，一定程度上会对患者身心健康造成威胁。焦虑、抑郁是甲状腺功能减退症患者的危险因素，尤其是老年人，不利于患者的康复治疗，影响其预后。做好家庭成员工作，鼓励患者朋友、家属等多鼓舞患者，给予患者精神动力和支持。提供安全场所，避免碰、撞伤的发生，鼓励患者多参与社交活动和文娱活动，鼓励患者由简单完成到逐渐增加活动量。监督患者服药，防止老人因记忆力问题漏服、多服药物。协助督促患者完成患者的生活护理。

（二）同伴支持教育

1. 筛选同伴教育者 应有学习能力，有高学历背景，使用药物替代治疗，病情稳定，乐于助人，语言表达能力较强，愿意主动从事同伴教育，对甲状腺功能基本知识及问题有良好的认识；有责任感，并有充裕的时间胜任。

2. 培训同伴教育者 培训内容包括甲状腺功能基本知识，饮食，服药方法及不良反应与并发症的预防和应对措施，复查项目及时间，与患者沟通交流的规范和技巧，常见心理问题等。

3. 同伴教育内容 根据患者需求，以同伴面对面、网络微信或电话多种形式进行心理疏导工作，帮助分析甲状腺功能减低的原因，讲解药物替代时注意事项。分享自我管理成功案例，告知身体不适应及时就医的症状。

掌握三级预防护理措施：一级预防是通过对各种病因的预防从而避免甲减的发生，其中包括预防桥本甲状腺炎，避免缺碘或碘过多，Graves 病的适量放射性碘治疗，避免抗甲状腺药物过量，以及其他可致甲减的药物如对氨基水杨酸、保泰松、过氨酸钾、钴、锂及胺碘酮的长期过量应用；二级预防即早发现，诊断患病老人，定期（半年至 1 年）体检十分重要，尤其对接受放射性碘治疗及服用抗甲状腺药物或服用对氨基水杨酸、保泰松、过氨酸钾、胺碘酮的高危老人，应定期行甲状腺功能测定（3 个月至半年）；三级预防是对于诊断明确的老人，应予以甲状腺素替代治疗，以减少病残率及甲状腺功能减低性昏迷、心脏并发症发生率。

五、老年高尿酸血症与痛风

（一）家庭支持

多与患者的家属交流沟通，给其介绍医疗相关情况的同时能更多了解有关患者的个人情况，促使家庭成员和患者一道理解并执行医护人员给予的健康建议。例如家属随时嘱咐患者运动应轻柔，不可过于激烈；按医嘱服药，并且定期为其监测尿酸，使家属对患者有更多的支持与关怀，鼓励患者多饮水，使其提高自我管理能力，从而提高生活质量。

（二）同伴支持教育

1. 筛选同伴教育者 应有学习能力，自制能力强，尿酸水平控制良好，按时服药，身体康健，有责任感，并有充裕的时间胜任。

2. 培训同伴教育者 培训内容包括对血尿酸的认识、痛风发作的诱因及防治、自我护理方法、复查项目及时间，与患者沟通交流的规范和技巧，常见心理问题应对措施等。

3. 同伴教育内容 掌握痛风科学管理知识，重点从科学膳食、合理运动、遵医嘱服药和复查时间、防寒保暖等方面进行宣传，根据患者个性需求，教给患者了解药物副作用，帮助患者提高饮食、运动、药物等方面的自我护理水平，减少痛风发作，积极主动调整生活方式改变不良行为。

（武全莹　李京南）

参考文献

1. 郭桂芳．老年护理学．北京：人民卫生出版社，2012.

2. 马燕兰，侯惠如．老年疾病护理指南．北京：人民军医出版社，2013.

3. 巴颖．内分泌和代谢系统健康：自查・自防・自养．北京：中国协和医科大学出版社，2015.

4. 中华医学会糖尿病学分会．中国 2 型糖尿病防治指南（2013 年版）．北京：北京大学医学出版社，2014.

5. 方朝晖．糖尿病社区健康教育与管理．北京：科学出版社，2013.

6. 马丽娟，李小洁，赵艳霞．老年阿尔茨海默病患者的护理．解放军护理杂志，2010，27（2B）：285-286.

7. 贾守梅，冯正仪，胡雁，等．心理干预对社区老年抑郁病人的影响．护理研究，2004，18（9）：1668-1669.

8. 宗艳红，吕玉先，张彬，等．心理护理联合音乐疗法改善老年抑郁症的临床研究．中国实用医药，2014，9（3）：211-212.

9. 王俊青．李广萍．老年抑郁症的护理．中国老年保健医学，2014，12（3）：103-104.

10. 朱利微，徐淑云，赵庆伟，等．老年营养与健康．中外医疗，2010，29（24）：180.

11. 梁冬梅，梁春榍．老年糖尿病患者的皮肤护理．当代医学，2010，16（13）：126-127.

12. 刘飞．住院糖尿病病人自我效能感、社会支持及家庭关怀度现状调查．护理研究，2015，29（11）：4071-4073.

13. Austin MM. Diabetes educators：Partners in diabetes care and management. Endocr Pract，2006，12（Suppl 1）：138-141.

14. Bennich BB，Røder ME，Overgaard D，et al. Supportive and non-supportive interactions in families with a type 2 diabetes patient：an integrative review. Diabetol Metab Syndrome，2017，9：57.

15. Walker CL，Kopp M，Binford RM，et al. Home telehealth interventions for older adults with diabetes. Home Healthc Now，2017，35（4）：202-210.

16. Odgers-Jewell K，Ball LE，Kelly JT，et al. Effectiveness of group-based self-management education for individuals with Type? 2 diabetes：a systematic review with meta-analyses and meta-regression. Diabet Med，2017，34（8）：1027-1039.

17. Adu-Sarkodie NY. Clinical management of diabetes mellitus in the older adult patient. Curr Diabetes Rev，2017，13（3）：225-238.

18. 邓莉，王霞．同伴支持模式在 Graves 病患者中的应用研究．中国卫生标准管理，2016，7（9）：201-202.

19. 童敏．社会工作的自助和同伴支持理念的产生和演变——西方精神健康服务模式的发展轨迹．华东理工大学学报社会科学版，2009，24（4）：5-11.

20. 王华，王静．同伴支持与心理健康研究．湖南第一师范学院学报，2009，9（4）：139-141.

第四节　老年患者的跌倒预防策略建议

一、概述

跌倒，指老年人突发地、不自主地、非故意地倒地或倒在更低的平面上。老年人跌倒不仅是一种突发事件，而且是一种健康问题的并发症或疾病。

据美国老年协会统计，65 岁以上居家老年人有 1/3 发生过跌倒。跌倒也是我国 65 岁以上老年人伤害死亡的首要原因，65 岁以上老年人每年有 30% 发生跌倒，80 岁以上老年人跌倒率高达 50%，其中有一半以上的老年人多次发生跌倒。

跌倒容易导致老年人皮外伤、骨折、脑震荡甚至卧床不起等，严重危害老年人的身心健康，给家庭和社会带来照顾困难和相当的经济负担，甚至引起致命的危害。目前，我国已经急速进入老龄化阶段，老年人口占比快速提升，老年人跌倒已成为我们面临的重要的公共卫生问题。老年人跌倒重在预防，采取合理的干预措施，能有效减少老年人跌倒的发生，而正确地评估老年人的跌倒危险因素尤为重要。老年人多患有慢性疾病，如患有甲状腺疾病，大多伴有乏力，很容易发生跌倒，老年糖尿病患者由于长期的血糖、血脂异常、高血压，对心、脑、肾、眼等全身器官均造成严重影响，引起各种慢性并发症。老年糖尿病患者的大血管、微血管病变、神经病变的高发生率构成了意外跌倒发生明显增多的病理学基础。这一人群，更应引起我们的重视。

二、老年人跌倒的危险因素

老年人跌倒的危险因素存在多因性。包括损害老年人自身稳定机制、引起步行能力下降的内因和社会环境因素。

（一）内因

1. 生理学因素　保持直立姿态需本体感觉、前庭感觉、视觉三大系统的传入感觉，肌肉骨骼运动系统维持姿态。随着年龄的增长，老年人的上述生理功能均有减退，造成步态的协调性、平衡的稳定性和肌肉力量下降，与跌倒有着很大的关系。其中视觉又在保持姿势控制中起了非常重要的作用。数篇报道提出视力减退、视觉分辨能力下降、视觉功能下降将增加跌倒的危险性或跌倒所致的骨折发生。而老年人普遍存在视觉功能下降，原因呈多样性，包括和所佩戴眼镜有关的原因或白内障、青光眼及与年龄相关的黄斑老化、糖尿病性视网膜病变和血管畸形。

2. 病理和药理因素　病理因素包括心血管疾病（如脑梗死、椎动脉供血不足、小血管的缺血性疾病、直立性血压过低）、神经系统疾病（如脑前萎缩症、小脑病变、帕金森综合征）功能损害及与跌倒显著相关的评估因素（深感觉障碍、认知被损害、特殊定向的损伤、以前有脑血管事故的证据、肌肉运动失调）、运动器官的畸形（如缠足的妇女），以及风湿关节炎病、甲状腺病、视觉损害、骨质疏松症、运动损伤等疾病和可能造成老年人体质虚弱或引发眩晕的疾病。帕金森症、外周神经病、脑水肿等也是老年人跌倒的常见潜在原因。跌倒也是许多急性病如肺炎、尿道感染、心肌梗死和发热的非特异性表现，癫痫、颈椎病、心源性晕厥等慢性病急性发作也常常引起跌倒。药理因素方面，药物在跌倒的病理生理学方面有重要作用。镇静催眠药、抗焦虑药、三环类抗抑郁药、强安定药、抗高血压药、强心剂皮质甾类药、非甾体类抗炎药、抗心律不齐药、抗组胺药剂、治疗糖尿病的药物、泻药、单胺氧化酶抑制剂、肌肉松弛剂、血管扩张剂及任何影响平衡的药物等均可引起跌倒。这些药物可使反应变慢或认知能力削弱、心律不齐、意识错乱等，增加了老年人跌倒的危险性。接受高血压治疗的患者发生直立性低血压的概率几乎是其他人的 2 倍，应用利尿剂、抗副交感神经药、抗高血压药和精神兴奋药也可能诱发直立性低血压。大量或多种药物混杂作用增加了跌倒的危险性，跌倒的危险会随着服药的种类增加呈指数增长。

3. 心理因素　跌倒的心理因素受跌倒的情绪和平衡信心等影响。在老年人群跌倒可反复发生并引发一种或多种程度不等的损伤，这使老年人产生恐惧心理，形成“跌倒 - 丧失信心 - 更容易跌倒”的恶性循环。

（二）外因

环境因素的危险性决定老年人周围环境的危险和老年人对环境的适应能力。户外环境危险不仅指环境、设施，而且也包括社会秩序的不安因素。前者几乎见于所有的社区，与自然和人文环境相关；后者表现为无序甚至混乱。对居家的老人来说跌倒的危险普遍存在，因为所有的家庭均存在危险因素。后者多为与跌倒发生有关的特殊环境，如医院、养老院，可能出现老人被电话线绊倒，因正在开关的电梯门、餐后上厕所缺少辅助，或在更换床位时有人在清理地板等情况下跌倒。

曾有人提出内因是造成体质虚弱的老年人跌倒的主要原因，而对于精力充沛、活动积极的老年人来说，跌倒则多由系统环境因素所致。总之，老年人的跌倒是多种因素交互作用的结果，既包括年龄相关的生理性变化，也包括一种或多种病理性的因素、内在因素和环境因素的联合作用等，跌倒的可能性随着危险因素的增多而增加。

三、易跌倒的高危人群

通过对跌倒的相关危险因素进行分析、评估，制订并实施具体的预防措施，可对老年人跌倒起到积极的预防作用。目前，国内外已研制出很多评估老年人跌倒危险因素的工具。

通过对多种跌倒评估工具的分析，结合临床实践，易跌倒的高危人群主要具备以下特征：①年龄大于65岁；②曾有跌倒史；③无人照顾者；④肢体功能障碍、行动不稳，需使用拐杖或助步器等；⑤贫血或直立性低血压者；⑥有特殊服药史（降压药、利尿药、镇静药、安眠药、镇痛药等）；⑦营养不良、虚弱、头晕者；⑧意识障碍者；⑨睡眠障碍者；⑩视力障碍者。

对于具备以上特征的老年人，应警惕其跌倒的风险，并对其进行针对性的干预，采取积极的措施避免意外事件的发生。

四、老年患者跌倒预防策略

老年人一旦跌倒，往往产生非常严重的后果，所以减少老年人跌倒的重点在于预防跌倒的发生。通过采取合理的预防策略，能够有效地减少老年人跌倒的发生。由于老年人跌倒是多种因素相互作用的结果，应采取针对多种危险因素的多重预防策略。

1. 改善居家环境 对老年人的居家环境进行评估，发现和纠正其中的跌倒危险因素，从而减少跌倒的发生。室内家具摆放位置应合理，保持地面平坦没有障碍物；在楼梯、卫生间安装扶手，浴室应使用防滑垫；室内照明应柔和、明亮，避免眩光；老年人夜尿次数增多，可以安装夜间灯，以减少夜间起床时发生跌倒的概率；鞋具要合脚，鞋底和地面接触面积要大，避免穿拖鞋。

2. 跌倒评估 全面搜集老年患者的资料，评估有无跌倒史、高血压、糖尿病、心脑血管疾病，了解其用药史，评估步态、视力、听力等。正确评估患者，并对跌倒高危患者做好标识，积极采取跌倒预防措施。

3. 饮食平衡 均衡营养，饮食中注意钙、蛋白质的补充，维持肌肉力量、柔韧性和平衡感；睡前少饮水，减少起夜次数。注意维生素D的补充，以维持正常的钙磷代谢，从而提高骨的硬度。

4. 合理用药 很多药物与跌倒发生有关，尤其是抗精神病药物。另外，同时使用多种药物也能明显增加跌倒风险。所以，在详细了解老年人的用药情况后，在病情许可的情况下，应尽量停用与跌倒发生有关的药物，同时减少使用药物的种类。对不能停用的药物，则应逐渐减少至最低有效剂量，在维持疗效的同时，将不良反应降至最低。

5. 锻炼 规律的锻炼能够增加肌肉力量，提高身体的柔韧性和平衡能力，改善深感觉及共济运动，减少反应时间，从而减少跌倒的发生。此外，锻炼还能显著降低跌倒后骨折的发生率。合适的锻炼内容、强度和时间因人而异，应根据具体情况个体制订锻炼计划。目前认为，在各种运动类型中，负重运动具有很好的预防跌倒的作用，包括散步、爬楼梯等。我国传统的太极拳运动，兼具力量和平衡能力的训练，具有十分显著的预防跌倒的作用。

6. 预防糖尿病的并发症 研究表明，合并脑血管病变、周围神经病变、足部压力觉异常、足部病变、直立性低血压、服用降压药的糖尿病患者跌倒发生的危险性大。当老年糖尿病患者合并神经病变时，可以侵及神经系统的各个部位，包括中枢神经系统、脑神经、感觉神经、运动神经、自主神经，引起下肢痛觉、压力觉、温度觉及本体感觉减退或消失。同时，神经病变引起足部及下肢肌肉萎缩，步态改变形成新的足部压力点和爪形足趾。运动神经病变使屈肌和伸肌不平衡而发生爪形足，致使跖趾关节伸展过度，趾间关节过屈，造成行动不稳，均可导致老年糖尿病患者跌倒的发生。

7. 心理疏导 很多老年人平时活动良好，认为跌倒不会发生在自己身上，往往这些人发生跌倒的概率更高，在健康教育时，可以多举例说明跌倒的危害，以及跌倒后所带来的不良后果，从思想上引起他们的重视。还有一部分老年人，不愿意麻烦周围的家人或陪伴者，凡事都愿意自己去做，能力范围之外的也要自己去做，这也增加了跌倒的风险，也要对这一部分老年人说明，一旦发生跌倒，身体和心理，还有经济都要受到很大损失，得不偿失。也有一些老年人，因为有跌倒史，常常会恐惧、焦虑，应该与他们多沟通，让老年人正确认识自己的躯体功能状态，积极面对生活，保持平和的心态。

8. 健康教育 老年人日常起居应注意座位和床的高度要合适；有扶手的座椅有助于患者站起；站立时，应将两脚分开以稳固重心；如厕使用坐便器，厕所及浴室里应安装扶手等装置，以便老年人站起。老年人体位改变时动作不宜太快，防止直立性低血压引起眩晕等。

9. 其他 ①矫正视力：例如白内障的老年人，应尽早手术，术后视力改善能减少跌倒的发生。老年糖尿病的患者视网膜发生病变后，也增加了跌倒的风险。②积极治疗直立性低血压。③使用助步器等辅助医疗器械。

老年人跌倒的发生是多种因素共同作用的结果，因此跌倒的预防也应从多方面着手，可以针对与跌倒有关的危险因素制订并实施科学有效的预防措施，具体的措施有：肌肉力量的训练、平衡功能的训练、用药的护理、改善环境、开展针对跌倒高危老年人群及其家属和照护者的健康教育、开展心理护理等。老年人跌倒不仅严重影响老年人的生活质量，也给家庭和社会带来负担，因此全社会都要加以重视。

（唐丹丹　张李念）

参考文献

1. 季颖．老年人跌倒的预防．中国骨质疏松杂志，2004，10（3）：380-383.

2. 李伟，龚涛．老年人跌倒的风险评估及预防策略．中华全科医师杂志，2016，5（8）：583-585.

3. 赵立群，万巧琴．老年人跌倒风险评估工具研究进展．中国护理管理，2012，12（11）：51-54.

4. 周君桂，李亚洁，范建中，等．临床护士应用Morse跌倒评估量表情况分析．护理学杂志，2010，25（10）：11-13.

5. 尹丽华．老年人跌倒的风险评估与防范措施．中外健康文摘，2012，9（44）：119-120

6. 朱月妹，袁浩斌，陈雷，等．老年人预防跌倒意识与行为研究．现代护理，2008，14（2）：155-157.

7. 白利颖，王贵芝，李湘萍．老年患者对跌倒危险因素认知情况的调查与分析．中华护理杂志，2009，44（11）：1025-1027.

8. Taylor-Piliae RE，Peterson R，Mohler MJ. Clinical and community strategies to prevent falls and fall-related injuries among community-dwelling older adults. Nurs Clin North Am，2017，52（3）：489-497.

9. Morris R，O'Riordan S. Prevention of falls in hospital. Clin Med（Lond），2017，17（4）：360-362.

10. 张庆来，张林．老年人跌倒的研究进展．中国老年学杂志，2016，36（1）：248-249.

11. 梁洁，李乐玲，王红．中国60岁及以上人群跌倒危险因素研究．中国煤炭工业医学杂志，2016，19（8）：1203-1210.

12. 刘莉．护理老年病患防跌倒问题探讨．饮食保健，2016，3（13）：116.

索　引

A

B

C

D

E

F

G

H

J

K

L

M

N

T

W

X

Y

Z

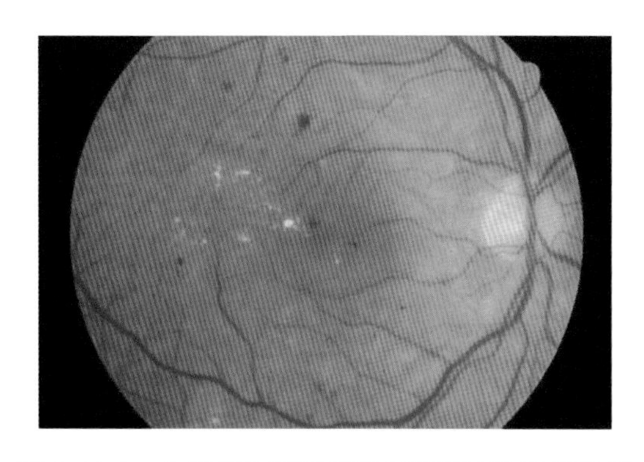

图 3-7-1　非增殖性糖尿病视网膜病变的眼底改变

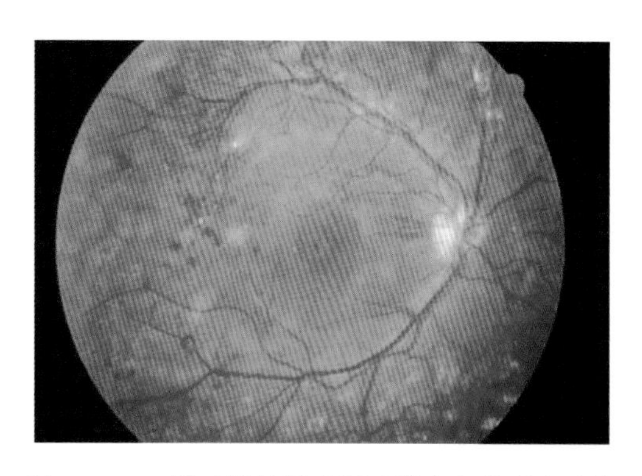

图 3-7-2　增殖性糖尿病视网膜病变的眼底改变

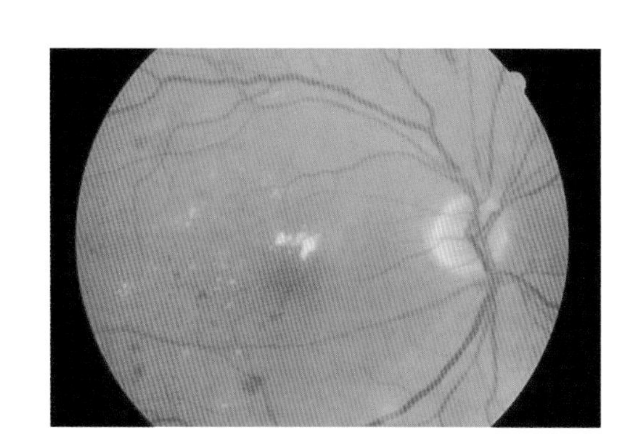

图 3-7-3　黄斑水肿

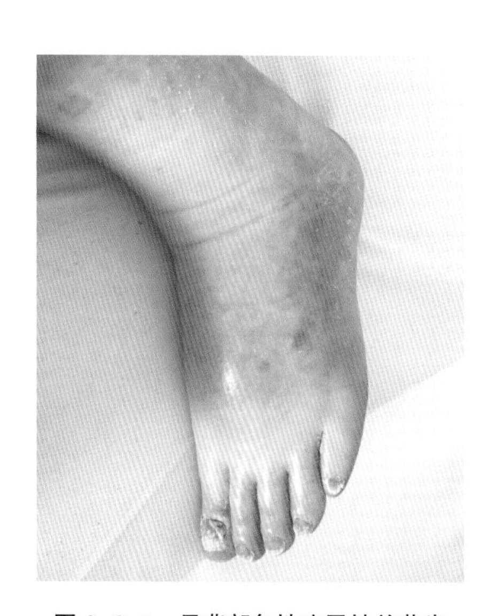

图 8-3-1　足背部急性痛风性关节炎

受累关节及周围组织呈暗红色，
明显肿胀、局部发热、疼痛剧烈、关节活动受限

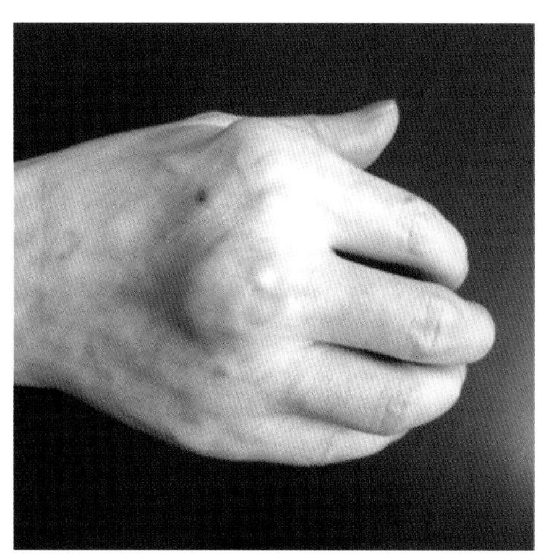

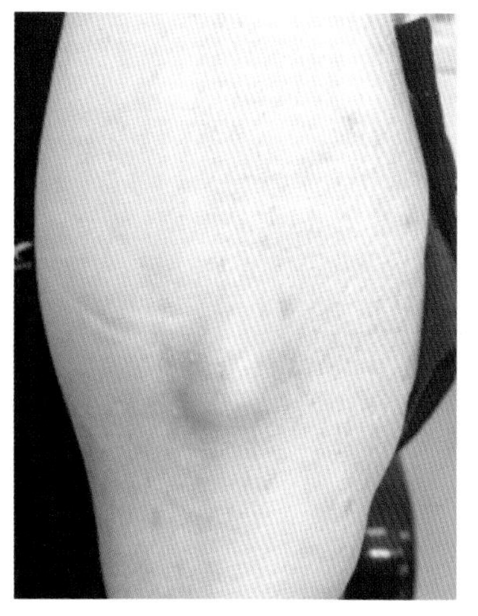

图 8-3-2　少见部位的皮下痛风石

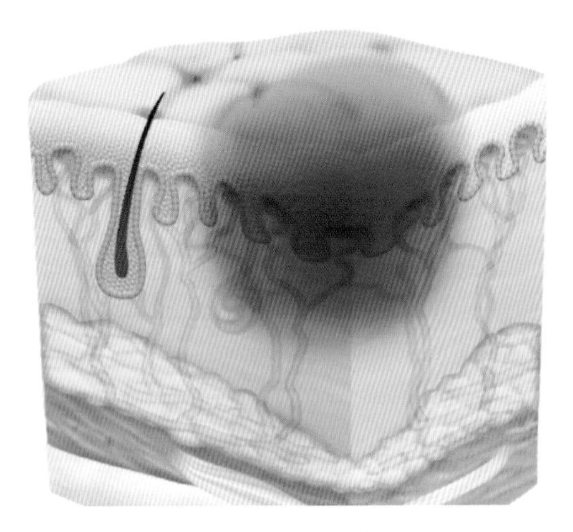

图 15-2-2　1 期压力性损伤示意图

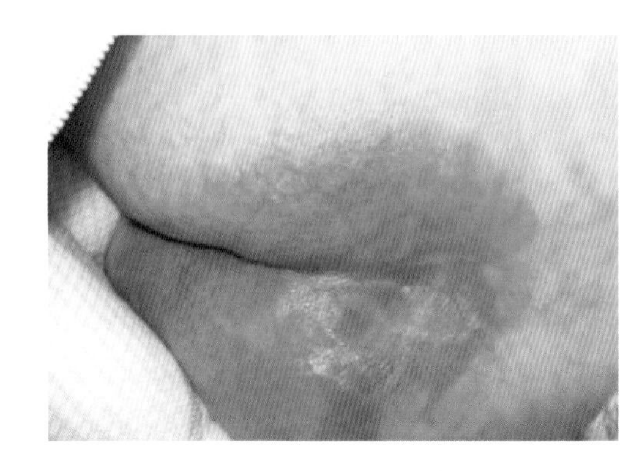

图 15-2-3　1 期压力性损伤

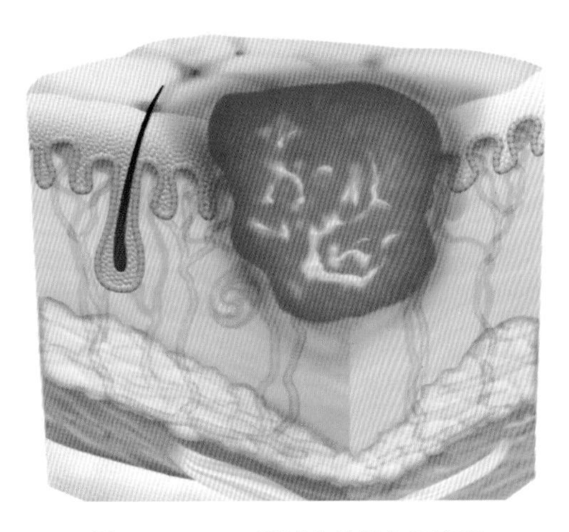

图 15-2-4　2 期压力性损伤示意图

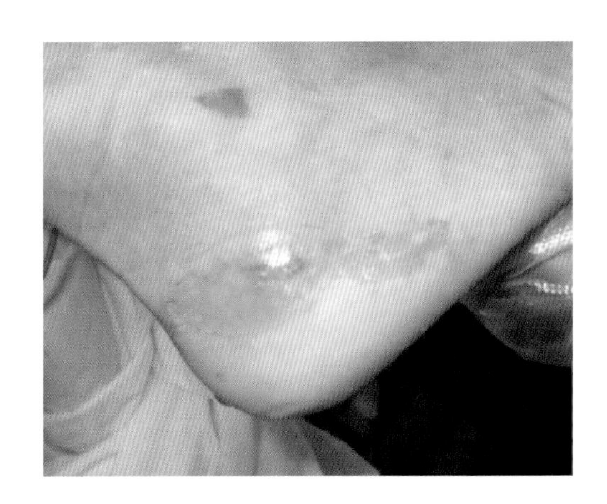

图 15-2-5　2 期压力性损伤

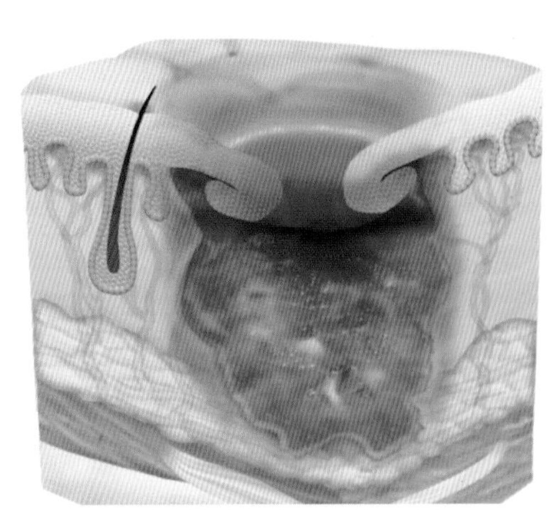

图 15-2-6　3 期压力性损伤示意图

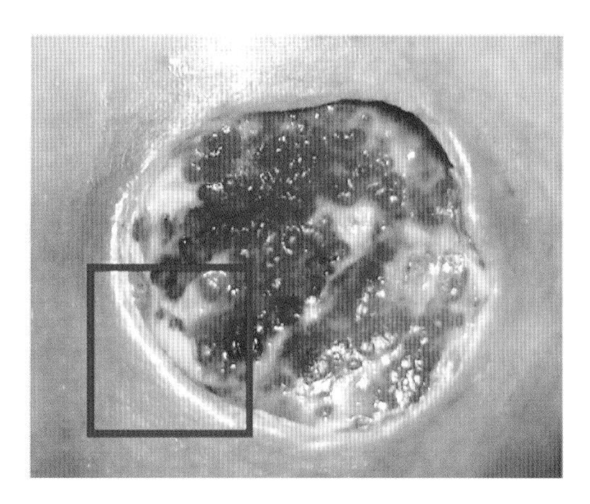

图 15-2-7　3 期压力性损伤

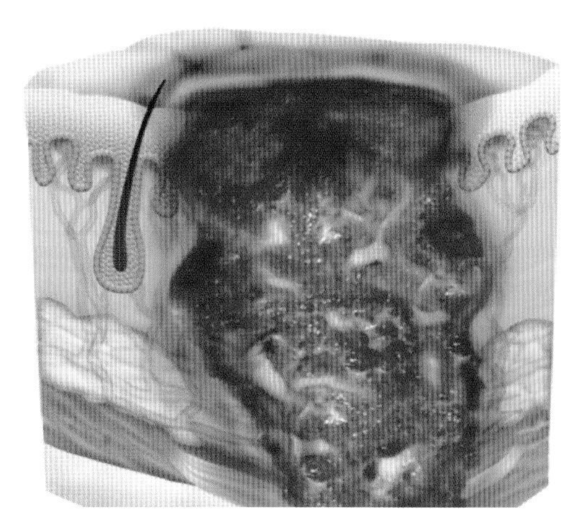

图 15-2-8　4 期压力性损伤示意图

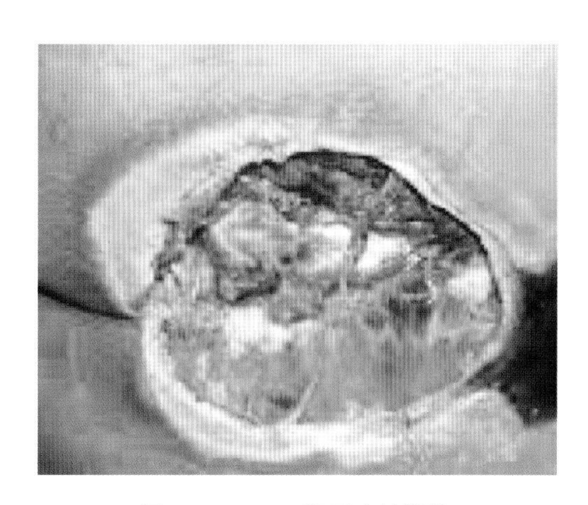

图 15-2-9　4 期压力性损伤

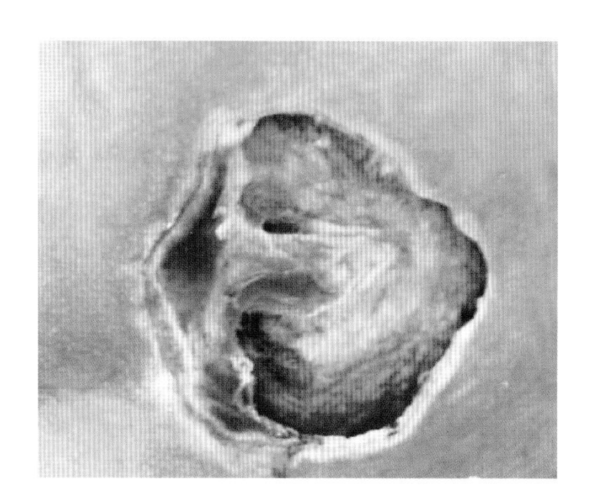

图 15-2-10　4 期压力性损伤

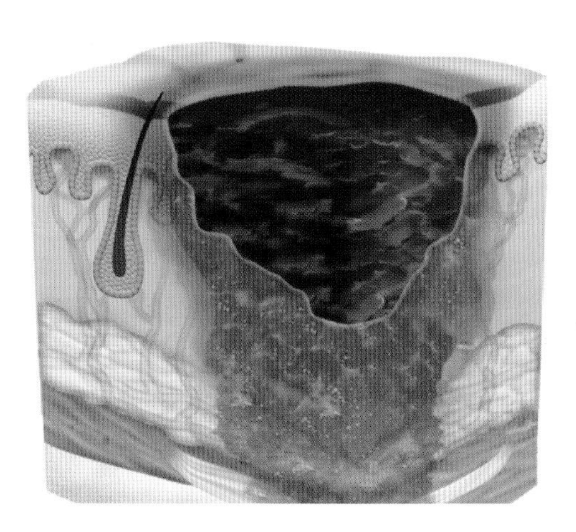

图 15-2-11　不可分期压力性损伤示意图

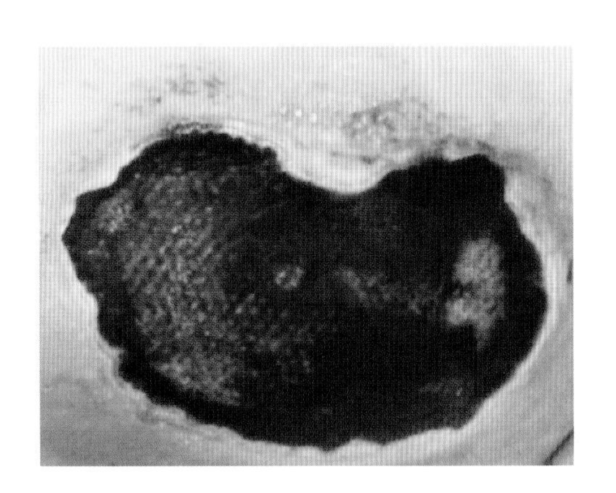

图 15-2-12　不可分期压力性损伤

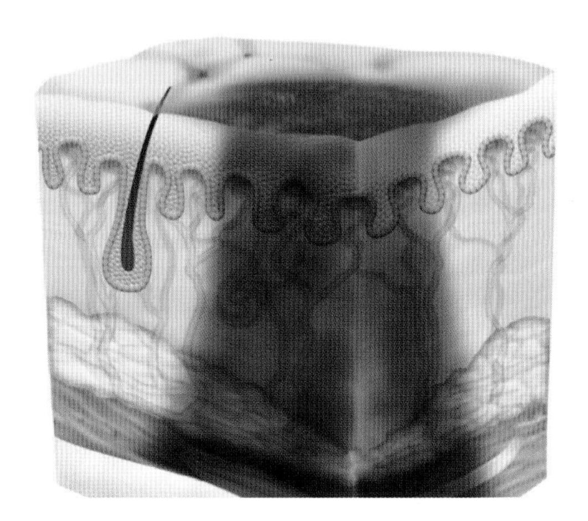

图 15-2-13　深部组织损伤示意图

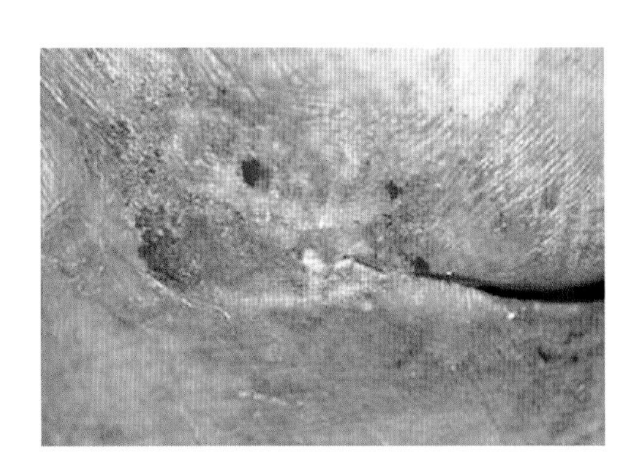

图 15-2-14　深部组织损伤